本书第 1 版荣获中南地区大学出版社优秀学术著作二等奖
本书第 2 版荣获中国大学出版社优秀学术著作二等奖
上海市静安区中医药临床重点专科建设项目 ( JA2016–Z005，JA2020–Z003 )
上海市静安区卫生科研项目 ( 2019ZY01 )
国家"十三五"重大新药创制专项"创新药物临床评价示范性平台建设" ( 2019ZX09734001 )
国家自然科学基金项目 ( 81774146 )

# 实用循证医学方法学

## （第 3 版）

## APPLIED METHODOLOGY FOR EVIDENCE-BASED MEDICINE

## （3rd Edition）

主编　张天嵩　李　博　钟文昭

中南大学出版社
www.csupress.com.cn

·长沙·

**图书在版编目(CIP)数据**

实用循证医学方法学／张天嵩,李博,钟文昭主编.
—3 版. —长沙:中南大学出版社,2021.9
ISBN 978-7-5487-4504-4

Ⅰ.①实… Ⅱ.①张… ②李… ③钟… Ⅲ.①循证
医学—方法论 Ⅳ.①R499

中国版本图书馆 CIP 数据核字(2021)第 120102 号

## 实用循证医学方法学
### (第 3 版)
**SHIYONG XUNZHENGYIXUE FANGFAXUE**

主编 张天嵩 李 博 钟文昭

| | |
|---|---|
| □责任编辑 | 彭敏宁　陈海波 |
| □责任印制 | 唐　曦 |
| □出版发行 | 中南大学出版社 |
| | 社址:长沙市麓山南路　　　邮编:410083 |
| | 发行科电话:0731-88876770　　传真:0731-88710482 |
| □印　　装 | 湖南省众鑫印务有限公司 |

□开　　本　880 mm×1230 mm　1/16　□印张 65.75　□字数 2079 千字
□版　　次　2021 年 9 月第 3 版　□印次 2021 年 9 月第 1 次印刷
□书　　号　ISBN 978-7-5487-4504-4
□定　　价　218.00 元

图书出现印装问题,请与经销商调换

# 主编简介

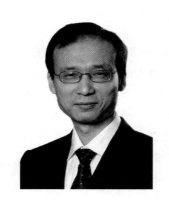

张天嵩 男，医学博士，主任医师，教授，硕士生导师。复旦大学上海医学院中西医结合系（临床）副主任，上海市静安区中心医院（复旦大学附属华山医院静安分院）、复旦大学附属静安区中心医院副院长。首届上海市区域名医，上海市中医专家社区师带徒项目指导老师。现任中国中西医结合学会循证医学分会常委、中国医师协会中医西结合医师分会第一届综合医院委员会常委，中华医学临床流行病学和循证医学分会第八届委员会中医学组副组长、中国中西医结合学会呼吸分会委员、中国医师协会循证医学专业第五届委员会委员；上海市中医药学会治未病分会第一届委员会副主委、上海市老年学会老年中医药专业委员会副主委，上海市中医药学会第三届综合医院中医发展研究会常委、第一届上海市中西医结合学会综合医院中医西结合促进委员会常委，上海市医学会临床流行病与循证医学专科分会第七届委员会委员、方法学组组长等。《中国循证医学杂志》《中国医院统计》编委；多家国内外医学期刊审稿专家。

以呼吸系统疾病中西医结合临床和科学研究、循证医学方法学、数据挖掘等研究方向，在循证医学方法学、高等数理统计等方面有较深入的研究，熟悉不同数据类型的 Meta 分析、Network Meta 分析、IPD Meta 分析、贝叶斯 Meta 分析，以及应用 Stata、R、WinBUGS、JAGS 等软件实现。近年来，主持和以主要研究者参与（上海市）市局级以上研究课题 10 余项；已在国内外学术期刊发表论文 200 余篇（含 SCI 30 篇）、主编或参编医学专著和教材 30 部，其中《实用循证医学方法学》（第 1、2 版）屡获奖励，已多次印刷。承担和参与复旦大学和上海交通大学医学院医学课程 4 门；致力于循证医学的推广工作，已成功举办国家级及上海市继续医学教育项目 6 项，多次受到多个高等医学院校及附属医院、医学会各学术委员会等邀请，作学术会议主题演讲或会前培训班授课，共培训循证医学方法学学员千余人次。

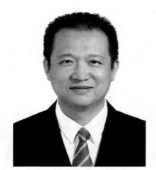

李博 男，医学硕士，副主任医师，硕士研究生导师，北京中医药循证医学中心秘书长，首都医科大学附属北京中医医院/北京市中医研究所临床流行病学与循证医学中心主任。北京中医药传承"双百工程"学术继承人，入选北京市科技新星计划，第 41 期笹川京都大学访问学者。现任中国中西医结合学会循证专业委员会青年副主任委员、中华中医药学会脾胃病专业委员会委员、中华中医药学会青年委员会副秘书长、中国药学会中药疗效评价专业委员会委员、世界中医药联合会消化专业委员会理事、中国中医药信息研究会临床研究分会副秘书长、中华医学会临床流行病学与循征医学分会教学与科普学组委员、中国医师协会循证医学专业委员会委员、北京医学会临床流行病学和循证医学分会第一届青年委员。*Annals of Translational Medicine*（*ATM*），*Traditional medicine research* 编委，*Scientific Reports*，*Evidence-Based Complementary and Alternative Medicine*，*Chinese Journal of Integrative Medicine* 等多个杂志的特约审稿专家。

以消化系统疾病的中西医结合治疗、循证医学方法学为研究方向。主持国家自然科学基金 2 项，主编出版专著 3 部，发表 SCI 及其他学术论文 100 余篇，多次担任国际、国内学术会议的演讲嘉宾。

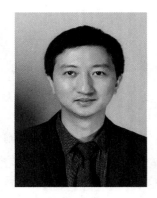

钟文昭　男，胸部肿瘤外科学博士，主任医师。广东省肺癌研究所副所长、科研处副处长，华南理工大学医学院、南方医科大学博士生导师。现任国家自然科学基金评委，中国临床肿瘤学会（CSCO）理事会理事、青年专家委员会副主任委员、肺癌专业组组长，中华医学会肿瘤早诊早治学组副组长，广东省医学会肺部肿瘤学分会副主任委员、广东省医学会循证医学分会第三届委员；国际肺癌联盟 IASLC 官方杂志 JTO 副主编。

主要研究方向为以肺癌外科为主单病种多学科综合治疗，包括 IIIA 期 N2 肺癌、肺部孤立结节/肺腺癌/GGO 分类诊断和处理、胸腔镜微创肺癌根治术、肺癌病理分类和临床实践、人工智能影像-液体活检肺癌早筛分诊系统等。入选广东省"双青人才计划"项目和广东省首批"登峰计划"项目；主持省部级以上科研课题 10 余项，其中国家自然科学基金 4 项；荣获国家科学技术进步奖二等奖、中华医学科技奖一等奖、广东省科学技术奖励一等奖等多个奖励；以第一作者或通讯作者发表 SCI 论文 40 篇。

# 《实用循证医学方法学》编委会

顾　问　詹思延　张　勘　吴一龙
主　编　张天嵩　李　博　钟文昭
副主编　董圣杰　陈耀龙　周支瑞　孙　凤　孟玲慧　郑建清　张　静　马　彬
编委会　（按姓氏音序排列）

| | | |
|---|---|---|
| 曹世义 | 博士 | 华中科技大学同济医学院公共卫生学院 |
| 陈　昊 | 硕士 | 南京中医药大学 |
| 陈凌霄 | 硕士 | University of Sydney |
| 陈新林 | 硕士 | 广州中医药大学 |
| 陈耀龙 | 博士 | 兰州大学循证医学中心 |
| 程金莲 | 硕士 | 首都医科大学附属北京中医医院 |
| 代志军 | 博士 | 浙江大学医学院附属第一医院 |
| 董圣杰 | 博士 | 烟台市烟台山医院 |
| 范　博 | 博士 | 大连医科大学附属第二医院 |
| 谷万杰 | 硕士 | 南京鼓楼医院 |
| 郭兰伟 | 博士 | 郑州大学附属肿瘤医院 |
| 胡　雁 | 博士 | 复旦大学护理学院 |
| 胡志德 | 博士 | 内蒙古医科大学附属医院 |
| 黄亨烨 | 博士 | 上海交通大学医学院 |
| 蒋　倩 | 博士 | 四川省肿瘤医院 |
| 靳英辉 | 博士 | 武汉大学中南医院 |
| 康　玉 | 博士 | 复旦大学附属妇产科医院/上海市红房子妇产科医院 |
| 邝心颖 | 博士 | 日本国家儿童健康与发展中心 |
| 李　博 | 硕士 | 首都医科大学附属北京中医医院/北京市中医研究所/北京中医药循证中心 |
| 李国春 | 博士 | 南京中医药大学 |
| 李　江 | 博士 | 国家癌症中心 |
| 李　静 | 博士 | 四川大学华西医院 |
| 李　伦 | 博士 | 中南大学湘雅二医院 |
| 李泽宇 | 硕士 | 北京中医药大学 |
| 刘凤琪 | 硕士 | 北京大学公共卫生学院 |
| 刘世建 | 博士 | 上海交通大学医学院附属上海儿童医学中心 |
| 刘　萧 | 博士 | 南昌大学第二附属医院 |
| 刘雅莉 | 博士 | 首都医科大学附属北京儿童医院 |
| 柳旭丽 | | 山东省昌邑市人民医院 |
| 鲁　俊 | 博士 | 江苏省中医院 |
| 陆　琴 | 学士 | 复旦大学附属静安区中心医院 |
| 罗　蒙 | 博士 | 上海交通大学医学院附属第九人民医院 |
| 罗旭飞 | 硕士 | 兰州大学公共卫生学院/兰州大学循证医学中心 |

马 彬 博士 兰州大学循证医学中心

马艳芳 学士 兰州大学循证医学中心

毛 智 博士 中国人民解放军总医院

孟玲慧 博士 首都儿科研究所

祁兴顺 博士 中国人民解放军北部战区总医院

孙 凤 博士 北京大学公共卫生学院

孙隆慈 博士 上海交通大学医学院附属仁济医院

田贵华 博士 北京中医药大学东直门医院

王国旗 博士 中国人民解放军总医院第一医学中心

王俊峰 硕士 University Medical Center Utrecht, Utrecht University

王 伟 博士 复旦大学附属上海市第五人民医院

文 进 博士 四川大学华西医院

谢 尚 博士 北京大学口腔医院/口腔医学院

熊国兵 博士 四川省医学科学院四川省人民医院

徐国增 博士 武汉大学附属中南医院

闫雨蒙 硕士 首都医科大学附属北京中医医院

杨 楠 硕士 兰州大学循证医学中心

杨学宁 博士 广东省人民医院

杨智荣 博士 School of Clinical Medicine, University of Cambridge

叶欣欣 硕士 石家庄医学高等专科学校

张驰豪 博士 上海交通大学医学院附属第九人民医院

张国华 山东省昌邑市文山中学

张 静 博士 上海交通大学医学院公共卫生学院

张天嵩 博士 复旦大学附属静安区中心医院

章仲恒 博士 浙江大学医学院附属邵逸夫医院

赵国桢 博士 首都医科大学附属北京中医医院/北京市中医研究所

赵 赛 硕士 Systematic Review Solutions. Ltd

郑建清 硕士 福建医科大学附属第二医院

郑景辉 博士 广西中医药大学

钟文昭 博士 广东省人民医院

周 奇 学士 兰州大学循证医学中心

周旭毓 博士 中山大学图书馆

周支瑞 博士 复旦大学附属华山医院

# 序1(第3版)

循证医学一词1992年被首次提出，1996年给出定义，短期内就在全球得到迅速发展，成为20世纪医学领域最具影响力的创新和革命之一，它的核心理念是要求医师在做出临床决策时必须要将医师的临床经验、患者个人偏好、当前最佳临床证据三者完美结合起来，已逐渐深刻地影响了医疗卫生从业人员和卫生决策部门。

循证医学自20世纪末传入我国至今，在政府部门的支持下，经过医学和教育领域内几代人的共同努力，通过创建平台、培养人才、高等医学院校开设课程、出版教材和专著、创办杂志等途径，得到了极大的传播和推广。2008年，为了填补当时国内缺乏实用的、侧重数理统计方法的循证医学书籍的空白，张天嵩和钟文昭两位博士，通过丁香园这一国内最大的医学网络平台，聚集了一大批中青年才俊，历时4年共同编写了《实用循证医学方法学》一书，在2012年出版了第1版；并本着"臻于至善"的理念，于第1版出版之际即开始基于丁香园医学网站募集编者着手第2版的修订工作，并于2014年出版了第2版。《实用循证医学方法学》第1、2版出版后获得了众多好评，分别荣获了中南地区大学出版社优秀学术著作二等奖、中国大学出版社优秀学术著作二等奖等奖励，为循证医学方法学在国内的传播发挥了一定的作用。2019年，张天嵩博士等主要编写人员认为必须将近年来循证医学方法学的一些新进展引入国内，以呼应广大读者和出版社的期望，因此重新组织了一大批学者进行本书第3版的编纂工作，目前已顺利成书即将付梓。

第3版的编者群具有以下特点：多学科背景，来自临床、中医、公共卫生、医学教育等不同专业，都是循证医学的践行者、推广者；外语水平、计算机水平高，在循证医学方法学方面都有较高的造诣；对自己所撰写内容的领域研究比较精深，或有深刻体会和丰富经验，这为本书的质量保证奠定了基础。第3版的内容紧扣循证医学方法学，围绕循证证据检索与评价、证据制作、证据应用、软件使用等方面展开，内容具体而丰富；在写作思路上，无论是文献检索、系统评价/Meta分析、SCI论文写作，还是循证临床实践，都注重理论与实践相结合，重在实战，理论为辅，感兴趣的读者们按部就班学习，必有收获。

总之，《实用循证医学方法学》第3版是一部循证医学方法学方面的佳作。我有理由相信，该书的出版，必将会进一步促进循证医学方法学在国内的进一步推广。很荣幸能为此书作序。

北京大学循证医学中心　詹思延

2020年7月30日于北京

# 序 2(第 3 版)

循证医学自进入我国医学界以来已 20 余载,作为一门新兴学科,给人们的思维带来震撼和触动,批判性思维、科学决策的习惯得以养成。同时,一批批学界精英、青年英才以其饱满的热情、对科学事业的热爱,集百家之长、创立世新说,传道、授业、解惑之余,著书立说……张天嵩、钟文昭、李博等教授,正是这其中的佼佼者。

《实用循证医学方法学》(第 1,2 版)这两本蓝皮书自出版发行以来,成为畅销书,两次获奖,被多家医学高等院校作为循证医学的教辅书推荐,更被称之为"Meta 分析的蓝色圣经"。

欣闻该书第 3 版行将成书,旋即索来,先睹为快。读下来,发现该书与循证医学其他中规中矩的教材相比,特点鲜明、实用性强,主要体现在以下三个方面:

一、便于因材施教。该书紧扣循证医学方法学,按照证据检索与评价、证据制作、证据应用、软件使用等循证医学方法学相关内容,分为 7 个模块,既有基础模块,又有探索模块;无论是初学者,还是方法学专家,抑或是其他领域学者,均能从中获益。

二、强于实战操作。该书中介绍了四大类软件的使用方法:Meta 分析类软件,如 RevMan、Stata、R、SAS、OpenMEE、OpenMetaAnalyst、TSA、WinBUGS 等,文献管理软件,如 NoteExpress、EndNote 等,GRADE 证据评级软件,如 GRADE GDT,最后一类是数据提取软件,如 Engauge Digitizer 等。真正做到使读者一书在手,全面拥有。

三、敢于求新求真。该书中列举的特殊数据的 Meta 分析、IPD Meta 分析、贝叶斯 Meta 分析、网状 Meta 分析等新近出现的高级 Meta 分析技术的相关内容,反映了编者们勇于探索、敢为天下先的创新精神。

当前,进入高概念、大数据、智能化的新时代,循证医学与其他学科领域的融合创新也在与时俱进。系统评价、Meta 分析、证据生产与使用正朝向自动化、可视化、智能化快速前进。不久的将来,人们在进行决策时将更加科学、精准、便捷。该书是实现这一目标的基石。

书将付梓,开卷有益。

乐观厥成,爰为之序。

北京中医药大学东直门医院　商洪才

2020 年 8 月于北京

# 序（第 2 版）

　　循证医学自 20 世纪 90 年代被提出以来，在争议中迅速成长壮大，经过三十年的发展，席卷全球，已经成为一种新的医学模式，是当今世界医学范畴最主要和最前沿的新兴学科。其主要理念是"慎重、准确和明智地应用当前所能获得的最好的研究依据，同时结合临床医师的个人专业技能和多年临床经验、考虑病人的价值和愿望，将三者完美地结合制定出病人的治疗措施"，已深刻影响到临床实践和卫生决策。

　　循证医学自 20 世纪末传入我国至今，理念已深入人心，但国内在循证医学最核心的方法学研究和传播方面，追不上发达国家的步伐。缺乏实用的、基于数理统计方法获取证据研究方法等方面的书籍可能是主要原因之一，有鉴于此，张天嵩和钟文昭两位博士，在 2008 年通过全国最大的医学网站——丁香园这一平台，网聚了一大批中青年才俊，历时四年共同编写了《实用循证医学方法学》一书，在 2012 年出版了第一版。该书出版后好评如潮，并荣获了第十三届（2011—2012 年度）中南地区大学出版社优秀学术著作二等奖，但编写团队并不满足此，他们本着"臻于至善"的理念，于第一版出版之际即开始基于丁香园医学网站募集编者，着手第二版的修订工作，并于 2013 年 10 月完成初稿。

　　与第一版相比较，第二版有以下几个鲜明的特点：一是著者队伍更强大，在第一版作者的基础上，又遴选增补了多名著者：他们虽然来自于医学领域的临床、中医、公卫、护理等不同专业，但大都是中青年，具有高学历，绝大多数是研究生，外语水平高，喜欢学习和推广国外循证医学的新方法、新进展，他们是本书写作质量的最根本保证；二是内容更全面，从循证医学基本知识到循证临床思维，从循证证据的查找、制作到临床应用，从系统评价/Meta 分析制作到论文撰写，从各种系统评价/Meta 分析方法到合理选择软件实现，等等，均有系统的介绍；三是方法更新，将国外不断涌现的系统评价/Meta 分析相关的新观点和新方法引入国内，如系统地介绍了网络 Meta 分析的概念、原理、基于频数学派和贝叶斯学派的不同模型、采用多种软件实现的具体方法等；四是操作更实用，本书理论与实践相结合，重在实战，理论为辅，特别对经典/高级 Meta 分析，采用 step by step 讲解，便于实战。可以说，这是一部系统介绍循证医学方法学的力作。

　　因此，我有理由相信，该书的出版，必将有助于广大生物医药领域工作者和学生对循证医学理念、方法的理解、掌握和应用，必将会促进循证医学方法学在国内的进一步推广。是以乐意为序。

张勘

写于上海

2014 年 2 月

# 序（第1版）

应张天嵩和钟文昭两位博士的邀请，忝为《实用循证医学方法学》一书顾问，实为惭愧，因为我的那点所谓循证医学知识，在这群年轻学者面前，只可谓之凤毛鸿爪，不值一提，更要我为之作序，则有江郎才尽之感。因此，一再而拖，断断续续，竟不能一气呵成。

循证医学的精髓，可以概括为3点：一是证据的分级，即根据可信度，将所有临床上可采用的证据进行分级，使得一般的读者对证据的判断和应用十分方便；二是建立起一套基于数理统计方法获取证据的研究体系，使得近年来高可信度的临床证据越来越多；三是强调了最佳证据、医生经验和患者需求三方面紧密结合、缺一不可。特别是患者需求，这一以人为本高度闪耀着人道光辉的精神，是循证医学等腰三角形的基石之一。通览全书，三大精髓，俯拾皆得，真可谓"处处闻芳草"。

上个世纪末，循证医学开始在我国流行，近20年的时光，先从民间的努力，到政府的重视，直到堂而皇之进入高校殿堂，循证医学算是被学院派的医生们所接受和应用了，也在一定程度上改变了我国临床医学的实践，但至今总有点曲高和寡的尴尬，特别在基层，尤其如此。两极分离的原因之一，在于缺乏实用和普及的书籍，在这点上，《实用循证医学方法学》一书的问世，就有其十分独特的意义了。正如编者所说的，该书突出易用性，"让读者按图索骥，不需高深的数学知识，就可完成相关的工作"。

看看作者群的组成，也是蛮有意思。借助丁香园网络平台，主编招募到一批来自临床、中医和公卫的年轻高学历作者，历经4年数易其稿终成该书。不敢说他们都是专业的佼佼者，但年轻、思维活跃、善于接受新思维新理念却是他们的共性。于是，这本书就有了一种独特、锐气、新潮、引领的视角。我常常说过，从事临床学专业的，须掌握英语、计算机和统计学三门基本技能，这是成就大师的基本。这群作者，让我看到了未来的曙光。

吴一龙

写于飞往芝加哥航班上

2012 年 5 月 31 日

# 第 3 版前言

《实用循证医学方法学》(第 1,2 版)这两本蓝皮书相继出版发行以来,承蒙读者们的厚爱,成为畅销书,并两次获奖,被多家医学高等院校作为循证医学的教辅书推荐;也得到同行的诸多赞誉,如有朋友称之为"Meta 分析的蓝色圣经",则未免有过誉之嫌,实难承受。2 年前有众多读者来信询问是否能进行修订,组织出版第 3 版,我虽本着"臻于至善"理念有进行修订的想法,但一是因为工作繁忙而无力组织一大批饱学之士,二是因为有在修订第 2 版时因常常修改书稿至深夜、劳累而致肝功能异常的经历,想起来还有些后怕,所以一直未能着手修订事宜。去年中南大学出版社彭敏宁博士来信殷切希望能继续编纂第 3 版,我思考良久,基于以下原因决定对本书进行全面的修订:第一,近年来,国外系统评价/Meta 分析相关的新观点和新方法不断涌现,应该将这些知识引入国内,这是我们再版的义务;第二,第 1,2 版出版发行以来,众多读者来函、来电或当面交流,表示从书中学到很多知识、帮助他们解决了很多问题,这是我们再版的动力;第三,第 1,2 版还存在着一些不足,这是我们再版的责任;第四,中南大学出版社对我们信任和期望。因此,我与钟文昭、李博两位共同主编商议,一致同意由我做总召集人,并共同负责第 3 版修订事宜。

## 修订原则

相比于本书第 1,2 版,本次修订紧扣循证医学方法学,对全书构架进行了较大的改动,或者说是重构,对内容进行增补、删减、调整、纠错,使之更加完善。

## 修订过程

首先由主编确立写作内容、明确写作方式。其次,通过易企秀和微信平台发布信息,募集编写人员。我们对编委条件进行一定的要求:一是广度,有来自临床、中医、公共卫生、医学教育等不同专业,但都应是循证医学的践行者、推广者,如张静教授、郑景辉教授承担各自所属医学高等院校《循证医学》课程,周支瑞和胡志德两位博士是 AME 亦塾的首席金牌讲师,为全国数以万计的临床医师开展过方法学培训;二是高度,学历和外语水平要高,能够接触、接受国外循证医学新理念、新方法和新进展等,并在循证医学方法学方面有较高的造诣,工作实绩在相关领域处于国际领先地位,如陈耀龙教授之于循证指南制定等;三是精度,在自己所撰写内容的领域研究比较精深,或有深刻体会和丰富经验,如章仲恒博士之于 Meta 流行病学研究、董圣杰博士之于贝叶斯统计、郑建清博士之于 SAS 软件应用、谷万杰硕士之于系统评价/Meta 分析类 SCI 论文撰写等等。再次,根据每位编写人员的专长,协商分配写作任务,初稿完成后由主编初审,协商修改或由主编直接修改。最后由主编统筹全书,删减重复内容,完成定稿。

## 本书特点

在编写时,要求做到以下几个特点:一是,坚持实用性,要求编者们在编写时要基于问题,思考撰写的内容是否能够回答循证医学实践中的相关问题,对读者有无实际帮助;二是,坚持易用性,图文并茂,读者按图索骥,不需要读者有高深的数学知识,就可以解决相应的问题;三是,理论与实践相结合，实践为主，理论为辅；四是，坚持内容全面，尽量涵盖循证医学方法学的方方面面，希望可以作为一本循证医学方法学领域的辞典来使用。

## 本书内容

本书紧扣循证医学方法学，按照循证证据检索与评价、证据制作、证据应用、软件使用等循证医学方法学相关内容，将本书分为七大模块：①基础模块，主要介绍循证医学的概念、理念，发展简史及认识误区。②循证证据检索方法模块，主要介绍证据和文献检索的基本原则、方法等，以实例介绍经典的主题词检索方法，及新近的基于 PICOS 原则、6S 原则等检索方法等。③证据/研究质量评估方法模块，主要介绍证据分级体系的演进、GRADE 分级系统应用；研究质量评价的基本原理、方法，以及不同评价工具的使用等。④系统评价/Meta 分析方法模块，主要介绍系统评价/Meta 分析的基础知识、基本方法；研究选择与数据提取，效应量选择与计算；不同设计类型（随机对照试验、整群随机试验、交叉试验、单臂试验、观察性研究、预后研究、遗传关联性研究、诊断性试验、质性研究等）的 Meta 分析方法及软件实现；经典数据（二分类数据、连续型数据、有序数据、计数数据、生存数据等）及特殊复杂数据（相关结局数据、剂量-反应相关数据、重复测量数据、缺失数据等）的 Meta 分析方法及软件实现；高级或新近出现的系统评价/Meta 分析，如贝叶斯 Meta 分析、网络 Meta 分析、IPD Meta 分析、前瞻性 Meta 分析、序贯 Meta 分析、系统评价再评价、动物试验系统评价等相关方法与相应软件的实现；以及系统评价/Meta 分析类论文写作方法和技巧等。⑤循证临床实践方法模块，主要介绍循证临床实践指南的制订与实施，循证医学临床实践等相关内容。⑥软件使用方法模块，主要介绍四大类软件的使用方法，一类是 Meta 分析类软件，如 RevMan、Stata、R、SAS、OpenMEE、OpenMetaAnalyst、TSA、WinBUGS 等；一类是文献管理软件，如 NoteExpress、EndNote 等；一类是 GRADE 证据评级软件，如 GRADE GDT；一类是数据提取软件，如 Engauge Digitizer 等。⑦探索模块，主要介绍本书写作团队成员在循证医学相关领域中进行的探索性工作，如 Meta 流行病学研究、基因芯片 Meta 分析、参与行动诊疗模式、整合循证医学与叙事医学真实世界方法学等特殊专题的探索等。

## 本书读法

在本书写作时，我们编写团队已预想到大部分读者会选择性地阅读核心章节，因此，写作内容立足于每部分自成一体，读者们不需要从头读起。但如果您是一位循证医学的初学者，建议您从第一章开始阅读，循序渐进，逐步提高，或者置于案头，遇到问题随时查阅；如果您对循证医学有一定的了解，建议您从感兴趣的章节读起，必有所获；如果您是一位循证医学方面的行家，建议您可以阅读特殊数据的 Meta 分析、IPD Meta 分析、贝叶斯 Meta 分析、网络 Meta 分析等高级 Meta 分析的相关章节，并欢迎提出建议和批评；如果您想学习如何应用循证思维指导临床实践，或者想了解如何撰写系统评价/Meta 分析类 SCI 文章，建议您阅读循证临床实践方法及论文写作相关章节。

需要说明的是，即使您不是循证医学专家，只是工作或学习于生物医药、心理学、教育学、经济学、环境学等不同专业领域，想做一些循证医学方法学方面的工作，我们也会不谦虚地向您推荐本书，它将成为您成功的铺路石，只要您肯下一点点功夫。

## 联系我们

虽然我们每位编写人员尽了自己最大的努力，对自己所编写部分文责自负，但由于通过网络组稿，难以及时面谈沟通，编写经验欠缺，水平有限，错误在所难免。如果这本书能够得到大家的好评，那么荣誉属于各位编写人员；如果有任何批评意见，则由我们主编来承担，请及时来信提出您的宝贵建议，以便于再版时修订。联系邮箱：ztsdoctor@ 126. com 或 zhangtiansong@ fudan. edu. cn。

**鸣谢**

  首先要感谢循证医学开创者、方法学研究者、各种软件特别是开发自由软件及其相应 Meta 分析扩展包的作者们，正是因为他们的努力，才使本书创作有基础；其次要感谢易企秀、微信等网络工具，使天南海北的编者们相聚在一起共同编写本书，感谢参与本书编写的编者及其家人，正是因各位编者的生花妙笔，以及家人的理解与支持，才使本书创作有保障；特别是要感谢几位在相关领域学验俱丰的特邀专家，如复旦大学护理学院院长胡雁教授、中山大学图书馆馆长周旭毓教授、南京中医药大学公共卫生与预防医学学科带头人李国春教授、前国际 Cochrane 协作网心血管疾病小组编辑邝心颖研究员，即使是屈尊为编委，也欣然受邀，体现出了他(她)们为国内传播和推广循证医学方法学而努力的情怀；再次感谢广东省人民医院副院长吴一龙教授、上海市卫生健康委员科技教育处处长张勘教授、北京大学公共卫生学院流行病与卫生统计系主任詹思延教授、北京中医药大学东直门医院常务副院长商洪才教授等良师益友的关心，他(她)们也分别欣然为本书 1-3 版作序；感谢关心本书写作、购买本书的读者们，正是因为你们，才使本书有再版的创作动力；感谢中南大学出版社的领导、同仁，特别是责任编辑彭敏宁博士的殷切关心、联系与校对，才使用本书得以顺利出版；最后也是非常重要的，要感谢我的家人，感谢先父张玉忠和慈母郑秀萍的养育之恩，感谢两位聪敏、善解人意的女士——我的妻子韩镭和女儿张怀艺，正是她们的支持和鼓励，才使我克服一切困难，完成本书的主要任务。在此，我要衷心地感谢每位关心本书的人们！

张天嵩

写于上海

2020 年 8 月

# 目 录

============================ 基础篇 ============================

第1章　绪　论 ……………………………………………………………………（3）
　　第一节　循证医学的概念 ……………………………………………………（3）
　　第二节　循证医学的发展简史 ………………………………………………（4）
　　第三节　关于循证医学的争议与误区 ………………………………………（9）

===================== 循证证据检索方法篇 =====================

第2章　医学文献检索方法学概论 ……………………………………………（15）

第3章　原始证据的检索 ………………………………………………………（29）
　　第一节　常用检索数据库及使用检索平台简介 ……………………………（29）
　　第二节　基于传统方法的文献检索 …………………………………………（40）
　　第三节　基于 PICOS 原则的文献检索 ……………………………………（64）

第4章　二次研究证据的检索 …………………………………………………（90）

===================== 证据/研究质量评估方法篇 =====================

第5章　证据质量与推荐强度 …………………………………………………（109）
　　第一节　证据质量和推荐强度分级的原理与演进 …………………………（109）
　　第二节　常见的证据质量分级系统简介 ……………………………………（112）
　　第三节　GRADE 分级系统的应用 …………………………………………（117）

第6章　证据/研究质量评价 …………………………………………………（125）
　　第一节　基本原理 ……………………………………………………………（125）
　　第二节　随机对照试验的偏倚风险评估 ……………………………………（132）
　　第三节　非随机对照研究质量评价 …………………………………………（141）
　　第四节　队列研究质量评价 …………………………………………………（147）
　　第五节　病例对照研究质量评价 ……………………………………………（149）
　　第六节　横断面研究质量评价 ………………………………………………（151）
　　第七节　筛查/诊断性试验质量评价 ………………………………………（152）
　　第八节　定性研究质量评价 …………………………………………………（156）
　　第九节　系统评价/Meta 分析质量评价 ……………………………………（157）
　　第十节　临床实践指南质量评价 ……………………………………………（161）

第十一节　卫生技术评估质量评价 ……………………………………………………（172）
第十二节　卫生经济学研究质量评价 ……………………………………………………（173）

■■■■■■■■■■■■■■ 系统评价/Meta 分析方法篇 ■■■■■■■■■■■■■■

第7章　系统评价/Meta 分析基础知识 ……………………………………………………（179）
　　第一节　系统评价/Meta 分析的基础知识 ………………………………………………（180）
　　第二节　系统评价/Meta 分析的基本步骤和方法 ………………………………………（183）
　　第三节　系统评价/Meta 分析的基本统计原理和模型 …………………………………（187）
　　第四节　系统评价/Meta 分析中异质性评价与处理方法 ………………………………（191）
　　第五节　系统评价/Meta 分析中漏斗图的绘制与不对称检验 …………………………（198）
　　第六节　系统评价/Meta 分析中敏感性分析 ……………………………………………（202）
　　第七节　系统评价/Meta 分析软件的合理选择 …………………………………………（206）
第8章　系统评价/Meta 分析的研究选择与数据收集 ……………………………………（210）
　　第一节　研究选择 …………………………………………………………………………（210）
　　第二节　数据收集 …………………………………………………………………………（212）
第9章　系统评价/Meta 分析的效应量计算与合理选择 …………………………………（221）
　　第一节　不同数据类型的效应量及计算 …………………………………………………（221）
　　第二节　不同效应量之间的转换 …………………………………………………………（229）
　　第三节　Meta 分析中效应量指标的合理选择 …………………………………………（231）
第10章　随机对照试验的 Meta 分析 ……………………………………………………（237）
　　第一节　随机对照试验基本原理 …………………………………………………………（237）
　　第二节　二分类数据的 Meta 分析 ………………………………………………………（238）
　　第三节　连续型数据的 Meta 分析 ………………………………………………………（245）
　　第四节　有序数据的 Meta 分析 …………………………………………………………（251）
　　第五节　计数数据的 Meta 分析 …………………………………………………………（255）
　　第六节　生存数据的 Meta 分析 …………………………………………………………（260）
第11章　整群随机试验的 Meta 分析 ……………………………………………………（269）
　　第一节　整群随机试验基本原理 …………………………………………………………（269）
　　第二节　二分类数据的 Meta 分析 ………………………………………………………（271）
　　第三节　连续型数据的 Meta 分析 ………………………………………………………（274）
第12章　交叉试验的 Meta 分析 …………………………………………………………（276）
　　第一节　交叉试验基本原理 ………………………………………………………………（276）
　　第二节　二分类数据的 Meta 分析 ………………………………………………………（277）
　　第三节　连续型数据的 Meta 分析 ………………………………………………………（280）
第13章　单臂试验的 Meta 分析 …………………………………………………………（284）
　　第一节　单臂试验基本原理 ………………………………………………………………（284）
　　第二节　效应指标为比例/率的 Meta 分析 ……………………………………………（285）
　　第三节　效应指标为发病密度的 Meta 分析 ……………………………………………（292）
　　第四节　效应指标为均数/中位数的 Meta 分析 ………………………………………（295）
第14章　观察性研究的 Meta 分析 ………………………………………………………（300）
　　第一节　观察性研究基本原理 ……………………………………………………………（300）

　　第二节　观察性研究的 Meta 分析策略 ･･････････････････････････････････････････ (303)
　　第三节　剂量-反应数据的 Meta 分析 ････････････････････････････････････････････ (305)

**第 15 章　预后研究的 Meta 分析** ･･･････････････････････････････････････････････ (321)
　　第一节　预后研究 Meta 分析基本步骤 ･･････････････････････････････････････････ (321)
　　第二节　预测模型的 Meta 分析 ････････････････････････････････････････････････ (324)
　　第三节　预后因子研究的 Meta 分析 ････････････････････････････････････････････ (330)

**第 16 章　遗传关联性研究的 Meta 分析** ･････････････････････････････････････････ (334)
　　第一节　遗传关联性研究基本原理 ･･････････････････････････････････････････････ (334)
　　第二节　基于群体数据关联研究的 Meta 分析 ･･････････････････････････････････ (337)
　　第三节　基于病例对照和家系关联分析研究的 Meta 分析 ･･･････････････････････ (342)
　　第四节　单倍体关联分析研究的 Meta 分析 ････････････････････････････････････ (345)

**第 17 章　诊断性试验的 Meta 分析** ････････････････････････････････････････････ (348)
　　第一节　诊断性试验基本原理 ･･････････････････････････････････････････････････ (348)
　　第二节　Stata 软件在诊断性试验 Meta 分析中的应用 ･･････････････････････････ (352)
　　第三节　R 软件在诊断性试验 Meta 分析中的应用 ･････････････････････････････ (365)

**第 18 章　累积 Meta 分析** ････････････････････････････････････････････････････ (372)
　　第一节　累积 Meta 分析基本原理 ･････････････････････････････････････････････ (372)
　　第二节　累积 Meta 分析的软件实现 ･･･････････････････････････････････････････ (373)
　　第三节　累积 Meta 分析的趋势检验 ･･･････････････････････････････････････････ (380)

**第 19 章　序贯 Meta 分析** ････････････････････････････････････････････････････ (383)

**第 20 章　缺失数据的 Meta 分析** ･･････････････････････････････････････････････ (389)
　　第一节　数据缺失基本原理 ････････････････････････････････････････････････････ (389)
　　第二节　缺失测量结局二分类数据的 Meta 分析 ･･･････････････････････････････ (391)
　　第三节　缺失测量结局连续型数据的 Meta 分析 ･･･････････････････････････････ (396)

**第 21 章　稀疏数据的 Meta 分析** ･･････････････････････････････････････････････ (402)
　　第一节　稀疏二分类数据的 Meta 分析 ････････････････････････････････････････ (402)
　　第二节　稀疏研究的 Meta 分析 ･･･････････････････････････････････････････････ (413)

**第 22 章　重复测量数据的 Meta 分析** ･･････････････････････････････････････････ (415)
　　第一节　重复测量设计的基本原理 ･･････････････････････････････････････････････ (415)
　　第二节　未设对照的前后测量数据的 Meta 分析 ･･･････････････････････････････ (416)
　　第三节　设立对照的前后测量数据的 Meta 分析 ･･･････････････････････････････ (418)
　　第四节　重复测量数据的 Meta 分析 ････････････････････････････････････････････ (420)

**第 23 章　个体参与者数据的 Meta 分析** ･････････････････････････････････････････ (425)
　　第一节　IPD Meta 分析概述 ･･･････････････････････････････････････････････････ (425)
　　第二节　IPD Meta 分析的常用软件和命令 ････････････････････････････････････ (428)
　　第三节　二分类数据的 IPD Meta 分析 ･････････････････････････････････････････ (430)
　　第四节　连续型数据的 IPD Meta 分析 ･････････････････････････････････････････ (433)
　　第五节　生存数据的 IPD Meta 分析 ･･･････････････････････････････････････････ (437)

**第 24 章　网络 Meta 分析** ････････････････････････････････････････････････････ (442)
　　第一节　网络 Meta 分析基本原理 ･････････････････････････････････････････････ (442)
　　第二节　网络 Meta 分析模型与软件 ･･･････････････････････････････････････････ (445)

第三节　基于数据填补策略的网络 Meta 分析 ……………………………………………………（448）
第四节　基于图形原理策略的网络 Meta 分析 ……………………………………………………（455）
第五节　网络 Meta 分析中不一致性检验 …………………………………………………………（462）
第六节　发表偏倚的识别与解释 ……………………………………………………………………（465）
第七节　网络 Meta 分析中干预措施疗效排序 …………………………………………………（468）
第八节　网络 Meta 回归 ……………………………………………………………………………（473）
第九节　网络 Meta 分析中相关图形的绘制 ……………………………………………………（475）
第十节　网络 Meta 分析新进展 …………………………………………………………………（478）

第 25 章　贝叶斯 Meta 分析 …………………………………………………………………………（486）
第一节　贝叶斯统计概述 ……………………………………………………………………………（486）
第二节　二分类数据的贝叶斯 Meta 分析 …………………………………………………………（492）
第三节　连续型数据的贝叶斯 Meta 分析 …………………………………………………………（498）
第四节　有序数据的贝叶斯 Meta 分析 …………………………………………………………（501）
第五节　单臂研究数据的贝叶斯 Meta 分析 ……………………………………………………（503）
第六节　稀疏数据的贝叶斯 Meta 分析 …………………………………………………………（505）
第七节　诊断性试验数据的贝叶斯 Meta 分析 …………………………………………………（510）
第八节　基于贝叶斯方法的网络 Meta 分析 ……………………………………………………（514）

第 26 章　前瞻性 Meta 分析 …………………………………………………………………………（525）

第 27 章　质性研究的系统评价 ………………………………………………………………………（536）

第 28 章　系统评价再评价 ……………………………………………………………………………（548）
第一节　系统评价再评价概述 ………………………………………………………………………（548）
第二节　系统评价再评价的制作与报告 …………………………………………………………（551）

第 29 章　动物实验系统评价 …………………………………………………………………………（563）
第一节　动物实验基本原理 …………………………………………………………………………（563）
第二节　动物试验系统评价制作流程 ……………………………………………………………（565）
第三节　GRADE 在动物实验系统评价中的应用 ………………………………………………（576）

第 30 章　系统评价/Meta 分析的写作 ……………………………………………………………（580）
第一节　系统评价/Meta 分析报告规范 …………………………………………………………（580）
第二节　Cochrane 系统评价/Meta 分析论文写作方法与技巧 ………………………………（585）
第三节　非 Cochrane 系统评价/Meta 分析论文写作方法与技巧 …………………………（593）

## 循证临床实践方法篇

第 31 章　循证临床实践指南的制订与实施 ……………………………………………………（607）
第一节　临床实践指南的概述 ………………………………………………………………………（607）
第二节　临床实践指南的制订方法 ………………………………………………………………（610）
第三节　内科临床实践指南的制订方法与实例 …………………………………………………（616）
第四节　儿科临床实践指南的制订方法与实例 …………………………………………………（624）
第五节　中医临床诊疗指南制订方法与实例 ……………………………………………………（629）
第六节　护理领域临床实践指南制订方法与实例 ………………………………………………（633）

第 32 章　循证医学临床实践 …………………………………………………………………………（642）
第一节　循证医学临床实践概述 ……………………………………………………………………（642）

第二节　循证诊断临床实践 ………………………………………………………（644）

第三节　循证内科临床实践 ………………………………………………………（648）

第四节　循证外科临床实践 ………………………………………………………（654）

第五节　循证妇科临床实践 ………………………………………………………（656）

第六节　循证儿科临床实践 ………………………………………………………（659）

第七节　循证肿瘤科临床实践 ……………………………………………………（661）

第八节　循证急诊临床实践 ………………………………………………………（663）

第九节　循证口腔科临床实践 ……………………………………………………（665）

第十节　循证中西医结合临床实践 ………………………………………………（667）

第十一节　循证针灸临床实践 ……………………………………………………（669）

第十二节　循证护理临床实践 ……………………………………………………（671）

## 软件使用方法篇

**第 33 章　Review Manager 软件** …………………………………………………（677）

第一节　RevMan 应用入门 ………………………………………………………（677）

第二节　RevMan 在干预性研究 Meta 分析中的应用 …………………………（684）

第三节　RevMan 在诊断性试验 Meta 分析中的应用 …………………………（690）

**第 34 章　Stata 软件** ………………………………………………………………（694）

第一节　Stata 应用入门 …………………………………………………………（695）

第二节　Stata 用于 Meta 分析的命令 …………………………………………（702）

第三节　metan 命令在经典 Meta 分析中的应用 ……………………………（706）

第四节　metaan 命令在 Meta 分析中的应用 …………………………………（712）

第五节　metareg 命令在 Meta 回归中的应用 …………………………………（715）

第六节　metafunnel 命令在绘制漏斗图中的应用 ……………………………（723）

第七节　metabias 命令在绘制漏斗图及其不对称检验中的应用 ……………（724）

第八节　confunnel 命令在绘制附加轮廓线漏斗图中的应用 …………………（727）

第九节　exfunnel 命令在绘制预测型漏斗图中的应用 ………………………（731）

第十节　Stata16 的 meta 组命令在 Meta 分析中的应用 ……………………（733）

**第 35 章　R 软件** …………………………………………………………………（740）

第一节　R 软件应用入门 …………………………………………………………（740）

第二节　R 软件用于 Meta 分析的扩展包 ……………………………………（744）

第三节　metaSEM 包在实现结构方程模型 Meta 分析中的应用 ……………（746）

第四节　metamedian 包在测量结局为中位数 Meta 分析中的应用 …………（754）

第五节　metacor 包在回归系数 Meta 分析中的应用 ………………………（757）

第六节　HSROC 包在诊断性试验 Meta 分析中的应用 ………………………（762）

第七节　bayesmeta 包在贝叶斯 Meta 分析中的应用 ………………………（764）

第八节　lme4 包在 IPD Meta 分析中的应用 …………………………………（768）

第九节　coxme 包在 IPD Meta 分析中的应用 ………………………………（772）

**第 36 章　SAS 软件** ………………………………………………………………（776）

第一节　SAS 入门 …………………………………………………………………（776）

第二节　SAS 用于实施 Meta 分析的程序 ……………………………………（781）

第三节　SAS 在经典 Meta 分析中的应用 ……………………………………（783）

第四节　SAS 在纵向数据 Meta 分析中的应用 ………………………………………………（789）

第五节　SAS 在稀疏数据 Meta 分析中的应用 ………………………………………………（804）

第六节　SAS 在诊断性试验 Meta 分析中的应用 ……………………………………………（813）

第七节　SAS 在网络 Meta 分析中的应用 …………………………………………………（815）

第八节　SAS 在贝叶斯 Meta 分析中的应用 ………………………………………………（832）

**第 37 章　OpenMEE 软件** ……………………………………………………………………（842）

**第 38 章　OpenMetaAnalyst 软件** …………………………………………………………（859）

**第 39 章　TSA 软件** …………………………………………………………………………（868）

**第 40 章　WinBUGS/OpenBUGS 软件** ……………………………………………………（880）

第一节　WinBUGS/OpenBUGS 应用入门 …………………………………………………（880）

第二节　WinBUGS 在贝叶斯 Meta 分析中的应用 …………………………………………（884）

第三节　OpenBUGS 在贝叶斯 Meta 分析中的应用 ………………………………………（891）

**第 41 章　GRADEpro 指南制订工具** ………………………………………………………（898）

**第 42 章　NoteExpress 软件** ………………………………………………………………（911）

第一节　NoteExpress 软件简介 ……………………………………………………………（911）

第二节　个人数据库的管理 …………………………………………………………………（913）

第三节　题录的管理 …………………………………………………………………………（922）

第四节　利用 NoteExpress 写作 ……………………………………………………………（930）

第五节　常见问题及解决方案 ………………………………………………………………（934）

**第 43 章　EndNote 软件** ……………………………………………………………………（936）

第一节　EndNote 简介 ………………………………………………………………………（936）

第二节　数据管理 ……………………………………………………………………………（940）

第三节　使用 EndNote 撰写论文 …………………………………………………………（945）

第四节　EndNote 文献管理和应用技巧 ……………………………………………………（950）

**第 44 章　Engauge Digitizer 软件** ………………………………………………………（953）

## 探索篇

**第 45 章　Meta 流行病学研究探索** …………………………………………………………（969）

**第 46 章　基因芯片 Meta 分析探索** ………………………………………………………（985）

**第 47 章　中医复方的系统综述方法探索** …………………………………………………（997）

**第 48 章　结合患者价值观的参与行动诊疗模式探索** ……………………………………（1012）

**第 49 章　整合循证医学与叙事医学真实世界方法学探索** ………………………………（1018）

**跋** ……………………………………………………………………………………………（1031）

# 基础篇

"故有师法者，人之大宝也；无师法者，人之大殃也。"

——《荀子·儒效》

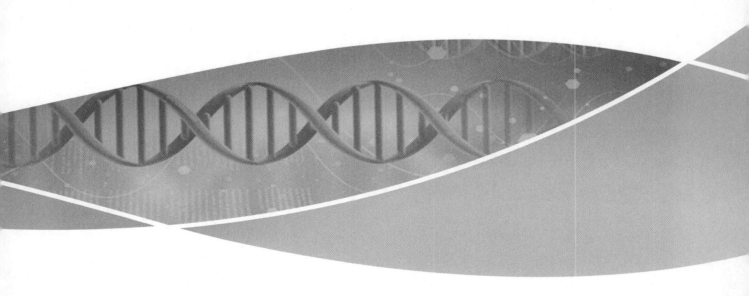

# 第1章
# 绪 论

## 要 点

- 循证医学是整合最佳研究证据、医生个人临床经验和患者价值观的一门学科。
- 循证医学的方法学是临床医学、临床流行病学、统计学、卫生经济学、计算机科学、决策学等多学科和技术的交叉综合运用，并在此基础上衍生出新的方法学。
- 循证医学在追捧和争议中得到不断发展，其理念和方法已深入影响到学术界、政府部门、企业界。

## 第一节　循证医学的概念

循证医学（evidence-based medicine）即遵循证据的医学，是国际医学临床领域迅速发展和完善的一种新的医学模式。它经典的定义最初于 1996 年由 Sackett 等在 *BMJ* 杂志上提出"慎重、准确和明智地应用所能获得的最好研究证据来确定患者治疗措施"；2000 年 Sackett 等将其更新为"循证医学是整合最佳研究证据、临床经验和患者价值观的一门学科"。强调在临床实践中，任何临床的诊治决策，必须建立在当前最佳研究证据（best external evidence）、临床专业技能（individual clinical expertise）、患者价值观及情形（patient values & expectations）相结合的基础上。2014 年，Guyatt 教授在第 22 届 Cochrane 年会上，将循证医学定义为"临床实践需要结合临床医生个人经验、患者意愿和来自系统化评价和全部的研究证据"。

从这些定义中可以发现循证医学的核心思想是：任何医疗决策的确定都应基于客观的、经得起评价的最佳临床科学研究证据，医生的临床判断以及患者情况价值观，这三者缺一不可，相辅相成，共同构成循证思维的主体，如图 1-1 所示。

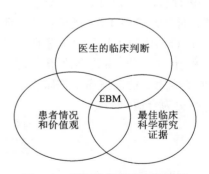

**图 1-1　循证医学的定义示意图**

但这一定义忽略了循证医学重要的一点，也就是忽略了利用数学的方法。因此，Greenhalgh 等将其定义为"循证医学是通过系统地列出可以回答的相关问题，并应用数学的方法评估其概率和危险性，进而改进临床医生在诊断、治疗、预防及相关领域中传统技能的一种方法。"

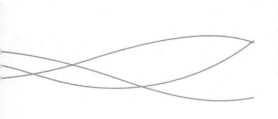

循证医学,有学者将其视为现在临床医疗诊治决策的科学方法学,可谓一语言中。除了其"以人为本"的理念和思维模式外,循证医学的另一个核心是方法学(methodology),它由临床医学、临床流行病学、统计学、卫生经济学、计算机科学、决策学等多学科和技术的交叉综合运用,并又由此衍生出了新的方法。

循证医学的具体工作包括:其一是制作证据,如作出系统评价(systematic review);其二是利用证据进行循证医学的实践,两者最核心的是循证思维的运用。因此,循证医学实践的类别可分为最佳证据的提供者和最佳证据的使用者两种类型。证据的提供者可能由临床医学、临床流行病学、统计学、卫生经济学、社会学、信息学等各学科专家共同组成的团队;证据使用者可以为临床医生,也可以是医疗管理和卫生政策决策者。当然,证据的提供者和使用者可相互转换角色,对两者的具体要求详见表1-1。

**表1-1 循证医学实践的类别**

| 具体要求 | 证据提供者 | 证据使用者 |
| --- | --- | --- |
| 确定临床问题 | +++ | +++ |
| 任务 | 提供最佳证据 | 正确使用最佳证据 |
| 所需专业技能 | 熟练 | 熟练 |
| 临床实践 | +++ | +++ |
| 临床流行病学方法学 | +++ | + |
| 临床统计学 | ++ | + |
| 卫生经济学 | ++ | + |
| 社会医学 | ++ | + |
| 计算机技能 | +++ | + |
| 技术力量 | 团队 | 个人 |

最后,值得一提是关于"evidence-based medicine"的中文翻译问题。孔子曾云"名不正,则言不顺;言不顺,则事不成",所以统一译名有利于交流和应用。循证医学英文词汇曾有"实证医学、证据医学、求证医学、寻证医学、循证医学"等多种中文译法,在中国台湾地区多译为"实证医学、证据医学",而在大陆多译为"循证医学、证据医学"。据国内可检索到的文献,"evidence-based medicine"这一术语最早由原上海医科大学附属中山医院王吉耀教授翻译为"循证医学",其后还出现过"循证医学"和"证据医学"等译名之争。笔者认为,"循"字一译颇为贴切,循者,"遵从、依循"也,体现了医生主动应用最佳证据作出临床决策、临床干预后疗效评价等的动态过程,较之于"实证医学""证据医学"等更为合适。

# 第二节 循证医学的发展简史

## 一、循证医学是时代的需要

循证医学、Cochrane等词汇在短短的二十几年内风靡整个医学界,并且逐渐受到越来越多的医生和科研人员关注。我们必须要思考,为什么要引进循证医学?循证医学的目的和作用是什么?

在关注这些问题之前,我们必须清楚地知道一个事实:只有很少的临床决策是根据现有的最佳证据的基础进行决策的。先让我们来关注一项震惊整个医学界的研究—— 一篇1989年Iain Chalmers发表的文章指出,在产科使用的226种方法,经严格的临床试验证明只有20%的方法有效,也就是说

20%的产科使用方法其疗效大于不良反应；30%的方法有害或疗效可疑；而50%的方法缺乏高质量的研究证据。

著名的 Cochrane 协作网标志展示的是一项短程价廉的激素类药物氢化可的松治疗可能早产的孕妇疗效的随机对照试验（randomized controlled trial，RCT）系统评价结果。其中第一个试验于1972年报道。至1991年，另外6项试验结果也相继报道，但7个试验结果不一致，该疗法是否利大于害，根据单个的临床试验结果难以确定。而系统评价结果明确肯定：氢化可的松的确可降低新生儿死于早产并发症的危险，使早产儿病死率下降30%~50%。直至1989年，由于没有进行相关的系统评价分析和报道，多数产科医生并未认识到该项治疗措施的效果，成千上万的早产儿可能因其母亲未接受相应治疗而死亡（还耗费更多不必要的治疗费用）。在临床医学中，由于未能根据 RCTs 制作出及时的、不断更新的系统评价和证据而导致以生命为代价的这类例子，不胜枚举。

举两个具体问题，是我们在临床经常遇到的情况。

假设一：一名49岁的绝经期妇女常规妇科检查后，建议她采用雌激素替代治疗。该患者拿出一份剪报，该剪报评论了一篇发表在国内著名医学杂志上的文章，并反对使用雌激素，理由是增加乳腺癌的发病风险。为了说服她，医生与她讨论这篇文章，证明绝经后妇女使用雌激素可降低严重缺血性心脏病的风险，她却指出该期杂志的另一篇文章发现使用雌激素增加心血管病的病死率。

假设二：一名31岁过敏性鼻炎患者拿给你一篇从因特网上查到的文章，该文章发现最新生产的抗组胺药原疗效优于市场上原有的抗组胺药，因此他要求开这种新药。

再让我们看一下当前的医学证据状况。世界每年二百多万篇医学文献发表在2万多种杂志上，年增长率6%~7%，这样的话，内科医生每天需要阅读19篇医学文献才能看完这些研究报道。从这里我们可以看出，当前条件下，层出不穷的研究结果，医学成果与医务人员有限时间、精力之间已经存在着深刻的矛盾。

以上的临床问题，我们临床医生如何面对？如何从众多的良莠不齐的文献中辨别真伪？如何评价手中的文献质量？如何面对我们的患者作自信合理的解释？

这些都需要循证！

综上所述，我们之所以要引入循证医学，要推动医学循证化的发展，就是要在两方面得到肯定：第一，明确当前的各项治疗措施是否确实有利于某项疾病的治疗；第二，建立和运用循证的思维，更科学合理地使用证据治疗我们的患者。

## 二、循证医学的起源

从一定意义上讲，人类的医疗行为基本上都是有"证据"的，或基于理论推导，或基于"有效的"个案观察，或个人丰富经验、或基于口口相传，等等，但关键在于获得证据的方法和证据的可靠性是最基本的要素。为了能够得到可靠的临床证据，人类医学开展长期的探索。在医学不断发展的过程中，除了人类集体智慧外，一些大医、名医功不可没，这一现象在远古-中古-近古时期尤为明显，如西方古典医学的三巨匠希波克拉底、盖伦、阿维森纳，中国医学的医圣张仲景等，他们的一些观点以目前的知识度分析可能是错误的，但在当时无疑是比较"先进"和有统治力的。

我们将循证医学的"源头"止于有据可查和著作传世的古代医学巨匠希波克拉底（Hippocrates，约公元前460—前360年），这个名字已成为"医学之父"的同义词。在其著作《希波克拉底文集》的文章中，有些是公开演讲，有些是病例记录；有些文章源于仔细地观察，有些则有很大的推测性，但总体来讲体现出三大特征：对症状要观察入微；对病因要追本溯源；在理论上要博采众长。在西方医学史上，希波克拉底医学因强调患者而非疾病、强调观察而非理论、强调尊重事实和经验而非照搬书本受到推崇，其部分理念实际上是循证医学的肇端。在科技不发达的时代，中西方医学家们采用相同的技术可能就是观察法了，当然只能是被动观察和如实记录，不知道如何控制各种主观和客观的干扰因素。希波克拉底强调如实记录，不要假设，而中国医学家们则是客观观察的基础上，加以推理，如成书于战国—秦汉时期的《黄帝内经·素问·逆调论》中就明确观察到"人有逆气不得卧而息有音者，有不得卧而息无音者，有起居如故而息有音者，有得卧行而喘者，有不得卧不能行而喘者，有不得卧卧而喘者"，简直就是对现代医学之心功能衰竭、哮喘、慢性阻塞性肺病和间质性肺病等不同疾病导致的不同呼吸困难症状鉴别要点得到精彩描述，书中接下来便是对这些症状和体征的原因进行分析推理。

中世纪最伟大的阿拉伯医生、被称为"医中之王"的阿维森纳（Avicenna，公元980—1037年），其名著为《医典》，直到17世纪西方国家还视为医学经典。阿维森纳为了证明不良环境对生命状态的影响，曾做过一个试验：把两只体质相同，喂养方式也相同的小羊，放在两个完全不同的环境里圈养，一个生活得平静安逸，另一只却邻狼笼而居，结果是：不久，近邻为狼的小羊日渐消瘦而死去，这可能是最早的"对照试验"；异曲同工的是，在中国，有人以"对照"的方法检验党参的真伪，据《本草纲目》引《本草图经》（北宋嘉祐年间由苏颂主持编撰，刊行于1061年，已佚）中记载"欲试上党参，但使二人同走，一含参，一空口，度走三五里许，其不含参者必大喘，含者气息自如，其参乃真也"，这两个研究，一以动物为观察对象、一以人为观察对象，以现在的观点属于小样本研究，结论有待于进一步观察，但已采用对照的方法，可视为对照研究之渊薮。至1753年，英国海军外科医生詹姆斯·琳德（Lind James，1716—1795年）进行的对照试验扩大了样本量，将12名患者分为6组，每组2人，分别给予不同的饮食，证实新鲜水果柠檬和柑橘等可预防坏血病；而苏格兰军医亚历山大·汉密尔顿（Alexander Hamilton）于1816年在其博士论文中描述了一项在爱丁堡开展的评价放血疗法的大型对照试验，他把366名患病的士兵交替分配到放血组（1/3）和非放血组（2/3），结果是不放血疗法组有6人死亡，而放血疗法组35人死亡。

上述这些研究的分组在本质上都是随意的。早在17世纪，一名独立行医的佛兰德医生（Van Helmont）怀疑统治欧洲近2000年的"万能疗法"——放血疗法的有效性，曾大胆地向当时的医学权威挑战，提出用抽签的方式将患者分组的建议，虽然没有付诸实施，但"抽签分组"想法已蕴含着重要的科学原理即随机原则；1898年，丹麦Fibiger医生发表了著名的血清治疗白喉的半随机对照试验，他是按入院先后顺序分配治疗，一组给予标准治疗+血清治疗，一组只给予标准治疗，则两组分别有8例（该组共239例），30例（该组共245例）死亡，经卡方检验（$P=0.000\ 3$）证明了血清治疗的有效性，从而为临床使用血清治疗白喉提供了证据；现公认的世界上第一个RCT是1948年英国医学总会组织进行的链霉素治疗肺结核的试验，其随机分组的方法是基于随机数字表产生随机分组序列，并通过密闭信封加以分配隐藏，结果肯定了链霉素治疗肺结核的疗效，该试验确立了RCTs研究重要原则如对照、随机分组、分配隐藏等，称之为临床医学研究的里程碑也不为过。此后，RCTs的设计方法不断丰富和发展，成为干预性研究设计的"金标准"，也是循证医学重要的证据来源之一。

1972年，英国著名的流行病学家及内科医生Cochrane的著作《Effectiveness and efficiency：Random reflections on health services》开启了循证医学思想，书中写道"由于资源终将有限，因此应该使用已被恰当证明有明显效果的医疗保健措施""应用随机对照试验之所以重要，是因为它比其他任何证据更为可靠"。1979年，他进一步提出应该将医学领域里所有相关的RCTs收集起来综合分析，并随着新的临床试验的出现而不断更新，以便得出更为可靠的结论。英国产科医生Chalmers I深受Cochrane学术思想的影响，并将其设想付诸实践，1989年他与同事出版的《妊娠和分娩领域的有效治疗》一书中对短疗程、低价格类固醇药物治疗有早产倾向孕妇的随机对照试验，经Meta分析，结果证明了糖皮质激素可大大降低婴儿死于早产并发症的风险。该结果在欧洲的推广，欧洲新生儿病死率减少了30%~50%，目前Cochrane协作网标志中的森林图即是这个系统评价的结果。系统评价的结论发挥了巨大作用，成为随机对照试验和系统评价方面一个真正的里程碑。

临床流行病学（clinical epidemiology，CE）在循证医学的发展中起至关重要的作用，它是在20世纪30年代由美国耶鲁大学John Paul教授首先提出，20世纪在70年代末期及80年代初期，加拿大McMaster大学的Sackett教授等人在临床研究和实践中，将流行病学、医学统计学与临床医学有机结合，创建了现代临床流行病学，它由design、measurement、evaluation三个词汇构成核心，简称为DME，即设计、测量与评价；他率领其流行病学研究团队在80年代建立了一套系统的文献检索和评价体系来培训临床医生，为循证医学的产生奠定了重要的方法学和人才基础；在*CMAJ*上发表了"Readers guides"系列文章，用以指导临床医生如何阅读文献，并制订了评价病因、诊断、治疗及预后等文献的标准，帮助临床医生获得有用的临床证据，从而提高临床疗效。只有通过临床流行病学知识、技能的培训，才能使从事临床研究的医生和医学生完成高质量的 RCTs 和其他类型的临床研究，并对前人的研究结果进行客观评价；只有这样才能得到高质量的系统评价，从而使循证医学从中寻找最佳证据，最终利于循证医学的实施，为患者造福。因此 DME 是循证医学的基础，循证医学又是 DME 的进一步发展和运用。

1991 年，在 Sackett 教授的发动下，美国内科医生学会(American College of Physicians，ACP)创办了一本名为 *ACP Journal Club* 的杂志，主要刊载的是一种二次性文献的摘录。1991 年，Sackett 教授的学生 Guyatt 博士在其增刊上发表了一篇名为 *Evidence-based medicine* 的短文，首先提出了"evidence based medicine"一词；1992 年 Sackett 等成立了循证医学工作组(Evidence-Based Medicine Working Group)，对青年医生进行循证医学培训及撰写系列文章指导循证医学实践；同年，以 Guyatt 博士代表的循证医学工作组在 *JAMA* 杂志发表了 *Evidence-based medicine：a new approach to the teaching of medicine* 的文章，标志着循证医学的正式诞生；1996 年，Sackett 首次定义循证医学并于 2000 年更新；1997 年，美国 Medline 数据库将"evidence based medicine"正式作为主题词。

### 三、循证医学的发展

1992 年，由英国国家卫生服务部支持成立了世界上第一个循证医学实践机构——英国 Cochrane 中心；以此为基础，1993 年，由 Chalmers 博士等在英国成立了一个国际性、非赢利性的循证医学学术团体——Cochrane 协作网(Cochrane Collaboration，CC)，一个被誉为可与人类基因组计划媲美的伟大组织，取该名是来纪念循证医学思想的先驱、已故的 Cochrane 教授，旨在制作、保存、传播和更新医学各领域的系统评价，为医学实践提供最佳证据。目前已在全世界建立了包括中国在内的 14 个 Cochrane 中心；时至今日，全球超过 100 个国家的 20 000 多名志愿者活跃在这个产生、保存和传播最佳卫生保健证据的国际组织。Cochrane 协作网的成立和发展，是循证医学发展史上最为重要的事件之一。2011 年 1 月 24 日，WHO 宣布 Cochrane 协作网作为非政府组织与 WHO 正式建立合作伙伴关系，为 WHO 卫生决策提供证据，献计献策，并取得了世界卫生大会的席位。

1995 年由英国医学杂志出版集团和美国内科医生学会联合主办的 *Evidence-based Medicine* 杂志创刊；同年，Sackett 教授受聘于英国牛津大学后，组建了英国循证医学中心(Evidence-Based Medicine Center)，于 1997 年出版了由他主编的《循证医学》一书，并于 2000 年再版。《循证医学》专著及杂志的出版是循证医学发展史上的又一里程碑。

据调查，循证医学已经基本覆盖所有 R 类学科，传播和使用最广的词全部集中出现在 1992—1998 年，1997 年和 1998 年为学科渗透高峰，每个学科至今仍在其分支领域继续引入和实践循证医学的方法，这表明在 20 世纪 90 年代中期以来，循证医学在发达国家得到了高度重视和蓬勃发展，大量的研究论文不断发表和专著相继出版，更进一步推动了循证医学的推广和发展。

我国的循证医学起步较晚。1996 年，上海医科大学王吉耀教授在《中国临床医学》杂志上首次将"evidence-based medicine"这一术语翻译为"循证医学"；同年，华西医科大学(现四川大学华西医学中心)留学回国人员率先带回循证医学信息和技术，并由李幼平教授、刘鸣教授在华西创建了中国的循证医学/Cochrane 中心，标志着循证医学被正式引入中国。1997 年由卫生部批准正式成立了中国循证医学中心并申请注册中国 Cochrane 中心。1999 年经国际 Cochrane 协作网批准，正式注册为中国 Cochrane 中心，成为中国乃至亚洲当时唯一的循证医学和 Cochrane 中心。随后，复旦大学及兰州大学循证医学中心、天津中医药大学循证医学中心、北京中医药大学循证医学中心相继成立。2001 年，《中国循证医学》杂志和《循证医学》分别在成都市和广州市创刊，标志着中国的循证医学有了自己的专业期刊；其后《中国循证儿科杂志》《中国循证心血管医学杂志》也相继创刊；也涌现出了一批以"循证医学"为主题的教材和专著，其中王家良主编的国内第一本《循证医学》专著(2001 年)、王吉耀主编的《循证医学与临床实践》专著(2002 年)、李幼平主编的国内第一本《循证医学》本科生教材(2003 年)

和研究生教材(2014年)、刘鸣主编的《系统评价、Meta分析设计与实施方法》(2011年)、杨克虎主编的《系统评价指导书册》(2010年)系列丛书、张天嵩等主编的《实用循证医学方法学》(2012年)是国内出版较早、影响力较大的教材和专著。

在我国循证医学也进入中医药领域。中医以原华西医科大学中医科、广州中医药大学为首,已在国内最早接受了临床流行病学和循证医学的培训;在原国家卫生部和中医药管理局的高度重视下,循证医学已逐步走进各地中医院校、中医院的教学、科研与临床实践中;中国中医科学研究院还成立了中国循证医学中心中医循证医学分中心;随后,循证医学在中医学中的运用研究全面开展起来。近年来,天津中医药大学、北京中医药大学、广东省中医院等中医高校、医院机构也成立了相应的循证医学中心。

纵观近30年的循证医学发展史主要实现了3步跨越:1)1992年前后发展起来的循证医学,主要关注临床治疗、预防、诊断、预后等临床医学领域的问题;2)1997年前后公共卫生领域里的循证卫生保健(evidence-based healthcare,EBHC)逐渐成熟,主要关注公共卫生领域的问题;3)2004年前后,循证理念在诸多非医学学科范围内交叉融合,逐步发展为循证科学(evidence-based science,EBS),主要关注决策的科学性和成本效果,重视第三方对决策质量和效果的循证评价。

循证医学的发展主要围绕着以下几个方面:

围绕着作为循证医学的基石之一的证据分级,过去30年中,数十个国家的数百个组织制订了各自的标准和方法,但这些方法表述各异,标准不一,甚至相互矛盾。2000年,针对当时国际证据质量推荐强度不一致的情况,成立了证据推荐分级的评估、制订与评价(grading of recommendations assessment,development and evaluation,GRADE)工作组,经过8年的努力,在2008年 *BMJ* 上连续发表6篇研究论文,被包括 Cochrane 协作网、WHO 在内的50多个国际组织所采用。自2010年底开始,以 Guyatt 为首的 GRADE 工作组打算在 *Journal of Clinical Epidemiology* 上陆续发表7大专题系列文章,大部分可以免费下载,更加充分地展示 GRADE 方法,利于全球临床指南制订者和系统评价人员正确使用;同时编纂发布在线电子图书 *GRADE handbook* 最新更新为2013年版本,网址:https://gdt.gradepro.org/app/handbook/handbook.html)可以供研究者免费阅读。

围绕着制作证据体系的研究,也方兴未艾,众多统计学家、临床医学家、流行病学专家、医学信息学专家等的参与,使得证据的制作更为规范,获得证据的工具也逐渐丰富。主要表现在:其一,Meta分析新方法、新技术的出现,如 IPD Meta 分析、网络 Meta 分析、贝叶斯 Meta 分析等,更加丰富了提供临床证据的手段。其二,相关工具的开发和研制,如 Cochrane 协作网官方系统评价软件 Review Manager(RevMan)发布后,不断更新至目前5.3版,功能不断增加,已成为 Cochrane 协作网制作系统评价的重要工具;一大批统计学家为 Stata、R、SAS 等通用软件编写的宏命令或软件包,使得证据使用者通过学习即可进行高级 Meta 分析;其三,不断完善的文献质量评价工具,有研究报告质量评价工作如评价 RCTs 报告质量的 CONSORT 声明、评价系统评价/Meta 分析报告质量的 PRISMA 声明,有研究方法学质量评价工具如《Cochrane 干预措施系统综述作者手册》(以下简称《Cochrane 手册》)的风险偏倚评估方法等。

正如我国著名肿瘤外科、循证医学专家吴一龙教授在为本书第一版所作序言指出的那样:"循证医学的精髓,可以概括为3点:一是证据的分级,即根据可信度,将所有临床上可采用的证据进行分级,使得一般的读者对证据的判断和应用十分方便;二是建立起一套基于数理统计方法获取证据的研究体系,使得近年来高可信度的临床证据越来越多;三是强调了最佳证据、医生经验和患者需求三方面紧密结合、缺一不可",可谓要言不烦、点睛之笔。在过去的近30年中,循证医学在临床实践领域取得了举世瞩目的成绩,它的理念和方法已深入影响到学术界、政府部门、企业界。我们有理由相信,或许存在争议和不足,未来循证医学必将日臻完善,必将更加精彩!

# 第三节　关于循证医学的争议与误区

## 一、循证医学主要争议

一个有趣的现象是循证医学自诞生之日起，热烈追捧与猛烈批评就随之而来，它受到的主要批评是临床证据由没有临床经验的流行病专家制订，如"当前出现并日益增多的时髦趋势是一群年轻、自信、有较高数学水平的医学学院派，利用把临床流行病学术语和统计学小技巧结合在一起的手段，轻视有经验的临床医生的实际技能。""循证医学似乎是用主观选定的、随心所欲总结的、漂洗过的、带有偏倚的尚不确定真实性和完备性的结论来取代原始的研究发现，这项工作有哪些在使用方法方面缺乏能力、经验和技能的人员来进行，且使用的方法很含糊，而阻碍了对原始资料的评估"。但实际上，正如上文所提到的，循证医学是多学科的综合应用，众多的临床学家参与到证据的制作过程。

Spence 于 2014 年在 *BMJ* 杂志上发表了一篇 *Evidence based medicine is broken* 的文章，文中认为"如今循证医学像一把子弹已上膛的枪瞄准着临床医生的脑袋威胁道'你最好乖乖地按照最佳证据去做'，不留一点自我辨识判断的空间"，认为循证医学正在被不恰当的利用。这些问题确实存在，如证据中的偏倚问题，更加难以发现；既得利益者无形之手的操控，在顶级杂志发表貌似无偏倚的研究成果；现代医疗服务的政治、经济、商业等因素和力量使循证医学偏离原本的目标；临床路径、指南指令、群体目标等，难以实现循证医学倡导的医患协商决策等。Greenhalgh 等同年在 *BMJ* 杂志撰文指出，当前循证医学存在的主要问题有"循证医学'商标'被利益集团盗用、证据数量的泛滥、过度关注微小的受益以及将服务从治疗疾病转向控制风险、过度注重规范的使用、不适用多病共存的情况"等；并指出要回归真正的循证医学，提出了一些有针对性的建议，如将患者的伦理关怀放在首位，提供个性化的医疗服务，尊重专业职责，重视医患关系，强调专家判断而不是机械服从规范，医患共同决策，循证公共卫生决策用于社区和人群，等等。

虽然有批评的声音，但经过众多循证医学开创者、追随者的努力，不但循证医学的理论得到普及，更让临床医生意识到，循证医学是应该渗入到临床工作各个方面的一种思维方式。如果我们遵循以证据为基础的思维方式，与患者相关的任何诊断与治疗，都会促使我们提出一系列有关科学证据的问题，并用系统的方法去解答，并施之于患者。

## 二、循证医学主要误区

当然，对循证医学的认识误区，资深循证医学工作者或研究者一般不会存在，但一些初学者或对循证医学只是道听途说者可能会遇到。

### (一)应用 RCTs 就是循证医学

循证医学提供应用当前最佳的临床证据，而 RCTs 是干预性研究的"金标准"，有人认为应用某项RCTs 的结果作为治疗的依据和指南就是实践循证医学；部分学者和临床工作者只认 RCTs 结果，排斥其他研究方法，更有甚者，一些人高举 RCTs 大棒作为打击异己的工具，认为不经过 RCT 证据的结果就是不科学的，不能作为临床证据。这些认识均有片面性，不符合循证医学理念：

其一，并非所有的临床证据由 RCTs 提供，或者说，在某些领域 RCTs 不能提供充足的证据，这一点在外科领域尤为明显，如一项研究统计了 1966—2000 年间 Medline 数据库中的 134 689 项已发表的RCTs 中，与外科相关的有 20 376 项(15.1%)，在外科 RCTs 中，能做到双盲的有 4 675 项(3.5%)，而多中心的外科 RCTs 为 1 861 项(1.4%)。

其二，并非所有 RCTs 的研究质量都高，如果一个设计不好的 RCTs 得到的结论可能存在明显的偏倚，给临床实践造成的危害更大。

其三，RCTs 不是万能的，并非所有的研究都可以使用该方法，如伦理上或可行性上不允许、不能使用等，如回答"割礼能减少 HIV 的传播吗？"这个问题就不能用随机对照的方法。

因此，RCTs 的严谨性和优越性需要得到重视，但如果过度迷信它，就会限于无"证据"可用的地步，患者不可能等待 RCTs 证据的产生，因此在应用证据时需要全面考虑。

### （二）系统评价/Meta 分析就是循证医学

有人将循证医学与系统评价/Meta 分析相混淆，认为进行系统评价/Meta 分析等同于循证医学，这种认识也不妥当，其原因是，系统评价/Meta 分析只是为循证医学提供证据的一种工具，它也可以应用于其他学科和领域，如教育学、心理学、经济学等，两者不能等同。

在当前国内有个很危险的现象，有不少同道为了 Meta 分析而 Meta 分析，他们没有经过循证医学方法学的学习和培训，没有掌握相关的基本知识，就选一个甚至是与自己所学专业不相关的题目进行系统评价/Meta 分析，在制订标准、检索和收集文献、文献质量评价和数据合成各个过程都可能存在问题，得出的结论可能偏倚比较大，不能很好地指导临床。

### （三）循证医学提倡"不信专家信证据"

循证医学有个最响亮的口号是"不信专家信证据"，这体现了循证医学与经验医学证据来源不同。在经验医学，是以医生的经验作为临床决策的依据，如果遇到自己不能解决的问题，可能需要向上级或专家寻求帮助；循证医学证据的主要来源是以患者为中心的 RCT，当然也可以来源于基础医学研究。因此，即使是一名刚毕业的医生也有可能就某一临床问题掌握当前"最佳证据"而挑战一名个人经验丰富的老专家的权威，这也是循证医学受批评的原因之一。

然而，这个问题也要辩证地来分析，其一，专家意见也属于"证据"，虽然在各种证据级别分类中级别最低，但如果专家掌握了"最佳证据"，那他的建议就有可从性；其二，循证医学从来就没有否定个人经验的重要性，反而十分强调个人熟练的经验（这方面应该是专家的优势），掌握熟练的临床经验旨在能够迅速对患者状况作出准确和恰当的分析与评价，识别和采用那些最好的证据，并应用于患者。试问，如果连一个诊断都搞不清楚的医生，即使是掌握了最佳证据，又有何用？其三，医学是一门实践性、经验性较强的科学，个人经验与循证的证据是相辅相成的，可以相互促进。

### （四）循证医学不重视个体化治疗

该问题是如何处理共性与个性的关系。循证医学旨在为临床医生提供一个目前最为合理的选择证据（共性），但循证医学也强调证据用于某一具体患者，必须要考虑患者的具体情况，如患者个体的临床状况及背景、要关注患者对其治疗的选择、关注和期望（个人），特别是在当前没有最佳证据的情况下，个体化处理更不能随心所欲，应该尽可能有依据和尽可能合理。

当然，还存在其他误区，如循证医学可能成为卫生决策部门操纵减少医疗投入的工具；循证医学能解决所有的临床问题等等，随着循证医学本身的不断发展，全球范围内的推广与实践，人们对其熟知和理解，相应的认识误区必将会逐渐减少直到消失。

当前，循证医学逐渐向我们走来。随着时代的发展，医生所要掌握的内容越来越多。计算机、外语对于医生的重要性不言而喻，而循证医学作为一个大医学的综合，也必将成为医生要掌握的重要内容。具体而言，循证医学包括了临床技能、临床流行病学、医学文献检索、医学统计学等方面，掌握循证医学必须具有这四方面过硬的知识和技能。所以，21 世纪摆在医生面前的必须就是外语，计算机，循证医学。

循证医学要求医生有丰富的诊疗经验，非常重视个人经验的发挥。没有自己的诊疗经验，谈不上循证医学，没有自己的经验，无法循证！

当前的最佳证据要活化到临床决策中，必须要有临床医生自己的判断，再加上患者的追求和价值取向，这就是循证医学强调的三个方面。要掌握什么是循证医学，认清楚循证医学的本质，这三个方面一个都不能少！这三个方面不可厚此薄彼！

循证医学不等同于系统评价，也不是停留在方法学中的工具。

系统评价的工具是固定的，而循证医学是活的！是理念！是思维！

掌握了循证医学的内容，则清楚地掌握了当前全面的医学内容和技能，更重要的是掌握了循证思维和理念，将无愧于一名合格的当代医生。

（张天嵩，张国华，李博）

# 参考文献

［1］Sackett DL，Rosenberg WM，Gray JA，et al. Evidence based medicine：what it is and what it isn't［J］. BMJ，1996，312（7023）：71~72.

［2］Sackett DL，Straus SE，Richardson WS，et al. Evidence basedmedicine：how to practice and teach EBM［M］. New York：Churchill Livingstone，2000.

［3］Muir Gray JA. Evidence-based healthcare. how to make health policy and management decisions［M］. London：Churchill Livingstone，2004.

［4］喻佳洁，李琰，陈雯雯，等.循证医学的产生与发展：社会需求、学科发展和人文反思共同推动［J］.中国循证医学杂志，2019，19（1）：108-113.

［5］Greenhalgh T. How to read a paper：The Basics of evidence-based medicine［M］. 4th ed. London：Wiley-Blackwell，2010.

［6］王家良.循证医学［M］.2 版.北京：人民卫生出版社，2010.

［7］杨克虎，陈耀龙.写在循证医学诞生 20 周年［J］.中国循证儿科杂志，2011，6（3）：161~164

［8］玛格纳著，刘学礼主译.医学史［M］.2 版.上海：上海人民出版社，2009.

［9］罗伊·波特. 剑桥插图医学史［M］.张大庆译.济南：山东画报出版社，2007.

［10］阿维森纳［EB/OL］.（2019-02-02）. http：//baike.baidu.com/view/24052.htm.

［11］李时珍.《李时珍医学全书·本草纲目》［M］.北京：中国中医药出版社，1996.

［12］王吉耀.循证医学与临床实践［M］.4 版.北京：科学出版社，2019.

［13］蔡羽嘉，陈耀龙，王梦书，等.循证医学术语介绍（VI）［J］.中国循证医学杂志，2009，9（9）：942-945.

［14］赵晨，田贵华，张晓雨，等.循证医学向循证科学发展的内涵和思考［J］.中国循证医学杂志，2019，19（5）：510-514.

［15］张天嵩，钟文昭，李博.实用循证医学方法学［M］.2 版.长沙：中南大学出版社，2014.

［16］Spence D. Evidence based medicine is broken［J］，BMJ，2014，348：g22.

［17］Greenhalgh T，Howick J. Evidence based medicine：a movement in crisis？［J］，BMJ，2014，348：g3725.

# 循证证据检索方法篇

"事莫明于有效，论莫定于有证"

——《论衡》

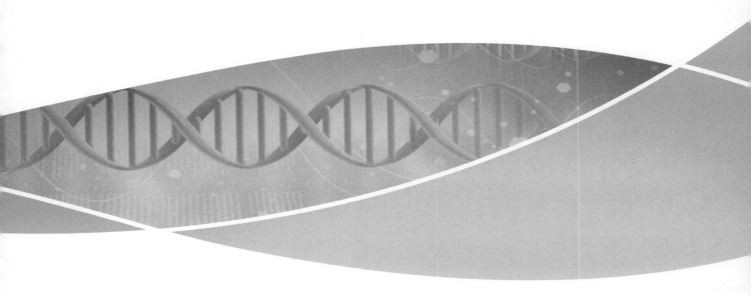

# 第 2 章
# 医学文献检索方法学概论

## 要　点

- 掌握文献检索的基本技巧，通过实践不断提升检索文献与利用文献的能力，是循证时代临床医生的必备素养。
- 检索语言是文献信息存储过程和检索过程中共同遵循的依据和规则。
- 主题语言是用语词作为检索标识来表达各种概念，通过参照系统构建概念之间的关系并按字顺组织起来的一种检索语言。
- 医学主题词表（MeSH）是生物医学领域广泛使用的最具权威性的主题词表，由主题词表、副主题词表、树形结构表、增补概念表等组成。
- 检索技术是指从检索系统中获取相关文献信息所采用的技术方法。
- 检索途径是检索系统提供的检索入口，其对应于检索系统根据不同的检索语言所构成的标识和索引系统。

实践循证医学包含两个过程：一是产生证据的过程，二是利用证据的过程。通过高质量的临床研究，得到可靠的证据，进一步用系统评价/Meta 分析方法对符合纳入标准的证据进行定量/定性的综合，得出有意义的结论，这是产生证据的过程。另一方面，通过循证临床实践"五部曲"，查找当前可得到的最佳证据，在审慎评价的基础上，指导临床决策，这是利用证据的过程。

系统全面地查找相关文献是系统评价/Meta 分析最基本也最重要的环节之一。而要获取高质量的证据，同样需要系统全面地查找相关文献。因此，掌握文献检索的基本技巧，通过实践不断提升检索文献与利用文献的能力，是循证时代临床医生的必备素养。本章将围绕医学文献检索的一些基本概念与方法展开讨论。

## 一、检索语言

文献检索（document retrieval）是从海量的文献信息中查找符合用户需求的特定文献信息的过程。从广义看，文献检索包含了文献信息的存储和检索两个过程。存储过程是将大量分散无序的文献信息，用检索语言对其外表特征和内容特征加以简单明确的表述，使之有序化，建成检索系统；检索过程是利用检索语言对检索需求进行分析，形成检索提问标识，再到检索系统中进行匹配和选择，符合要求的即为命中文献。

从图 2-1 可以看出，检索语言是文献信息存储过程和检索过程中共同遵循的依据和规则。它是用户与检索系统对话的基础，也是沟通文献存储与文献检索这两个过程的桥梁。

检索语言有多种。不同类型的检索语言，构成了不同的标识系统和索引系统，从而为用户提供不同的检索途径。按所描述的

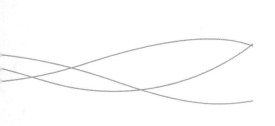

文献特征，可分为反映文献内容特征(例如关键词、分类号、摘要等)的检索语言以及反映文献外部特征(例如标题、作者、来源、文种等)的检索语言。分类语言和主题语言是最常用的反映文献内容特征的检索语言。

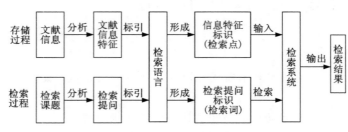

**图 2-1　信息检索原理图**

### (一)分类语言

分类语言是以科学分类为基础，以分类号和类目名称作为检索标识，将各种概念按所属的学科范畴进行分层次系统排列的一种检索语言。

分类法是分类语言的直接体现。我国最常用的分类法是《中国图书馆分类法》(简称《中图法》)，国外常用的分类法有《国际十进分类法》(Universal Decimal Classification，UDC)、《杜威十进分类法》(Dewey Decimal Classification，DDC)和《美国国会图书馆分类法》(Library of Congress Classification，LC)等。

《中图法》第一版在 1975 年出版，2010 年出版了第五版，是当今国内图书馆使用最广泛的一种等级体系分类法。《中图法》根据文献资料的特点，按照从总到分，从一般到具体的编制原则，确定分类体系，在五个基本部类的基础上，组成 22 个大类(框 2-1)。每一大类下又分出若干子类目，并逐级展开，层层隶属。基本大类分别用 22 个字母表示(框 2-1)。子类目及其下属类目的分类号均采用字母与阿拉伯数字相结合的混合制标记形式，字母代表基本大类，阿拉伯数字代表各级类目，分类号的位数能反映相应类目的分类等级。

**框 2-1　《中图法》22 个基本大类**

| | |
|---|---|
| A 马克思主义、列宁主义、毛泽东思想、邓小平理论、 | N 自然科学总论 |
| B 哲学、宗教 | O 数理科学和化学 |
| C 社会科学总论 | P 天文学、地球科学 |
| D 政治、法律 | Q 生物科学 |
| E 军事 | R 医药、卫生 |
| F 经济 | S 农业科学 |
| G 文化、科学、教育、体育 | T 工业技术 |
| H 语言、文字 | U 交通运输 |
| I 文学 | V 航空、航天 |
| J 艺术 | X 环境科学 |
| K 历史 | Z 综合性图书 |

例如，有关呼吸衰竭的文献资料，中图分类号是 R563.8。从学科分类的角度，按照概念之间的逻辑隶属关系，可以从一级类目依次展开为五级类目：

| | |
|---|---|
| R | 医药卫生 |
| R5 | 内科学 |
| R56 | 呼吸系与胸部疾病 |
| R563 | 肺疾病 |
| R563.8 | 呼吸衰竭 |

这里，肺疾病（R563）是呼吸衰竭的上位类目，又是呼吸系与胸部疾病（R56）的下位类目。可以看出，分类语言的最大特点是揭示学科体系，按学科专业所属等级排列文献，通过分类体系可使同一学科的专业文献集中，提供从文献所属的学科专业角度查找文献的途径。而且分类法有强大的浏览功能，可以很方便地通过上下位类目的展示与收缩进行扩检和缩检。中国生物医学文献服务系统（SinoMed）和中国知网 CNKI 都提供分类检索途径，可以按中图分类号查找文献。

**（二）主题语言**

主题语言是用语词作为检索标识来表达各种概念、通过参照系统构建概念之间的关系并按字顺组织起来的一种检索语言。主题语言具有专指性和直接性的特点。最常用的主题语言是关键词语言与主题词语言。

关键词（keyword）是直接从文献标题、摘要或正文中提取的具有实质意义，能反映文献主题内容的语词。关键词语言是未经规范化处理的自然语言，具有易掌握、标引简单、检索方便、灵活性高、词汇更新及时等优点，广泛应用于计算机检索系统。但关键词直接取自作者用词，又称自由词，未经规范化处理，同一主题概念的文章可能因作者采用不同的表达方式，用词不统一而造成漏检，影响查全率。

主题词（subject heading）又称叙词（descriptor），是经过规范化处理，以概念为基础并能表达文献主题内容的词或词组。主题词语言是经过规范化处理的受控语言，通过概念组配方式表达文献主题。主题词的选取需要依据主题词表。主题词具有单一性，每一个主题概念在主题词表中只有唯一对应的主题词，内容相同或者相近的文献可以集中在一个主题词下，提高了检索效率。但主题词语言对词表编制和管理的要求高，文献标引和检索需要在概念分析的基础上进行，相比关键词语言，实际应用中有一定难度。

**（三）常用的医学文献检索语言**

1.《医学主题词表》　《医学主题词表》（medical subject headings，MeSH）是美国国家医学图书馆（National Library of Medicine，NLM）编制的用于标引、编目、检索生物医学文献的受控词表。MeSH 是生物医学领域广泛使用的最具权威性的主题词表，已被翻译成包括中文在内的 20 多种语言。PubMed 和中国生物医学文献服务系统（SinoMed）都采用 MeSH 对收录的文献进行主题词标引。

MeSH 由主题词表、副主题词表、树形结构表、增补概念表等组成，通过 MeSH 检索系统 MeSH Browser（https：//meshb.nlm.nih.gov/search）提供服务，可以查找主题词、副主题词，并通过注释、参照系统和树状结构等反映主题词的历史变迁、族性类别以及词间的相互关系等。

（1）MeSH 主题词。MeSH 主题词（MeSH descriptors，MeSH terms）是用于描述生物医学相关的主题概念并具有检索意义的规范化词汇，是 MeSH 的主体。2020 年的 MeSH 收录了 29 640 个主题词。MeSH 主题词以名词为主，可以是单词也可以是词组，可数名词多采用复数形式。MeSH 对词组的表达多采用正常语序，但为了使某些同一族类的主题词能集中排列，字面成族，采用了一种倒置主题词的形式，即中心词在前，修饰词在后，中间用"，"隔开。选词时应注意这类主题词的书写形式。例如，各种类型的肝炎，采用的就是倒置主题词。

Hepatitis

　　Hepatitis，Alcoholic

　　Hepatitis，Animal

　　Hepatitis，Chronic

　　　　Hepatitis B，Chronic

　　　　……

　　Hepatitis，Viral，Human

MeSH 主题词具有单一性，即一个概念只能用一个主题词表达，存在多个同义词或近义词的概念一般只能选择其中一个作为主题词。例如"cancer""tumors""neoplasia""neoplasms"均表示同一主题概念，MeSH 采用"neoplasms"作为主题词，有关肿瘤的文献，均归入到"neoplasms"这一主题词之下。单一性也表示不允许一词多义，即一个主题词在概念上只能代表一种含义，不能存在歧义。例如"china"一词可以有"中国"或"瓷器"两种含义，但 MeSH 规定主题词"China"仅表示"中国"。

MeSH 主题词具有动态性。医学科学的发展进步，会不断出现一些新的概念和术语，也会有一些术语被证实不够科学而被取消或替代，因此 MeSH 每年会增删修订，以反映主题词的变更情况。

（2）副主题词。副主题词（subheadings）又称限定词（qualifiers），其作用是与主题词进行组配，对主题词作进一步的限定，以便更完整地描述文献主题的某个特定方面，达到更专指的检索效果，提高查准率。MeSH 现有副主题词 79 个，数量不多，相对稳定。每个副主题词都有特定的含义，其与主题词的组配有严格的限定和规则，且必须符合逻辑。PubMed 数据库及中国生物医学文献数据库都依据 MeSH 对文献进行标引。

例如，根据树形结构表，C 类的疾病类主题词不能与药理学（pharmacology）这一副主题词进行组配，但是可以与流行病学（epidemiology）、病因学（etiology）、免疫学（immunology）、药物疗法（drug therapy）等副主题词组配。一篇有关艾滋病人群感染特征与传播途径的文献，在 PubMed 数据库中会标引"acquired immunodeficiency syndrome/epidemiology"，即这篇文献探讨的是艾滋病的流行病学，而不是病因学、免疫学等内容。同样的，用 PubMed 数据库检索时，用主题词"acquired immunodeficiency syndrome"组配副主题词"epidemiology"就能检索出这篇文献。

通过 MeSH Browser 可以详细了解每个副主题词的含义、组配范围及类别。用主题词检索时，系统会自动给出每一个主题词可以组配的副主题词，不会出现误组配的情况。但是，如果对每个副主题词的含义不是很了解，对选用哪些副主题词也不是很有把握，一般建议选择全部副主题词，以免漏检文献。

（3）款目词。款目词也称为入口词（entry terms），一般是主题词的同义词或近义词，其作用是将这些同义词或近义词引见到主题词。MeSH 词表中有款目词近 90 000 个。主题词检索时，可以直接输入款目词，系统会自动将内置的款目词与主题词进行匹配。

例如，在 PubMed 数据库的主题词检索页面，输入款目词 heart attack，系统会自动匹配到主题词 myocardial infarction。

（4）增补概念。增补概念（supplementary concepts）主要是特定的化学物质、药物、疾病、治疗与实验方案等。增补概念大多直接来自文献中的专业术语或词汇，覆盖面广，更新较快，2020 年 MeSH 收录的增补概念超过 279 700 个。例如，2020 年 2 月 11 日，世界卫生组织（WHO）宣布将新型冠状病毒病正式命名为"COVID-19"，2 月 13 日，COVID-19 在 MeSH 中收录为增补概念。

增补概念具有主题词的基本特征，是对主题词的补充与扩展，但不是主题词，没有树状结构号。利用增补概念表（supplementary concept records），系统可以自动通过映射转换（heading mapped to）将增补概念对应到一个或多个主题词，因此，增补概念可以像主题词一样进行各种操作。

（5）树状结构表。MeSH 树状结构表（tree structures）是把所有主题词按词义范畴和学科属性分为 16 个大类，每个大类层层划分，逐级展开，有的主题词可能同属于两个或多个子类目。主题词可以用树状结构号（tree numbers）确定其在树状结构表中的位置。对属于多个子类目的主题词，则有多个树状结构号。

例如，获得性免疫缺陷综合征（AIDS）的上位主题词可以是 HIV Infections，也可以是 Slow Virus Diseases，而 HIV Infections 既可以纳入免疫系统疾病，也可以纳入病毒性疾病。因此，AIDS 在树状结构表中隶属多个不同的子类目（图 2-2）。

利用树状结构表，可以很清晰地了解该主题词在学科分类中的位置以及与其他主题词的从属关系。更重要的是，可以根据该主题词的上下位类目，很方便地进行主题词的扩检与缩检，以提高检索效率。

2.《中国中医药学主题词表》《中国中医药学主题词表》由中国中医科学院中医药信息研究所编辑出版，以与 MeSH 兼容为原则，并根据中医药文献的特点编辑而成的一部规范化的动态检索语言的叙词表，是全世界范围进行中医药文献标引的依据。该词表于 1987 年正式出版，2008 年出第三版，2015 年 12 月发布网络版。《中国中医药学主题词表》收录主题词 13 905 条，其中正式主题词 8 307，入口词 5 598 条；设有副主题词 90 个，其中 80 个为 MeSH 副主题词，10 个为中医药专用副主题词（按摩疗法、气功疗法、气功效应、生产和制备、穴位疗法、针灸疗法、针灸效应、中西医结合疗法、中医药疗法、中医病机），每个副主题词都有相应的组配范围与规则。

All MeSH Categories
　　Diseases Category
　　　　Infections
　　　　　　Virus Diseases
　　　　　　　　Sexually Transmitted Diseases, Viral
　　　　　　　　　　HIV Infections
　　　　　　　　　　　　**Acquired Immunodeficiency Syndrome**

All MeSH Categories
　　Diseases Category
　　　　Infections
　　　　　　Virus Diseases
　　　　　　　　Slow Virus Diseases
　　　　　　　　　　**Acquired Immunodeficiency Syndrome**

All MeSH Categories
　　Diseases Category
　　　　Immune System Diseases
　　　　　　Immunologic Deficiency Syndromes
　　　　　　　　HIV Infections
　　　　　　　　　　**Acquired Immunodeficiency Syndrome**

图 2-2　MeSH 树状结构表

## 二、检索技术

从检索系统中获取相关文献信息所采用的技术方法称为检索技术。不同的检索系统使用的检索技术可能不同，同一类型的检索技术，有可能采用不同的标记符号，同一个标记符号也有可能表示不同的含义。因此，在进行检索时，首先应仔细查阅检索系统或数据库的使用说明。

### (一)基本检索技术

1.布尔逻辑检索　布尔逻辑检索(Boolean search)是利用布尔逻辑算符对检索词或代码进行逻辑组配，表达用户的检索提问，是检索系统中最常用的一种检索技术。常用的布尔逻辑算符有 AND、OR、NOT 三种，分别表示逻辑"与""或""非"三种逻辑运算关系，如图 2-3 所示。

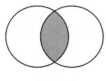
A AND B

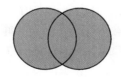
A OR B

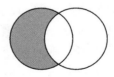
A NOT B

图 2-3　布尔逻辑检索示意图

(1)逻辑"与"一般用"AND"":""；"等符号表示，其作用是对检索词加以限定，缩小检索范围，提高查准率。在很多检索系统(包括各种搜索引擎)中，直接输入"A　B"，系统默认为"A AND B"。

例如，查找"胰岛素治疗糖尿病"的英文文献，输入检索式 insulin AND diabetes，同时含有这两个检索词的文献即为命中文献。

(2)逻辑"或"一般用"OR"或"+"等符号表示，其作用是扩大检索范围，防止漏检，提高查全率。

例如，查找"肿瘤"的英文文献，输入检索式 cancer OR tumor OR carcinoma OR neoplasm，即只要含有这其中任何一个或多个检索词的文献，都是命中文献。

(3)逻辑"非"一般用"NOT"或"-"表示，是用于从某一检索范围中排除不需要的概念，其作用是缩小检索范围,提高查准率。逻辑"非"运算符的应用要谨慎,使用不当可能会造成漏检。

例如,要查找"非儿童白血病"的英文文献,用检索式 leukemia NOT child,表示含有检索词"leukemia"且不含有检索词"child"的文献为命中文献。但这个检索式显然把那些同时探讨了成人白血病与儿童白血病的文献也一并排除了,有可能导致漏检。在进行系统评价/Meta 分析时,系统全面地查找到所有相关文献是首先必须考虑的。因此,如非必要,一般不建议采用逻辑"非"运算符。

在一个检索式中,可以同时使用多个布尔逻辑运算符,构成复合检索式,这时需要注意运算符的运算次序,即运算符优先级。多数检索系统规定布尔逻辑运算符的优先级是 NOT>AND>OR,有的检索系统则直接采用从左向右顺序运算,不考虑优先级别。常用的 PubMed、Embase 和 CNKI 这几个数据库,都是按照运算符出现的顺序从左至右依次执行布尔逻辑运算。利用括号"( )"可以改变优先顺序,即括号内的检索式优先运算。

例如,在 Web of Science 中,检索式"cancer OR hypertension AND diabetes"等同于"cancer OR (hypertension AND diabetes)",即布尔逻辑运算符是有优先级的;但在 PubMed 中,检索式"cancer OR hypertension AND diabetes"等同于"(cancer OR hypertension) AND diabetes",即布尔逻辑运算符是按照出现的顺序从左向右依次运算,没有优先级。显然,两者得到的检索结果截然不同。因此,在实际操作中,构建含有多个检索词和运算符的复合检索式时,尽量多用括号,以保证正确的运算顺序。

2. 截词检索　截词(truncation,wildcard)检索是指截取检索词中的一部分进行文献检索的方式,常用于处理外文检索系统中检索词的不同拼法(如美式英语和英式英语)、单复数变化或词干相同而词尾不同等问题。截词检索能涵盖词干相同的所有检索概念,扩大检索范围,减少检索词输入,避免漏检。

常用的截词符号有"*""?""$""#""%"等,也称为通配符。截词方式有多种,按照所截字符数量分为有限截词(截词符代表有限的字符数)和无限截词(截词符代表任意多个字符);按照截断位置可分为后截断、前截断和中截断。

(1)后截断也称前方一致检索,是将截词符放在字符串后面,表示以相同字符串开头,而结尾不同的所有词。

后截断无限截词是最常用的截词方式,一般是在词尾加截词符"*",表示词尾后面可以添加任意多个字符。例如,immun* 可检出 immune,immunity,immunize,immunization,immunogenic,immunological,immunoglobulin,immunology 等所有以 immun 开头的词汇。

一些检索系统支持后截断有限截词,一般是在词尾加截词符"?"或者"$"。例如,在 Web of Science 中,"$"表示零或一个字符,smoke$ 可检索出 smoke,smoked,smoker 等;"?"表示任意一个字符,smoke? 可以检索出 smoked,smoker 等,但不能检索出 smoke。

(2)前截断也称后方一致检索,是将截词符放在字符串前面,以表示后方一致的所有词。支持前截断检索的系统不多,截词符一般用"*"或"?"。例如,在 Web of Science 中,*mycin 可以检索出 erythromycin,streptomycin,rapamycin,vancomycin 等所有以 mycin 结尾的单词。

(3)中截断将截词符放在字符串中间,代表若干个字符,主要用于英式和美式单词的不同拼写方式,以及有些词在某个元音位置上出现单复数不同。例如,在 Web of Science 中,s*food 可以检索出 seafood、soyfood 等;wom?n 可检索出 woman,women;colo$r 可检索出 color,colour。

3. 字段限定检索　字段限定检索是将检索词限制在文献特定字段中进行匹配检索,以缩小或约束检索结果,提高查准率。字段限定符有"[ ]""=""：""/""in"等多种,数据库的每个可检索字段则用字符代码表示,如 TI(title)、AB(abstract)、AU(author)、SO(source)等(不同的数据库,字段限定符与字段代码可能不同)。

字段限定检索在实践中应用很多,特别是多个字段限定检索的组合,可以快速精准定位某一类或者某一篇文献,提高检索效率。

PubMed 的字段限定符为"[ ]"。例如,要查找有关白血病 Meta 分析的文献,可采用检索式:leukemia[tiab] AND meta-analysis[pt],即标题或摘要(tiab 表示 title 和 abstract 两个字段)含有

leukemia，同时出版类型（publicationtype, pt）为 meta-analysis。

　　Web of Science 的高级检索可直接采用字段限定检索，字段限定符为"＝"。例如，要查找 *Lancet* 上发表的有关白血病的文献，可采用检索式：so＝lancet AND ts＝leukemia，即限定来源出版物（source, so）为 lancet，同时主题（topic, ts，是包含标题、摘要、作者关键词和增补关键词等 4 个字段的组合字段）含有 leukemia。

　　Embase 的字段限定符为"："。例如，要查找 Embase 收录的有关白血病的中文文献，可采用检索式：chinese：la AND leukemia：de，即文章的语种（language of article, la）为 Chinese，同时主题词（descriptor, de）为 leukemia。

　　4. 位置检索　位置检索又称邻近检索（proximity search），是用来表示检索词与检索词之间位置关系的检索技术，通常用位置算符或邻近算符来实现，相当于要求更高的逻辑"与"运算。位置检索可增强选词的灵活性，在一定程度上弥补布尔逻辑检索与截词检索的不足，提高检索精度。按照两个检索词的出现顺序或间隔距离，可以有多种位置算符，常用的有 NEAR、WITH、SAME、NEXR 等。需要注意的是，不同的检索系统，位置检索的功能、方式与算符可能都不一样，或者功能相同但位置算符的表现形式不同，必须仔细查阅每个数据库的检索指引与帮助系统。

　　（1）NEAR/x 表示 NEAR 所连接的检索词之间最多可以间隔 x 个单词，但对检索词的顺序没有限制。

　　例如，在 Embase 中，输入检索式：（virus＊ NEAR/3 vaccin＊）：ti，表示限定 virus 与 vaccine 这两个检索词都出现在标题字段，两个词之间最多可间隔 3 个单词，但前后顺序不限，为防漏检，两个词都采用了截词检索。因此，标题里含有 virus vaccines、virus-based infulenza vaccine、vaccination against Ebola virus、vaccinia virus、virus-like particle vaccine、vaccine by exploring Zika virus 的文献均为符合检索条件的命中文献。Web of Science 也支持 NEAR/x 位置算符，在高级检索直接输入检索式 TI＝（virus＊ NEAR/3 vaccin＊），其含义与 Embase 相同。

　　（2）NEXT/x 表示 NEXT 所连接的检索词之间最多可以间隔 x 个单词，而且检索词的次序不能颠倒。

　　例如，在 Embase 中，输入检索式：（virus＊NEXT/3 vaccin＊）：ti，表示标题字段必须含有这两个词，两个词之间最多可插入 3 个单词，且两个词的次序不能颠倒。因此，标题中含有 virus vaccines、virus-based infulenza vaccine、virus-like particle vaccine 的文献为命中文献，但标题中含有 vaccination against Ebola virus、vaccinia virus、vaccine by exploring Zika virus 的文献则无法检出。

　　（3）SAME 在 Web of Science 中，位置算符 SAME 仅用于地址字段，表示用 SAME 连接的检索词必须出现在"全记录"的地址字段的同一个地址中。例如，检索式 AD＝（SunYat-Sen Univ SAME Guangzhou SAME China），表示查找在地址字段的同一个地址中出现了 SunYat-Sen University 以及 Guangzhou 与 China 的文献。

　　5. 短语检索　短语检索（phrase search）或词组检索，也称为短语精确检索，是要求检出结果与输入的短语或词组必须完全匹配的一种检索技术。短语或词组一般加上引号，视为不可分割的一个整体，检索时不再被拆分。短语检索可以提高检索的准确性，减少误检。

　　例如，在 PubMed 中，"Severe Acute Respiratory Syndrome"［ti］表示精确检索出标题中含有短语 Severe Acute Respiratory Syndrome 的文献，标题中含有短语 Severe Acute Respiratory Distress Syndrome 的文献则不会被检出。

### （二）高级检索技术

　　1. 加权检索　加权检索是一种定量检索技术，旨在判定检索词在命中文献中的重要程度。加权检索首先要对检索词按其"重要程度"分配权值，越重要的词赋予的权值越高，反之就低。检索系统中与检索词匹配的标引词的权值要超过预先所确定的阈值后，才能作为命中文献输出。运用加权检索可以命中核心概念文献，是一种缩小检索范围，提高查准率的有效方法。

　　例如，PubMed 主题词检索时，限定检索结果为主要主题词（Major MeSH Topic）就属于加权检索。

2.扩展检索　扩展检索是指检索系统基于词表，自动或半自动地对检索词的相关词(如同义词、下位词等)执行逻辑"或"运算，以扩大检索范围，提高查全率。常用的扩展检索包括主题词自动扩展检索、同义词/反义词自动扩展检索、全半角自动扩展检索等。

PubMed 和 SinoMed 的主题词检索具有扩展检索功能，能自动实现对主题词及其下位主题词的扩展检索。PubMed 与 SinoMed 的副主题词亦有扩展检索功能。例如，选择副主题词"therapy"，系统自动对其下位副主题词如 drug therapy、surgery、diet therapy、radiotherapy 等执行扩展检索。

### 三、检索方法与检索途径

#### (一)检索方法

1.浏览方式　浏览方式是系统自动按一定的方式展示数据库中的相关内容，方便用户直接按需浏览，也称为导航方式。全文数据库、事实型数据一般都提供浏览方式。常用的浏览方式有分类浏览和字顺浏览。分类浏览一般基于某种分类体系，如按照学科门类、主题、文献类型等；字顺浏览则针对某一类对象按首字母为序提供浏览，如刊名字顺、著者姓名字顺等。

2.查询方式　查询方式是用户输入检索词或检索式后系统返回检索结果的检索方式。查询方式一般包括：

(1)基本检索，也称为初级检索、简单检索或快速检索，一般仅提供一个检索式输入框，在系统的默认字段进行检索，也可以通过下拉菜单选择检索字段。基本检索方便快捷、执行效率较高，但结果的准确性相对较差，适用于检索要求明确的简单课题，或者对检索课题做初步的扫描分析。

(2)高级检索，一般采用表单式的逻辑组配检索，通过多个条件或多个字段的组合检索，建立较为复杂的检索策略。高级检索还可以对文献类型、时间范围、语种、检索范围等进行限定，以提高查准率。

(3)专业检索，也称专家检索，一般提供一个检索式输入框，并提供字段代码显示，用户可以在检索式输入框中利用逻辑算符、字段代码等构造较为复杂的检索策略。专业检索效率高，其组配方式比高级检索更灵活，适用于检索能力较强的专业用户。

(4)二次检索，一般是指限定在已经得到的检索结果范围内再次执行检索，以缩小检索范围，提高查准率。二次检索非常方便，在检索系统中广泛应用。对一些复杂的检索课题，可以通过多轮的二次检索，逐步缩小检索范围，最终得到比较满意的检索结果。

(5)跨库检索，也称为一站式检索，即一次可检索平台上多个数据库，以提高查全率。例如，在 Web of Science 平台，可以实现对 Web of Science 核心合集、BIOSIS Previews(BP)、Medline、Derwend Innovation Index、INSPECT 等多个数据库的跨库检索。中国知网 CNKI 可以实现对期刊论文、博硕士论文、会议文献、报纸等多种类型文献资源的一站式检索。但跨库平台往往无法实现子库的特色字段检索功能。

3.回溯方式　回溯方式，也称引文方式，是利用引文数据库(如 Web of Science)提供的检索功能，从被引文献的作者、题名等出发去查找引用该文献的相关文献。也可以直接从某些已知文献的参考文献出发，追踪、查找一批较早的相关文献，以扩大检索范围。

#### (二)检索途径

检索途径是检索系统提供的检索入口，其对应于检索系统根据不同的检索语言所构成的标识和索引系统。常用的检索途径有：

1.主题途径　以检索课题的主题内容为出发点，利用主题检索语言，如主题词、关键词、标题词等来查找文献。

(1)主题词途径。用主题词作为检索入口来查找文献。由于主题词以概念为基础，用规范化的词汇来表达文章内容的主题，用主题词检索能很方便地进行扩检与缩检，还可以组配副主题词，提高检索结果的专指性。因此主题词检索途径有较好的查全率和查准率。但主题词数量有限，反映最新概念有滞后，主题概念转化为主题词有一定难度。

常用的 PubMed、Embase、SinoMed 数据库均提供主题词检索途径。

（2）关键词途径。用关键词作为检索入口来查找文献，也称为自由词检索或文本词（textword）检索。关键词以自然语言为标识，自由、灵活、专指性强，符合用户检索习惯，能直接反映最新信息，因此关键词检索（自由词检索）是检索系统中应用最为广泛的一种检索途径。自由词灵活、自由、直观、符合用户习惯，而且能够及时反映最新出现的名词术语，但关键词一般未经规范化处理，检索时必须同时考虑检索词的同义词、近义词等，否则会造成漏检。

需要注意的是，不少数据库的默认检索途径是主题途径，这里的"主题"（topic）不是指主题词，主题途径通常表示在标题、主题词、关键词、摘要等多个字段查找相关文献。

2. 分类途径　以文献在分类体系中的位置（类目名称或分类号）作为检索入口来查找文献，可满足用户从学科、专业等内容出发获取文献的需要，能较好地满足族性检索的要求。如 SinoMed 提供的分类途径，即以文献在《中国图书馆分类法》中的分类号作为检索入口来查找文献。

3. 著者途径　通过已知著者名称来查找文献。著者名称包括个人著者和团体著者、专利权人以及学术会议主办单位等。使用著者途径查找文献应注意不同国家著者姓名的表达方式，如欧美国家的著者在原文中通常是名在前，姓在后。但检索系统对著者索引的标引是采用姓在前，名在后，姓用全称，名用首字母的方式。因此，用著者途径检索时，同样要采用这个方式。目前很多检索系统已经支持对姓名全称的检索，能显著提高著者检索的查准率。

为了解决作者姓名的重名歧义，实现用唯一的标识来识别作者身份等问题，ORCID（open research and contributor ID, 开放研究者与贡献者身份识别码）于 2012 年 10 月推出，用户可以在 http：//orcid.org 上免费注册，得到专属于个人的唯一标识符 ORCID。目前全世界已有超过 800 万名研究人员注册了 ORCID，其作用类似于研究人员的学术身份证，许多学术期刊在投稿时也开始要求作者提供 ORCID。通过 ORCID，不仅可以有效避免学术出版和交流中的身份歧义、姓名歧义等问题，而且能对学术活动和科研产出进行自我管理，有助于学术成果的快速交流。

4. 号码途径　利用文献特有的序号，如 DOI、PMID、ISSN、ISBN、专利号、公开号、化学物质登记号、报告号、合同号等，作为检索入口查找文献的途径。文献号码一般具有唯一性。

DOI，即数字对象唯一标识符（digital object unique identifier），是一套识别数字资源的机制，涵盖的对象有视频、报告或书籍等。DOI 号类似于每一篇电子版学术论文的身份证，通过 DOI 号可以直接链接到这个 DOI 对应的数字资源。例如，输入 DOI 号：10.1016/S2213-2600(20)30076-X，可以链接到 *Lancet Respiratory Medicine* 2020 年 2 月在线发表的学术论文"Pathological findings of COVID-19 associated with acute respiratory distress syndrome"。

PMID，即 PubMed 唯一标识码（PubMed unique identifier），每个 PMID 编号都对应 PubMed 中的唯一一条记录。在 PubMed 中，可以直接用 PMID 定位某一篇特定文献。

5. 其他途径　如题名、机构、刊名、地址、语种、文献类型、会议时间等，几乎文献的每一个特征标识都可作为检索入口。有的专业检索系统还提供特定形式的检索入口，如分子式、分子结构图、药物相关特征等。

在检索时，应根据检索要求、已知条件等因素，尽量综合利用各种途径，取长补短，进行优化组合，以提高检索效果。

## 四、检索策略与检索步骤

### （一）检索策略

广义的检索策略为实现检索目的而制订的全盘计划和方案，是对整个检索过程的谋划和指导。从检索过程看，是在分析检索提问的基础上，确定检索数据库、检索途径与检索用词，并明确检索词之间的逻辑关系与查找步骤的科学安排。

狭义的检索策略是指确定检索式进行检索的系列操作。检索式是指用来表达用户提问的逻辑表达式，是检索策略的综合体现，通常由检索词和各种逻辑算符、位置算符及检索系统中规定的其他连接符号构成。

好的检索策略可以达到较高的检索效率,但其制订是个复杂过程,除需选择合适的检索工具及检索途径外,还需要根据检索结果不断调整检索式,通过这一反复的过程达到对检索策略的优化。

**(二)检索步骤**

1. 分析课题,明确检索要求  在正式检索之前,首先应结合专业知识,深入分析课题,全面了解课题内容及对检索的各种要求。

(1)明确检索目的是查"全"、查"准"还是查"新"  要开展系统评价/Meta 分析,撰写综述,进行课题论证,申报科研成果,一般要求查找关于该课题的系统详尽的信息,尽可能将全部相关结果都检索出来,必须强调查"全"。如果在课题进行中,要追踪国内外的最新进展和研究动态,则更关注查找最新的文献信息,以查"新"为主,对查全的要求不高。如果检索课题是针对医学研究或临床实践中的某个具体问题,需要找出明确的解决方案,比如,在循证医学实践中,要查找与某一疾病诊疗相关的临床证据、临床实践指南等,用于指导临床决策,则要求检索结果有针对性,能解决实际问题,更强调查"准"。

(2)明确课题所涉及的学科范围  生物医学研究中有大量的多学科与交叉学科课题,检索时需要综合考虑课题所涉及的学科范围与相关资源。例如,要系统查找有关"3D 打印材料在骨组织工程中应用进展"的外文文献,除了检索 PubMed、Embase 等生物医学数据库,还要广泛检索与化工、材料、机械等相关的数据库,以及专利文献数据库等。

(3)明确所需文献的特征  文献有数量、语种、文献类型、年代范围、出版类型等外在特征,例如,对基础研究、应用基础研究或临床研究课题,以查找期刊论文为主,还可以查找学位论文与会议论文等;如果涉及医疗器械制备、药物的研发等信息,还需要考虑专利文献。如果想快速了解某课题的国内外研究现状,可以查找有关该课题的最新综述或述评;要查找某一研究领域的高影响力论文或经典论文,可以通过引文索引查找该领域的高被引论文。如果要查找高质量的循证医学相关证据,可以利用 Cochrane Library、UpToDate、BMJ Best Practice、EBSCO DynaMed 等循证医学证据数据库资源或知识库,也可以直接在 PubMed、Embase 等数据库中查找高质量的系统评价/Meta 分析或 RCTs。

(4)明确课题内容,通过概念分析,提炼有检索意义的主题概念  概念分析是检索过程中的关键环节。通过对检索提问进行概念分析,提炼若干个既能反映课题核心内容又具有检索意义的主题概念。对每一个主题概念,尽可能列出所有的同义词、近义词,同时要考虑这些主题概念的专指度是否合适,哪些是主要主题概念,哪些是次要主题概念,明确这些概念之间的关系。

在概念分析时,要特别注意课题中隐含概念的挖掘。概念分析可以从课题名称入手,但出现在课题名称中的词并不一定都是反映课题核心内容的主题概念。

例如,要查找"吸烟与心脏病关系"的外文文献,如果仅从课题名称提炼出 smoking、heart disease 这两个主题概念,显然是不够准确的。通过分析课题,结合医学专业知识,可以得知,吸烟主要增加冠心病的发病风险。因此,除了提炼 heart disease 这一个较泛的上位主题概念,还需要提炼出 coronary heart disease(冠状动脉疾病)这一隐含的更为专指的主题概念,同时,对 smoking 这一主题概念,还可以提炼 passive smoking(被动吸烟)这一下位主题概念。

2. 选择检索系统,确定检索方式  根据课题的检索范围和检索要求,选择合适的检索系统及检索方式。数据库类型很多,各具特色。选择数据库时,首先要考虑,是否与检索课题相关的数据库都要检索,选择哪些学科、哪些语种的数据库;同时要综合考虑数据库的收录内容,年限范围,文献来源与质量,更新频率,文献类型,以及检索方式、检索途径与辅助功能是否完备,使用的难易程度,使用成本等因素。

3. 确定检索途径,构建检索策略表达式  根据课题需求与检索系统特点以及已知信息,选择合适的检索途径。如果课题研究范围和内容比较宽泛,可考虑分类途径;如果涉及的内容比较专深,一般采用主题途径。

对主题词检索与自由词检索兼有的检索系统,比如 PubMed、Embase、SinoMed,为了保证较好的检索效果,可以考虑两种途径相结合。需要注意的是,主题词检索时,要尽量使用专指词,如果无法确定是否有合适的主题词,可以用款目词作为检索的入口词,还要注意变换多种方式查找,如倒置主题词、不同拼写形式等。自由词检索应尽可能将同义词、近义词、缩写、代码和英美不同拼法等用逻辑"或"连接,以提高查全率。

检索途径确定后,要构建检索策略表达式,即将选择确定的检索标识(如主题词、关键词、著者姓名、分类号等),用各种检索算符(如布尔算符、位置算符等)组合,形成检索系统能识别的提问表达式。制订检索表达式之前必须先熟悉检索系统提供的检索规则、检索技术与使用要求。

检索表达式是检索策略的具体体现,要得到满意的检索效果,检索表达式必须完整准确地反映检索提问的主题内容,同时要适应所查数据库的索引体系和用词规则,并符合检索系统的功能及限制条件的规定。

4.评价检索结果,调整检索策略  按照预定的检索策略进行检索,并对检索结果的相关性进行分析、评价。如果满足检索需求,可以将检索结果直接输出。如果检索结果不满意,则需要对检索策略进行调整、反馈,以获取更好的检索结果。在实践中,往往要经过多次反复修改和调整,以获得较为满意的检索结果。

(1)当检索结果太多,查准率较低时,需要缩小检索范围,检索式可作如下调整:

①提高检索词的专指度,尽量采用专指性强的主题词或关键词,采用短语精确检索。

②增加检索词,用逻辑"与"(AND)连接这些检索词。

③减少用逻辑"或"(OR)连接同义词或同类相关词。

④主题词检索采用副主题词组配,或者主题词加权(限定在主要主题词)。

⑤使用适当的位置算符,排除误检,提高查准率。

⑥增加检索限定及检索结果过滤(如限定检索词出现在篇名、主题词等字段,限定文献类型、年份、语种、年龄、是否核心刊等)。

⑦使用逻辑"非"(NOT)算符,以排除与提问无关的检索词。

⑧减少所检数据库的数量。

(2)当检索结果太少,查全率较低时,需要扩大检索范围,检索式可作如下调整:

①减少限制概念,删去次要的主题词或非核心的检索词,减少用逻辑"与"(AND)连接的概念。

②增加同义词或同类相关词,用逻辑"或"(OR)连接这些词,采用截词检索,增加检索词的网罗度。

③降低检索词专指度,如从词表或检出文献中选择上位词或泛指词进行检索。主题词检索选择全部副主题词。

④进行扩展检索或族性检索。

⑤取消检索限定与检索结果过滤,取消短语精确检索,取消位置算符或辅助限制条件,取消主题词加权。

⑥增加检索途径,如主题词途径与关键词途径、分类途径等相结合。

⑦选择多个数据库进行检索,或增加所检数据库的检索年限。

5.检索结果输出与原文获取  检索结果输出方式一般包括显示、打印、下载、E-mail 发送等,输出形式有题录、文摘、全文或自定义形式等,不能直接提供全文服务的检索系统,可以通过以下途径获取全文:一是根据题录信息直接到全文数据库中查找相应全文(前提是用户所在机构订购了该全文数据库);二是通过搜索引擎、开放获取(open access, OA)网站等获得免费全文;三是利用图书馆提供的馆际互借和原文传递服务;四是直接向原文作者索取等。

## 五、循证医学的 PICO 检索模式

循证医学实践(evidence-based practice, EBP)可分为 5 个步骤,也称为 5A 步骤,以下是 EBP 的 5A 步骤。

**(一)明确拟解决的问题(asking)**

循证医学实践中首先要确定拟解决的临床问题,同时按照 PICOS 模式将问题进行分解,转化为可检索的循证医学课题。PICOS 模式是指把临床问题分解为 P、I、C、O、S 5 个要素。

P:patient or population(患者或人群),这个问题关注的是哪些患者、哪类人群,其性别、年龄、病情等特点,疾病如何确诊或定义。

I:intervention or exposures(干预或暴露),患者拟采用哪种干预措施,哪种诊断方法,或者人群暴露的危险因素有哪些。

C:comparison(对比),进行对比的干预措施或诊断方法,如两种不同治疗方案的比较,新诊断方法与诊断金标准的比较等。并非每个问题都需要设置对照。

O:outcome(结局),所关注问题的重要结局或诊疗效果(如病死率、存活率、治愈率等),或者人群暴露于危险因素的结局(如发病率等)。

S:type of study(研究类型),临床研究的类型主要有 RCT、队列研究、病例对照研究、诊断性试验、病例分析等。

PICOS 模式在实践中有着广泛应用,不仅可用于循证医学证据的检索,还可以对临床医学课题,应用 PICOS 进行主题概念分析,可以清晰准确地定位检索词,并制订相应的检索策略。

例如,对比剂(造影剂)广泛应用于影像医学和介入手术中,近年来,如何防治对比剂肾病(CIN)这一医源性并发症日益受到重视。不同类型的对比剂(等渗和低渗)对 CIN 的发生有影响吗? 这一临床问题用 PICOS 可以分解为:

P:使用对比剂的患者(contrast media、contrast medium,contrast agent)

I:等渗对比剂(iso-osmolar、isotonic、iso-osmotic、isosmotic、iodixanol、IOCM)

C:低渗对比剂(low-osmolar、hypotonic、iohexol、iopromide、LOCM)

O:对比剂肾病(contrast-induced nephropathy、CIN、contrast nephropathy、contrast-induced acute kidney injury、CI-AKI)

S:随机对照试验(randomized controlled trial,RCT)

可以看出,这一临床问题 PICOS 每个要素对应的主题概念较多,为了防止漏检,应该尽可能列出所有的同义词与相关的近义词。

**(二)有效地检索、搜寻回答问题的最佳证据**

根据临床问题和 PICOS,确定检索词,选择合适的循证医学资源,制订完善的检索策略,通过各种途径,系统全面地查找相关证据。不少生物医学数据库都提供了循证医学的相关选项,例如,Embase 直接提供了 PICO 模式检索途径,PubMed 可以通过检索结果滤过(filter)、限定出版类型(publication type)等方式筛选出系统评价/Meta 分析、临床指南、随机对照试验等证据资源,也可以利用 PubMed 的临床咨询(clinical query)模块。

例如,要查找"不同类型的对比剂(等渗和低渗)对 CIN 发生的影响"的证据,按照 PICOS,可采用检索表达式(contrast media OR contrast medium OR contrast agent *)AND(iso-osmolar OR isotonic OR iso-osmotic OR isosmotic OR iodixanol OR IOCM)AND(low-osmolar OR hypotonic OR iohexol OR iopromide OR LOCM)AND(contrast-induced nephropathy OR CIN OR contrast nephropathy OR contrast-induced acute kidney injury OR CI-AKI),同时限定文献类型为随机对照试验。如果检索结果不满意,可以考虑 PICO 四个要素的不同组合,以扩大检索范围。

**(三)对证据的真实性、可靠性及临床适用性进行严格评价**

应用临床流行病学关于研究质量的评价标准严格评价收集到的相关文献,包括证据的真实性、可靠性和适用性。

**(四)将评价结果应用于临床实践,进行临床决策**

经过严格评估后,将当前能得到的真实可靠、有临床应用价值且能使患者获益的最佳证据用于临床实践;对无效甚至有害的证据则予以否定;对尚无定论的证据,意味着需要进一步研究。

### (五)对应用的效果进行再评价

最佳证据经过临床实践应用后,必须进行后效评价。通过随访追踪,了解预后及治疗效果,再反馈到临床实践中。

## 六、检索效果的评价指标

检索效果是指利用检索系统进行检索所产生的有效结果,是对检索系统的性能和质量检验的尺度。检索语言的质量好坏以及对它的正确使用与否,直接影响检索效率的高低。反映检索效果的质量指标主要是查全率与查准率。

1. 查全率和查准率

查全率(recall ratio, R)是衡量某一检索系统从信息集合中检出相关信息成功度的一项指标,反映了检索系统和检索者检出相关信息的能力和效果。查准率(precision ratio, P)是衡量某一检索系统的信号噪声比的一项指标,反映了检索系统和检索者拒绝非相关信息的能力和效果。图 2-4 给出了计算查全率和查准率的数据指标。

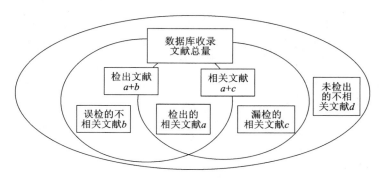

**图 2-4 查全率、查准率关系示意图**

查全率 $R$ = 检出的相关文献量/检索系统中相关文献总量×100% = $[a/(a+c)]×100\%$

查准率 $P$ = 检出的相关文献量/检出的文献总量×100% = $[a/(a+b)]×100\%$

查全率和查准率之间存在着反向依赖关系,即随着查准率的提高,查全率会相应降低,反之亦然。实际检索中,一味强调提高查全率或查准率都是不合适的,应该根据课题的具体要求,合理调节查全率和查准率,以保证较好的检索效果。

2. 漏检率和误检率

漏检率 = 漏检相关文献量/检索系统中相关文献总量×100% = $[c/(a+c)]×100\%$

误检率 = 误检文献量/检出的文献总量×100% = $[b/(a+b)]×100\%$

3. 影响查全率和查准率的因素

影响查全率和查准率的因素很多,涉及文献存储、文献检索以及检索系统的功能等多个环节。在文献存储阶段,数据库的收录范围、学科覆盖率、索引体系的完善程度以及文献的标引深度和标引质量,如词表结构是否完整,词间关系揭示与解释是否正确,标引是否详尽且前后一致,都会影响查全率和查准率。在文献检索阶段,检索途径和检索方法的选择是否合理得当、检索策略的制订是否完善也直接影响查全率和查准率。从检索系统来看,系统提供的检索功能和检索技术是否完备,是否支持截词功能、位置检索、精确检索、扩展检索,是否具备反馈功能等,也对查全率和查准率有影响。

(周旭毓)

# 参考文献

[1]于双成. 医学信息检索[M]. 3 版. 北京：高等教育出版社, 2017.

[2]郭继军. 医学文献检索与论文写作[M]. 5 版. 北京：人民卫生出版社, 2018.

[3]王庭槐. 医学电子资源获取与利用[M]. 北京：高等教育出版社, 2013.

[4]施晓华. 高校学术成果管理中学者身份关联应用与研究[J]. 现代情报, 2017, 37(5)：132-135.

[5]陈玲洪. 电子期刊数据库评价体系研究[J]. 图书馆理论与实践, 2013(4)：90-93.

# 第 3 章
# 原始证据的检索

## 要　点

- 循证检索主要有两个目的，对查全与查准要求不同。以寻找临床证据为目的的检索力求准确，以制作临床证据为目的的检索力求全面。
- 医学主题词表是文献与情报检索中用以标引主题的一种检索工具，其在文献检索中的重要作用主要表现在准确性和专指性两个方面。
- PICOS 原则是提炼错综复杂的临床问题的法宝。
- PICOS 原则是确定检索词的关键。
- 在众多的数据库中，常用和善用 PubMed 有助于临床与科研工作。

证据是循证医学的核心。临床证据种类繁多，按研究方法分类可以分为原始研究证据和二次研究证据两大类。原始研究证据是指直接在受试者中进行单个关于病因、诊断、干预、预后和预防等试验所得到的第一手数据，经处理和分析之后得到的结论，在循证医学证据查找、证据制作中处于基石地位，对原始研究的检索是必备技能。循证医学最根本的目的就是使用证据。临床实践中遇到一个具体的临床问题时，如果已经有关于该临床问题的相关证据，我们直接检索使用即可；如果没有现成的临床证据供我们使用，则需要对相关原始研究进行综合分析归纳后做出合适的判断，必要时需要根据现有研究制作证据。这就是按检索目的分为使用临床证据和制作临床证据检索，以寻找临床证据为目的的检索力求准确，以制作临床证据为目的的检索力求全面，均可以采用经典的检索方法或基于新近比较流行的基于 PICOS 的检索方法。

## 第一节　常用检索数据库及使用检索平台简介

### 一、常用数据库

#### （一）英文（English）数据库

1. Medline 数据库　Medline 是美国国立医学图书馆（The National Library of Medicine，NLM）建立的国际性综合生物医学信息书目数据库，收录了 1966 年至今出版的文献（1966 年之前的文献收录于 OldMedline 数据库），涉及全球 5200 多种期刊 40 多种语言，内容包括美国《医学索引》（*Index Medicus*，IM）的全部内容和《牙科文献索引》（*Index to Dental Literature*）、《国际护理索引》（*International Nursing Index*）的部分内容，涉及医学、护理学、牙科学、兽医学、卫生保健和基础医学等领域，是当前国际上最权

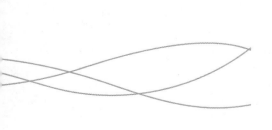

威的生物医学文献数据库。虽然 Medline 收录的文献是世界范围的，但是大多数记录是从英语资料（93%）或有英文摘要（85%）的文献中获得的。Medline 作为世界上最重要的医学检索库，是任何检索必须要首选的最重要的数据库。

可以从 Ovid 检索平台、PubMed 检索平台或 CD-ROM 光盘检索系统等对 Medline 数据库进行检索，如图 3-1~3 所示。

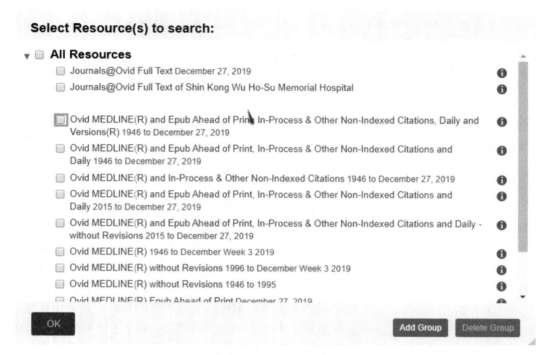

图 3-1　Ovid 检索 Medline 界面

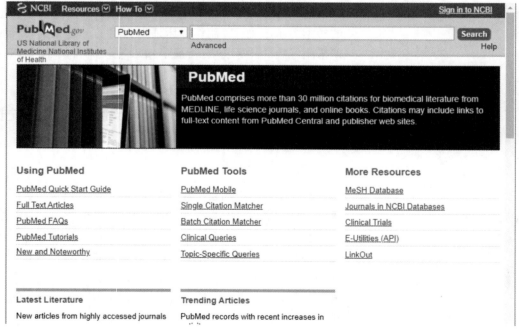

图 3-2　PubMed 检索 Medline 界面

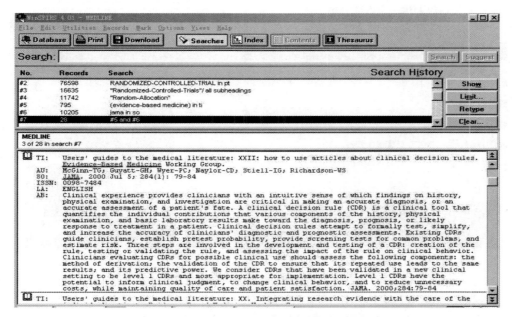

图 3-3 CD-ROM 版 Medline 界面

2. Embase 数据库　Embase 数据库(Excerpta Medica Database),是荷兰《医学文摘》(Excerpta Medica)的电子版,由荷兰爱思唯尔(Elsevier)公司出版,也是目前最重要的生物医学和药物数据库之一。Emabase 涵盖了大量北美洲以外的(欧洲和亚洲)医学刊物,每日添加 2 000 多条记录,每年添加 60 多万条记录,共包括 70 多个国家/地区出版的 8 600 种期刊以及超过 295 万条的会议摘要(从 2009 年),其中 2 900 种期刊在 Medline 中无法检索到,是 Medline 数据库的最重要的补充。

Embase 数据库可通过 Embase.com 进行检索,如图 3-4 所示。

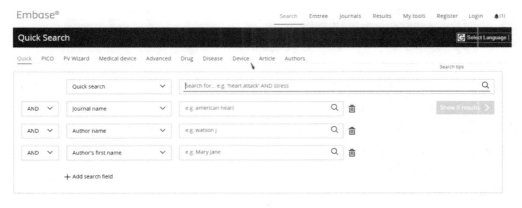

图 3-4 网络版检索 Embase 界面

3. Cochrane 对照试验中心注册库/Cochrane Library　Cochrane 对照试验中心注册库(Cochrane Central Registerof Controlled Trials, CENTRAL)资料来源于 Cochrane 协作网各系统评价小组和其他组织的专业临床试验资料库以及小组成员在 Medline、Embase 上被检索出的 RCT 和临床对照试验(clinical controlled trials, CCT),还包括了从其他有关医学杂志会议论文集和其他来源中收集到的 CCT 报告。目前 CENTRAL 收录了 1948 年以来全世界已发表的几十万余条 RCT 和 CCT,其中包括中国中心提交的随机对照试验。

可以使用的检索平台包括 CD-ROM 版或 cochrane library.com,如图 3-5 和 3-6 所示。

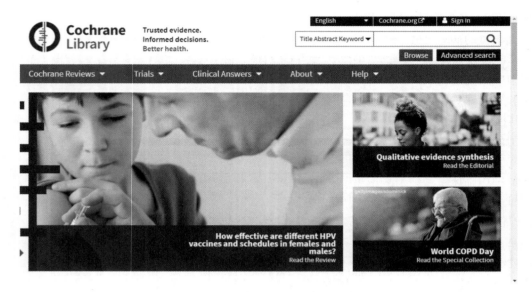

图 3-5　Cochrane library 网络版界面

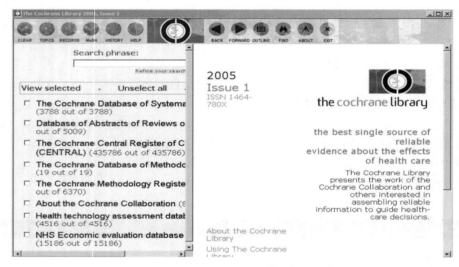

图 3-6　Cochrane library 2005 第一期光盘版界面

　　4. BIOSIS Previews 数据库　　BIOSIS Previews 由美国生物科学信息服务社（*BioSciences Information Service*，BIOSIS）出版，是世界上最大的关于生命科学的文摘索引数据库。该库包括《生物学文摘》（*Biological Abstracts*，BA）和《生物学文摘/综述、报告和会议》（Biological Abstracts/RRM）所收录的会议、报告、评论、图书、专利等多种出版类型文献。学科覆盖传统的生物学领域以及相关领域，例如生物医学、药理学、生物工程、生物技术、植物学和动物学等。数据来源于 1962 年至今 100 多个国家出版的近 6 500 种期刊和非期刊出版物。可帮助用户快速查找关于临床前期及实验研究/方法/仪器、动物研究，以及环境和消费问题等领域的文献。可通过 Ovid 平台或 Web of Science 进行检索。

　　5. 美国《科学引文索引》数据库　　美国《科学引文索引》（*Science Citation Index*，SCI），由美国科学情报研究所（Institute for Scientific Information，ISI）创办出版的引文数据库。1961 年创刊，现为双月刊。1988 年 SCI 出版光盘，每月更新。其网络版（http：// www.isinet.com）已问世，网络版的出现使 SCI 检索回溯时间更长，数据更新更快。SCI 收录了以英美为主的 42 个国家和地区的 37 种文字、3 542 种出版物的文献（包括图书和期刊），录入来源文献 770 591 条，引文 17 035 597 条。收录期刊论文、会议摘要、通信、综述、讨论以及选自 *Science*、*Scientist*、*Nature* 中的书评等。包括生命科学、数学、物理、化学、农业等 90 多个学科领域，其中医学是其重要报道内容，医学期刊占所有期刊的 40%，主要侧重于医学基础学科的病理学和分子生物学。可以使用 SCI Web 版进行检索。

6.临床试验资料库和世界卫生组织国际临床试验注册平台　临床试验资料库（ClinicalTrials.gov）是由美国卫生研究所（NIH）下属美国国立医学图书馆（NLM）与美国食品药品监督管理局（FDA）运行的临床试验资料库。目前是全球最大临床试验注册库，收录了全球由国家拨款或私募经费资助的各项试验目，其注册和查询临床试验均为免费。

世界卫生组织国际临床试验注册平台（WHO International Clinical Trials Registry Platform，ICTRP），接受全世界实施的临床试验注册，将临床试验的注册信息、设计方案及一些必要的研究信息向公众透明。我国的中国临床试验注册中心（Chinese Clinical Trial Registry，ChiCTR）是 ICTRP 的一级注册机构，国内临床试验均可在此注册，认证效果等同于 ICTRP 认证。从这两个注册试验平台可以检索正在进行的试验，以保证文献的查全。

7.其他书目数据库　许多国家和地区都建立了自己的数据库，这些数据库着重于那些地区产生的文献，并且经常包括未在其他地方索引的期刊和文献，如中国的知网、万方。此外也有特定主题的书目数据库，例如替代疗法领域的 AMED 数据库，护理和相关健康领域的 CINAHL 数据库和精神健康领域的 PsycINFO 数据库。Cochrane 非常希望检索者能够对适当的国家、地区和主题特定的书目数据库进行检索。

### （二）中文（Chinese）数据库

1.《中文科技资料目录》

即中国生物医学文献数据库。中国生物医学文献数据库（CBM）是中国医学科学院医学信息研究所开发研制的综合性医学文献数据库。中国生物医学文献数据库收录 1978 年以来 1 600 多种中国生物医学期刊，以及汇编、会议论文的文献题录，年增长量约 40 万条。学科覆盖范围涉及基础医学、临床医学、预防医学、药学、中医学及中药学等生物医学的各个领域。中国生物医学文献数据库注重数据的规范化处理和知识管理，全部题录均根据美国国立医学图书馆最新版《医学主题词表》、中国中医科学院中医药信息研究所《中国中医药学主题词表》，以及《中国图书馆分类法·医学专业分类表》进行主题标引和分类标引。可以说是中文的 Medline，是中文检索最重要的数据库。进行中文资料的检索，如果不检索 CBM 肯定是说不过去的。

检索平台包括 CDROM 以及网络版，如图 3-7 和 3-8。

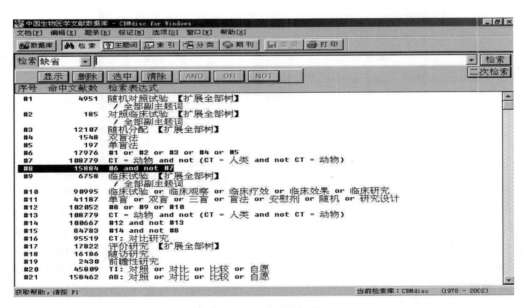

图 3-7　CBM 光盘版界面

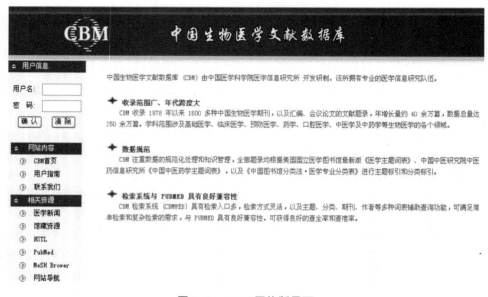

**图 3-8 CBM 网络版界面**

2. 中文生物医学期刊数据库(光盘版) 中国生物医学期刊文献数据库即 CMCC,是解放军医学图书馆研制开发的文摘目录型数据库,是目前中国内地生物医学领域收刊齐全,更新速度快的大型专业文献数据库,是国家卫生部门认可的重要检索工具之一。属文摘数据库,半年更新一次。CMCC 更新速度快,收录期刊全(1 300 余种),可弥补 CBM 时滞长的缺点,特别有利于课题的查新和追踪检索,界面比较友好,类似于 Ovid 平台,但是 CMCC 没有主题词标引。

检索平台主要使用网络版,如图 3-9。

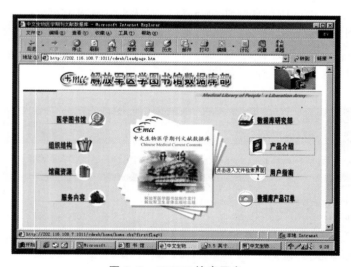

**图 3-9 CMCC 检索平台**

3. 维普数据库

中文科技期刊数据库维普网,即 VIP,建立于 2000 年,其前身为中国科技情报研究所重庆分所数据库研究中心,是中国第一家进行中文期刊数据库研究的机构,一直致力于对海量的报刊数据进行研究、分析,采集、加工等深层次开发和推广应用。收录了 1989 年以来国内出版发行的中文科技期刊数据库和 1990 年至今的由外文期刊文献的摘要组成的外文科技期刊数据库,共收纳 12 000 余种中文期刊,涉及社会科学、自然科学、工程技术、农业科学、医药卫生、经济管理、教育科学和图书情报等多个领域,支持快速检索、传统检索、分类检索、高级检索、期刊导航等多种检索方式。

可通过其官方检索入口(http：//www.cqvip.com/)进行检索，检索界面如图 3-10。

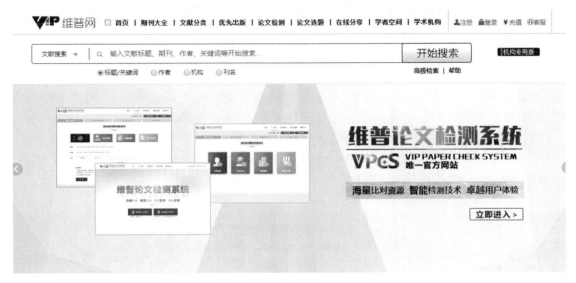

**图 3-10　维普网络检索界面**

4. CNKI 数据库　　中国期刊全文数据库国家知识基础设施（Chinese National Knowledge Infrastructure，CNKI）是以实现全社会知识资源传播共享与增值利用为目标的信息化建设项目，由清华大学、清华同方发起，始建于 1999 年 6 月。CNKI 于 1999 年开始开发在线数据库。到目前为止，CNKI 已建立了全面的中国综合知识资源系统，包括期刊、博士学位论文、硕士学位论文、会议记录、报纸、年鉴、统计年鉴、电子书、专利及标准等。CNKI 数据库包括中国学术期刊网络出版总库、中国学术期刊全文数据库、中国博士学位论文全文数据库、中国优秀硕士学位论文全文数据库、中国重要会议论文全文数据库及国际会议论文全文数据库等，可对期刊、学位论文、会议、报纸等多个数据库进行跨库检索或单一数据库检索。

可通过其官方检索入口(https：//www.cnki.net/)进行检索，检索界面如图 3-11。

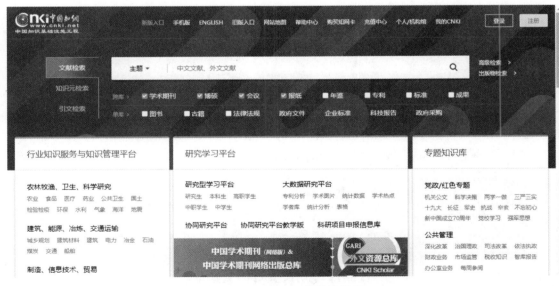

**图 3-11　CNKI 网络检索界面**

5. 万方数据库  万方数据资源系统由万方数据股份有限公司开发，是集成果、法律法规、标准、学位论文、会议论文、期刊论文、专利文献、科技报告、商务信息为一体的综合信息系统，约 70 个数据库，涉及自然科学、人文科学、社会科学、工程技术等所有学科领域。大多数数据库支持跨库检索，部分数据库可提供全文。主要数据库有中国学术期刊数据库（CSPD）、中国学位论文全文数据库（CDDB）、中国学术会议文献数据库（CCPD），中国科技成果数据库（CSTAD）、中外专利数据库（WFPD）等。其中万方数据股份有限公司还联合国内医学机构、医学期刊编辑部等成立的万方医学网，独家收录中华医学会系列期刊 136 种、中国医生协会系列期刊 25 种，拥有 1 100 余种中文生物医学期刊、2 7000 余种外文医学期刊，1 200 余部医学视频，6 300 余部医学图书并收录学位论文、会议论文、专利、法规、医学成果、医药标准等资源，是国内重要的医学网络平台。

可通过万方网官方检索入口（http：//www.wanfangdata.com.cn/index.html）或万方医学网（http：//med.wanfangdata.com.cn/）进行检索，检索界面如图 3-12 和 3-13。

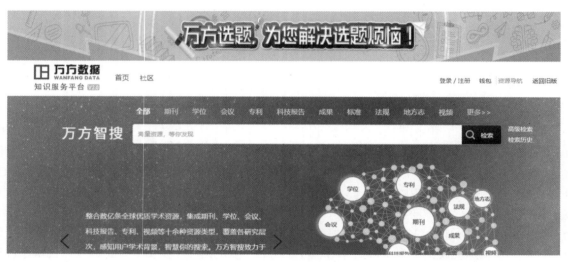

图 3-12  万方网络检索界面

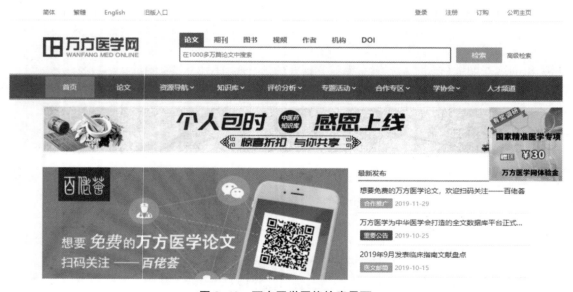

图 3-13  万方医学网络检索界面

6. 中国医学学术会议论文数据库  中国医学学术会议论文数据库（China Medical Academic

Conference，CMAC)是解放军医学图书馆研制开发的中文医学会议论文文献书目数据库，和 CMCC 的形式相同，CMAC 光盘数据库主要面向医院、医学院校、医学研究所、医药工业、医药信息机构、医学出版和编辑部等单位。收录了 1994 年以来中华医学会所属专业学会、各地区分会和全军等单位组织召开的医学学术会议 700 余本会议论文集中的文献题录和文摘。累计文献量 15 万余篇。涉及的主要学科领域有基础医学、临床医学、预防医学、药学、医学生物学、中医学、医院管理及医学情报等各个方面。收录文献项目包括会议名称、主办单位、会议日期、题名、全部作者、第一作者地址、摘要、关键词、文献类型、参考文献数、资助项目等 16 项内容。

**(三)日文(Japanese)数据库**

日本《医学中央杂志》(*Japana Centra Revuo Medicina*，JCRM)由日本《医学中央杂志》刊行会编辑出版，创刊于 1903 年，主要收录日本本国出版的日文和英文生物医学期刊及学术会议文献 2 200 余种，年报道文献 28 万余篇。可以说是日本的 Medline，是日文资料最全面，最权威的大型检索库，可以使用网络版检索，如图 3-14。

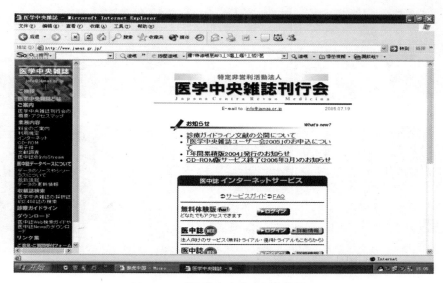

图 3-14 《医学中央杂志》检索界面

检索是实践性很强的工具，"纸上学来终觉浅，绝知此事要躬行"。所以，在认识这些检索工具的同时就要访问这些网址(表 3-1)，看看究竟它们是怎么一回事。

表 3-1 重要检索库网络版网址一览

| 数据库 | 语言 | 网址 |
| --- | --- | --- |
| MEDLINE | 英语 | http：//www.ncbi.nlm.nih.gov/ |
| | | http：//www.ovid.com/ |
| EM | 英语 | http：//www.embase.com/ |
| CL | 英语 | http：//www.thecochranelibrary.com |
| CBM | 中文 | http：//www.sinomed.ac.cn/ |
| CNKI | 中文 | http：//www.chkd.cnki.net/ |
| VIP | 中文 | http：//www.cqvip.com/ |
| 万方 | 中文 | http：//www.wanfangdata.com.cn/ |
| JCRM | 日文 | http：//www.jamas.gr.jp/ |

## 二、检索平台

### （一）PubMed

PubMed 是一个免费的检索引擎，是美国国家医学图书馆（U. S. National Library of Medicine，NLM）所属的国家生物技术信息中心（National Center for Biotechnology Information，NCBI）于 1996 年向公众在线开放的生物医学信息检索系统。其数据主要来源有：Medline、OldMedline、Record in process、Record supplied by publisher 等，包含超过 3 000 万份的生物医学文献的引文和摘要[PubMed 本身不包括全文期刊文章，但可以从源期刊网站或 PubMed Central（PMC）找到全文链接]。

PubMed 的访问网址为 https：//pubmed.ncbi.nlm.nih.gov/，如图 3-15 所示。

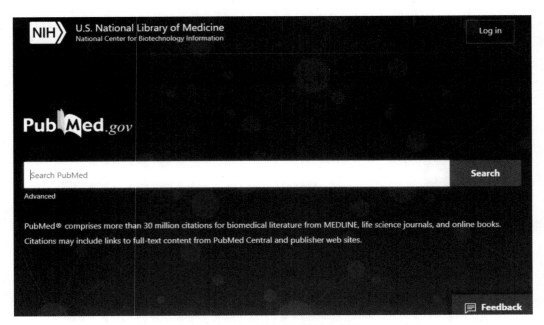

图 3-15　PubMed 检索平台界面

### （二）Ovid

Ovid 于 1988 年正式成立，其目的是简化对 Medline 的检索，于 1998 年被 Wolters Kluwer 收购。Ovid 包涵超过 100 个书目数据库和全文数据库，有临床各科专著及教科书、循证医学、Medline、Embase 以及医学期刊全文数据库等，涉及医学、护理与健康、行为科学、基础科学、农业与食品科学工程等领域，具有资源丰富、更新及时、来源权威、检索方便等优势。

Ovid 访问地址为 https：//www.ovid.com/，如图 3-16 所示。

### （三）中国生物医学文献服务系统（SinoMed）

中国生物医学文献服务系统（SinoMed），由中国医学科学院医学信息研究所/图书馆研制，2008 年首次上线服务，是中国生物医学文献数据库（China BioMedical Literature database，CBM）原有检索系统的全面继承和发展。SinoMed 现如今整合了 CBM 数据库、中国生物医学引文数据库（CBMCI）、西文生物医学文献数据库（WBM）、北京协和医学院博硕学位论文库（PUMCD）等多种资源，是集文献检索、引文检索、开放获取、原文传递及个性化服务于一体的生物医学中外文整合文献服务系统，可获取1978 年以来的中国生物医学期刊、汇编、会议论文的文献题录，支持主题词检索，但不能在线获取全文，仅提供原文链接。

SinoMed 访问地址为 http：//www.sinomed.ac.cn/，如图 3-17 所示。

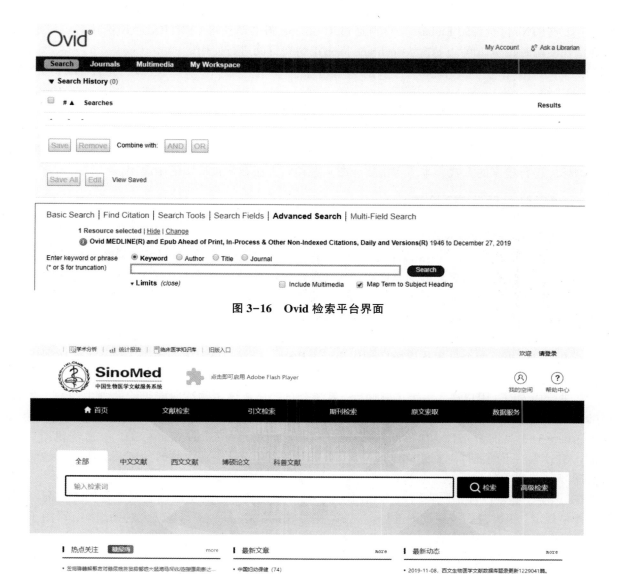

图 3-16　Ovid 检索平台界面

图 3-17　SinoMed 检索平台界面

## 三、注意事项

因为 Medline 和 Embase 之间文献重叠的程度根据主题不同而有很大不同, 所以全面检索需要同时检索两个数据库。此外, 由于 CENTRAL 除了纳入 Medline 和 Embase 中符合研究主题的试验研究, 还引用了未在 Medline、Embase 中的其他书目数据库中的随机试验报告、以多种语言发表的引文、仅在会议记录或其他难以获取的来源中提供的引文、以及包括来自试验记录和试验结果记录。因此,《Cochrane 手册》建议对干预措施的系统评价应至少包括对 Medline、Embase、CENTRAL 的检索。

除了 Medline、Embase、CENTRAL 这 3 个必检数据库, Cochrane 还建议检索适当的国家、地区和特定主题的书目数据库。应涵盖与审阅主题相关的数据库(例如 CINAHL 用于护理相关主题, PsycINFO 用于心理干预), 并应考虑区域数据库(例如 LILACS、CNKI)。此外还应检索试验注册平台, 以确定正在进行的研究, 以便在更新评论时可以评估这些研究是否可能被纳入, Cochrane 建议分别检索 ClinicalTrials.gov 和 ICTRP 门户网站。

在检索平台方面: 1) PubMed 提供对 Medline 的免费版本的访问, EBSCO、Ovid、ProQuest 和 STN

等是需要付费订阅 Medline。2) 仅可通过 Elsevier(如 Embase. com)或其他数据库供应商(例如 Ovid、ProQuest 或 STN)付费订阅 Embase。3) 可通过 Cochrane 图书馆获得 CENTRAL,评论作者可以通过相关规定在使用时免费访问,或作为 Cochrane 图书馆付费订阅进行使用。

(孟玲慧,李博)

# 第二节　基于传统方法的文献检索

主题检索是最经典的文献检索方法之一,它是以能够表达文献资料内容实质的主题词来作为文献检索的标志进行检索的方式。本节将主要介绍主题检索方法在文献检索的中应用。

## 一、《医学主题词表》检索

### (一)《医学主题词表》概述

《医学主题词表》(medical subject headings,MeSH),是美国国立医学图书馆编制的权威性主题词表。它是一部规范化的可扩充的动态性叙词表。美国国立医学图书馆以它作为生物医学标引的依据,编制《医学索引》(Index Medicus)及建立计算机文献联机检索系统 Medline 数据库。MeSH 在文献检索中的重要作用主要表现在两个方面:准确性(准确揭示文献内容的主题)和专指性。标引(对文献进行主题分析,从自然语言转换成规范化检索语言的过程)人员将信息输入检索系统以及检索者(用户)利用系统内信息情报这两个过程均以主题词作为标准用语。标引和检索之间用语一致,才能达到最佳检索效果。

在进行检索时,用户输入一个主题词后,系统会自动显示该主题词所能组配的副主题词,副主题词(subheadings)又称限定词(qualifiers),与主题词进行组配,对某一主题词的概念进行限定或复分,使主题词具有更高的专指性,如诊断(diagnosis,DI)、药物治疗(drug theray,DT)、血液供给(blood supply,BS)等。正确选择副主题词也很关键,例如肺发育不全,输入主题词"肺"后,在副主题词菜单中选择"畸形"表示发育不全;再例如,双子宫 ——用子宫/畸形检索。

在《医学主题词注释字顺表》(MeSHAAL)中,对每个范畴类目的主题词和副主题词的组配原则进行了严格规定,组配时要按照规则进行。例如,副主题词治疗 therapy 与疾病主题词组配,可用于综合疗法;消化性溃疡的心理疗法,用消化性溃疡/治疗;心理疗法。

副主题词治疗应用 therapeutic use 与药物、生物制品和物理作用物主题词组配,指用于预防和治疗疾病,包括兽医用药,例如,红霉素治疗链球菌感染,用红霉素/治疗应用;链球菌感染/药物疗法。

在检索中,主题词与副主题词的组配(主题词/副主题词)两者间须有必然的逻辑关系。善于分析两者之间的关系(因果关系、应用关系等)是正确组配的关键,例如,眼结核引起失明,用结核,眼/并发症;盲/病因学;牛奶引起动脉硬化,用牛奶/不良反应,动脉硬化/病因学;阿司匹林治疗感冒,用阿司匹林/治疗应用;感冒/药物疗法。

MeSH 附有各种参照和注释,它是对生物医学文献进行标引和检索的依据。例如,在 MeSHAAL 中,该表的参照系统:①用代参照,用"See"表示。指引检索者将非正式主题词用正式主题词,例如,Cancer See Neoplasms。通过用代参照处理,从若干同义关系的词或词组中,选定一个科学而通用的名称作为主题词,供检索文献用。②相关参照,用相关参照"See related"表示。目的是指引检索者从一个主题词去参考有关的其他主题词,以扩大选词范围,例如,检索 Alopecia(脱发)时,要把它的相关参照 alopecia Mucinosa(斑秃)、Baidness(脱发)、Hair Diseases(毛发疾病) Hypotrichosis(毛发稀少)下的内容看清楚,才能达到查全的目的。

为了使主题词具有系统性,MESH 引入范畴表(categories and subcategories)的概念。范畴表又称树形结构(tree structure),是将字顺表中的主题词(主要叙词)、次要叙词按其学科性质、词义范围的上下类属及派生关系,划为 15 大类。在 15 个类目中,有 9 类又分若干子类目,子类目下面又分若干更小的类目,这就是通常供检索使用的主题词,共一万六千多个,都按其医学概念的性质分别列入各自所属的类目之下。

**（二）检索思路**

以笔者的一项前期工作为例，检索背景为：随着毒品问题的日益严重，关于戒毒的研究日益受到医学家的重视。阿片类物质依赖戒断综合征是阿片类物质戒断后出现的特征性的症状和体征，包括急性戒断综合征和稽延性戒断综合征。根据 Cochrane 系统评价的制作，需要对阿片类戒断综合征进行检索，从中我们可以对关于"阿片类物质依赖稽延性戒断综合征"中英日文主题词及相关词汇进行比较。

1. 中英日文主题词树状结构   首先关注中英日文三大检索系统的主题词树状结构，分别如下：

（1）Pubmed 上的相关主题词（http：//www.ncbi.nlm.nih.gov）

    All MeSH Categories

        Psychiatry and Psychology Category

            Mental Disorders

                Substance-Related Disorders

                    Alcohol-Related Disorders +

                    Amphetamine-Related Disorders

                    Cocaine-Related Disorders

                    Marijuana Abuse

                    Neonatal Abstinence Syndrome

                    Opioid-Related Disorders

                        Heroin Dependence

                        Morphine Dependence

                    Phencyclidine Abuse

                    Psychoses, Substance-Induced

                    Substance Abuse, Intravenous

                    Substance Withdrawal Syndrome

                      Alcohol Withdrawal Delirium

                      Alcohol Withdrawal Seizures

                  Tobacco Use Disorder

（2）CBMdisc 上的相关主题词（CD-ROM）

    精神障碍   Mental Disorders

        适应障碍

        焦虑症（+7）

        谵妄，痴呆，遗忘，认知障碍（+13）

        分离型精神障碍（+1）

        进食障碍（+3）

        ……

        物质相关性障碍（substance-related disorders）

            酒精相关性障碍（+3）

            苯丙胺相关性障碍

            可卡因相关性障碍

            大麻滥用

            新生儿禁戒综合征

            阿片相关性障碍［（+2）（opioid-related disorders）］

                海洛因依赖（heroin dependence）

                吗啡依赖（morphine dependence）

            苯环利定滥用

            物质滥用，静脉内

            物质戒断综合征（substance withdrawal syndrome）

烟草对健康的危害

（3）《医学中央杂志》上的相关主题词（http：//www.jamas.gr.jp）

精神障害（f3+）

解離性障害（f3-10+）

多重人格障害（f3-10-10）

化学物質関連障害（f3-20+）

アルコール関連障害（f3-20-10+）

Wernicke 脳症（f3-20-10-10）

アルコール症（f3-20-10-20）

アルコール中毒-急性（f3-20-10-30）

アルコール離脱性せん妄（f3-20-10-40）

健忘症-アルコール性（f3-20-10-50+）

Korsakoff 症候群（f3-20-10-50-10）

精神病-アルコール性（f3-20-10-60）

オピオイド関連障害（f3-20-20+）

ヘロイン依存（f3-20-20-10）

モルヒネ依存（f3-20-20-20）

覚醒剤関連障害（f3-20-30）

コカイン関連障害（f3-20-40）

新生児離脱症候群（f3-20-50）

精神病-物質誘発（f3-20-60）

タバコ依存（f3-20-70）

フェンシクリジン乱用（f3-20-80）

物質乱用-静脈内（f3-20-90）

マリファナ乱用（f3-20-100）

離脱症候群（f3-20-110+）

アルコール離脱性せん妄（f3-20-110-10）

（4）其他自由词及相关词汇

物质戒断综合征——款目词

Drug Withdrawal Symptoms 撤药症状

Withdrawal Symptoms 戒断症状

物质相关性障碍——款目词

Drug Abuse 药物滥用

Drug Addiction 药瘾

Drug Dependence 药物依赖

Drug Habituation 药物成瘾

Substance Abuse 物质滥用

Substance Dependence 物质依赖

阿片相关性障碍——款目词

Opiate Addiction 阿片成瘾

Opiate Dependence 阿片依赖

海洛因依赖——款目词

Heroin Abuse 海洛因滥用

Heroin Addiction 海洛因成瘾

Heroin Users 海洛因使用者

吗啡依赖——款目词

Morphine Abuse 吗啡滥用

Morphine Addiction 吗啡成瘾

Morphine Users 吗啡使用者

2. MeSH 主题词的确立 从主题词检索来看,对"阿片类物质依赖稽延性戒断综合征"进行全面文献收集的最接近的主题词锁定在以下 4 个(表 3-2):

表 3-2 中英日相应主题词表

| English | 日本語 | 中文 |
|---------|--------|------|
| Substance Withdrawal Syndrome | 離脱症候群 | 物质戒断综合征 |
| Opioid-Related Disorders | オピオイド関連障害 | 阿片相关性障碍 |
| Heroin Dependence | ヘロイン依存 | 海洛因依赖 |
| Morphine Dependence | モルヒネ依存 | 吗啡依赖 |

所以主题词检索就应当以这 4 个词为主进行主题词检索,同时要对相关自由词和款目词进行全面检索。

3. MeSH 主题词的循证思考 从主题词树状结构和款目词来分析,"海洛因依赖"——"Heroin Dependence""ヘロイン依存"和"吗啡依赖"——"Morphine Dependence""モルヒネ依存"是"阿片相关性障碍"——"Opioid-Related Disorders""オピオイド関連障害"的下位词。"物质戒断综合征"——"Substance Withdrawal Syndrome""離脱症候群"和阿片相关性障碍"——"Opioid-Related Disorders""オピオイド関連障害"是并列关系。

目前的主题词表中,还没有关于阿片依赖戒断综合征的内容,更没有急性或稽延性之分。鉴于近年来,对于戒毒的研究日益深入,尤其是对阿片类戒断综合征的关注,在主题词"物质戒断综合征"的下位词应该加入"阿片类物质依赖戒断综合征""阿片类物质依赖稽延性戒断综合征"和"阿片类物质依赖急性戒断综合征"。

物质禁戒综合征 Substance Withdrawal Syndrome

阿片类物质依赖戒断综合征 Opioid Withdrawal Syndrome

阿片类物质依赖稽延性戒断综合征 protracted Opioid withdrawal syndrome

阿片类物质依赖急性戒断综合征 acute Opioid Withdrawal Syndrome

并对"阿片相关性障碍"进行整理,这样有利于文献的归类和整理,有利于研究者的检索。

在循证检索过程中,只有不断地思考和总结,才会更全面地掌握检索技巧,制订更完善的检索策略。

参考网址:1)美国《医学索引》http://www.ncbi.nlm.nih.gov;2)中国《中文科技资料目录》CBMdisc-CDROM;3)日本《医学中央杂志》http://www.jamas.gr.jp;4)北京大学中国药物依赖性研究所药物依赖词汇 www.nidd.ac.cn。

接下来,按不同检索目的,举例说明传统检索方法在文献检索中的应用。

## 二、制作证据循证检索查找原始研究

以制作"中医药治疗阿片类戒断综合征"系统评价的检索策略为例。题目为"Traditional Chinese medicine for opioid withdrawal syndrome",本题目为 Cochrane 协作网注册题目,循证检索来自实际的检索过程,标明了具体的检索日期以及检索策略,所有步骤均可重复! 本检索为制作系统评价而做,临床用户与此相类。

### (一)制订检索策略思路

制作证据的检索包括制订检索词和检索策略,检索策略主要包括 3 部分:临床对照试验的检索、疾病、干预措施,将 3 部分进行交叉,取交集"and"。对于临床对照试验的检索,英文的检索策略主要来自《Cochrane Handbook》,而中文也有参考《Cochrane Handbook》而制订的中文相应的随机对照试验检索策略,检索之前一定要参考学习一下这两个重要的检索策略。按照 Cochrane 协作网的循证检索,可以结合 PICO 原则(在本章第三节具体介绍)。

1. 检索词以"物质戒断综合征(Substance Withdrawal Syndrome/離脱症候群)、阿片相关性障碍(Opioid-Related Disorders/オピオイド関連障害)、海洛因依赖(Heroin Dependence/ヘロイン依存)、吗啡依赖(Morphine Dependence/モルヒネ依存)"等中英日文主题词分别作为主题词和自由词进行检索,并使用相关自由词、款目词进行全面检索。

2. 电子检索计算机检索美国医学索引 Medline(1966~2005 年)、荷兰医学文摘 EMBase(1984—2005 年)、Cochrane 临床对照试验中心注册库/Cochrane Library 2005 年第一期(The Cochrane Central Register of Controlled Trials,CENTRAL 2005 Issue 1)和英国国家卫生服务部国家研究注册资料库(NHS R&D National Research Register,NRR);同时检索中国医学文献数据库(光盘)(CBMdisc)、中文生物医学期刊数据库(光盘版)(CMCC)、中文科技期刊数据库(Web 版)(VIP)、中国期刊全文数据库(Web 版)(CNKI)、万方数据库、中国医学学术会议论文数据库(CMAC);日本《医学中央杂志》。

3. 手工检索《中国中西医结合杂志》《中国药物依赖性杂志》《药物滥用防治杂志》《中华精神科杂志》《中国中医药科技》《中国新药与临床杂志》《中药新药与临床药理》《中国药理学报》《中医杂志》《北京中医药大学学报》《广州中医药大学学报》和《上海中医杂志》等,所有杂志均检索从创刊至 2005 年 6 月。对研究文献的作者进行了电话询问,E-mail 联系或当面请教。

4. 其他及综合补充检索。与本领域的专家、有关作者和生产厂家联系;追查相关的会议文献;联系通讯作者和药厂;收集未发表的文献包括"灰色文献",检索了会议论文集"药物依赖论文集""戒毒论文集"等和中医药戒毒论文。获取用上述检索策略未发现的信息。

用 Google 等搜索引擎在互联网上查找相关文献;追查已纳入文献的参考文献。

以上为检索的基本策略和过程总结,具体内容请参考下面的检索实例。

## (二)循证检索实例

1. 中文部分——电子检索

(1)中文部分的电子检索以《中文科技资料目录》为主,即中国医学文献数据库(光盘)CBMdisc。

| 序号 | 命中文献数 | 检索表达式 |
|---|---|---|
| #1 | 14855 | 随机对照试验【扩展全部树】/全部副主题词 |
| #2 | 14855 | 随机对照试验【扩展全部树】/全部副主题词 |
| #3 | 16868 | 随机分配【扩展全部树】 |
| #4 | 1685 | 双盲法【扩展全部树】 |
| #5 | 106 | 单盲法【扩展全部树】 |
| #6 | 32173 | #1 or #2 or #3 or #4 or #5 |
| #7 | 164784 | CT:动物 and not(CT=人类 and not CT=动物) |
| #8 | 28236 | #6 and not #7 |
| #9 | 17592 | 临床试验【扩展全部树】/全部副主题词 |
| #10 | 139093 | 临床试验 or 临床观察 or 临床疗效 or 临床效果 or 临床研究 |
| #11 | 2731 | 临床评价 or 临床评估 |
| #12 | 141426 | #10 or #11 |
| #13 | 78717 | 单盲 or 双盲 or 三盲 or 盲法 or 安慰剂 or 随机 or 研究设计 |
| #14 | 160230 | #8 or #9 or #12 |
| #15 | 158067 | #14 and not #7 |
| #16 | 129831 | #15 and not #8 |
| #17 | 116849 | CT:对比研究 |
| #18 | 43282 | 评价研究【扩展全部树】 |
| #19 | 27128 | 随访研究【扩展全部树】 |
| #20 | 2742 | 前瞻性研究【扩展全部树】 |
| #21 | 247374 | TI:对照 or 对比 or 比较 or 自愿 |

| #22 | 261343 | AB：对照 or 对比 or 比较 or 自愿 |
| #23 | 247374 | TW：对照 or 对比 or 比较 or 自愿 |
| #24 | 354923 | #17 or #18 or #19 or #20 or #21 or #22 or #23 |
| #25 | 302513 | #24 and not #7 |
| #26 | 210556 | #23 and not（#8 or #16） |
| #27 | 456512 | #8 or #16 or #24 |
| #28 | 991 | 物质戒断综合征【扩展全部树】/全部副主题词 |
| #29 | 2315 | 阿片相关性障碍【扩展全部树】/全部副主题词 |
| #30 | 1664 | 海洛因依赖【扩展全部树】/全部副主题词 |
| #31 | 378 | 吗啡依赖【扩展全部树】/全部副主题词 |
| #32 | 1004 | ALL：戒断综合征 |
| #33 | 3233 | ALL：阿片 |
| #34 | 2558 | ALL：海洛因 |
| #35 | 4502 | ALL：吗啡 |
| #36 | 1507 | ALL：戒毒 |
| #37 | 2169 | ALL：药物依赖 |
| #38 | 1623 | ALL：药物滥用 |
| #39 | 99 | ALL：物质依赖 |
| #40 | 198 | ALL：物质滥用 |
| #41 | 2824 | #28 or #29 or #30 or #31 |
| #42 | 10057 | #32 or #33 or #34 or #35 or #36 |
| #43 | 3434 | #37 or #38 or #39 or #40 |
| #44 | 11673 | #41 or #42 or #43 |
| #45 | 49116 | 中医疗法【扩展全部树】/全部副主题词 |
| #46 | 1582 | 中西医结合疗法【扩展全部树】/全部副主题词 |
| #47 | 1135 | 中药疗法【扩展全部树】/全部副主题词 |
| #48 | 441258 | ALL：中医 |
| #49 | 124939 | ALL：中西医 |
| #50 | 199903 | ALL：中药 |
| #51 | 589768 | #45 or #46 or #47 or #48 or #49 or #50 |
| #52 | 1291 | #44 and #51 |
| #53 | 108 | 物质戒断综合征【扩展全部树】/中西医结合疗法, 中医药疗法, 中药疗法, 中医疗法 |
| #54 | 145 | 阿片相关性障碍【扩展全部树】/中西医结合疗法, 中医药疗法, 中药疗法, 中医疗法 |
| #55 | 72 | 海洛因依赖【扩展全部树】/中西医结合疗法, 中医药疗法, 中药疗法, 中医疗法 |
| #56 | 49 | 吗啡依赖【扩展全部树】/中西医结合疗法, 中医药疗法, 中药疗法, 中医疗法 |
| #57 | 203 | #53 or #54 or #55 or #56 |
| #58 | 1291 | #52 or #57 |
| #59 | 395 | #27 and #58 |

（2）中文生物医学期刊数据库（光盘版）（CMCC）。

本数据库只可进行自由词检索，第一步：使用戒断综合征、戒断症状在全文字段检索；第二步，使用"随机"在全文字段检索后，分别用阿片、海洛因、吗啡在全文字段中进行二次检索。

命中文献进行筛选，删除明显不符合纳入标准的文章后下载题录，分别建立文本文件。命中文献包括戒断综合征（207），戒断症状（601）；阿片-随机（169），海洛因-随机（111），吗啡-随机（717），将以上文献寻找原文下载合并，共122篇文献。

（3）中文科技期刊数据库（Web 版）（VIP）。

本数据库只可进行自由词检索，在全文字段检索"随机"后，分别用物质戒断综合征、阿片、海洛因、吗啡依赖、物质依赖、药物依赖、耳穴在全文字段中进行二次检索。

命中文献进行筛选，删除明显不符合纳入标准的文章后下载选中的全文，分别建立文件夹。包括戒断综合征（13），阿片（20），海洛因（40），吗啡依赖（0），物质依赖（0），药物依赖（0），耳穴（0），再建立"or ALL"文件夹，将以上文献复制合并在该文件夹，共31篇文献。

（4）中国期刊全文数据库（Web 版）（CNKI）。

本数据库只可进行自由词检索，在全文字段检索"随机"后，分别用物质戒断综合征、阿片、海洛因、吗啡依赖、物质依赖、药物依赖、耳穴在全文字段进行二次检索。

命中文献进行筛选，删除明显不符合纳入标准的文章后下载选中的全文，分别建立文件夹。包括物质戒断综合征（5），阿片（31），海洛因（83），吗啡依赖（0），物质依赖（4），药物依赖（8），耳穴（1），再建立"or ALL"文件夹，将以上文献复制合并在该文件夹，共 85 篇文献。

将 CNKI 与 VIP 所得文献合并，与上述 CBMdisc 和 CMCC 对比，新得 6 篇文献。

（5）万方数据库。

①万方《中国学术会议论文库》（CACP）。用戒断综合征、阿片、海洛因、吗啡在全文字段中检索，分别命中戒断综合征（1），阿片（11），海洛因（17），吗啡（16），经筛选，无可值得纳入的文献。

②万方《中国学位论文数据库》（CDDB）。用戒断综合征、阿片、海洛因、吗啡在全文字段中检索，经筛选，中南大学博士学位论文《安君宁、康复欣对阿片类稽延性戒断症状临床疗效及作用机制的对照研究》值得纳入，由于在期刊文献中有相关内容，故不再纳入。

（6）中国医学学术会议论文数据库（CMAC）。用戒断综合征、阿片、海洛因、吗啡在全文字段中检索，仅在"海洛因"字段命中文献两篇，一篇属于西医治疗，与本研究不符，排除。另一篇由于在期刊文献中有相关内容，故不再纳入。

中文文献汇总主要使用建立的"文献汇总筛选"Excel 表格，相同文献进行合并，筛选后共得文献138 篇，即进入我的研究。以上各步全部可重复，并均留有原始记录备查。

对搜索的文献进行初步阅读，涉及的药物等干预措施进行补充检索，未发现有以上检索遗漏的文献。

各数据库最新更新日期：（四川大学医学图书馆公告-2005 年 4 月 18 日星期一）。

| CBMdisc | 2005 年 2 月 |
| Medline | 2004 年 12 月 |
| CMCC | 2005 年 1 月 |
| VIP | 2004 年 12 月 |

2. 外文部分——电子检索

（1）外文部分的电子检索以美国《医学索引》（Index Medicus，IM）为主，使用 Ovid 平台。

Database：Ovid MEDLINE（R）<1966 to May Week 2 2005>

Search Strategy：

1　RANDOMIZED CONTROLLED TRIAL. pt.（199725）
2　CONTROLLED CLINICAL TRIAL. pt.（68092）
3　RANDOMIZED CONTROLLED TRIALS. sh.（36685）
4　RANDOM ALLOCATION. sh.（52877）
5　DOUBLE BLIND METHOD. sh.（81093）
6　SINGLE BLIND METHOD. sh.（8839）
7　1 or 2 or 3 or 4 or 5 or 6（339548）
8　（ANIMALS not HUMAN）. sh.（3726472）
9　7 not 8（312922）
10　CLINICAL TRIAL. pt.（403092）
11　exp CLINICAL TRIALS/（163958）
12　（clin $ adj25 trial $）. ti, ab.（108381）
13　（（singl $ or doubl $ or trebl $ or tripl $）adj25（blind $ or mask $））. ti, ab.（80341）
14　PLACEBOS. sh.（23589）
15　placebo $. ti, ab.（87981）
16　random $. ti, ab.（305859）
17　RESEARCH DESIGN. sh.（40283）

18　10 or 11 or 12 or 13 or 14 or 15 or 16 or 17（719320）

19　18 not 8（633261）

20　19 not 9（330142）

21　COMPARATIVE STUDY. sh.（1183307）

22　exp EVALUATION STUDIES/（515789）

23　FOLLOW UP STUDIES. sh.（297997）

24　PROSPECTIVE STUDIES. sh.（185758）

25　（control $or prospectiv $or volunteer $）. ti, ab.（1519305）

26　21 or 22 or 23 or 24 or 25（3033563）

27　26 not 8（2125761）

28　27 not（9 or 20）（1680813）

29　9 or 20 or 28（2323877）

30　Substance Withdrawal Syndrome. mp. or exp Substance Withdrawal Syndrome/（15210）

31　Opioid-Related Disorders. mp. or exp Opioid-Related Disorders/（12181）

32　Heroin Dependence. mp. or exp Heroin Dependence/（5885）

33　Morphine Dependence. mp. or exp Morphine Dependence/（2559）

34　Opioid withdrawal syndrome. mp.（47）

35　Abstinence syndrome. mp.（1013）

36　opium. mp.（1703）

37　heroin. mp.（10313）

38　morphine. mp.［mp＝title, original title, abstract, name of substance word, subject heading word］（33991）

39　drugs dependant. mp.［mp＝title, original title, abstract, name of substance word, subject heading word］（0）

40　drugs abuse. mp.［mp＝title, original title, abstract, name of substance word, subject heading word］（2168）

41　opioid dependence. mp.［mp＝title, original title, abstract, name of substance word, subject heading word］（492）

42　opioid withdrawal. mp.［mp＝title, original title, abstract, name of substance word, subject heading word］（392）

43　heroin abusers with protracted abstinence syndrome. mp.［mp＝title, original title, abstract, name of substance word, subject heading word］（1）

44　the management of opioid withdrawal. mp.［mp＝title, original title, abstract, name of substance word, subject heading word］（20）

45　Drug Withdrawal Symptoms. mp.［mp＝title, original title, abstract, name of substance word, subject heading word］（31）

46　Withdrawal Symptoms. mp.［mp＝title, original title, abstract, name of substance word, subject heading word］（2145）

47　Drug Abuse. mp.［mp＝title, original title, abstract, name of substance word, subject heading word］（8832）

48　Drug Addiction. mp.［mp＝title, original title, abstract, name of substance word, subject heading word］（2330）

49　Drug Dependence. mp.［mp＝title, original title, abstract, name of substance word, subject heading word］（1847）

50　Drug Habituation. mp.［mp＝title, original title, abstract, name of substance word, subject heading word］（14）

51　Substance Abuse. mp.［mp＝title, original title, abstract, name of substance word, subject heading word］（20654）

52　Substance Dependence. mp.［mp＝title, original title, abstract, name of substance word, subject heading word］（600）

53　Opiate Addiction. mp.［mp＝title, original title, abstract, name of substance word, subject heading word］（387）

54　Opiate Dependence. mp.［mp＝title, original title, abstract, name of substance word, subject heading word］（496）

55　Heroin Abuse. mp.［mp＝title, original title, abstract, name of substance word, subject heading word］（223）

56　Heroin Addiction. mp.［mp＝title, original title, abstract, name of substance word, subject heading word］（539）

57　Heroin Users. mp.［mp＝title, original title, abstract, name of substance word, subject heading word］（463）

58　Morphine Abuse. mp.［mp＝title, original title, abstract, name of substance word, subject heading word］（13）

59　Morphine Addiction. mp.［mp＝title, original title, abstract, name of substance word, subject heading word］（56）

60　Morphine Users. mp.［mp＝title, original title, abstract, name of substance word, subject heading word］（4）

61　30 or 31 or 32 or 33 or 34 or 35 or 36 or 37 or 39 or 40 or 41 or 42 or 43 or 44 or 45 or 46 or 47 or 48 or 49 or 50 or 51 or 52 or 53 or 54 or 55 or 56 or 57 or 58 or 59 or 60（59698）

62　Medicine, Chinese Traditional. mp. or exp Medicine, Chinese Traditional/（5297）

63　Drugs, Chinese Herbal. mp. or exp Drugs, Chinese Herbal/（11501）

64　Traditional Chinese Medicine. mp. or exp Medicine, Chinese Traditional/（6249）

65　Chinese Herbal Drugs. mp. or exp Drugs, Chinese Herbal/（11525）

66　TCM Therapy. mp.［mp＝title, original title, abstract, name of substance word, subject heading word］（12）

67　TCM WM THERAPY. mp.［mp＝title, original title, abstract, name of substance word, subject heading word］（17）

68　Chinese crude drug. mp.［mp＝title, original title, abstract, name of substance word, subject heading word］（56）

69　（integrated traditional and western medicine）. mp.［mp＝title, original title, abstract, name of substance word, subject heading word］（124）

70　auricular needle. mp.［mp＝title, original title, abstract, name of substance word, subject heading word］（3）

71　Chinese materia medica. mp.［mp＝title, original title, abstract, name of substance word, subject heading word］（95）

72　62 or 63 or 64 or 65 or 66 or 67 or 68 or 69 or 70 or 71（16424）

73　29 and 61 and 72（13）

74　from 73 keep 1-13（13）

（2）荷兰《医学文摘》（*Excerpta Medica*，EM），使用 WinSPIRS4. 01 平台。

WinSPIRS4. 01 属于光盘检索，其年限分别为：

1. 2001—2004

2. 1995—2000

3. 1990—1994

4. 1984—1989

所以以相同检索式在不同数据库中运行，结果如下：

检索式如下（以 2001—2004 年为例）：2005 年 6 月 11 日星期六四川大学医学图书馆。

| No. | Records | Request |
|---|---|---|
| | | The searches below are from：C:\WINDOWS\DESKTOP\EM-LY2. HIS. |
| 1 | 22811 | "RANDOMIZED-CONTROLLED-TRIAL"/ all subheadings |
| 2 | 3315 | "RANDOMIZATION"/ all subheadings |
| 3 | 310384 | "CONTROLLED-STUDY"/ all subheadings |
| 4 | 7356 | "MULTICENTER-STUDY"/ all subheadings |
| 5 | 1784 | "PHASE-3-CLINICAL-TRIAL"/ all subheadings |
| 6 | 112 | "PHASE-4-CLINICAL-TRIAL"/ all subheadings |
| 7 | 11051 | "DOUBLE-BLIND-PROCEDURE"/ all subheadings |
| 8 | 1160 | "SINGLE-BLIND-PROCEDURE"/ all subheadings |
| 9 | 314124 | #1 or #2 or #3 or #4 or #5 or #6 or #7 or #8 |
| 10 | 44627 | （RANDOM＊ or CROSS? OVER＊ or FACTORIAL＊ or PLACEBO＊ or VOLUNTEER＊）in TI, AB |
| 11 | 10085 | （SINGL＊ or DOUBL＊ or TREBL＊ or TRIPL＊）near（（BLIND＊ or MASK＊）in TI, AB） |
| 12 | 324480 | #9 or #10 or #11 |
| 13 | 413881 | HUMAN in DER |
| 14 | 242531 | （ANIMAL or NONHUMAN）in DER |
| 15 | 62360 | #13 and #14 |
| 16 | 180171 | #14 not #15 |
| 17 | 190299 | #12 not #16 |
| | | The searches above are from：C:\WINDOWS\DESKTOP\EM-LY2. HIS. |
| | | The searches below are from：C:\WINDOWS\DESKTOP\EM-LB1. HIS. |
| 18 | 7 | opioid withdrawal syndrome |
| 19 | 1393 | explode "withdrawal-syndrome"/ all subheadings |

| 20 | 714 | explode "opiate-addiction"／all subheadings |
|----|-----|---------------------------------------------|
| 21 | 466 | explode "heroin-dependence"／all subheadings |
| 22 | 205 | explode "morphine-addiction"／all subheadings |
| 23 | 2 | Opioid-Related Disorders |
| 24 | 473 | Heroin Dependence |
| 25 | 69 | Morphine Dependence |
| 26 | 38 | Abstinence syndrome |
| 27 | 75 | opium |
| 28 | 114 | opioid dependence |
| 29 | 94 | opioid withdrawal |
| 30 | 4 | the management of opioid withdrawal |
| 31 | 6 | Drug Withdrawal Symptoms |
| 32 | 308 | Withdrawal Symptoms |
| 33 | 3718 | Drug Abuse |
| 34 | 721 | Drug Addiction |
| 35 | 3150 | Drug Dependence |
| 36 | 1 | Drug Habituation |
| 37 | 2026 | Substance Abuse |
| 38 | 72 | Substance Dependence |
| 39 | 726 | Opiate Addiction |
| 40 | 84 | Opiate Dependence |
| 41 | 28 | Heroin Abuse |
| 42 | 46 | Heroin Addiction |
| 43 | 86 | Heroin Users |
| 44 | 3 | Morphine Abuse |
| 45 | 206 | Morphine Addiction |
| 46 | 2 | Morphine Users |
| 47 | 8733 | #18 or #19 or #20 or #21 or #22 or #23 or #24 or #25 or #26 or #27 or #28 or #29 or #30 or #31 or #32 or #33 or #34 or #35 or #36 or #37 or #38 or #39 or #40 or #41 or #42 or #43 or #44 or #45 or #46 |
| 48 | 813 | explode "Chinese-medicine"／all subheadings |
| 49 | 2156 | explode "herbaceous-agent"／all subheadings |
| 50 | 6 | Herbal Chinese Drugs |
| 51 | 193 | Chinese Herbal |
| 52 | 175 | TCM |
| 53 | 270 | Traditional Chinese Medicine |
| 54 | 6 | Drugs Chinese Herbal |
| 55 | 11 | Chinese crude drug |
| 56 | 1 | integrated traditional and western medicine |
| 57 | 169 | Chinese materia medica |
| 58 | 3131 | #48 or #49 or #50 or #51 or #52 or #53 or #54 or #56 or #57 |
| 59 | 48 | #47 and #58 |
| | | The searches above are from：C:\WINDOWS\DESKTOP\EM-LB1. HIS. |
| ＊60 | 10 | #17 and #59 |

（3）Cochrane 临床对照试验中心注册库（The Cochrane Central Register of Controlled Trials, CENTRAL）／Cochrane Library 2005 年第 1 期。

可以使用 Ovid 平台对 EBM 数据库进行检索。

检索式如下：2005 年 6 月 11 日星期六四川大学医学图书馆。

Database：CDSR, ACP Journal Club, DARE, CCTR

Search Strategy：

1 exp Substance Withdrawal Syndrome/（1162）

2 exp Opioid-Related Disorders/（586）

3 exp Heroin Dependence/（275）

4 exp Morphine Dependence/（25）

5 Abstinence syndrome. mp. ［mp=ti, ab, tx, kw, ct, ot, sh, hw］（51）

6 opium. mp. ［mp=ti, ab, tx, kw, ct, ot, sh, hw］（130）

7 heroin. mp. ［mp=ti, ab, tx, kw, ct, ot, sh, hw］（828）

8 morphine. mp. ［mp=ti, ab, tx, kw, ct, ot, sh, hw］（4362）

9 drugs dependant. mp. ［mp=ti, ab, tx, kw, ct, ot, sh, hw］（0）

10 drugs abuse. mp. ［mp=ti, ab, tx, kw, ct, ot, sh, hw］（48）

11 opioid dependence. mp. ［mp=ti, ab, tx, kw, ct, ot, sh, hw］（171）

12 opioid withdrawal. mp. ［mp=t0i, ab, tx, kw, ct, ot, sh, hw］（1000）

13 heroin abusers with protracted abstinence syndrome. mp. ［mp=ti, ab, tx, kw, ct, ot, sh, hw］（1）

14 the management of opioid withdrawal. mp. ［mp=ti, ab, tx, kw, ct, ot, sh, hw］（8）

15 Drug Withdrawal Symptoms. mp. ［mp=ti, ab, tx, kw, ct, ot, sh, hw］（7）

16 Withdrawal Symptoms. mp. ［mp=ti, ab, tx, kw, ct, ot, sh, hw］（648）

17 Drug Abuse. mp. ［mp=ti, ab, tx, kw, ct, ot, sh, hw］（709）

18 Drug Addiction. mp. ［mp=ti, ab, tx, kw, ct, ot, sh, hw］（80）

19 Drug Dependence. mp. ［mp=ti, ab, tx, kw, ct, ot, sh, hw］（312）

20 Drug Habituation. mp. ［mp=ti, ab, tx, kw, ct, ot, sh, hw］（0）

21 Substance Abuse. mp. ［mp=ti, ab, tx, kw, ct, ot, sh, hw］（1259）

22 Substance Dependence. mp. ［mp=ti, ab, tx, kw, ct, ot, sh, hw］（81）

23 Opiate Addiction. mp. ［mp=ti, ab, tx, kw, ct, ot, sh, hw］（73）

24 Opiate Dependence. mp. ［mp=ti, ab, tx, kw, ct, ot, sh, hw］（86）

25 Heroin Abuse. mp. ［mp=ti, ab, tx, kw, ct, ot, sh, hw］（30）

26 Heroin Addiction. mp. ［mp=ti, ab, tx, kw, ct, ot, sh, hw］（43）

27 Heroin Users. mp. ［mp=ti, ab, tx, kw, ct, ot, sh, hw］（47）

28 Morphine Abuse. mp. ［mp=ti, ab, tx, kw, ct, ot, sh, hw］（0）

29 Morphine Addiction. mp. ［mp=ti, ab, tx, kw, ct, ot, sh, hw］（4）

30 Morphine Users. mp. ［mp=ti, ab, tx, kw, ct, ot, sh, hw］（0）

31 opioid withdrawal syndrome. mp. ［mp=ti, ab, tx, kw, ct, ot, sh, hw］（19）

32 1 or 2 or 3 or 4 or 5 or 6 or 7 or 8 or 10 or 11 or 12 or 13 or 14 or 15 or 16 or 17 or 18 or 19 or 21 or 22 or 23 or 24 or 25 or 26 or 27 or 29 or 31（8441）

33 exp Medicine, Chinese Traditional/（114）

34 exp Drugs, Chinese Herbal/（836）

35 TCM Therapy. mp. ［mp=ti, ab, tx, kw, ct, ot, sh, hw］（2）

36 TCM WM THERAPY. mp. ［mp=ti, ab, tx, kw, ct, ot, sh, hw］（18）

37 Drugs, Chinese Herbal. mp. ［mp=ti, ab, tx, kw, ct, ot, sh, hw］（910）

38 Chinese crude drug. mp. ［mp=ti, ab, tx, kw, ct, ot, sh, hw］（0）

39 （integrated traditional and western medicine）. mp. ［mp=ti, ab, tx, kw, ct, ot, sh, hw］（65）

40 auricular needle. mp. ［mp=ti, ab, tx, kw, ct, ot, sh, hw］（1）

41 Chinese materia medica. mp. ［mp=ti, ab, tx, kw, ct, ot, sh, hw］（14）

42 33 or 34 or 35 or 36 or 37 or 39 or 40 or 41（1011）

43 32 and 42（11）

也可以直接在网络或者光盘对 Cochrane Library 进行检索。

2005 年 6 月 15 日星期三对 Cochrane Library 进行检索。

（4）美国《生物学文摘》（Biological Abstracts，BA），使用 Ovid 平台。经检索，未发现可纳入的的文献。

（5）美国《科学引文索引》（Science Citation Index，SCI），使用 SCI Web 版。经检索，未发现被 Medline 遗漏的文献

（6）日本《医学中央杂志》*Japana Centra Revuo Medicina*

履歴検索

検索対象年…1983~2005

| No. | 検索式 | 件数 |
|---|---|---|
| #1 | （ランダム化比較試験/TH or ランダム化比較試験/AL） | 745 |
| #2 | （比較臨床試験/TH or 比較臨床試験/AL） | 805 |
| #3 | （臨床試験/TH or 臨床試験/AL） | 2404 |
| #4 | （前向き研究/TH or 前向き研究/AL） | 2580 |
| #5 | （縦断研究/TH or 縦断研究/AL） | 2944 |
| #6 | #1 or #2 or #3 or #4 or #5 | 3230 |
| #7 | （アルコール離脱性せん妄/TH or アルコール離脱性せん妄/AL） | 2 |
| #8 | （離脱症候群/TH or 離脱症候群/AL） | 58 |
| #9 | （モルヒネ依存/TH or モルヒネ依存/AL） | 12 |
| #10 | （ヘロイン依存/TH or ヘロイン依存/AL） | 1 |
| #11 | （オピオイド関連障害/TH or オピオイド関連障害/AL） | 16 |
| #12 | （精神障害/TH or 精神障害/AL） | 6733 |
| #13 | （化学物質関連障害/TH or 化学物質関連障害/AL） | 612 |
| #14 | #7 or #8 or #9 or #10 or #11 or #12 or #13 | 6842 |
| #15 | 中医学/TH or 中医学/TH or 中医学の古典理論/TH | 378 |
| #16 | 中医学/TH or 中医学/TH or 漢方医学/TH or 漢方医学/TH or 漢方医学/TH or 疝気/TH | 450 |
| #17 | （漢方医学/TH or 漢方医学/AL） | 237 |
| #18 | （中医学/TH or 中医学/AL） | 390 |
| #19 | （東洋医学/TH or 東洋医学/AL） | 752 |
| #20 | （伝統医学/TH or 伝統医学/AL） | 598 |
| #21 | （漢方薬/TH or 漢方薬/AL） | 876 |
| #22 | （刺鍼法/TH or 刺鍼法/AL） | 530 |
| #23 | 刺鍼法/TH | 530 |
| #24 | （耳鍼法/TH or 耳鍼法/AL） | 2 |
| #25 | #15 and #16 and #17 and #18 and #19 and #20 and #21 and #22 and #23 and #24 | 0 |
| #26 | #15 and #16 and #17 and #18 and #19 and #20 and #21 and #22 and #23 and #24 | 0 |
| #27 | #15 or #16 or #17 or #18 or #19 or #20 or #21 or #22 or #23 or #24 or #26 | 1809 |
| #28 | #6 and #14 and #27 | 2 |
| #29 | #14 and #27 | 88 |

所得文献经过阅读筛选，未发现可纳入的文献。

3. 手工检索　手工检索是电子检索必要的补充，电子检索是发展的趋势，但是电子数据库仍然会有遗漏某些文献，或者电子检索难以保证查全，必须与手工检索相结合。

手工检索下列杂志：《中国中西医结合杂志》《中国药物依赖性杂志》《药物滥用防治杂志》《中华精神科杂志》《中国中医药科技》《中国新药与临床杂志》《中药新药与临床药理》《中国药理学报》《中医杂志》《北京中医药大学学报》《广州中医药大学学报》和《上海中医杂志》等，所有杂志均检索从创刊至 2005 年 6 月。对研究文献的作者进行了电话询问，E-mail 联系或当面请教。未发现本研究可纳入的文献。

4. 检索正在进行的试验　检查英国国家卫生服务部国家研究注册资料库（NHS R&D National Research Register，NRR）、对照试验荟萃分析注册中心（Meta-register of Controlled Trials）、医学研究委员会临床试验目录（Medical Research Council Clinical Trials Directory）。

5. 灰色文献及会议论文等　与本领域的专家、有关作者和生产厂家联系；追查相关的会议文献；必要时将与通讯作者和药厂联系，收集未发表的文献包括"灰色文献"，收集会议论文集"药物依赖论文集""戒毒论文集"等和中医药戒毒论文发表情况。获取用上述检索策略未发现的信息。

6. 其他补充检索　用 Google 等搜索引擎在互联网查找相关文献；追查已纳入文献的参考文献。

7. 文献总评价　经过逐步筛选，严格按照临床流行病学的标准评价。针对中医药治疗阿片类戒断综合征的系统评价，合并相同内容的中英文文献，可以考虑进入 Meta 分析 5 篇，包括参附脱毒胶囊 3 篇，灵益胶囊 2 篇，全部为治疗急性戒断综合征的干预措施。对于稽延性戒断综合征的研究尚未发现高质量的研究。

循证检索和评价完成，下一步可以进行系统评价的撰写。

文中具体检索过程和评价过程有所省略，详细过程可登录 www.dxy.cn，参考丁香园循证版的循证检索。

## 三、临床试验及医学科学研究中循证检索查找原始研究

在进行一项临床试验或者医学科学研究中，为了更全面地了解研究现状，优化临床试验及医学研究的程序，避免无谓的重复，首先应该进行的也是循证检索。这样可以更好的站在前人的基础上，进行更深入和原创的研究。

以中医药治疗冠心病及高脂血症临床试验的循证检索为例。

### (一)检索背景

时间：2010 年 8 月 23 日

地点：协和医科大学医学图书馆

检索人员：李博，孙明月，李睿

检索数据库：中国生物医学文献数据库(共 5 863 240 篇文摘，大部分有全文链接)

### (二)检索说明(来自检索库的说明)

1. 检索一般说明

1) 跨库检索：在选定的数据库组合中进行检索，数据库可多选也可单选。

2) 缺省字段：与所选各数据库"缺省字段"一致。

3) 更多字段检索：同时在多个字段内进行多内容的逻辑组配检索。单击"更多字段检索"后进入。

4) 最多允许保存 100 条检索表达式。

5) 可从中选择一个或多个检索表达式并用逻辑运算符 AND、OR、NOT 组成更恰当的检索策略，如#1or #2 或选择相应的逻辑运算符按钮。

6) 根据需求选择一个或多个有意义的检索表达式保存成特定的"检索策略"。在"我的空间"中可定期调用该检索策略，及时获取最新信息。

7) 无意义的检索表达式选中后单击"删除检索史"可进行删除。

8) 系统退出后，检索历史清除。

2. 检索手段和技巧　美国国立医学图书馆《医学主题词表(MeSH)》中译本、《中国中医药学主题词表》是 CBM 进行主题标引和主题检索的依据。基于主题概念检索文献，利于提高查全率和查准率。

＊主题检索可用中文主题词、英文主题词及同义词进行查找，可浏览主题词注释信息和树形结构，帮助您确定恰当的主题词。

＊通过设置是否加权、是否扩展、选择合适的副主题词，使检索结果更符合您的需求。

＊缺省字段：在中国生物医学文献数据库(CBM)中，是中文标题、摘要、作者、关键词、主题词和刊名内容的组合。

＊智能检索：在"缺省"字段，自动实现检索词、检索词对应主题词及该主题词所含下位词的同步检索。如：在"缺省"字段输入"艾滋病"，勾选"智能主题"后单击"检索"按钮，系统自动检出在缺省字段中含"艾滋病"和"获得性免疫缺陷综合征"的所有文献。

＊精确检索：是检索结果等同于检索词的一种检索，适用于关键词、主题词、特征词、分类号、作者、第一作者、刊名、期字段，如：第一作者＝马明。

＊限定条件：可以方便您限定文献的年代范围、类型，研究对象年龄组、性别等。

#输入多个检索词，检索词之间默认为"AND"运算，如：肝炎预防。

#检索词之间可直接使用逻辑运算符"AND，OR 和 NOT"，如：肝炎 and 预防。

#检索词含有特殊符号"-""("等，用英文半角双引号标识检索词，如："1, 25-(OH)2D3"。

#检索词可使用单字通配符"?"、任意通配符"%"，如：胃？癌、肝%疫苗。

### (三)本次检索所用主题词

1. 冠心病

英文名称：Coronary Disease

款目词：Coronary Disease(冠心病)；Coronary Diseases；Disease, Coronary；Diseases, Coronary；Coronary Heart Disease(冠状动脉心脏病)；Coronary Heart Diseases；Disease, Coronary Heart；Diseases, CoronaryHeart；Heart Disease, Coronary；Heart Diseases, Coronary

树状结构号：C14. 280. 647. 250；C14. 907. 585. 250

相关参见：Coronary Artery Bypass（冠状动脉分流术）；Myocardial Revascularization(心肌血管重建术)；Angioplasty, Transluminal, Percutaneous Coronary(血管成形术，经腔，经皮冠状动脉)

标引注释：generalorun specified；prefer specifics

主题词详解：An imbalance between myocardial functional requirements and the capacity of the CORONARYVESSELS to supply sufficient blood flow. It is a form of MYOCARDIALISCHEMIA (insufficient blood supply to the heart muscle) caused by a decreased capacity of the coronary vessels.

树形结构 1

 心血管疾病
  心脏病
   心肌缺血
    冠心病
     冠状动脉瘤
     冠状动脉疾病
     冠状动脉血栓形成
     冠状血管痉挛
     冠状动脉狭窄(+1)
     冠状动脉闭塞

树形结构 2

 心血管疾病
  血管疾病
   心肌缺血
    冠心病
     冠状动脉瘤
     冠状动脉疾病
     冠状动脉血栓形成
     冠状血管痉挛
     冠状动脉狭窄(+1)
     冠状动脉闭塞

2. 心绞痛

英文名称：Angina Pectoris

款目词：Angina Pectoris(心绞痛)；Angor Pectoris(心绞痛)；Stenocardia(狭心症)；Stenocardias

树状结构号：C14. 280. 647. 187；C14. 907. 585. 187；C23. 888. 646. 215. 500

主题词详解：The symptom of paroxysmal pain consequent to MYOCARDIAL SCHEMIA usually of distinctive character, location and radiation. It is thought to be provoked by atransient stressful situation during which the oxygen requirements of the MYOCARDIUM exceed that supplied by the

CORONARYCIRCULATION.

树形结构 1
　　心血管疾病
　　　心脏病
　　　　心肌缺血
　　　　　心绞痛
　　　　　　心绞痛,不稳定型(+1)
　　　　　　微血管性心绞痛

树形结构 2
　　心血管疾病
　　　血管疾病
　　　　心肌缺血
　　　　　心绞痛
　　　　　　心绞痛,不稳定型(+1)
　　　　　　　微血管性心绞痛

树形结构 3
　　病理状态,体征和症状
　　　体征和症状
　　　　疼痛
　　　　　胸痛
　　　　　　心绞痛
　　　　　　　心绞痛,不稳定型(+1)

3. 冠状动脉疾病

英文名称:Coronary Artery Disease

款目词:Coronary Artery Disease(冠状动脉疾病);Artery Disease, Coronary;Artery Diseases, Coronary;Coronary Artery Diseases;Disease, Coronary Artery;Diseases, Coronary Artery;Arterioscleroses, Coronary;Coronary Arterioscleroses;Arteriosclerosis, Coronary(动脉硬化,冠状);Atherosclerosis, Coronary(动脉粥样硬化,冠状动脉);Atheroscleroses, Coronary;Coronary Atheroscleroses;Coronary Atherosclerosis(冠状动脉粥样硬化)

树状结构号:C14. 280. 647. 250. 260;C14. 907. 137. 126. 339;C14. 907. 585. 250. 260

相关参见:Atherectomy, Coronary(斑块切除术,冠状动脉)

标引回溯注释:Coronary Disease(1966-1986)

历史注释:2008(1987);for CORONARYARTERIOSCLEROSIS use CORONARYDISEASE 1974-1986;for CORONARYARTERYDISEASE use CORONARYDISEASE1986-2001

主题词详解:Pathological processes of CORONARYARTERIES that may derive from a congenital abnormality, atherosclerotic, or non-atherosclerotic cause.

树形结构 1
　　心血管疾病
　　　心脏病
　　　　心肌缺血
　　　　　冠心病
　　　　　　冠状动脉疾病

树形结构 2
　　心血管疾病
　　　血管疾病
　　　　动脉闭塞性疾病

　　　　　动脉硬化
　　　　　　冠状动脉疾病
　　树形结构 3
　　　　心血管疾病
　　　　血管疾病
　　　　　心肌缺血
　　　　　　冠心病
　　　　　　　冠状动脉疾病

4. 高脂血症

英文名称: Hyperlipidemias

款目词: Hyperlipidemias（高脂血症）; Hyperlipidemia（高脂血症）; Hyperlipemia（血脂过多）; Hyperlipemias; Lipidemias; Lipemia; Lipemias

树状结构号: C18. 452. 584. 500. 500

标引注释: general; prefer specifics

检索注释: use HYPERLIPIDEMIA to search HYPERLIPEMIA 1966−79; search HYPERLIPEMIA, ESSENTIAL FAMILIAL under HYPERLIPIDEMIA/genetics 1966−79

历史注释: 80; was HYPERLIPEMIA 1963−79; HYPERLIPEMIA, ESSENTIAL FAMILIAL was heading 1963−79; HYPERCHOLESTEREMIA, ESSENTIAL FAMILIAL was see under HYPERLIPEMIA, ESSENTIAL FAMILIAL 1963−74; HYPERLIPOPROTEINEMIA, FAMILIAL was see HYPERLIPEMIA, ESSENTIAL FAMILIAL 1974−79

主题词详解: Conditions with excess LIPIDS in the blood.

树形结构

营养和代谢性疾病
　　代谢疾病
　　　脂代谢障碍
　　　　血脂异常
　　　　　高脂血症
　　　　　高胆固醇血症
　　　　　高脂血症，家族性混合性
　　　　　高脂蛋白血症（+5）
　　　　　高甘油三酯血症（+1）

### (四)中文数据库检索及文献筛选过程

中文数据库检索及文献筛选具体检索过程为:

1. 预检索"临床试验"随机对照试验

| 序号 | 命中文献数 | 检索表达式 | 检索时间 |
|---|---|---|---|
| 20 | 1260059 | #19 or #18 or #17 or #16 or #15 or #14 or #13 or #12 or #11 or #8 or #7 | 2010−08−23 10:55 |
| 19 | 888963 | 缺省: 对照 or 对比 or 比较 or 自愿 | 2010−08−23 10:53 |
| 18 | 812571 | 摘要: 对照 or 对比 or 比较 or 自愿 | 2010−08−23 10:52 |
| 17 | 119335 | 中文标题: 对照 or 对比 or 比较 or 自愿 | 2010−08−23 10:52 |
| 16 | 6648 | 主题词: 前瞻性研究/全部树/全部副主题词 | 2010−08−23 10:50 |
| 15 | 80777 | 主题词: 随访研究/全部树/全部副主题词 | 2010−08−23 10:49 |
| 14 | 20452 | 主题词: 评价研究/全部树/全部副主题词 | 2010−08−23 10:49 |
| 13 | 144160 | 特征词: 对比研究 | 2010−08−23 10:47 |
| 12 | 319398 | 全部字段: 单盲 or 双盲 or 三盲 or 盲法 or 安慰剂 or 随机 or 研究设计 | 2010−08−23 10:44 |
| 11 | 399821 | #10 or #9 | 2010−08−23 10:44 |
| 10 | 7091 | 全部字段: 临床评价 or 临床评估 | 2010−08−23 10:43 |

| 9 | 394302 | 全部字段：临床试验 or 临床观察 or 临床疗效 or 临床效果 or 临床研究 | 2010-08-23 10:42 |
| 8 | 111428 | 主题词：临床试验/全部树/全部副主题词 | 2010-08-23 10:41 |
| 7 | 110299 | #6 and #5 | 2010-08-23 10:40 |
| 6 | 3538061 | 特征词：人类 not 动物 | 2010-08-23 10:35 |
| 5 | 129444 | #4 or #3 or #2 or #1 | 2010-08-23 10:26 |
| 4 | 414 | 主题词：单盲法/全部树/全部副主题词 | 2010-08-23 10:25 |
| 3 | 3692 | 主题词：双盲法/全部树/全部副主题词 | 2010-08-23 10:24 |
| 2 | 29833 | 主题词：随机分配/全部树/全部副主题词 | 2010-08-23 10:24 |
| 1 | 98245 | 主题词：随机对照试验/全部树/全部副主题词 | 2010-08-23 10:23 |

**2. 检索式的套录 RCT100823**

| 序号 | 检索表达式 |
| --- | --- |
| 19 | 主题词：评价研究/全部树/全部副主题词 |
| 18 | 特征词：对比研究 |
| 17 | (#16)not(#9) |
| 16 | (#15)not(#8) |
| 15 | #13 or #10 or #9 |
| 14 | 全部字段：单盲 or 双盲 or 三盲 or 盲法 or 安慰剂 or 随机 or 研究设计 |
| 13 | #12 or #11 |
| 12 | 全部字段：临床评价 or 临床评估 |
| 11 | 全部字段：临床试验 or 临床观察 or 临床疗效 or 临床效果 or 临床研究 |
| 10 | 主题词：临床试验/全部树/全部副主题词 |
| 9 | (#5) not (#8) |
| 8 | (动物)not(#7) |
| 7 | (人类)not(#6) |
| 6 | 特征词：动物 |
| 5 | #4 or #3 or #2 or #1 |
| 4 | 主题词：单盲法/全部树/全部副主题词 |
| 3 | 主题词：双盲法/全部树/全部副主题词 |
| 2 | 主题词：随机分配/全部树/全部副主题词 |
| 1 | 主题词：随机对照试验/全部树/全部副主题词 |

**3. 关于临床试验"随机对照试验"的修正检索**

| 序号 | 命中文献数 | 检索表达式 | 检索时间 |
| --- | --- | --- | --- |
| 27 | 1230314 | #24 or #17 or #9 | 2010-08-23 15:53 |
| 26 | 689993 | (#23)not(#9 or #17) | 2010-08-23 15:53 |
| 25 | 936230 | (#24)not(#8) | 2010-08-23 15:51 |
| 24 | 994389 | #23 or #22 or #21 or #20 or #19 or #18 | 2010-08-23 15:50 |
| 23 | 912098 | 全部字段：对照 or 对比 or 比较 or 自愿 | 2010-08-23 15:48 |
| 22 | 888963 | 缺省：对照 or 对比 or 比较 or 自愿 | 2010-08-23 15:36 |
| 21 | 6648 | 主题词：前瞻性研究/全部树/全部副主题词 | 2010-08-23 15:35 |
| 20 | 80777 | 主题词：随访研究/全部树/全部副主题词 | 2010-08-23 15:35 |
| 19 | 20452 | 主题词：评价研究/全部树/全部副主题词 | 2010-08-23 15:34 |
| 18 | 144160 | 特征词：对比研究 | 2010-08-23 15:34 |
| 17 | 350394 | (#16)not(#9) | 2010-08-23 15:33 |
| 16 | 471152 | (#15)not(#8) | 2010-08-23 15:32 |
| 15 | 476439 | #13 or #10 or #9 | 2010-08-23 15:31 |
| 14 | 319398 | 全部字段：单盲 or 双盲 or 三盲 or 盲法 or 安慰剂 or 随机 or 研究设计 | 2010-08-23 15:30 |
| 13 | 399821 | #12 or #11 | 2010-08-23 15:30 |
| 12 | 7091 | 全部字段：临床评价 or 临床评估 | 2010-08-23 15:30 |

| 11 | 394302 | 全部字段：临床试验 or 临床观察 or 临床疗效 or 临床效果 or 临床研究 | 2010-08-23 15:29 |
| 10 | 111428 | 主题词：临床试验/全部树/全部副主题词 | 2010-08-23 15:29 |
| 9 | 120758 | (#5)not(#8) | 2010-08-23 15:28 |
| 8 | 159147 | (动物)not(#7) | 2010-08-23 15:26 |
| 7 | 46034 | (人类)not(#6) | 2010-08-23 15:23 |
| 6 | 356179 | 特征词：动物 | 2010-08-23 15:21 |
| 5 | 129444 | #4 or #3 or #2 or #1 | 2010-08-23 15:21 |
| 4 | 414 | 主题词：单盲法/全部树/全部副主题词 | 2010-08-23 15:16 |
| 3 | 3692 | 主题词：双盲法/全部树/全部副主题词 | 2010-08-23 15:16 |
| 2 | 29833 | 主题词：随机分配/全部树/全部副主题词 | 2010-08-23 15:15 |
| 1 | 98245 | 主题词：随机对照试验/全部树/全部副主题词 | 2010-08-23 15:15 |

**4. 第一次正式检索(冠心病)**

| 序号 | 命中文献数 | 检索表达式 | 检索时间 |
| --- | --- | --- | --- |
| 54 | 18525 | #53 and #40 and #27 | 2010-08-23 16:18 |
| 53 | 1039581 | #52 or #51 or #50 or #49 or #48 or #47 or #46 or #45 or #44 or #43 or #42 or #41 | 2010-08-23 16:17 |
| 52 | 18982 | 缺省[智能]：补充 | 2010-08-23 16:16 |
| 51 | 22389 | 缺省[智能]：替代 | 2010-08-23 16:16 |
| 50 | 54690 | 主题词：补充疗法/全部树/全部副主题词 | 2010-08-23 16:16 |
| 49 | 89709 | 缺省[智能]：传统 | 2010-08-23 16:15 |
| 48 | 215478 | 缺省[智能]：中西医 | 2010-08-23 16:15 |
| 47 | 349921 | 缺省[智能]：中药 | 2010-08-23 16:14 |
| 46 | 566128 | 缺省[智能]：中医 | 2010-08-23 16:14 |
| 45 | 52407 | 主题词：医学,传统△/全部树/全部副主题词 | 2010-08-23 16:14 |
| 44 | 11949 | 主题词：医学,中国传统/全部树/全部副主题词 | 2010-08-23 16:13 |
| 43 | 2795 | 主题词：中西医结合疗法/全部树/全部副主题词 | 2010-08-23 16:12 |
| 42 | 2465 | 主题词：中药疗法/全部树/全部副主题词 | 2010-08-23 16:11 |
| 41 | 86681 | 主题词：中医疗法/全部树/全部副主题词 | 2010-08-23 16:09 |
| 40 | 292734 | #39 or #38 or #37 or #36 or #35 or #34 or #33 or #32 or #31 or #30 or #29 or #28 | 2010-08-23 16:09 |
| 39 | 234406 | 缺省[智能]：心脏病 | 2010-08-23 16:08 |
| 38 | 577 | 缺省[智能]：真心痛 | 2010-08-23 16:07 |
| 37 | 2137 | 缺省[智能]：胸痹 | 2010-08-23 16:07 |
| 36 | 24135 | 缺省[智能]：胸痛 | 2010-08-23 16:07 |
| 35 | 10140 | 缺省[智能]：胸闷 | 2010-08-23 16:07 |
| 34 | 1985 | 缺省[智能]：冠状动脉粥样硬化性心脏病 | 2010-08-23 16:07 |
| 33 | 24325 | 缺省[智能]：动脉粥样硬化 | 2010-08-23 16:06 |
| 32 | 72629 | 缺省[智能]：冠心病 | 2010-08-23 16:05 |
| 31 | 30620 | 缺省[智能]：心绞痛 | 2010-08-23 16:04 |
| 30 | 57980 | 主题词：冠状动脉疾病/全部树/全部副主题词 | 2010-08-23 16:02 |
| 29 | 22896 | 主题词：心绞痛/全部树/全部副主题词 | 2010-08-23 16:01 |
| 28 | 62511 | 主题词：冠心病/全部树/全部副主题词 | 2010-08-23 15:59 |
| 27 | 1230314 | #24 or #17 or #9 | 2010-08-23 15:53 |
| 26 | 689993 | (#23)not(#9 or #17) | 2010-08-23 15:53 |
| 25 | 936230 | (#24)not(#8) | 2010-08-23 15:51 |
| 24 | 994389 | #23 or #22 or #21 or #20 or #19 or #182 | 010-08-23 15:50 |
| 23 | 912098 | 全部字段：对照 or 对比 or 比较 or 自愿 | 2010-08-23 15:48 |
| 22 | 888963 | 缺省：对照 or 对比 or 比较 or 自愿 | 2010-08-23 15:36 |
| 21 | 6648 | 主题词：前瞻性研究/全部树/全部副主题词 | 2010-08-23 15:35 |

| 20 | 80777 | 主题词：随访研究/全部树/全部副主题词 | 2010-08-23 15:35 |
| 19 | 20452 | 主题词：评价研究/全部树/全部副主题词 | 2010-08-23 15:34 |
| 18 | 144160 | 特征词：对比研究 | 2010-08-23 15:34 |
| 17 | 350394 | (#16)not(#9) | 2010-08-23 15:33 |
| 16 | 471152 | (#15)not(#8) | 2010-08-23 15:32 |
| 15 | 476439 | #13 or #10 or #9 | 2010-08-23 15:31 |
| 14 | 319398 | 全部字段：单盲 or 双盲 or 三盲 or 盲法 or 安慰剂 or 随机 or 研究设计 | 2010-08-23 15:30 |
| 13 | 399821 | #12 or #11 | 2010-08-23 15:30 |
| 12 | 7091 | 全部字段：临床评价 or 临床评估 | 2010-08-23 15:30 |
| 11 | 394302 | 全部字段：临床试验 or 临床观察 or 临床疗效 or 临床效果 or 临床研究 | 2010-08-23 15:29 |
| 10 | 111428 | 主题词：临床试验/全部树/全部副主题词 | 2010-08-23 15:29 |
| 9 | 120758 | (#5)not(#8) | 2010-08-23 15:28 |
| 8 | 159147 | (动物)not(#7) | 2010-08-23 15:26 |
| 7 | 46034 | (人类)not(#6) | 2010-08-23 15:23 |
| 6 | 356179 | 特征词：动物 | 2010-08-23 15:21 |
| 5 | 129444 | #4 or #3 or #2 or #1 | 2010-08-23 15:21 |
| 4 | 414 | 主题词：单盲法/全部树/全部副主题词 | 2010-08-23 15:16 |
| 3 | 3692 | 主题词：双盲法/全部树/全部副主题词 | 2010-08-23 15:16 |
| 2 | 29833 | 主题词：随机分配/全部树/全部副主题词 | 2010-08-23 15:15 |
| 1 | 98245 | 主题词：随机对照试验/全部树/全部副主题词 | 2010-08-23 15:15 |

5. 第二次正式检索（冠心病及高脂血症）

| 序号 | 命中文献数 | 检索表达式 | 检索时间 |
|---|---|---|---|
| 95 | 1091 | #94 and #93 | 2010-08-23 17:53 |
| 94 | 2195 | 缺省[智能]：高脂血症 -限定：2000-2010；临床试验；随机对照试验；Meta分析；多中心研究；人类 | 2010-08-23 17:52 |
| 93 | 3704 | #92 and #53 and #27 | 2010-08-23 17:51 |
| 92 | 24666 | #91 or #90 or #89 | 2010-08-23 17:50 |
| 91 | 5175 | 缺省[智能]：高血脂 | 2010-08-23 17:50 |
| 90 | 22151 | 缺省[智能]：高脂血症 | 2010-08-23 17:45 |
| 89 | 19851 | 主题词：高脂血症/全部树/全部副主题词 | |
| 88 | 8817 | #88 and #73 and #27 | 2010-08-2317:18 |
| 87 | 80007 | #87 or #86 or #85 or #84 or #83 or #82 or #81 | 2010-08-23 17:17 |
| 86 | 1349 | 缺省[智能]：胸痹-限定：2000-2010；人类 | 2010-08-23 17:16 |
| 85 | 18247 | 缺省[智能]：胸痛-限定：2000-2010；人类 | 2010-08-23 17:16 |
| 84 | 3484 | 缺省[智能]：心痛-限定：2000-2010；人类 | 2010-08-23 17:16 |
| 83 | 9371 | 缺省[智能]：胸闷-限定：2000-2010；人类 | 2010-08-23 17:15 |
| 82 | 40726 | 缺省[智能]：冠状动脉疾病-限定：2000-2010；人类 | 2010-08-23 17:15 |
| 81 | 23485 | 缺省[智能]：心绞痛-限定：2000-2010；人类 | 2010-08-23 17:15 |
| 80 | 50801 | 缺省[智能]：冠心病-限定：2000-2010；人类 | 2010-08-23 17:14 |
| 79 | 7154 | 缺省[智能]：随机对照试验-限定：2000-2010；临床试验；随机对照试验；Meta分析；多中心研究；青少年；成年人；中年人；老年人；老年人，80以上；人类 | 2010-08-23 17:12 |
| 78 | 319 | #77 and #64 | 2010-08-23 17:02 |
| 77 | 9975 | #76 and #75 and #27 | 2010-08-23 17:01 |
| 76 | 923078 | #48 or #47 or #46 or #44 or #43 or #42 or #41 | 2010-08-23 17:01 |
| 75 | 124383 | #38 or #37 or #36 or #35 or #34 or #33 or #32 or #31 or #30 or #29 or #28 | 2010-08-23 17:00 |
| 74 | 413 | #73 and #64 | 2010-08-23 16:52 |
| 73 | 1050155 | #72 or #69 | 2010-08-23 16:51 |

| 72 | 29134 | 全部字段：丹参 | 2010-08-23 16:49 |
|---|---|---|---|
| 71 | 355 | #64 and #54 | 2010-08-23 16:40 |
| 70 | 413 | #69 and #64 | 2010-08-23 16:39 |
| 69 | 1049314 | #68 or #67 or #53 | 2010-08-23 16:39 |
| 68 | 26416 | 缺省［智能］：丹参 | 2010-08-23 16:38 |
| 67 | 1495 | 缺省［智能］：丹参滴丸 | 2010-08-23 16:37 |
| 66 | 359 | #64 and #53 | 2010-08-23 16:37 |
| 65 | 358 | #64 and #53 and #27 | 2010-08-23 16:36 |
| 64 | 1198 | #63 or #62 or #61 or #60 or #59 or #58 or #57 or #56 or #55 | 2010-08-23 16:34 |
| 63 | 3 | 缺省［智能］：真心痛-限定：2000-2010；临床试验；随机对照试验；Meta 分析；多中心研究；青少年；成年人；中年人；老年人；老年人，80 以上；人类 | 2010-08-23 16:33 |
| 62 | 86 | 缺省［智能］：心痛-限定：2000-2010；临床试验；随机对照试验；Meta 分析；多中心研究；青少年；成年人；中年人；老年人；老年人，80 以上；人类 | 2010-08-23 16:33 |
| 61 | 10 | 缺省［智能］：胸痹-限定：2000-2010；临床试验；随机对照试验；Meta 分析；多中心研究；青少年；成年人；中年人；老年人；老年人，80 以上；人类 | 2010-08-23 16:32 |
| 60 | 57 | 缺省［智能］：胸闷-限定：2000-2010；临床试验；随机对照试验；Meta 分析；多中心研究；青少年；成年人；中年人；老年人；老年人，80 以上；人类 | 2010-08-23 16:32 |
| 59 | 254 | 缺省［智能］：胸痛-限定：2000-2010；临床试验；随机对照试验；Meta 分析；多中心研究；青少年；成年人；中年人；老年人；老年人，80 以上；人类 | 2010-08-23 16:32 |
| 58 | 18 | 缺省［智能］：冠状动脉粥样硬化性心脏病-限定：2000-2010；临床试验；随机对照试验；Meta 分析；多中心研究；青少年；成年人；中年人；老年人；老年人，80 以上；人类 | 2010-08-23 16:32 |
| 57 | 613 | 缺省［智能］：冠状动脉疾病-限定：2000-2010；临床试验；随机对照试验；Meta 分析；多中心研究；青少年；成年人；中年人；老年人；老年人，80 以上；人类 | 2010-08-23 16:30 |
| 56 | 525 | 缺省［智能］：心绞痛-限定：2000-2010；临床试验；随机对照试验；Meta 分析；多中心研究；青少年；成年人；中年人；老年人；老年人，80 以上；人类 | 2010-08-23 16:29 |
| 55 | 807 | 缺省［智能］：冠心病-限定：2000-2010；临床试验；随机对照试验；Meta 分析；多中心研究；青少年；成年人；中年人；老年人；老年人，80 以上；人类 | 2010-08-23 16:28 |
| 54 | 18525 | #53 and #40 and #27 | 2010-08-23 16:18 |
| 53 | 1039581 | #52 or #51 or #50 or #49 or #48 or #47 or #46 or #45 or #44 or #43 or #42 or #41 | 2010-08-23 16:17 |
| 52 | 18982 | 缺省［智能］：补充 | 2010-08-23 16:16 |
| 51 | 22389 | 缺省［智能］：替代 | 2010-08-23 16:16 |
| 50 | 54690 | 主题词：补充疗法/全部树/全部副主题词 2 | 010-08-23 16:16 |
| 49 | 89709 | 缺省［智能］：传统 | 2010-08-23 16:15 |
| 48 | 215478 | 缺省［智能］：中西医 | 2010-08-23 16:15 |
| 47 | 349921 | 缺省［智能］：中药 | 2010-08-23 16:14 |
| 46 | 566128 | 缺省［智能］：中医 | 2010-08-23 16:14 |
| 45 | 52407 | 主题词：医学，传统△/全部树/全部副主题词 | 2010-08-23 16:14 |
| 44 | 11949 | 主题词：医学，中国传统/全部树/全部副主题词 | 2010-08-23 16:13 |
| 43 | 2795 | 主题词：中西医结合疗法/全部树/全部副主题词 | 2010-08-23 16:12 |
| 42 | 2465 | 主题词：中药疗法/全部树/全部副主题词 | 2010-08-23 16:11 |
| 41 | 86681 | 主题词：中医疗法/全部树/全部副主题词 | 2010-08-23 16:09 |

| 40 | 292734 | #39 or #38 or #37 or #36 or #35 or #34 or #33 or #32 or #31 or #30 or # 29 or #28 | 2010-08-23 16:09 |
|---|---|---|---|
| 39 | 234406 | 缺省[智能]：心脏病 | 2010-08-23 16:08 |
| 38 | 577 | 缺省[智能]：真心痛 | 2010-08-23 16:07 |
| 37 | 2137 | 缺省[智能]：胸痹 | 2010-08-23 16:07 |
| 36 | 24135 | 缺省[智能]：胸痛 | 2010-08-23 16:07 |
| 35 | 10140 | 缺省[智能]：胸闷 | 2010-08-23 16:07 |
| 34 | 1985 | 缺省[智能]：冠状动脉粥样硬化性心脏病 | 2010-08-23 16:07 |
| 33 | 24325 | 缺省[智能]：动脉粥样硬化 | 2010-08-23 16:06 |
| 32 | 72629 | 缺省[智能]：冠心病 | 2010-08-23 16:05 |
| 31 | 30620 | 缺省[智能]：心绞痛 | 2010-08-23 16:04 |
| 30 | 57980 | 主题词：冠状动脉疾病/全部树/全部副主题词 | 2010-08-23 16:02 |
| 29 | 22896 | 主题词：心绞痛/全部树/全部副主题词 | 2010-08-23 16:01 |
| 28 | 62511 | 主题词：冠心病/全部树/全部副主题词 | 2010-08-23 15:59 |
| 27 | 1230314 | #24 or #17 or #9 | 2010-08-23 15:53 |
| 26 | 689993 | (#23) not (#9 or #17) | 2010-08-23 15:53 |
| 25 | 936230 | (#24) not (#8) | 2010-08-23 15:51 |
| 24 | 994389 | #23 or #22 or #21 or #20 or #19 or #18 | 2010-08-23 15:50 |
| 23 | 912098 | 全部字段：对照 or 对比 or 比较 or 自愿 | 2010-08-23 15:48 |
| 22 | 888963 | 缺省：对照 or 对比 or 比较 or 自愿 | 2010-08-23 15:36 |
| 21 | 6648 | 主题词：前瞻性研究/全部树/全部副主题词 | 2010-08-23 15:35 |
| 20 | 80777 | 主题词：随访研究/全部树/全部副主题词 | 2010-08-23 15:35 |
| 19 | 20452 | 主题词：评价研究/全部树/全部副主题词 | 2010-08-23 15:34 |
| 18 | 144160 | 特征词：对比研究 | 2010-08-23 15:34 |
| 17 | 350394 | (#16) not (#9) | 2010-08-23 15:33 |
| 16 | 471152 | (#15) not (#8) | 2010-08-23 15:32 |
| 15 | 476439 | #13 or #10 or #9 | 2010-08-23 15:31 |
| 14 | 319398 | 全部字段：单盲 or 双盲 or 三盲 or 盲法 or 安慰剂 or 随机 or 研究 设计 | 2010-08-23 15:30 |
| 13 | 399821 | #12 or #11 | 2010-08-23 15:30 |
| 12 | 7091 | 全部字段：临床评价 or 临床评估 | 2010-08-23 15:30 |
| 11 | 394302 | 全部字段：临床试验 or 临床观察 or 临床疗效 or 临床效果 or 临床研究 | 2010-08-23 15:29 |
| 10 | 111428 | 主题词：临床试验/全部树/全部副主题词 | 2010-08-23 15:29 |
| 9 | 120758 | (#5) not (#8) | 2010-08-23 15:28 |
| 8 | 159147 | (动物) not (#7) | 2010-08-23 15:26 |
| 7 | 46034 | (人类) not (#6) | 2010-08-23 15:23 |
| 6 | 356179 | 特征词：动物 | 2010-08-23 15:21 |
| 5 | 129444 | #4 or #3 or #2 or #1 | 2010-08-23 15:21 |
| 4 | 414 | 主题词：单盲法/全部树/全部副主题词 | 2010-08-23 15:16 |
| 3 | 3692 | 主题词：双盲法/全部树/全部副主题词 | 2010-08-23 15:16 |
| 2 | 29833 | 主题词：随机分配/全部树/全部副主题词 | 2010-08-23 15:15 |
| 1 | 98245 | 主题词：随机对照试验/全部树/全部副主题词 | 2010-08-23 15:15 |

## 6. 第三次正式检索(冠心病)

| 序号 | 命中文献数 | 检索表达式 | 检索时间 |
|---|---|---|---|
| 28 | 1735 | #27 and #16 | 2010-08-24 09:41 |
| 27 | 4063 | #26 or #25 or #24 or #23 or #22 or #21 or #20 or #19 or #18 | 2010-08-24 09:40 |
| 26 | 9 | 缺省[智能]：真心痛-限定：2000-2010；核心期刊；临床试验；随 机对照试验；Meta 分析；多中心研究；人类 | 2010-08-24 09:38 |
| 25 | 316 | 缺省[智能]：心痛-限定：2000-2010；核心期刊；临床试验；随机 对照试验；Meta 分析；多中心研究；人类 | 2010-08-24 09:38 |

| 24 | 1084 | 缺省[智能]：胸痛-限定：2000-2010；核心期刊；临床试验；随机对照试验；Meta 分析；多中心研究；人类 | 2010-08-24 09：38 |
|---|---|---|---|
| 23 | 172 | 缺省[智能]：胸闷-限定：2000-2010；核心期刊；临床试验；随机对照试验；Meta 分析；多中心研究；人类 | 2010-08-24 09：37 |
| 22 | 68 | 缺省[智能]：胸痹-限定：2000-2010；核心期刊；临床试验；随机对照试验；Meta 分析；多中心研究；人类 | 2010-08-24 09：37 |
| 21 | 2049 | 缺省[智能]：冠状动脉疾病-限定：2000-2010；核心期刊；临床试验；随机对照试验；Meta 分析；多中心研究；人类 | 2010-08-24 09：37 |
| 20 | 91 | 缺省[智能]：冠状动脉粥样硬化性心脏病-限定：2000-2010；核心期刊；临床试验；随机对照试验；Meta 分析；多中心研究；人类 | 2010-08-24 09：36 |
| 19 | 1979 | 缺省[智能]：心绞痛-限定：2000-2010；核心期刊；临床试验；随机对照试验；Meta 分析；多中心研究；人类 | 2010-08-24 09：36 |
| 18 | 2613 | 缺省[智能]：冠心病-限定：2000-2010；核心期刊；临床试验；随机对照试验；Meta 分析；多中心研究；人类 | 2010-08-24 09：35 |
| 17 | 4129 | #16 and #10 | 2010-08-24 09：27 |
| 16 | 66031 | #15 or #14 or #13 or #12 or #11 | 2010-08-24 09：26 |
| 15 | 933 | 缺省[智能]：红花-限定：2000-2010；临床试验；随机对照试验；Meta 分析；多中心研究；人类 | 2010-08-24 09：26 |
| 14 | 6035 | 缺省[智能]：丹参-限定：2000-2010；临床试验；随机对照试验；Meta 分析；多中心研究；人类 | 2010-08-24 09：26 |
| 13 | 22836 | 缺省[智能]：中西医-限定：2000-2010；临床试验；随机对照试验；Meta 分析；多中心研究；人类 | 2010-08-24 09：25 |
| 12 | 31834 | 缺省[智能]：中药-限定：2000-2010；临床试验；随机对照试验；Meta 分析；多中心研究；人类 | 2010-08-24 09：24 |
| 11 | 38086 | 缺省[智能]：中医-限定：2000-2010；临床试验；随机对照试验；Meta 分析；多中心研究；人类 | 2010-08-24 09：24 |
| 10 | 10767 | #9 or #8 or #7 or #6 or #5 or #4 or #3 or #2 or #1 | 2010-08-24 09：21 |
| 9 | 4845 | 缺省[智能]：冠状动脉疾病-限定：2000-2010；临床试验；随机对照试验；Meta 分析；多中心研究；人类 | 2010-08-24 09：20 |
| 8 | 29 | 缺省[智能]：真心痛-限定：2000-2010；临床试验；随机对照试验；Meta 分析；多中心研究；人类 | 2010-08-24 09：19 |
| 7 | 169 | 缺省[智能]：胸痹-限定：2000-2010；临床试验；随机对照试验；Meta 分析；多中心研究；人类 | 2010-08-24 09：18 |
| 6 | 943 | 缺省[智能]：心痛-限定：2000-2010；临床试验；随机对照试验；Meta 分析；多中心研究；人类 | 2010-08-24 09：18 |
| 5 | 430 | 缺省[智能]：胸闷-限定：2000-2010；临床试验；随机对照试验；Meta 分析；多中心研究；人类 | 2010-08-24 09：18 |
| 4 | 2945 | 缺省[智能]：胸痛-限定：2000-2010；临床试验；随机对照试验；Meta 分析；多中心研究；人类 | 2010-08-24 09：18 |
| 3 | 164 | 缺省[智能]：冠状动脉粥样硬化性心脏病-限定：2000-2010；临床试验；随机对照试验；Meta 分析；多中心研究；人类 | 2010-08-24 09：16 |
| 2 | 5740 | 缺省[智能]：心绞痛-限定：2000-2010；临床试验；随机对照试验；Meta 分析；多中心研究；人类 | 2010-08-24 09：15 |
| 1 | 6638 | 缺省[智能]：冠心病-限定：2000-2010；临床试验；随机对照试验；Meta 分析；多中心研究；人类 | 2010-08-24 09：15 |

7. 第四次正式检索（高脂血症）

| 序号 | 命中文献数 | 检索表达式 | 检索时间 |
|---|---|---|---|
| 21 | 1578 | #20 and #11 | 2010-08-24 13：51 |
| 20 | 3128 | #17 or #16 or #15 or #14 or #13 | 2010-08-24 13：51 |

| 19 | 472 | #18 and #11 | 2010-08-24 13:50 |
|---|---|---|---|
| 18 | 944 | #16 or #15 or #14 or #13 | 2010-08-24 13:50 |
| 17 | 2914 | 缺省[智能]：血脂-限定：2000-2010；核心期刊；临床试验；随机对照试验；Meta 分析；多中心研究；人类 | 2010-08-24 13:49 |
| 16 | 612 | 缺省[智能]：血脂异常-限定：2000-2010；核心期刊；临床试验；随机对照试验；Meta 分析；多中心研究；人类 | 2010-08-24 13:49 |
| 15 | 142 | 缺省[智能]：高血脂-限定：2000-2010；核心期刊；临床试验；随机对照试验；Meta 分析；多中心研究；人类 | 2010-08-24 13:49 |
| 14 | 30 | 缺省[智能]：高脂血症-限定：2000-2010；核心期刊；临床试验；随机对照试验；Meta 分析；多中心研究；人类 | 2010-08-24 13:49 |
| 13 | 812 | 缺省[智能]：高脂血症-限定：2000-2010；核心期刊；临床试验；随机对照试验；Meta 分析；多中心研究；人类 | 2010-08-24 13:48 |
| 12 | 1141 | #11 and #10 | 2010-08-24 13:48 |
| 11 | 63340 | #9 or #8 or #7 or #6 or #5 | 2010-08-24 13:48 |
| 10 | 2543 | #4 or #3 or #2 or #1 | 2010-08-24 13:47 |
| 9 | 22 | 缺省[智能]：诺迪康-限定：2000-2010；临床试验；随机对照试验；Meta 分析；多中心研究；人类 | 2010-08-24 13:47 |
| 8 | 357 | 缺省[智能]：血脂康-限定：2000-2010；临床试验；随机对照试验；Meta 分析；多中心研究；人类 | 2010-08-24 13:47 |
| 7 | 31834 | 缺省[智能]：中药-限定：2000-2010；临床试验；随机对照试验；Meta 分析；多中心研究；人类 | 2010-08-24 13:46 |
| 6 | 22836 | 缺省[智能]：中西医-限定：2000-2010；临床试验；随机对照试验；Meta 分析；多中心研究；人类 | 2010-08-24 13:46 |
| 5 | 38086 | 缺省[智能]：中医-限定：2000-2010；临床试验；随机对照试验；Meta 分析；多中心研究；人类 | 2010-08-24 13:45 |
| 4 | 1644 | 缺省[智能]：血脂异常-限定：2000-2010；临床试验；随机对照试验；Meta 分析；多中心研究；人类 | 2010-08-24 13:45 |
| 3 | 422 | 缺省[智能]：高血脂-限定：2000-2010；临床试验；随机对照试验；Meta 分析；多中心研究；人类 | 2010-08-24 13:45 |
| 2 | 131 | 缺省[智能]：高脂血症-限定：2000-2010；临床试验；随机对照试验；Meta 分析；多中心研究；人类 | 2010-08-24 13:45 |
| 1 | 2195 | 缺省[智能]：高脂血症-限定：2000-2010；临床试验；随机对照试验；Meta 分析；多中心研究；人类 | 2010-08-24 13:44 |

检索筛选结果为：

1. 检索结果　2010 年 8 月 24 日再次修正检索式。具体限定在检索式中，根据标题对文献进行初筛，冠心病从 4 129 筛选到 1 735 篇。继续文献中筛出，共计 794 篇，下载全文。高脂血症从 1 141 筛选到 281 篇，下载全文。

2. 检索背景　根据检索背景进行筛选。冠心病的临床研究历来受到各国政府的高度重视，很多经典的心血管临床药物都来自著名的临床试验。为了更规范地进行临床研究，为世界提供更安全有效的药物，世界各国积极进行着心血管病的临床试验，并不断完善和规范临床试验的设计、执行和监管。本系列研究的目的在于全面了解国内冠心病临床试验的现状，选取近十年来治疗冠心病药物，特别是中药治疗冠心病的药物研究，进行数据挖掘和整理，旨在为我国心血管的中药新药临床评价研究技术平台建设提供方法学的参考和依据，并进一步探索临床试验的规范发展和日臻完善。

3. 文献进一步筛选计划　1）纳入文献标准：①研究类型为近 10 年药物治疗冠心病的临床试验文献；②观察对象为符合各种诊断标准的冠心病及高脂血症人群；③干预措施采用药物治疗冠心病及高脂血症的药物，有对照，对照措施为阳性对照药物、安慰剂或者其他类型的干预措施；④疗效指标及评价方法：不限。2）排除标准：①基础研究的文献；②没有对照的临床试验报告；③纯西医干预措施的研究。

**（五）外文检索策略概述**

1. 英文检索

第一步，预检索 PubMed，Cochrane Library 2009 年第三期，以及威廉全文数据库，确定主题词，估计文献量。

检索网址如下：

PubMed 美国国家医学图书馆《医学索引》

http：//www.ncbi.nlm.nih.gov/

Cochrane 图书馆最新一期 2009 年第三期（涵盖全部 Cochrane 系统评价）

http：//www.thecochranelibrary.com/

英国威廉全文数据库医学检索平台

http：//www3.interscience.wiley.com/cgi- bin/home

高脂血症的 Mesh 主题词树状结构

 All MeSH Categories

  Diseases Category

   Nutritional and Metabolic Diseases

    Metabolic Diseases

     Lipid Metabolism Disorders

      Dyslipidemias

       Hyperlipidemias

        Hypercholesterolemia

        Hyperlipidemia，Familial Combined

        Hyperlipoproteinemias

        Hyperlipoproteinemia Type I

        Hyperlipoproteinemia Type II

        Hyperlipoproteinemia Type III

        Hyperlipoproteinemia Type IV

        Hyperlipoproteinemia Type V

        Hypertriglyceridemia

        Hyperlipoproteinemia Type IV

冠心病的 Mesh 主题词树状结构

 Coronary Disease（1966—1986）

 See Also：

 Atherectomy，Coronary

  All MeSH Categories

   Diseases Category

    Cardiovascular Diseases

     Heart Diseases

      Myocardial Ischemia

       Coronary Disease

        Coronary Artery Disease

 All MeSH Categories

  Diseases Category

   Cardiovascular Diseases

    Vascular Diseases

     Arterial Occlusive Diseases

      Arteriosclerosis

Coronary Artery Disease

All MeSH Categories

Diseases Category

Cardiovascular Diseases

Vascular Diseases

Myocardial Ischemia

Coronary Disease

Coronary Artery Disease

第二步，根据不同检索式的组合，进行优化，确定检索式。

高血脂症在 PubMed 中的限制检索——Mesh 主题词检索，国外核心期刊，十年之内，有全文链接，研究人类试验的(非动物实验)，临床随机对照试验，英语文献。

Field：MeSH Major Topic，Limits：added to PubMed in the last 10 years，published in the last 10 years，only items with links to full text，only items with links to free full text，Humans，Randomized Controlled Trial，English，Core clinical journals

共命中 129 篇，经过阅读摘要和题目，撷取 22 篇。

冠心病在 PubMed 中的限制检索——Mesh 主题词检索，国外核心期刊，十年之内，有全文链接，研究人类试验的(非动物实验)，临床随机对照试验，英语文献。

Field：MeSH Major Topic，Limits：added to PubMed in the last 10 years，published in the last 10 years，only items with links to full text，only items with links to free full text，Humans，Randomized Controlled Trial，English，Core clinical journals

共命中 105 篇，经过阅读摘要和题目，撷取 28 篇。

2. 日文检索

(略)未发现相关文献。

栄養疾患と代謝性疾患(c18+)

代謝性疾患(c18-20+)

高脂質血症(c18-20-70+)

高コレステロール血症(c18-20-70-10+)

高コレステロール血症-家族性(c18-20-70-10-10)

高トリグリセライド血症(c18-20-70-20)

高リポ蛋白質血症(c18-20-70-30+)

高コレステロール血症-家族性(c18-20-70-30-10)

高脂質血症-家族性複合(c18-20-70-30-20+)

高コレステロール血症-家族性(c18-20-70-30-20-10)

高リポ蛋白質血症Ⅳ型(c18-20-70-30-20-20)

高リポ蛋白質血症Ⅲ型(c18-20-70-30-30)

高リポ蛋白質血症Ⅳ型(c18-20-70-30-40)

高リポ蛋白質血症Ⅴ型(c18-20-70-30-50)

リポ蛋白質リパーゼ欠乏症-家族性(c18-20-70-30-60)

(李博，孟玲慧)

# 第三节  基于 PICOS 原则的文献检索

## 一、PICOS 原则的概念

临床问题错综复杂，有时要清晰表达一个临床问题可能需要很长一段话，但对于文献检索来说不太可能把一段很长的话全部作为检索词进行检索。如何解决这个问题？我们需要掌握一定的方法和原则对一个复杂的临床问题进行分析和整理，提炼其最核心的部分，这个方法就是 PICOS 原则。所谓 PICOS 原则是指：P：Participants/Patients（患者或者人群，有时也可以指某种具体疾病）；I：Intervention（干预措施或暴露因素）；C：Comparisons（比较，一般指 A 干预措施与 B 干预措施的比较）；O：Outcomes（结局指标，比如疗效、安全性等，不作为常规检索词）；S：Study（研究的设计类型，比如随机对照试验、队列研究、病例对照研究等，不作为常规检索词）。

## 二、基于 PICOS 原则检索策略的制订

以一篇系统评价 *Non-invasive positive pressure ventilation (CPAP or bilevel NPPV) for cardiogenic pulmonary oedema* 为例，分析说明基于 PICOS 原则检索策略的制订，读者们可以参照制订相应的检索策略。

该系统评价为 Cochrane 协作网注册题目，旨在评估持续气道正压通气（continuous positive airway pressure，CPAP）或无创正压通气（non-invasive positive pressure ventilation，NPPV）治疗由急性心源性肺水肿（acute cardiogenic pulmonary oedema，ACPE）所引起的呼吸窘迫的安全性和疗效。该综述检索了 CENTRAL、MEDLINE、Embase、CINAHL Plus、LILACS 以及 ClinicalTrials.gov 和 WHO ICTRP。具体分析如下：

### （一）明确 PICOS

P：18 岁以上成年人诊断为 ACPE 者。临床诊断可能是胸部 X 线片、心电图、血清生物标志物或超声心动图。排除肺炎、呼吸衰竭的其他病因（例如心内膜炎、手术患者、病因不明）。

I：干预组为常规治疗标准治疗（standard medical care，SMC）+NPPV（CPAP 或双水平 NPPV 或两者都实施）。

C：对照组为 SMC。

O：（1）主要结局为医院死亡率。（2）次要结局为气管插管率、急性心肌梗死发生率、中断治疗、治疗失败、住院时间、ICU 住院时间、生命体征及不良事件。

S：纳入随机对照试验，排除整群随机试验或交叉随机试验。

### （二）电子数据库检索

依据 P、I、S 构建检索策略，对必检数据库（Medline、Embase、Central）、专业数据库（CINAHL）以及地方数据库（LILACS）进行检索，同时还检索了注册试验平台（WHO ICTRP、ClinicalTrials.gov）发现正在进行的研究。没有日期和语言限制。

1. 必检数据库

（1）MEDLINE（via Ovid）：主要检索策略和简要解释如表 3-3 所示。

表 3-3　MEDLINE（via Ovid）主要检索策略

| 检索策略 | 解析 |
| --- | --- |
| 1. exp Heart Failure/ | "P"的主题词和自由词检索，之间用 or 连接。exp：主题词的扩展检索$：无限截词符.tw：全文检索 |
| 2. exp Myocardial Infarction/ | |
| 3. cardiogenic edema $. tw. | |
| 4. cardiogenic oedema $. tw. | |
| 5. pulmonary oedema. tw. | |
| 6. pulmonary edema. tw. | |
| 7. cardiac failure. tw. | |
| 8. heart failure. tw. | |
| 9. cardiac insufficiency. tw. | |
| 10. Pulmonary Edema/ | |
| 11. heart insufficiency. tw. | |
| 12. Ventricular Dysfunction, LeH/ | |
| 13. wet lung. tw. | |
| 14. or/1-13 | |

续表 3-3

| 检索策略 | 解析 |
|---|---|
| 15. exp Respiration, Artificial/ | "I"的主题词和自由词检索，之间用 or 连接 |
| 16. exp Ventilators, Mechanical/ | |
| 17. mechanical ventilation. tw. | |
| 18. artificial ventilation. tw. | |
| 19. assisted ventilation. tw. | |
| 20. artificial respiration. tw. | |
| 21. (respirator or respirators). tw. | |
| 22. bipap. tw. | |
| 23. nippv. tw. | |
| 24. nppv. tw. | |
| 25. niv. tw. | |
| 26. niav. tw. | |
| 27. cpap. tw. | |
| 28. aprv. tw. | |
| 29. ippb. tw. | |
| 30. ippv. tw. | |
| 31. peep. tw. | |
| 32. positive pressure ventilation. tw. | |
| 33. pulmonary ventilation. tw. | |
| 34. non invasive ventilation. tw. | |
| 35. noninvasive ventilation. tw. | |
| 36. pressure support ventilation. tw. | |
| 37. positive end expiratory pressure. tw. | |
| 38. bi-level positive airway pressure. tw. | |
| 39. bilevel positive airway pressure. tw. | |
| 40. or/15-39 | |
| 41. 14 and 40 | "P"与"I"之间用 and 连接 |
| 42. randomized controlled trial. pt. | "S"采用了筛选随机对照试验的通用过滤器 |
| 43. controlled clinical trial. pt. | |
| 44. randomized. ab. | |
| 45. placebo. ab. | |
| 46. drug therapy. fs. | |
| 47. randomly. ab. | |
| 48. trial. ab. | |
| 49. groups. ab. | |
| 50. 42 or 43 or 44 or 45 or 46 or 47 or 48 or 49 | |
| 51. exp animals/ not humans. sh. (排除动物的对照试验) | |
| 52. 50 not 51 | |
| 53. 41 and 52 | 将"P""I""S"用 and 连接 |

（2）Embase( via Ovid)：主要检索策略及简要解释如表 3-4 所示。

表 3-4 Embase(via Ovid)主要检索策略

| 检索策略 | 解析 |
|---|---|
| 1. exp Congestive Heart Failure/ | "P"的主题词和自由词检索,之间用 or 连接 |
| 2. exp Heart Infarction/ | |
| 3. cardiogenic oedema $. tw. | |
| 4. cardiogenic edema $. tw. | |
| 5. pulmonary oedema. tw. | |
| 6. pulmonary edema. tw. | |
| 7. cardiac failure. tw. | |
| 8. heart failure. tw. | |
| 9. cardiac insufficiency. tw. | |
| 10. Lung Edema/ | |
| 11. heart insufficiency. tw. | |
| 12. heart leH ventricle function/ | |
| 13. wet lung. tw. | |
| 14. or/1-13 | |
| 15. exp Ventilator/ | "I"的主题词和自由词检索,之间用 or 连接 |
| 16. exp Artificial Ventilation/ | |
| 17. mechanical ventilation. tw. | |
| 18. artificial ventilation. tw. | |
| 19. assisted ventilation. tw. | |
| 20. artificial respiration. tw. | |
| 21. (respirator or respirators). tw. | |
| 22. bipap. tw. | |
| 23. nippv. tw. | |
| 24. nppv. tw. | |
| 25. niv. tw. | |
| 26. niav. tw. | |
| 27. cpap. tw. | |
| 28. aprv. tw. | |
| 29. ippb. tw. | |
| 30. ippv. tw. | |
| 31. peep. tw. | |
| 32. positive pressure ventilation. tw. | |
| 33. pulmonary ventilation. tw. | |
| 34. non invasive ventilation. tw. | |
| 35. noninvasive ventilation. tw. | |
| 36. pressure support ventilation. tw. | |
| 37. positive end expiratory pressure. tw. | |
| 38. bi-level positive airway pressure. tw. | |
| 39. bilevel positive airway pressure. tw. | |
| 40. or/15-39 | |
| 41. 14 and 40 | "P"与"I"之间用 and 连接 |

续表 3-4

| 检索策略 | 解析 |
|---|---|
| 42. random $. tw. | "S"采用了筛选随机对照试验的通用过滤器 |
| 43. factorial $. tw. | |
| 44. crossover $. tw. | |
| 45. cross over $. tw. | |
| 46. cross-over $. tw. | |
| 47. placebo $. tw. | |
| 48.（doubl $ adj blind $）. tw. | |
| 49.（singl $ adj blind $）. tw. | |
| 50.  assign $. tw. | |
| 51. allocat $. tw. | |
| 52. volunteer $. tw. | |
| 53. crossover procedure/ | |
| 54. double blind procedure/ | |
| 55. randomized controlled trial/ | |
| 56. single blind procedure/ | |
| 57. 42 or 43 or 44 or 45 or 46 or 47 or 48 or 49 or 50 or 51 or 52 or 53 or 54 or 55 or 56 | |
| 58.（animal/ or nonhuman/）not human/ | |
| 59. 57 not 58 | |
| 60.  41 and 59 | 将"P"、"I"、"S"用 and 连接，并在 Embase 中进行检索 |
| 61. limit 60 to embase | |

（3）CENTRAL & DARE：主要检索策略及简要解释如表 3-5 所示。

表 3-5  CENTRAL & DARE 主要检索策略

| 检索策略 | 解析 |
|---|---|
| #1 MeSH descriptor：［Heart Failure］explode all trees | "P"的主题词和自由词检索，之间用 or 连接。 |
| #2 MeSH descriptor：［Myocardial Infarction］explode all trees | |
| #3 myocardial next infarction | |
| #4（cardiogenic near/6 edema） | |
| #5（cardiogenic near/6 oedema） | |
| #6（pulmonary near/6 edema） | |
| #7（pulmonary near/6 oedema） | |
| #8 heart next failure | |
| #9 cardiac next failure | |
| #10 cardiac next insufficiency | |
| #11 heart next insufficiency | |
| #12 leH next ventricular next insufficiency | |
| #13 leH next ventricular next dysfunction | |
| #14 wet next lung | |
| #15 #1 or #2 or #3 or #4 or #5 or #6 or #7 or #8 or #9 or #10 or #11 or #12 or #13 or #14 | |

**续表 3-5**

| 检索策略 | 解析 |
|---|---|
| #24 pulmonary next ventilat * | "I"的主题词和自由词检索，之间用 or 连接 |
| #25 non next invasive next ventilation | |
| #26 noninvasive next ventilation | |
| #27 non-invasive next ventilation | |
| #28 positive next airway next pressure | |
| #29 positive next pressure next respiration | |
| #30 pressure next support next ventilation | |
| #31 mask next ventilation | |
| #32 bipap | |
| #33 nippv | |
| #34 nppv | |
| #35 niv | |
| #36 cpap | |
| #37 niav | |
| #38 aprv | |
| #39 ippb | |
| #40 ippv | |
| #41 peep | |
| #42 positive next end next expiratory next pressure | |
| #43 （#16 or #17 or #18 or #19 or #20 or #21 or #22 or #23 or #24 or #25 or #26） | |
| #44 （#27 or #28 or #29 or #30 or #31 or #32 or #33 or #34 or #35 or #36） | |
| #45 （#37 or #38 or #39 or #40 or #41 or #42） | |
| #46 #43 or #44 or #45 | |
| #47 #15 and #46 | "P"与"I"之间用 and 连接。（因 Cochrane 纳入的都是临床试验，因此不需要再限定研究类型） |

## 2. 其他专业数据库

CINAHL 主要检索策略及简要介绍如表 3-6 所示。

**表 3-6　CINAHL 主要检索策略**

| 检索策略 | 解析 |
|---|---|
| S1 （MH "Heart Failure, Congestive+"） | "P"的主题词和自由词检索，之间用 or 连接。 |
| S2 （MH "Myocardial Infarction+"） | |
| S3 TI （cardiogenic oedema * ） or AB （cardiogenic oedema * ） | |
| S4 TI （cardiogenic edema * ） or AB （cardiogenic edema * ） | |
| S5 TI （pulmonary oedema * ） or AB （pulmonary oedema * ） | |
| S6 TI （pulmonary edema * ） or AB （pulmonary edema * ） | |
| S7 TI （cardiac failure） or AB （cardiac failure） | |
| S8 TI （heart failure） or AB （heart failure） | |
| S9 TI （cardiac insufficiency） or AB （cardiac insufficiency） | |
| S10 （MH "Pulmonary Edema"） | |
| S11 TI （heart insufficiency） or AB （heart insufficiency） | |
| S12 （MH "Ventricular Dysfunction, LeH"） | |
| S13 TI （wet lung） or AB （wet lung） | |
| S14 S1 or S2 or S3 or S4 or S5 or S6 or S7 or S8 or S9 or S10 or S11 or S12 or S13 | |

续表 3-6

| 检索策略 | 解析 |
| --- | --- |
| S15（MH "Ventilators, Mechanical"） | "I"的主题词和自由词检索，之间用 or 连接 |
| S16（MH "Ventilation, Mechanical, Differentiated"） | |
| S17 TI（mechanical ventilation）or AB（mechanical ventilation） | |
| S18 TI（artificial ventilation）or AB（artificial ventilation） | |
| S19 TI（assisted ventilation）or AB（assisted ventilation） | |
| S20 TI（artificial respiration）or AB（artificial respiration） | |
| S21 TI（respirator or respirators）or AB（respirator or respirators） | |
| S22 TI（bipap）or AB（bipap） | |
| S23 TI（nippv）or AB（nippv） | |
| S24 TI（nppv）or AB（nppv） | |
| S25 TI（niv）or AB（niv） | |
| S26 TI（niav）or AB（niav） | |
| S27 TI（cpap）or AB（cpap） | |
| S28 TI（aprv）or AB（aprv） | |
| S29 TI（ippb）or AB（ippb） | |
| S30 TI（ippv）or AB（ippv） | |
| S31 TI（peep）or AB（peep） | |
| S32 TI（positive pressure ventilation）or AB（positive pressure ventilation） | |
| S33 TI（pulmonary ventilation）or AB（pulmonary ventilation） | |
| S34 TI（non invasive ventilation）or AB（non invasive ventilation） | |
| S35 TI（noninvasive ventilation）or AB（noninvasive ventilation） | |
| S36 TI（pressure support ventilation）or AB（pressure support ventilation） | |
| S37 TI（positive end expiratory pressure）or AB（positive end expiratory pressure） | |
| S38 TI（bi-level positive airway pressure）or AB（bi-level positive airway pressure） | |
| S39 S15 or S16 or S17 or S18 or S19 or S20 or S21 or S22 or S23 or S24 or S25 or S26 or S27 or S28 or S29 or S30 or S31 or S32 or S33 or S34 or S35 or S36 or S37 or S38 | |
| S40（MH "Clinical Trials+"） | "S"检索，词间用 or 连接 |
| S41 TI（random * or trial or clinical study or group * or placebo * ）or AB（random * or trial or clinical study or group * or placebo * ） | |
| S42 S40 or S41 | |
| S43 S14 and S39 and S42 | 将"P""I""S"用 and 连接 |

3. 地方数据库

LILACS 主要检索策略及简要解释如表 3-7 所示。

表 3-7　LILACS 主要检索策略

| 检索策略 | 解析 |
| --- | --- |
| （"congestive heart failure" OR "cardiogenic edema" OR "cardiogenic oedema" OR "cardiac insufficiency" OR "heart insufficiency" OR "left ventricular dysfunction" OR "myocardial infarction" OR "heart failure" OR "pulmonary edema" OR "left ventricular dysfunction" OR "wet lungs"）[ Words ] | "P"的主题词和自由词检索，之间用 or 连接。 |

续表 3-7

| 检索策略 | 解析 |
|---|---|
| ("artificial ventilation" OR "assisted ventilation" OR "mechanical ventilation" OR "artificial respiration" OR "positive pressure ventilation" OR "respirator or respirators" OR "pulmonary ventilator" OR "positive end expiratory pressure" OR "non invasive ventilation" OR "noninvasive ventilation" OR "bi-level positive airway pressure" OR "bilevel positive airway pressure" OR "positive airway pressure" OR "positive pressure respiration" OR "pressure support ventilation" OR "mask ventilation" OR "peep" OR "cpap" OR "nppv" OR "nippv" OR "niv" OR "niav" OR "aprv" OR "ippb" OR "ippv") [Words] | "I"的主题词和自由词检索,之间用 or 连接 |
| And | "P"与"I"之间用 and 连接 |

### 4. 检索正在进行的研究

(1)WHO database:主要检索策略及简要解释如表 3-8 所示。

表 3-8　WHO database 主要检索策略

| 检索策略 | 解析 |
|---|---|
| Condition:congestive heart failure or cardiogenic oedema or cardiac insufficiency or heart insufficiency or leH ventricular dysfunction or myocardial infarction or heart failure or pulmonary oedema or left ventricular dysfunction or wet lungs | "P"的主题词和自由词检索,之间用 or 连接 |
| Intervention:artificial ventilation or assisted ventilation or mechanical ventilation or positive pressure ventilation or positive end expiratory pressure or noninvasive ventilation or cpap or nppv or bilevel or niv | "I"的主题词和自由词检索,之间用 or 连接 |

(2)Clinicaltrials. gov:主要检索策略及简要解释如表 3-9 所示。

表 3-9　Clinicaltrials. gov 主要检索策略

| 检索策略 | 解析 |
|---|---|
| Condition:congestive heart failure OR cardiogenic edema OR cardiac insufficiency OR heart insufficiency OR left ventricular dysfunction OR myocardial infarction OR heart failure OR pulmonary oedema OR wet lungs | "P"的主题词和自由词检索,之间用 or 连接 |
| Intervention:(artificial OR assisted OR mechanical OR positivepressure OR noninvasive) AND ventilation OR positive end expiratory pressure OR cpap OR nppv OR bilevel OR niv | "I"的主题词和自由词检索,之间用 or 连接 |

### (三)补充检索

追踪已纳入研究的参考文献进行补充检索;检索灰色文献、会议论文等;必要时联系相关作者。

### (四)记录检索过程

在整个检索过程中,都需要对检索过程[包括数据库(含检索平台)、检索日期、检索人、检索策略、检索结果;是否进行灰色文献查找、是否联系研究作者等]进行足够详细的记录,以保证检索过程的可重现性。

### 三、基于 PICOS 原则的循证检索实例

实例背景：鼻咽癌是中国华南地区高发肿瘤，局限期及局部晚期鼻咽癌标准治疗方案为同步放化疗±辅助化疗，同步放化疗前是否需要诱导化疗目前存在争议，对于局部晚期的鼻咽癌患者是否应先行诱导化疗？对于这个临床问题我们计划系统检索相关的随机对照试验。

首先，按照 PICOS 原则提炼临床问题。

P：鼻咽癌

I：同步放化疗+诱导化疗

C：同步放化疗±辅助化疗

O：疗效及安全性

S：随机对照试验

据此我们可确定检索词如下："鼻咽癌""放化疗""诱导化疗""随机对照试验"（outcome 一般不用作为检索关键词）。检索策略如下：首先对每个关键词进行检索，包括该关键词的所有同义词及变形，并采取自由词和主题词结合的形式进行；其次用逻辑连接词"AND"对各检索组段进行连接，得到检索结果；最后导出检索结果。

接下来，按照 PICOS 原则演示该具体的临床问题在 CBM、PubMed、Embase、Cochrane Library、Web of Science 数据库中检索的具体过程。本节介绍的检索方法简单易学，尽量避免过多的采用检索符号及复杂的逻辑运算，把复杂的问题简单化，注重实际运用。

#### （一）中国生物医学文献数据库（CBM）

CBM 是文摘型数据库，是目前最强大的中文文摘型数据库，也是制作系统评价推荐检索的中文数据库。接下来，将以图示的形式演示整个操作过程。

1. 进入中国生物医学文献服务系统主页　从中国生物医学文献服务系统（SinoMed）平台进入中国生物医学文献数据库。可通过高校及科研院所的图书馆入口进入，一般来说具有使用权限的高校及研究所 IP 范围内可自动登录，并获得相应的权限，如复旦大学图书馆的 SinoMed 检索平台（图 3-18）。

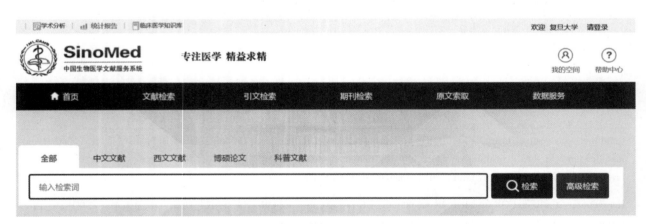

**图 3-18　SinoMed 检索平台**

2. 进入检索界面　从文献检索下拉框中选择"中文文献"选项并单击，出现如图 3-19 所示检索界面，默认的中文数据库即是中国生物医学文献数据库。与既往检索界面不同，目前检索界面中，共有快速检索、高级检索、主题检索和分类检索四种检索类别。

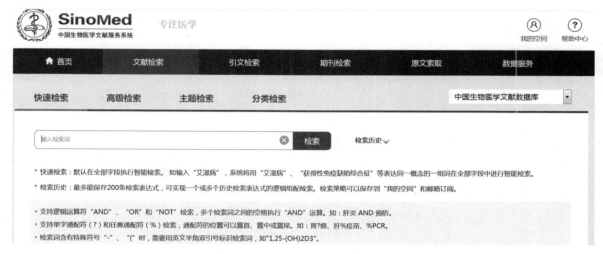

图 3-19　检索界面

3.检索关键词　依次检索各关键词,包括每个关键词的所有同义词及变形,采取自由词和主题词结合的形式进行;其次用逻辑连接词"AND"对各检索组段进行连接,得到检索结果。自由词检索框前的检索入口可选择,一般为了确保检索全面,我们仅选择检索入口为"快速检索"。快速检索默认在全部字段执行智能检索,如输入"鼻咽癌"这个自由词,系统将用"鼻咽癌""鼻咽肿瘤"(主题词)等表达同一概念的一组词在全部字段中进行智能检索。实际上详细的表达式为:("鼻咽癌"[全部字段]OR "鼻咽肿瘤"[全部字段]OR "鼻咽部癌"[全部字段]OR "鼻咽肿瘤"[主题词])。

按 PICOS 原则,针对 P 这个要素,以"鼻咽癌"为自由词进行快速智能检索。请注意,本例仅作为演示,未必考虑了"鼻咽癌"所有的同义词或者变形词。

依次类推:针对 I 和 C,检索式分别为:"放射疗法"OR "放射治疗"OR "放疗","药物疗法"OR "化学疗法"OR "化疗",将两者的结果用 AND 连接即是为检索"放疗+化疗"(从检索历史按钮进入);"诱导化疗"OR "*辅助化疗"等为了检索"诱导化疗"。对 O 本节不作讨论。针对 S,检索式为:"随机"OR "随机对照"OR "随机对照试验"。

最后,单击检索历史按钮,按图 3-20 所示,对所有关键词进行逻辑组配,最后得到检索结果如图 3-21 所示。共获得 254 篇文献。从题目中可以看出,检索到的第一篇文献符合我们的检索要求。

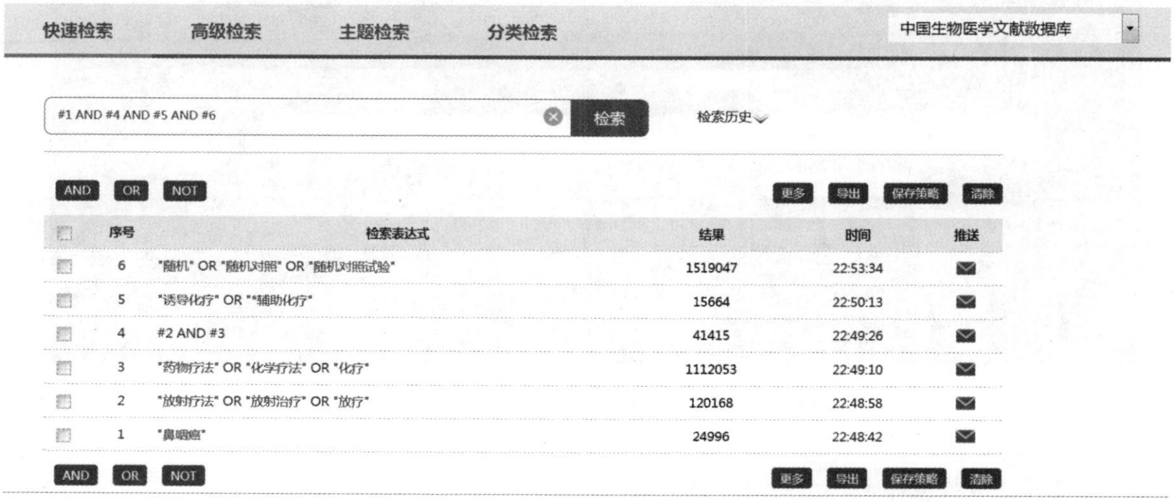

| 序号 | 检索表达式 | 结果 | 时间 | 推送 |
|---|---|---|---|---|
| 6 | "随机" OR "随机对照" OR "随机对照试验" | 1519047 | 22:53:34 | |
| 5 | "诱导化疗" OR "*辅助化疗" | 15664 | 22:50:13 | |
| 4 | #2 AND #3 | 41415 | 22:49:26 | |
| 3 | "药物疗法" OR "化学疗法" OR "化疗" | 1112053 | 22:49:10 | |
| 2 | "放射疗法" OR "放射治疗" OR "放疗" | 120168 | 22:48:58 | |
| 1 | "鼻咽癌" | 24996 | 22:48:42 | |

图 3-20　自由词检索框

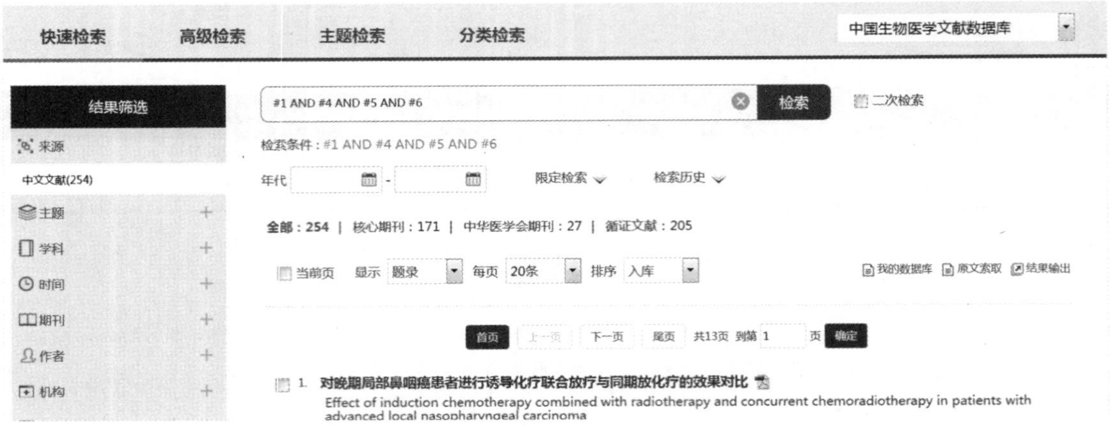

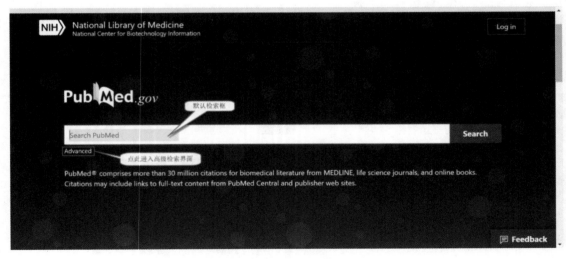

**图 3-21　检索结果**

**4. 注意事项**　在使用 CBM 数据库检索时，每个检索步骤尽量仅解决一个问题，试图一个步骤解决所有问题的检索策略不可取，太多的步骤糅合在一起容易出错，阅读起来费力。推荐逐步推进，步步推进方法确保了检索的准确性，并且使检索过程清晰明了。本例中的检索顺序为：鼻咽癌、放化疗、诱导化疗、随机对照试验。依次对这些检索词进行检索，具体到每个检索词时，首先采用自由词进行检索，其次采用主题词进行检索（本节未演示），同时兼顾了检索的全面及准确性，而且操作步骤清晰明了。主题词的查找尽量准确，需要观察一下该主题词树形结构，以及其上位词及下位词，确保主题词的精确，但并不是每个关键词都有主题词。

**（二）PubMed**

PubMed 是完全免费使用的文摘型数据库，是目前最强大的英文文摘型数据库之一，收录大约 6 500 种生物医学期刊。制作系统评价推荐检索英文数据库。下面将演示整个检索操作过程。

**1. PubMed 主页**

主页详见图 3-22。

**图 3-22　PubMed 主页**

**2. PubMed 高级检索界面及主题词查找界面**

PubMed 改版后，新的界面已经无法直接链接到 MeSH 数据库，读者可以直接使用以下链接访问其主页：https://www.ncbi.nlm.nih.gov/mesh，如图 3-23 所示。

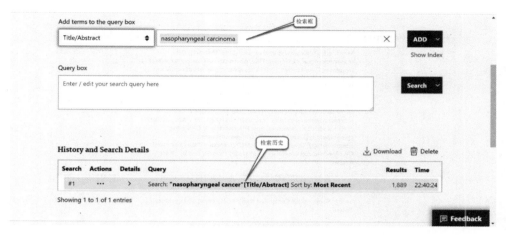

图 3-23　PubMed 高级检索界面

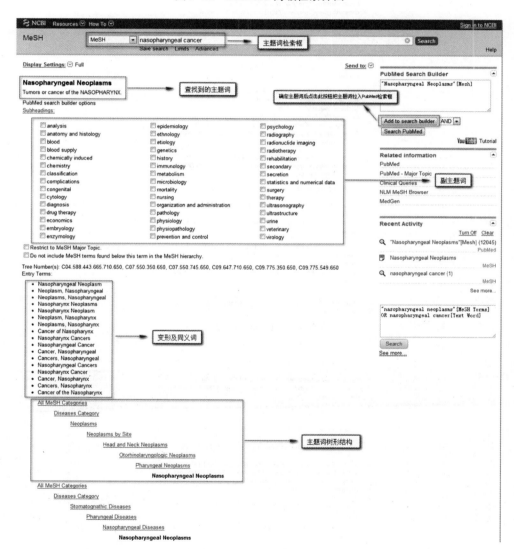

图 3-24　PubMed 主题词查找界面（https://www.ncbi.nlm.nih.gov/mesh）

3. 检索过程

依次检索各关键词，包括每个关键词的所有同义词及变形，采取自由词和主题词结合的形式进行，如图 3-25 所示；其次用逻辑连接词"AND"对各检索组段进行连接，得到检索结果，如图 3-26 所示。

| Search | Actions | Details | Query | Results | Time |
|---|---|---|---|---|---|
| #27 | ... | | Search: ((((("nasopharyngeal cancer"[Title/Abstract]) OR (nasopharyngeal carcinoma[Title/Abstract])) OR (nasopharyngeal neoplasm[Title/Abstract]) OR (nasopharyngeal neoplasm[MeSH Terms])) AND (((((radiotherapy[Title/Abstract]) OR (radiation therapy[Title/Abstract])) OR (radiotherapy[MeSH Terms])) AND ((((chemotherapy[Title/Abstract]) OR (Chemical therapy[Title/Abstract])) OR (Drug Therapy[MeSH Terms]))) AND (((concurrent radiochemotherapy[Title/Abstract]) OR (chemoradiotherapy[Title/Abstract])) OR (CCRT[Title/Abstract])))) AND (((induction chemotherapy[Title/Abstract]) OR (induc* chemotherapy[Title/Abstract])) OR (neoadjuvant chemotherapy[Title/Abstract])) AND ((random*[Title/Abstract]) OR (Randomized Controlled Trial[MeSH Terms])) Sort by: Most Recent | 110 | 23:07:38 |
| #26 | ... | | Search: (random*[Title/Abstract]) OR (Randomized Controlled Trial[MeSH Terms]) Sort by: Most Recent | 1,183,374 | 23:06:19 |
| #25 | ... | | Search: Randomized Controlled Trial[MeSH Terms] Sort by: Most Recent | 135,878 | 23:06:12 |
| #24 | ... | | Search: random*[Title/Abstract] Sort by: Most Recent | 1,128,038 | 23:05:47 |
| #23 | ... | | Search: ((induction chemotherapy[Title/Abstract]) OR (induc* chemotherapy[Title/Abstract])) OR (neoadjuvant chemotherapy[Title/Abstract]) Sort by: Most Recent | 99,191 | 23:05:36 |
| #22 | ... | | Search: neoadjuvant chemotherapy[Title/Abstract] Sort by: Most Recent | 14,288 | 23:05:21 |
| #21 | ... | | Search: induc* chemotherapy[Title/Abstract] Sort by: Most Recent | 86,700 | 23:05:12 |
| #20 | ... | | Search: induction chemotherapy[Title/Abstract] Sort by: Most Recent | 8,110 | 23:05:01 |
| #19 | ... | | Search: ((((radiotherapy[Title/Abstract]) OR (radiation therapy[Title/Abstract])) OR (radiotherapy[MeSH Terms])) AND (((chemotherapy[Title/Abstract]) OR (Chemical therapy[Title/Abstract])) OR (Drug Therapy[MeSH Terms]))) AND (((concurrent radiochemotherapy[Title/Abstract]) OR (chemoradiotherapy[Title/Abstract])) OR (CCRT[Title/Abstract])) Sort by: Most Recent | 12,232 | 23:04:43 |
| #18 | ... | | Search: ((concurrent radiochemotherapy[Title/Abstract]) OR (chemoradiotherapy[Title/Abstract])) OR (CCRT[Title/Abstract]) Sort by: Most Recent | 20,353 | 23:04:24 |
| #17 | ... | | Search: CCRT[Title/Abstract] Sort by: Most Recent | 1,679 | 23:04:08 |
| #16 | ... | | Search: chemoradiotherapy[Title/Abstract] Sort by: Most Recent | 19,693 | 23:03:59 |
| #15 | ... | | Search: concurrent radiochemotherapy[Title/Abstract] Sort by: Most Recent | 196 | 23:03:47 |
| #14 | ... | | Search: (((radiotherapy[Title/Abstract]) OR (radiation therapy[Title/Abstract])) OR (radiotherapy[MeSH Terms])) AND (((chemotherapy[Title/Abstract]) OR (Chemical therapy[Title/Abstract])) OR (Drug Therapy[MeSH Terms])) Sort by: Most Recent | 102,023 | 23:03:25 |
| #13 | ... | | Search: ((chemotherapy[Title/Abstract]) OR (Chemical therapy[Title/Abstract])) OR (Drug Therapy[MeSH Terms]) Sort by: Most Recent | 1,576,973 | 23:02:45 |
| #12 | ... | | Search: Drug Therapy[MeSH Terms] Sort by: Most Recent | 1,346,489 | 23:02:33 |
| #11 | ... | | Search: Chemical therapy[Title/Abstract] Sort by: Most Recent | 160 | 23:02:20 |
| #10 | ... | | Search: chemotherapy[Title/Abstract] Sort by: Most Recent | 361,336 | 23:02:09 |
| #9 | ... | | Search: ((radiotherapy[Title/Abstract]) OR (radiation therapy[Title/Abstract])) OR (radiotherapy[MeSH Terms]) Sort by: Most Recent | 323,645 | 23:01:49 |
| #8 | ... | | Search: radiotherapy[MeSH Terms] Sort by: Most Recent | 184,154 | 23:01:37 |
| #7 | ... | | Search: radiation therapy[Title/Abstract] Sort by: Most Recent | 76,715 | 23:01:11 |
| #6 | ... | | Search: radiotherapy[Title/Abstract] Sort by: Most Recent | 179,200 | 23:00:59 |
| #5 | ... | | Search: ((("nasopharyngeal cancer"[Title/Abstract]) OR (nasopharyngeal carcinoma[Title/Abstract])) OR (nasopharyngeal neoplasm[Title/Abstract])) OR (nasopharyngeal neoplasm[MeSH Terms]) Sort by: Most Recent | 20,118 | 23:00:10 |
| #4 | ... | | Search: nasopharyngeal neoplasm[MeSH Terms] Sort by: Most Recent | 16,446 | 22:49:33 |
| #3 | ... | | Search: nasopharyngeal neoplasm[Title/Abstract] Sort by: Most Recent | 33 | 22:47:39 |
| #2 | ... | | Search: nasopharyngeal carcinoma[Title/Abstract] Sort by: Most Recent | 12,669 | 22:47:03 |
| #1 | ... | | Search: "nasopharyngeal cancer"[Title/Abstract] Sort by: Most Recent | 1,889 | 22:40:24 |

Showing 1 to 27 of 27 entries

图 3-25  检索策略及检索详细步骤

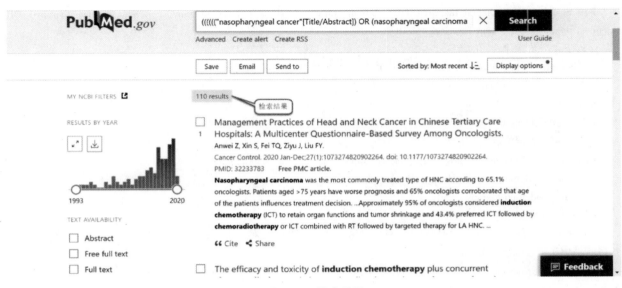

图 3-26　检索结果

### 4. PubMed 检索策略分析

检索策略的审查一般从下往上看，最下面的检索步骤一般来说是最先进行检索的步骤，其中斜体部分为笔者注释。检索策略及分析如下：

*（最后用逻辑连接词"AND"连接#6 AND #24 AND #28 AND #32，完成检索）*

#33 Search （（（（（（（（ nasopharyngeal carcinoma） OR nasopharyngeal cancer） OR nasopharyngeal neoplasm） OR "Nasopharyngeal Neoplasms"［Mesh］）） AND （（（（（（（ radiation therapy） OR "Radiotherapy"［Mesh］） OR radiotherapy）） AND （（（ chemotherapy） OR Chemical therapy） OR "Drug Therapy"［Mesh］）） OR （（（ concurrent radiochemotherapy） OR chemoradiotherapy） OR CCRT）） AND （（（ induction chemotherapy） OR induc ＊ chemotherapy） OR neoadjuvant chemotherapy）） AND （（random ＊） OR （"Randomized Controlled Trial"［Publication Type］OR "Randomized Controlled Trials as Topic"［Mesh］））

*（以下 3 个步骤检索关键词"随机对照试验"）*

#32 Search （random ＊） OR （"Randomized Controlled Trial"［Publication Type］OR "Randomized Controlled Trials as Topic"［Mesh］）

#31 Search "Randomized Controlled Trial"［Publication Type］OR "Randomized Controlled Trials as Topic"［Mesh］

#29 Search random ＊

*（以下 4 个步骤检索关键词"诱导化疗"）*

#28 Search （（ induction chemotherapy） OR induc ＊ chemotherapy） OR neoadjuvant chemotherapy

#27 Search neoadjuvant chemotherapy

#26 Search induc ＊ chemotherapy

#25 Search induction chemotherapy

*（#24 步骤把讨论"放化疗"或者"同步放化疗"的文章合并，完成对关键词"放化疗"的检索）*

#24 Search （（（（（（ radiation therapy） OR "Radiotherapy"［Mesh］） OR radiotherapy）） AND （（（ chemotherapy） OR Chemical therapy） OR "Drug Therapy"［Mesh］））） OR （（（ concurrent radiochemotherapy） OR chemoradiotherapy） OR CCRT）

*（以下 4 个步骤检索"同步放化疗"）*

#23 Search （（ concurrent radiochemotherapy） OR chemoradiotherapy） OR CCRT

#22 Search CCRT

#21 Search chemoradiotherapy

#20 Search concurrent radiochemotherapy

*(#19 步骤把#12 与#18 用逻辑连接词"AND"连接，检索放疗+化疗的文章)*

#19 Search （（（（radiation therapy）OR " Radiotherapy" ［Mesh］）OR radiotherapy）） AND （（（chemotherapy）OR Chemical therapy）OR "Drug Therapy"［Mesh］）

*(以下 4 个步骤检索"化疗")*

#18 Search （（chemotherapy）OR Chemical therapy）OR "Drug Therapy"［Mesh］

#17 Search "Drug Therapy"［Mesh］

#14 Search Chemical therapy

#13 Search chemotherapy

*(以下 4 个步骤检索"放射治疗")*

#12 Search （（radiation therapy）OR "Radiotherapy"［Mesh］）OR radiotherapy

#11 Search "Radiotherapy"［Mesh］

#8 Search radiation therapy

#7 Search radiotherapy

*(以下 6 个步骤检索关键词"鼻咽癌"，自由词结合主题词进行检索，#1-#3 为自由词检索，#5 为主题词检索，#6 把各步骤用逻辑连接词"OR"连接)*

#6 Search （（（nasopharyngeal carcinoma）OR nasopharyngeal cancer）OR nasopharyngeal neoplasm）OR " Nasopharyngeal Neoplasms"［Mesh］

#5 Search " Nasopharyngeal Neoplasms"［Mesh］

#3 Search nasopharyngeal neoplasm

#2 Search nasopharyngeal cancer

#1 Search nasopharyngeal carcinoma

## （三）荷兰医学文摘数据库（Embase）

Embase 是需付费使用的文摘型数据库，是目前最强大的英文文摘型数据库之一，收录了大约 7 000 种生物医学期刊，其与 PubMed 不交叉的期刊 1 000 余种，此外具有较好的会议论文摘要及与药物相关的文献检索功能。制作系统评价推荐检索英文数据库。下面将演示整个检索操作过程。

1. Embase 登录界面

登录界面详见图 3-27。

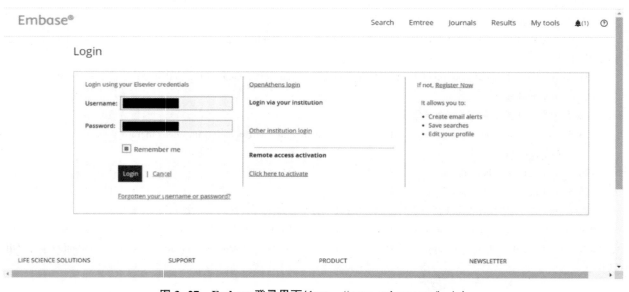

**图 3-27　Embase 登录界面**（https：//www.embase.com/login）

2. Embase 检索界面

检索界面详见图 3-28。

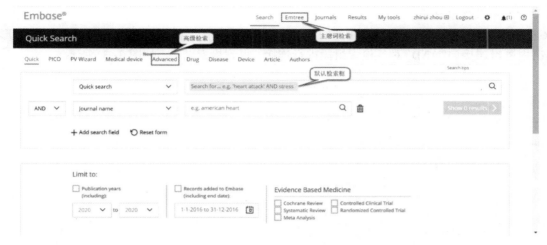

**图 3-28　Embase 检索界面**

## 3. Embase 主题词查找界面

查找界面详见图 3-29。

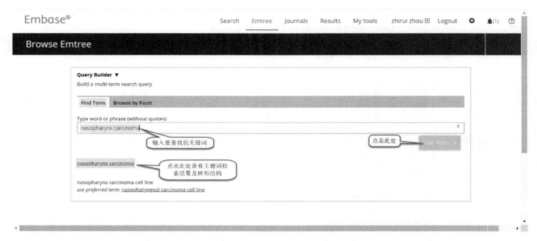

**图 3-29　Embase 主题词查找界面**

## 4. Embase 高级检索界面

高级检索界面见图 3-30。

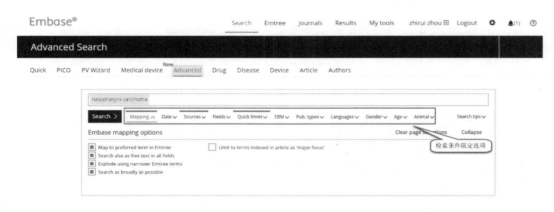

**图 3-30　Embase 高级检索界面**

**5.检索策略及检索结果**

依次检索各关键词，包括每个关键词的所有同义词及变形，采取自由词和主题词结合的形式进行；其次用逻辑连接词"AND"对各检索组段进行连接，得到检索结果，如图3-31所示。

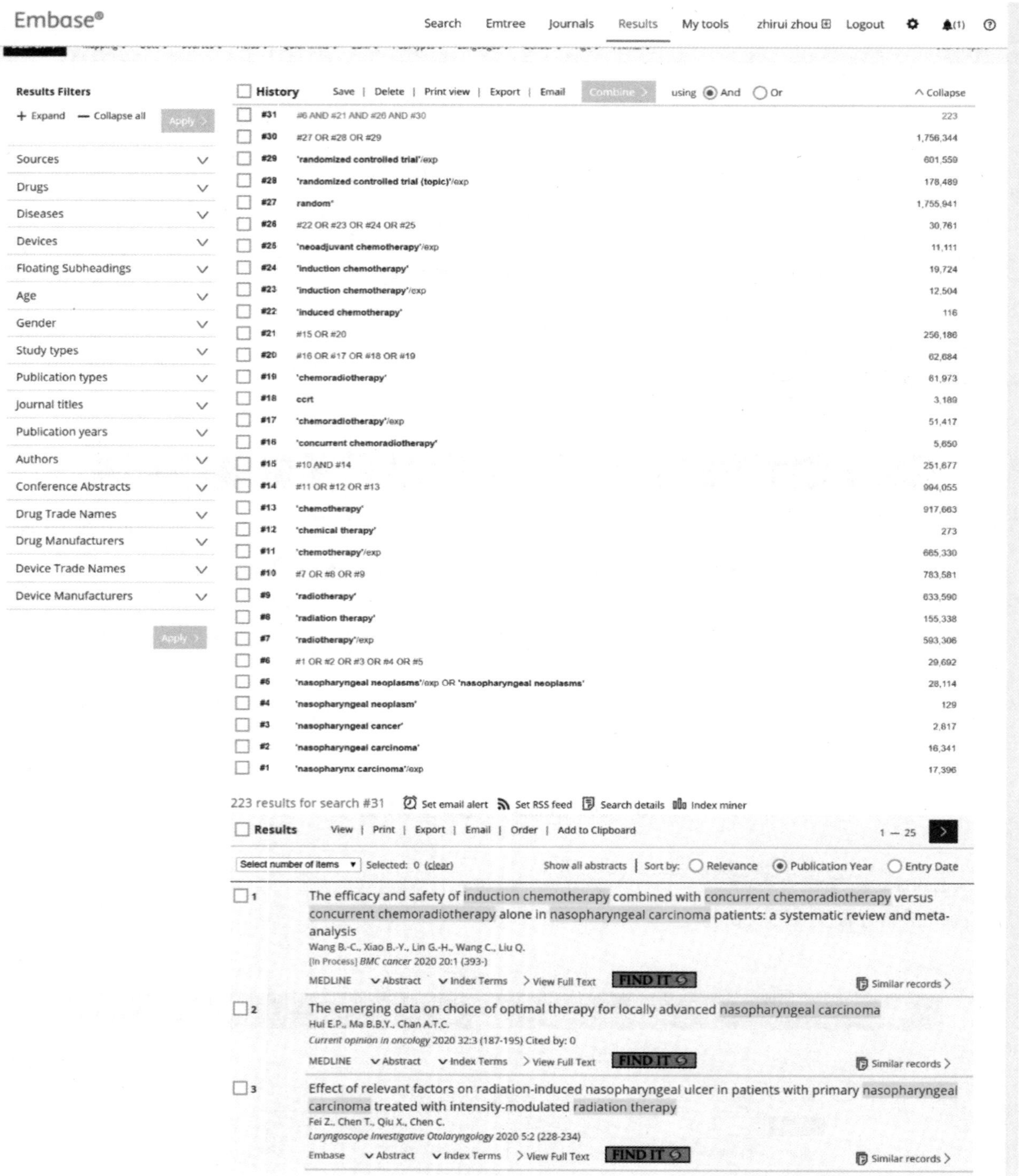

**图3-31　检索策略及检索结果**

6.检索策略分析

检索策略的审查一般从下往上看,最下面的检索步骤一般来说是最先进行检索的步骤,其中斜体部分为笔者注释。检索策略及分析如下:

*(最后用逻辑连接词"AND"连接#30 AND #26 AND #21 AND #6,完成检索)*

#31. ' nasopharynx carcinoma '/exp OR ' nasopharyngeal carcinoma '/exp OR ' nasopharyngeal cancer '/exp OR ' nasopharyngeal neoplasm' OR 'nasopharyngeal neoplasms'/exp AND (' radiation therapy'/exp OR ' radiotherapy'/exp AND (' chemical therapy' OR 'chemotherapy'/exp) OR 'concurrent chemoradiotherapy' OR ccrt OR ' chemoradiotherapy'/exp) AND (' induced chemotherapy' OR ' induction chemotherapy'/exp OR ' neoadjuvant chemotherapy'/exp) AND (random * OR ' randomized controlled trial (topic)'/exp OR 'randomized controlled trial'/exp)

*(以下检索关键词"随机对照试验")*

#30 random * OR ' randomized controlled trial (topic)'/exp OR 'randomized controlled trial'/exp

#29 ' randomized controlled trial'/exp(主题词)

#28 ' randomized controlled trial (topic)'/exp(主题词)

#27 random *

*(以下检索关键词"诱导化疗")*

#26 'induced chemotherapy' OR 'induction chemotherapy'/exp OR 'neoadjuvant chemotherapy'/exp

#25 ' neoadjuvant chemotherapy'/exp

#24 ' induction chemotherapy'/exp

#23 ' induction chemotherapy'/exp(主题词)

#22 ' induced chemotherapy'

*(以下检索关键词"放化疗":"同步放化疗"OR"放化疗")*

#21 ' radiation therapy'/exp OR ' radiotherapy'/exp AND (' chemical therapy' OR ' chemotherapy'/exp) OR ' concurrent chemoradiotherapy' OR ccrt OR ' chemoradiotherapy'/exp

*(以下检索"同步放化疗")*

#20 ' concurrent chemoradiotherapy' OR ccrt OR ' chemoradiotherapy'/exp

#19 ' chemoradiotherapy'/exp(主题词)

#18 ccrt

#17 ' chemoradiotherapy'/exp

#16 ' concurrent chemoradiotherapy'

*(以下检索"放疗+化疗")*

#15 ' radiation therapy'/exp OR ' radiotherapy'/exp AND (' chemical therapy' OR ' chemotherapy'/exp)

*(以下检索"化学治疗")*

#14 ' chemical therapy' OR ' chemotherapy'/exp

#13 ' chemotherapy'/exp

#12 ' chemical therapy'

#11 ' chemotherapy'/exp(主题词)

*(以下4步检索"放射治疗")*

#10 ' radiation therapy'/exp OR ' radiotherapy'/exp

#9 ' radiotherapy'/exp

#8 ' radiation therapy'/exp

#7 ' radiotherapy'/exp(主题词)

*(以下6步检索第一个关键词"鼻咽癌")*

#6 ' nasopharynx carcinoma '/exp OR ' nasopharyngeal carcinoma '/exp OR ' nasopharyngeal cancer '/exp OR ' nasopharyngeal neoplasm' OR 'nasopharyngeal neoplasms'/exp

#5 ' nasopharyngeal neoplasms'/exp

#4 ' nasopharyngeal neoplasm'

#3 ' nasopharyngeal cancer'/exp

#2 ' nasopharyngeal carcinoma'/exp

#1 ' nasopharynx carcinoma' ∕exp( 主题词)

### （四） Cochrane Central Register of Controlled Trials（CENTRAL）

Cochrane 图书馆包括 Cochrane 系统评价数据库（Cochrane Database of Systematic Reviews）及 Cochrane 随机对照试验数据库（CENTRAL）。Cochrane 旗下各数据库的检索界面相同。CENTRAL 由 Cochrane 协作组各专业组负责检索更新，收录目前世界范围内发表的随机对照试验，制作干预试验系统评价推荐检索该数据库。

1. CENTRAL 主页

主页详见图 3-32。

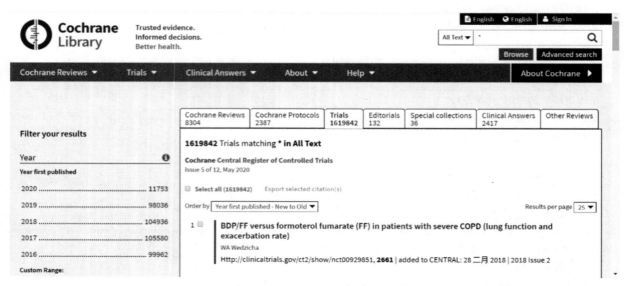

图 3-32　CENTRAL 主页（ https：∕∕www.cochranelibrary.com∕central）

2. CENTRAL 高级检索界面

高级检索界面详见图 3-33。

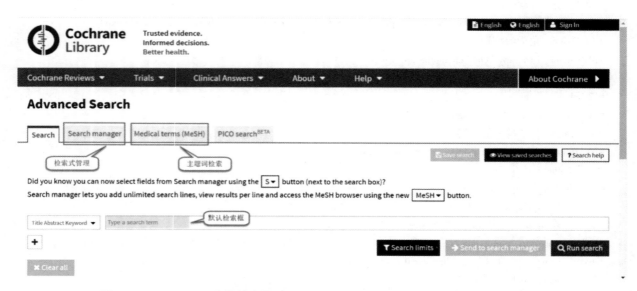

图 3-33　CENTRAL 高级检索界面（ https：∕∕www.cochranelibrary.com∕advanced- search）

## 3. CENTRAL 检索式管理界面
检索式管理界面详见图 3-34。

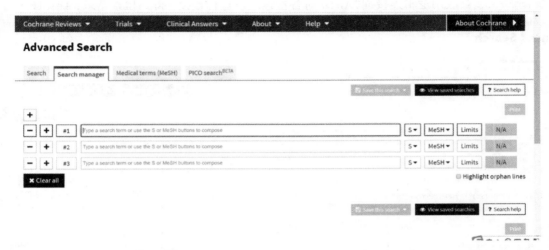

**图 3-34 CENTRAL 检索式管理界面**(https：//www.cochranelibrary.com/advanced- search/search- manager)

## 4. CENTRAL 主题词查找界面
主题词查找界面详见图 3-35。

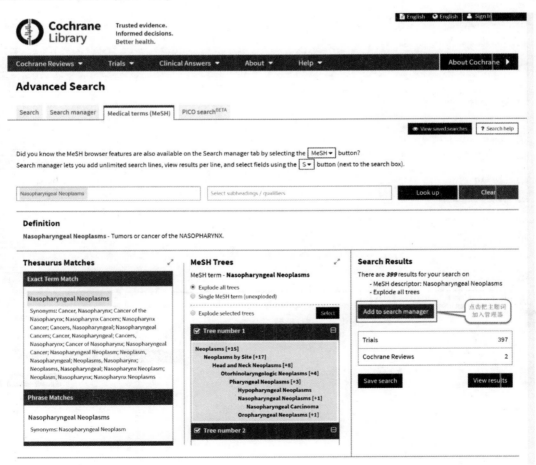

**图 3-35 CENTRAL 主题词查找界面**

5.检索策略及检索结果

依次检索各关键词，包括每个关键词的所有同义词及变形，采取自由词和主题词结合的形式进行，详见图 3-36；其次用逻辑连接词"AND"对各检索组段进行连接，得到检索结果，详见图 3-37。

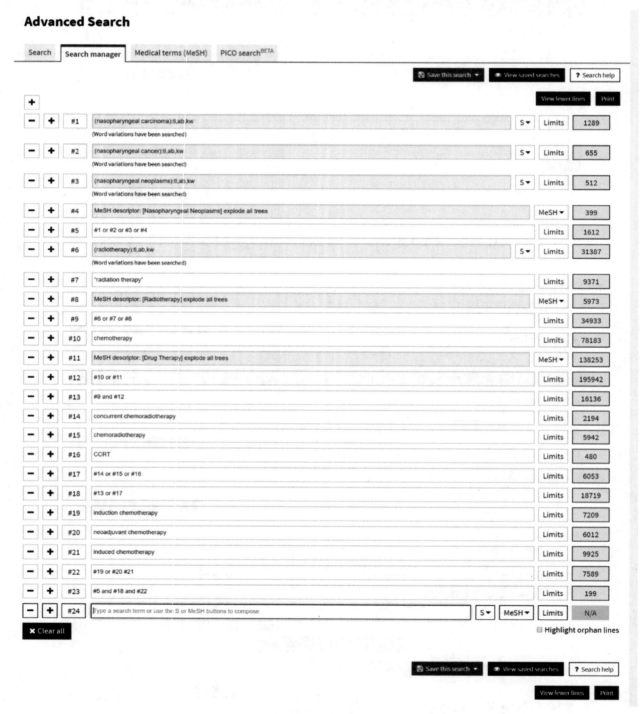

图 3-36　检索策略

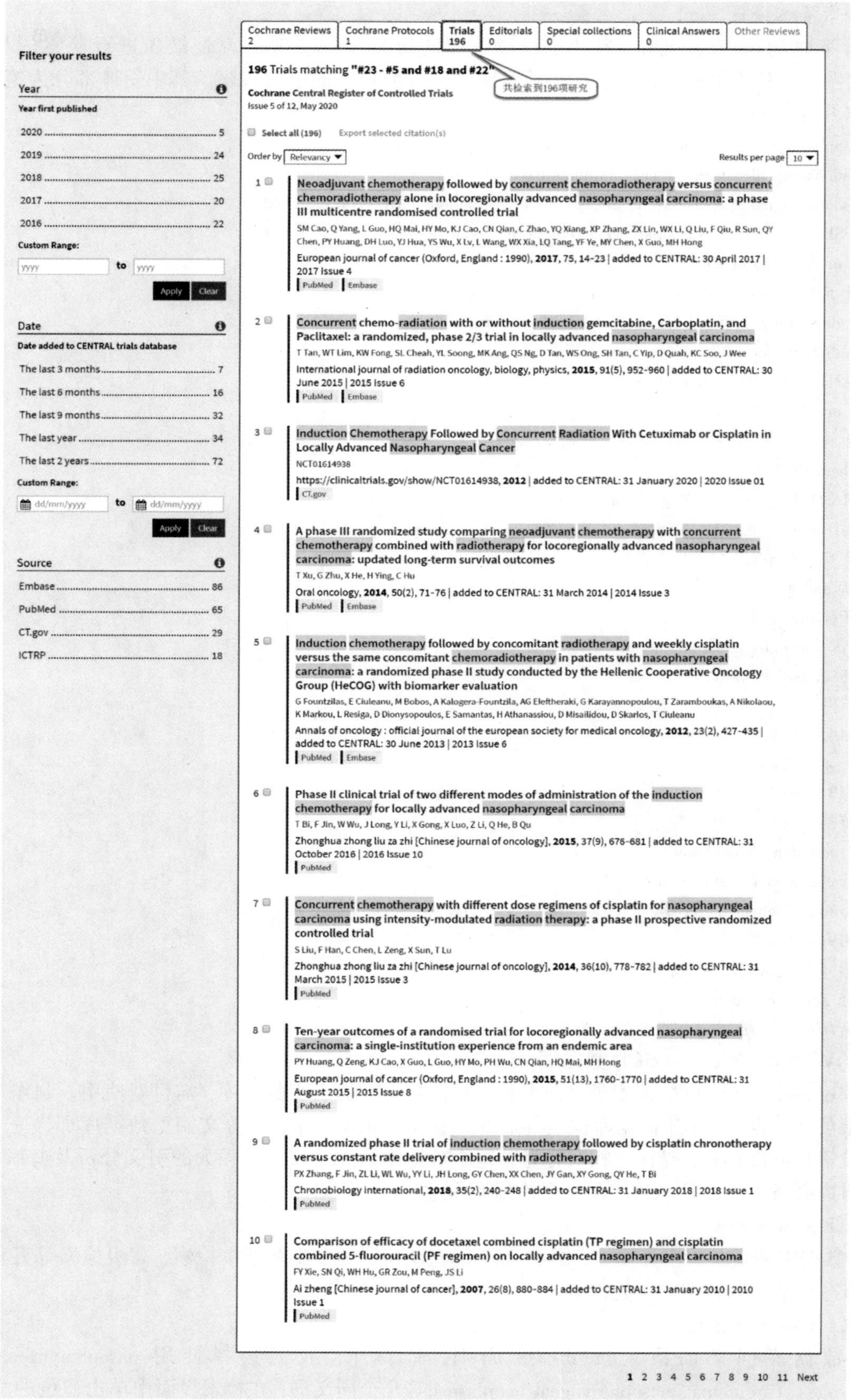

| Cochrane Reviews | Cochrane Protocols | Trials | Editorials | Special collections | Clinical Answers | Other Reviews |
| 2 | 1 | 196 | 0 | 0 | 0 | |

**Filter your results**

**Year**　ⓘ

Year first published

2020 ...................................................... 5

2019 ...................................................... 24

2018 ...................................................... 25

2017 ...................................................... 20

2016 ...................................................... 22

Custom Range:

yyyy　to　yyyy

Apply　Clear

**Date**　ⓘ

Date added to CENTRAL trials database

The last 3 months ............................ 7

The last 6 months ............................ 16

The last 9 months ............................ 32

The last year .................................... 34

The last 2 years ............................... 72

Custom Range:

📅 dd/mm/yyyy　to　📅 dd/mm/yyyy

Apply　Clear

**Source**　ⓘ

Embase ............................................... 86

PubMed .............................................. 65

CT.gov ................................................ 29

ICTRP ................................................. 18

---

**196 Trials matching "#23 - #5 and #18 and #22"**

**Cochrane Central Register of Controlled Trials**
Issue 5 of 12, May 2020

〔共检索到196项研究〕

☐ Select all (196)　　Export selected citation(s)

Order by  Relevancy ▼　　　　　　　　　　　　　　　　Results per page  10 ▼

1 ☐ **Neoadjuvant chemotherapy followed by concurrent chemoradiotherapy versus concurrent chemoradiotherapy alone in locoregionally advanced nasopharyngeal carcinoma: a phase III multicentre randomised controlled trial**
SM Cao, Q Yang, L Guo, HQ Mai, HY Mo, KJ Cao, CN Qian, C Zhao, YQ Xiang, XP Zhang, ZX Lin, WX Li, Q Liu, F Qiu, R Sun, QY Chen, PY Huang, DH Luo, HJ Hua, YS Wu, X Lv, L Wang, WX Xia, LQ Tang, YF Ye, MY Chen, X Guo, MH Hong
European journal of cancer (Oxford, England : 1990), **2017**, 75, 14–23 | added to CENTRAL: 30 April 2017 | 2017 Issue 4
PubMed  Embase

2 ☐ **Concurrent chemo-radiation with or without induction gemcitabine, Carboplatin, and Paclitaxel: a randomized, phase 2/3 trial in locally advanced nasopharyngeal carcinoma**
T Tan, WT Lim, KW Fong, SL Cheah, YL Soong, MK Ang, QS Ng, D Tan, WS Ong, SH Tan, C Yip, D Quah, KC Soo, J Wee
International journal of radiation oncology, biology, physics, **2015**, 91(5), 952–960 | added to CENTRAL: 30 June 2015 | 2015 Issue 6
PubMed  Embase

3 ☐ **Induction Chemotherapy Followed by Concurrent Radiation With Cetuximab or Cisplatin in Locally Advanced Nasopharyngeal Cancer**
NCT01614938
https://clinicaltrials.gov/show/NCT01614938, **2012** | added to CENTRAL: 31 January 2020 | 2020 Issue 01
CT.gov

4 ☐ **A phase III randomized study comparing neoadjuvant chemotherapy with concurrent chemotherapy combined with radiotherapy for locoregionally advanced nasopharyngeal carcinoma: updated long-term survival outcomes**
T Xu, G Zhu, X He, H Ying, C Hu
Oral oncology, **2014**, 50(2), 71–76 | added to CENTRAL: 31 March 2014 | 2014 Issue 3
PubMed  Embase

5 ☐ **Induction chemotherapy followed by concomitant radiotherapy and weekly cisplatin versus the same concomitant chemoradiotherapy in patients with nasopharyngeal carcinoma: a randomized phase II study conducted by the Hellenic Cooperative Oncology Group (HeCOG) with biomarker evaluation**
G Fountzilas, E Ciuleanu, M Bobos, A Kalogera-Fountzila, AG Eleftheraki, G Karayannopoulou, T Zaramboukas, A Nikolaou, K Markou, L Resiga, D Dionysopoulos, E Samantas, H Athanassiou, D Misailidou, D Skarlos, T Ciuleanu
Annals of oncology : official journal of the european society for medical oncology, **2012**, 23(2), 427–435 | added to CENTRAL: 30 June 2013 | 2013 Issue 6
PubMed  Embase

6 ☐ **Phase II clinical trial of two different modes of administration of the induction chemotherapy for locally advanced nasopharyngeal carcinoma**
T Bi, F Jin, W Wu, J Long, Y Li, X Gong, X Luo, Z Li, Q He, B Qu
Zhonghua zhong liu za zhi [Chinese journal of oncology], **2015**, 37(9), 676–681 | added to CENTRAL: 31 October 2016 | 2016 Issue 10
PubMed

7 ☐ **Concurrent chemotherapy with different dose regimens of cisplatin for nasopharyngeal carcinoma using intensity-modulated radiation therapy: a phase II prospective randomized controlled trial**
S Liu, F Han, C Chen, L Zeng, X Sun, T Lu
Zhonghua zhong liu za zhi [Chinese journal of oncology], **2014**, 36(10), 778–782 | added to CENTRAL: 31 March 2015 | 2015 Issue 3
PubMed

8 ☐ **Ten-year outcomes of a randomised trial for locoregionally advanced nasopharyngeal carcinoma: a single-institution experience from an endemic area**
PY Huang, Q Zeng, KJ Cao, X Guo, L Guo, HY Mo, PH Wu, CN Qian, HQ Mai, MH Hong
European journal of cancer (Oxford, England : 1990), **2015**, 51(13), 1760–1770 | added to CENTRAL: 31 August 2015 | 2015 Issue 8
PubMed

9 ☐ **A randomized phase II trial of induction chemotherapy followed by cisplatin chronotherapy versus constant rate delivery combined with radiotherapy**
PX Zhang, F Jin, ZL Li, WL Wu, YY Li, JH Long, GY Chen, XX Chen, JY Gan, XY Gong, QY He, T Bi
Chronobiology international, **2018**, 35(2), 240–248 | added to CENTRAL: 31 January 2018 | 2018 Issue 1
PubMed

10 ☐ **Comparison of efficacy of docetaxel combined cisplatin (TP regimen) and cisplatin combined 5-fluorouracil (PF regimen) on locally advanced nasopharyngeal carcinoma**
FY Xie, SN Qi, WH Hu, GR Zou, M Peng, JS Li
Ai zheng [Chinese journal of cancer], **2007**, 26(8), 880–884 | added to CENTRAL: 31 January 2010 | 2010 Issue 1
PubMed

**1** 2 3 4 5 6 7 8 9 10 11 Next

图 3-37　检索结果

6.检索策略分析

检索策略的审查一般从下往上看,最下面的检索步骤一般来说是最先进行检索的步骤,但 Cochrane 图书馆检索策略导出后会按照检索顺序生成为自上而下的顺序。其中斜体部分为笔者注释。检索策略及分析如下:

#1 nasopharyngeal carcinoma ( Word variations have been searched)

#2 nasopharyngeal cancer ( Word variations have been searched)

#3 nasopharyngeal neoplasms:ti, ab, kw ( Word variations have been searched)

#4 MeSH descriptor:[ Nasopharyngeal Neoplasms]explode all trees

#5 #1 or #2 or #3 or #4

*(以上 5 步检索第一个关键词"鼻咽癌")*

#6 "radiotherapy" ( Word variations have been searched)

#7 "radiation therapy"

#8 MeSH descriptor:[ Radiotherapy]explode all trees

#9 #6 or #7 or #8

*(以上 4 步检索"放射治疗")*

#10 chemotherapy

#11 MeSH descriptor:[ Drug Therapy]explode all trees

#12 #10 or #11

*(以上 3 步检索化疗)*

#13 #9 and #12

*(该步检索"放疗+化疗")*

#14 "concurrent chemoradiotherapy"

#15 chemoradiotherapy

#16 CCRT

#17 #14 or #15 or #16

*(以上 4 步检索"同步放化疗")*

#18 #13 or #17

*(该步检索关键词"放化疗")*

#19 "induction chemotherapy"

#20 "neoadjuvant chemotherapy"

#21 "induced chemotherapy"

#22 #19 or #20 #21

*(以上 4 步检索关键词"诱导化疗")*

#23 #5 and #18 and #22

*(最后用逻辑连接词"AND"连接各关键词,完成检索)*

### (五)Web of Science(SCI)数据库

Web of Science(SCI)数据库是目前世界上功能最强大的引文数据库,需付费使用。制作系统评价推荐检索英文数据库。SCI 数据库检索界面并不像 PubMed、Embase 等文摘型数据库那样完美,但是大部分检索功能都具有,操作也相对容易。这个数据库最大的特点是强大的引文分析及追踪功能,医学科学研究必备工具。下面将演示整个检索操作过程。

1.SCI 数据库主页

SCI 数据库主页及检索界面,如图 3-38 和 3-39 所示,主要有基本检索、高级检索等五种检索方式,本节选择基本检索中的主题检索。

2.SCI 数据库检索过程

SCI 数据库同义词检索按 PICOS 原则,针对 P,我们选择使用 nasopharyngeal cancer、nasopharyngeal carcinoma、nasopharyngeal neoplasms 等几个同义词,在检索界面中单击蓝色的"增加行"可增加检索栏,并在新增的检索栏前面的逻辑选择项中选"OR",然后单击"检索"按钮,即可完成针对 P 的检索。当然,也可逐个检索,然后在"检索历史"中通过逻辑组配实现同义词检索。

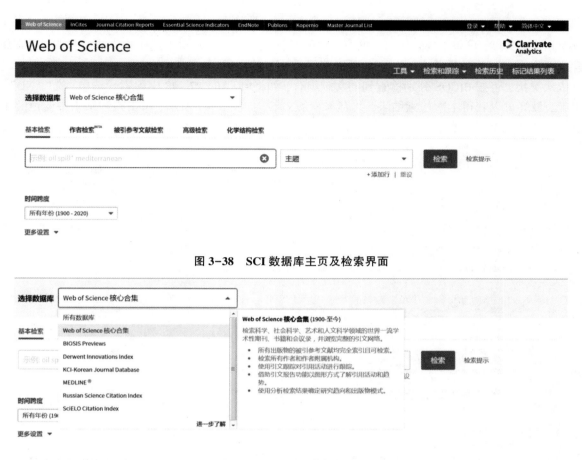

图 3-38　SCI 数据库主页及检索界面

图 3-39　SCI 所含数据库

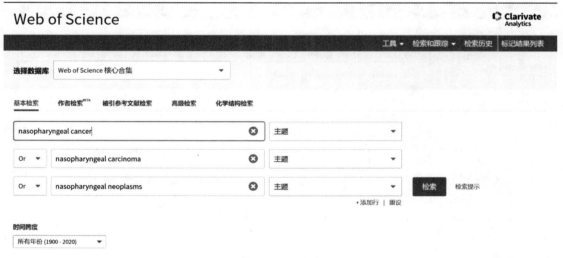

图 3-40　同义词检索

### 3. 检索策略及检索结果

同样的道理，针对 I 和 C 等 PICOS 要素依次进行检索。请注意，组合检索式的应用，如针对检索到的放疗和化疗文献，可单击检索界面中的"检索历史"按钮，在历史检索中选中检索式#2和#3，再在组配检索式选中"AND"，最后单击"组配"，可以获得放化疗的文献。

依次类推，将按 PICOS 分别检索到的文献组合，如将#1、#6、#7、#8 中检索式选中，选"AND"，单击组配，最终可以获得本次检索结果，共有 428 条文献，如图 3-41 所示，单击检索结果中蓝色的 428，可以查看具体的文献情况，如图 3-42 所示。

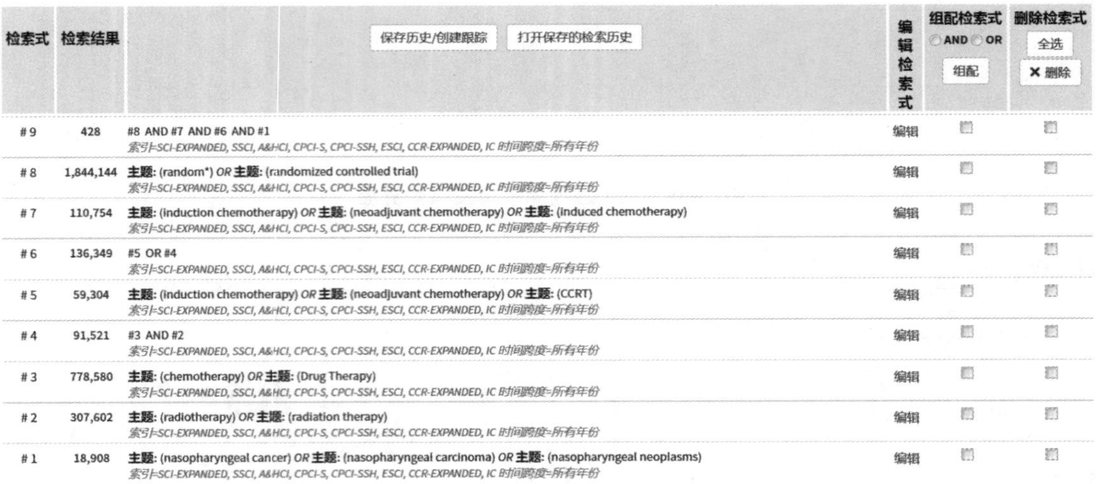

| 检索式 | 检索结果 | | 编辑检索式 | 组配检索式<br>○ AND ○ OR<br>组配 | 删除检索式<br>全选<br>✕ 删除 |
|---|---|---|---|---|---|
| #9 | 428 | #8 AND #7 AND #6 AND #1<br>*索引=SCI-EXPANDED, SSCI, A&HCI, CPCI-S, CPCI-SSH, ESCI, CCR-EXPANDED, IC 时间跨度=所有年份* | 编辑 | ☐ | ☐ |
| #8 | 1,844,144 | **主题:** (random*) OR **主题:** (randomized controlled trial)<br>*索引=SCI-EXPANDED, SSCI, A&HCI, CPCI-S, CPCI-SSH, ESCI, CCR-EXPANDED, IC 时间跨度=所有年份* | 编辑 | ☐ | ☐ |
| #7 | 110,754 | **主题:** (induction chemotherapy) OR **主题:** (neoadjuvant chemotherapy) OR **主题:** (induced chemotherapy)<br>*索引=SCI-EXPANDED, SSCI, A&HCI, CPCI-S, CPCI-SSH, ESCI, CCR-EXPANDED, IC 时间跨度=所有年份* | 编辑 | ☐ | ☐ |
| #6 | 136,349 | #5 OR #4<br>*索引=SCI-EXPANDED, SSCI, A&HCI, CPCI-S, CPCI-SSH, ESCI, CCR-EXPANDED, IC 时间跨度=所有年份* | 编辑 | ☐ | ☐ |
| #5 | 59,304 | **主题:** (induction chemotherapy) OR **主题:** (neoadjuvant chemotherapy) OR **主题:** (CCRT)<br>*索引=SCI-EXPANDED, SSCI, A&HCI, CPCI-S, CPCI-SSH, ESCI, CCR-EXPANDED, IC 时间跨度=所有年份* | 编辑 | ☐ | ☐ |
| #4 | 91,521 | #3 AND #2<br>*索引=SCI-EXPANDED, SSCI, A&HCI, CPCI-S, CPCI-SSH, ESCI, CCR-EXPANDED, IC 时间跨度=所有年份* | 编辑 | ☐ | ☐ |
| #3 | 778,580 | **主题:** (chemotherapy) OR **主题:** (Drug Therapy)<br>*索引=SCI-EXPANDED, SSCI, A&HCI, CPCI-S, CPCI-SSH, ESCI, CCR-EXPANDED, IC 时间跨度=所有年份* | 编辑 | ☐ | ☐ |
| #2 | 307,602 | **主题:** (radiotherapy) OR **主题:** (radiation therapy)<br>*索引=SCI-EXPANDED, SSCI, A&HCI, CPCI-S, CPCI-SSH, ESCI, CCR-EXPANDED, IC 时间跨度=所有年份* | 编辑 | ☐ | ☐ |
| #1 | 18,908 | **主题:** (nasopharyngeal cancer) OR **主题:** (nasopharyngeal carcinoma) OR **主题:** (nasopharyngeal neoplasms)<br>*索引=SCI-EXPANDED, SSCI, A&HCI, CPCI-S, CPCI-SSH, ESCI, CCR-EXPANDED, IC 时间跨度=所有年份* | 编辑 | ☐ | ☐ |

保存历史/创建跟踪　打开保存的检索历史

**图 3-41　检索策略和结果**

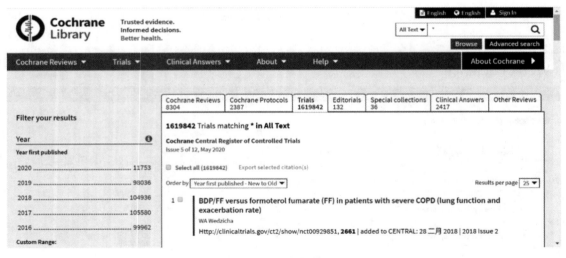

**图 3-42　检索具体文献**

### 4. 检索策略分析

检索策略的审查一般从下往上看，最下面的检索步骤一般来说是最先进行检索的步骤。其中斜体部分为笔者注释。检索策略及分析如下：

*（最后用逻辑连接词"AND"连接各关键词，完成检索）*

#9 #8 AND #7 AND #6 AND #1；*（时间跨度=所有年份，下同）*

*（以下检索第四个关键词"随机"）*

#8 主题 =（random *）OR 主题 =（randomized controlled trial）；

*(以下检索第三个关键词"诱导化疗")*

#7 主题＝(induction chemotherapy) OR 主题＝(neoadjuvant chemotherapy) OR 主题＝(induced chemotherapy)；

*(检索第二个关键词"放化疗")*

#6 #5 OR #4；

*(#5 检索同步放化疗)*

#5 主题＝(concurrent chemoradiotherapy) OR 主题＝(chemoradiotherapy) OR 主题＝(CCRT)；

*(以下三步检索"放疗+化疗")*

#4 #3 AND #2；

#3 主题＝(chemotherapy) OR 主题＝(Drug Therapy)；

#2 主题＝(radiotherapy) OR 主题＝(radiation therapy)；

*(#1 检索第一个关键词"鼻咽癌")*

#1 主题＝(nasopharyngeal cancer) OR 主题＝(nasopharyngeal carcinoma) OR 主题＝(nasopharyngeal neoplasms)；

　　总之,以上内容以图示的形式完整演示了按照 PICOS 原则进行常用数据库检索的具体步骤。重点在于理解并掌握把一个具体的临床问题按照 PICOS 原则划分为若干个检索组段,而后分组段进行检索,各组段之间最后用逻辑连接词 AND 进行组配;在每个组段内部,为了保证检索的全面性我们要自由词结合主题词进行检索,自由词保证了"查全",主题词保证了"查准",但并非任意词汇都有对应的主题词。限于篇幅不可能面面俱到,有些数据库操作的具体细节及技巧并未过多叙述,读者朋友们需要经常使用这些数据库,才能熟练掌握这些数据库的检索操作。

(周支瑞,孟玲慧,张天嵩)

## 参考文献

[1] MEDLINE®: Description of the Database [EB/OL]. (2019-06-30). https://www.nlm.nih.gov/bsd/medline.html.

[2] Embase [EB/OL]. (2018-06-10). https://en.wikipedia.org/wiki/Embase.

[3] Cochrane[EB/OL]. (2018-07-02). https://www.cochrane.org/zh-hans/about-us/our-products-and-services.

[4] BIOSIS previews[EB/OL]. (2018-06-21). https://www.ebsco.com/products/research-databases/biosis-previews.

[5] Chandler J, Cumpston M, Thomas J, et al. Cochrane Handbook for Systematic Reviews of Interventions version 6.0 (2019-08-31). http://www.training.cochrane.org/handbook.

[6] Berbenetz Nicolas, Wang Y, Brown J, et al. Non-invasive positive pressure ventilation (CPAP or bilevel NPPV) for cardiogenic pulmonary oedema[J]. Cochrane Database Syst Rev, 2019, 4(4): CD005351.

[7] 邓可刚. 循证医学证据的检索与利用 [M]. 2 版. 人民卫生出版社, 2008.

[8] 聂绍平. 医学信息搜集的途径和方法 [M]. 北京: 人民卫生出版社, 2008.

[9] Higgins JPT, Green S. Cochrane Handbook for Systematic Reviews of Interventions Version 5.1.0[EB/OL] (2011-03-31). The Cochrane Collaboration, 2011. http://www.cochrane-handbook.org.

[10] 李幼平, 王莉, 文进, 等. 注重证据, 循证决策 [J]. 中国循证医学杂志, 2008(1): 1-3.

## 第4章
# 二次研究证据的检索

**要　点**

- 证据资源可以按"6S"金字塔模型来分类。
- 6S 模型将资源分为预评估证据资源和非预评估证据资源两部分，并根据预评估证据资源指导医学实践决策的便利程度对其进行排序。

微课：基于证据资源6S模式的检索

众所周知，全球医学研究文献发表数量每年都会达到 100 万篇以上，还不包括数百条被更新的临床实践指南。医学工作者作为一个独立个体，如果不借助特定工具，很难跟上如此快速的医学信息更新变化节奏。而更复杂的挑战来自研究质量的参差不齐，要求人们不仅要及时找到最新且有实践价值的信息，还要能评估其真实性。循证医学倡导将高质量的证据应用于医学决策，前提是需要医护人员知道如何获取这些证据，并能掌握将低质量和高质量的医学研究证据分开的本领。幸运的是，在过去的十年里，随着文献检索和证据评价技术的推广和应用，许多新的资源得到开发，这些资源有利于提高获得高质量研究证据的便利性和时效性，类似这样的资源被称为预评估证据资源，它们所提供的证据经过了筛选和过滤，只剩下了质量更高的研究结果，并且做到了定期更新。

为了便于使用这些预评估证据资源，2001 年 Haynes 提出了证据资源的"4S"模型，然后将其细化为"5S"模型，一直到 2009 年的"6S"模型。"6S"模型将资源分为预评估证据资源和非预评估证据资源两部分，并根据预评估证据资源指导医学实践决策的便利程度对进行排序。完善的预评估证据资源，注重对证据质量和临床相关性的评价，使用这些资源将增加有效查找与实践相关的高质量、最新证据的机会。建议本书读者在解决具体的医学实践问题时从模型顶层开始，逐级往下在预评估证据资源中寻找证据，这样即使不知道如何对研究证据进行严格评价，或者没有时间完成证据评价过程，也可以获得高质量证据指导。如果在预评估证据资源中找不到理想的证据，才需要在非预评估证据资源里寻找（例如在 Medline、Embase 等数据库检索以获得原始研究证据）。即使在非预评估证据资源里，也可以通过使用"联合"搜索工具或数据库提供的过滤器，以提高检索结果的质量（此时，证据质量的判定主要基于证据的来源而非证据文献本身）。本章总结了在"6S"模型中每一层级提供高质量证据的在线资源，如图 4-1 所示。

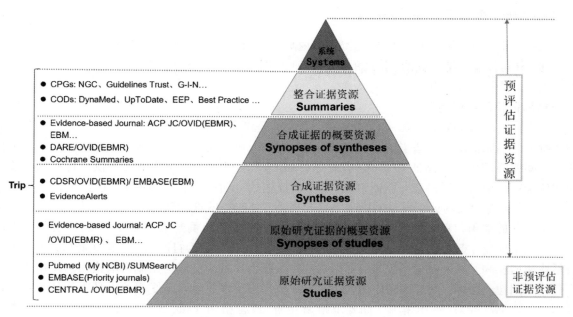

**图 4-1  基于证据资源"6S"模型的高质量证据来源**

接下来，将主要围绕"如何寻找解决医学实践问题的高质量证据"，聚焦于二次研究证据，重点介绍各种不同类型高质量研究证据的预评估证据资源及其检索技巧，特别是基于"6S"证据资源模型中预评估证据资源和利用能力，以切实推动循证医学在医学实践过程中的科学、高效开展。

## 一、计算机辅助决策支持系统（computerized decision support systems，CDSSs）

计算机辅助决策支持系统（以下简称系统），是在"6S"模型里排在最高层的资源，是对医学实践最便捷和最直接的支持工具。一个完善的系统会整合同一个临床问题下的所有相关和重要的研究证据，具备随着新研究证据的出现而不断更新的特点，并自动通过电子病历（electronic medical record，EMR）将特定患者的情况链接到对应的研究证据，最终生成针对患者的评估或对临床医生的建议。系统纳入信息的过程经过了科学的设计和明确的审查，以便及时发现并评价新证据，特别是在有重要的、新的、高质量的、已被证实的或与现有证据结果不一致的研究证据出现时，能够做到可靠并迅速地加以更新。因此，通过系统，医生和患者总是可以从目前最好的证据中获益。但是很遗憾，目前我国缺乏这样的系统，如果将来医院的 EMR 系统整合有 CDSSs，它可以可靠地将患者的特征与当前最高质量证据联系起来，那么将无须进一步深入研究"6S"模型的其他层级。但必须指出的是，这样一个系统不会告诉决策者该做什么，仍然需要通过医护工作者的经验和专业知识将系统的证据与患者的具体情况和愿望结合起来，系统的作用是确保与患者问题相关的高质量研究证据立即可用。

随着电子健康记录（electronic health record，EHR）的数字化和实施步伐的加快，临床决策支持（clinical decision support，CDS）工具越来越擅长在这些类型的记录中提供特定条件的循证信息，从而发挥类似系统的作用。例如 Hearst 国际集团的子公司 ZynxHealth，在整合了 ZynxEvidence 的基础上，创建了一系列 CDS 工具来帮助临床医生和医院管理人员。ZynxHealth 的主要产品包括 ZynxOrder（供医生使用的、基于医院的 CDS）、ZynxCare（供跨学科医护团队使用的、基于医院的 CDS）、ZynxAmbulary（供医生使用的、基于办公室的 CDS）和 Zynx Value+（一套旨在优化 CDS 以改善医疗效果和降低成本的工具）。同时，ZynxHealth 与 EBSCO、Elsevier 和 Truven Health Analytics 等出版公司建立了合作关系，ZynxEvidence 在每个主题的参考资料部分都提供了合作伙伴数据库（如 DynaMed）中相关证据的链接。但类似这样系统的建设还没有达到最完美的水平，例如系统涵盖的临床问题范围有限，在不同的临床医疗机构不一定具备相同的实践效果，因此其实际效果目前还没有定论。

## 二、整合证据资源(summaries)

如果系统不存在，接下来要查找就是整合证据资源。该资源全面整合了针对同一医学实践问题的相关证据，同时注意保持足够的、持续的证据处理或更新，大大减轻医务人员负担。这一类型的资源以循证临床实践指南和一些 CDS 工具为主。

### (一)循证临床实践指南

临床实践指南(clinical practice guidelines, CPGs)是包含建议或指导意见的文件，以帮助医生和患者根据特定的临床情况做出适当的临床决策。高质量的 CPGs 提供了一个弥合当前临床实践和最佳可用证据之间差距的机会。循证 CPGs 则是高质量 CPGs 的代表，为医学实践者提供了仅根据高质量证据的建议采取行动的选择机会。循证 CPGs 基于对证据的全面检索和严格评估，以系统评价为主要依据，将推荐意见与相关的证据质量明确地联系起来，是具有权威性和实践意义的临床指导意见，也是指导医学实践最常用和直接的工具(实际上也是一些 CDS 工具的重要组成部分)。目前有许多由国家或学术组织主导建立起来的 CPG 网络资源库，其中包含的指南分为自制指南和纳入指南两种，由于指南数量快速增长和互联网技术的发展，利用这些在线指南库资源已成为主流指南检索与使用方式。指南库根据不同建立目标，具有不同作用：1)充当一个指南集成平台，方便相关人员查询使用；2)通过设置不同入库标准或采取一定措施(如要求指南注册)改善指南质量；3)为指南的传播、使用提供路径；4)从国家层面将指南库与医疗法律保障、医疗保险支付联系起来，利用指南控费、节约医疗成本。

由于各种机构的指南制订过程相差很大，导致许多指南不符合基本质量标准，所以，提供高质量循证 CPGs 的指南库需要有明确具体的指南入库标准，该标准可以帮助机构确保建议基于证据，并可以帮助用户确定其质量。大部分高质量在线指南库资源的纳入标准都参考了美国医学研究院(Institute of Medicine, IOM)(现为美国国家医学科学院)于 2009 年发布(2011 年修订)的可信赖指南标准。现阶段，我国尚缺乏权威且认可度高的国家 CPGs 数据库，国际上高质量的循证 CPGs 在线资源(主要针对改善医学实践质量)包括美国国立临床诊疗指南数据库(National guideline clearinghouse, NGC)、国际指南协作网(Guidelines International Network's, G-I-N)、苏格兰学院间指南网络(Scottish Intercollegiate Guidelines Network, SIGN)、加拿大临床实践指南库(Canadian Medical Association's Clinical Practice Guidelines database, CPG InfoBase)、澳大利亚临床实践指南(Australian Clinical Practice Guidelines)和英国国家卫生与服务优化研究院(National Institute for Clinical Excellence, NICE)等。其中，NGC 是由美国卫生研究与质量机构、美国医学会和美国卫生健康计划协会于 1998 年联合创立的一个提供临床实践指南和相关证据的免费数据库，收录有来自全世界 300 多机构发布的指南。NGC 数据库为医学工作者提供了大量最新、详细、相关和客观的 CPGs，但从 2018 年 7 月 17 日开始，由于美国联邦政府大幅削减资金，NGC 不再更新，同年，美国 ECRI 研究所(前身是美国急救医学研究所，ECRI 研究所开发和维护 NGC 网站已有 20 年)开发了一个拟代替 NGC 的新指南资源——Guidelines Trust 数据库，以应对医疗专业人员对高质量指南数据库的紧急呼吁。ECRI Guidelines Trust 数据库提供了来自医学专业协会和其他医疗组织制作的基于证据的指南的新摘要。所有指南摘要均包括 ECRI 的新 TRUST 记分卡，该卡记录了对指南进行严格评价的过程和结果，以保证其与研究所的指南纳入标准相一致。另外一个常用的高质量 CPGs 资源就是于 2002 年成立的 G-I-N，其所包含的指南是由 G-I-N 组织成员制订或被其认可的指南，囊括了来自 50 多个国家的 6 000 多条国际指南。主要高质量临床实践指南库的特征详见表 4-1。

**表 4-1　主要高质量临床实践指南库的特征**

| 主要检索功能 | 指南入库标准 | 免费、全文 |
| --- | --- | --- |
| **1. 美国国立临床诊疗指南数据库（1998 年）https://www.tripdatabase.com** | | |
| 官方数据库于 2018 年关闭后，此前收纳的指南仍然可以通过 Trip 数据库检索，具备 Trip 相关检索功能（基本检索、高级检索等） | ①指南中要包含有助于患者和医生在特定情况下做出决定的建议；②由专业团体或政府机构制订的指南；③循证指南；④包含对指南建议的利弊说明；⑤指南全文可获得；⑥是最新版指南且为 5 年内的指南 | 免费，可获得全文 |
| **2. ERIC Guidelines Trust 数据库（2018 年）https://guidelines.ecri.org** | | |
| ①基本检索；②浏览检索，可根据资源类型、医学主题、临床专业、使用指南的医疗场所/机构类型、指南用户类型进行主题浏览；提供过滤器进一步缩小检索范围 | ①提供英文版本，并为 5 年内在线发布的指南；②有针对患者的诊疗推荐意见；③由医学专业团队或相关临床指南组织创建；③基于可验证的系统评价（对该系统评价的检索策略、纳入研究和证据评价等内容进行了明确的规定） | 免费（需注册账号），可获得全文 |
| **3. 国际指南协作网（2002 年）https://g-i-n.net** | | |
| ①基本检索（可以对证据类型和语言进行限制）；②高级检索：可进行检索限制（语种、作者、发布状态、国家、MeSH） | 收录由 G-I-N 组织成员制订或被其认可的指南。自 2013 年 8 月以来，G-I-N 已要求向指南库添加指南的成员填写一份标准报告表，以表明在指南制订过程中是否满足特定标准（但不是强制要求）。标准涉及专家组的组成、决策过程、利益冲突、指南目标、指南制作方法、证据评价、建议依据、证据和建议评级、指南审查，更新过程和资金等方面 | 部分免费（题录），获得摘要和全文需注册收费会员 |
| **4. 苏格兰学院间指南网络（1993 年）http://www.sign.ac.uk** | | |
| ①基本检索（输入检索词后默认全文检索）；②可选择检索范围：现有指南、正在制作中的指南或已存档指南 | 均为自制指南。指南制作核心原则：①制作团队来自于多学科的国家团队；②进行了系统的审查，以识别和严格评估证据；③建议与支持证据明确相关。④GRADE 流程的实施（近年加入） | 免费，可获得全文 |
| **5. 加拿大临床实践指南库（1995 年）https://joulecma.ca/cpg/homepage** | | |
| ①基本检索：支持多个关键词同时检索，可以使用布尔逻辑用语连接检索词、精确检索、截词检索等；可以选择是否全文检索；②根据症状、专业学科浏览检索；③最新和更新指南、热点主题指南推荐浏览检索；④检索结果可以进一步选择以下过滤主题以提高查准率：专业、指南制作者、目标人群、语言、发布日期、临床问题 | ①指南中包含有助于患者和医生在特定情况下做出决定的建议；②由加拿大专业团体或政府机构制订或被加拿大权威组织正式认可的指南；③5 年内的指南；④有证据表明指南制订过程中进行了文献检索；⑤包含指南的结构化摘要（该条不是必需的） | 免费，可获得全文（初级保健主题 CPG 需要注册） |
| **6. 澳大利亚临床实践指南（1992 年）https://www.clinicalguidelines.gov.au** | | |
| ①基本检索：分为指南门户（已纳入的指南）检索和注册指南（还未完成或纳入的指南）检索。检索时可以选择采取自由文本检索或按照指南 ID 检索；②高级检索：可以进行检索限制（包括目标用户、指南适用机构、指南适用的年龄段、NHMRC 是否批准、是否有系统的文献回顾、发布日期、指南制订机构、适用特殊人群等） | ①循证指南；②澳大利亚的指南；③最新指南；④可免费获得全文；⑤包含资金声明；⑥指南制订过程要公开透明；⑦由专业团体或协会制订 | 免费；可获得全文 |

续表 4-1

| 主要检索功能 | 指南入库标准 | 免费、全文 |
| --- | --- | --- |
| 7. 英国国家卫生与服务优化研究院(1999 年)https：//www.nice.org.uk/guidance | | |
| ①基本检索：默认进行标题或关键词字段限制；可对检索结果根据出版时间、文献类型、出版状态和指南类型等进行过滤；②浏览检索：按已发表/正在制订/正在讨论是否制订等分类浏览；可对检索结果根据更新时间、指南类型进行过滤 | 均为自制指南。根据以下核心原则制作指南：①指南基于效果和成本的最佳证据制作；②由独立、公正和多学科的专家委员会制订；③所有委员会至少包括 2 名非专业人员(具有医疗或护理服务经验的人员，包括护理人员，或来自受本指南影响的社区的人员)。④定期收集组织和个人对指南建议所发表意见；⑤一旦发布，所有的好的指导都会定期检查，并在必要时根据新的证据或情报进行更新。⑥确保指南做出的社会价值判断能够反映真实情况。⑦确保流程、方法和政策保持最新 | 免费；可获得全文 |

### (二)CDS 工具

CDS 工具可以显著影响医疗质量、安全性、效率和有效性。国际卫生组织和一些国家政府健康部门支持努力开发、采用、实施和评估 CDS 工具的使用，以改进医疗卫生决策。目前，EBSCO、BMJ、Wiley 等国际知名的出版公司均研发了基于证据的 CDS 网络资源，为循证临床决策提供信息支撑。高质量的 CDS 工具大都包括证据水平、评分量表或等级建议，以及对原始研究、系统评价或指南的引用。大部分 CDS 工具以疾病、检查、药品、指南、循证文献及病例文献等海量数据为基础，通过整合设计、优化检索和关联知识点，达到方便医生查找相关知识及文献、辅助医生临床诊断的目的。CDS 工具都需经过个人或机构注册为收费用户后才能获得检索结果详细内容，部分资源可以申请 30 天免费试用。

1. 常见的 CDS 工具

(1)Essential Evidence Plus(EEP)。EEP(http：//www.essentialevidenceplus.com)是全球历史最悠久、最知名的学术出版商 Wiley 推出的一个强大、综合的 CDS 系统，目标受众是医生、护士和与患者直接互动的任何其他医疗保健提供者。该数据库的设计考虑到了医疗服务提供者的工作流程，以便于临床决策。EEP 的特点之一是提供了以患者为中心的最新高质量研究证据(patient oriented evidence that matters，POEMs)总结，这些简短的研究总结侧重于对患者重要的循证结果(例如更好的生活质量和更长的预期寿命)，而不是对患者不太重要的其他结果(例如某个实验室指标数值的提高)。同时，EEP 还纳入了 Cochrane 系统评价(Cochrane Database of Systematic Reviews，CDSR)的摘要，以确保用户能够获取高质量的循证医疗保健信息。除此以外，EEP 还提供清晰标记的证据级别和药物安全警报等内容。

(2)BMJ Best Practice(BP)。BP(https：//bestpractice.bmj.com/info/)也是常用的循证医学 CDS 工具，完全整合了 BMJ Clinical Evidence 中的治疗研究证据，增添了由全球知名学者和临床专家执笔撰写的，以个体疾病为单位，涵盖基础、预防、诊断、治疗和随访等各个关键环节的内容，还包括鉴别诊断、实验室检查、诊断和治疗的方法和步骤等。目前 BP 可进行中英文双语浏览，内容涵盖了 32 个临床专科的 1 000 余个疾病(组)和症状主题，80% 以上为临床常见疾病(组)。其中文版与中华医学会合作推出，除将全文翻译成中文并及时更新外，还添加了多篇中国指南的链接和专家评述，内容贴近国内医疗环境。

(3)DynaMed。DynaMed(https：//www.dynamed.com/)是全球最早推出全文数据库在线检索系统的 EBSCO 公司制作，主要任务是通过不断更新和提供最准确、基于证据的内容来改善医疗保健结果。DynaMed 组织世界级的医生团队专门整合临床证据以及提供客观的分析，由医学专业人士和方法学专家组成的多学科团队每天对新发的科学文献进行梳理，以识别临床相关信息并确定其可靠性。DynaMed 是全球唯一"每日更新"的循证医学主题资源，监测来自全球各地的临床实践指南并收录到数据库中。DynaMed 同时提供了易于理解的医学证据标签级别，帮助用户快速找到并确定最佳可用证据的质量。

（4）UpToDate。UpToDate（https：//www.uptodate.cn/home）以整合当前针对某一临床主题的所有高质量证据、帮助临床医生形成当前最合理的决策为宗旨，由全球 6 000 多名知名临床专家基于高质量的循证医学证据而撰写的专题文章，内容贴近医生关注点，使用方便快捷。UpToDate 还在综合性整合研究证据的基础上，根据循证医学的 GRADE 原则给出了分级诊疗推荐意见，以便这些意见都能够运用于临床实践。近年来，UpToDate 公司开发了中文产品——UpToDate 临床顾问。UpToDate 临床顾问在内容上与 UpToDate 保持一致，由国内医生翻译，中文医学编辑审核翻译稿，国内专家对翻译稿进行同行评议，以保证专题内容的正确性与准确性。同时，医生作者与编辑持续追踪临床最新进展，保证内容即时更新。

（5）临床诊疗知识库。临床诊疗知识库（http：//lczl.med.wanfangdata.com.cn/）是响应《“健康中国 2030”规划纲要》而研发的产品，面向医学专业人员提供中西医结合的医学知识与科学关联的医学文献信息内容，让医学专业人员与公众能够非常方便、快捷地获取规范使用的医学信息知识。该知识库以疾病、检查、药品、指南规范、循证文献及病例文献等海量数据为基础，通过整合设计，优化搜索，关联知识点，方便医生查找相关知识及文献，辅助医生临床诊断。临床诊疗支持库还加入了中医药知识，与中国中医药信息研究所、科学技术文献出版社合作，推出以中医药知识和中医药文献为主要内容的数据库平台，针对中医药领域特点，构架中医药知识体系，结合中医药文献数据，建成中药库、方剂库、疾病库、文献库等。

2. CDS 工具的共同点

以上 CDS 工具也适用于作为床旁诊疗（point-of-care，POC）工具（主要指临床医生在对患者进行诊疗时可以立即利用的研究证据或参考资源）。这一类型资源的共同点如下：

（1）提供便捷的一框式检索模式。可通过疾病名称、症状等检索词对各类资源进行整合或独立检索。检索式支持基本的布尔逻辑用语（AND、OR）和通过“ ”进行精确或固定词组检索，但不建议使用整个句子检索；结果可以按相关性、标题字母顺序或日期排序筛选；提供多种使用方式，包含在线版、镜像版、PC 客户端版、移动版等。

（2）提供根据医学主题或学科分类的浏览检索。例如：①EEP 可以根据医学主题找到其下大部分重要临床问题的最佳证据，涉及临床症状、疾病、药物和治疗方案等内容，而且在每个主题中的每个推荐意见都有相应的“证据强度”评级。以简洁、结构化的方式展示证据内容和推荐意见，同时可以直接链接到网站其他资源，使证据检索更为快速。②BP 设有评估主题和疾病主题，前者提供了与特定体征、症状及异常检测结果相关的问题，将广泛的病因缩小至更为精确的范围，以便医务工作者在短时间内做出诊断；后者对理论和包括预防、诊断及治疗的各临床环节进行了综述，以提供某一具体疾病最为全面的信息。

（3）提供最新和更新证据的提示。通常在网站首页提供实时追踪诊疗实践更新或重要更新的链接，以便获得最新证据。部分资源注册后可以申请“提醒”功能，可以通过电子邮件推送证据或信息，包括常见疾病的临床症状、病因、治疗和预防等信息，如 EEP。

（4）可以直接获得 Cochrane 图书馆证据资源。以 CDSR 和 Cochrane 临床答案（Cochrane clinical answers，CCAs）为主，以便更好地传递证据，让医务人员有信心与患者一起做出最佳决策，即便是在具有临床不确定性的领域。CDSR 是指导医学实践的最佳证据来源，CCAs 则是对 CDSR 中的关键信息进行提炼，形成简短的问题和答案，每个 CCAs 都包含一个临床问题、一个简短的答案和来自于 CDSR 证据给出的结论。目前 BP 已经与 CCAs 达成合作，EEP 可以链接到 CDSR 摘要和全文。

（5）提供循证 CPGs 相关资源。EEP 提供 1 300 篇以上来自主要指南发布机构的循证 CPGs（包括 NGC）；BP 提供国际权威指南；临床诊疗知识库提供近万篇临床实用指南文献。

（6）提供各类决策支持工具、计算工具（用以评估诊断和预后措施、计算患病风险、选择有效和安全的药物剂量等）、图表和视频资料等。UTD 收录了 30 000 多张图表（或视频）资料、160 多个医学计算器、5 600 多种英文药物专论和 1 400 多种中文药物专论，以及 1 500 多篇患者教育信息；DynaMed 还包括了由 IBM Micromedex 开发和维护的药物和实验室专著；临床诊疗知识库收录百万余篇期刊病例报告、两万余条疾病记录、五千余种药品使用说明、近千条临床检查项目、五百余条症状记录。BP 收录大量病症的彩色图像和证据表格等资料，嵌入了国际权威的药物处方指南以及患者教育内容，用于优化临床决策。

### （三）循证教科书或电子书

与此同时，一些医学教科书或电子书正在使用更为严格的检索、评价和使用证据流程，也可以被作为循证知识整合库的可用资源之一，部分类似的高质量免费电子书可以通过 Access Medicine（https：//accessmedicine.mhmedical.com/books.aspx？view＝library）获得。同时，应该注意到"基于证据的"一词虽然被许多出版商和作者采用，但是实际并没有足够的能力或措施来保证提供真实的基于证据的内容（框 4-1）。

框 4-1　基于证据的检验条件

在"基于证据的"资源里寻找高质量证据时，需要考虑该资源是否能通过下列条件的检验：
针对治疗或诊断方案的推荐意见是否有对应的参考文献；
是否对编辑或作者寻找新证据的方法和步骤进行了描述；
是否对研究证据质量等级进行了描述（"证据水平"）；
是否对推荐强度等级进行了说明（"推荐等级"）；
各章的完成日期是否在每章的开头或结尾标注；
章节更新的时间表是否在每章的开头或备注中显示；
有关"新证据"的列表是否标注出"更新""最佳新证据"等；
是否包含了帮助用户或读者获得特定专业最新证据的"用户提醒"内容；
是否包含了帮助用户或读者获得特定主题最新证据的"用户提醒"内容；
是否使用搜索引擎或同时进行了多个资源的证据检索

尽管上述提到的整合证据资源或教科书等出版物均未与单独的患者电子病历集成，但它们可以通过在运行电子病历的同一台计算机上使用，甚至可以在电子病历内运行，这样至少可以在物理距离上缩短检索所需时间。需要注意的是，即使最佳证据与临床记录同时存在，但要将正确的证据与特定患者的问题联系起来，也需要很好地掌握循证医学实践的其他要素和原则，例如使用证据时需要应用临床知识和技能来判断。

## 三、合成证据的概要资源（synopses of syntheses）

合成证据指所有对已有原始研究证据进行总结或综合的证据类型，例如系统评价、使用 Meta 分析方法的非系统评价文献、综述性文献和证据总结文件或报告等。其中，系统评价是对一个特定医学问题相关所有研究证据的总结，高质量系统评价（如 Cochrane 系统评价）的制作实际上是一项严谨、科学的研究过程，在强调证据检索全面性原则的同时，还有严格的规范化制作流程和步骤要求，无论是定量的还是定性的系统评价，只要遵循相应的制作要求，都是提供高质量证据的可靠来源。许多忙碌的医务人员没有时间完成证据检索和评价步骤，而高质量系统评价的总结概要资源通常可以提供足够的信息来支持他/她们的临床行动。一个系统评价的总结概要通常包含两个方面的内容：第一，提供了对系统评价结果的简洁概要（通常是一页纸，结构化描述与临床相关和有重要价值发现的研究）；第二，通常伴随着注释或评论，说明该证据制作的方法学质量和其结果的临床适用性。但是这一类型的证据也有一个缺点，在原始研究证据积累到一定程度之后，需要花更多时间完成一份系统评价，而其概要证据则将这一时间线进一步延长。高质量系统评价的总结概要推荐从以下资源中获得：

### （一）在线循证期刊：ACP Journal Club 和 BMJ 出版的循证期刊

ACP Journal Club（简称 ACP JC）由美国医生学会（The American College of Physicians）发布，总结了 120 多种临床杂志中有关内科的最佳新证据。ACP JC 曾经是双月刊（2008 年以前的存档版网址：https：

//www.acpjc.org；免费全文），现在是《内科医学年鉴》的月刊（https：//annals.org/aim/journal- club；注册后摘要和评论免费，部分全文免费）。ACP JC 研究人员和临床编辑会严格评估纳入证据的质量，与此同时，全球超过 5 000 名医生组成的小组评估证据的临床意义和创新性。最后所完成的总结概要通常包括了证据来源、临床影响力打分（最高为 7 分）、证据信息提取摘要、总结性评论和参考文献几个部分。

BMJ 出版的循证期刊，包括 *Evidence-Based Medicine*（http：//ebm.bmj.com），*Evidence-Based Mental Health*（https：//ebmh.bmj.com）和 *Evidence-Based Nursing*（http：//ebn.bmj.com）等。*Evidence-Based Medicine* 系统地检索了国际医学期刊并应用严格的标准来识别相关研究，在对研究证据进行了严格评价的基础上形成了简洁的评论，评论重点是文章的主要发现和对临床实践的影响。

### （二）效果评价摘要数据库（The Database of Abstracts of Reviews of Effects，DARE）

DARE 来自于曾与英国 Cochrane 中心共建的评价与传播中心（Centre for reviews and dissemination，CRD），包含了符合严格质量标准的系统评价摘要，每个摘要还提供了有关证据质量的重要评论。DARE 涵盖了与医疗保健相关的广泛主题，可用于回答有关医疗保健干预措施效果的问题，以及用于制订临床指南和制订政策。DARE 数据库曾是 Cochrane 图书馆的一部分，从 2015 年 1 月开始，由于经费问题，DARE 不再添加新记录/注释，从 2018 年 8 月 7 日起，Cochrane 图书馆也不再包含 CRD 数据库，但仍可从负责 CRD 的英国约克大学健康服务研究中心官网（http：//www.crd.york.ac.uk/crdweb/）上免费获得 DARE 存档资源（2015 年以前的证据内容）。DARE 包含 8 000 多份经过质量评估的系统评价的总结概要（含摘要和评论），超过 3 800 份系统评价的题录记录，涉及范围包括 Cochrane 系统评价及其研究方案，同时还包含所有来自 Campbell 组织（关注于对社会干预措施的有效性进行系统评价，对于医学实践的帮助体现在公共卫生方面）的系统评论。DARE 上的总结概要是由专家或具有博士学位水平的研究人员撰写的，结构化的格式给出系统评价的主题、主要发现以及 CRD 对该发现可靠性的评价和总结。

### （三）Cochrane 系统评价总结（Cochrane Summaries）

实际上，Cochrane 组织也提供对系统评价的总结概要资源，例如"通俗的总结（the Plain Language Summaries，PLSs）"和"真实情况下的实用证据（Practical Evidence About Real Life Situations，PEARLS）"。PLS（https：//www.cochrane.org/evidence）使用通俗易懂的语言、简洁的格式（通常包括研究目的/拟解决的主要问题、主要结果和作者结论等内容）来帮助读者理解 Cochrane 系统评价，同时达到简化理解和翻译的目的，使用 Cochrane 提供的检索框目前可以找到 7 000 个 PLS。PEARLS（http：//www.cochraneprimarycare.org/）是针对初级保健从业者或基层医疗人员的 Cochrane 系统评价总结，具体格式表现为约 200 字的结构式总结概要。具体包括以下几个部分：临床问题、证据结论、警告（指出可能的不良反应或局限性）、研究背景和系统评价题录。PEARLS 仅提供浏览检索，目前在线可供浏览的 PEARLS 有 450 个，每年新增 40 多个 PEARLS。需要注意的是，PEARLS 是一种教育工具，可为临床治疗在初级保健中提供有效的指导，但不能代替临床医生在处理个别病例中的判断。

## 四、合成证据资源（syntheses）

当需要了解研究的更多细节或者没有相应合成证据的总结概要资源时，就只能选择合成证据里最高质量的代表——系统评价。

### （一）Cochrane 系统评价数据库（CDSR）

Cochrane 图书馆（https：//www.cochranelibrary.com）是一个高质量系统评价的主要来源，其收录的系统评价占全球供应的 30% ~ 40%，内容主要集中在预防、治疗干预和诊断几个方面。CDSR 是 Cochrane 图书馆的一部分，由 Wiley 出版，是世界公认提供最高质量系统评价的资源，被多个整合证据资源库收录。CDSR 包括由 Cochrane 系统评价专业小组编制的所有 Cochrane 系统评价、研究方案以及相关评论和补充。每个 Cochrane 系统评价通过全面检索、严格评价和科学综合所有符合预先设定标准的原始研究证据，以回答特定的医学实践或研究问题。进行系统评价的研究人员使用明确的、系统的方法，以尽量减少研究中可能出现偏见，为医学决策提供可靠的信息。同时，Cochrane 系统评价保持及时更新，以反映新证据的发现。

### （二）EvidenceAlerts

EBSCO Health 赞助加拿大麦克马斯特大学制作的 EvidenceAlerts（https：//www. evidencealerts. com/），是一项免费的、不断更新的、以提供高质量证据摘要为主的资源，可以通过邮箱注册后订阅或检索最新临床研究高质量证据。EvidenceAlerts 纳入证据的程序包括：严格培训的研究人员对 120 种主要临床期刊的所有文章进行质量评价，然后由全球执业医生小组的至少 3 名成员对与临床学科的相关性进行评估，最后 EvidenceAlerts 仅选择评估质量最好和最相关的原始研究或系统评价纳入（最终纳入文献数量不到上述被评估文献的 1/10）。同时，EvidenceAlerts 包含与 DynaMed 主题相关的链接。EvidenceAlerts 并不涵盖基础科学，而是向临床医生提供与临床相关的高质量新证据摘要，提供全文链接。

## 五、原始研究证据的概要资源（synopses of studies）

如果没有在更高层级资源里找到证据，那么针对原始研究证据的总结概要就是下一个要检索的证据类型。这一类型的证据也出现在 ACP JC 和 BMJ 出版的循证期刊上，它们是以提供摘要或评论为主的资源。这类资源提供基于高质量研究的结构化摘要，入选证据不仅需要满足严格的证据评价标准，而且还需符合特定临床专业相关性。与原始研究证据相比，原始研究概要的优点有三个方面：1）保证研究具有足够高的质量和临床相关性；2）简洁的总结方式；3）概要中评论的附加价值。

## 六、一次/原始研究证据资源（studies）

总结新的证据需要时间，整合证据、合成证据及其概要都必须在原始研究发表之后进行，通常至少要 6 个月，有时还要几年。所以，有可能在每一个"S"里都没有找到明确答案，那么只能寻找原始研究证据，但是需要注意的是，原始研究证据多来源于非预评估证据资源，所获得的证据来源复杂，证据质量没有经过评价，在实际应用时应做好证据的真实性评价工作。如果受时间或证据评价能力的限制，那么建议在这些非预评估证据资源中采取一定的提高检索结果质量的方法，如筛选出各医学专业公认的高质量期刊作为主要的实践参考证据来源。

### （一）Embase

Embase 是 Elsevier 推出的针对生物医学和药理学领域信息的在线检索资源。作为全球最大、最具权威性的生物医学与药理学文摘数据库，Embase 将荷兰医学文摘（1974 年以来）的 1 100 多万条生物医学记录与 900 多万条独特的 Medline（1950 年以来）记录相结合，同时还纳入了 PubMed-not-Medline 记录。Embase 囊括了 70 多个国家/地区出版的 7 000 多种刊物，覆盖各种疾病和药物信息，尤其涵盖了大量欧洲和亚洲医学刊物，从而满足生物医学领域的用户对信息的全面需求。

### （二）PubMed

PubMed 是由美国国家医学图书馆（NLM）所属国家生物技术信息中心（NCBI）开发的在线生物医学信息检索系统，位于美国国立卫生研究院（NIH）的平台上。该系统免费提供包括 Medline 在内的，自 1950 年以来全世界 70 多个国家 4 300 多种主要生物医学文献的书目索引和摘要，并提供部分免费和付费全文链接服务。实际上，PubMed 收录范围不仅包括 Medline，还有即将收录至 Medline 的处理中文献、OLDMedline 的文献、期刊被 Medline 收录但是文章已经优先出版的文献、生命科学期刊出版商提交到 PMC（PubMed Central）的文献、NIH 基金资助作者的文献和 NCBI 书籍以及出版商提供的书目信息等。PubMed 高级检查界面见图 4-2。

### （三）Cochrane 临床对照试验中心注册数据库（The Cochrane Central Register of Controlled Trials，CENTRAL）

CENTRAL（https：//www.cochranelibrary.com/central）是有关随机和半随机对照试验研究的高度集中证据来源，但仅提供研究的书目信息（作者、期刊、年份、关键词等）和摘要。大部分 CENTRAL 记录都来自 Medline 和 Embase 两个数据库，但也来自其他已发布和未发布的资源（通过手工检索获得），还包括了美国临床试验数据库（ClinicalTrials. gov）和 WHO 的国际临床试验注册平台资源（ICTRP）。

---

Embase 数据库中提高检索结果质量的方法：①Quick limits 下的 Priority journals 选项：是由 Embase 专家在纳入的 8 103 本期刊中精选的 2 804 种核心期刊（截止至 2020 年 3 月），选择的质量指标包括该杂志是否有编辑委员会，是否经过同行评审，是否用英语，是否包含参考文献等。②EBM 下的 Cochrane Review 选项：将检索结果限制在 Cochrane 图书馆的 CDSR 数据库。

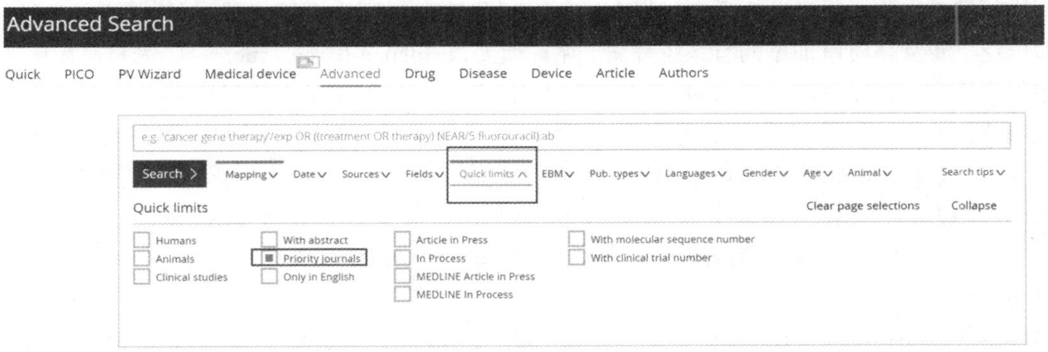

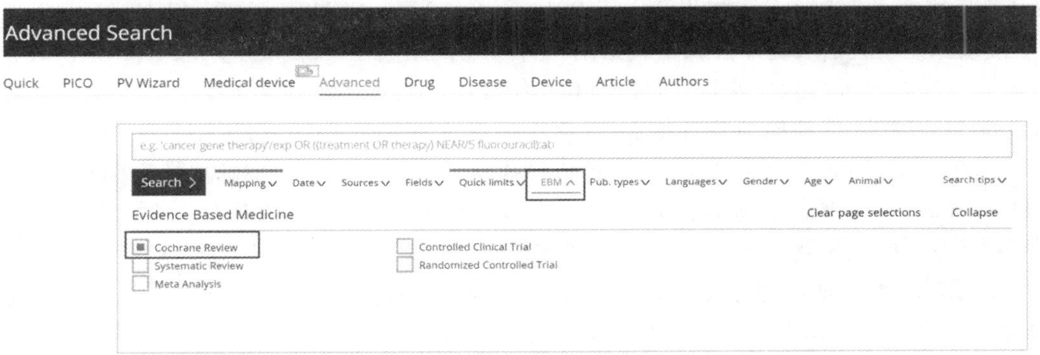

　　PubMed 数据库中提高检索结果质量的方法：官网注册并登录账号，选择 My NCBI 下 filter 选项：结合专业，设置自己的高质量期刊过滤器

---

**图 4-2　PubMed 数据库高级检索界面**

## 七、证据的联合搜索

　　对于那些不清楚哪种证据资源或哪个证据类型最适合的读者来说，可以使用联合搜索引擎或数据库整合平台实现同时检索多种证据类型或资源的目的，主要包括 Trip（the Turning Research into Practice）数据库、SUMSearch 和 Ovid 医学研究证据平台。

### （一）"联合"搜索引擎

1. Trip 数据库

　　Trip 数据库（http: //www.tripdatabase.com）于 1997 年推出，旨在使用户能够快速轻松地找到并使用高质量的研究证据来支持其医学实践。Trip 可以检索到上述 6S 证据资源中的大部分证据类型和资源，包括原始研究证据、系统评价等二次研究证据和临床指南等转化研究证据，同时包括图像、视频、患者信息、教育课程和新闻等。被 Trip 纳入的每篇证据都有一个分值，总分数基于文字分数（如果检索词位于被检索证据标题中，则其得分要高于仅出现在文本正文中的得分）、出版分数（Trip 不对单个证据质量进行评价，但根据证据来源质量排序，来源质量越高得分高，如 Cochrane 的得分将比 BMJ 高）和日期得分（证据越新，得分越高），得分越高的证据排在结果显示的位置越靠前。Trip 具体更新证据时间不统一,如来自 PubMed 的内容通常每 2 周添加 1 次,而手动添加的内容通常每月添加一次(通常在每月中旬左右)。若证据来源不可靠,则需自行完成证据评价过程。虽然通过 Trip 可以获得更多的结果,但是也需要注意其存在的问题,如有研究证明 Trip 比 G-I-N 的指南集更具包容性,但其联合搜索功能会带来大量不相关的搜索结果,同时需要更多的医学知识和经验来确定指南的临床相关性和价值。

Trip 检索主要特点:①提供了多种检索模式,包括基本检索、PICO 检索、高级检索(需注册收费个人或机构用户才能使用),可以进行最新证据浏览检索;②可以通过平台提供的过滤器对检索结果的证据类型和时间进行筛选,并可通过证据质量、发布时间、相关性和热度进行结果显示的排列。③Trip 提供的证据类型广泛,涉及高质量证据的有系统评价、循证概要(evidence-based synopse)、来自高影响力医学期刊的原始研究证据(key primary research)、临床问题和答案(提供解决某个临床问题的相应高质量证据)。其中循证概要涉及已经过严格质量评价的研究证据的概要或总结,如一系列循证期刊的评论、卫生经济学证据合成报告、Trip 证据地图、系统评价的研究方案、证据归纳简报、证据资源群(集中放置用于支持世界各国或各地方当局系统解决某个医学问题的所有相关证据资源或指导意见、建议文件等)、处方建议、各医学专业的高质量证据总结摘要和评论等多种形式的证据类型。

2. SUMsearch 2

SUMSearch(http://sumsearch.org/)是一个免费的、多类型研究证据搜索工具,于 1998 年 10 月首次以"Medical SmartSearch"的形式在线出现,于 2010 年 8 月移至 SUMSearch 2。SUMSearch 2 可同时从 PubMed 中搜索原始研究、系统评价和实践指南三种研究证据类型。SUMSearch 2 对原始研究证据的检索策略最多可根据需要进行六次修订,而指南和系统评价的检索策略则可修订一次,前者的修订顺序分别针对证据类型(排除非原始研究证据)、检索灵敏度、检索特异度、检索结果来源于高质量期刊、指定检索词所在字段(主要主题词或标题)和检索结果来源于高质量期刊中的最核心期刊[包括 *N Engl J Med*、*JAMA*、*Ann Intern Med*、*Lancet*、*Br Med J*、*Br Med J*(*Clin Res Ed*)和 *BMJ*],后者则只针对检索词所在字段(主要主题词或标题)修订。因此,如果检索到记录较多时,则优先显示高质量新发表证据;如果检索到记录较少时,则返回到记录最多的检索策略,以保证检索结果满足事先设定的记录数量(20 或 50 条)。在实际使用时,对于 SUMSearch 2 和 PubMed 检索的结果实际上还是存在区别的,有研究认为 SUMSearch 更适于检索系统评价和指南,而 PubMed 更适于检索原始研究。

SUMsearch 2 检索主要特点:①提供 MeSH(主题词)检索(直接链接到 PubMed 的主题词检索)和基本检索两种检索模式;②基本检索可以对临床问题(干预或诊断)、研究对象年龄、语种、检索策略修订次数和结果显示数量等内容进行限制,以进一步提高检索的查准率;③检索结果分别按"原始研究证据""系统评价"和"指南"三种不同研究证据类型显示,每种类型证据结果按证据发表时间先后顺序排序,最新的证据排在最前面;提供全部检索结果的 PubMed 链接和详细检索策略;检索结果中对高质量期刊或预评估证据来源进行红色标注提醒,如 *JAMA*、*Cochrane Database Syst Rev* 等。

3. Trip 和 SUMSearch 2 的异同点

①两者都具有高质量证据提示功能,但都是依据证据来源是否是高质量预评估证据资源(如上所述),而不是对单篇证据的质量评价。同时需要注意,当检索结果数量较少时,会出现非高质量证据来源的检索结果,需要自行进行证据质量评价。②由于 SUMSearch 2 只针对 PubMed 数据库进行检索,相比较而言 Trip 的检索范围更为广泛,所以后者能获得更多检索结果,特别是 SUMSearch 无法检索到的证据类型,例如循证概要类证据。同时由于 Trip 的高级检索是注册收费会员才能使用,所以如果仅使用基本检索模式,则可能会带来大量与检索目的不相关的记录。

**(二)Ovid 医学研究证据平台**

Ovid 平台(https://www.ovid.com/)是由全球最大的电子数据库出版公司(Ovid Technologies 公司和美国 SilverPlatter Information 组成)推出。目前 Ovid 平台包涵生物医学的数据库有临床各科专著及教科书、循证医学数据库(EBMR)、Medline、Embase 以及医学期刊全文数据库等。其中 EBMR 数据库是将几个最受信任的循证医学资源合并到一个完全可搜索的数据库中,包括 CDSR、CCAs、CENTRAL、

DARE 和 ACP JC 等。

## 八、基于 6S 模型的证据检索实例

### （一）检索目的和检索词

1. 检索目的　获取与"特发性肺纤维化"治疗相关证据，优先二次研究证据

2. 提取检索词　选择使用"Idiopathic pulmonary fibrosis"和其下位主题词（"Hamman-Rich Syndrome"和"Idiopathic Interstitial Pneumonias"）一起作为检索词。

### （二）6S 模型检索

1. Systems：N/A

2. Summaries

（1）资源：ERIC Guidelines Trust（https：//guidelines.ecri.org/）；UptoDate 临床顾问（https：//www.uptodate.com/contents/search）。

（2）检索策略：基本检索（"Idiopathic pulmonary fibrosis" or "Hamman-Rich Syndrome" or "Idiopathic Interstitial Pneumonias"；特发性肺纤维化）。

（3）目标证据类型：临床指南或其他整合证据。

（4）检索结果：2 篇相关证据和主题，如图 4-3 所示。

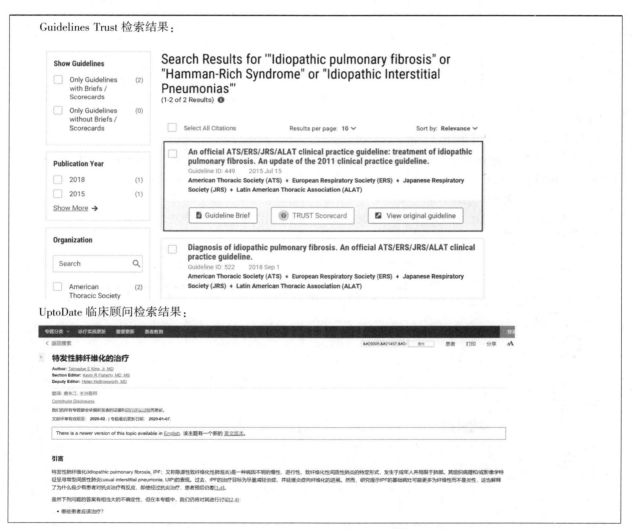

**图 4-3　Guidelines Trus 和 UptoDate 临床顾问检索结果**

3. Synopses of syntheses

（1）资源：Cochrane 系统评价总结（https：//www.cochrane.org/evidence）。

（2）检索策略：基本检索（"Idiopathic pulmonary fibrosis" or "Hamman-Rich Syndrome" or "Idiopathic Interstitial Pneumonias"）+结果过滤（Lungs & airways）。

（3）目标证据类型：系统评价的总结性摘要。

（4）检索结果：5 篇证据（需要进一步阅读摘要判断其相关性），如图 4-4 所示。

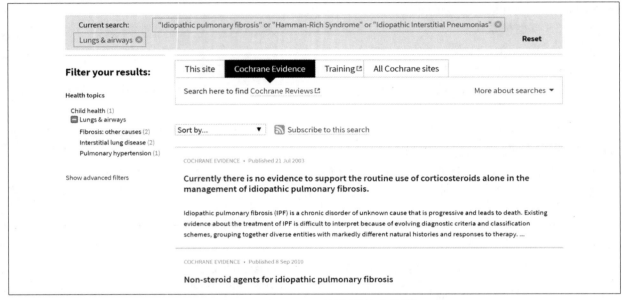

图 4-4　Cochrane 系统评价检索结果

4. Syntheses

（1）资源：Cochrane Library（https：//www.cochranelibrary.com）。

（2）检索策略：Advanced Search 模式（"Idiopathic pulmonary fibrosis" or "Hamman-Rich Syndrome" or "Idiopathic Interstitial Pneumonias"）：ti，ab，kw"；Limits：in Cochrane Reviews）。

（3）目标证据类型：系统评价。

（4）检索结果：7 篇证据（需要进一步阅读摘要判断其相关性），如图 4-5 所示。

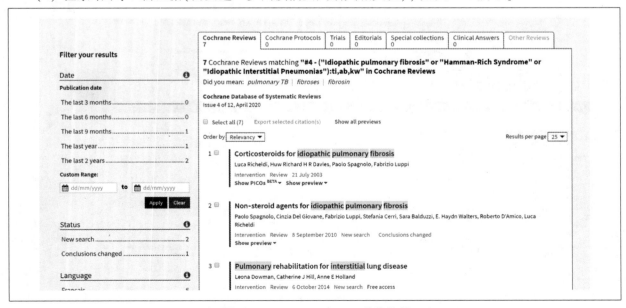

图 4-5　Cochrane Library 检索结果

5. Synopses of studies

（1）资源：ACP Journal Club（https：//annals.org/aim/journal- club）。

（2）检索策略：基本检索（"Idiopathic pulmonary fibrosis" or "Hamman-Rich Syndrome" or "Idiopathic Interstitial Pneumonias"）。

（3）目标证据类型：原始研究。

（4）检索结果：2 篇相关证据，如图 4-6 所示。

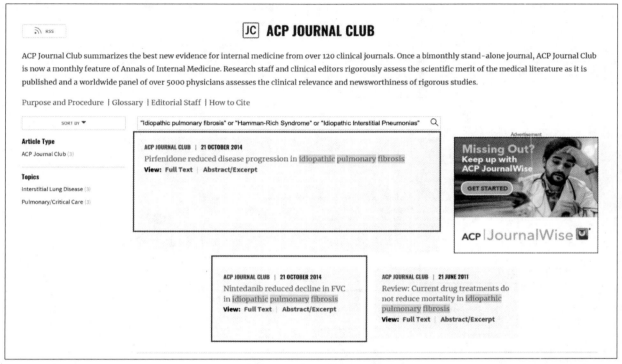

图 4-6　ACP Journal Club

6. Studies：

（1）资源：PubMed（https：//www.ncbi.nlm.nih.gov/pubmed）。

（2）检索策略：Clinical Queries（Therapy/Narrow［filter］）AND（"Idiopathic pulmonary fibrosis" or "Hamman-Rich Syndrome" or "Idiopathic Interstitial Pneumonias"）+ My NCBI（高质量专业期刊定制）+ 结果过滤（Publication dates：5 years）。

（3）目标证据类型：原始研究。

（4）检索结果：多篇证据（需要进一步阅读摘要判断其相关性），如图 4-7 所示。

## 九、小结

对于我国的医学实践者来说，循证医学的开展常常会受到证据资源可及性的较大影响。尽管所有预评估证据资源都可以在互联网上获得，但又被分为完全免费、部分免费和收费资源。如果个人或所在机构没有购买任何一款收费预评估证据资源，建议使用其中完全和部分免费的资源或联合搜索引擎，通过这些资源即使无法获得证据全部信息，也可以得到证据题录信息，在此基础上再通过可以免费获得全文信息的资源平台或全文数据库进行检索，例如 PMC（https：//www.ncbi.nlm.nih.gov/pmc/）或一些期刊开放获取平台。但需要注意，如果直接使用免费的互联网资源（没有经过预评估证据资源检索获得），则证据必须经过严格评价后才能利用。

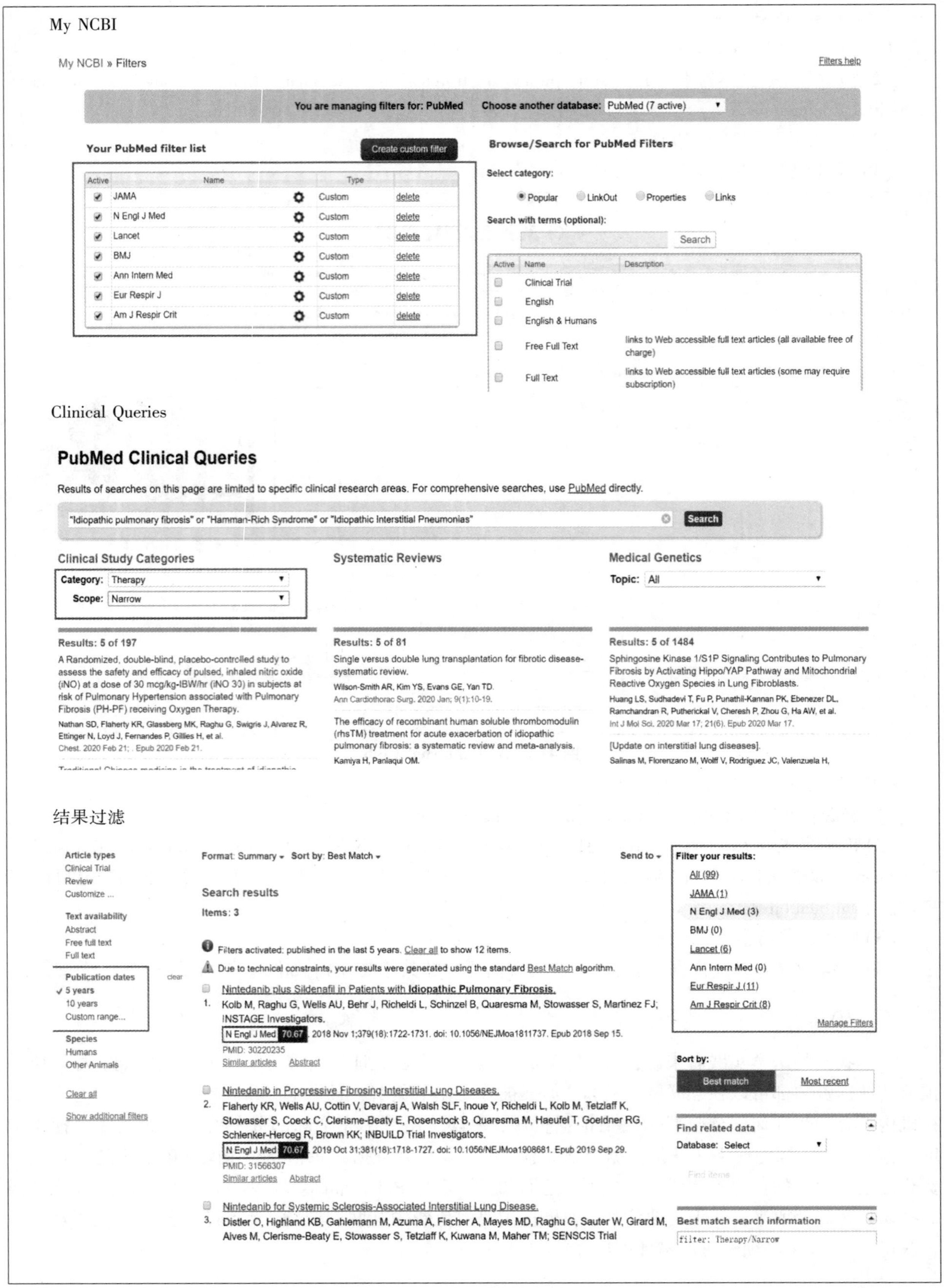

My NCBI

My NCBI » Filters                                                                                      Filters help

You are managing filters for: PubMed    Choose another database: PubMed (7 active) ▼

**Your PubMed filter list**          Create custom filter        **Browse/Search for PubMed Filters**

| Active | Name | | Type | |
|---|---|---|---|---|
| ☑ | JAMA | ⚙ | Custom | delete |
| ☑ | N Engl J Med | ⚙ | Custom | delete |
| ☑ | Lancet | ⚙ | Custom | delete |
| ☑ | BMJ | ⚙ | Custom | delete |
| ☑ | Ann Intern Med | ⚙ | Custom | delete |
| ☑ | Eur Respir J | ⚙ | Custom | delete |
| ☑ | Am J Respir Crit | ⚙ | Custom | delete |

Select category:
● Popular   ○ LinkOut   ○ Properties   ○ Links

Search with terms (optional):
[                    ]   Search

| Active | Name | Description |
|---|---|---|
| ☐ | Clinical Trial | |
| ☐ | English | |
| ☐ | English & Humans | |
| ☐ | Free Full Text | links to Web accessible full text articles (all available free of charge) |
| ☐ | Full Text | links to Web accessible full text articles (some may require subscription) |

Clinical Queries

## PubMed Clinical Queries

Results of searches on this page are limited to specific clinical research areas. For comprehensive searches, use PubMed directly.

[ "Idiopathic pulmonary fibrosis" or "Hamman-Rich Syndrome" or "Idiopathic Interstitial Pneumonias"    ⊗ ]  Search

**Clinical Study Categories**              **Systematic Reviews**          **Medical Genetics**

Category: Therapy ▼                                                        Topic: All ▼
Scope: Narrow ▼

Results: 5 of 197                          Results: 5 of 81               Results: 5 of 1484

A Randomized, double-blind, placebo-controlled study to     Single versus double lung transplantation for fibrotic disease-    Sphingosine Kinase 1/S1P Signaling Contributes to Pulmonary
assess the safety and efficacy of pulsed, inhaled nitric oxide    systematic review.    Fibrosis by Activating Hippo/YAP Pathway and Mitochondrial
(iNO) at a dose of 30 mcg/kg-IBW/hr (iNO 30) in subjects at    Wilson-Smith AR, Kim YS, Evans GE, Yan TD.    Reactive Oxygen Species in Lung Fibroblasts.
risk of Pulmonary Hypertension associated with Pulmonary    Ann Cardiothorac Surg. 2020 Jan; 9(1):10-19.    Huang LS, Sudhadevi T, Fu P, Punathil-Kannan PK, Ebenezer DL,
Fibrosis (PH-PF) receiving Oxygen Therapy.        Ramchandran R, Putherickal V, Cheresh P, Zhou G, Ha AW, et al.
Nathan SD, Flaherty KR, Glassberg MK, Raghu G, Swigris J, Alvarez R,    The efficacy of recombinant human soluble thrombomodulin    Int J Mol Sci. 2020 Mar 17; 21(6). Epub 2020 Mar 17.
Ettinger N, Loyd J, Fernandes P, Gillies H, et al.    (rhsTM) treatment for acute exacerbation of idiopathic
Chest. 2020 Feb 21; Epub 2020 Feb 21.    pulmonary fibrosis: a systematic review and meta-analysis.    [Update on interstitial lung diseases].
        Kamiya H, Panlaqui OM.    Salinas M, Florenzano M, Wolff V, Rodriguez JC, Valenzuela H,

结果过滤

| Article types | | Format: Summary ▾  Sort by: Best Match ▾ | | Send to ▾ | Filter your results: |
|---|---|---|---|---|---|

Article types
Clinical Trial
Review
Customize ...

Text availability
Abstract
Free full text
Full text

Publication dates          clear
✓ 5 years
10 years
Custom range...

Species
Humans
Other Animals

Clear all

Show additional filters

Search results

Items: 3

ℹ Filters activated: published in the last 5 years. Clear all to show 12 items.

⚠ Due to technical constraints, your results were generated using the standard Best Match algorithm.

☐  Nintedanib plus Sildenafil in Patients with Idiopathic Pulmonary Fibrosis.
1.  Kolb M, Raghu G, Wells AU, Behr J, Richeldi L, Schinzel B, Quaresma M, Stowasser S, Martinez FJ;
    INSTAGE Investigators.
    N Engl J Med 70.67 . 2018 Nov 1;379(18):1722-1731. doi: 10.1056/NEJMoa1811737. Epub 2018 Sep 15.
    PMID: 30220235
    Similar articles   Abstract

☐  Nintedanib in Progressive Fibrosing Interstitial Lung Diseases.
2.  Flaherty KR, Wells AU, Cottin V, Devaraj A, Walsh SLF, Inoue Y, Richeldi L, Kolb M, Tetzlaff K,
    Stowasser S, Coeck C, Clerisme-Beaty E, Rosenstock B, Quaresma M, Haeufel T, Goeldner RG,
    Schlenker-Herceg R, Brown KK; INBUILD Trial Investigators.
    N Engl J Med 70.67 . 2019 Oct 31;381(18):1718-1727. doi: 10.1056/NEJMoa1908681. Epub 2019 Sep 29.
    PMID: 31566307
    Similar articles   Abstract

☐  Nintedanib for Systemic Sclerosis-Associated Interstitial Lung Disease.
3.  Distler O, Highland KB, Gahlemann M, Azuma A, Fischer A, Mayes MD, Raghu G, Sauter W, Girard M,
    Alves M, Clerisme-Beaty E, Stowasser S, Tetzlaff K, Kuwana M, Maher TM; SENSCIS Trial

Filter your results:

All (99)
JAMA (1)
N Engl J Med (3)
BMJ (0)
Lancet (6)
Ann Intern Med (0)
Eur Respir J (11)
Am J Respir Crit (8)

Manage Filters

Sort by:
[ Best match ]   [ Most recent ]

Find related data
Database: Select ▼

Find items

Best match search information
filter: Therapy/Narrow

**图 4-7   PubMed 检索结果**

（张 静）

# 参考文献

［1］Dicenso A, Bayley L, Haynes RB. Accessing pre-appraised evidence：fine-tuning the 5S model into a 6S model［J］. Evid Based Nurs, 2009, 12(4)：99-101.

［2］Jameson J, Walsh ME. Tools for evidence-based vascular nursing practice：Achieving information literacy for lifelong learning［J］. J Vasc Nurs, 2017, 35(4)：201-210.

［3］Lynne M. Fox, AMLA, MA. Trip and trip pro［J］. J Med Libr Assoc, 2018, 106(2)：276-279.

［4］Badgett RG, Dylla DP, Megison SD, et al. An experimental search strategy retrieves more precise results than PubMed and Google for questions about medical interventions［J］. Peer J, 2015, 3：e913.

［5］The National Guideline Clearinghouse's Revised Criteria for Clinical Practice Guideline Inclusion［EB/OL］. (2019-08-02). https：//g-i-n.net/document-store/regional-communities/g-i-n-north-america/webinars-and-marketing/ngcs-revised-criteria-g-i-n-na.pdf/view.

［6］Karen MacDonell. Tools for tracking down guidelines［J］. BCMJ, 2019, 61(1)：40.

［7］Qaseem A, Forland F, Macbeth F, et al. Guidelines International Network：toward international standards for clinical practice guidelines［J］. Ann Intern Med, 2012, 156(7)：525-531.

［8］Jue JJ, Cunningham S, Lohr K, et al. Developing and testing the agency for healthcare research and quality's national guideline clearinghouse extent of adherence to trust worthy standards (NEATS) instrument［J］. Ann Intern Med, 2019, 170 (7)：480-487.

［9］Gerberich A, Spencer S, Ipema H. National guideline clearing house is no more：Keep calm and search on［J］. Ann Pharmacother, 2019, 53(4)：434-436.

［10］El-Khayat YM, Forbes CS, Coghill JG. Guideline. gov：A database of clinical specialty guidelines［J］. Med Ref Serv Q, 2017, 36(1)：62-72.

［11］龙囿霖, 张永刚, 李幼平, 等. 全球临床指南数据库运行机制的比较研究［J］. 中国循证医学杂志, 2018, 18(10)：1045-1052.

［12］Straus, Glasziou, Richardson W, Evidence-based medicine how to practice and teach EBM［M］. 5th ed. Elsevier, 2018. ISBN：9780702062964.

［13］Developing NICE guidelines：the manual［EB/OL］. (2019-06-03). https：//www.nice.org.uk/process/pmg20/chapter/introduction-and-overview.

# 证据/研究质量评估方法篇

"梅雪争春未肯降，骚人搁笔费评章。梅须逊雪三分白，雪却输梅一段香。"

——《雪梅》

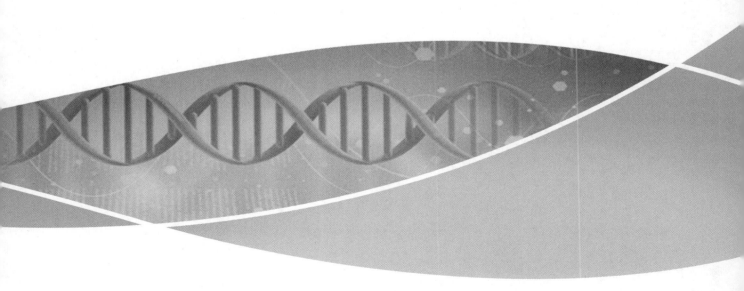

# 第 5 章
# 证据质量与推荐强度

**要　点**
- 证据质量和推荐强度的分级是制订临床实践指南的核心。
- 证据质量与推荐强度分级方法的发展主要经历了三个阶段。
- GRADE 分级系统的诞生和发展，成为证据质量与推荐强度发展史上的里程碑事件。

证据质量和推荐强度的分级是循证医学研究的重要进展，是解读系统评价/Meta 分析结果的关键，是制订临床实践指南的核心。过去 40 年间超过 50 多个组织和机构研发了不同的证据质量和推荐强度分级系统，主要分为三个发展阶段，即：①基于研究设计，将随机对照试验列为最高级别证据；②将系统评价列为最高级别证据，按不同领域(治疗、预防、病因、危害、预后、诊断、经济学)进行分级；③将系统评价作为综合证据的方法，随机对照试验构成的证据体作为高质量的证据，观察性研究构成的证据体作为低质量证据。其中，GRADE 分级系统的诞生和发展，成为证据质量与推荐强度发展史上的里程碑事件。本章主要介绍证据的定义与分类，证据质量和推荐强度分级系统的发展历程，几种常见的证据质量分级系统，以及 GRADE 分级系统的应用。

## 第一节　证据质量和推荐强度分级的原理与演进

2000 年，循证医学奠基人 David Sackett 等将临床证据定义为"以患者为研究对象的各种临床研究(包括防治措施、诊断、病因、预后、经济学研究与评价等)所得到的结果和结论"，即证据是由研究得出的结论。而循证医学创始人 Gordon Guyatt 等人则将证据定义为"任何经验性的观察都可以构成潜在的证据，无论其是否被系统或不系统地收集"。2005 年，加拿大卫生服务研究基金资助了一项研究，该研究用系统评价的方法来定义证据，其结论为"证据是最接近事实本身的一种信息，其形式取决于具体情况，高质量、方法恰当的研究结果是最佳证据。由于研究常常不充分、自相矛盾或不可用，其他种类的信息就成为研究的必要补充或替代"。2008 年，有国内学者将卫生研究中的证据定义为"证据是经过系统评价后的信息"。上述定义各有特点，但准确定义名词应遵循科学、系统、简明、反映事物本质的原则，以内涵定义为主。其中"证据是最接近事实本身的一种信息"很好地概括了证据的本质，但其应用性和可操作性不强，难以凭此定义判断是否为证据，因为事实本身常常不可知，"最接近"的程度也无法界定。鉴于全球尚未形成对证据的统一定义，故以上所举例证均具有探索性和不确定性,期待未来出现更完善、客观和可操作的证据定义。

## 一、证据的分类

不同人群对证据的需求不同,对同一证据的理解也不同。证据分类的主要目的是更好地推广和使用证据,分类的主要依据是各类证据之间应互不交叠。由于当前国内外尚无公认、统一的分类方法,本节主要按综合证据的方法和使用证据的人群方面介绍两种分类方法。

### (一)按综合证据的方法分类

针对某一个或某一类具体问题,尽可能全面收集有关该问题的全部原始研究,进行严格评价、综合、分析、总结后所得出的结论,是对多个原始研究再加工后得到的证据。这种综合证据的方法可分为 3 大类,即系统评价(systematic review, SR)/Meta 分析,卫生技术评估(health technology assessment, HTA)和实践指南(practice guideline)。三者的共同点为:①均基于原始研究,对其进行系统检索、严格评价和综合分析;②均可使用推荐分级的评估、制订与评价(grading of recommendations, assessment, development and evaluations, GRADE)进行分级;③均可作为决策的最佳依据。三者的主要不同点为:卫生技术评估相对于系统评价,除有效性外,更注重对卫生相关技术安全性、经济学性和社会适用性的评价,纳入更宽,会基于评价结果做出推荐意见,多数可被卫生政策直接采纳。系统评价则更注重对文献的质量评价,有严格的纳入排除标准,只进行证据质量分级,不作出推荐。指南则是基于系统评价和卫生技术评估的结果,以推荐意见为主,并对临床实践具有指导和规范意义。

### (二)按使用证据的对象分类

立足使用者角度,可将证据分为政策制订者、研究人员、卫生保健提供者与普通用户四种类型(表5-1):

表 5-1 从使用者角度的证据分类

| 使用者 | 代表人群 | 证据呈现形式 | 证据特点 | 证据要素 | 资源举例 |
|---|---|---|---|---|---|
| 政策制订者 | 政府官员、机构负责人、团体领袖等 | 法律、法规、报告或数据库 | 简明概括、条理清晰 | 关注宏观层面,侧重国计民生,解决复杂重大问题 | Health Systems Evidence 数据库 |
| 研究人员 | 基础医学、临床、教学研究者等 | 文献或数据库 | 详尽细致、全面系统 | 关注中观层面,侧重科学探索,解决研究问题 | Cochrane Library 数据库 |
| 卫生保健提供者 | 临床医生、护士、医学技术人员等 | 指南、摘要、手册或数据库 | 方便快捷、针对性强 | 关注中观层面,侧重实际应用,解决专业问题 | DynaMed 数据库 |
| 普通用户 | 普通民众,包括患病人群和健康人群 | 电视、广播、网络、报纸等大众媒体或数据库 | 形象生动、通俗易懂 | 关注微观层面,侧重个人保健,解决自身问题 | PubMed Health 数据库 |

## 二、证据质量与推荐强度的发展

前牛津大学循证医学中心主任 Paul Glasziou 教授和 Cochrane 协作网创建人 Iain Chalmers 在 2010 年的一项研究中发现:全世界每年仅随机对照试验就发表 27 000 余个,系统评价 4 000 余个。其他观察性研究、动物研究和体外研究的数量更为庞大。但对于医务人员和决策者而言,每天只有 24 小时。想要有效判断这些研究的好坏,遴选出高质量证据,将其转化为推荐意见进而促进循证实践,那么一套科学、系统和实用的分级工具必不可少。另一方面,诸如国际指南协作网(Guidelines International Network, G-I-N)、英国国家健康与临床优化研究所(National Institute for Clinical Excellence, NICE)等平台和网站已收录了数千篇全世界最新的高质量循证指南，然而各个指南所采用的证据质量和推荐强度的分级标准和依据却各不相同。临床医生想要快速理解和应用这些推荐意见，全面了解当前各种分级标准的现状十分必要，本节将对证据质量与推荐强度发展的阶段进行简要介绍。

证据质量与推荐强度分级方法的发展主要经历了三个阶段：第一阶段，单纯考虑试验设计，以随机对照试验为最高质量证据，主要代表有加拿大定期体检特别工作组（Canadian Task Force on the Periodic Health Examination, CTFPHE）的标准（表 5-2）和美国纽约州立大学州医学中心推出的"证据金字塔"（图 5-1），其优点在于简洁明了，操作性强。但主要问题在于分级依据过于简易，仅用于防治领域，且结果可能并不客观准确；第二阶段，在研究设计的基础上考虑了精确性和一致性，以系统评价/Meta 分析作为最高级别的证据，主要代表有英国牛津大学循证医学中心（Oxford Center for Evidence-based Medicine, OCEBM）推出的标准。该标准在证据分级的基础上引入了分类概念，涉及治疗、预防、病因、危害、预后、诊断、经济学分

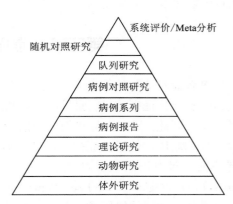

图 5-1　证据金字塔

析等七个方面，更具针对性和适应性，曾一度成为循证医学教学和循证临床实践中公认的经典标准，也是循证教科书和循证指南使用最为广泛的标准之一，但由于其级数较多（大小共 10 级），简单将证据质量和推荐强度直接对应（高质量证据对应强推荐，低质量证据对应弱推荐），且未充分考虑研究的间接性和发表性偏倚，以及观察性研究的升级等因素，所以在实际应用中仍然存在问题。2000 年，针对当前证据分级与推荐意见存在的不足，包括世界卫生组织（World Health Organization, WHO）在内的19 个国家和国际组织 60 多名循证医学专家、指南制订专家、医务工作者和期刊编辑等，共同创建了GRADE 工作组，旨在通力协作，循证制订出国际统一的证据质量分级和推荐强度系统。该系统于2004 年正式推出。由于其更加科学合理、过程透明、适用性强，目前包括 WHO 和 Cochrane 协作网在内的 100 多个国际组织、协会和学会已经采纳 GRADE 标准，成为证据与推荐分级发展史上的里程碑事件。

表 5-2　1979 年 CTFPHE 分级标准

| 证据级别 | 定义 |
| --- | --- |
| I | 至少一项设计良好的随机对照试验 |
| II-1 | 设计良好的队列或病例对照研究，尤其来是自多个中心或多个研究团队的研究 |
| II-2 | 在时间、地点上可比的对照研究；或效果显著的非对照研究 |
| III | 基于临床研究、描述性研究或专家委员会的报告，或权威专家的意见 |

| 推荐强度 | 定义 |
| --- | --- |
| A | 在定期体检中，考虑检查该疾病的推荐意见有充分的证据支持 |
| B | 在定期体检中，考虑检查该疾病的推荐意见有一定的证据支持 |
| C | 在定期体检中，考虑检查该疾病的推荐意见缺乏证据支持 |
| D | 在定期体检中，不考虑检查该疾病的推荐意见有一定的证据支持 |
| E | 在定期体检中，不考虑检查该疾病的推荐意见有充分的证据支持 |

与医学各分支学科及医学本身的发展一样，证据分级和推荐强度的发展也经历了从定性到定量（最高证据从单个随机对照试验到多个随机对照试验的 Meta 分析），从局部到整体（从只考虑试验设计

到考虑研究质量、结果的一致性和直接性等），从片面到全面（从单纯针对治疗扩展到预防、诊断、经济学等），从个别到一般（涉及领域从临床、预防延伸到基础、管理、教育等），从分散到统一（从指导各自国家和组织到指导全球）的过程，这是一个不断探索和实践，不断批判和超越的过程。可以预见，随着医学科学和人类文明的进步，证据分级和推荐强度必将紧跟时代，不断更新，止于至善。

# 第二节　常见的证据质量分级系统简介

决策者面对浩瀚的信息海洋，渴望得到真实而适用的证据帮助。但他们不可能花费大量时间和精力去检索和评价证据质量，而只需充分利用研究人员预先确立的证据分级标准和推荐意见使用各种高质量证据。因此，研究人员在创建和推广证据分级标准和推荐意见时，必须力图统一，避免偏倚，以减少误导和滥用。但研究证据质量良莠不齐，证据分级和推荐强度标准也大相径庭。本节主要在回顾已有证据分级发展历程的基础上，重点介绍常见的几种常见的证据分级系统，主要包括 SIGN（the Scottish Intercollegiate Guidelines Network）发布的证据分级标准、英国牛津大学循证医学中心发布的证据分级和推荐强度分级标准、中国学者研发的中医药领域证据分级标准（Grading for Chinese Integrative Medicine，GCIM）分级系统以及 GRADE 分级系统。

## 一、SIGN 分级系统

### （一）SIGN 简介

SIGN 于 1993 年在爱丁堡皇家医学院成立，James Petrier 教授任主席，其宗旨是："帮助和支持国家循证临床指南的发展，促进有益于患者的多地区临床实践。"此后，SIGN 制订了 60 多部指南，成为指南制订组织的领头羊。该组织不断改进其方法学以迎接实践中的方法学挑战。

SIGN 网络由医生、护士、药师、社区医生和其他医药专业人才组成，它的工作方法是提出治疗的推荐方案，并附上临床例证的等级表明支持相应条目的力度，即证据等级。SIGN 是专业性学会（学院）与苏格兰官方卫生部门密切合作和共同努力的结果。此网络的规程与官方文件相吻合。

### （二）SIGN 分级标准

从循证指南的制订开始，就需要对证据质量和推荐强度进行分级。在刚开始的几年，SIGN 一直在使用由美国卫生保健政策研究所（Agency for HealthCare Policy and Research，AHCPR）开发的证据分级系统，该系统根据研究类型对证据进行分级，推荐强度由 A 至 C，当时被广泛接受。然而，该系统存在很明显的缺陷，即无法区分同一类型研究间证据质量的差异。

1998 年，国际专家成立了一个工作小组来对证据分级系统进行评价，并提出新的建议。最终大家推出由澳大利亚 Les Irwig 及其团队开发的系统，其灵活性高，允许对整体证据质量做出更好的判断，并更多地重视随机对照试验以外的其他试验的质量。该系统还引入了"判断的考虑"：指南小组在判断证据质量以产生分级推荐时要考虑的问题。这是第一个将其明确纳入流程的分级系统，目的是提高决策的透明度。

1999 年，工作组的新分级系统 SIGN 分级系统随后出版。2000 年首次在 SIGN 出版物中使用，并且随后在很大程度上保持不变。国际上其他许多指南制订者也采用或修改了它（详见表 5-3）。SIGN 分级系统在证据级别方面分 4 级，主要将系统评价及高质量的随机对照试验定为 1 级，将可能存在混杂的研究，比如队列研究等定为 2 级，将非分析研究，诸如病例报告和系列病例定为 3 级，将专家意见定为 4 级。可以看出，其囊括了较多的研究类型，但总体而言，依旧是基于研究类型进行分类。在推荐强度方面，主要分了四级，根据证据级别不同而不同。

此后，GRADE 工作组成立，并开发了 GRADE 分级系统。2009 年 6 月，SIGN 理事会同意采用 GRADE 方法并相应地修订分级系统。但是，值得注意的是，直到 2008 年，SIGN 分级系统仍被视为在特定情况下有效的方法。

表 5-3　2001 年 SIGN 证据分级及推荐强度

| 证据级别 | 定义 | 推荐强度 | 定义 |
|---|---|---|---|
| 1++ | 高质量随机对照试验的 Meta 分析、系统评价、或偏倚可能性很小的随机对照试验 | A | 直接适用于目标人群的 1++ 或 1+ 级证据 |
| 1+ | 较高质量随机对照试验的 Meta 分析、系统评价、或出现偏倚可能性大的随机对照试验 | | |
| 1- | 随机对照试验的 Meta 分析、系统评价、或出现偏倚可能性大的随机对照试验 | | |
| 2++ | 高质量病例对照或队列研究的系统评价、或出现混杂、偏倚和机遇可能性很小而反映因果关联可能性大的高质量病例对照或队列研究 | B | 直接适用于目标人群的 2++ 级证据或 1++ 或 1+ 级证据的外推证据 |
| 2+ | 出现混杂、偏倚和机遇可能性小而反映因果关联可能性较大的较高质量的病例对照或队列研究 | C | 直接适用于目标人群的 2+ 级证据或 2++ 级证据的外推证据 |
| 2- | 出现混杂、偏倚和机遇可能性大而反映因果关联可能性明显不足的病例对照或队列研究 | | |
| 3 | 非分析性研究，即病例报告、系列病例分析 | | |
| 4 | 专家意见 | D | 3 或 4 级证据，或 2+ 级证据的外推证据 |

## 二、牛津分级系统

1998 年，Bob Phillips、Chris Ball、David Sackett 等临床流行病学和循证医学专家共同制订了新 CEBM 分级标准，并于 2001 年 5 月正式在英国牛津大学循证医学中心的网络上发布（表 5-4）。该标准首次在证据分级的基础上提出了分类概念，涉及治疗、预防、病因、危害、预后、诊断、经济学分析等七个方面，更具针对性和适用性，成为循证医学教学和循证临床实践中公认的经典标准，也是循证教科书和循证期刊使用最广泛的标准。但由于其过于复杂和深奥，初次接触循证医学的医生或医学生不易理解和掌握。

表 5-4　2001 年牛津证据分级和推荐强度（治疗部分）

| 证据级别 | 定义 | 推荐强度 | 定义 |
|---|---|---|---|
| 1a | 同质 RTC 的系统评价 | A | 1a 或 1b 或 1c 级证据 |
| 1b | 单个 RCT（可信区间窄） | | |
| 1c | 全或无病案系列 | | |
| 2a | 同质队列研究的系统评价 | B | 2a 或 2b 或 2c 或 3a 或 3b 级证据 |
| 2b | 单个队列研究（包括低质量 RCT，如随访率<80%） | | |
| 2c | 结果研究、生态学研究 | | |
| 3a | 同质病例对照研究的系统评价 | | |
| 3b | 单个病例对照 | | |
| 4 | 病例系列研究（包括低质量队列和病例对照研究） | C | 4 级证据 |
| 5 | 基于经验未经严格论证的专家意见 | D | 5 级证据 |

　　尽管 2001 版牛津分级系统仍然有用,但在 2009 年,多位循证医学专家一致认为,十多年过去了,有关 OCEBM 的使用反馈也收集了很多,许多成员认为是时候对其进行更新了。因此,由 Jeremy Howick 领导的国际团队(在 Olive Goddard 和 Mary Hodgkinson 的大力帮助下)包括 Iain Chalmers、Paul Glasziou(主席)、Tria Greenhalgh、Carl Heneghan、Iless Moschetti、Bob Phillips 和 Hazel Thornton 在内的数十位专家,于 2009 年 12 月在牛津举行了为期数天的会议,讨论了 OCEBM 级别的潜在变化。经过几个小时的头脑风暴,该小组对他们认为需要修改的内容进行了投票。

　　会议结束后,Jeremy Howick、Paul Glasziou 和 Carl Heneghan 起草了一份新的分级系统,Jeremy Howick 在 1 月将其发送给工作组以征求意见。2011 年 3 月和 2011 年 5 月,Jeremy Howick 将其发布在 OCEBM 网站上,并邀请 CEBM 订阅者在 9 月 1 日之前进行评论和反馈。Jeremy Howick 还将该分级系统文件发送给了 Gordon Guyatt、Brian Haynes 和 Dave Sackett 以征求意见。Brian Haynes 提出了一些有用的建议。9 月 1 日,Jeremy Howick 整理了反馈意见,对证据级别进行了一些更改,并将反馈和修订后的级别发送给了 OCEBM 证据工作组。

　　2011 版牛津证据分级将推荐强度分为 4 个等级,即 A、B、C 及 D 级,证据级别分为 5 级(表 5-5)。A 级包含 1a、1b 和 1c 级别的证据;B 级包括 2a、2b、2c、3a 和 3b 级别的证据;C 级推荐证据水平为 4,即来源于系列病例分析及质量较差的病例对照研究;D 级推荐证据水平为 5,即专家意见。证据水平与推荐强度级别直接相关,证据水平表明一个研究的真实性不代表临床实用性。

**表 5-5　2011 版牛津分级的证据质量和推荐强度分级**

| 推荐级别 | 证据水平 | 治疗有效的/有用的/有害的 | 预后 | 诊断 | 鉴别诊断症状现况调查 | 经济分析和决策分析 |
|---|---|---|---|---|---|---|
| A | 1a | 多个随机对照试验的 SR(同质性好) | 多个起始队列研究的 SR(同质性好);在不同人群中证实的临床决策规则(clinical decision rule, CDR) | 多个证据水平 1 的诊断性研究的 SR(同质性好);来自多个临床中心的多个证据水平 1b 研究的 CDR | 多个前瞻性队列研究的 SR(同质性好) | 多个证据水平 1 的经济学研究的 SR(同质性好) |
| | 1b | 单个随机对照试验(可信区间窄) | 随访率>80%的单个起始队列研究;在某个人群中证实的 CDR | 经确认的具有好的参考标准的队列研究;或经单个临床中心检验的 CDR | 高随访率的前瞻性队列研究 | 基于临床上合理的成本或替代方案的分析;证据的系统评价;包括复合敏感度分析 |
| | 1c | 全或无 | 全或无的病例系列报告 | 阳性结果肯定诊断和阴性结果排除诊断 | 全或无的病例系列报告 | 绝对价值更优或价值更劣的治疗的分析 |

**续表 5-3**

| 推荐级别 | 证据水平 | 治疗有效的/有用的/有害的 | 预后 | 诊断 | 鉴别诊断症状现况调查 | 经济分析和决策分析 |
|---|---|---|---|---|---|---|
| B | 2a | 多个队列研究的 SR(同质性好) | 多个回顾性队列研究或随机对照试验(对照组未接受干预)的 SR(同质性好) | 多个证据水平>2 的诊断性研究的 SR(同质性好) | 多个证据水平为 2b 和更高的研究的 SR(同质性好) | 多个证据水平>2 经济学研究的 SR(同质性好) |
| | 2b | 单个队列研究(包括低质量随机对照试验,如随访率<80%) | 回顾性队列研究或包含有未处理的对照组的一个随机对照试验的随访;来自 CDR 或仅经分样验证 | 根据好的参考标准的探索性队列研究;推导出的 CDR,或仅经分样或数据库验证 | 回顾性队列研究或低随访率的队列研究 | 根据临床上合理的成本或替代方案的分析;对证据进行有限的回顾,或单个研究;包括复合敏感度分析 |
| | 2c | 结局研究;生态学研究 | 结局研究 | | 生态学研究 | 审计或结局研究 |
| | 3a | 病例-对照研究的 SR (同质性好) | | 3b 及更好的研究的 SR(同质性好) | 3b 及更好的研究的 SR(同质性好) | 3b 及更好的研究的 SR (同质性好) |
| | 3b | 单个病例-对照研究 | | 非连续性研究,或未始终应用同一参考标准 | 非连续性队列研究,或来自很有限的总体 | 根据有限的选择或成本,资料质量差,但包括合并了临床上切合实际的变量的敏感度分析的研究 |
| C | 4 | 病例系列研究(以及低质量队列研究和低质量病例对照研究) | 病例系列研究(和低质量的预后队列研究) | 病例对照研究,低质量的或非独立的参考标准 | 病例系列研究或使用已被废除的参考标准 | 未进行敏感度分析的研究 |
| D | 5 | 未经明确阐述的批判性评价的专家观点,或基于生理学、实验室研究或按"优先原则"得出的推论 | 未来经明确阐述的批判性评价的专家观点,或基于生理学、实验室研究或按"优先原则"得出的推论 | 未经明确阐述的批判性评价的专家观点,或基于生理学、实验室研究或按"优先原则"得出的推论 | 未经明确阐述的批判性评价的专家观点,或基于生理学,实验室研究或按"优先原则"得出推论 | 未经明确阐述的批判性评价的专家观点,或基于经济学理论或按"优先原则"得出的推论 |

### 三、中医药 GCIM 分级系统

近 20 年中西医及中医药领域开展了上万个各种临床研究,发表了数十万篇研究论文,但由于缺乏对这些研究科学有效的质量评价标准和推荐方法,有效的干预措施无法得到及时转化和应用,无效的治疗却长久的广为使用。随着循证医学的产生和发展,西医临床医学领域中已有若干个较为规范、科学、透明、实用的分级与推荐方法和分级体系产生,促进了临床医生查找和利用证据的效率,有力推动了临床研究向实践转化的速度。然而由于中医药自身的独特性,现有的西医分级方法并不能完全适用。

在循证医学和证据分级系统传入中国的几十年间,中医临床医生以及方法学家对中医药证据分级系统进行了探索和研究,比如刘建平等 2007 年提出的针对中医药的临床证据分级系统,李敬华等 2009 年提出中医治疗文献评价方法,以及陈耀龙等于 2018 年提出的 GCIM 分级系统,本节主要介绍 GCIM 分级系统。

GCIM 证据分级系统由 GRADE 中国中心制订,主要包括四个方面,详见表 5-6。第一,偏倚风险,主要包含选择偏倚,实施偏倚,信息偏倚,混杂偏倚及其他偏倚;第二,结果的一致性,主要包含纳入研究的一致性(如 $I^2$ 大小),不同研究类型结果之间的一致性(如纳入随机对照试验和灰色文献以及未纳入研究如大数据、队列研究的结果是否一致),纳入研究与临床实践之间的一致性(如纳入研究的结果与临床医生实践观察之间的一致性)以及纳入研究与古籍文献之间的一致性;第三,数据的充分性,主要包括单项研究的样本量是否足够,证据体的样本量是否足够以及效应量的大小及可信区间的宽窄;第四,结果与古籍文献描述是否一致。

GCIM 证据分级系统采用了打分的评价方式,五颗星表示对于疗效满意,结果可信度高,一颗星则相反。同时,结合了中医药自身的特点,比如文献古籍的证据情况,很好地集合了中医和西医证据分级系统的特点,具有较高的实用性和可操作性。

**表 5-6 GCIM 中医药分级系统**

| 项目 | 影响因素 |
| --- | --- |
| 偏倚风险 | ● 选择偏倚(如随机序列的产生、分配方案隐藏等)<br>● 实施偏倚(如盲法等)<br>● 信息偏倚(如报告偏倚、回忆偏倚等)<br>● 混杂偏倚(如性别、年龄等)<br>● 其他偏倚:_____ |
| 结果的一致性 | ● 纳入研究的一致性(如 $I^2$ 大小)<br>● 不同研究类型结果之间的一致性(如纳入随机对照试验和灰色文献以及未纳入研究如大数据、队列研究的结果是否一致)<br>● 纳入研究与临床实践之间的一致性(如纳入研究的结果与临床医生实践观察之间的一致性)<br>● 纳入研究与古籍文献之间的一致性(如纳入研究的结果与古籍文献描述是否一致)<br>● 其他:_____ |
| 数据的充分性 | ● 单个研究样本量是否足够<br>● 证据体的样本量是否足够<br>● 效应量的大小及可信区间宽窄<br>● 其他:_____ |
| 其他可增加或降低证据质量的因素 | ● 其他因素:_____ |

### 四、GRADE 分级系统

GRADE 分级系统首次清楚阐述了证据质量和推荐强度的定义，即证据质量是指对观察值的真实性有多大把握；推荐强度指指南使用者遵守推荐意见对目标人群产生的利弊程度有多大把握。其中"利"包括降低发病率和病死率，提高生活质量和减少资源消耗等，"弊"包括增加发病率和病死率、降低生活质量或增加资源消耗等。证据质量分为高、中、低、极低四个等级，推荐强度分为强、弱两个等级，具体描述见表 5-7。

表 5-7　证据质量与推荐强度分级

| 证据质量分级 | 具体描述 |
| --- | --- |
| 高（A） | 非常有把握观察值接近真实值 |
| 中（B） | 对观察值有中等把握：观察值有可能接近真实值，但也有可能差别很大 |
| 低（C） | 对观察值的把握有限：观察值可能与真实值有很大差别 |
| 极低（D） | 对观察值几乎没有把握：观察值与真实值可能有极大差别 |

| 推荐强度分级 | 具体描述 |
| --- | --- |
| 强（1） | 明确显示干预措施利大于弊或弊大于利 |
| 弱（2） | 利弊不确定或无论质量高低的证据均显示利弊相当 |

GRADE 分级系统相对之前众多分级标准，主要特点体现在以下几个方面：①由一个具有广泛代表性的国际指南制订小组制订；②明确界定了证据质量和推荐强度及其区别；③明确指出对证据质量的评估是对报告了重要临床结局指标的证据体的评估，而非对一个系统评价或临床试验的评估；④对不同级别证据的升级与降级有明确、统一的标准；⑤从证据到推荐的过程全部公开透明；⑥明确承认偏好与价值观在推荐中的作用；⑦就推荐意见的强弱，分别从临床医生、患者、政策制订者角度作了明确、实用的诠释；⑧适用于制作系统评价、卫生技术评估及医学实践指南。如何更好地理解和应用GRADE，将会在第三节进行介绍。

# 第三节　GRADE 分级系统的应用

## 一、GRADE 应用的原理

### （一）影响证据质量和推荐强度的因素

1. 影响证据质量的因素

与此前的分级系统一样，GRADE 对证据质量的判断始于研究设计。一般情况下，没有严重缺陷的随机对照试验的证据起始质量为高（即 A 级），但有五个因素可降低其质量。没有突出优势的观察性研究的证据起始质量为低（即 C 级），但有三个因素可升高其质量（框 5-1）。

框 5-1　影响证据质量的因素

| |
|---|
| 可能降低随机对照试验证据质量的因素及其解释 |

| 偏倚风险 | 未正确随机分组；未进行分配方案的隐藏；未实施盲法（特别是当结局指标为主观性指标，其评估易受主观影响时）；研究对象失访过多，未进行意向性分析；选择性报告结果（尤其是仅报告观察到的阳性结果）；发现有疗效后提前终止研究 |
|---|---|
| 不一致性 | 如不同研究间存在大相径庭的结果，又没有合理的解释原因，可能意味着其疗效在不同情况下确实存在差异。差异可能源于人群（如药物在重症患者中的疗效可能更显著）、干预措施（如较高药物剂量的效果更显著），或结局指标（如随时间推移疗效减小）的不同。当结果存在不一致性而研究者未能意识到并给出合理解释时，需降低证据质量 |
| 间接性 | 间接性可分两类：一是比较两种干预措施的疗效时，没有单独的研究直接比较二者的随机对照试验，但可能存在每种干预与安慰剂比较的多个随机对照试验，这些试验可用于进行二者之间疗效的间接比较，但提供的证据质量比单独的研究直接比较的随机对照试验要低。二是研究中所报告的人群、干预措施、对照措施、预期结局等与实际应用时存在较大差异 |
| 不精确性 | 当研究纳入的患者和观察事件相对较少而导致可信区间较宽时，需降低其证据质量 |
| 发表偏倚 | 如果很多研究（通常是小的、阴性结果的研究）未能公开，未纳入这些研究时，证据质量亦会减弱。极端的情况是当公开的证据仅局限于少数试验，而这些试验全部是企业赞助的，此时发表偏倚存在的可能性很大 |

降级标准：以上 5 个因素中任意一个因素，可根据其存在问题的严重程度，将证据质量降 1 级（严重）或 2 级（非常严重）。证据质量最多可被降为极低，但注意不应该重复降级. 譬如，若分析发现不一致性是因存在偏倚风险（如缺乏盲法或分配隐藏）所导致时，则在不一致性这一因素上不再因此而降级

可能提高观察性研究证据质量的因素及其解释

| 效应值很大 | 当方法学严谨的观察性研究显示疗效显著或非常显著且结果高度一致时，可提高其证据质量 |
|---|---|
| 有剂量-效应关系 | 当干预的剂量和产生的效应大小之间有明显关联，即存在剂量-效应关系时，可提高其证据质量 |
| 负偏倚 | 当影响观察性研究的偏倚不是夸大，而可能是低估效果时，可提高其证据质量 |

升级标准：以上 3 个因素中任意一个因素，可根据其大小或强度，将证据质量升 1 级（如相对危险度大于 2）或 2 级（如相对危险度大于 5）。证据质量最高可升级到高证据质量（A 级）

2. 影响推荐强度的因素

对于推荐强度，GRADE 突破了之前将证据质量和推荐强度直接对应的弊端，进一步提出：除了证据质量，资源利用和患者偏好与价值观等证据以外的因素也影响推荐的强度，并将推荐强度的级别减少为两级。对不同的决策者，推荐强度也有不同的含义（框 5-2 和 5-3）。

框 5-2　GRADE 中推荐强度的含义

| |
|---|
| 强推荐的含义 |
| 对患者——几乎所有患者均会接受所推荐的方案；此时若未接受推荐，则应说明 |
| 对临床医生——应对几乎所有患者都推荐该方案；此时若未给予推荐，则应说明 |
| 对政策制订者——该推荐方案一般会被直接采纳到政策制订中去 |
| |
| 弱推荐的含义 |
| 对患者——多数患者会采纳推荐方案，但仍有不少患者可能因不同的偏好与价值观而不采用 |
| 对临床医生——应该认识到不同患者有各自适合的选择，帮助每个患者做出体现他偏好与价值观的决定 |
| 对政策制订者——制订政策时需要充分讨论，并需要众多利益相关者参与 |

框 5-3　影响推荐强度的因素及其实例

| 影响推荐的因素 | 强推荐的例子 | 弱推荐的例子 |
| --- | --- | --- |
| 证据质量(证据质量越高,越适合给予强推荐,反之亦然) | 多个高质量随机对照试验证明吸入类固醇药物治疗哮喘的疗效确切 | 只有个别案例考察了胸膜剥脱术在气胸治疗中的实用性 |
| 利弊平衡(利弊间的差异越大,越适合给予强推荐,反之亦然) | 阿司匹林能够降低心肌梗死病死率,且毒性低、使用方便、成本低 | 华法林治疗低危心房纤颤患者有效,但增加出血风险,且使用不便 |
| 偏好与价值观(患者之间的偏好与价值观越趋同,越适合给予强推荐,反之亦然) | 绝大多数淋巴瘤年轻患者都十分看重化疗延长生存时间的作用,且都可以接受其毒不良反应 | 很多老年淋巴瘤患者十分在意化疗的毒不良反应,但也有很多主要关注治疗延长生存时间的作用 |
| 成本(干预措施的花费越低,消耗的资源越少,越适合给予强推荐,反之亦然) | 阿司匹林用于预防短暂缺血性脑卒中患者卒中复发的成本很低 | 氯吡格雷或潘生丁联合阿司匹林用于预防短暂缺血性脑卒中患者卒中复发的成本很高 |

### (二)GRADE 应用要点

对于干预性系统评价,GRADE 仅用于对证据质量分级,不给出推荐意见。在应用 GRADE 系统时,需注意以下几点:

(1)GRADE 的证据质量分级不是对单项临床研究或系统评价的分级,而是针对报告了某个结局指标的证据体的质量分级。这种分级建立在系统评价基础上。即使系统评价最终仅纳入了一项研究,但其中报告了不同的结局指标,证据质量分级仍然应针对不同结局指标分别进行。此时,降级的 5 个因素中,不一致性不适用,因为只有一项研究,而其他 4 个降级因素均适用。

(2)对于随机对照试验和观察性研究,均可以进行降级,因为其研究设计均可能存在缺陷。①对随机对照试验应重点考虑降级,且在一般情况下,不考虑升级,因为如果设计无缺陷,本身就是最高级别,无须升级;如果设计有缺陷,则应降级。②对于观察性研究,在无降级因素存在的情况下,如果有符合条件的升级因素,则可考虑升级。

(3)对于不精确性和不一致性这两个条目,在指南和系统评价中的含义和用法有所不同。在指南当中是否需要在这两个方面降级,取决于其是否能够明确支持或反对指南制订者给出一个一致的推荐意见。

(4)如果结局指标较多,首先应按它们对患者的重要性进行排序,最多纳入 7 个指标,并分为 3 个等级:①关键结局,如死亡、严重的不良反应等;②重要结局,如疼痛缓解、糖化血红蛋白降低等;③一般结局,如轻度发热或胃肠道反应等。

(5)当一项干预措施可以同时影响多个结局时,该干预措施的总体证据质量则取决于关键结局的证据质量或者它们中证据质量较低的那个。譬如,抗病毒药物治疗流感的有效性,病死率和 ICU 患者收治率均被列为至关重要的结局指标,但如果病死率的证据质量为高,ICU 患者收治率的证据质量为中,则总的证据质量为中等而非高。主要原因是在考虑结局指标相对重要性的基础上,下结论应保守。如果一旦将该证据质量定为高,则意味着将 ICU 患者收治率这一关键结局从中等升级为高,夸大了干预的有效性,可能会给出不恰当的推荐意见。

(6)升降级级数无须严格量化,无论是升级还是降级,都不必拘泥于量化指标。如,尽管 GRADE 规定有非常严重的偏倚风险可降低两级(-2),有非常严重不精确性可降低两级(-2),存在以上两方面缺陷的证据,理论上会被降到"极低"以下,但实际最后的级别反倒可能是"低"而非"极低"。因为要整体考虑 5 个降级因素，综合给出最后的证据级别。对观察性研究升级也一样，3 个升级因素，每个都可升高 2 级，如果 3 个因素都存在，最高可升 6 级，但 GRADE 中规定观察性研究一开始的级别为"低"，最多经过 2 级就可以升到"高"，故无须拘泥于每个升降级因素的级数，而应总体考虑后，充分描述升降级的原因。

GRADE 既可用来对作者自己撰写的系统评价进行分级，也可以为他人撰写的系统评价进行分级。可能存在两个潜在因素，会造成分级结果的巨大差异：1) 系统评价本身质量低下，包括检索的不全面，纳入与排除标准不合理，无意义的合并及系统评价制作者的利益冲突。以有缺陷的检索为例：未检索灰色文献或限定了文种的系统评价，其遗漏的研究很可能会直接作用于升降级的各个因素，甚至会逆转分级的结果及总的证据质量。故在应用 GRADE 之前，分级人员应该评估系统评价制作的报告质量和方法学质量，若其有明显缺陷，则应放弃分级，否则分级结果将会产生严重误导。2) 分级结果的因素是分级人员之间的不一致性。对同一个结局指标，不同分级人员的结果可能存在差异，可能的解决办法是在分级前对人员进行统一培训，并就升降级因素的理解达成共识，在证据概要表和结果总结表备注中详细说明，以便取得的分级结果尽可能一致，并体现 GRADE 分级系统化、结构化、透明化和清晰明确的特点。3) 但因分级人员本身水平的差异及证据体的复杂程度，对同一个证据体有可能得出不一样的分级结果。研究显示：经过培训的分级人员较未经过培训者其分级结果更为趋同，两人以上的分级结果比一个人更为客观。目前 GRADE 中国中心联合 Cochrane China Network for GRADE and Guideline Working Group 录制了 GRADE 使用的在线课程，感兴趣的读者可访问：https://v.youku.com/v_show/id_XNDQ0MDMyOTE1Ng==.html 观看学习。

## 二、GRADE 实例解读

### （一）GRADE 在定量系统评价中的应用

我们以 2013 年发表在《中国循证医学杂志》上的《实习前职业防护教育预防中国护生针刺伤的 Meta 分析》一文为例，对其主要结局指标"针刺伤发生率"和"防护知识知晓率"进行 GRADE 分级。

1. 案例背景

在临床实习工作中，实习护生由于缺乏实践经验、护理技术不熟练、职业防护意识薄弱、欠缺自我防护知识等，针刺伤发生率更高，感染血源性传染病的可能性更大。实习是护生将理论运用于实践，走上工作岗位，未来成为一名合格的医务工作者的必经之路，因此实习前开展职业防护教育必须得到学校和医院管理者的重视。近年来，中国对护生这一特殊人群已经进行了不少相关的针刺伤预防干预效果研究。本研究收集近 10 年来公开发表的实习前职业防护教育预防中国护生针刺伤效果的对照试验，采用 Meta 分析方法来系统评价其预防效果。

2. 案例方法

按照干预性系统评价的方法，制订纳入、排除标准，确定要检索的数据库及语言后，全面系统检索现有的文献，进行独立筛选，然后运用 RevMan 5.0 软件进行统计学分析，最后得出结果。

3. 案例结果

（1）偏倚风险。针刺伤发生率：纳入的 4 篇随机对照试验中，2 篇研究随机序列的产生不清楚，且 4 篇研究的盲法和分配隐藏均不清楚，因此需要在偏倚风险方面降一级。防护知识知晓率：纳入 3 篇病例对照研究的方法学质量均高，因此在偏倚风险方面不需要降级。

（2）不一致性。结局指标"针刺伤发生率"和"防护知识知晓率"的 $I^2$ 分别为 82% 和 95%，提示结果之间存在较大的不一致性，因此，在不一致性方面两个结局指标均考虑降一级。

（3）间接性。结局指标"针刺伤发生率"和"防护知识知晓率"纳入的对照试验均为防护培训 vs 常规培训，不存在间接性，因此，不考虑降级。

（4）不精确性。经过计算，结局指标"针刺伤发生率"和"防护知识知晓率"的最优样本量均满足当前样本量，且可信区间较窄，故两者均不考虑降级。

（5）发表偏倚。原文提示可能存在发表偏倚，经 Begg's 检验提示不存在发表偏倚，因此，结局指标在发表偏倚方面均不降级。

综上，结局指标"针刺伤发生率"降两级，结局指标"防护知识知晓率"降一级，具体呈现形式详见表 5-8。

表 5-8　实习前职业防护教育预防中国护生针刺伤的 Meta 分析的 GRADE 分级结果

| 纳入研究数量 | 降级因素 | | | | | | 患者数量 | | 相对效应值(95%CI) | 证据质量 |
| | 研究设计 | 偏倚风险 | 不一致性 | 间接性 | 不精确性 | 发表偏倚 | 干预组 | 对照组 | | |
| --- | --- | --- | --- | --- | --- | --- | --- | --- | --- | --- |
| 针刺伤发生率 | | | | | | | | | | |
| 4 | 随机对照试验 | 严重[1] | 严重[2] | 不严重 | 不严重 | 无 | 290 | 266 | RD=0.40, 95%CI (-0.57, -0.23) | ⊕⊕○○低 |
| 防护知识知晓率 | | | | | | | | | | |
| 3 | 病例对照 | 不严重 | 严重[2] | 不严重 | 不严重 | 无 | 445 | 294 | RD=0.52, 95%CI (0.30, 0.74) | ⊕⊕⊕○中 |

[1] 降一级：纳入的 4 篇随机对照试验中，2 篇研究随机序列的产生不清楚，且 4 篇研究的盲法和分配隐藏均不清楚；[2] 降一级：$I^2$ >70%；

### (二)GRADE 在定性系统评价中的应用

我们以 Bohren 等在 *PLoS Medicine* 上发表的关于产妇在分娩机构中受到不平等待遇的系统评价为例，具体说明 CERQual(Confidence in the Evidence from Reviews of Qualitative research)在证据分级中的应用。

1.案例背景

研究表明：在全球各地，产妇在医疗机构中分娩时受到了不平等待遇，包括被虐待、被忽视、缺乏尊重等。关于产妇在医疗机构中受到的不平等待遇，目前还缺乏全面的分类标准、识别标准及操作定义。这方面的不足将使这一领域的深入研究难以开展。此系统评价通过综合定性和定量的证据，明确产妇在分娩机构分娩时受到不平等待遇的种类和原因，旨在促进该现象有关的类型学的发展。

2.案例方法

采用预先制订好的检索策略全面检索有关产妇在分娩机构中受到不平等待遇的定性、定量及混合性研究，无地域及收入水平差异的限制。运用主题分析法综合定性研究结果并采用 CERQual 方法对每一个综合结果进行证据分级。本案例仅关注该研究的定性综合部分，其余部分不作过多描述。

3.案例结果

共纳入涵盖 34 个国家的 65 篇研究，其中定性综合结果从以下 6 个方面进行归纳分析：①躯体暴力；②语言暴力；③侮辱和歧视；④非专业护理；⑤关系不和谐；⑥机构环境设施差。共对 34 个综合结果做出了证据分级，此处分别就限制自由(physical restraint)、不正当评论(judgmental and accusatory comments)和不实施镇痛措施(refusal to provide pain relief)3 个结果进行描述和证据分级。

(1)限制自由。产妇在分娩机构中人身自由受到限制，如被绑于床上和封口。该结果共包含 2 个研究，方法学质量分别为高和低，故方法学局限性整体评价为高度局限性；2 个研究的研究目的、对象等均与研究问题呈中度相关；因研究资料不足，故一致性不清楚；2 个研究来自 2 个国家，资料单一有限，数据充分性整体不足。综上考虑，将该系统评价结果的证据质量由初始的"高"降为"低"。

(2)不正当评论。产妇的性行为受到医护人员的不正当评论而使之蒙羞，尤其在少女和未婚女性中多见，这让本身处于弱势地位的产妇感到屈辱，以致让她们觉得医护人员对其不尊重、冷漠和粗鲁。该结果共包含 10 项研究，2 项方法学质量为高，6 项为中，2 项为低，故方法学局限性整体评价为中度局限性；相关性的评价中 4 项呈高度相关，5 项呈中度相关，1 项为低度相关，故相关性整体评价为中度相关；研究间较相似，尤其是来自撒哈拉以南非洲地区的研究，故一致性为高；10 项研究分别来自 8 个国家，包括亚洲（1）、中东和北非（1）、北美（1）和撒哈拉以南非洲地区（7），其中中等、高收入国家各一个，数据充分性为中。综上考虑，该系统评价结果证据质量为中。

（3）不实施镇痛措施。产妇分娩时，医护人员未对其采取镇痛措施，在资源匮乏的机构常常是因为药品缺乏或患者医药费支付不足，但在资源充裕的机构患者的镇痛诉求也被拒绝。该结果共包含 11 项研究，5 项方法学质量为高，6 项为中，故方法学局限性整体评价为轻微局限性；相关性的评价中 4 项呈高度相关，5 项呈中度相关，2 项为低度相关，故相关性整体评价为中度相关；因研究间的差异在文中给出了合理解释，故不一致性为低；11 项研究分别来自 9 个国家，包括亚洲（1 项）、欧洲（2 项）、中东和北非（2 项）、北美（1 项）和撒哈拉以南非洲地区（5 项），其中高收入国家 3 个，中等收入国家 2 个，数据充分性为高。综上考虑，该系统评价结果证据质量为高。

最终将系统评价结果及 CERQual 分级通过结果总结表呈现出来，见表 5-9。结果总结表简单直观，且能够使整个评价过程尽可能透明展示，因此我们提倡 CERQual 使用者能够使用结果总结表来呈现系统评价结果及其证据分级。

表 5-9 定性系统评价结果总结表示例

| 综合结果 | CERQual 信度分级 | 评级解释 | 纳入研究数量 |
|---|---|---|---|
| 限制自由：产妇在分娩机构中的人身自由受到限制，如被绑于床上和封口 | 低 | 2 项研究有轻微至严重的方法学局限性。纳入研究中毒相关。研究只涵盖 2 个国家（坦桑尼亚和巴西），资料单一有限。因资料有限以一致性也不明确 | 2 |
| 不正当评论：产妇的性行为受到医护人员的不正当评论而使之蒙羞，尤其在少女和未婚女性中多见，这让本身处于弱势地位的产妇感到屈辱，以致让她们觉得医护人员对其不尊重、冷漠和粗鲁 | 中 | 10 项研究有轻微至重大的方法学局限性。纳入研究中度相关。研究涵盖 8 个国家，主要以低收入国家为主，资料相对充分。一致性高 | 10 |
| 不实施镇痛措施：产妇分娩时，医护人员未对其采取镇痛措施，在资源匮乏的机构常常是因为药品缺乏或患者医药费支付不足，但在资源充裕的机构患者的镇痛诉求也被拒绝 | 高 | 11 项研究有轻微至中度的方法学局限性。纳入研究中度相关。研究涵盖 9 个国家，地域分布广泛，收入水平也多样化，资料充分。一致性高 | 11 |

## 三、GRADE 挑战与展望

没有完美的系统，只有不断更新和改善的系统。GRADE 创建 19 年来，已经取得了长足的发展，但仍然面临以下重要挑战。

### （一）证据质量方面

目前使用的初始分级因素（即研究设计类型）和进一步对升降因素的赋值都是人为规定的。例如，如果证据可以分为 4 级，抛开所有其他因素，一个高质量的随机对照试验与一个高质量队列研究的证据质量差别为什么是 2 个级别而不是 1 个级别？升降因素是否是等同的，即每一个因素都升或降一个级别？如果这是不合理的，我们应如何制订各因素的权重？例如发表偏倚和不一致性到底哪个对证据质量的影响更大？又该如何制订因素内包含的条目的权重？例如偏倚风险中所包含的随机序列号的产生、分配方案的隐藏以及盲法，哪个更容易夸大疗效？目前没有足够的研究证据支持证据评级系统对这些因素升降赋值的建议。因此，即便是 GRADE 的分级系统，也是基于以往经验和 GRADE 工作组专家共识的基础之上，估计的证据质量与真实的可信度的差别仍是一个未知数。

除 GRADE 目前纳入的 5 个降级因素和 3 个升级因素外，还存在其他已知和未知的影响证据可信性的因素，如①研究的基线差异对证据质量的影响如何？而且各升降级因素之间可能存在交叠和互相影响。例如：未对随机分组的方案进行隐藏，既是造成偏倚风险的重要因素；也可能是造成不一致性的原因（方法学异质性）；还可能会导致漏斗图的不对称（发表偏倚）。②干预措施相同，但对照不同，则会造成间接性方面的降级；同时也会影响到研究间的不一致性及结果的精确性。如何处理同一因素造成的多重降级或升级的可能性，GRADE 已关注到了这些问题，但目前尚未给出指导意见。

**（二）推荐强度方面**

主要反映在以下 3 个方面：①GRADE 尚未给出如何平衡证据质量、患者偏好与价值观、经济学、可实施性及公平性之间的关系，从而提出有关干预利弊的具体指导意见。经济状况、可支付能力、患者的价值观等证据以外的因素都可能会影响推荐强度，且不同人群中这些因素可能千差万别，可能没有一个推荐意见可以适用于所有的人群或患者，这将使 GRADE 的推荐意见在被广泛接受方面还有很长的路要走。因为 GRADE 忽视了传统的内部真实性和外部真实性的区别，这是一个比证据合理性更大的问题。②GRADE 尚未给出如何收集患者偏好与价值观、恰当考虑经济学及公平性的原理、方法和步骤。这将对 GRADE 的应用者在从证据到推荐这一环节造成实际操作的困难。③GRADE 的推荐分级没有考虑权衡利弊的可操作性细节，从而给指南制订者实际应用带来困难。

**（三）分级人员方面**

GRADE 方法对初学者较为复杂，对分级人员的要求较高，需具备扎实的临床流行病学、医学统计学、卫生经济学、循证医学、系统评价和临床指南等方面的理论基础和实践经验，不利于其快速推广应用。

**（四）适用性方面**

目前 GRADE 仅在干预性、诊断性、预后性系统评价和网状 Meta 分析中有明确的分级方法和步骤，但在病因学、中医药及卫生管理等领域的分级方法还面临很大挑战，主要是因为这些领域本身的方法学还正在完善，其推荐意见的制订也更具复杂性。

**（五）推广与实施方面**

很多机构和组织目前仍在使用其之前的分级系统，部分还在不断研发新的分级系统，GRADE 如何与不同分级组织间进行有效沟通，在比较不同分级系统的共性、个性和优劣性的基础上，经讨论达成共识，建立一个统一规范的分级体系，也是 GRADE 工作组面临的重要挑战。

总之，一套证据分级系统要被国际认可，不仅要求其具有较高的科学性和可行性，更需要其不断更新和发展。尽管 GRADE 系统已被诸多权威组织采纳，但在日益广泛的使用中面临的挑战也会更多。若要不被其他分级系统取代，GRADE 工作组成员能做的，只有兢兢业业，持续改进，取长补短，不断超越，止于至善。

（陈耀龙，罗旭飞）

# 参考文献

[1]李幼平. 循证医学[M]. 3 版. 高等教育出版社, 2013.

[2]Bates SM, Ginsberg JS, Straus SE, et al. Criteria for evaluating evidence that laboratory abnormalities are associated with the development of venous thromboembolism[J]. Canadian Med Assoc J, 2000, 163(8): 1016-1021.

[3]Guyatt GH, Haynes RB, Jaeschke RZ, et al. Users' Guides to the Medical Literature: XXV. Evidence-based medicine: principles for applying the Users' Guides to patient care. Evidence-Based Medicine Working Group[J]. JAMA, 2000, 284(10): 1290-1296.

[4]Glasziou P, Chalmers I. Assessing the quality of research[J]. Br Med J, 2004, 328(7430): 39-41.

[5]Eikelboom JW, Hirsh J, Spencer FA, et al. Executive summary: Antithrombotic Therapy and Prevention of Thrombosis, 9th

ed: American College of Chest Physicians Evidence-Based Clinical Practice Guidelines[J]. Chest J, 2012, 141(2 Suppl): 7S-47S.

[6] Bastian H, Glasziou P, Chalmers I. Seventy-five trials and eleven systematic reviews a day: How will we ever keep up? [J]. PLoS Med, 2010, 7(9): e1000326.

[7] Listed N. The periodic health examination. Canadian Task Force on the periodic health examination[J]. Canadian Medical Assoc J, 1979, 121(9): 1278-1285.

[8] 陈耀龙, 李幼平, 杜亮, 等. 医学研究中证据分级和推荐强度的演进[J]. 中国循证医学杂志, 2018, 8(2): 127-133.

[9] The Centre for Evidence-Based Medicine[EB/OL]. (2019-03-02). http://www.cebm.net/levels_of_evidence.asp.

[10] Atkins D, Best D, Briss PA, et al. Grading quality of evidence and strength of recommendations[J]. Br Med J, 2004, 328(7454): 1106-1110.

[11] Gilbert R, Salanti G, Harden M, et al. Infant sleeping position and the sudden infant death syndrome: systematic review of observational studies and historical review of recommendations from 1940 to 2002[J]. Int J Epidemiol, 2005, 34(4): 874-887.

[12] Committee TT. Streptomycin treatment of Pulmonary tuberculosis: A medical research council investigation[J]. Br Med J, 1948, 2(4582): 769-782.

[13] Blum AL, Talley NJ, O'morain C, et al. Lack of effect of treating Helicobacter pylori infection in patients with nonulcer dyspepsia. Omeprazole plus Clarithromycin and Amoxicillin Effect One Year after Treatment (OCAY) Study Group[J]. New Engl J of Medi, 1998, 339(26): 1875-1881.

[14] Mccoll K, Murray L, El Omar E, et al. Symptomatic benefit from eradicating Helicobacter pylori infection in patients with nonulcer dyspepsia[J]. T New Engl J of Med, 1998, 339(26): 1869-1874.

[15] Naylor CD. Grey zones of clinical practice: some limits to evidence based medicine[J]. Lancet, 1995, 345(8953): 840-842.

[16] Bohren MA, Vogel JP, Hunter EC, et al. The mistreatment of women during childbirth in health facilities globally: A mixed-methods systematic review[J]. PLoS Med, 2015, 12(6): e1001847.

[17] 张延婷, 王乐三. 实习前职业防护教育预防中国护生针刺伤的 Meta 分析[J]. 中国循证医学杂志, 2013, 13(6): 754-759.

[18] Lewin S, Booth A, Glenton C, et al. Applying GRADE-CERQual to qualitative evidence synthesis findings: introduction to the series[J]. Implement Sci, 2018, 13(Suppl 1): 2.

[19] Lewin S, Bohren M, Rashidian A, et al. Applying GRADE-CERQual to qualitative evidence synthesis findings-paper 2: how to make an overall CERQual assessment of confidence and create a Summary of Qualitative Findings table[J]. Implement Sci, 2018, 13(Suppl 1): 10.

[20] Munthe-Kaas H, Bohren MA, Glenton C, et al. Applying GRADE-CERQual to qualitative evidence synthesis findings-paper 3: how to assess methodological limitations[J]. Implement Sci, 2018, 13(Suppl 1): 9.

[21] Colvin CJ, Garside R, Wainwright M, et al. Applying GRADE-CERQual to qualitative evidence synthesis findings-paper 4: how to assess coherence[J]. Implement Sci, 2018, 13(Suppl 1): 13.

[22] Glenton C, Carlsen B, Lewin S, et al. Applying GRADE-CERQual to qualitative evidence synthesis findings-paper 5: how to assess adequacy of data[J]. Implement Sci. 2018; 13(Suppl 1): 14.

[23] Noyes J, Booth A, Lewin S, et al. Applying GRADE-CERQual to qualitative evidence synthesis findings-paper 6: how to assess relevance of the data[J]. Implement Sci, 2018, 13(Suppl 1): 4.

[24] Parmelli E, Amato L, Oxman AD, et al. Grade evidence to decision (etd) framework for coverage decisions[J]. In J of Technol Assess In Health Care, 2017, 33(2): 176-182.

# 第 6 章
# 证据/研究质量评价

**要　点**

● 一切证据质量均需评估，一切医学实践均应循证。

● 研究质量评估是系统评价中的关键性步骤。

● 针对不同的研究设计类型，选择合适的质量评估工具。

● 虽然有大量评估研究质量的工具，但是与方法学质量或偏倚风险相关的要素仍需要进一步探讨。


在做系统评价/Meta 分析或进行临床循证实践时，必然会涉及对研究或证据的质量评估，本章主要阐述对研究或证据质量的评估及各种研究/文献质量评价工具的使用方法。

## 第一节　基本原理

### 一、基本概念

#### (一)质量

质量是一个多尺度概念，其含义十分丰富，依据 ISO 9000：2005 文件定义，质量指一组在某事或某物中本来就因有的特性满足要求的程度。尽管证据质量是连续的，但可使用形容词如差、好或优秀来修饰。对于卫生保健领域，质量缺乏共识性定义。Jadad 等将临床试验质量定义为试验设计产生无偏倚结论的可能性；Verhagen 等则将其定义为在设计与研究过程中，反映结论有效性的一系列因素。在临床流行病学研究中，质量一词通常涉及研究内在真实性的判定。推荐分级的评估、制订与评价 (GRADE)工作组对质量定义为效应估计值接近真实效应值的把握程度，将证据质量分为高、中、低和极低四类，并作出各自的 GRADE 含义。对系统评价而言，证据质量反映的是疗效评估正确的可信程度，研究设计是决定证据质量的重要因素。从循证医学角度出发，我们更多关注一项医学证据的安全性、有效性、经济性、适宜性、可行性和有意义，若对证据结局效应估计极具信心足以支持其推荐转化应用于当前医学实践，从而达到改善卫生保健结局的目的，即为最佳质量证据。

#### (二)真实性

对于一项医学研究证据而言，无论其质量差、好或优秀，证据质量评估的核心前提在于其结论真实可靠，否则，只会导致以讹传讹，从而损害临床实践与医患利益。真实性指研究结果与真实值相接近的程度。一项研究证据的真实性可分为两个方面：一

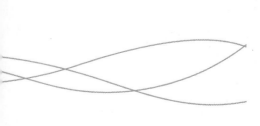

方面为该研究是否恰当地提出了研究问题,称之为为外部真实性,它的评价取决于研究的目的,外部真实性与研究结果的一般性或适宜性密切相关;另一方面涉及该研究是否准确地回答了研究问题,通常被描述为内部真实性。在临床证据中,多个著名研究机构均将同质性随机对照临床研究(RCTs)的系统综述(系统综述与系统评价含义等同)评为最高级别证据。尽管大多数 Cochrane 系统综述强调纳入随机对照临床研究,集中于如何评价这类研究的真实性,而评价研究内部真实性多常涉及到方法学质量评价或质量评价一词。

### (三)误差、随机误差与系统误差

误差是实验科学术语,指研究结果或推论偏离于真实值,分为绝对误差和相对误差。绝对误差是测量值(单一测量值或多次测量值的均值)与真值之差,测量结果大于真值时误差为正,反之为负,绝对误差=|测量值-真值|;相对误差为绝对误差与真值的比值(常以百分数表示),相对误差=绝对误差÷真值,相对误差更能反映测量的可信程度。也可以根据误差的来源分为系统误差(又称偏性)和随机误差(又称机会误差)。

在流行病学研究中,必须考虑研究结果的真实性。但由于各种因素影响,研究结果与真实情况间往往存在一定差异,即出现误差,有时甚至会得出错误结论。某项结局指标测量结果为真值、系统误差与随机误差三者代数和。造成这种差异的原因有两方面:一是机遇,另一个是偏倚。

机遇引起的误差是随机误差,是与抽样相伴随的,也称抽样误差,顾名思义,它是随机产生、不可预计,它服从统计学上的"正态分布",是不可消除的,但可通过统计学方法予以限制、估计或评价。在这个意义上,测量对象的真值是永远不可知的,只能通过多次测量获得的均值尽量逼近。随机误差大小和方向都不固定,也无法测量或校正,随着测定次数的增加,正负误差可以相互抵消,误差的平均值将逐渐趋向于零。用等式可以表达随机误差,即单独测量值=精确值+随机误差。

系统误差是指在重复性条件下,对同一样本进行无限多次测量所得结果的平均值与被测量的真值之差,其误差值的大小和符号(正值或负值)保持不变,或者在条件变化时按一定规律变化。其特点是测量结果向一个方向偏离,其数值按一定规律变化,具有重复性、单向性。由于只能进行有限次数的重复测量,真值也只能用约定真值代替。系统误差中,则结果可以表达为:单独测量值=精确值+偏度+随机误差。

### (四)偏倚与偏倚风险

偏倚是一种系统误差,指研究结果或推论偏离于真实值。偏倚是由于在研究的设计、实施、资料收集以至结果分析中所采用的方法不当而造成的研究结果系统性地偏离真实值的情况。偏倚可在任一方向上发生,它们将导致对真实干预效应的过低或过高估计,导致效应在一项研究中被过低估计而在另一项研究中被过高估计。偏倚方向的变化源于研究设计缺陷,如缺乏分配隐藏,误差向量方向一致,不能通过增大样本量来克服它。与观察效应比较,一些偏倚变化较小而不重要,而一些则变化较大,以至于观测效应由于偏倚而取值较大。尽管经验证据表明随机临床试验设计、推导、分析缺陷将导致偏倚,但通常不可能知道偏倚影响某项特定研究结果的程度。

如真值一样,系统误差及其原因不能完全获知,只是其估计值,并具有一定的不确定度,因此事后评估偏倚大小通常较为困难并且不能实现。由于系统综述的主要考虑是纳入研究的结果在多大程度上可信,偏倚风险评价则直接指向此问题,因此,考虑偏倚风险无疑更为恰当。

偏倚风险的不同有助于解释纳入一项系统综述研究的变异性,例如,能够解释结果的异质性。研究愈严密,其结果将愈加接近真实值。如果更少的严密研究偏于干预效应过高估计,对具有不同真实性研究的结果进行 Meta 分析将导致假阳性结论,错误地推导出一项干预措施有效,但如果更少的严密研究偏于干预效应的过低估计,分析结果将导致假阴性结论,错误地推论没有效果。

评价一篇系统综述纳入的所有研究的偏倚风险时,不必考虑所涉及的纳入研究在结果或真实性的预期变异性。例如,这些研究的结果是一致的但所有的研究可能都存在缺陷,在这种情况,系统综述中关于一项干预措施效果的结论就不能像一系列严密研究推导出一致性结论那样有力。

**（五）非精确性方法学质量/研究质量与研究报告质量**

非精确性涉及随机误差，由于样本间的差异，即使是多次重复同一研究得到正确的结果，也将产生不同效应估计水平。小范围内研究的结果可能有较大的抽样误差，因此精度较低。非精确性反映在围绕每一个研究干预效应估计值的可信区间以及 Meta 分析中每一个研究结果被给予的权重，权重愈大精确度愈高。

在《Cochrane 干预措施系统评价者手册》（Cochrane Handbook for Systematics Reviews of Interventions，以下简称《Cochrane 手册》）（5.0 版）之前，方法学质量评价一词在系统综述方法学部分被广泛使用，也涉及到对纳入研究的严格评价，这个词语表示研究者在多大程度上以尽可能高的标准实施他们研究。尽管仍有研究机构或作者使用该术语，但 Cochrane 协作网认为其含义局限、不一致并存在歧义，不推荐使用，然而我们不得不依赖于报告的文献以评估潜在研究的质量。Cochrane 协作网诊断精确性试验工作组仍采用方法学质量一词。诚然，在制作一篇高质量系统综述过程中，除了必须具备系统综述相关方法学知识与能力外，作者的专业背景、临床试验设计、统计学分析等相关知识也是同等重要。

研究质量指效应估计值接近真实效应值的把握程度，主要是指研究方法学质量，即在研究设计、研究实施过程和分析中避免或减少偏倚的程度。研究报告质量指文献报告格式符合该类型研究报告规范的程度，主要指研究论文应当以一种清晰的形式告诉读者，如为什么要进行该研究，它是怎样设计、实施和分析的。显然，研究质量与研究报告质量密切相关。只有研究作者客观、充分、清晰详细地报告研究的设计、实施和分析，才能大大减低研究的偏倚，提高研究的内在有效性，使用者就可能对其研究质量进行科学评价。在科学诚信的前提下，研究质量和研究报告质量在绝大多数情况下是一致的，两者不可分割。目前，已有各类研究设计报告规范发表，评价研究报告质量应当以此为标准。

在严格评价证据或研究时，对内部真实性、偏倚风险、质量三者应当相互区分，后者含义大于前者。基于上文讨论，我们将所有类型研究均视为证据，并使用更为宽泛的概念——"质量"术语展开证据质量评估相关讨论，在涉及特定内容时，遵循目前系统综述实践现实，分别采用研究质量、方法学质量及偏倚风险不同术语。

**（六）证据水平与推荐分级或强度**

证据水平指基于受试者主要结局的证据及每个证据的质量（包括多个域的评价，如可行性、外推性、意义、有效性、安全性及经济性等），对证据总体质量进行的梯度分级。证据质量为证据水平评判的核心。证据水平最早由加拿大定期健康检查工作组在 1979 年发布的一份报告中阐述，该报告旨在基于文献证据制订定期健康体检的推荐意见，报告中开发了一份证据分级系统，将证据分为Ⅰ、Ⅱa、Ⅱb、Ⅲ四个水平，以明确特定干预措施的有效性。随后，诸多学者及机构进行证据水平相关研究，大量分级系统被开发出来。管红珍等共鉴定了 16 个证据等级标准或序列，研究表明这些证据水平标准多种多样、繁简不一、各有特点，建议可根据临床问题的特点选用某一标准或对某一标准先行增删修订后再予利用。证据水平表征形式多样，包括Ⅰ、Ⅱ、Ⅲ、Ⅳ、Ⅴ或 1、2、3、4、5 等，对每一个等级均有相应标准，如著名的牛津大学循证医学中心 2011 年发布的第二版证据水平将诊断、预后、干预类证据分为 Level 1~5 五个水平。

证据推荐强度或分级是指基于证据水平对干预措施应用于临床实践后确定利大于弊的程度提出建议，反映了我们对一项干预措施是否利大于弊的确定程度，为患者、临床医生和政策制订者提供参考。对是否推荐使用某种治疗措施应综合权衡获益、风险、负担及潜在成本。如果获益大于风险和负担，则专家推荐临床医生为合适的患者提供相应的治疗措施。获益、风险和负担权衡后确定性的大小决定推荐的强弱。

著名的 GRADE 工作组分级系统将指南中的推荐分为强推荐、弱推荐两级。决定推荐强度取决于利弊平衡（利弊间的差别越大越适合作出强推荐，差别越小越适合作出弱推荐）、证据质量（证据质量越高，越适合作出强推荐）、价值观和意愿（价值观和意愿差异越大或不确定性越大，越适合作出弱推荐）、成本或资源配置（一项干预措施的花费越高即消耗的资源越多，越不适合作出强推荐）。用系统方法对治疗方案的推荐强度进行分级可降低偏倚，有助于诠释专家制订的医疗指南。对推荐强度的划分有多个系统及表示方法，如牛津大学循证医学中心推荐分级为 A、B、C、D 四级。国内有学者进行了证据分级的探讨，如刘建平提出针对基于证据体的中医药的临床研究证据分级参考建议，中国循证医学中心李幼平等制订的用于探索政府决策与管理领域的证据分级(分为 5 级，A～E 级证据质量依次降低)，有兴趣者可以参考。

## 二、证据质量评估

### (一)背景

循证决策或循证卫生保健过程为什么要进行评估证据质量？在21 世纪，卫生是一项共同责任，一项卫生干预系统综述能够在多大程度上推导出关于该干预措施的结局，取决于其纳入研究的结果是否真实。若单个研究的结果存在偏倚，则系统综述结果也会存在偏倚而不可靠。比如，所有研究的结果可能一致但所有这些研究都存在缺陷，此时，作者的结论就不可能像基于一系列严密的研究所推导出关于某干预措施效果一致结论一样可靠。一项不真实研究的 Meta 分析将导致误导性结论并围绕错误的干预效应估计值产生一个窄的可信区间，非但不能成为最佳证据，甚至会产生错误而以讹传讹。由于事后评估偏倚大小困难且难以实现，研究者通常采用各种方法试图避免原始研究的偏倚，然而，原始研究通常难以避免偏倚，因此系统综述作者应当采用严密的质量评估程序，评价纳入研究的真实性也就成为一篇系统综述最核心的部分，并将对纳入研究结果的分析、讨论与结论产生影响。NHS 将证据质量评估定义为" The assessment of evidence by systematically reviewing its relevance, validity and applicability to specific situations"。切记，基于研究设计与实施而非报告进行证据质量评估。

### (二)证据质量评估目的

质量评估在系统综述各个阶段(从选择研究到数据合成及解释等)中均需应用。总体而言，系统综述中评价研究质量的目的在于：确定一个最低质量阈值或研究设计阈值用以选择原始研究；探讨质量差异从而解释研究结果的异质性；赋予 Meta 分析中研究结果质量不同权重；指导结果解释并辅助决定推论强度；以及指导制订进一步研究推荐意见。

### (三)证据质量评估工具

证据质量评估工具主要有 4 类，包括单个质量条目、核查式质量清单或量表、质量评分及证据等级描述，后三类工具均包括就预先确定的关键质量条目群评估每项研究。根据适用研究对象不同，又可将质量评估工具分为通用性或普适性工具、设计专表及域专用量表。

(1)条目：为量表最基本的构成元素，也是实施评分的最基本构成单位，不能再分割，所有备选的有关条目的结合称之为条目池，其表达方式包括叙述性描述或提问形式。单个质量条目法主要对研究方法学中具有与效果估计偏倚潜在相关的某个方面如随机分配隐藏、盲法等进行评估，该方法单独应用较少，常常为构建后续评估工具的基础。

(2)质量清单或量表法：评估研究中每个质量条目的完成程度，采用是、否或不清楚等分类标示，可获得每项研究的某个质量条目总体完成情况评估，该方法在所有 Cochrane 综述中被采用。

(3)质量评分法：采用每项质量条目予以主观性数值评分，最后累计获得质量评估总评分，通常根据赋予所有质量条目相同的权重或根据其主观重要性不同赋予不同权重评分。

(4)证据水平法：主要基于清单的方法，最后依据该研究是否符合预先确定的质量条目集而给出证据水平或分级，可包括是、否二分类或多分类，该方法多用于包含多种研究设计类型研究证据的指南制订。

质量评分与证据/等级水平方法存在诸多限制，质量评分中的数值权重反映了单个条目相对重要性，由于质量条目具体内容的不同，质量条目的重要性与这些质量条目相关的潜在偏倚方向通常存在差异，而这在大多数质量评分过程中被忽略。因此，质量评分大小可能既不能反映研究质量也隐藏了质量低的研究设计与实施的缺陷；证据水平方法则在每项水平中合并入不同质量条目，因此不可能评估某研究是否完全符合单个质量条目。

然而,已有大量质量评估工具的信度(即可靠性)、效度(即真实性)及反应度(也称敏感性)没有经过严密的程序验证如德尔菲法制订,不同工具之间存在较大异质性,从而导致对相同研究得出不同的质量评估结果。此外,质量评分的变异性也可导致 Meta 分析不同的效应估计推断。因此,在探讨质量对效果估计的影响时,推荐采用质量条目而非评分用以评估证据质量,尤其当纳入与外部真实性相关的条目时,该方法价值最大。我们认为,在缺乏有力的经验性依据支持之前,任何关于证据质量评估的方法学决策都应当基于流行病学原理。

理想条件下,综述作者应当采取下面的程序制订质量评估工具、实施证据质量评估,从而使质量评估满足其综述目的。若采用已有评估工具,由于不同领域的研究遭受特定偏倚的影响,综述者应当考虑改良所选择的一般性质量工具,包括纳入额外的质量条目或删除已有不相关的条目。质量工具应当先行选择部分研究文献进行预评估,以检测其可靠性,并根据结果改进质量评估工具与方法。制订质量评估工具的方法:

(1)明确质量框架,制订质量评价大纲。通盘考虑质量的各个方面,包括内部真实性、外部真实性及统计学分析等。

(2)明确质量评估的范围与目的。考虑研究设计类型与综述问题。

(3)制订质量评估工具(清单)。考虑相关的质量条目并制订评分系统。质量条目可能需分组,包括一般性条目与特殊条目,前者与研究设计特征相关,后者与综述者研究领域特征相关,又包括方法学与临床两方面,此外,还包括不需评分的定性描述分组。对于研究报告质量评估,推荐采用相关研究报告规范标准作为评估工具直接进行质量评估。

(4)评估工具的测量性能。在正式应用与评估所有纳入研究之前,通过预实验评估质量清单的可靠性。

然而,就目前大多数系统综述而言,已有大量质量工具可获得,相关可靠性也被大量已发表系统综述所验证,上述步骤常常演变为选择已有质量工具进行评估,但相关的要义仍然适用。

**(四)证据质量评估程序**

具有国际化水准的研究报告标准要求一份有效性对比综述详细报告包括证据质量评估在内的整个过程,我们提议将质量评估分为如下 5 个步骤:评估方案制订,预实验与培训,证据质量评估,解释与报告。评估程序见表 6-1。

证据质量评估至少需要两名综述作者,同时有第三者作为仲裁者,针对质量评估预实验与训练过程中出现的问题对质量评估工具进行修订。作为制订评估方案的先决条件,美国医疗保健研究与质量局循证实践中心(AHRQ-EPC)认为,在整个方案中必须事先明确需要评估质量的重要中间与终点结局,以及明确需要评估质量的其他研究特征或研究数据。同时,研究方案必须澄清会对哪些质量标准进行评估以及如何将纳入研究质量合并入汇总证据合成之中,证据质量评估方案必须为整个综述研究方案的一部分。

实际证据质量评估过程应当与综述研究方案所述保持一致。对所使用的质量评估工具及其可靠性与真实性应当予以陈述。证据合成应当反映前期分析计划用以合并纳入研究质量至后续定量或定性分析过程中。应当报告所有预定方案的分析结果,这些预定方案只需质量标准而不需考虑统计学意义及效应方向,同时,也应该陈述通过纳入研究的方法学或报告实施证据合并的事后决策之依据。

表 6-1  证据质量评估程序

| 质量评估程序 | 具体步骤 |
|---|---|
| 1. 制订研究方案 | 明确所用术语与概念, 如质量或偏倚风险评估 |
| | 明确质量标准、纳入与排除标准 |
| | 确定所使用的质量评估工具 |
| | 参考质量评估范本, 进一步明确研究质量标准与质量标准的运作定义 |
| | 解释单个质量标准或条目被定级为质量好、一般或差或高、中或低偏倚风险的依据, 或阐述使用评分法(定量评分研究质量)的理由 |
| | 明确如何处理综述作者之间质量评估不一致问题 |
| | 阐述如何将质量评估结果用于证据合成 |
| | 讨论在质量评估过程中如何处理对报告质量低的研究的评估 |
| 2. 预实验与培训 | 确定综述团队的人员组成, 至少两名人员评估质量, 同时第三者作为不一致的仲裁 |
| | 培训综述人员 |
| | 将质量评估工具在能代表质量评估范围的小样本中进行预实验 |
| | 发现问题继而修订质量评估工具和/或培训 |
| 3. 评估纳入研究质量 | 明确纳入研究的设计类型 |
| | 依据预定的研究设计类型与预先确定的结局标准, 对每一项质量或偏倚风险评估标准作出判定 |
| | 参照研究设施, 对纳入研究的每一项结局总质量或偏倚风险作出判定, 分为低、中、高或未知偏倚风险, 记录最终质量评价结果的理由及过程 |
| | 解决质量评估中的差异并记录每项结局的总质量分级 |
| 4. 证据质量用于证据合成 | 实施研究方案制订的分析 |
| | 实施其他额外所需的分析 |
| | 依据研究设计类型, 将质量评估结果合并入定量或定向证据合成 |
| 5. 报告证据质量评估及其局限性 | 在研究报告中表明所选质量评估工具的有效性、证据质量评估过程(可由研究方案总结)及局限性 |
| | 若可能, 陈述进一步改进质量评估的措施 |

## 三、证据质量评估局限性

1. 质量或偏倚风险能否量化? 不同偏倚来源之间的交互作用如何?

偏倚是一种系统误差, 或在结果或推论上与真实值的偏离。通常不可能知道偏倚影响某项特定研究结果的程度。一项研究尽管存在一个方法学缺陷而事实上可能是无偏的, 但考虑偏倚风险无疑更加恰当。总的说来, 偏倚的评价是定性而非定量的。针对上述两个问题, 目前不能尚未能得出确定结论。

不确定性, 大概是无论医学发展到什么阶段, 都不可避免的。一项研究表明: 对于试验结果真实性影响最为关键的指标依次为测量误差、安慰剂作用以及伴随治疗效果, 而随机分组过程中的错分也在一定程度上影响结果的真实性, 其他偏倚来源对结果真实性的影响则不明显。

2. 质量或偏倚风险究竟应当如何评估?

尽管已有充分证据表明很多临床试验在方法学上存在缺陷, 但是临床试验的质量到底应该如何评价始终是一个争论的问题。Cochrane 协作网、AHRQ、CRD、JBI 等多个国际组织均发表相关指南报告指导研究证据质量评估, 从推荐意见、质量量表或清单到'基于域的评价法', 整个过程都在不断完善, 但尚未有一个科学、易操作而通行的适于大多数研究类型的评价标准, 已有的评价工具需进一步完善。

在 Cochrane 质量工具之前, 尚无真实性评价的权威工具。已有诸多量表由于没有有效地解决真正应当评价的是研究真实性的问题, 使得工具中的相当部分条目包含了与内部真实性无直接关联的条目, 甚至混淆了研究的实施质量而非报告质量, 或由于过于简单而缺乏经验证据, 或由于项目复杂而结果并未显示出能提供更加准确的真实性评价, 甚至得出相反的结论, 无疑, 这些都是在纳入研究偏倚风险中存在的严重局限。

《Cochrane 手册(5.0 版)》提出了推荐的偏倚风险工具——基于域的评价法, 然而, 其也存在一定局限, 如: 任何偏倚风险的评价包括考虑相关不同域的重要性, 综述作者将不得不作出关于哪一个域在当前综述中是最重要的判断; 对于高度主观性结局指标, 如疼痛, 作者可能认为对受试者施盲是最关键的, 但这缺乏循证证据的支持, 仅能依靠作者的判断。

两项纳入 NRS 的系统性综述研究已经表明: 仅仅少数综述评价了纳入研究的方法学质量。有趣的是, 综述作者已报道的 NRS 一般为低方法学质量或者低质量地报道, 以至于评价方法学质量与整个主要研究中偏倚风险变得困难或不可能。即使是 Newcastle-Ottawa 量表也被报道应用困难, 因而一种适中的办法是综述作者间达成一致。

3. 我们已知的有多少?

更为重要的是, 大多数 Cochrane 综述强调随机对照试验, 目前的评价标准的开发完善仅在随机对照试验中较为成熟, 已有的标准多集中于如何评价这类研究的真实性, 而对于非随机研究、外科临床试验、补充与替代医学干预性临床试验、基础研究等多类型研究设计的研究质量如何评估, 缺乏共识, 未知的领域更多, 仍需不懈努力探索。

系统综述作者应当了解, 对研究的真实性评价存在一些问题, 主要是试图评价的偏倚风险通常受到在研究实施过程中发生事件的不充分报道所阻碍, 由于原研究者的原因使得不能从文献获取质量评价所需的明确信息, 往往需要评价者向研究者收集更详尽的信息; 当通过大量的收集、核实工作后以及其他原因仍不能获取足够信息用于质量评价时, 即使没有足够证据支持纳入该研究, 也应当详细说明。

在文中找到方法学信息可能是困难的, 使得证据质量评估工作尤其是当运用一些更详细工具时遭遇失败。因而, 收集一些事实性信息(例如, 所考虑的混杂以及研究者如何处理混杂因素)依然是有用的, 这类信息能说明研究间异质性的程度。收集丢失信息的一个办法是联系研究实施者。遗憾的是, 联系试验报告的作者可能导致过高的阳性回答。在一份对 104 项试验作者的调查发现: 43% 回答在其双盲试验中数据分析实施了盲法, 19% 回答对文章撰写者实施了盲法。这不可能是真实的。为了减少过高的阳性回答风险, 当询问试验作者关于研究设计与实施信息时, 综述作者应当使用开放性问题。

4. 仅仅是方法学问题?

除此之外, 作者在评估过程中还面临着综述方法学以外的挑战, 如专业背景、统计学及流行病学知识、信息检索等方面能力的限制, 都将影响到评估结果的可靠性。我们强烈建议, 作为临床实践的主角——临床医生应当积极参与到证据评估、系统评价过程中来, 很难想象, 缺乏专业背景而实施的证据制作其价值与适应性究竟有多大?

总之, 证据质量评估涉及研究设计评估、统计学评估、专业评估三部分内容, 需要具有深厚的流行病学、医学统计学及专业知识, 同时需要相当的文学素养以呈现评价结果。由于质量评估是一项繁琐、冗长的工作, 需要研究者具有认真、负责及团结协作精神, 并具有清晰的思维能力与扎实的工作态度, 从而实现优质的质量评估。

## 四、证据质量评估的质量控制

为达到质量要求所采取的作业技术和活动称为质量控制。这就是说, 质量控制是为了通过监视质量形成过程, 消除质量环上所有可能引起不合格或不满意效果的因素, 以达到质量要求, 获取预期效益。证据质量评估的目的也可视为控制质量达到最佳的过程, 控制质量需要质量控制。

证据质量评估是评价作者针对原始文献的二次性研究过程，由于上述所提到的质量评估的局限性，而不同评价者的结果有可能不一致而产生偏倚，因此，应当对证据质量评估过程实施严格的质量控制。经典的质量控制步骤有四个：制订标准、评价符合标准的程度、必要时采取措施、制订改进计划。证据质量评估过程中的相关质量控制措施可概括为：1)预先制订统一的证据质量评估方案(如选择何种评价工具、界定低偏倚研究及剔除的标准等)与评价用表(包括单个文献摘要信息采集表、信息提取表、文献偏倚风险评价等)；2)评价人员评价前须经关于偏倚风险、相关流行病学知识、专业背景等内容培训合格；3)采取不同人员独立评价文献偏倚风险以获得尽量一致、准确的结果，并在文中方法学部分予以详细描述；4)或者，至少两名综述者(主评价员与副评价员)独立完成严格的评价。其中，副评价员仅能在主评价完成评价后进行，同时针对已有评价结果对副评价员施盲，最后主评价员对比两者结果，不一致讨论或通过第三方仲裁解决；5)必要时，可计算一致率(以 Kappa 值表示)了解评价结果的一致性；6)文献评价结果采用规范方式记录并以数据库形式保存，方便查询等。

### 五、结语

一切证据质量均需评估，一切医学实践均应循证。证据质量评估这一议题内涵丰富，不同领域存在不同解读，对卫生保健而言，存在诸多研究证据、研究设计、研究数据及多类型统计学方法，就该议题获得共识并制作具有普适性的评价程序或方法目前尚未出现；而且对于证据质量评估，不同作者可做出具有不同重点的讨论，而不同读者也具有不同的理解，两者之间仅能达成某种程度的一致性。本章节作者以研究设计为主线，结合不同研究领域或类型，从卫生政策制订、公共卫生预防、病因、筛查与诊断到治疗、随访、预后、护理，乃至心理干预、物理治疗、保健康复、卫生经济学、医学教育、医疗保险等，从临床到基础研究，从观察性到实验性研究，从定量、定性到混合方法研究等等，存在与医学实践相关的诸多领域，试图系统性地囊括所有主要领域或具有普适性的质量评估工具，未能实现，同时，就本章内容展现的证据质量亦未能进行评估。

基于此，无论是清单法、评分法，还是证据水平，我们未能就哪一种具体的质量评估方法孰优孰劣并适于当前具体研究问题给出推荐意见，在具体循证实践(EBP)过程中，请读者自行取舍或参考相关证据决定。

制作系统综述中研究质量评估为关键性的步骤，其在最后评估证据强度时亦发挥重要作用。过去20余年间，有大量评估研究质量的工具涌现，然而，当前就评估证据质量的最优或更佳工具缺乏共识，因为与方法学质量或偏倚风险相关的要素仍在进一步探讨。就其本身而言，已有大量可获得的质量评估工具，其包含的多重参数及其优缺点用于系统综述尚存疑问。制作系统综述时，当选择某种工具或方法用以评估质量时，我们提倡遵循下述一般性原则：选择特定设计的工具用于系统综述；选择的工具有效性与可靠性已经获得证实并在评估如何实施时显示出较好的透明性；工具所包括质量条目与方法学质量(内部真实性)密切相关并最好基于经验性偏倚证据支持；工具应当适于被评价的研究设计类型；以及避免将质量评估结果以合计评分的方式呈现。

(熊国兵)

# 第二节 随机对照试验的偏倚风险评估

## 一、概述

自上个世纪末，国内外用于评价随机对照试验质量/偏倚风险的工具众多，标准的形成、改进和完善也经历了从无到有、从有到优的发展过程。以上评价工具有些为量表(scale)，有些是评分条目(item)，有些是清单(checklist)，各具特色和侧重点。有些关注于随机对照试验方法学质量评估和/或报告质量，有些旨在评估其偏倚风险，研究人员可根据其研究内容和目的进行选择。

偏倚是流行病学里非常重要的概念，又称系统误差（systematic error），是指研究结果与真实情况之间所存在的系统性偏差。偏倚的来源有多种，对随机对照试验，偏倚常被分为以下五类：选择性偏倚、实施偏倚、测量偏倚、减员偏倚和选择性报告偏倚。任何在设计、实施、分析或报告等研究环节中出现的问题，都有可能高估或低估真实的情况，影响研究的内部真实性（internal validity）。同一种偏倚来源，在不同的研究中所产生的偏倚大小和方向可能是不同的，加之真实的效应通常不能确切知道，因此难以定量评价偏倚的程度，而只能定性判断偏倚风险（risk of bias）是否存在及其可能对结果产生影响的方向。通常，系统评价质量评估主要涉及有效性评价，如纳入研究如何设计、实施以避免偏倚发生[7]。已发表的多种质量评估工具被系统评价制作者大量采用，例如 Jadad 和 Schulz approaches 工具。而 Cochrane 协作网推荐系统评价员采用"偏倚风险评估工具"评估对纳入研究进行评估，并从结局测量指标层面分析偏倚对结局的影响，但尚未强制执行。

在发表的系统综述/MAs 中，"方法学质量"和"风险评估"常常被互用。术语"偏倚"是一个随机误差或对真实研究结果的偏离。风险偏倚评估是直接评估纳入研究的结果被相信的程度，但并非所有方法学质量评估结果都与风险偏倚评估结果一致。因此，《Cochrane 手册》（5.0 版）依然推荐应用"偏倚"而非"质量评价"，因为二者有所区别。

## 二、Cochrane 偏倚评估工具

偏倚风险评估是干预性系统评价的重要组成部分。随机对照试验是干预性系统评价优先纳入的研究类型。Cochrane 协作网推荐使用偏倚风险评估工具评估随机对照试验的偏倚风险。

2008 年 Cochrane 协作网发布《Cochrane 手册》（5.0 版），偏倚风险评估（assessing risk of bias）工具。相比《Cochrane 手册》（4.0 版）的方法学质量评价，编倚风险评估工具评估更为严谨、客观。"偏倚评估工具 2.0 版本"（RoB2.0）于 2016 年首发，该版本被纳入到 2019 年《Cochrane 手册》（6.0 版）中。当前 ROB 1.0 和 2.0 同时在系统评价中应用。

### （一）Cochrane 偏倚风险评估工具 1.0

Cochrane 偏倚风险评估工具 1.0 包括随机序列、隐蔽分组、盲法、不完整数据资料、选择性报告和其他来源偏倚六个方面，对每个领域可作出"high，low，unclear"三种判断，以表示其对应偏倚发生的风险分别为"高风险、低风险和风险判断不清楚"（表 6-2）。

表 6-2　偏倚风险评估工具的评价标准

| 偏倚来源 | 判断为"是"的标准<br>（低偏倚风险） | 判断为"否"的标准<br>（高偏倚风险） | 不确定的标准<br>（无法确定偏倚风险） |
|---|---|---|---|
| 随机序列产生 | 研究者在序列产生过程中描述了随机的部分，如：<br>● 随机数字表<br>● 应用计算机产生随机数字<br>● 抛硬币法<br>● 连续性卡片或信封发<br>● 掷骰子<br>● 抽签法<br>● 最小值法 *<br>＊最小值法离开随机数字便不能实施，应该等同于盲法来考虑 | 研究者在序列产生过程中描述了非随机的部分。通常，该描述包括一些系统的、非随机的方法，如：<br>● 序列由奇数或出生日期产生<br>● 由入院时间（或天数）产生<br>● 由住院或就诊号码产生<br>● 其他非随机方法较少见，通常包括主观判断或其他一些非随机分组方法，如：<br>● 按临床医生的判断分配<br>● 根据患者意愿分配<br>● 基于试验结果或一系列检查结果分配<br>● 根据干预措施的有效性分配 | 无关于序列生成充分的信息判断"是"还是"否" |

续表 6-2

| 偏倚来源 | 判断为"是"的标准<br>(低偏倚风险) | 判断为"否"的标准<br>(高偏倚风险) | 不确定的标准<br>(无法确定偏倚风险) |
|---|---|---|---|
| 分配隐藏 | 受试者及招募受试者的研究人员不能预知分配情况,因为以下原因或者等效的方法来隐藏随机分配方案:<br>●中心随机(包括电话、网站和受控的药方随机)<br>●外形相同且有序的药物容器<br>●有序的、不透光的密封信封 | 受试者或招募受试者的研究人员可能会预知分配情况而导致选择性偏倚,如以下的分配方法:<br>●运用开放随机列表(如随机数字表)<br>●无适当保护措施的信封(如果信封不是密封的,或不是有序的,或是透明的)<br>●交替或轮流分配<br>●出生日期<br>●病例号<br>其他明确不能隐藏的方法 | 无充分信息判断"是"或"不是"。通常是隐藏的方法没有描述或者没充分地描述而不能给出明确的判断,例如,描述了使用信封分配,但不确定是否有序排列,是否透明,是否密封等 |
| 对患者、试验人员及结局评估者实施盲法 | 存在以下任一项<br>●无盲法,但系统评价员判断结局测量不会受到未施盲法的影响<br>●对受试者和主要研究人员实施盲法,且盲法有效<br>●研究初期未对受试者和主要研究人员实施盲法,但测量结局时采用了盲法,且其他未施盲的不会导致偏倚 | 存在以下任一项<br>●未采用盲法或盲法不完善,结果判断或测量会受到影响<br>●对受试者和主要研究人员实施盲法,但该盲法可能被破坏<br>●受试者和主要研究人员都没实施盲法,可能导致偏倚 | 存在以下任一项<br>●无充分信息判断为"是"或"否"<br>●研究中没有报告该结局指标 |
| 结果数据不完整 | 存在以下任一项:<br>●无缺失数据<br>●缺失数据不影响结果分析(如生存分析中的缺失值)<br>●组间缺失的人数和原因相似<br>●对二分类数据,缺失数据不足以对效应值产生影响<br>●对于连续性变量数据,虽存在缺失值,但得到的效应值(均数或标准差的差异)不足以对临床相关的观察效应产生影响<br>●采用恰当的方法处理了缺失数据 | 存在以下任一项:<br>●组间缺失的人数和原因不平衡<br>●对于二分类数据,缺失足以对效应值产生重要影响<br>●对于连续性变量数据,存在缺失值的效应值(均数或标准差的差异)足以对临床相关的观察效应产生影响<br>●采用"as-treated"分析,但改变随机分配的干预措施的人数较多<br>●不恰当的方法处理缺失数据 | 存在以下任一项:<br>●信息不全,难以判断数据是否完整(如缺失人数或原因未报告)<br>●研究未提及完整性的问题 |
| 选择性报告结果 | 存在以下任一项:<br>●有研究计划书,且系统评价关心的方案中预先指定的结果指标(主要和次要结果)均有报告<br>●无研究计划书,但发表的研究报告中所有期望的结局均已报告,包括那些预先设定的(可能很难找到令人信服的依据) | 存在以下任一项:<br>●未报告所有预先指定的主要结局指标<br>●报告的一个或多个主要结局指标采用预先未指定的测量、分析方法或亚组的数据<br>●报告的一个或多个主要结局指标未预先设定(除非证实报告它们是必需的,如没有预料到的不良反应)<br>●系统评价关心的一个或多个结局指标报告不完善,以致不能纳入行 Meta 分析<br>●未报告重要的结局指标 | 信息不全,难以判断是否存在选择性报告结果。 |

续表 6-2

| 偏绮来源 | 判断为"是"的标准<br>(低偏倚风险) | 判断为"否"的标准<br>(高偏倚风险) | 不确定的标准<br>(无法确定偏倚风险) |
|---|---|---|---|
| 其他影响真实性的潜在威胁 | 研究无其他偏倚来源 | 至少有一个重要的偏倚风险,如:<br>• 有与特殊研究设计有关的潜在偏倚;<br>• 研究由于一些数据控制程序而提前中止(包括正式中止的规则)<br>• 极度的基线失衡<br>• 声明有"造假"行为<br>一些其他问题 | 可能存在偏倚风险,也可能是其他<br>• 没有充分的信息判断是否存在重要偏倚风险<br>• 无充分理由或证据证明这个问题可以导致偏倚 |

### (二)Cochrane 偏倚风险评估工具 2.0

Cochrane 偏倚风险评估工具 1.0 并没有对随机对照试验研究设计类型加以明确区分,也没有对干预的分配效果和依从效果进行明确界定。此外,该工具没有充分考虑组间沾染的问题。鉴于此,Cochrane 方法学工作组对该工具进行了更新,涵盖平行设计、交叉设计和整群设计,明确了偏倚风险评估 1.0 中一些容易造成混淆的概念,并调整了部分评估项目。新版的工具统称"偏倚风险评估工具 2.0",是一个领域评估式(domain-based evaluation)的工具。

Cochrane 偏倚风险评估工具 2.0 设置 5 个模块,分别从不同方面评价随机对照试验研究产生偏倚的可能性。五个模块包括:随机过程中产生的偏倚、偏离既定干预的偏倚(分为干预分配和干预依从)、结局数据缺失的偏倚、结局测量的偏倚以及结果选择性报告的偏倚。研究者可根据信号问题,结合实际情况判断整体偏倚风险进行整体偏倚评估(表 6-3)。每个待评价的模块设置多个信号问题,并对应给出详细解释,引导研究者做出判断。如果五个模块中的偏倚评价均为低风险,则整体偏倚评价为低风险;如果五个模块均未被评估为高偏倚风险,但任一模块的评价结果为可能存在风险,则整体评价为可能存在风险;如果五个模块中任一模块被评估为高偏倚风险,或多个模块的评价结果为可能存在风险且对研究结果的可信度影响较大,则整体评价为高风险。具体内容见表 6-4。

表 6-3　偏倚风险评估工具 1.0 和偏倚风险评估工具 2.0 比较

| 偏倚风险评估工具 1.0 | 偏倚风险评估工具 2.0 |
|---|---|
| 随机序列的产生(选择偏倚) | 随机化过程中的偏倚 |
| 分配隐藏(选择偏倚) | |
| 研究对象和干预实施者的盲法(实施偏倚) | 偏离既定干预的偏倚 |
| 结局评估者的盲法(检测偏倚) | 结局测量的偏倚 |
| 不完整结局数据(失访偏倚) | 结局数据缺失的偏倚 |
| 选择性报告(报告偏倚) | 结果选择性报告的偏倚 |
| 其他偏倚 | 无 |
| 无 | 整体偏倚 |

**表 6-4 偏倚风险评估工具 2.0**

| 偏倚域 | 信号问题 | 判断结果 |
|---|---|---|
| 随机化过程中产生的偏倚 | | |
| 1.1 研究对象是否随机分配 | "Y"：在序列生成过程中描述了随机方法。例如：使用计算机生成随机数字；使用随机数表；投掷硬币；洗牌或用信封法；掷骰子；抽签。"最小化法"也是以随机过程为基础的分组方法，属于随机分配<br>"N"：在分组过程中没有使用随机分组方法，或者分组可以被预测。例如：有选择性入组；基于日期（如生日，就诊日期）、病历号的选择方法；由医生或患者自行决定组别；根据干预的可及性进行分组；或其他造成偏倚的分组方法<br>"NI"：原文仅陈述了"随机"，但没有进一步描述随机方法<br>"PY""PN"：例如一项大型研究，如果是一个独立的试验中心承担或研究是以监管为目的，则可以假设分配过程是随机的。如果同一研究团队的其他试验（同期）明确未使用随机分配，当前试验也可认为未使用随机 | Y/PY/PN/N/NI |
| 1.2 是否实施隐蔽分组 | "Y"：使用远程或集中管理的方法分配干预措施，并且分配过程是由与入组实施过程的负责人员无关的外设机构进行（如独立的药企，电话或网络随机过程的服务提供者）<br>"Y"：信封和药品包装使用恰当。信封应该是按顺序编码，要求不透光密封包装，并有防撕毁封口。药物包装也应该顺序编码，且外观一致。如果本部分未在原文中详细提及，可酌情判断为"可能是"或"可能否"<br>"N"：入组实施者或研究对象可以预知分组 | Y/PY/PN/N/NI |
| 1.3 基线间的不均衡是否由随机化过程导致 | 由于随机误差造成的两组间差异不会造成偏倚<br>"N"：基线组间均衡或组间差异是由于随机误差导致（组间可比）<br>"Y"：存在由于随机过程问题导致的基线组间不可比，包括如下方面：两组间样本量差异较大，超出了预计的分配比例；两组间基线特征差异有统计学意义；一个或多个重要的预后因素或结局变量的基线测量间有差异，且不是由随机误差导致的；或组间差异大到会给干预效应评价带来偏倚；基线特征间过于相似，无法用随机误差解释；应报告的重要基线特征未被提及<br>"NI"：原文中未陈述有效的基线信息<br>本问题的答案不应影响 1.1 和 1.2 的答案。例如：一项试验的基线组间有较大的不均衡，但作者报告使用了恰当的随机化方法，问题 1.1 和 1.2 应该按照作者报告的随机化方法来评判，所有关于组间均衡的问题均在 1.3 中评价，并反映到随机过程的整体偏倚评价<br>研究者也许会通过统计分析方法控制基线组间不均衡，以此弥补随机化过程出现的问题。为了去除由随机化过程带来的偏倚风险，应该识别和测量所有在基线时不均衡的预后因素。但是，由于无法对所有重要的预后因素进行识别和测量，所以最多只能降低偏倚风险。如果综述作者希望在控制基线不均衡的试验研究中评估偏倚风险，需要用 ROBINS-I 工具评估 | Y/PY/PN/N/NI |

续表 6-4

| 偏倚域 | 信号问题 | 判断结果 |
|---|---|---|
| 偏倚风险评价(低风险/高风险/可能存在风险) | | |
| 偏离既定干预的偏倚——干预分配 | | |
| 2.1 研究对象是否在试验过程中知晓自己的分组 | 如果研究对象知晓了自己的分组,其健康相关行为会有所改变。对于研究对象采用盲法(安慰剂)可以避免这种健康相关行为的改变<br>"Y/PY":研究对象通过不良反应等判断出了自己处于某个干预组 | Y/PY/PN/N/NI |
| 2.2 护理人员或试验实施者是否在试验过程中知晓分组 | 如果护理人员或医生知晓分组信息,会对干预的实施和管理产生影响。对医护人员设盲(安慰剂)会避免该种影响<br>"Y/PY":医护人员通过不良反应等判断出研究对象处于某个干预组。如果随机化方案中没有隐蔽分组,则医护人员很有可能知晓研究对象的分组 | Y/PY/PN/N/NI |
| 2.3 如果 2.1 或者 2.2 回答"Y/PY/NI",干预方式出现了与常规医疗不同的偏离吗? | 当评价关注干预分配时,只有与试验内容有关的偏差才能造成偏倚。<br>"Y":研究对象觉得被分配到对照组很"不幸",进而寻求与试验组相同的干预,或其他干预措施。由于患者对试验组和对照组的预期不同,而这种预期不同带来的偏差并不是常规医疗实践中的一部分,因而,在评估干预效果时将不能反映干预在实践中的真实效果<br>"N/PN":试验中发生的偏离在常规医疗中也会出现。①由于药物的不良反应导致的停药;②干预措施的不依从;属于常规医疗的,与试验无关的干预变更;③针对干预结果做出的"联合干预措施"。由于某些干预措施有特殊的不良反应,因此在某些试验中没有办法施行盲法。在这种情况下,除非干预方式的偏离与试验内容相关,否则本条目判断为"N"或"PN"。不良反应造成的终止干预或换组一般不算偏离既定干预。研究者没有报告偏离是否与试验内容相关时应该回答"NI",但如果可以判断出很有可能发生与试验内容相关的偏离,答案应该是"PY" | NA/Y/PY/PN/N/NI |
| 2.4 如果 2.3 回答"Y/PY",偏离既定干预的情况是否影响组间均衡性? | 如果偏离既定干预与常规医疗实践无关(2.3 回答"Y/PY"),组间的偏离存在差异时需要引起重视 | NA/Y/PY/PN/N/NI |
| 2.5 如果 2.4 回答"N/PN/NI",这些偏离是否会影响结局? | 如果偏离既定干预与常规医疗实践无关,组间的偏离影响结局时需要引起重视 | NA/Y/PY/PN/N/NI |
| 2.6 评价干预效果的分析方法是否恰当? | 应用意向性分析(ITT)和修正的意向性分析(mITT)将缺失结局资料的研究对象不予分析可认为是合理的。不恰当的分析方法包括接受干预分析("as treated" analysis)和遵循研究方案分析("per-protocol" analysis)。随机化后再分组时,不应对合格研究对象进行排除,但可以排除不合格的研究对象 | Y/PY/PN/N/NI |
| 2.7 如果 2.6 回答"N/PN/NI",无法按照事先随机分组对研究对象进行分析是否可能会对结果产生较大影响? | 本问题主要关注没有按照事先随机分组进行分析或者未纳入分析的研究对象的数目是否足以对结果产生重要影响。对于数目多少没有明确的界定:当结局是罕见事件或错分与预后因素有关时,即使少于5%的研究对象被纳入了错误组别进行分析,也有可能对结局产生影响 | NA/Y/PY/PN/N/NI |

**续表 6-4**

| 偏倚域 | 信号问题 | 判断结果 |
| --- | --- | --- |
| 偏离既定干预的偏倚——干预依从 | | |
| 2.1 研究对象是否在试验过程中知晓自己的分组 | 如果研究对象知晓了自己的分组，其健康相关行为会有所改变。对于研究对象采用盲法(安慰剂)会避免这种健康相关行为的改变 | Y/PY/PN/N/NI |
| 2.2 护理人员或试验实施者是否在试验过程中知晓分组 | 如果护理人员或医生知晓分组信息，会对干预的实施和管理产生影响。对医护人员设盲(安慰剂)会避免该种影响 | Y/PY/PN/N/NI |
| 2.3 如果 2.1 或者 2.2 回答"Y/PY/NI"时，重要的协同干预措施组间是否均衡？ | 重要的协同干预措施是指某种干预措施或暴露属于下列情况：①与研究的实施方案不一致；②在本研究所用干预正在进行或结束后进行的其他干预；③与研究所用干预相关的其他干预；④与结局预后相关的干预。如果以上类型的协同干预在组间不均衡的话，会产生偏倚 | NA/Y/PY/PN/N/NI |
| 2.4 是否因未完成既定干预而影响了结局？ | "N""PN"：如果所有或绝大部分研究对象都完成了干预 | Y/PY/PN/N/NI |
| 2.5 研究对象是否依从了分配的干预措施？ | 不依从包括没有完全服从既定干预，终止干预，换到对照组或寻求其他的干预措施。留意随访时有多少研究对象仍然遵循原干预方案，如果不遵循原方案的比例过高，本项选择"N""PN"。如果干预是一过性的或大部分研究对象都服从原干预，本项选择"Y" | Y/PY/PN/N/NI |
| 2.6 如果 2.3 或者 2.5 回答"N/PN/NI"或 2.4 回答"Y/PY/NI"：是否使用了恰当的统计学方法对依从干预的研究对象进行分析？ | 接受干预分析和遵循研究方案分析为不恰当的方法。如果实际干预与原干预计划有偏，可以通过适当的统计学方法进行处理。方法包括：①当比较单次干预和标准疗法的差异时，通过工具变量法分析来估计接受既定干预的效应。②逆概率加权法可以用于持续性干预中，以调整由于研究对象不依从原干预造成的偏差。但这些方法有严格的适用条件，如果本项回答"是"或"可能是"时，需要谨慎评估适用条件。如果某一个干预组中所有的研究对象都有很重要的"协同干预"，则这种偏倚无法通过分析避免。如下方法可能不适于估计依从干预者的干预效果：ITT 分析，接受干预分析，遵循研究方案分析 | NA/Y/PY/PN/N/NI |
| 结局数据缺失偏倚 | | |
| 3.1 是否所有或几乎所有随机化分组的研究对象都获得了结局数据 | ITT 分析适用于所有随机化分组的研究对象均可纳入分析的情况。注意：填补数据也属于缺失数据，并且在本项中不认为是"结局数据"。"NI"：原文中没有提到结局数据缺失的程度，这种情况一般会存在由于缺失结局数据导致的高偏倚风险。"几乎所有"研究对象是指结局缺失的研究对象人数较少，无论缺失的这部分人是何种结局，均不影响对干预效果的估计方向。对于连续性变量，如果有结局的研究对象占95%(或90%)即可认为是足够的。如果结局是二分类变量，则这个比例与结局事件发生的概率有关。如果发生结局事件的研究对象数目远远大于缺失结局数据的研究对象数目，则只产生较小的偏倚 | Y/PY/PN/N/NI |
| 3.2 如果 3.1 回答"N/PN/NI"，是否有证据表明结果不受到缺失的结局数据的影响？ | 该类证据包括：①使用正确的分析方法来校正偏倚；②敏感性分析的结果表明：在结局缺失情况下的分析结果与真实的结果相比，二者差异局限在可接受的较小范围。但是当我们填补结局变量时，无论是用"末次观察转入"法还是仅基于干预组的多重填补，均不是弥补缺失结局所致的偏倚的有效方法 | NA/Y/PY/PN/N |

续表 6-4

| 偏倚域 | 信号问题 | 判断结果 |
|---|---|---|
| 3.3 如果 3.2 回答"N/PN"，结局变量的缺失与结局本身是否相关？ | 如果失访或退出试验是由于参与者的健康状态所致，则结局变量的缺失很可能是与结局本身相关。如果所有的结局变量缺失均与结局本身无关，则由于缺失所造成的偏倚风险较小（例如测量仪器故障，数据收集被打断等） | NA/Y/PY/PN/N/NI |
| 3.4 如果 3.3 回答"Y/PY/NI"，结局变量缺失的比例在两组间是否不同？ | 如果试验因素对实验组和对照组结局产生的影响不同，且结局变量的缺失与结局本身相关，则缺失数据在两组间占的比例很可能存在差异。这种差异会带来偏倚。本题与问题 3.5 一起用于评估结局变量缺失是否带来偏倚。对于时间事件数据，本问题可表述为"两组间截尾事件发生的比例是否不同"？ | NA/Y/PY/PN/N/NI |
| 3.5 如果 3.3 回答"Y/PY/NI"，结局变量的缺失是否很可能与结局本身相关？ | 本问题分如下两种情况：①如果结局缺失有可能与结局本身有关，评价为"可能（some conserns）"；②如果结局变量缺失很可能与结局本身相关，评价为"很可能（high conserns）"<br>以下情况回答"Y"：①两组间结局缺失比例不同的最可能原因是结局变量的缺失与结局本身相关；②结局变量缺失原因的报告提示其与结局本身相关；③两组结局变量缺失的报告原因不同；④研究的实际情况导致结局变量的缺失很可能与结局本身相关。例如：从精神分裂症相关研究中退出的最主要的原因是患者的后续症状 | NA/Y/PY/PN/N/NI |

**结局测量偏倚**

| 偏倚域 | 信号问题 | 判断结果 |
|---|---|---|
| 4.1 结局测量方法是否不恰当？ | 本题旨在评估数据收集过程中的结局测量是否妥当，而不是为了评价结局指标的选择是否合理。一般来说，对于事先规定好的结局，本题的答案为"N""PN"。如果结局测量方法不恰当则回答"Y""PY"：①目前的测量方法无法将干预效果可靠的测量出来，如结局指标超出测量方法的检出范围；②测量工具可靠性较差 | Y/PY/PN/N/NI |
| 4.2 结局的测量或确证方法是否在两组间存在差异？ | 对两组的结局变量采用的测量方式应该是可比的，包括在可比的时点采用相同的测量方法和具有相同的测量阈值。两组间测量的差异会造成在结局数据采集过程中的"诊断检出偏倚"，如果干预组的就诊次数更多，就导致该组被识别到发生结局事件的可能性更大 | Y/PY/PN/N/NI |
| 4.3 如果 4.1 或者 4.2 回答 N/PN/NI，结局测量者是否知晓研究对象接受的干预？ | 如果对干预状态实施了盲法，本题回答"N"。对于研究对象自报结局的研究，结局测量者就是研究对象本人 | Y/PY/PN/N/NI |
| 4.4 如果 4.3 回答"Y/PY/NI"，知晓干预措施是否影响了结局变量的测量？ | 预先知晓干预措施会影响研究对象自报结局（如疼痛等级），会使得研究者在报告结局时掺入主观判断，影响由干预实施者主观判断的结局指标。如果研究结局不涉及到主观判断则不会影响对结局的测量评价，如结局是全因死亡率时 | NA/Y/PY/PN/N/NI |
| 4.5 如果 4.4 回答"Y/PY/NI"，知晓干预措施是否可能影响结局变量的测量？ | 本问题分如下两种情况：①如果知晓干预措施有可能影响结局测量，但是并无证据表明确实影响了结局测量，评价为"可能"；②如果知晓干预措施很可能影响结局测量，评价为"很可能"。当研究对象能够预计干预措施的效果时，无论干预效果被预期为有益的或是有害的，都很有可能影响到结局的测量。例如：在顺势疗法中患者自报症状，或者物理治疗师评价机体功能的康复 | NA/Y/PY/PN/N/NI |

续表 6-4

| 偏倚域 | 信号问题 | 判断结果 |
|---|---|---|
| 结果选择性报告偏倚 | | |
| 5.1 试验分析方法是否与数据对分析者揭盲前所制订的研究计划一致 | 如果研究者事先制订的研究计划已经有详细报道，则可以将计划的结果测量方法和分析与之前报道的方案进行比较。为了避免研究结果的选择性报告，最终的研究分析方案需要在数据对分析者揭盲之前制订。如果在揭盲前更改分析方案，或者能够明确方案更改与结果无关(如：仪器损坏导致无法继续收集数据)，此种情况不存在选择性结果报告的偏倚风险 | Y/PY/PN/N/NI |
| 5.2 进行的多种结局测量(如量表、不同定义、不同时点) | 是否从以下来源得到多种结果，基于结果进行了选择性报告。为了获得某类结局指标，可能会采用多种测量方法。例如，疼痛程度可能会涉及到使用多个量表评估(直观模拟标度尺或 McGill 疼痛问卷)，或评估多个时点(如治疗后的 3，6，12 周)。如果进行了多种测量，但只是报告了一次或某几次的结果，则会产生很高的选择性报告偏倚风险。"Y""PY"：有明确的证据(如研究方案或统计分析方案)显示结局进行了多种测量，但只有一个或几个测量结果被全面报道，则认为这些全面报道的结果可能是基于分析结果选择性报道的。选择性报告结果的原因可能是希望结果更有利于发表或更有利于研究假设的验证。例如，研究者更愿意证明试验组或干预组有益时，会更倾向于报告试验组有效的结果。"N""PN"：有明确的证据(如研究方案或统计分析方案)表明所有与结局相关的结果测量均采用预定方案；或者结局只有一种可能的测量方式(因此无法选择性报告)；或者在同一个试验的不同报告中，结局测量方法不一致，但研究者对此给出了解释，且这种不一致对结果的性质无影响。"NI"：不知道分析方案，或者分析方案的报告不全，且结局指标的测量方式有多种 | Y/PY/PN/N/NI |
| 5.3 多种分析方式 | 某种研究结局可能对应多种分析方法。例如：未调整协变量及协变量的模型；最终值 vs 与基线的差值 vs 协方差分析；变量的变换；结局组分的不同定义(如"主要不良反应")；对连续型变量使用不用的截断值转换为分类变量；不同的协变量调整方式；不同处理缺失数据的方法。不同的分析方法对某种特异的结局产生的不同分析结果。如果有多个分析结果，但只报告了一次或几次的结果，则会产生很高的选择性报告偏倚风险。"Y""PY"：有明确的证据(如研究方案或统计分析方案)显示结果进行了多种方式的分析，但只有一个或几个分析结果被全面报道，则认为这些全面报告的结果可能是基于分析结果选择性报告的。选择性报告结果的原因可能是希望结果更有利于发表或更有利于研究假设的验证。例如，研究者更愿意证明干预有益时，会更倾向于报告试验组有效的结果。"N""PN"：有明确的证据(如研究方案或统计分析方案)表明所有与结局相关的结果均与预期分析方法的一致；或者结局只有一种可能的分析方式(因此无法选择性报告)；或者在同一个试验中不同的分析方法所得的结果不同，但研究者对此给出了解释，且与结果的自然属性无关。"NI"：不知道分析方案，或者分析方案的报告不全，且结局指标的分析方式有多种 | Y/PY/PN/N/NI |

● 信号问题的备选答案包括是(yes，Y)，可能是(probably yes，PY)，可能否(probably no，PN)，否(no，N)，不可知(no information，NI)

(刘雅莉)

## 第三节　非随机对照研究质量评价

### 一、非随机干预性研究风险偏倚工具

2016 年 10 月 Sterne 等在 *BMJ* 上发表了关于非随机干预性研究 (non-randomised studies of the effects of interventions，NRSI) 更为合适的偏倚风险评估工具 ROBINS-I (risk of bias in non-randomized Studies-of Interventions)，主要适用于队列研究、病例对照研究、类实验等，是一个领域评估式的工具。ROBINS-I 工具共包括三个部分 (干预前、干预中和干预后) 7 个评价领域，即：(1) 干预前 (①混杂偏倚、②研究对象选择的偏倚)；(2) 干预中 (③干预分类的偏倚)；(3) 干预后 (④偏离既定干预的偏倚、⑤缺失数据的偏倚、⑥结局测量的偏倚、⑦结果选择性报告的偏倚)。

表 6-5　ROBINS-I 评价标准

| 领域 | 信号问题 | 回答 | 解释 |
|---|---|---|---|
| 混杂偏倚 | 1.1 研究中是否可能存在影响干预效果的混杂因素<br>若回答为否/可能不是，可视为研究由于混杂因素导致偏倚的风险低. 因此不需要额外的指示性问题进行评估<br>若回答为是/可能是，需要进一步评价是否存在时间依赖性混杂 | 是/可能是/可能不是/否 | 在极少数情况下，例如当研究不太可能与影响治疗决策的因素相关的伤害时，不会产生混淆，并且由于偏倚，可以认为该研究偏倚风险较低，相当于完全随机试验。该指标性问题没有 NI (no information) 选项 |
| | 1.2 是否根据所接受干预的不同对研究对象的随访时间进行了分段，并且以此时间分段进行分析?<br>若回答为否/可能不是，则回答与基钱混杂有关的问题 (问题 1.4-1.6)<br>若回答为是/可能是，则回答问题 1.3 | 不适用/是/可能是/可能不是/否/无信息 (NA/Y/PY/PN/N/NI) | 如果参与者可以在干预组之间进行切换，那么干预和结果之间的关联可能会因为混杂而产生偏差。当预后因素影响干预之间的切换时，就会发生这种情况 |
| | 1.3 干预中断或变更是否可能与结局的预后因素相关<br>若回答为否/可能不是，继续回答与基线混杂有关的问题 (问题 l.4-1.6)<br>若回答为是/可能是，则继续回答与基线混杂和时间依赖性协变量引起的混杂均相关的问题 (问题 1.7-1.8)。<br>仅与基线混杂的有关问题 | 不适用/是/可能是/可能不是/否/无信息 | 如果干预变化与结果无关，如当结果是意外伤害时，则不会出现随时间变化的偏倚，只需要控制基线混淆即可 |

续表 6-5

| 领域 | 信号问题 | 回答 | 解释 |
|---|---|---|---|
| | 1.4 作者是否采用了恰当的分析方法控制所有重要的混杂 | 不适用/是/可能是/可能不是/否/无信息 | 控制测量的混杂因素的合适方法包括分层、回归、匹配、标准化和逆概率加权。它们可以控制单个变量或估计的倾向得分。逆概率加权是基于倾向得分的函数。每种方法都基于没有不测或残留混杂的假设 |
| | 1.5 若问题 1.4 回答为是/可能是，则回答研究中的变量是否可以真实可靠地测量了所需要控制的混杂 | 不适用/是/可能是/可能不是/否/无信息 | 对混杂的适当控制要求调整的变量是混杂域有效且可靠的度量。对于某些主题，将在审阅协议中指定混杂域的有效和可靠度量的列表，但对于其他主题，此类列表可能不可用。研究作者可能会引用参考文献来支持特定措施的使用。如果作者控制混杂变量而不表明其有效性或可靠性，请注意该措施的主观性。主观措施（如基于自我报告）可能比客观措施（如实验室检查结果）的有效性和可靠性更低. |
| | 1.6 对于受干预影响的因素，作者是否予以控制基线时间依赖性协变量引起的混杂 | 不适用/是/可能是/可能不是/否/无信息 | 控制受干预影响的干预后变量是不合适的。控制调解变量可估计干预的直接效果，并可能导致偏差。控制干预措施和结果的共同作用会产生偏差 |
| | 1.7 作者是否采用了恰当的分析方法以控制所有重要的混杂因素以及时间依赖性协变量引起的混杂? | 不适用/是/可能是/可能不是/否/无信息 | 在随机试验和 NRSI 中，必须调整随时间变化的混杂因素，以估计开始和坚持干预的效果。适当的方法包括基于逆概率加权的方法和标准回归模型 |
| | 1.8 若问题 1.7 回答为是/可能是，则回答研究中的变量是否可以真实可靠地测量了所需要控制的混杂?<br>偏倚风险评估 | 不适用/是/可能是/可能不是/否/无信息<br><br>低/中/高/极高/无信息<br>Low/Moderate/Serious/Critical/NI | 见 1.5 |
| | 可选答问题：混杂偏倚的方向 | | |
| 研究对象选择的偏倚 | 2.1 研究对象的选择（纳入研究或分析）是否根据干预开始后观察到的个体特征进行<br>若回答为可能不是/否：继续回答问题 2.4 | 是/可能是/可能不是/否/无信息 | 该领域仅涉及根据干预开始后观察到的参与者特征进行的研究选择。根据干预开始之前观察到的特征进行选择，可以通过控制实验性干预和比较组之间基线、预后不良的基线之间的不平衡来解决（基线偏倚） |
| | 2.2 若问题 2.1 回答为是/可能是，则回答在干预开始后，是否有因素既影响研究对象的纳入，同时也与干预有关 | 不适用/是/可能是/可能不是/否/无信息 | 当选择与干预或干预的原因以及结果或结果的原因相关时，就会发生选择偏倚。因此，如果选择进入研究既涉及干预又涉及结果，则结果存在选择偏倚的风险 |
| | 2.3 若问题 2.2 回答为是/可能是，则回答在干预开始后，是否有因素既影响研究对象的纳入，同时也受结局的发生或与结局的原因影响 | 不适用/是/可能是/可能不是/否/无信息 | |

续表 6-5

| 领域 | 信号问题 | 回答 | 解释 |
|---|---|---|---|
| | 2.4 大多数受试者的随访与干预的起始时间是否一致 | 是/可能是/可能不是/否/无信息 | 如果从干预开始时未随访参与者,则排除了一段时间的随访,并且干预后不久经历结局的个人将无法进行分析。当流行的而不是新的(事件)时,纳入采用干预方式的病例进行分析则可能会出现此问题 |
| | 2.5 若问题 2.2 和 2.3 回答为是可能是,或者若问题 2.4 回答为否/可能不是,则回答所运用的校正技术是否能校正选择偏倚 | 不适用/是/可能是/可能不是/否/无信息 | 原则上可以纠正选择偏倚,如——通过使用逆概率权重来创建伪人口,其中选择偏倚已被删除,或者通过对缺失参与者的分布或后续时间和结果事件进行建模,或者使用缺少的数据方法将它们包括在内。但是,此类方法很少使用,并且对该问题的答案通常为"否" |
| | 偏倚风险评估 | | |
| | 可选答问题:研究对象选择偏倚的方向 | 低/中/高/极高/无信息 | |
| 干预分类的偏倚 | 3.1 是否对各个干预组进行了清晰地界定 | 是/可能是/可能不是/否/无信息 | 适当比较干预措施的先决条件是明确定义干预措施。定义上的歧义可能会导致参与者分类的偏倚。对于个人级别的干预措施,考虑个人接受每种干预措施的标准应清楚明确,涵盖诸如干预措施的类型、设置、剂量、频率、强度和/或时机等问题。对于人口一级的干预措施(如控制空气污染的措施),问题在于是否明确定义了人口,答案很可能是"是" |
| | 3.2 是否在干预起始时就对各组干预信息进行了记录 | 是/可能是/可能不是/否/无信息 | 一般而言,如果可以从可能不会受到后续结果影响的来源获得有关的干预措施的信息,那么就不可能对干预状态进行不同的错误分类。干预时收集信息可以更轻松地避免此类错误分类。对于人口一级的干预措施(如控制空气污染的措施),该问题的答案可能是"是" |
| | 3.3 干预组的划分是否因知晓结局或结局相关风险而受到影响? | 是/可能是/可能不是/否/无信息 | 干预时收集信息可能不足以避免偏见。出于 NRSI 的目的收集数据的方式还应避免分类错误 |
| | 偏倚风险评估 | 低/中/高/极高/无信息 | |
| | 可选答问题:干预分类偏倚的方向 | | |
| 偏离既定干预的偏倚 | 如果您的研究目的是评价干预的分配效应,请继续回答问题 4.1 和 4.2 | | |
| | 4.1 是否存在非常规的干预改变 | 是/可能是/可能不是/否/无信息 | 干预后通常发生的偏差(如由于急性毒性而停止药物干预)是预期干预的一部分,因此不会导致干预分配的效果产生偏差<br>可能由于对干预措施和比较者之间差异的期望而产生偏差(如参与者被分配到比较者组中而感到不幸运,并因此寻求积极的干预措施或其他干预措施)。这样的偏差不是常规做法的一部分,因此可能导致偏差的效果估计。但是,在常规护理人员的观察研究中,这些都不是可以预期的 |

**续表 6-5**

| 领域 | 信号问题 | 回答 | 解释 |
|---|---|---|---|
| | 4.2 如在 4.1 问题中回答是/可能是，则回答：干预变化是否在组间不均衡，并可能对研究结局造成影响<br>如果研究目的是评价干预的依从效应，请继续回答问题 4.3-4.6 | 不适用/是/可能是/可能不是/否/无信息 | 如果不影响正常结果，则与预期相关的干预措施的偏差（不能反映常规做法）将很重要，但不会影响其他结果。此外，只有当两组之间的偏差不平衡时，才会出现偏差 |
| | 4.3 重要的伴随干预措施组间是否均衡 | 是/可能是/可能不是/否/无信息 | 如果计划外的共同干预措施以偏向干预措施的估计效果的方式实施，则偏倚的风险将会更高。如果共同干预会影响结果，则这些干预措施的偏差将很重要，但不会影响其他干预。仅当干预组之间的这种共同干预不平衡时，才会出现偏差。考虑共同干预措施，包括任何预先指定的共同干预措施，它们可能会影响结果。还要考虑干预措施组之间这些共同干预措施是否平衡 |
| | 4.4 计划实施的干预措施在大多数受试者中是否可成功执行 | 是/可能是/可能不是/否/无信息 | 如果干预措施未按预期进行，如在试验期间提供护理的医疗保健专业人员，则存在偏见的风险会更高。考虑对大多数参与者而言，干预措施的实施是否成功 |
| | 4.5 研究对象是否依从了分配的干预措施 | 是/可能是/可能不是/否/无信息 | 如果参与者不按照预期进行干预，则偏倚的风险会更高。缺乏依从性包括不完全的依从性，干预的停止，与比较者干预的交叉以及转换为另一种主动干预。考虑在整个随访过程中继续进行指定干预的研究参与者所占比例的可用信息，如果该比例高到足以引起关注，则回答"否"或"可能否"。如果研究一次实施的干预措施，请回答"是"<br>我们在分析时进行了区分，将干预切换后的随访时间（包括停止干预）分配给新干预或原始干预 |
| | 4.6 如在 4.3，4.4 或 4.5 问题中回答不是/可能不是，则不回答研究是否采用了恰当的方法估计干预的依从效应 | 不适用/是/可能是/可能不是/否/无信息 | 可以进行分析，以纠正与预期干预措施之间的某些类型的偏倚。适当的分析策略包括逆概率加权或工具变量估计。一篇论文可能会报告这样的分析而没有报告有关预期干预的偏差信息，但是在缺少此类信息的情况下，很难判断这种分析是否合适。可能需要专家意见来评估使用这些方法的研究<br>如果一组中的每个人都接受了共同干预，则无法进行调整以克服这一问题 |
| | 偏倚风险评估 | 低/中/高/极高/无信息 | |
| | 可选：偏离既定干预的偏倚方向 | | 如果可以预测可能的偏向，则对此进行说明将很有帮助。方向的特征可能是朝向（或远离）零值，或者倾向于其中一种干预措施 |

**续表 6-5**

| 领域 | 信号问题 | 回答 | 解释 |
|---|---|---|---|
| 缺失数据的偏倚 | 5.1 全部或几乎所有研究对象的研究结局数据是否可以获得 | 是/可能 是/可能 不 是/否/无信息 | "几乎所有"应解释为"对结果有足够的信心"和基于具体情况的合适比例。在某些情况下，只要在两个干预组中感兴趣的事件相当常见，95%（或90%）的参与者的有效数据可能就足够了。其中理想的做法是，系统评价员要努力确定分析计划 |
| | 5.2 研究对象是否因干预状态信息的缺失而被排除 | 是/可能 是/可能 不 是/否/无信息 | 缺少干预状态可能是一个问题。这就要求所要研究的样本是清晰的，实际上可能不是 |
| | 5.3 研究对象是否因分析中其他变量的信息缺失而被排除 | 是/可能 是/可能 不 是/否/无信息 | 这个问题涉及由于缺少分析中受控制的混杂因素的信息而被排除在分析之外的参与者 |
| | 5.4 若问题 5.1 回答否/可能不是，或问题 5.2/5.3 回答为是/可能是，则缺失数据的比例和缺失数据的原因在组间是否相似 | 不适用/是/可能是/可能不是/否/无信息 | 这旨在确定缺少观察结果的比例或缺少观察结果的原因是否会严重影响我们回答所解决问题的能力。"相似"包括偶然的预期，干预组之间的差异很小 |
| | 5.5 若问题 5.1、5.2 或 5.3 回答为否/可能不是，则回答是否应用了恰当的统计学方法处理缺失数据 | 不适用/是/可能是/可能不是/否/无信息 | 有力的证据可能来自分析中处理缺失数据的方式以及研究人员是否进行了敏感性分析，或者偶尔来自系统评价者进行的其他分析。评估分析中使用的假设是否明确和合理很重要。为此经常需要丰富的知识和统计专业知识。使用统计方法（如多重插补）不能保证适当的答案。评论者应寻求朴素（完整案例）分析以进行比较，并且基于完整案例和多个归因的明显差异仔细评估所使用方法的有效性 |
| | 偏倚风险评估<br>可选：数据缺失的偏倚方向 | 低/中/高/极高/无信息<br>支持实验组/支持对照组/朝向零值/远离零值/不可预测的 | 如果可以预测可能的偏向，则对此进行说明将很有帮助。方向的特征可能是朝向（或远离）零值，或者倾向于其中一种干预措施 |
| 结局测量的偏倚 | 6.1 结局测量是否受到已分配的干预的影响 | 是/可能 是/可能 不 是/否/无信息 | 一些结果测量涉及评估者的判断可以忽略不计，例如全因死亡率或不可重复的自动化实验室评估。衡量这些结果所导致的偏倚风险预计将较低 |
| | 6.2 结局评估者是否知道研究对象接受的干预 | 是/可能 是/可能 不 是/否/无信息 | 如果结果评估者对干预状态视而不见，则该问题的答案为"否"。在其他情况下，结果评估者可能不知道参与者是否接受了干预措施，尽管研究调查者没有进行主动盲法。那么这个问题的答案也将是"否"。在参与者自己报告其结果的研究中（如在调查表中），结果评估者为研究参与者。在一项观察性研究中，当参与者自己报告结果时，通常会回答"是" |
| | 6.3 各组间结局评估方法是否具有可比性 | 是/可能 是/可能 不 是/否/无信息 | 可比的评估方法（即数据收集）将涉及相同的结果检测方法和阈值，相同的时间点，相同的定义和相同的度量 |

**续表 6-5**

| 领域 | 信号问题 | 回答 | 解释 |
|---|---|---|---|
| | 6.4 结局测量中的系统性误差是否与所接受的干预措施相关? | 是/可能 是/可能 不 是/否/无信息 | 这个问题涉及结果的不同分类错误。如果衡量结果的系统性错误(如果存在的话)与干预措施或干预措施-干预结果关系的混杂因素有关,则可能导致偏差。这通常是由于结果评估者知道所接受的干预措施或结果评估方法不具可比性,尽管有控制措施,但仍存在差异分类错误的例子 |
| | 偏倚风险评估 | 低/中/高/极高/无信息 | |
| | 可选:结局测量偏倚的方向 | 支持实验组/支持对照组/朝向零值/远离零值/不可预测的 | 如果可以预测可能的偏向,则对此进行说明将很有帮助。方向的特征可能是朝向(或远离)零值,或者倾向于其中一种干预措施 |
| 结果选择性报告的偏倚 | 所报告的效果估计值是否从以下结果中选择出来 | | |
| | 7.1 某个结局的多重测量 | 是/可能 是/可能 不 是/否/无信息 | 对于指定的结果域,可以为不同的度量生成多个效果估计。如果进行了多次测量,但仅报告了一个或一个子集,则存在基于结果进行选择性报告的风险 |
| | 7.2 干预-结局相关性多重数据分析结果 | 是/可能 是/可能 不 是/否/无信息 | 由于使用非随机研究的数据进行有效性分析的局限性(需要控制混杂,大量缺失的数据等),分析者可能会采用不同的分析方法来解决这些局限性。例子包括未经调整和调整的模型;使用最终值 vs 相对于基线的变化 vs 协方差分析;变量的不同变换;连续缩放的结果转换为具有不同切入点的分类数据;用于调整的不同协变量集;以及处理缺失数据的不同分析策略。这种方法的应用产生了干预措施与比较者对结果影响的多重估计。如果分析人员未预先指定要应用的方法,并且生成了多个估计值,但仅报告了一个或一个子集,则存在基于结果进行选择性报告的风险 |
| | 7.3 不同亚组分析 | 是/可能 是/可能 不 是/否/无信息 | 特别是对于通常可以从常规数据源获得的大型队列,有可能针对不同的亚组生成多个效果估计值,或者仅忽略原始队列的不同比例即可。如果生成了多个估计,但仅报告了一个或一个子集,则存在基于结果进行选择性报告的风险 |
| | 偏倚风险评估 | 低/中/高/极高/无信息 | |
| | 可选;结果选择性报告偏倚的方向? | 支持实验组/支持对照组/朝向零值/远离零值/不可预测的 | 如果可以预测可能的偏向,则对此进行说明将很有帮助。该方向的特征可能是朝向(或远离)零值,或者倾向于一种干预措施 |
| 总体偏倚 | 偏倚风险评估 | 低/中/高/极高/无信息 | |
| | 可选:该结局的整体偏倚方向 | 支持实验组/支持对照组/朝向零值/远离零值/不可预测的 | |

## 二、非随机对照试验方法学评价指标(methodological index for non-randomized studies, MINORS)

MINORS 由法国外科医生 Slim 等于 2007 年提出,用于临床干预研究的质量评价,更适用于外科非随机对照干预性研究(non-randomized surgical studies)的质量评价,如表 6-5 所示。MINORS 采用打分方式,共包含 12 条评价指标,每一条 0-2 分,0 分表示完全没有报道;1 分表示有报道但信息不充分;2 分表示报道了且提供了充分的信息。前 8 条适用于无对照组的研究,最高分为 16 分;加上后 4 条后可针对有对照组的研究进行质量评价,最高分 24 分。

表 6-5　MINORS 评价标准

| 评价指标 | 评价标准 |
| --- | --- |
| 1. 具有明确的研究目的 | 提出的问题应该精确并且与可获得文献有关 |
| 2. 纳入患者的连续性 | 所有的潜在患者(符合纳入标准)在研究期间均被纳入(未排除或给出了排除的理由) |
| 3. 预期数据的收集 | 按照研究开始前已建立好的计划进行数据收集 |
| 4. 符合研究目的的终点 | 明确解释用于评价结局与研究提出问题一致的标准,同时,在意向性治疗基础上评估结局指标 |
| 5. 评价研究结局的客观性 | 客观终点指标评价采用评价者单盲法,主观终点指标评价采用评价者双盲法。否则,需给出未行盲法评价的理由 |
| 6. 随访时间与目的相符 | 随访时间需足够长以满足对终点指标及可能的不良事件的评估 |
| 7. 失访率低于 5% | 所有患者均应被纳入随访,否则,失访的比例不应超过反映主要终点指标患者比例 |
| 8. 样本数量的前瞻性计算 | 根据预期结局事件的发生率,计算出不同研究结局的样本量及其95%可信区间;且提供的信息能够从统计学差异及估算把握度水平对预期结果与实际结果进行比较 |
| 9 至 12 条为设立对照组的研究的附加标准 | |
| 9. 对照组选择是否恰当 | 诊断性试验需有诊断的"金标准";治疗干预性试验则能从已发表研究中获取最佳干预措施 |
| 10. 对照组与实验组是否同步 | 对照组与试验组应是同期进行的(非历史对照) |
| 11. 组间基线可比性 | 与研究终点不同,对照组与试验组起点基线标准应具有相似性。没有使结果解释产生偏倚的混杂因素 |
| 12. 恰当的统计学分析 | 计算可信区间或相对危险度的统计资料是否与研究类型相匹配 |

(王国旗)

## 第四节　队列研究质量评价

### 一、纽卡斯尔-渥太华量表(Newcastle-Ottawa Scale, NOS)

NOS 量表适用于病例对照研究和队列研究的质量评价。NOS 评价指标共包含 3 个方面 8 条,评价采用打分制,每条 1-2 分不等。其中,队列研究的 NOS 评价标准如表 6-6 所示。

表 6-6　队列研究的 NOS 评价标准

| 领域 | 评价指标 | 评价标准 |
|---|---|---|
| 研究对象选择（4分） | 暴露组的代表性（1分） | ①真正代表人群中暴露组的特征*；②一定程度上代表了人群中暴露组的特征*；③选择某类人群，如护士、志愿者；④未描述暴露组来源情况 |
|  | 非暴露组的选择方法（1分） | ①与暴露组来自同一人群*；②与暴露组来自不同人群；③未描述非暴露组来源情况 |
|  | 暴露因素的确定方法（1分） | ①固定的档案记录（如外科手术记录）*；②采用结构式访谈*；③研究对象自己写的报告；④未描述 |
|  | 确定研究起始时无要观察的结局指标（1分） | ①是*；②否 |
| 可比性（2分） | 设计和统计分析时考虑暴露组和未暴露组的可比性（2分） | ①研究控制了最重要的混杂因素*；②研究控制了任何其他混杂因素（此条可以进行修改用以说明特定控制第二重要因素） |
| 结果测量（3分） | 研究对于结果的评价是否充分（1分） | ①盲法独立评价*；②有档案记录*；③自我报告；④未描述 |
|  | 结果发生后随访是否足够长（1分） | ①是（评价前规定恰当的随访时间）*；②否 |
|  | 暴露组和非暴露组的随访是否充分（1分） | ①随访完整*；②有少量研究对象失访但不至于引入偏倚（规定失访率或描述失访情况）；③有失访（规定失访率）但未行描述；④未描述随访情况 |

＊达到条目得分的标准

## 二、CASP 清单

由英国牛津循证医学中心文献严格评价项目制订，本书介绍 2018 年 3 月更新版，主要针对观察性研究，包括队列研究与病例-对照研究。CASP 清单用于评价队列研究的清单包括 12 个问题，其中前 2 条是筛选问题，后 10 条是细节问题；1~7 和 10~12 条均用"是""否"及"不知道"判定，如表 6-7 所示。

表 6-7　评价队列研究质量 CASP 清单

| 评价指标 | 评价标准 |
|---|---|
| 第一部分，研究结果是否可靠 | |
| 1. 研究是否提出了清晰明确的问题？ | ①研究的人群；②研究的危险因素；③可能的有益或有害的效应；④可能的结局 |
| 2. 队列研究人群的选择方式是否合适 | ①是否可以代表研究的人群？②样本人群有什么特别的特征码？③是否包含了所有应纳入的人群 |
| 3. 是否准确地测量了暴露因素以减少偏倚 | ①使用的是主观还是客观的测量方法？②测量结果的真实性如何（是否是被验证的）？③是否采用相同的方式将受试者分配至暴露组 |
| 4. 是否精确测量了研究结果以减少偏倚 | ①使用的是主观还是客观的测量方法？②测量结果的真实性如何（是否是被验证的）？③有无可靠的系统方法来探查所有的病例（测量疾病的发生）？④不同组的测量方式是否相似？⑤是否对研究对象及结果评价者采取盲法 |
| 5. A 作者是否考虑到所有重要的混杂因素了？<br>B 在设计和/或分析中对混杂因素是否采取措施 | ①列出作者忽略但您考虑到的因素；②在设计阶段严格控制；在分析阶段使用技术手段如建模、分层、回归或敏感性分析来纠正、控制、调整混杂因素 |

**续表 6-7**

| 评价指标 | 评价标准 |
|---|---|
| 6. A 对研究对象的随访是否完成<br>　　B 随访时间是否足够长 | ①不管效应的好坏,应该有足够的时间来显露;②失访的人群可能具有不同的结局;③在开放或动态队列中,对于离开和加入队列的研究对象有无特殊要求 |
| 第二部分,研究结果是什么 | |
| 7. 研究结果如何 | ①基线的结果?②是否报道暴露组和非暴露组的比例或比率?两者有区别吗?③暴露因素与结局的关联强度如何(RR 值为多少)?④绝对危险度降低值(ARR 值)是多少 |
| 8. 研究结果的精确度如何 | 可信区间是多少 |
| 9. 结果是否可信 | ①无法忽略的大效应量;②有无偏倚、机遇或混杂因素的影响?③研究的设计和方法是否有导致结果不可靠的缺陷?④考虑 Bradford Hills 标准(时间序列、剂量-效应梯度、生物学相似性、一致性) |
| 第三部分,研究结果适用吗? | |
| 10. 试验结果能否适用于当地人群 | ①队列研究是回答这个问题的合适方法。②纳入试验的研究人群是否与你所研究的人群相似?③当地的环境和研究中的是否相似?④能否量化对当地人群的有益和有害效应 |
| 11. 研究结果与其他证据是否符合 | |
| 12. 这项研究对实践有什么意义 | ①一项观察性研究很少能对临床实践或健康政策决策的改变提供足够有力的证据。②对于特定的问题,观察性研究可以提供唯一的证据。③当获得其他方面证据的支持时,观察性研究可以提供强有力的建议 |

（王国旗）

# 第五节　病例对照研究质量评价

## 一、纽卡斯尔-渥太华量表（Newcastle-Ottawa Scale，NOS）

NOS 适用于病例对照研究和队列研究的质量评价。NOS 评价指标共包含 3 个方面 8 条,评价采用打分制,每条 1-2 分不等。其中,病例对照研究的 NOS 评价标准如表 6-8 所示。

**表 6-8　病例对照研究的 NOS 评价标准**

| 领域 | 评价指标 | 评价标准 |
|---|---|---|
| 研究对象选择<br>（4 分） | 病例确定是否恰当（1 分） | ①是的,有独立的确定方法或人员*;②是的,如基于档案记录或自我报告;③未描述 |
| | 病例的代表性（1 分） | ①连续或有代表性的系列病例*;②有潜在选择偏倚或未描述 |
| | 对照的选择（1 分） | ①与病例同一人群的对照*;②与病例同一人群的住院人员为对照;C. 未描述 |
| | 对照的确定（1 分） | ①无目标疾病史(端点)*;②未描述来源 |

续表 6-8

| 栏目 | 评价指标 | 评价标准 |
|---|---|---|
| 可比性(2分) | 设计和统计分析时考虑病例和对照的可比性(2分) | ①研究控制了最重要的混杂因素*；②研究控制了任何其他的混杂因素(此条可以进行修改用以说明特定控制第二重要因素) |
| 暴露因素的测量(3分) | 暴露因素的确定(1分) | ①固定的档案记录(如外科手术记录)*；②采用结构式访谈且不知访谈者是病例或对照*；③采用未实施盲法的访谈(即知道病例或对照的情况)；④仅为书面自我报告或病历；⑤未描述 |
| | 采用相同的方法确定病例和对照组暴露因素(1分) | ①是*；②否 |
| | 无应答率(1分) | ①病例和对照组无应答率相同*；②描述了无应答者的情况；③病例和对照组无应答率不同且未描述 |

＊达到条目得分的标准

## 二、CASP 清单

由英国牛津循证医学中心文献严格评价项目制订，本书介绍 2018 年 3 月更新版，主要针对观察性研究，包括队列研究与病例对照研究。用于评价病例对照研究的清单包括 11 个问题，其中前 2 条是筛选问题，后 9 条是细节问题；1~6 和 9~11 条均用"是""否"及"不知道"判定，如表 6-9 所示。

表 6-9 评价病例对照研究的 CASP 清单

| 评价指标 | 评价标准 |
|---|---|
| 第一部分，研究结果是否可靠 | |
| 1. 研究是否提出了清晰明确的问题 | ①研究的人群；②研究是为了检测有益或有害的效应？③研究的危险因素 |
| 2. 回答问题的方式是否合适 | ①在目前的情况下，病例对照研究是否符合研究目的(结局是否罕见或有害)？②病例对照研究能否解决研究问题 |
| 3. 病例的选择方法是否合适 | ①是否准确地定义了病例？②病例组具有代表性(地理学上的和/或暂时的)吗？③有无建立可靠的系统来选择病例？④是研究发病率还是患病率？⑤病例组有无特殊特征？⑥研究时间范围是否与疾病/暴露有关？⑦样本量充足吗？⑧计算把握度了吗 |
| 4. 对照的选择方式是否合适 | ①对照组具有代表性(地理学上的和/或暂时的)吗？②对照组有无特殊特征？③应答率高吗？不应答的人群是否具有不同特征？④使用匹配选择、人群来源还是随机选择？⑤样本量充足吗 |
| 5. 是否准确测量暴露因素以减少偏倚 | ①暴露因素是否有明确的定义？测量方法是否准确？②研究者使用的是主观还是客观的测量方法？③测量方法的真实性如何(是否被验证的)？④病例组和对照组使用的测量方法是否相似？⑤在适合使用盲法的地方是否使用了盲法？⑥时间顺序正确吗(研究的暴露因素是否在结局前) |
| 6. A：除了实验干预外，各组是否得到平等对待？(列出作者忽略但您考虑到的因素，如基因、环境及社会经济的) | ①基因的；②环境的；③社会经济的 |
| B：在设计和/或分析中，研究者对潜在混杂因素是否采取措施了 | 在设计阶段严格控制；在分析阶段使用技术手段如建模、分层、回归或敏感性分析来纠正、控制、调整混杂因素 |

**续表 6-9**

| 评价指标 | 评价标准 |
| --- | --- |
| 第二部分, 研究结果是什么? | |
| 7. 治疗效果有多大 | ①基线的结果? ②分析方法合适吗? ③暴露因素与结局的关联强度如何(OR 值为多少)? ④调整混杂因素后, 混杂因素是否还起作用? ⑤调整混杂因素是否对 OR 值有很大的影响 |
| 8. 治疗效果的评估是否精确 | ①$P$ 值是多少? ②可信区间是多少? ③研究者是否考虑所有重要的变量? ④如何评估排除人群的研究效应 |
| 9. 结果是否可信 | ①无法忽略的大效应量; ②有无偏倚、机遇或混杂因素的影响? ③研究的设计和方法是否有导致结果不可靠的缺陷? ④考虑 Bradford Hills 标准(时间序列、剂量-效应梯度、生物学相似性、一致性) |
| 第三部分, 研究结果适用吗? | |
| 10. 试验结果能否适用于当地人群 | ①纳入试验的研究人群是否与你所研究的人群相似? ②当地的环境和研究中的是否相似? ③能否量化对当地人群的有益和有害效应 |
| 11. 研究结果与其他证据是否符合 | 考虑所有可得到的, 来自随机对照试验、系统评价、队列研究及病例对照研究的一致性较好的证据 |

(王国旗)

# 第六节 横断面研究质量评价

## 一、美国卫生保健质量和研究机构(Agency for Healthcare Research and Quality, AHRQ)横断面研究评价标准

AHRQ 对观察性研究的质量评价标准进行了推荐, 推荐评价横断面研究(cross-sectional study)的标准包括 11 个条目, 分别用"是""否"及"不清楚"作答, 如表 6-10 所示。

表 6-10 AHRQ 横断面研究评价标准

| 评价条目 | 是(Yes) | 否(No) | 不清楚(Unclear) |
| --- | --- | --- | --- |
| 1. 是否明确了资料的来源(调查, 文献回顾) | | | |
| 2. 是否列出了暴露组和非暴露组(病例和对照)的纳入及排除标准或参考以往的出版物 | | | |
| 3. 是否给出了鉴别患者的时间阶段 | | | |
| 4. 如果不是人群来源的话, 研究对象是否连续 | | | |
| 5. 评价者的主观因素是否掩盖了研究对象其他方面的情况 | | | |
| 6. 描述了任何为保证质量而进行的评估(如对主要结局指标的检测/再检测) | | | |
| 7. 解释了排除患者的理由; | | | |
| 8. 描述了如何评价和/或控制混杂因素的措施; | | | |
| 9. 如果可能, 解释了分析中是如何处理丢失数据的 | | | |
| 10. 总结了患者的应答率及数据收集的完整性 | | | |
| 11. 如果有随访, 查明预期的患者不完整数据所占的百分比或随访结果 | | | |

## 二、JBI 标准

JBI PACES 是澳大利亚循证护理中心（Joanna Briggs Institute）的临床证据评价系统（Practical Application of Clinical Evidence System, PACES），该系统为在线评估，需要先注册，主要用于横断面研究、案例分析、专家意见类文章的质量评价。JBI 评价横断面研究共计 10 条，采用打分制，每条 0-2 分，如表 6-11 所示。

**表 6-11　JBI 标准**

| 评价条目 | 不符合（0分） | 提到，未详细描述（1分） | 详细全面正确的描述（2分） |
|---|---|---|---|
| 1. 研究目的是否明确，立题依据是否充分 | | | |
| 2. 研究人群是如何选择的（是否随机选取，是否分层抽样?） | | | |
| 3. 是否清晰描述纳入排除标准? | | | |
| 4. 是否清晰描述样本的特征? | | | |
| 5. 资料收集工具是否具备信度和效度?（如，采用调查员调查，结果重复性如何?） | | | |
| 6. 核实资料真实性的措施是否合适? | | | |
| 7. 是否考虑到伦理问题? | | | |
| 8. 统计方法是否正确? | | | |
| 9. 研究结果的陈述是否恰当准确?（结果与推论是否区分，结果是否忠实于数据而不是推论而来） | | | |
| 10. 是否对研究价值进行清晰地阐述? | | | |

（王国旗）

# 第七节　筛查/诊断性试验质量评价

## 一、诊断准确性试验质量评价工具-2 简介

开展诊断准确性试验（diagnostic accuracy test, DAT）系统评价的一个重要环节就是对已有的研究进行质量评价。在已经发表的 DTA 系统评价中，绝大部分都是采用诊断准确性试验质量评价工具（quality assessment of diagnostic accuracy studies, QUADAS）对纳入研究的质量进行评价，QUADAS 也是 Cochrane 协作网推荐的 DTA 系统评价中用于评价单个试验质量的工具。QUADAS 工具最先产生于 2003 年。该工具共包含了 14 个问题，供系统评价员从 14 个方面去评价单个 DTA 的质量。如果待评价的 DTA 研究在某一个问题上遵循了诊断性试验设计要领，就评定为 yes；否则，就评定为 no；如果研究者没有报告相关内容，就评定为 unclear。在实践中，很多系统评价员倾向于将 yes 记为 1 分，no 记为-1 分，unclear 记为 0 分，并计算每个研究的 QUADAS 总分。这种做法本身不值得提倡，因为 QUADAS 中每个条目对结果的影响程度是不同的。

2011 年，QUADAS 工具进行了内容和形式上的更新，形成了当前最常用的修订版 QUADAS，即 QUADAS-2。QUADAS-2 总体上包含了两个部分，即研究设计的风险偏倚评估和适用性评估。前者可以理解为对研究设计质量的评价，后者可以理解为对纳入的研究和正在开展的系统评价的"吻合程度"进行评价。QUADAS-2 的风险偏倚评估部分包括四个模块（domain），分别是：患者选择（patient selection）、待评价试验（index test）、金标准（reference standard）和研究流程及时间点（flow and timing），

每个模块有 2~3 个问题，供系统评价员用于评价某一 DTA 在该模块的风险偏倚大小。在进行外部适用性评价时，主要是从患者选择、待评价试验和金标准三个方面评价纳入的 DTA。表 1 为 QUADAS-2 的模块和条目。

**表 6-12　QUADAS-2 的主要内容**

| 领域 | 关注的问题 |
| --- | --- |
| 风险偏倚 | |
| 患者选择 | 是否所有的受试对象都是连续或随机招募的 |
| | 是否避免了病例-对照设计 |
| | 是否避免了不恰当的纳入排除标准 |
| 待评价试验 | 待评价试验是否在不知悉金标准的情况下执行的 |
| | 是否采用了预先设定的界值 |
| 金标准 | 金标准是否可以准确地区分患者 |
| | 执行金标准时是否知悉待评价试验结果 |
| 研究流程和时间点 | 金标准和待评价试验之间的时间间隔是否恰当 |
| | 是否所有的患者都执行了相同的金标准 |
| | 是否所有的患者都纳入了分析 |
| 外部适用性 | |
| 患者选择 | 该研究选择的患者是否与系统评价关注的患者匹配 |
| 待评价试验 | 该研究中设计的待评价试验是否和系统评价关注的待评价试验匹配 |
| 金标准 | 该研究设计的金标准是否和系统评价关注的金标准匹配 |

## 二、QUADAS-2 合理使用

每个系统评价员对于 QUADAS-2 的理解可能会有所不同，特别是一些模棱两可的问题。国际上曾研究过不同系统评价员间 QUADAS 结果一致性的问题，发现一致性在 80% 至 90% 之间。由此可见，对于 QUADAS-2 的使用，仍然存在很多见仁见智的地方。

### (一)患者选择

问题 1：是否所有的受试对象都是连续或随机招募的？

解析：该模块涉及 3 个问题，核心都是考察患者来源是否具有临床代表性。众所周知，患者来源具备代表性是保证 DTA 的结论具有外推性的重要条件之一。严谨的 DTA 的应该是预先设定合理的、基于症状和体征的纳入、排除标准，然后连续招募所有符合纳入标准且未被列入排除标准的患者，即疑似疾病患者。比如：研究 NT-proBNP 在呼吸困难人群中诊断心力衰竭的能力，纳入标准就应该是：因呼吸困难而就诊的患者；排除标准应该是虽然有呼吸困难但是没有诊断需求的患者，比如创伤导致的呼吸困难。根据这些纳入、排除标准招募患者。

然而，已经发表的很多 DTA 并不是预先设立纳入、排除标准，然后连续招募研究对象。很多 DTA 采用的"双门设计"，即病例组和对照组是分开招募的，其组成也是假定的。比如为探讨胸腔积液中的某标志物诊断结核性胸膜炎的准确性，研究者随机挑选了一些已经确诊的结核性胸膜炎患者作为疾病组。同时挑选一些心源性胸腔积液、肺炎性胸腔积液和恶性胸腔积液患者作为对照组。此外，疾病组和对照组的比例也是虚拟的。这样招募得到的患者特征与临床实践中遇到的患者特征可能相差甚远，从而导致 DTA 的结论无法在临床实践中推广。有的研究甚至引入了健康个体作为对照，这种设计也会引入很大偏倚：很明显，健康对照并不属于需要借助待评价诊断手段来区分是否患病的人群。

问题 2：是否避免了病例-对照设计？

病例-对照设计原指一种病因学研究方式，即先知悉了患者是否患病，然后回溯患者既往的暴露特征，探讨既往暴露特征和当前疾病发生之间是否存在因果关系。在诊断性试验中，病例-对照设计是指预先知悉了患者是否患有疾病，但探讨的是患者在发病之前的某个特征的诊断价值。比如，招募一些近期确诊的肺癌和肺部良性疾病患者，分析患者 1 年前的癌胚抗原水平对肺癌的诊断价值，这就是典型的病例-对照设计。笔者观察，这类诊断性试验十分罕见，多数诊断准确性试验采用的还是横断面设计，即待评价的诊断手段和确认患者是否发病的金标准是同时进行的。

问题 3：是否避免了不恰当的排除标准？

所谓不恰当的排除标准是指将一些有诊断需求，属于目标人群的患者排除出研究，较为常见的情况就是将部分诊断难度较大的患者排除，或者设立了一些明显不科学的排除标准，比如探讨血清 NT-proBNP 在呼吸困难人群中诊断心力衰竭的价值，将患有糖尿病的患者排除在外。

风险偏倚的评价原则：在该模块中，多数研究能避免病例-对照设计和不恰当的排除标准，问题主要出自连续招募。如果一个研究在论文中明确写明了是连续招募，且避免了病例-对照设计和不恰当的排除标准，那该模块的评价结果就应该是"低风险"。如果是双门设计、甚至纳入健康个体，那就应该定义为"高风险"。如果未说明是否连续或随机招募，则定义为"风险未知"。如果是病例-对照设计，或有不恰当的排除标准，也可以直接定义为"高风险"。

适用性的评价原则：适用性与风险偏倚虽然都是参考上述 3 个问题进行，但评价侧重点有所区别。适用性重点考察待评价试验的研究内容和系统评价研究内容的吻合程度。比如系统评价关注的是血清癌胚抗原在不明原因胸腔积液患者中诊断恶性胸腔积液的准确性，待评价研究虽然招募了恶性胸腔积液患者(疾病)，但对照组仅仅纳入了结核性胸膜炎，而没有考虑其他原因引起胸腔积液的患者，比如心力衰竭、肺炎、肝硬化、淋巴瘤等，这种研究的患者选择适用性模块就应该评定为高风险。

## (二)待评价试验

问题 1：待评价试验是否在不知悉金标准的情况下执行的？

诊断手段可以分为主观手段(如内镜、CT 和量表)和客观手段(如实验室检查)。如果是客观手段，结果主要是由仪器检测出来的，检测结果时检验人员是否知悉患者的最终诊断并不会影响检验结果，因此可以忽略该问题。但对于主观检查，如果执行待评价诊断手段的研究人员已经预先知悉了患者的最终诊断，则可能会有损结果的客观性，夸大其诊断价值。因此，严谨的 DTA 论文应该在材料和方法部分说明最终诊断是否对待评价试验的执行者设盲。

问题 2：是否采用了预先设定的界值？

该问题在第一版 QUADAS 中并未出现，但在 QUADAS-2 中被单独列出并强调。这主要是因为在 2008 年，有研究发现如果采用数据驱动的界值作为推荐的诊断界点，可能会夸大待评价手段的诊断性能，因此建议在分析数据之前预先设定诊断界点，这种方式使得界点高估和低估诊断性能的概率大致相当，不容易出现偏倚。在很多评价实验室标志物诊断准确性的试验中，研究者先采用受试者工作特征曲线分析标志物的诊断性能，同时选择约登指数最大的界点作为推荐的诊断界值。这就是典型的数据驱动的界值，会夸大实验室标志物的诊断性能。正确的做法应该是：采用之前的研究常用的界值，或者干脆就自己预先设定一个界值。

风险偏倚的评价原则：如果是评价客观手段的诊断准确性，比如实验室标志物，设盲的问题可以忽略不计，直接关注是否采用了预先设定的界值。根据研究者是否预先设定诊断界值，确定研究是否存在偏倚。如果预先设定了界点，就属于低风险偏倚；反之，则属于高风险偏倚；如果从论文中无法得知界点选择方式，则可以评定为"风险未知"。有的研究同时设立了测试队列和验证队列，在测试队列中得到一个界值，然后在验证队列中进行再评价。对于此类研究，系统评价在纳入研究时往往将其视为两个独立的研究分开讨论。验证队列的界值可以视为预先设定，但测试队列的界值是否是预先设定需要视情况而定。如果是主观的诊断手段，比如影像学检查，其结果本身就是以阳性和阴性来表示的，不存在数据驱动界点的问题，重点就应该关注是否设盲。如果诊断结果对诊断手段的执行者设盲了，就应该评定为低风险偏倚，反之，就属于高风险偏倚；如果论文中无法判断，可以评定为风险未知。需要说明的是，部分主观检查手段，比如量表，其结果是以连续变量的形式表示的，需要绘制受试者工作特征曲线，并确定诊断界点，此时也存在一个界点选择的问题，需要考察界点是否预先设定。

适用性评价原则：主要是分析待评价的诊断手段和系统评价关注的诊断手段的吻合程度。比如在分析肌钙蛋白对急性心肌梗死的诊断价值，有的研究采用的是高敏的检测方法，有的则是常规的检测方法。如果系统评价的定位是分析常规肌钙蛋白的诊断性能，而纳入的研究采用的是高敏肌钙蛋白，则外部适用性就应该评定为高风险。实际上，在系统评价中，待评价试验的适用性评价通常为低风险，这主要是因为系统评价制订者通常会将待评价试验的测试方法设定为纳入、排除标准，或者按照方法学进行亚组分析，在下结论的时候也会说明检测方法。

### （三）金标准

问题 1：金标准是否可以准确地区分患者？

解析：这实际上是强调金标准必须能够准确及时地区分出患者是否患病。多数疾病的诊断都有相应的金标准，比如乳腺癌的诊断金标准是病理学检查。但值得注意的是，部分疾病的诊断标准具有一定的主观性，需要考虑临床表现，甚至治疗反应性，比如心力衰竭的诊断。此时的诊断金标准往往是由多名医生独立诊断甚至成立一个专家委员会的方式进行诊断。

问题 2：执行金标准时是否知悉待评价试验结果？

解析：该问题实际上指金标准不能受到待评价试验的干扰。待评价试验干扰金标准有两种比较常见的情况，一是待评价试验已经包含金标准中。比如，已知抗瓜氨酸多肽（CCP）抗体是 2010 年美国风湿病学会（ACR）和欧洲抗风湿病联盟（EULAR）制订的类风湿关节炎（RA）的诊断条目之一，因此，如果一项研究评价的是抗 CCP 抗体对 RA 的诊断价值，诊断标准采用的又是 ACR/EULAR 于 2010 年制订的 RA 分类标准，则在进行 RA 的诊断时势必会参考抗 CCP 抗体的检测结果，此时就属于执行金标准时已经知悉了待评价试验的结果。另一种情况则是虽然待评价试验不包含在金标准，但在执行金标准的时候已经知悉了待评价试验的结果。比如评价 CA125 对卵巢癌的诊断价值，虽然卵巢癌的诊断金标准是病理学检查，但是如果病理检查的医生已经预先知悉了 CA125 的结果（未设盲），则更倾向于把部分 CA125 增高的患者判断为卵巢癌。

风险偏倚的评价原则：在绝大部分 DTA 中，金标准都能准确地鉴别出疾病，因此该模块风险偏倚的判断主要是参考第二个问题，即待评价试验是否对金标准执行者设盲的问题。如果研究论文中已经写了待评价试验对金标准执行者设盲，则自然就是低风险；反之，则判定为高风险；如果没有说明，则判定为未知。需要说明的是，有一类研究是基于前瞻性设计收集血清的研究，即先收集血清，待研究对象收集完成后再统一检测血清标志物。对于这类研究，虽然研究报告中可能并不会说明待评价试验结果对金标准执行者设盲，但是根据常识可知，执行金标准的时候待评价试验尚未开展，金标准的执行者不可能知悉待评价试验结果，因此该模块应该判定为低风险。

适用性评分原则：绝大部分 DTA 研究金标准模块的适用性都为低风险，这主要是因为如果研究采用的金标准不能准确地鉴别疾病，论文几乎无法发表。有的研究会被评定为不清楚，主要是研究对金标准的描述较少或较为含糊，无法进行评价。适用性方面被评价为高风险的研究，主要是因为采用的金标准是过时的。有的疾病诊断标准是在不断变迁的，比如系统性红斑狼疮诊断标准、脓毒症诊断标准。如果原始研究在开展时采用的金标准当前已经被废除或取代，则该模块可以评定为高风险。

### （四）研究流程和时间点

问题 1：金标准和待评价试验之间的时间间隔是否恰当？

解析：该问题强调的是金标准和待评价试验执行的时间不能相隔太远。有的疾病病程变化较为迅速，在短时间内即可从无病转化为有病状态，比如脓毒症、急性肾损伤。如果在金标准和待评价试验执行期间患者发生了病情的转化，就很难确定患者到底应该被划分为疾病组还是对照组。在部分肿瘤学相关的研究中，研究确定肿瘤的金标准之一是随访多年观察是否发生肿瘤，这就是典型的金标准和待评价试验的时间间隔太长。因为如果患者发生肿瘤，很难说清楚肿瘤到底发生于纳入研究之时还是纳入研究之后的随访期内。

问题2：是否所有的患者都执行了相同的金标准？

该问题实际上是一个"不同证实偏倚（differential verification bias）"的问题，所有的研究对象都必须通过相同的金标准进行诊断和排除：疾病组必须经过金标准确诊，对照组也必须经过金标准排除。在很多诊断准确性试验中，虽然疾病组是经过金标准确诊的，但未说明对照组是否经过金标准排除。可以想象，如果对照组不是经过金标准排除的，则可能会同时合并待研究的疾病。比如，在某评价血清某蛋白质标志物诊断肝癌的研究研究中，研究者纳入了肝炎和肝硬化患者作为对照。在论文中，作者说明了肝癌是经过病理学确诊的，但肝炎和肝硬化主要是经过实验室检查、影像学检查和临床表现确诊的。众所周知，肝硬化和肝癌同时发生的患者并不少见，如果患者仅仅因为已经被确诊肝硬化就被排除肝癌，显然是不合理的。

问题3：是否所有的患者都纳入了分析？

解析：该问题强调的是，患者一旦进入研究，其数据就应该被纳入分析。在部分诊断准确性试验中，即便患者进入研究后，也可能因为种种原因而难以进入最终的分析，比如：患者拒绝全面检查导致关键数据缺失、患者虽然接受了全面检查但是最终诊断仍不明确、患者标本因血脂、标本量少等因素无法检测等。如果出现上述这些情况，则风险偏倚评定为高风险；反之，则评定为低风险。

风险偏倚的评价原则：对于一项纳入系统评价的研究，如果上述3个问题中的任何一个问题被评定为高风险，则该模块则被评定为高风险；反之，则被评定为低风险。如果任何一个问题被评定为未知，而其余两个问题被评定为低风险，则该模块可以评定为风险未知。

（胡志德）

## 第八节　定性研究质量评价

定性研究常用质量评价工具有 Joanna Briggs 循证卫生保健中心质性研究评价标准（JBI-QARI）、关键质量评估技能项目（critical appraisal skills programme，CASP）、Evaluation for qualitative research 和 COREQ 等。其中，JBI-QARI 和 CASP 为方法学质量评价工具，Evaluation for qualitative research 和 COREQ 为报告质量评价工具。

### 一、JBI-QARI

2017 年澳大利亚 JBI-QARI，分别对纳入研究的文献进行独立评价。评价项目共计 10 项，每项以"是""否""不清楚"和"不适用"进行评价。质量评价满足所有标准评定为 A，满足部分标准评定为 B，均不满足评定为 C。

表 6-14　JBI-QARI 定性研究质量清单

| 序号 | 评价条目 |
| --- | --- |
| 1 | 哲学观点和研究方法是否一致 |
| 2 | 研究方法与研究问题、目的是否一致 |
| 3 | 研究方法与数据收集方法是否一致 |
| 4 | 研究方法与数据的代表性和数据分析方法是否一致 |
| 5 | 研究方法与研究结果阐述是否一致 |
| 6 | 是否从文化与理论上定位研究人员 |
| 7 | 是否说明研究者对研究的影响 |
| 8 | 研究人员及研究人员的观点是否有代表性 |
| 9 | 研究是否符合当前伦理规范 |
| 10 | 研究结论是否来自对数据的分析和解释 |

## 二、CASP

CASP 是由英国牛津循证医学中心 2013 年主导研发的一系列报告标准，目前包括随机对照试验、队列研究、病例对照研究、定性研究、经济学研究、诊断性试验等多种研究类型的报告标准。其中评价定性研究的 CASP 标准是由 10 个筛选问题以清单模式构成的严格评价工具，包括研究目的、研究方法、恰当的研究设计、抽样、资料收集、研究者反思、伦理学、资料分析、研究结果和研究价值，是目前广泛用于定性研究质量评价的工具。所有条目均用"是""未报告"和"否"判定。

表 6-15　CASP 定性研究质量清单

| 序号 | 评价条目 |
| --- | --- |
| 1 | 是否清楚地描述了研究的目的 |
| 2 | 应用定性的研究方法是否恰当 |
| 3 | 研究设计是否适合于研究目的 |
| 4 | 研究对象的招募策略是否恰当 |
| 5 | 资料收集方法能否解决研究的问题 |
| 6 | 是否充分考虑了研究者与参与者之间的关系 |
| 7 | 是否充分考虑了伦理学的问题 |
| 8 | 资料分析是否足够严谨 |
| 9 | 是否清楚地描述了研究的结果 |
| 10 | 研究有多大价值 |

(李江，郭兰伟)

# 第九节　系统评价/Meta 分析质量评价

## 一、AMSTAR-2 量表

AMSTAR( A measurement tool for the 'assessment of multiple systematic reviews')是用于评价系统评价/Meta 分析方法学质量的量表，由荷兰 Vrije Universiteit 大学医学研究中心和加拿大渥太华大学于 2007 年研发。在 AMSTAR 的使用过程中有研究者指出其存在一些问题，如有些条目较难理解或解释不清、评价选项不合适等，从而影响了评价结果的准确性。2017 年，由原研发小组专家成员联合非随机干预研究领域专家、医学统计学家、工具评价制订方法学家，在综合相关评论性文章、网站反馈意见和自身实践经验的基础上，对 AMSTAR 进行修订和更新，并在 2017 年 9 月推出 AMSTAR-2。

AMSTAR-2 共有 16 个条目。每个条目均采用"是""部分是"和"否"进行判定。完全满足评价标准时，评价为"是"；部分满足标准时，评价为"部分是"；当系统评价中没有报告相关信息时，评价为"否"，如表 6-16 所示。

**表 6-16 AMSTAR-2 评价清单**

| 序号 | 描述及评价标准 | | 评价选项 |
|---|---|---|---|
| 1 | 研究问题和纳入标准是否包括了 PICO 部分? | | 是/否 |
| | "是": | 备选(推荐): | |
| | 人群 | 随访期限 | |
| | 干预措施 | | |
| | 对照组 | | |
| | 结局指标 | | |
| 2 | 是否声明在系统评价实施前确定了系统评价的研究方法? 对于与研究方案不一致处是否进行说明? | | 是/部分是/否 |
| | "部分是":作者声明其有成文的计划书或指导文件,包括以下内容: | "是":在"部分是"的基础上,计划书应已注册,同时还应详细说明以下几项 | |
| | 研究问题 | | |
| | 检索策略 | 如果适合 Meta 分析/合并,则有相应的方案 | |
| | 纳入/排除标准 | | |
| | 偏倚风险评估 | 异质性原因分析的方案 | |
| | | 说明与研究方案不一致的理由 | |
| 3 | 系统评价作者在纳入文献时是否说明纳入研究的类型? | | 是/否 |
| | "是",应满足以下一项: | | |
| | 说明仅纳入 RCTs 的理由 | | |
| | 说明仅纳入 NRSI 的理由 | | |
| | 说明纳入 RCTs 和 NRSI 的理由 | | |
| 4 | 系统评价作者是否采用了全面的检索策略? | | |
| | "部分是",应满足以下各项: | "是",还应包括以下各项: | |
| | 至少检索 2 个与研究问题相关的数据库 | 检索纳入研究的参考文献/书目 | 是/部分是/否 |
| | 提供关键词和/或检索策略 | 检索试验/研究注册库 | |
| | 说明文献发表的限制情况,如语言限制 | 纳入/咨询相关领域合适的专家 | |
| | | 检索相关灰色文献 | |
| | | 在完成系统评价的前 24 个月内实施检索 | |
| 5 | 是否采用双人重复式文献选择? | | 是/否 |
| | "是",满足以下一项即可: | | |
| | 至少应有两名评价员独立筛选文献,并对纳入的文献达成共识 | | |
| | 两名评价者选取同一文献样本,且取得良好的一致性(kappa 值≥80%),余下可由一名评价员完成 | | |
| 6 | 是否采用双人重复式数据提取? | | 是/否 |
| | "是",满足以下任意一项: | | |
| | 至少应有两名评价者对纳入研究的数据提取达成共识 | | |
| | 两名评价者选取同一文献样本,且取得良好的一致性(kappa 值≥80%),余下可由一名评价员完成 | | |

**续表 6-16**

| 序号 | 描述及评价标准 | | 评价选项 |
|---|---|---|---|
| 7 | 系统评价作者是否提供了排除文献清单并说明其原因？ | | 是/部分是/否 |
| | "部分是"： | "是"，还需满足以下条件： | |
| | 提供了全部潜在有关研究的清单。这些研究被全文阅读，但从系统评价中被排除 | 说明从系统评价中每篇文献被排除的原因 | |
| 8 | 系统评价作者是否详细地描述了纳入的研究？ | | |
| | "部分是"，需满足以下各项： | "是"，还应包括以下各项： | 是/部分是/否 |
| | 描述研究人群<br>描述干预措施<br>描述对照措施<br>描述结局指标<br>描述研究类型 | 详细描述研究人群<br>详细描述干预措施（包括相关药物的剂量）<br>详细描述对照措施（包括相关药物的剂量）<br>描述研究的场所<br>随访期限 | |
| 9 | 系统评价作者是否采用合适工具评估每项纳入研究的偏倚风险？ | | |
| | RCTs：<br>"部分是"，需评估以下偏倚风险：<br>未进行分配隐藏，且评价结局指标时，未对患者和评价者进行施盲（对客观指标则不必要，如全因死亡率） | "是"，还必须评估：<br>分配序列不是真随机，且从多种测量指标中选择性报告结果，或只报告其中指定的结局指标 | 是/部分是/否/仅纳入 NRSI |
| | NRSI：<br>"部分是"，需评估以下偏倚风险：<br>混杂偏倚<br>选择偏倚 | "是"，还需评估以下偏倚风险：<br>用于确定暴露和结局指标的方法，且从多种测量指标中选择性报告结果，或只报告其中指定的结局指标 | 是/部分是/否//仅纳入 RCTs |
| 10 | 系统评价作者是否报告各项纳入研究的资助来源？ | | 是/否 |
| | "是"：<br>必须报告各项纳入研究的资助来源情况<br>备注：评价员查找了相关信息，但纳入研究的原作者未报告资助来源也为合格 | | |
| 11 | 作 Meta 分析时，系统评价作者是否采用了合适的统计方法合并研究结果？ | | |
| | RCTs： | | |
| | "是"：<br>作 Meta 分析时，说明合并数据的理由<br>采用合适的加权方法合并研究结果；当存在异质性时予以调整<br>对异质性的原因进行分析 | | 是/否/未 进 行 Meta 分析 |

续表 6-16

| 序号 | 描述及评价标准 | 评价选项 |
|---|---|---|
| | NRSI：<br>"是"：<br>作 Meta 分析时，说明了合并数据的理由<br>采用合适的加权方法合并研究结果；当存在异质性时予以调整<br>将混杂因素调整后再合并 NRSI 的效应估计，并非合并原始数据；当调整效应估计未被提供时，需说明原始数据合并的理由<br>当纳入 RCTs 和 NRSI 时，需分别报告 RCTs 合并效应估计和 NRSI 合并效应估计 | 是/否/未进行 Meta 分析 |
| 12 | 作 Meta 分析时，系统评价作者是否评估了每项纳入研究的偏倚风险对 Meta 分析结果或其他证据综合结果潜在的影响？<br>"是"：<br>仅纳入偏倚风险低的 RCTs，或当合并效应估计是基于不同等级偏倚风险的 RCTs 和/或 NRSI 研究时，应分析偏倚风险对总效应估计可能产生的影响 | 是/否/未进行 Meta 分析 |
| 13 | 系统评价作者解释或讨论每个研究结果时是否考虑纳入研究的偏倚风险？<br>"是"：<br>仅纳入偏倚风险低的 RCTs，或 RCTs 存在中度或重度偏倚风险或纳入非随机研究时，讨论偏倚风险对研究结果可能产生的影响 | 是/否 |
| 14 | 系统评价作者是否对研究结果的任何异质性进行合理的解释和讨论？<br>"是"：<br>研究结果不存在有统计学意义的异质性，或存在异质性时，分析其来源并讨论其对研究结果的影响 | 是/否 |
| 15 | 如果系统评价作者进行定量合并，是否对发表偏倚（小样本研究偏倚）进行充分的调查，并讨论其对结果可能的影响？<br>"是"：<br>采用图表检验或统计学检验评估发表偏倚，并讨论发表偏倚存在的可能性及其影响的严重程度 | 是/否/未进行 Meta 分析 |
| 16 | 系统评价作者是否报告了所有潜在利益冲突的来源，包括所接受的任何用于制作系统评价的资助？<br>"是"：<br>报告不存在任何利益冲突，或描述资助的来源以及如何处理潜在的利益冲突 | 是/否 |

## 二、OQAQ 量表

OQAQ 量表是由加拿大麦克马斯特大学 Oxman AD 和 Guyatt GH 于 1991 年研制的用于评价系统评价真实性的最常用工具之一。

OQAQ 量表共 10 个条目，前 9 个条目分别用"是""部分"/"不清楚""否"来评价，第 10 个条目根据前 9 个条目的评价情况，给出综合评分，7 分表示无缺陷，≥5 分表示仅有极小或小缺陷（good），3~4 分表示有大缺陷（poor），≤2 分表示极大缺陷（very poor），如表 16-7 所示。

**表 6-17　OQAQ 量表评价清单**

| 序号 | 评价条目 | 评价选项 |
|---|---|---|
| 1 | 是否报告了文献检索方法 | 是/部分或不清楚/否 |
| 2 | 检索是否全面 | 是/部分或不清楚/否 |
| 3 | 是否报告了研究的纳入标准 | 是/部分或不清楚/否 |
| 4 | 是否避免了纳入研究的选择偏倚 | 是/部分或不清楚/否 |
| 5 | 是否报告对纳入研究进行真实性评价的标准 | 是/部分或不清楚/否 |
| 6 | 对纳入研究的质量评价是否全面、恰当 | 是/部分或不清楚/否 |
| 7 | 是否报告了纳入研究的数据合并的方法 | 是/部分或不清楚/否 |
| 8 | 纳入研究的结局是否适合合并 | 是/部分或不清楚/否 |
| 9 | 系统评价的结论是否得到了报告数据的支持 | 是/部分或不清楚/否 |
| 10 | 此系统评价的总体科学性如何 | 1~7 分 |

（李江，郭兰伟）

## 第十节　临床实践指南质量评价

### 一、指南研究与评价协作组织工具 Ⅱ

指南研究与评价（AGREE）工具由一组国际指南开发和研究者——AGREE 协作组织开发并于 2003 出版，包括 23 个条目，涵盖 6 个质量评估领域。AGREE 协作组定义指南质量为"对指南制订的潜在偏倚充分考虑，对指南推荐意见具有内部真实性、外部真实性及实施可行性的信息"。自 AGREE Ⅰ 版发布以来，已被翻译成多种语言并被超过 100 种以上的出版物引用，得到了几个卫生健康组织的支持和认同。2005 年，中国学组将其翻译引入中国。

为进一步提高 AGREE 的科学性与可行性，The AGREE Next Steps Consortium 成立，在加拿大卫生研究院项目资助下对 AGREE Ⅰ 进行修订、反复精炼，2009 年发布 AGREE Ⅱ 版（表 6-18），包括 6 个领域（范围和目的、参与人员、严谨性、清晰性、应用性、独立性），23 个主要条目，以及 2 个总体评估条目，每个领域针对指南质量评价的一个特定问题。2013 年 9 月，中文版为 AGREE 官方认可。AGREE Ⅱ 评估系统的目的是为下列问题提供框架：评估指南的质量；为新指南的开发提供方法学策略；明确什么信息应当在指南中加以报告及如何报告。AGREE Ⅱ 评估系统可以用来评价地方、国家、国际组织或联合政府组织发布的指南，包括各种初版指南和更新版指南。

针对一些特定的指南，AGREE Ⅱ 的某些条目可能并不适用。AGREE Ⅱ 的每 1 个条目和 2 个总体评价条目均按 7 分划分等级（1 代表很不同意，7 代表很同意），AGREE Ⅱ 分别计算各领域的质量分值。6 个领域的分值是独立的，不能将其合并为一个单一的质量分值。每个领域得分等于该领域中每一个条目分的总和，并标准化为该领域可能的最高分数的百分比，计算公式：

$$\text{领域得分} = \frac{\text{实际得分} - \text{最小可能得分}}{\text{最大可能得分} - \text{最小可能得分}} \times 100\%$$

如果评价过程中没有包括某些条目，则需要适当修改最大可能得分和最小可能得分的计算方法。尽管这些领域的分值可以用来比较指南，并帮助决定是否推荐使用这一指南，但该协会仍然没有设置最小领域分值，也没有界定识别指南质量高低的阈值界限，而应该由用户在 AGREE Ⅱ 文本指导下作出决定。在完成了这 23 个条目评价之后，AGREE Ⅱ 用户还应当完成 2 个总体评价条目。总体评价需要评价者考虑到每个评估标准，对指南的质量做出一个准确的综合判断，并要求回答是否推荐使用该指南。

表 6-18　AGREE Ⅱ

| 质量域 | 条目 |
| --- | --- |
| 领域 1. 范围和目的 | 1. 明确描述指南的总目的<br>应该详细描述指南的目的，指南预期得到的益处应针对明确的临床问题或卫生项目。<br>在指南起始部分的章节或段落中检查有关指南范围和目的的描述。有时候，指南的基础理论和必要性被放在一个独立的文件里，例如，在指南的提案里。<br>条目内容包括下列标准：<br>　健康内容(预防、筛查、诊断、治疗等)<br>　预期的益处或结果<br>　目标人群(患者、社会群体)<br><br>内容： |
| | 2. 明确描述指南涵盖的卫生问题<br>涉及指南所涵盖的卫生问题，即使没有必要以提问的形式来表达，也必须详细描述有关的卫生问题，尤其是关键的推荐建议(见条目 17)。<br>在指南开始章节或段落中检查关于指南范围和目的的描述。在一些情况下，有关指南的基础理论和必要性被放在一个独立的文件里，例如检索策略里。<br>条目内容包括下列标准：<br>　目标人群<br>　干预措施或暴露因素<br>　对照(如果适当)<br>　结局<br>　卫生保健设施或环境<br><br>内容： |
| 领域 2. 参与人员 | 3. 明确描述指南适用的人群(患者、公众等)<br>对指南涵盖的人群(患者、公众等)应有明确描述，应提供年龄、性别、临床类型及共病。<br>在指南的开始章节或段落中检查目标人群的描述。人群(如儿童)排除标准也会在这个条目中述及。<br>条目内容包括下列标准：<br>　目标人群，性别，年龄<br>　临床状态(如果相关)<br>　疾病严重性/分期(如果相关)<br>　伴发疾病(如果相关)<br>　排除人群(如果相关)<br><br>内容： |

续表 6-18

| 质量域 | 条目 |
|---|---|

4. 指南开发小组包括了所有相关专业的人员

该条目是关于指南开发过程中涉及的专业人员,可以包括发起小组,挑选和评估证据的研究组,以及参与形成最终推荐建议的个人,但不包括对指南进行外部评估的个人(见条目13)和目标人群代表(见条目5);同时,应提供指南开发小组的组成、原则和有关专家经验方面的信息。

检查开始章节/段落、志谢部分或指南开发小组组成的附件。

指南开发小组的每一个成员应包括下列信息:

　　姓名

　　学科/专业(如神经外科医生、方法学家)

　　机构(如医院)

　　地理位置(如西雅图、华盛顿州)

　　成员在指南开发小组中的角色

内容:

5. 收集目标人群(患者、公众等)的观点和选择意愿

临床指南的开发应考虑目标人群对卫生服务的体验和期望,在指南开发的不同阶段可以采取多种方法保证做到这一点。

检查描述指南开发过程的段落。

条目内容包括下列标准:

陈述采用什么方法获取患者/公众的观点和选择意愿(如参与指南开发小组,通过文献综述获得目标人群的价值观念、选择意愿)

陈述收集目标人群观点和选择意愿的方式(如文献证据、调查、集中研讨小组)

结局/信息来自患者/公众。

描述获得的信息是如何用于指南开发过程和/或产生推荐建议的

内容:

6. 明确规定指南的使用者

指南中必须明确规定指南的适用者,以便读者迅速判断该指南是否适合他们使用。

在指南的开始段落或章节中检查描述指南适用者的内容。

条目内容包括下列标准:

　　清楚描述指南的预期读者(如专科医生、家庭医生、患者、临床或机构领导/管理者)

　　陈述适用者如何使用指南(如告知临床决定、政策、监护标准)

内容:

领域 3. 严谨性　7. 应用系统方法检索证据

应提供检索证据的详细策略,包括使用的检索词、信息来源、文献涵盖的时间。信息资源包括电子数据库(如 Medline、Embase、CINAHL)、系统综述数据库(如:Cochrane 图书馆,DARE)、人工查找的期刊、会议论文集及其他的指南(如 NGC、GGC)。检索策略应尽可能地便于理解和消除偏倚,并十分详尽,以便重复。

在指南的开始段落或章节中检查指南开发过程。在一些情况下,检索策略在单独的文件里描述,或在指南的附件里。

条目内容包括下列标准:

　　检索知名的电子数据库或证据资源库(如 Medline、Embase、PsychINFO、CINAHL)

　　检索的时间跨度(如 2004-01-01 到 2008-03-31)

　　所用的检索词(如主题词、副主题词、索引词)

　　完整检索的策略(多半会放在附件里)

内容:

**续表 6-18**

| 质量域 | 质量条目 |
| --- | --- |

8. 清楚描述选择证据的标准

应提供检索时纳入和排除证据的标准。这些标准及排除/纳入证据的理由都应该很清楚地描述出来。

在指南的开始段落或章节中检查指南开发过程。在一些情况下，选择证据的纳入和排除标准会在单独的文件里描述，或在指南的附件里。

条目内容包括下列标准：

纳入标准描述，包括：

  目标人群(患者、公众等)特征

  研究设计

  对照(如果相关)

  结局

  语言(如果相关)

  背景(如果相关)

排除标准描述(如果相关；如，在纳入标准中规定只纳入法文文献，即逻辑上在排除标准里已经排除了非法文文献)

内容：

9. 清楚描述证据的强度和局限性

应该明确说明证据强度和局限性，使用正式的或非正式的工具/方法去评估单项研究偏倚产生的风险和/或特殊的结局，和/或评价合并所有研究的证据体，这可以用不同的方式来呈现。

检查描述指南开发过程的段落或章节，查找描述研究方法学质量(如偏倚风险)的信息，经常使用证据表来概述证据质量的特征。一些指南在描述和解释证据时有明显的差别。

条目内容包括下列标准：

描述如何确定证据体存在偏倚和指南开发小组成员如何解释这些偏倚

描述的大体框架包括：

  证据体研究设计

  研究的方法学缺陷(样本量、盲法、分配隐藏、分析方法)

  考虑初始和继发结局的适当性/相关性

  所有研究结果的一致性

  所有研究结果的方向

  获益/伤害的程度对比

  实践背景的外推性

内容：

10. 清楚描述形成推荐建议的方法

应当描述形成推荐建议的方法和如何得出最终的决定。方法很多，比如投票法、非正式共识法、正式共识会议(如特尔菲法，Glaser方法)，还应该说明有争议的地方和解决争议的方法。

在指南的开始段落或章节中检查指南开发过程。在一些情况下，用于形成最终推荐建议的方法学在一个单独的文件或在指南的附件里描述。

条目内容包括下列标准：

  推荐建议产生过程的描述(如，应用改良 Delphi 法的步骤、投票程序)

  推荐建议产生过程的结果(如，使用改良 Delphi 法达到的共识程度，投票结果)

  描述建议产生过程如何影响最终的推荐建议(如，Delphi 法的结果对最终推荐建议的影响，最终推荐建议和最后投票结果的一致性)

内容：

| 质量域 | 条目 |
|---|---|

11. 形成推荐建议时考虑了对健康的益处、不良反应以及危险

指南在开发推荐建议时应考虑对健康的益处，不良反应和危险。

在指南的开始段落或章节中检查指南开发过程中的证据主体，解释并转换到实践应用推荐建议。

条目内容包括下列标准：

　获益报道和支持数据

　伤害/不良反应/危险报道和支持数据

　在益处和伤害/不良反应/危险之间的平衡关系报道

　推荐建议考虑了获益和伤害/不良反应/危险两者的关系

内容：

12. 推荐建议和支持证据之间有明确的联系

指南中推荐建议和支持证据之间应当有明确的联系。指南用户能识别与每个推荐建议相关的证据。

确定并检查指南推荐建议和支撑这些证据主体的背景描述。这些相关的信息通常在指南中标示为推荐建议和重要的证据的部分或章节中可发现。

条目内容包括下列标准：

　指南应描述这个指南开发小组是如何联系和如何使用证据产生推荐建议的

　每个推荐建议应与重要证据描述/段落和/或参考文献目录相联系

　推荐建议应与在指南结局部分中的证据概述、证据图表相联系

内容：

13. 指南在发布前经过外部专家评审

指南在发表前应经过专家的外部评审。评审人员不应该是指南开发小组成员，评审人员应包括临床领域的专家、方法学专家，目标人群代表(患者，公众等)也可以包括在内，并对外部评审的方法学进行描述，包括评审人员名单和他们的机构。

检查指南开发过程和志谢部分的段落/章节。

条目内容包括下列标准：

　外部评审的目的和意图(改善质量，收集对初步推荐建议的反馈，评价可行性和适用性，散发证据)

　保证外部评审的方法学(评价量表，开放式询问)

　外部评审描述(如评审人员数量、类型、机构)

　从外部评审中收集的结局/信息(重要发现的概述)

　描述所收集的信息是如何被用于报告这个指南开发过程和/或形成推荐建议的(指南小组在形成最终推荐建议时考虑评价结局)

内容：

14. 提供指南更新的步骤

指南需要反映当今最新的研究成果，应提供一个关于指南更新步骤的清楚陈述。

检查引言段落(这个段落描述指南开发过程)和最后的段落。

条目内容包括下列标准：

　指南更新的陈述

　指南更新有清楚的时间间隔或标准去指导推荐建议的形成

内容：

**续表 6-18**

| 质量域 | 条目 |
|---|---|
| 领域 4. 清晰性 | **15. 推荐建议明确，不含糊**<br>正如证据主体报告的那样，指南应具体精确地描述推荐建议是在什么情况下、针对何种人群的。一些情况下，证据不总是明确的，有时难以确定最好的方法。在这种情况下，在指南中应该指出这些不确定性，这是很重要的。<br>确定和检查在指南中的推荐建议。<br>条目内容包括下列标准：<br>　推荐建议形成的陈述<br>　推荐建议形成目的或意图的识别（如改善生活质量，减少不良反应）<br>　相关人群（如患者、公众）的识别<br>　合格与不合格的阐述，如果相关（例如，指南推荐建议不适用的患者或状态）<br><br>内容：<br><br>**16. 明确列出不同的选择或卫生问题**<br>目标为一种疾病管理的指南应考虑临床筛查、预防、诊断或治疗存在各种不同的选择，在指南中应该明确提到这些可能的选择。<br>检查推荐建议和它们的支持证据。<br>条目内容包括下列标准：<br>　选择描述<br>　描述每个选择最适宜的人群或临床状态<br><br>内容：<br><br>**17. 容易识别重要的推荐建议**<br>用户能容易发现最相关的推荐建议。这些推荐建议能回答指南包括的主要问题，且能以不同的方法识别。<br>相关信息在指南中通常标示为执行摘要、结论、推荐建议的部分或章节可发现，一些指南对重要的推荐建议提供了独立的摘要（如快速参考指南）。<br>条目内容包括下列标准：<br>　推荐建议描述内容放在一个方框中，或是用黑体字、下划线标出，用流程图、运算式等表示。<br>　将特殊的推荐建议分组后一起放在一个版块<br><br>内容： |
| 领域 5. 应用性 | **18. 指南描述了应用时的促进和阻碍因素**<br>指南应用过程中可能存在某些促进或阻碍因素影响指南推荐建议的实施。<br>检查指南传播/实施的段落/章节，如果可能的话，还需检查另外的有明确计划或指南实施策略的文件。<br>条目内容包括下列标准：<br>　分辨了促进和阻碍因素的类型<br>　考虑了收集促进和阻碍因素的方法（来自于重要参与人员的反馈，以及在指南广泛实施前的探索试验）<br>　有来自于调查的指南促进和阻碍因素类型的信息/描述（如，从业者有必要的技能去传播这个推荐建议；没有足够设备以确保全体居民中的所有合格人群接受乳房 X 线摄影检查）<br>　描述这些信息如何影响指南的开发过程和/或推荐建议的形成<br><br>内容： |

续表 6-18

| 质量域 | 条目 |
|---|---|
| | 19. 指南提供应用推荐建议的意见和/或工具<br>要使一个指南更为有效，需要一些附加的材料使之易于推广实施。<br>检查指南传播/实施的段落。如果可以得到明确的附加材料，将对指南的传播/实施起到支持作用。<br>条目内容包括下列标准：<br>　指南中有关于实施方面的章节<br>　促进指南应用的工具和资源<br>　指南纲要文件<br>　核对表连接，算法<br>　如何与手册连接<br>　连接障碍分析的解决方法(见条目 18)<br>　计算指南推广者的工具(见条目 18)<br>　探索试验和学习课程的结果<br>　指导用户如何使用工具和资源<br><br>内容：<br><br>20. 指南考虑了推荐建议应用时潜在的相关资源<br>推荐建议可能需要应用额外的资源。<br>检查指南传播/实施的段落，如果可能的话，或者还需检查另外的有明确计划或指南实施策略的文件。一些指南在讨论证据或推荐建议决定的段落里显示相关费用。<br>条目内容包括下列标准：<br>　考虑识别费用信息类型(经济学评估，药物采集费用)<br>　收集费用信息的方法学(如，在指南开发小组中有卫生经济学家参与，使用卫生技术评估特效的药物，等)。<br>　显示来自调查的费用信息/描述(例如，每个疗程需要明确的药物采集费用)<br>　描述收集的信息如何被用于报告指南开发过程和/或形成推荐建议<br><br>内容：<br><br>21. 指南提供了监督和/或审计标准<br>测量指南推荐建议的应用有助于推荐建议的持续使用，这要求有清晰确定的并源自指南中重要推荐建议的标准。标准可以是过程测量、行为测量、临床或健康结局的测量。<br>检查指南使用审计或监督的段落/章节，如果可能，指南评价的明确计划或策略的附加文件也应检查。<br>条目内容包括下列标准：<br>　有实施指南或遵守推荐建议的识别标准<br>　有评价实施推荐建议影响的标准<br>　告知测量的频率和间隔<br>　描述或定义了怎样去测量结局 |
| 领域 6. 独立性 | 22. 赞助单位的观点不影响指南的内容<br>许多指南开发时使用外部赞助(如政府、专业团体、慈善小组、制药公司)，可能以财政捐款的形式对整个开发进行支持，也可能是部分的(如指南的印刷)。这将有一个明确的声明：赞助单位的观点或利益不会影响最终推荐建议的形成。<br>检查指南开发过程或志谢部分的段落/章节。<br>条目内容包括下列标准：<br>　赞助单位或赞助来源的名称(或明确陈述没有赞助)<br>　赞助单位不会影响指南内容的声明<br><br>内容： |

续表 6-18

| 质量域 | 条目 |
|---|---|
| | 23. 指南开发小组成员的利益冲突要记载并公布<br>指南开发小组成员可能会存在利益冲突。<br>检查描述指南开发小组或志谢部分的段落/章节。<br>条目内容包括下列标准:<br>　　考虑利益冲突类型的描述<br>　　收集潜在利益冲突方法学<br>　　利益冲突的描述<br>　　利益冲突如何影响指南开发过程和推荐建议形成的描述 |
| 指南全面评价要求<br>AGREE Ⅱ 用户针对指南的质量全面考虑评价过的所有条目,做一个综合判断 | 内容:<br>1. 指南总体质量的评分<br><br>2. 我愿意推荐使用该指南 |

注释:

## 二、中国临床指南评价体系(AGREE-China)

目前 AGREE Ⅱ 已经成为国际公认的评价指南的金标准,复旦大学附属中山医院王吉耀教授研究团队通过调查发现:对多数临床医生而言,应用 AGREE Ⅱ 进行评价存在一些困难。一是不同评价者得出的评分差异非常大,AGREE Ⅱ 对评价者要求比较高,不仅要求评价者对疾病专业知识很熟悉,还要求对指南的标准化制订过程、循证医学基本概念(如证据分级系统、证据检索方法)等知识经过系统化的培训,有深刻的理解,否则差异很大。二是 AGREE Ⅱ 中 每个条目评分都是 1~7 分,权重是一样的,但是实际上每个条目的重要性是不同的。三是有些条目在国内指南中都未提及,如审计工具等。四是花费的时间较多,评价一个指南平均需要 50 分钟。为了满足现阶段针对中国临床指南进行评价工作的需要,有必要在国外公认的 AGREE Ⅱ 的框架下,制订实质上等效的"中国临床指南评价体系"(AGREE Ⅱ -China),如表 6-19 和 6-20。

表 6-19 中国临床实践指南的评价标准

| 评价领域 | 条目和内容 | 分值 | 权重 |
|---|---|---|---|
| 科学性/严谨性 | 1. 指南制订小组由相关的多学科团队组成 | 5(完全符合)、4、3、2、1、0(完全不符合) | 1 |
| | 2. 制订指南的背景、目的和应用对象 | 5(完全符合)、4、3、2、1、0(完全不符合) | 1 |
| | 3. 制订正确、全面的文献检索策略进行证据检索,并提供了全部参考文献列表 | 5(完全符合)、4、3、2、1、0(完全不符合) | 2 |
| | 4. 对检索到的证据进行质量评价,对证据/证据体进行分级 | 5(完全符合)、4、3、2、1、0(完全不符合) | 2 |
| | 5. 说明了从证据到形成推荐意见的方法 | 5(是)、4、3、2、1、0(否) | 2 |
| | 6. 列出了推荐意见的推荐等级 | 5(完全符合)、4、3、2、1、0(完全不符合) | 1.5 |
| | 7. 发表前经过外部专家的评议 | 5(完全符合)、4、3、2、1、0(完全不符合) | 1 |
| | 8. 有指南的更新计划 | 5(是)、3、0(否) | 0.5 |

**续表 6-19**

| 评价领域 | 条目和内容 | 分值 | 权重 |
|---|---|---|---|
| 有效性/安全性 | 9. 推荐方案的有效性：同一临床问题，如有备选方案，列出备选方案；列出效应大小的具体数据 | 5(完全符合)，4、3、2、1、0(完全不符合) | 2 |
| | 10. 推荐方案的安全性：推荐意见考虑了不良反应和安全性，列出了安全性相关具体数据 | 5(完全符合)，4、3、2、1、0(完全不符合) | 2 |
| 经济性 | 11. 推荐意见考虑了卫生经济学问题 | 5(是)、3、0 (否) | 1 |
| 可用性/可行性 | 12. 指南表达清晰，推荐意见明确不含糊，容易理解 | 5(完全符合)、3、0 (完全不符合) | 1 |
| | 13. 指南容易获得和推广 | 5(是)、4、3、2、1、0 (完全不符合) | 1.5 |
| | 14. 指南检索和评估了中国研究的证据 | 5(是)、3、0 (否) | 0.5 |
| 利益冲突 | 15. 指南制订过程有利益冲突声明 | 5(是)、3、0 (否) | 1 |
| 总分 | | | |
| 你对该指南整体印象 | | 强推荐 弱推荐 不推荐 | |

**表 6-20　中国临床实践指南的评价标准评分细则**

| 条目 | 评分标准说明 |
|---|---|
| 1 | 指南制订小组一般不少于 10 人，多数由 10~20 人组成，成员主要包括：组长(由该领域的专家担任)、临床医生(包括专科医生和全科医生)、护理人员、临床流行病学家、循证医学专家、卫生经济学专家、信息学专家(文献检索)等。如有患者代表参加更佳。<br>0 分：只有 1 个行业专家制订；<br>1 分：2~5 个行业专家制订；<br>2 分：5 个以上行业专家制订；<br>3 分：多学科专家组成指南制订小组制订；<br>4 分：多学科指南制订小组参加人员中包括方法学专家；<br>5 分：上述基础上，明确说明了方法学专家的角色，以及在指南制订中所起的作用 |
| 2 | 制订指南的背景和目的是什么，谁将使用该指南、应用于什么对象。<br>0 分：没有说明制订指南的背景、目的、使用者和应用对象；<br>1 分：说明了指南制订的必要性和疾病负担；<br>2 分：在上述基础上说明了国内外有无相同指南，本指南是改编还是原创；<br>3 分：在上述基础上详细描述指南制订的目的；<br>4 分：在上述基础上明确使用者(医生、护理人员或其他)；<br>5 分：在上述基础上明确应用对象(患者类别) |
| 3 | 有明确的临床问题，并形成 PICO 问题(P：人群/患者，I：干预措施，C：对照/比较，O：结局指标)。对证据的文献检索有明确的检索数据库或检索平台、时间范围、检索词、检索策略。① 列出所有数据库；② 有时间范围；③ 检索词，检索策略；④ 证据查全查准；⑤ 提供全部参考文献列表。<br>0 分：未提及检索策略和数据库，无任何参考文献；<br>1 分：仅有 PICO 问题或附有参考文献；<br>2 分：有 PICO 问题，并列出关键词和检索策略；<br>3 分：在上述基础上，列出与主题相关的必要的数据库，应包括中外基本数据库，如 PubMed、Embase、CINAHL、PsychoInfo、Cochrane Library、JBI 数据库、中国生物医学文献数据库(CMB)、各专业学科数据库；<br>4 分：在上述基础上，有文献筛查标准、时间范围、文献是否公开发表等详细说明；<br>5 分：在上述基础上，提供检索流程和所有相关附件，并列出全部参考文献目录 |

**续表 6-20**

| 条目 | 评分标准说明 |
|---|---|
| 4 | 对检索到的证据进行综合，形成针对某个问题的证据体，然后对证据体进行证据质量评价和分级，一般采用 GRADE 证据分级系统，分为 A、B、C、D 级；或者采用牛津循证医学中心证据分级系统，分为 Ⅰ、Ⅱ、Ⅲ、Ⅳ 级。对证据体采用证据概要表进行描述，如对设计方案、研究方法、结果的一致性进行描述。<br>0 分：对证据没有任何质量评价和分级；<br>1 分：少量证据有质量分级，没有分级的定义和标准；<br>2 分：绝大部分证据有质量分级，没有分级的定义和标准；<br>3 分：全部证据有质量分级，但是没有分级的定义和标准；<br>4 分：有证据级别，并有证据级别定义；<br>5 分：有证据级别，有证据级别定义，附有证据概要表 |
| 5 | 从证据到形成推荐意见应该有科学、正确的方法，如德尔菲法、名义群体法、共识形成会议法、投票系统等。形成推荐意见时不仅要考虑证据的等级，还要考虑本地的医疗环境、医疗条件、经济成本、患者价值观等进行利弊权衡，所以并非高等级的证据一定是强推荐意见。当证据不足或没有，或者存在争议的部分，明确指出相应的解决方法。<br>0 分：没有从证据级别到推荐意见的形成过程说明，也没有考虑证据以外的其他因素；<br>1 分：有从证据级别到推荐意见的形成过程的说明，但是不具体，如投票情况；也没有考虑证据以外的其他因素；<br>2 分：有从证据级别到推荐意见的形成过程的说明，采用了正规的方法，并清晰写明形成过程和存在争议时的处理方法；或考虑到证据以外的其他因素；<br>3 分：有从证据级别到推荐意见的形成过程的说明，采用了正规的方法，并清晰写明形成过程和存在争议时的处理方法，并同时考虑到证据以外的 1 个其他因素，如医疗条件或者患者价值观等；<br>4 分：有从证据级别到推荐意见的形成过程的说明，采用了正规的方法，并清晰写明形成过程和存在争议时的处理方法，并同时考虑到证据以外的 2 个其他因素，如医疗条件、患者价值观或者经济条件等；<br>5 分：有从证据级别到推荐意见的形成过程的说明，采用了正规的方法，并清晰写明形成过程和存在争议时的处理方法，并同时考虑了上述各种因素的利弊平衡 |
| 6 | 推荐意见应该有非常明确的等级定义和等级，如强推荐或弱推荐。<br>0 分：全部推荐意见均没有推荐等级；<br>1 分：有明确的推荐等级的定义；<br>2 分：<50% 的推荐意见有明确的推荐等级；<br>3 分：50%~75% 的推荐意见有明确的推荐等级；<br>4 分：>75% 的推荐意见有明确的推荐等级；<br>5 分：每一条推荐意见，都有明确的推荐等级 |
| 7 | 指南制订后发表前应该有制订小组以外的专家小组进行审阅。<br>0 分：无专家审阅；<br>1 分：有专家审阅，但专家的相关性和权威性未进行说明；<br>2 分：有专家审阅，并说明专家的相关性和权威性，但未强调外部专家；<br>3 分：有外部专家审阅，但专家的相关性和权威性未进行说明；<br>4 分：有外部专家审阅，并说明专家的相关性和权威性，但未说明专家组成结构的合理性；<br>5 分：有外部专家审阅，说明其组成结构合理，并说明专家的相关性和权威性 |
| 8 | 现在的指南是否是更新版，准备多长时间更新一次。<br>0 分：没有指南更新计划；<br>3 分：有更新计划，但是无具体方案；<br>5 分：有具体的指南更新计划和方案 |
| 9 | 对于同一临床问题，如果有不同的备选方案，应该都写清楚，方便不同的临床医生选择。对不同方案的效果要有客观的评价，有具体的数据支持。<br>0 分：对所有推荐方案的疗效均无明确的疗效说明和具体数据；<br>1 分：少量推荐方案（<25%）有明确的疗效说明和具体数据；<br>2 分：部分推荐方案（25%~50%）有明确的疗效说明和具体数据；<br>3 分：多数推荐方案（>50%~75%）有明确的疗效说明和具体数据；<br>4 分：绝大多数推荐方案（>75%）有明确的疗效说明和具体数据；<br>5 分：在上述基础上，有临床获益程度描述与评价标准 |

**续表 6-20**

| 条目 | 评分标准说明 |
|---|---|
| 10 | 制订推荐意见时不仅要考虑疗效，也要考虑不良反应和安全性，在指南中应该说明该推荐方案的安全性问题，会导致什么不良反应。<br>0 分：没有考虑各个推荐方案的安全性问题和不良反应；<br>1 分：很少的推荐方案(<25%)提及有不良反应，但没有具体数据；<br>2 分：部分(>25%)说明各个推荐方案的安全性问题，没有具体数据；<br>3 分：部分(>25%)说明各个推荐方案的安全性问题，有具体数据；<br>4 分：每个推荐方案均考虑了安全性问题，但没有具体数据；<br>5 分：每个推荐方案均考虑了安全性问题，有具体数据 |
| 11 | 推荐方案是否经过了卫生经济学的评价，如进行成本–效果分析。推荐的方案应该是有效而经济的。<br>0 分：无卫生经济学评价；<br>3 分：提及卫生经济学，但没有具体数据；<br>5 分：有卫生经济学评价，并有具体数据 |
| 12 | 指南写作规范，条理清晰，推荐意见应该十分明确和详细，让人容易理解，不会引起误解。<br>0 分：指南表达不清晰，不易理解，推荐意见含糊不清；<br>3 分：指南表达尚清晰，可理解；<br>5 分：指南写作规范，表达清晰，容易理解。 |
| 13 | 指南的全文在国内杂志发表，容易获得。指南包含了一些评估工具、评估标准、流程图等与指南推广应用相关的支持性工具。指南的推荐意见准确清晰，适合国内国情，容易推广。<br>0 分：指南无法通过公共途径获得，指南可操作性不强，无支持性工具；<br>3 分：指南的全文在国内杂志发表，推荐意见、推荐方案通俗易懂，有流程图等。指南有一定的可操作性，有一些支持性的工具作为附件；<br>5 分：指南容易获得，具有可操作性，有完整的支持性的工具作为附件 |
| 14 | 中国的指南应该纳入中国的研究证据，不能全部是国外研究。中国研究证据是指研究对象来自中国人群，包括发表在外文期刊中的中国研究，也包括入组了中国患者的国际多中心研究。<br>0 分：没有检索国内研究证据；<br>3 分：有国内研究证据，但没有系统完整检索，证据不全面；<br>5 分：检索了国内的研究证据，并且纳入了研究证据，或者已经经过检索但是发现没有高质量的国内研究证据，有详细的说明 |
| 15 | 指南制订小组成员应该说明有无利益冲突，如果有利益冲突，是否会影响到指南的推荐意见。<br>0 分：没有利益冲突声明，或者指南中出现药物或器械的商品名、对赞助商的志谢；<br>3 分：虽然没有利益冲突声明，但指南中未出现药物或器械的商品名、对赞助商的志谢，可能不会影响指南的推荐意见；<br>5 分：有利益冲突声明，并且说明是否会影响到指南的推荐意见，指南中没有出现药物或器械的商品名，也无对赞助商的志谢 |
| 整体印象 | 评价完成后，对该指南整体的印象，分为强推荐(临床上可应用性很好)、弱推荐(可应用性差)和不推荐印象 |

（熊国兵，张天嵩）

# 第十一节　卫生技术评估质量评价

卫生技术是指用于卫生保健领域和医疗服务系统的特定知识体系，包括医疗保健药物、手术操作、医疗程序与方案、仪器设备、相关组织管理系统及后勤支持系统。前述干预措施、手术操作、诊断试验等均属于该范畴。卫生技术评估是指运用定性和定量的研究方法，通过多学科研究，系统检测卫生技术实施状况、安全性、临床效率和成本-效果、对社会的影响及相关法律与伦理问题等。简言之，卫生技术评估内容主要包括有效性（效能、效果和生存质量）、安全性、（成本效果、成本效用、成本效益和宏观经济学效应）及社会适应性（社会、法律、伦理与政治影响等）四个方面，其中安全性为首要前提。

卫生技术评估首次在 1967 年的美国国会中出现，1972 年，美国国会颁布了技术评估法案，并据此建立了技术评估办公室（Office of Technology Assessment，OTA）。1993 年，非营利性组织国际卫生技术评估机构网络（International Network of Agencies for Health Technology Assessment，INAHTA，http：//www. inahta.org/）成立，秘书处在瑞典的卫生技术评估机构，目前包括 32 个国家 57 个成员机构。其主要功能是制作卫生技术评估，促进卫生技术评估机构之间的合作交流，促进信息的共享与比较，以及预防不必要的重复性研究。目标为确立共同关心的课题；统一评估报告的结构、定义、分析和推广结论的方法；建立包括各成员、机构、评估报告的数据库；发展和保持与其它机构的合作关系。2000 年，INAHTA HTA 方法学、认证与利益冲突工作组（Working Group on HTA methodology，accreditation，and conflict of interest）讨论达成共识，决定开发一份用于促进 HTA 实现一致与透明的核查清单，用于指导 HTA 用户获取相关信息（目的、方法、假说、结论）与 HTA 作者制作 HTA 参考。由加拿大卫生经济研究院（Institute of Health Economics，IHE）David Hailey 牵头制定，初稿草案形成后提交 2001 年年会供讨论与修订，形成一份包含 17 个问题的核查清单，主要包括初步信息、为何与如何实施评估、评估结果、结果提示意义及结论 5 各部分内容。随后，对该清单进一步修订，2007 年 8 月，修订版 INAHTA checklist 发布，质量条目缩减为 14 个（表 6-21），并同时制定了法语版与西班牙语版。INAHTA 同时声明，一项有价值的 HTA 并非必须包括所有 14 个条目。

表 6-21　国际卫生技术评估机构网络卫生技术评估清单 2007 年 3.2 版

| 条目 | 是 | 部分 | 否 |
|---|---|---|---|
| 初步的 | | | |
| 1.是否提供了进一步信息恰当的联系方式？ | | | |
| 2.是否鉴定了作者信息？ | | | |
| 3.是否作出了利益冲突的声明？ | | | |
| 4.是否声明技术报告得到了外部评审？ | | | |
| 5.是否以平实语言对技术报告作出概括？ | | | |
| 为何？ | | | |
| 6.是否处理了相关政策问题？ | | | |
| 7.是否回答了相关的研究问题？ | | | |
| 8.评估范围是否明确？ | | | |
| 9.是否对所评价的卫生技术进行了描述？ | | | |
| 如何？ | | | |
| 10.是否提供了信息来源与文献检索策略的详细信息？ | | | |

续表6-21

| 条目 | 是 | 部分 | 否 |
|---|---|---|---|
| 如检索测量、数据库、年份、语言限制、主要数据、其他信息来源、全部列出了所纳入研究引文、列出了剔除研究引、纳入标准、剔除标准 | | | |
| 11. 是否陈述了对所选择数据与信息进行评估与解释的依据？ | | | |
| 如，是否描述了数据提取方法？是否描述了严格评价方法（文献质量评估）？是否描述了数据合成的方法？评估结果是否予以清晰陈述，如采取证据表格形式？ | | | |
| 内容？（不一定适于每个 HTA） | | | |
| 如，是否考虑了医学法律提示意义？是否提供了经济学分析？是否考虑了伦理学提示意义？是否考虑了社会意义？是否考虑其他人的观点（利益相关方，患者，消费者）？ | | | |
| 下一步怎么办？ | | | |
| 12. 是否对技术评估结果展开了讨论？ | | | |
| 13. 是否对技术评估结论予以清晰陈述？ | | | |
| 14. 是否作出进一步实践建议？ | | | |

（熊国兵）

# 第十二节　卫生经济学研究质量评价

关于卫生经济学评价方法的指南研究，始于 1970 年代，最经典的是 1987 年 Drummond 在《卫生保健项目的经济学评价方法》（Methods for the Economic Evaluation of Health Care Programmes）一书中提出了 10 条卫生经济学评价标准。1992 年 Adams 等对 1966—1988 年出版的 5 万篇的随机对照试验（RCT）研究文献进行评价，发现只有 121 篇的随机对照试验研究包括了经济学分析（仅占 0.2%）。随后，越来越多的研究关注于卫生经济学评价实施和报告指南。其中，由美国医疗卫生成本效果研究专家组（Panelon Cost-Effectiveness in Health and Medicine）历时两年半提出的卫生经济成本效果分析研究和报告指南，是目前被引用最多的指南。一些期刊也推出了卫生经济学评价实施和报告指南。1996年，《英国医学杂志》为了提升经济学文章质量，提高其方法学透明度，推出了一个包括研究设计、数据收集、结果分析和解释在内共计 35 条目的指南。进入 21 世纪后，关于卫生经济学评价报告指南/清单的研究，向两个不同的侧重点发展。一类是以卫生经济学评价报告标准共识（consolidated health economic evaluation reporting standards, CHEERS）为代表，只针对报告本身开展质量评价，旨在通过设立一套卫生经济学评价的报告标准，提高经济学评价报告的清晰度和透明度，使经济学评价报告的审稿人、编辑以及决策者可以更加明晰地读懂这些报告。另一类以卫生经济研究质量评价（quality of health economic studies, QHES）为代表，旨在通过卫生经济评价报告，评估该项经济学研究的质量，为读者区分不同循证级别的证据提供参考依据。这两类清单虽然都围绕着卫生经济学评价报告展开，但达到的目的不同。下面主要详细介绍 QHES 工具。

QHES 于 2003 年被推出，旨在快速、准确地评价一项卫生经济学研究的质量。该工具首先是由 8 名经验丰富的卫生经济学家，根据现有的 19 个成本效果评价指南/清单设计出 16 个评价条目，组成 QHES 工具的评价框架。随后邀请全球 120 名卫生经济学家对这 16 个评价条目的权重进行问卷调查，调查结果采用随机效应最小二乘回归进行分析，最终确定每一个条目的权重值（表 6-22）。应用 QHES 工具进行卫生经济学报告评价时，参照该工具的评分标准，对所有回答"是"的条目进行分数累加，最终获得该研究报告的总分。一项研究的最高分为 100 分，一般认为>75 分研究质量较好。

表 6-22 QHES 工具评价清单

| 序号 | 评价条目 | 权重 | 是/否 |
|---|---|---|---|
| 1 | 研究目标是否明确、具体和可测量 | 7 | |
| 2 | 研究分析的角度(社会、第三方支付者等)和角度选择的原因是否表述清楚 | 4 | |
| 3 | 分析变量的估计是否是现有条件下最佳的(如随机对照试验-最好的,专家意见-最差) | 8 | |
| 4 | 如果估计来自于亚组分析,那么在研究初始分组是否是预先设定的 | 1 | |
| 5 | 不确定性分析是否通过统计分析来处理随机事件或通过灵敏度分析处理一系列假设 | 9 | |
| 6 | 权衡资源和成本的时候,是否进行了增量分析 | 6 | |
| 7 | 是否详述了获取数据(包括健康状况和其他效益指标)的方法 | 5 | |
| 8 | 所有相关和重要结局的时间是否都有分析时限?超过一年的效益和成本指标是否按照贴现率进行了贴现(3%~5%) | 7 | |
| 9 | 成本的测量是否恰当?单位成本以及成本数量的估算方法能否描述清楚 | 8 | |
| 10 | 是否清晰描述了经济学评价主要产出指标的测量方法?是否包含了主要的短期指标(按照应用的测量方法判定为合理) | 6 | |
| 11 | 健康产出的测量方法是有效和可靠的吗?如不采用已被证实为有效和可靠的测量方法,研究是否给出了理由 | 7 | |
| 12 | 经济模型(包括结构)、研究方法和分析方法,以及分子分母组成的表述是否清晰、易懂 | 8 | |
| 13 | 经济模型的选择、主要研究假设以及研究的局限性是否进行了描述?是否合理 | 7 | |
| 14 | 作者是否明确讨论了潜在偏倚的方向和大小 | 6 | |
| 15 | 研究的结论/建议是基于研究结果吗?是否合理 | 8 | |
| 16 | 是否有披露研究资金来源的声明 | 3 | |

(李江,郭兰伟)

# 参考文献

[1] Diagnostic Test Accuracy Working Group. Handbook for DTA reviews[EB/OL]. (2019-10-15). http://srdta.cochrane.org/handbook-dta-reviews.

[2] 管红珍,彭智聪,傅鹰.循证医学中文献证据等级标准的系统性综述[J].药物流行病学杂志,2002,11(3):145-148.

[3] NHS, Critical appraisal quick guide[EB/OL]. (2019-12-13). http://www.porthosp.nhs.uk/Library-Downloads/Guides/CriticalAppraisal2012.pdf.

[4] NHS Centre for Reviews and Dissemination. Undertaking systematic reviews of research on effectiveness: CRD's guidance for those carrying out or commissioning reviews[EB/OL] (2020-1-05). http://www.crd.york.ac.uk/crdweb/ShowRecord.asp?LinkFrom=OAI&ID=32001000984#.UmSysunebdw.

[5] 杨声坪,闫先侠,刘建强,等.随机对照试验质量评价标准的比较分析[J].循证医学,2010,6:369-373.

[6] 张天嵩,钟文昭,李博.实用循证医学方法学[M].2版.长沙:中南大学出版社,2014.

[7] 杨智荣,孙凤,詹思延.偏倚风险评估系列:(一)概述[J].中华流行病学杂志,38(7):983-987.

[8] Rothman KJ, Greenland S, Lash TL Modern Epidemiology[M]. 3rd ed. Philadelphia: Lippincott Williams & Wilkins, 2008.

[9] Jüni P, Altman DG, Egger M. Assessing the quality of controlled clinical trials[J]. BMJ 2001, 323(7303):42-46.

[10] Higgins J, SG. Cochrane Handbook for Systematic Reviews of Interventions. Version 5.1.0 [updated March 2011]. The Cochrane Collaboration.

[11] 刘雅莉.针灸系统评价和随机对照试验质量及报告规范认知程度的研究[D].兰州:兰州大学,2012.

[12] Jadad AR, Moore RA, Carroll D, et al. Assessing the quality of reports of randomized Clinical Trials, is blinding necessary?[J]. Controlled Clin Trials, 1996, 17(1):1-12.

[13] Schulz KF, Chalmers I, Hayes RJ, et al. Empirical evidence of bias [J]. JAMA, 1995, 273(5): 408-412.

[14] 杨智荣, 孙凤, 詹思延. 偏倚风险评估系列: (二)平行设计随机对照试验偏倚评估工具2.0介绍 [J]. 中华流行病学杂志, 2017, 38(9): 1285-1291.

[15] 刘括, 孙殿钦, 廖星. 随机对照试验偏倚风险评估工具2.0修订版解读 [J]. 中国循证心血管医学杂志, 2019, 11(3): 284-291.

[16] Sterne JAC, Savovic J, Page MJ, et al. RoB 2: a revised tool for assessing risk of bias in randomised trials [J]. BMJ, 2019, 366: 4898.

[17] Slim K, Nini E, Forestier D, et al. Methodological index for non-randomized studies (minors): development and validation of a new instrument [J]. ANZ J Surg, 2003, 73(9): 712-716.

[18] Sterne JA, Hernán MA, Reeves BC, et al. ROBINS-I: a tool for assessing risk of bias in non-randomized studies of interventions [J]. BMJ, 2016, 355: 4919.

[19] Stang A. Critical evaluation of the Newcastle-Ottawa scale for the assessment of the quality of nonrandomized studies in meta-analyses [J]. Eur J Epidemiol, 2010, 25(9): 603-605.

[20] 曾宪涛, 刘慧, 陈曦, 冷卫东. Meta分析系列之四: 观察性研究的质量评价工具 [J]. 中国循证心血管医学杂志2012; 4(4): 297-299.

[21] Ibbotson T, Grimshaw J, Grant A. Evaluation of a programme of workshops for promoting the teaching of critical appraisal skills [J]. Med Educ, 1998, 32(5): 486-491.

[22] CASP checklist: 12 questions to help you make sense of a cohort study [EB/OL]. (2018-12-11). https://casp-uk.net/wp-content/uploads/2018/03/CASP-Cohort-Study-Checklist-2018_fillable_form.pdf.

[23] CASP: 11 questions to help you make sense of a case control study [EB/OL] (2018-12-11). https://casp-uk.net/wp-content/uploads/2018/03/CASP-Case-Control-Study-Checklist-2018_fillable_form.pdf.

[24] 胡雁, 李晓玲. 循证护理的理论与实践 [M]. 上海: 复旦大学出版社, 2007.

[25] Singh J. Critical appraisal skills programme [J]. Pharmacolo Pharmacother, 2013, 4(1): 76.

[26] Prorok JC, Horgan S, Seitz DP. Health care experiences of people with dementia and their caregivers: A meta-ethnographic analysis of qualitative studies [J]. CMAJ, 2013, 185(14): E669-E680.

[27] 费字彤, 刘建平, 于河, 等. 报告定性研究个体访谈和焦点组访谈统一标准的介绍 [J]. 中西医结合学报, 2008, 6(2): 115-118.

[28] Shea BJ, Grimshaw JM, Wells GA, et al. Development of amstar: A measurement tool to assess the methodological quality of systematic reviews [J]. BMC Med Res Methodol, 2007, 7(10): 10.

[29] Faggion CM Jr. Critical appraisal of amstar: Challenges, limitations, and potential solutions from the perspective of an assessor [J]. BMC Med Res Methodol, 2015, 15(63): 63.

[30] Wegewitz U, Weikert B, Fishta A, et al. Resuming the discussion of amstar: What can (should) be made better? [J]. BMC medical research methodology, 2016, 16(1): 111-111.

[31] Pieper D, Mathes T, Eikermann M. Can amstar also be applied to systematic reviews of non-randomized studies? [J]. BMC Res Note, 2014, 7(609): 609.

[32] Burda BU, Holmer HK, Norris SL. Limitations of a measurement tool to assess systematic reviews (amstar) and suggestions for improvement [J]. Systematic reviews, 2016, 5(58): 58.

[33] Kung J, Chiappelli F, Cajulis OO, et al. From systematic reviews to clinical recommendations for evidence-based health care: Validation of revised assessment of multiple systematic reviews (r-amstar) for grading of clinical relevance [J]. The open dentistry journal, 2010, 4: 84-91.

[34] Shea BJ, Reeves BC, Wells G, et al. Amstar 2: A critical appraisal tool for systematic reviews that include randomised or non-randomized studies of healthcare interventions, or both [J]. BMJ, 2017, 358: j4008-j4008.

[35] Oxman AD. Checklists for review articles [J]. BMJ, 1994, 309(6955): 648-651.

[36] Oxman AD, Guyatt GH. Validation of an index of the quality of review articles [J]. J clin Epidemiol, 1991, 44(11): 1271-1278.

[37] Drummond MF, Jefferson TO. Guidelines for authors and peer reviewers of economic submissions to the bmj. The bmj economic evaluation working party [J]. BMJ, 1996, 313(7052): 275-283.

[38] Adams ME, McCall NT, Gray DT, et al. Economic analysis in randomized control trials [J]. Med Care, 1992, 30(3):

231-243.

[39] Sacristán JA, Soto J, Galende I. Evaluation of pharmacoeconomic studies: Utilization of a checklist [J]. Ann Pharmacother, 1993, 27(9): 1126-1133.

[40] Clemens K, Townsend R, Luscombe F, et al. Methodological and conduct principles for pharmacoeconomic research. Pharmaceutical research and manufacturers of america [J]. Pharmaco Economics, 1995, 8(2): 169-174.

[41] Russell LB, Gold MR, Siegel JE, et al. The role of cost-effectiveness analysis in health and medicine. Panel on cost-effectiveness in health and medicine [J]. JAMA, 1996, 276(14): 1172-1177.

[42] Siegel JE, Weinstein MC, Russell LB, et al. Recommendations for reporting cost-effectiveness analyses. Panel on cost-effectiveness in health and medicine [J]. JAMA, 1996, 276(16): 1339-1341.

[43] Siegel JE, Torrance GW, Russell LB, et al. Guidelines for pharmacoeconomic studies. Recommendations from the panel on cost effectiveness in health and medicine. Panel on cost effectiveness in health and medicine [J]. PharmacoEconomics, 1997, 11(2): 159-168.

[44] Walker DG, Wilson RF, Sharma R, et al. Best practices for conducting economic evaluations in health care: A systematic review of quality assessment tools [J]. 2012.

[45] Vintzileos AM, Beazoglou T. Design, execution, interpretation, and reporting of economic evaluation studies in obstetrics [J]. Am Jo of Obstetri gynecol, 2004, 191(4): 1070-1076.

[46] Ramsey S, Willke R, Briggs A, et al. Good research practices for cost-effectiveness analysis alongside clinical trials: The ispor rct-cea task force report [J]. J Int Society Pharmacoecon Outcomes Res, 2005, 8(5): 521-533.

[47] Goetghebeur MM, Wagner M, Khoury H, et al. Evidence and value: Impact on decisionmaking——the evidem framework and potential applications [J]. BMC, 2008, 8: 270.

[48] Davis JC, Robertson MC, Comans T, et al. Guidelines for conducting and reporting economic evaluation of fall prevention strategies [J]. Osteoporosis International: a Journal established as result of cooperation between the European Foundation for Osteoporosis and the National Osteoporosis Foundation of the USA, 2011, 22(9): 2449-2459.

[49] Husereau D, Drummond M, Petrou S, et al. Consolidated health economic evaluation reporting standards (cheers)——explanation and elaboration: A report of the ispor health economic evaluation publication guidelines good reporting practices task force [J]. Int Society Pharmacoecon Outcomes Res, 2013, 16(2): 231-250.

[50] Ungar WJ, Santos MT. The pediatric quality appraisal questionnaire: An instrument for evaluation of the pediatric health economics literature [J]. J Int Society Pharmacoecon Outcomes Res, 2003, 6(5): 584-594.

[51] Chiou C F, Hay JW, Wallace JF, et al. Development and validation of a grading system for the quality of cost-effectiveness studies [J]. Med Care, 2003, 41(1): 32-44.

[52] Evers S, Goossens M, de Vet H, et al. Criteria list for assessment of methodological quality of economic evaluations: Consensus on health economic criteria [J]. Int J Technol Assess Health Care, 2005, 21(2): 240-245.

[53] Grutters JPC, Seferina SC, Tjan-Heijnen VCG, et al. Bridging trial and decision: A checklist to frame health technology assessments for resource allocation decisions [J]. J Int Society Pharmacoecon Outcomes Res, 2011, 14(5): 777-784.

[54] Ofman JJ, Sullivan SD, Neumann PJ, et al. Examining the value and quality of health economic analyses: Implications of utilizing the qhes [J]. J Manag Care Pharm: JMCP, 2003, 9(1): 53-61.

[55] 王吉耀, 王强, 王小钦, 等. 卫中国临床实践指南评价体系的制订与初步验证[J]. 中华医学杂志, 2018, 98(20): 1544-1548.

# 系统评价/Meta 分析方法篇

"操千曲而后晓声，观千剑而后识器"

——《文心雕龙》

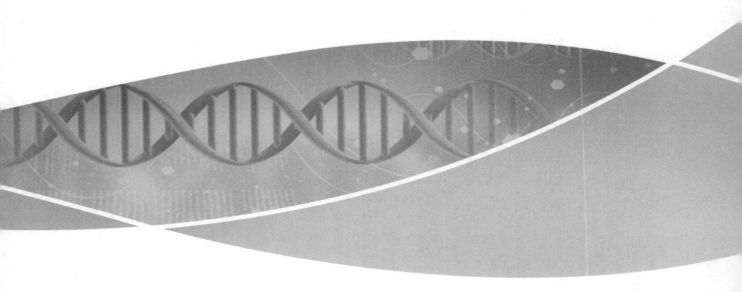

# 第 7 章
# 系统评价/Meta 分析基础知识

## 要　点

- 系统评价/Meta 分析是循证医学重要的技术和工具，深受临床医生、指南制订者、卫生决策部门等的重视。
- Meta 分析可能是系统评价的重要组成部分，但并不必然用于系统评价。
- 经典的 Meta 分析主要有固定效应和随机效应两种模型，其使用不能基于异质性统计检验结果来选择。
- 倒方差法是 Meta 分析中最常用的方法，可适用所有模型和所有类型数据。
- 随机效应中研究间异质性方差有众多的估计方法，在实践中需要根据数据情况灵活选用。
- 研究间异质性评价是 Meta 分析过程中的重要组成部分。
- 异质性主要分为临床异质性、方法学异质性、统计学异质性；异质性检验主要分为图示法和统计学方法两大类。
- 探索和处理异质性的方法主要有亚组分析、Meta 回归、敏感性分析等。
- 报告偏倚是指科学研究的传播受其结果的性质和方向影响。其中，发表性偏倚的控制较为困难且影响程度较大。
- 控制发表偏倚的办法就是要尽可能地收集与当前系统评价有关的全部资料。
- 通过评价漏斗图是否存在不对称是识别发表偏倚的常用方法，但漏斗图不对称不仅仅是由发表偏倚引起的。
- 附加轮廓线漏斗图可以用来帮助判断漏斗图的不对称是由发表偏倚还是由其他原因引起的。
- 敏感性分析主要用于考察系统评价/Meta 分析结论的可靠性。
- 系统统评价/Meta 分析过程中发现有异质性或小样本研究效应时，也可以进行敏感性分析。
- 敏感性分析可以选择的方法有：比较不同效应模型的剪补法、考察单项研究对总合并效应量的影响的失安全数法、选择模型分析法等。
- 报告敏感性分析结果时尽量使用汇总表格，少用森林图形式。
- Meta 分析常用软件主要分为专用软件、通用软件、Microsoft Excel 插件三类。

　　循证医学是整合最佳研究证据、临床经验和患者价值观的一门学科，系统评价/Meta 分析是循证医学重要的技术和工具，深受临床医生、指南制订者、卫生决策部门等的重视，一大批著名统计学家投入到 Meta 分析方法研究中，相关新理论和方法学不断涌现，为循证医学提供临床证据打下坚实的基础。本章将阐述 Meta 分析的基础知识和基本原理及软件实现的选择原则。

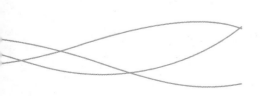

# 第一节 系统评价/Meta 分析的基础知识

## 一、系统评价/Meta 分析的基本概念

### (一)系统评价

Sackett 等在 2000 年将系统评价(systematic review, SR)定义为"A summary of the medical literature that uses explicit methods to perform a thorough literature search and critical appraisal of individual studies and that uses appropriate statistical techniques to combine these valid studies",意思是"应用明确的方法,查寻、选择和严格评价相关研究,从中提取数据并采用适当的统计学方法合并数据,得出综合性结论"的过程,以期为解决某一具体临床问题提供证据。

在 Porta 主编的《流行病学词典》第五版中对系统评价的定义为"The application of strategies that limit bias in the assembly, critical appraisal, and synthesis of all relevant studies on a specific topic, META-ANALYSIS may be, but is not necessarily, used as part of this process",意思是"针对某一具体问题相关的所有研究,运用减少偏倚策略进行严格评价和综合。Meta 分析可能但并不必然用于该过程。"

在当前,综述可分为系统评价与传统综述两大类,但从方法学和研究内容上讲,两者有明显的区别,见表 7-1。

**表 7-1 系统评价与传统综述的异同**

| 研究内容和方法学 | 系统评价/综述 | 传统综述 |
| --- | --- | --- |
| 研究问题 | 聚焦于某一临床问题 | 不一定聚焦于某一问题,但需要描述其概况 |
| 研究方案 | 包括一个同行专家审议的研究方案或计划 | 不包括研究方案 |
| 研究背景 | 就某一专题,均提供现有文献的汇总情况 | |
| 研究目的 | 清晰而明确 | 可以,也可以不明确 |
| 纳入和排除标准 | 综述前必须明确标准 | 不明确 |
| 检索策略 | 采用系统的方法,全面检索 | 不明确 |
| 选择文献过程 | 通常清晰而明确 | 不用描述 |
| 评价文献过程 | 全面评价纳入研究质量 | 可以,也可以不评价纳入研究质量 |
| 提取相关信息 | 通常清晰而明确 | 不清晰,或不明确 |
| 结果与数据合成 | 汇总基于高质量研究结果 | 汇总基于未详细说明质量的研究结果,可能会受到评价者的影响 |

系统评价可再细分为经典系统评价及 Cochrane 系统评价,Cochrane 评价是 Cochrane 协作网成员在 Cochrane 统一的 Handbook 指导下,在相应 Cochrane 评价组编辑部指导和帮助下完成的系统评价,其结果发表在 The Cochrane Library(光盘和因特网)上。因其质量措施非常严格,被公认为其平均质量比普通系统评价更高,*Lancet*、*JAMA* 等权威杂志愿意同时或先后发表 Cochrane 评价。

Cochrane 评价平均质量高的原因:拥有世界上权威统计学家和流行病学专家领导的方法学工作组进行方法学研究,有不断更新的统一工作手册(《Cochrane 手册》),使用统一的系统评价软件(RevMan),有完善的方法学培训体系,有评价组健全的指导、审稿和编辑系统,有发表后反馈及修改机制,有完善的临床研究资料库及全面的检索策略以尽量减少发表偏倚。Cochrane 系统评价与经典系统评价的主要不同点见表 7-2。

表 7-2　Cochrane 系统评价与经典系统评价的不同点

| 特点 | Cochrane 系统评价 | 经典系统评价 |
| --- | --- | --- |
| 资料收集全面 | RCTs | 不一定是 RCTs |
| 原始研究类型 | 是 | 不一定 |
| 质量控制措施 | 完善 | 不一定完善 |
| 方法学规范 | 是 | 不一定 |
| 不断更新 | 是 | 是 |
| 及时反馈及修改 | 是 | 不一定 |

### （二）Meta 分析

Meta 分析中的 Meta 为构词成分，来源于希腊词，有"change（有关变化的，改变的）"和"among, with, after, above, beyond, behind（其自己的、在其中、共同地、在上、在外、在后）"之意。关于"Meta-analysis"的中文译名有元分析、荟萃分析、二次分析、汇总分析、集成分析等，但各有其不足之处，因此，很多学者建议使用"Meta 分析"这一名称。

关于 Meta 分析的定义目前尚有不同意见，有广义和狭义之分：

广义的定义如在 *Evidence-Based Medicine* 中"A systematic review that uses quantitative methods to summarize the results"，意即运用定量方法汇总多个研究结果的系统评价，指全面收集所有相关研究并逐个进行严格评价和分析，再用定量合成的方法对资料进行统计学处理得出综合结论的整个过程。

狭义的定义如在 *Cochrane Handbook for Systematic Reviews of Interventions* 中为"Meta-analysis-the statistical combination of results from two or more separate studies-is the most commonly used statistical technique"，意即 Meta 分析是一种常用的统计合并两个及两个以上独立研究结果的统计学方法；如在第五版 *A dictionary of epidemiology*（《流行病学词典》）中为"A statistical analysis of results from separate studies, examining sources of differences in results among studies, and leading to a quantitative summary of the results if the results are judged sufficiently similar to support such synthesis"，意即 Meta 分析是一种对独立研究的结果进行统计分析的方法，它检验研究结果间差异的来源，如果判断结果具有足够的相似性，则可对结果进行定量合成。

目前国内外文献中以广义的概念应用更为普遍，Meta 分析常和系统评价交叉使用。但要明确，Meta 分析是一种系统评价，而系统评价可以是 Meta 分析，也可以不是 Meta 分析；只有当系统评价采用了定量合成的方法对资料进行统计学处理时即称为 Meta 分析。

Meta 分析是循证医学重要的技术和工具，近年来新理论和方法学不断涌现，为循证医学提供临床证据打下坚实的基础，如网络 Meta 分析就可以提供间接比较的临床证据。因此本书将重点讨论 Meta 分析原理、模型、方法及相关实现软件的使用方法。

## 二、系统评价/Meta 分析的基本分类

系统评价/Meta 分析广泛应用于多个不同的研究领域如医学（临床医学、护理学、检验医学、基础医学、卫生经济学、流行病学）、生态学、教育学、心理学、经济学、司法犯罪、社会科学等等。目前尚未有统一的分类方法，在医学领域主要的分类有：

如果按原始研究的设计类型来分，一般可分为随机试验（含特殊类型的设计如整群随机试验、N-of-1 试验等）、非随机实验性研究、诊断准确性试验、队列研究、病例对照研究、横断面研究、单臂研究、定性研究、病例报道/系列、生态学研究、遗传关联性研究、真实世界研究、动物实验等的系统评价/Meta 分析。

如果按照研究目的来分，一般可分为预防、诊断/筛查、治疗、病因、预后、不良反应等系统评价/Meta 分析。

如果按可获得的数据来分，一般可分为聚合数据和个体参与者数据的 Meta 分析；如果按数据类型

来分,一般可分为二分类数据、连续型数据、有序数据、计数数据、各种效应量(如效应量的点估计及相应标准误或方差、可信区间等)的系统评价/Meta 分析;如果按获得的数据比较形式来分,一般可分为直接比较、间接比较、混合比较(网络 Meta 分析)的系统评价/Meta 分析。

如果按统计框架来分,一般可分为频率学框架和贝叶斯框架的系统评价/Meta 分析。

## 三、Meta 分析的优势与不足

Meta 分析克服了传统文献综述的缺陷,具有可以定量综合,对同一问题提供系统的、可重复的、客观的综合方法等特点;同时具有以下优势:①增加检验效能;②提高研究精度;③回答原单个的研究未提出的问题;④解决因研究结果相矛盾产生的争议或新的假说。

Meta 分析虽然具有独特的优势,但也存在不足:①费时费力;②结果是相关的,而不是内在的,依赖于原始研究;③结果质量依赖于原始研究的质量;④研究选择时潜在问题,如选择偏倚、"合并橙子与苹果"问题、阴性或无效结果不易发表、纳入"小问题"研究等。因此,在评价 Meta 分析时必须要处理纳入研究的质量、研究结果异质性、各种偏倚 3 个问题。对 Meta 分析的结果需要采取科学的态度进行解释,重点应当放在探索研究结果异质性的来源上。

## 四、进行 Meta 分析的指征

### (一)进行 Meta 分析的指征

在下列情况下,可以考虑使用 Meta 分析:①需要做一项临床决策,但缺乏条件(如时间或研究对象的限制)进行新的试验;或者两种干预措施缺乏直接比较的证据;②目前没有能力开展大规模的临床试验;③有关干预措施如某种药物的作用,特别是不良反应评价方法的研究;④研究结果相互矛盾时。

在进行 Meta 分析时,需要具备以下条件:①有大量可以相比较的、针对同一科学研究问题的研究;②对于每一个研究,可以提取某一格式的数据,用于 Meta 分析时合并治疗效应;③每项研究足够详细地描述了特征,便于在 Meta 分析时比较不同研究的特征,并且能够判断研究质量。

### (二)进行 Meta 分析的反指征

如果合理使用,Meta 分析是一种从数据获得有意义结论的强有力工具,并能避免解释错误;但是如果不合理使用,可能导致临床个体化治疗和卫生决策的失误,因此,在进行 Meta 分析时需要考虑以下几种情况:

(1)研究间异质性。Meta 分析最常见的批评是对"风马牛不相及"的研究之间的数据合并,即所谓的"合并苹果与柑橘(combine apples with oranges)"。对 Meta 分析持反对意见的学者难以理解怎么可能对研究对象、测量方法都不同的诸多研究做比较;而支持 Meta 分析的学者(姑且称为主合派)认为,比较不同的研究结果与在一个普通实验里对不同受试者作平均化处理没有什么不同,如果你愿意接受对受试者平均化,那也就能接受对异质研究平均化,如要探讨"水果对抗坏血酸缺乏病的作用",则合并"苹果和柑橘"是允许的。保守的主合派观点认为:如果研究间临床特征多样性,则进行 Meta 分析可能没有意义,并且有可能隐藏了真正的效应差异。多样性的一个重要类型在于纳入原始研究的配对比较,如具有不同对照的干预措施的混合比较,可能需要考虑分开合并,通常这种情况将多项研究纳入同一个 Meta 分析没有意义;更重要的是,如果结果太多样,则不宜合并。作出关于合并与否的决定必然是主观的,它不需要统计学解决方案来检验,而是需要讨论和临床判断,在某些情况下,很难达成共识。

(2)研究偏倚。如果纳入 Meta 分析的每个或一些研究本身存在偏倚,可能会因一个简单的误差而产生错误的结果,如使 Meta 分析过分夸大治疗效应或危险因素的关联程度,从而产生严重的误导。

(3)报告偏倚。如果 Meta 分析存在严重的发表和/或报告偏倚,可能会产生不适宜的合并结果。

如果存在上述几种情况,建议不要进行 Meta 分析定量合并数据,可以进行传统综述或进行描述性系统评价。

(张天嵩)

# 第二节　系统评价/Meta 分析的基本步骤和方法

系统评价/Meta 分析主要的步骤和过程为：定义一个感兴趣的临床研究问题，并制订相应的研究计划；制订合适的纳入和排除标准；制订检索策略，检索、收集、选择文献；提取数据；文献质量评价；分析资料；解释和讨论结果；撰写总结报告和发表，并不断更新。

## 一、提出拟解决的问题，制订研究计划

选题是开展系统评价/Meta 分析的重要环节之一，好的选题应该从专业实际出发并对于应用具有潜在的指导价值。问题一般来自医学研究中不确定或有争议的方面，通常表现在相同目的的多项研究的结果不一致或相反。此外，由于生命现象的随机性，每次研究结果很难完全一致，有时也需要合并估计平均效应。确定了要进行综合评价加以解决的问题后还需要进一步拟订诸如研究目的、研究现况和资料收集等 Meta 分析计划。

## 二、制订合适的纳入和排除标准

定义问题时，纳入标准和排除标准已随之制订。在制订标准时需要考虑：研究对象、暴露因素或干预因素或待评价试验和比较试验或标准试验、研究结局、研究设计类型、样本大小、随访年限、研究年份和语种等；还要根据实际检出的文献适时修改标准。国内外期刊、Cochrane 图书馆有大量优秀的 Meta 分析类论文可以参考学习。

恰当的纳入与排除标准能够保证进入 Meta 分析中的各项独立研究具有较好的同质性，一般在制订纳入与排除标准时，可以按 PICOS 原则来制订，从研究对象、暴露或干预措施、对照、研究结局、研究设计这些方面制订；还可以对语言、纳入年限、样本大小等做明确的规定。另外，研究者还需考虑是否纳入那些未发表的文章。由于未发表的文章一般是提供阴性结果的文章，而发表的文章一般提供阳性结果，有时仅纳入发表的文章做 Meta 分析，可能会夸大阳性效果。

（1）纳入标准应包括：各研究假设与研究方法相似；有研究开展或发表的年限；研究样本量明确；患者的选择和诊断有明确标准，干预和对照措施明确；可提供或可以转化为需要的效应指标等。

（2）排除标准应包括：重复报告；研究设计有缺陷，质量差；数据不完整，结局效应不明确；统计方法有误且无法修正，无法提供或可供转化为需要的效应指标等。

## 三、制订检索策略，检索、收集、筛选文献

传统检索方法主要采用《医学主题词表》；但由于临床问题的复杂性，目前常采用基于 PICOS 原则的检索方法。所谓 PICOS 原则是指，P：participants/patients（患者或人群），I：intervention（干预措施或暴露因素），C：comparisons（比较，一般指 A 干预措施和 B 干预措施的比较），O：outcomes（结局指标），S：study（研究设计类型）。具体检索策略如下：①按照 PICOS 原则对问题进行提炼，确定关键词；②对每个关键词进行检索，包括该关键词的所有同义词及变形，并采用主题词和自由词结合的方式进行；③用逻辑词"AND"对各检索段进行连接，得到检索结果；④导出检索结果。

在循证医学中，根据检索目的可分为使用临床证据和制作临床证据检索。以使用临床证据为目的的检索，主要针对临床用户，通过检索当前诊疗最佳证据，参考到患者身上，以期达到最佳效果。该类检索通常按照证据强度依次查询，首先是最新的国际通行的临床实践指南，其次是系统评价/Meta 分析，再次是关于该病的大型 RCTs，上述 3 类证据具有较高的参考价值。如果均没有，可查询对照试验、无对照病例观察及个案报道，但这类证据的参考价值一般。以制作临床证据为目的的检索可用于解决临床问题，如疾病的病因学探讨、治疗方法效果评价、诊断方法评价等。一般来说以使用临床证据为目的的检索力求准确，以制作临床证据的检索力求全面。

## 四、数据提取

数据收集是 Meta 分析中至关重要的过程，这里所指的"数据"是指与研究相关的任何信息，如研究对象、地点、干预措施、结局等。研究者在创建或设计数据收集表格时，应首先考虑要收集什么信息，太多则浪费时间，太少则容易丢失关键数据。一般而言，数据提取应包括：①纳入研究的基本信息；②按照"PICOS"原则进行研究人群、干预方案、对照、结局等指标的提取；③研究结果；④方法学部分的质量评价，尤其是对于衡量偏倚有效的信息。具体可参考新版《Cochrance 手册》制订的数据收集项目清单。

提取数据时，应至少由两名以上研究者独立提取，有研究显示由两名研究者独立提取数据比由一名研究者先提取再由另一名研究者核对出现的错误少。涉及不一致时，可通过协商或第三方裁定。另外，提取者的资质也会影响数据的提取过程，因此有必要对数据提取者进行培训，可以从以下几个方面着手：①理清数据提取的基本过程；②对数据提取表格的主要内容要有认知；③对涉及的相关定义进行规范；④相关软件的熟练应用。

## 五、文献质量评价

文献质量评价是系统评价/Meta 分析中的关键性步骤，针对不同的研究设计类型，需要选择合适的质量评估工具。这里主要介绍几种常见研究类型的质量评价工具。

流行病学研究方法总体分为观察法（包括描述流行病学和分析流行病学）、实验法（也称试验流行病学）及数理法（也称理论流行病学）。按照有无人为施加干预措施，可分为观察性研究和实验性研究。观察性研究是在自然状态下观察疾病的发生发展过程，主要包括横断面研究、疾病监测、病例对照研究及队列研究。横断面研究常用的质量评价工具有格拉斯哥大学横断面研究质量评价清单和美国医疗保健研究与质量局横断面研究质量评价清单。个案报道与病例研究常用的质量评价工具有英国国立健康和临床优化研究所病例系列研究质量评分和乔安娜·布里格斯研究所叙述性/病例系列研究质量评价清单。病例对照研究常用的质量评价工具有 Downs-Black 病例对照研究质量评估清单、Newcastle-Ottawa 病例对照研究质量评价量表和苏格兰学院间指南网络病例对照研究方法学清单等。队列研究常用的质量评价工具有 Newcastle-Ottawa 队列研究质量评价清单、严格评价技能项目国际网络队列研究质量评价清单、国家卫生服务系统评价与传播中心队列研究质量评估标准等。

实验性研究主要包括随机临床研究及非随机研究。随机临床研究常用的质量评价工具有 Cochrane 偏倚风险评价工具、英国国家卫生研究院评价与传播中心随机研究质量评价工具、乔安娜·布里格斯研究所 RCTs 质量评价清单、牛津大学循证医学中心 RCTs 质量评价清单等。非随机临床研究常用的质量评价工具可参考乔安娜·布里格斯研究所假随机对照研究质量评价清单和美国社区预防工作组有效性证据体质量评估量表等。

## 六、数据分析

### （一）效应尺度指标的选择

Meta 分析中效应尺度指标的选择对其结果解释和应用至关重要。效应尺度指标的选择往往需要综合考虑研究设计类型、数据类型及效应尺度指标的特性。计数资料常用的效应尺度指标有比值比或优势比（OR）、相对危险度（relative risk 或 risk ratio 或 rate ratio，RR）、危险差或率差（risk differenc 或 rate difference，RD）、需要治疗的病例数（the number needed to treat，NNT）、出现 1 例不良反应所需的病例数（the number needed to harm，NNH）等；计量资料常用的效应尺度指标有均数差（mean difference，MD）和标准化均数差（standardized mean difference，SMD）等等。

### （二）常用统计方法和模型

经典 Meta 分析常用的统计方法有倒方差法（inverse-variance，IV）法、Mantel-Haenszel 法（MH 法），

Peto 法和 Dersimonian-Laird 法（DL 法）。①inverse-variance 法：该方法可用于计量资料的均数差等效应指标的合并，也可用于分类资料的 OR，RR，RD 等效应指标的合并，但不适合研究样本量小的情况；②MH 法：MH 法是分类变量固定效应模型常用的统计方法，可用于 OR，RR，RD 等效应指标的合并，尤其是小样本量研究的合并；③Peto 法：也称改良的 MH 法，常用于以 OR 为效应指标进行多项研究的合并，是固定效应模型的经典方法，适合用于小概率事件合并效应量。④DL 法：适用于二分类资料，也可用于定量资料连续型数值变量合并效应进行校正，属于随机效应模型的方法。它是对存在明显异质性的资料合并效应量的一种处理方法，通过增大小样本资料的权重、减小大样本资料的权重，来减少偏倚，故结果解释应当更为保守慎重。此外，定量资料连续型数值变量在不存在明显异质性的情况下，使用固定效应模型合并效应量的计算可采用倒方差法。

Meta 分析常用的模型有两种：固定效应模型和随机效应模型。固定效应模型的应用前提是假定所有纳入研究的主题以及效应尺度大小基本相同，每项研究的差异主要来源于某些随机误差或样本差异（不可控）。随机效应模型的应用前提是假定各独立研究分别来自不同的总体（如不同种族、不同年龄），因而各项研究的效应尺度的估计值不同。目前，Meta 分析主要依据研究的效应尺度的齐性检验结果，决定采用固定效应或随机效应模型来合并各项研究的效应尺度，但这种方式一般未考虑到研究具有不同的特征以及相应的平均效应尺度的差异。

### （三）亚组分析

亚组分析（subgroup analysis）是处理异质性常用的方法之一。它从临床异质性和方法学异质性的角度探讨异质性的来源，可以解决同质研究才能合并效应量的问题；通常可以按人群特征（如性别、年龄、种族等）、研究质量和发表年代等分成亚组进行分析。每次只对一个变量进行亚组分析，并且对每个变量都要进行效应量的合并；如果要对两个以上的变量进行分析，则应该采用 Meta 回归分析。

### （四）敏感性分析

敏感性分析（sensitivity analysis）旨在回答某个 Meta 分析或者系统评价的结果是否稳定，是否可靠，是否经得起验证。如果敏感性分析的结果与 Meta 分析所得结果不一致，那么说明对目前 Meta 分析得到的结果进行解释时需要谨慎。

通常可通过以下几种方式来考察结果的稳定性：①选择不同统计模型时，效应合并值点估计与区间估计的差异；②剔除质量较差的文献后，结论的差异；③进行分层分析前后，结论的差异；④改变纳入、排除标准前后，结论的差异。⑤逐一排除一项或多项研究，再将剩余的其他研究进行合并来考察 Meta 分析结果的稳定性。若敏感性分析前后结果没有本质差别，则说明结果稳定性较好。

### （五）发表偏倚

发表偏倚是指在同类研究中，有统计学意义的研究结果比无统计学意义的研究更容易被接受和被发表。有证据显示：阳性结果的文章比阴性结果的文章更容易发表，二者相差 3 倍之多。对于系统评价而言，已发表研究是获得结论的主要依据，如果仅考虑阳性结果的研究，特别是某些带有故意伪造数据的研究，而不关注未发表的阴性结果的研究，有可能会得出错误结论，从而误导卫生决策，对患者产生不利影响。

最常用的识别发表偏倚的方法：①定性识别。漏斗图法是最常见的定性识别发表偏倚的方法，值得注意的是，在绘制漏斗图时，通常需要至少纳入 10 项研究，如果研究数量少于 10 个，则不建议进行漏斗图不对称检验，因为纳入研究数量太少时检验效能低，不足以发现漏斗图的不对称。②定量识别。秩相关检验法和回归分析法是常用的定量漏斗图不对称检验的统计方法。秩相关法由 Begg 等提出，源于对漏斗图的视觉评估。该法首先通过减去权重平均值并除以标准误将效应量标准化；其次通过矫正秩相关分析来检验效应量的大小是否与其标准误差存在相关性。Egger 等提出的线性回归法是效应量与其对应标准误的线性加权回归分析，如果存在不对称性，小样本实验显示的效应将系统地偏离大样本实验，回归线将不通过起点，其截距代表了不对称的程度，偏离 0 越大，说明不对称的程度越明显。需要注意的是，如果研究数量少于 20 个，两种检验方法的敏感性均较差，相对而言，Egger

直线回归法的敏感性较高。

其他识别发表偏倚的方法有：①失安全系数。其概念是需要多少阴性结果才能使目前的 Meta 分析结果失效。失安全系数越大，说明发表偏倚越小，Meta 分析的结果越稳定。有研究表明：一个系统综述/Meta 分析的失安全系数的最小可接受值为 5k+10，其中 k 是纳入的研究数量。②剪补法。是基于发表偏倚造成漏斗图不对称的假设之上的，主要分两步进行，首先去掉不对称的小样本研究，估计合并效应量；然后粘补同等数量的小样本研究。其核心是估计缺失的研究数量，可以利用非参数统计方法实现，并将这些缺失的估计值纳入系统评价后，重新进行 Meta 分析。③森林图和累积森林图等。

### (六)异质性评价

研究间异质性评价是 Meta 分析过程中的重要组成部分，必须明确只有那些具有同质的研究才能合并，如研究间差异过大，则不能合并。虽然在 Meta 分析时，制订严格的纳入与排除标准能够在一定程度上确保纳入研究的同质性，但由于一些潜在混杂因素的存在，仍可能出现研究不同质的情况，因此，在对各个独立研究的结果进行合并前有必要进行异质性检验。

异质性检验方法主要有图示法和统计学检验法两种。图示法主要森林图、拉贝图、Galbraith 星状图、漏斗图等；统计学检验主要有 $Q$ 值统计量、$H$ 统计量、$I^2$ 统计量等。

如果研究间异质性明显，可以采取以下策略：①再次检查数据的正确性；②忽略异质性，采用固定效应模型合并数据，但不对结果进行统计描述；③选用随机效应模型；④改变效应尺度；⑤应用亚组分析、敏感性分析和 Meta 回归分析探索异质性的来源；⑥如果异质性过大，则应该放弃 Meta 分析。

## 七、结果与讨论

结果的讨论应该遵循清晰性、逻辑性的原则。内容应包括异质性及其效应尺度影响、偏倚的识别与控制、亚组分析结果的解释、Meta 分析结果的实际意义等。

## 八、撰写和发表总结报告，并不断更新

一般按通用的 IMRAD 格式要求写出 Meta 分析的总结报告。

IMRAD 中"I"是前言/引言(introduction)的简写，是阐述为什么要研究。以凝练的语言说明 Meta 分析是必需的，如文献结果有分歧；某一知识有缺陷，但可以通过合并分析文献来弥补；治疗效应大小不明确等。"M"是方法(methods)的简写，是阐述怎样研究。可以按 Meta 分析类论文的结构式撰写，如纳入和排除标准、检索和选择文献、数据提取、文献质量评价、数据分析，比较简单。"R"是结果(results)的简写，是阐述研究出什么。需要逻辑性报告：文献筛选结果、纳入文献临床特征、文献质量评价和潜在偏倚、干预效应(必要时报告亚组分析、敏感性分析、漏斗图等)。"D"是讨论(discussion)的简写，是阐述怎样解释和评价结果。与其他类型的论文相同，按下列逻辑报告：首先，简要介绍 Meta 分析的主要发现；其次，阐述局限性，如纳入研究偏倚问题、Meta 分析结论不稳健，这些不足是否与数据有关(数量和研究人群)；再次，阐述采用方法的优势与缺陷，如仅纳入少量的小样本文献；再次，应联系其他知识背景，如与既往的研究进行比较；最后，下结论，说明对目前实践特别是将来研究有何意义。

不同类型的系统评价/Meta 分析有相应的撰写规范，如经典 Meta 分析的 PRISMA 标准，可以参考。

(曹世义)

# 第三节　系统评价/Meta 分析的基本统计原理和模型

系统评价中一个非常重要的步骤是适当合并全部或部分研究的数字化结果，Meta 分析就是其中提供合并效应量等总的统计量的重要过程，是典型的两步过程。

## 一、Meta 分析的基本原理

最经典的 Meta 分析方法的基本原理如下：

第一步，计算纳入 Meta 分析的每项研究的统计量，用相同的方法来描述每项研究的干预效应，如对于二分类数据采用 RR 统计量。

第二步，通过对每项研究的干预效应进行加权取平均数来获得总的合并干预效应。其公式为：加权平均数 $= \dfrac{\sum y_i w_i}{\sum w_i}$，式中，$y_i$ 为第 $i$ 项研究中的干预效应，$w_i$ 为第 $i$ 项研究的权重。可以看出，如果每项研究的权重相同，则加权平均数等于干预效应的平均值。

## 二、Meta 分析的统计模型

Meta 分析的统计模型对于计算和解释 Meta 分析的结果非常重要。不同的模型基于不同的假设，提供不同的参数估计值。

### (一)不同模型的假设和解释

一般认为，经典的 Meta 分析合并数据最流行的模型主要有两个：固定效应模型(fixed effect model)和随机效应模型(random effect model)，或分别称为固定效应 Meta 分析和随机效应 Meta 分析。由于这两个模型采用相似的公式计算统计量，有时得到的结果相似，以至于被误为两个模型可以相互替换使用。实际上，这两个模型关于数据的假设有根本上的不同。

固定效应模型假设纳入分析的所有研究均有一个相同的干预效应(量级和方向均相同)，不同研究的观测效应量之间的差异均由抽样误差所致(如图 7-1 左侧部分)；合并效应量是研究特定效应量的加权平均数；每项研究分配到权重等于研究效应量方差的倒数；研究的精度越大，对合并效应量的贡献度就越大；统计推断有可能受到纳入分析的总体影响。

随机效应模型假设纳入分析的研究间干预效应可以不同，观测效应量之间的差异由随机误差和真实干预效应不同所致(如图 7-1 右则部分所示)；合并效应量是研究特定效应量的加权平均数；每项研究分配到的权重等于研究内效应量方差与研究间异质性方差和的倒数；对未来研究干预效应的预测更可靠；预测区间可以表达真实效应量离散程度，可以用于解释单项研究真实效应量的预测范围。

Bender 等根据研究目的和假设等将模型拓展为 3 个：共同效应模型(common-effect model)、固定效应模型和随机效应模型，在 Stata16 软件中关于 Meta 分析的统计模块采用的是这 3 种模型。请注意固定效应模型的英文表达不同。假设纳入分析的第 $i$ ( $i = 1, 2, \cdots, k$ )项研究的观测效应量为 $y_i$，其相应方差为 $v_i$，真实效应量为 $\theta_i$，研究间异质性方差为 $\tau^2$；令随机变量表示第 $i$ 个研究的抽样误差 $\varepsilon_i$，随机变量表示研究间异质性 $\delta_i$，合并效应量为 $\theta_i$，则 3 个模型表达、假设、结果解释等比较如表 7-3 所示。

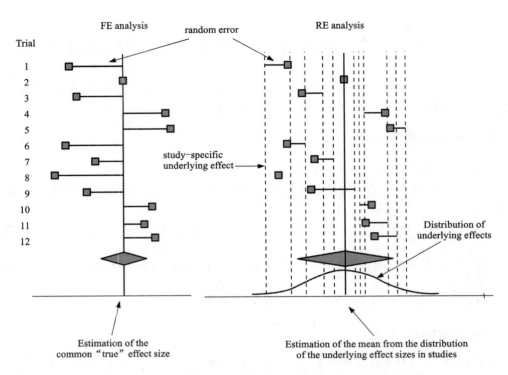

图 7-1 固定效应和随机效应图解（引自 Nikolakopoulou 等的文献）

表 7-3 不同模型的比较

| 模型 | 表达 | 假说 | 结果解释 |
|---|---|---|---|
| 共同效应模型 | $y_i = \theta + \varepsilon_i$, $\varepsilon_i \sim N(0, v_i)$, $Var(y_i) = v_i$ | 假定纳入分析的研究具有共的效应量，该假设为强假设。研究问题和推断严重依赖于假设，在实践中常常会违反这一假设。该模型仅适用于每项研究合理地具有相同的参数这一假设时，如重复研究 | 共同效应（$\theta_1 = \theta_2 = \cdots = \theta_k = \theta$） |
| 固定效应模型 | $y_i = \theta_i + \varepsilon_i$, $\varepsilon_i \sim N(0, v_i)$, $Var(y_i) = v_i$ | 假设纳入分析的研究具有不同效应量，但效应量是"固定"的。用于回答"纳入 Meta 分析的研究平均真实效应量大小是多少"的研究问题。适用于研究间真实效应量大小不同但研究目的是仅对其平均值感兴趣时 | 纳入分析的研究真实效应的加权平均数 |
| 随机效应模型 | $y_i = \theta_i + \varepsilon_i$, $\theta_i = \theta + \delta$, $\varepsilon_i \sim N(0, v_i)$, $\delta_i \sim N(0, \tau^2)$, $Var(y_i) = v_i + \tau^2$ | 假设纳入分析的研究具有不同效应量，但效应量是"随机"的，它们来自大量研究的随机抽样。该模型的研究目的在于基于对纳入 Meta 分析的研究抽样来对总体研究进行推断。如果研究间异质性方差 $\tau^2 = 0$，则退化为共同效应模型 | $\theta_i$ 的均数分布 |

Bender 等提出的共同效应模型和固定效应模型使用的加权平均统计量是相同的，这两个模型分析所获得的结果也相同。鉴于众多文献及软件基于经典的固定效应和随机效应模型等 Meta 分析模型，因此本节 Stata16 Meta 分析模块的介绍中仍采用经典的固定效应和随机效应模型的说法。

**（二）不同模型的合理选择**

对于如何选择模型，历来存有争议，《Cochrane 手册》也没有提供通用推荐，只提供了一些建议：

（1）围绕干预效应是否真的完全相同这一假说。如果为真，则采用固定效应模型；如果为假，则采用随机效应模型。基于此而采用不同模型的决策目前还存在争议。一般认为，跨研究间干预效应完全相同是难以置信的（除非干预毫无效果），这导致更倾向于使用随机效应模型。

（2）存在异质性时，采用固定效应模型分析和解释，并将其指定为"固定效应 Meta 分析"，其假设要素构成要比随机效应模型少。

（3）任何解释都认为固定效应 Meta 分析忽略了异质性。如果采用了固定效应模型，最重要的是要补充说明异质性大小范围。

（4）存在异质性的情况下，随机效应模型赋予小样本研究较大的权重而赋予大样本研究较小的权重。漏斗图有助于选择模型，如果在存在漏斗不对称的情况，较之于固定效应模型，随机效应模型 Meta 分析结果更会趋向于小样本的研究结果，因此随机效应模型的结果并不保守且有可能获得不可取的结果。

（5）一个实用的策略是计划同时进行固定效应和随机效应模型，如果没有漏斗图不对称则有目的地展现随机效应模型结果；如果有漏斗图不对称的迹象，则两种方法均有问题。可能需要均采用或均不采用两种分析方法，或者通过除外小样本研究进行敏感性分析，或者直接进行 Meta 回归分析。

（6）无论如何，不能基于异质性统计检验结果来选择固定效应还是随机效应 Meta 分析。

我们建议，首先，在制订系统评价/Meta 分析研究方案时就要考虑选择合适的模型；其次，根据研究目的和研究者对适用于数据模型的主观假设，可以先使用随机效应模型，或者研究者期望纳入 Meta 分析研究的干预效应量相似但不相同，可以考虑使用随机效应模型；如果研究者有足够理由相信所有纳入 Meta 分析研究的干预效应量都相同，则可选用固定效应模型。

### 三、Meta 分析的计算方法

倒方差法（inverse-variance method）是 Meta 分析中最常用和最简单的分析方法，适用于所有模型（如固定效应模型和随机效应模型）和众多数据类型（如二分类数据、连续型数据）等，也为众多统计软件所采用。假设纳入分析的第 $i$（$i = 1, 2, \cdots, k$）项研究的观测效应量为 $y_i$（可以为 lnOR、lnRR、lnHR、RD、MD、SMD 等效应量），其相应方差为 $v_i$，标准误为 $SE$，研究间异质性方差为 $\tau^2$，合并效应量为 $\theta$，则固定效应模型中的权重仅与研究内方差有关，其估计合并效应量为 $\theta = \dfrac{\sum y_i w_i}{\sum w_i} = \dfrac{\sum y_i (1/v_i)}{\sum (1/v_i)}$

$= \dfrac{\sum y_i (1/SE_i^2)}{\sum (1/SE_i^2)}$；而随机效应模型中的权重与总方差有关，其估计合并效应量为 $\theta = \dfrac{\sum y_i w_i}{\sum w_i} =$

$\dfrac{\sum y_i (1/(v_i + \tau^2))}{\sum (1/(v_i + \tau^2))} = \dfrac{\sum y_i (1/(SE_i^2 + \tau^2))}{\sum (1/(SE_i^2 + \tau^2))}$。

固定效应和随机模型中的研究内方差均可以从单项原始研究中计算所得，而随机效应模型研究间方差（between-study variance）则有不同的估算方法，如限制性最大似然估计（restricted maximum likelihood，REML），最大似然（maximum likelihood，ML）法，经验性贝叶斯（empirical Bayes，EB）法，德西蒙尼亚-莱尔德（DerSimonian-Laird，DL）法，赫奇斯（Hedges，HE）法，西迪克-姚克曼（Sidik-Jonkman，SJ）法，亨特-施密特（Hunter-Schmidt，HS）法等。各种研究间方差估计方法比较见表 7-4，并在总结、复习、模拟比较各种方法的基础上，给出推荐使用意见，在实践中需要根据数据情况合理选择使用。请注意,因为各种参考文献模拟的情形不同,且不都是把全部方法进行比较,结果并一定可靠,仅供参考。

表 7-4  研究间方差估计方法比较

| 方法 | 估计量 | 算法 | 结果 | 实现软件 | 评价与推荐 |
|---|---|---|---|---|---|
| 矩估计法 | DerSimonian and Laird(DL) | 非迭代 | 非负数 | 常用 Meta 分析软件均可实现。如:<br>RevMan,<br>CMA,<br>Stata(meta、metan、metaan、admetan、metareg、mvmeta 等命令),<br>R(meta 包、metafor 包、mvmeta 包、netmeta 包),<br>SAS(marandom. sas),<br>SPSS(meanes. sps、metaf. sps、metareg. sps) | (1)对随机效应模型分布不做任何假设,是历史上最流行的方法之一。<br>(2)有可能低估 $\tau^2$,特别是在研究数量少且变异性很大时。<br>(3)如果研究间变异不大且样本量相近,效能比其他非迭法估计如 HE 和 SJ 要高 |
| | Two-step DerSimonian and Laird(DL2) | 非迭代 | 非负数 | Stata(admetan 命令) | (1)与 PM 估计相似。<br>(2)对于稀疏数据,该法可能存在低估偏倚。<br>(3)效应量为 OR 或 SMD 时,推荐使用 |
| | Cochran ANOVA(CA),或 Hedges(HE) | 非迭代 | 非负数 | Stata(admetan 命令),R(meta 包、metafor 包、mvmeta 包) | (1)该法与 DL 法相近,但不对效应量方差进行加权。<br>(2)在实践中不常用 |
| | Two-step Cochran ANOVA Paule and Mandel(PM);Empirical Bayes(EB) | 非迭代<br>迭代 | 非负数<br>非负数 | Stata(admetan 命令)<br>Stata(admetan、metareg 等命令),R(meta 包、metafor 包) | 与 PM 法相似,优于 HE 法<br>(1)针对二分类数据和连续型数据,PM 法较其他随机效应模型更趋向于低偏倚。<br>(2)效能较 REML 和 DL 低。<br>(3)效应量为 RR、OR 或 SMD 时,推荐使用 |
| | Hartung and Makambi(HM) | 非迭代 | 正数 | Stata(admetan 命令),R(meta 包、metafor 包) | 是改良的 DL 法,可能会高估 $\tau^2$ |
| | Hunter and Schmidt(HS) | 非迭代 | 非负数 | Stata(admetan 命令),R(meta 包、metafor 包) | (1)如果无偏性重要时,应避免使用该法。<br>(2)分析相关系数时使用 |
| 最大似然估计法 | Maximum likelihood(ML) | 迭代 | 非负数 | CMA,Stata(admetan、metareg、metaan、mvmeta 等命令),R(meta 包、metafor 包、metaSEM 包、mvmeta 包),SAS(marandom. sas、Proc lmL、Proc Mixed、Proc Glimmix),SPSS(metaf. sps、metareg. sps) | (1)如果研究数量较多,效能较 REML 高。<br>(2)如果研究数量少(在 Meta 分析中很常见),易产生估计偏倚(低估)。 |

**续表 7-4**

| 方法 | 估计量 | 算法 | 结果 | 实现软件 | 评价与推荐 |
|---|---|---|---|---|---|
| | Restricted maximum likelihood（REML） | 迭代 | 非负数 | Stata（admetan、metareg、metaan、mvmeta 等命令），R（meta 包、metafor 包、metaSEM 包、mvmeta 包），SAS（Proc Iml, Proc MIxed, Proc Glimmix） | （1）用于纠正 ML 法低估偏倚。（2）可以提供无偏、非负估计 $\tau^2$，在大多数情形下均执行良好，在实践中作为常规使用。（3）效应量为 MD 和 SMD 时，推荐使用该法 |
| 误方差模型 | Approximate restricted maximum likelihood（AREML） | 迭代 | 非负数 | SPSS（metaf. sps、metareg. sps） | 基本上等同于 REML 法 |
| | Sidik and Jonkman（SJ） | 非迭代 | 正数 | Stata（admetan 命令），R（meta 包、metafor 包） | （1）方法学上与 PM 法相似。（2）从偏倚而言，如果 $\tau^2$ 很大，SJ 与 PM 法是最佳的估计方法。（3）效应量为 OR 时推荐使用 |
| 贝叶斯估计 | Rukhin Bayes（RB） | 迭代 | 非负数 | Stata（admetan 命令） | （1）设定 $\tau^2$ 先验为 0 来估计研究间方差（RB0）（2）推荐使用于纳入 Meta 分析研究数量为少数及中等时。若研究数量少于 5 个，偏倚较 DL、HE、REML、SJ 等低 |
| | Positive Rukhin Bayes（RBp） | 迭代 | 正数 | Stata（admetan 命令） | 设定 $\tau^2$ 先验与 RB0 不同 |
| | Full Bayes（FB） | 迭代 | 非负数 | WinBugs，SAS（SASBUGS、RASmacro、Proc MCMC），R（R2WinBUGS、Brugs、rjugs） | （1）全贝叶斯模型允许所有参数（含 $\tau^2$）具有不确定性，所以在 Meta 分析中贝叶斯策略是合适的。（2）研究数量多时，先验分布对结果影响不大；但数量少时先验分布非常重要，不同的先验分布对研究间方差估计结果影响大 |
| | Bayes Modal（BM） | 迭代 | 正数 | Stata（gllamm 命令），R（blme 包） | 通常提供正的、比较大的方差估计 |
| 自举法 | Non-parametric bootstrap DerSimonian and Laird（DLb） | 迭代 | 非负数 | Stata（admetan 命令） | 推荐使用 |

对于二分类数据，固定效应模型还有 Mantel-Haenszel（MH）法、Peto 法两种常用的方法；另外，针对不同的数据类型和复杂数据，一些特殊的模型和方法如广义线性模型等，可以参阅本书其他章节，此处不作介绍。

（张天嵩）

## 第四节　系统评价/Meta 分析中异质性评价与处理方法

研究间异质性评价是 Meta 分析过程中的重要组成部分，Meta 分析如果不能对研究间存在的异质性进行合理解释和分析，也没有采用一定的方法对其加以控制，结果就不可靠，其结论也不能用于指导解决相应的临床问题。

## 一、异质性的基本概念

可以明确的是，纳入同一系统评价的所有研究都存在差异，将系统评价中不同研究中的各种变异称为异质性。其来源分为两类：一类是研究内变异，是由于随机抽样误差所致，即使两项研究的总体效应完全相同，不同的研究间因随机抽样误差也可得到不同的结果，但与实际效应相差不会很大；另一类是研究间变异，误差是由于对象来自不同的总体，即使干预措施和其他情况都一样，其实际效应也不相同，称为随机效应，描述了研究组间的变化。

Cochrane 网站的术语网页中将异质性定义为：①广义上描述参与者、干预措施和一系列研究间测量结果的差异和多样性，或那些研究中内在真实性的变异。②专指统计学异质性，用来描述一系列研究中效应量的变异程度，也用于表明除仅可预见的偶然机会外研究间存在的差异性。

## 二、异质性的分类与来源

在理想的情况下，Meta 分析中所纳入的各项研究均指向同一个结果，即各研究之间具有同质性，此时，Meta 分析的结论——各研究结果的合并效应——较为真实可信。然而实际情况却恰恰相反，由于受到研究人员、研究对象、依从性、随访、研究时间、地点、资金等各种主、客观因素的影响，使得任何一个研究结果都只是对真实情况的近似估计，导致了各研究之间异质性的"绝对"存在。根据异质性来源，《Cochrane 手册》将 Meta 分析中异质性分为 3 类：

（1）临床多样性（clinical diversity）　有时也称为临床异质性（clinical heterogeneity），主要是指因参与者不同、干预措施的差异及研究的终点指标不同所导致的变异。主要影响因素是干预措施和参与者基本特征。1）研究对象的差异，包括各研究间研究对象纳入和排除标准的差异、研究对象所代表的群体差异、研究规模的大小、研究场所不同及对照个体的选择所造成的差异等；2）干预措施的差异，包括治疗剂量、药物剂型、给药途径、生产厂家、生产日期和批号、辅助干预措施及患者的依从性等都可导致干预措施的差异；3）测量结局的差异。

（2）方法学多样性（methodological diversity）　有时也称为方法学异质性（methodological heterogeneity），主要是由于试验设计差异和风险偏倚等引起。试验设计的差异，如研究是否随机设计，研究过程中采用的是双盲、单盲还是非盲法，样本大小的设定，研究目标的不同等可能导致数据收集的倾向性而出现差异；由于试验过程中对结局的定义和测量方法的不一致而出现的变异等。

（3）统计学异质性（statistical heterogeneity）　不同试验间的治疗效应大小估计的变异，它是研究间临床和/或方法学上多样性的结果。在理论上，由于抽样误差和各种偏倚的存在，任何一个研究的结局只是对真实效应的近似反映，各研究结局与真实效应之间的差值称为该研究的变异性，这种变异性如果超出了随机误差，导致了 Meta 分析中各研究之间统计学的异质性，按惯例，将本书统计学异质性简称为异质性。

## 三、异质性的检验

异质性检验方法主要有图示法和统计学检验方法两大类。

### （一）图示法

1. 森林图（forest plot）　森林图是 Meta 分析中最常用的图表法，是最常用的异质性视觉检验方法。它可显示单项研究和合并的效应量及其相应的可信区间，如果单项研究结果间的可信区间有很少的重叠，则可以怀疑研究间可能存在异质性。如图 7-2 所示，图中第 4 项研究与第 2、第 7 项研究的可信区间无重叠；第 11~15 项研究与第 2、7 项研究的可信区间重叠较少，提示研究间可能存在异质性。

2. 拉贝图（L'Abbe plot）　拉贝图是以每项研究中的干预组事件发生率相对于对照组事件发生率做图，若研究结果同质，则所有点呈直线分布；若偏离该线过远，则表明研究结果不同质。如图 7-3 所示，有 6 项研究离 OR=0.851 直线较远，提示研究间可能存在异质性。

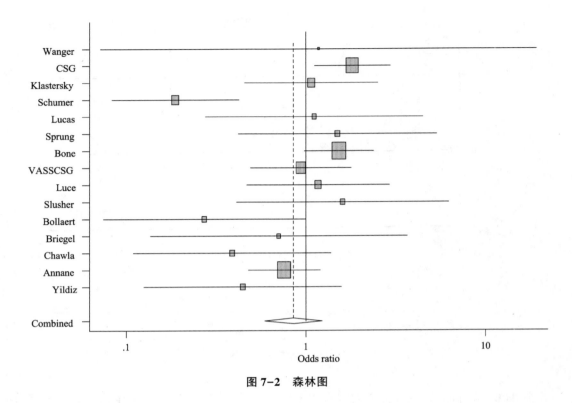

图 7-2　森林图

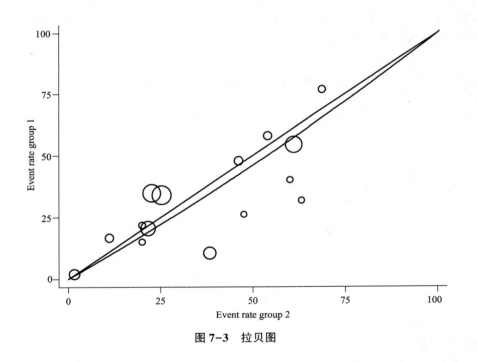

图 7-3　拉贝图

　　3. 加尔布雷斯图(Galbraith 星状图)　加尔布雷斯图是以标准化估计值(如 logOR/lnRR/SE)相对于其标准误的倒数做图,若散点斜率较为接近则说明研究间同质。如图 7-4 所示,因为合并效应量较小,所以中间的直线较为平坦,有两项研究落在 95% 可信区间线之外,一项研究正好落在 95% 可信区间线之上,散点斜率差别较大,提示研究间可能存在异质性。

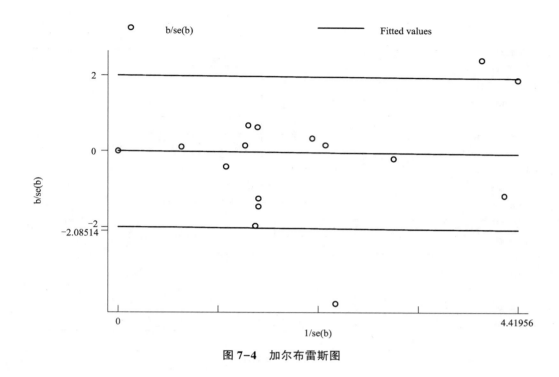

图 7-4　加尔布雷斯图

4. 漏斗图（funnel plot）　漏斗图不对称常用于发表偏倚的识别，但引起漏斗图不对称的原因很多，研究间异质性也是原因之一，利用这一原理，可以利用漏斗图判断研究间是否存在异质性。如图 7-5 所示，漏斗图存在明显不对称，而且有两项研究落在虚拟 95% 可信区间线（图中所示的两条虚线）之外，表明研究间可能存在异质性。

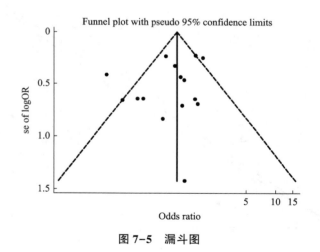

图 7-5　漏斗图

## （二）统计学检验法

1. $Q$ 值统计量　假设纳入分析的第 $i(i=1, 2, \cdots, k)$ 项研究的观测效应量为 $y_i$，平均效应量（合并效应量）为 $\theta$，则有 $Q=\sum_{i=1}^{k} w_i(y_i-\theta)$，$Q$ 值统计量服从自由度为 $k-1$ 的 $\chi^2$ 分布，$Q$ 值越大，其对应的 $P$ 值越小。

意义：一般将 $\alpha$ 水平定在 0.1，如果 $Q \geq \chi^2_{\alpha, k-1}$，$P \leq \alpha$，则表明研究间存在异质性；如果 $Q < \chi^2_{\alpha, k-1}$，$P > \alpha$，则可以认为各研究间是同质的。$Q$ 值统计量检验法是应用较为广泛，但其检验效能较低，检验结果不可靠，特别是采用分层分析法研究异质性时，$Q$ 检验结果更不稳定。影响 $Q$ 检验功能的因素为纳入研究的数量、总体信息量(总的权重或方差的倒数)和不同研究权重的分布(效应值的离散分布)等。如果纳入研究的文献多,合并方差小,则权重大,对 $Q$ 值贡献大,这时检验效能会太高,即使无异质性,$Q$ 检验也可能有统计学意义(Ⅰ类错误);如果纳入研究较少,权重也较小,即使存在异质性,$Q$ 检验也可能无统计学意义,检验效能较低(Ⅱ类错误)。因此,在应用 $Q$ 检验的结果时需要慎重。

2. $I^2$ 统计量　描述研究间变异占总变异的百分比,计算公式为: $I^2 = \begin{cases} \dfrac{Q-df}{Q} & \text{如果 } Q>df \\ 0 & \text{如果 } Q \leqslant df \end{cases}$ ,其中,$Q$ 为 $\chi^2$ 统计量,$df$ 是它的自由度(研究总数−1)。

意义:Higgins 等认为:$I^2$ 值在 0%~100%之间,当 $I^2 = 0$% 时,研究间无异质性,数值越大,异质性可能性增加。$I = 25$% 时,表明存在轻度异质性;$I^2 = 50$% 时,表明存在中度异质性;$I^2 = 75$% 时,表明存在高度异质性。

《Cochrane 手册(5.3.0 版)》将异质性分为 4 个程度:$I^2$ 在 0%~40%之间,异质性不重要(轻度异质性);在 30%~60%之间,中度异质性;50%~90%之间,相当大的异质性;75%~100%之间,很大的异质性。因为区间划分有交叉,在实际使用时需要灵活掌握,一般认为 $I^2 > 50$% 时,可以认为研究间存在异质性。

综上,这些划分都是人为的,除了 $I^2 = 0$%,$I^2$ 不可能达到 100%,超过 90% 已很少见。

3. $H$ 统计量　通过对统计量 $Q$ 进行自由度(文献数)的校正,$H$ 统计量: $H = \sqrt{\dfrac{Q}{k-1}}$ ,其相应 95%CI: $\exp(\ln H \pm Z_a \times \text{SE}[\ln(H)])$ ,式中 $\text{SE}[\ln(H)] = \dfrac{1}{2}\dfrac{\ln(Q)-\ln(k-1)}{2\sqrt{2Q}-\sqrt{2k-3}}$ ,$k$ 为纳入系统评价的研究数;如果 $Q/(k-1)<1$,则认为 $H=1$。

意义:统计量 $H=1$ 表示研究间无异质性;$H<1.2$ 表示各项研究是同质;$H$ 在 1.2 和 1.5 之间,若 $H$ 值的 95%CI 包含 1,在 0.05 的检验水准下无法确定是否存在异质性,若没包含 1,则认为存在异质性;$H>1.5$ 提示研究间存在异质性。

**(三)各种异质性检验方法评价**

图示法可用于评价研究间异质性,在异质性判断中占有重要地位,其优点在于简单,但对任一数据的视图存在许多可能的解释,即使是对同一图表,不同的人可能有不同的解读,所以尽管图示法对评价异质性有帮助,但解读它们时也必须小心,尽可能地应用合理的定量统计学检验方法来评价视觉上观察到的异质性趋势或类型。

统计学检验示对异质性评价的方法主要有 $Q$ 值统计量、$I^2$ 统计量、H 统计量等检验法。$Q$ 值统计量检验法应用较为广泛,但其检验效能较低,检验结果不可靠,尤其是在采用分层分析法研究异质性时,$Q$ 检验结果更不稳定,所以有学者提出将 $P$ 值取 0.1 而不是惯例的 0.05 作为统计学显著性水平界值;$H$ 和 $I^2$ 统计量检验,利用自由度校正了研究文献数目对 $Q$ 值的影响,其值大小不会随文献数的变化而改变,异质性检验结果也更为稳健可靠。

## 四、异质性处理策略与流程

Meta 分析中探讨异质性的前提是在文献纳入与排除标准制订之后,经过严格的文献筛选流程,最终只对那些符合纳入与排除标准的探讨相同主题的研究进行统计合并,并计算异质性大小。一定要避免把"梨子"和"苹果"进行合并的错误做法,在这样的条件下得到的异质性才能客观的衡量变异的大小。

如果各研究间的异质性明显,可以采取如下处理策略:1)再次检查数据是否正确。2)不做 Meta 分析。如果各研究间异质性过于明显,则应放弃 Meta 分析,只对结果进行一般性的统计描述,与传统综述相似。3)探索异质性。可以用亚组分析和 Meta 回归分析等方法探索异质性来源。亚组分析,即按不同设计方案、研究质量、发表年代进行分组分析;Meta 回归以及混合模型,利用回归模型控制混杂因素,以消除异质性。4)忽略异质性。采用固定效应模型合并数据,不提倡。5)选用随机效应模型合并数据。6)改变效应尺度。有时候,异质性的产生可能与效应尺度的选择有关。7)除外研究。一般情况外,排除某些研究是不明智的,因为会导致结果偏倚。如果某些离群结果原因明确,则可排除在分析之外,在排除异常结果的研究后,重新进行 Meta 分析,与未排除异常结果的 Meta 分析结果进行比较,探讨该研究对合并效应的影响程度。8)敏感性分析。改变条件重新进行 Meta 分析,如改变纳入标准(受试对象、干预措施、结果测量类型等)、排除未发表的研究、纳入或排除那些是否符合纳入标准尚有争议的研究、排除研究质量低的研究、采用不同的统计方法重新分析资料等。9)若能得到每项研究的个体资料(IPD),可以探讨异质性来源,并可对每项研究采用统一的多元回归模型进行分析,从而避免由于模型不一致(不同的变量选择和定义、混杂因素的调整等)导致的异质性。

异质性的处理流程如7-6所示:1)在满足 Meta 合并的前提下进行合并,并计算异质性的大小;2)未检测出异质性可直接选用固定效应模型或者随机效应模型进行统计分析;3)如果检测出异质性($P<0.1$ 或 $I^2>50\%$),进一步通过亚组分析、敏感性分析以及 Meta 回归判断异质性的来源;4)如果以上方法并未挖掘到异质性的来源,选择随机效应模型进行统计合并。即便如此,我们仍然需要在 Meta 分析的讨论部分从潜在的临床异质性、方法学异质性与统计学异质性三方面去探讨其可能来源,在论文写作过程中应该避免对明显的异质性"熟视而无睹"。

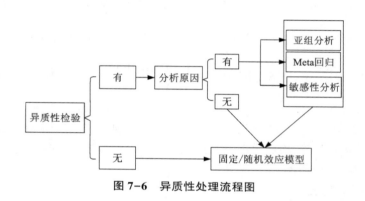

**图 7-6 异质性处理流程图**

## 五、研究探索异质性

在系统评价/Meta 分析时,常需要回答以下问题:干预效应会随着不同人群或干预措施特征(如剂量或疗程)而变化吗?这种变异被统计学家称为交互作用,而被流行病学家称为效应修正。先要明确定性交互作用和定量交互作用的概念,如果效应方向相反,也就是干预在一个亚组有益而在另一个亚组有害,则表明存在定性交互作用,这种情况比较少见;当效应量有差异但不是方向不同时,也就是说干预受益在亚组之间存在程度不同,则表明存在定量交互作用。亚组分析和 Meta 回归是找出这种交互作用的方法,但都有可能存在缺陷。

### (一)亚组分析

亚组分析或亚组 Meta 分析将所有受试者数据分到不同亚组中,也常常有目的地在各亚组间比较干预效应,也可以作为分析异质性的方法,或用于回答有关特定患者、干预类型或研究类型的特殊问题。亚组分析从临床异质性和方法学异质性的角度探讨异质性的来源,如按不同受试者(男性和女性)或不同的研究(在不同地点实施)进行亚组分析,要注意在一个亚组内效应或异质性检验有统计学意义,而在另一个亚组无统计学意义,并不表明亚组因素解释了异质性。亚组分析每次只能对一个变量进行亚组分析,并且对每个亚组都要进行效应量的合并;若要对两个以上的变量进行分析,则应该采用 Meta 回归。

亚组分析通过特征来观察,而不是基于随机化比较。如果亚组分析进行越多,出现假阴性和假阳性显著性检验的可能性迅速增加。如此,进行多个亚组分析的结果对临床实践或未来研究方向可能会产生误导。

进行亚组分析应该充分考虑以下几点：第一，亚组分析一定是事先确定的，最好能在系统评价的研究方案中就体现出来，如果没有研究方案，那么至少在系统评价的设计阶段就应该考虑需要按照哪些可能带来异质性的因素进行分组；第二，分组因素的确定应该是从自身专业的角度去确定，而不是盲目地随意确定亚组，或是在 Meta 分析过程中随意添加亚组分析；第三，过度的亚组分析可能存在数据挖掘的嫌疑，亚组分析的结果有时也并不可靠，因为亚组分析从某种程度上说破坏了原始研究的随机性，所以亚组分析的数量必须是有限的、事先确定的，一般来说分组因素应尽可能控制在 3 个以内，越少越好，我们建议预先确定 1~2 个重要的分组因素。

### （二）Meta 回归

在系统评价/Meta 分析制作过程中，Meta 回归常用来探索研究间异质性的来源及大小，并进一步阐释异质性对 Meta 分析中合并效应的影响。Meta 回归在本质上与简单回归原理相似，即结局变量可以通过一个或更多解释变量的值来进行解释或预测，它有两种模型：固定效应 Meta 回归模型和随机效应 Meta 回归模型，假设纳入分析的第 $i$（$i = 1, 2, \cdots, k$）项研究的观测效应量为 $y_i$，其相应方差为 $v_i$，研究间异质性方差为 $\tau^2$；令随机变量表示第 $i$ 项研究的抽样误差 $\varepsilon_i$，$x_i$ 表示调节因子，为一（$p \times 1$）向量，$\beta$ 表示相应系数向量，则相应模型表达分别为：

$$y_i = x_i\beta + \varepsilon_i，\varepsilon_i \sim N(0, v_i)，w_i = \frac{1}{v_i}；$$

$$y_i = x_i\beta + u_i + \varepsilon_i，u_i \sim N(0, \tau^2)，\varepsilon_i \sim N(0, v_i)，w_i = \frac{1}{v_i + \tau^2}。$$

在 Meta 回归模型中，结局变量为效应估计值（如 MD、RD、ln OR、lnRR、lnHR 等），解释变量是潜在影响干预效应大小的研究特征，通常被称为潜在效应调节因子或协变量等，这些协变量可以是试验干预的剂量、给药途径、疗程，患者的性别、年龄，研究的样本量等各种在研究水平上的一些特征，也可以是单项研究内所包含病例的综合特征，如患者的平均年龄、平均身高等，但并不能采用单个患者的身高、体重等指标作为 Meta 回归分析的协变量。

从 Meta 回归分析中获得的回归系数用来描述结局变量（干预效应）如何随解释变量（潜在效应调节因子）的增加而改变。回归系数统计学显著性是对干预效应和解释变量间是否存在线性关系的检验。如果干预效应为比值指标，在回归模型中应将其进行对数转换，回归系数的指数将给出随解释变量增加一个单位，干预效应相对变化的估计值。

### （三）注意事项

1. 研究数量　如果 Meta 分析没有纳入足够数量的研究，异质性分析很难得出有用的结果。对于简单回归分析，经典建议值得参考：对每一个协变量建模，至少应获得 10 个观察结果（如一个 Meta 分析中的 10 项研究）。然而，如果协变量分布不均衡，10 项研究甚至都不多。

2. 协变量选择　在亚组分析或 Meta 回归分析时，需要合理选择干预效应量特征（即前述解释变量、潜在的效应调节因子或协变量等）。建议：①协变量要事先设定。应在研究计划书中预先设定用于亚组分析或 Meta 回归的协变量。事先确定协变量可减少出现假结果的可能性，如限定分析的亚组数，通过防止知道研究结果而影响要分析的亚组等。②选择少量的协变量。亚组分析和 Meta 回归中假阳性结果的可能性会随着协变量数量的增加而增加。很难就最多可关注多少个协变量给出合适建议，尤其事先并不知道可获得的研究数量时。如果有 1 个以上的协变量纳入分析，则需要调整显著性水平以对多重比较进行解释。③确保每个协变量都符合科学原理。应根据生物学和临床假设来明确协变量，理想情况下应由来自纳入研究之外的证据所支持。亚组分析时不可信或临床不相关的协变量毫无用处，应该避免选择，如理论上干预效应与发表年限的关系本身没有临床意义。要注意预后因素和干预效应调节因子的区别，前者是预测疾病或病情结局的因素，后者是影响干预措施对结局影响程度的因素，在亚组分析或 Meta 分析时，应选择干预效应调节因子。④应知晓并非总能找到协变量效应。有许多协变量可能会对干预措施的作用程度有重要作用，但不能通过亚组分析或 Meta 回归分析发现。

⑤考虑协变量间相关(混杂)。混杂问题使亚组分析和 Meta 回归的解释错综复杂且可能导致错误的结论,在 Meta 回归中,潜在干预效应调节因子间的共线性可导致解释困难。计算协变量间的相关性将给出哪些协变量可能彼此相混淆的信息。⑥一般情况下,亚组分析常用的协变量为分类数据,而 Meta 回归选择的协变量则至少含一个连续型数据。

3. 模型选择　进行 Meta 回归分析时需要对每项研究进行加权,更精确的研究在 Meta 分析时所占的权重更大。在统计学中,不可能使所有的异质性都得到充分的解释,必须承认残差异质性的存在,所以采用随机效应 Meta 回归分析较之固定效应更为合适。如果存在残差异质性,随机效应分析产生回归系数的可信区间较固定效应的宽。

4. 实现软件　众多软件均可实现亚组分析与 Meta 回归,如 Stata 的 metan 命令、admetan 命令,R 软件的 meta 包、metafor 包等均可实现亚组分析,Stata 的 metareg 命令,R 软件的 meta 包、metafor 包等均可实现 Meta 回归等。

5. 结果解释　对亚组分析和 Meta 回归的恰当解释需要谨慎小心。①亚组分析和 Meta 回归在本质上都属于观察性研究,它具有与其他观测流行病学研究相同的缺陷,特别是混杂偏倚。②事先分析还是事后分析。应说明亚组分析和 Meta 回归是事先确定的,还是在知晓研究结果后才实施(事后分析)的?大量的事后分析,即是所谓的"数据捕捞"(data dredging)或称数据挖掘,在探索异质性来源的过程中,数据挖掘常常会导致假阳性结果。③是否有间接证据支持结果。④差异的大小是否实际上重要。⑤亚组间差异是否有统计学意义。⑥亚组分析是否关注了研究内或研究间的相关性。

(张天嵩,周支瑞)

# 第五节　系统评价/Meta 分析中漏斗图的绘制与不对称检验

测量值与真值之差异称为误差,主要分为系统误差和随机误差,其中随机误差是由于事件发生的概率引起的,任何研究均有,无法消除,可以用统计学方法识别;系统误差起的错误称为偏倚,在理论上不应出现,但可以减小或消除。

系统评价的文献检索、文献选择、数据的提取过程中往往会有偏倚的产生,此外所选研究本身的特点、机遇或弄虚作假等,也会给系统评价产生一定的偏倚。偏倚的存在,导致系统综述的结果偏离真实结果,或产生截然相反的结果,进而造成对临床实践的错误导向,因此必须针对偏倚的来源加以控制。

## 一、报告偏倚的定义及分类

系统评价/Meta 分析结果会受到系统误差的影响。在系统评价制作的过程中,各个阶段都可能发生偏倚:文献检索或收集过程中涉及的偏倚主要有发表偏倚、标引和查找偏倚、引文偏倚、剽窃或造假偏倚、语言偏倚、数据库偏倚、多重发表偏倚和地域偏倚等;文献选择过程中涉及的偏倚主要有选择者偏倚、纳入标准和除外标准偏倚、无法获取全文偏倚;数据提取过程中涉及的偏倚主要有提取者偏倚、质量评定偏倚和数据录入偏倚、结果报告偏倚等。

报告偏倚(reporting biases)是指科学研究的传播受其结果的性质和方向(如结果的阴性或阳性)的影响,《Cochrane 手册》中将报告偏倚主要分为 7 类,其定义具体见表 7-5。

表 7-5　报告偏倚的定义及分类

| 类型 | 定义 |
| --- | --- |
| 发表偏倚 | 因结果的性质和方向导致研究发现发表与否 |
| 时滞偏倚 | 因结果的性质和方向导致研究发现快速或延迟发表 |
| 多重发表偏倚 | 因结果的性质和方向导致研究发现多次(重复)或单次发表 |
| 地域偏倚 | 因结果的性质和方向导致研究发现发表在标准数据库中易获得性与标引程度不同的杂志上 |
| 引用偏倚 | 因结果的性质和方向导致研究发现被他人引用与否 |
| 语言偏倚 | 因结果的性质和方向导致研究发现以特殊语言发表 |
| 结果报告偏倚 | 因结果的性质和方向导致选择性地报告某些测量结局 |

## 二、发表偏倚

报告偏倚可能影响到系统评价的结果,其中发表偏倚的控制较为困难且影响程度较大,因此发表偏倚的识别与处理是系统评价的重要步骤。

### (一)概念

发表偏倚是医学研究文献广为人知的现象,指在同类研究中,有统计学意义的研究结果比无统计学意义的研究更容易被接受和发表。

### (二)产生的原因

阳性研究结果发表的机会更多、发表的速度更快、所发表刊物的影响因子更高。有证据表明:在赞助商的压力下或为了一些未知的原因,作者更倾向于发表阳性结果的研究,而保留那些阴性结果的研究不发表;同时,某些杂志也倾向于发表阳性结果的文章,而在一定程度上忽略了研究的质量。阳性结果的文章比阴性结果的文章更容易发表,二者相差 3 倍之多($OR = 3.0$, $95\% \ CI$: $2.3 - 3.0$)。作者个人也是产生发表偏倚的重要因素,撰稿时对阳性结果感兴趣、对阴性结果缺乏撰写热情,投稿时考虑杂志的权威性、影响因子等。此外,文化背景及政治影响、多中心试验与否、各国文献收录标准不同等,均可引起发表偏倚。

### (三)危害

对于系统评价而言,获得发表的研究是获得结论的主要依据,如果仅考虑阳性结果的研究,特别是某些带有故意伪造数据的研究,而不关注未发表的阴性结果的研究,可能会得出错误结论,从而误导卫生决策,对患者产生不利的后果。

### (四)识别与控制

控制发表偏倚的唯一办法就是尽可能地收集与当前系统评价有关的全部资料,包括所有发表和未发表的研究报告、会议论文摘要、各种简报和学位论文等,但是即使具备周密的检索策略和手段(如与研究者个人联系),也不可能完全纳入所有相关研究。目前最有希望控制发表偏倚的措施是:对所有的临床研究进行登记、注册,并建立相应的数据库。

## 三、漏斗图

### (一)概念

目前常用于识别发表偏倚或其他偏倚的可视化方法是漏斗图法,又称倒漏斗图法。漏斗图是以单项研究估计得来的干预效应为 $x$ 轴,以每项研究的样本大小或精度等为 $y$ 轴,做出的散点图形。因为治疗效果估计值的准确性是随着研究样本量的增加而增大的,所以小样本研究的效应值应分散、宽广地分布在图形底部,而大样本研究的效应值相对集中地分布在图形中部或顶部,由于大样本研究的效应值分布随着样本量的增加而逐渐集中变窄,图形类似于一个倒置的漏斗,因此称为漏斗图。

### (二)漏斗图不对称的原因

尽管在很长的时间内将漏斗图不对称等同于发表偏倚，但似乎更宜将漏斗图作为显示小样本研究效应的工具。导致漏斗图不对称的原因很多，除了发表偏倚外，研究质量低下是漏斗图不对称重要的潜在原因，低质量小样本研究易造成大的干预效应，产生假阳性结果；研究间异质性、造假和机遇均可以造成漏斗图不对称。

以《Cochrane 手册》上漏斗图为例，在没有偏倚的情况下，呈现对称的倒漏斗状，如图 7-7；如果存在报告偏倚，如阴性结果的研究未能发表，就会出现图形缺角，如图 7-8；由于低质量小样本研究导致的偏倚(表示低质量研究的空心圆圈应该像图 7-7 一样出现在右下角，但实际出现在左下角，夸大了治疗效应)引起漏斗图不对称，如图 7-9。

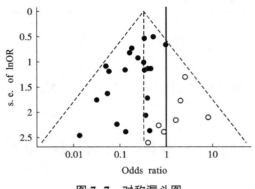

图 7-7　对称漏斗图

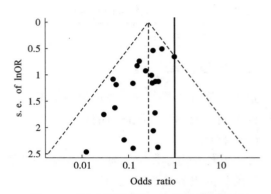

图 7-8　不对称漏斗图：由报告偏倚引起

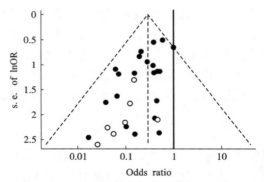

图 7-9　不对称漏斗图：由低质量小样本研究导致的偏倚引起

### (三)漏斗图的绘制

众多统计软件均可以实现漏斗图的绘制，如 RveMan、Stata、R 等，具体使用方法参阅本书相关章节，读者们可以根据需要和个人爱好选择使用。

## 四、附加轮廓线漏斗图

### (一)概述

常规的漏斗图不能鉴别其不对称的原因，Peters 等在 2008 年提出一种附加轮廓线漏斗图(contour enhanced funnel plots)，用来帮助判断漏斗图的不对称是由发表偏倚还是由其他原因引起。附加轮廓线漏斗图的绘制与传统漏斗图相同，但在传统漏斗图基础上，增加了统计学显著性(如 0.01、0.05、0.1)的识别界线及其相对应的轮廓线，这些轮廓线将漏斗分成了不同统计学显著性的区域，从而利于识别出所绘制漏斗图上的点是否具有统计学意义。

### （二）附加轮廓线漏斗图在识别发表偏倚中的应用

在附加轮廓线的实际应用中，首先判断它是否存在不对称；如果存在不对称，结合剪补法，判断缺失的研究分布位置，从而分析漏斗图不对称产生的原因是发表偏倚还是其他原因：1）如果附加轮廓线漏斗图呈现"漏斗样"形状：效应量的精度随着样本量的增加而增加，其宽度随精度的增加而逐渐变窄，最后趋近于点状；也就是说样本量小的研究，数量多、精度低，分布在漏斗图的底部呈左右对称排列；样本量大的研究，精度高，分布在漏斗图的顶部，且向中间集中，说明不存在发表偏倚。2）如果存在不对称，且缺失的研究分布在无统计学意义的区域（图 7-10 白色区域），则说明因发表偏倚导致漏斗图不对称，尽管还有其他解释；如果存在不对称，且缺失的数据分布在有统计学意义的区域（图 7-10 浅灰色区域），则说明不对称可能由其他原因引起而非发表偏倚所致。

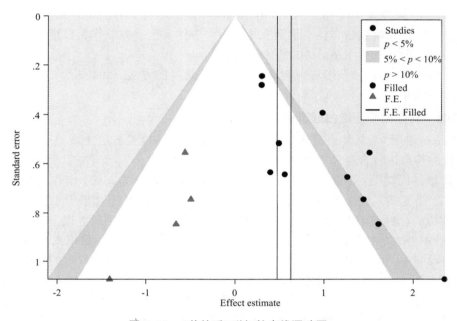

图 7-10　（剪补后）附加轮廓线漏斗图

### （三）附加轮廓线漏斗图的绘制

Stata 软件中"confunnel"命令和 R 软件的"meta"和"metafor"等扩展包都能够实现附加轮廓线漏斗图的绘制。

## 五、漏斗图的不对称检验

### （一）漏斗图不对称检验方法

漏斗图只能作为一种主观定性方法判断有无发表偏倚，不同的人对漏斗图是否不对称可以做出不同的判断，因此不断有学者尝试应用正规统计学方法来检验漏斗图的不对称性，几种比较常用的漏斗图不对称检验的统计方法是：

1. 秩相关检验法（Begg 法）　Begg 法由 Begg 和 Mazumdar 提出，源于对漏斗图的视觉评估：首先，该法通过减去权重平均值并除以标准误将效应量标准化；然后通过校正秩相关分析，来检验效应量的大小与其标准误差的相关性。当纳入研究的数量较少时，该法效力相对降低，目前该方法已不建议使用。

2. 线性回归法（Egger 法）　Egger 法由 Egger 及其同事开发，采用自然对数值来测量漏斗图的不对称性，具体方法为应用标准正态离差（standard normal deviate，SND）对效应估计值的精确度作回归分析。在连续变量资料中，SND 的定义为样本均数除以它的标准误（SE）；在分类变量中，SND 的定义为比值比（OR）除以它的标准误。精确度的定义为标准误地倒数。如果存在不对称性，小样本实验显示的效应将系统地偏离大样本的实验，回归线将不通过起点。其截距（intercept）a 代表不对称的程度，它偏离 0 距离越大，不对称的程度就越明显。需要引起注意的是，如果研究数量少于 20 个，两种检验方法的敏感性均较差，相比而言，后者敏感性较高。

3. 改良的线性回归法（Harbord 法） Harbord 法由 Harbord 提出，主要针对二分类结果的对照试验，基于计分检验（score test）的统计量 $Z$ 值及其方差对传统的 Egger 线性回归法做修正，可以避免应用 Egger 法所增加的 I 类错误的风险。模拟试验显示在研究间异质性较小或无异质性时有较好的统计性能，如果存在异质性时则应该探索异质性来源；不建议将此法应用于组间样本量大小非常不平衡的队列研究，而 Egger 法则对此种情况较合适。此外，Tang、Macaskill、Deek 等均对线性回归法进行改良，但经模拟证据，这 3 种方法的检验效能比较低。

4. 修正 Macaskill 检验方法（Peters 法） 由 Peters 等提出的检验方法是基于 Macaskill 等提出的检验方法的修正，是将干预效应量与样本量倒数并以平均事件发生率方差作为权重的线性回归分析，当合并效应量为 lnORs 时可作为 Egger 法的替代策略。

新近由 Rücker 等提出一种基于将观测风险进行正弦转换的方法（Rücker 法），应用范围比较广泛，但结果解释相对较为困难。

### （二）漏斗图不对称检验方法合理选择

根据《Cochrane 手册》及其他研究者的建议，漏斗图不对称检验方法主要基于各种方法的适用范围、合并效应量的特点进行合理选择和解释。

对于所有测量结局类型：①漏斗图法是最常见的识别发表偏倚的方法，但在绘制漏斗图及对其进行不对称检验时，需要纳入较多数量的原始研究，至少需要 10 项研究，如果少于 10 项研究，不建议进行漏斗图不对称检验（实际应用过程中也有学者认为 Meta 分析纳入 8 项研究以上即可绘制漏斗图，但我们并不推荐这种做法），这是因为纳入研究数太少时检验效能太低而不足以发现漏斗图可能业已存在的不对称；②因漏斗图不对称同时会受到结局变量、测量指标、纵轴的权重的影响，如果纳入研究干预效应量的标准误非常相似，则没必要进行漏斗图不对称检验；③如果不对称检验发现有漏斗图有明显的不对称，则必须对此进行解释；④发表偏倚只是引起漏斗图不对称原因之一；⑤应该牢记一点，基于所有经典的不对称检验方法效能比较低，尽管没有漏斗图不对称的证据，但仍不能排除有偏倚。

对于连续型数据：如果测量结局是以均数差为效应指标，可以选用 Egger 法；如果是以标化均数差为效应指标，目前没有较多的研究参考，所以没有严格的指引推荐。

对于二分类数据：如果测量结局是以 OR 为效应指标，一般情况下选用 Harbord 法和 Peters 法，但如果研究间存在异质性，仍然可能出现阴性结果，如果研究间方差分量大于 0.1，则需要选用 Rücker 反正弦法；如果研究间不存在异质性，则较之于其他检验方法明显保守且不好解释，如果方差分量小于 0.1，则 Harbord 法、Peters 法和 Rücker 反正弦法均可选用。如果测量结局是以 RR、RD 为效应指标者，较之于 OR，目前没有较多的研究参考，所以没有严格的指引推荐。

### （三）软件实现

Stata 的 metabias 命令、metabias6 命令，以及 R 软件的 meta 和 metafor 等扩展包均可进行漏斗图不对称检验。特别是 R 软件的 meta 和 metafor 可以实现 Rücker 法。

（张天嵩，周支瑞）

## 第六节 系统评价/Meta 分析中敏感性分析

### 一、概述

#### （一）敏感性分析的概念

敏感性分析是检验在一定假设条件下所获结果稳定性的方法，可改变某些影响结果的重要因素如纳入标准、研究质量的差异、失访情况、统计方法和效应量的选择等，重新进行 Meta 分析，观察合成结果是否发生变化，从而判断结论的稳健性。若敏感性分析的前后结果没有本质上改变，说明 Meta 分析结果较为可信；若敏感性分析得到不同结果，提示存在与干预措施效果有关的、潜在的重要因素，在解释结果和下结论时应非常慎重。

敏感性分析还可以用来寻找影响 Meta 分析研究结果的主要因素，解决不同研究结果的矛盾性，探索产生不同结论的原因。

（二）敏感性分析的时机

系统评价的实施步骤会涉及一系列的决策，尽管大多数决策明确清晰无争议，但也有一部分决策是主观的或不明确的，例如在纳入标准中如果含有数值，则数值的选择有可能是主观的；而另一些决策不明确，或因某一研究没有报告需要的信息，或因纳入研究本身未能获得需要的信息，或因就某一问题没有公认最好的统计学方法等。因此我们做系统评价，在文献检索、选择合格文献、选择欲合并的数据、选择合并方法等各个步骤时，时刻要有一个疑问"每一个步骤的决策是否稳健？是否会对合并结果有影响？"为了回答这个疑问，考察每个步骤的决策选择是否影响结果，就可以进行敏感性分析。此外，如果在系统评价/Meta 分析过程中，发现有异质性或小样本研究效应时，也可以考虑进行敏感性分析。

有些敏感性分析可以在制订 Meta 分析研究方案时考虑，但更多的是在 Meta 分析具体实施过程中使用。

（三）敏感性分析方法

系统评价员可以改变系统评价/Meta 分析实施步骤中的决策条件，重新进行 Meta 分析。①在文献检索阶段：可以改变选择文献的标准，如选择摘要文献与否，选择非英语种文献与否，等等。②在纳入标准环节：可以改变纳入标准，如研究对象（年龄、种族等）、干预特征（剂量、疗程等）、对照组标准、研究结果（失访数据）、研究类型（随机对照研究或临床对照研究）、研究的方法学质量（高低）等。③在数据分析阶段：可以考虑改变统计模型（固定效应模型或随机效应模型）、统计效应量（如二分类数据，选择 OR 或 RR 或 RD；连续数据选择 MD 或 SMD）、样本量（大或小）等。④改变条件重新进行 Meta 分析，常被误为是亚组分析，实质上两者有所区别：区别一，敏感性分析不会估计从分析中移除的研究的效应量，而亚组分析是估计每个亚组的效应量；区别二，敏感性分析是简略比较采用不用的方法评价同一个事情，而亚组分析是亚组间的简略比较。

在实践中比较常用的方法有：比较不同效应模型法、剪补法、考察单项研究对总合并效应量的影响、失安全数法、选择模型分析法等。

需要指出的是，报告敏感性分析结果尽量用汇总表格、而少用森林图形式。

## 二、比较不同模型获得的合并效应量

如果纳入 Meta 分析的研究间无异质性或异质性较小，则固定效应模型和随机效应模型获得的合并效应量相同或相似；如果存在研究间异质性，则随机效应模型合并统计量并不"保守"，如图 7-11 所示，固定效应模型结果无统计学意义，OR 点估计及 95% 可信区间为 0.99（0.94，1.04），而随机效应模型 Meta 分析结果有统计学意义 0.66（0.53，0.82），这是因为两种效应模型赋予各项研究的权重不同，随机效应模型赋予小样本研究更大的权重。

若研究间存在异质性，且存在小样本研究效应，系统评价员担心小样本研究效应影响合并效应量，可以比较分别采用固定效应模型和随机效应模型进行 Meta 分析所获得的结果，如相似，则小样本研究对合并效应量的影响不大。

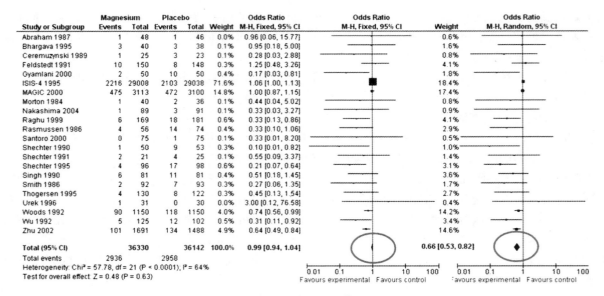

图 7-11　两种不同效应模型所得森林图

## 三、剪补法

剪补法(trim and fill method)由 Duval 和 Tweedie 提出,旨在识别和校正由发表偏倚引起的漏斗图不对称。其基本方法:①剪掉(除去)引起漏斗图中不对称的小样本研究,②用修剪后的对称部分估计漏斗图的中心值,③然后沿中心两侧添补被剪切的以及相应的估计缺失研究。该法既可以估计缺失研究的数目,也可以纳入缺失研究重新进行 Meta 分析,校正干预的合并效应量。

剪补法基于发表偏倚造成漏斗图不对称这一假设,采用迭代方法估计缺失研究的数量,但其意义并不在于估计出缺失研究的具体数目,在添补一部分研究后,重新进行 Meta 分析,如果合并效应量估计值变化不明显,说明发表偏倚影响不大,结果比较稳健,因此它实际上是一种敏感性分析方法。

虽然 Duval 等称剪补法优于其他方法,当漏斗图不对称仅由发表偏倚引起时,宁可丢弃低权重、极端的研究是合理的,但如果其他偏倚影响数据,如在剩余研究中存在有高权重而极端阳性的研究,则剪补法对此无能为力。同样重要的是,剪补法未能考虑除发表偏倚以外其他引起漏斗图不对称的原因,因此在解释由该方法得到所谓校正过的合并效应量时应该小心。一项研究表明:尽管剪补法不尽如人意,但在发表偏倚存在的情况下,确实可以减少合并效应量的偏倚;如果研究间存在较大异质性,当无发表偏倚时剪补法低估真阳性结果,因此作者建议将该法作为一种敏感性分析方法。另外一个特殊现象是经过剪补后的数据的异质性较原始数据有增加趋势,值得进一步研究。

Stata 的 metatrim 命令,以及 R 软件的 meta 和 metafor 等扩展包均可实现剪补法。

### 四、考察某一研究对总的合并效应量的影响

考察某一研究对总的合并效应量的影响,也称为"影响分析(influence analysis)",它的基本原理是每次将某一研究删除后,分别进行新的 Meta 分析得到的合并效应量与总的效应量相比较,查看结果有无变化。

如图 7-12,中间数值为 0.93 的垂直实线表示总的合并效应量,左右两条垂直实线表示总的合效应量 95% 可信区间的上下限;每项研究对应的横线表示删除该研究后剩余其他研究的合并效应量。根据两种策略判断某一研究对总的合并效应量有影响:①删除某一研究后合并效应量的效应量点估计落在总的合并效应量 95% 可信区间外;②删除某一研究后合并效应量的效应量明显异于总的合并效应量。因此,可以认为,第 14 项研究对总合并效应量影响最大,如果去掉它,合并效应量由 0.93(0.71,

1.22)变为 1.26(0.89，1.80)，其他研究则对总合并效应量影响不大。

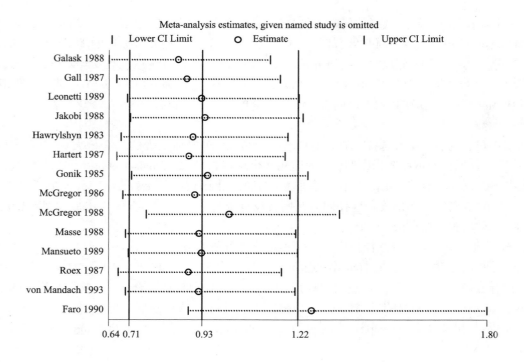

图 7-12　影响分析森林网络图(metaninf 命令)

　　Stata 的 metaninf 命令 metainf 命令、R 软件的 meta 和 metafor 等扩展包、RevMan 等软件均可以实现这一方法。

### 五、失安全系数法

　　目前不少学者认为失安全系数法作为检验发表偏倚的方法不合适，更宜作为分析结果稳定性的指标，目前主要有 Rosenthal 法、Orwin 法、Rosenberg 法等 3 种方法。

　　Rosentha 法：1979 年由 Rosentha 提出，是当 Meta 分析的结果有统计学意义时，为排除发表偏倚的可能，要计算最少需要多少个未发表的研究报告(特别是阴性结果的研究)才能使研究结论发生逆转。失安全系数越大说明 Meta 分析结果越稳定，结论被推翻的可能性越小；反之，结论被推翻的可能性越大。如果新增研究个数小于 10 个，则下结论应慎重。该法简单易行，其缺点为：因为失安全系数的估计依赖于未发表的研究，目前的方法所要添加的数目变异较大，而且与医学研究注重干预效应及其可信区间的观点相背，该法注重的是主观的阈值——$P$ 值；从其定义来看，如果本身合并效应量无统计学意义时，则不能进行计算。

　　Orwin 法：针对 Rosentha 法存在的问题，Orwin 于 1983 年对 Rosentha 法进行了改进和完善，可以允许研究者确定总的效应量为某一特定值(不能是"0")，至少需要多项未发表的研究。

　　Rosenberg 法：Rosenberg 认为上述两种方法存在主要不足，如都没有明确的权重。在 Meta 分析中，合并原始研究要经过加权处理，如大样本或小方差研究给予高权重，而小样本或大方差研究给予低权重，而这两种方法都没有为已收集到的研究或假设未发表的研究计算权重，他将每项研究以倒方差为权重，然后计算需要多少个未发表的无效研究，将加权平均效应量的显著水平($P$ 值)减少至某一目标 α 值(如 0.05、0.01 等)。

　　收费的 Meta 分析专用软件 CMA 和 MetaWin 软件提供 Rosentha 法和 Orwin 法计算，而免费的 R 软件 metafor 扩展包的"fsn( )"函数可以提供上述 3 种方法。

## 六、选择模型法

Copas 及其同事在研究修正选择偏倚时，在 Heckman 回归模型基础上提出了所谓的"Copas 选择模型（Copas-selection model）"，主要包括两部分，并被联合拟合：第一部分是经典的随机效应 Meta 分析模型，第二部分为选择模型，假设第 $i$ 项研究因为 $Z>0$ 而被选择，请注意此处 $Z=\gamma_0+\gamma_1/(\mathrm{SE}(i))+(i)$，其中误差 $(i)$ 与随机效应模型 Meta 分析中的误差相关，相关性为 $\rho$，如果 $\rho=0$，则该模型相当于经典随机效应 Meta 分析。$\rho$ 在 0 和 1 之间，治疗效应量越大的研究越有可能被选择/发表，而 $\gamma_0$ 和 $\gamma_1$ 为两个敏感性参数。

其算法基本过程为：开始不选择，随后增加选择程度（通过概括发表的具有最大标准误研究的概率而得），然后重复拟合 Copas 选择模型；之后监测残余选择偏倚（residualselection bias）的 $P$ 值；如果 $P$ 值在首次出现无统计学意义（默认为 10% 水平），则返回计算相应的治疗效应量、标准误及相关 $P$ 值，并估计缺失的研究数。如果残余选择偏倚开始就没有统计学意义，则报告应用最大似然比法估计随机效应的治疗效应量、标准误、$P$ 值。

《Cochrane 手册》中将 Copas 选择模型作为一种敏感性分析的方法，Schwarzer 和 Rücker 等认为：作为一种敏感性分析的方法，Copas 选择模型虽然不如剪补法为人所知，但研究表明：如果发表偏倚或小样本研究效应存在时，是应用 Copas 选择模型分析的好时机，比剪补法更合适；需要引起注意的是，当纳入研究小于 10 项或存在明显的异质性时，也不推荐使用 Copas 选择模型分析。

Carpenter 为 R 软件编写的 copas 扩展包可以实现 Copas 选择模型分析（Copas-selection model analysis）。

（张天嵩）

# 第七节　系统评价/Meta 分析软件的合理选择

Meta 分析已成为医学科学领域对已发表研究合成定量数据广为人知的方法，尤其是在评价和比较疗法优劣和评估病因等方面特别有用，因此，近年来，能实现 Meta 分析的软件包不断涌现，一般分为 3 大类：一类是 Meta 分析专用软件包，如从专用早期的 DOS 版本的 EasyMA、Meta-Test、MetaStat 等，到后来的视窗操作系统中的 Review Manager，Comprehensive Meta-Analysis、Meta-Analyst、MIX、Meta-Disc、MetaWin 等；一类是具有 Meta 分析功能的综合软件包（如 NCSS 软件）或用户为通用综合软件包捐献的 Meta 分析宏命令或扩展包，如 Stata 软件的 Meta 分析系列命令、R 的 meta 等捐献包、SAS 相关宏命令等；一类是为 Microsoft Excel 软件编写的插件。

本节中简单介绍几款视窗操作系统下常用的 Meta 软件，在这些通用或专用软件中，有商业软件，也有自由软件，其功能有强有弱，但可以相互补充，读者可以根据需要和自己偏好选择相应的软件。

## 一、实现频率学方法的 Meta 分析软件

经典的 Meta 分析方法，以及新近流行的 IPD Meta 分析，甚至是网络 Meta 分析基本上是基于频率学派的方法，而大多数软件也是为实现这些方法而研发。

### （一）专用软件

1. Review Manager（RevMan）免费软件　RevMan 是 Cochrane 协作网官方用于准备、制作和维护 Cochrane 系统评价的专用软件，由北欧 Cochrane 中心制作和更新，可应用 Windows、Linux 和 Mac 等操作系统，目前最新版本 5.3（2014-06-13 发布）。内置有干预措施系统评价、诊断性试验准确性系统评价、方法学系统评价和系统评价汇总评价 4 大类功能模块。与其他软件相比，功能只能说一般，但有几个独特功能：可以制作风险偏倚评估工具表、PRISMA 文献检索流程图；可与 GRADEprofiler 软件相互导入数据。Cochrane 图书馆、《中国循证医学杂志》等指定其为系统评价/Meta 分析的必用软件。

2. Comprehensive Meta-Analysis（CMA）商业软件　CMA 由 Biostat 公司研发，但注册后可从 http://

www.meta-analysis.com/pages/demo.php 下载一个 15 天的试用版。该软件主要受 NIH 资助，由美国和英国在 Meta 分析方面专家如 Higgins JPT 等联合研发，第一版在 2000 年发布，目前最新版本为 2.1 版。其工作界面是通常的电子表格界面，计算结果迅速而准确，使用简单，轻点鼠标即可获得相应的结果，可以进行亚组分析、敏感性分析、Meta 回归等，主要用于二分类数据、连续型数据、时间事件数据的 Meta 分析，还可以对单臂研究的数据进行合并。

3. OpenMeta[Analyst] 免费软件　OpenMeta[Analyst] 前身为 Meta-Analyst，是由塔夫斯循证实践中心(Tufts Evidence-based Practice Center)受美国卫生保健和质量管理局(Agency for Healthcare Research and Quality, AHRQ)委托编制，经过多次更新，目前最新版本已命名为 OpenMeta[Analyst]，界面友好、易于操作，功能比较强大，如针对双臂试验，可以提供经典 Meta 分析(二分类数据、连续型数据)、诊断性试验 Meta 分析、亚组分析、Meta 回归、影响性分析、累积 Meta 分析等；可以针对单个比例进行 Meta 分析。目前有 Windows 和 Mac 两个操作系统的版本，Windows 版本有适用 Win7，Win8，Win10 3 个版本，均为 64 位，目前新版本不支持 32 位操作系统；Mac 系统支持 Mac OSX Yosemite (10.10)。下载地址为：http://www.cebm.brown.edu/openmeta/download.html。

4. OpenMEE 免费软件　OpenMEE 是一用于生态与进化学领域的 Meta 分析软件，界面友好，操作简单。其操作界面与 OpenMetaAnalyst 软件十分相似，但功能更为丰富，除了经典的 Meta 分析、累积 Meta 分析、亚组分析、Meta 回归、影响性分析外，还可计算效应量、进行效应量转换、发表偏倚检验、自举 Meta 分析等。目前最新版本仅供支持 Mac OSX El Capitan (10.11) 和 Windows 8(64 位)操作系统。下载地址为：http://www.cebm.brown.edu/openmee/download.html。

### (二)通用软件

通用软件的功能确实比专用软件强很多，特别是三大著名统计软件 SAS、Stata、R，具有良好接口或可扩展性。

1. R 软件　R 软件是属于 GNU 系统的一个自由、免费、源代码开放的软件，是一套完整的数据处理、计算和绘图软件系统。更新较快，每 3 到 5 个月更新一次，截止到 2019 年年底，最新版本为 3.62 版(2019-12-12 发布)。它的部分统计功能是整合在 R 环境的底层，但是大多数功能以扩展包的形式提供。这些扩展是全世界统计学家思维的最大集中，是全球优秀的统计应用程序整合，目前有不少统计学家为它提供了许多优秀的、可以用于 Meta 分析的扩展包。可以毫不夸张地说，不论是经典的 Meta 分析方法，还是高级的 Meta 分析方法，几乎都可以在 R 中实现。

2. Stata 商业软件　Stata 软件是一款功能强大而又小巧玲珑的统计分析软件，最初由美国计算机资源中心(Computer Resource Center)研制，现为 Stata 公司的产品，最新版本为 16.0，已提供了完整的 Meta 分析模块。Stata 还允许用户自行修改、添加和发布 ADO 程序文件，因此许多高级统计模块均是编程人员用其宏语言写成的 ADO 程序文件，全球的统计学家均乐于在 Stata 上首先使用所研究的最新计算方法，包括 Meta 分析等。由数十位 Stata 用户、统计学家编写的一组极为出色的程序，功能强大，可以实现经典、高级 Meta 分析等，还有一个鲜明的特点就是绘图非常精美。

3. SAS 商业软件　SAS 软件实行按年租用制。SAS 系统全称为 Statistics Analysis System，译成汉语是统计分析系统，是一个大型组合和集成的应用软件系统，具有商业智能、数据挖掘、统计分析和绘图等功能，特别在数据处理方法和统计分析领域，被誉为国际上的标准软件和最具权威的优秀统计软件包，如在美国 FDA 的新药评审中，新药试验结果的统计分析只能用 SAS 进行，其他软件的计算结果一律无效。除了有学者为 SAS 编写了实现 Meta 分析的宏命令外，大多数是应用 SAS 自带的程序步骤如 Proc Mixed、Proc Nlmixed、Proc Glimmix、Proc MCMC 等来实现各种类型的 Meta 分析等。因其设计主要针对专业用户，至今人机对话界面不太友好，操作仍以编程为主，需要用户对所使用的统计方法有较清楚的了解，非统计专业人员掌握起来较为困难。虽然同是编程软件，在易用性方面，SAS 不如 R 和 Stata。

### (三)Microsoft Excel 插件

1. MetaXL 免费软件　目前最新版本为 5.3，可应用 Excel 2000、2003、2007、2010、2013、2016 等

版本，32 位和 64 位均可。除了与通用软件（如 Stata 等）及专用软件等相同的 Meta 分析方法，针对二分类数据、连续型数据、单个率、相关系数、率比、率差等数据类型进行合并外，还增加了倒方差异质性（inverse variance heterogeneity，IVhet）及质量效应（quality effects，QE）等模型，实现 Doi 图（一种新的探测发表偏倚的方法）绘制、网络 Meta 分析等。下载地址：http：//www.epigear.com/index_files/metaxl.html。

2. MetaEasy 免费软件　目前最新版为 1.0.5，有几个不同的程序分别对应于 Excel2003（32 位）、2007（32 位）、2010（32 位和 64 位）、2013（32 位和 64 位），用户需要选择适合自己 Excel 版本的程序下载与安装。简单易用，但功能有限。下载地址：http：//www.statanalysis.co.uk/meta-analysis.html。

3. Met-Essentials 免费软件　Met-Essentials 软件目前最新版本为 1.5。汇集了多种 Meta 分析方法，可以处理多种类型的数据（如连续型数据、二分类数据、效应量数据、相关数据等）。下载地址：https：//www.erim.eur.nl/research- facilities/meta-essentials/download/。

## 二、实现贝叶斯方法的 Meta 分析软件

1. WinBUGS/OpenBUGS 免费软件　贝叶斯分析的常用的软件为 WinBUGS 和 OpenBUGS，前者最初版本为 BUGS（Bayesian inference using Gibbs sampling），在 1898 年发布，后经不断完善，2007 年形成稳定的 WinBUGS1.43 版本，目前已停止更新；OpenBUGS 是 WinBUGS 的开源版本，一直不断更新，到目前为止，为 3.2.2 版本，两者语法基本一致。JAGS 和 Stan 是当前新流行的贝叶斯分析软件，有不少 R 软件的扩展包均提供了与其对应的接口，操作更为简单。

2. JAGS 免费软件　是 Just Another Gibbs Sampler 的简称，目前最新版本为 JAGS 4.3.0（发布于 2017-06-18），有 Windows 和 Mac 两个操作系统的版本。采用马尔可夫链蒙特卡洛（Markov Chain Monte CarloMCMC）算法拟合贝叶斯分层模型（Bayesian hierarchical models），但是与 BUGS 完全不同，功能较其更为强大。该软件可由 rjags 等包在 R 软件中灵活调用。下载地址：https：//sourceforge.net/projects/mcmc- jags/files/。

3. Stan 免费软件　是一款统计建模和高性能统计计算的顶尖平台，适用于主流操作系统如 Linux，Mac，Windows 等。该软件广泛应用社会学、生物学、物理学、工程学和商业等各领域的建模、数据分析和预测等。它可由 R、Python、shell、MATLAB、Julia、Stata 等软件调用。下载地址：https：//mc- stan.org/users/interfaces/，用户需要分别下载与相关统计软件的相应程序（如在 R 软件中应用的为 Rstan，最新版为 2.19.2，安装方法如 https：//github.com/stan- dev/rstan/wiki/RStan- Getting- Started 所示）。

此外，一些通软件如 Stata、R、SAS 等软件自带贝叶斯分析模块；Stata 和 R 软件通过各自的扩展包调用贝叶斯分析软件（如 WinBUGS 和 OpenBUGS）进行贝叶斯 Meta 分析。

综述所述，读者可以根据 Meta 分析软件的特点和功能，结合自己的需要合理选择使用。

（张天嵩）

## 参考文献

［1］Sackett DL, Straus SE, Richardson WS, et al. Evidence based medicine：how to practice and teach EBM［M］. New York：Churchill Livingstone，2000.

［2］Porta M. A dictionary of epidemiology，5 th ed［M］. New York：Oxford University Press，2008.

［3］Bettany-Saltikov J. Learning how to undertake a systematic review：Part 1［J］. Nursing Standard，2010，24（40）：47-55.

［4］Higgins J, Thomas J. Cochrane Handbook for Systematic Reviews of Interventions version 6.0［EB/OL］（2019-07-13）. Cochrane，2019. http：//www.training.cochrane.org/handbook.

［5］张天嵩，董圣杰，周支瑞.高级 Meta 分析方法：基于 Stata 实现［M］.上海：复旦大学出版社，2015.

［6］张天嵩，钟文昭，李博.实用循证医学方法［M］.2 版.长沙：中南大学出版社，2014.

［7］李幼平.实用循证医学［M］.北京：人民卫生出版社，2018.

［8］Gurevitch J, Koricheva J, Nakagawa S, Stewart G. Meta-analysis and the science of research synthesis［J］. Nature，2018；

555(7695)：175-182. doi：10. 1038/nature25753.

［9］曾宪涛, 任学群. 应用 STATA 做 Meta 分析［M］. 2 版. 北京：中国协和医科大学出版社, 2017.

［10］Nikolakopoulou A, Mavridis D, Salanti G. Demystifying fixed and random effects meta-analysis［J］. Evid Based Ment Health, 2014, 17(2)：53-57.

［11］Bender R, Friede T, Koch A, et al. Methods for evidence synthesis in the case of very few studies［J］. Res Synth Methods, 2018, 9(3)：382-392.

［12］Lau J, Ioannidis JP, Schmid CH. Summing up evidence：one answer is not always enough ［J］. Lancet, 1998；351 (9096)：123-127.

［13］George DS. Meta-analysis：Unresolved and future developments［J］. BMJ, 1998, 316(7126)：221-225.

［14］王丹, 翟俊霞, 牟振云, 等. Meta 分析中的异质性及其处理方法［J］. 中国循证医学杂志, 2009, 9(10)：1115-1118.

［15］Higgins JPT, Thompson SG, Deeks JJ, et al. Measuring inconsistency in meta-analyses［J］. Bri Med J, 2003, 327：557-560.

［16］Higgins JPT, Thompson SG. Quantifying heterogeneity in a meta-analysis［J］. Statist Medi, 2002, 21：1539-1558.

［17］Olkin I. Diagnostic statistical procedures in medical meta-analysis［J］. Stat Med, 1999, 18：2331-2341.

［18］Egger M, Davey Smith G, Schneider M, et al. Bias in meta-analysis detected by a simple, graphical test［J］. BMJ, 1997, 315：629-634.

［19］Peters JL, Sutton AJ, Jones DR et al. Contour-enhanced meta-analysis funnel plots help distinguish publication bias from other causes of asymmetry［J］. J Clin Epidemiol, 2008；61(10)：991-996.

［20］Ahmed I, Sutton AJ, Riley RD. Assessment of publication bias, selection bias, and unavailable data in meta-analyses using individual participant data：a database survey［J］. BMJ, 2011, 344：d7762.

［21］Sterne JA, Egger M, Smith GD. Systematic reviews in health care：Investigating and dealing with publication and other biases in meta-analysis［J］. BMJ, 2001, 323(7304)：101-105.

［22］Harbord RM, Egger M, Sterne1 JAC. A modified test for small-study effects in meta-analyses of controlled trials with binary endpoints［J］. Statist Med, 2006, 25(20)：3443-3457.

［23］Peters JL, Sutton AJ, Jones DR, et al. Comparison of two methods to detect publication Bias in Meta-analysis［J］. JAMA, 2006, 295(6)：676-680.

［24］Begg CB, Mazumdar M. Operating characteristics of a rank correlation test for publication bias［J］. Biometrics, 1994, 50：1088-1101.

［25］Small study effects and reporting biases ［EB/OL］. ［2019-01-13］. http：//authors. cochrane. org/authors/presentations/reporting- biases.

［26］Rothstein HR, Sutton AJ and Borenstein M. Publication Bias in Meta-Analysis -Prevention, Assessment and Adjustments ［M］. Chichester：JohnWiley & Sons Ltd, 2005, 127-144.

［27］Thomas J. Steichen RJRT. sbe39：Nonparametric trim and fill analysis of publication bias in meta-analysis［J］. Stata Tech Bull, 2000, 57：8-14.

［28］Peters JL, Sutton AJ, Jones DR, et al. Performance of the trim and fill method in the presence of publication bias and between-study heterogeneity［J］. Statist in Med, 2007, 26(25)：4544-4562.

［29］Rosenthal R. The "file drawer problem" and tolerance for null results［J］. Psychol Bull, 1979, 86：638-641.

［30］Orwin, RG. A fail-safe N for effect size in meta-analysis［J］. Educat Statist, 1983, 8：157-159.

［31］Rosenberg MS. The file-drawer problem revisited：A general weighted method for calculatingfail-safe numbers in meta-analysis［J］. Evolution, 2005(2), 464-468.

［32］Copas JB, Shi JQ. Reanalysis of epidemiological evidence on lung cancer and passive smoking［J］. BMJ, 2000, 320：417-418.

［33］Carpenter J. Package 'copas'［EB/OL］. ［2018-11-18］. http：//cran.r- project.org/web/packages/copas/copas.pdf

［34］Schwarzer G, Carpenter J, Rucker G. Empirical evaluation suggests Copas selection model preferable to trim-and-fill method for selection bias in meta-analysis［J］. J Clin Epidemiol, 2010, 63(3)：282-288.

［35］Suurmond R, van Rhee, H, Hak T. Introduction, comparison and validation of Meta-Essentials：A free and simple tool for meta-analysis［J］. Res Synth Meth. 2017, 8(4)：537-553.

# 第 8 章
# 系统评价/Meta 分析的研究选择与数据收集

## 要 点

- 至少有 2 名研究人员独立选择研究,并从不同研究中提取数据。
- 研究选择时,鉴别重复很重要,有时需要将同一项研究的多篇报道整合起来分析。
- 应基于研究目的,并结合每一篇文献的数据特点,严谨地构建易于使用的提取表,以结构化和有组织的方式收集足够及明确的数据,忠实地反映原始研究。
- 数据提取时,首先要识别研究测量结局的数据类型,如二分类、连续型、有序、计数、时间事件等不同类型数据;应该努力确定进行 Meta 分析所需的数据,有时需要间接转换。
- 保留原始文献及数据提取记录,以允许将来访问和共享。

微课:系统评价的
研究筛选及数据提取

系统评价结果的准确性及质量直接依赖于纳入研究、数据提取及分析,必须使用明确的方法来减少偏倚和人为误差,本章节内容主要参考了《Cochrane 手册》(6.0 版)及 Cochrane MECIR 标准相关内容,有兴趣的读者可以进行拓展阅读。

## 第一节　研究选择

### 一、选择研究

在进行研究选择时,需要注意以下方面。

#### (一)制订恰当的研究纳入标准和排除标准

制订恰当的研究纳入标准和排除标准,以便于从相关文献中选出符合要求的文献,保证进入系统评价中的各项独立研究具有较好的同质性。标准不能制订得过宽或过严。在制订纳入和排除标准时,可以按 PICOS 原则从研究对象、暴露或干预措施、对照、研究结局、研究设计类型等方面来制订;更详细地,还可以再从样本大小、随访年限、语种及纳入年限等做出明确规定,下面以文献作为范例解析。

[实例]:一篇题为《长期应用阿司匹林导致胃肠道出血的危险:汇总分析》的系统评价制订的纳入标准是"研究对象——入选的研究报告均为全文发表在杂志上将阿斯匹林作为抗血小板用药的随机对照试验"。若在报告中没有特别提出"随机"或研究者明显使用的是非随机分组法(例如依据出生的日期),则排除在外。摘要、综述文章、病例报告、临床观察及未发表的资料不包括在内。每一组少于 50 例患者的试验不包括在分析范围内,因其不大可能监测出不常见或极少见的不良反应。我们也不评估特殊人群使用阿斯匹林的疗效,如孕妇、儿童或已患血小板疾病患者。

干预方式——在选入的试验中，治疗组患者单纯口服阿斯匹林，对照组患者应用安慰剂或不用药。治疗时间至少 12 个月。交叉研究或将阿斯匹林与其他抗血小板药或抗凝血药联用的研究不包括在内。阿斯匹林不同剂量之间或与其他抗血小板药或抗凝药之间的对照试验，没有安慰剂或"不用药"对照组的试验，也排除在外。

结果监测——只有提供了所有治疗组和对照组胃肠道出血的数字化资料的试验才被选入。使用"呕血"或"黑便"或同时使用来描述出血并发症，但不使用"直肠出血"。由于对不同类型胃肠道出血的定义和报告中的分类不统一，故我们不采用仅报告选择性亚类胃肠道出血数据的试验，如严重出血或需要住院或输血的病例。

评析：

(1)研究对象。对纳入分析的研究对象的疾病类型、病情程度、年龄、性别作出规定，研究对象为胃肠道出血的成年患者，性别不限，但特殊人群(孕妇、儿童或已患血小板疾病患者)除外；疾病类型为"胃肠道出血"，"严重出血或需要住院或输血的病例除外"即对病情程度作为规定。

(2)研究设计类型。明确入选研究的设计类型对于制订纳入和排除标准十分重要，如果把设计类型不同的研究纳入，则研究间的异质性较大，容易产生偏倚。范例中选择的设计类型为随机对照试验，而非随机试验、摘要、综述文章、病例报告、临床观察及未发表的资料则排除。

(3)暴露或干预措施。必须明确观察性研究中的暴露因素、临床试验的具体干预措施如方法、剂量、疗程等，并且要考虑不同研究中暴露或干预处理的一致性。范例中观察的暴露因素为"阿斯匹林"，并将联用其他抗血小板药或抗凝药等暴露因素的研究除外。

(4)研究结局。研究结局应明确和尽量一致，范例中选取结局为"呕血"或"黑便"；同时结局应能量化、有可比性，所以选取"提供了所有治疗组和对照组胃肠道出血的数字化资料的试验"。

(5)样本大小。小样本实验与大样本实验相比，方法学质量相对低下。如果系统评价中纳入的小样本实验显示较大效应值时，可能导致"小样本研究效应"的出现；同时，纳入研究之间的异质性同样也可导致"小样本研究效应"的出现；另外，对于少见并发症，一些小样本研究不一定能观测到，因此范例中将每组的样本量设定为不小 50。

(6)治疗或随访时间。一些研究治疗或随访的时间长短对结局变量会产生影响，所以必须有明确规定，本例纳入治疗时间超过 12 个月的研究。

### (二)将研究而非将报告作为个体纳入研究

有时候某一项研究可能分解在不同的文章、摘要或其他报告中发表，在系统评价时，应将研究纳入而不是某个报告来纳入。对系统评价进行全面的检索可以从相关研究中鉴别多次报道，需要通过两个不同的过程来决定哪一项研究应该被纳入，主要有两种方法：一种就是把同一项研究的多个报道整合起来，另一种则是通过从不同报道中获得的信息来决定应该纳入哪一项研究。

### (三)鉴别同一研究的重复发表

重复发表会引起内容偏倚(substantial biases)，因为在无意中同一研究会被多次纳入进行 Meta 分析。重复发表有多种形式：研究相同、研究人数不同、结局指标不同。当同一项研究有多篇文献发表时，MECIR 标准建议将这些文献加以整合，不应丢弃研究的辅助报告，因为它们可能包含有关设计和实施的其他有用信息，与此同时评论作者必须选择并说明哪些报告可以用作研究结果的来源。

重复发表形式多样且难以被识别，我们需要整理同一项研究的多个报告，仔细对比分析，对比文献的常用标准：①试验注册号；②作者姓名(大多数重复发表的文献姓名相同)；③研究地点(参与机构，如医院名称)；④干预措施细节(如剂量、频次)；⑤研究人数和基线数据；⑥研究日期和持续时间(明确不同样本量是不是在不同时间招募的)；⑦研究的基金来源(如赞助合同编号)等。当对比以上这些内容，仍存在不确定因素时，则有必要与作者联系。

## 二、研究选择人员

虽然制订了研究纳入标准和排除标准，但最终要靠评价者来判断研究能否纳入。在实践中，这种判断能力在一定程度上依赖于评价者的经验和专业技能。MECIR 强制性推荐至少两名人员独立选择和提取数据。有证据表明：至少两名的评价者可以减少过度排除相关研究的可能性。鉴于某一领域的专家先入为主的观念会影响到他们的判断，两名评价者最好由一名专家和一名非专家组成。参与数据提取的每个人都必须在正式提取之前使用数据提取表格进行练习，如果该表格是由其他人设计的，还应接受适当的培训。

有些评价者可能使用盲法选择研究，如尝试通过编辑论文对发表杂志、作者、单位、结果设盲，交由他人评价，但证据表明这样费时且对防止偏倚作用不大，Cochrane 一般不建议对其设盲。

两名评价者选择研究的一致性可以通过 kappa 值来确定。意见不一致多源于某一评价者的疏忽，需要考虑出现不一致的情况来决定处理方式，如通过第三方或双方讨论解决；偶尔，因信息不足难以达成一致，则应将此文献列为待评估组，等获得足够的信息如通过与作者联系再做决定。

Kappa 值计算方法：假设两名评价者对某些研究选择结果如表 8-1。

表 8-1　两名评价者的研究选择结果

| 评价者 1 | 评价者 2 | | | |
| --- | --- | --- | --- | --- |
| | 纳入 | 排除 | 不确定 | 总计 1 |
| 纳入 | a | b | C | $I_1$ |
| 排除 | d | e | F | $E_1$ |
| 不确定 | g | h | I | $U_1$ |
| 总计 2 | $I_2$ | $E_2$ | $U_2$ | K |

如果 Kappa 值在 0.40~0.59 之间，则说明一致性中等；如果在 0.60~0.74 之间，则说明一致性好；如果大于 0.75 则说明一致性相当好。

### 三、研究选择步骤

(1) 通过文献管理软件整理研究，至少由两名评价者分别独立审阅，判定文献是否可纳入。

(2) 检阅标题和摘要直接排除明显不相关的文献。

(3) 查找并获取疑似相关的文献全文。

(4) 将重复发表的文献整合在一起。

(5) 阅读符合条件的研究报告全文，以确定是否纳入。

(6) 对比不同筛选人的纳入结果，结果不一致的文献暂时保留，请专家进行仲裁以决定是否纳入。必要时可联系研究者获取更多信息。如果研究仍不完整/无法获得，则应将其记录为不完整，并应在"待评估的研究"表中报告。

(7) 决定最终纳入排除的研究，并准备提取数据。MECIR 标准建议在审查时不能仅根据结果数据的报告排除研究，因为由于有的研究存在选择性结果报告，直接排除未报告可用数据的研究会引起偏倚。尽管此类研究不能纳入荟萃分析，但应考虑其遗漏的含义。记录尚未报告但正在进行的试验，以便可以将其添加到正在进行的研究表中。

详细记录以上步骤，以便完成流程图和排除研究表，保证研究选择的可重复性。

## 第二节　数据收集

本章节所讨论的"资料或数据(data)"是指研究的相关信息，包括研究方法、研究对象、干预措施、研究结局、出版信息等。资料提取(data extraction)是系统评价与 Meta 分析制作过程中的重要步骤，直接关系到数据分析和合成，以及结果讨论及参考文献等部分。MECIR 标准对数据收集的要求为：收集足够详细的特征信息，包括被纳入研究的参与者、干预措施及对照、结局和研究设计的详细信息（即PICOS）。

## 一、资料提取的原则及步骤

### （一）基本原则

为确保资料提取的完整性和真实性，尽量减少偏倚或错误的发生，提取资料应遵循以下原则

1. 客观、完整、准确　数据的提取应该遵从客观的原则，忠实于原始文献，数据提取的完整性、准确性对后期的数据分析有重要作用，前期完整、准确地提取数据，在后期的软件分析中将会相对容易，若所需的数据形式与原始研究不符，应先提取原始数据，再通过统计方法进行数据转换。为保证筛选文献的客观性，Cochrane 推荐文献的筛选工作应由至少两位人员独立完成，两位筛选者最好具有不同的专业背景，并进行交叉核对。

2. 统一培训与预提取　确定文献的筛选者之后，应对其进行统一培训，培训内容一般包括：资料提取的基本过程及内容，软件的使用，流行病学的相应方法学知识等。在培训后，应选取几篇有代表性的文献进行资料的预提取，可以评估资料的提取质量，并进一步统一提取标准及认识。

3. 恰当处理分歧　对于筛选存在分歧的文献，优先在筛选者内部讨论解决，讨论后仍存在分歧的，可申请第三方，如经验丰富的其他成员或者该领域专家等介入。若通过上述方法仍不能解决，应在系统评价与 Meta 分析中注明该分歧及原因。

### （二）基本步骤

按照一定的、明确的步骤进行资料提取，可以避免重复劳动并保证准确性。一般而言，资料提取的步骤为：①明确需要纳入的资料范围；②明确资料提取人员；③设计资料提取表；④对资料提取表进行预提取并完善；⑤进行资料提取；⑥资料核查及修改；⑦处理相应的分歧。新版《Cochrane 手册》制订的数据收集项目清单可供参考，如表 8-2。

表 8-2　数据收集项目清单

**数据提取表概述**

数据提取表名称、提取日期、纳入研究的识别信息

**合格**

确定符合纳入研究的标准、排除原因

**研究方法**

研究设计：随机/非随机对照试验的研究设计特征；单中心或多中心研究（如果是多中心研究，记录中心数量）
所采用的招聘和抽样程序、研究时间及随访时间
随机试验的随机序列生成、分配方案隐藏，以及用于非随机研究的预防和控制混淆，避免选择偏倚和信息偏倚的方法、防止和解决数据丢失的方法
测量指标及单位：效应估计所适用的统计方法，包括统计模型中包含的任何协变量
报告偏倚和其他类型偏倚
研究的资金或其他物质支持来源、潜在利益冲突

**研究对象**

研究场景
地区/国家
纳入、排除标准，包括诊断标准
研究对象的基线特征（如年龄、性别、合并症、社会经济情况）

**续表 8-2**

**干预措施**

收集干预措施及对照措施时，应足够详细以进行重复研究

给药成分、途径、剂量、时间、频率；干预方案、干预时间

与实施相关的其他因素（如实施者资质要求、设备要求等）

干预措施按计划执行的完整度

对照组的定义，如没有干预、安慰剂、常规治疗

对共同干预的描述

**结局**

结果域或标题（如焦虑）

测量工具或手段（包括临床结局或终点的定义）；使用量表及量表名称；定义指标的上限和下限或高分和低分

用于表征每个参与者结果的特定指标（如干预后焦虑，或从基线到干预后时间点的焦虑变化，或干预后是否存在焦虑）

结局指标的报告形式及测量时间

不良结局的报告具体取决于是否系统收集（例如通过统一实验室检查或者患者自报告）

**结果**

对于每组以及每个时间点所对应的每个结果：基线参与者数量、失访或退出的数量及原因

每组的摘要数据（如用于二分类数据的 2×2 表；用于连续数据的均值和标准差）

组间估计及其可信区间（如 OR、RR、SD）

如果计划进行亚组分析，则需要为每个参与者亚组提取相同信息

**其他**

研究作者的关键结论

提及其他相关研究

一致性评价

研究作者或评价者的各种注释

尤其要注意的是研究特征及测量结局：研究特征包括研究的合格性、研究对象的特征和研究地点、研究的设计方案和质量、研究措施的具体内容和实施方法、偏倚防止措施等；测量结局如随访时间、失访和退出情况、每组总人数及各种事件发生率（如治愈、好转、无效等）或测量值的均数差或标准误等；由于不良结局的定义在不同研究中有所交叉，给数据合并带来困难，系统收集是指使用定义的方法（如问卷或实验室测试）以相同方式为每个参与者收集不良事件；非系统性收集是指使用开放式问题（如，"自上次访问以来您是否注意到任何症状？"）等方法收集不良事件信息，或者由参与者自发报告。系统性收集的数据质量要优于非系统性收集，但无论采用何种收集方法，都应记录不良反应结果及其强度的精确定义。

## 二、获取数据的途径

评价者可以通过 3 个途径来获得数据：研究报告、联系研究者、个体化病例数据（individual patient data，IPD）等。其中从研究报告（包括杂志论文、注册试验、学位论文、会议摘要、书籍、勘误、网页等）中可以获得所需要的大部分数据；但有时从研究报告不能获得全部数据（如研究详情和数字化数据），则需要联系原研究者；也可以从研究者/开放数据库处获得个体化病例数据重新分析或作 Meta 分析。

## 三、数据提取表格的编制

数据提取表是连接原始研究报告与评价者最终报告的桥梁，可分为电子版与纸版两种形式，两种

各有利弊，评价者根据实际情况选用。电子版表格的优点在于：数据提取和录入可同步进行；可以编程；综述涉及大量研究时，易于储存和修改；数据提取时允许作简单的转换，如磅转换为千克；不同评价者可迅速地对表格进行比较；环保。而纸版表格的优点在于：数据提取可以任何地点实行；易于创建和实现；所有处理和修改永久保留；不同评价者间简单地进行比较。

评价者在创编或设计数据提取表时，应首先考虑需要收集多少信息，太多则浪费时间，太少则易丢失关键数据，在后面的过程中需要返回重新收集数据。可以参考数据收集项目清单进行设计。

资料提取表包含以下几个基本部分：

（1）基本信息。包括原始研究及本次研究的信息。原始研究：评价者对原始研究设定的代码（一般由第一作者的姓和研究发表年份组成），原始研究的作者及联系方式、文献来源（杂志名称、发表时间、卷期、页码）等。本次研究的基本信息：研究题目、评价者姓名及评价日期等。

（2）研究要素。根据计划书（protocol）中预先规定的 P，I，C，O，S 进行考核。P：研究对象的总人数及各组人数、性别、年龄、种族、研究地点、纳入和排除标准等。I：干预组和对照组的具体措施、各组人数等。O：结局指标及其定义（测量方法/量表名称、测量单位、测量时点）等，同时判断是否是有益/有害指标。S：研究类型以及方法学部分（研究方案、研究时限、随机方案等），方法学部分可以从中进行原始研究的偏倚评价。

（3）研究结果。此部分是对原始研究的研究结果进行提取，包括各组人数（入组人数、最终人数、事件数），以及结局数据（二分类资料、连续资料及效应量）。

编制数据提取表应考虑方便输入，表格结构要有逻辑性，编码应尽可能一致及简单。编制完成后进行预试验，并根据预试验结果进行修改。可以考虑使用数据或数据库管理软件，如 Excel、Foxpro 等用于制作电子版数据提取表。以收集干预性研究为例，设计一个简单的表格，如表 8-3，仅供参考。

表 8-3　一个简单的干预性研究数据提取表

| 基本情况 | | | |
|---|---|---|---|
| 文题/ID | | | |
| 作者及联系方式 | | | |
| 发表杂志 | | | |
| 发表年限 | | | |
| 选择水平 | 全文□　　　　摘要□　　　　会议□　　　　其他□ | | |
| 研究要素（PICOS） | | | |
| P | 总人数＿＿＿＿性别（男/女）＿＿＿＿平均年龄（岁）＿＿＿＿<br>诊断标准＿＿＿＿观察地点＿＿＿＿国籍/种族＿＿＿＿ | | |
| I | 人数＿＿＿＿具体方法＿＿＿＿剂量/给药途径/给药时间/疗程/随访＿＿＿＿ | | |
| C | 人数＿＿＿＿具体方法＿＿＿＿剂量/给药途径/给药时间/疗程/随访＿＿＿＿ | | |
| O | 测量指标＿＿＿＿结局定义与测量方法＿＿＿＿；亚组结局、不同时点的结局＿＿＿＿<br>测量单位 | | |
| S | 设计　　随机对照试验□　　　非随机对照□　　　前后自身对照□<br>　　　　历史对照□　　队列研究□ | | |
| | 方法　　随机□　　随机单位：个人/组群<br>　　　　随机方法：随机数表/计算机/其他/不清楚<br>　　　　分配方案是否隐藏<br>　　　　盲法□　　受试者/干预者/测量者/资料分析者<br>　　　　对照□　　其他□ | | |

续表 8-3

| 结果 | | |
|---|---|---|
| 组别 | 试验组_____ | 对照组_____ |
| 二分类数据 | 事件数_____ 总人数_____ | 事件数_____ 总人数_____ |
| 连续型数据 | 均数±标准差总人数_____ | 均数±标准差总人数_____ |
| 效应量 | 指标_____ | |
| | 95%可信区间_____ | |
| | 相应标准误_____ | |
| 其他 失访情况、数据缺失或异常情况的说明_____ | | |

| 随访 |
|---|
| |

| 其他 |
|---|
| 资金来源、作者得出的关键性结论、作者对混杂因素的评价等 |
| 评价者：　　　　　日期： |

## 四、数据收集人员

最好由两名以上的评价者提取数据，可以减少评价者偏倚。建议采用"双人独立提取法（double abstraction process）"，有研究表明：由两名独立评价者独立提取数据较之于先由一名评价者提取后再由另一名评价者核对，出现的错误少。

由两名以上评价者从同一研究报告提取数据时，必然会涉及不一致的情况，可通过协商或第三方裁定。

## 五、结果数据提取

Meta 分析首先要识别研究测量结局的数据类型，一般可分为以下 5 种类型。

### （一）二分类数据

对于每一干预组只有非彼即此两种结果，如死亡或存活、临床治疗成功或失败等，只需要将结果整理成 2×2 四格表即可，如表 8-4，可以计算 OR、RR、RD 等。

表 8-4　二分类数据四格表

| 组别 | 发生事件(成功) | 未发生事件(失败) | 总计 |
|---|---|---|---|
| 治疗组 | $S_E$ | $F_E$ | $N_E$ |
| 对照组 | $S_C$ | $F_C$ | $N_C$ |

有种情况（如会议文献），不能获得总样本量和目标事件发生人数，仅报告了比值比（OR）或相对危险度（RR）。如果报告了 95%可信区间（confidence interval，CI）、标准误（standard error，SE）或者 $P$ 值，则可以通过经典的方差倒数法合并数据。

### （二）连续型数据

统计学上的"连续性"是指在某一特定范围内取任意值，每一个测量结果都是一个具体的数值。在 Meta 分析中常用的两个指标是加权均数差和标准均数差，一般需要提取的数据为：每一干预组测量结果的均数、标准差及获得测量结果的研究对象数目。请注意，原始研究中标准差和标准误会时常混淆，两个概念使用不一致；而系统评价者比较容易犯的一个错误是把标准误当作是标准差。原始研究时常不明确报告的统计量，这就需要系统评价者通过推理并与其他研究比较。

如果连续型变量的报告多变而且报告质量差，则会导致难以获得需要的数据。如有些研究只报告中位数而不报告均数；有些报告标准误、可信区间、四分位间距，甚至最大值和最小值，而不报告标准差。报告的结局指标也不同，如有些报告干预前后的差值；有些报告原始数值，有些报告对数值。以下是几种特殊情况下的数据提取方法：

1. 从标准误和可信区间获得标准差

某些情况下（如会议文献），研究的样本量、均数和标准差不能全部获得，仅获得均数差和标准均数差，但如果报告了 95% 可信区间、标准误或者 $P$ 值，则可以通过经典的方差倒数法合并数据。

（1）如果能够获得某研究内每个干预组的标准误（请注意不是两干预组组间均数差的标准误），则可以通过公式获得每个干预的标准差。

（2）如果能够获得某研究内每个干预组均数的可信区间，也可以计算相应标准差，但要结合样本量大小分别采用不同的方法。1）如果样本量足够大（也就是说每组样本量大于 100 人），以 95% 可信区间为例，则计算公式为标准差：（上限-下限）/3.92；若获得 90% 或 99% 可信区间，则只需将 3.92 分别更换为 3.29 和 5.15。2）如果样本量比较小（也就是说每组样本量小于 60 人），通过 $t$ 值分布数值获得可信区间。上式中的 3.92，3.29 及 5.15 需要被替换为 2×$t$ 值，$t$ 值可以通过 $t$ 值分布表（众多统计学书籍一般会提供该表）获得（自由度为样本量-1），也可以通过软件直接计算。3）如果样本量中等（也就是说每组样本量在 60-100 之间），则上述 $t$ 分布或正态分布两种方法都可以使用。

我们以手册上的数据如表 8-5 为例，说明具体的算法。

表 8-5　一个虚拟的研究数据

| 组别 | 样本量 | 均值 | 95%CI |
|------|--------|------|-------|
| 试验组 | 25 | 32.1 | 30.0, 34.2 |
| 对照组 | 22 | 28.3 | 26.5, 30.1 |

对于试验组，样本量为 25 的 95% 可信区间，则可通过在 Microsoft Excel 中输入函数：=tinv（1-0.95，25-1），结果为 2.063 9，将其代入上述公式计算标准差，分母 3.92 替换成 2 × 2.0639 = 4.128，则 25 ×（34.2-30.0）/4.128 = 5.09。对照组的标准差计算类似。

计算后，一项重要的工作是判断均数可信区间是否对称（下限与均数的差距与上线与均数的差距相等）；如果情况不符，则要对换算所得可信区间进行重新计算。

2. 通过标准误、可信区间、$t$ 值和 $P$ 值获得标准差

可以通过两组间均数差相关的标准误、可信区间、$t$ 值或 $P$ 值获得标准差，该方法是基于每个干预组测量结局标准误是相同的这一假设基础之上的。

（1）根据 $P$ 值求 $t$ 值：如果研究是通过 $t$ 检验得到 $P$ 值，则可以从 $t$ 值分布表中获得相应的 $t$ 值，假设 $N_E$ 和 $N_C$ 分别是试验组和对照组的样本量，则自由度为（$N_E+N_C-2$）。如以表 8-4 的数据为例，假设试验组样本量（$N_E$）为 25，对照组样本量（$N_C$）为 22，组间均数差 MD 为 3.8，通过两组样本 $t$ 检验已知 $P=0.008$；反过来，如果已知 $P$ 值和自由度，可以求出 $t$ 值，如与 $P$ 值为 0.008 和自由度为 25+22-2=45 相应的 $t$ 值是 2.78。它可以通过查阅 $t$ 值分布表得到，也可以用相关软件计算，如在 Microsoft Excel 中输入 =tinv（0.008，45）得出 $t$ 值。

有时候会遇到没有报告确切 $P$ 值，而只报告显著性水平如 $P<0.05$ 或 $P=NS$（意味着 $P>0.05$），难度加大。一个比较保守的方法是通过 $P$ 值的上限估算，例如 $P<0.05$，则取 $P=0.05$；$P<0.01$ 则取 $P=0.01$；$P<0.001$ 则 $P=0.001$。但如果文献只报告如果组间差异 $P=NS$（无意义）或 $P>0.05$（或 0.01），则无法计算 $t$ 值。

（2）根据 $t$ 值计算标准误：因 $t$ 值是组间均数差与其标准误的比值，三者的关系为 SE = MD/t。如

以上述数据为例，组间均数差为 3.8，其相应 $t$ 值为 2.78，则其相应标准误为 $3.8/2.78=1.37$。

（3）通过可信区间计算标准误：如果样本量够大，且已知均数差的 95% 可信区间，则可按照公式 SE =（上限−下限）/3.92 获得标准误；对于 90% 的可信区间而言，将 3.92 替换为 3.29；对于 99% 可信区间而言，将 3.29 替换为 5.15。如果样本量较小，通过 $t$ 值分布获得可信区间，则上式中的 3.92、3.29 及 5.15 需要被替换为 $2 \times t$ 值，$t$ 值可以通过 $t$ 值分布表获得，也可以通过软件直接计算。如以表 8-4 中的数据为例：试验组样本量为 25，对照组样本量为 22，95% 可信区间的 $t$ 值则可通过在 Microsoft Excel 中输入函数：= tinv(1−0.95, 25+22−2) 得到。

（4）根据标准误计算标准差：组间标准差可通过公式 $SD = \dfrac{SE}{\sqrt{\dfrac{1}{N_E}+\dfrac{1}{N_C}}}$ 计算得到，如以上例的数据，

$\dfrac{1.37}{\sqrt{\dfrac{1}{25}+\dfrac{1}{22}}}=4.69$。请注意此处的标准差是试验组与对照组标准差的平均值，分别作为两组的标准差。

### 3. 数据转换

有时合并数据时，可能要对原始数据进行转化后才能进行，例如：对于某些偏峰数据，获得的是均数和标准差的对数值（或相当于获得几何均数及其相应可信区间）。应当收集这类结果数据，可能会运用到 Meta 分析，或在特定条件下，要转换回原始数据。

如 MacLennan 等的一项研究，是关于接种脑膜炎球菌 C 疫苗和对照组疫苗 12 个月后脑膜炎球菌抗体反应，其报告的数据是试验组和对照组的几何平均滴度点估计及 95% CI 分别为 24（17，34）和 4.2（3.9，4.6），则试验组和对照组测量结局的自然对数值点估计及 95% 可信区间分别为 3.18（2.83，3.53）和（1.36，1.53），可用于 Meta 分析。

### 4. 中位数和极差

极差（range）是一组观察值中最大值与最小值之差。不像其他描述变异的指标，它非常不稳定，随着样本量的增大而增加。它描述的是观察指标的极值而不是平均变异。通常认为对于正态分布的数据，95% 的数值位于"均数±2×标准差"范围内，因此标准差约为极差的 1/4，这种方法不够严谨，不推荐使用这种方法。但中位数和极差通常提示数据呈偏态分布，因此需要对均数和标准差进行估算。

Hozo 等于 2005 年首先提出均值和标准差的估算方法，是最初国际通用的估算方法：设样本量为 $n$，中位数为 $M$，最小值为 $a$，最大值为 $b$，均数为 $m$，标准差为 SD，则估计中位数：1）当 $n>25$ 时，$m=M$；2）当 $n \leqslant 25$ 时，$m=\dfrac{a+2M+b}{4}$。估计标准差：1）当 $n \leqslant 15$ 时，$SD=\sqrt{\dfrac{1}{12}\left[\dfrac{(a-2M+b)^2}{4}+(b-a)^2\right]}$；2）当 $15<n \leqslant 75$ 时，$SD=\dfrac{b-a}{4}$；（3）当 $n>70$ 时，$SD=\dfrac{b-a}{6}$。

后来 Wan 等在估计中引入样本量，使标准差估算更为稳定：$SD=\dfrac{b-a}{2\mu z}$，$\mu z$ 是服从标准正态分布 $Z_{(i)}$ 的近似值，以 Stata 为例，输入 "di invnormal(1−z)" 命令即可求得 $\mu z$ 值，$z$ 为具体数值，$z=\dfrac{n-0.375}{n+0.25}$。Luo 等继续沿用 Wan 的计算方法，提出均值 $m=\left(\dfrac{4}{4+n^{0.75}}\right)\dfrac{a+b}{2}+\left(\dfrac{n^{0.75}}{4+n^{0.75}}\right)M$。读者可以用 Luo 和 Wan 的方法来分别估计样本均数和标准差。

### 5. 中位数和四分位数间距

如果数据符合正态分布，则中位数与均数非常接近，即可直接使用该数据进行 Meta 分析；如果数据呈偏态分布，则均数和中位数相差很多。实际上，正是因为数据呈偏态分布，才以中位数的形式报道。四分位数间距描述了中间 50% 研究对象数据所在的位置。当样本量足够大，则数据分布近似于正态分布，四分位间距约等于 $1.35 \times SD$。因此结果呈偏态分布时需要进行估算。

设样本量为 $n$，中位数为 $M$，第 25 百分位数为 $q_1$，第 75 百分位数为 $q_3$，均数为 $m$，标准差为 SD。

Wan 等提出的均数估计为 $m=\dfrac{q_1+M+q_3}{3}$；标准差为 $SD\approx\dfrac{q_3-q_1}{\eta(n)}$，$\eta(n)$ 的计算较为复杂，参考文献列出了不同样本量时 $\eta(n)$ 的估计值，当样本量足够大时，$\eta(n)$ 可近似为 1.35。Luo 等之后又提出均数的最优估计：$m=(0.7+\dfrac{0.39}{n})\dfrac{q_1+q_3}{2}+(0.3-\dfrac{0.39}{n})M$。

6. 合并亚组

有时需要合并两组或两组以上的数据，对于每一干预组，以 $N$ 表示样本量，以 $M$ 表示均数，以 SD 表示标准差，则按表 8-6 的公式进行合并。

表 8-6　两组合并方法

| 参数 | 组 1 | 组 2 | 合并组 |
|---|---|---|---|
| 样本量 | $N_1$ | $N_2$ | $N_1+N_2$ |
| 均数 | $M_1$ | $M_2$ | $\dfrac{N_1M_1+N_2M_2}{N_1+N_2}$ |
| 标准差 | $SD_1$ | $SD_2$ | $\sqrt{\dfrac{(N_1-1)SD_1^2+(N_2-1)SD_2^2+\dfrac{N_1N_2}{N_1+N_2}(M_1^2+M_2^2-2M_1M_2)}{N_1+N_2-1}}$ |

7. 从统计图中截取数据

有一些研究只报告统计图，未写明均数、标准差的具体数值，这种情况可以使用 Photoshop 软件从统计图中提取数据。操作方法为：使用 Photoshop 打开图片–单击"窗口"选项卡–单击"信息"选项–从弹出的"信息"窗口可以显示鼠标所在位置的横纵坐标数据。然后根据由已知实际值的点及其所在坐标和未知点的坐标，来推断未知点的实际值。计算方法为：已知 A、B 两点是纵坐标轴上已知实际值的 2 个点，分别为 $a$，$b$，利用 Photoshop 获得其坐标为 $(0,y_A)$、$(0,y_B)$；C 点是"均数线"上任意 1 个点，D 点为"误差线"上任意 1 个点，该两点实际值未知，设为 $c$，$d$，利用 Photoshop 获得其坐标为 $(x_C,y_C)$、$(x_D,y_D)$；则 $m=c=\dfrac{(y_C-y_B)(b-a)}{y_B-y_A}$，$SD=d-c=\dfrac{(y_D-y_C)(b-a)}{y_B-y_A}$。

同理对于非正态分布的数据，可以通过箱式图截取中位数、四分位数或极值，再利用公式进一步估算均数与标准差。

（三）有序数据

有序数据是建立在概念"顺序"或"序列"基础上的数据类型，指每 1 项研究对象被分为几个有自然循序的类别，如疾病病情程度的"轻""中""重"等、治疗效果的"治愈""好转""无效"等。另外，还有一种特殊的有序数据——测度数据，即常用于测量行为及认知功能的量表所得到一系列"得分"数据。

对于此类数据，基于原始尺度可以作为连续数据或直接作为有序数据提取。如果分类尺度等级较少，可以采用比例优势（比数）比（proportional odds ratios）模型进行 Meta 分析；如果分类尺度等级较多，则作为连续型数据进行 Meta 分析，也可以选取适当的切割点将之合并分为二分类数据。

（四）计数数据

在许多医学研究中，某些事件可以在同一患者中重复发生，如心肌梗死、反复住院等，我们需要关心的数据并不是每个人经历的事件，而是事件发生的重复次数，此类数据称为"计数数据"，在实践中，可分为罕见事件和常见事件数据。

对于罕见事件计数数据，常用的指标是率（rates），率常与观察时间跨度内事件发生的次数有关，如某一临床观察组，经过 314 人年的随访，发生了 18 起心肌梗死事件，则率为 0.057 每人年。如果可以得到每一组的事件发生总数及每人时风险总数，可以作为率分析，常用的汇总指标为率比（rate ratio），较少用的指标为率差。如果罕见事件重复发生，则可以作为时间事件（time-to-event）数据提取。

对于常见事件计数数据，如蛀牙、牙齿脱落等，可以当作连续型数据提取（如每个患者经历事件的平均数）。干预效果可以用均数差来表示。

对于此类数据，最常见的错误是直接将发生事件、样本量/研究对象或随访人年作为二分类数据提取。如果能确定每一干预组的研究对象及至少经历一次事件研究对象的数量，可以考虑将其作为二分类数据提取。

### （五）时间事件数据

许多医学研究观察的变量是某些重要临床事件如死亡、疾病进展等发生的时间，或者是某些特殊临床意义的疾病事件如中风等发生的时间，称为时间事件数据。其重点在于目标事件发生前经历的时间跨度，最常见的是生存数据。此类数据包括一对观察值：观察到未发生事件的时间长度和预定的终止结局，如果在观察时间内预定的终止结局未发生，则不能获得确切的生存时间，称为"截尾"数据。

对于此类数据，最好联系原始研究者获得个体化病例数据，重新分析得到 logHR 及其标准误，然后进行 Meta 分析。可以通过对数秩检验或 Cox 比例风险模型两种策略获得 logHR 及其标准误。在本书第 44 章介绍 Engauge Digitizer 软件，是从生存曲线中提取数据的方法。

## 六、管理数据

《Cochrane 手册》建议在收集每项研究数据后，进行数据分析之前将它们组织成一个综合的电子格式（如数据库或电子表格）会很有帮助。用电子方式对数据进行整理后，可以轻松导出全部或部分数据以进行数据清理、一致性检查和分析。在数据处理过程中，重要的是要保留有关数据来源的明确信息，并就来源于源文档的数据和通过计算获得的数据之间加以清晰区分，建议使用计算机进行统计转换而非使用手动计算器计算，以保留原始数据、计算数据及计算过程的记录。

在理想情况下，无论原始评论作者还是不同作者组更新评论，数据都只需提取一次，并应存储在安全稳定的位置以供将来进行评论更新。

（孟玲慧，张天嵩）

## 参考文献

[1]Chandler J, Cumpston M, Thomas J, et al. Cochrane Handbook for Systematic Reviews of Interventions version 6. 0[EB/OL].[2019-08-31]. Cochrane, 2019. http://www.training.cochrane.org/handbook.

[2]Higgins JPT, Lasserson T, Chandler J, et al. Methodological Expectations of Cochrane Intervention Reviews[M]. Cochrane：London, 2019.

[3]张天嵩，钟文昭，李博.实用循证医学方法学[M].2 版.长沙：中南大学出版社，2014.

[4]Derry S, Loke YK. Risk of gastrointestinal haemorrhage with long term use of aspirin：Meta-analysis[J]. Eng Med J, 2001, 4(4)：186-190.

[5]Meade MO, Richardson WS. Selecting and appraising studies for a systematic review[J]. Ann Intern Med, 1997, 127(7)：531-537.

[6]罗杰，冷卫东.系统评价/Meta 分析理论与实践[M].北京：军事医学科学出版社，2013.

[7]Zhang J, Yu KF. What's the relative risk? A method of correcting the odds ratio in cohort studies of common outcomes[J]. JAMA, 1998, 280：1690-1691.

[8]Hozo S P, Djulbegovic B, Hozo I. Estimating the mean and variance from the median, range, and the size of a sample[J]. BMC Med Res Methodol, 2005, 5(1)：13.

[9]Wan X, Wang W, Liu J, et al. Estimating the sample mean and standard deviation from the sample size, median, range and/or interquartile range[J]. BMC Med Research Methodol, 2014, 14(1)：135.

[10]Luo D, Wan X, Liu J, et al. Optimally estimating the sample mean from the sample size, median, mid-range, and/or mid-quartile range[J]. Statist MethO Med Res, 2018, 27(6)：1785-1805.

[11]刘海宁，吴昊，姚灿，等.Meta 分析中连续型数据的深度提取方法[J].中国循证医学杂志，2017，17(1)：117-121.

# 第 9 章
# 系统评价/Meta 分析的效应量计算与合理选择

**要　点**

● Meta 分析中效应量指标的选择对其结果的解释和应用非常重要。
● 效应量指标主要分绝对和相对效应指标，主要涉及二分类数据及连续型数据等不同数据类型。
● Meta 分析时，有可能涉及效应量之间的转换。
● 需要综合考虑研究设计类型、数据类型、效应量类型与效应量特性，合理选择效应量指标。

证据是循证医学的核心，系统评价/Meta 分析是公认的最高级别的证据。效应量及其标准误是 Meta 分析中两个最重要的组成部分，但国内外杂志上发表的 Meta 分析在选择效应量指标方面都存在着误用指标或错误解释指标结果的情况。因此，深刻理解 Meta 分析中各种常用效应量指标的意义，对正确选择效应量指标、理解和应用统计结果至关重要。

## 第一节　不同数据类型的效应量及计算

### 一、效应量的概念和意义

所谓效应量（effect sizes），也称为测量结局（measures of outcome）、效应测量（effect measures），是指用于比较两组干预结果数据间差异的统计指标。本书中所称效应量可指单项研究中的指标，也可指在 Meta 分析中相应的合并统计量（summery statistic）。效应量指标一般可以分为比率测量（ratio measures）和差值测量（difference measures）两大类，也分别称为相对测量（relative measures）和绝对测量（absolute measures）。

效应量指标是从两干预组的数据结果相差多少角度来描述干预效应（intervention effect）的大小，如，对于比率测量，其值为 1 表示两组间干预效应无差异；对于差值测量，其值为 0 表示两组间干预效应无差异。如果高于或低于 1 或 0 这些"无效"值，则表示干预有益还是有害，但要注意根据比较顺序（如 A vs B 还是 B vs A）和指标方向（有害还是有益）来综合判断。

在 Meta 分析时，研究者不能混淆感兴趣的效应量指标；对于相对测量指标（如 OR、RR、HR）需要经对数转换，经典的经过自然对数转换，注意国内外文献中表达方式不同，如针对 OR 进行转换，国外多记为 logOR，而国内多记为 lnOR。

在系统评价/Meta 分析步骤中，根据数据类型选择合适的效应量指标非常重要，从本书中前文可知，测量结果的数据类型大体可分为二分类数据、连续型数据、有序数据、计数数据和时间

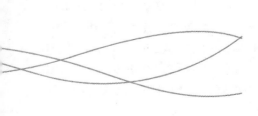

事件数据等 5 大类，本节将主要阐述这 5 种数据的效应量及其标准误的算法，其他特殊类型数据的效应量计算见本书相应章节。

## 二、二分类数据的效应量指标

对于二分类数据，可以整理成如表 9-1 所示的四格表资料，假设 Meta 分析中共有 $m(i=1, 2, \cdots, m)$ 项研究，则一项表显示一项研究（层）。能够形成四格表资料的研究方法除了最常见的是随机对照试验外，还有病例对照研究、队列研究和诊断性试验评价等。

表 9-1　二分类数据的四格表形式

| 组别 | 发生事件 | 未发生事件 | 合计 |
|---|---|---|---|
| 干预组 | $\alpha_i$ | $b_i$ | $n_{1i}$ |
| 对照组 | $c_i$ | $d_i$ | $n_{2i}$ |
| 合计 | $m_{1i}$ | $m_{2i}$ | $N_i$ |

二分类数据可以选择有以下几种：

### （一）OR

比值（odds）：是某事件发生可能性的一种表示方式，为一个样本中发生某事件的人数与没有发生某事件的人数之比。例如，在一个 100 人的样本中，20 人死亡，80 人存活，则这个样本中发生死亡的比值为 $20/80=1/4$ 或 0.25。比值也可以定义为某事件发生的概率与不发生的概率之比。

表 9-1 中两个组的比值之间的比称为比值比或 OR，是测量疾病与暴露联系强度的一个重要指标。OR=1 表示组间没有差异，当研究结局为不利事件时，OR<1 表示暴露可能会降低结局风险。

根据流行病学不同的研究设计类型，可以获得以下 3 种比值比：对于队列研究或随机对照试验而言，可以获得发病比值比（incidence odds ratio）、病例对照研究只能得到暴露比值比（exposure odds ratio）、横断面研究可以获得患病比值比（prevalence odds ratio），但计算公式相同：对于第 $i$ 个研究，每项研究的 $OR=\dfrac{a_i d_i}{b_i c_i}$，其对数标准误为 $SE[\ln(OR_i)]=\sqrt{\dfrac{1}{a_i}+\dfrac{1}{b_i}+\dfrac{1}{c_i}+\dfrac{1}{d_i}}$。该指标可由众多 Meta 分析软件如 RevMan、CMA、Stata、R 等计算获得。

### （二）RR

RR 是 rate ratio 或 risk ratio 或 relative risk 的缩写，国内翻译为"相对危险度"，其意义为两组的事件率之比。RR 是反映暴露（干预）与事件关联强度的最有用的指标。RR=1 表示组间没有差异。当研究结局为不利事件时，RR<1 表示干预可降低结局风险。需要注意的是，只有队列研究和随机对照试验结果可以直接获得相对危险度。其计算公式为：每项研究的 $RR=\dfrac{a_i/n_{1i}}{c_i/n_{2i}}$，其对数标准误为 $SE[\ln(RR_i)]=\sqrt{\dfrac{1}{a_i}+\dfrac{1}{c_i}-\dfrac{1}{n_{1i}}-\dfrac{1}{n_{2i}}}$。该指标可由众多 Meta 分析软件如 RevMan、CMA、Stata、R 等计算获得。

### （三）RD

RD（risk difference）即危险差，也被称为归因危险度（attributable risk，AR）、绝对风险差（absolute risk difference）和绝对风险降低率（absolute risk reduction，ARR），是指干预（暴露）组和对照组结局事件发生概率的绝对差值。例如，感染某种疾病的风险在干预组为 10%，对照组是 15%，则研究的 RD 为-5%。RD 反映了暴露（干预）组中净由暴露（干预）因素所致的发病水平（从暴露组角度考虑）。RD=0 表示组间没有差异。当研究结局为不利事件时，RD<0 表示干预可降低结局风险。通常只有队列

研究和随机对照试验结果可以计算 RD。其计算公式为：每项研究的 $RD = \dfrac{a_i}{n_{1i}} - \dfrac{c_i}{n_{2i}}$，其标准误为

$SE(RD)_i = \sqrt{\dfrac{a_i b_i}{n_{1i}^3} + \dfrac{c_i d_i}{n_{2i}^3}}$。该指标可由众多 Meta 分析软件如 RevMan、CMA、Stata、R 等计算获得。

### (四)HR

对于 9-1 所示四格表还可以计算 HR(hazard rtaio)。其计算公式为：每项研究的 $HR = \dfrac{O_T / E_T}{O_C / E_C}$，

$SE_{\ln(HR)} = \sqrt{\dfrac{1}{E_T} + \dfrac{1}{E_C}}$。式中，$O_T = a_i$，$O_C = c_i$，$E_T = (a_i + b_i + c_i + d_i) - E_C = N_i - E_C$，$E_C = \dfrac{(a_i + c_i) \times (c_i + d_i)}{(a_i + b_i + c_i + d_i)}$。

### (五)AS

反正弦差(arcsine difference，AS)在医学文献中不少见，但可用于处理表 9-1 中含有零单元格的情

况。其计算公式为 $AS = \arcsin\sqrt{\dfrac{a_i}{a_i + b_i}} - \arcsin\sqrt{\dfrac{c_i}{c_i + d_i}}$，$SE_{AS} = \sqrt{\dfrac{1}{4(a_i + b_i)} + \dfrac{1}{4(c_i + d_i)}}$。该指标

可由 R 软件的 meta 包、metafor 包等计算获得。

### (六)其他指标

1. EER 和 CER　在预防和治疗性试验中，试验组中某时间发生率用 EER(experimental event rate)

表示，代表某病采用某些防治措施之后该疾病的发生率，计算公式为：$EER = \dfrac{a_i}{a_i + c_i}$；对照组中某事件

发生率用 CER(control event rate)表示，代表某疾病不采取防止措施的发生率，计算公式为 $CER = \dfrac{b_i}{b_i + d_i}$。

2. RRR　RRR 是 relative risk reduction 的简称，为相对危险度降低率，代表某试验因素使事件发生或减少的相对量，该指标无法衡量降低的绝对量。公式为：RRR = |CER−EER|/CER。

3. RRI　RRI 是 relative risk increase 的简称，相对危险度增加率。公式为 RRR = | EER−CER |/CER。反映了试验因素导致不利结果增加的相对量。该指标同样无法衡量增加的绝对量。

4. RBI　RBI 是 relative benefit increase 的简称，相对获益增加量率，反映了试验因素导致有益结果增加的相对量。以 EERg 为试验组某有益结果的发生率，CERg 为对照组某有益结果的发生率，则 RBI = |EERg−CERg|/CERg。

5. ARR　ARR 是 absolute risk reduction 的简称，绝对危险度降低率，ARR = |CER−EER|。

6. ARI　ARI 是 absolute risk increase 的简称，绝对危险度增加率，反映试验因素处理后，试验组不良结果增加的率的绝对值，即试验组某不良结果发生率 EERb 减去对照组某不良结果发生率 CERb，ARI = |EERb−CERb|。

7. ABI　ABI 是 absolute benefit increase，绝对受益增加率，反映试验因素处理后，试验组有益结果增加的率的绝对值，即试验组某有益结果发生率 EERg 减去对照组某不良结果发生率 CERg，ABI = |EERg−CERg|。

8. NNT　NNT 是 the number need to treat 的简称，其含义为：对患者采用某种防治措施，要想获得比对照组多减少 1 例不利结局时，需要防治的病例数。公式为：NNT = 1|EER−CER| = 1/ARR。

9. NNH　NNH 是 the number needed to harm 的简称，其含义为：对患者采用某种防治措施，若出现 1 例不良反应需要处理的病例数。公式为 NNH = 1/ARI。

10. LHH　LHH 是 likelihood of being helped vs harmed 的简称，防治措施获益与危害似然比。该指标反映了防治措施对受试者带来的获益与危害的比例。公式为：LHH = NNH/NNT。当 LHH<1 时，危害大于获益，当 LHH>1 时，获益大于危害。

### 三、连续型数据的效应量指标

对于计量资料，假设 Meta 分析中共有 $m(i=1,2,\cdots,m)$ 项研究，每项研究按样本量、均数、标准差提取数据，形成六格表资料，如表 9-2。

表 9-2　计量资料的六格表形式

| 组别 | 均数 | 标准差 | 样本量 |
|---|---|---|---|
| 干预组 | $m_{1i}$ | $SD_{1i}$ | $n_{1i}$ |
| 对照组 | $m_{2i}$ | $SD_{2i}$ | $n_{2i}$ |

连续型数据的效应指标主要有：

#### （一）均数差（mean difference, MD）

当纳入 Meta 分析中的所有研究的测量结局采用同一测度时，采用 MD 为效应量指标，每项原始研究均数差的权重由研究的精确度决定，因此称为加权均数差法，对于加权均数差（weighted mean difference, WMD）这一名称，为避免歧义，按《Cochrane 手册》的意见，目前统称为 MD。

对于某一研究，其均数差 $MD=m_{1i}-m_{2i}$，其标准误 $SE(MD_i)=\sqrt{\dfrac{SD_{1i}^2}{n_{1i}}+\dfrac{SD_{2i}^2}{n_{2i}}}$。该指标可由众多 Meta 分析软件如 RevMan、CMA、Stata、R 等计算获得。

#### （二）标化均数差（standardised mean difference, SMD）

当研究评价同一结果，但测量方法不同或采用不同的尺度，则需要将结果标化后才能合并，称为标化均数差法，该法常用的效应量公式有 3 个，一般建议首选 Hedges' 校正 $g$，特别是在纳入 Meta 分析的研究很少（如 2-4 项）时。

（1）Cohen's $d$。$d_i=\dfrac{m_{1i}-m_{2i}}{s_i}$，其标准误 $SE(d_i)=\sqrt{\dfrac{N_i}{n_{1i}n_{2i}}+\dfrac{d_i^2}{2(N_i-2)}}$。

（2）Hedges' 校正 $g$。$g_i=\dfrac{m_{1i}-m_{2i}}{s_i}\left(1-\dfrac{3}{4N_i-9}\right)$，其标准误 $SE(g_i)=\sqrt{\dfrac{N_i}{n_{1i}n_{2i}}+\dfrac{g_i^2}{2(N_i-3.94)}}$。

（3）Glass's $\Delta$。$\Delta=\dfrac{m_{1i}-m_{2i}}{SD_{2i}}$，其标准误 $SE(\Delta_i)=\sqrt{\dfrac{N_i}{n_{1i}n_{2i}}+\dfrac{\Delta_i^2}{2(n_{2i}-1)}}$。

以上 3 个指标，Hedges' $g$ 最常用于 Meta 分析中，如在 RevMan 软件中，Hedges' $g$ 是标准输出结果；在 R 软件 meta 包的 metacont() 函数也默认提供 Hedges' $g$ 这一指标。

#### （三）均数比

Friedrich 等新近提出的一种用于连续型数据 Meta 分析的比率方法，称为均数比（ratio of means, RoM），定义为试验组均数与对照组均数之比，与二分类数据 Meta 分析中的比率法相似。

对于某一研究，RoM 的对数及对数标准误分别为 $\ln(RoM)=\ln\left(\dfrac{m_{1i}}{m_{2i}}\right)$，$SE[\ln(RoM)]=\sqrt{\dfrac{1}{n_{1i}}\left(\dfrac{SD_{1i}}{m_{1i}}\right)^2+\dfrac{1}{n_{2i}}\left(\dfrac{SD_{2i}}{m_{2i}}\right)^2}$。该指标可由 R 软件的 metafor 包的 esclac() 函数计算获得。

#### （四）几何均数比

Friedrich 等在均数比研究及其他研究者的基础上，整理总结应用合并几何均数比（ratio of geometric means, RoGM）处理连续型数据中的右偏峰数据（right-skewed data）。

几何均数的自然对数 $m_{ln}$ 及其对数标准差 $SD_{ln}$ 可以由原始的非对数转换的算数均数 $m$ 及标准差 SD 换算获得：

$$m_{\ln} = \ln\left(\frac{m^2}{\sqrt{m^2 + SD^2}}\right), \quad Sd_{\ln} = \sqrt{\ln\left(\frac{SD^2}{m^2} + 1\right)}。$$

根据 RoGM 的定义为试验组对照组几何均数之比，则其自然对数及方差为：

$$\ln(\text{RoGM}) = \ln\left(\frac{m_{1i}^2}{\sqrt{m_{1i}^2 + SD_{1i}^2}}\right) - \ln\left(\frac{m_{2i}^2}{\sqrt{m_{2i}^2 + SD_{2i}^2}}\right), \quad \text{var}(\ln[\text{RoGM}]) = \text{var}(m_{\ln,1i}) + \text{var}(m_{\ln,2i})。$$

估算 $\text{var}(m_{\ln})$ 的方法有两种：一种是"ad hoc"法，$\text{var}(m_{\ln}) = (SD_{\ln})^2/n$，则 $\text{var}_{ad\,hoc}(\ln[\text{RoGM}]) =$

$$\frac{(SD_{\ln,1i})^2}{n_{1i}} + \frac{(SD_{\ln,2i})^2}{n_{2i}} = \frac{\ln\left(\frac{SD_{1i}^2}{m_{1i}^2} + 1\right)}{n_{1i}} + \frac{\ln\left(\frac{SD_{2i}^2}{m_{2i}^2} + 1\right)}{n_{2i}}。$$

Higgins 等证明：如果 $m_{\ln}$ 不是作为算术均数直接计算，而是通过均数 $m$ 及标准差 $SD$ 间接计算出，则上述公式不合理，并提出修正方法，用泰勒系列逼近（Taylor series approximation）法：

$$\text{var}_{Taylor}(\ln[\text{RoGM}]) = \text{var}_{Taylor}(m_{\ln,1i}) + \text{var}_{Taylor}(m_{\ln,2i})$$

其中，

$$\text{var}_{Taylor}(mean_{\ln,1i}) = \frac{1}{n_{1i}}\left(\frac{SD_{1i}}{m_{1i}}\right)^2 \left(1 + \frac{\left(\frac{SD_{1i}}{m_{1i}}\right)^2}{1 + \left(\frac{SD_{1i}}{m_{1i}}\right)^2}\right)^2 - \frac{1}{n_{1i}}\left(1 + \left(1 + \frac{\left(\frac{SD_{1i}}{m_{1i}}\right)^2}{1 + \left(\frac{SD_{1i}}{m_{1i}}\right)^2}\right)^2\left[\left(1 + \left(\frac{SD_{1i}}{m_{1i}}\right)^2\right)^2 - \right.$$

$$\left. 3 + \frac{2}{1 + \left(\frac{SD_{1i}}{m_{1i}}\right)^2}\right] + \frac{1}{4n_{1i}}\left[\left(1 + \left(\frac{SD_{1i}}{m_{1i}}\right)^2\right)^4 - 4\left(1 + \left(\frac{SD_{1i}}{m_{1i}}\right)^2 - 1 + \frac{8}{1 + \left(\frac{SD_{1i}}{m_{1i}}\right)^2} - \frac{4}{\left(1 + \left(\frac{SD_{1i}}{m_{1i}}\right)^2\right)^2}\right]$$

$\text{var}_{Taylor}(m_{\ln,2i})$ 的公式与上述相似，只需要将对应的下标 $1i$ 修改变 $2i$ 即可。

该指标可由 R 软件的 metafor 包的 esclac() 函数计算获得。

## 四、有序数据的效应量指标

有序数据主要有两种类型，一是建立在"顺序"或"有序"概念基础上的数据类型，来自每项研究对象按自然顺序排序的分类；二是采用量表获得的有序测量结局。

假设临床结果变量为有 $m$ 个等级的有序分类变量 $C_1$，$C_2$，…，$C_m$ 等，将 $C_1$ 定义为最佳，$C_m$ 为最差，则数据可以整理成 $m \times 2$ 行列表或 $2 \times m$ 行列表格式，如表 9-3、9-4。

表 9-3　$m \times 2$ 行列表有序数据格式

| 分类 | 患者例数 | | |
| --- | --- | --- | --- |
| | 治疗组 | 对照组 | 总计 |
| $C_1$ | $n_{1T}$ | $n_{1C}$ | $n_1$ |
| $C_2$ | $n_{2T}$ | $n_{2T}$ | $n_2$ |
| … | … | … | … |
| $C_m$ | $n_{mT}$ | $n_{mC}$ | $n_m$ |
| 总计 | $n_T$ | $n_C$ | $n$ |

**表 9-4　2×m 行列表有序数据格式**

| 组别 | 分类（例数） | | | | 总计 |
|------|------|------|------|------|------|
| | $C_1$ | $C_2$ | $\cdots$ | $C_m$ | |
| 治疗组 | $n_{1T}$ | $n_{2T}$ | $\cdots$ | $n_{mT}$ | $n_T$ |
| 对照组 | $n_{1C}$ | $n_{2T}$ | $\cdots$ | $n_{mC}$ | $n_C$ |

对有序数据效应量的选择有以下几种处理方法：如果有序分类较多或尺度较长，则视为连续型数据，Meta 分析时可以选择 MD、SMD、RoM 等效应量指标，采用倒方差法等合并效应量；如果有序分类较少或尺度较短，则通过合并相邻的分类，变为二分类数据，进行 Meta 分析可以采用 OR、RR、RD 等效应量指标；直接选用比例优势比、Cliff's Δ 等有序数据的效应量指标。

### （一）比例优势比

假设结果变量为 $m$ 个等级的有序分类变量，$k$ 为有序变量的某一等级，此时可将 $m$ 个等级分为两类：等级 $\leq k$ 的（$C_1$，$\cdots$，$C_k$）为一类，定义为治疗成功；等级 $> k$（$C_{k+1}$，$\cdots$，$C_m$）的为一类，定义为治疗失败。假设治疗组和对照组患者第 $k$ 类的概率为 $p_{kT}$、$p_{kC}$，则等级 $\leq k$ 和等级 $> k$ 的累积概率分别为：$Q_{kT} = p_{1T} + \cdots + p_{kT}$，$Q_{kC} = p_{1C} + \cdots + p_{kC}$，则比例优势比（proportional odds ratio，POR）为：$POR = \dfrac{Q_{kT}/(1-Q_{kT})}{Q_{kC}/(1-Q_{kC})} = \dfrac{Q_{kT}(1-Q_{kC})}{Q_{kC}(1-Q_{kT})}$。该指标可以通过 Stata、SAS、R、SPSS 等软件来实现。

### （二）Cliff's Δ

诺曼·克力夫（Norman Cliff）提出用 Δ 统计量来检验两组有序数据测量结果间的差异 $\delta$，$\delta = \Pr[x_{i1} > x_{j2}] - \Pr[x_{i1} < x_{j2}]$，式中 $x_{i1}$ 和 $x_{j2}$ 分别表示来自群体 1 和群体 2 的数值，$\delta$ 表示从群体 1 的数值高于群体 2 的概率减去概率的倒数，其值为 $[-1, 1]$。$\delta$ 的绝对值为 0.11、0.28、0.43 分别表示干预效应量级为小、中等、大。

$\delta$ 的抽样估计值 $d$ 为：$d = \dfrac{\#(x_{i1} > x_{j2}) - \#(x_{i1} < x_{j2})}{mn}$，式中 $m$ 和 $n$ 分别表示群体 1 和群体 2 的样本量；其相应标准误为 $SE = \sqrt{\dfrac{m^2 \sum (d_i - d)^2 + n^2 \sum (d_j - d)^2 - \sum \sum (d_{ij} - d)^2}{mn(m-1)(n-1)}}$，式中，$d_{ij} = \mathrm{sign}(x_{i1} - x_{i2})$，$d_i = \sum_j (d_{ij}/n)$，$d_j = \sum_i (d_{ij}/m)$。符号函数（sign function）根据数量为正数、零、负数分别用 +1，0，-1 等值表示。该指标可由 R 的 effsize 包、orddom 包，SAS 的 iml 程序等来获得。

## 五、计数数据的效应量指标

计数数据的 Meta 分析方法可以根据实际情况视为二分类数据、连续型数据、时间事件数据，分别选择相应的效应量指标。如果获得每个组的发生事件数和每人时风险总数，则可以将计数数据作为率来分析，率常与观察时间跨度内发生事件的次数有关，如某一临床观察组经过 314 人年的随访，发生了 18 起心肌梗死事件，则率为 0.057/人年，应该注意受试者总人数不需要用于分析。罕见事件计数数据在统计学也称为泊松数据（Poisson data），在 Meta 分析时，合并效应量多选择率比（rate ratio），也可以选择率差（difference in rates），但比较少见。

假设每项研究有干预组和对照组两个臂，如获得了每个臂的发生事件数和每个臂的人时风险总数，则数据可以整理成表 9-5 的四格表形式，可以计算每个臂的率。

**表 9-5　计数资料的四格表形式**

| 组别 | 发生事件人数 | 人时风险总数 |
|---|---|---|
| 干预组 | $E_{ti}$ | $T_{ti}$ |
| 对照组 | $E_{ci}$ | $T_{ci}$ |

分别假设干预组在随访人时 $T_{ti}$ 内发生的事件 $E_{ti}$、对照组在随访人时 $T_{ci}$ 内发生事件 $E_{ci}$，则可以计算率比的自然对数及其对数标准误：

$$\ln(\text{rate ratio}) = \ln(\frac{E_{ti}/T_{ti}}{E_{ci}/T_{ci}}) = \ln(\frac{E_{ti}T_{ci}}{E_{ci}T_{ti}})\;;\;\text{SE}_{\ln(\text{rate ratio})} = \sqrt{\frac{1}{E_{ti}} + \frac{1}{E_{ci}}}。$$

率差及其标准误的计算公式为：

$$\text{rate difference} = \frac{E_{ti}}{T_{ti}} - \frac{E_{ci}}{T_{ci}}\;;\;\text{SE}(\text{rate difference}) = \sqrt{\frac{E_{ti}}{T_{ti}^2} + \frac{E_{ci}}{T_{ci}^2}}。$$

## 六、时间事件数据的效应量指标

时间事件数据（time-to-event data），也称为生存数据，常用的效应量指标为生存率、中位生存时间、风险比/危险比（hazard ratio，HR）等。

### （一）生存率

生存率（survival rate，survival function）表示观察对象在经历 $t_k$ 个单位时间段后仍存活的可能性。生存率有总生存率（overall surviva，OSl）和无病生存率（disease free survival，DFS）之分，后者是指患者治疗后进入疾病消失期的生存率。

若无截尾数据，则生存率可用如下公式表示：$S(t_k) = P(T>t_k) = t_k$ 时刻仍存活的例数/观察总例数，其中 $0 \leq S(t) \leq 1$；若有截尾数据，则须分时段计算生存概率（probability of survival）。假定观察对象在各个时段的生存事件独立，应用概率乘法定理：$S(t_k) = P(T>t_k) = P_1 \cdot P_2 \cdots P_k$，$P_i$ 某时段的生存概率，故生存率又称累积生存概率（cumulative probability of survival），其相应标准误为 $s_{P(X>t)} = P(X > t)\sqrt{\frac{1 - P(X > t)}{n_X - d_X}}$，根据正态近似原理估计某时点总体生存率可信区间为 $P(x>t) \pm u_\alpha s_{P(x>t)}$。

请注意生存率与生存概率的区别，生存概率表示单位时间段开始存活的个体，到该段时间结束时仍存活的可能性，以 $P$ 表示，假设以年为单位时间，则年生存概率 $P$＝同年内活满一年人数/某年年初存活人数。而通常讲的一年生存率并不是指恰好在第 365 天的生存概率，而是指在 365 天之内一直存活的概率，即：一年生存率＝（存活满 1 年的病例数/1 年内观察的总人数）×100%。

在 Meta 分析时常用到是指标为时点生存率，它是描述生存过程的指标，但某时点生存率不能反映整个生存过程，比较时可能出现不正确的结论。如观察一年生存率，在某研究中，所有患者均被随访了 12 个月，获得了每个干预组中在 12 个月以前死亡的患者人数，则数据可以整理成 2×2 数据格式，参考二分类数据效应量指标来选择，则可以选择 HR、OR、RR、RD 等为效应量指标。

### （二）生存期

生存期的指标有平均生存期、中位生存期、无病存活期、无"事"存活期（event free survival，EFS）等。

生存时间是一连续变量，但其分布非正态，因此中位生存期（median survival time）比较合理，中位生存期是指当累积生存率为 0.5 时所对应的生存时间，表示有且只有 50% 观察对象能存活的时间，常用它作为某人群生存过程的概括性指标，中位生存期越长，则表示疾病预后越好，中位生存期越短，则表示疾病预后越差。因为有删失数据，它的计算需要借助生存曲线图解法或用线性内插法来获得。但中位生存期不呈正态分布，在分析时转换为中位生存比（median survival ratio，MSR），同时对 MSR

进行对数转换，相应的标准误有多种算法。

假设纳入 Meta 分析的第 $i$ 个研究，有两个干预组 T 和 C，每个臂的总观察人数为 $n_{Ti}$ 和 $n_{Ci}$，事件发生人数分别为 $e_{Ti}$ 和 $e_{Ci}$，中位生存期分别 $m_{Ti}$ 为和 $m_{Ci}$，中位生存比为 $MSR_i$，则其对数为 $\ln(MSR_i)$ $= \ln(\frac{m_{Ti}}{m_{Ci}})$。

相应的标准误的计算方法有：1）采用每项研究每个臂中事件发生（如死亡）人数：$se[\ln(MSR_i)] = \sqrt{\frac{1}{e_{Ti}} + \frac{1}{e_{Ci}}}$；2）采用每项研究中事件发生总人数：$se[\ln(MSR_i)] = \sqrt{\frac{1}{e_{Ti} + e_{Ci}}}$；3）采用每项研究的总人数：$se[\ln(MSR_i)] = \sqrt{\frac{1}{n_{Ti} + n_{Ci}}}$；4）采用每项研究的总人数和每个臂中事件发生（如死亡）人数：$se[\ln(MSR_i)] = \sqrt{\frac{1}{e_{Ti}} - \frac{1}{n_{Ti}} + \frac{1}{e_{Ci}} - \frac{1}{n_{Ci}}}$。

### （三）生存曲线

生存曲线（survival curve）：生存时间为横轴，将各时点所对应的生存率连接在一起的曲线，样本量小时生存曲线呈阶梯形，样本量足够大时，形成光滑的曲线。

### （四）风险比

在生存分析中常用的指标是 HR，是指两个风险率（hazard rate）的比值，反映的是了两个风险率之间的差别。这种差别是由各种变量引起的，如干预、性别、年龄、环境等，一般需要首先确定一个基准的风险率，然后通过回归方程来测算各种外生变量对于风险比率的影响，其中著名的方程就是由 Cox 提出比例风险回归模型（proportional hazards regression model），简称 Cox 回归，模型基本形式为：

$$h(t, X) = h_0(t) \exp(\beta_1 X_1 + \beta_2 X_2 + \cdots + \beta_p X_p)。$$

其中 $t$ 表示生存时间，$h(t, X)$ 称为具有协变量 $X$ 的观察对象在 $t$ 时刻的风险函数（hazard function），表示生存时间已达 $t$ 的观察对象在 $t$ 时刻瞬时风险率；$h_0(t)$ 表示基线风险函数，是与时间有关的任意函数，表示所有 $X$ 都取值为 0 时的观察对象在 $t$ 时刻的瞬时风险率或死亡率；$\beta_1 X_1 + \beta_2 X_2 + \cdots + \beta_P X_P$ 为风险指数（hazard index，HI）、预后指数（prognostic index）、预后得分（prognostic score）等，其意义是：HI = 0 代表风险处于平均水平，HI < 0 代表风险处于低水平，HI > 0 代表风险处于高水平。

风险率是指具有协变量 $X$ 的观察对象在 $t$ 时刻仍存活，但在时间 $t$ 后的瞬间死亡率，以 $h(t)$ 表示，$h(t) = \dfrac{\text{死于区间}(t, t + \Delta t)\text{的观察对象}}{\text{在}t\text{时刻尚存的观察对象} \times \Delta t}$。

在 Cox 模型中，系数 $\beta_i$ 表示存在 $X_i$ 因素下，死亡的风险率是不存在 $X_i$ 因素的 $\beta_i$ 倍，也就是说变量 $X_i$ 暴露水平时的风险率与非暴露水平时的风险率之比，称为风险比，相当于流行病学中的相对危险度（RR）。其意义是：$\beta > 0$，则 HR > 1，说明协变量 $X$ 增加时，危险度增加，即 $X$ 是危险因素；$\beta < 0$，则 HR < 1，说明协变量 $X$ 增加时，危险度减少，即 $X$ 是保护因素；$\beta = 0$，则 HR = 1，说明协变量 $X$ 增加时，危险度不变，即 $X$ 是无相关因素。

请注意 HR 与 RR 有联系也有区别：HR 反映了单位时间内的相对风险，是 RR 在单位时间内的一种反映；RR 反映的是整个实验的累积风险，而 HR 能够反映每个时间点上的瞬时风险。

如果在提取数据时能够直接得到每项研究的 HR、方差或标准误，则可直接用于 Meta 分析合并数据。如果获得风险比为 HR 及其 95% 可信区间（上限为 UL，下限为 LL），因效应指标 HR 一般情况下不服从正态分布，故需要取对数进行数据转换为 $\ln(HR)$，则 $\ln(HR)$ 相应的标准误计算公式为：

$$SE[\ln(HR)] = \frac{\ln(UL) - \ln(LL)}{2 \times 1.96} = \frac{\ln(UL) - \ln(HR)}{1.96} = \frac{\ln(HR) - \ln(LL)}{1.96}。$$

（张天嵩，毛智）

## 第二节　不同效应量之间的转换

由于纳入 Meta 分析的研究报告的效应量指标不一致，或基于系统评价员对不同效应量指标选择偏爱，在实践中可能会涉及效应量之间的转换。

### 一、二分类数据不同效应量指标之间的转换

RR 较 OR 易于解释，但 OR 具有良好的数学特性，所以系统评价员会基于 OR 进行 Meta 分析，但将结果表达为合并的 RR，则可以通过 RR 和 OR 之间的关系 $RR = \dfrac{OR}{1-ACR(1-OR)}$ 来转换，式中 ACR 为假定比较风险（assumed comparator risk，ACR），表示基线风险，ACR 为感兴趣的测量结局在对照组发生的风险。在实践中，选用 Meta 分析中对照组风险的中值作为 ACR 是比较合理的选择。

NNT 与 RD、RR、OR 等效应量指标之间的转换公式为：$NNT = \dfrac{1}{|RD|} = \dfrac{1}{|ACR(1-RR)|} = \dfrac{1}{\left| \left( ACR - \dfrac{OR \times ACR}{1-ACR+OR \times ACR} \right) \right|}$。

### 二、二分类数据与连续型数据效应量之间的转换

二分类数据和连续型数据为常见两种数据类型，但有时针对相同的测量结局，某些研究以二分类数据表示，而另一些研究以连续型数据表示。由于某些结局信息分为两类后更易理解和更有用，但对截点的选取可能会有分歧，并且当连续型数据转换成二分类数据后，信息会损失。在 Meta 分析实践中，可以将连续型数据转换为二分类数据，并计算相对或绝对效应量指标。目前有 SMD 和 lnOR 之间的转换公式为 $lnOR = \dfrac{\pi}{\sqrt{3}}SMD \approx 1.81 \times SMD$，该转换公式假设是两干预组中每个组的连续型变量服从 logistic 分布（是一种对称分布，在形状上与正态分布相似，但数据更多分布在尾部）且两组间的标准差相等，实际上该假设难以成立，所以只能看作是近似结果。

### 三、生存数据指标之间的转换

本节中以"T"表示干预组，以"C"表示对照组，以"O"表示"实际死亡数"，以"E"表示"期望死亡数"，"HR"表示风险比，则各种统计量之间的关系有：

#### （一）研究报告了每个臂的 O 和 E

如果研究报告了干预与对照每个臂的 O 和 E，则 $HR = \dfrac{O_T/E_T}{O_C/E_C}$，相应方差为 $V = \dfrac{1}{1/E_T + 1/E_C}$。

#### （二）研究报告了干预臂的 O-E 和时序检验的方差（logrank V）

如果研究报告了干预组的 O-E 事件数及相应方差，则 $HR = \exp\left(\dfrac{O_T - E_T}{logrank\ V}\right)$，相应方差 $V = \dfrac{O_T - E_C}{\ln(HR)}$，lnHR 的方差 $lnHR(V) = \dfrac{1}{logrank\ V}$。

#### （三）研究报告了 HR 及其可信区间

如果研究报告了 HR 及其 95% 可信区间，则只需要计算对数 HR 的方差 $\ln(V) = \left[\dfrac{\ln(upperCI) - \ln(lowerCI)}{2 \times 1.96}\right]^2$，从而可以计算可得时序检验的方差 $logrank\ V = \dfrac{1}{\ln(V)}$，$O - E = \ln(HR) \times logrank\ V$。

请注意，如果报告的 HR 是对照组 vs 干预组，则可以采用倒数方法，将 HR 及其 CI 转换成干预组 vs 对照组的 HR 及其 CI。

### (四)研究报告了 HR 及每个臂的事件发生数

假设干预组及对照组随机分配为 1:1，如果研究报告了 HR，而没有报告相应的可信区间，但报告了每个臂的事件发生数，则 HR 的方差 $V = \dfrac{O_T \times O_C}{O_T + O_C}$，并可得 $O - E = \ln(HR) \times V$。

### (五)研究报告了 HR 及发生事件总数

假设干预组及对照组随机分配为 1:1，如果只报告了 HR 及事件发生总数，则 V = 事件发生总数/4。

### (六)研究报告了 HR、事件发生总数和随机分配人数

假设随机分配比例不是 1:1，如果报告了 HR，事件发生总数、每个臂的纳入分析的人数，则方差

$$V = \dfrac{事件发生总数 \times 干预组分析人数 \times 对照组分析人数}{(干预组分析人数 + 对照组分析人数)^2}。$$

### (七)研究报告了 P 值及每个臂的事件发生数

假设干预组及对照组随机分配为 1:1，如果只报告了时序检验、MH 检验、Cox 回归的 P 值，以及每个臂发生事件数，则 $O-E = \sqrt{\dfrac{O_T \times O_C}{O_T + O_C}} \times \dfrac{\text{Z score for p value}}{2}$，$V = \dfrac{O_T \times O_C}{O_T + O_C}$，则 $HR = \exp\left(\dfrac{O-E}{V}\right)$。

### (八)研究报告了 P 值及发生事件总数

假设干预组及对照组随机分配或纳入分析人数的比例为 1:1，则 $O-E = \dfrac{1}{2}\sqrt{事件发生总数} \times \dfrac{\text{Z score for } P \text{ value}}{2}$，V = 事件发生总数/4，则 $HR = \exp\left(\dfrac{O-E}{V}\right)$。

### (九)研究报告了 P 值，发生事件总数及每个臂的随机分配人数

如果研究报告了 P 值，发生事件总数及每个臂的随机分配人数，可以允许两组人数随机分配或分析比例不是 1:1，则 $O-E = \dfrac{\sqrt{事件发生总数 \times 干预组分析人数 \times 对照组分析人数}}{(干预组分析人数 + 对照组分析人数)} \times \dfrac{\text{Z score for } P \text{ value}}{2}$，$V = \dfrac{事件发生总数 \times 干预组分析人数 \times 对照组分析人数}{(干预组分析人数 + 对照组分析人数)^2}$，则 $HR = \exp\left(\dfrac{O-E}{V}\right)$。

## 四、统计量转换为连续型数据效应量

### (一)独立 t 检验统计量转换为 SMD

假设两个干预组的样本量分别为 $n_t$ 和 $n_c$，获得了独立 t 检验的 t 值，则 Cohen's d 的计算公式为 $d = \dfrac{t(n_t + n_c)}{\sqrt{n_t n_c (n_t + n_c - 2)}}$，Hedges' g 可对 d 校正所得 $g \simeq d \times \left(1 - \dfrac{3}{4(n_t + n_c) - 9}\right)$，这两个指标均可通过 R 软件的 esc 包来计算获得。

### (二)单因素方差分析统计量转换为 SMD

假设两个组样本量为 $n_t$ 和 $n_c$，单因素分析的 F 值、自由度 df(为 1)，则 Cohen's d 的计算公式为 $d = \sqrt{F\left(\dfrac{n_t + n_c}{n_t n_c}\right)\left(\dfrac{n_t + n_c}{n_t + n_c - 2}\right)}$，Hedges' g 可对 d 校正所得 $g \simeq d \times \left(1 - \dfrac{3}{4(n_t + n_c) - 9}\right)$，这两个指标均可通过 R 软件的 esc 包来计算获得。

（张天嵩，周支瑞，叶欣欣）

# 第三节　Meta 分析中效应量指标的合理选择

## 一、Meta 分析中效应量指标的选择

### （一）Meta 分析中效应量指标选择需要考虑的因素

1.流行病学研究设计类型

前瞻性研究（队列研究和随机对照试验）可以计算相对危险度和发病比值比；病例对照研究不能直接获取相对危险度，只能计算暴露比值比；横断面研究可以计算患病比值比。

2.数据类型与效应量指标

Meta 分析中的数据类型有以下几类：①二分类变量可计算相对危险度、风险差或比值比；②连续性变量可以计算加权均数差或标准化均数差；③等级变量：由于方法学上某些局限性，该类资料在等级较少时一般转化为二分类变量，在等级较多时可以视为连续性变量处理；④计算个体事件（重复）发生的次数而获得的频数和率：当获得的频数为小概率事件时，类似 Poisson 数据，此时如果有详细的人时记录，可以获得发病密度（率），可计算 RR 或 RD；当频数为非小概率事件时，可将频数当作连续性变量处理；⑤时间事件（生存）数据：某些时候（如某个时点上所有患者的情况都清楚）当作二分类变量处理，此时可以采用 RR, RD 或 OR 等效应指标。但最适合时间事件数据分析的方法是通过 HR 来表示干预效应的生存分析。Hazard 和 Risk 在概念上相似，细微的差别在于 Hazard 表述的是瞬时风险而且可能随时间不断变化。HR 的解释也与 RR 类似。时间事件数据的 Meta 分析通常需要有单个患者数据（individual patient data, IPD）才可以进行。

总之，多数情况下，不同类型的数据最终都转化为二分类或连续性变量进行 Meta 分析。

3.效应量指标的特性

（1）一致性（Consistency）。一致性主要是指合并统计量值与所有纳入原始研究或亚组人群效应值的相似性。关注一致性主要是因为各项原始研究纳入人群的基线风险常常存在差异，选择一致性较好的合并统计量有利于 Meta 分析结果的推广性。

通常相对效应指标比绝对效应指标的一致性好。因此，可以认为 SMD 的一致性比 MD 好，OR 和 RR 的一致性比 RD 好。而且，OR 和 RR 在一致性方面差别不大。一般我们不推荐使用基于特定情况下才最具一致性的效应量指标。

例如，某研究试验组和对照组的 A 事件率分别是 20%和 10%，另一相同研究试验组和对照组 A 事件率分别是 10%和 5%。选择相对效应指标 RR，则两个原始研究的 RR 值均为 2；若选择绝对效应指标 RD，则一个研究 RD 为 10%，另一个为 5%。如此，当进行 Meta 分析时，选择合并统计量为 RR 时可能异质性检验提示同质性好，而选择合并统计量为 RD 时则很可能提示原始研究间异质性较大。

（2）数学特性（Mathematical properties）。最重要的数学特性就是可靠方差估计值的可得性。研究表明：常用的分类变量效应量指标中，OR 的数学特性最好。连续性变量一般都能对方差进行较好的估计，故 MD 与 SMD 的数学特性相近。

数学特性是进行 Meta 分析时需要考虑的因素之一。例如需治疗人数（NNT）虽然非常容易被理解，受到临床医生的欢迎，但由于其没有一个简单的方差估计值，故难以在 Meta 分析中被作为合并统计量而直接使用。

（3）可解释性（Ease of interpretation）。合并统计量应该容易被阅读 Meta 分析者所理解、交流和使用。对连续性变量而言，MD 的可解释性比 SMD 好。由于 SMD 被标准化而无量纲，因而常常难于从专业上对其结果进行解释。对二分类变量而言，OR 是最不容易被理解和使用的合并统计量。许多 Meta 分析采用 OR 作为合并统计量，但被错误解释为 RR。因此从可解释性出发，RR 和 RD 比 OR 好。

表 9-6 列出了二分类变量效应量指标的重要特性。

表 9-6　OR、RR 和 RD 三者特征的比较

| 特性 | OR | RR | RD |
|---|---|---|---|
| 1. 无效值 | 1 | 1 | 0 |
| 2. 可解释性 | 差 | 好 | 好 |
| 3. 适合的研究类型 | 所有有对照的设计 | 前瞻性研究 | 前瞻性研究 |
| 4. 控制协变量时的应用性 | 好 | 较差 | 差 |
| 5. 一致性 | 好 | 好 | 差 |
| 6. 以事件或非事件计算结果时 | 不变 | 可能差异较大 | 不变 |

(4)专业相关因素。主要是从专业角度分析临床异质性大小、基线风险差异大小和数据表述在不同研究间有无差异等，这些因素也可能影响合并统计量的选择。

**（二）Meta 分析中各种效应量指标的选择**

从上述效应量指标选择时需要考虑的因素分析中可以知道，Meta 分析中没有一个可以应用于所有情形的最好的合并统计量。每个合并统计量的不同特质有时是矛盾的，例如绝对效应指标很容易被解释，但可推广性受限。我们在选择合并统计量时，常常需要综合考虑各种因素。

1. 连续性变量合并统计量的选择

(1)当对同一干预措施效应的测量方法或单位完全相同时，宜选择 MD。

(2)当对同一干预措施效应采用不同的测量方法或单位，如测定疼痛采用不同的量表测量，或者不同研究间均数差异过大时，宜选择 SMD 作为合并统计量。需要注意的是，关于"研究间均数差异过大"必须结合专业知识进行判断。

2. 二分类变量合并统计量的选择

纳入研究为病例对照研究时只能选择 OR。对同为前瞻性研究的队列研究和随机对照试验而言，指标选择具有相似性。由于观察性研究的 Meta 分析在方法学上尚存在争议，这里主要针对随机对照试验的 Meta 分析讨论合并统计量的选择。

(1)综合 OR、RR 和 RD 的各种特性，对随机对照试验的 Meta 分析，合并统计量推荐首选 RR。

不同学者针对二分类变量的 Meta 分析合并统计量的选择有过激烈的争论，主要表现为对效应指标的选择往往需要考虑：①效应的一致性；②结果解释的难度；③数学特性。这些争论主要是因为具有最好数学特性的效应指标(OR)却最不直观而不容易被普通的医生和患者所正确理解。因此，强调在实践中容易解释结果的人喜欢选择 RR 或 RD，而强度数学特性的人则喜欢选择 OR。

在卫生保健领域，Meta 分析的合并结果主要用于下面两个目的：①描述干预措施的平均效应和检验统计显著性；②预测未来类似患者获益的可能性。这里第二个目的更具有应用价值，即可推广性。

Meta 分析结果的临床可推广性主要在于特定治疗措施的效果在不同患者中使用具有一致性，即不论患者的基线风险怎样变化，其治疗措施的效果相似。这就涉及到效应量指标的选择问题。研究发现，OR 和 RR 比 RD 具有更好的一致性，而前两者在一致性方面没有差异。

虽然 OR 和 RR 在定性方向上总是一致的，但在定量上可能差异巨大。对普通医生和患者而言，他们希望获得定量而非仅仅是定性的结果，OR 难于理解且经常被解释为 RR。如果 OR 被解释为 RR，其总会高估干预效应：当小于 1 时，OR 值总比 RR 值小；当大于 1 时，OR 值总比 RR 值大。因此把 OR 值解释为 RR 值常常会产生误导，让人相信干预的效应量大于实际的情况。

例如，某试验某事件的发生率对照组为 29/31(94%)，试验组为 10/75(13%)。这时的 RR 值为 7，提示干预和事件间具有很强的联系。然而当计算 OR 值时，会得到 OR 值为 88。这里计算发病 OR 值本身没有错，但如果此时的 OR 值被解释为 RR，则会是极大的误导。事实上这种情况非常常见。

（2）只有当所关注的研究事件率在干预组和对照组均非常低时，OR 估计 RR 才是恰当的。

在发病率低的情况下，发病比值比 OR 与相对应危险度 RR 近似相等。设 $p_1$ 和 $p_2$ 分别为干预组和对照组的事件发生率，则：$OR = \dfrac{p_1}{1-p_1} / \dfrac{p_2}{1-p_2} = \dfrac{p_1}{p_2} = RR$。

研究表明：当干预组和对照组事件率均低于 20% 时，OR 与 RR 有很好的相似度。但当研究事件很常见（尤其仅仅某一组观察人群中的事件率非常高）时，OR 值与 RR 值差异很大。

（3）RD 的选择。当纳入研究的各随机对照试验人群的基线风险具有较好的一致性时，可以选择 RD 为合并统计量。当所关注结局事件在试验组或对照组人群中全部发生或为 0 的时候，OR（或 RR）或者不能计算，或者为 0。此时也可以考虑采用 RD 为合并统计量。

采用 RD 的优点在于其结果非常容易解释，便于理解，而且可以计算更为直观的 NNT。缺点是其临床可适用性往往较低。

3. 相对与绝对效应量指标

为了更全面了解纳入研究的信息，可以同时报告合并的 RR/OR 值和 RD 值。这在进行敏感性分析时常见。对随机对照试验而言，在判断某干预措施时，常常需要将相对效应和绝对效应指标同时报告进行综合分析。但在 Meta 分析中，绝对指标的使用需要谨慎。各个原始研究人群的基线风险常常存在差异，限制了绝对效应指标的临床推广性。

根据不同的流行病学研究设计类型和资料类型，结合各种效应量指标的特性，表 9-7 列出了 Meta 分析时选择合并统计量的推荐意见。

表 9-7　Meta 分析合并统计量的选择

| 类型 | | OR | RR | RD | MD | SMD |
|---|---|---|---|---|---|---|
| 流行病学 | 随机对照试验 | + | ++ | + | ++ | ++ |
| 设计类型 | 队列研究 | + | ++ | + | ++ | ++ |
| | 病例对照研究 | ++ | − | − | + | + |
| | 横断面研究 | + | − | − | + | + |
| 资料类型 | 二分类变量 | + | + | + | − | − |
| | 连续性变量 | − | − | − | + | + |

++最适合；+适合；−不恰当。

### （三）Meta 分析效应量指标选择的注意事项

医生、患者和决策者不仅可以被研究的结果所影响，而且可以被结果的表述方式所左右。

1. 相对效应量指标的误导　相对指标（RR，OR，SMD）不受基线风险的影响，具有较好的一致性。但某些情况下相对指标并不能反映关注事件的真实风险情况，容易夸大效应。例如某研究试验组某不良事件的发生率为 0.05%，对照组为 0.005%，此时 RR = 10，但绝对风险差 RD 仅为 0.045%。若专业上对 RD 为 0.045% 可以接受，则此时单独报告 RR = 10 会让人不能接受干预措施的风险，因为 RR = 10 意味着非常强的联系。

2. 绝对效应量指标的缺陷　绝对效应量指标（RD、WMD）结果很容易被医生和患者所理解。但其临床重要性取决于观察事件发生风险的高低。例如，RD 为 0.02（或 2%）可能代表一个非常细微的、无临床意义（如从 60% 到 58%）的风险差异，也可能代表一个潜在具有重要临床意义（如从 3% 到 1%）的风险差异（后者风险改变比例更大）。

绝对效应量指标的临床适用性也常常因为患者基线风险的差异而受限，即很难将结果应用于其他患者和医疗环境。例如，一个 Meta 分析合并的 RD 为 −0.1（或 −10%），当面对一组基线风险仅为 7% 的患者时，理论上干预后该组人群的事件风险是 −3%，而这明显是不可能发生的事情。因此，只有当患者基线风险与研究人群的基线风险相近时，绝对效应的应用才有意义。

3.合并统计量的正确解释　Meta分析中选择正确的合并统计量固然重要，对统计结果的正确解释对其应用却更为关键。这其中最常见的就是对OR和RR的解释了。对OR和RR而言，关键的问题不在于选择何种指标，而是对指标进行正确的解释。

例如，现有一Meta分析，合并统计量分别采用RR和OR，Meta分析的结果RR＝0.92，OR＝0.69。已知干预组事件发生率低于对照组，1）RR＝0.92的解释：①干预组发生该事件的风险约为对照组的92%；②与对照组比较，干预组降低了8%的某事件发生风险；③与对照组比较，干预组将某事件的发生风险降低到92%。2）OR＝0.69的解释：①与对照组比较，干预组降低了某事件发生比值约30%；②干预组患者发生某事件的比值约为对照组的三分之二。

可见，OR远不如RR容易解释和理解，这就是普通的医生和患者更容易接受RR的原因。对实施Meta分析的研究者而言，应该站在用户的立场，尽可能选取便于理解的效应量指标。

## 二、Meta分析效应量指标选择实例剖析

[实例1]Barnsley GP, Sigurdson LJ, Barnsley SE. Textured surface breast implants in the Prevention of Capsular Contracture among breast augmentation patients：A Meta-analysis of randomized controlled trials. Plast Reconstr Surg, 2006, 117(7)：2182-2190：图9-1显示的森林图是作者Meta分析的主要结果。

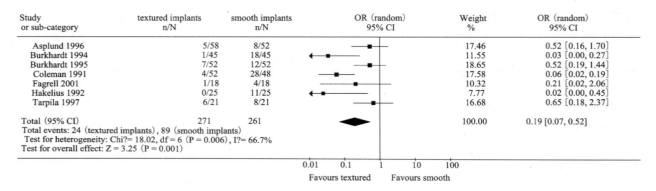

**图9-1　两种隆胸埋植剂隆胸后纤维包膜痉挛发生情况的Meta分析**

作者在原文中对Meta分析结果进行解释时叙述到：采用随机效应模型合并的OR值为0.19(95%CI：0.07~0.52)，提示采用smooth埋植剂隆胸后发生纤维包膜痉挛的可能性是textured埋植剂的5倍。

【剖析】显然，这里作者把OR值当作RR进行了解释。细心的读者会发现，smooth埋植剂组纤维包膜痉挛发生率为34.1%(89/261)，不属于罕见事件，因此该文将OR错误解释为RR，肯定夸大了研究效应。

我们对上述数据采用RR为合并统计量进行Meta分析，结果发现合并RR值为0.29(95%CI：0.13~0.64)，证实了原文作者错误解释OR含义而夸大了研究效应。

本例说明，选择OR作为Meta分析的合并统计量本身并没有错，但如果不仔细对结果进行解释，则容易使人误导。RR便于解释，对随机对照试验的Meta分析在选择合并统计量时推荐首选RR。

[实例2]Van Melle JP, de Jonge P, Spijkerman TA, et al. Prognostic association of depression following myocardial infarction with mortality and cardiovascular events：A Meta-analysis[J]. Psychosom Med, 2004, 66(6)：814-822：心肌梗死后抑郁与死亡和心血管事件预后联系的Meta分析[9]：图9-2是该文在分析抑郁与心脏死亡关系时给出的Meta分析结果。文章结论是抑郁增加了心脏死亡风险2.5倍左右(OR＝2.59)。

【剖析】这里的事件率(心脏死亡率)在抑郁组和非抑郁组均非常低，因此使用OR作为合并统计量是可以的。但作者还是错误地解释了OR的含义。正确的解释为：抑郁组发生心脏死亡的可能性是非抑郁组的2.5倍，或者抑郁组增加的死亡风险是非抑郁组的1.5倍左右。

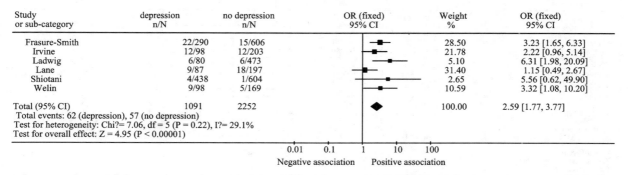

图 9-2　抑郁和心脏死亡的联系（相对风险）

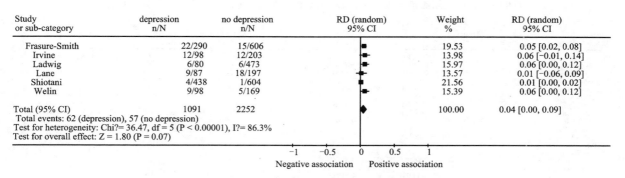

图 9-3　抑郁和心脏死亡的联系（绝对风险）

对研究的两组事件率均非常低或者非常接近的情况下，某些时候需要看看绝对效应大小及其在临床上对患者有无重要影响。图 9-3 是采用 RD 对图 9-2 数据进行重新合并的分析结果。由于研究间存在较大统计异质性，采用随机效应模型对数据进行了合并。Meta 分析结果显示 RD 为 4%，最引人注意的是按照 $\alpha = 0.05$ 检验水准，此时抑郁组和非抑郁组心脏死亡发生率差异无统计学意义。

某些情况下，采用相对效应指标（OR、RR、SMD）和绝对效应指标（RD、MD）同时进行 Meta 分析时，定性结果会发生改变（即有无统计学意义会发生改变）。在排除了临床异质性和方法学异质性基础上，当相对和绝对效应指标得到相同的定性结果时，可以认为该 Meta 分析的结论较为可靠。

就 Meta 分析中的异质性而言，最重要的不是看统计异质性的大小，而是在实施统计合并过程前，认真仔细分析专业异质性的大小并选择恰当的合并统计量。在重视相对效应指标同时，也应考虑绝对效应大小及其临床意义，但应小心解释。

［实例 3］Thompson AE，Pope JE. Calcium channel blockers for primary Raynaud's phenomenon：a meta-analysis［J］. Rheumatology，2005，44：145-150.（略有改动），图 9-4 是原文给出的 Meta 分析结果。

【剖析】由图 9-4 可知，各项原始研究治疗组和对照组均数差异均较大，最大的均数差异在 10 倍以上。显然，此时使用 MD 作为合并统计量不是十分合适，而且使用的是随机效应模型得到的合并结果，结果虽可解释但恰当性和适用性受限。

我们改用 SMD 作为合并统计量对上述数据进行了重新分析（图 9-5）。结果发现统计异质性大大减小，采用固定效应模型对结果进行了合并。

对连续性变量，当各项原始研究间均数差异较大（某些时候难于判断，需结合专业讨论）时，采用 WMD 实际意义不大，因其恰当性和适用性受限。此时，最好采用 SMD 获取定性结论。

当 Meta 分析结果显示存在较大的统计异质性时，首先是仔细研究出现异质性的原因，而非采用随机效应模型进行数据合并。一般而言，专业或临床异质性过大会导致较大的统计异质性。

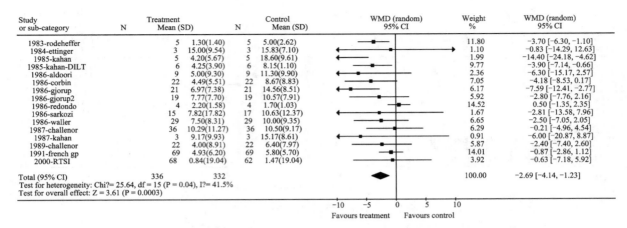

图 9-4 钙通道阻滞剂与安慰剂比较：1 周内发生雷诺现象的频数（绝对效应指标）

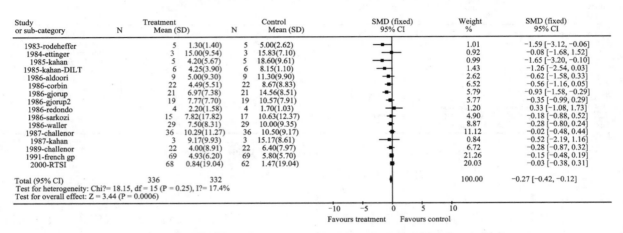

图 9-5 钙通道阻滞剂与安慰剂比较：1 周内发生雷诺现象的频数（相对效应指标）

（文进）

# 参考文献

[1] 张天嵩, 钟文昭, 李博. 实用循证医学方法学[M]. 2 版. 长沙：中南大学出版社, 2014.

[2] Higgins J, Thomas J. Cochrane Handbook for Systematic Reviews of Interventions version 6. 0[EB/OL](2019-07-13). Cochrane, 2019. http://www.training.cochrane.org/handbook.

[3] 张天嵩, 董圣杰, 周支瑞. 高级 Meta 分析方法-基于 Stata 实现[M]. 上海：复旦大学出版社, 2015.

[4] Del Rosal AB, Luis CS, Bruno A S. Dominance statistics：A simulation study on the d statistic[J]. Quality and Quantity 37 (3)：303-316.

[5] McNutt LA, Wu C, Xue X, et al. Estimating the relative risk in cohort studies and clinical trials of common outcomes. Am J Epidemiol, 2003; 157(10)：940-943.

[6] Tierney JF, Stewart LA, Ghersi D, et al. Practical methods for incorporating summary time-to-event data into meta-analysis [J]. Trials, 2007, 8：16.

[7] 文进, 李幼平. Meta 分析中效应量指标的选择[J]. 中国循证医学杂志, 2007, 7(8)：606-613.

[8] Barnsley GP, Sigurdson LJ, Barnsley SE. Textured surface breast implants in the prevention of capsular contracture among breast augmentation patients：A Meta-analysis of randomized controlled trials[J]. Plast Reconstr Surg, 2006, 117(7)：2182-2190.

[9] Van Melle JP, de Jonge P, Spijkerman TA, et al. Prognostic association of depression following myocardial infarction with mortality and cardiovascular events：A Meta-analysis[J]. Psychosom Med, 2004, 66(6)：814-822.

[10] Thompson AE, Pope JE. Calcium channel blockers for primary Raynaud's phenomenon: a meta-analysis [J]. Rheumatology, 2005, 44：145-150.

# 第 10 章
# 随机对照试验的 Meta 分析

**要　点**

- 随机对照试验的 Meta 分析在系统评价中占重要地位。
- 随机对照试验测量结局的数据类型主要有二分类数据、连续型数据、有序数据、计数数据、缺失数据、多种测量结局数据等。
- 二分类数据和连续型数据，可以通过拟合经典的固定效应模型和随机效应模型来合并效应量。
- 有序数据 Meta 分析可由一步法或两步法拟合比例优势比模型实现合并效应量。
- 计数数据可以作为率比数据来进行 Meta 分析。可以通过拟合正态-正态模型、泊松-正态模型等合并效应量。
- 生存数据的 Meta 合并在预后研究的系统评价中应用广泛，常用的合并指标有生存率、中位生存期和风险比。
- Stata 软件的 admeta 命令和 R 软件的 meta 包及 metafor 包是实现随机对照试验 Meta 分析的重要工具

循证医学的核心思想是在医疗决策中将最佳临床证据、医生经验与患者意愿三者相结合。作为一名临床医生，首先要努力寻找和获取最佳的研究证据，要具备寻找和制作临床证据能力。临床证据主要来自大样本的随机对照临床试验（randomized controlled trial）和基于随机对照试验的系统评价/Meta 分析，Meta 分析作为一种新的研究方法，在医学研究领域受到了日益广泛的重视，主要适用于随机对照试验结果的综合，本章主要以实例讲解随机对照试验不同类型数据的 Meta 分析的具体实现。

## 第一节　随机对照试验基本原理

### 一、随机对照试验的概念

临床医学是一门实践性很强的科学。为了能够正确认识疾病、正确诊治疾病、减少药物的不良反应等，必须将科学研究引入到临床医学的领域中。临床医学研究主要分为观察性研究和试验性研究两大类，而常用的试验性研究为随机对照试验。

随机对照试验是治疗性研究设计的金标准，是以患者为研究对象，将研究对象随机分配到不同的干预措施组，其中一种干预措施作为比较或对照的基准，通过测量和比较受试者接受干预后的结果，如病死率、治愈率或其他相应指标，来评价某种干预措施对某种疾病的疗效。

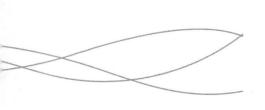

## 二、随机对照试验的设计原理

随机对照试验的设计原理是：先根据诊断标准确定研究对象的总体，再根据纳入标准和排除标准选择合格的研究对象，从中排除不愿意参加的研究者。按照随机分配的原则将愿意参加研究的合格对象分配到试验组或对照组，向各组施加相应的处理，在一致的条件或环境下，同步观察一定时期，比较试验组与对照组的结果，做出试验的结论，如图10-1所示。

## 三、随机对照试验的测量结局

随机对照试验最常见的测量结局按资料类型主要分为两类：一是定性资料，如暴露与否、生存和死亡、有效和无效、治愈和未治愈等这些非此即彼的二分类数据用 OR、RR、RD、

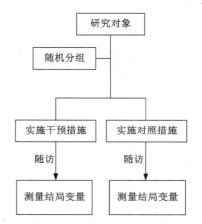

**图 10-1　随机对照试验（平行组）设计原理**

HR，表示干预的结果，计算中要求列出各组发生该结局或事件的人数和总人数；二是计量资料，如原始研究报告的结局变量为均数，则以均数差（mean difference，MD）作为效应值，但有些研究的研究目的虽然相同而观察指标采用不同的检测方法而使各项研究的结果无法进行直接的比较，这些效应指标需通过标化后（标准化均数差，standardized mean difference，SMD）才有可能进行比较和 Meta 分析。

针对不同测量结局，有多种经典的和新近出现的 Meta 分析模型和方法可供选择，众多的软件可以实现。本章将主要介绍 Stata 的 admetan 命令、R 软件的 meta 包和 metafor 包的使用方法，其他常用的软件使用方法可以阅读本书其他章节。

（张天嵩）

# 第二节　二分类数据的 Meta 分析

在随机对照试验中，对于每种干预措施的结果只有非彼即此两种情况，如死亡或存活、临床治疗成功或失败等，称为二分类数据。对于二分类数据，可以整理成四格表资料，效应量可选择 OR、RR、RD 等。

## 一、二分类数据 Meta 分析的统计学方法

固定效应模型的统计方法主要有 Mantel-Haenszel 法（简称 MH 法）、Peto 法及倒方差（Inverse variance）法等；随机效应模型如 DL 法等，可由 Stata 软件的 metaan、metan、admetan 命令及 R 软件的 meta 包和 metafor 包等实现。混合模型主要有广义线性模型，可由 meta 包和 metafor 包来拟合。接下来，以 Colditz 数据为例说明 Stata 软件 admetan 命令和 R 软件 meta 包和 metafor 包在二分类数据 Meta 分析中的作用。

假定 Colditz 数据按表10-1所示输入 Excel 软件，命名为 colditz.dat.xlsx，存储于 C 盘根目录下以备分析。该数据含有13项研究、共有"author""year""tpos""tneg""cpos""cneg"等6个变量，分别表示每项研究的第一作者、发表年限、试验组事件发生例数和事件未发生例数、对照组事件发生例数和未发生例数。

表 10-1　13 项卡介苗预防肺结核研究的具体数据

| Author | year | tpos | tneg | cpos | cneg |
|--------|------|------|------|------|------|
| Aronson | 1948 | 4 | 119 | 11 | 128 |
| Ferguson & Simes | 1949 | 6 | 300 | 29 | 274 |
| Rosenthal | 1960 | 3 | 228 | 11 | 209 |
| Hart & Sutherland | 1977 | 62 | 13 536 | 248 | 12 619 |
| Frimodt-Moller, et al | 1973 | 33 | 5 036 | 47 | 5 761 |
| Stein & Aronson | 1953 | 180 | 1 361 | 372 | 1 079 |
| Vandiviere, et al | 1973 | 8 | 2 537 | 10 | 619 |
| TPT Madras | 1980 | 505 | 87 886 | 499 | 87 892 |
| Coetzee & Berjak | 1968 | 29 | 7 470 | 45 | 7 232 |
| Rosenthal, et al | 1961 | 17 | 1 699 | 65 | 1 600 |
| Comstock, et al | 1974 | 186 | 50 448 | 141 | 27 197 |
| Comstock & Webster | 1969 | 5 | 2 493 | 3 | 2 338 |
| Comstock, et al | 1976 | 27 | 16 886 | 29 | 17 825 |

## 二、Stata 软件 admetan 命令在二分类数据 Meta 分析中的应用

### (一)admetan 命令使用方法

admetan 是 Stata 软件用于 Meta 分析新的宏命令,由 KitBaum 及其同事于 2018 年编写和发布。admetan 命令旨在拓展 Stata 软件经典的 Meta 分析命令 metan 的功能。在 admetan 命令中,除了可以拟合固定/随机效应模型,绘制森林图,进行异质性检验等常规操作,还附加了一些特殊的功能,比如,森林图是相对独立的、可重复实施的;可以将数据保存为森林图可以兼容的格式,该命令生成森林图的方法也更加灵活;admetan 命令在 Stata11.0 及以上版本可以实施。另外,admetan 命令还包括了"立即"命令 admetani,可以接受数字列表作为输入格式。在联网情况下,采用"ssc install admetan, replace"安装该命令,其命令行操作格式为:

admetan varlist [if][in][, main_options forestplot (forestplot_options)]

在二分类数据中,"varlist"包括试验组事件发生数、试验组事件未发生数、对照组事件发生数、对照组事件未发生数四个变量。模型可选择固定效应模型(fixed)或随机效应模型(random),默认固定效应模型。效应量可选择 rr、or 等。对于估计研究间异质性方差的方法,metan 命令只提供了 DL 法,而 admetan 命令提供了诸如 DL、REML、ML、EB、HM、SJ 等多种估算方法。

main_options 的主要选项有:study,单项研究名称;citype,计算单项研究的置信区间;influence,计算单项研究对总体估值的影响;altwt,在标准模型中显示研究的权重;coef, log,显示效应量的对数值及置信区间;model,选择合并效应量的模型,如随机效应模型或固定效应模型;sortby,表格和森林图中的排序方式;chi2,应用卡方检验计算合并后的效应量 OR 值;cochranq,评估异质性的效应量 $Q$ 值;cohen,应用 Cohen 法计算合并后的标准化均差(SMD);hedges,应用 Hedges 法计算合并后的 SMD 值;iv,应用逆方差合并(默认 Mantel-Haenszel 法)。

forestplot 为森林图命令,主要参数包括:efficacy,计算并显示效应量的 OR 值或 RR 值;hetstat,在森林图中显示 $I^2$ 值;lcols(varlist),rcols(varlist),显示和保存表格中的附加信息;counts,显示数据量(如例数、均数、标准差等);oev,显示列表中的值(O_E 值和 V 值)。

### (二)实例分析

以 Colditz 的数据为例,介绍 admetan 命令的使用方法。首先读入 Colditz. dat. xlsx 数据,过程如下。

. import excel "C:\Colditz. dat. xlsx", sheet("Sheet1") firstrow

接下来,RR 为测量指标,选择随机效应模型,以倒方差合并效应量,以 REML 法估计研究间异质性方差,并绘制森林图。

. admetan tpos tneg cpos cneg, study(author) model(reml) forestplot(lcols(year) xlabel(0. 1 10) favours(BCG reduces risk of TB # BCG increases risk of TB)))

数字化结果及森林图(图 10-2)如下:

Studies included: 13

Participants included: 357347

Meta-analysis pooling of Risk Ratios

using the random-effects inverse-variance model

with REML estimate of tau$^2$

| author | Risk Ratio | [95% Conf. Interval] | | % Weight |
|---|---|---|---|---|
| Aronson | 0. 411 | 0. 134 | 1. 257 | 5. 06 |
| Ferguson & Simes | 0. 205 | 0. 086 | 0. 486 | 6. 36 |
| Rosenthal | 0. 260 | 0. 073 | 0. 919 | 4. 44 |
| Hart & Sutherland | 0. 237 | 0. 179 | 0. 312 | 9. 70 |
| Frimodt-Moller et al | 0. 804 | 0. 516 | 1. 254 | 8. 87 |
| Stein & Aronson | 0. 456 | 0. 387 | 0. 536 | 10. 10 |
| Vandiviere et al | 0. 198 | 0. 078 | 0. 499 | 6. 03 |
| TPT Madras | 1. 012 | 0. 895 | 1. 145 | 10. 19 |
| Coetzee & Berjak | 0. 625 | 0. 393 | 0. 996 | 8. 74 |
| Rosenthal et al | 0. 254 | 0. 149 | 0. 431 | 8. 37 |
| Comstock et al | 0. 712 | 0. 573 | 0. 886 | 9. 93 |
| Comstock & Webster | 1. 562 | 0. 374 | 6. 528 | 3. 82 |
| Comstock et al | 0. 983 | 0. 582 | 1. 659 | 8. 40 |
| Overall effect | 0. 489 | 0. 344 | 0. 696 | 100. 00 |

Test of overall effect = 1: $z = -3.974$ $p = 0.000$

Heterogeneity Measures

| | chi2 | df | $p$-value |
|---|---|---|---|
| Mantel-Haenszel Q | 152. 57 | 12 | 0. 000 |

Confidence Intervals generated using Profile Likelihood method

| | Value | [95% Conf. Interval] | |
|---|---|---|---|
| $I^2$(%) | 92. 2% | 81. 4% | 97. 3% |
| Modified $H^2$ | 11. 856 | 4. 363 | 36. 512 |
| tau$^2$ | 0. 3132 | 0. 1153 | 0. 9647 |

$I^2$ = between-study variance (tau$^2$) as a percentage of total variance

Modified $H^2$ = ratio of tau$^2$ to typical within-study variance

结果解读:RR(95%CI)为风险比及其 95% 可信区间,weight 为各项研究的权重。正方形及其直线为单个研究的效应量及其可信区间,空心菱形代表合并后的效应量,其所在的位置(RR = 1 轴的左侧或右侧)代表对某种治疗/干预的意义。

异质性检验结果 $Q$ 统计量卡方值 = 152. 27,相应 $P < 0.001$,$I^2$ 统计量 = 92. 2%,提示研究间存在异质性。汇总卡介苗预防肺结核 RR 点估计及 95%CI 为 0. 49(0. 34,0. 70),相应 $P < 0.001$。

### 三、R 软件 meta 包在二分类数据 Meta 分析中的应用

#### (一)meta 包 metabin( )函数的使用方法

meta 包是 R 软件 Meta 分析的核心包之一,由德国 Freiburg 大学的 Schwarzer 教授编写,目前最新版本为 Version4. 9-7,于 2019 年 9 月 27 日发布。它可以拟合经典的 Meta 分析固定和随机效应模型,也可以通过调用 metafor 包来拟合广义线性模型,从而对常见类型的数据进行 Meta 分析,检验发表偏倚,进行累积 Meta 分析及敏感性分析,同时可以给出相应的 mete 分析图如森林图、漏斗图、拉贝图等。其用于实现二分类数据 Meta 分析的函数为 metabin( )函数,其主要用法为:

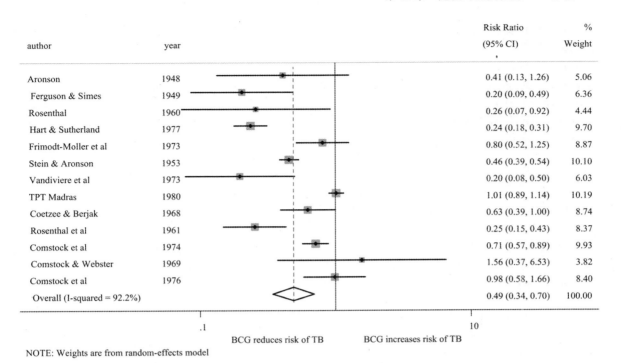

图 10-2　admeta 命令绘制的森林图

metabin(event. e, n. e, event. c, n. c, studlab, data＝NULL, subset＝NULL, method＝"MH", method. tau＝REML, sm＝"RR", incr ＝ 0. 5, allincr＝FALSE, addincr＝FALSE, allstudies＝FALSE, MH. exact＝FALSE, RR. cochrane＝ FALSE, level＝0. 95, level. comb＝level, comb. fixed＝TRUE, comb. random＝TRUE)

其中，主要参数包括：event. e, n. e, event. c, n. c 分别表示试验组事件发生例数和总例数；对照组事件发生例数和总例数；studlab 表示标签；data 为所要分析的目标数据集；subset 为目标数据集的子集；Method 表示估计效应值的方法，在 meta 包中，method 可以选择"Inverse""MH"或"Peto"法联合估计效应值；method. tau 用于指定估计研究间异质性方差的方法，有"DL""PM""REML""ML""HS""SJ""HE""EB"等，选择 GLMM 参数时只能选择 ML 方法；sm 代表效应量；meta 包中可以选择 RR、OR、RD 和 AS 等；incr 表示校正四格表中出现的"0"值；allincr 表示 incr 的附加校正选项，当该值选"TRUE"时，表示对四格表中所有值按照 incr 的赋值校正，反之，该值选"FALSE"时，表示仅对四格表中的"0"值按照 incr 的赋值校正；addincr 表示无论四格表中是否有"0"值，均按照 incr 的赋值校正。allstudies 表示包含所有的研究；MH. exact 表示使用 MH 法时，若选择 FALSE，则对四格表中出现的"0"自动赋值为 0.5。RR. cochrane 表示当 RR 为效应量时，四格表有"0"值时，试验组人数和对照组人数校正 2 倍的 incr 值。level 表示选择单项研究的置信区间范围；level. comb 表示合并效应量的置信区间范围；comb. fixed 和 comb. random 表示选择固定和随机效应模型。

（二）实例分析

仍以 Colditz 的数据为例，说明应用 R 软件的 meta 包进行合并效应量的过程。

首先，加载 xlsx 扩展包，以它的 read. xlsx( ) 函数读入数据。第一次使用 xlsx 扩展包时，以 install. packages( ) 函数来安装它们，以 Windows 操作系统为例，在联网情况下，在 R 操作界面键入 install. packages("xlsx") 等命令，按照提示操作即可。因为 meta 包的 metabin( ) 函数需要每个组的总人数，还需要通 with( ) 函数产生新的变量"ttot"和"ctot"，分别表示两个组的总人数。

```
> library(xlsx)
> Colditz. dat<-read. xlsx("C：\\Colditz. dat. xlsx", 1, header=T)
> Colditz. dat $ttot<-with(Colditz. dat, tpos+tneg)
> Colditz. dat $ctot<-with(Colditz. dat, cpos+cneg)
```

接下来，加载 meta 包。以 RR 为效应量，选择随机效应模型，倒方差法合并效应量，采用 REML

法估计研究间异质性方差；以 print( ) 函数打印 Meta 分析主要结果，显示小数点后两位数；以 forest( ) 函数绘制森林图。

```
> library(meta)
> result. meta<-metabin(event. e = tpos, n. e = ttot, event. c = cpos, n. c = ctot, data = Colditz. dat, studlab =
paste(author, year), sm = "RR", method = "Inverse", method. tau = "REML")
> print(summary(result. meta), digits = 2)
> forest(result. meta)
```

主要数字化结果森林图（图 10-3）所示：

Number of studies combined: $k$ = 13

|  | RR | 95%-CI | $z$ | $p$-value |
|---|---|---|---|---|
| Fixed effect model | 0. 65 | [0. 60; 0. 70] | −10. 62 | < 0. 0001 |
| Random effects model | 0. 49 | [0. 34; 0. 70] | −3. 97 | < 0. 0001 |

Quantifying heterogeneity：

$\text{tau}^2$ = 0. 3132; H = 3. 56 [2. 93; 4. 34]; $I^2$ = 92. 1% [88. 3%; 94. 7%]

Test of heterogeneity：

| Q | d. f. | $p$-value |
|---|---|---|
| 152.23 | 12 | < 0. 0001 |

Details on meta-analytical method：

− Inverse variance method

− Restricted maximum−likelihood estimator for $\text{tau}^2$

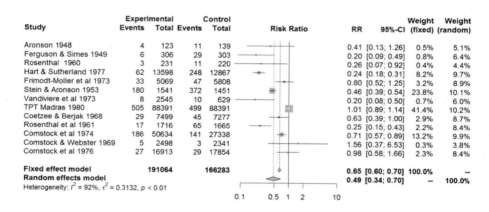

图10-3　meta 包绘制的森林图

结果解读：异质性检验结果 $Q$ 统计量卡方值 = 152. 57，相应 $P$<0. 001，$I^2$ 统计量 = 92. 1%，95%CI 为（88. 3%，94. 7%），提示存在很大的异质性。随机效应模型获得的 RR 点估计及 95%CI 为 0. 49（0. 34，0. 70），相应 $P$<0. 001，与 Stata 软件 admdetan 命令获得结果完全一致。

## 四、R 软件 metafor 包在二分类数据 Meta 分析中的应用

### （一）metafor 包

metafor 包是 R 软件 Meta 分析重要的核心扩展包之一，由 Viechtbauer 开发，目前更新至 v2. 1-0，提供了丰富的计算效应量算法、经典 Meta 分析如 MH 法以及多水平模型等统计方法，可进行经典的 Meta 分析、多元 Meta 分析、网络 Meta 分析等。metafor 包可以实现二分类数据的 Meta 分析，它可以采用 ram. uni( ) 函数拟合经典的 Meta 分析固定和随机效应模型，也可以采用 ram. glmm( ) 函数拟合广义线性模型。metafor 包进行 Meta 分析主要有两种使用途径，一种是用 ram. uni( ) 函数联用 escalc( ) 函数；另一种是直接利用 ram. uni( ) 函数。

escalc( ) 函数的使用方法为：escalc(measure, ai, bi, ci, di, n1i, n2i, data = NULL, add = 1/2···)。

主要有参数有：measure 代表选择效应值，如"RR""OR"等。ai、bi、ci、di 分别代表试验组事件发

生人数和未发生人数、对照组事件发生人数和未发生人数；n1i、n2i 分别表示试验组和对照组的总人数。data 代表所要分析的数据对象。add 表示四格表中有"0"值时函数的赋值。运行该函数后，会得到效应值对数及方差的结果，分别以 yi、vi 表示。然后再采用 ram. uni( ) 函数拟合经典的固定效应和随机效应模型，使用方法为：

rma. uni( yi, vi, mods, data, method = "REML", slab, level = 95, digits = 2···)

主要有参数有：mods 用于指定将调节因子纳入模型，用于 Meta 回归模型；data 代表所有分析的数据对象；method 代表选择方差分量 tau2 的估计方法，默认为限制极大似然估计（REML）；slab 为选择标签；level 代表选择置信区间；digits 代表选择结果的小数位数。

如果直接利用 ram. uni( ) 函数拟合相关模型，则使用方法为：

rma. uni( ai, bi, ci, di, n1i, n2i, mods, measure, intercept = TRUE, data, slab, subset, add = 1/2, to = "only0", drop00 = FALSE, vtype = "LS",

method = "REML", weighted = TRUE, test = "z", level = 95, digits, btt, tau2, verbose = FALSE, control, ···)

请注意，rma. uni( ) 函数可以简写为 rma( )；如果选取 OR 或 RR 为效应指标，合并的结果是对数尺度，还要联用 predict( ) 函数返回 OR 或 RR。

## （二）实例分析

仍以 Colditz 数据为例，说明应用 R 软件的 meta 包进行合并效应量的过程。以 ram. uni( ) 函数联用 escalc( ) 函数为例：

加载相关包，以 RR 为效应量，选择随机效应模型，倒方差法合并效应量，采用 REML 法估计研究间异质性方差；以 print( ) 函数打印 Meta 分析主要结果，显示小数点后两位数；predict( ) 函数将结果返回 RR；以 forest( ) 函数绘制森林图。过程如下：

```
> library( xlsx)
> library( metafor)
> Colditz. dat<-read. xlsx( "C：\\Colditz. dat. xlsx", 1, header=T)
> Colditz. dat<- escalc( measure = "RR", ai=tpos, bi=tneg, ci=cpos, di=cneg, data=Colditz. dat)
> result. metafor<-rma. uni( yi, vi, data=Colditz. dat, slab=paste( Colditz. dat $author, Colditz. dat $year, sep = "，"), digits =3, method = "REML")
> print( summary( result. metafor), digits =3)
> predict( result. metafor, transf=exp, digits =2)
> forest( result. metafor, transf=exp, digits=2)
```

主要的数字化结果及森林图（图 10-4）如下：

Random-Effects Model ( $k$ = 13; tau^2 estimator：REML)

| logLik | deviance | AIC | BIC | AICc |
|---|---|---|---|---|
| -12. 202 | 24. 405 | 28. 405 | 29. 375 | 29. 738 |

tau^2 ( estimated amount of total heterogeneity)：0. 313 ( SE = 0. 166)

tau ( square root of estimated tau^2 value)：　　0. 560

I^2 ( total heterogeneity / total variability)：　　92. 22%

H^2 ( total variability / sampling variability)：　　12. 86

Test for Heterogeneity：

Q( df = 12) = 152. 233, p-val < .001

Model Results：

| estimate | se | zval | pval | ci. lb | ci. ub | |
|---|---|---|---|---|---|---|
| -0. 715 | 0. 180 | -3. 974 | <0. 001 | -1. 067 | -0. 362 | * |

Signif. codes：　0 '＊' 0. 001 ' ' 0. 01 '＊' 0. 05 '.' 0. 1 ' ' 1

| pred | ci. lb | ci. ub | cr. lb | cr. ub |
|------|--------|--------|--------|--------|
| 0.49 | 0.34 | 0.70 | 0.15 | 1.55 |

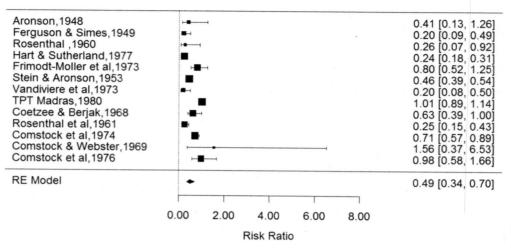

图 10-4　metafor 包获得的森林图

异质性检验结果 $Q$ 统计量卡方值 = 152.57，相应 $P<0.001$，$I^2$ 统计量 = 92.2%，研究间异质性方差为 0.31，提示存在很大的异质性。随机效应模型获得的 RR 点估计及 95%CI 为 0.49(0.34，0.70)，相应 $P<0.001$，与 Stata 软件 admdetan 命令、R 软件 meta 包获得结果完全一致。

我们还可以通过设置将获得的森林图美化一下，如在森林图上增加相关的表头，作为数据的注释和说明，则需要在前面过程的基础上，再进行以下操作：

> forest( result. metafor, transf = exp, digits = 2, refline = 1, xlim = c( −8, 4), ilab = cbind( Colditz. dat $tpos, Colditz. dat $tneg, Colditz. dat $cpos, Colditz. dat $cneg), cex = .9, ilab. xpos = c( −4, −3, −2, −1), at = c(0, 1, 3, 6, 10))

> op <− par( cex = .95, font = 2)

> text( c( −4, −3, −2, −1), 15, c( "Death", "Alive", "Death", "Alive"))

> text( c( −3.5, −1.5), 16, c( "Treatment", "Control"))

> text( −8, 15, "Studyid", pos = 4)

> text( 10, 15, "Relative Risk [95% CI]", pos = 2)

> par( op)

森林图如图 10-5 所示。

| Studyid | Treatment | | Control | | | Relative Risk [95% CI] |
|---------|-----------|-------|---------|-------|---|------------------------|
| | Death | Alive | Death | Alive | | |
| Aronson,1948 | 4 | 119 | 11 | 128 | | 0.41 [0.13, 1.26] |
| Ferguson & Simes,1949 | 6 | 300 | 29 | 274 | | 0.20 [0.09, 0.49] |
| Rosenthal ,1960 | 3 | 228 | 11 | 209 | | 0.26 [0.07, 0.92] |
| Hart & Sutherland,1977 | 62 | 13536 | 248 | 12619 | | 0.24 [0.18, 0.31] |
| Frimodt-Moller et al,1973 | 33 | 5036 | 47 | 5761 | | 0.80 [0.52, 1.25] |
| Stein & Aronson,1953 | 180 | 1361 | 372 | 1079 | | 0.46 [0.39, 0.54] |
| Vandiviere et al,1973 | 8 | 2537 | 10 | 619 | | 0.20 [0.08, 0.50] |
| TPT Madras,1980 | 505 | 87886 | 499 | 87892 | | 1.01 [0.89, 1.14] |
| Coetzee & Berjak,1968 | 29 | 7470 | 45 | 7232 | | 0.63 [0.39, 1.00] |
| Rosenthal et al,1961 | 17 | 1699 | 65 | 1600 | | 0.25 [0.15, 0.43] |
| Comstock et al,1974 | 186 | 50448 | 141 | 27197 | | 0.71 [0.57, 0.89] |
| Comstock & Webster,1969 | 5 | 2493 | 3 | 2338 | | 1.56 [0.37, 6.53] |
| Comstock et al,1976 | 27 | 16886 | 29 | 17825 | | 0.98 [0.58, 1.66] |
| RE Model | | | | | | 0.49 [0.34, 0.70] |

图 10-5　森林图

（鲁俊，张天嵩）

# 第三节　连续型数据的 Meta 分析

在随机对照试验中，某些测量结果是在某一特定范围内取任意值，每个测量结果都有一个具体的数值，在统计学上称为连续型数据。本节介绍此类数据整理格式、各种效应量计算公式、不同效应模型合并效应量方法，以及具体实现 Meta 分析的实例。

对于计量资料，假设 Meta 分析中的每项研究按组样本量、均数、标准差提取数据，则可形成六格表资料，其主要的效应量指标有均数差（difference in means，MD）、标准化均数差（standardised mean difference，SMD）、均数比（ratio of means，RoM）、几何均数比（ratio of geometric means，RoGM）等，其计算公式见第 9 章。

## 一、连续型数据的 Meta 分析策略

对于连续型数据，要根据数据的类型、测量值类型、测量基线是否平衡、效应量等综合考虑：

### （一）个体参与者数据

如果能够获得个体参与者数据，可以采用一步法或两步法来进行 Meta 分析，两步法比较常用。第一步，根据 IPD 资料，采用回归方法、或者协方差分析（ANCOVA，将基线值做为协变量）计算出每项研究的效应量及其标准误或方差；第二步，与经典的 Meta 分析方法相同。一步法多采用多水平混合效应模型。

### （二）聚合数据

如果不能获得 IPD 资料，只能获得聚合数据，建议最好能提取基于 ANCOVA 获得的效应量。在研究基线平衡的情况下，可以选择最终值和变化值进行合并，根据异质性检验结果，选择不同的效应模型和方法，如固定效应模型选用 IV 法，随机效应模型选用 D-L 法等；如果基线不平衡，可能需要限制使用 Meta 分析，也可以采用校正方法，但效能比较低。

对于聚合数据，有几个特殊情况需要注意：

（1）基于均数的 Meta 分析要求数据呈正态或近似正态分析，或者数据来自大样本研究。如果随机对照试验报告的测量结局分布不对称，称为偏态数据，通过对呈偏态分布的原始数据进行转换（如对数转换）可降低偏态，所以有些文献报告的测量结果是经过数据转换的。对于此类数据，如果能全部获得转换后的数据，则可以用转换数据来进行 Meta 分析。

（2）在连续型数据的 Meta 分析中有时会遇到测量最终值和变化值的混合数据。如果选择效应量为 MD，则合并混合数据没有问题；如果选择 SMD 为效应量，则不宜合并。

（3）不管是采用测量最终值还是变化值都要注意均数和标准误是否适合合并，如果是不同类型的测量结局，要进行亚组分析。

连续型数据的 Meta 分析可以由 Stata 软件的 metaan、metan、admetan 命令及 R 软件的 meta 包和 metafor 包等实现。本章主要以实例介绍 Stata 软件的 admetan 命令及 R 软件的 meta 包和 metafor 包实现连续型数据 Meta 分析效应量的合并。

假定将 Peter 的数据按照表 10-2 的格式输入到 Excel 软件中，命名为 Peter. dat. xlsx，存储于 C 盘根目录下以备分析。该数据共有 7 项研究记录了关节压痛指数，含有"study""year""ntreat""mtreat""sdtreat""ncontrol""mcontrol"和"sdcontrol"8 个变量，分别表示研究的第一作者、发表年代、试验组例数、试验组均数、试验组标准差、对照组例数、对照组均数、对照组标准差。

**表 10-2　7 项泼尼松龙治疗类风湿性关节炎研究的具体数据**

| study | year | ntreat | mtreat | sdtreat | ncontrol | mcontrol | sdcontrol |
|---|---|---|---|---|---|---|---|
| Berry | 1974 | 12 | 13 | 11 | 12 | 23.7 | 11.1 |
| Dick | 1970 | 24 | 17.6 | 8 | 24 | 40.7 | 13 |
| Geital | 1995 | 20 | 10.8 | 4.7 | 20 | 16.3 | 7.7 |
| Jasni | 1968 | 9 | 16.2 | 8.7 | 9 | 38.1 | 12.8 |
| Lee | 1973 | 21 | 30.5 | 16.5 | 21 | 41.4 | 19.8 |
| Lee | 1974 | 18 | 14.6 | 12.4 | 18 | 26.4 | 15.1 |
| Stenberg | 1992 | 21 | 6.3 | 1.7 | 21 | 11.1 | 2.5 |

## 二、Stata 软件 admetan 命令在连续型数据 Meta 分析中的应用

### （一）admetan 命令使用方法

admetan 命令的基本格式为：

admetan varlist [if][in][, main_options forestplot (forestplot_options)]

主要选择项有：在连续型数据中，"varlist"包括试验组例数、试验组均数、试验组标准差、对照组例数、对照组均数、对照组标准差 6 个变量。可选择固定效应模型（fixed）或随机效应模型（random）。效应量可选择 MD 和 SMD，其中 SMD 为默认效应量，它有 cohen、hedges、glass 3 种选项，代表相应的 3 种估算方法，cohen 法为默认；如果要合并 MD，则要加 md 选项。main_options 的选项与 admetan 命令实施二分类数据 Meta 分析时基本相同。

### （二）实例分析

以 Peter 数据为例，介绍 admetan 命令的使用方法。首先读入 Peter. dat. xlsx 数据，过程如下。

. import excel "C: \Peter. dat. xlsx", sheet("Sheet1") firstrow

接下来，选择 SMD 为效应量，采用倒方差法拟合随机效应模型，以 REML 法估算研究间异质性方差，并绘制森林图。

. admetan notreat mtreat sdtreat noncontrol mcontrol sdcontrol, study(study) model(reml) forestplot(lcols(year) xlabel(-4 -2 0 2))

数字化结果及森林图（图 10-6）如下：

Studies included：7

Participants included：250

Meta-analysis pooling of　Standardised Mean Differences by the method of Cohen

using the random-effects inverse-variance model

with REML estimate of $tau^2$

| study | SMD | [95% Conf. Interval] | | % Weight |
|---|---|---|---|---|
| Berry | -0.968 | -1.818 | -0.119 | 13.45 |
| Dick | -2.140 | -2.855 | -1.425 | 14.94 |
| Geital | -0.862 | -1.512 | -0.213 | 15.67 |
| Jasni | -2.001 | -3.156 | -0.846 | 10.43 |
| Lee | -0.598 | -1.217 | 0.021 | 16.01 |
| Lee | -0.854 | -1.538 | -0.170 | 15.28 |
| Stenberg | -2.245 | -3.025 | -1.466 | 14.22 |
| Overall effect | -1.339 | -1.873 | -0.806 | 100.00 |

Test of overall effect = 0：$z = -4.921$　$p = 0.000$

Heterogeneity Measures

| | chi2 | df | $p$-value |
|---|---|---|---|
| Cochran's Q | 21.18 | 6 | 0.002 |

Confidence Intervals generated using Profile Likelihood method

| | Value | [95% Conf. Interval] | |
|---|---|---|---|
| $I^2(\%)$ | 71.6% | 26.8% | 93.0% |
| Modified $H^2$ | 2.516 | 0.366 | 13.260 |
| tau$^2$ | 0.3628 | 0.0528 | 1.9125 |

$I^2$ = between-study variance (tau$^2$) as a percentage of total variance

Modified $H^2$ = ratio of tau$^2$ to typical within-study variance

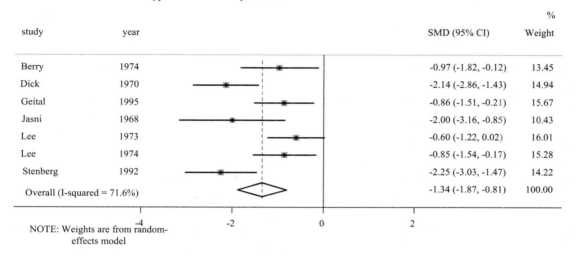

图 10-6　森林图

　　结果解读：一般而言，SMD 在 0~0.2 之间认为差异无意义；0.2~0.5 之间认为差异意义较小；0.5~0.8 之间认为差异意义中等；>0.8 认为差异意义较大。异质性检验结果 $Q$ 统计量卡方值 = 21.18，相应 $P=0.002$，$I^2$ 统计量 = 71.6%，研究间异质性方差 = 0.36，提示研究间存在很大的异质性。汇总效应量 SMD 点估计及 95%CI 为 -1.34（-1.87，-0.81），相应 $P<0.001$，表明两组之间压痛指数的差异有统计学意义。

### 三、R 软件 meta 包在连续型数据 Meta 分析中的应用

#### （一）meta 包 metacont( ) 函数使用方法

　　meta 包 metacon( ) 函数可以针对连续型数据实施 Meta 分析，可以拟合经典的固定效应模型和随机效应模型，采用倒方差法合并 MD、SMD、ROM 等效应量。其使用方法为：

　　metacont( n.e, mean.e, sd.e, n.c, mean.c, sd.c, studlab, data = NULL, subset = NULL, sm = "SMD", level = 0.95, level.comb = level, comb.fixed = TRUE, comb.random = TRUE)

　　其中主要参数包括：n.e、mean.e、sd.e、n.c、mean.c、sd.c 分别表示试验组例数、试验组均数、试验组标准差、对照组例数、对照组均数及对照组标准差；studlab 表示标签；data 为所要分析的目标数据集；subset 为目标数据集的子集；sm 用于指定效应量，有 MD、SMD、ROM 3 种选择，分别表示均数差、标化均数差、均数比；method.smd 用于指定选择 SMD 为效应量时选择"Hedges""Cohen""Glass"3 种不同的计算方法，"Hedges"为默认；method.tau 用于指定估计研究间异质性方差的算法，有"DL""PM""REML""ML""HS""SJ""HE""EB"等选择项；level 表示选择单项研究的置信区间范围；level.comb 表示合并效应量的置信区间范围；comb.fixed 和 comb.random 表示选择固定和随机效应模型。

#### （二）实例分析

　　仍以 Peter 数据为例，介绍 meta 包 metacon( ) 函数的使用方法。首先加载相关包；读入 Peter.dat.xlsx 数据，过程如下。

```
> library(xlsx)
> library(meta)
> Peter. dat<-read. xlsx("C: \\Peter. dat. xlsx", 1, header=T)
```

接下来,选择 SMD 为效应量,采用倒方差法拟合随机效应模型,以 REML 法估算研究间异质性方差,并绘制森林图。

```
> result. meta. smd<-metacont( n. e=notreat, mean. e=mtreat, sd. e=sdtreat, n. c=nocontrol, mean. c=mcontrol, sd. c=
sdcontrol, data=Peter. dat, studlab=paste(study, year), sm = "SMD", method. smd = "Cohen", comb. random=TRUE,
method. tau= "REML")
> print(summary(result. meta. smd), digits=2)
> forest(result. meta. smd)
```

数字化结果及森林图(图 10-7)如下,可以发现:与 Stata 软件 admetan 获得的结果完全一致。

Number of studies combined: $k$ = 7

|  | SMD | 95%-CI | $z$ | $p$-value |
|---|---|---|---|---|
| Fixed effect model | -1.26 | [-1.54; -0.98] | -8.91 | < 0.0001 |
| Random effects model | -1.34 | [-1.88; -0.81] | -4.93 | <0.0001 |

Quantifying heterogeneity:

tau^2 = 0.3651; H = 1.89 [1.29; 2.78]; I^2 = 72.1% [39.5%; 87.1%]

Test of heterogeneity:

| Q | d. f. | $p$-value |
|---|---|---|
| 21.48 | 6 | 0.0015 |

Details on meta-analytical method:

- Inverse variance method

- Restricted maximum-likelihood estimator for tau^2

- Cohen's d (standardised mean difference)

| Study | Experimental Total Mean SD | Control Total Mean SD | Standardised Mean Difference | SMD | 95%-CI | Weight (fixed) | Weight (random) |
|---|---|---|---|---|---|---|---|
| Berry 1974 | 12 13.00 11.0000 | 12 23.70 11.1000 | | -0.97 | [-1.81; -0.12] | 10.8% | 13.4% |
| Dick 1970 | 24 17.60 8.0000 | 24 40.70 13.0000 | | -2.14 | [-2.85; -1.43] | 15.3% | 14.9% |
| Geital 1995 | 20 10.80 4.7000 | 20 16.30 7.7000 | | -0.86 | [-1.51; -0.21] | 18.3% | 15.6% |
| Jasni 1968 | 9 16.20 8.7000 | 9 38.10 12.8000 | | -2.00 | [-3.13; -0.87] | 6.0% | 10.6% |
| Lee 1973 | 21 30.50 16.5000 | 21 41.40 19.8000 | | -0.60 | [-1.22; 0.02] | 20.1% | 15.9% |
| Lee 1974 | 18 14.60 12.4000 | 18 26.40 15.1000 | | -0.85 | [-1.54; -0.17] | 16.5% | 15.2% |
| Stenberg 1992 | 21 6.30 1.7000 | 21 11.10 2.5000 | | -2.25 | [-3.02; -1.47] | 12.9% | 14.2% |
| Fixed effect model | 125 | 125 | | -1.26 | [-1.54; -0.98] | 100.0% | -- |
| Random effects model | | | | -1.34 | [-1.88; -0.81] | -- | 100.0% |

Heterogeneity: $I^2$ = 72%, $\tau^2$ = 0.3651, $p$ < 0.01

-3 -2 -1 0 1 2 3

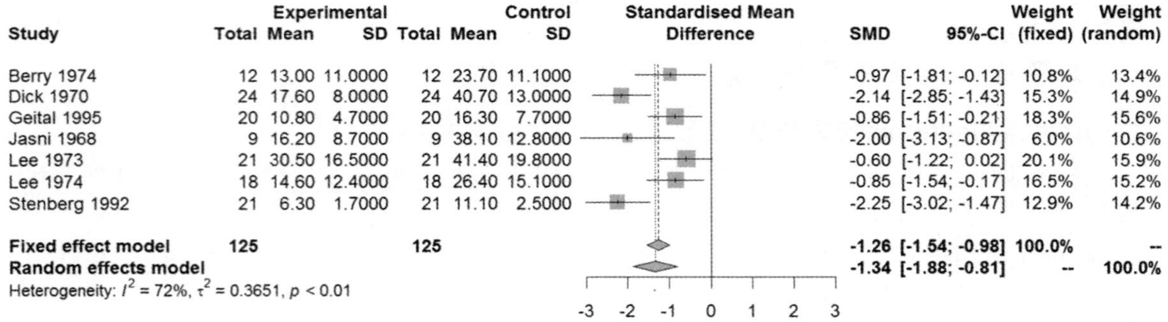

图 10-7 森林图

最后,选择 ROM 为效应量,采用倒方差法拟合随机效应模型,以 REML 法估算研究间异质性方差,并绘制森林图。具体过程如下:

```
> result. meta. rom<-metacont( n. e=notreat, mean. e=mtreat, sd. e=sdtreat, n. c=nocontrol, mean. c=mcontrol, sd. c=
sdcontrol, data=Peter. dat, studlab=paste(study, year), sm = "ROM", method. tau= "REML")
> print(summary(result. meta. rom), digits=2)
> forest(result. meta. rom)
```

主要数字化结果及森林图(图 10-8)如下:

Number of studies combined: $k = 7$

|  | ROM | 95%-CI | $z$ | $p$-value |
|---|---|---|---|---|
| Fixed effect model | 0.55 | [0.50; 0.61] | -11.70 | <0.0001 |
| Random effects model | 0.55 | [0.47; 0.65] | -7.18 | <0.0001 |

Quantifying heterogeneity:

$tau^2 = 0.0218$; $H = 1.37$ [1.00; 2.11]; $I^2 = 46.7\%$ [0.0%; 77.5%]

Test of heterogeneity:

| Q | d.f. | $p$-value |
|---|---|---|
| 11.27 | 6 | 0.0805 |

Details on meta-analytical method:

- Inverse variance method
- Restricted maximum-likelihood estimator for $tau^2$

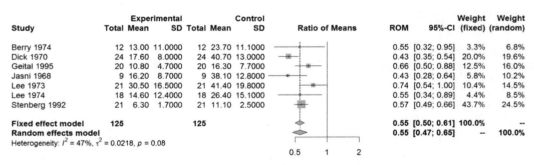

图 10-8　森林图

　　结果发现：研究间存在中等大小的异质性，随机效应模型合并 ROM 的点估计及 95%CI 为 0.55（0.45，0.67）。

## 四、R 软件 metafor 包在连续型数据进行 Meta 分析中的应用

　　metafor 包的 ram.uni( ) 函数联用 escalc( ) 函数可以针对连续型数据进行 Meta 分析。对于连续型数据，escalc( ) 函数的用法为：

　　escalc(measure, n1i, n2i, m1i, m2i, sd1i, sd2i, measure, data=NULL)。

　　在该函数中，measure 用于指定效应值，有"MD""SMD""SMDH""ROM""D2ORN""D2ORL"等几种选择。n1i、n2i、m1i、m2i、sd1、sd2i 分别代表试验组和对照组受试者人数、实验组和对照组测量指标的均数、实验组和对照组测量指标的标准差。data 代表所要分析的数据对象。运行函数，得到效应值对数及其方差的结果，分别以 yi、vi 表示。然后以 ram.uni( ) 函数拟合相关模型，主要的用法为：

　　rma.uni(yi, vi, data, method="REML", slab, level=95, digits=2)

　　该函数中，data 代表所有分析的数据对象；method 代表选择研究间异质性方差的估计方法，默认为限制极大似然估计（REML）；slab 为选择显示的标签；level 代表选择置信区间；digits 代表选择结果的小数位数。

　　仍以 Peter 数据为例，介绍 meta 包 metacon( ) 函数的使用方法。首先加载相关包；读入 Peter. dat. xlsx 数据，过程如下。

```
> library(xlsx)
```

```
> library( metafor)
> Peter. dat<-read. xlsx("C: \\Peter. dat. xlsx", 1, header=T)
```

接下来，选择 SMD 为效应量，采用倒方差法拟合随机效应模型，以 REML 法估算研究间异质性方差，不绘制森林图，过程如下：

```
> Peter. dat<-escalc( n1i = notreat, m1i = mtreat, sd1i = sdtreat, n2i = nocontrol, m2i = mcontrol, sd2i = sdcontrol, measure = "SMD", data=Peter. dat)
> result. metafor. smd<-rma( yi, vi, data=Peter. dat, slab=paste( study, year), method= "REML")
> print( summary( result. metafor. smd), digits=2)
```

主要结果如下：

Random-Effects Model ($k$ = 7; tau^2 estimator: REML)

| logLik | deviance | AIC | BIC | AICc |
|--------|----------|-----|-----|------|
| -6.37 | 12.75 | 16.75 | 16.33 | 20.75 |

tau^2 (estimated amount of total heterogeneity): 0.34 (SE = 0.29)
tau (square root of estimated tau^2 value): 0.59
I^2 (total heterogeneity / total variability): 70.92%
H^2 (total variability / sampling variability): 3.44

Test for Heterogeneity:
Q( df = 6) = 20.80, p-val < .01

Model Results:

| estimate | se | zval | pval | ci. lb | ci. ub | |
|----------|-----|------|------|--------|--------|---|
| -1.31 | 0.27 | -4.91 | <0.01 | -1.83 | -0.79 | * |

Signif. codes: 0 ' * ' 0.001 ' ' 0.01 ' * ' 0.05 '.' 0.1 ' ' 1

结果解读：异质性检验结果 $Q$ 统计量卡方值=20.80，相应 $P$< 0.01，$I^2$ 统计量=70.9%，研究间异质性方差=0.34，提示研究间存在很大的异质性。汇总效应量 SMD 点估计及 95%CI 为-1.31(-1.83，-0.79)，相应 $P$<0.001，表明两组之间压痛指数的差异有统计学意义。请注意，metafor 包 SMD 提供的是 Hedges 估计值，和前面用 Cohn 估计值稍有差异。

最后，选择 ROM 为效应量，采用倒方差法拟合随机效应模型，以 REML 法估算研究间异质性方差，不绘制森林图。过程如下：

```
> Peter. dat<-escalc( n1i = notreat, m1i = mtreat, sd1i = sdtreat, n2i = nocontrol, m2i = mcontrol, sd2i = sdcontrol, measure = "ROM", data=Peter. dat)
> result. metafor. rom<-rma( yi, vi, data=Peter. dat, slab=paste( study, year), method= "REML")
> print( summary( result. metafor. rom), digits=2)
> predict( result. metafor. rom, transf=exp, digits=2)
```

主要结果如下：

Random-Effects Model ($k$ = 7; tau^2 estimator: REML)

| logLik | deviance | AIC | BIC | AICc |
|--------|----------|-----|-----|------|
| 0.65 | -1.30 | 2.70 | 2.29 | 6.70 |

tau^2 (estimated amount of total heterogeneity): 0.02 (SE = 0.03)
tau (square root of estimated tau^2 value): 0.15

I^2（total heterogeneity / total variability）：　　50.99%

H^2（total variability / sampling variability）：　2.04

Test for Heterogeneity：

Q(df = 6) = 11.27, p-val = 0.08

Model Results：

| estimate | se | zval | pval | ci.lb | ci.ub | |
|----------|-----|-------|--------|-------|-------|---|
| −0.59 | 0.08 | −7.18 | <0.01 | −0.75 | −0.43 | * |

Signif. codes：　0 ' * ' 0.001 ' ' 0.01 ' * ' 0.05 '.' 0.1 ' ' 1

| pred | ci.lb | ci.ub | cr.lb | cr.ub |
|------|-------|-------|-------|-------|
| 0.55 | 0.47 | 0.65 | 0.40 | 0.77 |

可以发现：研究间存在中等大小的异质性，随机效应模型合并 ROM 的点估计及 95%CI 为 0.55（0.45，0.67），与 meta 包获得的结果完全一致。

（鲁俊，张天嵩）

# 第四节　有序数据的 Meta 分析

## 一、有序数据的概念

在临床医学研究中，存在着大量的有序分类结果（ordinal categorical response），如临床疗效的评价可分为治愈、好转、有效、无效和恶化，疾病严重程度"轻、中、重"，患者对医疗服务的"非常满意、满意、一般、不满意"等等，这样的资料统计学上称为有序数据（ordered data）或等级资料（ranked data）。

该类数据主要有两种类型：一是建立在"顺序"或"有序"概念基础上的数据类型，将每个研究对象按自然顺序排序的分类；二是采用量表获得的有序测量结局。

## 二、有序数据的 Meta 分析策略

对于有序数据的 Meta 分析，可以根据原始文献作者采用的分析方法，如视为二分类数据、连续型数据等数据来处理、直接使用有序数据。

如果有序分类较多或尺度较长，则视为连续型数据，Meta 分析时可以选择 MD、SMD、RoM 等指标，采用倒方差法等合并效应量。

如果有序分类较少或尺度较短，则通过合并相邻的分类，变为二分类数据，进行 Meta 分析可以采用 OR、RR、RD 等效应指标，采用倒方差法合并效应量。但应注意，将有序数据变为二分类数据时，可能会因选择不同的切割导致结果出现偏倚，所以需要事先计划进行敏感性分析，以研究切割点的选择对结果的影响。

有序数据的多分类结果变量之间存在等级和程度的差异，虽然测量尺度可以改变，但它们的相对顺序和等级却不能改变，等级间隐含着一种不能用具体的数值确切表达的数量大小概念。因此，它既与定量观测所获得的计量资料有所不同，也与通过定性观测所获得的计数资料不完全相同，可以把它看成是介于真正的计量资料与计数资料之间的一种半定量的观测资料，对于这种资料的 Meta 分析，既应该考虑其结果的多分类形式，又要考虑到结果的有序性。如果原始尺度分类比较少，则可以采用比例优势（proportional odds ratio）模型进行分析，该策略比将数据二分类分析更有效能，但需要一定的统计学知识和统计软件，本节将主要介绍该模型。

### 三、比例优势比模型

#### (一)比例优势比模型简介

假设临床结果变量为有 $m$ 个等级的有序分类变量 $C_1$，$C_2$，…，$C_m$ 等，将 $C_1$ 定义为最佳，$C_m$ 为最差；$k$ 为有序变量的某一等级，此时可将 $m$ 个等级分为两类：等级$\leqslant k$ 的($C_1$，… $C_k$)为一类，定义为治疗成功；等级$>k(C_{k+1}$，… $C_m)$ 的为一类，定义治疗失败。假设治疗组和对照组患者第 $k$ 类的概率为 $p_{kT}$、$p_{kC}$，则等级$\leqslant k$ 和等级$>k$ 的累积概率分别为：

$$Q_{kT} = p_{1T}+\cdots+p_{kT}, \quad Q_{kC} = p_{1C}+\cdots+p_{kC}, \quad k = 1, \cdots, m_{\circ}$$

治疗组治疗成功与失败的概率分别为 $Q_{kT}$ 和 $1-Q_{kT}$；对照组治疗成功与失败的概率分别为 $Q_{kC}$ 和 $1-Q_{kC\circ}$

研究间的效应量 $\theta = \log\left\{\dfrac{Q_{kT}(1-Q_{MC})}{Q_{kC}(1-Q_{kT})}\right\}$，McCullagh 等提出用最大似然法来拟合累积比数模型，可以通过 Stata、SAS、R、SPSS 等软件来实现；也可以通过 WinBug S 软件实现。

#### (二)比例优势比模型在 Meta 分析中的应用

如果对有序数据的 Meta 分析拟合该模型时，可分为一步法和两步法。

两步法：第一步，拟合有序 logistic 回归模型，如可以采用 Stata 的 ologit 命令或 SAS 中的 GENMOD 过程来计算每项研究的效应量及其标准误；第二步，拟合经典 Meta 分析的固定或随机效应模型，对第一步产生的数据进行合并。该法相对比较简单，而且可以绘制森林图、漏斗图等。

一步法：根据数据数理特性，选择合适的软件，如采用 Stata 软件的 oglm、oglm9 拟合固定效应模型/异方差选择模型，gllamm 命令拟合随机效应模型，meologit 命令拟合多水平混合效应有序 logistic 回归模型等。该法操作简单，但不能绘制森林图、漏斗图等，读者可以根据需要选用合适的方法。

本节只简单介绍一个非常有用的命令——gllamm 拟合随机效应模型的具体过程。其他命令和模型可以阅读拙作《高级 Meta 分析方法——基于 Stata 实现》相关内容。

### 四、Stata 软件 gllamm 命令在有序数据 Meta 分析中的应用

假定张天嵩的数据按表 10-3 所示输入 Excel 软件中，并命名为 Zhangtiansong. dat. xlsx，存储在 C 盘根目录下，以备分析使用。该数据含有 6 个变量，其中 study 表示纳入研究的名称；treat 表示干预措施，1 代表中西医结合治疗，0 代表西医治疗；case1-4 分别表示治疗效果(分别为无效、有效、显效、临床控制)的人数，在 Stata 中，临床控制、显效、有效、无效分别赋值为 4、3、2、1)。

表 10-3　中西结合治疗咳嗽变异性哮喘的研究

| study | treat | case4 | case3 | case2 | case1 |
|---|---|---|---|---|---|
| han，2007 | 1 | 17 | 8 | 3 | 2 |
| han，2007 | 0 | 8 | 9 | 5 | 8 |
| li，2007 | 1 | 34 | 7 | 2 | 1 |
| li，2007 | 0 | 26 | 10 | 2 | 5 |
| jiang，2008 | 1 | 46 | 8 | 12 | 4 |
| jiang，2008 | 0 | 29 | 15 | 6 | 8 |
| wu，2008 | 1 | 10 | 15 | 4 | 3 |
| wu，2008 | 0 | 5 | 8 | 10 | 7 |
| yang，2009 | 1 | 24 | 5 | 2 | 1 |
| yang，2009 | 0 | 20 | 2 | 2 | 8 |

**续表 10-3**

| study | treat | case4 | case3 | case2 | case1 |
|---|---|---|---|---|---|
| yang，2009 | 1 | 29 | 8 | 8 | 3 |
| yang，2009 | 0 | 10 | 9 | 16 | 13 |
| zhang，2009 | 1 | 12 | 8 | 8 | 2 |
| zhang，2009 | 0 | 9 | 2 | 8 | 11 |
| fu，2010 | 1 | 12 | 18 | 14 | 6 |
| fu，2010 | 0 | 10 | 11 | 13 | 16 |
| shao，2010 | 1 | 18 | 10 | 10 | 2 |
| shao，2010 | 0 | 10 | 10 | 4 | 16 |

### （一）gllamm 命令的安装与使用方法

gllamm 是 Stata 拟合广义潜变量和混合效应模型的命令，如安装，需要在联网的情况下，在命令行操作窗口键入：

. ssc install gllamm，replace

或者：

. net from http：//www.gllamm.org

. net install gllamm，replace

其命令行操作格式中为：gllamm depvar［varlist］［if exp］［in range］，［选择项］。该命令附有使用说明手册，对各个选择项有详细的说明，并以实例说明对各种不同模型的实现，可以从 http：//biostats.bepress.com/ucbbiostat/paper160/免费下载，此处仅列举重要的选择项作一简单说明：depvar 为因变量；分布族 family（family）选择项中有 gaussian、poisson、gamma、binomial；连接函数 link（link）是分布族相对应的函数，前三者分别对应（link）是 identity、log、reciprocal；binomial 对应的连接函数比较多，如 logit、porbit、ologit 等。i（varlist）是定义变量层次或嵌套整群，一般从低水平到高水平，如 i（paitentstudy）；weight（varname）用于指定频数权重。

### （二）gllamm 命令拟合比例优势比模型

首先读入数据，并进行 Meta 分析前的数据准备。通过数据重塑，将宽数据变为长数据；产生新变量 effect（表示疗效，分为 1、2、3、4 四个级别）和 treat（1 表示代表中西医结合治疗，0 表示西医治疗）、wt1（频率加权）；并将字符串变量 study 变为数值型变量，以适用于 gllamm 命令分析。

过程如下：

. import excel "C：\Zhangtiansong.dat.xlsx"，sheet（"Sheet1"）firstrow

. gen i=_n

. reshape long case，i（i study）j（effect）

. rename case wt1

. encode study，gen（studyid）

接下来，将变量"treat"视为固定效应，拟合经典的两水平随机效应模型，命令如下：

. gllamm effect treat，i（studyid）link（ologit）fam（binomial）wei（wt）eform

迭代过程从略，主要结果如下：

number of level 1 units = 737

number of level 2 units = 8

Condition Number = 6.5394129

gllamm model

log likelihood = -904.78582

| effect | exp(b) | Std. Err. | z | P>|z| | [95% Conf. Interval] | |
|---|---|---|---|---|---|---|
| effect | | | | | | |
| treat | 2.688517 | .3805699 | 6.99 | 0.000 | 2.037145 | 3.548163 |
| _cut11 | | | | | | -.855921 |
| _cons | -1.222166 | .1868632 | -6.54 | 0.000 | -1.588411 | |
| _cut12 | | | | | | |
| _cons | -.1480667 | .1811 | -0.82 | 0.414 | -.5030161 | .2068828 |
| _cut13 | | | | | | 1.239589 |
| _cons | .8762191 | .1853963 | 4.73 | 0.000 | .512849 | |

Variances and covariances of random effects * level 2 (studyid)

var(1): .22891062 (.10659139)

可以发现：合并效应量（结果中"treat"一行）的点估计及95%CI为2.69（2.04，3.55），提示与西药治疗组相比，中西医结合组提高一个及以上等级的可能性增加了169%。另外，"_cut11"等结果表明我们分析的数据的潜变量被分为3组，这些潜变量是连续型数据，一般情况下，不用结果解释。

如果将变量"treat"视为随机截距和随机斜率，采用gllamm拟合一个随机截距和随机斜率模型，需要产生一个新变量"treatment"。与上述基本随机模型中"treat"变量中干预为1、对照为0不同，新变量干预为0.5，对照为-0.5；在使用gllamm拟合随机效应模型之前，用eq命令指定截距和斜率，过程如下：

. gen treatment = treat -0.5

. gen cons = 1

. eq int: cons

. eq slop: treatment

. gllamm effect treatment, i(studyid) link(ologit) fam(binomial) wei(wt) nrf(2) eqs(int slop) nocorr adapt eform

迭代过程从略，主要结果如下：

number of level 1 units = 737

number of level 2 units = 8

Condition Number = 22.45135

gllamm model

log likelihood = -904.50118

| effect | exp(b) | Std. Err. | z | P>|z| | [95% Conf. Interval] | |
|---|---|---|---|---|---|---|
| effect | | | | | | |
| treatment | 2.693111 | .3826017 | 6.97 | 0.000 | 2.038575 | 3.557802 |
| _cut11 | | | | | | |
| _cons | -1.772114 | .2297141 | -7.71 | 0.000 | -2.222346 | -1.321883 |
| _cut12 | | | | | | -.2671167 |
| _cons | -.6978544 | .2197682 | -3.18 | 0.001 | -1.128592 | |
| _cut13 | | | | | | |
| _cons | .3270736 | .2186254 | 1.50 | 0.135 | -.1014243 | .7555715 |

Variances and covariances of random effects

* level 2 (studyid)

var(1): .32938353 (.18760428)

cov(2, 1): fixed at 0

var(2): .00076792 (.05940819)

可以发现：合并效应量（结果中"treat"一行）的点估计及95%CI为2.69（2.04，3.55），提示与西药治疗组相比，中西医结合组提高一个及以上等级的可能性增加了169%。

（张天嵩，祁兴顺）

# 第五节　计数数据的 Meta 分析

## 一、计数数据整理格式及效应指标

凡是不能连续取值的，或者说即使使用测量工具也得不到小数点以下数值，而只能得到 0 或 1、2、3 等自然数的一类数据，称为计数数据（count data），也称为离散型数据。在随机对照试验，某些测量结局可能是不良事件发生，如心肌梗死复发、哮喘急性发作、跌倒、大小便失禁等，这些事件有可能不发生，但如果发生对个体来讲则没有理论上的最大值，在临床实践中，可分为罕见事件和常见计数数据。计数数据复杂之处还在于暴露时间不同，如因退出研究、死亡等。

对于计数数据的 Meta 分析方法可以根据实际情况视为二分类数据、连续型数据、时间事件数据或稀疏数据，采用倒方差法合并效应量。对于常见数据计数数据，如龋齿（蛀牙）、牙齿脱落等，可以作为连续型数据处理（如每个患者经历事件的平均数），干预效应可以用均数差来表示，但应注意此类数据可能是偏态的。如果系统评价员明确每个干预组的受试者人数和每个干预组至少经历了事件的受试者人数，则可以作为二分类数据处理，把数据整理成 2×2 四格表数据，比较适合治疗目的是防止事件发生而不减少事件发生的研究，但实际上此类数据难以从发表的文献中获得。对于计数数据中罕见事件不止一次发生，则可以将其作第一次发生时间事件（time-to-first-event）数据处理，可以采用生存分析如 Cox 回归计算 HR 及其方差或标准误。如果获得每个组的发生事件数和每人时风险总数，则可以将计数数据作为"率（rates）"来分析，在 Meta 分析时，合并效应量多选择"率比"（rate ratio），也可以选择"率差"（difference in rates），但比较少见。这两个指标均可以采用经典 Meta 分析的倒方差法进行合并。

本节将计数数据作为"率"来处理，以实例介绍不同的模型和方法及相关软件的实现。假设 Niel 数据按表 10-9 所示输入 Excel 软件中，并命名为 Niel. dat. xlsx 文件，存储在 C 盘根目录下以备分析使用。该数据含有 5 个变量，study 表示研究名称，$x1i$、$t1i$、$x2i$、$t2i$ 分别表示干预组和对照组事件发生数和总人时数。

表 10-9　纳入 Meta 分析的研究数据

| study | x1i | t1i | x2i | t2i |
|---|---|---|---|---|
| Bong，2003 | 7 | 1344 | 11 | 1 988 |
| Ciresi，1996 | 8 | 1600 | 8 | 1 461 |
| Hanna，2004 | 3 | 12012 | 14 | 10 962 |
| Harter，2002 | 6 | 1536 | 10 | 1 503 |
| Jaeger，2001 | 1 | 370 | 1 | 483 |
| Jaeger，2005 | 1 | 729 | 8 | 913 |
| Logghe，1997 | 17 | 6760 | 15 | 6 840 |
| Ostendorf，2005 | 3 | 1107 | 7 | 1 015 |
| Pemberton，1996 | 2 | 320 | 3 | 440 |

## 二、正态-正态模型在计数数据 Meta 分析中的应用

针对 Niel 数据，可以以率差或率比为测量指标，计算出每项研究的效应量及相应方差或标准误，即可采用经典 Meta 分析的倒方差法拟合经典的正态-正态模型（固定效应模型和随机效应模型）来合

并结果。下面简单介绍 Stata 软件 admetan 命令和 R 软件的 meta 包及 metafor 包的实现方法。

### （一）Stata 软件 admetan 命令拟合正态-正态模型

以 Niel 数据为例，选取"率比"为效应量，以 Stata 软件的 admetan 命令拟合随机效应模型，以 REML 法估计研究间异质性方差。

读入数据，计算每项研究率比的对数及相应标准误，命令如下：

```
. import excel "C：\Niel. dat. xlsx", sheet("Sheet1") firstrow
. gen logrr = log((x1i/t1i)/(x2i/t2i))
. gen selogrr = sqrt(1/x1i + 1/x2i)
```

合并数据，报告数字化结果和森林图，命令如下：

```
. admetan logrr selogrr, eform study(study) effect(rate ratio) model(reml)
```

数字化结果如下，森林图如图 10-9 所示。

Meta-analysis pooling of aggregate data

using the random-effects inverse-variance model

with REML estimate of $tau^2$

| study | rate ratio | [95% Conf. Interval] | | % Weight |
|---|---|---|---|---|
| Bong, 2003 | 0.941 | 0.365 | 2.428 | 15.71 |
| Ciresi, 1996 | 0.913 | 0.343 | 2.433 | 14.97 |
| Hanna, 2004 | 0.196 | 0.056 | 0.680 | 10.32 |
| Harter, 2002 | 0.587 | 0.213 | 1.615 | 14.28 |
| Jaeger, 2001 | 1.305 | 0.082 | 20.870 | 2.46 |
| Jaeger, 2005 | 0.157 | 0.020 | 1.252 | 4.22 |
| Logghe, 1997 | 1.147 | 0.573 | 2.296 | 23.47 |
| Ostendorf, 2005 | 0.393 | 0.102 | 1.520 | 9.03 |
| Pemberton, 1996 | 0.917 | 0.153 | 5.486 | 5.55 |
| Overall effect | 0.673 | 0.431 | 1.049 | 100.00 |

Test of overall effect = 1：  $z = -1.747$   $p = 0.081$

Heterogeneity Measures

| | chi2 | df | $p$-value |
|---|---|---|---|
| Cochran's Q | 9.70 | 8 | 0.287 |

Confidence Intervals generated using Profile Likelihood method

| | Value | [95% Conf. Interval] | |
|---|---|---|---|
| $I^2(\%)$ | 20.9% | 0.0% | 77.1% |
| Modified $H^2$ | 0.264 | 0.000 | 3.376 |
| $tau^2$ | 0.0936 | 0.0000 | 1.1972 |

$I^2$ = between-study variance ($tau^2$) as a percentage of total variance

Modified $H^2$ = ratio of $tau^2$ to typical within-study variance

结果解读：采用 REML 法估计的研究间异质性方差为 0.09，合并率比点估计及 95%CI 为 0.67（0.43，1.05）。

### （二）R 软件 meta 包 metainc() 函数拟合正态-正态模型

meta 包 metainc() 用于计数数据的 Meta 分析，可拟合经典的 Meta 分析模型，主要方法有 MH 法、Cochran 法、倒方差法等；也可以拟合广义线性模型（需要调用 metafor 包）。其基本用法为：

metainc(event. e, time. e, event. c, time. c, studlab, data = NULL, incr, method, sm, model. glmm, method. tau, backtransf⋯)

主要的参数有：event. e、time. e、event. c、time. c 分别表示试验组和对照组事件发生数及总人时数；studlab 用于指定研究；data 用于指定待分析的数据；incr 用于对含零单元格研究进行连续性校正，只在选择倒方差法时使用，默认为加 0.5；method 用于指定 Meta 分析的方法，从"MH""Inverse"

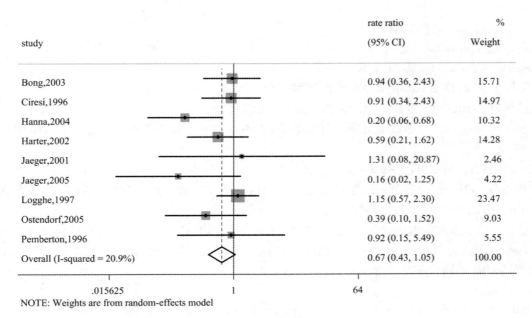

图 10-9　森林图

"Cochran""GLMM"4 种方法中选择一种；sm 用于指定效应量，有 IRR 和 IRD 两种选择；model. glmm 用于指定广义线性模型，有"UM. FS""UM. RS""CM. EL"3 种选择，分别表示带固定研究效应的泊松回归模型（为默认方法）、带随机研究效应的混合效应泊松回归模型、条件泊松回归模型。method. tau 用于指定估计研究间异质性方差的方法，有"DL""PM""REML""ML""HS""SJ""HE""EB"等数种，选择 GLMM 参数时只能选择 ML 方法。如果选择 sm ="IRR"时，backtransf 用于将结果返回 IRR，默认为 TRUR。

仍以 Niel 数据为例，选取"率比"为效应量，以 R 软件的 meta 包 metainc( ) 函数拟合随机效应模型，以 REML 法估计研究间异质性方差。具体过程为：

加载 xlsx 包，读入数据，命令为：

> library( xlsx)

> Niel. dat<-read. xlsx("C：\\Niel. dat. xlsx", 1)

加载 meta 包，以 metainc( ) 函数拟合模型，并以 print( ) 函数打印主要结果，小数点后保留两位小数，命令为：

>library( meta)

>result. meta<-metainc( event. e=x1i, time. e=t1i, event. c=x2i, time. c=t2i, studlab=study, data = Niel. dat, method ="Inverse", sm="IRR", method. tau="REML")

> print( summary( result. meta), digits=2)

主要结果为：

Number of studies combined: $k$ = 9

| | IRR | 95%-CI | $z$ | $p$-value |
|---|---|---|---|---|
| Fixed effect model | 0. 71 | [0. 49; 1. 04] | -1. 75 | 0. 0794 |
| Random effects model | 0. 67 | [0. 43; 1. 05] | -1. 75 | 0. 0806 |

Quantifying heterogeneity:

$tau^2$ = 0. 0936; H = 1. 10 [1. 00; 1. 57]; $I^2$ = 17. 5% [0. 0%; 59. 5%]

Test of heterogeneity:

| Q | d. f. | $p$-value |
|---|---|---|

```
        9. 70                8             0. 2869
```

Details on meta-analytical method：

– Inverse variance method

– Restricted maximum–likelihood estimator for tau^2

结果与 Stata 软件 admetan 命令得到的结果完全一致。

### （三）R 软件 metafor 包 rma( )函数拟合正态–正态模型

metafor 包 rma. uni ( )函数也可用于计数数据的 Meta 分析，拟合经典的正态–正态模型，主要用法为：

rma(x1i, x2i, t1i, t2i, measure, data, slab, subset, method…)

其中，x1i、x2i、t1i、t2i 分别表示试验组和对照组事件发生数及总人时数；measure 用于指定效应量，有 IRR，IRD，IRD 平方根转换 3 种选择。

加载 xlsx 包，读入数据同前。仍选取"率比"为效应量，以 REML 法估计研究间异质性方差，以 R 软件的 metafor 包 rma. uni ( )函数拟合随机效应模型，以 print( )函数打印主要结果，并将结果返回 IRR，小数点后保留两位小数，命令为：

```
> library( metafor)
> result. metafor <- rma( measure = "IRR", x1i = x1i, t1i = t1i, x2i = x2i, t2i = t2i, data = Niel. dat)
> print( result. metafor, digits = 3)
> predict( result. metafor, transf = exp, digits = 2)
```

结果为：

Random–Effects Model ($k$ = 9；tau^2 estimator：REML)

tau^2 ( estimated amount of total heterogeneity)：0. 094 ( SE = 0. 212)

tau ( square root of estimated tau^2 value)：       0. 306

I^2 ( total heterogeneity / total variability)：     20. 88%

H^2 ( total variability / sampling variability)：    1. 26

Test for Heterogeneity：

Q( df = 8) = 9. 698, p-val = 0. 287

Model Results：

| estimate | se | zval | pval | ci. lb | ci. ub |
|---|---|---|---|---|---|
| −0. 396 | 0. 227 | −1. 747 | 0. 081 | −0. 841 | 0. 048. |

Signif. codes：  0 ' * ' 0. 001 ' ' 0. 01 ' * ' 0. 05 '. ' 0. 1 ' ' 1

| pred | ci. lb | ci. ub | cr. lb | cr. ub |
|---|---|---|---|---|
| 0. 67 | 0. 43 | 1. 05 | 0. 32 | 1. 42 |

可以发现：结果与 Stata 软件 admetan 命令和 R 软件 meta 包得到的结果完全一致。

## 三、泊松–正态模型在计数数据 Meta 分析中的应用

如果计数数据为罕见事件，选用泊松回归模型是比较好的选择。假设纳入 Meta 分析的第 $i$ 项研究中有干预组和对照组两个臂，每个臂的发生事件数分别为 $E_{ti}$ 和 $E_{ci}$，每个臂的人时风险总数分别为 $T_{ti}$ 和 $T_{ci}$，则研究 $i$ 事件发生数为 $E_i = E_{ti} + E_{ci}$，则认为 $E_i$ 服从二项分布 $E_{ti} \simeq Binomial(E_i,$ $\dfrac{\exp(\ln(T_{ti}/T_{ci}) + \theta_i)}{1 + \exp(\ln(T_{ti}/T_{ci}) + \theta_i)})$，式中，$\theta_i \simeq N(\theta, \sigma^2)$，则该模型称为泊松–正态（Poisson–normal，PN）模

型，其实质为广义线性混合模型。该模型可由 R 软件的 meta 包 metainc( )函数及 metafor 包的 rma. glmm( )函数来实现。

### (一)R 软件 meta 包 metainc( )函数拟合泊松-正态模型

metainc( )函数具体使用方法同上。仍以 Niel 数据为例，选取"率比"为效应量，以 R 软件的 meta 包 metainc( )函数拟合混合效应条件泊松回归模型(mixed-effects conditional Poisson regression model)，以 ML 法估计研究间异质性方差。具体过程为：

```
> library(xlsx)
> library(meta)
> Niel. dat<-read. xlsx("C：\\Niel. dat. xlsx", 1)
> result. meta<-metainc(event. e=x1i, time. e=t1i, event. c=x2i, time. c=t2i, studlab=study, data = Niel. dat, method ="GLMM", model. glmm = "CM. EL", sm="IRR")
> print(summary(result. meta), digits=2)
```

结果如下：

Number of studies combined：$k = 9$

| IRR | 95% | $-$CI | $z$ | $p$-value |
|---|---|---|---|---|
| Fixed effect model | 0. 66 | [0. 46; 0. 95] | $-2.26$ | 0. 0236 |
| Random effects model | 0. 62 | [0. 39; 0. 99] | $-2.00$ | 0. 0451 |

Quantifying heterogeneity：

$tau^2 = 0. 1226$; H = 1. 16; $I^2 = 25.7\%$

Test of heterogeneity：

| Q | d. f. | $p$-value | Test |
|---|---|---|---|
| 9. 70 | 8 | 0. 2869 | Wald-type |
| 11. 60 | 8 | 0. 1699 | Likelihood-Ratio |

Details on meta-analytical method：

- Generalised linear mixed model (conditional Poisson-Normal)
- Maximum-likelihood estimator for tau^2

结果解读：通过拟合混合效应条件泊松回归模型，随机效应模型得到的研究间异质性方差为 0. 12，合并率比点估计及 95%CI 为 0. 62(0. 39, 0. 99)。

### (二)R 软件 metafor 包 rma. glmm( )函数拟合泊松-正态模型

针对计数数据，rma. glmm( )函数的使用方法为：

rma. glmm(x1i, x2i, t1i, t2i, mods, measure, intercept=TRUE, data, slab, subset, add=1/2, to="only0", drop00=TRUE, vtype="LS", model="UM. FS", method="ML", test="z", level=95, digits, btt, nAGQ=7, verbose=FALSE, control, …)

主要的参数有：x1i、x2i、t1i 和 t2i 分别表示两组事件发生人数及总人时数；measure 用于指定效应量，有"IRR"和"IRLN"两种选择，分别表示发病率比和对数转换发病率比。model 用于要拟合的模型，主要有"UM. FS""UM. RS""CM. EL"和"CM. AL"4 种选择，分别表示具有固定研究效应的非条件广义线性混合效应模型、具有随机研究效应的非条件广义线性混合效应模型、条件广义线性混合效应模型(近似似然)、条件广义线性混合效应模型(确切似然)，"UM. FS"为默认选项。

仍以 Niel 数据为例，选取"率比"为效应量，以 R 软件的 metafor 包中 rma. glmm( )函数拟合混合效应条件泊松回归模型，以 ML 法估计研究间异质性方差。具体过程为：

```
> library(xlsx)
> library(metafor)
> Niel. dat<-read. xlsx("C：\\Niel. dat. xlsx", 1)
> result. metafor <- rma. glmm(x1i=x1i, t1i=t1i, x2i=x2i, t2i=t2i, data=Niel. dat, measure="IRR", model="CM. EL")
```

```
> print( result. metafor, digits = 3)
> predict( result. metafor, transf = exp, digits = 2)
```
主要结果如下：
Random-Effects Model ( $k$ = 9; tau^2 estimator: ML)
Model Type: Conditional Model with Exact Likelihood


tau^2 (estimated amount of total heterogeneity): 0.123
tau (square root of estimated tau^2 value):          0.350
I^2 (total heterogeneity / total variability):     25.683%
H^2 (total variability / sampling variability):     1.346


Tests for Heterogeneity:
Wld( df = 8) =    9.698, p-val = 0.287
LRT( df = 8) = 11.602, p-val = 0.170


Model Results:

| estimate | se | zval | pval | ci. lb | ci. ub | |
|---|---|---|---|---|---|---|
| −0.476 | 0.238 | −2.004 | 0.045 | −0.942 | −0.010 | * |

Signif. codes:  0 ' * ' 0.001 ' ' 0.01 ' * ' 0.05 '.' 0.1 ' ' 1


| pred | ci. lb | ci. ub | cr. lb | cr. ub |
|---|---|---|---|---|
| 0.62 | 0.39 | 0.99 | 0.27 | 1.42 |


可以发现：结果与 meta 包 metainc( )函数拟合同一个模型的结果完全一致。

（张天嵩）

# 第六节　生存数据的 Meta 分析

在临床研究中，对急性疾病的疗效考核，一般可以用治愈率、病死率等定性指标或生理生化指标的改变等定量资料，但对于肿瘤、结核、冠心病等慢性疾病从病，其预后不能在短期内明确判断，需要对患者进行长期随访。随访，也称追踪，它是从一个明确规定的时间点开始，到某一个明确规定的事件发生为止观察患者的过程，对应的研究常称为随访研究或追踪研究。在生物医学领域，随访广泛应用于临床试验、动物实验及流行病学调查等，获取的资料称为随访资料或生存资料(survival data)，它通常包括随访事件、生存时间、分组变量和其他协变量。对随访资料进行的统计分析称为生存分析，是将终点事件的出现与否和出现终点事件所经历的时间结合起来的一种统计分析方法，生存分析通常研究的终点事件是死亡。实际上生存分析可广泛应用于恶性肿瘤、慢性疾病或其他情况的随访研究中事件分析，比如疾病的发生、复发、转移、伤口的愈合、某种症状的消失等。生存分析的主要特点是考虑每个研究对象出现某一结局所经历的时间。生存分析常用的观察指标有生存率、生存期、风险比等。

## 一、生存资料的 Meta 分析策略

生存资料的 Meta 分析与随机对照试验研究等经典 Meta 分析的步骤和方法基本相同，难点在于临床数据的获取。在提取随访研究的数据时，要注意：第一，必须明确每项研究的起点事件和终点事件及相关人数、生存时间、影响因素(协变量)等；第二，明确效应量，如时点生存率、中位生存时间、风险比/危险比(hazard ratio, HR)等，并根据数据类型采用不同的方法和软件。

如果能获得随访研究的个体参与者数据，可以采用 IPD Meta 分析，因为 IPD Meta 分析适合于时间事件数据的统计分析，具体方法参见本书第 23 章相关内容。

如果能从时序检验（log-rank test）获得实验组相对于治疗组的 lnHR，通过$(O-E)/V$来估计，标准误为$1/\sqrt{V}$，其中 $O$ 为每个研究中实验组事件发生数，$E$ 为实验组期望发生事件数，$O-E$ 为 log-rank 统计量，$V$ 为 log-rank 统计量的方差，可以使用 RevMan 软件、Stata 的 admetan 命令等合并效应量。

通过 Cox 比例风险回归模型（Cox proportional hazards regression models）获得 lnHR 及其标准误或 95% 可信区间，则可以使用 Stata、R、RevMan 等多种软件合并效应量。

如果获得的是时点生存率，无法获得 HR 等其他数据，但没有截尾值，可通过 RR 或者 OR 替代计算 HR，与经典 Meta 分析相似。这需要获得某研究中所有患者有某固定时间点的状态，如观察一年生存率。在某研究中，所有患者均被随访了 12 个月，获得了每个干预组中在 12 个月以内死亡的患者人数，则数据可以整理成 2×2 数据格式，以 RR、OR、RD 为干预作用指标。常规 Meta 分析软件均可完成，具体方法和实现可以阅读本章二分类数据 Meta 分析一节。

但要注意，这种方法存在一些固有的缺陷，主要表现在 HR 考虑了发生终点事件所经历的时间，但 RR 或者 OR 并未考虑时间因素，较 HR 丢失了一些重要的信息，故采用 RR 或者 OR 作为生存资料的效应量不作为常规选择。因为时点生存率为描述生存过程的指标，但某时点生存率不能反映整个生存过程，比较时可能出现不正确的结论；在统计分析时，对于由于失访、死于其他疾病而终止观察的对象，作为存活或因本病死亡都不合理；作为未观察病例则损失信息，所以如果在观察例数较少、且截尾数据较多时，选用该指标也会存在问题。

如果只能获得中位生存时间，可以采用中位生存比（median survival ratio）指标，关键在于如何计算标准误。

生存资料的 Meta 分析应尽可能合并 HR，而时点生存率和中位生存期则是 HR 的不太合适的替代选择，本节中将重点介绍中位生存期及风险比等效应指标的合并方法。

## 二、合并中位生存期

描述生存过程的生存时间是连续变量，但其分布呈偏态，因此计算中位生存期比较合理，它是生存分析中的重要指标。对有不能获得 HR 等指标的生存资料，可以考虑把中位生存期作为合并效应量，但要选择中位生存比（median survival ratio, MSR）这一指标，并将其进行对数转换。

Zhang 等针对进展期肺癌采用维持疗法的 Meta 分析中将患者分为两个亚组：持续或轮换策略。本节选取轮换策略亚组数据（每项研究的中位生存期和总人数），说明使用 Stata 软件的 admetan 命令实现中位生存期的 Meta 分析方法（原文献未针对该指标进行 Meta 分析）。假设已将数据输入 Excel 软件中，如表 10-10 所示，并命名为 Zhangx. dat. xlsx 文件，存储在 C 盘根目录下以备分析使用。数据中变量"study"表示研究名称，"m1"和"m2"分别表示干预组与对照组的中位生存期，"totals"表示每项研究的总人数。

### 表 10-10　纳入 Meta 分析的 4 个研究数据

| study | m1 | m2 | totals |
|---|---|---|---|
| Miller, 2009 | 4.8 | 3.7 | 768 |
| Cappuzzo, 2010 | 3.1 | 2.8 | 889 |
| Perol, 2010 | 2.9 | 1.9 | 310 |
| Surmont, 2010 | 4.1 | 2.9 | 173 |

Stata 软件 admetan 命令可以直接与效应量及其标准误，通过倒方差法进行合并。因此，针对 Zhang 等的数据，首先要计算出 MSR 对数值及其标准误（具体公式见本书第 9 章相关内容）。如我们选

择使用 Stata 的 admetan 命令，选用随机效应模型，以 REML 法估计研究间异质性方差，只显示数据化结果，不显示森林图，具体过程如下：

```
. import excel "C：\Zhangx. xlsx", sheet("Sheet1") firstrow
. gen lnmsr = ln((m1)/(m2))
. gen selnmsr = sqrt(1/totals)
. admetan lnmsr selnmsr, label(namevar = study)  eform model(reml) nograph
```

数字化结果如下：

Meta-analysis pooling of aggregate data

using the random-effects inverse-variance model

with REML estimate of $tau^2$

| study | exp(b) | [95% Conf. Interval] | | % Weight |
|---|---|---|---|---|
| Miller 2009 | 1. 297 | 1. 209 | 1. 392 | 26. 86 |
| Cappuzzo 2010 | 1. 107 | 1. 037 | 1. 182 | 27. 12 |
| Perol 2010 | 1. 526 | 1. 366 | 1. 706 | 24. 35 |
| surmont 2010 | 1. 414 | 1. 218 | 1. 641 | 21. 67 |
| Overall effect | 1. 317 | 1. 146 | 1. 514 | 100. 00 |

Test of overall effect = 1： $z =$ 3. 887 $p = 0.000$

Heterogeneity Measures

| | chi2 | df | $p$-value |
|---|---|---|---|
| Cochran's Q | 29. 13 | 3 | 0. 000 |

Confidence Intervals generated using Profile Likelihood method

| | Value | [95% Conf. Interval] | |
|---|---|---|---|
| $I^2(\%)$ | 89. 3% | 61. 9% | 98. 8% |
| Modified $H^2$ | 8. 333 | 1. 624 | 80. 799 |
| $tau^2$ | 0. 0174 | 0. 0034 | 0. 1688 |

$I^2$ = between-study variance ($tau^2$) as a percentage of total variance

Modified $H^2$ = ratio of $tau^2$ to typical within-study variance

结果发现：研究间存在明显的异质性，中位生存比点估计为 1. 32，表明干预组的中位生存期是对照组的 1. 32 倍；Meta 分析相应结果 $P<0.0001$，表明差异具有统计学意义。

## 三、合并风险比

如果获得的文献提取数据时能够直接得到每一个研究的 HR、方差或标准误，可以直接用 Stata，R 等软件进行合并，过程比较简单。

以《吉西他滨加铂类化疗与其他含铂方案治疗晚期非小细胞肺癌的疗效比较：关于生存结果的 Meta 分析》的文献为例，共纳入 17 项随机对照试验研究，相关数据输入 Excel 软件中，如表 10-11 所示，并命名为 Le. dat. xlsx，存储在 C 盘根目录下。数据中含有 5 个变量，其中，study 表示纳入的研究；group 表示分组，group = 1 表示第 1 代和第 2 代含铂类药物亚组，group = 2 表示第 3 代含铂类药物亚组；LL 表示 95% 可信区间下限，UL 表示 95% 可信区间上限。

表 10-11 纳入 Meta 分析的 17 个研究数据

| study | group | hr | ll | ul |
|---|---|---|---|---|
| Cardenal, 1999 | 1 | 0. 77 | 0. 55 | 1. 10 |
| Crino, 1999 | 1 | 1. 02 | 0. 78 | 1. 33 |
| Danson, 2001 | 1 | 1. 12 | 0. 88 | 1. 42 |

**续表 10-11**

| study | group | hr | ll | ul |
|---|---|---|---|---|
| Meio, 2002 | 1 | 0.54 | 0.32 | 0.93 |
| Rudd, 2002 | 1 | 0.76 | 0.61 | 0.93 |
| Sandler, 2000 | 1 | 0.76 | 0.63 | 0.91 |
| Chang, 2001 | 2 | 0.93 | 0.4 | 2.16 |
| Comella, 2000 | 2 | 0.71 | 0.45 | 1.13 |
| Gridelli，2002 | 2 | 1.02 | 0.76 | 1.35 |
| Melo, 2002 | 2 | 0.71 | 0.41 | 1.22 |
| Scagliotti, 2002 | 2 | 0.87 | 0.69 | 1.09 |
| Scagliotti, 2003 | 2 | 1.04 | 0.83 | 1.31 |
| Schiller, 2002-1 | 2 | 0.94 | 0.79 | 1.14 |
| Schiller, 2002-2 | 2 | 0.92 | 0.76 | 1.10 |
| Schiller, 2002-3 | 2 | 0.96 | 0.8 | 1.15 |
| Thomas, 2002 | 2 | 0.89 | 0.53 | 1.49 |
| Van Meerbeeck，2001 | 2 | 0.9 | 0.65 | 1.25 |

对于上表中数据，一般有两种方式合并效应量，一是合并 HR 及其95%可信区间上、下限(一般软件要求)，一是合并 lnHR 及其标准误。

**（一）Stata 软件 admetan 命令在合并风险比中的应用**

Stata 软件中 metan，admetan，meta 等命令可以用于合并风险比，有两种方式：一是三变量格式，即是后跟 HR 及其95%可信区间上、下限，但要注意 metan、admetan 需要进行对数转换，而 meta 不需要进行对数转换；二是二变量格式，即是后跟 lnHR 及其标准误。

1. 采用 HR 及其95%可信区间　以 Le 等的数据为例，以 admetan 命令，选用随机效应模型，进行数据合并，以 DL 法估计研究间异质性；并进行亚组分析，将结果返回 HR；绘制森林图，将效应量"HR"替代"ES"标注于森林图上，具体命令如下：

```
. gen lnhr=ln( hr)
. gen lnul=ln( ul)
. gen lnll=ln( ll)
. admetan lnhr lnll lnul, eform label( namevar=study) random by( group) effect(" HR" )
```

得数字化结果如下，森林图如图 10-10 所示。

Meta-analysis pooling of aggregate data

using the random-effects inverse-variance model

with DerSimonian-Laird estimate of $tau^2$

| group and study | HR | [95% Conf. Interval] | | % Weight |
|---|---|---|---|---|
| 1 | | | | |
| Cardenal 1999 | 0.770 | 0.550 | 1.100 | 3.70 |
| Crino 1999 | 1.020 | 0.780 | 1.330 | 5.86 |
| Danson 2001 | 1.120 | 0.880 | 1.420 | 7.03 |
| Meio 2002 | 0.540 | 0.320 | 0.930 | 1.65 |
| Rudd 2002 | 0.760 | 0.610 | 0.930 | 8.61 |
| Sandler 2000 | 0.760 | 0.630 | 0.910 | 10.59 |
| Subgroup effect | 0.839 | 0.707 | 0.997 | 37.44 |
| 2 | | | | |
| Chang 2001 | 0.930 | 0.400 | 2.160 | 0.68 |
| Comella 2000 | 0.710 | 0.450 | 1.130 | 2.18 |
| Gridelli 2002 | 1.020 | 0.760 | 1.350 | 5.16 |

| | | | | |
|---|---|---|---|---|
| Melo 2002 | 0.710 | 0.410 | 1.220 | 1.58 |
| Scagliotti 2002 | 0.870 | 0.690 | 1.090 | 7.57 |
| Scagliotti 2003 | 1.040 | 0.830 | 1.310 | 7.59 |
| Schiller 2002-1 | 0.940 | 0.790 | 1.140 | 10.63 |
| Schiller 2002-2 | 0.920 | 0.760 | 1.100 | 10.51 |
| Schiller 2002-3 | 0.960 | 0.800 | 1.150 | 10.80 |
| Thomas 2002 | 0.890 | 0.530 | 1.490 | 1.75 |
| Van Meerbeeck 2001 | 0.900 | 0.650 | 1.250 | 4.10 |
| Subgroup effect | 0.932 | 0.861 | 1.008 | 62.56 |
| Overall effect | 0.896 | 0.836 | 0.961 | 100.00 |

Tests of effect size = 1:

| | | |
|---|---|---|
| 1 | $z = -1.993$ | $p = 0.046$ |
| 2 | $z = -1.766$ | $p = 0.077$ |
| Overall | $z = -3.065$ | $p = 0.002$ |

Cochran Q statistics for heterogeneity

| Value | df | $p$-value | |
|---|---|---|---|
| 1 | 12.47 | 5 | 0.029 |
| 2 | 4.12 | 10 | 0.942 |
| Overall | 18.93 | 16 | 0.272 |
| Between | 2.35 | 1 | 0.125 |
| Between: Within (F) | 2.13 | 1, 15 | 0.165 |

　　结果解读：随机效应模型所得亚组 1 的 HR 点估计与 95%可信区间为 0.84(0.71，1.00)；亚组 2 的 HR 点估计与 95%可信区间为 0.93(0.86，1.01)；总的 HR 点估计与 95%可信区间为 0.90(0.84，0.96)。

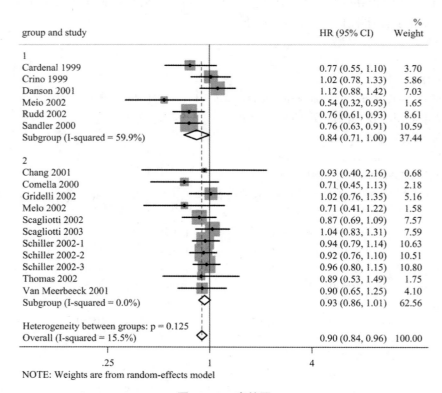

**图 10-10　森林图**

　　两种命令合并的结果完全一致, 随机效应模型所得 HR 点估计与 95% 可信区间为 0.896(0.836, 0.961)。

　　2. HR 及对数标准误　先计算 HR 的对数及对数标准误, 再以 admetan 命令, 选用随机效应模型, 进行数据合并, 以 DL 法估计研究间异质性方差, 并进行亚组分析, 将结果返回 HR, 绘制森林图, 将效应量"HR"替代"ES"标注于森林图上, 命令如下:

```
. gen lnhr=ln(hr)
. gen selnhr=(ln(ul)-ln(ll))/3.92
. admetan  lnhr selnhr, eform label(namevar=study)  random by(group)  effect("HR")
```

　　为节省篇幅, 数字化结果从略, 只报告森林图如 10-11 所示。从图 10-10, 10-11 可以看出, 两种策略得出的结果完全相同。

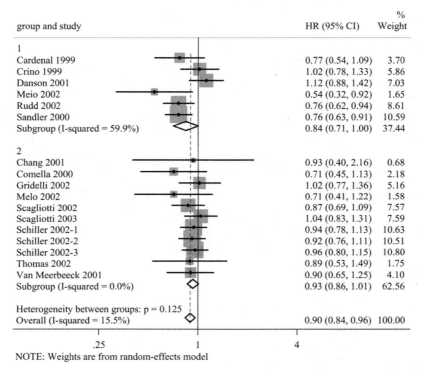

图 10-11　森林图

### (二)R 软件 meta 包在合并风险比中的应用

　　R 软件 meta 包的 metagen()函数可以通过倒方差法合并效应量及相应方差, 其使用方法为:

metagen(TE, seTE, studlab, data = NULL, subset = NULL, sm =, method. tau =, lower, upper, …)

　　常用的参数有: TE、seTE 分别表示每项研究的效应量及相应标准误; sm 表示效应量, method. tau 表示研究间异质性方差估计方法; lower 和 upper 分别表示每项研究效应量的可信区间的下限和上限等。

　　针对 Le 等的数据, 选用随机效应模型, 进行数据合并, 以 DL 法估计研究间异质性, 并进行亚组分析, 具体过程如下:

```
> library(xlsx)
> library(meta)
> Le. dat<-read. xlsx("C: \\Le. dat. xlsx", 1, header=T)
> result. hr. ci<-metagen(log(hr), lower = log(ll), upper = log(ul), data=Le. dat, byvar=group, studlab = study, method. tau="DL", sm = "HR")
```

```
> summary( result. hr. ci)
> forest( result. hr. ci)
```

数字化结果如下，森林图如图 10-12 所示。

Number of studies combined：$k = 17$

|  | HR | 95%-CI | $z$ | $p$-value |
|---|---|---|---|---|
| Fixed effect model | 0.8976 | [0.8434; 0.9553] | −3.40 | 0.0007 |
| Random effects model | 0.8963 | [0.8358; 0.9613] | −3.06 | 0.0022 |

Quantifying heterogeneity：

$tau^2 = 0.0032 [0.0000; 0.0359]$；$tau = 0.0569 [0.0000; 0.1896]$；

$I^2 = 15.5\% [0.0\%; 51.9\%]$；$H = 1.09 [1.00; 1.44]$

Quantifying residual heterogeneity：

$I^2 = 9.5\% [0.0\%; 46.5\%]$；$H = 1.05 [1.00; 1.37]$

Test of heterogeneity：

| Q | d. f. | $p$-value |
|---|---|---|
| 18.93 | 16 | 0.2722 |

Results for subgroups (fixed effect model)：

|  | k | HR | 95%-CI | Q | tau^2 | tau | I^2 |
|---|---|---|---|---|---|---|---|
| group = 1 | 6 | 0.8423 | [0.7604; 0.9331] | 12.47 | 0.0260 | 0.1612 | 59.9% |
| group = 2 | 11 | 0.9317 | [0.8614; 1.0078] | 4.12 | 0 | 0 | 0.0% |

Test for subgroup differences (fixed effect model)：

|  | Q | d. f. | $p$-value |
|---|---|---|---|
| Between groups | 2.35 | 1 | 0.1253 |
| Within groups | 16.58 | 15 | 0.3444 |

Results for subgroups (random effect model)：

|  | k | HR | 95%-CI | Q | tau^2 | tau | I^2 |
|---|---|---|---|---|---|---|---|
| group = 1 | 6 | 0.8395 | [0.7068; 0.9971] | 12.47 | 0.0260 | 0.1612 | 59.9% |
| group = 2 | 11 | 0.9317 | [0.8614; 1.0078] | 4.12 | 0 | 0 | 0.0% |

Test for subgroup differences (random effect model)：

|  | Q | d. f. | $p$-value |
|---|---|---|---|
| Between groups | 1.17 | 1 | 0.2798 |

Details on meta-analytical method：

– Inverse variance method

– DerSimonian-Laird estimator for tau^2

– Jackson method for confidence interval of tau^2 and tau

可以发现：R 软件 meta 包 metagen( ) 函数提供更多的数据分析结果，各亚组及总的异质性检验、合并效应量与 Stata 软件的 admetan 命令获得的结果完全一致；还报告了各亚组效应量之间的差异比较结果（相应 $P = 0.2798$）。

同样，也可以先计算 HR 的对数及对数标准误，再拟合相关模型，如下列命令行操作，也可以获得与上述操作相同的结果（结果从略）。

```
> library( xlsx)
> library( meta)
> Le. dat<-read. xlsx( "C：\\Le. dat. xlsx", 1, header=T)
```

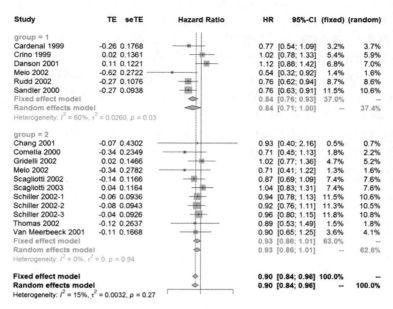

图 10-12　森林图

> Le. dat \$logHR<-with( Le. dat, log( hr) )

> Le. dat \$selogHR<-with( Le. dat, ( log( ul) -log( ll) )/3. 92)

> result. hr. var<-metagen( logHR, selogHR, data = Le. dat, byvar = group, studlab = study, method. tau = " DL" , sm = "HR" )

在 Meta 过程中会遇到一些特殊情况，例如，如果有的研究 95%CI 的上限或下限为 0，不能直接取对数，则可以分别选 HR 与 95%CI 下限、HR 与 95%CI 上限，通过公式计算 seln( HR)，这就需要系统评价者通晓统计学的基本知识和 Meta 分析的基本原理，以及相关的公式，从而能够处理不同指标的转换，最终获得 HR 的对数及其对数标准误，这是生存分析 Meta 分析的难点。Meta 分析中选择正确的合并统计量固然重要，统计结果的正确解释对其应用却更关键。

（张天嵩，刘世建，周支瑞）

# 参考文献

[1]王家良.临床流行病学[M].北京：人民卫生出版社，2000.

[2]张天嵩，钟文昭，李博.实用循证医学方法学[M].2 版.长沙：中南大学出版社，2014.

[3]张天嵩，董圣杰，周支瑞.高级 Meta 分析方法-基于 Stata 实现[M].上海：复旦大学出版社，2015.

[4]Higgins J, Thomas J. Cochrane Handbook for Systematic Reviews of Interventions version 6. 0[EB/OL]. (2019-07-13). Cochrane, 2019. http://www.training.cochrane.org/handbook.

[5]Balduzzi S, Rucker G, Schwarzer G. How to perform a meta-analysis with R：a practical tutorial[J]. Evid Based Ment Health, 2019, 22(4)：153-160.

[6]Colditz GA, Brewer TF, Berkey CS, et al. Efficacy of BCG vaccine in the prevention of tuberculosis. Meta-analysis of the published literature[J]. JAMA, 1994, 271(9)：698-702.

[7]Gøtzsche PC, Johansen HK. Meta-analysis of short-term low dose prednisolone versus placebo and non-steroidal anti-inflammatory drugs in rheumatoid arthritis[J]. BMJ, 1998, 316(7134)：811-818.

[8]张天嵩，熊茜.有序数据的 Meta 分析方法及 SAS 实现[J].循证医学，2012，12(2)：125-128.

[9]张天嵩，李秀娟，张素，等.中西医结合治疗咳嗽变异性哮喘随机对照试验的贝叶斯 Meta 分析[J].循证医学，2011，11(6)：364-369.

[10]Stijnen T, Hamza TH, Ozdemir P. Random effects meta-analysis of event outcome in the framework of the generalized

linear mixed model with applications in sparse data[J]. Stat Med, 2010, 29(29): 3046-3067.

[11]金丕焕, 陈峰. 医用统计方法[M]. 3 版. 上海: 复旦大学出版社, 2009.

[12]方积乾, 宇传华. 如何处理随访资料[J]. 中华预防医学杂志, 2003, 37(1): 63-65.

[13]孙振球, 徐勇勇. 医学统计学[M]. 北京: 人民卫生出版社, 2010.

[14]Zhang X, Zang J, Xu J, Bai C, et al. Maintenance therapy with continuous or switch strategy in advanced non-small cell lung cancer: a systematic review and meta-analysis[J]. Chest, 2011, 140(1): 117-126.

[15]Le Chevalier T, Scagliotti G, Natale R, et al. Efficacy of gemcitabine plus platinum chemotherapy compared with other platinum containing regimens in advanced nonsmall-cell lung cancer: a meta-analysis of survival outcomes[J]. Lung Cancer, 2005, 47: 69-80.

# 第 11 章
# 整群随机试验的 Meta 分析

**要　点**

● 整群随机试验是将研究对象以群体为单位随机分配到不同组进行干预试验的方法，在 Meta 分析时要考虑避免分析单元错误。

● 整群随机试验 Meta 分析常用的策略主要包括有效样本量策略和膨胀标准误策略，均可用倒方差法实现。

● Stata 软件 admetan 命令和 R 软件的 meta 包、metafor 包用于实现有效样本量策略和膨胀标准误策略。

　　在随机对照试验（RCT）中，随机分配对象多为单个个体，但在某些特殊情况下，是将一个群作为随机分配单位（unit of allocation），但统计推断单位是个体，属于随机试验的变异，其统计学分析与 Meta 分析方法与经典随机对照试验处理方法不同，因此有必要单独成章介绍相关方法。

## 第一节　整群随机试验基本原理

### 一、整群随机试验的基本概念

　　整群随机试验（cluster randomized trials）是将研究对象以群体为单位随机分配到不同组进行干预试验的方法，也称为组群随机试验（group randomized trials），分配单位称为群（cluster）或组（group）。根据研究的目的或研究因素的特殊性，作为分配单位的群可以小到一对夫妇、病房、家庭等，也可以大到社区、街道、村、乡、医院等。

　　与随机分配为单个个体的随机化试验相比，整群随机试验设计有自己的优点：考查群组干预效应（疫苗群体免疫）；避免同一地点的试验者干预"沾染和干扰"，如比较低钠饮食与普通饮食对高血压的一级预防作用，以一个家庭为观察单位，选择群组随机对照试验比较合适，如果按单个个体随机分配，则一个家庭成员中部分被分为低钠饮食组，部分被分为普通饮食组，研究对象会相互沾染和干扰，影响研究结果的可靠性。近年来，整群随机试验因为便于实施，易于管理和能有效控制某些干预措施沾染的影响，在美国、加拿大等国被广泛应用于社区干预研究，主要适用于非治疗性干预评价研究，如生活模式的改变等等。

### 二、整群随机试验关于统计学方法的重要概念

　　整群随机试验与传统随机试验的重要区别是随机分配单位和统计推断单位不一致，因此，关于它的统计学方法是国际上较为

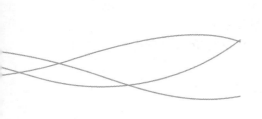

活跃的领域，主要的几个特殊概念是：

## （一）组内相关系数（intracluster/intraclass correlation coefficient，ICC）

反映同一整群内个体间的相似程度，以 $\rho$ 表示，解释为组间变异占总变异的比重，其计算公式为：

$\rho = \dfrac{\sigma_C^2}{\sigma_T^2} = \dfrac{\sigma_C^2}{\sigma_C^2 + \sigma_W^2}$，式中 $\sigma_C^2$ 为群间变异，$\sigma_W^2$ 为群内变异，$\sigma_T^2$ 为总变异。

对于连续型变量，可以用单因素方差分析得到组间及组内均方来估计 $\rho$：$\rho = \dfrac{\mathrm{MS}_C - \mathrm{MS}_W}{\mathrm{MS}_C + (m-1)\mathrm{MS}_W}$，式中 $MS_C$，$MS_W$ 分别为组间均方与组内均方，$m$ 为平均群数或组数，假设某研究中样本量为 $N$，分成 $k$ 个群，若等分，则每个群含有样本量为 $m = \dfrac{N}{k}$；若不等分，则有 $m = \dfrac{1}{k-1}(N - \dfrac{\sum_k m_k^2}{N})$。

对于二分类变量（将"成功或事件发生"定义为1，"失败或事件未发生"定义为0），假设$\hat{P}_{ijl}$为分配到 $j$ 研究中干预组 $i$ 中第 $l$ 个组群的"成功（事件发生）"的比率，$k=1, 2, \cdots, n_{ij}$；$i=1, 2$；$j=1, 2, \cdots, S$。则研究 $j$ 的总群数为 $N_j = n_{1j} + n_{2j}$；研究 $j$ 实验组、对照组的样本量分别为：$M_{1j} = \sum_{l=1}^{n_{1j}} m_{1jl}$、$M_{2j} = \sum_{l=1}^{n_{2j}} m_{2jl}$，$M_j = M_{1j} + M_{2j}$；则研究 $j$ 的组内相关系数为：

$$\rho = \frac{\mathrm{MSC}_j - \mathrm{MSW}_j}{\mathrm{MSC}_j + (m_{0j} - 1)\mathrm{MSW}_j}$$

其中，$\mathrm{MSC}_j$、$\mathrm{MSW}_j$ 分别为研究 $j$ 中组间和组内的均方差，其大小分别为 $\mathrm{MSC}_j = \sum_{i=1}^{2} \sum_{l=1}^{n_{ij}} m_{ijl}$ $(\hat{P}_{ijl} - \hat{P}_{ij})^2 / (N_j - 2)$、$\mathrm{MSW}_j = \sum_{i=1}^{2} \sum_{l=1}^{n_{ij}} m_{ijl}(1 - \hat{P}_{ijl}) / (M_j - N_j)$，$m_{0j} = [M_j - \sum_{i=1}^{2} \overline{m}_{Aij}] / (N_j - 2)$，而 $\overline{m}_{Aij} = \sum_{l=1}^{n_{ij}} m_{ijl}^2 / M_{ij}$。

## （二）设计效应

在整群随机试验中，由于对同一整群内个体的观察值有相关趋势（非独立），从而产生了群内相关，而群内相关的存在使得有关个体指标的方差发生了膨胀，所有有效样本量少于个体受试者总数，为保证检验效能，可通过公式 $1+(m-1)\rho$ 增加样本量。

$1+(m-1)\rho$ 称为设计效应（design effect，DE），也称为方差膨胀因子（variance inflation factor，VIF），式中 m 指平均组群样本量大小（平均每个组群中观察对象个数）。

有效样本量（effective sample size）$= \dfrac{N}{\mathrm{VIF}}$（N 为每一研究的总样本量）。

## （三）整群随机试验的偏倚

整群随机试验的偏倚的主要来源有：募集偏倚、基线不平衡、组群脱落、校正分析等。

## 三、整群随机试验的 Meta 分析

因为整群随机试验的干预措施是针对组群水平而结局是在个体水平得到，所以传统的统计方法一般不适用。新近出现的多水平模型或广义方程估计等方法可以用于处理此类试验数据，但不幸的是，以前的整群随机试验未能报告适当的分析方法（一般从个体水平而非组群水平进行分析），在这种情况下，如果具备以下信息，可以进行合适的校正分析：1）随机分配到干预组的组群数量和每项研究总样本量，或每一组群的平均样本量；2）测量结局忽略组群设计，而是从个体总数得到，如二分类数据的个体事件发生数或比例、连续型数据的均数及标准误等；3）组内相关系数。这样，通过校正分析，可以得到有效的治疗效应估计及其标准误，再采用倒方差法可以进行 Meta 分析，从而避免分析单元错误（unit-of-analysis error）。

# 第二节　二分类数据的 Meta 分析

## 一、有效样本量策略

有效样本量策略是一种近似校正策略分析，其思想是通过减少样本量至其"有效样本量(effective sample sizes)"，以 Argentina 研究为例，具体过程如下：

第一步，计算平均群(样本量)大小：平均组群大小=(3 216+3 594)/(9+8)=400.6。

第二步，计算设计效应：$1+(m-1)\rho = 1+(400.6-1) \times 0.018 = 8.193$。

第三步，计算有效样本量，按公式 $\dfrac{N}{\text{VIF}}$：实验组有效样本量=3 216/8.193=392.5，事件发生数=214/8.193=26.1；对照组有效样本量=3 594/8.193=438.7，事件发生数=356/8.193=43.5；一般对结果整数，所以 Argentina 研究有效样本量，实验组为393，对照组为439。按同样的方法，可以获得其他 3 项研究的有效样本量及事件发生的数据。

第四步：将得到有效样本量，按数据输入要求输入各种统计软件如 Stata、R、RevMan 中，则可进一步实施 Meta 分析。请注意，由于某些软件如 RevMan 仅能输入整数，所以该策略可能对小样本研究不适合。

上述步骤只是为了说明有效样本量策略的具体方法，实际上，对每一过程分步计算，可以借助统计软件完成。下面介绍使用 Stata 软件的 admetan 命令，以及 R 软件的 meta 包和 metafor 包来实现。

为了方便使用 Stata 和 R 软件调用数据，本章假设 Allan 的数据按表 11-1 所示存储在 Excel 工作表"sheet1"中，命名为 WHO. dat. xlsx，存储在 C 盘根目录下以备分析。数据首行变量中，"study"表示不同的国家，"cluster1""events1""total1"分别表示实验组的群数、事件发生数、总人数，变量"cluster0""events0""total0"分别表示对照组的群数、事件发生数、总人数，rho 表示研究内相关系数。

**表 11-1　WHO 产前保健研究数据(高血压发生人数)概括**

| study | cluster1 | events1 | total1 | cluster0 | events0 | total0 | rho |
|---|---|---|---|---|---|---|---|
| Argentina | 9 | 214 | 3 216 | 8 | 356 | 3 594 | 0.018 |
| Cuba | 6 | 159 | 2 854 | 6 | 161 | 2 721 | 0 |
| Saudi Arabia | 6 | 20 | 2 350 | 6 | 12 | 1 732 | 0.005 |
| Thailand | 6 | 9 | 3 252 | 6 | 25 | 3 074 | 0.009 |

### (一)Stata 软件的 admetan 命令实现有效样本量策略

第一步，读入数据，并计算群大小、设计效应，过程如下：

```
. import excel "C：\WHO. dat. xlsx", sheet("Sheet1") firstrow
. gen mclustersize=(total1+total0)/(cluster1+cluster0)
. gen vif=1+(mclustersize-1) * rho
```

第二步，计算每个组的有效样本量，可以采用 round 命令取整数，过程如下：

```
. gen effevents1=round(events1/vif)
. gen efftotal1=round(total1/vif)
. gen effevents0=round(events0/vif)
. gen efftotal0=round(total0/vif)
. gen effnoevents1=efftotal1-effevents1
. gen effnoevents0=efftotal0-effevents0
```

第三步，选择 OR 效应指标，采用固定效应模型方差倒数法，不显示数字化结果，只绘制森林图，

用 admetan 命令实现,命令如下:

. admetan effevents1 effevents0 effnoevents1 effnoevents0, label(namevar=study) fixedi or notable

得到森林图如图 11-1 所示。

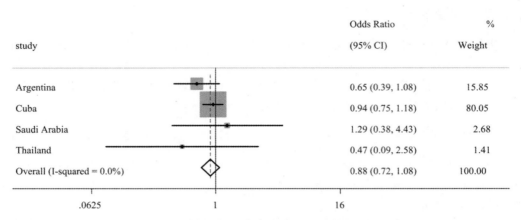

图 11-1　admetan 实现有效样本量策略获得的森林图

### (二)R 软件的 meta 包/metafor 包实现有效样本量策略

第一步,加载包,读入数据,并计算群大小、设计效应,请注意本例中都是采用 with( ) 函数产生新的变量,具体过程如下:

```
> library(xlsx)
> library(meta)
> library(metafor)
> WHO. dat<-read. xlsx("C: \\WHO. dat. xlsx", 1)
> WHO. dat $mclustersize<-with(WHO. dat, (total1+total0)/(cluster1+cluster0))
> WHO. dat $vif<-with(WHO. dat, 1+(mclustersize-1) * rho)
```

第二步,计算每个组的有效样本量,R 软件 meta 包和 metafor 包只需要用户提供每个组的事件发生数和总人数即可,可利用 round(x, digits = 0)函数四舍五入取整数,过程如下:

```
> WHO. dat $effevents1<-round(with(WHO. dat, events1/vif), digits = 0)
> WHO. dat $effevents1<-round(with(WHO. dat, events1/vif), digits = 0)
> WHO. dat $efftotal1<-round(with(WHO. dat, total1/vif), digits = 0)
> WHO. dat $effevents0<-round(with(WHO. dat, events0/vif), digits = 0)
> WHO. dat $efftotal0<-round(with(WHO. dat, total0/vif), digits = 0)
```

第三步,取 OR 为效应量,用 R 软件的 meta 包中的 metabin( )函数采用方差倒数法拟合模型,用 summary( )函数查看汇总结果,forest( )函数绘制森林图,过程如下:

```
> meta. result<-metabin(event. e=effevents1, n. e=efftotal1, event. c=effevents0, n. c=efftotal0, studlab=study,
+ data = WHO. dat, method="Inverse", sm="OR")
> summary(meta. result)
> forest(meta. result)
```

为节省篇幅,此处不显示数字化结果,只显示森林图,结果如图 11-2 所示,可以发现 meta 包的 metabin( )默认提供固定效应和随机效应两种模型的结果。

在第三步中,也可以采用 R 软件的 metafor 包中 rma. uni( )函数合并效应量,以 summary( )函数显示汇总结果。

```
> metafor. result<-rma(ai = effevents1, n1i = efftotal1, ci = effevents0, n2i = efftotal0, slab = study, data = WHO. dat,
measure="OR", method="FE")
> summary(metafor. result)
```

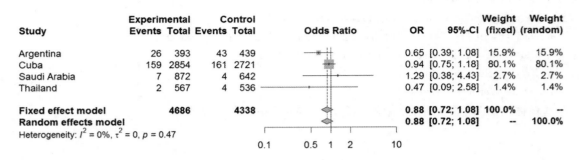

**图 11-2　meta 包实现有效样本量策略获得的森林图**

> predict( metafor. result, transf = exp, digits = 2)

具体结果从略。请注意，metafor 包是以对数尺度报告 OR、RR 汇总结果，因此本例的合并结果可以用 predict( ) 函数返回 OR 尺度，结果为 0.88(0.72, 1.08)，与 Stata 的 admetan 命令、R 软件的 meta 包计算的结果完全一致。

## 二、膨胀标准误策略

有效样本量策略一个明显的缺点在于要对有效样本量取整数，一个更加合适的变通分析策略是膨胀标准误(inflating standard errors)策略，其思想是通过效应量标准误乘以设计效应平方根来增加效应估计标准误，可以作为有效样本量策略的一种替代方法。具体过程如下：

第一步，计算各研究的效应值及其 95% 可信区间：忽略组群水平，在个体水平计算各项研究的 OR 及其 95% 可信区间。

第二步，计算各研究的效应值的对数及其对数标准误：对于效应值如 OR、HR、RR 等，取对数，计算其对数标准误。以效应量 OR 为例，首先按下列公式计算出对数值及其 95% 可信区间上、下限：

干预效应估计 = ln( OR)；

可信区间下限 = ln( OR 可信区间下限)；

可信区间上限 = ln( OR 可信区间上限)。

然后按公式 SE = (可信区间上限 - 可信区间上限)/3.92(如果为 90% 可信区间则除以 3.29；如果为 99% 可信区间则除以 5.15)计算，求其对数标准误。

第三步，按公式 SE × $\sqrt{\text{设计效应}}$ 求其膨胀标准误。

第四步，将 lnOR、膨胀 lnOR 标准误输入各种软件中进行统计分析。

还有一种更为简单的计算过程，即是首先根据效应量计算公式直接计算出各项研究效应量及其标准误，再计算出各项研究膨胀标准误即可，如仍以 Argentina 研究为例，忽略组群水平，在个体水平计算 OR 的对数及对数标准误：

$$\text{lnOR} = \log((214/(3\,216 - 214))/(356/(3\,594 - 356))) = -0.433 \text{、} \text{selnOR} = \sqrt{1/214 + 1/(3\,216 - 214) + 1/356 + 1/(3\,594 - 356)} = 0.090$$；则膨胀标准误为 infselnOR = selnOR × $\sqrt{\text{VIF}}$ = $0.090 \times \sqrt{8.193} = 0.258$。

接下来介绍 Stata 软件的 admetan 命令和 R 软件的 meta 包实现膨胀标准误的具体过程。

### (一)Stata 软件的 admetan 命令实现膨胀标准误策略

采用 import 命令读入数据，忽略群组水平，计算每项研究的效应量 OR 的对数及对数标准误；计算出相应膨胀标准误，采用 admetan 命令拟合固定效应模型，不显示数字化结果，只提供森林图，具体过程如下：

. import excel "C：\WHO. dat. xlsx", sheet("Sheet1") firstrow

```
. gen noevents1 = total1−events1

. gen noevents0 = total0−events0

. gen lnor = log((events1 * noevents0)/(noevents1 * events0))

. gen selnor = sqrt((1/events1) + (1/noevents1) + (1/events0) + (1/noevents0))

. gen mclustersize = (total1+total0)/(cluster1+cluster0)

. gen vif = 1+(mclustersize−1) * rho

. gen infselnor = selnor * sqrt(vif)
```

得到森林图如图 11-3 所示，结果与有效样本量策略完全一致。

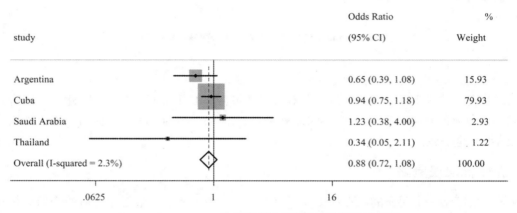

图 11-3　admetan 实现膨胀标准误策略获得的森林图

### （二）R 软件的 metafor 包实现膨胀标准误策略

metafor 包中的 escalc() 函数可以方便计算单项研究的各种效应量及其相应方差，因此应用膨胀标准误策略非常适合。仍以该数据为例，联合使用 metafor 包中 escalc() 和 rma() 函数，先忽略群组水平，计算每项研究的效应量 OR 的对数及对数标准误；再计算出相应膨胀标准误，最后拟合固定效应模型，具体过程如下：

```
> library(xlsx)

> library(metafor)

> WHO. dat<−read. xlsx("C：\\WHO. dat. xlsx", 1)

> WHO. dat $mclustersize<−with(WHO. dat, (total1+total0)/(cluster1+cluster0))

> WHO. dat $vif<−with(WHO. dat, 1+(mclustersize−1) * rho)

> WHO. dat <− escalc(measure="OR", ai=events1, n1i=total1, ci=events0, n2i=total0, data=WHO. dat)

> WHO. dat $infvi<−with(WHO. dat, vi * vif)

> metafor. result<−rma(yi=yi, vi=infvi, slab=study, data=WHO. dat, method="FE")

> predict(metafor. result, transf=exp, digits=2)
```

请注意，metafor 包 escalc() 函数得到的是效应量及其方差，rma() 合并的也是效应量及其方差，所以本例相应地采用膨胀方差（inflated variance），膨胀方差与方差（或标准误）的关系是膨胀方差＝方差×设计效应＝标准误$^2$×设计效应，但计算结果与上述使用不同软件和方法获得的结果完全一致，OR 点估计及 95%CI 均为 0.88（0.72，1.08）。

# 第三节　连续型数据的 Meta 分析

对于连续型数据，也可以采用有效样本量策略及膨胀标准误策略。针对有效样本量策略，连续型数据只需要减少样本量即可，测量结局均数及标准差无须改变；针对膨胀标准误策略，任何效应量的标准误都可以通过可信区间获得，如对于干预效果绝对测量结果 MD 等，其标准误可以直接通过公式

SE＝(95%可信区间上限－95%可信区间上限)/3.92 得到，也可以通过 Stata、R 等软件进行 Meta 分析。

（张天嵩）

## 参考文献

［1］张天嵩，钟文昭，李博.实用循证医学方法学［M］.2 版，长沙：中南大学出版社，2014.

［2］Higgins J，Thomas J．Cochrane handbook for systematic reviews of interventions version 6.0［M/OL］.（2019－07－13）. Cochrane，2019．http://www.training.cochrane.org/handbook.

［3］Thompson DA，Fernald DH，Mold JW．Intraclass correlation coefficients typical of cluster-randomized studies：estimates from the robert wood johnson prescription for health projects［J］.Ann Fam Med，2012，10：235－240.

［4］刘沛，孙宁生，王灿楠．群随机试验重复横断面抽样的费用效益设计［J］.中国卫生统计，2000，17(4)：200－202.

［5］郭静，金水高.整群随机化试验设计样本例数估计［J］.中国卫生统计，2008，25(2)：117－119.

［6］Allan D，Piaggio G，Villar J．Statistical methods for the meta-analysis of cluster randomization trials［J］.Stat Methods Med Res，2001，10：325－328.

［6］Villar J，Ba'aqeel H，Piaggio G et al．WHO antenatal care randomised trial for the evaluation of a new model of routine antenatal care［J］.Lancet，2001，357：1551－1564.

## 第 12 章
# 交叉试验的 Meta 分析

**要　点**
- 交叉试验是兼有随机对照试验和自身前后对照试验特点的一类特殊试验设计。
- 交叉试验 Meta 分析的要点在于获得每项研究效应量及其方差或标准误，可采用倒方差法进行合并。
- 对于二分类数据，可采用 Becker-Balagtas 法估算边缘 OR 及方差；对于连续型数据可以采用近似分析来获得用于 Meta 分析的均数或标准化均数，必要时要考虑数据填补法。
- Stata 软件的 admetan 命令、R 软件的 metafor 包可以用于交叉试验的 Meta 分析。

交叉试验(cross-over trial)是一类特殊的试验设计，属于"变异"的随机试验，它兼有随机对照试验和自身前后对照试验的特点，前后测量数据存在相关的可能性，其 Meta 分析方法也具有特殊性。

## 第一节　交叉试验基本原理

### 一、交叉试验基本原理

#### (一)交叉试验的概念

交叉试验是同一实验单位在不同实验阶段先后接受不同的处理，不同组别的实验单位接受处理的顺序不同，它是一种受试者内(within subjects)比较的试验设计，在临床试验特别是临床药理学研究中，成为常用的标准研究方法之一，对于慢性复发性疾病研究尤为合适。

与平行试验设计相比，交叉试验设计具有明显的优点：①每位受试对象以身为对照，受试对象间的变异显著降低；②较少的样本量可以获得相同的研究精度及干预效应；③每位受试对象都接受了每一种干预措施，可以用来判定最佳干预或患者个人偏好等。

交叉研究关注的是处理效应，也就是处理间的差别，还应注意其他阶段效应、延滞效应(残留效应)、处理次序效应等冗余效应，因为这些冗余效应可能与直接的处理效应存在混淆现象。

#### (二)交叉试验的数据分析方法

如果交叉试验不存在延滞效应和阶段效应问题，那么合理的数据分析方法是采用配对分析，如对于来自两阶段、双干预的交叉试验的定性资料采用配对卡方检验、连续型数据选择配对 $t$ 检验等。

如果可以获得以下数据之一，可以进行配对分析：(1)个体参与者研究数据；(2)同一个体，试验干预和对照干预结果之差

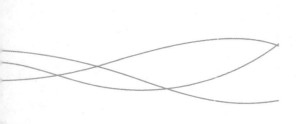

的均数及标准差或标准误；（3）均数差，且伴有以下数据之一：①配对 $t$ 检验的 $t$ 统计量；②配对 $t$ 检验的 $P$ 值；③配对分析的可信区间；4）从统计图中可以提取试验和对照干预的配对数据。

## 二、交叉试验 Meta 分析策略

如果能够获得个体参与者数据，那么可以针对测量结局属于连续型还是二分类的情况，选用多水平混合效应模型，如多水平 logistic 回归模型、重复测量的混合效应模型等；然而，在一般情况下，通常只能得到聚合数据，而且交叉试验的报告形式多种多样，很多是没有报告配对分析数据，如各种处理（如试验干预 E 和对照干预 E）的均数和标准差（或标准误），或者各种处理的阳性/阴性结果数据。因此，本节中，将主要介绍基于聚合数据的交叉试验 Meta 分析方法，以及采用 R 及 Stata 软件的实现过程。

# 第二节　二分类数据的 Meta 分析

## 一、数据整理形式

假设有第 $i$ 个两阶段、双干预的交叉试验，每个受试对象都先后接受两种干预措施，对每个受试对象而言是自身比较，即是一个"对子"，如果测量结局为"成功"或"失败"，则每一个"对子"的结果如表 12-1 所示有四种可能性：成功-成功、成功-失败、失败-成功、失败-失败，分别以 $s_i$、$t_i$、$u_i$、$v_i$ 表示，$n_i$ 为该研究总人数。请注意，由 $s_i$、$t_i$、$u_i$、$v_i$ 构成配对 2×2 四格表（配对表格），由实验干预 1 事件成功和失败人数 $a_i$、$c_i$，及对照干预 2 事件和失败人数 $b_i$、$d_i$ 构成经典两独立组 2×2 四格表（边缘表格），不同的数据表可用于计算不同的效应量。

表 12-1　交叉试验二分类数据整理形式

| 试验干预 1 | 对照干预 2 | | 合计 |
| --- | --- | --- | --- |
| | 成功 | 失败 | |
| 成功 | $s_i$ | $t_i$ | $a_i$ |
| 失败 | $u_i$ | $v_i$ | $c_i$ |
| 合计 | $b_i$ | $d_i$ | $n_i$ |

## 二、Becker-Balagtas 法

对于二分类数据，Elbourne 等详细地阐述一种针对二分类交叉试验的分析方法，称为 Becker-Balagtas 法或边缘法（marginal method）。

通过该方法，可以获得边缘比值比（marginal odds ratio）及其对数方差，分别为：$OR_{marginal} = \dfrac{a_i d_i}{b_i c_i}$，

$var(\ln(OR_{marginal})) = \dfrac{1}{a_i} + \dfrac{1}{b_i} + \dfrac{1}{c_i} + \dfrac{1}{d_i} - \dfrac{2\Delta}{n_i}$。其中，$\dfrac{\Delta}{n_i}$ 为研究个体协方差，且 $\Delta$ 定义为

$\Delta = n_i^2 (\dfrac{n_i s_i - a_i b_i}{a_i b_i c_i d_i})$，则相关系数（协方差与方差的比率）$\rho = (\dfrac{ns - ab}{\sqrt{abcd}})$。在获得每项研究的效应量后，可以采用倒方差法进行 Meta 分析，众多软件均可以实现。

## 三、实例分析

以 Brunelle 的数据为例，介绍 R 软件 metafor 包及 Stata 软件 admetan 命令实现以边缘法对交叉试

验二分类数据进行 Meta 分析的具体过程。假设数据按表 12-2 所示，输入 Excel 软件中，并命名为 Brunelle. dat. xlsx，存储于 C 盘根目录下，以备分析。假定以"L"和"S"分别表示赖脯胰岛素和普通胰岛素，"+""-"分别表示发生和未发生严重低血糖，则 s、t、u、v 分别表示出现"+L+S""+L-S""-L+S""-L-S"的人数，a、b、c、d、n 分别表示"s+t，s+u，u+v，t+v，s+t+u+v"。

表 12-2　纳入系统评价 5 个交叉试验的具体数据

| study | s | t | u | v | a | b | c | d | n |
|---|---|---|---|---|---|---|---|---|---|
| Anderson，1997b | 7 | 17 | 26 | 927 | 24 | 33 | 953 | 944 | 977 |
| Vignati，1997 | 3 | 8 | 9 | 353 | 11 | 12 | 362 | 361 | 373 |
| Rowe，1996 | 1 | 1 | 4 | 82 | 2 | 5 | 86 | 83 | 88 |
| Holleman，1997 | 2 | 5 | 12 | 174 | 7 | 14 | 186 | 179 | 193 |
| Holcombe，1997 | 4 | 9 | 14 | 431 | 13 | 18 | 445 | 440 | 458 |

### （一）Stata 软件 admetan 命令在交叉试验二分类数据 Meta 分析中的应用

首先，采用 import excel 命令将数据 Brunelle. dat. xlsx 读入 Stata 数据框中，命令如下：

. import excel "C：\Brunelle. dat. xlsx"，sheet("Sheet1") firstrow> library(metafor)

接下来，根据 Becker-Balagtas 法，计算每项研究的效应量边缘 OR 对数值及相应方差、标准误，分别用 gen 命令产生三个新变量 lnormar、varlnormar、selnormar 表示，具体计算过程如下：

. gen lnormar=ln((a*d)/(b*c))

. gen delta=(n^2)*(n*s-a*b)/(a*b*c*d)

. gen varlnormar=1/a+1/b+1/c+1/d-2*delta/n

. gen selnormar=sqrt(varlnormar)

选择固定效应模型，以 admetan 命令中倒方差法合并效应量，并绘制森林图，过程如下。

. admetan lnormar selnormar，label(namevar=study) eform effect(OR)

如要选择随机效应，则只需要在上述命令基础上增加某个估计研究间质性 $tau^2$ 方法的选择项即可，如 dl、reml、ml、eb 等，命令如下：

. admetan lnormar selnormar，label(namevar=study) reml eform effect(OR)

此处只显示固定效应模型的数字化结果及森林图（如图 12-1），如下所示：

Meta-analysis pooling of aggregate data

using the fixed-effect inverse-variance model

| study | OR | [95% Conf. Interval] | | % Weight |
|---|---|---|---|---|
| Anderson 1997b | 0.720 | 0.450 | 1.153 | 42.09 |
| Vignati 1997 | 0.914 | 0.442 | 1.889 | 17.65 |
| Rowe 1996 | 0.386 | 0.093 | 1.611 | 4.55 |
| Holleman 1997 | 0.481 | 0.204 | 1.134 | 12.66 |
| Holcombe 1997 | 0.714 | 0.378 | 1.348 | 23.04 |
| Overall effect | 0.693 | 0.511 | 0.939 | 100.00 |

Test of overall effect = 1：$z = -2.362$ $p = 0.018$

Heterogeneity Measures

| | Value | df | $p$-value |
|---|---|---|---|
| Cochran's Q | 1.93 | 4 | 0.748 |
| $I^2(\%)$ | 0.0% | | |
| Modified $H^2$ | 0.000 | | |
| tau$^2$ | 0.0000 | | |

$I^2$ = between-study variance (tau$^2$) as a percentage of total variance

Modified $H^2$ = ratio of tau$^2$ to typical within-study variance

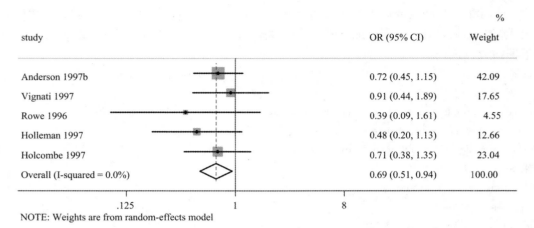

图 12-1　森林图

结果解读：admetan 命令可以看成是 metan 命令的升级版，即使是采用固定效应模型，也提供异质性检验结果，$I^2$ 统计量＝0%，表明研究间无明显异质性。合并结果显示：赖脯胰岛素相对于普通胰岛素，治疗 I 型糖尿病出现低血糖的可能性比较低，OR 点估计及 95%CI 为 0.69(0.51，0.94)。

### (二)R 软件 metafor 包在交叉试验二分类数据 Meta 分析中的应用

可以联合使用 metafor 中的 escalc( ) 函数和 rma. uni( ) 函数来拟合经典 Meta 分析的固定效应和随机效应模型。

针对配对二分类数据不同数据表达形式，escalc( ) 函数提供的效应量不同。对于配对数据表表达的数据，可以提供条件 lnOR 及 Peto 算法获得的条件 lnOR 等效应量，对于边缘数据表表达的数据，可以提供配对边缘 lnRR、lnOR、RD 等效应量。其命令语句具体使用格式如下：

escalc( measure, ai, bi, ci, di, data, slab, subset,

add＝1/2, to＝"only0", drop00＝FALSE, var. names＝c( "yi", "vi" ),

add. measure＝FALSE, append＝TRUE, replace＝TRUE, digits, …)

其中，measure 是指效应量，针对配对数据表数据，效应量 MPORC、MPPETO 分别表示条件 lnOR 及 Peto 算法获得的条件 lnOR；针对边缘数据表数据，效应量 MPRR、MPOR、MPRD 分别表示配对边缘 lnRR、lnOR、RD。ai、bi、ci、di 分别表示四格表中左上格、右上格、左下格、右下格中的数据。data 表示所使用的数据框；slab 表示研究标签；subset 表示选择一亚组。add 表示对 0 格子数据增加某个校正数值，默认为 0.5；to 表示哪些变量进行校正处理，有"all""only0""if0all""none"四种选择，分别表示对每个格子均校正、仅对含零(至少有一个格子)四格表的每个格子均校正、至少有一个 0 格子四格表时均校正、不校正，默认为"only0"；vtype 表示抽样方差算法，var. names 用于指定效应量及相应方差名称，默认为"yi"和"vi"。digits 用于指定结果的精确度，默认为小数点后四位数。

在使用 escalc( ) 获得了每项研究的效应量及相应方差后，即可采用 rma. uni( ) 函数通过经典的倒方差法拟合固定效应和随机效应模型合并不同的效应量。

据笔者测试，针对边缘数据表数据，metafor 的 escalc( ) 函数估算的配对边缘 lnOR 等指标与 Stata 根据边缘法相关公式计算的结果差异较大，但对配对四格表数据，选用 measure＝MPOR 时与 Stata 软件获得的结果完全一致，与 metafor 包自带帮助文件相矛盾，可能是 metafor 包的小 bug，此处存疑。具体步骤如下：

首先，加载相关包，读入数据，以 xlsx 扩展包中 read. xlsx( ) 函数可以在 R 软件中很方便地读取.xlsx 格式文件。

```
> library(xlsx)
> library(metafor)
```

```
> Brunelle. dat<-read. xlsx("C: \\Brunelle. dat. xlsx", 1)
```

再次，选用配对四格表数据为例实现边缘法。用 escalc( ) 函数估计边缘 OR 对数及相应方差，选取 MPOR 为效应量；以 ram( ) 函数拟合固定效应模型，以 pirnt( ) 函数打印结果，以 predict( ) 函数将对数结果返回指数。过程如下：

```
> Brunelle. mor. dat<- escalc(measure="MPOR", ai=s, bi=t, ci=u, di=v, data=Brunelle. dat,
digits=3)
> Brunelle. mor. result <- rma(yi, vi, data=Brunelle. mor. dat, method="FE")
> print(Brunelle. mor. result, digits=3)
> predict(Brunelle. mor. result, transf=exp, digits=2)
```

结果如下：

Fixed-Effects Model ($k$ = 5)

Test for Heterogeneity：

Q(df = 4) = 1.934, p-val = 0.748

Model Results：

| estimate | se | zval | pval | ci. lb | ci. ub | |
|---|---|---|---|---|---|---|
| -0.367 | 0.156 | -2.362 | 0.018 | -0.672 | -0.063 | * |

Signif. codes： 0 ' * ' 0.001 ' ' 0.01 ' * ' 0.05 '.' 0.1 ' ' 1

| pred | ci. lb | ci. ub |
|---|---|---|
| 0.69 | 0.51 | 0.94 |

可以发现：与用 Stata 按边缘法相关公式计算的结果完全一致，OR 点估计及 95%CI 均为 0.69 (0.51, 0.94)。

最后，如果要以固定效应模型合并条件 lnOR 及 Peto 算法获得的条件 lnOR，则可以分别选择测量 MPORC、MPPETO，具体过程如下：

```
> library(xlsx)
> library(metafor)
> Brunelle. dat<-read. xlsx("C: \\Brunelle. dat. xlsx", 1)
> Brunelle. por. dat<- escalc(measure="MPORC", ai=s, bi=t, ci=u, di=v, data=Brunelle. dat,
digits=3)
> Brunelle. por. result <- rma(yi, vi, data=Brunelle. por. dat, method="FE")
> print(Brunelle. por. result, digits=3)
> predict(Brunelle. por. result, transf=exp, digits=2)

> Brunelle. peteor. dat<- escalc(measure="MPPETO", ai=s, bi=t, ci=u, di=v, data=Brunelle. dat, digits=3)
> Brunelle. peteor. result <- rma(yi, vi, data=Brunelle. peteor. dat, method="FE")
> print(Brunelle. peteor. result, digits=3)
> predict(Brunelle. peteor. result, transf=exp, digits=2)
```

详细结果从略，主要结果显示：合并条件 OR 点估计及 95%CI 为 0.62(0.42, 0.93)，Pete 法估算的合并条件 OR 点估计及 95%CI 为 0.62(0.42, 0.91)。

# 第三节　连续型数据的 Meta 分析

## 一、数据整理形式

假设第 $i$ 个研究中的样本量为 $N$，两个干预组为实验组和对照组，实验组均数及其标准差、标准误

分别为 $M_E$、$SD_E$、$SE_E$，对照组均数及其标准差、标准误分别为 $M_C$、$SD_C$、$SE_C$，从原始交叉试验中可以获得的连续型测量结局报告形式如表 12-3 所示。获得数据的情形主要有两种：

第一种，每个受试者都接受了每种干预的治疗，会有每种干预的相关确切测量值，这样对每个人都会得到一个差值，显示了个体内的疗效差异（within-participant difference）。可以计算差值的均数及其相应标准差等统计指标；可以进行配对 $t$ 检验；可以计算相关系数。

第二种，比较常见，提供两种干预治疗后的均数和标准差，实际上把数据看成来自于平行试验一样来整理，这种处理不考虑个体内的差值。

表 12-3 可能获得的交叉试验数据

| 数据 | 核心统计量 | 经常报告的统计量 |
| --- | --- | --- |
| 实验组 E | $N$、$M_E$、$SD_E$ | $M_E$ 相应 $SE_E$ |
| 对照组 C | $N$、$M_C$、$SD_C$ | $M_C$ 相应 $SE_C$ |
| 两组测量差值 | $N$、$MD_{diff}$、$SD_{diff}$ | $MD_{diff}$ 相应 $SE_{diff}$ |
| | | $MD_{diff}$ 的可信区间 |
| | | 配对 $t$ 统计量 |
| | | 配对 $t$ 检验相应 $P$ 值 |

## 二、交叉试验近似 Meta 分析方法

一般有 3 种策略：第一种策略，即是提取 E 处理阶段和 C 处理阶段所有测量值，将其视为 E vs C 的平行试验来进行分析，这种方法会引起分析单元错误，应该避免采用；如果能证明这些结果与上述配对分析的结果相近，也可以采用该方法。第二种策略，如果交叉试验存在延滞作用或者因其他原因交叉设计被认为不适当的，则可只选择第一阶段的数据进行合并，但是，降低了统计效能和丢失个体内比较信息。第三种策略，根据获得数据的情况，可以通过近似分析（approximate analysis）来获得用于 Meta 分析的均数或标准化均数；系统评价者还需要考虑如何采用填补法来处理纳入 Meta 分析的研究中数据缺失的情况。

### （一）均数差

针对表 12-3 中的所示可以获得的数据，配对分析中两干预措施测量结局的均数差可以由两个干预措施的均数相减来得来：$MD = M_E - M_C$，则相应标准误为 $SE(MD) = \dfrac{SD_{diff}}{\sqrt{N}}$，其中 $N$ 为每项研究中的受试者总数，$SD_{diff}$ 为个体内两干预措施差值的标准差；同样，标准误也可以由均数差的可信区间、配对 $t$ 检验的统计量或配对 $t$ 检验的 $P$ 值来获得。

如果能够获得如表 12-3 中两个干预组的均数及其标准差，则可以通过下列公式获得两干预措施差值的标准误：$SD_{diff} = \sqrt{SD_E^2 + SD_C^2 - 2 \times r \times SD_E \times SD_C}$，反之则可以计算相关系数：$r = \dfrac{SD_E^2 + SD_C^2 - SD_{diff}^2}{2 \times SD_E \times SD_C}$，相关系数取值在 -1 和 1 之间，期望值在 0-1 之间，如果 $r$ 为 0 或负数，就说明交叉设计不优于平行设计。

### （二）标准化均数差

在交叉试验中，标化均数差为均数差除以合并两干预措施测量结局的标准差（而不是均数差的标准差）：

$SMD = \dfrac{MD}{SD_{pooled}}$，其中 $SD_{pooled} = \sqrt{\dfrac{SD_E^2 + SD_C^2}{2}}$，则 SMD 相应的标准误为 $SE(SMD) = \sqrt{\dfrac{1}{N} + \dfrac{SMD^2}{2N}} \times \sqrt{2(1-r)}$。

此外，SMD 也可以由 MD 及其标准误来获得：$SMD = \dfrac{MD}{SE(MD) \times \sqrt{\dfrac{N}{2(1-r)}}}$。

### (三)填补相关系数

相关系数值可以根据公式 $r=\dfrac{SD_E^2+SD_D^2-SD_{diff}^2}{2\times SD_E\times SD_D}$ 计算获得；或者借用其他研究或 Meta 分析的结果；或源于理论推断，建议尽量从多项研究中计算相关系数和对不同的相关系数进行比较后填补和使用。应该分别选择不同的相关系数值来进行敏感性分析，以验证用不同的相关系数进行 Meta 分析结果是否具有稳健性。

## 三、实例分析

对于 Meta 分析，关键在于效应量和标准误的获取，如果能够获得每项研究的效应量及其标准误，则以倒方法差合并，过程比较简单，因此本节只对一篇系统评价进行分析，说明单项研究效应量及标准误的获取方法，不再对计算过程演示。

Jennings 等于 2001 年发表了一篇 Cochran 系统评价，主要是评估任何给药途径的阿片类药物对终末期患者呼吸困难的缓解作用。作者从 Medline、Embase 等数据库中检索 1995 年 5 月以前的研究文献，纳入所有使用阿片类药物的随机对照试验，不限特定疾病，只要患者有呼吸困难，以任何阿片类药、任何用药途径、任何剂量，都可纳入研究分析。主要测量结局为呼吸困难的缓解，次要测量结局为运动耐受性。共有 18 项研究纳入，均为交叉设计，只有 12 项研究提供了呼吸困难的测量结果信息，因此将 12 项研究的结果纳入 Meta 分析。

系统评价者在方法方面面临着两个主要问题：一是配对分析结果没有报告，或者报告形式不同；二是一些研究报告的是治疗阶段内基线变化测量值，一些研究报告的是每一治疗阶段治疗后测量值。

在以治疗后测量结局为观察指标的 10 项研究中，系统评价者通过联系原始研究的作者，获得了 4 项研究的个体参与者数据和每一位受试者在任一治疗阶段的测量结局，可以计算配对分析所需的均数差及标准误，而且还可以计算阿片类药物和对照药物治疗后测量结局的相关系数（分别为 0.89、0.84、0.68 和 0.49）。有 1 项研究详细提供了差值的均数及其相应标准差等统计指标，并能计算相关系数为 0.91。有 3 项研究分别提供了阿片类药物和对照药物主要测量结局，以及配对 $t$ 检验结果，可以使系统评价者获得均数差和近似标准误，也能够计算相关系数（分别为 0.79、0.80 和 0.71）。其他 2 项研究未能报告配对分析结果，只提供了两种治疗方法的均数及其标准差，系统评价者从其他研究已获得的相关系数值中引入一个最低值 0.68（未采用相关系数 0.49 的研究，因其采用测量呼吸困难的方法与未报告配对分析结果研究所采用的方法不同），从而可以计算均数差及其近似标准误。

测量结局基线变化值在平行研究中十分有意义，因为治疗后测量值与基线值的相关系数常大于 0.5，但在患者之间变异程度会明显减少。有 2 项研究提供了测量结局基线变化值，其中一个相关系数为 0.38；通过 IPD 分析得到的前后变化测量结果的相关系数分别为 0.13 和 -0.29，故系统评价者认为交叉设计不能增加研究精度，因此将未提供配对分析结果的以前后测量变化值为观察指标的研究的相关系数设为 0。最终采用配对分析合并获得的 SMD 点估计及 95%CI 为 -0.31(-0.50，-0.13)。

值得注意的是，虽然目前有合并交叉试验和平行试验的方法，以及有相关系统评价的文献报道出现，但鉴于这两种不同类型的试验间有自身的特点，研究特征有重要的不同，因此把两者分别进行 Meta 分析，是明智的做法，而不是考虑把它们合并在一起。

（张天嵩）

## 参考文献

[1]陈长生，徐勇勇，王彤. 交叉设计资料的混合效应模型分析[J]. 中国卫生统计，2005，22(4)：214-217.

[2]Higgins J, Thomas J. Cochrane Handbook for Systematic Reviews of Interventions version 6. 0[M/OL]. (2019-07-13). Cochrane, 2019. http://training.cochrane.org/handbook.

[3]张天嵩，董圣杰，周支瑞. 高级 Meta 分析方法-基于 Stata 实现[M]. 上海：复旦大学出版社，2015.

［4］Elbourne DR, Altman DG, Higgins JPT, et al. Meta-analysis involving cross-over trials: methodological issues［J］. Int J Epidemiol, 2002, 31: 140-149.

［5］Curtin F, Elbourne D, Altman DG. Meta-analysis combining parallel and cross-over trials. II: binary outcomes［J］. Stat Med, 2002, 21: 2145-2159.

［6］Brunelle RL, Llewelyn J, Anderson JH Jr, et al. Meta-analysis of the effect of insulin lispro on severe hypoglycemia in patients with type 1 diabetes［J］. Diabetes Care, 1998, 21: 1726-1731.

［7］Jennings AL, Davies AN, Higgins JP, et al. Opioids for the palliation of breathlessness in terminal illness［J］. Cochrane Database Syst Rev, 2001(4): CD002066.

# 第 13 章
# 单臂试验的 Meta 分析

**要　点**

- 单臂试验指将具有某种靶健康状况的个体样本给予试验性治疗并观察某种治疗效应的设计。
- 单臂试验数据类型一般分为定性资料和定量资料，常用的效应指标有比例、率、均数、中位数等；常用的 Meta 分析方法为倒方差法、广义线性模型法等。
- R 软件 meta 包和 metafor 包中多个不同的函数可以实现单臂试验数据 Meta 分析。

随机对照试验是公认的最佳治疗性研究设计方案，但有时来自 RCTs 的证据缺乏或不足以回答所有临床问题，或有时不需要 RCTs，或 RCTs 不可行或不恰当，如新药 1 期临床试验，则可以采用单臂试验（single-arm trials）设计方法。近年来，国内外循证医学工作者开始对单臂研究数据 Meta 分析方法进行探索。在本章节中，将针对不同效应指标，介绍单臂试验数据的 Meta 分析方法。

## 第一节　单臂试验基本原理

### 一、单臂试验的基本原理

所谓单臂试验（single-arm trial），又称为单臂研究（single-arm study，one-arm study），是指将具有某种靶健康状况的个体样本给予试验性治疗并观察某种治疗效应的设计。在该设计方案中，所有受试对象都在同一观测组，不设立其他实验组或对照组。

单臂研究在抗肿瘤新药研发过程中比较有用，国内外均有依据单臂试验批准新药上市的案例。以新药临床试验为例，它可以分为Ⅰ、Ⅱ、Ⅲ、Ⅳ期。Ⅰ期临床试验是初步的临床药理学和人体安全性评价试验，观察人体对新药的耐受程度和药物代谢动力学，为制订给药方案提供依据，如果当前没有好的治疗方法，肿瘤缩小可以归因试验药物，可以采用单臂试验来观察缓解率等；Ⅳ期临床试验是新药上市后的监测，在广泛使用条件下观察疗效、不良反应尤其是罕见不良反应，如观察某抗肿瘤新药对恶性肿瘤的不良反应或并发症的发生率、发生的时间、严重程度等，也可以采用单臂试验来观察。

### 二、单臂研究数据的效应指标

单臂试验获得的观察指标按资料性质可以分为单组设计定量资料和单组设计定性资料，按观测指标的数量可以分为单组设计一元资料和单组设计多元资料；定性资料常采用率表示，并以

95%可信区间来表示结果的可信度,定量资料则一般用均数±标准差表示。二分类资料有比例(proportion)、率(rate)、比(odds)等,定量资料有均数、中位数等。

根据效应指标、数据(原始或经过转换)分布特点,一般均可以采用方差倒数法合并效应量;也可以根据不同的数据类型采用其他的特殊模型。在本章接下来的几节中,针对不同效应指标,以实例说明单臂试验数据的 Meta 分析方法及其在 Stata 及 R 软件中的实现过程。

# 第二节　效应指标为比例/率的 Meta 分析

## 一、比例的概念

比例是指某事物内部各组成部分的观察单位数与所有组成部分的总观察单位数之比。它可表示分布结构的比例,也可以表示现象发生的频率,与观察时间单位无关。

请注意,医学统计学中有很多相对指标被称为"率",但实质上是"比例",如患病率就是符合比例定义但名称为率。患病率(prevalence rate),也称为现患率,是指某特定时间内总人口中某病新旧病例所占比例,按观察时间的不同分为期间患病率(period prevalence)和时点患病率两种(point prevalence),时点患病率的时间常指某一天或更短的时间,而期间患病率则可以比较长,如周、月等。

## 二、单个比例及标准误计算方法

假设纳入 Meta 分析的第 $i$ 单臂试验中总人数为 $n_i$,某一事件发生人数 $r_i$,比例为 $p_i$,则单个比例(one proportion, single proportion)及标准误的计算方法:

(1)如果每项研究总样本量 $n_i$ 足够大(如大于 100), $n_i p_i$ 与 $n_i(1-p_i)$ 不太小(如均大于 5),则 $p_i = r_i/n_i$,其标准误 $SE_i = \sqrt{p_i(1-p_i)/n_i}$;如果 $p_i = 0$,即 $r_i = 0$,则 $p_i = 1/4n_i$;如果 $p_i = 100\%$,即 $r_i = n_i$,则 $p_i = 1 - 1/4n_i$(参照 Bartlett 等建议)。在 Meta 分析时,针对研究发生率为 0 或 1,另一种处理方法是将其分别校正为 0.000 5 和 0.999 5。

(2)如果 $0<P<0.3$ 或 $0.7<P<1$,则需要对其进行数据转换,常用的有:①双反正弦(double arcsine),由 Freeman 和 Tukey 等提出,所以又称为 Freeman-Tukey 转换,转化公式为: $tp = \sin^{-1}\sqrt{r_i/(n_i+1)} + \sin^{-1}\sqrt{(r_i+1)/(n_i+1)}$,其相应的标准误 $SE = \sqrt{1/(n_i+0.5)}$ 或 $SE = \sqrt{1/(n_i+1)}$,则返回原"率"的公式为 $p = 0.5 \times (1 - \text{sgn}(\cos tp) \times \sqrt{1 - (\sin tp + (\sin tp - 1/\sin tp)/n_i)}$,一个简单的方法为 $p = [\sin(tp/2)]^2$。②logit 转换:由 Lispey 和 Wilson 等提出, $tp = \ln[p_i/(1-p_i)]$,其相应标准误为 $SE = \sqrt{1/n_i p_i + 1/n_i(1-p_i)}$,则返回原"率"的公式为 $p = \exp(tp)/(\exp(tp)+1)$。两者相比,双反正弦法较 logit 常用。

单个比例 $100(1-\alpha)\%$ 可信区间计算方法主要有简单近似法、连续相关校正简单近似法、得分法、连续校正得分法、精确法等。众多教科书推荐精确法(Clopper-Pearson 法),但该法比较保守,有研究模拟显示在某些时候近似法较确切法为优。

## 三、单个比例的 Meta 分析方法

单个比例的 Meta 分析可以采用经典的固定/随机效应模型(方差倒数法)和广义线性混合效应模型(generalised linear mixed model, GLMM)合并效应量,方差倒数法可由 Stata 软件的 metaprop 命令及 R 软件的 meta 包和 metafor 包等实现,GLMM 法可由 R 软件的 meta 包和 metafor 包等实现。

值得注意的是,如果比例为 0 或 1 的研究,则方差为 0,无法使用方差倒数法计算,若采用直接合并数据或进行 logit 数据转换后再合并,均需要对数据进行连续校正,一般情况下各种软件默认加 0.5 校正,这样会高估或低估合并结果;而 Freeman-Tukey 转换不需要校正,但如果纳入 Meta 分析的研究总人数少于 10 个,Freeman-Tukey 转换后合并的结果再返回比例时则有可能出现误导性结果,建议采

用基于二项式-正态层次模型框架下比例的贝叶斯 Meta 分析方法。对比例的转换推荐使用何种方法，已发表的文献之间相互矛盾，如 Barendregt 等推荐使用 Freeman-Tukey 转换替代 logit 转换，而 Warton 推荐 logit 转换而不是反正弦转换后拟合 GLMM，Schwarzer 等研究发现如果纳入 Meta 分析的研究样量差异非常大，采用 Freeman-Tukey 转换会产生误导性结果，也推荐使用 GLMM 法。因此，为避免产生错误性结论，建议采用多种不同转换方法进行敏感性分析。

## 四、Stata 软件 metaprop 命令在单个比例的 Meta 分析中的应用

metaprop 命令可以拟合单个比例的固定效应和随机效应模型。

### （一）metaporp 命令使用方法

metaporp 命令由 Nyaga 及其同事编写并于 2014 年发布，其主要功能是用于 Meta 分析中合并多项研究的比例，主要基于方差倒数法，可以拟合固定和随机效应模型，并绘制森林图；可信区间算法采用了得分法和精确法；可以用 $I^2$ 统计量进行异质性检验。该命令需要 Stata10.1 以上版本才能使用。其命令行操作格式为：

metaprop varlist [if][in][weight][, measure_and_model_options utput_options  forest_plot_options]

其中，"varlist"是指事件发生数、总人数两个变量；"measure and model"选择项中，ftt 用于合并经双正弦转换后数据的效应量；cimethod 用于指定计算每项研究的可信区间的算法，默认为得分法"Score"，另一可选择的方法为精确法"exact"；在默认情况下，metaprop 命令自动排除事件发生数为 0 的研究，也可以采用 cc(#)选择项对 0 格子数据进行校正。其他的选择项与 metan 命令基本相同，可以参阅读 metaprop 自带帮助说明文件。

### （二）实例分析

以 Zhou 等引用 Pritz 及其同事一篇 Meta 分析文献为例，主要是观察高动力疗法（hyperdynamic therapy）治疗血管痉挛的疗效。该方法主要是通过升高血压和增加血容量治疗（可疑）血管痉挛导致的缺血症状，以神经功能缺失的临床症状改善为治疗成功的标准。Meta 分析共纳入 14 项研究，数据主要包括每项研究的名称、成功人数、总人数，分别以"study""xi""ni"表示，按表 13-1 格式输入到 Excel 软件，并命名为 Zhou. dat. xlsx，存储于 C 盘根目录下以备分析。

表 13-1　14 项高动力疗法治疗血管痉挛研究的具体数据

| study | xi | ni |
| --- | --- | --- |
| Giannotta et al. | 16 | 17 |
| Haraguchi and Ebina | 10 | 12 |
| Swift and Solomon | 4 | 8 |
| Kassell et al. | 43 | 58 |
| Tanabe et al. | 10 | 10 |
| Awad et al. | 25 | 42 |
| Finn et al. | 13 | 14 |
| Hadeishi et al. | 12 | 12 |
| Otsubo et al. | 22 | 41 |
| Muizelaar and Becker | 4 | 5 |
| Rosenstein et al. | 5 | 6 |
| Levy et al. | 18 | 23 |
| Shimoda et al. | 58 | 68 |
| Solomon et al. | 6 | 10 |

通过观察数据，可以发现多项研究的治疗成功率大于 70%，有 8 项研究的多年成功率在 80%以上，有两项研究的成功率是 100%，因此不宜直接合并每项研究的治疗成功率。如果直接合并原始数

据,则会出现几个问题:1)对于事件发生率接近于 0 或 1 的研究,有时会出现可信区间在[0,1]之外的情况;2)对于事件发生率接近于 0 或 1 的研究,方差会趋向于 0,将会得到一个很大的权重,特别是当事件发生率为 0 或 1 时,则方差为 0,无法使用方差倒数法计算。对于此类数据可以通过数据转换为正态分布的数据,合并后效应量再返回事件发生率即可。

　　读入 Zhou. dat. xlsx 数据,并采用 metaprop 命令,对数据采用双反正弦法转换,采用固定效应和随机效应模型,进行合并效应量,过程如下。

```
. import excel "C:\Zhou. dat. xlsx", sheet("Sheet1") firstrow
. metaprop xi ni, random second(fixed) ftt cimethod(exact) label(namevar=study) xlab(.25, 0.5, .75, 1)
```

　　数字化结果及森林图(图 13-1)如下:

| Study | ES | [95% Conf. Interval] | | % Weight |
|---|---|---|---|---|
| Giannotta et al. | 0.941 | 0.7131 | 0.9985 | 7.38 |
| Haraguchi and Ebina | 0.833 | 0.5159 | 0.9791 | 6.41 |
| Swift and Solomon | 0.500 | 0.1570 | 0.8430 | 5.27 |
| Kassell et al. | 0.741 | 0.6096 | 0.8474 | 10.03 |
| Tanabe et al. | 1.000 | 0.6915 | 1.0000 | 5.89 |
| Awad et al. | 0.595 | 0.4328 | 0.7437 | 9.48 |
| Finn et al. | 0.929 | 0.6613 | 0.9982 | 6.84 |
| Hadeishi et al. | 1.000 | 0.7354 | 1.0000 | 6.41 |
| Otsubo et al. | 0.537 | 0.3742 | 0.6934 | 9.44 |
| Muizelaar and Becker | 0.800 | 0.2836 | 0.9949 | 4.04 |
| Rosenstein et al. | 0.833 | 0.3588 | 0.9958 | 4.50 |
| Levy et al. | 0.783 | 0.5630 | 0.9254 | 8.16 |
| Shimoda et al. | 0.853 | 0.7461 | 0.9272 | 10.26 |
| Solomon et al. | 0.600 | 0.2624 | 0.8784 | 5.89 |
| Random pooled ES | 0.802 | 0.7047 | 0.8866 | 100.00 |
| Fixed pooled ES | 0.782 | 0.7311 | 0.8290 | 100.00 |

Heterogeneity chi^2 = 40.57 (d. f. = 13) $p$ = 0.000

I^2 (variation in ES attributable to heterogeneity) = 68.0%

Estimate of between-study variance Tau^2 = 0.0942

Test of ES=0: $z$= 20.52 $p$ = 0.000

　　结果解读:异质性检验结果 $Q$ 统计量卡方值=40.57,相应 $P<0.001$,$I^2=68.0\%$,提示研究间存在异质性;取随机效应模型,汇总治疗成功率的点估计及 95%CI 为 0.80(0.71,0.89)。

## 五、R 软件 meta 包在单个比例的 Meta 分析中的应用

### (一)R 软件 meta 包 metaprop()函数使用方法

　　meta 包中 metaprop()是专门用于单个比例 Meta 分析的函数,主要采用倒方差法和广义线性模型合并数据,后者需要调用 metafor 包。其基本使用方法:

```
metaprop(event, n, studlab, data = NULL, subset = NULL,
exclude = NULL, method, sm = gs("smprop"), incr = gs("incr"),
allincr = gs("allincr"), addincr = gs("addincr"),
method. ci = gs("method. ci"), level = gs("level"),
level. comb = gs("level. comb"), comb. fixed = gs("comb. fixed"),
comb. random = gs("comb. random"), hakn = gs("hakn"), method. tau,
tau. preset = NULL, TE. tau = NULL, tau. common = gs("tau. common"),
prediction = gs("prediction"), level. predict = gs("level. predict"),
null. effect = NA, method. bias = gs("method. bias"),
```

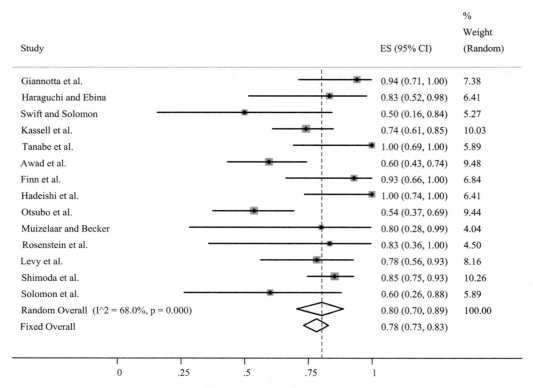

**图 13-1 Stata 软件 metaporp 命令获得森林图**

```
backtransf = gs("backtransf"), pscale = 1, title = gs("title"),
complab = gs("complab"), outclab = "", byvar, bylab,
print. byvar = gs("print. byvar"), byseparator = gs("byseparator"),
keepdata = gs("keepdata"), warn = gs("warn"), control = NULL, …)
```

　　其中主要的参数有：event 和 n 分别表示每项研究的事件发生人数及总人数，data 表示待分析、含有 event 和 n 变量的数据框；method 用于指定合并数据的方法，以"Inverse"和"GLMM"分别表示选择倒方差法和广义线性模型；sm 用于指定合并的效应量，有"PLOGIT""PAS""PFT""PLN""PRAW"5 种选择，分别表示 logit 转换、正弦转换、Freeman-Tukey 双正弦转换、对数转换、未经转换的比例等。如果效应量选择"PLOGIT""PLN""PRAW"时，当事件发生率为 0 或 1 时，采用倒方差法则需要通过 incr 参数进行连续性校正，默认为加 0.5；而采用 GLMM 则无须连续性校正。comb. fixed 和 comb. random 分别表示选择固定效应和随机效应模型；method. ci 用于指定单项研究比例可信区间的算法，共有"CP""WS""WSCC""AC""SA""SACC"等几种方法，其中"CP"表示 Clopper-Pearson 法，也称为精确法，为软件默认选择；"WS"表示得分（score）法，也称为 Wilson 法；WSCC 表示连续校正得分法；AC 表示 Agresti-Coull 法；SA 表示简单近似（simple approximation）法；SACC 表示简单近似连续校正法。method. tau 用于指定估计研究间异质性方差算法，共有"DL""PM""REML""ML""HS""SJ""HE""EB"等 8 种选择，分别可以获得 DerSimonian-Laird 估计值、Paule-Mandel 估计值、Restricted maximum-likelihood 估计值、Maximum-likelihood 估计值、Hunter-Schmidt 估计值、Sidik-Jonkman 估计值、Hedges 估计值、Empirical Bayes 估计值；method. bias 用于发表偏倚检验，有"rank""linreg""mm"3 种方法可选。backtransf 默认为"TRUE"，表示以"比例"形式显示结果。

### （二）实例分析

　　以 Zhou 等引用 Pritz 及其同事一篇 Meta 分析文献为例，说明 R 软件 meta 包 metaprop( )函数实现比例的 Meta 分析。

首先,加载相关包,读入数据。以 xlsx 扩展包中 read. xlsx( ) 函数将 Zhou. dat. xlsx 数据读入 R 软件中。

> library( xlsx)

> library( meta)

> Zhou. dat<-read. xlsx( "C: \\zhou. dat. xlsx", 1)

其次,metaprop( ) 函数合并效应量。为了与 Stata 软件获的结果相对比,我们选择与 Stata 软件 metaprop 命令相同的设置:采用倒方差法,比例数据通过 Freeman-Tukey 双正弦转换,采用精确法计算每项研究比例的可信区间,同时拟合固定效应和随机效应模型。以 print( ) 函数报告详细结果并返回比例形式,以 forest( ) 函数绘制森林图。则过程如下:

> result. metaprop. iv<-metaprop( event = xi, n = ni, data = Zhou. dat, studlab = study, method = "Inverse", sm = "PFT", method. ci = "CP")

> print( result. metaprop. iv)

> forest( result. metaprop. iv)

数字化结果及所得森林图(图 13-2)如下所示,可以发现结果与 Stata 软件完全一致。

| | proportion | 95%-CI | %W( fixed) | %W( random) |
|---|---|---|---|---|
| Giannotta et al. | 0.9412 | [0.7131; 0.9985] | 5.3 | 7.4 |
| Haraguchi and Ebina | 0.8333 | [0.5159; 0.9791] | 3.8 | 6.4 |
| Swift and Solomon | 0.5000 | [0.1570; 0.8430] | 2.6 | 5.3 |
| Kassell et al. | 0.7414 | [0.6096; 0.8474] | 17.6 | 10.0 |
| Tanabe et al. | 1.0000 | [0.6915; 1.0000] | 3.2 | 5.9 |
| Awad et al. | 0.5952 | [0.4328; 0.7437] | 12.8 | 9.5 |
| Finn et al. | 0.9286 | [0.6613; 0.9982] | 4.4 | 6.8 |
| Hadeishi et al. | 1.0000 | [0.7354; 1.0000] | 3.8 | 6.4 |
| Otsubo et al. | 0.5366 | [0.3742; 0.6934] | 12.5 | 9.4 |
| Muizelaar and Becker | 0.8000 | [0.2836; 0.9949] | 1.7 | 4.0 |
| Rosenstein et al. | 0.8333 | [0.3588; 0.9958] | 2.0 | 4.5 |
| Levy et al. | 0.7826 | [0.5630; 0.9254] | 7.1 | 8.2 |
| Shimoda et al. | 0.8529 | [0.7461; 0.9272] | 20.6 | 10.3 |
| Solomon et al. | 0.6000 | [0.2624; 0.8784] | 3.2 | 5.9 |

Number of studies combined: $k$ = 14

| | proportion | 95%-CI | $z$ | $p$-value |
|---|---|---|---|---|
| Fixed effect model | 0.7817 | [0.7311; 0.8290] | — | — |
| Random effects model | 0.8023 | [0.7047; 0.8866] | — | — |

Quantifying heterogeneity:

tau^2 = 0.0235; H = 1.77 [1.34; 2.33]; I^2 = 68.0% [44.1%; 81.6%]

Test of heterogeneity:

| Q | d. f. | $p$-value |
|---|---|---|
| 40.57 | 13 | 0.0001 |

Details on meta-analytical method:

- Inverse variance method

- DerSimonian-Laird estimator for tau^2

- Freeman-Tukey double arcsine transformation

- Clopper-Pearson confidence interval for individual studies

最后,我们以 GLMM 来合并比例,比例数据通过 logit 转换,采用精确法计算每项研究比例的可信区间,同时拟合固定效应和随机效应模型。以 print( ) 函数报告详细结果并返回比例形式,以 forest( ) 函数绘制森林图。具体过程如下:

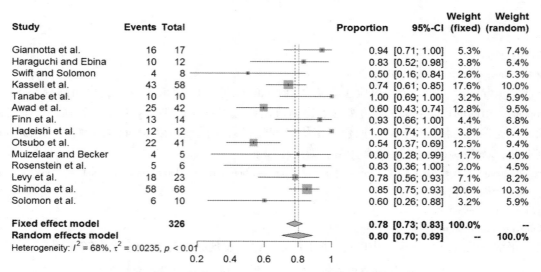

图 13-2  R 软件 metaporp( ) 函数以倒方差法获得森林图

> library( xlsx)

> library( meta)

> Zhou. dat<-read. xlsx( "C：\\zhou. dat. xlsx", 1)

> result. metaprop. glmm<-metaprop( event = xi, n = ni, data = Zhou. dat, studlab = study, method = "GLMM", sm = "PLOGIT", method. ci = "CP")

> print( result. metaprop. glmm)

> forest( result. metaprop. glmm)

为节省篇幅，详细结果从略，只报告森林图结果如图 13-3 所示。

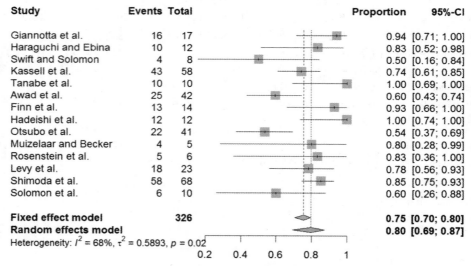

图 13-3  R 软件 metaporp( ) 函数拟合 GLMM 获得森林图

可以发现：估算的研究间异质性经过 logit 转换后采用 GLMM 的 ML 法较经 Freeman-Tukey 双反正弦转换后采用倒方差法的 DL 法明显增加，固定效应和随机效应获得的点估计及 95%CI 分别为 0.75（070，0.80）和 0.80（0.69，0.87）。要注意的是，该法不能提供每项研究在 Meta 分析中所占的权重，这与倒方差法需要每项研究的权重有所不同。

## 六、R 软件 metafor 包在单个比例的 Meta 分析中的应用

### (一)R 软件 metafor 包 rma. uni ( )函数使用方法

可以联合使用 metafor 中的 escalc( )函数和 rma. uni( )函数合并效应量。针对单个比例数据,escale ( )函数的主要用法如下:

escalc( measure, xi, ni, data, slab, subset,

add = 1/2, to = " only0", drop00 = FALSE, var. names = c( " yi", " vi") ,

add. measure = FALSE, append = TRUE, replace = TRUE, digits, …)

主要的参数有:measure 是指效应量,在单个比例数据中,有"PR""PLN""PLO""PAS""PFT"等数种选择,分别表示原始、经对数转换、logit 转换、正弦转换、Freeman-Tukey 双反正弦转换后的比例;data 表示所使用的数据框;slab 表示研究标签;subset 表示选择一亚组;add 表示对 0 格子数据增加某个校正数值,默认为 0.5;to 表示哪些变量进行校正处理;digits 用于指定结果的精确度,默认为小数点后四位数。

在使用 escalc( )函数获得了每项研究的效应量及相应方差后,即可采用 rma. uni( )函数通过经典的倒方差法拟合固定效应和随机效应模型合并不同的效应量,其主要使用方法为:

rma. uni( yi, vi, mods, data, slab, method, …)

主要的参数有:yi 和 vi 分别表示每项研究效应指标观测值及相应方差;mods 用于指定将效应调节因子纳入模型,即是 Meta 回归模型;method 用于指定要拟合的模型,如固定效应、随机效应、混合效应模型,以 method = "FE"表示选择固定效应模型,如果要选择随机效应或混合效应模型,则要从"DL""HE""SJ""ML""REML""EB""HS""GENQ"中任选一种,默认为"REML"。

接下来,加载相关包,读入数据,并进行 Meta 分析:比例数据通过 Freeman-Tukey 双反正弦转换,选择随机效应模型,采用倒方差法,以 DL 法估计研究间异质性方差,合并结果返回比例,具体过程如下:

```
> library( xlsx)
> library( metafor)
> Zhou. dat<-read. xlsx( " C:\\zhou. dat. xlsx", 1)
> Zhou. dat. rmaprop<-escalc( measure = " PFT", xi = xi, ni = ni, data = Zhou. dat, slab = study, digits = 3)
> result. rmaprop<-rma( yi, vi, data = Zhou. dat. rmaprop, slab = study, method = " DL", digits = 2)
> print( result. rmaprop)
> predict( result. rmaprop, transf = transf. ipft. hm, targs = list( ni = Zhou. dat. rmaprop $ni) )
```

请注意,对于 Freeman-Tukey 双反正弦转换合并后的结果返回比例,需要样本量,Miller 等建议返回公式采用样本量的调和均数( harmonic mean),所以 transf 参数选择 transf. ipft. hm( )函数,通过 targs 参数指定样本量。详细结果从略,只选择报告主要结果,显示合并比例的点估计及 95% CI 为 0.80( 0.70, 0.89)。

同样可通过 rma. glmm( )函数拟合 GLMM 来合并比例,其主要使用方法为:rma. glmm( yi, vi, data, slab = , mods, model, method, digits, …)。主要的参数有:yi 和 vi 分别表示每项研究效应指标观测值及相应方差;model 用于指定模型,主要有"UM. FS( 为默认模型)""UM. RS""CM. EL""CM. AL"等选择,分别表示带固定研究效应的无条件广义线性混合效应模型、带随机研究效应的无条件广义线性混合效应模型、条件广义线性混合效应模型( 近似似然)、条件广义线性混合效应模型( 确切似然)。method 用于指定拟合固定效应和随机效应模型,"FE"表示固定效应模型,随机效应模型默认为"ML"。针对 zhou. dat. xlsx 数据,直接用 rma. glmm( )函数拟合混合效应模型,具体过程如下:

```
> library( xlsx)
> library( metafor)
> Zhou. dat<-read. xlsx( " C:\\zhou. dat. xlsx", 1)
```

> result. glmmprop < - rma. glmm ( measure = " PLO ", xi = xi, ni = ni, data = Zhou. dat, slab = study, method = " ML ", digits = 3 )

> predict( result. glmmprop, transf = transf. ilogit, digits = 2 )

可以发现：结果与 meta 包 metaprop( )函数所得的结果完全一致，研究间异质性方差为 $tau^2 = 0.569$，$I^2 = 68\%$，合并比例点估计及 95%CI 为 0.80(0.69, 0.87)。

# 第三节　效应指标为发病密度的 Meta 分析

## 一、率的基本概念

率是引进时期概念的指标，用于表示在某一段时期内某事件发生的频率或强度，主要分为两种情况：一是累积发生率，用于描述在某一时期内某事件发生的频率，如死亡率、生存率，计算公式同比例。发病率如果以开始的暴露人数为分母，而每个人在观察期内事件未发生或只发生一次，则可以视为累积发生率。二是发病密度(incidence density)，用于描述某事件在观察时间内发生的速率或强度，常用于随访某个暴露人群的发病率(incidence rate)等。

## 二、发病密度的 Meta 分析

因为数据形式相似，对于累积发生率的 Meta 分析可以参照比例的 Meta 分析方法。本节主要讨论发病密度的 Meta 分析方法。

### (一)正态-正态模型

假设纳入 Meta 分析的有 $i = 1, \cdots, N$ 个独立研究，每项研究事件发生人数为 $r_i$，观察总人时为 $T_i$，则发病密度 $id_i = \dfrac{r_i}{T_i}$，其相应对数标准误为 $SE[\ln(id)] = \sqrt{\dfrac{1}{r_i}}$。假定每项研究的真实值为 $\theta_i$，则估计值 $y_i = \ln\left(\dfrac{r_i}{T_i}\right)$、相应方差为 $s_i^2 = SE[\ln(id)]_i^2 = \dfrac{1}{r_i}$，研究间真实效应变异为 $\tau^2$，总的合并效应为 $\mu$，则经典的 Meta 分析的正态-正态(normal-normal, NN)模型，具体如下

$$y_i \sim N(\theta_i, S_i^2)$$
$$\theta_i \sim N(\mu, \tau^2)$$

### (二)泊松-正态模型

泊松-正态(Poisson-normal)模型将 NN 模型中的研究内近似正态似然以泊松似然替代，则模型为：

$$y_i \sim \text{Poisson}(T_i \exp(\theta_i))$$
$$\theta_i \sim N(\mu, \tau^2)$$

NN 模型可由众多的 Meta 分析软件如 Stata、R、RevMan 等拟合，比较简单，通过使用倒方差法来合并发数据；PN 模型可由 R 软件的 meta 包和 metafor 包拟合 GLMM 来合并数据。本节主要通过实例来介绍这两个包的实现方法。

## 三、meta 包的 metarate( )函数在单个发病密度 Meta 中的应用

meta 包中 metarate( )是专门用于单个发病密度 Meta 分析的函数，主要采用倒方差法和广义线性模型合并数据，后者需要调用 metafor 包。其基本使用方法：

```
metarate( event, time, studlab, data = NULL, subset = NULL,
exclude = NULL, method = " Inverse ", sm = gs( " smrate " ),
incr = gs( " incr " ), allincr = gs( " allincr " ),
addincr = gs( " addincr " ), level = gs( " level " ),
level. comb = gs( " level. comb " ), comb. fixed = gs( " comb. fixed " ),
```

```
comb. random = gs("comb. random"), hakn = gs("hakn"),
method. tau = ifelse(! is. na(charmatch(tolower(method), "glmm", nomatch =
NA)), "ML", gs("method. tau")), tau. preset = NULL, TE. tau = NULL,
tau. common = gs("tau. common"), prediction = gs("prediction"),
level. predict = gs("level. predict"), null. effect = NA,
method. bias = gs("method. bias"), backtransf = gs("backtransf"),
irscale = 1, irunit = "person-years", title = gs("title"),
complab = gs("complab"), outclab = "", byvar, bylab,
print. byvar = gs("print. byvar"), byseparator = gs("byseparator"),
keepdata = gs("keepdata"), warn = gs("warn"), control = NULL, …)
```

主要的参数有：event 和 time 分别表示纳入 Meta 分析每项研究事件发生人数及总时间；method 用于指定合并方法，有"Inverse"和"GLMM"两种选择，分别表示倒方差法及广义线性模型法；sm 用于指定效应量，有"IRLN""IRS""IRFT"和"IR"等几种选择，分别表示对数转换、平方根转换、Freeman-Tukey 双反正弦和不转换等。method 用指定合并数据的方法，若选择"Inverse"表示选用倒方差法，该法为默认，"GLMM"则拟合随机截距泊松回归模型(random intercept Poisson regression model)。参数 incr 用于连续性校正，如果研究事件为 0，选择效应量"IR"或"IRLN"，则需要校正，默认为加 0.5。method. tau 用于指定估计研究间异质性方差算法，倒方差法共有"DL""PM""REML""ML""HS""SJ""HE""EB"等 8 种选择，而 GLMM 法只能选择"ML"。

本节从 Niel-Weise 的数据中选择治疗组的数据作为单臂研究发病密度 Meta 分析实例，说明 meta 包 metarate() 函数合并单个发病密度的具体过程。

首先，采用 data. frame() 函数建立一个名为 Niel. treat. dat 的数据框，含有 study, xi, ti 3 个变量，分别表示研究名称、事件发生人数、总人时数。为了与文献中的结果对比，将时间除以 1 000，作为期望观察到的事件发生数是以每千天计。具体过程如下：

> Niel. treat. dat<- data. frame(study=c("Bong 2003", "Ciresi 1996", "Hanna 2004", "Harter 2002", "Jaeger2001",
"Jaeger2005", "Logghe 1997", "Ostendorf 2005", "Pemberton 1996"),
+ xi=c(7, 8, 3, 6, 1, 1, 17, 3, 2),
+ ti=c(1344, 1600, 12012, 1536, 370, 729, 6760, 1107, 320))
> Niel. treat. dat $ti<-Niel. treat. dat $ti/1000

再次，加载 meta 包，以 metarate() 函数拟合 NN 模型：选择对数转化发病率，采用 REML 法估计研究间异质性方差，以倒方差法合并效应量。并以 print() 函数报告详细结果。过程及结果如下：

> library(meta)
> result. ir. iv<-metarate(event=xi, time=ti, studlab=study, data = Niel. treat. dat, method = "Inverse", sm = "IRLN", method. tau = "REML")
> print(result. ir. iv, digits=2)

| rate | | 95%-CI | %W(fixed) | %W(random) |
|---|---|---|---|---|
| Bong 2003 | 5. 21 | [2. 48; 10. 93] | 14. 6 | 13. 6 |
| Ciresi 1996 | 5. 00 | [2. 50; 10. 00] | 16. 7 | 13. 9 |
| Hanna 2004 | 0. 25 | [0. 08; 0. 77] | 6. 2 | 10. 9 |
| Harter 2002 | 3. 91 | [1. 75; 8. 69] | 12. 5 | 13. 2 |
| Jaeger2001 | 2. 70 | [0. 38; 19. 19] | 2. 1 | 6. 5 |
| Jaeger2005 | 1. 37 | [0. 19; 9. 74] | 2. 1 | 6. 5 |
| Logghe 1997 | 2. 51 | [1. 56; 4. 05] | 35. 4 | 15. 2 |
| Ostendorf 2005 | 2. 71 | [0. 87; 8. 40] | 6. 2 | 10. 9 |
| Pemberton 1996 | 6. 25 | [1. 56; 24. 99] | 4. 2 | 9. 3 |

Number of studies combined：$k$ = 9

| | rate | 95%-CI | $z$ | $p$-value |
|---|---|---|---|---|

| | | | | |
|---|---|---|---|---|
| Fixed effect model | 2.96 | [2.23; 3.93] | — | — |
| Random effects model | 2.67 | [1.41; 5.05] | — | — |

Quantifying heterogeneity:

tau^2 = 0.6393; H = 1.78 [1.26; 2.52]; I^2 = 68.5% [36.9%; 84.3%]

Test of heterogeneity:

| Q | d.f. | $p$-value |
|---|---|---|
| 25.43 | 8 | 0.0013 |

Details on meta-analytical method:

- Inverse variance method

- Restricted maximum-likelihood estimator for tau^2

- Log transformation

可以发现：随机效应模型结果提示每 1 000 天感染发生率为 2.67（1.41，5.05），原文献表 6 中治疗组数据拟合 NN 模型获得的结果完全一致。

最后，采用 metarate（）函数拟合 GLMM 合并效应量，采用 ML 法估计研究间异质性方差，选择对数转化发病率；为节省篇幅，以 summary（）函数报告主要结果。过程如下：

> result. ir. glmm<-metarate( event = xi, time = ti, studlab = study, data = Niel. treat. dat, method = "GLMM", sm = "IRLN", method. tau = "ML")

>>summary( result. ir. glmm)

Number of studies combined: $k$ = 9

| | rate | 95%-CI | $z$ | $p$-value |
|---|---|---|---|---|
| Fixed effect model | 1.8621 | [1.4032; 2.4709] | — | — |
| Random effects model | 2.3383 | [1.2240; 4.4670] | — | — |

Quantifying heterogeneity:

tau^2 = 0.6543; H = 2.03; I^2 = 75.8%

Test of heterogeneity:

| | Q | d.f. | $p$-value | Test |
|---|---|---|---|---|
| | 25.43 | 8 | 0.0013 | Wald-type |
| | 44.49 | 8 | <0.0001 | Likelihood-Ratio |

Details on meta-analytical method:

- Random intercept Poisson regression model

- Maximum-likelihood estimator for tau^2

- Log transformation

可以发现：随机效应模型结果提示每 1 000 天感染发生率为 2.34（1.22，4.47），与文献表 6 中治疗组数据拟合 PN 模型获得的结果 2.34（1.23，4.47）基本一致。

## 四、metafor 包的 rma. uni( ) 函数和 rma. glmm( ) 函数在单个发病密度 Meta 中的应用

针对发病密度数据，可以使用 metafor 包的 rma. uni( ) 函数和 rma. glmm( ) 函数合并效应量，前者采用倒方差法，后者拟合 GLMM，各自的使用方法为：

```
rma( xi, ti, mods, measure = "GEN", intercept = TRUE, data, slab, subset,
add = 1/2, to = "only0", drop00 = FALSE, vtype = "LS",
method = "REML", weighted = TRUE, test = "z",
level = 95, digits, btt, tau2, verbose = FALSE, control, …)
```

和

```
rma. glmm( xi, ti, mods, measure, intercept = TRUE, data, slab, subset,
```

add = 1/2, to = "only0", drop00 = TRUE, vtype = "LS",

model = "UM. FS", method = "ML", test = "z",

level = 95, digits, btt, nAGQ = 7, verbose = FALSE, control, …)

　　主要的参数有：xi 和 ti 分别表示纳入 Meta 分析每项研究事件发生人数及总时间；rma. uni( )函数和 rma. glmm( )函数用于估算研究间异质性方差所采用的方法之间的差异。

　　本节中，继续以已建立的 Niel. treat. dat 的数据为例，说明 rma. uni( )函数和 rma. glmm( )函数在单个发病密度 Meta 分析中的具体过程。

> library(metafor)

> result. ir. rma<- rma(measure = "IRLN", method = "REML", xi = xi, ti = ti, data = Niel. treat. dat)

> print(result. ir. rma, digits = 3)

> predict(result. ir. rma, transf = exp, digits = 2)

　　上述操作是以 rma. uni( )函数合并发病密度，选择对数转换的发病率，以 REML 法估算研究间异质性方差；以 print( )函数打印 Meta 分析结果，包括异质性检验和合并效应量结果，要注意是报告是合并结果的对数值，此处不显示。只报告 predict( )函数返回发病密度的合并结果，可以发现与文献表 6 中拟合 NN 模型的结果完全一致。

pred　ci. lb　ci. ub　cr. lb　cr. ub

2. 67　1. 41　5. 05　0. 49　14. 49

　　如果 rma. glmm( )函数合并，过程如下：

> library(metafor)

> result. ir. glmm <- rma. glmm(measure = "IRLN",　method = "ML", xi = xi, ti = ti, data = Niel. treat. dat)

> print(result. ir. glmm, digits = 3)

> predict(result. ir. glmm, transf = exp, digits = 2)

　主要结果如下：

pred　　ci. lb　ci. ub　cr. lb　cr. ub

2. 34　1. 22　4. 47　0. 42　12. 96

　　可以发现：与文献表 6 中治疗组数据拟合 PN 模型获得的结果 2. 34（1. 23, 4. 47）基本一致。

# 第四节　效应指标为均数/中位数的 Meta 分析

　　均数（mean）和中位数（median）都是用于描述数据集中趋势的指标，均数适用于描述对称分布，特别是正态分布的连续型数据资料的平均水平；中位数适用于描述呈明显偏态分布（正偏态或负偏态），或分布情况不明，或分布的末端有不确切数值的连续型数据资料的平均水平。本节简要介绍 R 软件 meta 包和 metamedian 包在单臂连续型数据 Meta 分析中的应用。

## 一、单臂试验连续型数据特征

　　如果单臂试验的测量结局为连续型数据，则会具有一个共同特征：针对某一测量结局指标，研究者除了对每一个受试者在干预实施后进行测量外，也会对受试者在干预实施前进行基线测量，因此可以获得最终测量值与基线测量值的差值，称为基线改变值（changes from baseline）或改变评分（change score），因此，系统评价者在 Meta 分析提取数据时可能要考虑同时提取基线改变值和最终测量值。对于连续型数据，原始研究对测量结果可能存在多种报告形式，常见的有：1)测量指标均数及相应标准误（或方差）；2)受试者样本量、测量指标均数及相应标准差；3)测量指标的均数及 95% 置信区间（confidence interval, CI）；4)测量指标的中位数及上下四分位数间距等；5)测量指标的中位数、最大值及最小值等。

## 二、效应指标为均数的 Meta 分析

### (一)单个均数的 Meta 分析方法

无论何种形式的数据，只要最终能获得每项研究的效应量及其方差或标准误，则可以在 NN 模型框架下采用随机效应模型来进行 Meta 分析。一般可以通过两种途径获取：一是向原始文献的通讯作者发邮件索要原始数据；二是通过数据转换，具体方法可以参看本书其他相关章节。简单情况，如果已知样本量、测量指标均数及相应标准差，可以通过公式"均数标准误=标准差/样本量的平方根"获得均数标准误；如果已知测量指标 95%CI，若每个研究样本量很大，则可以通过公式"均数标准误=(95%CI 上限−95%CI 下限)/(2×1.96)"来获得均数标准误，如果研究样本量小，或者 95%CI 由 $t$ 分布计算所得，则上述公式中的 1.96 需要由 $t$ 分布值代替，该值可以用自由度(研究样本量−1)查 $t$ 分布表或用 Stata、R、Microsof Excel 等软件计算获得。

### (二)meta 包 metamean( )函数在单个均数 Meta 分析的中应用

metamean( )函数采用倒方差法合并单个均数，可拟合固定效应和随机效应模型，其主要用法为：

```
metamean(n, mean, sd, studlab, data = NULL, subset = NULL,
exclude = NULL, sm = gs("smmean"), level = gs("level"),
level. comb = gs("level. comb"), comb. fixed = gs("comb. fixed"),
comb. random = gs("comb. random"), hakn = gs("hakn"),
method. tau = gs("method. tau"), tau. preset = NULL, TE. tau = NULL,
tau. common = gs("tau. common"), prediction = gs("prediction"),
level. predict = gs("level. predict"), null. effect = NA,
method. bias = gs("method. bias"), backtransf = gs("backtransf"),
title = gs("title"), complab = gs("complab"), outclab = "", byvar,
bylab, print. byvar = gs("print. byvar"),
byseparator = gs("byseparator"), keepdata = gs("keepdata"),
warn = gs("warn"), control = NULL)
```

主要的参数有：n、mean、sd 分别表示纳入 Meta 分析每项研究事件发生人数、观察指标均数及其标准差；sm 用于指定效应量，有"MRAW"和"MLN"等几种选择，分别表示原始未经转换、经对数转换的均数，默认为"MRAW"；method. tau 用于指定估计研究间异质性方差算法，共有"DL""PM""REML""ML""HS""SJ""HE""EB"8 种选择。

### (三)实例分析

以 Dai 等的数据为例，说明 metamean( )函数采用倒方差法合并单个均数的具体过程。

首先，建立一个名为 Dai 的数据集，共有 study、sample、score、sd 4 个变量，

```
Dai. dat<-data. frame(study = c("Asaduzzaman 2014", "Zhang 2010", "Kaltwasser 2004"),
sample = c(16, 18, 95), score = c(−7.06, −6.50, −2.10), sd = c(5.07, 12.5, 5.9))
```

其次，以 R 软件 meta 包的 metamean( )函数拟合随机效应模型，采用 REML 法估计研究间异质性方差；以 summary( )函数报告合并数据结果。具体过程如下：

```
> library(meta)
> result. mean. raw<-metamean(n = sample, mean = score, sd = sd, studlab = study, data = Dai. dat, sm = "MRAW", method. tau = "REML")
> summary(result. mean. raw)
```

具体结果如下：

Number of studies combined：$k = 3$

|  | mean | 95%-CI | z | p-value |
|---|---|---|---|---|
| Fixed effect model | −3.1368 | [−4.1894；−2.0841] | — | — |
| Random effects model | −4.8330 | [−8.4162；−1.2498] | — | — |

Quantifying heterogeneity：

$tau^2 = 7.4858$；$H = 2.63$ [1.54；4.50]；$I^2 = 85.5\%$ [57.6%；95.1%]

Test of heterogeneity：

| Q | d.f. | p-value |
|---|---|---|
| 13.82 | 2 | 0.0010 |

Details on meta-analytical method：

– Inverse variance method

– Restricted maximum-likelihood estimator for $tau^2$

– Untransformed（raw）means

可以发现研究间质性方差为 7.49，具有很大的异质性；随机效应模型合并效应量的点估计及 95% CI 为 −4.84（−8.42，−1.25）。

最后，根据相关公式计算每项研究的均数及标准误，以 metafor 包的 rma.uni（）函数拟合随机效应模型，具体过程如下：

```
> library(metafor)
> Dai.dat<-data.frame(study=c("Asaduzzaman 2014","Zhang 2010","Kaltwasser 2004"),sample=c(16,18,95),
score=c(-7.06,-6.50,-2.10),sd=c(5.07,12.5,5.9))
> Dai.dat$se<-with(Dai.dat,sd/sqrt(sample))
>result.mean.rma<-rma.uni(yi=score,sei=se,method="REML",
data=Dai.dat)
> summary(result.mean.rma)
```

所得结果与 metan 包的 metamean（）函数得到的结果完全一致，此处不再显示。

## 三、效应指标为中位数的 Meta 分析

如果获得测量指标中位数及上下四分位数间距、最大值及最小值等数据，就可以通过转换计算均数及其标准误。针对单个中位数数据，McGrath 等提出合并中位数的方法，并为 R 软件贡献了 metamedian 包。metamedian 包主要有两个函数，pool.med（）和 qe（），分述如下。

### （一）metamedian 包 pool.med（）函数在单个中位数 Meta 分析中的应用

pool.med（）函数主要实现加权或未加权的中位数合并。使用方法为 pool.med（yi，wi，norm.approx = TRUE）。

主要的参数有：yi 表示每项研究效应量如中位数；wi 表示权重，如以每项研究的样本量作为权重；norm.approx 用于指定是否使用二项分布的正态近似构造 95% CI，默认为 TRUE。该函数使用比较简单，本节不再举例说明。

### （二）metamedian 包 qe（）函数在单个中位数 Meta 分析中的应用

qe（）函数通过分位数估计法（quantile estimation method）来进行 Meta 分析，它适用的数据类型有 4 类：1）S1，中位数、最小值、最大值、样本量；2）S2，中位数、第一四分位数、第三四分位数、样本量；3）S3，中位数、最大值、最小值、第一四分位数、第三四分位数、样本量；4）S4，均数、标准差、样本量。

针对单项研究的中位数 qe（）函数使用方法为 qe（min.g1，q1.g1，med.g1，q3.g1，max.g1，n.g1，mean.g1，sd.g1，…）。

其中，min.g1、q1.g1、med.g1、q3.g1、max.g1、n.g1、mean.g1、sd.g1 分别表示每项研究的最小

值、第一四分位数、中位数、第三四分位数、最大值、样本量、均数、标准差。

如以 metamedian 包自带帮助文件的示例数为例，首先建立一个名为 McGrath. dat 的数据框，含有 study、min. vals、q1. vals、med. vals、q3. vals、max. vals、n. vals、mean. vals、sd. vals，分别表示最小值、第一四分位数、中位数、第三四分位数、最大值、样本量、均数、标准差。

McGrath. dat<-data. frame(study=c("study1"，"study2"，"study3"，"study4")，

+ min. vals = c(0.7，NA，1.1，NA)，

+ q1. vals =c(NA，5.2，5.3，NA)，

+ med. vals =c(8.7，10.7，11.0，NA)，

+ q3. vals =c(NA，5.2，5.3，NA)，

+ max. vals = c(22.2，NA，24.7，NA)，

+ n. vals =c(52，34，57，90)，

+ mean. vals =c(NA，NA，NA，12.2)，

+ sd. vals =c(NA，NA，NA，4.2))

可以看出：该数据含有 4 项研究，测量结局分别有 4 种不同的报告形式，如果某项研究未报告相应的测量结局，则该变量数据以 NA 表示。

接下来，加 metamedian 包，合并中位数，命令及结果如下：

> library(metamedian)

> qe(min. g1 = min. vals，q1. g1 = q1. vals，med. g1 = med. vals，q3. g1 = q3. vals，max. g1 = max. vals，n. g1 = n. vals，mean. g1 = mean. vals，sd. g1 = sd. vals)

Random-Effects Model ($k$ = 4；tau^2 estimator：REML)

tau^2 (estimated amount of total heterogeneity)：1.5137 (SE = 1.5174)

tau (square root of estimated tau^2 value)：     1.2303

I^2 (total heterogeneity / total variability)：  88.82%

H^2 (total variability / sampling variability)： 8.95

Test for Heterogeneity：

Q(df = 3) = 17.3452，p-val = 0.0006

Model Results：

estimate      se     zval    pval    ci. lb    ci. ub

10.7490   0.6815   15.7716   <0.0001   9.4132   12.0847   *

Signif. codes：  0 ' * ' 0.001 ' ' 0.01 ' * ' 0.05 '.' 0.1 ' ' 1

结果发现：合并中位数点估计及 95%CI 为 10.75(9.41，12.09)。

（张天嵩）

# 参考文献

[1]张天嵩，董圣杰，周支瑞. 高级 Meta 分析方法：基于 Stata 实现[M]. 上海：复旦大学出版社，2015.

[2]Evans SR. Clinical trial structures[J]. J Exp Stroke Transl Med, 2010, 3(1)：8-18.

[3]Freeman MF, Tukey JW. Transformations related to the angular and the square root[J]. Ann Math Stat, 1950, 21：607-611.

[4]Miller JJ. The inverse of the Freeman-Tukey double arcsine transformation[J]. Am Statist,1978, 32(4)：138.

[5]Lipsey M, Wilson DB. Practical meta-analysis[M]. Thousand Oaks：Sage Publications, 2001.

[6]张天嵩. 基于二项式-正态层次模型框架下比例的贝叶斯 Meta 分析方法及实现[J]. 中国循证儿科杂志, 2019, 14 (2)：123-128.

[7]Schwarzer G, Chemaitelly H, Abu-Raddad LJ, et al. Seriously misleading results using inverse of Freeman-Tukey double

arcsine transformation in meta-analysis of single proportions[J]. Rese Synth Meth, 2019, 10, 476-483.

[8]Zhou XH, Brizendine EJ, Pritz MB. Methods for combining rates from several studies[J]. Statist Med, 1999, 18, 557-566.

[9]Miller J J. The inverse of the Freeman-Tukey double arcsine transformation[J]. Am Statist, 1978, 32, 138.

[10]Stijnen T, Hamza TH, Ozdemir P. Random effects meta-analysis of event outcome in the framework of the generalized linear mixed model with applications in sparse data[J]. Statis Med, 2010, 29, 3046-3067.

[11]Niel-Weise BS, Stijnen T, van den Broek PJ. Anti-infective-treated central venous catheters for total parenteral nutrition or chemotherapy: A systematic review[J]. Hospital Infect, 2008, 69, 114-123.

[12]Higgins J, Thomas J. Cochrane Handbook for Systematic Reviews of Interventions version 6. 0[M/OL]. (2019-07-13). Cochrane, 2019. http://www.training.cochrane.org/handbook.

[13]张天嵩. 单臂试验连续型数据的贝叶斯 Meta 分析方法及实现[J]. 中国循证儿科杂志, 2019, 14(3): 212-216.

[14]Dai Q, Xu L, Yu X. Efficacy and safety of leflunomide in psoriatic arthritis treatment: A single-arm meta-analysis[J]. Int J Rheum Dis, 2019, 22(8): 1498-1505.

[15]McGrath S, Sohn H, Steele R, et al. Two-sample aggregate data meta-analysisof medians[EB/OL]. (2019-11-01). https://arxiv.org/ftp/arxiv/papers/1709/1709.03016.pdf.

# 第 14 章
# 观察性研究的 Meta 分析

**要 点**

- 观察性研究是指没有加入研究者的任何干预措施，允许事件自然发展的研究过程。
- 设有对照的观察性研究 Meta 分析数据一般可以整理成二分类四格表、发病率比(差)、剂量-反应等格式。
- 无对照的观察性研究 Meta 分析数据可以整理成比例、率、均数等格式。
- 剂量-反应数据 Meta 分析可以通过拟合线性模型或非线性模型实现。

医学研究一般可分为实验性或观察性研究(observational study)。实验性研究中，研究者人为地干预测量结局发生过程，研究某种干预措施对经过选择的群体的效应；观察性研究中，研究者并不试图对研究对象或环境进行干预或影响，只是观察和记录有意义的特征，并不对观察对象、环境或疾病的自然进程予以干预。在医学研究中，观察性研究占相当大的比例，并能够提供许多极为重要的信息，观察性研究的系统评价/Meta 分析也具有十分重要的意义。

## 第一节 观察性研究基本原理

### 一、基本概念

观察性研究也称为非实验性研究(non-experimental study)，是指没有加入研究者的任何干预措施，允许事件自然发展的研究过程；是应用观察法客观地记录某些现象的现状及相关特征，以评估潜在的有害暴露对个体健康或公共卫生的影响、描述疾病或治疗模式的现状、分析某种治疗不良反应(如罕见或远期不良反应)、确定疾病致病因素的一类研究。

观察性研究一般可分为描述性研究与分析性研究两大类。描述性研究常见的是横断面研究，分析性研究主要有病例对照研究(case-control study)和队列研究(cohort study)两种。大多数对致病因素的研究都依赖于观察性研究，同时观察性研究也可用于医疗干预作用研究。

在观察性研究中，需要注意一个应用非常广泛的术语——暴露(exposure)，它有"接触""受到""具有"之意，常指接受某种诊疗措施，或接触某些致病因子，或具备某些特征，或处于某种状态，这些诊疗措施、致病因子、特征或状态等均称为暴露因素。暴露因素可以是有害的，也可以是有益的。

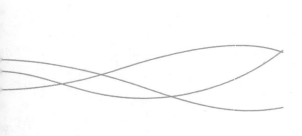

## 二、观察性研究的类型

### (一)队列研究

队列研究(cohort study),又称定群研究、群组研究,将一群研究对象按是否暴露于某一因素分为暴露组与非暴露组,然后在一定时期间内随访观察不同组别之间所研究疾病(或事件)的发病率(或发生率)、治愈率或死亡率差异,以研究这些疾病(或事件)与暴露因素之间的关系。队列研究的主要特点:1)研究开始时,研究对象均没有研究的测量结局,如疾病或事件发生,需要经过一段时间才能发现结局;2)随访过程中,研究者可通过调查与记录,获得暴露与疾病发生的动态情况;3)研究设计必须有暴露组和对照组,但暴露状况是客观存在的,按暴露分组,所以不能随机分配;4)探索暴露因素与疾病的关系,由因寻果。

队列研究在疾病病因/危险因素、疾病预后或非随机前瞻性治疗性的研究中,论证强度较高,所获结果可靠性较强,能较好地提示两事件间客观存在的因果关系;尤其是病因探索及循证临床实践的重要证据来源之一,在循证医学中的证据等级较高。

队列研究按时间分为回顾性、前瞻性和双向性队列研究 3 类,如图 14-1 所示,回顾性队列研究通常利用已有的记录资料,回顾"过去"某个时期内,调查研究对象的暴露水平及分组,连续追溯到"现在",通过观察分析现在各组研究对象测量结局发生情况,从而探索该因素与疾病的因果关系;前瞻性队列研究是指从"现在"开始,根据暴露水平分组,而后观察随访一段时间,记录在随访期末(将来某时点)测量结局发生情况;双向性队列研究是兼顾回顾性和前瞻性队列研究的特点,回顾性队列研究追溯到"现在",再对研究对象前瞻性地观察一段时间。前者方案实施简单,但偏倚多,真实性较差;后两者科学性较强,但费时、费力。

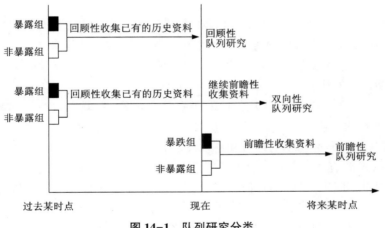

**图 14-1　队列研究分类**

在前瞻性队列研究中按研究人群的不同可以分为同群体和不同群体队列研究。同群体队列研究是指不论给予何种暴露因素的研究对象都是在同一个群体中,如同一家医院、同一个社区等;不同群体队列研究是指研究人群或受试者的不同暴露因素不在同一个群体里,如在不同的社区收集的研究人群,但基本条件要相似。在中医药临床研究实践中,在中医院中收集作为对照的西药干预的研究对象较为困难时,可以采用不同群体队列研究设计,在中医院收集单纯中医药干预的研究对象作为干预组,按统一的纳入标准,在同等级别的西医院收集单纯西医药干预的对象作为对照组,比较两种干预措施的疗效。

基本原理:以前瞻性队列研究为例,根据研究目的和条件,选择合适的研究人群,按照暴露与否分组,进行随访,观察测量结局(如发病、治愈、死亡或事件发生等)情况,其研究机制或模式如图 14-2。

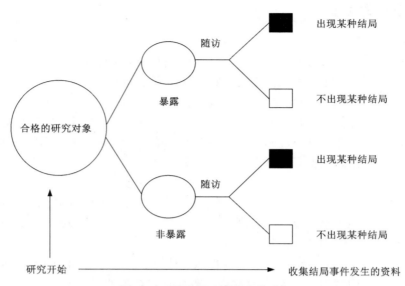

图 14-2　前瞻性队列研究模式图

### (二)病例对照研究

病例对照研究，选择一组患所研究疾病或事件的患者为病例组，以无此病或事件但具有可比性的个体作为对照，通过询问、实验室检查或复查病史等手段，调查发病前两组对某个/某些因素或防治措施的暴露状况，比较两组中暴露率和暴露水平的差异，以研究该疾病或事件与这个(些)因素或防治措施的关系。

病例对照研究的主要特点：①疾病或事件发生客观存在，不受研究者人为影响；②研究在疾病或事件发生后进行；③研究对象按疾病或事件是否发生分为病例组和对照组，分组方法有成组法和配比法；④属于回顾性研究，由果推因；⑤可以探索某种疾病或事件与多种因素的关系；⑥只能了解暴露率及暴露水平，不能计算发病率。

病例对照是临床回顾性研究最有实用价值的研究设计方案，它具有较严格的配对对照，可以在一定程度上防止混杂因素的干扰，是病因探索的重要手段。设计严密的病例对照研究在循证医学中的证据等级较高；甚至在治疗(研究药物的疗效和不良反应)、预后(探讨影响疾病的预后因素)等方面均有重要意义。此时是以测量结局作为分组依据而不是以患病情况为依据，将既往接受的干预措施作为暴露因素，通过比较两组不同测量结局的研究对象既往干预措施的不同，推论既往的干预措施与结局是否相关。

基本机制：病例对照研究对象是按事件发生与否分组，通过各种观察手段，测量并比较病例组和对照组中各种因素的暴露比例，经统计学检验，若两组差异有统计学意义，则可认为因素与疾病间存在统计学关联。在校正了各种偏倚对研究结果的影响之后，再借助病因推断技术，推断出某个或某些暴露因素是事件发生的危险因素，从而达到探索和检验病因假说的目的，如图 14-3。

### (三)横断面研究

横断面研究又称横断面调查，是指通过普查或抽样方式，对某一时间点或相当短的时间内对某一人群疾病或事件的患病或发生的状况，以及暴露因素进行调查分析，因为所获得的描述性资料是在某一时点或在一个较短时间区间内收集的，所以它客观地反映了该时点的疾病分布以及人们的某些特征与疾病之间的关联。

由于所收集的资料是调查当时所得到的现况资料，又因横断面研究调查的是患病现状，故又称现况调查(prevalence survey)、现况研究或患病率研究。它主要用来检测特定时间疾病的存在与否和一项暴露因素存在与否。

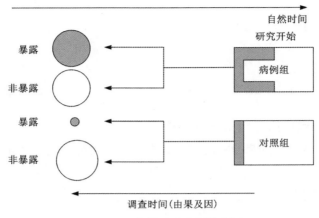

**图 14-3　病例对照研究模式图**

　　研究机制：横断面研究主要是通过普查或抽样方式，探索目标人群的疾病或事件的发生率及其暴露情况。所谓普查，就是全面调查，指在一定的时间内，对特定范围人群的每一个成员进行调查；所谓抽样，是指从总体中用一定方法抽出一部分研究对象作为样本，对样本人群进行调查，根据样本的结果来估计总体人群的特征。

　　横断面研究特点主要有：1）属于描述性研究范畴，但有学者认为也可属于分析性流行病学研究；2）不事先设立对照组；3）只能反映某一特定时点的情况；4）因果并存，不能确定因果关系，比如假设横断面研究发现有关节炎的女性比没有关节炎的女性肥胖更常见，是增加的体重负担导致关节炎还是有关节炎的女性因病而减少活动后出现肥胖呢？这种问题无法用横断面研究来回答。

（张天嵩，柳旭丽）

# 第二节　观察性研究的 Meta 分析策略

## 一、队列研究

### (一)数据格式及效应量计算

观察性研究根据数据类型可以整理成以下几种格式：

1.四格表形式　根据队列研究的由因及果的特性，收集的资料按暴露和非暴露分组。如果能够获得完整的事件发生、未发生的数据，可整理成四格表(表 14-1)形式，从而直接计算两个组各自的结局发生率，如发病率、发生率、治愈率、死亡率等，从而可以计算如下指标。

　　相对危险度(relative risk，RR)：是指暴露组和非暴露组两个结局发生率的比值，表示暴露组与对照组相比增加疾病风险的倍数，

　　归因危险度(attributable risk，AR)：是指暴露组与非暴露组结局发生率之差，表示暴露组中完全由于暴露而所致的结局发生率。

　　特异危险度百分比(attributable risk percent，AR%)：是指暴露人群中完全由暴露因素所致发病的比例，用于评价暴露对结局发生作用的大小。

表 14-1　队列研究数据四格表形式

| 组别 | 发生事件 | 未发生事件 | 合计 |
|---|---|---|---|
| 干预组 | $a_i$ | $b_i$ | $n_{1i}$ |
| 对照组 | $c_i$ | $d_i$ | $n_{2i}$ |
| 合计 | $m_{1i}$ | $m_{2i}$ | $N_i$ |

效应量及其标准误具体计算公式见本书第 9 章。

2. 发病率比（差）格式数据　如果研究的结局如发病率为发病率比（incidence rate ratio，IRR）或发病率差（incidencerate difference，IRD），则可整理成如表 14-2 所示。请注意"ratio"为两组发病率的比值。具体计算公式见本书第 10 章。

表 14-2　发病率比（差）数据格式

| 组别 | 发生事件人数 | 人时风险总数 |
|---|---|---|
| 暴露组 | $E_{ei}$ | $T_{ei}$ |
| 非暴露组 | $E_{0i}$ | $T_{0i}$ |

3. 剂量-反应数据　在流行病学研究中，常常评价某一暴露因素增长水平与患病风险是否存在剂量-反应关系。所谓剂量，指进入机体的有害物质的数量，与机体出现各种有害效应关系最密切的是有害物质到达机体靶器官或组织的数量，但在实践中要测定有害物质在靶器官和靶组织中的剂量尚有许多困难，因此，在实际应用中都是指暴露剂量。如果观察到随着某种因素暴露剂量的增加，人群发生某病的危险性增加，因果关联的强度增大，则称该因素与该疾病之间存在剂量-反应关系，通常以出现某种疾病的个体数占总测试个体数的百分比来表示，其用于 Meta 分析的数据整理格式如表 14-3。

表 14-3　剂量-反应数据整理格式

| 暴露因素 | 剂量 | 病例组人数 | 对照组人数 | 总人数 | 校正 RR | 校正 RR 下限 | 校正 RR 上限 |
|---|---|---|---|---|---|---|---|
| 参照 | | | | | | | |
| 轻 | | | | | | | |
| 中 | | | | | | | |
| 重 | | | | | | | |

### （二）Meta 分析策略

对观察性研究进行 Meta 分析时，如果能够获得各组观察总人数及事件发生人数，则计算并合并 RR；如果能获得事件发生人数及人时数等数据，则计算合并 IRR、IRD 等；如果能直接获得 RR 及其 95% 可信区间等效应量指标，则可直接利用效应量进行分析。Meta 分析均可采用倒方差法等进行，具体方法及实现软件见本书第 10 章中二分类数据、计数数据、生存数据 Meta 分析中的相关内容。如果获得的是剂量-反应数据，可由 glst 等命令进行 Meta 分析，这是本章重点讲述的内容。

### 二、病例对照研究

收集的资料核对无误后，按研究对象的各种特征和暴露因素等进行均衡性检验，然后进行卡方检验，计算 OR 等指标；如果存在混杂因素，需分层后再分析；如果研究涉及因素比较多，需要进行多因素分析。通用数据格式整理如表 11-1，可以计算表示疾病与暴露之间关联强度的指标 OR，也可以计算 AR%。Meta 分析可采用倒方差法等，具体方法及实现软件见本书第 10 章中二分类数据 Meta 分析的相关内容。

### 三、横断面研究

在横断面研究中，根据不同的研究目的、不同的人口学特征计算各种指标：1）计数资料，事件发生率包括患病率、事件发生率（如疾病治疗率、有效率、抗体阳性率，感染率、伤残率）等；2）计量资料，如均数±标准差、中位数与四分位间距等。

横断面研究中常用的指标是"率"，因横断面研究关注的焦点是患病，而不是发病，所用的指标主要是患病率。所谓患病率，是指某特定时间内总人口中某病新旧病例所占比例，按观察时间的不同分为期间患病率（period prevalence）和时点患病率两种（point prevalence），时点患病率的时间常指某一天或更短的时间，而期间患病率则可以比较长，如周、月等；与患病率容易混淆的概念是"发病率"，后者是指一定时期内特定人群新发生某一疾病的比率，可以用来测定发病风险。这两种"率"的分子和分母均为人数，患病率的分子为特定时间一定人群中某病新旧病例数，不管它是新发病还是旧病；发病率的分子为一定期间暴露人群中新病例人数，暴露人群中任何人新发生某疾病都称为"新病例"。各种效应量具体计算方法及 Meta 分析方法见本书第 13 章中的相关内容。

此外，横断面研究和病例对照研究、队列研究、随机对照研究一样，也可以计算比值（odds），在不同的环境中有不同的意义，它是指某事件发生的可能性与不发生的可能性之比。在横断面研究中，从果从暴露出发，分析某一暴露状况下的事件发生情况，可以计算事件发生人数与未发生事件人数的比值。假设某一研究中，发生事件人数为 $m$、未发生事件人数为 $n$，则 odds $= m/n$，其相应对数标准误为 SE $= \sqrt{1/m + 1/n}$。得到效应量及标准误后，可以采用倒方差法进行 Meta 分析。

（张天嵩）

## 第三节　剂量-反应数据的 Meta 分析

流行病学是研究人群中疾病与健康状况的分布及其影响因素，并研究防治疾病、促进健康的策略和措施的科学。病因研究是流行病学重要的研究内容，可以推动疾病防治措施的探索，而在病因推断中，存在剂量-反应关系被视为因果关系的有力证据和重要标准，尤其是基于多项同类研究的数据合并结果，更能增强观察性研究结果的可信度。因此，对于新近出现的剂量-反应数据的 Meta（dose-response meta-analysis，DRMA）分析方法也值得关注。

### 一、基本概念

#### （一）剂量-反应关系
流行病学研究常常评价某一暴露因素增长水平与患病风险是否存在剂量-反应关系。所谓剂量-反应关系指接触剂量与群体中出现某种特定反应的发生率之间的关系。

#### （二）剂量-反应 Meta 分析
剂量-反应 Meta 分析是近些年发展迅速的一类 Meta 分析方法。相较于传统的 Meta 分析，它的优势在于能够处理多个暴露/干预指标和疾病的效应关系。虽然过去传统的 Meta 分析也可应用于探讨剂量-反应关系，例如常见的"最高比最低""中比低"等处理方式，然而存在精度较差和假设错误等缺陷。"最高比最低"处理方法的主要问题在于其处理多个剂量关系时，对样本进行了"分层"，导致统计效能降低，并且每项研究的最高暴露水平有可能存在较大的差异；假设错误来源于分层模型的每一层且其效应量是独立的，由于每层使用的对照组相同，导致样本信息的重复利用，最终导致出现 II 型错误的概率增加。为了克服以上缺陷，1992 年南加利福尼亚大学教授 Greenland 提出 DRMA 的概念，并开发了对应的线性模型，其后，相继出现了非线性模型，众多的论文与专著也有专门论述，本章不再详述。我们主要介绍目前使用较为广泛的 DRMA 的模型以及具体实现方法。

请注意，剂量-反应研究设计一般分为病例对照研究和队列研究两种，其数据可分为病例对照数据、累积发病率、发病率数据，相应的效应指标分别为比值比（odds ratio，OR）、危险比率（risk ratio，RR）、比率（rate ratio，RR），统称为"相对风险（relative risk，RR）"，为讨论方便，本章中如果涉及上述3 种数据，均以 RR 表示。

## 二、线性与非线性模型在剂量-反应 Meta 分析中的应用

对于剂量-反应数据，如果能获得数类特异性 RR 及其可信区间，经典策略是基于相对共同参照组的一系列 lnRR 零相关假设，由方差加权线性回归（variance-weighted least squares，VWLS）方法拟合加权线性回归模型进行趋势估计，其中因变量是 lnRR，不同暴露水平的 RR 相互独立；自变量为暴露水平，权重是 lnRR 方差的倒数，这一策略可能导致对趋势的方差估计偏倚，不建议使用。第二个策略是由 Greenland 等提出的广义最小二乘回归，采用广义最小二乘（generalized least-squares，GLS）法估计，可由 Stata 的 glst 命令实现。第三个策略是用于评价非线性关系的两步分层回归模型，可以由二次随机效应模型或样条模型实现，分别用多变量最大似然（maximum likelihood，ML）策略或 GLS 法拟合，可由 Stata、R、SAS 等软件实现。

DRMA 的模型选择非常重要，需要借助一些统计学方法来判断数据是选用线性还是非线性，常用的方法有 Wald 检验、似然比检验、拟合优度检验等。

本节以一个更为复杂的数据为例说明 Stata 和 R 软件拟合线性和非线性模型 DRMA 的过程。该数据最初由 Berström 等提供，用于探讨肥胖和肾细胞癌的关系，被 Liu 等多位研究者作为例子引用分析过，用于说明参照剂量非 0 的情况下如何进行 Meta 分析。此处选取文献中所示 8 个研究数据，按表 14-4 格式输入到 Excel 中，并命名为 Liu2009. dat. xlsx，存储于 C 盘根目录下，其中"id"表示研究 ID，"study"表示研究名称；"interval"表示体重指数（BMI）的范围，而"bmi"则是范围的中间点，表示 BMI 的级别；"case""control"和"n"分别表示每项研究中病例组人数、对照组人数和研究总人时数；"or""lb""ub"分别表示每个剂量相应的 OR 及其 95%CI 下限和上限；"studyit"为数据类型，"1"表示为病例对照研究数据。

表 14-4　纳入系统评价的 8 个病例对照研究的具体数据

| id | study | interval | bmi | case | control | n | or | lb | ub | studyt |
|----|-------|----------|-----|------|---------|---|----|----|----|--------|
| 1 | McLaughlin, 1984 M | <=23.6 | 21.6 | 80 | 102 | 182 | 1 | 1 | 1 | 1 |
| 1 | McLaughlin, 1984 M | 23.7-25.6 | 24.6 | 66 | 115 | 181 | 0.9 | 0.6 | 1.4 | 1 |
| 1 | McLaughlin, 1984 M | 25.6-28 | 26.8 | 74 | 112 | 186 | 0.9 | 0.6 | 1.4 | 1 |
| 1 | McLaughlin, 1984 M | 28-32.9 | 30.5 | 90 | 97 | 187 | 1.5 | 1 | 2.4 | 1 |
| 2 | McLaughlin, 1984 F | <=21.6 | 19.7 | 35 | 74 | 109 | 1 | 1 | 1 | 1 |
| 2 | McLaughlin, 1984 F | 21.7-23.5 | 22.55 | 37 | 72 | 109 | 1.1 | 0.6 | 2.1 | 1 |
| 2 | McLaughlin, 1984 F | 23.5-26.2 | 24.85 | 48 | 65 | 113 | 1.5 | 0.8 | 2.8 | 1 |
| 2 | McLaughlin, 1984 F | 26.2-31.7 | 29 | 58 | 54 | 112 | 2.1 | 1.2 | 3.9 | 1 |
| 3 | Goodman, 1986 M | <24 | 20 | 28 | 49 | 77 | 1 | 1 | 1 | 1 |
| 3 | Goodman, 1986 M | 24-27 | 25.5 | 80 | 77 | 157 | 1.9 | 1.1 | 3.8 | 1 |
| 3 | Goodman, 1986 M | 27-34 | 31 | 65 | 47 | 112 | 2.7 | 1.5 | 5.9 | 1 |
| 4 | Goodman, 1986 F | <24 | 20 | 30 | 37 | 67 | 1 | 1 | 1 | 1 |
| 4 | Goodman, 1986 F | 24-27 | 25.5 | 13 | 20 | 33 | 0.8 | 0.3 | 1.8 | 1 |

续表 14-4

| id | study | interval | bmi | case | control | n | or | lb | ub | studyt |
|---|---|---|---|---|---|---|---|---|---|---|
| 4 | Goodman, 1986 F | 27-34 | 31 | 28 | 14 | 42 | 2.4 | 1.2 | 6.9 | 1 |
| 5 | Asal, 1988 M | <23.8 | 22 | 40 | 55 | 95 | 1 | 1 | 1 | 1 |
| 5 | Asal, 1988 M | 23.8-25.6 | 24.7 | 46 | 51 | 97 | 1.3 | 0.7 | 2.3 | 1 |
| 5 | Asal, 1988 M | 25.6-29.4 | 27.5 | 50 | 60 | 110 | 1.2 | 0.7 | 2.1 | 1 |
| 5 | Asal, 1988 M | 29.4-37 | 33.2 | 73 | 29 | 102 | 3.3 | 1.8 | 6.1 | 1 |
| 6 | Asal, 1988 F | <22.5 | 19.3 | 24 | 36 | 60 | 1 | 1 | 1 | 1 |
| 6 | Asal, 1988 F | 22.5-25.7 | 24.1 | 24 | 40 | 64 | 0.8 | 0.4 | 1.6 | 1 |
| 6 | Asal, 1988 F | 25.7-30.1 | 27.9 | 24 | 32 | 56 | 1.2 | 0.6 | 2.5 | 1 |
| 6 | Asal, 1988 F | 30.1-38.9 | 34.5 | 28 | 30 | 58 | 1.2 | 0.6 | 2.6 | 1 |
| 7 | Yuan, 1998 M | <22 | 20 | 62 | 112 | 174 | 1 | 1 | 1 | 1 |
| 7 | Yuan, 1998 M | 22-23 | 22.5 | 152 | 179 | 331 | 1.7 | 1.1 | 2.5 | 1 |
| 7 | Yuan, 1998 M | 24-25 | 24.5 | 200 | 229 | 429 | 1.6 | 1.1 | 2.4 | 1 |
| 7 | Yuan, 1998 M | 26-27 | 26.5 | 129 | 128 | 257 | 2 | 1.3 | 3.1 | 1 |
| 7 | Yuan, 1998 M | 28-29 | 28.5 | 107 | 79 | 186 | 2.7 | 1.7 | 4.3 | 1 |
| 7 | Yuan, 1998 M | 30-32 | 31 | 131 | 57 | 188 | 4.6 | 2.9 | 7.5 | 1 |
| 8 | Yuan, 1998 F | <22 | 20 | 126 | 177 | 303 | 1 | 1 | 1 | 1 |
| 8 | Yuan, 1998 F | 22-23 | 22.5 | 95 | 90 | 185 | 1.7 | 1.1 | 2.5 | 1 |
| 8 | Yuan, 1998 F | 24-25 | 24.5 | 66 | 68 | 134 | 1.5 | 1 | 2.3 | 1 |
| 8 | Yuan, 1998 F | 26-27 | 26.5 | 35 | 42 | 77 | 1.3 | 0.7 | 2.2 | 1 |
| 8 | Yuan, 1998 F | 28-29 | 28.5 | 32 | 20 | 52 | 2.3 | 1.2 | 4.2 | 1 |

### （一）Stata 软件拟合线性与非线性剂量-反应模型

Stata 软件中 glst 和 mvmeta 可用于 DRMA 中。其中"glst"命令可以通过使用广义最小二乘（generalized least squares, GLS）法对合并剂量-反应数据进行趋势估计。glst 为 Stata 非官方命令，可以在联网的情况下，在命令行操作窗口键入"sc install glst, replace"后，按提示完成安装。glst 命令可以拟合对数线性剂量-反应回归模型，可以对单项或多项研究进行趋势估计，适用于病例对照研究、发病率、累积发病率等数据类型，其命令行操作格式如下：

glst depvar dose［indepvars］［if］［in］, se（varname）cov（n cases）［ options ］

各种变量中，结果变量 depvar 一般为 logRR；剂量变量 dose 是感兴趣的主要协变量，含有不同暴露水平；自变量 indepvars 为其他感兴趣的协变量。与模型有关的常用选择项：se（se）是必需的，是指结果变量（logrr）的标准误，所有变量值均要大于 0；cov（n case）中，变量含有拟合协方差需要的信息，"n"根据研究数据类型不同而异，如发病率数据中是指在某一暴露水平总人时（person-time），在病例对照数据中指某一研究的样本量（病例+对照），在累积发病率数据中指总人数（有病+无病）；pfirst（id study）中，"id"是指某一研究必须是数字且同一项研究必须采用同一个数字，"study"是指研究类型，以"1"表示病例对照研究，"2"表示发病率研究，"3"表示累积发病率研究，该选择项允许估计固定和随机效应 Meta 回归模型，可以用 random 选择项指定随机效应模型；如果不使用 pfirst（id study）选择项，cc、ir、ci 分别指定病例对照数据、发病率数据、累积发病率数据，在单项研究中常用；fｌr 指定两步固定或随机效应剂量-反应线性趋势的 Meta 分析，仅用于 pfirst（id study）后；ssest 显示研究线性趋势检验；vwls 指定采用 variance-weighted least squares 法估计趋势，假设系列 logRR 之间协方差为 0；random 采用迭代的 GLS 法估计随机效应 Meta 回归模型，"dose"系数的研究间变异采用矩法估计（moment estimator）。与结果报告有关的选择项：level( )指定可信区间，默认为 level(95)；eform 是不报告随机系数 β，而是其指数 exp(β)，其标准误和 95%CI 也随之转换。

接下来，以 Liu 等的数据为例，先介绍 glst 命令采用两步拟合相关模型的过程。

第一步，读入数据，并对数据进行预先处理，产生每个暴露剂量相应的 OR 的对数及其对数标准误，具体命令为：

. import excel "C：\Liu2009. dat. xlsx"，sheet("Sheet1") firstrow clear

. gen logor=ln(or)

. gen selogor=(ln(ub)-ln(lb))/(2 * invnormal(.975))

第二步，为避免估计偏倚，将参照剂量基线中心化(以每项研究的第一行数据为中心)；并对中心化的暴露剂量进行样条曲线转换，取 3 个节点，具体命令为：

. bysort id：gen bmic = bmi − bmi[1]

. mkspline bmics = bmic, nk(3) cubic

第三步，先拟合非线性随机效应模型，命令及结果如下：

. glst logor bmics1 bmics2, cov(n case) se(selogor) pfirst(id studyt) r eform

| Random-effects dose-response model | | | Number of studies | = | 8 | |
| Iterative Generalized least-squares regression | | | Number of obs | = | 25 | |
| Goodness-of-fit chi2(23) | = | 32.72 | Model chi2(2) | = | 75.02 | |
| Prob > chi2 | = | 0.0860 | Prob > chi2 | = | 0.0000 | |

| logor | exb(b) | Std. Err. | z | P>\|z\| | [95% Conf. Interval] | |
|---|---|---|---|---|---|---|
| bmics1 | 1.04823 | .0231097 | 2.14 | 0.033 | 1.003901 | 1.094517 |
| bmics2 | 1.045858 | .0301102 | 1.56 | 0.119 | .9884774 | 1.10657 |

Moment-based estimate of between-study variance of the slope: tau2 = 0.0e+00

第四步，采用 Stata 的 test 或 testparm 命令 Wald-type 检验进行假设检验。通过检验各样条的回归系数等于 0 来进行暴露水平与疾病无关的假设检验，命令及结果如下，得出相应 $P<0.001$，提示肥胖与肾细胞癌的发病相关。

. test bmics1 bmics2

( 1 )  bmics1 = 0

( 2 )  bmics2 = 0

　　　　chi2( 2) = 75.02

　　　Prob > chi2 = 0.0000

而非线性 Wald-type 检验可以通过检验模型中高次项(≥2)的系数是否为 0(即假设可能的剂量-反应关系为线性)，在本例中检验第二个样条系数是否等于 0 而获得，命令及结果如下，得出第二个样条系数等于 0，相应 $P=0.41$，提示肥胖和肾细胞癌发病呈线性相关。

. test bmics2

( 1 )  bmics2 = 0

　　　　chi2( 1) = 2.43

　　　Prob > chi2 = 0.1194

第五步，拟合线性固定效应剂量-反应模型，命令及结果如下：

. glst logor bmic, cov(n case) se(selogor) pfirst(id studyt) eform ts(r)

| Two-stage random-effects dose-response model | | Number of studies | = | 8 |
| Generalized least-squares regression | | Number of obs | = | 8 |
| Goodness-of-fit chi2(7) | = 13.94 | Model chi2(1) | = | 31.83 |

| Prob > chi2 | | = 0.0523 | Prob > chi2 | = | 0.0000 | | |
| --- | --- | --- | --- | --- | --- | --- | --- |
| logor | exb(b) | Std. Err. | z | P>\|z\| | | [95% Conf. Interval] | |
| bmic | 1.07861 | .0144679 | 5.64 | 0.000 | | 1.050623 | 1.107343 |

Moment-based estimate of between-study variance of the slope: tau2 = 0.0006924

结果解读："Goodness-of-fit"用于评价异质性，结果显示研究间可能存在异质性，$P=0.052$；线性趋势评估 OR 及 95%可信区间为 1.08(1.05, 1.11)，相应 $P<0.001$，提示肥胖和肾细胞癌发病相关。

最后，绘制线性曲线，以 MBI=22.5 kg/m$^2$(理想体重指数)为参照。先用"predictnl"命令获得非线性结果指标，产生 95%可信区间；取指数获得 OR 的点估计及其 95%可信区间；然后采用 twoway 命令绘制线性趋势图，命令如下，并得结果如图 14-4 所示。

```
. predictnl logor_line = _b[bmic] * (bmi-22.5), ci(lll lul)

. gen or_line = exp(logor_line)

. gen lor_line = exp(lll)

. gen uor_line = exp(lul)

. twoway (line  lor_line uor_line or_line bmi, sort lp(longdash longdash l) lc(black black black)), scheme(s1color) ylabel(1 1.5 2 2.5 3 3.5, angle(horiz) format(%3.2fc)) xlabel(19(1)35)  legend(off) ytitle("Odds ratio", margin(right))  xtitle("Body Mass Index", margin(top_bottom)) name(figurenoline, replace) yscale(log)  plotregion(style(none))
```

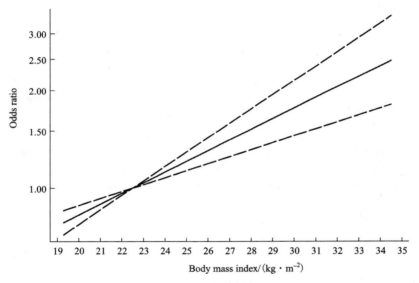

图 14-4　BMI 和肾癌剂量反应关系图

而基于"一步法"的 REMR 模型由澳大利亚流行病学教授 Suhail 和我国学者徐畅等于 2017 年首先共同提出。该模型通过聚类回归对研究内效应量之间的相关性进行校正，加权最小二乘法获取回归参数的估计值，无须对回归参数进行正态分布假设。与两步法相比，每项研究的最低剂量减少为两个，并且不需要每个剂量的病例数 case 和样本量 n 数据；另一个优点是进行拟合后的曲线可信区间较宽，减少了假阳性的发生率，结论较 glst 更为保守。仍以 Liu 等的数据为例，介绍 Stata 软件拟合模型的过程。

读入数据并计算效应量及标准误，数据中心化处理、相关及非线性检验等与两步法相同，但要产生权重，以 xblc 命令绘制趋势图，具体命令如下：

```
. import excel "C:\Liu2009.dat.xlsx", sheet("Sheet1") firstrow clear

. gen logor = ln(or)

. gen selogor = (ln(ub) - ln(lb))/(2 * invnormal(.975))
```

```
. bysort id: gen bmic = bmi - bmi[1]
. gen wt = 1/(se^2)
. bysort id: gen ref = bmi[1]
. bysort id: egen maxwt = max(wt)
. replace wt = maxwt if wt = = .
. mkspline bmics = bmic, cubic nk(3) disp
. glst logor bmics1 bmics2, cov(n case) se(selogor) pfirst(id studyt) r
. testparm bmics1 bmics2
. testparm bmics2
. regress logor bmics * [aweight = wt], vce(cluster study) eform (exp beta)
. quietly levelsof bmic, local(levels)
. xblc bmics *, covname(bmic) at(`r(levels)') eform line ytitle("Odds ratio") xtitle("Body Mass Index")
```

一步法数字化结果如下，并得趋势图如图 14-5 所示。可以发现：该法的结果趋于保守，请注意，趋势图中的 0 对应本数据中最低 BMI 是 20 kg/m² (纳入本次 Meta 分析的研究中 BMI 最低暴露剂量的平均数)，所以解释 BMI 和肾癌的剂量反应关系时，图中的 BMI 横坐标应加上 20 kg/m²。

```
regress logor bmics * [aweight = wt], vce(cluster study) eform (exp beta)
(sum of wgt is    4.6405e+02)
```

Linear regression

Number of obs = 33
F(2, 7) = 7.93
Prob > F = 0.0159
R-squared = 0.4713
Root MSE = .31886

(Std. Err. adjusted for 8 clusters in study)

| logor | exp beta | Robust Std. Err. | t | P>\|t\| | [95% Conf. Interval] | |
|---|---|---|---|---|---|---|
| bmics1 | 1.069141 | .0360488 | 1.98 | 0.088 | .9872088 | 1.157873 |
| bmics2 | 1.01332 | .0587217 | 0.23 | 0.826 | .8835584 | 1.162138 |
| _cons | 1.024135 | .0338063 | 0.72 | 0.493 | .9472359 | 1.107277 |

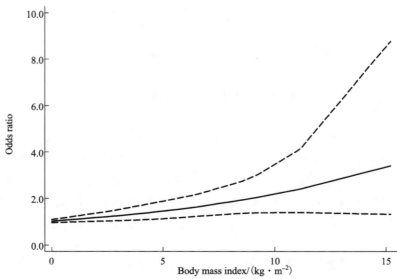

**图 14-5　BMI 和肾癌剂量反应关系图**

**（二）R 软件拟合线性与非线性剂量-反应模型**

R 软件的 dosresmeta 包可用于 DRMA。该包中的 dosresmeta( ) 可以估计单项或多项研究的剂量-反应模型，其使用方法为：

dosresmeta( formula, id, v, type, cases, n, sd, data, mod = ~1,

intercept = F, center = T, se, lb, ub, covariance = "gl", method = "reml", proc = "2stage", Slist, method. smd = "cohen", control = list( ) )

主要的参数有：formula 用于定义因变量与剂量之间的关系；id 用于指定研究，type 用于指定数据类型，分别用"cc"表示病例对照数据（case-control data），"ir"表示发病率数据（incidence-rate data），"ci"表示累积发病率数据（cumulative incidence data）。cases 用于指定每个暴露剂量相应事件发生人数，n 根据数据类型分别表示每个暴露剂量相应的总人数或总人时数。se 表示效应量相应的标准误，lb 和 ub 表示效应量的可信区间的下限和上限；method 用于指定合并剂量相关的估算方法，共有"fixed""ml""reml""mm"等 4 个选项，前者用于固定效应模型，后三者用于随机效应模型。proc 共有"2stage"（默认）和"1stage"两个选项，用于指定一步法还是两步法。

dosresmeta 包可实施多元剂量-反应 Meta 分析（multivariate dose-response meta-analysis），较 Stata 的 mvmeta 命令使用简单，本节以 Liu 的数据为例，主要介绍该包的使用方法。使用该包用于 DRMA 时，还需要其他几个包的支持，可以在联网的情况下，通过命令 install. packages( c( "dosresmeta"，"rms"，"aod" ) ) 来安装。

第一步，加载包、读取数据。并对数据进行整理，因为 Liu 数据中"studyit"对应的值为"1"，需要将其修改为 dosresmeta 包指定的"cc"数据类型；同时计算相关不同暴露剂量相应的 lnor 及其标准误。过程为：

```
> library( xlsx)
> library( dosresmeta)
> library( rms)
> Liu. dat<-read. xlsx( "C: \\Liu2009. dat. xlsx", 1)
> Liu. dat $studyt<-with( Liu. dat, "cc")
> Liu. dat $lnor<-with( Liu. dat, log( or) )
> Liu. dat $selnor<-with( Liu. dat, (log(ub)-log(lb))/3. 92)
```

第二步，拟合线性模型，有两种方法，一是直接用每个不同剂量的 OR 可信区间上、下限，一是利用 lnOR 的标准误，其结果相同。命令分别为：

```
> result. lin <- dosresmeta( formula = lnor ~bmi, type = studyt, id = id, se = selnor, cases = case, n = n, data = Liu. dat)
```

或

```
> result. lin <- dosresmeta( formula = lnor ~bmi, type = studyt, id = id, lb=lb, ub=ub, cases = case, n = n, data = Liu. dat)
```

可以用 summary( result. lin) 显示主要的分析结果：

Call:　dosresmeta( formula = lnor ~ bmi, id = id, type = studyt, cases = case,　n = n, data = Liu. dat, se = selnor)

Two-stage random-effects meta-analysis

Estimation method: REML

Covariance approximation: Greenland & Longnecker

Chi2 model: X2 = 32. 1430 ( df = 1), $p$-value = 0. 0000

Fixed-effects coefficients

|  | Estimate | Std. Error | z | $Pr(>|z|)$ | 95%ci. lb | 95%ci. ub | |
|---|---|---|---|---|---|---|---|
| ( Intercept) | 0. 0757 | 0. 0133 | 5. 6695 | 0. 0000 | 0. 0495 | 0. 1019 | * |

Signif. codes:　0 ' * ' 0. 001 ' ' 0. 01 ' * ' 0. 05 '. ' 0. 1 ' ' 1

Between—study random—effects (co)variance components

   Std. Dev

     0.0261

Univariate Cochran Q—test for residual heterogeneity：

$Q = 13.9361$ (df = 7)，$p$-value = 0.0523

I—square statistic = 49.8%

8 studies，8 values，1 fixed and 1 random—effects parameters

   logLik     AIC      BIC

12.4898  −20.9796  −21.0878

结果解读：采用两步法随机效应模型，肥胖与肾细胞癌发病风险有关（固定效应系数相应 $P <$ 0.001），研究间可能存在异质性（$Q = 13.94$，相应 $P = 0.05$）。

第三步：拟合非线性模型，过程为：

> knots<- quantile( Liu. dat $bmi, c(.1, .5, .9))

> result. nolin<- dosresmeta( formula = lnor ~ rcs( bmi, knots), type = studyt, id = id, se = selnor, cases = case, n = n, data = Liu. dat)

> summary( result. nolin)

主要结果如下：

Call： dosresmeta( formula = lnor ~ rcs( bmi, knots), id = id, type = studyt,

    cases = case, n = n, data = Liu. dat, se = selnor)

Two—stage random—effects meta—analysis

Estimation method：REML

Covariance approximation：Greenland & Longnecker

Chi2 model：X2 = 31.1307 (df = 2)，$p$-value = 0.0000

Fixed—effects coefficients

| | Estimate | Std. Error | z | $Pr(>\|z\|)$ | 95%ci. lb | 95%ci. ub |
|---|---|---|---|---|---|---|
| rcs( bmi, knots) bmi. (Intercept) | 0.0378 | 0.0262 | 1.4438 | 0.1488 | −0.0135 | 0.0890 |
| rcs( bmi, knots) bmi'. (Intercept) | 0.0535 | 0.0324 | 1.6510 | 0.0987 | −0.0100 | 0.1171 . |

Signif. codes： 0 ' * ' 0.001 ' ' 0.01 ' * ' 0.05 ' . ' 0.1 ' ' 1

Between—study random—effects (co)variance components

| | Std. Dev | Corr |
|---|---|---|
| rcs( bmi, knots) bmi | 0.0238 | rcs( bmi, knots) bmi |
| rcs( bmi, knots) bmi' | 0.0064 | 1 |

Univariate Cochran Q—test for residual heterogeneity：

$Q = 22.1307$ (df = 14)，$p$-value = 0.0760

I—square statistic = 36.7%

8 studies，16 values，2 fixed and 3 random—effects parameters

  logLik     AIC     BIC

16.7476  −23.4953  −20.3000

结果解读：通过 $X^2 = 31.13$，$P < 0.001$，我们可以拒绝肥胖与肾细胞癌发病不相关这一无效假设

（所有两个系数全等于 0）；第 2 个节点系数相应的 $P = 0.099$，提示不拒绝呈线性相关这一无效假设。

　　第四步：非线性检验。可以通过 Wald 检验，看第 2 个节点的系数是否为零，过程及结果如下：

> wald. test( b = coef( result. nolin), Sigma = vcov( result. nolin), Terms = 2: 2)

Wald test:

Chi-squared test:

X2 = 2.7, df = 1, P( > X2) = 0.099

　　第五步，绘制线性趋势图。仍以理想体重指数（BMI = 22.5 kg/m²）为参照，绘制线性趋势图，如图 14-6 所示。

> newdata <- data. frame( bmi = seq( 19, 35, 0.5))

> with( predict( result. lin, newdata, xref = 22.5, exp = TRUE, order = TRUE), |

plot( bmi, pred, type = "l", ylim = c( 0, 3.5),

ylab = "Odds ratio", xlab = "Body Mass Index（BMI）")

lines( bmi, ci. lb, lty = 2)

lines( bmi, ci. ub, lty = 2)

rug( bmi, quiet = TRUE)

| )

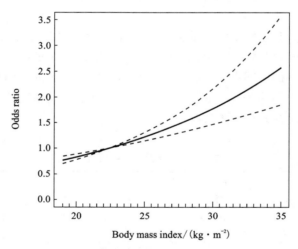

**图 14-6　BMI 和肾癌剂量反应关系图**

　　我们还可以把线性和非线性趋势绘制在同一张图中，过程如下：

> newdata <- data. frame( bmi <- seq( 19, 35, 0.5))

> with( predict( result. nolin, newdata, xref = 22.5, exp = TRUE, order = TRUE), |

plot( get( "rcs( bmi, knots) bmi"), pred, type = "l", ylim = c( 0, 3.5),

ylab = "Odds ratio", xlab = "Body Mass Index（BMI）", bty = "l", las = 1, lwd = 2)

matlines( get( "rcs( bmi, knots) bmi"), cbind( ci. ub, ci. lb), col = 1, lwd = 2, lty = "dashed") | )

> points( bmi, predict( result. lin, newdata, xref = 22.5, exp = TRUE, order = TRUE)$pred, type = "l", lty = 5, lwd = 2)

> rug( Liu. dat $bmi)

　　结果如图 14-7 所示，图中实线和短虚线为非线性趋势，长虚线为线性趋势。

## 三、分段线性模型在剂量-反应 Meta 分析中的应用

　　glst 命令使用比较方便，但难以处理所谓 J 或 U 型趋势的数据（当有一个或多个非参照暴露的相对风险为 1 时），该命令不能运行，会出现"r( 3200)"的错误提示语。分段线性模型是由徐畅等结合线性和非线性模型开发的一种特殊剂量反应模型，特别是在呈现 U 型或者 J 型剂量反应关系时，分段线性

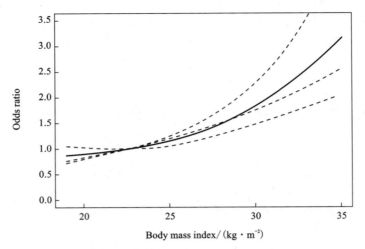

图 14-7　BMI 和肾癌剂量反应关系图（线性与非线性）

模型可将非线性模型分割成两个线性趋势，可看成对线性模型的一种拓展。本节以 Liu 等的文献数据为例，介绍该方法的使用。

　　该数据是探讨静息心率和房颤发生率的关系。假定按表 14-5 格式输入到 Excel 中，并命名为 Liu2019. dat. xlsx，存储于 C 盘根目录下，其中 "id" 表示研究 ID，"author" 表示研究作者；"dose" 表示心率的范围，"bmi" 则是范围的中间点，表示 BMI 的级别；"case" 和 "n" 分别表示每项研究中病例组人数、对照组人数和研究总人时数；"rr" "lb" "ub" 分别表示每个剂量相应的 RR 及其 95%CI 下限和上限；"type" 为数据类型，"ir" 表示发病率数据。

表 14-5　纳入 Meta 分析的 6 项研究的具体数据

| id | author | type | dose | rr | lb | ub | cases | n |
|---|---|---|---|---|---|---|---|---|
| 1 | boh | ir | 45 | 1 | 1 | 1 | 296 | 4 584 |
| 1 | boh | ir | 63 | 0.897 1 | 0.705 2 | 1.141 1 | 261 | 4 828 |
| 1 | boh | ir | 67 | 0.904 4 | 0.707 2 | 1.156 6 | 293 | 5 570 |
| 1 | boh | ir | 73 | 0.764 7 | 0.598 | 0.977 9 | 203 | 5 297 |
| 1 | boh | ir | 78 | 0.691 2 | 0.527 7 | 0.905 4 | 115 | 3 589 |
| 1 | boh | ir | 90 | 0.735 3 | 0.568 5 | 0.951 1 | 112 | 3 196 |
| 1 | hai | ir | 60 | 1 | 1 | 1 | 24 | 116 |
| 1 | hai | ir | 67 | 1.228 6 | 0.639 6 | 2.36 | 20 | 110 |
| 1 | hai | ir | 74 | 0.432 7 | 0.179 3 | 1.043 9 | 8 | 94 |
| 1 | hai | ir | 89 | 0.408 2 | 0.165 2 | 1.008 2 | 8 | 108 |
| 2 | onl | ir | 50 | 1 | 1 | 1 | 236 | 1 864 |
| 2 | onl | ir | 75 | 0.769 2 | 0.658 7 | 0.898 3 | 283 | 3 270 |
| 2 | onl | ir | 95 | 0.846 2 | 0.401 5 | 1.783 1 | 7 | 92 |
| 2 | sko | ir | 41 | 1 | 1 | 1 | 614 | 12 198 |
| 2 | sko | ir | 56 | 0.896 6 | 0.815 1 | 0.986 2 | 2 030 | 40 260 |
| 2 | sko | ir | 63 | 0.905 2 | 0.826 5 | 0.992 4 | 2 647 | 51 067 |
| 2 | sko | ir | 69 | 0.862 1 | 0.787 6 | 0.943 6 | 3 244 | 63 336 |
| 2 | sko | ir | 77 | 0.931 | 0.849 7 | 1.020 2 | 3 159 | 54 281 |
| 2 | sko | ir | 88 | 0.991 4 | 0.906 5 | 1.084 2 | 2 915 | 45 257 |

续表 14-5

| id | author | type | dose | rr | lb | ub | cases | n |
|----|--------|------|------|------|------|------|------|------|
| 2 | sko | ir | 108 | 1.172 4 | 1.054 8 | 1.303 1 | 1 057 | 15 052 |
| 3 | Mor | ir | 45 | 1 | 1 | 1 | 21 | 286 |
| 3 | Mor | ir | 55 | 0.67 | 0.41 | 1.07 | 97 | 2 008 |
| 3 | Mor | ir | 65 | 0.56 | 0.35 | 0.88 | 205 | 5 469 |
| 3 | Mor | ir | 75 | 0.6 | 0.38 | 0.95 | 236 | 6 564 |
| 3 | Mor | ir | 85 | 0.55 | 0.34 | 0.89 | 124 | 3 770 |
| 3 | Mor | ir | 95 | 0.42 | 0.25 | 0.71 | 67 | 2 387 |
| 4 | ali | ir | 50 | 1 | 1 | 1 | 710 | 11 836 |
| 4 | ali | ir | 69 | 0.923 7 | 0.826 5 | 1.032 4 | 742 | 13 159 |
| 4 | ali | ir | 77 | 0.847 5 | 0.755 8 | 0.950 2 | 659 | 12 959 |
| 4 | ali | ir | 91 | 0.906 8 | 0.813 1 | 1.011 3 | 790 | 13 481 |
| 5 | wil | ir | 58 | 1 | 1 | 1 | 244 | 2 235 |
| 5 | wil | ir | 73 | 0.85 | 0.72 | 1.02 | 314 | 3 336 |
| 5 | wil | ir | 88 | 0.89 | 0.73 | 1.09 | 170 | 1 884 |
| 6 | okin | ir | 62 | 1 | 1 | 1 | 601 | 7 046 |
| 6 | okin | ir | 92 | 1.61 | 1.27 | 2.04 | 100 | 1 782 |
| 6 | Gru | ir | 45 | 1 | 1 | 1 | 25 | 181 |
| 6 | Gru | ir | 75 | 0.943 3 | 0.455 | 1.418 | 245 | 1 816 |

对于分段线性模型，关键在于截断点的选择。可以从预先绘制的剂量反应关系曲线中选取一个最低点作为截断点来对比参照，建议采用一步法，因为 glst 命令不能处理此类数据。如以本数据为例，先用一步法绘制曲线图，从中获得截断点，具体过程为如下，并得曲线图（图 14-5）。

```
. import excel "C:\Liu2019.dat.xlsx", sheet("Sheet1") firstrow clear
. gen logrr = ln(rr)
. gen selogrr = (ln(ub)-ln(lb))/(2 * invnormal(.975))
. bysort id: gen dosec = (dose - dose[1])+50
. gen wt = 1/(selogrr^2)
. bysort id: egen maxwt = max(wt)
. replace wt = maxwt if wt==.
. mkspline dosecs = dosec, cubic nk(3) disp
. regress logrr dosecs * [aweight=wt], vce(cluster id) eform(exp beta)
. quietly levelsof dosec, local(levels)
. xblc dosecs *, covname(dosec) at(`r(levels)') eform line xlabel(30(10)110)
```

数字化结果如下：

| dosec | exp(xb) | (95% CI) |
|-------|---------|----------|
| 50 | 1.00 | (0.99-1.01) |
| 57 | 0.94 | (0.93-0.95) |
| 60 | 0.92 | (0.90-0.94) |
| 64 | 0.89 | (0.87-0.92) |
| 65 | 0.89 | (0.86-0.91) |
| 68 | 0.87 | (0.84-0.91) |
| 69 | 0.87 | (0.84-0.90) |
| 70 | 0.87 | (0.84-0.90) |
| 72 | 0.86 | (0.83-0.90) |
| 75 | 0.86 | (0.83-0.90) |
| 77 | 0.87 | (0.83-0.91) |

| | | |
|---|---|---|
| 78 | 0.87 | (0.83-0.91) |
| 79 | 0.87 | (0.83-0.91) |
| 80 | 0.87 | (0.83-0.92) |
| 83 | 0.89 | (0.84-0.93) |
| 86 | 0.90 | (0.86-0.95) |
| 90 | 0.93 | (0.88-0.97) |
| 91 | 0.93 | (0.88-0.98) |
| 95 | 0.96 | (0.91-1.01) |
| 97 | 0.97 | (0.92-1.03) |
| 100 | 1.00 | (0.94-1.06) |
| 117 | 1.13 | (1.04-1.22) |

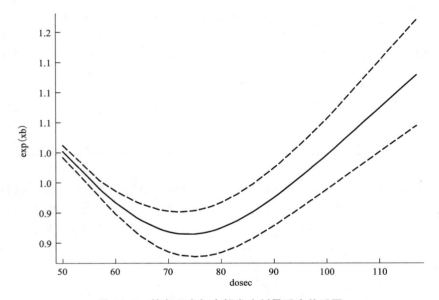

图 14-8 静息心率与房颤发病剂量反应关系图

图 14-8 是一典型的 J 型曲线,结合数字化结果,可以发现,心率为 75 次/分时,RR 最小,因此选取 75 次/分为截断点,以便进一步分析。具体过程为:

第一步,读入数据、计算每项研究中不同暴露剂量相应的效应量及标准误,中心化剂量和对研究进行加权等步骤同前,命令为:

. import excel "C:\Liu2019. dat. xlsx", sheet("Sheet1") firstrow clear

. gen logrr = ln(rr)

. gen selogrr = (ln(ub)−ln(lb))/(2 * invnormal(.975))

. bysort id: gen dosec = (dose − dose[1])+50

. gen wt = 1/(selogrr^2)

. bysort id: egen maxwt = max(wt)

. replace wt = maxwt if wt==.

第二步,选取心率 70 次/分为节点,拟合分段线性模型,命令如下:

. mkspline linsp_dose1 75 linsp_dose2 = dosec, marginal displayknots

. regress logrr linsp_dose * [aweight=wt], vce(cluster author) eform (exp beta)

结果为:

| Linear regression | | Number of obs | = | 37 |
|---|---|---|---|---|
| | | $F(2, 8)$ | = | 38.92 |
| | | Prob > F | = | 0.0001 |

R-squared　　=　0.3207

Root MSE　　=　.11484

（Std. Err. adjusted for 9 clusters in author）

| logrr | exp beta | Robust Std. Err. | t | P>|t| | [95% Conf. Interval] | |
|---|---|---|---|---|---|---|
| linsp_dose1 | .9932737 | .0010746 | -6.24 | 0.000 | .9907987 | .9957548 |
| linsp_dose2 | 1.0136 | .0015711 | 8.71 | 0.000 | 1.009983 | 1.017229 |
| _cons | 1.399329 | .0807587 | 5.82 | 0.000 | 1.224959 | 1.59852 |

第三步，预测。以 75 次/分为节点，心率小于 75 次/分或大于 75 次/分，每次增加 10 次/分，预测房颤发病风险。

. lincom linsp_dose1 * -10, eform

. lincom（linsp_dose2 + linsp_dose1）* 10, eform

结果如下。可以发现：心率小于 75 次/分者，心率每减少 10 次，房颤发生风险增加 7%，95%CI 为（4%，10%）；而心率大于 75 次/分者，心率每增加 10 次，房颤发生风险增加 7%，95%CI 为（5%，9%）。

（1）　- 10 * linsp_dose1 = 0

| logrr | exp(b) | Std. Err. | t | P>|t| | [95% Conf. Interval] | |
|---|---|---|---|---|---|---|
| （1） | 1.06982 | .0115743 | 6.24 | 0.000 | 1.04346 | 1.096846 |

（1）　10 * linsp_dose1 + 10 * linsp_dose2 = 0

| logrr | exp(b) | Std. Err. | t | P>|t| | [95% Conf. Interval] | |
|---|---|---|---|---|---|---|
| （1） | 1.069928 | .0099296 | 7.28 | 0.000 | 1.047273 | 1.093072 |

第四步，绘制静息心率和房颤发生率分段线性关系图，命令如下，可得关系图如图 14-9 所示。

. quietly levelsof dosec, local(levels)

. xblc linsp_dose * , covname（dosec）at('r(levels)') ref（75）eform line

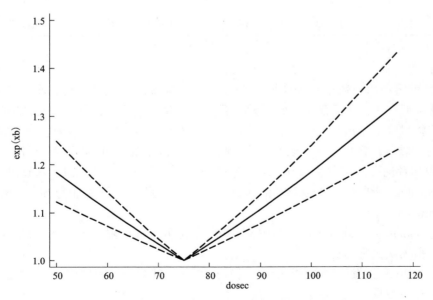

图 14-9　静息心率和房颤分段线性剂量反应关系图

### 四、剂量-反应 Meta 分析特殊问题的处理

#### (一)暴露剂量确定方法

剂量-反应 Meta 分析中的一个关键问题是如何确定暴露水平分类的剂量，众多学者对此进行了探索。对于闭区间，目前最常用的估计方法是使用区间的中位数作为制订剂量，开区间计算方法为：开区间减去相邻区间的区间差值中位数，如开区间无相邻闭区间，可用开区间的数值乘以或除以 1.2 倍或者 1.5，作为该开区间的制订剂量。以本章"McLaughlin，1984"研究为例，闭区间 BMI(23.7~25.6)剂量计算方法为取其中间 BMI 剂量，为 $[23.7+(25.6-23.7)/2]=24.6 \text{ kg/m}^2$。开区间 $\leqslant 23.6$ 计算指定剂量为 $[23.7-(25.6-23.7)/2]=21.6 \text{ kg/m}^2$。

#### (二)参照剂量中心化

在汇总评价剂量-反应关系的线性或非线性趋势时，如果所有的研究参照暴露水平剂量均为 0，则原始的剂量直接用于拟合模型；如果参照暴露水平不同或不为 0，则需要对参照剂量进行中心化，如对于线性模型，将每个原始剂量 $x_j$ 减去同一研究参照剂量 $x_0$，而在 Liu 等提出的二次随机效应模型中一次和二次项，中心化值不同，分别为 $x_j - x_0$ 和 $x_j^2 - x_0^2$。

#### (三)约束性三次样条函数中节点数量和位置的选择

从实践原因出发，默认不太极端时分位点可以取 3 个、比较极端时分位点可取 7 个。一般情况下，如果样本量小(如小于 30)时，选 3 节点；样本量较大(如大于 100)时选 7 节点。Stone 等研究发现：约束性三次样条模型一般较少需要超过 5 节点，在实践中，对于多数数据 3~5 节点可以满足需要，4 节点最常用；也可采用 AIC 统计量选择最适节点数量。不同节点数量及其相应的百分位数的选择见表 14-6。

表 14-6　不同节点数量及其相应的百分位数的选择

| 节点 | 百分位数 | | | | | | |
|---|---|---|---|---|---|---|---|
| 3 | | | 10 | 50 | 90 | | |
| 4 | | | 5 | 35 | 65 | 95 | |
| 5 | | 5 | 27.5 | 50 | 72.5 | 95 | |
| 6 | 5 | 23 | 41 | 59 | 77 | 95 | |
| 7 | 2.5 | 18.33 | 34.17 | 50 | 65.83 | 81.67 | 97.5 |

#### (四)数据转换

制作 DRMA 的每项研究数据要求参照剂量统一，在实际制作过程中，我们通常将最低剂量组指定为参照，而在实际研究中，往往存在参照剂量设置不一致情况，例如，许多研究将中间剂量设成参照剂量，而有一些将最高剂量组作为参照，此时需要进行数据转换，保证对照剂量设置的一致性。为此，本文介绍目前应用较为广泛的方法，该方法由 2008 年 Hamling 等提出，在此不赘述，有兴趣的读者可参考周权等国内学者论文。该方法由于转换过程使用软件编程处理较为繁琐，容易出现程序兼容性问题，建议使用 Hamling 等自带的 Excel 表格计算，可操作性强。下载地址为 http：//www.pnlee.co.uk/RREstimation.htm。

图 14-10 为 Hamling 下载好表格计算图，图中红框部分为需要输入的数据区域，严禁更改红框之外内容，否则表格无法正常运行。

本节以 Liu 等 2019 年发表论文中纳入的 O'Neal，et al，2015 研究作为实例给大家作示范，演示对照组转换过程，原始数据见表 14-6。

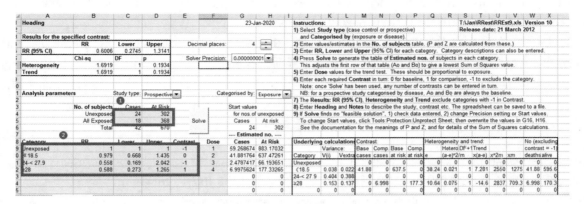

图 14-10　Hamling 进行参照组转换的原始 Excel 宏文件

表 14-7　静息心率与房颤发生率实例数据

| 研究名称 | 心律/(次·分$^{-1}$) | 病例数 | 随访人年 | RR (95%CI) |
|---|---|---|---|---|
| O'Neal et al | ≤60 | 236 | 22 222 | 1.3 (1.1-1.5) |
| | 60~90 | 289 | 37 324 | ref |
| | ≥90 | 7 | 11 624 | 1.10 (0.52-2.3) |

　　将暴露组和非暴露组的 case 和 person year 分别输入 1 号红色框,将≤60 次/分,60~90 次/分和 ≥90 次/分对应的 RR 和 95%CI 分别输入 2 号红色框,框中 Contrast 赋值范围是 0、-1、1,其功能是进行参照组和比较组的设定:取值为 0 代表参照组、取值为 1 代表比较组,取值为-1 代表忽略此组分析。

　　数据输入完成的界面如图 14-11,此次的转换目的是将数据转换成≤60 次/分为对照组,故需要将其设定为 0,将 60~90 次/分设置为 1,≥90 次/分设置为-1,点 solve,计算得到的数值是以 60~90 次/分组相较于≤60 次/分的 RR 和 95%CI。依次把 60~90 次/分设置为-1,≥90 次/分设置为 1,可计算得出≥90 次/分转换后 RR 和 95%CI。

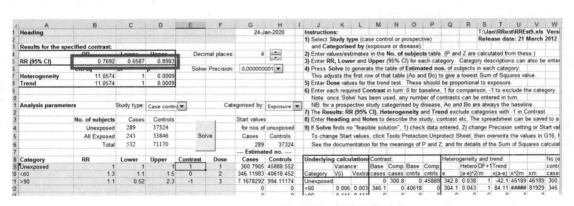

图 14-11　Hamling 进行参照组转换运算过程

## 五、剂量-反应 Meta 分析的报告规范

　　近年来,国内剂量反应 Meta 分析的发展较迅速,据统计,2011—2015 年,我国学者共发表了的 DRMA 约占此期间国际范围内 DRMA 总数的 56%,然而,其质量水平不一。为解决上述问题,我国学者于 2016 年发表了适用于中国作者 DRMA 的报告指南。该报告指南包含一个具有 43 个条目的报告

清单：G-Dose Checlist，有兴趣的读者可以从《中国循证医学杂志》官网上下载（下载地址：http：//www. cjebm.com/article/10.7507/1672-2531.201612086）后研读。

剂量-反应关系 Meta 分析近年来取得不少进展，相关模型可以由 Stata，SAS，R 等软件实现，但在某些方法学方面仍需要进一步研究，如发表偏倚、异质性检验等。

（刘萧，张天嵩）

# 参考文献

[1]Grimes DA, Schulz KF. An overview of clinical research：the lay of the land[J]. Lancet, 2002, 359(9300)：57-61.

[2]张天嵩，钟文昭，李博. 实用循证医学方法[M]. 2 版. 长沙：中南大学出版社，2014.

[3]Greenland S, Longnecker MP. Methods for trend estimation from summarized dose-response data, with applications to meta-analysis[J]. Am J Epidemiol, 1992, 135(11)：1301-1309.

[4]Orsini N, Bellocco R, Greenland S. Generalized least squares for trend estimation of summarized dose-response data[J]. Stata, 2006, 6(1)：40-57.

[5]Orsini N, Ruifeng L, Wolk A, et al. Meta-analysis for linear and non-linear dose-response relationships：examples, an evaluation of approximations, and software[J]. Am J Epidemiol, 2012, 175(1)：66-73.

[6]张天嵩，董圣杰，周支瑞. 高级 Meta 分析方法-基于 Stata 实现[M]. 上海：复旦大学出版社，2015.

[7]李幼平. 实用循证医学[M]. 北京：人民卫生出版社，2018.

[8]Xu C, Sar D. The robust error meta-regression method for dose-response meta-analysis[J]. Int J Evid Based Health. 2018, 16(3)：138-144.

[9]徐畅，张永刚，韩芳芳，牛玉明，邝心颖，张超. 剂量-反应关系 Meta 分析的方法学简介[J]. 中国循证医学杂志，2015(10)：1236-1239.

[10]Liu Q, Cook NR, Bergstrom A, et al. A two-stage hierarchical regression model for meta-analysis of epidemiologic nonlinear dose-response data[J]. Comput Stat Data Anal, 2009, 53(12)：4157-4167.

[11]Xu C, Thabane L, Liu T, et al. Flexible piecewise linear model for investigating doseresponse relationship in meta-analysis：methodology, examples, and comparison[J]. J Evid Based Med, 2019, 12(1)：63-68.

[12]Liu X, Guo N, Zhu W, et al. Resting heart rate and the risk of atrial fibrillation[J]. Int Heart J, 2019, 60(4)：805-811.

[13]Harrell F. Regression modeling strategies：with applications to linear models, logistic regression, and survival analysis[M]. New York, NY：Springer-Verlag, 2001.

[14]Hamling J, Lee P, Weitkunat R, Ambuhl M. Facilitating meta-analyses by deriving relative effect and precision estimates for alternative comparisons from a set of estimates presented by exposure level or disease category[J]. Stat Med. 2008, 27(7)：954-970.

[15]周权，郭鹏，钟国超，等. 有序多分类剂量反应资料 Meta 分析中原始研究参照组转换及软件实现[J]. 循证医学，2016, 16(1)：60-64.

[16]郭鹏，周权，谷万杰，等. 剂量-反应 Meta 分析报告规范 G-Dose Checklist 的解读[J]. 中国循证医学杂志，2017, 17(6)：736-741.

# 第 15 章
# 预后研究的 Meta 分析

**要 点**
- 预后研究 Meta 分析也可基于 PICOS 原则构建研究问题。
- 预测因子研究文献质量可以使用 QUIPS 工具来进行评估。
- 预测模型的 Meta 分析中最重要、最常用评价预测模型表现的是校准度和区别度。
- R 软件的 metafor 包和 metamisc 包可用于预后研究的 Meta 分析。

从原始研究的角度来看，预后因子、生物标志物以及预测建模研究的数量越来越多，与随机对照试验相比，在研究问题、设计和相关分析上都有更多的不确定性。这些不确定性，对进行相关的系统评价更具有挑战性。特别是当前运用人工智能相关算法的研究也越来越多，如何正确地评估并合成这些研究的结果也是摆在面前的一个难题；从现实来说，这个方法论成熟时间并不长且依旧在蓬勃发展之中，我们在进行各个临床领域的应用时可以比较容易找到相关的题目，从而在实践中进一步锤炼提高；最后，单纯从方法学角度来看，Meta 分析可以基于聚合数据（aggregate data，AD）、个体参与者数据（individual participant data，IPD）以及综合利用这两种数据。鉴于难以获取 IPD，所以本章的内容将会围绕着 AD 展开。

## 第一节 预后研究 Meta 分析基本步骤

### 一、构建问题

首先要弄清楚的是预后研究都有哪些目标。PROGRESS 工作组把预后研究的目标定为 4 种类型：第一种是总结某一个有某种特定健康状态（可以是某种疾病或者仅仅是老年人）的人群某个结局指标的总体预后（例如死亡率）；第二种是找出与结局指标的变化相关的预后因子；第三种是建立和/或验证某个结局预后的模型以及对这个模型的效果进行评估；第四种是找出与个体的治疗反应相关的预后因子。

如果打算对预后因子进行系统评价，即是 PROGRESS 工作组所定义的第二种类型，那么可以选择一个相关宽泛的问题，比如找出与老年人肺癌总体生存率相关的所有预后因子；也可以把问题定得更加具体，比如检测 C 反应蛋白是否是急性心肌梗死患者总体生存率的预后因子。Riley 等学者基于干预性系统评价的 PICOS 提出了针对预后因子研究系统评价的 PICOTS 框架：P 即 population，指的是研究的目标人群。I 即 index prognostic factor，指的是想要研究的预后因子。C 即 comparator prognostic factors，

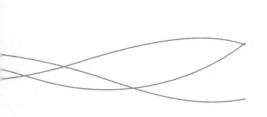

指的是一种我们想要研究的预后因子与两种或更多预后因子的比较；选择其他预后因子来校正想要研究的预后因子的；若研究对象是未经校正的预后因子，那就不需要这个 C（并不推荐）。O 即 outcome，指的是想要研究的结局。T 即 timing，通常包括两个方面，一是应用预后因子的时间，也就是起始点，二是结局发生的时间。S 即 setting，指的是我们预期使用这个研究结果的场所，例如门诊还是住院患者。

对于预测建模研究的系统评价，即是 PROGRESS 工作组定义的第三种类型，同样可以通过 PICOTS 框架来构建（我们也可以使用 CHARMS 工具来帮助我们构建问题）：指的是我们要应用预测模型的目标人群。I 指的是我们想要纳入的预测模型的种类（预测模型的种类大体可分为 3 类，一是建立模型但不包含外部验证，二是建模并包含外部验证，三是对已有模型的外部验证，可能包含模型更新）。C 可以是其他相似的预测模型，例如相同结局或者相同目标人群。如果领域很新，此项也可以空白。O 指的是我们想要研究的结局。T 指的是结局被预测的时间，例如术后 30d 的死亡率。S 指的是该预测模型的使用处所、使用人群和具体的使用方式。

## 二、文献检索

因为预后研究并没有被良好的标引，我们需要使用更加宽泛一点的检索策略。目前有两种经过验证的策略：Ingui filter 和 Haynes broad filter，Medline 版本如下所示：

Ingui filter：（Validat $ OR Predict $. ti. OR Rule $）OR（Predict $ AND（Outcome $ OR Risk $ OR Model $））OR（（History OR Variable $ OR Criteria OR Scor $ OR Characteristic $ OR Finding $ OR Factor $）AND（Predict $ OR Model $ OR Decision $ OR Identif $ OR Prognos $））OR（Decision $ AND（Model $ OR Clinical $ OR Logistic Models/））OR（Prognostic AND（History OR Variable $ OR Criteria OR Scor $ OR Characteristic $ OR Finding $ OR Factor $ OR Model $））

Haynes broad filter：（Predict * ［tiab］OR Predictive value of tests［mh］OR Scor * ［tiab］OR Observ * ［tiab］OR Observer variation［mh］）

## 三、风险偏倚评估

对于预测因子研究，我们可以使用 QUIPS 工具来进行评估，共有 6 个风险评估域，具体如表 15-1 所示。

表 15-1　QUIPS 工具具体条目

| 风险评估域 | 条目 | 风险评估标准 |
|---|---|---|
| 1. 研究参与者 | a 在符合入组条件的人群中，有足够的研究参与者<br>b 对目标人群或者意向人群的描述<br>c 对研究参与者的基线描述<br>d 对抽样的范围和如何招募患者有足够的描述<br>e 对招募患者的时间起止和地理位置有足够的描述<br>f 对纳入排除标准有足够的描述 | 高：预后因子和结果之间的关联很可能在研究参与者和符合入组条件的非参与者中不同<br>中等：预后因子和结果之间的关联可能在研究参与者和符合入组条件的非参与者中不同<br>低：预后因子和结果之间的关联不可能在研究参与者和符合入组条件的非参与者中不同 |

**续表 15-1**

| 风险评估域 | 条目 | 风险评估标准 |
|---|---|---|
| 2. 研究参与者流失 | a 研究参与者有足够的应答率<br>b 对退出的患者，描述试图收集其信息的举措<br>c 提供患者失访的原因<br>d 对于患者失访的足够描述<br>e 在完成随访的和未完成随访的研究参与者中无重要区别 | 高：预后因子和结果之间的关联很可能在完成随访的和未完成随访的研究参与者中不同<br>中等：预后因子和结果之间的关联可能在完成随访的和未完成随访的研究参与者中不同<br>低：预后因子和结果之间的关联不可能在完成随访的和未完成随访的研究参与者中不同 |
| 3. 预后因子测量 | a 对预后因子，提供清楚的定义或描述<br>b 测量预后因子的方法足够可信<br>c 以连续性的方式或使用了合理的截点报告连续性变量<br>d 测量预后因子的方法和场所应在所有研究参与者中一致<br>e 足够比例的研究参与者有完整的预后因子数据<br>f 合适的数据填补方法被用于填补缺失的预后因子数据 | 高：预后因子的测量对不同水平的意向结局很可能不同<br>中等：预后因子的测量对不同水平的意向结局可能不同<br>低：预后因子的测量对不同水平的意向结局不可能不同 |
| 4. 结局测量 | a 对结局，提供清楚的定义<br>b 测量结局的方法足够可信<br>c 测量结局的方法和场所应在所有研究参与者中一致 | 高：与预后因子基线水平相关的结局测量很可能不同<br>中等：与预后因子基线水平相关的结局测量可能不同<br>低：与预后因子基线水平相关的结局测量不可能不同 |
| 5. 对于其他预后因子的校正 | a 已测量所有其他重要的预后因子<br>b 对于重要的预后因子，提供清楚的定义<br>c 测量所有重要的预后因子的方法足够可信<br>d 测量预后因子的方法和场所应在所有研究参与者中一致<br>e 选择合适的方法来处理预后因子的缺失值，比如多重插补法<br>f 在研究设计中解释了所有重要的预后因子<br>g 在数据分析中解释了所有重要的预后因子 | 高：某个预后因子对结局的效应很可能被其他与结局和这个预后因子有关的预后因子所扭曲<br>中等：某个预后因子对结局的效应可能被其他与结局和这个预后因子有关的预后因子所扭曲<br>低：某个预后因子对结局的效应不可能被其他与结局和这个预后因子有关的预后因子所扭曲 |
| 6. 统计分析及其校正 | a 对数据做出足够的呈现以便评估分析策略的准确度<br>b 合适的建模策略并且该建模策略需要基于概念性的框架或模型<br>c 对于研究的设计来说，选择的统计模型是足够的<br>d 没有选择性报告研究结果 | 高：报告的结果很可能有与统计分析或结果报告相关的偏倚或错误<br>中等：报告的结果可能有与统计分析或结果报告相关的偏倚或错误<br>低：报告的结果不可能有与统计分析或结果报告相关的偏倚或错误 |

对于预测建模研究，我们可以使用 PROBAST 工具来进行评估，有 4 个风险评估域，具体如下表 15-2 所示。

表 15-2　PROBAST 工具具体标准

| 风险评估领域 | 条目 |
|---|---|
| 研究参与者 | 数据来源是否恰当，如队列研究，随机对照试验或巢式病例对照研究；<br>纳入和排除标准是否合理 |
| 预测因子 | 在所有的研究对象中，预测因子是否以相似的方式被定义和测量；<br>是否在不知道结局的时候测量的预测因子；<br>在模型被应用时，是否所有的预测因子都可以被采集到 |
| 结局 | 结局的确定是否恰当；<br>结局的定义是否是预先设定的或是标准的；<br>结局的定义中是否排除了预测因子；<br>在所有的研究对象中，结局的确定和定义是否相似；<br>是否在不知道预测因子的时候确定的结局；<br>预测因子测量和结局确定之间的时间间隔是否合适 |
| 分析 | 结局里是否有足够的研究对象；<br>连续性和分类预测因子的处理是否合适；<br>分析中是否纳入了所有的研究对象；<br>对缺失数据的处理是否合适；<br>是否避免了基于单因素分析选择预测因子(此条目仅适用于建立模型但不包括外部验证)；<br>数据中的复杂性(例如数据删失，竞争风险和对照组的抽样)是否被校正；<br>模型表现的评估是否合适；<br>模型表现中的过拟合，欠拟合和乐观是否被校正(此条目仅适用于建立模型但不包括外部验证)；<br>最终模型中的预测因子及其权重是否与呈现出来的多因素分析相符 |

建议采用 R 软件 version 3.6.2（2019-12-12）中 metafor 包、metamisc 包，可以分别采用 install. packages("metafor")、install. packages("metamisc")完成。

# 第二节　预测模型的 Meta 分析

以前的大多数的预测建模是基于较小数据集，当我们应用这些模型到新的人群上，经常发现这些模型的表现没有预期的好。Meta 分析可以帮助我们探索和改善这些现有模型的表现。根据现在预测建模研究的报告规范(TRIPOD)，校准度(calibration)和区别度(discrimination)是最重要且常用的两个评估模型表现的指标。校准度指的是预测模型正确估计绝对风险的能力，其定义从宽到严分别为平均意义上的，弱意义上的，中等意义上的和强意义上的，通常使用的有观测值与期望值的比(O∶E)。区别度指的是预测模型区别发生和不发生某个结局的研究参与者的能力，通常以 C 统计量来表示。下面通过 R 语言来演示怎么对这两个指标进行 Meta 分析。

## 一、数据来源

R 软件 metamisc 包自带的 EuroSCORE 数据集，是一个计算心脏手术后死亡风险的预测模型。该数据共有 23 项研究(共有来自 43 个国家的 154 家医院 16 828 的成年患者)，含 13 个变量，其中 Study 表示研究名称，n 表示每个研究的总人数，n. events 表示观察到事件的发生人数，c. index 为验证一致性统计量，se. c. index 一致性统计量标准误，c. index. 95CIl、c. index. 95CIu 分别表示一致统计量的 95%CI 下限和上限，Po 和 Pe 分别表示每个验证总体观察事件或期望事件发生概率，SD. Pe 表示 Pe 的标准误，e. events 表示每项研究期望事件发生人数，multicentre 表示研究是否为多中心，mean. age 和

sd. age 分别表示平均年龄和年龄分布，pts. before. 2010 表示纳入的研究是否在 2010 年以前。通过下列命令，可以查看该数据的具体情况。

```
> library( metamisc)
> data( EuroSCORE)
> EuroSCORE
```

得数据的基本特征如下：

| | Study | n | n. events | c. index | se. c. index | c. index. 95ClI | c. index. 95CIu | Po | Pe | SD. Pe | e. events | multicentre | mean. age | sd. age | pts. before. 2010 |
|---|---|---|---|---|---|---|---|---|---|---|---|---|---|---|---|
| 1 | Nashef | 5553 | 232 | 0.8095 | NA | 0.782 | 0.836 | 0.0418 | 0.0395 | 4.90 | 222.00 | TRUE | 64.6 | 12.50 | FALSE |
| 2 | Biancari | 1027 | 28 | 0.8670 | NA | 0.798 | 0.936 | 0.0273 | 0.0450 | 6.70 | 46.00 | FALSE | 67.0 | 9.40 | TRUE |
| 3 | Di Dedda | 1090 | 41 | 0.8100 | NA | 0.740 | 0.880 | 0.0376 | 0.0310 | 5.90 | 34.00 | FALSE | 64.5 | 13.50 | FALSE |
| 4 | Chalmers | 5576 | 191 | 0.7900 | 0.010 | NA | NA | 0.0343 | 0.0468 | NA | 261.00 | FALSE | 69.3 | 10.07 | TRUE |
| 5 | Grant | 23740 | 746 | 0.8080 | 0.008 | NA | NA | 0.0314 | 0.0341 | NA | 809.59 | TRUE | 67.1 | 11.80 | FALSE |
| 6 | Carneo | 3798 | 215 | 0.8500 | 0.010 | NA | NA | 0.0566 | 0.0446 | 8.18 | 171.00 | FALSE | 67.0 | 10.15 | TRUE |
| 7 | Kunt | 428 | 34 | 0.7200 | 0.051 | NA | NA | 0.0794 | 0.0170 | 1.06 | 7.00 | FALSE | 74.5 | 3.90 | TRUE |
| 8 | Kirmani | 15497 | 547 | 0.8180 | 0.007 | NA | NA | 0.0353 | 0.0253 | 3.18 | 387.00 | FALSE | 65.3 | 11.00 | TRUE |
| 9 | Howell | 933 | 90 | 0.6700 | NA | NA | NA | 0.0965 | 0.1130 | 7.26 | 105.00 | TRUE | 74.3 | 7.70 | TRUE |
| 10 | Wang | 11170 | 226 | 0.7200 | 0.015 | NA | NA | 0.0202 | 0.0255 | 6.51 | 290.00 | TRUE | 49.0 | 13.00 | TRUE |
| 11 | Borde | 498 | 8 | 0.7200 | NA | NA | NA | 0.0161 | 0.0201 | 1.41 | 10.00 | FALSE | 60.5 | 7.51 | FALSE |
| 12 | Qadir | 2004 | 76 | 0.8400 | NA | NA | NA | 0.0379 | 0.0372 | 5.11 | 74.00 | FALSE | 58.3 | 9.60 | FALSE |
| 13 | Spiliopoulos | 216 | 14 | 0.7700 | 0.067 | NA | NA | 0.0648 | 0.0399 | 5.46 | 9.00 | FALSE | 66.2 | 12.83 | TRUE |
| 14 | Wendt | 1066 | 45 | 0.7200 | 0.034 | NA | NA | 0.0422 | 0.0320 | 4.00 | 34.00 | FALSE | 68.3 | 11.50 | TRUE |
| 15 | Laurent | 314 | 18 | 0.7700 | 0.061 | NA | NA | 0.0573 | 0.0230 | 1.81 | 7.00 | FALSE | 73.4 | 9.70 | TRUE |
| 16 | Wang | 818 | 13 | 0.6420 | 0.071 | NA | NA | 0.0159 | 0.0160 | 1.33 | 21.00 | FALSE | 64.5 | 10.00 | FALSE |
| 17 | Nishida | 461 | 33 | 0.7697 | NA | NA | NA | 0.0716 | 0.0740 | 8.59 | 34.00 | FALSE | 63.5 | 15.03 | TRUE |
| 18 | Barilli | 12201 | 210 | 0.8000 | 0.015 | NA | NA | 0.0172 | 0.0250 | 2.80 | 305.00 | TRUE | 67.3 | 11.80 | TRUE |
| 19 | Barilli | 1670 | 125 | 0.8200 | 0.020 | NA | NA | 0.0749 | 0.0620 | 8.20 | 104.00 | TRUE | 68.1 | 11.40 | TRUE |
| 20 | Paparella | 6191 | 300 | 0.8300 | 0.012 | NA | NA | 0.0485 | 0.0440 | 7.04 | 272.00 | TRUE | 67.4 | 11.20 | FALSE |
| 21 | Carosella | 250 | 9 | 0.7600 | 0.056 | NA | NA | 0.0360 | 0.0164 | 2.46 | 4.00 | TRUE | 68.6 | 13.30 | TRUE |
| 22 | Borracci | 503 | 21 | 0.8560 | 0.033 | NA | NA | 0.0417 | 0.0318 | 6.02 | 16.00 | TRUE | 66.4 | 10.30 | FALSE |
| 23 | Osnabrugge | 50588 | 1071 | 0.7700 | 0.010 | NA | NA | 0.0212 | 0.0310 | 5.00 | 1568.00 | TRUE | 64.7 | 11.20 | TRUE |

## 二、校准度的 Meta 分析

### (一)计算 O : E

O : E 中 O 是 observed 的缩写，意为观察到的事件数，E 是 expected 的缩写，意为期望/推测的事件数，O : E 所描述的率表明了基于模型所推测出来的事件数是否比观测到的多。命令为：

```
> OE. ratio <- EuroSCORE $n. events/EuroSCORE $e. events
> OE. ratio
```

结果从略。考虑到 O : E 比值位于 0 到正无穷之间，所以在大多数情况下该数值不服从正态分布，因此需要将这个率进行对数转化，并计算效应量及其 95%CI，然后才可以进行下一步的 Meta 分析。命令为：

```
> EuroSCORE $logOE <- log( OE. ratio)
> EuroSCORE $se. logOE <- sqrt( ( 1/EuroSCORE $n. events - 1/EuroSCORE $n))
> EuroSCORE $logOE. lb<-EuroSCORE $logOE-1. 96 * EuroSCORE $se. logOE
> EuroSCORE $logOE. ub<-EuroSCORE $logOE+1. 96 * EuroSCORE $se. logOE
```

用森林图可视化已计算好的校准度。命令为如下，得森林图如图 15-1 所示。

```
>forest( theta = EuroSCORE $logOE, theta. ci. lb = EuroSCORE $logOE. lb, theta. ci. ub = EuroSCORE $logOE. ub, theta. slab = EuroSCORE $Study, transf = exp, xlab = "O : Eratio", refline = 1, cex = 0. 8)
```

我们也可以通过 metamisc 包的 oecalc( )函数直接计算 O : E 值，命令如下，得森林图如图 15-2 所示。

```
> oe. ad <- oecalc( N = n, O = n. events, E = e. events, slab = Study, data = EuroSCORE)
> forest( theta = oe. ad $theta, theta. ci. lb = oe. ad $theta. cilb, theta. ci. ub = oe. ad $theta. ciub, theta. slab = rownames( oe. ad), xlab = "O : E ratio", refline = 1)
```

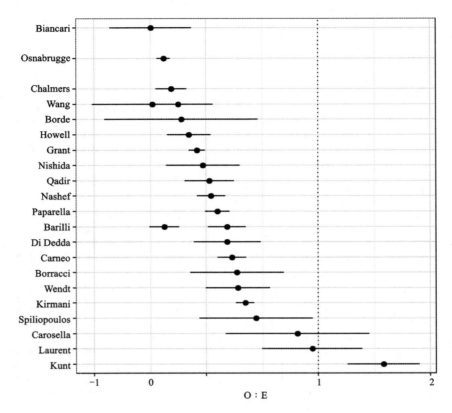

图 15-1 森林图

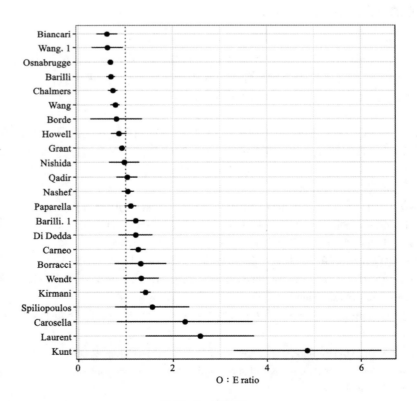

图 15-2 森林图

### （二）预测模型性能的 Meta 分析

可以通过 metamisc 包的 valmeta( ) 函数来实现，其使用方法为：

valmeta( measure = "OE", OE, OE. se, OE. cilb, OE. ciub, OE. cilv, N, O, E, Po, Po. se, Pe, data, method = " REML", test = "knha", ret. fit = FALSE, verbose = FALSE, slab, n. chains = 4, pars, …)

主要有参数有：measure 用于指定模型性能的合并测量，有"cstat"和"OE"两个选项，分别表示一致性统计量的 Meta 分析和观察/期望比值的 Meta 分析；OE、OE. se、OE. cilb、OE. ciub 分别表示观察/期望比值、标准误、可信区间下限和上限；N、O、E 分别表示总人数、观察事件生人数、期望事件发生人数等；Po、Po. se 分别表示观察事件概率及其标准误，Pe 表示期望事件发生概率等。data 用于指定数据。method 用于指定模型和合并方法，method＝"FE"指定为固定效应模型，随机效应模型有多种研究间异质性方差算法，如"REML""DL""HE""SJ""ML""EB""HS""GENQ"或 r"BAYES"等，"REML"为默认。

如以 EuroSCORE 数据为例，以 OE 为合并效应量，采用随机效应模型中 REML 算法，进行 Meta 分析，过程如下，请注意，下列两种命令行操作是等效的。

> print( valmeta( measure = "OE", O = n. events, E = e. events, data = EuroSCORE, slab = Study, method = "REML") )
> with( EuroSCORE, valmeta( measure = "OE", O = n. events, E = e. events, data = EuroSCORE, slab = Study, method = "REML") )

打印结果、绘制森林图，命令如下。

> print( valmeta( measure = "OE", O = n. events, E = e. events, data = EuroSCORE, slab = Study, method = "REML") )
> plot( valmeta( measure = "OE", O = n. events, E = e. events, data = EuroSCORE, slab = Study, method = "REML") )

得数字化结果及森林图如 15-3 所示。可以发现：合并总的 O/E 比值点估计及 95%CI 为 1. 11( 0. 90, 1. 36)，近似 95% 预计区间为( 0. 43, 2. 83)。

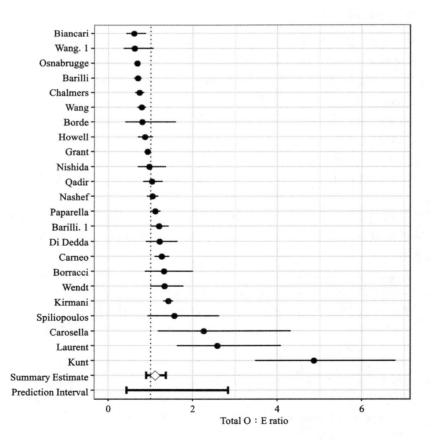

图 15-3　森林图

Summary Total O∶E ratio with 95% confidence and（approximate）95% prediction interval∶

Estimate　　　　CIl　　　　CIu　　　　PIl　　　　PIu

1.1059784　0.8990028　1.3606056　0.4316383　2.8338269

Number of studies included∶　23>

将每项研究的总人数模型纳入分析，结果差别不大。可以通过下列命令进行比较：

> print( valmeta( measure = " OE"，O = n. events，E = e. events，N = n，data = EuroSCORE，slab = Study，method = " REML" ) )

Summary Total O∶E ratio with 95% confidence and（approximate）95% prediction interval∶

Estimate　　　　CIl　　　　CIu　　　　PIl　　　　PIu

1.1075973　0.8998973　1.3632352　0.4295250　2.8561122

Number of studies included∶　23>

还可以采用贝叶斯方法，但要先安装 runjags 包。

> pars <- list( hp. tau. dist = " dhalft"，hp. tau. sigma = 1.5，hp. tau. df = 3，hp. tau. max = 10)

> print( valmeta( measure = " OE"，O = n. events，E = e. events，N = n，data = EuroSCORE，method = " BAYES"，slab = Study，pars = pars，ret. fit = T) )

结果如下：

Summary Total O∶E ratio with 95% credibility and　95% prediction interval∶

Estimate　　　　CIl　　　　CIu　　　　PIl　　　　PIu

1.0905581 0.8812434 1.3307590 0.2879038 2.4466513

Number of studies included∶　23>

## 三、区别度的 Meta 分析

一些研究只提供了一致性统计量($C$ 统计量)，并没有提供相应的 95%CI 或标准误。以下为区别度 Meta 分析的具体步骤。

首先加载相关包，载入数据，并对该组数据进行检测，过程如下：

> library( metamisc)

> libary( metafor)

> data( EuroSCORE)

> sum( !is. na( EuroSCORE $c. index) )

> sum( !is. na( EuroSCORE $se. c. index) | ( !is. na( EuroSCORE $c. index. 95CIl) & !is. na( EuroSCORE $c. index. 95CIu) ) )

由此我们可以看到有 4 项研究只有 $C$ 统计量。对于这 4 项研究，我们可以基于 $C$ 统计量，研究的样本量和事件的发生数估计出 $C$ 统计量的标准误，需要注意的是 $C$ 统计量的值是在 0 到 1 之间，所以需要进行 logit 转化。

> c_stat<- ccalc( cstat = c. index，cstat. se = se. c. index，cstat. cilb = c. index. 95CIl，cstat. ciub = c. index. 95CIu，N = n，O = n. events，data = EuroSCORE，slab = Study，g = " log( cstat/( 1-cstat) )" )

然后，进行随机效应 Meta 分析，并打印结果，过程及结果如下：

> meta_cstat<-rma( yi = theta，sei = theta. se，data = c_stat，method = " REML"，test = " knha" )

> print( meta_cstat)

Random-Effects Model ($k$ = 23；tau^2 estimator∶REML)

tau^2 ( estimated amount of total heterogeneity)∶0.0701（SE = 0.0294)

tau ( square root of estimated tau^2 value)∶　　0.2647

I^2 ( total heterogeneity / total variability)∶　87.35%

H^2 ( total variability / sampling variability)∶　7.90

Test for Heterogeneity：

Q(df = 22) = 130.7901, p-val < .0001

Model Results：

| estimate | se | tval | pval | ci.lb | ci.ub | |
|----------|-----|------|------|-------|-------|---|
| 1.3181 | 0.0668 | 19.7429 | <0.0001 | 1.1796 | 1.4565 | * |

—

Signif. codes： 0 ' * ' 0.001 ' ' 0.01 ' * ' 0.05 '.' 0.1 ' ' 1

并将结果进行反 logit 计算，命令及结果如下：

> 1/(1+exp(-(c(meta_cstat$ci.lb, meta_cstat$beta, meta_cstat$ci.ub)))))

[1]0.7648784 0.7888603 0.8110005

也可以通过 valmeta() 函数来拟合模型，命令及结果如下：

> with(EuroSCORE, valmeta(cstat = c.index, cstat.se = se.c.index, cstat.cilb = c.index.95CIl, cstat.ciub = c.index.95CIu, N = n, O = n.events, slab = Study))

Summary c-statistic with 95% confidence and (approximate) 95% prediction interval：

| Estimate | CIl | CIu | PIl | PIu |
|----------|-----|-----|-----|-----|
| 0.7888603 | 0.7648784 | 0.8110005 | 0.6792568 | 0.8682736 |

Number of studies included： 23>

可以看到两种方法得到的效应量点估计及 95%CI 完全一致。

最后，以平均年龄为协变量进行 Meta 回归分析，具体过程如下：

> metareg<-data.frame(logit_cstat = c_stat$theta, logit_cstat_se = c_stat$theta.se, mean.age = EuroSCORE$mean.age, Study = EuroSCORE$Study)

> rma(logit_cstat ~ mean.age, se = logit_cstat_se, data = metareg, method = "REML", test = "knha")

结果为：

Mixed-Effects Model ($k$ = 23; tau^2 estimator：REML)

| tau^2 (estimated amount of residual heterogeneity)： | 0.0757 (SE = 0.0324) |
|---|---|
| tau (square root of estimated tau^2 value)： | 0.2752 |
| I^2 (residual heterogeneity / unaccounted variability)： | 87.81% |
| H^2 (unaccounted variability / sampling variability)： | 8.20 |
| R^2 (amount of heterogeneity accounted for)： | 0.00% |

Test for Residual Heterogeneity：

QE(df = 21) = 116.0329, p-val < .0001

Test of Moderators (coefficient 2)：

F(df1 = 1, df2 = 21) = 0.0034, p-val = 0.9539

Model Results：

| | estimate | se | tval | pval | ci.lb | ci.ub |
|---|----------|-----|------|------|-------|-------|
| intrcpt | 1.3656 | 0.8332 | 1.6391 | 0.1161 | -0.3670 | 3.0983 |
| mean.age | -0.0007 | 0.0126 | -0.0585 | 0.9539 | -0.0270 | 0.0255 |

Signif. codes： 0 ' * ' 0.001 ' ' 0.01 ' * ' 0.05 '.' 0.1 ' ' 1

结果解读：上半部分报告了研究间异质性方差、异质性检验结果，下半部分为 Meta 分析结果，可以发现平均年龄不会影响合并效应量结果。

## 第三节　预后因子研究的 Meta 分析

在临床研究中,探讨某个因子和特定结局之间的关联性研究是一个重要方向。这个因子可以是生物学标志物,也可以是社会学因素如患者的经济状况。根据获得的测量结局进行的 Meta 分析主要有以下几个方面:1)分别对 HR,OR 和 RR 进行 Meta 分析;2)分别对未进行校正和校正后的效应量进行 Meta 分析;3)分别对不同截点对应的预后因子效应量(或使用相似截点的)进行 Meta 分析;4)分别对预后因子效应量符合线性趋势/非线性趋势进行 Meta 分析;5)分别对每一种测量预后因子和结局的方法进行 Meta 分析等。

在理想状态下,此类 Meta 分析应当只包含校正后的效应量,并且所有纳入的效应量用相同的协变量校正,但这几乎是不可能的;退而求其次,所有纳入研究应至少被重要的协变量所校正,但这点也不容易做到,因为目前基本只能靠专家共识来划定哪些是重要的协变量,存在一定的主观性并且不是所有问题都能找到相关的专家共识。此外,考虑到其他可能的异质性来源,例如不同的随访时间,选择随机效应 Meta 分析是更加合理的。

接下来,以 HR 为例展示如何用 R 语言来实现经典的 Meta 分析和相应的多元 Meta 分析,关于剂量反应 Meta 分析的相关内容请参考本书其他章节。

### 一、数据来源

R 软件 metamisc 包自带的 Zhang 数据集,其有 16 项不同的研究,用来评价人类表皮生长因子受体(human epidermalgrowth factor receptor 2,HER2)在子宫内膜癌中预后作用。通过下列命令,可以查看数据特征:

> library( metamisc)
> data( "Zhang" )
> Zhang

结果如下,可以发现:在 16 项研究中,有 4 项(Togami 2012、Mori 2010、Jongen 2009-2 和 Backe 1997)同时报告了 OS 和 PFS 两个测量结局;有 2 项报告了 PFS 测量结局,10 项报告了 OS 测量结局。共有 10 个变量,其中,study、PriaryAuthor、year、country 分别表示研究的名称、主要作者、发表年限、研究地点,Disease 表示疾病,N 表示每项研究的总人数,HR、HR.025、HR.975 分别表示风险比的点估计及 95%CI 下限和上限,outcome 表示测量结局。

| | Study | PrimaryAuthor | year | Country | Disease | N | HR | HR.025 | HR.975 | outcome |
|---|---|---|---|---|---|---|---|---|---|---|
| 1 | Gonzalez-Rodilla 2013 | Gonzalez-Rodilla | 2013 | Spain | EC | 126 | 1.14 | 0.52 | 2.52 | OS |
| 2 | Togami 2012 | Togami | 2012 | Japan | UPSC | 71 | 3.00 | 1.15 | 7.01 | OS |
| 3 | Mori 2010 | Mori | 2010 | Japan | EEC | 63 | 2.58 | 1.03 | 7.92 | OS |
| 4 | Jongen 2009-2 | Jongen | 2009 | Netherlands | EEC | 315 | 0.66 | 0.10 | 4.28 | OS |
| 5 | Konecny 2009 | Konecny | 2009 | USA | EC | 273 | 2.13 | 1.65 | 2.73 | OS |
| 6 | Odicino 2008 | Odicino | 2008 | Italy | UPSC | 10 | 1.60 | 0.89 | 2.89 | OS |
| 7 | Santin 2005-2 | Santin | 2005 | USA | UPSC | 30 | 5.19 | 1.52 | 17.64 | OS |
| 8 | Santin 2005-1 | Santin | 2005 | USA | UPSC | 27 | 12.43 | 1.57 | 98.28 | OS |
| 9 | Backe 1997 | Backe | 1997 | Germany | EC | 222 | 1.17 | 0.93 | 1.49 | OS |
| 10 | Kohlberger 1996 | Kohlberger | 1996 | Australia | EC | 100 | 3.95 | 1.07 | 14.69 | OS |
| 11 | Saffari 2995 | Saffari | 1995 | USA | EC | 75 | 5.25 | 1.33 | 20.74 | OS |
| 12 | Peiro 2004 | Peiro | 2004 | Germany | EC | 10 | 1.64 | 1.04 | 2.57 | OS |
| 13 | Cianciulli 2003 | Cianciulli | 2003 | Italy | EC | 73 | 1.90 | 0.83 | 4.36 | OS |
| 14 | Gates 2006 | Gates | 2006 | USA | EC | 99 | 4.00 | 0.77 | 20.80 | OS |
| 15 | Togami 2012 | Togami | 2012 | Japan | UPSC | 71 | 3.43 | 1.50 | 7.23 | PFS |
| 16 | Mori 2010 | Mori | 2010 | Japan | EEC | 63 | 3.80 | 1.29 | 12.35 | PFS |
| 17 | Jongen 2009-2 | Jongen | 2009 | Netherlands | EEC | 315 | 1.75 | 0.23 | 13.08 | PFS |

| 18 | Coronado 2001 | Coronado 2001 | Spain | EC | 114 | 2.69 | 1.35 | 5.37 | PFS |
| 19 | Backe 1997 | Backe 1997 | Germany | EC | 222 | 1.36 | 0.65 | 2.85 | PFS |
| 20 | Voss 2011 | Vos 2011 | England | EC | 156 | 1.41 | 0.51 | 3.88 | PFS |

## 二、预后因子研究的 Meta 分析

首先，对数据进行预处理，将 HR 及其 95%CI 进行对数转换，并计算对数标准误，具体过程为：

> Zhang $logHR <- log(Zhang $HR)

> Zhang $se. logHR <- (log(Zhang $HR. 975) -log(Zhang $HR. 025))/(2 * qnorm((1-0.05/2)))

其次，选择 OS 为测量结局，拟合随机效应模型，进行单变量 Meta 分析，采用 metafor 包中 rma( ) 函数提供的 REML 法估计研究间方差分量：

> library(metafor)

> rma(yi=logHR, sei=se. logHR, subset=(outcome ==″OS″), data=Zhang)

主要结果如下：

Random-Effects Model ($k$ = 14; tau^2 estimator: REML)

tau^2 (estimated amount of total heterogeneity): 0.0883 (SE = 0.0854)

tau (square root of estimated tau^2 value):　0.2972

I^2 (total heterogeneity / total variability):　49.17%

H^2 (total variability / sampling variability):　1.97

Test for Heterogeneity:

Q(df = 13) = 28.9214, p-val = 0.0067

Model Results:

| estimate | se | zval | pval | ci. lb | ci. ub | |
|---|---|---|---|---|---|---|
| 0.6669 | 0.1354 | 4.9251 | <0.0001 | 0.4015 | 0.9324 | * |

Signif. codes: 0 ' * ' 0.001 '' 0.01 ' * ' 0.05 '.' 0.1 ' ' 1

结果解读：采用 REML 估计的研究间方差分量为 0.088 3，$I^2$ 统计量为 49.17%，$Q$ 统计量 = 28.921 4，相应 $P$ = 0.006 7，提示研究间存在中等程度的异质性。合并 lnHR 及其 95%CI 为 0.67 (0.40, 0.93)，相应 $P<0.001$。可以由下列命令返回 HR 及其 95%CI，结果为 1.94(1.49, 2.54)。

> predict(rma(yi=logHR, sei=se. logHR, subset=(outcome =="OS"), data=Zhang), transf=exp)

| pred | ci. lb | ci. ub | cr. lb | cr. ub |
|---|---|---|---|---|
| 1.9483 | 1.4941 | 2.5405 | 1.0272 | 3.6954 |

最后，进行多元 Meta 分析。通过观察数据发现：该数据有 4 项研究同时报告了总生存期和无病生存期，可以通过这 4 项研究来推断出那两个只报告了无病生存期研究的总生存期，然后采用 metafor 包的 rma. mv( ) 函数进行多元 Meta 分析。

> V <- diag(Zhang $se. logHR2)

上述命令是建立一个对角协方差矩阵，然后拟合无截距多元 meta 分析。

> rma. mv(yi=logHR, V, mods = ~ outcome - 1, random = ~ outcome| Study, struct = " UN", data=Zhang, method = " REML" )

结果如下：

Multivariate Meta-Analysis Model ($k$ = 20; method: REML)

Variance Components：

outer factor: Study 　(nlvls = 16)

inner factor: outcome (nlvls = 2)

|  | estim | sqrt | k. lvl | fixed | level |
|---|---|---|---|---|---|
| tau^2. 1 | 0.0865 | 0.2942 | 14 | no | OS |
| tau^2. 2 | 0.0770 | 0.2775 | 6 | no | PFS |

|  | rho. OS | rho. PFS | OS | PFS |
|---|---|---|---|---|
| OS | 1 | 1.0000 | – | no |
| PFS | 1.0000 | 1 | 4 | – |

Test for Residual Heterogeneity：
QE( df = 18) = 33.7664, p-val = 0.0135

Test of Moderators ( coefficients 1：2)：
QM( df = 2) = 35.6314, p-val < .0001

Model Results：

|  | estimate | se | zval | pval | ci. lb | ci. ub |  |
|---|---|---|---|---|---|---|---|
| outcomeOS | 0.6704 | 0.1318 | 5.0868 | <0.0001 | 0.4121 | 0.9287 | * |
| outcomePFS | 0.8734 | 0.2151 | 4.0606 | <0.0001 | 0.4518 | 1.2950 | * |

Signif. codes：0 ' * ' 0.001 ' ' 0.01 ' * ' 0.05 '.' 0.1 ' ' 1

可以发现：多元 Meta 分析比经典的 Meta 分析结果似乎更精确，如针对 OS 测量结局(lnHR)，多元 Meta 分析合并效应量的点估计及 95%CI 为 0.67(0.41, 0.93)，而单变量 Meta 分析合并效应量的点估计及 95%CI 为 0.67(0.40, 0.93)。

（陈凌霄）

# 参考文献

[1] Geersing GJ, Bouwmeester W, Zuithoff P, et al. Search filters for finding prognostic and diagnostic prediction studies in Medline to enhance systematic reviews[J]. PLoS One, 2012, 7：e32844.

[2] Haynes RB, McKibbon KA, Wilczynski NL, et al, Optimal search strategies for retrieving scientifically strong studies of treatment from medline：analytical survey[J]. BMJ, 2005, 330：1179.

[3] Ingui BJ, Rogers MA. Searching for clinical prediction rules in MEDLINE[J]. J Am Med Inform Assoc, 2001, 8：391-7.

[4] Wolff RF, Moons KGM, Riley RD, et al. PROBAST：a tool to assess the risk of bias and applicability of prediction model studies[J]. Ann Intern Med, 2019, 170(1)：51-58.

[5] Moons KGM, Wolff RF, Riley RD, et al. PROBAST：a tool to assess risk of bias and applicability of prediction model studies：explanation and elaboration[J]. Ann Intern Med, 2019, 170(1)：W1-W33.

[6] Moons KG, de Groot JA, Bouwmeester W, et al. Critical appraisal and data extraction for systematic reviews of prediction modelling studies：the CHARMS checklist[J]. PLoS Med, 2014, 11：e1001744.

[7] Riley RD, Moons KGM, Snell KIE, et al. A guide to systematic review and meta-analysis of prognostic factor studies[J]. BMJ, 2019, 364：k4597.

[8] Hemingway H, Croft P, Perel P, et al. Prognosis research strategy (PROGRESS) 1：a framework for researching clinical outcomes[J]. BMJ, 2013, 346：e5595.

[9] Riley RD, Hayden JA, Steyerberg EW, et al. Prognosis Research Strategy (PROGRESS) 2：prognostic factor research[J]. PLoS Med, 2013, 10(2)：e1001380.

[10] Steyerberg EW, Moons KGM, van der Windt DA, et al. Prognosis Research Strategy (PROGRESS) 3：prognostic model research[J]. PLoS medicine, 2013, 10(2)：e1001381.

[11] Hingorani AD, van der Windt DA, Riley RD, et al. Prognosis research strategy (PROGRESS) 4：stratified medicine research[J]. BMJ, 2013, 346：e5793.

[12]Hayden JA, van der Windt DA, Cartwright JL, et al. Assessing bias in studies of prognostic factors[J]. Ann Intern Med, 2013, 158(4): 280-286.

[13]Debray TPA, de Jong VMT, Moons KGM, et al. Evidence synthesis in prognosis research[J]. Diag Prog Res, 2019, 3 (1): 13.

[14]Siontis GCM, Tzoulaki I, Castaldi PJ, et al. External validation of new risk prediction models is infrequent and reveals worse prognostic discrimination[J]. J Clini Epidemiol, 2015, 68(1): 25-34.

[15]Steyerberg EW, Nieboer D, Debray TPA, et al. Assessment of heterogeneity in an individual participant data meta - analysis of prediction models: An overview and illustration[J]. Statist Med, 2019, 38(22): 4290-4309.

[16]Van Calster B, McLernon DJ, van Smeden M, et al. Calibration: the Achilles heel of predictive analytics[J]. BMC Med, 2019, 17(1): 1-7.

[17]Riley RD, Jackson D, Salanti G, et al. Multivariate and network meta-analysis of multiple outcomes and multiple treatments: rationale, concepts, and examples[J]. BMJ, 2017, 358: j3932.

[18]Zhang Y, Zhao D, Gong C, et al. Prognostic role of hormone receptors in endometrial cancer: a systematic review and meta-analysis[J]. World J Surg Oncol, 2015, 13(1): 208.

第16章
# 遗传关联性研究的 Meta 分析

**要 点**
- 遗传关联性研究的 Meta 分析方法分为经典的 Meta 分析和高级 Meta 分析两大类。
- 遗传关联性研究的 Meta 分析应当重视 Hardy-Weinberg 平衡检验。
- 遗传关联性研究的 Meta 分析建议采用高级 Meta 分析技术,如多变量策略等。

遗传关联性研究(genetic association study)是复杂性状疾病遗传学研究的重要方法之一,随着第三代遗传标记单核苷酸多态性(single-nucleotide polymorphism,SNP)检测技术日趋成熟,有不断增长的、大量的遗传学关联研究论文得以发表,为疾病的病因学研究提供丰富的信息,收集、合成某一特定基因关联性疾病的现存研究信息,并提供定性的汇总估计值成为可能。该过程就称为基因多态性的 Meta 分析。但应注意,基因关联性研究属于非独立性试验,如果对获得的数据采用经典的单变量 Meta 分析方法,会因忽略结果之间的相互关联导致错误的结果,有时需要进行多变量 Meta 分析(multivariate Meta-analysis)模型来合并相应的效应量。

## 第一节 遗传关联性研究基本原理

### 一、基本概念

#### (一)基因突变

广义地说,突变是遗传物质中任何可检测到的改变,可以发生在染色体水平和基因水平,分别称为染色体畸变和基因突变。常见的基因突变是指一对或多对碱基的替换、缺失或插入。一对碱基的改变也称为点突变,常见的类型有:无义突变,同义突变,错义突变。遗传多态性的标记随着科学技术的进步,经历了以下3个阶段:限制性片段长度多态性、短串联重复序列、单核苷酸多态性(single nucleotide polymorphism,SNP)。

#### (二)单核苷酸多态性

基因组 DNA 中单个核苷酸发生突变且在人群中的频率大于1%以上的变异称为 SNP,是人类可遗传的变异中最常见的一种,具有数量多、分布广、稳定存在的特点,且检测通量不断增大,成本越来越低,因此成为目前研究最多的第三代遗传标志。

#### (三)Hardy-Weinberg 平衡

在 1908 年,由英国数学家哈代(Hardy GH)和德国生理学家温伯格(Weinberg W)同时发现了遗传学中重要的平衡定律,称为

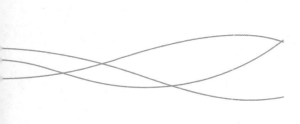

Hardy-Weinberg 平衡定律（Hardy-Weinberg equilibrium，HWE），中文称为哈代（迪）–温伯格平衡检验，它是指一个群体在理想情况（不受特定的干扰因素影响，如非随机交配、选择、迁移、突变或群体大小有限）下，经过多个世代，基因频率与基因型频率会保持恒定并处于稳定的平衡状态。影响 Hardy-Weinberg 平衡的因素有：非随机婚配、自然选择、突变、遗传漂变、基因流等。此外，必须考虑其他可能的因素，如基因分型错误、人群选择偏倚等。

## 二、遗传关联性研究的主要设计类型及数据报告形式

遗传关联性研究根据研究对象是否相关可分为基于无关个体和基于相关个体两大类。基于无关个体关联分析，是基于群体数据的关联分析，它利用遗传上不相关的人群的遗传数据，分析基因型与疾病表型的一种关联研究，其研究设计分为病例对照研究设计和基于随机人群的关联分析两种情况，前者主要用研究质量性状（如是否患病），后者主要用来研究数量性状（如血压等）。基于相关个体的关联研究是指家系研究，是在传递不平衡检验方法基础上、基于核心家系资料的关联分析。

### （一）病例对照研究设计

病例对照研究是遗传关联性研究最常用的研究设计，它比较的是每个 SNP 的等位基因频率在病例组和对照组中的差异，可以计算 OR 及其可信区间；进而可以计算归因分数（attributable fraction，AF）和归因危险度（attributable risk，AR）。需要调整的主要混杂因素，如年龄、性别等，可采用 logistic 回归分析，以研究对象患病状态为因变量，以基因型和混杂因素作为自变量进行分析。

假设某位点有两个等位基因 A 和 B，其中 A 为野生型基因，B 为突变基因或疾病易感性基因，则人群的基因型可能是 AA、AB 和 BB；以 1 表示病例组，以 0 表示对照组，则对于每个病例对照研究的数据可以整理成单个等位基因关联分型 2×2 列联表（表 16-1）或基因型关联分析 2×3 列联表两种格式（表 16-2）。

表 16-1　病例对照研究单个等位基因关联分析 2×2 列联表数据格式

| 组别 | 基因 | | |
|---|---|---|---|
| | B | A | 合计 |
| 病例组 | $a_i$ | $b_i$ | $n_{1i}$ |
| 对照组 | $c_i$ | $d_i$ | $n_{2i}$ |
| 合计 | $m_{1i}$ | $m_{2i}$ | $N_i$ |

其中，$a_i$、$b_i$、$c_i$、$d_i$ 分别表示病例组和对照组的等位基因 B 和基因 A 的数目。对于第 $i$ 研究，$a_i = 2BB_{1i} + AB_{1i}$；$b_i = 2AA_{1i} + AB_{1i}$；$c_i = 2BB_{0i} + AB_{0i}$；$d_i = 2AA_{0i} + AB_{0i}$。每项研究的 $\ln(OR_i) = \ln(\frac{a_i d_i}{b_i c_i})$，其相应标准误为 $SE[\ln(OR_i)] = \sqrt{\frac{1}{a_i} + \frac{1}{b_i} + \frac{1}{c_i} + \frac{1}{d_i}}$。

表 16-2　病例对照研究基因型关联分析 2×3 列联表数据格式

| 组别 | 基因型 | | |
|---|---|---|---|
| | BB | AB | AA |
| 病例组 | $BB_{1i}$ | $AB_{1i}$ | $AA_{1i}$ |
| 对照组 | $BB_{0i}$ | $AB_{0i}$ | $AA_{0i}$ |

其中，对于第 $i$ 个研究、$AA_{1i}$、$AB_{1i}$、$BB_{1i}$ 分别表示病例组 AA、AB、BB 基因型的数目；$AA_{0i}$、$AB_{0i}$、$BB_{0i}$ 分别表示对照组 AA、AB、BB 基因型的数目。

### (二)基于随机人群关联分析设计

当研究设计是基于随机人群时(数量性状),如研究 SNP 与某一疾病数量表型的关联时,可以采用单因素方差分析、协方差分析、线性回归等方法比较不同基因型的某一疾病数量表型水平(如体重指数)是否有差别,后两种方法同时还可以调整混杂因素。其数据格式如表 16-3 所示。

表 16-3　基于随机人群关联分析设计的数据形式

| 基因型 | $n$ | mean | SD |
|---|---|---|---|
| AA | $n_{AAi}$ | $mean_{AAi}$ | $SD_{AAi}$ |
| AB | $n_{ABi}$ | $mean_{ABi}$ | $SD_{ABi}$ |
| BB | $n_{BBi}$ | $mean_{BBi}$ | $SD_{BBi}$ |

其中,对于第 $i$ 个研究,$n_{AAi}$、$n_{ABi}$、$n_{BBi}$ 分别表示 AA、AB、BB 基因型的研究对象数量;$mean_{AAi}$、$mean_{ABi}$、$mean_{BBi}$ 分别表示每一个基因型组的某一疾病数量性状(连续型测量结局)的均数;$SD_{AAi}$、$SD_{ABi}$、$SD_{BBi}$ 分别表示测量结局的标准差。

### (三)基于家系关联分析设计

基于家系为基础的内在对照设计,最常用是传递/不平衡检验,比较的是致病基因在传递与不传递等位基因中的频率,数据可以整理成如表 16-4 的格式。

表 16-4　基于家系关联分析设计的数据形式

| 传递基因 | 不传递基因 | | |
|---|---|---|---|
| | B | A | 合计 |
| B | $a_i$ | $b_i$ | $n_{1i}$ |
| A | $c_i$ | $d_i$ | $n_{2i}$ |
| 合计 | $m_{1i}$ | $m_{2i}$ | $N_i$ |

假设患儿的基因型为 AB,父母的基因型分别为 AA 和 AB,则父亲的基因 AA 中的一个 A 传递、一个 A 不传递,则记在 $d_i$ 处;而母亲的基因 AB 中,A 不传递、B 传递,则记在 $b_i$ 处,依次类推。因此,实际上上表中只有 $b_i$ 和 $c_i$ 提供与传递有关的信息,可有 $\ln(OR) = \ln(\frac{b_i}{c_i})$,则其标准误为 $SEln(OR) = \sqrt{\frac{1}{b_i} + \frac{1}{c_i}}$。

## 三、遗传关联性研究的 Meta 分析策略

遗传关联性研究的 Meta 分析具有 Meta 分析的一般特征,其步骤与普通 Meta 分析步骤无明显区别,主要可分为选题、文献检索、文献评价、数据提取及数据分析等方面。

在数据分析方面,要注意两个特殊问题:一是 HWE 检验。在病例对照研究中,病例组可能是有偏人群,一般只针对对照组做 HWE 检验。针对对照组不符合 HWE 的研究是否纳入 Meta 分析的问题,目前还没有相应的金标准。目前大致有 3 种处理方法,Zintzaras 等建议:①先纳入 Meta 分析,然后进行敏感性分析,即是剔除那些不符合 HWE 和不能得到 HWE 信息的研究,比较剔除这些研究之后,结果有何变化,并进一步讨论。②对照组不符合 HWE 的原始研究,本身就说明样本不是来源于同一孟德尔群体,表明所抽样本可能不是随机的,不能代表某一自然群体,纳入 Meta 分析会影响合并的结果,因此,可以直接排除。③计算校正后的 OR 值及估计区间,具体的校正方法参见 Zintzaras 论文的附件。此外,当不符合 HWE 的研究疑为低质量时,应该予以排除。HWE 检验可由 Stata、R 等软件轻

松实现。二是合并效应量问题。当前经典的遗传关联性研究 Meta 分析合并效应量的方法是：假设某位点有两个等位基因 A 和 B，其中 A 为野生型基因，B 为突变基因或疾病易感性基因，按某位点上不同基因型分为两类，假定遗传模型，分别比较 OR（针对二分类数据）及均数（针对连续型数据）的不同，如假定遗传特性的遗传模型为显性模型（dominant model），比较 BB+AB vs AA；隐性模型（recessive model），比较 BB vs AB+AA；共显性模型（co-dominant model），比较 BB vs AA、AB vs AA；超显性模型（over-dominant model），比较 AA+BB vs AB。或者在上述模型基础上，再增加等位基因模型（allele model），比较 B vs A 等。对于上述模型，均可以选择经典的 Meta 分析固定效应和随机效应模型进行合并数据，均可由倒方差法合并效应量，而研究间异质性有 DL、MM、ML、REML、EB 等不同算法，可根据实际合理选用。这种处理数据最大的问题是，如果同时将某基因作为参照时，把天生的多变量遗传数据作为单变量处理，如表 16-2 中的数据，可以自然地按来自突变基因（AB vs AA 和 BB vs AA）的两种 logORs 建模，则双变量反应估计效应是相关的，在合并数据和辨析遗传模型时必须将相关性考虑进去；而且因为多次数据比较，会降低统计分析的把握度，增加 I 类错误。因此，众多研究者不断探索遗传关联性研究的多变量 Meta 分析方法，Bagos 等在总结前人的工作基础上，提出一种适用于遗传关联性研究的、一般多变量 Meta 分析方法，而且可轻松地由多种软件实现，值得推广和学习。本章中将重点阐述这一方法及其在 Stata 中的实现，经典的方法请参阅本书其他章节。

## 第二节　基于群体数据关联研究的 Meta 分析

### 一、一般多变量 Meta 分析模型

Bagos 提出一般多变量（general multivarite model）Meta 分析模型。针对表 16-2 中格式的数据，假设第 $i$ 个研究，对于来自突变基因 AB vs AA 和 BB vs AA 的两个 logORs 作为双变量反应建模，野生型基因杂合子相对于纯合子 $OR_{AB}$ 的对数为 $y_{1i}=\log(\frac{AB_{1i}AA_{0i}}{AA_{1i}AB_{0i}})$，其相应近似方差为 $var_{1i}=s_{i1}^2=1/AA_{1i}+1/AA_{0i}+1/AB_{1i}+1/AB_{0i}$；突变型基因纯合子相对于野生型基因纯合子 $OR_{BB}$ 的对数为 $y_{2i}=\log(\frac{BB_{1i}AA_{0i}}{AA_{1i}BB_{0i}})$，其相应近似方差为 $var_{2i}=s_{i1}^2=1/AA_{1i}+1/AA_{0i}+1/BB_{1i}+1/BB_{0i}$。假设两个 logORs 服从双变量正态分布 $\begin{bmatrix} y_{1i} \\ y_{2i} \end{bmatrix} \sim MVN\left\{ \begin{bmatrix} \beta_{1i} \\ \beta_{2i} \end{bmatrix}, \begin{bmatrix} s_{1i}^2 & \rho_{W12}s_{1i}s_{2i} \\ \rho_{W12}s_{1i}s_{2i} & s_{1i}^2 \end{bmatrix} \right\}$，均数（$\beta_{1i}$ 和 $\beta_{2i}$）假定为随机项，其分布为 $\begin{bmatrix} \beta_{1i} \\ \beta_{2i} \end{bmatrix} \sim MVN\left\{ \begin{bmatrix} \beta_{1i} \\ \beta_{2i} \end{bmatrix}, \begin{bmatrix} \tau_1^2 & \rho_{B12}\tau_1\tau_2 \\ \rho_{B12}\tau_1\tau_2 & \tau_2^2 \end{bmatrix} \right\}$，则最终边际模型为：$\begin{bmatrix} y_{1i} \\ y_{2i} \end{bmatrix} \sim MVN\left\{ \begin{bmatrix} \beta_1 \\ \beta_2 \end{bmatrix}, \begin{bmatrix} s_{1i}^2+\tau_1^2 & \rho_{W12}s_{1i}s_{2i}+\rho_{B12}\tau_1\tau_2 \\ \rho_{W12}s_{1i}s_{2i}+\rho_{B12}\tau_1\tau_2 & s_{1i}^2+\tau_2^2 \end{bmatrix} \right\}$，其中 $cov(y_{1i},y_{2i})$ 为研究内方差，其值 $cov(y_{1i},y_{2i})=\rho_{W12}s_{1i}s_{2i}=1/AA_{0i}+1/AA_{1i}$，$\rho_{B12}$ 为研究间相关性，$\rho_{W12}$ 为研究内相关性，其值 $\rho_{W12}=(1/AA_{0i}+1/AA_{1i})/s_{1i}s_{2i}$。该模型可以由 Stata 的 mvmeta 和 ml 命令来拟合。

一旦模型拟合完成，可以用获得的两个估计值 $\hat{\beta}_1$ 和 $\hat{\beta}_2$ 来判断遗传模型：1）如果 $\hat{\beta}_1$, $\hat{\beta}_2 \neq 0$，且 $\hat{\beta}_1=\hat{\beta}_2$，则为显性模型；2）如果 $\hat{\beta}_1$, $\hat{\beta}_2 \neq 0$，且 $\hat{\beta}_2 > \hat{\beta}_1$，则为共显性模型；3）如果 $\hat{\beta}_1=0$ 且 $\hat{\beta}_2>0$，则为隐性模型；4）如果 $\hat{\beta}_1>0$ 且 $\hat{\beta}_2=0$，则为超显性模型；5）如果 $2\hat{\beta}_1=\hat{\beta}_2$，则为附加模型（较少见）；6）如果 $\hat{\beta}_1=\hat{\beta}_2=0$，则为无相关性。正式的统计学检验可以通过比较两个估计值的可信区间是否相等来比较 $\hat{\beta}_1$ 和 $\hat{\beta}_2$ 之差或之比。

对于两者之差 $\hat{d}$，其值 $\hat{d}=\hat{\beta}_1-\hat{\beta}_2$，服从正态分布，其相应方差为 $var(\hat{\beta}_1-\hat{\beta}_2)=var(\hat{\beta}_1)+var(\hat{\beta}_2)-2cov(\hat{\beta}_1,\hat{\beta}_2)$，则其 95%CI 为 $\hat{d}\pm1.96\sqrt{var(\hat{d})}$。该检验可以由 Stata 的 test 命令或者 lincom 命令实现。

对于两者之比 $\hat{\lambda}$，其值 $\hat{\lambda} = \hat{\beta}_1 / \hat{\beta}_2$，其相应方差为 $\mathrm{var}(\hat{\lambda}) = \dfrac{\mathrm{var}(\hat{\beta}_1)}{\hat{\beta}_2^2} + \dfrac{\mathrm{var}(\hat{\beta}_2)\hat{\beta}_1^2}{\hat{\beta}_2^4} - 2\mathrm{cov}(\hat{\beta}_1, \hat{\beta}_2)\dfrac{\hat{\beta}_1}{\hat{\beta}_2^3}$，则其 95%CI 为 $\hat{\lambda} \pm 1.96\sqrt{\mathrm{var}(\hat{\lambda})}$。该检验可以由 Stata 的 testnl 命令或者 nlcom 命令实现。

对于表 16-3 所示的数据。假设某位点有两个等位基因 A 和 B，其中 A 为野生型基因，B 为突变基因或疾病易感性基因，与基因 AA，AB，BB 相关的某疾病性状测量分别为 $y_{AAi}$，$y_{ABi}$，$y_{BBi}$。如果以 AA 为参照基因，则两个突变基因 AB 和 BB 与 AA 配对比较结果为 $y_{1i} = y_{ABi} - y_{AAi}$、$y_{2i} = y_{BBi} - y_{AAi}$，可以直接拟合双变量模型。请注意，随机变量 $y_{AAi}$，$y_{ABi}$，$y_{BBi}$ 相互独立，则可以获得协方差为：$\mathrm{cov}(y_{1i}, y_{2i}) = \mathrm{cov}(y_{ABi} - y_{AAi}, y_{BBi} - y_{AAi}) = \mathrm{var}(y_{AAi}) = sd_{AAi}^2 / AA_i$。由 Stata 的 mvmeta 命令拟合该模型，可以用模型拟合完成后获得的两个参数 $\hat{\beta}_1$ 和 $\hat{\beta}_2$ 之差（$\hat{d}$）或之比（$\hat{\lambda}$）来判断遗传模型，原理和方法与一般多变量 Meta 分析模型中所述相同。

## 二、模型拟合软件

该模型可由 White 编写的 mvmeta 命令实现，最初于 2009 年发布，并不断更新，功能更强大，可以实现多变量 Meta 分析和多变量 Meta 回归分析，为非 Stata 官方命令，其安装命令为"net from http：//www.homepages.ucl.ac.uk/~rmjwiww/stata/"，在出现的"Ian White's Stata software page"提示语中单击蓝色的 meta 链接，按提示安装即可。

```
DIRECTORIES you could -net cd- to:
    meta            Software for meta-analysis and network meta-analysis
    missing         Software for handling missing data
    noncomp         Software for handling non-compliance in randomised trials
    epi             Software for epidemiology
    misc            Miscellaneous software
```

**图 16-1　White 个人的 Stata 软件页面**

命令行操作格式为：mvmeta b V，[选择项]

其中，适合于 mvmeta 命令的数据整理成为每项研究占一行，变量名：系列点估计以 b 开始，bx 的方差为 Vxx，by 的方差为 Vyy，bx 和 by 协方差为 Vxy。

常用的选择项：reml、ml、mm、fixed 为 4 种估计效应值的算法，默认为 reml 法；vars( )用于指定使用某个变量名，默认为使用所有变量 b∗；corr( )指定所有研究内相关系数，如果协方差变量 Vxy 存在时则不需要此选择项；新老版本的其他选择项，可以参看它自带的帮助文件。

## 三、基于病例对照设计的遗传关联性研究多变量 Meta 分析

以关海舰等探讨 NF-κB 通路中基因多态性与肺癌易感性为研究目的遗传关联性系统评价中的数据为例（选择涉及 NFKB1 基因 rs28362491 多态性的 6 个研究数据）。假定具体数据按表 16-5 格式输入 Stata 数据管理器中，其中"study"表示研究名称，"DD1""DI1""II1""DD0""DI0""II0"分别表示每项研究中病例组和对照组中 DD、DI、II 等基因的数目，其中 II 为野生型基因，DD 为突变型基因；1 表示病例组，0 表示对照组。

**表 16-5　纳入系统评价的单个研究基因分布数据**

| | study | DD1 | DI1 | II1 | DD0 | DI0 | II0 |
|---|---|---|---|---|---|---|---|
| 1 | Wang 2015 | 89 | 219 | 113 | 131 | 205 | 89 |
| 2 | Zhang 2015 | 434 | 252 | 32 | 352 | 290 | 76 |
| 3 | Huang-1 2012 | 372 | 459 | 225 | 351 | 496 | 214 |
| 4 | Huang-2 2012 | 171 | 231 | 101 | 222 | 261 | 133 |
| 5 | Oltulu 2014 | 35 | 44 | 16 | 46 | 47 | 6 |
| 6 | Qu 2005 | 72 | 107 | 59 | 68 | 121 | 46 |

## (一)哈代-温伯格平衡检验

在病例对照设计的遗传关联性研究中,病例组可能是有偏人群,一般只针对对照组做 HWE 检验。在 Meta 分析时,如果某研究的对照组不符合 HWE 时,处理的方法是:直接排除该项研究;或者进行敏感性分析,比较纳入和剔除不符合 HWE 的研究后,合并结果有无变化。

在 Stata 中检验 HWE 的命令主要有 genhwcci 和 genhwi 两个,命令行操作比较简单。假设病例组或对照组基因数分别是#AA、#Aa、#aa,则

对于 genhwcci:genhwcci #AA1 #Aa1 #aa1 #AA2 #Aa2 #aa2 [, label(genotypes) binvar]。

对于 genhwi:genhwi #AA #Aa #aa [, label(genotypes) binvar]。

如以数据中"Wang 2015"研究数据为例,先采用 genhwcci 命令进行 HWE 检验,命令如下:

. genhwcci 89 219 113 131 205 89, binvar label(DD DI II)

genhwcci 命令可以提供病例组和对照组的等位基因频率、基因频率,共显性遗传性状的不平衡系数及 HWE 检验结果。genhwcci 命令提供了 3 种检验方法:卡方检验、似然比法、精确法。结果发现:3 种方法对照组 HWE 检验相应 $P$ 值分别为 0.5951、0.5951、0.6242,提示纳入研究的群体符合 HWE 定律。

| Genotype | Case | Control | Total |
|---|---|---|---|
| DD | 89 | 131 | 220 |
| DI | 219 | 205 | 424 |
| II | 113 | 89 | 202 |
| total | 421 | 425 | 846 |

| Case Allele | Case | Frequency | Std. Err. |
|---|---|---|---|
| D | 397 | 0.4715 | 0.0172 (binomial) |
| I | 445 | 0.5285 | 0.0172 (binomial) |
| total | 842 | 1.0000 | |

Estimated disequilibrium coefficient (D) = -0.0109

SE = 0.0121

Hardy-Weinberg Equilibrium Test:

Pearson chi2 (1) = 0.807　Pr= 0.3691

likelihood-ratio chi2 (1) = 0.807　Pr= 0.3690

Exact significance prob = 0.4338

Control

| Allele | Control | Frequency | Std. Err. |
|---|---|---|---|
| D | 467 | 0.5494 | 0.0171 (binomial) |
| I | 383 | 0.4506 | 0.0171 (binomial) |
| total | 850 | 1.0000 | |

Estimated disequilibrium coefficient (D) = 0.0064

SE = 0.0120

Hardy-Weinberg Equilibrium Test:

Pearson chi2 (1) = 0.282　Pr= 0.5951

likelihood-ratio chi2 (1) = 0.282　Pr= 0.5951

Exact significance prob = 0.6242

Test H0: cases under HWE: (given controls under HWE)

likelihood-ratio chi2 (2) = 11.094　Pr= 0.0039

接下来,采用 genhwi 命令进行 HWE 检验,命令如下及结果如下:

. genhwi 226 299 117, label(GG TG TT) binvar

| Genotype | Observed | Expected |
|----------|----------|----------|
| DD | 131 | 128.29 |
| DI | 205 | 210.42 |
| II | 89 | 86.29 |
| total | 425 | 425.00 |

| Allele | Observed | Frequency | Std. Err. |
|--------|----------|-----------|-----------|
| D | 467 | 0.5494 | 0.0171（binomial） |
| I | 383 | 0.4506 | 0.0171（binomial） |
| total | 850S | 1.0000 | |

Estimated disequilibrium coefficient（D）=　0.0064

Hardy-Weinberg Equilibrium Test：

| | | |
|---|---|---|
| Pearson chi2（1）= | 0.282 | Pr= 0.5951 |
| likelihood-ratio chi2（1）= | 0.282 | Pr= 0.5951 |
| Exact significance prob = | | 0.6242 |

## （二）拟合双变量模型

采用 Stata 软件的 mvmeta 命令拟合双变量模型，具体过程为：

首先，以基因型 II 为参照，分别计算 DI vs II 和 DD vs II 的 lnORs，变量名分别为 b1 和 b2。

. gen b1=log((DI1/DI0)/(II1/II0))

. gen b2=log((DD1/DD0)/(II1/II0))

其次，计算方差（变量名分别为 V11、V22）及协方差（变量名为 V12）。

. gen V11=1/II0 +1/II1+1/DI0 +1/DI1

. gen V22=1/II0 +1/II1+1/DD0 +1/DD1

. gen V12=1/II0 +1/II1

最后，拟合双变量 Meta 分析模型，如，采用 mvmeta 命令，以 REML 法拟合双变量 Meta 分析模型。

. mvmeta b V, vars(b1 b2)

主要结果如下：

Multivariate meta-analysis

Variance-covariance matrix = unstructured

| Method = reml | | | Number of dimensions | = | 2 |
| Restricted log likelihood = -6.1156572 | | | Number of observations | = | 6 |

| | Coef. | Std. Err. | z | P>\|z\| | [95% Conf. Interval] | |
|---|---|---|---|---|---|---|
| Overall_mean | | | | | | |
| b1 | -.0581051 | .1886003 | -0.31 | 0.758 | -.4277549 | .3115446 |
| b2 | -.0853773 | .2761069 | -0.31 | 0.757 | -.6265368 | .4557823 |

Estimated between-studies SDs and correlation matrix：

| | SD | b1 | b2 |
|---|---|---|---|
| b1 | .4009427 | 1 | . |
| b2 | .62400749 | .9612088 | 1 |

可以发现：DD vs II 和 DI vs II 的 logORs 点估计及 95%CI 分别为-0.058（-0.428，0.312）和-0.085（-0.627，0.456），查看相应 P 值分别为 0.758 和 0.757，提示这两个系数均等于 0。如果想获得 ORs，则只在 mvmeta 命令行上加上 eform 选择项即可，并与原文单变量策略结果比较，如表 16-6 所示。

表 16-6　经典单变量策略与一般双变量策略结果比较

| 比较基因型 | Meta 分析策略及结果（OR 及 95%CI） | |
| --- | --- | --- |
| | 单变量策略 | 双变量策略 |
| DD vs II | 0.998(0.783, 1, 271) | 0.918(0.534, 1.577) |
| DIvs II | 1.084(0.681, 1.726) | 0.944(0.652, 1.366) |

### （三）辨别遗传模型

先通过 lincom 命令比较两个系数是否相等。

. lincom _b[b2]- _b[b1]

主要结果如下：

（1）　- [Overall_mean]b1 + [Overall_mean]b2 = 0

| | Coef. | Std. Err. | $z$ | $P>|z|$ | [95% Conf. Interval] | |
| --- | --- | --- | --- | --- | --- | --- |
| (1) | -.0272722 | .1278711 | -0.21 | 0.831 | -.2778949 | .2233506 |

从结果中可以发现这两个系数相等，结合拟合双变量模型的结果 $\hat{\beta}_1 = 0$ 且 $\hat{\beta}_2 = 0$，故判定为不相关遗传模型。

## 四、基于随机人群的遗传关联性研究多变量 Meta 分析

Boekholdt 及其同事收集了 10 项研究共有 13 667 研究对象，探讨 TaqIB 基因多态性与血清 HDL-C 水平的关系。具体数据按表 16-7 格式输入 Stata 数据管理器中，其中"studyid"表示研究名称，"b1b1"、"b1b2"、"b2b2"分别表示携带 B1B1、B1B2、B2B2 基因的研究对象数量，"m11"、"m12"、"m22"、"sd11"、"sd12"，"sd12"分别表示携带 B1B1、B1B2、B2B2 基因研究对象血清水平的均数及标准差。

表 16-7　纳入系统评价的 10 项研究的具体数据

| | studyid | b1b1 | b1b2 | b2b2 | m11 | sd11 | m12 | sd12 | m22 | sd22 |
| --- | --- | --- | --- | --- | --- | --- | --- | --- | --- | --- |
| 1 | Physicians' health | 181 | 296 | 38 | 1.18 | 0.32 | 1.24 | 0.33 | 1.33 | 0.36 |
| 2 | Northwick park heart | 500 | 896 | 317 | 0.79 | 0.25 | 0.84 | 0.25 | 0.9 | 0.27 |
| 3 | Reykjawlk | 328 | 596 | 210 | 1.09 | 0.31 | 1.12 | 0.29 | 1.25 | 0.4 |
| 4 | ECTIM | 845 | 1236 | 409 | 1.19 | 0.37 | 1.22 | 0.37 | 1.3 | 0.41 |
| 5 | OPERA | 168 | 25 6 | 100 | 1.36 | 0.36 | 1.38 | 0.38 | 1.48 | 0.42 |
| 6 | EARS | 237 | 380 | 150 | 1.13 | 0.21 | 1.19 | 0.24 | 1.27 | 0.22 |
| 7 | Arca | 284 | 369 | 139 | 1.16 | 0.35 | 1.2 | 0.39 | 1.22 | 0.41 |
| 8 | REGRESS | 256 | 335 | 115 | 0.89 | 0.21 | 0.92 | 0.21 | 1.03 | 0.27 |
| 9 | CARE | 1121 | 1693 | 575 | 0.97 | 0.22 | 1 | 0.23 | 1.07 | 0.24 |
| 10 | WOSCOPS | 500 | 797 | 299 | 1.07 | 0.256 | 1.13 | 0.24 | 1.17 | 0.24 |

### （一）哈代-温伯格平衡检验

方法同上，以命令"genhwi 181 296 88, label(B1B1 B1B2B2B2) binvar"对第一项研究进行 HWE 检验，结果从略。

### （二）拟合双变量模型

首先，计算均数差（变量名分别为 b1、b2）。

. gen b1 = m12 - m11

. gen b2 = m22 - m11

其次，计算方差（变量名分别为 V11、V12）及协方差（变量名为 V12）。

. gen V11 = (sd12)^2/b1b2 + (sd11)^2/b1b1

. gen V22 = (sd22)^2/b2b2 + (sd11)^2/b1b1

. gen V12 = (sd11)^2 /b1b1

最后，拟合双变量模型。

. mvmeta b V, vars(b1 b2)

主要结果如下：

Multivariate meta-analysis

Variance-covariance matrix = unstructured

Method = reml                                    Number of dimensions    =    2

Restricted log likelihood = 41. 161325        Number of observations    =    10

|  | Coef. | Std. Err. | z | P>\|z\| | [95% Conf. Interval] | |
|---|---|---|---|---|---|---|
| Overall_mean |  |  |  |  |  |  |
| b1 | .03945 | .0057868 | 6. 82 | 0. 000 | .0281081 | .0507919 |
| b2 | .1112395 | .0077901 | 14. 28 | 0. 000 | .0959712 | .1265077 |

Estimated between-studies SDs and correlation matrix：

| SD | b1 | b2 | |
|---|---|---|---|
| b1 | .00638921 | 1 | . |
| b2 | .00577229 | −1 | 1 |

可以发现：将 10 项研究的两个突变基因 B1B2，B2B2 与 B1B1 配对比较结果，分别进行合并后均不等于 0，表明 B1B2 vs B1B1，B2B2 vs B1B1 相关血清 LDL 水平的差异有统计学意义。

**（三）辨别遗传模型**

先通过 nlcom，lincom 等比较两个系数是否相等，命令分别如下：

. nlcom _b[b1]/_b[b2]

. lincom _b[b2]- _b[b1]

结果分别为：

    _nl_1： _b[b1]/_b[b2]

|  | Coef. | Std. Err. | z | P>\|z\| | [95% Conf. Interval] | |
|---|---|---|---|---|---|---|
| _nl_1 | .3546408 | .0541789 | 6. 55 | 0. 000 | .248452 | .4608295 |

（1） − [Overall_mean]b1 + [Overall_mean]b2 = 0

|  | Coef. | Std. Err. | z | P>\|z\| | [95% Conf. Interval] | |
|---|---|---|---|---|---|---|
| （1） | .0717894 | .0089803 | 7. 99 | 0. 000 | .0541882 | .0893906 |

通过两种方法检验，可以发现两个系数不相等；结合双变量分析结果，b1 和 b2 两者均不为 0，而 b2 大于 b1，按"$\hat{\beta}_1$，$\hat{\beta}_2 \neq 0$，且 $\hat{\beta}_2 > \hat{\beta}_1$"标准，判断为共显性遗传模型。

# 第三节　基于病例对照和家系关联分析研究的 Meta 分析

基因关联性研究中最常用的两种设计是病例对照和以家系为基础的内在对照设计：病例对照研究比较的是每个 SNP 的等位基因频率在病例组和对照组中的差异，可以计算 OR 及其可信区间；基于家系的研究设计最常用是传递/不平衡检验，比较的是致病基因在传递与不传递等位基因中的频率，它的原理是分析某个等位基因从杂合子的父母传递给患儿的概率是否高于预期值（50%）。如果纳入 Meta 分析的遗传关联性研究中同时含有两类研究，则必须考虑协方差问题。

以探讨 10-重复基因与多动症关系的系统评价中的病例对照研究和家系关联分析的部分数据为例，具体数据按表 16-8 格式输入 Stata 数据管理器中，其中"studyid"表示研究 id，"author"表示研究者，"year"表示发表年限，家系研究的数据中"tdt, notdt"分别表示传递相关基因的例数、不传递相关基因的例数；病例对照研究的数据"a、b、c、d"与表 16-4 中相同。

**表 16-8　纳入系统评价 10 项研究的具体数据**

| | studyid | author | year | tdt | notdt | a | b | c | d |
|---|---|---|---|---|---|---|---|---|---|
| 1 | 1 | waldman | 1998 | 90 | 47 | | | | |
| 2 | 3 | Lunetta | 2000 | 17 | 10 | | | | |
| 3 | 4 | Holmes | 2000 | 40 | 45 | | | | |
| 4 | 5 | Todd | 2001 | 55 | 67 | | | | |
| 5 | 6 | Curran | 2001 | 39 | 20 | | | | |
| 6 | 7 | Curran | 2001 | 39 | 48 | | | | |
| 7 | 8 | Kirley | 2002 | 49 | 30 | | | | |
| 8 | 9 | CEDAR | 2002 | 9 | 9 | | | | |
| 9 | 10 | Kustanovich | 2004 | 119 | 130 | | | | |
| 10 | 10 | Chen | 2003 | 16 | 5 | | | | |
| 11 | 11 | wang | 2004 | 13 | 7 | | | | |
| 12 | 12 | Kim | 2005 | 17 | 16 | | | | |
| 13 | 13 | Feng | 2005 | 76 | 76 | | | | |
| 14 | 14 | Brookes | 2006 | 65 | 32 | | | | |
| 15 | 15 | Brookes | 2006 | 28 | 9 | | | | |
| 16 | 16 | Cheuk | 2006 | | | 116 | 12 | 119 | 9 |
| 17 | 17 | Langley | 2005 | | | 387 | 139 | 424 | 150 |
| 18 | 18 | simseka | 2005 | | | 59 | 33 | 67 | 43 |
| 19 | 19 | Qian | 2004 | 43 | 49 | 578 | 86 | 392 | 40 |
| 20 | 20 | Bobb | 2005 | 20 | 12 | 88 | 238 | 65 | 193 |

　　通过观察数据，研究主要分为 3 大类：基于家系设计、基于病例对照设计、基于家系和病例对照的联合设计。对于前两者可以按照相关公式计算等位基因的 logOR 及其方差；对于第 $i$ 项研究含有家系和病例对照两种设计，则合并效应量 $y_i^{\text{pooled}} = \lambda_i y_i^{\text{CC}} + (1 - \lambda_i) y_i^{\text{TDT}}$，其中 $\lambda_i = \dfrac{\text{var}(y_i^{\text{TDT}}) - \text{cov}(y_i^{\text{CC}}, y_i^{\text{TDT}})}{\text{var}(y_i^{\text{CC}}) + \text{var}(y_i^{\text{TDT}}) - 2\text{cov}(y_i^{\text{CC}}, y_i^{\text{TDT}})}$，

其相应方差为 $\text{var}(y_i^{\text{pooled}}) = \lambda_i^2 \text{var}(y_i^{\text{CC}}) + (1 - \lambda_i)^2 \text{var}(y_i^{\text{TDT}}) + 2\lambda_i(1 - \lambda_i)\text{cov}(y_i^{\text{CC}}, y_i^{\text{TDT}})$；而 $\text{cov}(y_i^{\text{CC}}, y_i^{\text{TDT}}) = 1/a_i + 1/b_i$，其中 $a_i$ 和 $b_i$ 为表 9-4 中 $a_i$ 和 $b_i$。

　　接下来，介绍 Stata 软件具体实现过程。

　　首先，分别计算两种不同类型设计研究的 lnOR 及其标准误。

```
. gen logorcc = log((a * d)/(b * c))
. gen secc = sqrt(1/a+1/b+1/c+1/d)
. gen logortdt = log(btdt/ctdt)
. gen setdt = sqrt(1/btdt+1/ctdt)
```

　　其次，将 3 种不同类型设计研究分为亚组，以 1 表示家系关联设计，2 表示病例对照设计。

```
. gen type = 1 if logortdt! =.&logorcc = =.
. replace type = 2 if logorcc! =.& logortdt = =.
. replace type = 3 if logorcc! =.& logortdt! =.
```

　　再次，计算协方差。

```
. gen cov_tdt_cc = 1/a+1/b if type = = 3
. gen vartdt = 1/b+1/c
. gen varcc = 1/a+1/ b+1/ c+1/ d
. gen lambda = (vartdt-cov_tdt_cc)/(vartdt+varcc-2 * cov_tdt_cc) if type = = 3
```

然后,产生不同亚组单项研究的 logOR 及其标准误,命令如下:

```
. gen logor=logortdt if type==1
. replace logor=logorcc if type==2
. gen se=setdt if type==1
. replace se=secc if type==2
. replace logor=lambda * logorcc+(1-lambda) * logortdt    if type==3
. replace se=sqrt(lambda^2 * varcc+(1-lambda)^2 * vartdt+2 * lambda * (1-lambda) * cov_tdt_cc)    if type==3
```

还可以对变量进行标注,避免忘记每个变量的含义。

```
. label variable logor "combined log-Odds Ratio"
. label variable se "S. E. of combined log-Odds Ratio"
. label define type 1 "TDT" 2 "CC" 3 "CC+TDT"
```

最后,合并效应量、绘制森林图。以固定效应和随机效应模型进行合并,由 metan 命令完成,进行亚组分析,不显示数字化结果,命令如下:

```
. metan logor se, randomi second(fixed) by(type) notable label(namevar=author, yearvar=year) eform xlab(0.2, 0.5,
1, 2, 4, 6) effect(Odds ratio)
```

得森林图如图 16-1 所示,可以发现:异质性检验 $I^2=67.1\%$,表明研究间存在异质性,所以选取随机效应结果。汇总结果显示"10-重复基因"与多动症有比较小的关联(OR=1.24,95%CI:1.05~1.47);亚组分析显示基于家系设计的汇总结果有比较小的关联(OR=1.34,95%CI:1.07~1.67),基于病例对照设计的亚组汇总结果无明显关联(OR=0.99,CI:0.78~1.25);基于联合设计的亚组汇总结果无明显关联(OR=1.12,95%CI:0.66~2.05)。

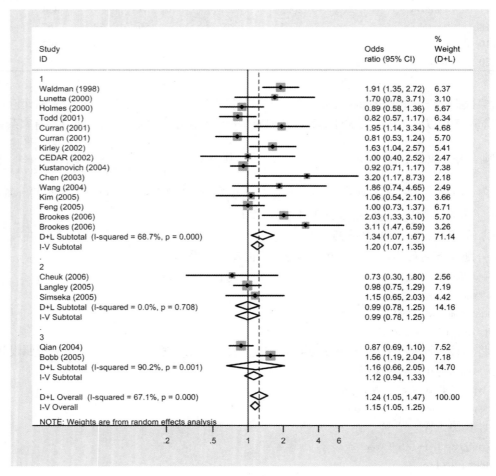

**图 16-1　森林图**

# 第四节 单倍体关联分析研究的 Meta 分析

基于群体数据的关联研究和基于家系的关联研究的分析原理都是基于单个位点的关联分析。虽然对于是否有必要进行单倍体关联分析(haplotype association analysis)有争论,但更多的学者认为有必要进行单倍体关联分析,单倍体关联分析是研究位于同一条染色体上的多个 SNP 位点与复杂疾病之间的关联。

单倍体基因型(简称单倍型)在遗传学上是指在同一染色体上进行共同遗传的多个基因座上等位基因的组合,通俗地认为就是若干个决定同一性状的紧密连锁的基因构成的基因型。与单个 SNP 位点的关联分析相比,单倍体关联分析因考虑 SNP 多位点之间的相互关系,它可能比基于单位点关联分析有更大的功效,目前常用的分析方法有极大似然估计、得分检验、基于 MCMC 的贝叶斯推断等方法。

假设某单倍体有 $n$ 个双等位基因,如果位点 $m(m=1, 2, \cdots, n)$ 以 $A^m$ 和 $B^m$ 表示,则单倍型有 $r=2^n$ 种可能,如以病例对照研究为例,与单倍体相应的人数可以整理成 $2 \times r$ 列表形式,如表 16-9。

**表 16-9 单倍型×相应疾病状态的数据报告格式**

| haplotype($Z_j$) | cases($y=1$) | controls($y=0$) |
|---|---|---|
| 1 | … | … |
| 2 | … | … |
| 3 | … | … |
| … | … | … |
| $r$ | … | … |

Bagos 于 2011 年发表的论文中,建立并评价了几种单倍体关联分析研究的 Meta 分析方法,这些方法可以应用 Stata,SAS,R 等软件轻松实现。本节主要介绍经典的"1 vs 其他"方法和多变量分析策略,并以实例说明在 Stata 中的具体实现。

从探讨 4 个单倍型与自身免疫性甲状腺疾病关系的系统评价数据中,选择与 Graves' disease(GD)有关的数据为例,具体数据按表 16-10 格式输入 Stata 数据管理器中,其中以"a, b, c, d"表示单倍型,以"1, 0"分别表示病例组和对照组。

**表 16-10 纳入系统评价 10 个研究的具体数据**

| | study | a1 | ao | b1 | bo | c1 | c0 | d1 | d0 |
|---|---|---|---|---|---|---|---|---|---|
| 1 | 1 | 162 | 111 | 23 | 36 | 12 | 22 | 81 | 141 |
| 2 | 2 | 149 | 432 | 2 | 5 | 26 | 92 | 39 | 159 |
| 3 | 3 | 421 | 221 | 1 | 71 | 39 | 111 | 96 | |
| 4 | 4 | 76 | 117 | 7 | 7 | 48 | 68 | 100 | |
| 5 | 5 | 293 | 256 | 1 | 126 | 122 | 182 | 236 | |
| 6 | 6 | 336 | 297 | 21 | 43 | 58 | 85 | 102 | |
| 7 | 7 | 394 | 113 | 64 | 17 | 116 | 60 | | |
| 8 | 8 | 21 | 59 | 4 | 15 | 52 | 105 | | |
| 9 | 9 | 222 | 234 | 2 | 28 | 35 | 44 | 73 | |
| 10 | 10 | 589 | 625 | 1 | 262 | 269 | 493 | 793 | |

## 一、经典 Meta 分析策略

经典的"1 vs 其他"方法可以探讨某一单倍型和其他单倍型与某些疾病发的关联有无差异。针对上述数据,假设我们要观察单倍型 a 与其他单倍型(非 a)在 GD 发病的风险比,选择 Stata 软件的

admetan 命令，采用随机效应模型，只显示森林图，不显示数字结果，则命令如下：

```
. gen noa1 = b1+ c1+d1
. gen noa0 = b0+ c0+d0
. gen logorha = log((a1/noa1)/(a0/noa0))
. gen seha = sqrt(1/a1+1/a0+1/noa1+1/noa0)
. admetan logorha seha, eform re notable effect(Odds ratio)
```

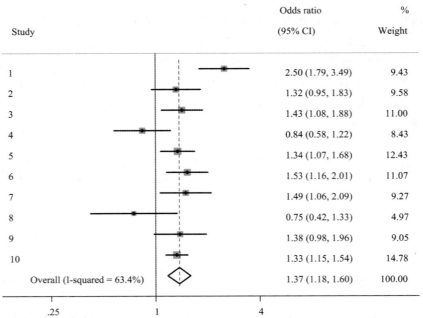

图 16-2　森林图

## 二、多变量分析策略

针对上述数据，如果我们以单倍型 a 为参照，采用多变量分析策略分别探讨其他单倍型与 GD 发病的关联有何不同，可以采用 mvmeta 命令来实现。

首先，以 a 为参照，产生 logOR。

```
. gen h1 = log((b1/ a1)/(b0/a0))
. gen h2 = log((c1/ a1)/(c0/a0))
. gen h3 = log((d1/ a1)/(d0/a0))
```

其次，计算方差及协方。

```
. gen v11 = 1/a0 +1/b0+1/a1 +1/b1
. gen v22 = 1/a0 +1/c0+1/a1 +1/c1
. gen v33 = 1/a0 +1/d0+1/a1 +1/d1
. gen v12 = 1/a0 +1/a1
. gen v13 = 1/a0 +1/a1
. gen v23 = 1/a0 +1/a1
```

再次，对 0 数据格子进行连续校正，因为某些研究中格子含有 0 数据，则需要预处理，按惯例每个格子加 0.5 校正；还可以直接通过手工或命令行操作。

```
. replace h1 = log(((b1+0.5)/(a1+0.5))/((b0+0.5)/(a0+0.5))) if b1 == 0|b0 == 0
. replace h2 = log(((c1+0.5)/(a1+0.5))/((c0+0.5)/(a0+0.5))) if c1 == 0|c0 == 0
. replace h3 = log(((d1+0.5)/(a1+0.5))/((d0+0.5)/(a0+0.5))) if d1 == 0|d0 == 0
. replace v11 = 1/(a0+0.5) +1/(b0+0.5)+1/(a1+0.5) +1/(b1+0.5) if b1 == 0|b0 == 0
```

. replace v22＝1/(a0+0.5)＋1/(c0+0.5)+1/(a1+0.5)＋1/(c1+0.5) if c1==0|c0==0

. replace v33＝1/(a0+0.5)＋1/(d0+0.5)+1/(a1+0.5)＋1/(d1+0.5) if d1==0|d0==0

最后，采用最大限制性似然法合并效应量，并以"OR"形式报告，命令如下：

. mvmeta h v, vars(h1 h2 h3)　eform(OR)

结果如下：

Multivariate meta-analysis

Variance-covariance matrix = unstructured

Method = reml　　　　　　　　　　　　　Number of dimensions　　=　　3

Restricted log likelihood = −17.845618　　Number of observations　=　　10

|  | OR | Std. Err. | z | P>\|z\| | [95% Conf. Interval] | |
|---|---|---|---|---|---|---|
| Overall_mean |  |  |  |  |  |  |
| h1 | .5911784 | .1691454 | −1.84 | 0.066 | .3374244 | 1.035764 |
| h2 | .9169727 | .0870467 | −0.91 | 0.361 | .7612955 | 1.104484 |
| h3 | .6666154 | .0561079 | −4.82 | 0.000 | .5652377 | .7861756 |

Estimated between-studies SDs and correlation matrix：

| SD | h1 | h2 | h3 |
|---|---|---|---|
| h1 | .38519235 | 1 | . | . |
| h2 | .18502705 | .7624631 | 1 | . |
| h3 | .1893215 | .34610706 | .87093579 | 1 |

从中可以发现：b vs a 为 0.59（0.34, 1.04），c vs a 为 0.92（0.76, 1.10），d vs a 为 0.67（0.57, 0.79）。这提示单倍型 d 相对于 a 来讲，与 GD 的发病相关联。

（张天嵩）

# 参考文献

[1]陈竺. 医学遗传学（8 年制）[M]. 2 版.北京：人民卫生出版社，2010.

[2]胡永华. 遗传流行病学 [M]. 北京：北京大学医学出版社，2008.

[3]许健，张辉，黄辰. DNA 多态性的研究进展[J]. 农垦医学，2002，24(1)：68-71.

[4]张天嵩，董圣杰，周支瑞.高级 Meta 分析方法-基于 Stata 实现[M].上海：复旦大学出版社，2015.

[5]Zintzaras E, Lau J. Synthesis of genetic association studies for pertinent gene-disease associations requires appropriate methodological and statistical approaches[J]. J Clin Epidemiol, 2008, 61(7)：634-645.

[6]Trikalinos TA, Salanti G, Khoury MJ, Ioannidis JP. Impact of violations and deviations in Hardy-Weinberg equilibrium on postulated gene-disease associations[J]. Am J Epidemiol, 2006, 163(4)：300-309.

[7]严卫丽.复杂疾病全基因组关联研究进展——遗传统计分析[J].遗传，2008，30(5)：533-549.

[8]Bagos PG. A unification of multivariate methods for meta-analysis of genetic association studies[J]. Stat Appl Genet Mol Biol, 2008, 7(1)：Article31. doi：10.2202/1544-6115.1408.

[9]关海舰，孙高峰，谢惠芳. NF-κB 通路中基因多态性与肺癌易感性的 Meta 分析[J]. 中国循证医学杂志，2019，19(12)：1430-1435.

[10]Boekholdt SM, Sacks FM, Jukema JW, et al. Cholesteryl ester transfer protein TaqIB variant, high-density lipoprotein cholesterol levels, cardiovascular risk, and efficacy of pravastatin treatment：individual patient meta-analysis of 13, 677 subject[J]. Circulation, 2005, 111(3)：278-287.

[11]Yang B, Chan RC, Jing J, et al. A meta-analysis of association studies between the 10-repeat allele of a VNTR polymorphism in the 3'-UTR of dopamine transporter gene and attention deficit hyperactivity disorder[J]. Am J Med Genet B Neuropsychiatr Genet, 2007, 144B(4)：541-550.

[12]Bagos PG. Meta-analysis of haplotype-association studies：Comparison of methods and an empirical evaluation of the literature[J].BMC Genetics, 2011, 12：8.

[13]Kavvoura FK, Akamizu T, Awata T, et al. Cytotoxic T-lymphocyte associated antigen 4 gene polymorphisms and autoimmune thyroid disease：a meta-analysis[J]. J Clin Endocrinol Metab, 2007, 92(8)：3162-3170.

第 17 章
# 诊断性试验的 Meta 分析

## 要 点

- 诊断性试验是指应用实验室检查、影像诊断、仪器检查等手段对疾病进行诊断的检测方法。
- 经典的诊断性试验 Meta 分析多采用单变量策略。
- 新近的诊断性试验 Meta 分析多倾向采用双变量策略及层次综合受试者工作特征曲线模型。
- Stata 软件中的 midas 命令和 metandi 可轻松拟合双变量混合效应模型及 HSROC 模型,其中 midas 命令功能更强大。
- R 软件中 mada 包可以拟合双变量混合效应模型和 HSROC 模型。
- Stata 软件中的 xtmelogit 命令和 R 软件中 mada 包可以用于比较不同实验方法诊断准确性的 Meta 分析。

诊断和治疗是临床两大永恒的话题。正确的诊断是临床医生有效治疗的前提。临床医生在接诊的过程中,经常要考虑的问题是如何把患者与可疑有病、但实际无病的人区别开来,以及如何将患某种病的患者与其他疾病鉴别出来,在这个过程中需要合理运用诊断性试验。在临床实践中,某种诊断性试验可能已有多个研究者进行了研究,但由于这些研究具有不同随机抽样误差,而且各自采用的诊断界点常常不同,所以获得的诊断性试验准确性评价指标如灵敏度和特异度也随之而异。如果对这些研究进行系统评价或 Meta 分析,可以获得更加精确的估计。

## 第一节 诊断性试验基本原理

### 一、诊断性试验定义

诊断性试验(diagnostic test)是指应用实验室检查(生物化学、免疫学、微生物学、病理学等)、影像诊断(超声波、CT、X 线、磁共振等)、仪器检查(心电图、脑电图、核素扫描、内镜等)、临床采集到的症状和体征等手段对疾病进行诊断的一切检测方法,它是卫生保健的重要组成部分。

### 二、诊断性试验基本原理

#### (一)数据类型

正确评价某一诊断性试验,要用金标准(gold standard)诊断或标准诊断、参考标准(reference standard)来确定靶疾病是否真实存在。在单个诊断性试验中,将金标准诊断结果和采用某种新的诊断方法所测得的阳性和阴性结果,整理成如表 17-1 的四格表,以便进一步进行评价

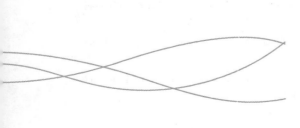

表 17-1　单个诊断性试验的四格表

| 诊断性试验 | 金标准（参考试验） | | 合计 |
| --- | --- | --- | --- |
| | 有靶疾病 | 无靶疾病 | |
| + | a 真阳性（TP） | b 假阳性（FP） | a+b |
| − | c 假阴性（FN） | d 真阴性（TN） | c+d |
| 合计 | a+c | b+d | N |

## （二）评价指标

诊断性试验准确性常用的评价指标如下：

1. 灵敏度和特异度　灵敏度（sensitivity，Sen）可用来衡量某种试验检测出有病的能力，是将实际有病的人正确地判定为真阳性的比例，又称为真阳性率（true positive rate，Tpr）。特异度 specificity，Spe）是衡量试验正确地判定无病者的能力，是将实际无病的人正确地判定为真阴性的比例，又称为真阴性率（true negative rate，Tnr）。

2. 预测值和准确度　根据某一诊断性试验的结果来判断受试者的患病概率称为预测值（predictive value，PV）。在诊断性试验结果阳性的受试者中，金标准证实有病的病例（真阳性）所占的比例称为阳性预测值（positive predictive value，+PV）；在诊断性试验结果为阴性的受试者中，金标准证实无病的病例（真阴性）所占的比例称为阴性预测值（negative predictive value，−PV）。假阳性率（false positive rate，Fpr）也称误诊率或第一类错误（α），是指将正常人错误地判定为有病的比例，特异度越高，误诊越少，理想的试验假阳性率应为 0；假阴性率（false negative rate，Fnr）也称漏诊率或第二类错误（β），是指将患者错误地判定为无病的比例，灵敏度越高，漏诊越少，理想的试验假阴性率应为 0。患病率是指以诊断性试验检测的全部病例中，真正"有病"所占的比例。准确度（accuracy，Ac）又称为符合率，是指某项诊断性试验的全部真阳性者和真阴性者占受试对象总和的比例，反映了诊断性试验结果与金标准试验结果一致或符合的程度。准确度越高，诊断性试验的误诊和漏诊比例越低。

3. 似然比　似然比（likelihood ratio，LR），是指患者中出现某种试验结果的概率与非患者中出现相应结果的概率之比，用来说明患者出现该结果的概念是非患者的多少倍，代表的是一个诊断性试验区分有病和无病的能力大小。它是诊断性试验综合评价的理想指标，综合了灵敏度和特异度的临床意义。对于结果为二分类的试验，似然比分为阳性似然比（positive likelihood ratio，+LR）和阴性似然比（negative likelihood ratio，−LR）。阳性似然比是指真阳性率与假阳性率之比，说明患者中某种试验出现阳性结果的机会是非患者的多少倍；比值越大说明患病的概率越大，试验结果的诊断价值越高。阴性似然比是假阴性率与真阴性率之比，说明患者中某种试验出现阴性结果的机会是非患者的多少倍；比值越小，试验结果的价值越高。

4. 诊断比数比和相对诊断比数比　诊断比数比（diagnostic odds ratio，DOR）虽然在临床实践中很难应用，但在诊断性试验的 Meta 分析中是一个常用的综合评价指标。它将灵敏度和特异度、阳性似然比和阴性似然比等成对指标溶于一个指标中，用来说明某种试验阳性结果的机会是阴性结果的倍数。相对诊断比数比（relative diagnostic odds ratio，RDOR）是指两个诊断性试验的诊断比数比之比。

5. SROC 曲线　当各研究间有阈值效应时，估计综合诊断性试验准确性的方法是综合受试者工作特征（symmetric receiver operator characteristic，SROC）曲线法，而不是合并灵敏度和特异度、似然比和 DOR 等单一指标。SROC 曲线法是针对同一检测指标的多个不同试验进行 Meta 分析，根据它们的比数比的权重，拟合 SROC 曲线综合评价诊断性试验的准确性，从 SROC 曲线上可以得到每项研究的灵敏度和特异度。SROC 的另一个可选合并统计量同曲线下面积（the area under the curve，AUC），它也不依赖于诊断阈值：良好的诊断性试验 AUC 接近于 1；而不佳诊断性试验 AUC 接近于 0.5，如果 AUC＝0.5，则表示该诊断性试验不具备诊断能力；AUC<0.5 在实际的诊断性试验中是不存在的。$Q$ 指数定义为在 SROC 曲线上，"Sen＝Spe"，且最靠近左上角的一点的坐标，是一常用的统计量。

上述评价指标的计算公式见表 17-2。

表 17-2　主要评价指标的计算公式

| 评价指标 | 计算公式 |
| --- | --- |
| 灵敏度 | $Sen = a/(a+c)$ |
| 特异度 | $Spe = d/(b+d)$ |
| 阳性预测值 | $+PV = a/(a+b)$ |
| 阴性预测值 | $-PV = d/(c+d)$ |
| 假阳性率 | $Fpr = b/(b+d)$ |
| 假阴性率 | $Fnr = c/(a+c)$ |
| 患病率 | $Prevalence = (a+c)/(a+b+c+d)$ |
| 准确度 | $Ac = (a+d)/(a+b+c+d)$ |
| 阳性似然比 | $+LR = [a/(a+c)]/[b/(b+d)] = Sen/(1-Spe)$ |
| 阴性似然比 | $-LR = [c/(a+c)]/[d/(b+d)] = (1-Sen)/Spe$ |
| 诊断比数比 | $DOR = +LR/-LR = (a \times d)/(b \times c)$ |
| 曲线下面积 | $AUC = DOR \times [(DOR-1)-\ln(DOR)]/(DOR-1)^2$ |
| $Q$ 指数 | $Q = \sqrt{DOR}/(1+\sqrt{DOR})$ |

### (三)诊断性试验 Meta 分析中评价指标的合理选择

诊断性试验 Meta 分析的汇总指标，可以分为合并点估计(例如合并敏感性、合并特异性)和 SROC 曲线两种形式。

在理想情况下，如果所有原始研究是在相似的临床环境中使用相同的诊断阈值，并且敏感性和特异性在各研究之间没有显著差异，计算合并点是合适的。然而，这种理想情况，在实践或临床研究中很少发生。

如果有证据表明各原始研究在敏感性和特异性有显著变化和/或存在阈值效应，则仅使用合并点估计是不恰当的，因为这种指标不能正确反映试验准确性在原始研究之间的变异性，可能会错过有关研究之间异质性的重要信息。在这种情况下，构建 SROC 曲线以展示原始研究的不同敏感性和特异性之间的相关关系更为合适。

### 三、诊断性试验 Meta 分析的步骤

(1)提出临床问题，明确 Meta 分析的目的。

(2)制订相关检索策略，查找相关文献，确定文献纳入及排除标准。

(3)评价研究的质量，比较常用的是 QUADAS-2 质量评价工具，从病例选择、待评价试验、金标准、病例流程和进展情况等 4 个部分评估研究可能存在的偏倚风险，以及利用前 3 个部分评估临床适用性。

(4)提取数据。在提取原始文献中的数据时，通常使用提前设计好的结构化数据提取表，该表通常包括以下信息：①原始研究的基本信息、例如作者、发表年份、所属机构信息、患者招募年份、样本量、研究设计类型和目标疾病的诊断标准等；②研究中患者的人口统计学信息，例如年龄和性别；③诊断性试验信息，例如诊断性试验的名称和生产厂商或技术规格，确定诊断性试验阳性所用的阈值；④以诊断 2×2 表格的形式记录诊断准确性的结果，其中包括真阳性(TP)、假阳性(FP)、假阴性(FN)和真阴性(TN)的数量。如果原始研究中仅报告了敏感性和特异性，而没有提供 TP、FP、FN 和 TN 的数值，研究者需要利用任何可用信息(例如患病或未患病患者的总数)构建诊断 2×2 表。

(5)进行 Meta 分析，具体分析方法将在本章第二节和第三节中详细介绍。

### 四、诊断性试验 Meta 分析与经典 Meta 分析的区别

与传统的治疗／干预类研究的 Meta 分析相比，诊断性试验的 Meta 分析具有不同的特点。其中最重要的区别是，诊断性试验的准确性通常同时由敏感性和特异性这一对指标来衡量。尽管我们可以利用诊断优势比（DOR）作为单一指标来衡量诊断准确性，但是它无法为临床实践提供有意义的实用信息，所以不建议作为主要指标。其次，诊断性试验的结果，是一个二分类变量（阴性或阳性），通常是基于某种诊断标准或诊断阈值来确定的，不同的研究可能采用不同的阈值或标准，这些阈值或标准会极大地影响诊断准确性的估计。例如，为了提高诊断性试验的敏感性而更改诊断性试验的阈值会导致特异性降低，反之亦然。另外，诊断性试验准确性研究的异质性相比于治疗／干预类研究来说，更为严重。比如，对于同一种诊断性试验，不同研究机构采用的技术可能差异很大；即使在同一机构中，也可能存在几种不同的仪器设备。此外，不同的原始研究，在研究设计、研究对象纳入／排除标准和疾病状态金标准／参考标准的选择等，也可能存在很大差异。

### 五、诊断性试验 Meta 分析常用的模型及模型估计

最初的 Meta 分析以灵敏度和特异度作为主要的合并对象，然而却忽略了敏感度及特异度之间的负相关性，可能低估整个诊断性试验正确性。后来的 SROC 中采用 DOR 将研究的灵敏度及特异度通过相应的转化形式形成一个单一的指标，以评估诊断性试验的正确性，但是、也存在一定的缺点：首先，传统的 SROC 法属于固定效应模型，即假定模型系数 a 和 b 在不同的研究中是固定不变的，因此变异只来源于阈值效应和研究内的抽样误差，忽略了研究间的变异。当存在明显的研究间差异时，固定效应模型可能给出有偏估计并且低估标准误；其次，在标准的 SROC 固定效应模型中，D 和 S 存在正相关或负相关性可能被忽略，尽管在实践中忽略相关性对结果的影响不明显；再次，由于 SROC 采用线性回归的方法进行计算，因此对于因变量 D 应当满足线性回归的基本要求，但实际中往往并不符合正态性，因而计算结果并不可靠。

鉴于经典 Meta 分析方法的不足，国内外学者提出几种关于诊断实验准确性 Meta 分析的新策略——多层次模型，如层次综合受试者工作特征曲线模型（hierarchical summary ROC model，HSROC model）、双变量混合效应模型（bivariate mixed effects model，简称 bivariate model）等。HSROC 模型关注的是通过模型参数对 SROC 曲线或比较 SROC 曲线进行推断，但有学者认为参数化过分复杂，不便解释，且迭代估计不够稳定；双变量模型关注的是通过模型参数对灵敏度和特异度进行推断，而且一般采用随机效应法来估计综合效应值及各自 95% 置信区间。在没有协变量的情况下，这两个模型在数学上是等效的，并提供等效的合并敏感性和特异性的估计值，都可以使用 Stata、SAS、R 等软件的相关宏命令和扩展包或直接编程来实现。在进行 Meta 分析时，选择任何一个方法进行建模，都可以通过对结果进行转换得到另外一个模型的参数。当存在协变量时，与 HSROC 模型相比，双变量模型能够将协变量合并到模型中，因此更易于使用。双变量模型主要用于估计敏感性和特异性的合并值，以及研究其预期值如何随研究水平的协变量变化而变化。相应的，HSROC 模型更适合用于估计 SROC 曲线，以及研究代表诊断准确性的 ROC 曲线的位置和形状如何随研究水平的协变量变化而变化。

#### （一）双变量模型

为了避免传统的 SROC Meta 分析方法的缺点，Reitsma 等提出的双变量模型。双变量模型的基本原理是将各项研究的灵敏度及特异度经过 logit 变换后，使其符合正态分布。双变量模型保留了原始数据的二维特性，同时考虑了灵敏度和特异度之间的负相关，实质为随机效应模型，通过模型的拟合可以获得灵敏度和特异度的综合评估值及两者之间负相关的值。

假设第 $i$ 项研究的灵敏度和特异度分别为 $P_{Ai}$ 和 $P_{Bi}$，相应的 logit 转换为 $\mu_{Ai}$ 和 $\mu_{Bi}$，则双变量线性混合效应模型为：

水平 1（研究内变异）：$\begin{pmatrix} \text{logit}(P_{Ai}) \\ \text{logit}(P_{Bi}) \end{pmatrix} \sim N\left( \begin{pmatrix} \mu_{Ai} \\ \mu_{Bi} \end{pmatrix}, C_i \right)$ , $C_i = \begin{pmatrix} s_{Ai}^2 & 0 \\ 0 & s_{Bi}^2 \end{pmatrix}$

其中，$C_i$ 为研究间方差矩阵，$s_{Ai}^2$ 和 $s_{Bi}^2$ 分别表示第 i 研究的灵敏度和特异度 logit 转换后均数（$\mu_{Ai}$、$\mu_{Bi}$）的方差。

水平 2（研究间变异）：$\begin{pmatrix} \text{logit}(P_{Ai}) \\ \text{logit}(P_{Bi}) \end{pmatrix} \sim N\left(\begin{pmatrix} \mu_{Ai} \\ \mu_{Bi} \end{pmatrix}, \sum_{AB}\right)$，$\sum_{AB} = \begin{pmatrix} \delta_A^2 & \delta_{AB} \\ \delta_{AB} & \delta_B^2 \end{pmatrix}$

其中，$\sum_{AB}$ 为研究间经 logit 转换后灵敏度及特异度的方差–协方差矩阵，$M_A$ 和 $M_B$ 为转换后正态分布的均数；$\delta_A^2$ 和 $\delta_B^2$ 分别表示 logit 转换后灵敏度、特异度研究间方差估计值；$\delta_{AB}$ 表示 logit 转换后灵敏度、特异度研究间协方差估计值。可以发现双变量模型在不包含协变量的情况下具有 5 个参数。

双变量模型通过似然函数进行拟合，可以获得 logit 转换后灵敏度、特异度及其标准误、95% 置信区间，logit 转换后灵敏度研究间方差估计值、特异度方差估计值及两者间的协方差估计值等参数；然后可以进一步求出阳性、阴性似然比、DDR 及 logit 转换后灵敏度及特异度的相关系数等其他指标。

### （二）HSROC 模型

由 Rutter 等提出，是对固定效应综合受试者工作特征曲线模型的扩展，用于合并评价多个诊断研究的灵敏度和特异度这一常用配对指标。假设研究 i 中某一患者疾病状态 j 的阳性概率为 $\pi_{ij}$，其中 $j=0$ 表示无病，$j=1$ 表示有病，因此灵敏度 $P_{Ai} = \pi_{i1}$，特异度 $P_{Bi} = 1 - \pi_{i0}$，则 HSROC 模型为：

水平 1（研究内变异）：$\text{logit}(\pi_{ij}) = (\theta_i + \alpha_i X_{ij}) \exp(-\beta X_{ij})$；

水平 2（研究间变异）：$\theta_i \sim N(\Theta, \sigma_\theta^2)$；$\alpha_i \sim N(\Lambda, \sigma_\alpha^2)$。

其中 $X_{ij} = 0.5$ 表示无病，$X_{ij} = 0.5$ 表示有病；$\theta_i$ 为切割点参数，表示阳性域值，其均数和方差分别为 $\Theta$ 和 $\sigma_\theta^2$；$\alpha_i$ 为精确度参数，其均数和方差分别为 $\Lambda$ 和 $\sigma_\alpha^2$；$\beta$ 为尺度参数，表示 ROC 曲线不对称性。因此，该模型中实际含有 $\Lambda$、$\Theta$、$\beta$、$\sigma_\alpha^2$、$\sigma_\theta^2$ 5 个参数，前三者选择均匀分布，后两者选择逆伽马分布。可以发现 HSROC 模型中不包含协变量时也具有 5 个参数。

## 六、诊断性试验 Meta 分析常用的软件

很多统计软件都可用于诊断性试验 Meta 分析。RevMan 作为 Cochrane 官方提供的分析软件，可以用来绘制森林图以及 Moses-Littenberg SROC 曲线；另外一个常用的软件是 Meta-disc，它可以分别合并敏感性和特异性，绘制 Moses-Littenberg SROC 曲线，以及使用协变量进行 Meta 回归分析。但是，它们无法提供上文提到的多层次模型，因此不建议使用这些软件中提供的方法。

目前，提供双变量模型或 HSROC 模型进行诊断性试验 Meta 分析功能的常用软件包括 Stata（midas 或 metandi 命令）、R（mada 包）和 SAS（metadas 宏）等。本章中将以实例主要介绍基于 Stata 和 R 的分析操作步骤。

（王俊峰，徐国增，张天嵩）

# 第二节　Stata 软件在诊断性试验 Meta 分析中的应用

在 Stata 软件中，midas 命令和 metandi 命令都可以对诊断准确度进行 Meta 分析。这两个命令各有其优势，midas 命令因其提供更多分析选项，使用更为广泛，但是一些输出结果存在错误。所以在使用 Stata 软件进行诊断性试验的 Meta 分析时，需要根据具体分析进行选择，灵活应用这两个命令。

## 一、命令下载与安装

midas 与 metandi 是 Stata 非官方命令，在首次使用前，需要在联网情况下先运行以下命令进行安装：

```
ssc install metandi
ssc install midas
```

## 二、midas 命令在诊断性试验 Meta 分析中的应用

### (一)midas 命令使用方法

midas 可以拟合该模型双变量模型。它可以提供广泛的统计和绘图结果。采用双变量混合效应模型估算系数和变量–协变量矩阵，它可以计算合并灵敏度和特异度、合并似然比和诊断比数比；提供总的和相关的异质性统计结果，并应用统计学方法和图示法等评价和探索异质性、协变量效应、发表偏倚、单项研究对总的合并效应量结果的影响等，命令行操作格式为：

midas 变量名［，选择项］。midas 命令需要用户提供 2×2 四格频数表，而且其后的变量必须依次是：真阳性数、假阳性数、假阴性数、真阴性数。模型选项中，estimator(g|x)：用于指定估计命令，g 代表 Stata9.0 系列版本中 gllamm 命令，而 x 代表 Stata10.0 系列版本中的 xtmelogit 命令。在 estimator(g|x)必须后跟以下列选择项之一或更多才能正常工作，如 pddam( )、fagan、forest( )、rocplane、sroc1、sroc2、hetfo、results( )、table( )、lrmatrix 等。

请注意 midas 主要有新旧两个命令版本，两者选择项有差异，有兴趣的读者可以查看自带帮助文件。新版本(2.0)功能更为强大，但目前只能调用 xtmelogit 命令，而老版本(1.0)还能调用 gllamm 命令，如果在应用时遇到有错误提示时，建议使用老版本 midas 调用 gllamm 命令来拟合模型。

接下来，以 Alongi 等发表的一篇 Meta 分析文献为例，该 Meta 分析评价电子计算机断层扫描(CT)和正电子发射计算机断层扫描(PET)两种影像学检验技术对非小细胞肺癌分期的诊断价值，共纳入 13 项研究。假设数据如表 17-3 输入 Excel 文件，置于 C 盘根目录下，命名为 Alongi.xlsx 以备分析使用，含有的变量主要有研究名称、诊断方法、患者招募方法、是否使用金标准、患者总数、真阳性、假阳性、真阴性、假阴性、质量评分等，分别以"Study、Method、Enrolment、Gold、N、tp、fp、tn、fn、Qscore"表示。

表 17-3 纳入 Meta 分析的 13 项研究的具体数据

| Study | Method | Enrolment | Gold | N | tp | fp | tn | fn | Qscore |
|---|---|---|---|---|---|---|---|---|---|
| Vansteekinste, 1998 | PET | 1 | 1 | 62 | 26 | 6 | 28 | 2 | 16 |
| | CT | 1 | 1 | 58 | 21 | 5 | 26 | 7 | 16 |
| Albes, 1999 | PET | 1 | 1 | 27 | 14 | 2 | 9 | 2 | 16 |
| | CT | 1 | 1 | 27 | 15 | 3 | 8 | 1 | 16 |
| Marom, 1999 | PET | 0 | 1 | 79 | 40 | 4 | 31 | 4 | 15 |
| | CT | 0 | 1 | 79 | 26 | 5 | 30 | 18 | 15 |
| Richter, 1999 | PET | 0 | 0 | 22 | 9 | 1 | 12 | 0 | 10 |
| | CT | 0 | 0 | 27 | 5 | 1 | 12 | 4 | 10 |
| Kubota, 2000 | PET | 1 | 0 | 18 | 3 | 0 | 12 | 3 | 12 |
| | CT | 1 | 0 | 18 | 4 | 4 | 8 | 2 | 12 |
| Pieterman, 2000 | PET | 1 | 1 | 22 | 29 | 10 | 60 | 3 | 16 |
| | CT | 1 | 1 | 22 | 24 | 24 | 46 | 8 | 16 |
| Weng, 2000 | PET | 1 | 1 | 50 | 11 | 2 | 33 | 4 | 14 |
| | CT | 1 | 1 | 50 | 8 | 9 | 30 | 3 | 14 |
| Poncelet, 2001 | PET | 1 | 1 | 62 | 6 | 9 | 44 | 3 | 16 |
| | CT | 1 | 1 | 62 | 5 | 17 | 36 | 4 | 16 |

续表 17-3

| Study | Method | Enrolment | Gold | N | tp | fp | tn | fn | Qscore |
|---|---|---|---|---|---|---|---|---|---|
| Luketich, 2001 | PET | 1 | 1 | 40 | 4 | 7 | 27 | 2 | 14 |
| | CT | 1 | 1 | 40 | 3 | 10 | 24 | 3 | 14 |
| Kiernan, 2002 | PET | 1 | 1 | 88 | 22 | 9 | 54 | 3 | 14 |
| | CT | 1 | 1 | 92 | 16 | 4 | 63 | 9 | 14 |
| VonHaag, 2002 | PET | 0 | 0 | 52 | 4 | 4 | 42 | 2 | 10 |
| | CT | 0 | 0 | 52 | 3 | 16 | 30 | 3 | 10 |
| Antoch, 2003 | PET | 1 | 1 | 27 | 8 | 2 | 16 | 1 | 16 |
| | CT | 1 | 1 | 27 | 7 | 7 | 10 | 3 | 16 |
| Halter, 2004 | PET | 0 | 1 | 116 | 72 | 3 | 31 | 10 | 15 |
| | CT | 0 | 1 | 106 | 63 | 8 | 26 | 9 | 15 |

## （二）计算合并统计量的点估计及置信区间

首先导入数据。

. import excel "C：\Alongi. xlsx"，sheet("Sheet1") firstrow

以 midas 命令合并 CT 诊断方法的研究（在命令中加入 if Mehtod=="CT"选项即可），报告所有模型参数结果。

. midas tp fp fn tn if Method=="CT"，res(all)

主要结果如下：

SUMMARY DATA AND PERFORMANCE ESTIMATES

Number of studies = 13

Reference-positive Units = 274

Reference-negative Units = 462

Pretest Prob of Disease = 0. 37

Deviance = 125. 9

AIC = 135. 9

BIC = 142. 2

BICdiff = 4. 8

Correlation (Mixed Model)= -0. 32

Proportion of heterogeneity likely due to threshold effect = 0. 10

Interstudy variation in Sensitivity：ICC_SEN = 0. 06, 95% CI = [ 0. 00- 0. 14]

Interstudy variation in Sensitivity：MED_SEN = 0. 60, 95% CI = [ 0. 55- 0. 72]

Interstudy variation in Specificity：ICC_SPE = 0. 07, 95% CI = [ 0. 00- 0. 16]

Interstudy variation in Specificity：MED_SPE = 0. 62, 95% CI = [ 0. 56- 0. 72]


ROC Area, AUROC = 0. 81 [0. 69 - 0. 89]

Heterogeneity (Chi-square)：LRT_Q = 7. 722, df = 2. 00, LRT_p = 0. 011

Inconsistency (I-square)：LRT_I2 = 74, 95% CI = [ 43-100]


| Parameter | Estimate | 95% CI |
|---|---|---|
| Sensitivity | 0. 72 | [0. 63, 0. 79] |
| Specificity | 0. 76 | [0. 69, 0. 82] |
| Positive Likelihood Ratio | 3. 1 | [2. 3, 4. 0] |
| Negative Likelihood Ratio | 0. 37 | [0. 28, 0. 49] |
| Diagnostic Odds Ratio | 8 | [5, 14] |

结果解读：第一部分给出基本统计信息和模拟合统计量；第二部分给出异质性检验及 SROC 曲线下面积结果；第三部分给出主要的合并指标，如灵敏度、特异度、阳性似然比、阴性似然比、诊断优势比等诊断性试验经典指标的合并统计量的点估计、标准误差和 95% 置信区间。要注意的是，如果要查 midas 命令获得的双变量模型参数，需要通过 display r( ) 命令实现，并且由于编程错误，midas 命令会给出相反的 var( logitSE) 和 var( logitSP)估计值。

异质性检验统计量中 Correlation ( Mixed Model)代表经 logit 转换后的敏感度和特异度，在双变量模型中的相关系数；Proportion of heterogeneity likely due to threshold effect 是相关系数的平方，直接用其衡量来源于阈值效应的异质性，并没有可靠的理论依据，因此研究者应谨慎使用 midas 命令的输出结果，尽量避免盲目照搬。双变量相关可以通过图示法来显示，如：

    . midas tp fp fn tn if Method = = "CT" , bivbox

得双变量盒形图( bivariate box plot) 如图 17-1 所示。该图用来描述灵敏度和特异度相互依存关系，图中内部椭圆形表示数据点的中位数分布区域，其外椭圆形表示 95% 置信界限，可以看出灵敏度和特异度都比较低，提示不存在阈值效应的证据。该图还可以用于判断有无异质性，图中大部分研究落在中间区域，只有 1 项研究落在外面，提示研究间可能不存在异质性。

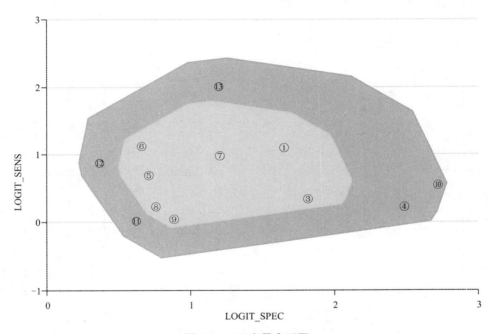

**图 17-1  双变量盒形图**

此外，混合模型中得到的相关系数，与常用的判断阈值效应的 Spearman 相关系数并不相同，如果想要根据 Spearman 相关系数判断阈值效应，需要运行以下命令即可得出敏感度和特异度的 Spearman 相关系数为 0.04。

    . gen Sens = tp/( tp+fn)

    . gen Spec = tn/( tn+fp)

    . spearman Sens Spec if Method = = "CT"

主要结果如下：

Number of obs =          13

Spearman's rho =        0.0441


Test of Ho：Sens and Spec are independent

    Prob >|t| =        0.8862

### (三)绘制森林图

midas 命令可以绘制敏感度、特异度、诊断优势比、阳性似然比及阴性似然比等主要指标的森林图，绘制森林图主要包括以下命令选项：

（1）bfor（dss|dlor|dlr），将两张森林图同时输出在同一窗口中，其中 dss 表示给出敏感度和特异度的森林图，dlor 表示给出诊断优势比的森林图，dlr 表示给出似然比的森林图。（2）id（varlist）为森林图添加标签，可添加标签应能超过 4 个。（3）ford 为在森林图的右边输出纳入的单项研究的估计值和95%可信区间。（4）fors 为在森林图的下方出合并统计量的估计值。

如以绘制敏感性和特异性森林图为例，命令如下：

. midas tp fp fn tn if Method = = "CT", id(Study) texts(0.60) bfor(dss) ford fors

得灵敏度和特异度的森林图如图 17-2 所示。结果解读：森林图左侧展示了每项原始研究的敏感度及其 95% 置信区间，以及通过 Meta 分析得到的合并敏感度 0.72；森林图右侧展示了每项原始研究的特异度及其 95% 置信区间，以及通过 Meta 分析得到的合并特异度 0.76。此外，midas 命令在森林图右下角还同时给出了异质性检验的统计量。

然而需要注意的是，由于诊断性试验的 Meta 分析中可能存在阈值效应，不建议使用 Cochran $Q$ 检验或 Higgins $I^2$ 统计量来判断是否存在异质性以及评估异质性的程度，因为它们都是分别对敏感度和特异度进行分析，而没有考虑由阈值效应引起的变异。建议仅用森林图展示敏感度和特异度，而不应过度解读森林图中包含的异质性检验结果。

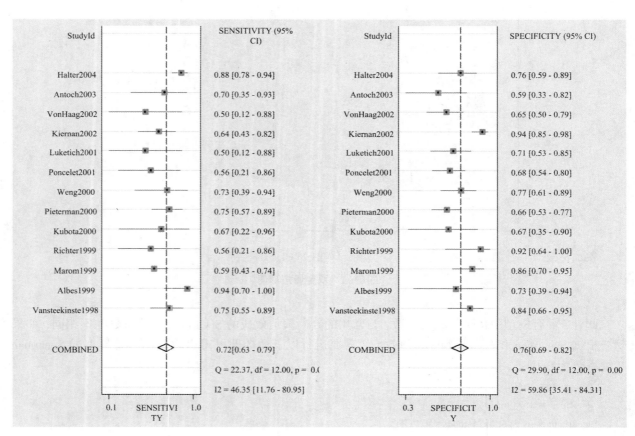

**图 17-2　森林图**

### (四)绘 SROC 曲线，计算 AUC

绘制 SROC 曲线主要采用 sroc（nnoe|pred|conf|both）命令选项，其中 pred 表示给出 95%可预测区域，conf 表示给出 95%可信区间，both 表示同时给出 95%可预测区域和可信区间。绘制 SROC 曲线命

令如下：

. midas tp fp fn tn if Method = = " CT" , sroc( both)

得 SROC 曲线图如图 17-3 所示，AUC 点估计及 95%CI 为 0.81(0.69, 0.89)。

还可以利用图形来展示和判断异质性的大小。例如，通过观察原始研究的结果与 SROC 曲线的接近程度来判断异质性的程度；也可以通过比较 95% 的可信区间与 95% 预测区域的大小来检验异质性，如果 95% 预测区域远大于 95% 可信区间，说明存在较高的异质性。从图 17-3 中可以发现，原始研究的敏感度–特异度并没有很好地沿着 SROC 曲线附近分布，95% 预测区域相比于 95% 可信区间也比较大，所以可以判断研究间存在一定的异质性。

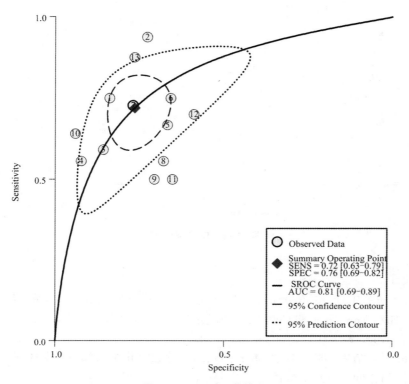

图 17-3　SROC 曲线图

### （五）发表偏倚检验

midas 采用线性回归法检验漏斗图不对称性，用以评价发表偏倚。如果回归系数不等于零，说明存在发表偏倚。选择项 pubbias 指线性回归法检验漏斗图的不对称性；funnel 指绘制 Deek 漏斗图，是以 DOR 和效应量估计为两轴的平面图，Deek 漏斗图中的直线与横轴( DOR 轴)的夹角越接近 90°，提示存在发表偏倚的可能性越小。命令如下：

. midas tp fp fn tn if Method = = " CT" , pubbias

得数字化结果如下及漏斗图如图 17-4 所示。结果解读：图 17-3 中回归线接近竖直，代表存在发表偏倚的可能性较小；而线性回归系数为-8.95，P=0.113，提示无显著的不对称性。在实际运用中，由于阈值效应的存在，仅用 DOR 比单一指标分析是否存在发表偏倚，从方法角度讲，值得商榷，建议谨慎使用。

STATISTICAL TESTS FOR SMALL STUDY EFFECTS/PUBLICATION BIAS

| yb | Coef. | Std. Err. | t | P>|t| | [95% Conf. Interval] | |
|---|---|---|---|---|---|---|
| Bias | −8.950965 | 5.204175 | −1.72 | 0.113 | −20.40528 | 2.503347 |
| Intercept | 3.594019 | .7757093 | 4.63 | 0.001 | 1.886694 | 5.301343 |

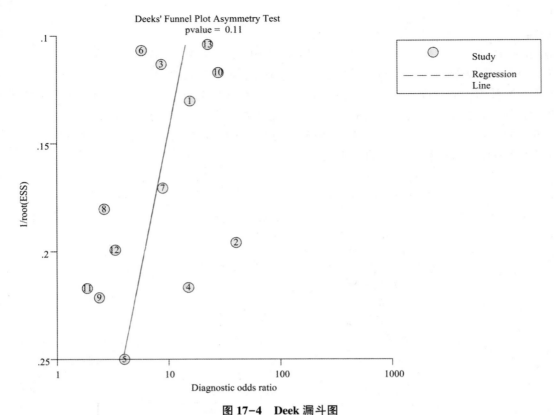

图 17-4　Deek 漏斗图

## (六)Meta 回归

可以采用 midas 命令中选择项 regvars(varlist)进行单变量的回归分析,并将结果以表格和森林图的形式显示出来。如对 Enrolment 和 Gold 两个协变量进行 meta 回归,命令如下:

. midas tp fp fn tn if Method == "CT" , reg( Enrolment Gold)

得单变量 Meta 回归结果和联合模型 Meta 回归结果等数字化结果如下,森林图如图 17-5,结果解读与传统的 Meta 回归相同,在此不赘述。

Sensitivity and Specificity

| Parameter | category | nstudies | Sensitivity | p1 | Specificity | p2 |
|---|---|---|---|---|---|---|
| Enrolment | Yes | 9 | 0.72 [0.63 - 0.82] | 0.24 | 0.75 [0.67 - 0.83] | 0.03 |
|  | No | 4 | 0.71 [0.57 - 0.85] | . | 0.79 [0.68 - 0.90] | . |
| Gold | Yes | 10 | 0.74 [0.66 - 0.82] | 0.64 | 0.77 [0.70 - 0.84] | 0.32 |
|  | No | 3 | 0.58 [0.34 - 0.82] | . | 0.73 [0.58 - 0.89] | . |

Joint Model

| Parameter | category | LRTChi2 | Pvalue | I2 | I2lo | I2hi |
|---|---|---|---|---|---|---|
| Enrolment | Yes | 0.34 | 0.85 | 0 | 0 | 100 |
| No | . | . | . | . | . | . |
| Gold | Yes | 2.08 | 0.35 | 4 | 0 | 100 |
| No | . | . | . | . | . | . |

## (七)模型诊断

因为一些非统计学家和实践者认为,Meta 分析是数据处理过程而非模型拟合,所以在 Meta 分析中,一般很少进行模型诊断。然而基于复杂似然方法的 Meta 分析模型,评价其错误假设、拟合优度和识别离群或潜在影响结果的数据点是非常重要的。midas 命令提供了数种图形化模型检验功能,可以通过加用 modchk(all)选择项完成,如:

. midas tp fp fn tn if Method == "CT" , modchk( all)

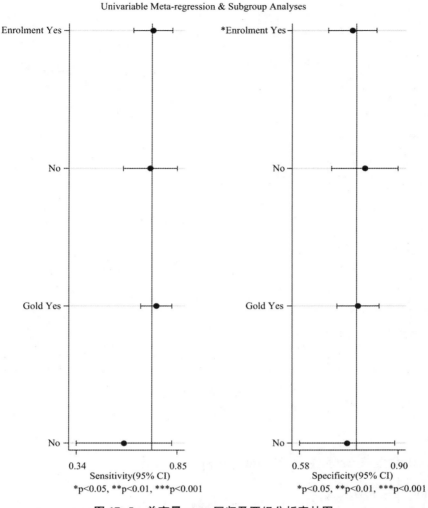

Univariable Meta-regression & Subgroup Analyses

图 17-5　单变量 meta 回归及亚组分析森林图

得图 17-6。

（八）临床应用

1. 绘制 Fagan 图　miads 命令的选择项 fagan(0~0.99)可用来生成 Fagan 图，显示验前概率、似然比及验后概率的关系。以表 17-3 中的数据为例，假设某医生根据某患者的病史和体征，估计其患非小细胞肺癌的可能性为 50%（验前概率），CT 检查发现为阳性，再判断非小细胞肺癌的可能性（验后概率），命令如下：

. midas tp fp fn tn if Method＝＝"CT", fagan(0.5)

得 Fagan 图如图 17-7 所示，图中包括验前概率（左柱）、似然比（中柱）、验后概率（右柱），通过左柱的验前概率 50% 连接中柱的阳性似然比 3，则可以得到验后概率为 75%。

2. 绘制似然比点状图　midas 命令可以绘制似然比点状图（likelihood ratio scattergram），用于判断某诊断在临床中的应用价值。仍以 CT 数据为例：

. midas tp fp fn tn if Method＝＝"CT", lrmat

得似然比点状图，如图 17-8 所示。

结果解读：似然比点状图分为 4 个象限，左上限 LRP>10，且 LRN<0.1，表示可以确诊和排除诊断；右上限 LRP>10，且 LRN>0.1，表示可以确诊；左下限 LRP<10，且 LRN<0.1，表示可以除外诊断；右下限 LRP<10，且 LRN>0.1，表示既不能确诊，也不能除外诊断。因此，从汇总分析的结果发现 CT 检查对非小细胞癌的临床诊断价值有限。

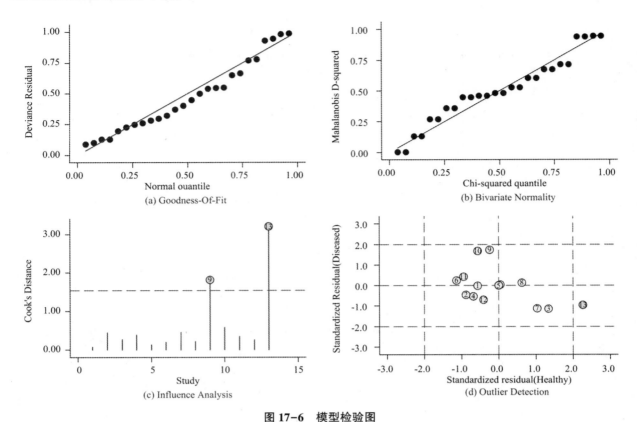

图 17-6　模型检验图

（a）拟合优度；（b）正态性；（c）强影响点；（d）离群点

### 三、metandi 命令在诊断性试验 Meta 分析中的应用

#### （一）metandi 命令使用方法

metandi 命令是在 gllmm 的基础上开发完成的，能够同时给出双变量模型和 HSROC 模型的统计结果，通常在不存在协变量的情况下，二者的统计结果是一致的，但 metandi 命令不能绘制显示敏感性和特异性的森林图，也无法进行 Meta 回归分析。其命令行操作格式为：

metandi tp fp fn tn，［参数］

其中，常用的参数有：tp、fp、fn、tn 分别代表真阳性数、假阳性数、假阴性数、真阴性数；plot 用于绘制 SROC 图；force，如果纳入研究中的一项或多项研究，tp+fn = 0 或 tn+fp = 0 时，强制"metandi"拟合数据；ip(g丨m)指定求积方法，默认 ip(g)，为笛卡尔积，以"gllamm"命令拟合模型(需要指定"gllamm"参数)时选用 ip(m)；nip(#)指定积分点，默认为 5，数值越大精确度越高；nobivariate，nohsroc，nosummarypt 分别为不显示双变量模型、HSROC 模型、经典诊断性试验指标合并量等结果。

在运用"metandi"包进行诊断实验 Meta 分析时要注意两点：一是如果 HSROC 模型中含有协变量，则不能由 metandi 命令来拟合；二是在拟合模型过程中，使用 gllamm 可能会遇到"con-vergence not achieved：try with more quadrature points""loglikelihood cannot be computed"等错误提示，要通过 nip( ) 参数增加积分点，如将默认的 5 改为 7 等。

#### （二）计算合并统计量的点估计及可信区间

首先，导入数据。

. import excel "C：\Alongi. xlsx"，sheet("Sheet1")firstrow

其次，仍以表 17-3 中的 CT 检查方法数据为例，用 metandi 命令来计算诊断准确度的合并统计量。

. metandi tp fp fn tn if Method = = "CT"，nolog

得数字化结果如下：

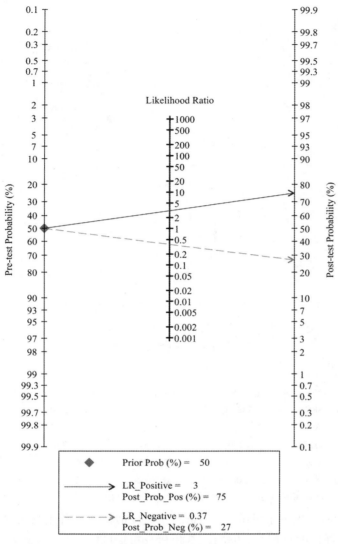

**图 17-7　Fagan 图**

Meta-analysis of diagnostic accuracy

Log likelihood　　＝ −62.974984　　　　　　　Number of studies ＝　　　13

| | Coef. | Std. Err. | z | P>\|z\| | [95% Conf. Interval] | |
|---|---|---|---|---|---|---|
| Bivariate | | | | | | |
| E(logitSe) | .9406851 | .2059241 | | | .5370813 | 1.344289 |
| E(logitSp) | 1.175791 | .1854809 | | | .8122554 | 1.539327 |
| Var(logitSe) | .1936679 | .1645452 | | | .0366315 | 1.023906 |
| Var(logitSp) | .2450995 | .1714092 | | | .0622384 | .9652199 |
| Corr(logits) | −.321777 | .5904334 | | | −.9252765 | .7430518 |
| HSROC | | | | | | |
| Lambda | 2.106295 | .2548697 | | | 1.60676 | 2.605831 |
| Theta | −.055412 | .3279181 | | | −.6981197 | .5872957 |
| beta | .1177597 | .5438045 | 0.22 | 0.829 | −.9480776 | 1.183597 |
| s2alpha | .2955307 | .3127226 | | | .0371436 | 2.351371 |
| s2theta | .1439886 | .1000231 | .0369006 | .561854 | | |
| Summary pt. | | | | | | |

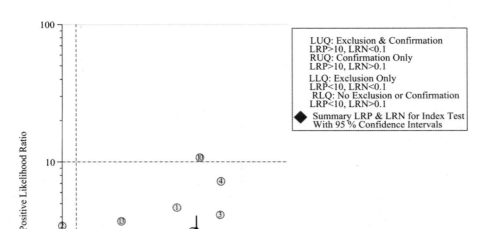

**图 17-8　似然比点状图**

| Se | . 719238 | . 0415832 | . 6311332 | . 7931944 |
| Sp | . 7641902 | . 0334243 | . 6925899 | . 8233669 |
| DOR | 8. 301834 | 2. 11406 | 5. 039829 | 13. 67515 |
| LR+ | 3. 050077 | . 440599 | 2. 298002 | 4. 048286 |
| LR- | . 367398 | . 0542711 | . 2750423 | . 4907656 |
| 1/LR- | 2. 721844 | . 4020638 | 2. 037633 | 3. 635804 |

Covariance between estimates of E( logitSe) & E( logitSp)　-. 0059807

结果解读：metandi 命令提供了灵敏度、特异度、阳性似然比、阴性似然比、诊断优势比等诊断性试验经典指标的合并统计量的点估计、标准误差和 95% 可信区间。与 midas 命令相比，metandi 命令的输出结果更为精确( 小数点后保留更多位数)；metandi 还提供了双变量模型和 HSROC 模型的参数估计和标准误差，这些参数可用于 RevMan 软件中实施 Meta 分析。

HSROC 模型给出的结果中，$\beta$( 对应"beta")估计值及 95% 可信区间为 0. 12( -0. 95, 1. 18)，且 $Z$ 统计量为 0. 22，相应 $P = 0. 83$，提示 SROC 是对称的；反映诊断性试验判别能力的效应指标( 对应"Lambda")的估计值及 95% 可信区间为 2. 21( 1. 61, 2. 61)，提示 CT 诊断肺小细胞癌具有一定的准确性。

### (三)绘制 SROC 曲线，计算 AUC

SROC 曲线、95% 的可信区间与 95% 预测区域可以通过 metandi 命令绘制，命令如下：

```
. metandiplot tp fp fn tn if Method = = "CT", nolog notruncate
```

得 SROC 曲线图如图 17-9 所示，默认 HSROC 图中给出综合 ROC 图、每项研究估计及总合并量的工作点、HSROC 曲线及 95% 可信区间、95% 预测区域等。可以发现：原始研究的敏感度-特异度并没有很好地沿着 SROC 曲线附近分布，95% 预测区域相比于 95% 可信区间也比较大，所以可以判断研究间存在一定的异质性。如果遇到 midas 命令提供的 95% 预测区域与 metandi 命令提供的 95% 预测区域不一致的情况，建议以 metandi 的结果为准。

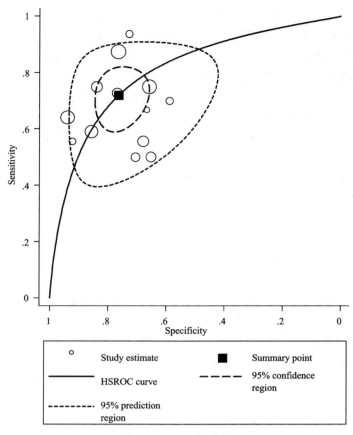

**图 17-9 SROC 曲线**

## 四、xtmelogit 在诊断性试验 Meta 分析中的应用

在同一个 Meta 分析中比较两种诊断性试验，是近年来诊断性试验 Meta 分析的发展趋势。如果原始研究中提供了两种待比较诊断方法的交叉列联表（即 2×2×2 表），使用更复杂的统计方法可以得到更准确的比较结果。然而，在现阶段的诊断性试验原始研究中，大部分只评价一种诊断性试验，少数同时评价两种诊断性试验，通常只是分别报告两种诊断方法的 2×2 表，这就使得用简单的方法在一个 Meta 分析中比较两种诊断性试验，成为一种可行的方法。

针对表 17-3 中数据，首先将 PET 和 CT 字符串变量分别变为 1 和 0 的数字型数据，然后利用 midas 命令中 Meta 回归功能来进行两种不同诊断方法的比较。具体过程如下：

. gen PET = 1

. replace PET=0 if Method= = " CT"

. midas tp fp fn tn，reg( PET)

主要结果如下：

Sensitivity and Specificity

| Parameter | category | nstudies | Sensitivity | p1 | Specificity | p2 |
|---|---|---|---|---|---|---|
| PET | Yes | 13 | 0.86 [0.81 − 0.91] | 0.14 | 0.88 [0.84 − 0.92] | 0.00 |
|  | No | 13 | 0.72 [0.65 − 0.80] | . | 0.76 [0.70 − 0.82] | . |

Joint Model

| Parameter | category | LRTChi2 | P value | I2 | I2lo | I2hi |
|---|---|---|---|---|---|---|
| PET | Yes | 17.92 | 0.00 | 89 | 78 | 100 |
|  | No | . | . | . | . | . |

可以发现：CT 与 PET 的灵敏度差异无统计学意义（$P=0.14$），而 CT 与 PET 的特异度差异有统计学意义（$P<0.01$），但是通过观察 CT 与 PET 的灵敏度的可信区间并没有重合（[0.65-0.80] 与 [0.81-0.91]），与检验 $P$ 值有所矛盾，提示在实际应用中不要直接引用 Meta 回归中的结果。

是否有其他方法来得到更可靠的诊断方法间的比较结果呢？我们还可以直接利用 Stata 中的 xtmelogit 命令（实际上 midas 命令在 Stata10 以上版本调用的是 xtmelogit 命令），更直接地比较两种诊断方法的灵敏度和特异度间是否有显著差异。

首先，读入数据后，重新整理数据格式，把宽数据变为长数据，同时产生一些协变量，具体过程如下：

```
. import excel "C：\Alongi. xlsx", sheet("Sheet1") firstrow
. gen PET = 1
. replace PET=0 if Method=="CT"
. gen long n0=fp+tn
. gen long n1=fn+tp
. gen long true1=tp
. gen long true0=tn
. gen long study= _n
. reshape long n true, i(study) j(sens)
. sort study sens
. gen byte spec=1-sens
. gen seCT=0
. gen spCT=0
. gen sePET=0
. gen spPET=0
. replace seCT=1 if PET==0 & sens==1
. replace spCT=1 if PET==0 & spec==1
. replace sePET=1 if PET==1 & sens==1
. replace spPET=1 if PET==1 & spec==1
```

其次，将研究水平视为随机效应，拟合无截距多水平混合效应 logistic 回归模型，命令为：

```
. xtmelogit true seCT sePET spCT spPET, nocons || study：sens spec, nocons cov(un) binomial(n)
refineopts(iterate(3)) intpoints(5) variance nolr
```

主要结果如下：

| | | | | | | |
|---|---|---|---|---|---|---|
| Mixed-effects logistic regression | | | | Number of obs | = | 52 |
| Binomial variable：n | | | | | | |
| Group variable：study | | | | Number of groups | = | 26 |
| | | | | | | |
| | | | | Obs per group：min | = | 2 |
| | | | | avg | = | 2.0 |
| | | | | max | = | 2 |
| | | | | | | |
| Integration points = 5 | | | | Wald chi2(4) | = | 302.34 |
| Log likelihood = -113.38328 | | | | Prob > chi2 | = | 0.0000 |

| true | Coef. | Std. Err. | z | P>|z| | [95% Conf. Interval] | |
|---|---|---|---|---|---|---|
| seCT | .9583448 | .1940642 | 4.94 | 0.000 | .577986 | 1.338704 |
| sePET | 1.810598 | .2183314 | 8.29 | 0.000 | 1.382676 | 2.238519 |
| spCT | 1.154799 | .1560415 | 7.40 | 0.000 | .8489634 | 1.460635 |
| spPET | 1.972253 | .1817868 | 10.85 | 0.000 | 1.615957 | 2.328549 |

| Random-effects Parameters | Estimate | Std. Err. | [95% Conf. Interval] | |
|---|---|---|---|---|
| study：Unstructured | | | | |
| var(sens) | .1463198 | .1210564 | .0289114 | .7405205 |
| var(spec) | .1317413 | .0903626 | .0343459 | .5053233 |
| cov(sens, spec) | −.065021 | .0833019 | −.2282897 | .0982477 |

最后，通过 test 命令分别比较模型中 CT 和 PET 灵敏度和特异度的系数是否相等，命令为：

. test seCT = sePET

. test spCT ＝　 spPET

主要的结果分别为：

（1）　[eq1]seCT − [eq1]sePET = 0

chi2( 1) = 　　8.76

Prob > chi2 = 　　0.0031

（1）　[eq1]spCT − [eq1]spPET = 0

chi2( 1) = 　　11.87

Prob > chi2 = 　　0.0006

结果解读：在混合效应 logistic 回归模型中，假设 CT 与 PET 有不同的灵敏度和特异度，并分别求出各自的值（经 logit 转换后），然后用 test 命令比较 seCT 与 sePET 是否相等，$P=0.0031$，可以拒绝零假设，即认为 CT 与 PET 的灵敏度不同。同样对 spCT 与 spPET 做检验，$P=0.0006$，认为 CT 与 PET 的特异度不同。

（王俊峰，张天嵩）

# 第三节　R 软件在诊断性试验 Meta 分析中的应用

在 R 软件中有很多包可以进行诊断性试验准确性的 Meta 分析，比如 mada 包、HSROC 包、bamdit 包等。本节主要介绍如何利用 R 中 mada 包来进行诊断性试验的 Meta 分析。

## 一、mada 包的安装与使用

mada 包是 Doebler 于 2015 年开发的基于 R 语言的分析包，还在不断更新。mada 包中提供双变量模型的参数估计，并通过转换给出 HSROC 模型的参数估计。另外，mada 包中还包含了一些没有得到广泛使用的诊断性试验进行 Meta 分析的方法，这里就不展开介绍了。

在使用 mada 包中的命令之前，需要在 R 中安装它，命令如下：

> install. packages("mada")

mada 包中的 reitsma() 函数可以拟合双变量模型，其使用方法为：

reitsma(data = NULL, subset=NULL, formula = NULL, TP="TP", FN="FN", FP="FP", TN="TN", alphasens = 1, alphafpr = 1, correction = 0.5, correction. control = "all", method = "reml", control = list(), …)

其中，data 用于指定数据；formula 用于 Meta 回归分析；TP、FN、FP、TN 分别表示四格表中的真阳性、假阴性、假阳性、真阴性，请注意，这些变量名必须是大写。

## 二、mada 包在诊断性试验 Meta 分析中的应用

以表 17-3 中的数据为例，说明使用 mada 包的使用。

### (一)数据读入

首先，将 Excel 文件中的数据读入到 R 软件中。在这里，介绍另一个导入 Excel 格式数据读入到 R

软件的包：readxl 包。同样，需要在 R 中安装它：

> install. packages("readxl")

如果 mada 和 readxl 包都已安装，则在进行 Meta 分析时加载它们。

> library(mada)

> library(readxl)

> data <- read_excel("C：/Alongi. xlsx", col_names = TRUE)

数据导入后，可以通过 View(data)查看数据。并且将原数据中的变量名 tp、fn、fp、tn 由小写字母改为大写字母，以满足 mada 包对变量名的要求。

> data $TP <- data $tp

> data $FN <- data $fn

> data $FP <- data $fp

> data $TN <- data $tn

可以用 subset()函数将数据分为 CT 和 PET 两个数据集，便于进一步分析。

> dataCT <- subset(data, data $Method == "CT")

> dataPET <- subset(data, data $Method == "PET")

## (二)计算合并统计量的点估计及可信区间

在 mada 包中，reitsma()函数可以用来拟合双变量模型，该命令的名字来源于双变量模型最早的提出者 Johannes Reitsma。如针对 CT 数据：

> reitsma(dataCT)

> summary(reitsma(dataCT))

主要结果如下：

Bivariate diagnostic random-effects meta-analysis

Estimation method：REML


Fixed-effects coefficients

|  | Estimate Std. | Error | z | $Pr(>|z|)$ | 95%ci. lb | 95%ci. ub | |
|---|---|---|---|---|---|---|---|
| tsens. (Intercept) | 0.864 | 0.195 | 4.418 | 0.000 | 0.480 | 1.247 | * |
| tfpr. (Intercept) | −1.107 | 0.175 | −6.321 | 0.000 | −1.450 | −0.764 | * |
| sensitivity | 0.703 | − | − | − | 0.618 | 0.777 | |
| false pos. rate | 0.248 | − | − | − | 0.190 | 0.318 | |

Signif. codes： 0 ' * ' 0.001 ' ' 0.01 ' * ' 0.05 '.' 0.1 ' ' 1

Variance components：between-studies Std. Dev and correlation matrix

|  | Std. | Dev tsens | tfpr |
|---|---|---|---|
| tsens | 0.419 | 1.000 | . |
| tfpr | 0.443 | 0.225 | 1.000 |


| logLik | AIC | BIC |
|---|---|---|
| 17.106 | −24.213 | −17.922 |

AUC： 0.788

Partial AUC (restricted to observed FPRs and normalized)： 0.65


HSROC parameters

| Theta | Lambda | beta | sigma2theta | sigma2alpha |
|---|---|---|---|---|
| −0.093 | 1.964 | 0.057 | 0.114 | 0.288 |


结果解读：上述结果中给出了合并灵敏度和合并特异度(1−0.25 = 0.75)的点估计及 95%可信区间

分别为 0.70(0.62, 0.78)和(0.68, 0.81)。

### (三)绘制森林图和 SROC 曲线

绘制森林图的具体过程如下，得森林图，如图 17-10 所示。

```
> par( opar)
> forest( madad( dataCT) , type = "sens" , xlab = "Sensitivity" , snames = dataCT $Study)
> forest( madad( dataCT) , type = "sens" , xlab = "Sensitivity" , snames = dataCT $Study)
> par( opar)
```

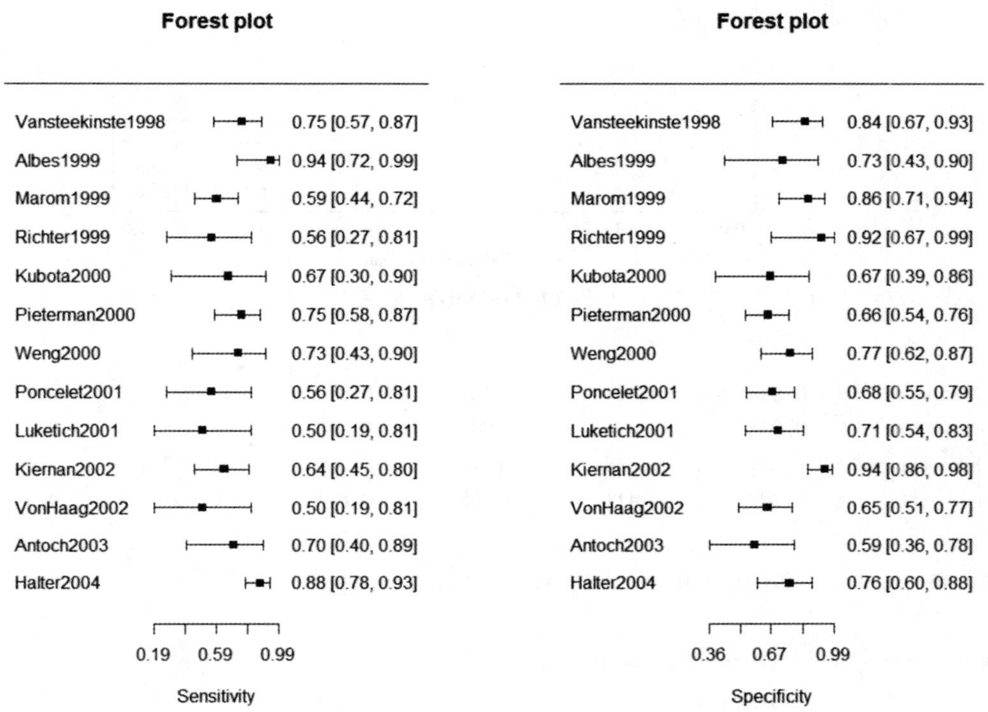

| Forest plot | | Forest plot | |
|---|---|---|---|
| Vansteekinste1998 | 0.75 [0.57, 0.87] | Vansteekinste1998 | 0.84 [0.67, 0.93] |
| Albes1999 | 0.94 [0.72, 0.99] | Albes1999 | 0.73 [0.43, 0.90] |
| Marom1999 | 0.59 [0.44, 0.72] | Marom1999 | 0.86 [0.71, 0.94] |
| Richter1999 | 0.56 [0.27, 0.81] | Richter1999 | 0.92 [0.67, 0.99] |
| Kubota2000 | 0.67 [0.30, 0.90] | Kubota2000 | 0.67 [0.39, 0.86] |
| Pieterman2000 | 0.75 [0.58, 0.87] | Pieterman2000 | 0.66 [0.54, 0.76] |
| Weng2000 | 0.73 [0.43, 0.90] | Weng2000 | 0.77 [0.62, 0.87] |
| Poncelet2001 | 0.56 [0.27, 0.81] | Poncelet2001 | 0.68 [0.55, 0.79] |
| Luketich2001 | 0.50 [0.19, 0.81] | Luketich2001 | 0.71 [0.54, 0.83] |
| Kiernan2002 | 0.64 [0.45, 0.80] | Kiernan2002 | 0.94 [0.86, 0.98] |
| VonHaag2002 | 0.50 [0.19, 0.81] | VonHaag2002 | 0.65 [0.51, 0.77] |
| Antoch2003 | 0.70 [0.40, 0.89] | Antoch2003 | 0.59 [0.36, 0.78] |
| Halter2004 | 0.88 [0.78, 0.93] | Halter2004 | 0.76 [0.60, 0.88] |
| 0.19  0.59  0.99 | Sensitivity | 0.36  0.67  0.99 | Specificity |

图 17-10　森林图

绘制 SROC 曲线图的具体过程如下，得 SROC 曲线图如图 17-11 所示。

```
> plot( reitsma( dataCT) , sroclwd = 2 , main = "SROC curve" , predict=T , extrapolate=T)
> points( fpr( dataCT) , sens( dataCT) , pch = 2)
> legend( "bottomright" , c( "SROC" , "conf. region" , "pred. region" ) , lwd = c( 2 , 1 , 1) , lty=c( 1 , 1 , 2) )
```

### (四)Meta 回归

mada 包可以用来进行 Meta 回归，只需要在 reitsma 命令中加入 formula 选项，并且在~之后指定需要分析的协变量。以 Enrolment 为例：

```
> reitsma( dataCT, formula = cbind( tsens, tfpr) ~ Enrolment)
> summary( reitsma( dataCT, formula = cbind( tsens, tfpr) ~ Enrolment) )
```

主要的结果如下：

Bivariate diagnostic random-effects meta-analysis

Estimation method：REML

Fixed-effects coefficients

| | Estimate Std. | Error | $z$ | $Pr(>|z|)$ | 95%ci. lb | 95%ci. ub |
|---|---|---|---|---|---|---|

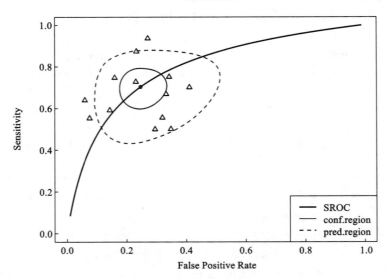

图 17-11　SROC 曲线

| | | | | | | | |
|---|---|---|---|---|---|---|---|
| tsens. (Intercept) | 0.836 | 0.337 | 2.481 | 0.013 | 0.176 | 1.496 | * |
| tsens. Enrolment | 0.036 | 0.424 | 0.086 | 0.932 | -0.795 | 0.867 | |
| tfpr. (Intercept) | -1.266 | 0.348 | -3.641 | 0.000 | -1.947 | -0.584 | * |
| tfpr. Enrolment | 0.209 | 0.411 | 0.508 | 0.611 | -0.597 | 1.016 | |

Signif. codes：0 ' * ' 0.001 ' ' 0.01 ' * ' 0.05 '.' 0.1 ' ' 1

Variance components：between-studies Std. Dev and correlation matrix

| | Std. | Dev tsens | tfpr |
|---|---|---|---|
| tsens | 0.464 | 1.000 | . |
| tfpr | 0.493 | 0.220 | 1.000 |

| logLik | AIC | BIC |
|---|---|---|
| 17.268 | -20.535 | -11.729 |

　　mada 包还同时支持对多个协变量进行 Meta 回归，只要在多个协变量之间用"+"连接即可：

```
> reitsma(dataCT, formula = cbind(tsens, tfpr) ~ Enrolment + Gold)
> summary(reitsma(dataCT, formula = cbind(tsens, tfpr) ~ Enrolment + Gold))
```

主要结果如下：

Bivariate diagnostic random-effects meta-regression

Estimation method：REML

Fixed-effects coefficients

| | Estimate Std. | Error | z | $Pr(>|z|)$ | 95%ci. lb | 95%ci. ub | |
|---|---|---|---|---|---|---|---|
| tsens. (Intercept) | 0.329 | 0.529 | 0.622 | 0.534 | -0.707 | 1.365 | |
| tsens. Enrolment | -0.114 | 0.432 | -0.263 | 0.792 | -0.961 | 0.733 | |
| tsens. Gold | 0.715 | 0.585 | 1.222 | 0.222 | -0.432 | 1.862 | |
| tfpr. (Intercept) | -1.010 | 0.449 | -2.251 | 0.024 | -1.890 | -0.130 | * |

| | | | | | | |
|---|---|---|---|---|---|---|
| tfpr. Enrolment | 0.383 | 0.451 | 0.848 | 0.396 | −0.502 | 1.268 |
| tfpr. Gold | −0.454 | 0.526 | −0.864 | 0.388 | −1.485 | 0.577 |

Signif. codes： 0 ‘ * ’ 0.001 ‘ ’ 0.01 ‘ * ’ 0.05 ‘.’ 0.1 ‘ ’ 1

Variance components：between-studies Std. Dev and correlation matrix

| | Std. | Dev tsens | tfpr |
|---|---|---|---|
| tsens | 0.439 | 1.000 | . |
| tfpr | 0.484 | 0.455 | 1.000 |

| logLik | AIC | BIC |
|---|---|---|
| 19.167 | −20.333 | −9.011 |

### （五）比较两种诊断性试验

对于两种诊断的比较，可以通过将"诊断方法"作为协变量进行 meta 回归，并对两种方法（经 logit 转换）的敏感度和特异度的差异进行统计检验。

> summary( reitsma( data, formula = cbind( tsens, tfpr) ~ Method))

主要结果如下：

Bivariate diagnostic random-effects meta-analysis

Estimation method：REML

Fixed-effects coefficients

| | Estimate Std. | Error | z | Pr(>\|z\|) | 95%ci. lb | 95%ci. ub | |
|---|---|---|---|---|---|---|---|
| tsens. (Intercept) | 0.813 | 0.188 | 4.328 | 0.000 | 0.445 | 1.182 | * |
| tsens. MethodPET | 0.734 | 0.283 | 2.595 | 0.009 | 0.180 | 1.288 | |
| tfpr. (Intercept) | −1.025 | 0.132 | −7.761 | 0.000 | −1.283 | −0.766 | * |
| tfpr. MethodPET | −0.767 | 0.203 | −3.777 | 0.000 | −1.164 | −0.369 | * |

Signif. codes： 0 ‘ * ’ 0.001 ‘ ’ 0.01 ‘ * ’ 0.05 ‘.’ 0.1 ‘ ’ 1

Variance components：between-studies Std. Dev and correlation matrix

| | Std. | Dev tsens | tfpr |
|---|---|---|---|
| tsens | 0.409 | 1.000 | . |
| tfpr | 0.238 | 0.164 | 1.000 |

| logLik | AIC | BIC |
|---|---|---|
| 47.049 | −80.099 | −66.440 |

结果解读：上述结果显示的是对"诊断方法"进行 Meta 回归的结果。其中，tsens. MethodPET 代表 PET 相对于 CT 的敏感度的差别，其 $P=0.009$，说明 PET 的敏感度优于 CT；tfpr. MethodPET 代表 PET 相对于 CT 的假阳性率（1-特异度）的差别，其 $P<0.001$，说明 PET 的敏感度优于 CT（因为是 1-特异度，所以负号代表特异度更佳）。

除 Meta 回归外，还可以通过观察两种诊断方法的 SROC 曲线，来比较两种诊断的准确度。具体过程如下，得两种诊断方法的 SROC 曲线图如图 17-12 所示。

> dataCT <- subset( data, data $Method == "CT")

> dataPET <- subset( data, data $Method == "PET")

> fit. CT <- reitsma( dataCT)

```
> fit. PET <- reitsma(dataPET)
> plot(fit. CT, xlim = c(0, 1), ylim = c(0, 1), pch=16, main = "Comparison of CT and PET")
> lines(sroc(fit. PET), lty = 2, col=2)
> ROCellipse(fit. PET, lty = 2, pch = 17, col=2, add = TRUE)
> points(fpr(dataCT), sens(dataCT), cex = 1, col=1)
> points(fpr(dataPET), sens(dataPET), pch = 2, cex = 1, col=2)
> legend("bottomright", c("CT", "PET"), pch = 1: 2, lty = 1: 2, col=1: 2)
> legend("bottomleft", c("data", "summary estimate"), pch = c(0, 15))
```

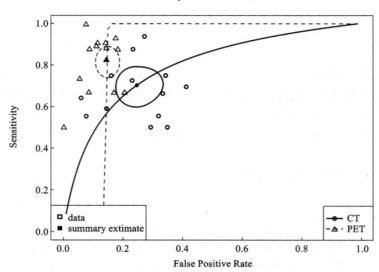

**图 17-12　SROC 曲线比较 CT 和 PET 的敏感度和特异度**

　　结果解读：通过比较 CT 和 PET 的 SROC 曲线，可以发现在大部分区域，PET 的 SROC 曲线都在 CT 上方，并且 PET 的 95% 可信区间在 CT 的左上方，所以可以得出 PET 的诊断准确性要优于 CT 的结论。

（王俊峰）

## 参考文献

[1]张天嵩, 钟文昭, 李博. 实用循证医学方法学[M]. 2 版, 长沙：中南大学出版社, 2014.

[2]张天嵩, 董圣杰, 周支瑞. 高级 Meta 分析方法-基于 Stata 实现[M]. 上海：复旦大学出版社, 2015.

[3]Takwoingi Y, Riley RD, Deeks JJ. Meta-analysis of diagnostic accuracy studies in mental health[J]. Evid Based Ment Health, 2015, 18(4)：103-109.

[4]余小金, 柏建岭, 荀鹏程, 等. Bayesian 两变量层次模型及在诊断性试验系统评价中的应用[J]. 循证医学, 2009, 9 (6)：373-377.

[5]祝慧萍, 方龙, 夏欣, 等. 双变量模型在诊断性试验 Meta 分析中的应用[J]. 华中科技大学学报（医学版）, 2010, 39 (1)：78-81.

[6]Reitsma JB, Glas AS, Rutjes AWS, et al. Bivariate analysis of sensitivity and specificity produces informative summary measures in diagnostic reviews[J]. J Clin Epidemiol, 2005, 58(10)：982-990.

[7]Harbord RM, Whiting P. metandi：Meta-analysis of diagnostic accuracy using hierarchical logistic regression[J]. Stata, 2009, 9(2)：211-229.

[8]张天嵩, 熊茜. HSROC 模型在诊断性试验 Meta 分析中的应用及 Stata 实现[J]. 循证医学, 2012, 12(4)：241- 243, 247.

［9］Chu H, Cole SR. Bivariate meta-analysis of sensitivity and specificity with sparse data: a generalized linear mixed model approach［J］. J Clin Epidemiol, 2006, 59(12): 1331-1332.

［10］Rutter CM, Gatsonis CA. A hierarchical regression approach to meta - analysis of diagnostic test accuracy evaluations［J］. Statist Med, 2001, 20(19): 2865-2884.

［11］Bossuyt P, Davenport C, Deeks J, et al. Cochrane handbook for systematic reviews of diagnostic test accuracy［J］. Cochrane Collaboration, 2008.

［12］Lee J, Kim KW, Choi SH, et al. Systematic review and meta-analysis of studies evaluating diagnostic test accuracy: a practical review for clinical researchers-part II. Statistical methods of meta-analysis［J］. Korean J Radiol, 2015, 16(6): 1188-1196.

［13］Biondi-Zoccai G. Diagnostic Meta-analysis: A useful tool for clinical decision-making［M］. Berlin: Springer Publishing Compang, 2018.

［14］Whiting PF, Rutjes AW, Westwood ME, QUADAS-2: a revised tool for the quality assessment of diagnostic accuracy studies［J］. Ann Intern Med, 2011, 155(8): 529-536.

［15］Wang J, Leeflang M. Recommended software/packages for meta-analysis of diagnostic accuracy［J］. J Lab Precis Med, 2019, 4: 22.

# 第 18 章
# 累积 Meta 分析

**要 点**

- 累积 Meta 分析是指在某研究领域中按某一次序(如时间次序)及时进行新的 Meta 分析的过程。
- 临床试验的累积 Meta 分析可以有助于做出临床疗效/损害的判断,制订临床治疗方法的指南推荐等。
- 累积 Meta 分析可以通过 Stata 软件的 metacum 命令和 R 软件的 meta 包及 metafor 包等实现。
- 累积 Meta 分析可以发现系列研究是否存在"易变现象",可以由 Stata 的 metatrend 命令实现。

## 第一节 累积 Meta 分析基本原理

### 一、概念

Meta 分析有狭义和广义之分,狭义的 Meta 分析是指"对已往的研究结果进行系统定量的综合统计学方法",广义的 Meta 分析是指汇总多项研究的结果并分析评价其合并效应量的一系列过程,包括提出研究问题、制订纳入和排除标准、检索相关研究、汇总基本信息、综合分析并报告结果等,是一种定量的系统评价。这种方法已经广泛应用于医学领域,并不断完善。

Thoma 等在 Meta 分析等基础上首先提出了累积 Meta 分析(cumulative meta-analysis)概念,并由 Baum 等于 1981 首先应用于临床,证实了结肠癌手术中预防性使用抗生素,不但可以预防术后感染,而且能够减少术后病死率。累积 Meta 分析是把研究作为一个连续的整体,将纳入的各项研究按一定的次序(如研究的发表时间、样本量的大小、研究的质量评分等),序贯地累加在一项研究上,进行多次 Meta 分析;而且每当有新的试验发表后,就可以进行一次 Meta 分析。

与传统的 Meta 分析只在某个时间点进行一次综合分析不同,累积 Meta 分析可以对各个时间点进行分析,按一定的顺序排列累积的结果,并用森林图的形式表示,可以反映研究结果的动态变化趋势,有助于尽早发现有统计学意义的干预措施;并且可用于评估各项研究对合并结果的影响。

累积 Meta 分析采用的方法与传统 Meta 分析方法是相同的,只不过针对动态的、连续的同类研究引入累积的思想加以分析,其分析思想可用贝叶斯理论来解释,但也有学者认为多阶段进行累积 Meta 分析,犯第 I 类错误的概率增大,易出现假阳性结果,应对每次分析的显著性水平做相应的调整。

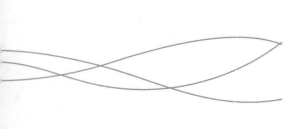

## 二、累积 Meta 分析的基本过程

累积 Meta 分析与传统的 Meta 分析过程是相同的，如提出临床问题，明确研究目的；检索、查找、收集相关研究资料；确定纳入和排除标准；原始研究资料数据的提取；各研究的质量评价；确定研究效应的测量指标；确定统计学方法。不同的是对研究结果按某顺序排列次序，如按发表年代次序、样本量大小等；对结果及讨论，可以用图示法表示研究结果，按不同方式进行累积，可从不同侧面反映研究课题结果。讨论应该从以下方面着手：系统评价/Meta 分析的主要发现，证据的适用性和适用范围，对现有系统评价/Meta 分析的证据进行合理的推荐，系统评价制作过程中可能存在的偏倚，对未来研究的一些启示等。

## 三、累积 Meta 分析的注意事项

基于临床研究的累积 Meta 分析作为一种统计工具，可以有助于做出临床疗效/损害的判断及制订临床诊疗的指南等。需要指出的是，与其他 Meta 分析一样，累积 Meta 分析易受到各种偏倚的影响，如选择偏倚、实施偏倚、退出偏倚、测量偏倚等，以至于影响对总体效应趋势的判定；另外还有一些方法学问题值得进一步讨论（如关于调整 $P$ 值），但随着累积 Meta 分析广泛地用于医学研究领域，其方法也将不断发展。

# 第二节　累积 Meta 分析的软件实现

众多软件都提供了累积 Meta 分析功能，本节以实例介绍 Stata 和 R 两种最常用的软件实现过程。

Sterne 等的心肌梗死数据含有链激酶干预心肌梗死的 22 项随机对照试验研究数据（表 18-1），被不少国内外的系统综述/Meta 分析专著和论文作为举例来引用。假设我们将数据稍加整理并按表 18-1 格式将其输入 Excel 软件中，命名为 Sterne. dat. xlsx，保存在 C 盘根目录下，其中"trialname"表示研究，"year"表示发表时间，"ntdeath"和"nttotal"分别表示治疗组死亡人数和总人数，"ncdeath"和"nctotal"分别表示对照组死亡人数和总人数。

表 18-1　纳入 Meta 分析的 22 项随机对照试验研究数据

| trialname | year | ntdeath | nttotal | ncdeath | nctotal |
|---|---|---|---|---|---|
| Fletcher | 1959 | 1 | 12 | 4 | 11 |
| Dewar | 1963 | 4 | 21 | 7 | 21 |
| 1st European | 1969 | 20 | 83 | 15 | 84 |
| Heikinheimo | 1971 | 22 | 219 | 17 | 207 |
| Italian | 1971 | 19 | 164 | 18 | 157 |
| 2nd European | 1971 | 69 | 373 | 94 | 357 |
| 2nd Frankfurt | 1973 | 13 | 102 | 29 | 104 |
| 1st Australian | 1973 | 26 | 264 | 32 | 253 |
| NHLBI SMIT | 1974 | 7 | 53 | 3 | 54 |
| Valere | 1975 | 11 | 49 | 9 | 42 |
| Frank | 1975 | 6 | 55 | 6 | 53 |
| UK Collab | 1976 | 48 | 302 | 52 | 293 |
| Klein | 1976 | 4 | 14 | 1 | 9 |
| Austrian | 1977 | 37 | 352 | 65 | 376 |
| Lasierra | 1977 | 1 | 13 | 3 | 11 |
| N German | 1977 | 63 | 249 | 51 | 234 |
| Witchitz | 1977 | 5 | 32 | 5 | 26 |

**续表 18-1**

| trialname | year | ntdeath | nttotal | ncdeath | nctotal |
|---|---|---|---|---|---|
| 2nd Australian | 1977 | 25 | 112 | 31 | 118 |
| 3rd European | 1977 | 25 | 156 | 50 | 159 |
| ISAM | 1986 | 54 | 859 | 63 | 882 |
| GISSI-1 | 1986 | 628 | 5 860 | 758 | 5 852 |
| ISIS-2 | 1988 | 791 | 8 592 | 1 029 | 8 595 |

## 一、Stata 软件在累积 Meta 分析中的应用

在 Stata 软件的"metacum"命令可以轻松地实现累积 Meta 分析,它最初由 Sterne 编写,并于 1998 年发布,在 2008 年由 Harris 进行了更新,新老版本的命令行语法格式为:

　　metacum 变量,[选择项]

新旧版本的"metacum"基于的引擎不同,旧版本命令是通过反复引用"meta"命令执行累积 Meta 分析,采用 stata7 绘图法给出图示结果;新版本命令则是以"metan"命令为引擎,采用 stata9 绘图法给出图示结果,因此只有安装了相应的"meta"或"metan"命令后,才能正确使用"metacum"命令。本书主要介绍新版本命令的使用方法,老版本命令的使用方法可以阅读本书第二版。

### (一)metacum 命令的使用方法

Harris 版"metacum"命令可以合并二分类及连续型数据,其后可以跟二变量、三变量、四变量或六变量。其变量及相应选择项主要有:

(1)二分类数据及选择项。数据以 2×2 四格表形式表示,命令后跟四变量。指定为:试验组发生事件(如死亡)和未发生事件(如未死亡)人数、对照组发生事件(如死亡)和未发生事件(如未死亡)人数。

常用的选择项有:rr,合并相对危险度(risk ratios),为默认选项;or,合并优势比(odds ratios);rd,合并率差(risk differences);fixed,指定固定效应模型,采用 Mantel-Haenszel 法,为默认选项;fixedi,指定固定效应模型,采用 inverse variance 法;peto,指定 Peto 法合并优势比(odds ratios);random,指定随机效应模型,采用 DerSimonian & Laird 法,异质性估计采用 Mantel-Haenszel 法;randomi,指定随机效应模型,采用 DerSimonian & Laird 法,异质性估计采用 inverse variance 固定效应模型法。

(2)连续型数据及选择项。对连续型数据的合并,"metacum"可后跟六变量,分别是治疗组的样本量、观察指标的均数、标准差、对照组的样本量、观察指标的均数、标准差。

常用的选择项有:cohen,以 Cohen 法合并标准差,为默认选项;hedges,以 Hedge 法合并标准差;glass,以 Glass 法合并标准差;nostandard,合并加权均数差。默认为合并标准化均数差;fixed,指定固定效应模型,采用 Mantel-Haenszel 法,为默认选项;random,指定随机效应模型,采用 DerSimonian & Laird 法。

(3)效应量及选择项。其后还可以跟二变量或三变量,如:效应量及其相应标准误(logrr 及 selogrr、logor 及 selogor 等);效应量及其相应方差;OR 或 RR 及其可信区间的下限(ll)和上限(ul)。常用的选择项:fixed,指定固定效应模型,采用 Mantel-Haenszel 法,为默认选项;random,指定随机效应模型,采用 DerSimonian & Laird 法。

此外,常用的结果选择项有:by(byvar)用于指定分组变量,常用于亚组分析中;lable([namevar=namever][,yearvar=yeravar])用于指定每项研究的标签等;eform,当变量为 OR 或 HR 的对数及对数标准误时,将效应量取幂返回 OR 或 HR;sortby(varlist),按变量 varlist 为次序进行累积 Meta 分析;xlabel(#,…),定义 $x$ 轴标;effect(string):当变量为效应量及其标准误时,允许森林图显示合并统计量名称;force,强制 $x$ 轴数值范围在 xlabel(#,…)定义范围之间。lcols(varlist)及 rcols(varlist),在森林图左侧或右侧纵列显示"varlist"。

**（二）metacum 命令在累积 Meta 分析中的应用**

以 Sterne 等分析过的心肌梗死数据为例，选择 OR 为效应指标，采用 Harris 版"metacum"命令按发表年限进行累积分析。

第一步，读入数据，并对数据进行整理。产生含有试验名称及年限的字符串变量，并按年限排列。

```
. import excel "C：\Sterne. dat. xlsx", sheet("Sheet1") firstrow
. gen ntalive＝nttotal－ntdeath
. gen ncalive＝nctotal－ncdeath
. gen str21 trnamyr＝trialname+"("+string(year)+")"
. sort year
```

第二步，取变量为四变量形式，选择随机效应模型，采用 OR 为效应指标，在列表结果及森林图中将研究标签标注为"study"及"year"，命令如下：

```
. metacum ntdeath ntalive ncdeath ncalive, or random label(namevar＝trialname, yearvar＝year)
```

数字结果如下，森林图如图 18-1 所示。

| Study | ES | [95% Conf. Interval] | |
|---|---|---|---|
| Fletcher（1959） | 0.159 | 0.015 | 1.732 |
| Dewar（1963） | 0.355 | 0.105 | 1.200 |
| 1st European（1969） | 0.682 | 0.209 | 2.224 |
| Heikinheimo（1971） | 0.990 | 0.523 | 1.873 |
| Italian（1971） | 1.054 | 0.688 | 1.613 |
| 2nd European（1971） | 0.871 | 0.581 | 1.305 |
| 2nd Frankfurt（1973） | 0.762 | 0.506 | 1.147 |
| 1st Australian（1973） | 0.763 | 0.547 | 1.065 |
| NHLBI SMIT（1974） | 0.810 | 0.572 | 1.147 |
| Valere（1975） | 0.825 | 0.598 | 1.137 |
| Frank（1975） | 0.828 | 0.614 | 1.118 |
| UK Collab（1976） | 0.830 | 0.644 | 1.070 |
| Klein（1976） | 0.843 | 0.653 | 1.088 |
| Austrian（1977） | 0.798 | 0.629 | 1.012 |
| Lasierra（1977） | 0.789 | 0.623 | 0.999 |
| N German（1977） | 0.833 | 0.661 | 1.051 |
| Witchitz（1977） | 0.831 | 0.665 | 1.038 |
| 2nd Australian（1977） | 0.827 | 0.673 | 1.016 |
| 3rd European（1977） | 0.787 | 0.635 | 0.974 |
| ISAM（1986） | 0.793 | 0.654 | 0.963 |
| GISSI-1（1986） | 0.793 | 0.678 | 0.927 |
| ISIS-2（1988） | 0.782 | 0.693 | 0.884 |

Note：random effects weighting used for pooled estimates

结果解读：①按年代先后顺序累积分析后，OR 点估计值及可信区间趋于稳定且有较好的变化趋势；②在选定检验标准下，可发现为疗效最初被证实具有统计学意义的时间为 1977 年（3rd European研究）；③两项大型研究（GISSI-1、ISIS-2）加入进来后，对结果的影响仅是缩窄了可信区间的长度，即增加了估计总体治疗效应值的精确性。

针对该数据，如果按样本量大小顺序进行累积 Meta 分析，仍选择 OR 为效应量，采用固定效应模型，不显示数字化结果，只显示累积 Meta 分析森林图，命令如下：

```
. import excel "C：\Sterne. dat. xlsx", sheet("Sheet1") firstrow
. gen samples＝nttotal+nctotal
. gen ntalive＝nttotal－ntdeath
. gen ncalive＝nctotal－ncdeath
```

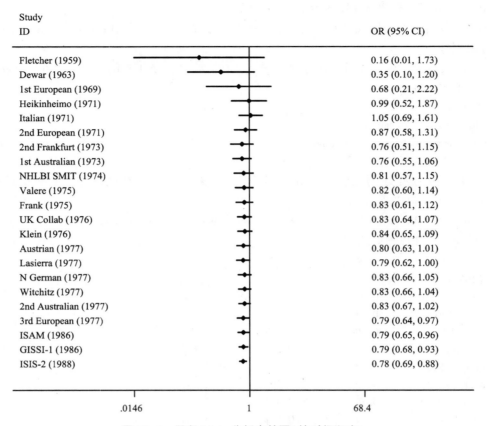

图 18-1 累积 Meta 分析森林图（按时间顺序）

```
. sort samples
. gen str21 trnamn=trialname+"（"+string(samples)+"）"
. metacum ntdeath ntalive ncdeath ncalive, or random label(namevar=trialname, yearvar=year) notable
```

　　得森林图如图 18-2 所示。可以发现：小样本研究，事件发生的绝对数少，更易受随机误差的影响，研究结果变异性大，应用累积 Meta 分析可以探讨样本大小对综合结果的影响。随着大样本研究的加入，估计值降低，95%可信区间变窄，更加客观地反映药物的疗效。

　　针对该数据，如果按 RD 顺序进行累积 Meta 分析，采用随机效应模型，不显示数字化结果，只显示累积 Meta 分析森林图，步骤如下：

　　首先，读入数据，用 metan 命令计算 RD 及其标准误（可同时进行异质性检验）。

```
. import excel "C：\Sterne. dat. xlsx", sheet("Sheet1") firstrow
. gen ntalive=nttotal-ntdeath
. gen ncalive=nctotal-ncdeath
. metan ntdeath ntalive ncdeath ncalive, rd radomi notable nograph
```

　　其次，将研究按 RD 大小顺序排列，并产生一个含有试验名称及年限的字符串变量。

```
. rename _ES RD
. rename _seES seRD
. sort RD
. gen str21 trnamyr=trialnam+"（"+string(year)+"）"
```

　　最后，按 RD 大小顺序进行累积 Meta 分析，要求不显示数字化结果，只显示森林图。

```
. metacum RD seRD, label(namevar=trialname, yearvar=year) notable
```

　　得森林图如图 18-3 所示。可以发现：随着疗效差异较小研究的加入，综合结果的估计值呈现减小的趋势。

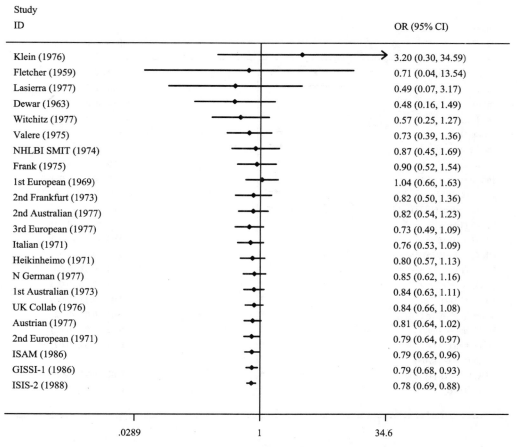

**图 18-2　累积 Meta 分析森林图（按样本量大小顺序）**

## 二、R 软件在累积 Meta 分析中的应用

### （一）meta 包 metacum( )函数在累积 Meta 分析中的应用

metacum( )函数可以在 meta 包的 metabin( )、metacont( )等函数拟合相关模型（具体使用方法见本书第 10 章的相关内容）后运行，用于进行积累 Meta 分析，使用方法为 metacum( x, pooled, sortvar )，其中 x 为 metabin( )等函数拟合相关模型后所得的结果对象；pooled 用于指定固定和随机效应模型，有"fixed"和 "random"两个选项；sortvar 用指定排序的变量。

以 Sterne 数据为例，选择随机效应模型，采用 OR 为效应指标，按发表年限进行累积 Meta 分析，并绘制累积森林图，具体过程为：

```
> library( xlsx)
> Sterne. dat<-read. xlsx( "C：\\Sterne. dat. xlsx", 1, header = T)
> result. meta<-metabin( event. e = ntdeath, n. e = nttotal, event. c = ncdeath, n. c = nctotal, data = Sterne. dat, studlab =
paste( trialname, year), sm = "OR", method = "Inverse", method. tau = "REML")
> result. cum<- metacum( result. meta, pooled = "random", sortvar = Sterne. dat $year)
> result. cum
> forest ( result. cum)
```

主要的数字化结果如下，累积森林图如图 18-4 所示。

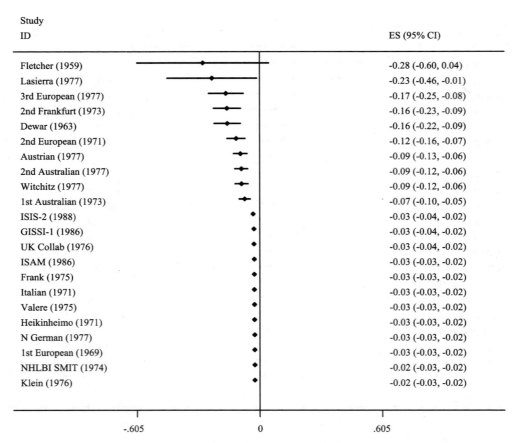

图18-3 累积 Meta 分析森林图（按 RD 顺序）

Cumulative meta-analysis（Random effects model）

| | OR | 95%−CI | $p$−value | tau^2 | tau | I^2 |
|---|---|---|---|---|---|---|
| Adding Fletcher 1959（k=1） | 0.1591 | [0.0146; 1.7318] | 0.1313 | | | |
| Adding Dewar 1963（k=2） | 0.3547 | [0.1048; 1.2001] | 0.0956 | 0.0000 | 0.0000 | 0.0% |
| Adding 1st European 1969（k=3） | 0.6830 | [0.2099; 2.2219] | 0.5264 | 0.5820 | 0.7629 | 53.9% |
| Adding Heikinheimo 1971（k=4） | 1.1063 | [0.6980; 1.7534] | 0.6673 | 0.0000 | 0.0024 | 34.5% |
| Adding Italian 1971（k=5） | 1.0760 | [0.7342; 1.5770] | 0.7072 | 0.0000 | 0.0012 | 13.6% |
| Adding 2nd European 1971（k=6） | 0.8685 | [0.5925; 1.2732] | 0.4701 | 0.0764 | 0.2764 | 41.8% |
| Adding 2nd Frankfurt 1973（k=7） | 0.7613 | [0.5025; 1.1532] | 0.1980 | 0.1457 | 0.3817 | 51.5% |
| Adding 1st Australian 1973（k=8） | 0.7633 | [0.5496; 1.0602] | 0.1071 | 0.0851 | 0.2916 | 43.4% |
| Adding NHLBI SMIT 1974（k=9） | 0.8085 | [0.5765; 1.1339] | 0.2181 | 0.1054 | 0.3246 | 47.7% |
| Adding Valere 1975（k=10） | 0.8225 | [0.6029; 1.1221] | 0.2176 | 0.0867 | 0.2944 | 42.6% |
| Adding Frank 1975（k=11） | 0.8263 | [0.6169; 1.1068] | 0.2007 | 0.0736 | 0.2714 | 36.7% |
| Adding UK Collab 1976（k=12） | 0.8255 | [0.6498; 1.0488] | 0.1164 | 0.0404 | 0.2011 | 31.3% |
| Adding Klein 1976（k=13） | 0.8375 | [0.6584; 1.0652] | 0.1485 | 0.0429 | 0.2070 | 30.6% |
| Adding Austrian 1977（k=14） | 0.7933 | [0.6326; 0.9948] | 0.0450 | 0.0466 | 0.2159 | 33.5% |
| Adding Lasierra 1977（k=15） | 0.7841 | [0.6271; 0.9805] | 0.0329 | 0.0444 | 0.2108 | 31.8% |
| Adding N German 1977（k=16） | 0.8323 | [0.6636; 1.0439] | 0.1122 | 0.0656 | 0.2561 | 39.2% |
| Adding Witchitz 1977（k=17） | 0.8303 | [0.6660; 1.0352] | 0.0984 | 0.0613 | 0.2475 | 35.2% |
| Adding 2nd Australian 1977（k=18） | 0.8266 | [0.6748; 1.0127] | 0.0660 | 0.0494 | 0.2222 | 31.1% |
| Adding 3rd European 1977（k=19） | 0.7867 | [0.6358; 0.9735] | 0.0273 | 0.0749 | 0.2738 | 40.1% |

| Adding ISAM 1986 (k=20) | 0.7931 | [0.6544; 0.9612] | 0.0181 | 0.0598 | 0.2445 | 37.5% |
| Adding GISSI-1 1986 (k=21) | 0.7931 | [0.6764; 0.9300] | 0.0043 | 0.0365 | 0.1910 | 34.4% |
| Adding ISIS-2 1988 (k=22) | 0.7761 | [0.7192; 0.8374] | < 0.0001 | 0.0014 | 0.0377 | 33.3% |
| Pooled estimate | 0.7761 | [0.7192; 0.8374] | < 0.0001 | 0.0014 | 0.0377 | 33.3% |

Details on meta-analytical method:

- Inverse variance method
- Restricted maximum-likelihood estimator for tau^2

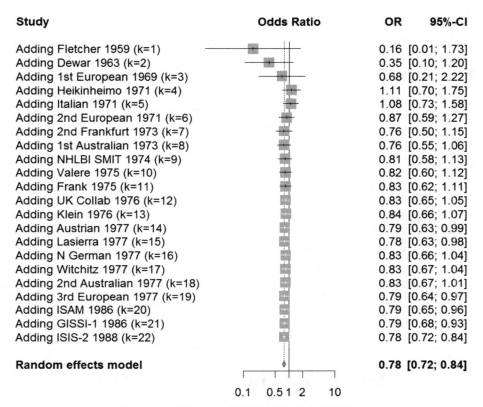

图 18-4　累积 Meta 分析森林图（按年限排序）

可以发现：R 软件 meta 包的 metacum( ) 函数可以比 Stata 软件 metacum 命令提供更为丰富的统计学结果，如按某种顺序，每增加一项研究进行 Meta 分析，获得的合并效应量、相应 z 值及 P 值、研究间异质性检验结果等。在本例中，两者的结果略有差异，是因为随机效应估计研究间异质性方法不同，R 软件 meta 包选用的 REML 法，而 Stata 的 metacum 命令选用的是 DL 法。

**（二）metafor 包 cumul( ) 函数在累积 Meta 分析中的应用**

metafor 包的 cumul( ) 函数在 rma. uni ( )、rma. mh ( )、rma. peto ( ) 等函数拟合相关模型（具体使用方法见本书其他章节相关内容）之后运行，用于进行积累 Meta 分析，使用方法为 cumul( x, order, digits, transf, targs, progbar=FALSE, …)，其中 x 为 rma( ) 等函数拟合相关模型后所得的结果对象；pooled 用于指定固定和随机效应模型，有"fixed"和"random"两个选项；order 用于指定排序的变量；transf 用于指定是否返回指数函数。

以 Sterne 数据为例，选择随机效应模型，采用 OR 为效应指标，按发表年限进行累积 Meta 分析，并绘制累积森林图，具体过程为：

```
> library( xlsx)
> Sterne. dat<-read. xlsx( "C: \\Sterne. dat. xlsx", 1, header=T)
> result. metafor <- rma( measure="OR", ai=ntdeath, ci=ncdeath, n1i=nttotal, n2i=nctotal, data=Sterne. dat, method
```

```
="REML", slab=paste(Sterne. dat $trialname, Sterne. dat $year))
    > result. cumul<-cumul(result. metafor, order=order(Sterne. dat $year), transf=exp, digits=3)
    > result. cumul
```

主要结果如下，结果与 meta 包得到的结果完全一致，解读同前。

| | estimate | zval | pvals | ci. lb | ci. ub | QE | QEp | tau2 | I2 | H2 |
|---|---|---|---|---|---|---|---|---|---|---|
| Fletcher 1959 | 0.159 | -1.509 | 0.131 | 0.015 | 1.732 | 0.000 | 1.000 | 0.000 | 0.000 | 1.000 |
| Dewar 1963 | 0.355 | -1.667 | 0.096 | 0.105 | 1.200 | 0.586 | 0.444 | 0.000 | 0.000 | 1.000 |
| 1st European 1969 | 0.683 | -0.633 | 0.526 | 0.210 | 2.222 | 4.338 | 0.114 | 0.582 | 53.922 | 2.170 |
| Heikinheimo 1971 | 1.106 | 0.430 | 0.667 | 0.698 | 1.753 | 4.583 | 0.205 | 0.000 | 0.002 | 1.000 |
| Italian 1971 | 1.076 | 0.376 | 0.707 | 0.734 | 1.577 | 4.627 | 0.328 | 0.000 | 0.001 | 1.000 |
| 2nd European 1971 | 0.869 | -0.722 | 0.470 | 0.592 | 1.273 | 8.585 | 0.127 | 0.076 | 36.213 | 1.568 |
| 2nd Frankfurt 1973 | 0.761 | -1.287 | 0.198 | 0.503 | 1.153 | 12.362 | 0.054 | 0.146 | 52.742 | 2.116 |
| 1st Australian 1973 | 0.763 | -1.611 | 0.107 | 0.550 | 1.060 | 12.366 | 0.089 | 0.085 | 42.039 | 1.725 |
| NHLBI SMIT 1974 | 0.809 | -1.232 | 0.218 | 0.576 | 1.134 | 15.295 | 0.054 | 0.105 | 44.959 | 1.817 |
| Valere 1975 | 0.823 | -1.233 | 0.218 | 0.603 | 1.122 | 15.684 | 0.074 | 0.087 | 39.043 | 1.641 |
| Frank 1975 | 0.826 | -1.279 | 0.201 | 0.617 | 1.107 | 15.797 | 0.106 | 0.074 | 33.889 | 1.513 |
| UK Collab 1976 | 0.826 | -1.570 | 0.116 | 0.650 | 1.049 | 16.005 | 0.141 | 0.040 | 24.756 | 1.329 |
| Klein 1976 | 0.837 | -1.445 | 0.148 | 0.658 | 1.065 | 17.298 | 0.139 | 0.043 | 24.381 | 1.322 |
| Austrian 1977 | 0.793 | -2.005 | 0.045 | 0.633 | 0.995 | 19.561 | 0.107 | 0.047 | 28.332 | 1.395 |
| Lasierra 1977 | 0.784 | -2.133 | 0.033 | 0.627 | 0.980 | 20.541 | 0.114 | 0.044 | 26.047 | 1.352 |
| N German 1977 | 0.832 | -1.588 | 0.112 | 0.664 | 1.044 | 24.676 | 0.054 | 0.066 | 36.593 | 1.577 |
| Witchitz 1977 | 0.830 | -1.653 | 0.098 | 0.666 | 1.035 | 24.680 | 0.076 | 0.061 | 33.951 | 1.514 |
| 2nd Australian 1977 | 0.827 | -1.838 | 0.066 | 0.675 | 1.013 | 24.680 | 0.102 | 0.049 | 29.669 | 1.422 |
| 3rd European 1977 | 0.787 | -2.207 | 0.027 | 0.636 | 0.974 | 30.031 | 0.037 | 0.075 | 39.767 | 1.660 |
| ISAM 1986 | 0.793 | -2.363 | 0.018 | 0.654 | 0.961 | 30.388 | 0.047 | 0.060 | 36.713 | 1.580 |
| GISSI-1 1986 | 0.793 | -2.853 | 0.004 | 0.676 | 0.930 | 30.488 | 0.062 | 0.036 | 36.636 | 1.578 |
| ISIS-2 1988 | 0.776 | -6.536 | 0.000 | 0.719 | 0.837 | 31.498 | 0.066 | 0.001 | 4.055 | 1.04 |

# 第三节　累积 Meta 分析的趋势检验

在累积 Meta 分析中，我们想要检验随时间变化合并效应的趋势（随着证据的累加），而在实践中，在某些研究领域如基因流行病学，这种称为"易变现象（proteus phenomenon）"的情况很常见。这种现象的构成是因为一项早期有重要意义和影响力的研究出现时，必然引发后续相似的研究来反驳或支持，问题在于如果确实存在这种现象，容易导致错误推断。

在当前，有 3 种方法判断是否存在这种现象，一种是视觉检验法，是指评价者通过对累积 Meta 分析图进行判断，因基于个体化评价所以目前没有正式的标准；一种是被称为"最初 vs 后续（first vs subsequent）"策略，这是一种简单（一定程度上粗略的方法）处理时间趋势的方法，通过比较除外第一项研究和纳入第 1 项研究的合并效应量；一种是基于简单而正式的回归策略，可以由 Bagos 为 Stata 编写的"metatrend"命令实现，如需安装，在联机情况下，Stata 命令行操作窗口键入"ssc install metatrend"，回车后自动安装。

"metatrend"可以采用 DerSimonian and Laird 随机效应模型进行累积 Meta 分析；采用两种方法检验"易变事件"，一种是"最初 vs 后续"策略，一种是 GLS 回归策略，其常用的命令行为：

```
metatrend logor selogor
```

以 Sterne 等的心肌梗死数据为例，探索累积 Meta 分析的易变趋势。针对该数据，采用 lnOR(selnOR)为效应指标，以发表年限为序，进行累积分析，具体命令为：

```
. import excel "C: \Sterne. dat. xlsx", sheet("Sheet1") firstrow
. gen ntalive=nttotal-ntdeath
```

. gen ncalive=nctotal-ncdeath

. gen str21 trnamyr=trialname+" ( "+string( year)+" ) "

. sort year

. metan ntdeath ntalive ncdeath ncalive, or notable nograph

. gen logor=ln( _ES)

. gen selogor=_selogES

. metacum logor selogor, notable nograph

进行趋势检验, 命令为:

. metatrend logor selogor

可得数字化结果如下, 趋势图如图 18-5 所示。

Tests for detecting trends in cumulative meta-analysis

Number of studies: 22

'First vs Subsequent' method

|  | Effect Size ( ES) | P-value | [95% Conf. Interval] | |
|---|---|---|---|---|
| First study | 0. 1591 | 0. 131 | 0. 0146 | 1. 7319 |
| Subsequent studies | 0. 7854 | 0. 000 | 0. 6964 | 0. 8857 |
| All Studies | 0. 7825 | 0. 000 | 0. 6927 | 0. 8840 |

Test for the equality of the ESs

Ho: ES( first) = ES( subsequent)

z-value = -1. 309

P-value = 0. 190

Generalized Least Squares ( GLS) Regression-based test

|  | Coef. | Std. Err. | P-value | [95% Conf. Interval] | | rho |
|---|---|---|---|---|---|---|
| Including all studies | -0. 00474 | 0. 00419 | 0. 258 | -0. 01296 | 0. 00348 | 0. 523 |
| Excluding first study | -0. 00932 | 0. 00348 | 0. 007 | -0. 01613 | -0. 00251 | 0. 431 |

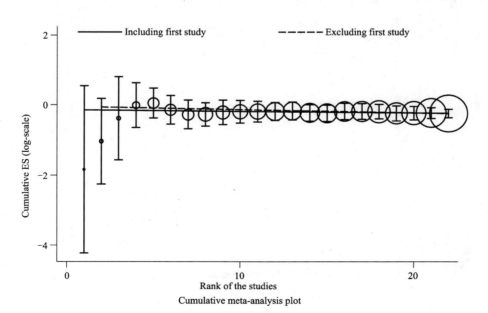

图 18-5  累积 Meta 分析趋势检验图

结果解读：链激酶干预可以降低心肌梗死患者病死率，经典 Meta 分析采用随机效应模型得到的合并 OR 及 95%可信区间为 0.78(0.69，0.88)；从图 18-5 中可以发现存在明显的"易变现象"；但是采用"最初 vs 后续"策略没有检出有明显的时间趋势($P$=0.190)；采用回归策略分析发现，Meta 分析所得 Coef. =0.004 74，$P$=0.258，而将第 1 项研究移除，重新进行 Meta 分析所得的 Coef. =−0.009 32，$P$=0.007，说明存在时间趋势；移除第 1 项研究前自相关参数为 0.523，移除后为 0.431。

（张天嵩，赵赛）

## 参考文献

[1]方积乾，陆盈.现代医学统计学[M].北京：人民卫生出版社，2002.

[2]Baum ML, Anish DS, Chalmers TC, et al. A survey of chinnical trials of antibiotic prophylaxis in colon srugery：evidence against further use of no-treatment controls[J]. New Engl J Med, 1981, 305：795-799.

[3]Lau J, Antmen EM, Silva J, et al. Cumulative meta-analsis of therapertic trials for myocardial infarction[J]. New Engl J Med, 1992, 327：248-254.

[4]赵景波.累积 Meta 分析方法及其在临床医学研究中的应用[J].循证医学，2002，2(3)：167-171.

[5]廖日强，吴一龙，杨学宁，等.非小细胞肺癌完全切除术后含铂辅助化疗方案的累积 Meta 分析[J].循证医学，2003，3(4)：196-203.

[6]Hu M, Cappelleri JC, Lan KK. Applying the law of iterated logarithm to control type I error in cumulative meta-analysis of binary outcomes[J]. Clin Trials, 2007, 4(4)：329-340.

[7]Muellerleile P, Mullen B . Sufficiency and stability of evidence for public health interventions using cumulative Meta-analysis [J]. Am J Public Health, 2006, 96(3)：515-522.

[8]Egger M, Smith GD, Altman DG. Systematic reviews in health care. Meta-analysis in context [M]. London：BMJ Publishing Group, 2001.

[9]张天嵩，钟文昭，李博. 实用循证医学方法[M].2 版.长沙：中南大学出版社，2014.

[10]张天嵩，钟文昭.累积 Meta 分析在 Stata 中的实现[J].循证医学，2010，10(1)：46-48.

[11]Bagos PG, Nikolopoulos GK. Generalized least squares for assessing trends in cumulative meta-analysis with applications in genetic epidemiology[J]. J Clin Epidemiol. 2009, 62(10)：1037-1044.

# 第 19 章
# 序贯 Meta 分析

**要　点**

- 序贯 Meta 分析是由序贯分析与累积 Meta 分析相结合，克服了经典 Meta 分析或累积 Meta 分析不能及时终止试验的不足。
- 序贯 Meta 分析的关键点在于计算必需信息量及监测界值线。
- Stata 软件和 TSA 软件均可以实现，两者各有所长，研究者可根据实际情况选择使用。
- Stata 软件的 metacumbounds 命令需要调用 Stata 的 metan 命令、rsource 命令及 R 软件的 foreign 包、ldbounds 包，才能实现序贯 Meta 分析。
- Stata 软件的 metacumbounds 命令提供了丰富必需信息量及监测界值线的算法。

Meta 分析是两个及两个以上的独立研究结果进行定量综合的统计学方法，而累积 Meta 分析主要是指每次将新的研究累加到系列相似研究进行更新 Meta 分析的过程，因其针对同一个特定研究主题，按某种次序重复进行 Meta 分析以获得累积的证据，即使是没有干预效果，也会因为单纯进行重复的差异性检验，且总是把 $P<0.05$ 当作是"差异统计学意义"，而导致 I 类错误的概率增加，即假阳性率概率增高，此时需要引入序贯 Meta 分析解决该问题。

## 一、序贯 Meta 分析的概念

### (一)定义

Pogue 及其同事在 1997 年首次将序贯分析方法引入 Meta 分析，为累积 Meta 分析构造了 Lan-DeMets 试验序贯监测界值（monitoring boundaries），Wetterslev 等称之为试验序贯分析（trial sequential analysis，TSA），Van der Tweel 等称之为序贯 Meta 分析（sequential Meta-analysis，SMA）。

### (二)优势

SMA 可以降低因重复检验而增加的 I 类错误风险，减少因随机误差而导致的假阳性结果，而且能够在不增加 I 类错误的前提下，更早地得出确切的结论；可以估算出 Meta 分析必需样本量，提供了终止临床试验标准；提供接受无效假设的终止标准，克服了在某一项研究中真实效应确实无统计学差异时，传统 Meta 分析不能及时终止试验的缺点，从而节约了医疗资源，更加符合伦理的要求。

## 二、序贯 Meta 分析的原理和模型

Pogue 等对累积 Meta 分析方法学进行拓展，把在累积 Meta 分析中观察到的患者总数为称为累积信息量（accrued information

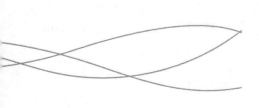

size，AIS），基本原理是，假设在给定 I 类错误 α 和统计效能（1-β）的情况下，该信息量（即是指样本量）不低于（至少等于）单个随机对照试验的样本量。

如果以时间为累积顺序，随着时间的推移，将每一个新出现的临床试验和已有的数据累积后进行一次新的 Meta 分析，计算出累积 Meta 分析的必需信息量（required information size，RIS），并结合提供的假设检验的监测界值线（monitoring boundary）和无效线（futility boundary），则可综合判断 Meta 分析的统计学检验结果是否趋于稳定，主要有 4 种情况，如图 19-1 所示。

（1）折线 A：累积 Z 得分曲线已穿越了传统 Z=1.96 界值线，但未达到 TSA 监测界值线，为假阳性结果，表明是乱真效应，可能是假的有效证据。

（2）折线 B：在达到信息量之前穿越了 TSA 监测界值线，为真阳性结果，表明是确切有效的证据。

（3）折线 C：累积 Z 得分曲线未到达传统 Z=1.96 界值线，为假阴性结果，表明缺乏证据，即纳入 Meta 分析的样本量比 RIS 少；折线 C 还有一种情况，即在达到 RIS 前与无效线相交则提示没有确切疗效。

（4）折线 D：纳入 Meta 分析的样本量超过了 RIS，累积 Z 得分曲线也未达到传统 Z=1.96 界值线，为真阴性结果，表明确实没有疗效。

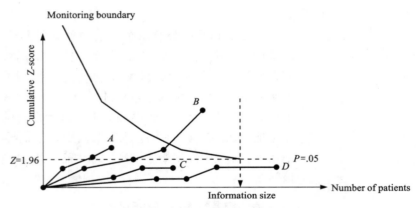

图 19-1　SMA 界值示意图

进行 SMA 的关键在于计算监测界值和最优信息量（optimum information size，OIS）。也称为 RIS，是指良好设计的研究达到显著疗效所需要的总人数，该指标非常重要，如 GRADE 系统指出，如果累积信息量未达到 RIS 时，则因其不精确性而降低证据级别。计算 RIS、监测界值有多种算法，有兴趣的读者可以阅读相关文献，此处不再赘述。需要注意的是，有多个序贯设计方法可以提供总的显著性水平，但以 Lan 和 DeMets 提出的 α 消耗法（alpha spending method）最为合适，因为它不需要事先指定中期分析（interim analyses）的次数，而（累积）Meta 分析是连续的过程，事先不知道中期分析的次数。

SMA 可由 Stata 和 TSA 软件实现，本章主要介绍 Stata 软件实现过程，TSA 软件则另立一章专门介绍。

### 三、Stata 软件 metacumbounds 命令在 SMA 中的应用

metacumbounds 是由 Miladinovic 及其同事为 Stata 软件编写的宏命令，可以为累积 Meta 分析添加界值线。

#### （一）metacumbounds 命令安装

该命令为 Stata 非官方命令，主要有两种安装方法，均需要在联网情况下，一是用 findit metacumbounds 按提示安装即可；二是按下列命令自动完成安装：

. net describe st0284, from( http：//www.stata- journal.com/software/sj13- 1)

. net install st0284. pkg

metacumbounds 宏命令需要调用 Stata 软件的"metan"命令来计算 Meta 分析的 $Z$ 值统计量，还需要通过 rsource 命令调用 R 软件的 foreign 包读取数据和 ldbounds 包计算 TSA 界值。因为目前版本的 R 软件将 foreign 包作为底层包，一般不需要另行安装，只需要安装 ldbounds 包即可，安装命令为（不包括命令行外的双引号）"install. packages("ldbounds", dependencies=TRUE)"；如果 Stata 软件中没有安装 rsource 命令，则在联网情况下命令行操作窗口键入"ssc install rsourc, repalce"，即可自动完成安装。

### （二）metacumbounds 命令解释

metacumbounds 命令行操作格式为：metacumbounds 变量，[选择项]。其中，变量可以为二分类四变量格式，即按干预组事件发生人数及未发生人数、对照组事件发生人数及未发生人数；也可以为生存数据二变量格式，即 logHR 及 selogHR。

必需的选择项有：data(count | loghr)指定分析的数据类型，count 用指定二分类数据，相应的效应量有 RR、OR、RD，loghr 用于指定生存数据；effect(f | r)用于指定固定效应模型，effect(r)指定随机效应模型；spending(string)指定 R 软件 ldbounds 包计算 TSA 界值所采用的损耗函数方法，有 O'Brien-Fleming 函数[spending(1)]、Pocock 函数[spending(2)]、$\alpha t$ 函数[spending(3)]、$\alpha t^{1.5}$ 函数[spending(4)]、$\alpha t^2$ 函数[spending(5)]可选；rdir(string)用于指定 R 软件的路径；is(ais | apis | lbis | lbhis)指定信息量计算方法，分别表示有累积信息量、先验信息量、低偏倚信息量及低偏倚校正信息量等 4 种方法。

其他常用的选择项有：id(strvar)是用来标签纳入研究的字符型变量；surv(#)指定生存数据的总体平均生存率，范围为[0,1)；loss(#)定义生存数据的失访比例，范围为[0,1)；lbid(varname)指定低偏倚风险研究，在选择 is(lbis)或 is(lbhis)选项下使用；stat(rr | or | rd)指定二分类变量数据的合并效应量，分别表示 RR，OR，RD；wkdir(string)指定文件保存目录；kprsrce(string)程序运行结束后保存 R 源文件；alpha(#)定义 I 型错误；beta(#)定义 II 型错误；graph 指定绘图；rrr(#)定义计算先验信息量(apis)所指定的先验干预效应(RRR)；listRout 将 R 软件输出的结果展示在 Stata 软件；listRin 将 R 软件源文件在 Stata 软件中显示；keepR 保留 R 源文件；graph_options 是总的绘图选项，其中 shRRR 和 pos()定义 RRR、$\alpha$、$\beta$ 在图形中的位置，xtitle(string)和 ytitle(string)分别指定添加 $x$ 轴和 $y$ 轴的标签；titile(string)和 subtitle(string)分别指定添加图形的标题和亚标题。

### （三）实例分析

以二分类数据为例，采用 metacumbounds 命令分析。将抗凝血酶数据按图 19-2 格式输入 Stata 数据管理器中。该数据来自抗凝血酶III对危重患者受益和损害的系统评价，共有 20 项研究 3 458 名患者的 8 个变量纳入分析，其中，变量 study 和 year 分别表示研究名称和发表年限，变量 tdeath、ttotal、cdeath、ctotal 分别表示每项研究中干预组和对照组的死亡人数和总人数，变量 bias 表示研究偏倚风险，其中 0 表示低风险，1 表示高风险，变量 followup 表示随访时间。

首先，数据整理成二分类数据 2×2 四格表格式，并将研究按年限由远及近排序，过程如下：

```
. import excel c:\antithrombin. xlsx, sheet("Sheet1") firstrow clear
. gen tnodeath=ttotal-tdeath
. gen cnodeath=ctotal-cdeath
. sort year
```

其次，指定 $\alpha=0.05$，$\beta=0.20$，本例为二分类数据，选取 RR 为效应量，选择随机效应模型，采用 O'Brien-Fleming 函数计算监测界值，采用 APIS 法计算 RIS，原文献先前估算出 RRR=0.10，调用的 R 软件为存在默认安装目录下的 R-3.60(64 位)版，TSA 界值图，命令如下：

```
. metacumbounds tdeath tnodeath cdeath cnodeath, data(count) effect(r) alpha(0.05) beta(0.20) is(APIS) stat(rr)
graph spending(1) rrr(.10) kprsrce(StataR_source. R) rdir(C:\Program Files\R\R-3.6.0\bin\x64\) shwRRR pos(12)
xtitle(Information size) ytitle(Cumulative Z-Score)
```

| | study | year | tdeath | ttotal | cdeath | ctotal | bias | followup |
|---|---|---|---|---|---|---|---|---|
| 1 | Harper | 1991 | 14 | 44 | 13 | 49 | 0 | 10 |
| 2 | Baudo | 1992 | 1 | 13 | 5 | 16 | 0 | 52 |
| 3 | Albert | 1992 | 4 | 16 | 5 | 16 | 0 | 90 |
| 4 | Fourrier | 1993 | 7 | 17 | 9 | 18 | 1 | 28 |
| 5 | Langley | 1993 | 11 | 13 | 9 | 12 | 0 | 15 |
| 6 | Diaz-Cremades | 1994 | 7 | 20 | 5 | 16 | 0 | 52 |
| 7 | Smith-Erichsen | 1996 | 7 | 43 | 6 | 40 | 0 | 34 |
| 8 | Inthorn | 1997 | 13 | 20 | 16 | 20 | 0 | 90 |
| 9 | Haire | 1998 | 9 | 24 | 14 | 25 | 1 | 41 |
| 10 | Eisele | 1998 | 5 | 20 | 9 | 22 | 0 | 30 |
| 11 | Waydhas | 1998 | 8 | 20 | 4 | 20 | 0 | 34 |
| 12 | Baudo | 1998 | 30 | 60 | 32 | 60 | 1 | 30 |
| 13 | Schoor | 2000 | 7 | 61 | 3 | 61 | 1 | 90 |
| 14 | Schorr | 2000 | 6 | 24 | 6 | 26 | 0 | 90 |
| 15 | Maki | 2000 | 0 | 74 | 0 | 72 | 1 | 60 |
| 16 | Grenadnder | 2001 | 1 | 13 | 0 | 15 | 0 | 90 |
| 17 | Warren | 2001 | 536 | 1157 | 561 | 1157 | 1 | 90 |
| 18 | Kobayashi | 2003 | 0 | 14 | 0 | 15 | 1 | 90 |
| 19 | Mitchell | 2003 | 0 | 25 | 0 | 60 | 0 | 28 |
| 20 | Fulia | 2003 | 1 | 30 | 2 | 30 | 1 | 8 |

**图 19-2　Stata 数据管理器**

　　累积 Meta 分析相关统计量的数字化结果从略，只报告 TSA 界值图，如图 19-3 所示。图中，横轴为病例数，纵轴为累积 Z 值；最右边的红色竖线为 RIS 线，绿线为传统 $Z=1.96$ 界值线。结果解读：基于 APIS 算法估算出的 RIS 为 4 634 人，而纳入本次累积 Meta 分析人数只有 3 458 人，未能达到必需信息量；而累积 Z 曲线也未到达传统 $Z=1.96$，表明试验组的干预效果和对照组的效果无差异。虽然表明缺乏干预有效的证据，但不能判断是否为真阴性结果，需要进一步扩大样本量观察。

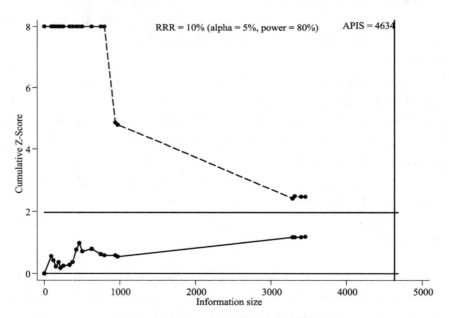

**图 19-3　基于 APIS 算法的 TSA 界值图**

　　再次，如果以 lbis 算法计算 RIS，只需将 is(APIS)改为 is(LBIS)，并增加 lbid(bias)即可，RRR 由软件根据数据自行计算，其他选项不变，命令为：

```
. metacumbounds tdeath tnodeath cdeath cnodeath, data(count) effect(r) alpha(0.05) beta(0.20) is(LBIS) lbid(bias)
stat(rr) graph spending(1) kprsrce(StataR_source.R) rdir(C:\Program Files\R\R-3.6.0\bin\x64\) shwRRR pos(12)
xtitle(Information size) ytitle(Cumulative Z-Score)
```

累积 Meta 分析相关统计量的数字化结果从略，得 TSA 界值图如图 19-4 所示，解读同上。

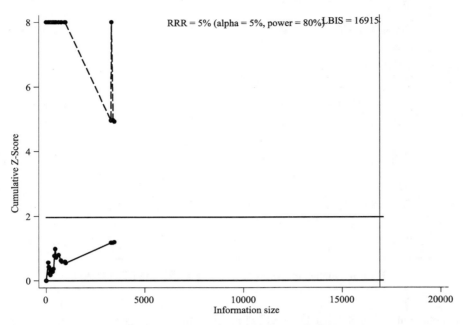

图 19-4　基于 LBIS 算法的 TSA 界值图

最后，该命令还提供了对话框操作方式，先用 db 命令调出 metacumbounds 命令，如：

. db metacumbounds

以上述 APIS 法计算 RIS 的过程为例，在调出的对话框主界面按图 19-5 所示设置；目录和绘制选择项按图 19-6 所示设置，一定要指定 R 软件安装正确位置，而"place"选择按钮指的是"RRR = 0.1（α = 0.05，power = 0.20）"，根据具体数据情况，选择合适的显示位置；最后单击 OK 按钮即可，结果与命令行操作完全一致。

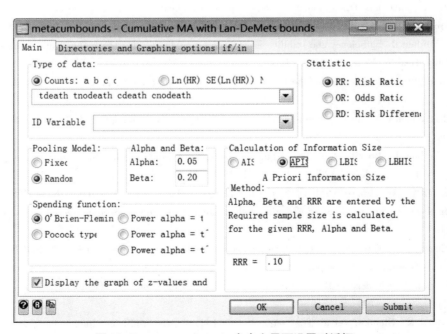

图 19-5　metacumbounds 命令主界面设置对话框

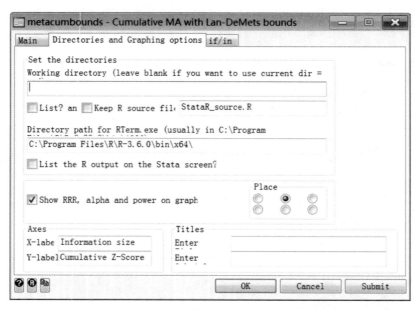

**图 19-6　metacumbounds 命令目录和绘图选择项设置对话框**

　　Stata 软件 metacumbounds 命令和 TSA 软件进行序贯 Meta 分析各有所长。前者操作相对简单，特别是对话框操作，可以提供 5 种损耗函数计算方法，但不能提供无效界值和校正可信区间；后者不但可以提供有效界值、无效界值，还可以计算校正可信区间，但研究数据输入和相关参数定义比较繁琐，计算 TSA 界值的方法仅有一种 O'Brien-Fleming 损耗函数。研究者可以根据自己的研究和需要，合理选择软件。

（张天嵩）

## 参考文献

[1] Lau J, Schmid CH, Chalmers TC. Cumulative meta-analysis of clinical trials builds evidence for exemplary medical care [J]. J Clin Epidemiol, 1995, 48(1): 45-57.

[2] Muellerleile P, Mullen B. Sufficiency and stability of evidence for public health interventions using cumulative meta-analysis [J]. Am J Public Health, 2006, 96(3): 515-522.

[3] Hu M, Cappelleri JC, Lan KK. Applying the law of iterated logarithm to control type I error in cumulative meta-analysis of binary outcomes[J]. Clin Trials, 2007, 4(4): 329-340.

[4] Van der Tweel I, Bollen C. Sequential meta-analysis: an efficient decision-making tool[J]. Clin Trials, 2010, 7(2): 136-146.

[5] Wetterslev J, Thorlund K, Brok J, et al. Trial sequential analysis may establish when firm evidence is reached in cumulative meta-analysis[J]. J Clin Epidemiol, 2008, 61(1): 64-75.

[6] 王权, 田金徽, 李伦, 等. 试验序贯分析简介[J]. 中国循证医学杂志, 2013, 13(10): 1265-1268.

[7] Higgins J, Whitehead A, Simmonds M. Sequential methods for random effects meta-analysis[J]. Statist Med, 2011, 30(9): 903-921.

[8] Thorlund K, Engstrøm J, Wetterslev J, et al. User manual for trialsequential analysis (TSA), [EB/OL]. (2011-09-17): http://www.ctu.dk/tsa/files/tsa_manual.pdf.

[9] Miladinovic B, Hozo I, Djulbegovic B. Trial sequential boundaries for cumulative meta-analyses[J]. Stata J, 2013, 13(1): 77-91.

[10] Brok J, Thorlund K, Gluud C, et al. Trial sequential analysis reveals insufficient information size and potentially false positive results in many meta-analyses[J]. J Clin Epidemiol, 2008, 61(8): 763-769.

[11] 张天嵩. 累积 Meta 分析[M]//李幼平. 实用循证医学. 北京: 人民卫生出版社, 2018: 644-664.

# 第 20 章
# 缺失数据的 Meta 分析

**要 点**

● 缺失数据是一个普遍现象，如果存于 Meta 分析中，会影响合并结果的真实性。
● 在 Meta 分析中，数据缺失类型主要有研究缺失、测量结局缺失、调节因子缺失等。
● 针对缺失数据，模式混合模型是比较常的分析策略，Stata 的 metamiss 命令和 metamiss2 命令可以实现该策略。

缺失数据（missing data）是一个普遍现象，会影响科学研究的真实性。因系统评价或 Meta 分析"回顾性"的特性，必然会遇到数据缺失问题，从而影响 Meta 分析结果的真实性，所以 Meta 分析时如有数据缺失，必须采用相应的分析策略。

## 第一节 数据缺失基本原理

### 一、数据缺失的概念及机制

#### （一）数据缺失的概念

缺失数据是指因各种原因，应该得到而没有得到的数据，如纳入 Meta 分析的研究应报告某测量结局前后变化值的标准差但没有报告。

#### （二）数据缺失的机制

已有大量的文献针对缺失数据的统计学方法进行探讨，特别是关于数据"为什么"缺失即是数据缺失机制非常重要。统计学家将数据缺失机制一般分为随机缺失（missing at random，MAR）和非随机缺失（missing not at random，MNAR）。

随机缺失是指其实际值与缺失的数据无相关。一般可再分为完全随机缺失（missing completely at random，MCAR）和随机缺失，但这样分类似乎对系统评价或 Meta 分析不是很重要。完全随机缺失是指数据缺失的可能性完全由随机因素造成的，既不取决于已观察到的数据，也不取决于未被观察到的数据，如因为受试者搬迁而脱落；随机缺失是指数据缺失的可能性取决于已观察到的数据，但不取决于未被观察到的数据，如某抗高血压药的临床研究中，当受试者发现血压控制不理想时决定退出研究。

非随机缺失是指实际值与缺失的数据相关，也就是说数据缺失的概率与未观察到的结果数据有关，如在肿瘤临床研究中，患者出现治疗失败导致的脱落。

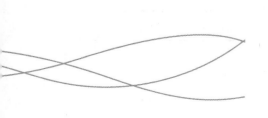

## 二、Meta 分析中数据缺失的类型及原因

在 Meta 分析中，常见的数据缺失类型主要有有以下几种情况：

（1）缺失研究。最常见的数据缺失是整项研究的缺失，最常见的原因是发表偏倚以及未全面检索文献。发表偏倚的原因包括从未发表、发表于隐蔽的地方（如不著名的杂志）、引用过少、数据标引错误等；未全面检索文献的主观原因有检索策略不合适、漏检数据库；研究缺少还有极大的可能性是在选择文献时，系统评价者对研究"不感兴趣""不欢迎"，造成选择偏倚，因此，Meta 分析在文献检索和选择时必须时刻小心有漏掉研究的可能性。

（2）缺失效应量或测量结局。某些研究可能不会报告 Meta 分析感兴趣的测量结局，如生命质量、严重的不良反应等，有时很难区分缺失的原因是因为结局没有测量还是因为没有报告。同样，纳入Meta 分析的某种测量结局有时也会缺失，最常见的例子是连续型数据缺失标准差；其他情况还有缺失样本量、发生事件人数、标准误、计算率的随访时间、时间事件详细的结局等等。

（3）缺失研究水平特征等因子。当系统评价者在进行亚组分析或 Meta 回归分析时，需要详细的研究水平特征（study-level-characteristics）用以区分研究间之间的不同，但因为原始研究未能提供相应的信息，而不能获得模型分析时需要的调节因子（moderator）或预测因子（predictor）。

## 三、Meta 分析中数据缺失的处理策略

对有缺失数据的临床研究进行 Meta 分析时，常用的策略有可用病例分析、数据填补、统计模型等，见表 20-1。

表 20-1　临床研究中处理缺失数据的常用方法

| 方法 | | 描述 | 关于"数据缺失"假设 | 在 Meta 分析中的应用 |
|---|---|---|---|---|
| 可用病例分析（available case analysis，ACA） | | 忽略缺失数据，仅纳入可利用、数据完整数据的研究进行分析 | MAR | 在 AD 和 IPD Meta 分析中最普通的起始分析策略 |
| 简单填补 | | | | |
| 二分类数据 | | | | |
| | 填补失败 | 将缺失数据均填补为"失败" | "失败常见" | 在 AD 和 IPD Meta 分析中合理的起始分析策略 |
| | 最差（最佳）-情形 | 将干预臂填补为最差而将对照臂填补为最佳（最佳情形时反之）； | 基于臂，失败或成功常见 | 极端情况，可在 AD 和 IPDMeta 分析中用于敏感性分析 |
| 所有数据 | | | | |
| | 末次访视结转（last observation carried forward，LOCF） | 将末次访视观察应答或将基线观察应答视为研究终点时的应答 | 缺失值的均值等于个体最后测量值 | 常用于 AD Meta 分析；避免用于 IPD Meta 分析 |
| | 简单填补（single imputation） | 供用观察到的数据信息 | 缺失值等于一个预先设定的值 | 未将不确定性纳入解释分析中 |

**续表 20-1**

| 方法 | 描述 | 关于"数据缺失"假设 | 在 Meta 分析中的应用 |
|---|---|---|---|
| 统计模型 | | | |
| 多重填补（multiple imputation） | 从观测数据结果中预测缺失结果建模，增加一个随机误差 | MAR | 常用于 IPD Meta 分析而少用于 AD Meta 分析 |
| 似然法（likelihood methods） | 拟合观测数据的模型拟合观察数据和可能缺失的模型 | MAR MNAR | 常用于 IPD Meta 分析难以实现，但潜在用于 IPD Meta 分析中 |
| 模式混合模型（pattern mixture model） | 根据测量结局是否缺失或数据缺失机制等条件建模 | 根据 MAR 假设（MNAR） | 可用于 AD 和 IPD Meta 分析 |

在统计模型相关方法中，模式混合模型（pattern mixture model）是比较常用的分析策略，它引入了"缺失信息参数（informative missingness parameter，IMP）"这一先验信息概念，表示缺失数据平均结局与观察数据结果的关系，该参数是未知的，也不能通过数据获取。该模型实现可采用两步法（two-stage methods）：第一步，通过 IMP 来校正计算含 MNAR 数据的研究的干预效应及其相应方差；第二步，采用经典的 Meta 分析步骤合并第一步获得的校正效应量。

《Cochrane 手册》指出，处理缺失数据要注意：一是，只要有可能，联系原始研究者索要所需要的缺失数据；二是，清楚地知晓每一种数据填补方法基于的假设；三是，根据风险偏倚评估标准，在随机对照试验中因数据缺失导致的风险偏倚；四是，进行敏感性分析，比较采用不同的数据填补方法获得的结果；五是，撰写论文时要说明缺失数据对结果存在的影响。

在本章中，主要针对缺失测量结局，介绍 Stata 的 metamiss 命令和 metamiss2 模式混合模型的过程；缺失研究涉及发表偏倚，可以参阅相关章节。

# 第二节　缺失测量结局二分类数据的 Meta 分析

针对二分类数据，模式混合模型中最合适的 IMP 为缺失信息比数比（informative missingness odds ratio，IMOR），是指缺失测量结局参与者事件发生的比值与已观察参与者的事件发生数比值之间的关系，最差病例填补（worst case imputation，WCI）和最好病例填补（best case imputation，BCI）策略是模式混合模型的特例。该模型可由 metamiss 命令实现，要注意的是该命令需要调用 metan 命令。

## 一、metamiss 命令使用方法

metamiss 命令用于对两干预组（如随机对照试验）临床结果以二分类表示，但有缺失数据的研究进行 Meta 分析。它并非 Stata 自带官方命令，由 White 和 Higgins 编写，可以在联网状态下，以"ssc install metamiss，replace"安装或更新。

### （一）metamiss 命令算法

它主要采用 3 种算法：

1. 填补方法。由 Higgins 等提出，缺失数据可以视为失败、成功；在对照组、实验组或各自的组中应用同样的比例；或使用 IMORs。如果获得缺失的原因，可以使用混合方法。

2. 贝叶斯方法。对于结果 Y、缺失情况 M、分组 X，其模型为，

$M|X=i \sim Bernoulli(alpha\_i)$

$Y|M=0, X=i \sim Bernoulli(pi\_i)$

$$OR(Y, M \mid X=i) = IMOR\_i \text{ (informative missingness odds ratio)}$$

3. 不确定性方法(uncertainty method),也称为 Gamble-Hollis 法。对每一项研究进行两次极端分析,将一个组的缺失值视为成功,而另一组的则视失败。

### (二)metamiss 命令行操作格式及常用选择项

metamiss 后跟 6 个变量(rE、fE、mE、rC、fC、mC),需要指定每一组的成功、失败、缺失等具体数据。需要注意的是实验组(治疗组)的数据在前,对照组的数据在后。其单一估算法的命令行操作格式为:

metamiss rE fE mE rC fC mC, 选择项

常用的选择项有:

(1)填补方法选择项。aca,对可利用数据进行 Meta 分析;ica0,将缺失数据视为 0;ica1,将缺失数据视为 1;icab,进行最佳病例(best-case)分析(ICA-b),即将每一缺失数据在实验组中视为 1 而在对照组视为 0,如果 rE、rC 为不利事件而非受益事件,则其相当于最差病例分析;icaw,进行最差病例分析(ICA-w)分析,即将每一缺失数据在实验组中视为 0 而在对照组视为 1,如果 rE、rC 为受益事件而非不利事件,则其相当于最佳病例分析;icape,用实验组观察到的(缺失)概率填补缺失值(ICA-pE);icapc,用对照组观察到的(缺失)概率填补缺失值(ICA-pC);icap,用研究(两组)观察到的概率填补缺失值;icaimor,用 IMORs 填补缺失值。

(2)填补权重选择项。有 w1、w2、w3、w4 等 4 种情况,其中 w1 指定将填补数据视为观察数据处理计算标准误,不用于实际分析中;w2 指定用可利用数据计算标准误;w3 指定按缺失数据比例减少每个组可利用数据,并将其视为观察数据计算标准误;w4 为默认,指定标准误取决于 IMORs,经代数计算而得。

(3)Meta 分析选择项。or、rr、rd 指定要分析的测量结局,一般只能指定一个,默认为 rr;id(var),为结果表格和森林图指定研究标识。大多数 metan 命令后跟的选择项如 by()、random、nograph 等均可以用在 metamiss 命令后。

(4)贝叶斯选择项。logimor()设置实验组与对照组先验均数,默认均为 0;sdlogimor()设置实验组与对照组先验标准差,默认均为 0;corrlogimor()设置两组中 logIMOR's 先验相关性,默认为 0;method(MC|Taylor|GH)用于指定不同的积分法;nip(#)用于指定 method(gh)的积分点,默认为 10;reps(#)用于 method(mc)指定迭代次数,默认为 100;missprior(# # [# #])与 respprior(# # [# #])用于指定 method(mc)下的 α 和 π 的 β(#, #)先验。

此外,gamblehollis 选择项用于指定 Gamble - Hollis 分析方法。imor(# #)选择项用于指定 IMORs 或 IMORs 中位数先验(如果采用贝叶斯分析),可以为两个组指定同一个数值,如 imor(1),也可以分别为两个组指定不同的数值,如 imor(1 2);logimor(# #)是 imor(# #)的对数尺度,两者作用相同而且只能使用一个选择项。

接下来,以 Adams 的数据为例,说明应用 metamiss 命令如何对缺失测量结局二分类数据进行 Meta 分析。

## 二、metamiss 命令在缺失测量结局二分类数据 Meta 分析中的应用

Adams 数据被多篇文献分析研究过,按表 20-2 所示输入 Stata 数据管理器中,共含有 7 个变量,其中"studyid"表示研究 ID,含有研究者和研究发表年限信息,"rh、fh、mh"分别表示氟哌啶醇组治疗成功、失败、缺失的人数,"rp、fp、mp"分别表示对照组治疗成功、失败、缺失的人数。

表 20-2　氟哌啶醇治疗精神分裂症研究的 Meta 分析数据

| | studyid | rh | fh | mh | rp | fp | mp |
|---|---|---|---|---|---|---|---|
| 1 | Arvanitis(1997) | 25 | 25 | 18 | 33 | 0 | |
| 2 | Beasley(1996) | 29 | 18 | 22 | 20 | 14 | 34 |
| 3 | Bechelli(1983) | 12 | 17 | 1 | 2 | 28 | 1 |
| 4 | Borison(1992) | 3 | 9 | 0 | 0 | 12 | 0 |
| 5 | Chouinard(1993) | 10 | 11 | 0 | 3 | 19 | 0 |
| 6 | Durost(1964 ) | 11 | 8 | 0 | 1 | 14 | 0 |
| 7 | Garry(1962) | 7 | 18 | 1 | 4 | 21 | 1 |
| 8 | Howard(1974) | 8 | 9 | 0 | 3 | 10 | 0 |
| 9 | Marder (1994) | 19 | 45 | 2 | 14 | 50 | 2 |
| 10 | Nishi kawa_ 82(1982) | 1 | 9 | 0 | 0 | 10 | 0 |
| 11 | Nishikawa_84 (1984) | 11 | 23 | 3 | 0 | 13 | 0 |
| 12 | Reschke(1974) | 20 | 9 | 0 | 2 | 9 | 0 |
| 13 | Se 1man(1976) | 17 | 1 | 11 | 7 | 4 | 18 |
| 14 | Serafetinides (1972) | 4 | 10 | 0 | 0 | 13 | 1 |
| 15 | Si mpson(1967) | 2 | 14 | 0 | 0 | 7 | 1 |
| 16 | Spencer (1992) | 11 | 1 | 0 | 1 | 11 | 0 |
| 17 | vichaiya(1971) | 9 | 20 | 1 | 0 | 29 | 1 |

　　首先，介绍简单的可利用数据 Meta 分析方法。如果不考虑缺失数据的情况，直接对可利用数据进行 Meta 分析，选用固定效应模型，采用 RR 为效应指标，不输出数字化结果，只输出森林图，命令如下：

. metamiss rh fh mh rp fp mp, rr id(studyid) fixedi aca notable

　　得森林图如图 20-1 所示。请注意，此命令行操作所得的结果与"metan rh fh rp fp, id(studyid) fixedi notable"得出的结果是一致的，有兴趣的读者可以自行计算。

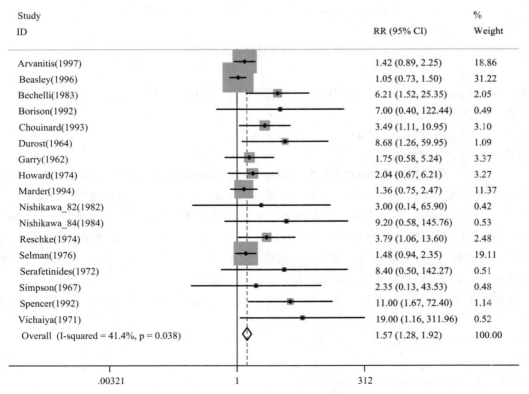

图 20-1　可利用数据法获得森林图

接下来，介绍简单填补法（ICA-0），将缺失数据均填补为"失败"，采用 w4 为权重，选用固定效应模型，采用 RR 为效应指标，不输出数字化结果，只输出森林图，命令如下：

. metamiss rh fh mh rp fp mp, rr id(studyid) fixedi ica0(mh mp) notable

得森林图如图 20-2 所示。

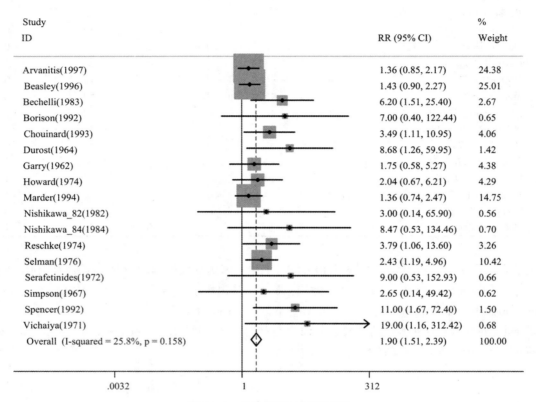

图 20-2　简单填补法获森林图

再次，介绍 Gamble-Hollis 法，选用固定效应模型，采用 RR 为效应指标，不输出数字化结果，只输出森林图，命令如下：

. metamiss rh fh mh rp fp mp, rr id(studyid) fixedi gambleh notable

得森林图如图 20-3 所示。

最后，介绍贝叶斯方法实现 IMOR 模型。采用不确定 IMORs 估算：对于 Adams 数据，Mavridis 等研究者通过咨询专家，推测 IMORs 小于 0.5 的可能性为 1/6，在 0.5-1 之间的可能性为 2/3，大于 1 的可能性为 1/6，假定 IMORs 的对数服从正态分布，则可以计算出 IMORs 的对数均数值为 $(\ln(0.5) + \ln(1))/2 = -0.35$，相应标准误为 $(\ln(1) - \ln(0.5))/(2 \times z_{5/6}) = 0.35$，$z_{5/6}$ 为累积概率 5/6 的正态离差值。因此，假设每一组的 logIMORs 的正态分布为 $N(-0.35, 0.35^2)$，且两组的 logIMORs 不相关，采用 w4 为权重，选用固定效应模型，采用 RR 为效应指标，命令为：

. metamiss rh fh mh rp fp mp, rr fixedi id(studyid) w4 logimor(-0.35) sdlogimor(0.35) corrlogimor(0)

得数字化结果如下，森林图如图 21-4 所示。

METAMISS：meta-analysis allowing for missing data

        Bayesian analysis using priors

Measure：RR.

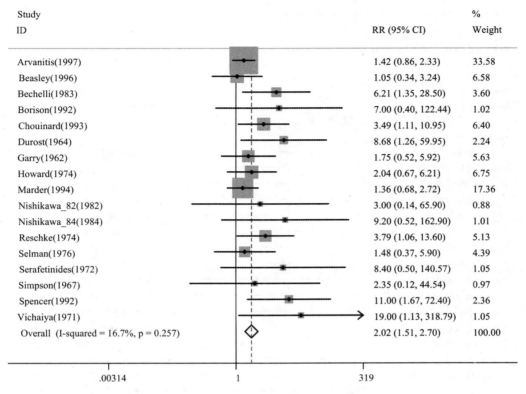

**图 20-3　Gamble-Hollis 法获森林图**

Zero cells detected：adding 1/2 to 6 studies.

Priors used：　Group 1：N(-0.35，0.35^2)．Group 2：N(-0.35，0.35^2)．Correlation：0.

Method：Gauss-Hermite quadrature（10 integration points）.

（Calling metan with options：label(namevar=studyid) fixedi eform　…）

| Study | ES | [95% Conf. Interval] | | % Weight |
|---|---|---|---|---|
| Arvanitis(1997) | 1.407 | 0.884 | 2.240 | 22.17 |
| Beasley(1996) | 1.084 | 0.705 | 1.667 | 25.89 |
| Bechelli(1983) | 6.217 | 1.520 | 25.431 | 2.41 |
| Borison(1992) | 7.000 | 0.400 | 122.442 | 0.58 |
| Chouinard(1993) | 3.492 | 1.113 | 10.955 | 3.66 |
| Durost(1964) | 8.684 | 1.258 | 59.947 | 1.28 |
| Garry(1962) | 1.751 | 0.584 | 5.255 | 3.97 |
| Howard(1974) | 2.039 | 0.670 | 6.208 | 3.86 |
| Marder(1994) | 1.358 | 0.746 | 2.471 | 13.36 |
| Nishikawa_82(1982) | 3.000 | 0.137 | 65.903 | 0.50 |
| Nishikawa_84(1984) | 9.051 | 0.571 | 143.520 | 0.63 |
| Reschke(1974) | 3.793 | 1.058 | 13.604 | 2.94 |
| Selman(1976) | 1.609 | 0.925 | 2.800 | 15.62 |
| Serafetinides(1972) | 8.542 | 0.503 | 144.933 | 0.60 |
| Simpson(1967) | 2.419 | 0.130 | 44.981 | 0.56 |
| Spencer(1992) | 11.000 | 1.671 | 72.396 | 1.35 |
| Vichaiya(1971) | 19.027 | 1.158 | 312.638 | 0.61 |
| I-V pooled ES | 1.677 | 1.348 | 2.088 | 100.00 |

Heterogeneity chi-squared = 24.95 (d.f. = 16) $p = 0.071$

I-squared (variation in ES attributable to heterogeneity) = 35.9%

Test of ES=1: $z = 4.63$ $p = 0.000$

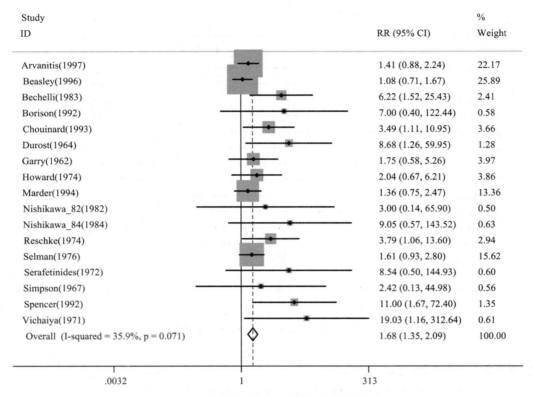

图 20-4　不确定 IMORs 估算法获得森林图

　　结果发现：相对于可利用数据分析方法，其他 3 种方法所得点估计均略有增加，从 1.57 升高到 1.68~2.02 之间，相应的 95%CI 也增宽；更重要的是，都或多或少地降低了数据缺失比较严重的研究如 Beasley(1996)及 Selman(1979)等在 Meta 分析中所占的权重。

　　在实际 Meta 分析中，一般建议将可利用数据或 ICA-0 法等简单分析方法作为主要的方法，再用上述更为复杂的方法作为重要的敏感性分析。

## 第三节　缺失测量结局连续型数据的 Meta 分析

　　如果连续型数据存在缺失的情况，可以采用可利用数据方法、填补方法如简单填补均数或标准差、模式混合模型等方法处理。对于连续型数据 Meta 分析最常见的是样本量或标准差的缺失，本节只简单介绍标准差缺失的处理方法，重点介绍样本量缺失的处理方法及 Stata 软件 metamiss2 命令实现。

### 一、样本量缺失的处理策略

　　建议采用模式混合模型处理连续型数据样本量缺失的情况，有缺失信息均数差(informative missing difference of means, IMDOM)和缺失信息均数比(informative missingness ratio of means, IMRoM)等两个 IMP 可以利用，该参数大小可以通过咨询相关领域内专家来设定。IMDOM 如果为 1 则表示缺失参数者测量结局均数值超过观察到的参与者均数值 1 个单位，而 IMRoM 为 1 则表示缺失参数者测量结局均数值是观察到的参与者均数值的 1 倍。

### （一）metamiss2 命令的使用方法

可以采用 Chaimani 编写的 metamiss2 命令来实现模式混合模型。该命令可以在联网状态下，以"ssc install metamiss2，replace"安装或更新。其具体用方法为：

metamiss2　[varlist][if][in]，imptype(imdom| logimrom)

impmean(# #．．．#) impsd(# #．．．#) impcorrelation(real| exp| matrix)

compare(string) sensitivity smd md romsdpool(on| off) rr or rd taylor

bootstrap reps(integer) seed(integer) fixed tau2(string) inconsistency

nometametanoptions(meta options) networkoptions(network meta options)

nokeepvarchange netplot trtlabels(string)

netplotreference(string) netplotoptions(intervalplot options)

该命令可以用于二分类、连续型数据的经典 Meta 分析及网络 Meta 分析，本节只介绍与连续型数据有关的选择项，其他选择感兴趣的读者可以查看 metamiss2 自带帮助文件。

针对连续型数据，[varlist]为八变量数据格式，如 nE、mE、yE、sdE、nC、mC、yC、sdC，分别表示实验组和对照组的观察到的参与者人数、缺失人数、观察到的测量结局均数及标准差。smd，md，rom 分别表示标准化均数差、均数差、均数比等连续型数据效应量；sdpool(on|off)用于指定计算方差时是否合并跨组间 SD，如果后跟 metan，采用均数差和均数比，则默认为 sdpool(off)，采用标准化均数差则为 sdpool(on)。

IMPs 选择项：imptype(imdom|logimrom)用于针对连续型数据指定 IMPs 类型，imdom 为默认项，表示缺失信息均数差，logimrom 示缺失信息均数差的对数。impmean(# #．．．#)用于指定假定服从正态分布的均数，默认所有组为 0；如果给定一个值则表示为所有组的均数；在配对 Meta 分析中，如果给定两个值则分别表示试验组和对照组的均数。impsd(# #．．．#)用于指定上述 impmean()给定均数的 SD，默认为 impsd(0)。impcorrelation(real| exp| matrix)用于指定 IMPs 之间的相关性，默认为 impcorrelation(0)。compare(string)用于指定关于 IMPs 第二种假设，并与原始假设相关比较。sensitivity 用于指定基于 IMPs 取值范围进行敏感性分析。

估算方法选择项：taylor 表示 Taylor 系列近似(Taylor-series approximation)法，为默认项；bootstrap 表示参数自举(parametric bootstrap)法；reps(integer)用于指定自举法模拟次数，默认为 reps(integer)；seed(integer)用于指定自举法随机种子数，默认为 seed(0)。

Meta 分析选择项：fixed 表示固定效应模型，用于替代默认的随机效应模型；tau2(string)用于指定研究间异质性方差估算方法，默认为 DL 法；metanoptions(meta options)用于指定 metan 命令所有选择项。

其他选择项可以查看 metamiss2 自带帮助文件。

接下来，以 Cipriani 的数据为例，介绍 metamiss2 命令在缺失测量结局连续型数据 Meta 分析中的具体使用方法。

### （二）metamiss2 命令在缺失测量结局连续型数据 Meta 分析中的应用

Cipriani 数据，按表 20-3 所示输入 Stata 数据管理器中，共含有 9 个变量，其中"studyid"表示研究 ID，"yp、sdp、np、mp"分别表示对照组抑郁评分(depression scores)变化值均数、标准差、观察到的样本量、缺失样本量，"ym、sdm、nm、mm"分别表示米氮平组抑郁评分变化值均数、标准差、观察到的样本量、缺失样本量。

Mavridis 等认为 IMDoM 95%CI 在-3~3 之间，即是 IMDoM 的均数为 0，SD 为 1.5。假定米氮平组 IMDOM=-0.5、相应 SD=1，对照组 IMDOM=1、相应 SD=1.5，表示对照组缺失的研究对象疗效比观察到的研究对象疗效差，而米氮平组缺失的研究对象疗效比观察到的研究对象疗效好；假定两组 IMDOMs 的相关性为 0.5，并与采用可利用数据方法获得结果相比较，命令如下：

表 20-3　米氮平治疗抑郁症的 Meta 分析数据

| | studyid | yI | sdp | np | mp | ym | sdm | nm | mm |
|---|---|---|---|---|---|---|---|---|---|
| 1 | Claghorn1995 | −11.4 | 10.2 | 19 | 26 | −14.5 | 8.8 | 26 | 19 |
| 2 | MIR 003−003 | −11.5 | 8.3 | 24 | 21 | −14 | 7.3 | 27 | 18 |
| 3 | MIR 003−008 | −11.4 | 8 | 17 | 13 | −13.2 | 8 | 12 | 18 |
| 4 | MIR 003−020 | −6.2 | 6.5 | 24 | 19 | −13 | 9 | 23 | 21 |
| 5 | MIR 003−021 | −17.4 | 5.3 | 21 | 29 | −13.8 | 5.9 | 22 | 28 |
| 6 | MIR 003−024 | −11.1 | 9.9 | 27 | 23 | −15.7 | 6.7 | 30 | 20 |
| 7 | MIR 84023a | −11.9 | 8.6 | 33 | 24 | −14.2 | 7.6 | 35 | 25 |
| 8 | MIR 84023b | −11.8 | 8.3 | 48 | 18 | −14.7 | 8.4 | 51 | 13 |

. metamiss2 nm mm ym sdm np mp yp sdp, impmean(−0.5 1) impsd(1 1.5) impcorr(0.5) compare(impmean(0) impsd (0)) md metanopt(lcols(studyid))

得数字化结果如下, 森林图见图 20-5。

Primary analysis

\*

METAMISS2: meta-analysis allowing for missing data

\* Informative missingness parameter with uncertainty \*

\*


Informative missingness parameter: IMDOM

| Measure of interest: | Mean difference |
|---|---|
| Assumed distribution for IMP: | Experimental group ~ N(−.5, 1^2) |
| | Control group ~ N(1, 1.5^2) |
| IMP correlation between groups: | .5 |
| Method for first stage model: | Taylor series approximation |
| Second stage model: | Random effects meta-analysis |

(Calling metan with options: lcols(studyid) ⋯)


Secondary analysis

\*

METAMISS2: meta-analysis allowing for missing data \*

　　　　　　Available cases analysis

\*

Informative missingness parameter: IMDOM

| Measure of interest: | Mean difference |
|---|---|
| Method for first stage model: | Taylor series approximation |
| Second stage model: | Random effects meta-analysis |

(Calling metan with options: lcols(studyid) ⋯)


| Study | ES | [95% Conf. Interval] | |
|---|---|---|---|
| Primary analysis | | | |
| Claghorn1995 | −3.889 | −9.783 | 2.005 |
| MIR 003−003 | −3.167 | −7.653 | 1.319 |
| MIR 003−008 | −2.533 | −8.583 | 3.516 |

| | | | |
|---|---|---|---|
| MIR 003-020 | -7.480 | -12.143 | -2.818 |
| MIR 003-021 | 2.740 | -0.940 | 6.420 |
| MIR 003-024 | -5.260 | -9.860 | -0.660 |
| MIR 84023a | -2.929 | -6.956 | 1.097 |
| MIR 84023b | -3.274 | -6.645 | 0.096 |
| Sub-total | | | |
| D+L pooled ES | -3.046 | -5.264 | -0.828 |
| Secondary analysis | | | |
| Claghorn1995 | -3.100 | -8.799 | 2.599 |
| MIR 003-003 | -2.500 | -6.814 | 1.814 |
| MIR 003-008 | -1.800 | -7.712 | 4.112 |
| MIR 003-020 | -6.800 | -11.305 | -2.295 |
| MIR 003-021 | 3.600 | 0.251 | 6.949 |
| MIR 003-024 | -4.600 | -9.038 | -0.162 |
| MIR 84023a | -2.300 | -6.166 | 1.566 |
| MIR 84023b | -2.900 | -6.191 | 0.391 |
| Sub-total | | | |
| D+L pooled ES | -2.382 | -4.729 | -0.035 |

Test(s) of heterogeneity：

| | Heterogeneity statistic | degrees of freedom | P | I-squared | Tau-squared |
|---|---|---|---|---|---|
| Primary analysis | 13.92 | 7 | 0.053 | 49.7% | 4.9682 |
| Secondary analysis | 16.92 | 7 | 0.018 | 58.6% | 6.5355 |

I-squared：the variation in ES attributable to heterogeneity）
Significance test(s) of ES=0

| | | | |
|---|---|---|---|
| Primary analysis | $z=$ | 2.69 | $p=0.007$ |
| Secondary analysis | $z=$ | 1.99 | $p=0.047$ |

可以发现：两种算法得到的每项研究效应量、合并效应量点估计及 95%CI 有所差异，而且模式混合模型对样本量缺失最多的研究(MIR 003-21)在 Meta 分析中权重降低。

## 二、标准差缺失的处理方法和步骤

如果纳入 Meta 分析的研究中没有报告标准差，则可以采用以下顺序方法和步骤获得缺失标准差：

第一步，使用代数方法重新计算以获得缺失标准差。如果获得了相关统计量，如可信区间、标准误、$t$ 值、$P$ 值、$F$ 值等，可以参照本书第 8 章介绍的方法，重新计算以获得标准差。

第二步，联系原始文献作者，索取缺失的标准差。

第三步，如果含有完整数据的研究足够多，可以采用多重填补法。目前还有更复杂的填补技术，利用多重候选标准差，如 Marinho 等提出线性回归方法，因 ln(标准差)与 ln(均数)两者存在线性回归关系而将其进行线性回归分析。所有的填补技术涉及未知统计资料的假设，因此应尽可能避免使用这种方法。如果 Meta 分析中主要的研究缺失标准差，则不应该填补该数值。

第四步，如果数据不呈偏态分布，并报告了非参数检验概括性统计结果，则用非参数检验概括性统计结果。

第五步，如果至少有一个与含缺失标准差研究相似的完整数据研究，则采用简单填补法。对于连续型数据变量，简单填补法有非条件均数填补(用变量的均数来代替该变量中的每个缺失值)、条件均数填补(根据预测变量将总体交叉分层，用该观察个体所在层的完整数据的均数来替代缺失数据)、单一回归填补、单一随机回归填补。最常用的简单填补策略是借用一项或多项其他研究的标准差值，一

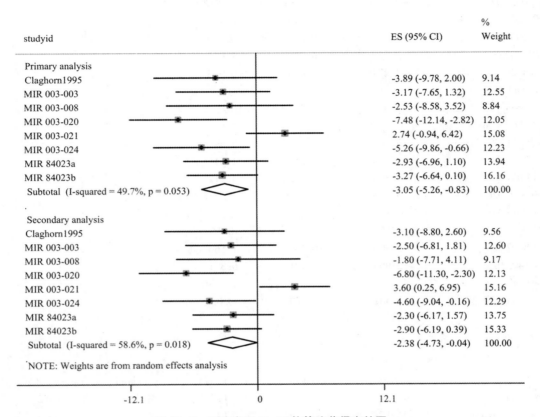

图 20-5　不确定 IMDoM 估算法获得森林图

项研究表明，不论是从同一 Meta 分析纳入的研究中或者是从另一 Meta 分析纳入的研究中借用标准差，其结果均近似于准确。如果在多个标准差候选，可能需要从中取平均值、最高值、适度高值等。如果以 MD 为效应量，选择比较高标准差可以降低研究权重，得到一个比较宽的可信区间，选择最大的标准差，则结果最保守；但如果以 SMD 为效应量，选择太大的标准差会导致结果偏倚（趋向于无效）。

第六步，忽略含缺失标准差的研究，只对完整数据的研究进行合并，这在实战中是常用的处理方法，但尽量避免使用该方法。因为标准差用于计算总的合并效应量的精度，如果缺失标准差则降低了Meta 分析的统计效能；同时因标准差用于加权计算合并效应量，忽略没有报告标准差的研究也会导致合并效应量出现偏倚。Schafer 等认为如果缺失数据在 5% 以下，忽略缺失数据是一种合理的解决缺失值问题方法，但在 Meta 分析等二次研究中，纳入的研究可能比较少，如果删除含有缺失值的研究可能会丢失显著性。

第七步，使用 Meta 分析性检验。

在第三步到第五步，需要进行敏感性分析。

数据缺失会影响 Meta 分析的结果，因此在制订系统评价/Meta 分析计划时，系统评价员必须要考虑数据缺失的可能性；在数据提取时，要记录数据缺失的情况及原因；在数据分析时要基于合适的假设选择合理的计算方法，以期获得可靠的结果。

（张天嵩）

# 参考文献

［1］唐健元，杨志敏，杨进波，等.临床研究中缺失值的类型和处理方法研究［J］.中国卫生统计，2011，28(3)：338-343.

［2］Higgins J，Thomas J. Cochrane Handbook for Systematic Reviews of Interventions version 6. 0［M］. （2019-07-13）. Cochrane，2019. http：//www.training.cochrane.org/handbook.

［3］张天嵩，董圣杰，周支瑞.高级 Meta 分析方法-基于 Stata 实现［M］.上海：复旦大学出版社，2015：141-157.

［4］Mavridis D，White IR. Dealing with missing outcome data in meta-analysis［J］. Res Syn Meth，2020，11(1)：2-13.

［5］Adams CE，Bergman H，Irving CB，et al. Haloperidol versus placebo for schizophrenia［J］. Cochrane Database of Systematic Reviews，2013，11：CD003082. DOI：10. 1002/14651858. CD003082. pub3.

［6］Cipriani A，Furukawa TA，Salanti G，et al. Comparative efficacy and acceptability of 21 antidepressant drugs for the acute treatment of adults with major depressive disorder：a systematic review and network meta-analysis［J］. Lancet，2018，391 （10128）：1357-1366.

［7］Wiebe N，Vandermeer B，Platt RW，et al. A systematic review identifies a lack of standardization in methods for handling missing variance data［J］. J Clin Epidemiol，2006，59(4)：342-353.

# 第 21 章
# 稀疏数据的 Meta 分析

**要 点**

- 众多医学 Meta 分析中涉及稀疏数据的现象十分常见，在分析方法学方面面临着众多挑战。
- 稀疏二分类数据有众多 Meta 分析模型和方法，各有优劣。
- R 软件提供的 meta、metafor、exactmeta、mmeta 等包可以用于稀疏二分类数据的 Meta 分析。
- 稀疏研究数据合成证据，建议采用贝叶斯框架下随机效应模型，并对相关参数的先验分布进行合理的设定。

Meta 分析可以定量、科学地合成研究结果，已在许多科学领域取得划时代性的成果。众多医学 Meta 分析中涉及稀疏数据的现象十分常见，如纳入 Meta 分析的研究数量较少(2~4 个)、感兴趣的测量结局(如某种干预措施的不良事件)为二分类数据且十分稀疏等等，这些特殊情况在数据分析方法学方面面临着众多挑战，已引起国内外研究者的关注，相继提出多种模型和方法。本章将主要针对稀疏二分类数据 Meta 分析的相关模型和方法进行介绍和推荐，并以实例说明 R 软件实现过程。

## 第一节 稀疏二分类数据的 Meta 分析

### 一、稀有数据的概念

在医学领域内，虽然将发生概率小于 1/1 000 的事件定为稀有事件，但更多的是将发生概率小于 1/100 的事件定义为"稀有"，如观察某些药物少见或罕见的不良反应，此类数据称为稀疏数据(sparse data)或稀有数据(rare data)。特别是纳入 Meta 分析的单项研究中有 1 个或 2 个臂(arm)的事件发生数为 0(分别称为"单零研究"或"双零研究")的情况比较常见，如对 500 项 Cochrane 系统评价随机抽样调查的研究表明：有 30% 的系统评价中至少有一项研究一个臂的事件发生数为 0。

对于稀有结果，单项研究结果通常不足以发现不同医疗干预措施效果的差异，Meta 分析可以通过对多项研究的汇总，增加样本量和统计强度。这可能是获得证据的唯一方法，但目前的大多数 Meta 分析方法基于大样本近似，对稀有事件不适用。

### 二、稀疏二分类数据的 Meta 分析方法

目前常用于稀疏二分类数据 Meta 分析的经典方法有 Peto 法 (Peto's method)、Mantel-Haenszel 法、干预臂连续校正(treatment-arm continuity correction)法、logistic 回归(logistic regression)等这

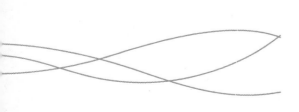

些经典方法(如 Peto 法、Mantel-Haenszel 法等)和通用 Meta 分析软件一般是对单零研究进行连续性校正(如对四格表数据每个格子的数据各加 0.5),而将双零研究排除在外不进行合并;logistic 回归虽然不需要对单零研究进行连续性校正,但也会将双零研究排除在外。这些处理方法存在主要的问题有:1)采用"连续性校正"对零事件进行修正,对稀疏数据的 Meta 分析会造成结果偏倚;2)忽略了双零研究通过样本量而提供的相关信息;3)双零研究不纳入分析可能不符合"伦理"。

针对稀疏二分类数据,一些新的 Meta 分析模型和方法相继提出,如在实践中常用的有贝叶斯 Meta 分析方法、贝塔-二项式模型(beta-binomial model)、反正弦(arcsine difference)方法等,较少用的有超几何-正态模型(hypergeometric-normalmodel)、泊松-伽马模型(Poisson-gamma model)、确切法(exact method)等等,但这些新方法也存在争议,有些也不将双零研究纳入 Meta 分析,有些在实践中应用较少,有的结果临床上解释较为困难,有的在算法上实现较为困难等等。

模拟研究表明:对于稀有事件,许多 Meta 分析方法特别是经典方法可以产生误导性的结果。分析方法的选择应该基于对照组的风险、适当的效应量等考量,也需要考虑研究中干预组和对照组的样本量之间是否平衡。当发生事件稀有时,比数比和风险比大小几乎差不多,两者的结果均可以认为是概率的比值;而 RD 的统计性能比较低,一般把 OR 与 RR 等相应效应和 RD 一起报告。

接下来,以 Beophy 的数据为例,介绍 R 软件 meta 包实现过程。如表 21-1 所示,该数据含有 5 个变量,其中"study"代表试验;"tdeath、ttotal"分别表示治疗组的死亡人数及总人数;"cdeath、ctotal"分别表示对照组的死亡人数及总人数。

**表 21-1　β 受体阻滞剂治疗充血性心力衰竭的 Meta 分析数据**

| study | tdeath | ttotal | cdeath | ctotal |
| --- | --- | --- | --- | --- |
| Anderson, 1985 | 5 | 25 | 6 | 25 |
| Engelmeir, 1985 | 1 | 9 | 2 | 16 |
| Pollock, 1990 | 0 | 12 | 0 | 7 |
| Woodley, 1991 | 0 | 29 | 0 | 20 |
| Paolisso, 1992 | 0 | 5 | 0 | 5 |
| Waagstein, 1993 | 23 | 194 | 21 | 189 |
| Wisenbaugh, 1993 | 1 | 11 | 0 | 13 |
| Fisher, 1994 | 1 | 25 | 2 | 25 |
| Bristow, 1994 | 4 | 105 | 2 | 34 |
| CIBIS, 1994 | 53 | 320 | 67 | 321 |
| Eichhorn, 1994 | 0 | 15 | 0 | 9 |
| Metra, 1994 | 0 | 20 | 0 | 20 |
| Olsen, 1995 | 1 | 36 | 0 | 23 |
| Krum, 1995 | 3 | 33 | 2 | 16 |
| Bristow, 1996 | 12 | 261 | 13 | 84 |
| Packer, 1996 | 6 | 133 | 11 | 145 |
| Colucci, 1996 | 2 | 232 | 5 | 134 |
| Cohn, 1997 | 2 | 70 | 2 | 35 |
| Aust/NZ, 1997 | 21 | 207 | 29 | 208 |
| CIBIS-Ⅱ, 1999 | 156 | 1 327 | 228 | 1 320 |
| MERIT-HF, 1999 | 145 | 1 990 | 217 | 2 001 |
| RESOLVD, 2000 | 8 | 214 | 17 | 212 |

### 三、经典方法在稀疏二分类数据 Meta 分析中的应用及 R 软件实现

对于稀疏二分类数据，一般也可以整理成如表 21-2 所示的四格表资料。假设 Meta 分析中共有 $m$（$i=1$，2，$\cdots$，$m$）项研究，则一个表显示一个研究（层）中的四格表资料，可以计算 OR、RR、RD 等效应量。

**表 21-2　二分类数据的四格表形式**

| 组别 | 发生事件 | 未发生事件 | 合计 |
|------|----------|------------|------|
| 干预组 | $a_i$ | $b_i$ | $n_{1i}$ |
| 对照组 | $c_i$ | $d_i$ | $n_{2i}$ |
| 合计 | $m_1i$ | $m_{2i}$ | $N_i$ |

#### （一）Mantel-Haensze（MH）法

该方法具有较好的统计学特性，利用分层分析的原理，将每一层作为一个独立研究，计算综合的 OR、RR、RD 值并检验。合并效应量公式为：$\theta_{MH} = \dfrac{\sum w_i\theta_i}{\sum w_i}$，根据合并效应的不同，其加权方法也不同；对于异质性检验，权重是基于倒方差法而不是 MH 法，其统计量 $Q = \sum w_i(\theta_i - \theta_{MH})^2$，式中 $\theta_i$ 为 logOR、logRR、RD。

1. 合并效应量为 OR

第 $i$ 个研究 OR 的权重 $w_i = \dfrac{n_{1i}n_{2i}}{N_i}$，

$OR_{MH}$ 的对数标准误 $SE[(\ln OR_{MH})] = \sqrt{\dfrac{1}{2}\left(\dfrac{E}{R^2}+\dfrac{F+G}{R\times S}+\dfrac{H}{S^2}\right)}$，其中：$R = \sum\dfrac{a_id_i}{N_i}$；$S = \sum\dfrac{b_ic_i}{N_i}$；$E = \sum\dfrac{(a_i+d_i)a_id_i}{N_i^2}$；$F = \sum\dfrac{(a_i+d_i)b_ic_i}{N_i^2}$；$G = \sum\dfrac{(b_i+c_i)a_id_i}{N_i^2}$；$H = \sum\dfrac{(b_i+c_i)b_ic_i}{N_i^2}$。

2. 合并效应量为 RR

第 $i$ 个研究 RR 的权重 $w_i = \dfrac{c_in_{1i}}{N_i}$，

$RR_{MH}$ 的对数标准误 $SE[\ln(RR_{MH})] = \sqrt{\dfrac{P}{R\times S}}$，其中，$P = \sum\dfrac{(n_{1i}n_{21}(a_i+c_i)-a_ic_iN_i)}{N_i^2}$；$R = \sum\dfrac{a_in_{2i}}{N_i}$；$S = \sum\dfrac{c_in_{1i}}{N_i}$。

3. 合并效应量为 RD

第 $i$ 个研究 RD 的权重 $w_i = \dfrac{n_{1i}n_{2i}}{N_i}$，

RD 的标准误为 $SE(RD_{MH}) = \sqrt{J/K^2}$，其中，$J = \sum\left(\dfrac{a_ib_in_{2i}^3+c_id_in_{1i}^3}{n_{1i}n_{2i}N_i^2}\right)$；$K = \sum\left(\dfrac{n_{1i}n_{2i}}{N_i}\right)$。

以 Beophy 的数据为例，采用 R 软件的 meta 包中的 metabin（ ）函数，以 OR 为效应指标，MH 法合并效应量，具体过程如下：

首先，建立一个名为 Beophy. dat 的数据框：

> Beophy. dat<-data. frame( study = c（ "Anderson，1985"，"Engelmeir，1985"，"Pollock，1990"，

"Woodley，1991"，"Paolisso，1992"，"Waagstein，1993"，"Wisenbaugh，1993"，"Fisher，1994"，"Bristow，1994"，
"CIBIS，1994"，"Eichhorn，1994"，"Metra，1994"，"Olsen，1995"，"Krum，1995"，"Bristow，1996"，"Packer，1996"，

"Colucci, 1996", "Cohn, 1997", "Aust/NZ, 1997",
"CIBIS-Ⅱ, 1999", "MERIT-HF, 1999", "RESOLVD, 2000"),
tdeath=c(5, 1, 0, 0, 0, 23, 1, 1, 4, 53, 0, 0, 1, 3, 12, 6, 2, 2, 21, 56, 145, 8),
ttotal=c(25, 9, 12, 29, 5, 194, 11, 25, 105, 320, 15, 20, 36, 33, 261, 133, 232, 70, 207,
1327, 1990, 214),
cdeath=c(6, 2, 0, 0, 0, 21, 0, 2, 2, 67, 0, 0, 0, 2, 13, 11, 5, 2, 29, 228, 217, 17),
ctotal=c(25, 16, 7, 20, 5, 189, 13, 25, 34, 321, 9, 20, 23, 16, 84, 145, 134, 35, 208, 1320, 2001, 212))

再下来，以 R 软件 meta 包的 metabin( ) 函数，MH 法合并效应量，不对数据进行连续性校正（设参数 MH. exact＝TRUE）；同时以 print( ) 函数打印主要的 Meta 分析结果。命令及结果如下：

&gt;library( meta)

&gt; restult. or. mh&lt;－metabin( event. e＝tdeath, n. e＝ttotal, event. c＝cdeath, n. c＝ctotal, studlab＝study, data ＝ Beophy. dat, incr＝0. 5, sm＝"OR", MH. exact＝TRUE)

&gt; print( summary( restult. or. mh), digits＝2)


Number of studies combined：$k$ ＝ 17

| | OR | 95%-CI | $z$ | $p$-value |
|---|---|---|---|---|
| Fixed effect model | 0. 49 | [0. 43; 0. 56] | －10. 04 | < 0. 0001 |
| Random effects model | 0. 55 | [0. 38; 0. 79] | －3. 24 | 0. 0012 |


Quantifying heterogeneity：

tau^2 ＝ 0. 2666; H ＝ 1. 83 [1. 43; 2. 35]; I^2 ＝ 70. 2% [51. 2%; 81. 9%]

Test of heterogeneity：

| Q | d. f. | $p$-value |
|---|---|---|
| 53. 77 | 16 | < 0. 0001 |


Details on meta-analytical method：

– Mantel-Haenszel method ( without continuity correction)

– DerSimonian-Laird estimator for tau^2

– Continuity correction of 0. 5 in studies with zero cell frequencies


可以发现：MH 法虽然是适用于固定效应模型的统计方法，但 meta 包的 metabin( ) 函数也报告了随机效应模型结果，与 RevMan5 相同，该函数采用 DL 法估算研究间异质性 $Q$ 统计量。

如果对数据含零格子研究加 0. 5 进行连续性校正，或针对干预臂加 0. 5 进行连续性校正，并显示结果，命令分别为：

&gt;library( meta)

&gt; restult. or. mh. cc ＜－metabin ( event. e＝tdeath, n. e＝ttotal, event. c＝cdeath, n. c＝ctotal, studlab＝study, data ＝ Beophy. dat, sm＝"OR", method＝"MH", incr＝0. 5)

&gt; print( summary( restult. or. mh. cc), digits＝2)


&gt;library( meta)

&gt; restult. or. mh. tacc＜－metabin ( event. e＝tdeath, n. e＝ttotal, event. c＝cdeath, n. c＝ctotal, studlab＝study, data ＝ Beophy. dat, sm＝"OR", method＝"MH", incr＝"TACC")

&gt; print( summary( restult. or. mh. tacc), digits＝2)


为节省篇幅，结果从略。针对该数据，metabin( ) 函数 MH 法合并效应量，采用不校正、加 0. 5 连续性校正和对干预臂加 0. 5 连续性校正等 3 种方法得到的结果一致，OR 及 95% CI 均为 0. 49（0. 43, 0. 56），这是因为 metabin( ) 函数默认情况下，只对单零研究进行校正，而将双零研究排除在 Meta 分析之外。如果想将双零研究也纳入 Meta 分析，则需要增加"allstudies=TRUE"参数，如：

>library(meta)

> restult. or. mh<-metabin(event. e=tdeath, n. e=ttotal, event. c=cdeath, n. c=ctotal, studlab=study, data = Beophy. dat, incr=0. 5, sm="OR", MH. exact=TRUE, allstudies=TRUE)

> restult. or. mh. cc<-metabin(event. e=tdeath, n. e=ttotal, event. c=cdeath, n. c=ctotal, studlab=study, data = Beophy. dat, sm="OR", method="MH", incr=0. 5, allstudies=TRUE)

> restult. or. mh. tacc<-metabin(event. e=tdeath, n. e=ttotal, event. c=cdeath, n. c=ctotal, studlab=study, data = Beophy. dat, sm="OR", method="MH", incr="TACC", allstudies=TRUE)

结果从略，有兴趣的读者可自行操作 print() 函数查看具体结果。如果将双零研究纳入 Meta 分析，MH 确切法获得固定效应模型的 OR 及 95%CI 仍为 0. 49(0. 43, 0. 56)，加 0. 5 连续性校正和对干预臂加 0. 5 连续性校正两种方法得到的 OR 及 95%CI 则均为 0. 49(0. 43, 0. 57)。

### (二) Peto 法(Peto's method)

Peto 法是对 MH 法的改良，其解决了 MH 法卡方和 $OR_{MH}$ 有时不一致的情况，适用于效应指标为 OR 的资料。

其合并比数比 $OR_{Peto} = \exp\left(\dfrac{\sum w_i \ln(OR_i)}{\sum w_i}\right)$，其中，$OR_i = \dfrac{a_i d_i}{b_i c_i}$；

其对数标准误 $SE[\ln(OR_{Peto})] = \dfrac{1}{\sqrt{\sum v_i}}$，其中，$v_i = \dfrac{n_{1i} n_{2i}(a_i + c_i)(b_i + d_i)}{N_i^2(N_i - 1)}$；

异质性检验：$Q = \sum v_i (\ln OR_i - \ln OR_{Peto})^2$。

针对稀疏二分类数据，Peto 法在符合以下 3 个条件时，表现良好：①事件发生率低，如小于 1%；②每项研究中，干预臂和对照臂的样本量相近；③干预效应较小。

如果仍以 Beophy. dat 数据框为例，选取 OR 为效应指标，采用 Peto 法合并效应量，具体过程如下：

>library(meta)

> restult. or. peto<-metabin(event. e=tdeath, n. e=ttotal, event. c=cdeath, n. c=ctotal, studlab=study, data = Beophy. dat, sm="OR", method="Peto")

> print(summary(restult. or. peto), digits=2)

主要结果如下：

Number of studies combined：$k$ = 17

|  | OR | 95%-CI | $z$ | $p$-value |
|---|---|---|---|---|
| Fixed effect model | 0. 50 | [0. 43; 0. 57] | −10. 25 | <0. 0001 |
| Random effects model | 0. 55 | [0. 39; 0. 78] | −3. 31 | 0. 0009 |

Quantifying heterogeneity：

tau^2 = 0. 2400；H = 1. 84 [1. 44; 2. 35]；I^2 = 70. 5% [51. 6%; 82. 0%]

Test of heterogeneity：

Q d. f.　$p$-value

54. 16　16 < 0. 0001

Details on meta-analytical method：

− Peto method

− DerSimonian-Laird estimator for tau^2

可以发现：Peto 法虽然是适用于固定效应模型的统计方法，但 meta 包的 metabin() 函数也报告了随机效应模型结果。该法不需要对单零研究进行校正而是不将双零研究纳入 Meta 分析，固定效应模型的 OR 及 95%CI 为 0.50(0.43, 0.57)。也可在上述命令中增加"allstudies=TRUE"参数，将双零研究纳入 Meta 分析。

### (三)倒方差(inverse-variance, IV)法

如果仍以 Beophy. dat 数据为例，选取 OR 为效应指标，以 metabin( )函数，采用倒方差法合并效应量，分别予以加 0.5 进行连续性校正、干预臂连续性校正，具体过程如下：

```
>library( meta)
> result. or. iv. cc <- metabin( event. e = tdeath, n. e = ttotal, event. c = cdeath, n. c = ctotal, studlab = study, data = Beophy. dat, sm="OR", method = "Inverse", incr=0.5)
> print( summary( result. or. iv. cc), digits=2)


> result. or. iv. tacc <- metabin( event. e = tdeath, n. e = ttotal, event. c = cdeath, n. c = ctotal, studlab = study, data = Beophy. dat, sm="OR", method = "Inverse", incr="TACC")
> print( summary( result. or. iv. tacc), digits=2)
```

主要结果从略。metabin( )函数采用倒方差法合并 OR 时，默认将双零数据不纳入 Meta 分析，两种算法获得的 OR 点估计及 95%CI 相同，固定效应模型均为 0.51(0.44, 0.59)，随机效应模型均为 0.55 (0.38, 0.79)。

在 Beophy 数据中，纳入 Meta 分析的单项研究干预措施中一组或两组无事件发生，如第 3、4、5、11、12 试验中两个干预组中均无死亡事件发生，而 7、13 试验中对照组无死亡事件发生，这样的数据在 Meta 分析时计算会出现问题，如方差倒数法计算治疗效应量及其标准误，需要除以零，就会产生错误。一种简单的方法是进行连续性校正(continuitycorrection, CC)，如对每个格子加 0.5，但该校正方法会得到一个非常偏倚的结果，特别当两组样本量不平衡时，因此 Sweeting 等提出一种"非固定连续性校正(non-fixed continuitycorrection)方法，即是对每项研究的干预臂进行不同的连续性校正。许多统计软件如 RevMan、Stata 的 metan 命令等会自动检查零单元格数据并自动为每个单元格加 0.5 来校正，M-H 法仅校正零单元格。Peto 一步法会删除双零研究，而将单零研究加 0.5 来校正。本节中使用 R 软件的 meta 包 metabin( )函数则是通过设置 incr 参数来进行校正的。

Bradburn 等发现：对于稀有数据，目前经典的 Meta 分析方法会产生偏倚，偏倚最大的是采用 IV 法及 DL 法计算 OR 和 RD、M-H 法零单元格加 0.5 校正法计算 OR；同时也观察到事件风险低时计算 RD 会使可信区间趋于保守和统计效能低。当事件发生率低于 1% 时，Peto 一步法计算 OR 偏倚最小且统计效能最高，可以提供最佳的可信区间。对于稀有事件数据，应该避免使用方差倒数法，因为它是基于大样本量方差近似值，不宜用于稀有事件。

## 四、超几何-正态模型在稀疏二分类数据 Meta 分析中的应用及 R 软件实现

### (一)超几何-正态模型

假设纳入 Meta 分析第 $i$ ($i=1, 2, \cdots, N$)项研究第 $k$ ($k=0, 1$)个臂的事件发生人数和总人数分别为 $r_{ik}$ 和 $n_{ik}$，每个臂的事件发生率为 $p_{ik}$，每项研究的真实值为 $\theta_i$，其估计值为 $y_i$，估计值的标准误 $S_i$，研究间真实效应变异为 $\gamma^2$，总的合并效应为 $\theta$，则经典的正态-正态模型有两层，第一层为抽样模型，假定 $y_i$ 服从未知均值 $\theta_i$ 和已知标准误 $S_i$ 的正态分布，即 $y_i \sim N(\theta, S_i^2)$；第二层为参数模型，假定 $\theta_i$ 服从正态分布，即 $\theta_i \sim N(\mu, \tau^2)$。如果选取 OR 的对数尺度为效应量，则式中 $y_i = \ln(\frac{r_{i1}/(n_{i1} - r_{i1})}{r_{i0}/(n_{i0} - r_{i0})})$，相应标准误为 $s_i = \sqrt{\frac{1}{r_{i1}} + \frac{1}{n_{i1} - r_{i1}} + \frac{1}{r_{i0}} + \frac{1}{n_{i0} - r_{i0}}}$。如果研究中事件发生数为零，则需要进行连续性校正，但合并结果可能产生偏倚，因此，为避免近似正态研究内似然的潜在问题，Stijnen 等建议用给定研究中事件总数 $r_i = r_{i0} + r_{i1}$ 的精确条件似然来代替它：$\prod_{i=1}^{N} \int L_i(\theta_i) \frac{1}{\sigma} \varphi\left(\frac{\theta_i - \theta}{\sigma}\right) d\theta_i$，

式中 $L_i(\theta_i) = \dfrac{\binom{n_{i1}}{r_{i1}}\binom{n_{i0}}{y_{i0}}\exp(\theta_i r_{i1})}{\sum_j \binom{n_{i1}}{j}\binom{n_{i0}}{r_j-j}\exp(\theta_i r_j)}$ ，与参数模型合称为超几何–正态模型，该模型实质上是条件

logistic 回归混合效应效应（mixed-effects conditional logistic model），但在计算方面比较困难，有确切似然（exact likelihood）和近似似然（approximate likelihood）两种估计方法，可以采用 R 软件的 meta 包及 metafor 包实现。

### （二）R 软件 meta 包拟合超几何–正态模型

R 软件的 meta 包中 metabin( )函数可用通过调用 metafor 包的 rma. glmm( )函数用于拟合超几何–正态模型，其使用方法为：

metabin( event. e, n. e, event. c, n. c, studlab, data = NULL, sm = "OR", method = "GLMM", model. glmm = "CM. EL", method. tau = "ML", allstudies…)

主要的参数为：event. e、n. e、event. c、n. c 分别表示纳入 Meta 分析试验组和对照组事件发生人数及总人数；studlab 指定研究的变量名，data 用于指定需要分析的数据。sm 用于指定效应量，有 OR、RR、RD、ASD，分别表示比数比、风险比、风险差、反正弦差。method = "GLMM"用于指定采用广义线性模型模型，model. glmm 则用于指定不同的模型，主要有 UM. FS、UM. RS、CM. EL 和 CM. AL 4 种参数，分别表示具有固定研究效应的 logistic 回归模型、具有随机研究效应的混合效应 logistic 回归模型、条件超几何–正态模型、条件二项式–正态模型。method. tau 用于指定估计研究间异质性方差的方法，为 ML。allstudies 用于选择 RR 或 OR 指标时，指定是否将双零研究纳入 Meta 分析，默认为 FALSE，表示不纳入。

请注意，metabin( )函数拟合几何–正态模型时需要 metafor、lme4、BiasedUrn 等包，因此要提前安装。

以 Beophy. dat 数据为例，选取 OR 为效应指标，以 metabin( )函数采用确切似然法拟合条件超几何–正态模型。该函数仍然不会把双零研究纳入 Meta 分析，仍需要通过设置"allstudies = TRUE"参数将双零研究纳入；以 print( )函数打印主要合并结果，并通过 forest( )函数绘制森林图，具体过程如下：

```
>library( meta)
> result. or. hnmel <- metabin( event. e = tdeath, n. e = ttotal, event. c = cdeath, n. c = ctotal, studlab = study, data = Beophy. dat, sm = "OR", method = "GLMM", model. glmm = "CM. EL", method. tau = "ML", allstudies = TRUE)
> print( summary( result. or. hnmel), digits = 2)
> forest( result. or. hnmel)
```

计算过程可能需要费时几分种。主要结果及森林图（图 21-1）如下：

Number of studies combined: k = 22

|  | OR | 95%-CI | z | p-value |
|---|---|---|---|---|
| Fixed effect model | 0.49 | [0.42; 0.56] | -10.09 | < 0.0001 |
| Random effects model | 0.54 | [0.39; 0.75] | -3.66 | 0.0003 |

Quantifying heterogeneity:

tau^2 = 0.1889; H = 1.63; I^2 = 62.6%

Test of heterogeneity:

| Q | d. f. | p-value | Test |
|---|---|---|---|
| 51.41 | 16 | < 0.0001 | Wald-type |
| 59.69 | 16 | < 0.0001 | Likelihood-Ratio |

Details on meta-analytical method:

– Generalised linear mixed model（conditional Hypergeometric–Normal）

– Maximum–likelihood estimator for tau^2

– Continuity correction of 0.5 in studies with zero cell frequencies

（only used to calculate individual study results）

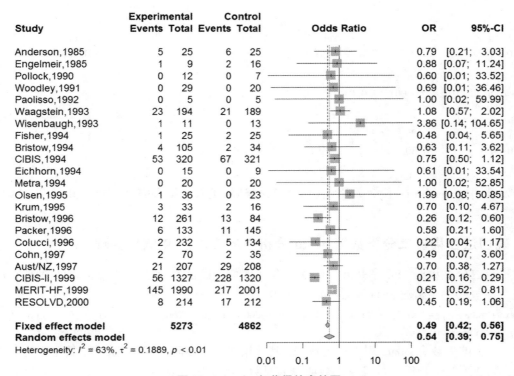

图 21-1　meta 包获得的森林图

结果解读：研究间异质性检验，研究间异质性方差为 0.1889，$H$ 统计量为 1.63，$I^2$ 统计量 62.6%，表明研究间存在较大的异质性。固定效应模型和随机效应模型得到的合并效应量 OR 及 95%CI 分别为 0.49（0.42，0.56）和 0.54（0.39，0.75）。

### （三）R 软件 metafor 包拟合超几何–正态模型

R 软件 metafor 包的 rma.glmm（）函数可以拟合超几何–正态模型。针对 Beophy.dat 数据，以 OR 为指标，选择随机效应模型，rma.glmm（）函数拟合模型，print（）函数命令打印合并结果，以 predict（）函数返回 OR，具体过程如下：

```
> result.or.hnm <- rma.glmm（measure = "OR"，ai = tdeath，n1i = ttotal，ci = cdeath，n2i = ctotal，data = Beophy.dat，drop00 = FALSE，model = "CM.EL"）
> print（result.or.hnm，digits = 3）
> predict（result.or.hnm，transf = exp，digits = 2）
```

结果如下：

Random–Effects Model（$k$ = 22；tau^2 estimator：ML）

Model Type：Conditional Model with Exact Likelihood

tau^2（estimated amount of total heterogeneity）：0.189（SE = 0.110）

tau（square root of estimated tau^2 value）：　0.435

I^2（total heterogeneity / total variability）：　56.289%

H^2（total variability / sampling variability）：　2.288

Tests for Heterogeneity：

Wld( df = 21 ) = 51.413, p-val < .001

LRT( df = 21 ) = 59.694, p-val < .001

Model Results：

| estimate | se | zval | pval | ci. lb | ci. ub | |
|---|---|---|---|---|---|---|
| -0.617 | 0.169 | -3.657 | <0.001 | -0.948 | -0.286 | * |

Signif. codes： 0 ' * ' 0.001 ' ' 0.01 ' * ' 0.05 '.' 0.1 ' ' 1

| pred | ci. lb | ci. ub | cr. lb | cr. ub |
|---|---|---|---|---|
| 0.54 | 0.39 | 0.75 | 0.22 | 1.35 |

可以发现：与 metabin( ) 函数采用确切似然法得到随机效应结果完全一致，OR 及 95%CI 为 0.54 (0.39, 0.75)。

## 五、确切法在稀疏二分类数据 Meta 分析中的应用及 R 软件实现

针对稀疏二分类数据，Lu 等提出一种基于合并可信区间的精确法，并为 R 软件贡献了 exactmeta 包来实现。该包的主要函数 meta. exact( )，主要用法为：

meta. exact( data, type = "risk difference", BB. grdnum = 2000, B. sim = 20000, cov. prob = 0.95, midp = T, print = T, studyCI = T, ratio. upper = 1000)

其中，主要的参数有：data 用于指定数据，其数据格式为矩阵，不含变量名，第 1 列为对照组事件发生人数，第 2 列为干预组事件发生人数或总人时数，第 3 列为对照组总人数，第 4 例为干预组总人数或总人时数。type 为感兴趣的参数，主要有"risk difference""risk ratio""ratedifference""rate ratio"，前两者用于二分类数据，后两者用于计数数据。studyCI 可以报告单项研究的可信区间及 $P$ 值。

接下来，以 Beoph 数据为例，简单介绍 exactmeta 包的使用方法。

首先，建立一个名为 Beophy. dat 的矩阵数据集，请注意每列数据的顺序。

```
> Beophy. dat<-cbind(c(5, 1, 0, 0, 0, 23, 1, 1, 4, 53, 0, 0, 1, 3, 12, 6, 2, 2, 21, 56, 145, 8),
c(6, 2, 0, 0, 0, 21, 0, 2, 2, 67, 0, 0, 0, 2, 13, 11, 5, 2, 29, 228, 217, 17),
c(25, 9, 12, 29, 5, 194, 11, 25, 105, 320, 15, 20, 36, 33, 261, 133, 232, 70, 207, 1327, 1990, 214),
c(25, 16, 7, 20, 5, 189, 13, 25, 34, 321, 9, 20, 23, 16, 84, 145, 134, 35, 208, 1320, 2001, 212))
```

接下来，加载 exactmeta 包，选择风险比为测量指标，拟合固定效应模型( 该包只提供了固定效应模型功能) 来合并效应量，过程如下：

```
> library( exactmeta)
> meta. exact( data = Beophy. dat, type = "risk ratio", BB. grdnum = 100, studyCI = FALSE)
```

主要的结果如下：

$ci. fixed

| | constant | inverse-variance | fisher | asymptotical-MH | range |
|---|---|---|---|---|---|
| est | 0.6130907 | 0.6130907 | 0.5767204 | 0.5275716 | NA |
| lower CI | 0.2604311 | 0.2604311 | 0.2604311 | 0.4655940 | 0.04699259 |
| upper CI | 0.6928569 | 0.6928569 | 0.6928569 | 0.5977994 | 21.27995178 |
| p | 0.0000000 | 0.0000000 | 0.0000000 | 0.0000000 | NA |

结果解读：meta. exact( ) 函数提供了 4 种合并方法的结果，分别是常数加权( constant weighting) 法、倒方差加权( inverse-variance weighting) 法、费雪加权( Fisher's weighting) 法和近似 MH ( asymptotical

MH）法，一般建议选取倒方差的结果，RR 及 95%CI 为 0.61（0.26，0.69）

## 六、贝塔–二项式模型在稀疏二分类数据 Meta 分析中的应用及 R 软件实现

贝塔–二项式模型可以对稀疏二分类数据进行合并，对含有零单元格研究不进行连续性校正，也不将双零研究排除 Meta 分析。其策略是：首先对每项研究的每个干预臂事件发生概率进行建模，然后通过双变量贝塔分布合并跨研究间每个组的概率进行合并。该模型为随机效应模型，可以合并 OR，RR，RD 等效应量。模拟试验表明：该模型对于干预臂间平衡的研究稀有数据的 Meta 分析可能是最佳策略。该模型可由 R 软件的 mmeta 包 multipletables() 函数实现，其主要用法为：multipletables(data = NULL, measure = NULL, model = "Sarmanov", method = "sampling", nsam = 10000, alpha = 0.05)。

主要的参数有：data 用于指定数据，其变量名和顺序必须采用 mmeta 包默认的 y1、n1、y2、n2，分别表示对照组和干预组事件发生人数及总数。measure 用于指定测量指标，有 OR、RR、RD 3 个参数。model 用于指定模型，有 Independent 和 Sarmanov 两个参数，分别表示独立贝塔–二项式模型（independent beta-binomial model）和萨拉托夫贝塔–二项式模型（Sarmanov betabinomial model），后者为默认。method 用于指定方法，有 exact 和 sampling 两个参数，分别表示精确法和蒙特卡洛抽样（Monte Carlo sampling）方法，后者为默认；nsam 用于指定当 method 选择 sampling 参数时，抽样次数，默认为 10 000。

接下来，以 Beoph 数据为例，简单介绍 mmeta 包的使用方法。

首先建立一个名为 Beophy. dat 的数据，请注意变量名和顺序：

> Beophy. dat<-data. frame(y1=c(6, 2, 0, 0, 0, 21, 0, 2, 2, 67, 0, 0, 0, 2, 13, 11, 5, 2, 29, 228, 217, 17),
y2=c(5, 1, 0, 0, 0, 23, 1, 1, 4, 53, 0, 0, 1, 3, 12, 6, 2, 2, 21, 56, 145, 8),
n1=c(25, 16, 7, 20, 5, 189, 13, 25, 34, 321, 9, 20, 23, 16, 84, 145, 134, 35, 208, 1320, 2001, 212),
n2=c(25, 9, 12, 29, 5, 194, 11, 25, 105, 320, 15, 20, 36, 33, 261, 133, 232, 70, 207, 1327, 1990, 214),
studynames=c("Anderson, 1985", "Engelmeir, 1985", "Pollock, 1990", "Woodley, 1991", "Paolisso, 1992", "Waagstein, 1993", "Wisenbaugh, 1993", "Fisher, 1994", "Bristow, 1994", "CIBIS, 1994", "Eichhorn, 1994", "Metra, 1994", "Olsen, 1995", "Krum, 1995", "Bristow, 1996", "Packer, 1996", "Colucci, 1996", "Cohn, 1997", "Aust/NZ, 1997", "CIBIS-Ⅱ, 1999", "MERIT-HF, 1999", "RESOLVD, 2000"), stringsAsFactors = FALSE)

加载 mmeta 包，选择 OR 为效应量，拟合萨拉托夫贝塔–二项式模型，并报告主要结果，绘制森林图（请注意，mar 参数用于控制森林图中轴线和四边的距离），过程为：

> library(mmeta)
> multiple. or<- multipletables(data=Beophy. dat, measure="OR", model = "Sarmanov", method="exact")
> summary(multiple. or)
> plot(multiple. or, type="forest", addline=1, mar=c(4, 8, 3, 6), file="forestOR")

经过数分钟的计算，获得主要结果为：

Model：Sarmanov Beta-Binomial Model
Overall Odds ratio
Estimate：0.597
95% CI：[0.367, 0.972]

Maximum likelihood estimates of hyperparameters：
a1 =3.372, b1 =30.402, a2 =2.194, b2 =33.128, rho =0.022
Likelihood ratio test for within-group correlation (H0：rho=0)：
chi2：0.402；$p$-value：0.53
Study-SpecifcOdds ratio：

Mean Lower Bound Upper Bound
Anderson, 1985                    0.822        0.238        2.095

| | | | |
|---|---|---|---|
| Engelmeir, 1985 | 0.783 | 0.115 | 2.564 |
| Pollock, 1990 | 0.744 | 0.066 | 2.967 |
| Woodley, 1991 | 0.753 | 0.063 | 3.020 |
| Paolisso, 1992 | 0.931 | 0.077 | 3.893 |
| Waagstein, 1993 | 1.052 | 0.553 | 1.816 |
| Wisenbaugh, 1993 | 1.355 | 0.167 | 5.091 |
| Fisher, \n1994 | 0.675 | 0.104 | 2.146 |
| Bristow, 1994 | 0.654 | 0.158 | 1.864 |
| CIBIS, 1994 | 0.760 | 0.501 | 1.104 |
| Eichhorn, 1994 | 0.772 | 0.065 | 3.241 |
| Metra, 1994 | 0.867 | 0.076 | 3.363 |
| Olsen, 1995 | 1.060 | 0.130 | 4.035 |
| Krum, 1995 | 0.857 | 0.187 | 2.565 |
| Bristow, 1996 | 0.331 | 0.143 | 0.653 |
| Packer, 1996 | 0.632 | 0.223 | 1.392 |
| Coluc\nci, 1996 | 0.344 | 0.077 | 0.920 |
| Cohn, 1997 | 0.604 | 0.109 | 1.917 |
| Aust/NZ, 1997 | 0.703 | 0.380 | 1.188 |
| CIBIS-Ⅱ, 1999 | 1.000 | 1.000 | 1.000 |
| MERIT-HF, 1999 | 1.000 | 1.000 | 1.000 |
| RESOLVD, 2000 | 0.501 | 0.206 | 0.991 |
| Overall | 0.597 | 0.367 | 0.972 |

结果报告了每项研究 OR 点估计和95%CI，以及合并 OR 点估计和95%CI 为 0.60(0.37，0.97)；并且报告了模型中5个参数的估计结果、组内相关系数及似然比检验结果。森林图以 pdf 格式保存在默认目录"C：/Users/Administrator/Documents/mmeta"下，如图 21-2 所示。

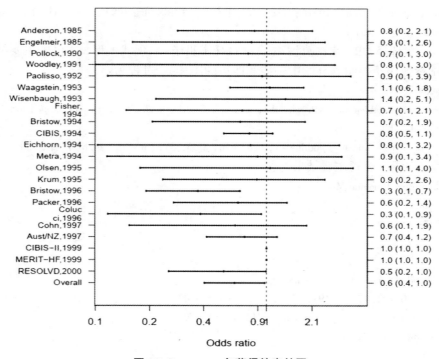

图 21-2　mmeta 包获得的森林图

　　模型研究表明，稀有事件 Meta 分析的不同模型和方法可能导致不同的结论，并且数据越稀疏，不同模型和方法获得的结果间差异越大。即使对同一组数据，不同的模型和算法也可能得出完全相反的统计学结果，极易引起争论，如一篇关于罗格列酮相关心肌梗死的 Meta 分析结果。就目前而言，尚无定论明确回答哪种方法是最佳的稀有数据 Meta 分析方法，不同的方法基于不同的假说，其效度难以评估。因此，系统评价员预先制订系统评价/Meta 分析计划，如果遇到稀有数据时，则应选择多种分析方法进行敏感性分析，以确定结果是否稳健。

## 第二节　稀疏研究的 Meta 分析

　　在实践中，Meta 分析纳入的研究比较少很常见，有研究表明：Cochrane 图书馆发表的纳入 2~3 个研究的系统评价占到一半左右。在研究数量比较少时，合成证据可能面临着挑战，一方面是固定效应模型的假设难以成立，另一方面是难以可靠地估计研究间异质性。针对稀疏研究数据，目前尚无普适性 Meta 分析方法。

　　Bender 等根据假设不同，将 Meta 分析分为 3 种模型：一是共同效应模型（common-effect model），假定所有纳入 Meta 分析研究的真实效应完全相同，即是一般认为的固定效应模型，这在实践中是难以接受的；二是固定效应模型，假定纳入 Meta 分析研究各具自己的真实效应，但纳入的研究不是从可能纳入的研究中随机抽样，研究的干预效应认为是固定的；三是随机效应模型，假定纳入 Meta 分析的干预效应不同，但是服从随机分布，纳入的研究也是从理论上可能纳入的研究中的随机抽样。并对稀疏研究的 Meta 分析进行推荐：1) 如果研究间异质性很大，不要进行定量合并，建议做定性证据合成。2) 如果所有研究具有相同的真实效应这一假设成立，即使是观察到异质性，也可采用共同效应模型合并证据。特别是只有两项研究纳入时，共同效应模型可能是常规的处理方法，该模型的算法与经典的固定效应模型相同，如 MH 法等。同时要进行敏感性分析，如在频率学框架下选择随机效应模型，或在贝叶斯框架下设定不同的先验分布。3) 当预料到一定的异质性时，选择随机效应模型合并证据。这种情况比较常见。建议选用克纳普–哈通法（Knapp-Hartung method）。如果纳入 Meta 分析的少数研究具有不同精度，应该考虑对方差进行校正；也可选择替代方法做为敏感性分析，如果是二分类数据，则可以选择 logistic 回归模型，或采用贝叶斯方法，指定异质性参数为弱信息先验。4) 除非使用随机效应模型可能不合理（如只有一项研究纳入）或不敏感（如异质性参数估算不可靠），一般可使用随机效应模型。在上述情况下，应基于一项研究分析共同效应模型，或定性证据合成等对干预效应下结论。

　　我们认为，固定效应模型假设在实践中难以成立，建议采用贝叶斯框架下的随机效应模型分析。贝叶斯统计方法综合未知参数的总体信息、样本信息及先验信息，根据贝叶斯定理，获得未知参数的后验分布，进而对未知参数进行统计推断，在实践中对先验信息的利用和指定非常重要，如针对稀疏研究二分类数据，随机效应模型中，对干预效应参数一般可指定为无信息先验（non-informative prior），如均数为零、具有很大方差的正态分布 $N(0, 100^2)$；对于异质性参数指定为半正态分布 HN(0.5) 是一个非常好的先验选择，HC(0.5) 可以作为敏感性分析。该模型可以通过 WinBUGS、OpenBUGS、JAGS、Stan 等贝叶斯软件包来实现，但需要系统评价者编写相关代码，以及不同马尔科夫链的初始值设定等，而且应用 MCMC 方法等均需要一定的专业知识（如收敛性诊断）和实践经验等；也可以采用 R 软件的一些扩展包，如 MetaStan 包可以通过 R 软件调用 Stan 软件，从而避免编写 Stan 软件模型代码，轻松拟合相关模型。

（张天嵩）

# 参考文献

［1］Gurevitch J, Koricheva J, Nakagawa S, et al. Meta-analysis and the science of research synthesis［J］. Nature, 2018, 555 (7691): 175-182.

［2］Efthimiou O. Practical guide to the meta-analysis of rare events［J］. Evid Based Ment Health, 2018, 21(2): 72-76.

［3］张天嵩, 钟文昭, 李博. 实用循证医学方法学［M］. 2版, 长沙: 中南大学出版社, 2014.

［4］Higgins J, Thomas J. Cochrane Handbook for Systematic Reviews of Interventions version 6.0 ［M/OL］. (2019-07-13). Cochrane, 2019. http://www.training.cochrane.org/handbook.

［5］Efthimiou O. Statistics in pills: meta-analysis of rare events［J］. Evid Based Ment Health, 2019, 22(3): 102.

［6］Stijnen T, Hamza TH, Ozdemir P. Random effects meta-analysis of event outcome in the framework of the generalized linear mixed model with applications in sparse data［J］. Stat Med, 2010, 29(29): 3046-3067.

［7］Beophy JM, Joseph L, Rouleau JL. β-Blockers in congestive heart failure: a Bayesian meta-analysis［J］. Ann Inter Med, 2001, 134: 550-560.

［8］Bradburn MJ, Deeks JJ, Berlin JA, et al. Much ado about nothing: a comparison of the performance of meta-analytical methods with rare events［J］. Stat Med, 2007, 26: 53-77.

［9］Tian L, Cai T, Pfeffer M, et al.. Exact and effcient inference procedure for meta-analysis and its application to the analysis of independent two by two tables with all available data but without artificial continuity correction［J］. Biostatistics, 2008, 10 (2): 275-281.

［10］Chen Y, Chu H, Luo S, et al. Bayesian analysis on meta-analysis of case control studies accounting for within-study correlation［J］. Stat Methods Med Res, 2015, 24: 836-855.

［11］Kuss O. Statistical methods for meta-analyses including information from studies without any events-add nothing to nothing and succeed nevertheless［J］. Stat Med, 2015, 34: 1097-1116.

［12］Luo S, Chen Y, Su X, et al. mmeta: An R Package for Multivariate Meta-Analysis［J］. Statist Software, 2014, 56(11): 1-26.

［13］Shuster JJ, Jones LS, Salmon DA. Fixed vs random effects meta-analysis in rare event studies: the rosiglitazone link with myocardial infarction and cardiac death［J］. Stat Med, 2007, 26(24): 4375-4385.

［14］Turner RM, Davey J, Clarke MJ, et al. Predicting the extent of heterogeneity in meta-analysis, using empirical data from the Cochrane Database of Systematic Reviews［J］. Int J Epidemiol, 2012, 41(3): 818-827.

［15］Bender R, Friede T, Koch A, et al. Methods for evidence synthesis in the case of very few studies［J］. Res Synth Meth, 2018, 9(3): 382-392.

# 第 22 章
# 重复测量数据的 Meta 分析

**要　点**

- 重复测量设计的研究目的在于探讨同一受试对象在不同时间点某种指标的变化情况。
- 重复测量数据为非独立数据，在 Meta 分析时必须要考虑相关效应和层次效应。
- 重复测量数据 Meta 分析常用的方法有多元 Meta 分析策略和稳健方差估计策略。
- 稳健方差估计策略不需要效应量估计的协方差结构信息，可以解决 Meta 分析时不能获得研究内相关性而产生的问题。
- R 软件的 robumeta 扩展包可以轻松、完美地实现稳健方差估计策略。

## 第一节　重复测量设计的基本原理

### 一、重复测量设计

重复测量设计（repeated measurement design）是生物医学领域常用的设计方法，它是在给予一种或多种干预措施后，在多个时间点上对同一个受试对象的观察指标进行重复测量，获得观察值，研究目的在于探讨同一受试对象在不同时间点某种指标的变化情况。

### 二、重复测量数据的分类、数据结构及特征

重复测量数据最简单的情况是无对照的前后测量设计，或有对照的前后测量设计，如果前后测量设计的重复测量次数在 3 次以上，则称为重复测量设计或重复测量数据（repeated measurement data）。

重复测量设计是对每位研究对象进行多次测量，每一个体作为自身对照，可以克服个体间的变异；但对于同一项研究对象而言，多个测量值之间存在相关性，因为后一次的测量可能会受到前次结果的影响。因此，重复测量数据的特点在于：不同观测对象的测量值之间独立，同一观测对象不同时间测量值组内相关。重复测量数据具有不同的内部相关结构形式，根据不同资料的性质，一般可以分为独立结构、等相关、相邻相关、自相关和无结构相关，其中独立结构是其他相关结构的特例，而其他相关结构则是无结构相关的特例。

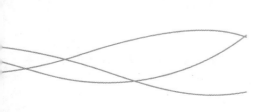

### 三、重复测量数据的 Meta 分析方法

回顾众多研究者的结果，大体可以归为几大类方法：(1)个体参与者数据 Meta 分析方法。如果能够获得个体参与者数据，充分利用每个受试者整个随访数据进行分析，建议尽量使用该方法，但在实践中很难获得全部研究的个体参与者数据。(2)经典 Meta 分析方法。选择临床上重要的单个时间点的数据进行分析，如可以选择数据最多的时间点，但可能会存在报告偏倚；也可以选择每项研究最长随访时间点数据，但可能会产生异质性。(3)多水平模型。(4)多变量(多元)分析策略。(5)稳健方差估计策略。(6)贝叶斯 Meta 分析方法等。

## 第二节　未设对照的前后测量数据的 Meta 分析

### 一、前后测量数据的形式

前后测量设计是重复测量数据最简单的一种情况，是指未设对照组的前后研究。以连续型数据为例，假设纳入 Meta 分析的某个研究样本量为 $N$，干预前后的均数分别为 $M_{pretest}$、$M_{posttest}$，相应标准差为 $SD_{pretest}$、$SD_{posttest}$，标准误为 $SE_{pretest}$、$SE_{posttest}$，前后测量差值均数为 $MD_{diff}$，相应标准差为 $SD_{diff}$，标准误为 $SE_{diff}$，则从原始研究中可能获得的数据如表 22-1 所示。

**表 22-1　可能获得的前后测量数据**

| 数据 | 核心统计量 | 经常报告的统计量 |
|------|-----------|----------------|
| 干预前测量值 | $N$, $M_{pretest}$, $SD_{pretest}$ | $M_{pretest}$ 相应 $SE_{pretest}$ |
| 干预后测量值 | $N$, $M_{posttest}$, $SD_{posttest}$ | $M_{posttest}$ 相应 $SE_{posttest}$ |
| 干预前后测量差值 | $N$, $MD_{diff}$, $SD_{diff}$ | $MD_{diff}$ 相应 $SE_{diff}$ |
| | | $MD_{diff}$ 的可信区间 |
| | | 配对 $t$ 统计量 |
| | | 配对 $t$ 检验相应 $P$ 值 |

### 二、前后测量数据效应量的计算公式

#### (一)均数变化值(mean change, MC)

假设已知干预前后测量的均数的差值 $MD_{diff}$ 及其相应标准差 $SD_{diff}$，则有：$MC = MD_{diff}$，相应标准误 $SE(MC) = \dfrac{SD_{diff}}{\sqrt{N}}$。

如果已给出干预前后测量的均数及其相应标准差 $M_{pretest}$、$SD_{pretest}$ 和 $M_{posttest}$，$SD_{posttest}$，则有 $MC = M_{posttest} - M_{pretest}$，在此情况下，需要根据公式 $SD_{diff} = \sqrt{SD_{pretest}^2 + SD_{posttest}^2 - 2 \times r \times SD_{pretest} \times SD_{posttest}}$ 计算出其相应标准差，式 $r$ 为干预前后测量指标的相关系数，其值在$(-1, 1)$之间。

#### (二)标准化均数变化值(standardized mean change, SMC)

1. Becker 法。$SMC = d = c(m) \times \dfrac{M_{posttest} - M_{pretest}}{SD_{pretest}}$，式中 $c(m)$ 为偏倚相关因子(bias-correction factor)，其值为 $c(m) = \dfrac{\Gamma(\dfrac{m}{2})}{\sqrt{\dfrac{m}{2}}\Gamma(\dfrac{m-1}{2})} \approx 1 - \dfrac{3}{4m-1}$，而 $m = N - 1$，则相应标准误为 $SE(SMC) =$

$$\sqrt{\frac{2(1-r)}{N} + \frac{d^2}{2N}} \, 。$$

2. Higges 法。Cohen'd 计算公式为，$d = \sqrt{2(1-r)} \times \dfrac{M_{posttest} - M_{pretest}}{SD_{diff}}$，相应标准误为 $SE(d) =$

$\sqrt{2(1-r)(\dfrac{1}{N} + \dfrac{d^2}{2N})}$。若计算 Hedges' g，则需要根据校正因子 $J$ 对 d 进行校正 $J = 1 - \dfrac{3}{4df - 1}$（其中

$df = N - 1$），则有 $g = J \times d$，$SE(g) = J \times SE(d)$。

通过以上公式获得纳入 Meta 分析各项研究的效应量及相应标准误，则可以采用方差倒数法进行 Meta 分析。

### 三、实例分析

以 Morris 数据中的干预组为例，以 R 软件的 metafor 包来说明单臂前后测量数据 Meta 分析方法和具体过程。

首先采用 data. frame( ) 函数建立一个名为 Morris. datT 的数据集，并将数据输入，过程如下：

```
> Morris. datT <- data. frame(
+ m_pre    = c(30.6, 23.5, 0.5, 53.4, 35.6),
+ m_post   = c(38.5, 26.8, 0.7, 75.9, 36.0),
+ sd_pre   = c(15.0, 3.1, 0.1, 14.5, 4.7),
+ sd_post  = c(11.6, 4.1, 0.1, 4.4, 4.6),
+ ni       = c(20, 50, 9, 10, 14),
+ ri       = c(0.47, 0.64, 0.77, 0.89, 0.44))
```

加载 metafor 包，并采用 escalc( ) 函数计算标准化均数变化值，以 rma( ) 合并效应量，选择随机效应模型，以"REML"法估计研究间方差，过程如下：

```
> library(metafor)
> Morris. datT <- escalc(measure = "SMCR", m1i = m_post, m2i = m_pre, sd1i = sd_pre, ni = ni, ri = ri, data = Morris. datT)
> rma(yi, vi, data = Morris. datT, method = "REML", digits = 2)
```

metafor 包采用 Becker 算法估算前后测量设计研究的效应量及标准误。效应量有 MC（原始均数变化值）、SMCC（通过变化值均数标准差计算标准化均数变化值）、SMCR（通过原始均数标准差计算标准化均数变化值）等。在实践中，可能提取到的数据比较复杂，如果前后测量均数（即命令行中的 m1i 和 m2i）未知，但可以直接获得原始均数变化值（均数变化为研究内 m1i-m2i 获得），则可以将命令行中 m1i 设为该值，将 m2i 设为 0。如果选择的是 MC 和 SMCC 效应量，而干预前后测量均数的标准差和相关系数未知，但可以获得前后变化值的标准差，则可以将命令行中的 sd1i 设为该值，而将 sd2i 和 ri 设为 0。请注意的是，对于 SMCR，因选择的 Becker 算法，公式只用到干预前测量均数的标准差。上述选择可根据实际情况进行选择。

主要结果如下：

```
Random-Effects Model (k = 5; tau^2 estimator: REML)
tau^2 (estimated amount of total heterogeneity):   0.32 (SE = 0.29)
tau (square root of estimated tau^2 value):        0.56
I^2 (total heterogeneity / total variability):     81.47%
H^2 (total variability / sampling variability):    5.40

Test for Heterogeneity:
Q(df = 4) = 17.48, p-val < .01
```

Model Results:

| estimate | se | zval | pval | ci. lb | ci. ub |
|---|---|---|---|---|---|
| 0.91 | 0.29 | 3.19 | <0.01 | 0.35 | 1.47 |

Signif. codes: 0 ' * ' 0.001 ' ' 0.01 ' * ' 0.05 '.' 0.1 ' ' 1

结果解读：采用随机效应 REML 算法估算研究间方差为 0.32，$I^2 = 81.47\%$，$Q$ 统计量相应 $P<0.01$，表明纳入 Meta 分析的研究间存在重度异质性；总的合并效应量 SMD 的点估计及 95%CI 为 0.91(0.35, 1.47)，相应 $P<0.01$，表明干预前后测量变化差异有统计学意义。

# 第三节　设立对照的前后测量数据的 Meta 分析

## 一、设立对照的前后测量数据的效应量计算公式

设立对照的前后研究(controlled before-after studies, CBAs)具有以特点：1)分配单元不是随机分配到干预组或对照组；2)两组至少有一个指标变量在干预前和干预后各测量一次。CBA 研究最常见的数据分析是"差中差(difference in differences)"分析，也就是说就某一指标前后变化差值，干预组和对照组之间进行差异比较，因此，可以将上节中前后自身对照设计数据分析方法进一步拓展。以连续型数据为例，假设纳入 Meta 分析的某项研究中，干预组样本量为 $N_T$，前后测量的均数和标准差分别为 $M_{pretest, T}$、$SD_{pretest, T}$，$M_{posttest, T}$、$SD_{posttest, T}$；对照组的样本量为 $N_C$，前后测量的均数和标准差分别为 $M_{pretest, C}$、$SD_{pretest, C}$，$M_{posttest, C}$、$SD_{posttest, C}$，则两组标准化均数变化值之差有以下几种算法：

1. Becker 法：$d = d_T - d_C = c_T(\frac{M_{posttest, T} - M_{pretest, T}}{SD_{pretest, T}}) - c_C(\frac{M_{posttest, C} - M_{pretest, C}}{SD_{pretest, C}})$，式中，$c_T = 1 - \frac{3}{4(N_T - 1) - 1}$、$c_C = 1 - \frac{3}{4(N_C - 1) - 1}$，则效应量 $g$ 相应标准误为 $SE(d) = \sqrt{\frac{2(1-r)}{N_T} + \frac{d_T^2}{2N_T} + \frac{2(1-r)}{N_C} + \frac{d_C^2}{2N_C}}$，或者为

$$SE(d) = \sqrt{c_T^2(\frac{2(1-r)}{N_T})(\frac{N_T - 1}{N_T - 3})(1 + \frac{N_T d_T^2}{2(1-r)}) - d_T^2 + c_C^2(\frac{2(1-r)}{N_C})(\frac{N_C - 1}{N_C - 3})(1 + \frac{N_C d_C^2}{2(1-r)}) - d_C^2}$$

2. Morris 法。$d = c_P[\frac{(M_{posttest, T} - M_{pretest, T}) - (M_{posttest, C} - M_{pretest, C})}{SD_{pre}}]$，式中，$SD_{pre} = \sqrt{\frac{(N_T - 1)SD_{pretest, T}^2 + (N_C - 1)SD_{pretest, C}^2}{N_T + N_C - 2}}$，$c_P = 1 - \frac{3}{4(N_T + N_C - 2) - 1}$，效应量 $g$ 相应标准误为

$$SE(d) = \sqrt{2(c_P^2)(1-r)(\frac{N_T + N_C}{N_T N_C})(\frac{N_T + N_C - 2}{N_T + N_C - 4})(1 + \frac{d^2}{2(1-r)(\frac{N_T + N_C}{N_T N_C})}) - d^2}$$

实际上，Viechtbauer 总结了标准化均数变化值之差的相应方差的算法至少有十多种，此处不一一列举，它们之间的差异仅与小样本有关系，感兴趣的读者可以阅读相关文献，根据需要选择使用。

## 二、实例分析

以 Morris 数据中为例，以 R 软件的 metafor 包来说明设立对照组的前后测量数据 Meta 分析方法和具体过程(Becker 法)。

首先采用 data.frame() 函数建立两个数据集，分别命名为 Morris.datT 和 Morris.datT 的数据集，表示干预组和对照组，并将数据输入，过程如下：

```
> Morris. datT <- data. frame(
+ m_pre    = c(30.6, 23.5, 0.5, 53.4, 35.6),
+ m_post   = c(38.5, 26.8, 0.7, 75.9, 36.0),
```

```
+ sd_pre    = c(15.0, 3.1, 0.1, 14.5, 4.7),
+ sd_post   = c(11.6, 4.1, 0.1, 4.4, 4.6),
+ ni        = c(20, 50, 9, 10, 14),
+ ri        = c(0.47, 0.64, 0.77, 0.89, 0.44))

> Morris.datC <- data.frame(
+ m_pre     = c(23.1, 24.9, 0.6, 55.7, 34.8),
+ m_post    = c(19.7, 25.3, 0.6, 60.7, 33.4),
+ sd_pre    = c(13.8, 4.1, 0.2, 17.3, 3.1),
+ sd_post   = c(14.8, 3.3, 0.2, 17.9, 6.9),
+ ni        = c(20, 42, 9, 11, 14),
+ ri        = c(0.47, 0.64, 0.77, 0.89, 0.44))
```

接下来加载 metafor 包，并采用 escalc( ) 函数分别计算干预组和对照组前后测量标准化均数变化值，以及相应方差，过程如下：

```
> library(metafor)
> Morris.datT <- escalc(measure="SMCR", m1i=m_post, m2i=m_pre, sd1i=sd_pre, ni=ni, ri=ri, data=Morris.datT)
> Morris.datC <- escalc(measure="SMCR", m1i=m_post, m2i=m_pre, sd1i=sd_pre, ni=ni, ri=ri, data=Morris.datC)
> Morris.dat <- data.frame(yi = Morris.datT$yi - Morris.datC$yi, vi = Morris.datT$vi + Morris.datC$vi)
```

最后计算干预组和对照组标准化均数变化值的差值及相应方差，并以 rma( ) 合并效应量，选择随机效应模型，以"REML"法估计研究间方差，命令如下：

```
> rma(yi, vi, data=Morris.dat, method="REML", digits=2)
```

结果如下：

Random-Effects Model ($k$ = 5; tau^2 estimator: REML)

| | | |
|---|---|---|
| tau^2 (estimated amount of total heterogeneity): | 0.00 (SE = 0.07) | |
| tau (square root of estimated tau^2 value): | 0.00 | |
| I^2 (total heterogeneity / total variability): | 0.00% | |
| H^2 (total variability / sampling variability): | 1.00 | |

Test for Heterogeneity:
Q(df = 4) = 4.43, p-val = 0.35

Model Results:

| estimate | se | zval | pval | ci.lb | ci.ub |
|---|---|---|---|---|---|
| 0.95 | 0.14 6.62 | <0.01 | 0.67 | 1.23 | * |

结果解读：采用随机效应 REML 算法估算研究间方差为 0.00，$I^2$=0%，$Q$ 统计量相应 $P$=0.35，表明纳入 Meta 分析的研究间不存在明显的异质性；总的合并效应量 SMD 的点估计及 95%CI 为 0.95（0.67，1.23），相应 $P$<0.01，表明干预组和对照组前后测量变化值的差异有统计学意义。

请注意，Morris 数据中提供的前后相关系数在干预组和对照组相同，在理论上，两个组的相关系数可能会不同。在实践中，经常遇到的问题是，难以从原始研究中获得全部的信息，特别是相关系数，此时，可以选择一个近似的替代值（如基于已测量的因变量特点），或设定不同的相关系数进行敏感性分析，探索是否改变 Meta 分析的结果。

# 第四节 重复测量数据的 Meta 分析

## 一、重复测量数据 Meta 分析方法

在实践中，基于感兴趣的问题（如某一特定时间点的测量或时间趋势）和原始研究能够获得的数据（如某时间点测量效应、时间趋势、时间点之间变化值），选择合适的重复测量数据 Meta 分析方法，Peters 总结了 5 种主要的 Meta 分析方法，具体如表 22-2 所示，大多数方法可以由经典 Meta 分析方法来完成，具体实现方法可以参阅本书其他章节内容。

Meta 分析作为一种最常用的统计技术而广泛应用，但在实际运用时常存在"采用单变量（univariate）分析解决多变量（multivariate）问题"的错误倾向。众多研究领域特别是医学研究中非独立数据无处不在，在 Meta 分析时主要表现为"相关效应（correlated effects）"和"层次效应（hierarchical effects）"两大类相关数据。非独立效应量和效应量估计等相关效应数据在已发表的研究文献中很常见，如在同一项研究中报告同一观察指标在多个不同时间点的测量结果，如果只计算研究的总体效应会丢失部分信息，因此必须要处理非独立效应量，常用的方法有多元 Meta 分析（multivariate meta-analysis）策略和稳健方差估计（robust variance estimation）策略。对于非独立效应量数据，常因难以获得研究内协方差信息，限制了多元 Meta 分析策略的应用。新近，由 Hedges 等提出一种用于合并非独立效应量估计的方法，称为稳健方差估计策略，不需要效应量估计的协方差结构信息，可以解决 Meta 分析时不能获得研究内相关性而产生的问题，本节将重点介绍该分析策略的基本原理及 R 软件实现。

表 22-2 重复测量数据 Meta 分析模型

| 方法 | 目的 | 所需原始研究数据 | 模型 | 假设 |
|---|---|---|---|---|
| 重要时间点 Meta 分析（relevant time-point meta analysis，RTM） | 评价某一特定时间点证据 | 每个时间点的概括统计量（如均数、斜率估计值）及其方差 | 对每个研究 $i$，其概括统计量及方差分别为 $y_i$ 和 $\sigma_i^2$，则有：$y_i \sim N(\theta_i, \sigma_i^2)$，$\mu \sim [-, -]$，$\theta_i \sim N(\mu, \tau^2)$，$\tau \sim [-, -]$ | 感兴趣的仅是某特定时间点测量，而不是趋势 |
| 最初/最终时间点 Meta 分析（first/final time-point meta analysis，FTM） | 评价最初或最终时间点的证据 | 最初/最终时间点的概括统计量（如均数、斜率估计值）及其方差 | 对每个研究 $i$，其概括统计量及方差分别为 $y_i$ 和 $\sigma_i^2$，则有：$y_i \sim N(\theta_i, \sigma_i^2)$，$\mu \sim [-, -]$，$\theta_i \sim N(\mu, \tau^2)$，$\tau \sim [-, -]$ | 感兴趣的仅是最初时间或最终时间点测量。局限性地解释每项研究间最初或最终点测量不同 |
| 所有时间点 Meta 分析（all time-point meta analysis，ATM） | 评价每个时间点的证据 | 每个时间点的概括统计量（如均数、斜率估计）及其方差 | 对每个研究 $i$ 和时间点 $t$，其概括统计量及方差分别为 $y_{it}$ 和 $\sigma_{it}^2$，则有：$y_{it} \sim N(\theta_{it}, \sigma_{it}^2)$，$\mu \sim [-, -]$，$\theta_i^2 \sim N(\mu_t, \tau_t^2)$，$\tau \sim [-, -]$ | 假设每个时间点测量独立。原始研究时间点重叠 |

**续表 22-2**

| 方法 | 目的 | 所需原始研究数据 | 模型 | |
|---|---|---|---|---|
| 趋势 Meta 分析（trend meta analysis，TM） | 研究随时间变化趋势 | 每项研究的斜率估计值及其方差 | 对每个研究 $i$，其斜率估计值及方差分别为 $y_i$ 和 $\sigma_i^2$，则有：$y_i \sim N(\theta_i, \sigma_i^2)$，$\mu \sim [-, -]$，$\theta_i \sim N(\mu, \tau^2)$，$\tau \sim [-, -]$ | 假设原始研究进行了校正分析，这种分析保持了时间依赖 |
| | | 每个时间点的概括统计量（如均数、斜率估计值）及其方差 | 对每个研究 $i$ 和时间点 t，其概括统计量及方差分别为 $y_{it}$ 和 $\sigma_{it}^2$，则有：$y_{it} \sim N(\theta_{it}, \sigma_{it}^2)$，$\alpha_i \sim [-, -]$，$\mu \sim [-, -]$，$\theta_{it} = \alpha_i + \beta_i time_{it}$，$\beta_i \sim N(\mu_i, \tau_i^2)$，$\tau \sim [-, -]$ | 违背了时间点之间独立假设 |
| 随时间变化趋势 Meta 分析（change in time meta analysis，CTM） | 研究连续时间点之间变化 | 每个时间点的概括统计量（如均数、斜率估计值）及其方差 | 对每个研究 $i$，其概括统计量变化值及方差分别为 $y_i$ 和 $\sigma_i^2$，则有：$y_i \sim N(\theta_i, \sigma_i^2)$，$\mu \sim [-, -]$，$\theta_i \sim N(\mu, \tau^2)$，$\tau \sim [-, -]$ | 假设时间点独立，原始研究时间点重叠 |

$[-, -]$ 表示当采用贝叶斯分析时，采用某一分布替代参数。

## 二、稳健方差估计策略

### (一)稳健方差估计

稳健方差估计（robust variance estimation，RVE）建立在异方差稳健标准误、聚类标准误等基础上。假设纳入 Meta 分析有 $i = 1, \cdots, N$ 个研究，每个研究具有 $K$ 个效应量估计指定 $Y_i$，研究 $i$ 具有 $K \times 1$ 维残差向量 $\varepsilon_i$、设计矩阵 $X_i$、权重矩阵 $W_i$，则有线性模型 $Y = X\beta + \varepsilon$。式中，与研究 N 相对应，向量 $Y = (Y'_1, \cdots, Y'_N)'$ 和向量 $\varepsilon = (\varepsilon'_1, \cdots, \varepsilon'_N)'$ 均含有 $K_i \times 1$ 堆积向量，设计矩阵 $X_i = (X'_1, \cdots, X'_N)'$ 为 $K_i \times p$ 堆积矩阵，$\beta = (\beta'_1, \cdots, \beta'_N)'$ 为 $p \times 1$ 维未知回归系数向量，向量 $\varepsilon = (\varepsilon'_1, \cdots, \varepsilon'_N)'$ 均含有 $K_i \times 1$ 堆积向量，假定期望和方差分别 $E(\varepsilon_i) = 0$ 和 $V(\varepsilon_i) = \sum_i$，不需要分布假定。

回归系数 $\beta$ 可由加权最小二乘法获得 $b = (\sum_{i=1}^{N} X'_i W_i X_i)^{-1} (\sum_{i=1}^{N} X'_i W_i T_i)$，而其相应精确抽样方差则为 $V(b) = (\sum_{i=1}^{N} X'_i W_i X_i)^{-1} (\sum_{i=1}^{N} X'_i W_i \sum_i W_i X_i)(\sum_{i=1}^{N} X'_i W_i X_i)^{-1}$。估算 $V(b)$ 的难点在于估算每项研究效应量估计的协方差矩阵 $\sum_i$，尤其是原始研究未报告相关信息时。稳健方差估计通过以研究内残差交叉矢积替代第 $i$ 项研究的 $\sum_i$，即 $V^R = (\sum_{i=1}^{N} X'_i W_i X_i)^{-1} (\sum_{i=1}^{N} X'_i W_i e_i e'_i W_i X_i)(\sum_{i=1}^{N} X'_i W_i X_i)^{-1}$，式中 $e_i = Y_i - X_i b$，表示第 $i$ 项研究中 $K_i \times 1$ 维残差向量。虽然 $e_i e'_i$ 对于每项研究的 $\sum_i$ 粗略估计，但随着纳入研究数量增加，合并方差 $V^R$ 渐近收敛趋向真的 $V(b)$。

根据学者们对 SMD、lnOR、lnRR、RD 等不同效应量的模拟研究表明：使用稳健方差估计时，在一般情况下，如果合并总的效应量，至少需要 10 项研究；如果 Meta 回归系数，至少需要 40 项研究且每项研究平均要有 5 个效量；如果少于 40 项研究，估计效应量的 95%CI 要窄，要使用更低的 $\alpha$ 水平（如 0.01 或 0.001）来决定统计学意义；如果纳入研究数量比较少，也可以采用校正 $V^R$ 或校正自由度等方法对稳健方差估计进行小样本校正，Tipton 提出的校正 $V^R$ 与校正自由度相结合的方法，并最终根据自由度是否大于 4 来判断是否相信获得的合并结果。

### (二)稳健方差估计策略的优缺点

主要的优点有：不需要研究内相关或协方差结构信息，在 Meta 分析中非常有用，因为在原始研究中常不报道此类相关信息；不需要对效应估计量的分布进行假定，不对权重做任何要求，相对于单变量/多元 Meta 分析要求效应估计量的抽样分布服从正态/多元正态分布、权重为倒方差而言，比较宽松；比较容易实现；可以绘制森林图(仅适用于截距模型)等。主要的缺点：因基于中心极限原理，稳健方差估计最大的缺点是对中小样本(研究数量)实现不佳，但可以通过小样本校正来改进它的有限样本特性，从而扩大其使用范围。

### (三)稳健方差估计策略实现软件

众多学者编写的 Stata 软件 robumeta 命令、SPSS 软件 RobustMeta. sps 命令、R 软件的 robumeta 扩展包均可以实现 RVE。robumeta 扩展包功能最齐全，可以完美地实现大样本和小样本稳健方差估计，在 Meta 分析可以实现合并效应量、进行小样本校正、敏感性分析、绘制森林图等。

## 三、robumeta 包在重复测量数据 Meta 分析中的应用

robumeta 包由 Fisher 等编写，目前最新版本为 2.0，于 2017-05-29 发布。包中最主要是 robu( ) 函数，采用 RVE 方法来拟合 Meta 回归模型，用于估计相关或层次效应模型，命令行操作格式：

robu( formula, data, studynum, var. eff. size, userweights,

modelweights = c( "CORR", "HIER" ), rho = 0.8, small = TRUE, …)

重要的参数有：formula，为典型的"公式"对象，假设 $y$ 为效应值向量，$x_1$, $x_2$ 等为用户指定的协变量，则典型的 Meta 回归模型为 $y \sim x_1 + x_2 + \cdots$；截距模型为 $y \sim 1$；无截距模型为 $y \sim -1 + x_1 + x_2 + \cdots$。var. eff. size 为向量，是用户计算得到的效应量变量。modelweights，用户指定的模型加权选项，有 modelweights = "CORR" 和 modelweights = "HIER" 两选项，前者为软件默认选项。rho，用户指定研究内效应量相关系数，用于拟合相关效应 Meta 回归模型，其值为 0~1，默认为 0.8。small，如果设"small = TRUE"，则可用于拟合小样本相关 Meta 回归模型。

以 Thorlund 的数据为例，假设数据按表 22-3 所示输入 Exlcel 工作表"sheet1"中，命名为 Thorlund. dat. xlsx，存储在 C 盘根目录下以备分析，首行的变量名分别为"study""time""n1i""m1i""sd1i""n2i""m2i""sd2i"，分别表示不同研究、不同测量时间点、干预和对照组的样本量、均数及标准差。

表 22-3　9 个关节镜手术治疗膝关节退变研究的数据

| study | time | n1i | m1i | sd1i | n2i | m2i | sd2i |
|---|---|---|---|---|---|---|---|
| Chang( 1993) | 3 months | 18 | 5 | 3.47 | 14 | 5.4 | 3.47 |
| Chang( 1993) | 6 months | | | | | | |
| Chang( 1993) | 12 months | 18 | 5.3 | 4.02 | 14 | 5 | 4.02 |
| Chang( 1993) | 18 months | | | | | | |
| Chang( 1993) | 24 months | | | | | | |
| … | … | … | … | … | … | … | … |
| Yim( 2013) | 3 months | 50 | 2.4 | 1.8 | 52 | 2.7 | 1.5 |
| Yim( 2013) | 6 months | 50 | 1.5 | 1.8 | 52 | 2.1 | 1.5 |
| Yim( 2013) | 12 months | 50 | 1.7 | 1.8 | 52 | 1.8 | 1.5 |
| Yim( 2013) | 18 months | | | | | | |
| Yim( 2013) | 24 months | 50 | 1.8 | 1.8 | 52 | 1.7 | 1.5 |

首先，加载相关包，读入数据。请注意，xlsx 扩展包中 read. xlsx( ) 函数可以使 R 软件很方便地读入 .xlsx 格式文件，第 1 次使用 xlsx 扩展包时，以 install. packages( ) 函数来安装它们，如以 Windows 操作系统为例，在联网情况下，在 R 操作界面键入 install. packages( "metafor" )，install. packages( "xlsx" )

等命令, 按照提示操作即可。

```
> library(xlsx)
> library(metafor)
> library(robumeta)
> Thorlund. dat<-read. xlsx("C: \\Thorlund. dat. xlsx", 1)
```

其次, 数据整理, 计算效应量, 设定因子变量。采用 factor() 函数将变量 time 转换为水平的因子变量。

```
> Thorlund. dat <- escalc(m1i=m1i, sd1i=sd1i, n1i=n1i, m2i=m2i, sd2i=sd2i, n2i=n2i, measure="SMD", data=Thorlund. dat)
> is. miss <- is. na(Thorlund. dat $yi)
> Thorlund. dat <- Thorlund. dat[ !is. miss, ]
> Thorlund. dat $time <- factor(dat $time, levels=c("3months", "6months", "12months", "18months", "24months"))
```

再次, 拟合相关效应模型。

```
> Thorlund. dat $time <- factor(Thorlund. dat $time, levels=c("3months", "6months", "12months", "18months", "24months"))
> res. corr<- robu(formula = yi~ -1+factor(time), data = Thorlund. dat, studynum =study, var. eff. size = vi, rho =. 5, modelweights = "CORR", small = TRUE)> print(res. corr)
```

上述命令中, formula 与其他线性模型相同, yi 表示用户从原始研究中计算获得效应量向量, -1 表示拟合无截距模型, factor(time) 表示用户指定的协变量, 为因子变量类型; var. eff. size 用于指定效应量的研究内方差; rho 允许用户指定研究内效应量相关系数, 指定为 0.5; modelweights 用户根据要求拟合模型指定, "CORR" 表示选择相关效应模型, small = TRUE 或 small = FALSE 表示允许用户是否选择小样本校正, 默认为 TRUE, 因纳入 Meta 分析的研究数为 9, 所以采用小样本校正法。print() 用于打印拟合模型结果。

RVE: Correlated Effects Model with Small-Sample Corrections
Model: yi ~ -1 + factor(time)

Number of studies = 9
Number of outcomes = 27 (min = 1, mean = 3, median = 3, max = 5)
Rho = 0.5
I. sq = 0
Tau. sq = 0

| | Estimate | StdErr | t-value | dfs | P(|t|>) | 95%CI. L | 95%CI. U | Sig | |
|---|---|---|---|---|---|---|---|---|---|
| 1 | factor. time. 3months | -0.29110 | 0.0752 | -3.8718 | 5.54 | 0.00964 | -0.479 | -0.1033 | * |
| 2 | factor. time. 6months | -0.19376 | 0.0366 | -5.2882 | 3.68 | 0.00770 | -0.299 | -0.0885 | * |
| 3 | factor. time. 12months | -0.08393 | 0.0674 | -1.2449 | 4.16 | 0.27875 | -0.268 | 0.1005 | |
| 4 | factor. time. 18months | 0.00484 | 0.1654 | 0.0293 | 1.00 | 0.98138 | -2.097 | 2.1068 | |
| 5 | factor. time. 24months | -0.05291 | 0.0531 | -0.9971 | 1.98 | 0.42466 | -0.283 | 0.1776 | |

Signif. codes: < .01 * < .05 < .10 *
Note: If df < 4, do not trust the results>

结果解读: 一般认为, SMD 在 0~0.2 之间为差异无统计学意义; 0.2~0.5 之间为差异意义较小; 0.5~0.8 之间认为差异意义中等; >0.8 认为差异意义较大。因此, 从统计学角度来讲, 在 3 个月效应量为 0.27 左右, 具有较小意义的差异, 而在第 6 个月效应量不到 0.2, 虽然差异有统计学意义, 但差异无临床意义; 但要注意小样本校正提示有 3 个时间点上的校正自由度小于 4, 解读结果时要小心。

最后, 进行敏感性分析。robumeta 包中的 sensitivity() 函数可以用于敏感性分析, 可以按不同的相关系数(0, 1)分别计算平均效应量及相应标准误、$\tau^2$。如对相关效应模型的结果进行敏感性分析, 命令如下：

sensitivity( res. corr)

结果分别给出 rho=0、0.2、0.4、0.6、0.8、1 等不同相关系数，5 个不同时点的效应量及标准误、$\tau^2$，结果均未发生变化。限于篇幅，此处不再显示相关结果。

R 软件的 robumeta 扩展包采用稳健方差估计方法，将重复测量数据按相关效应和层次效应等两大类非独立效应量的模型来处理，操作简单，建议学习和掌握。

（张天嵩）

## 参考文献

[1] 张天嵩，董圣杰，周支瑞. 高级 Meta 分析方法学-基于 Stata 实现[M]. 上海：复旦大学出版社，2014.

[2] Becker BJ. Synthesizing standardized mean-change measures[J]. Br J Mathemat Statist Psychol, 1988, 41(2)：257-278.

[3] Borenstein M, Hedges LV, Higgins JPT, et al. Introduction to Meta-analysis[M]. Wiley, 2009.

[4] Morris SB. Distribution of the standardized mean change effect size for meta-analysis on repeated measures[J]. Br J Mathemat Statist Psychol, 2000, 53(1)：17-29.

[5] MorrisSB. Estimating effect sizes from pretest-posttest-control group designs[J]. Organizat Res Meth, 2008, 11(2)：364-386.

[6] Viechtbauer W. Approximate confidence intervals for standardized effect sizes in the two-independent and two-dependent samples design[J]. Educat Behav Statistics, 2007, 32(1)：39-60.

[7] Peters JL, Mengersen KL. Meta-analysis of repeated measures study designs[J]. J Eval Clin Pract, 2008, 14(5)：941-950.

[8] Hedges LV, Tipton E, Johnson MC. Robust variance estimation in meta-regression with dependent effect size estimates[J]. Res Synth Meth, 2010, 1(1)：39-65.

[9] Tipton E. Small sample adjustments for robust variance estimation with meta-regression[J]. Psychol Meth, 2015, 20(3)：375-393.

[10] Thorlund JB, Juhl CB, Roos EM, et al. Arthroscopic surgery for degenerative knee：systematic review and meta-analysis of benefits and harms[J]. BMJ, 2015, 350：h2747.

[11] Viechtbauer W. Package 'metafor'[EB/OL]. (2019-5-13). https：//cran.r-project.org/web/packages/metafor/metafor.pdf.

[12] Fisher Z, Tipton E. Package 'robumeta'[EB/OL]. (2017-5-29). https：//cran.r-project.org/web/packages/robumeta/robumeta.pdf.

# 第 23 章
# 个体参与者数据的 Meta 分析

**要　点**

- 基于个体参与者数据的 Meta 分析称为 IPD Meta 分析，是系统评价的金标准。
- IPD Meta 分析根据策略不同，可分为两步法和一步法。
- Stata 软件 ipdmetan 命令可以轻松实现两步法 IPD Meta 分析，并能绘制森林图。
- Stata 软件 xtmixed、xtmelogit、stmixed 等命令可以通过拟合多水平混合效应模型进行一步法 IPD Meta 分析。

个体参与者数据的 Meta 分析(individual participant data meta-analysis，IPD Meta 分析)，被认为是系统评价的"金标准"，是一种基于个体参与者数据(individual participant data，IPD)的 Meta 分析方法，即通过获得每项研究的原始数据，然后对原始资料进行 Meta 分析的一种方法。传统的 Meta 分析是从发表的研究文献获得研究的聚合数据(如均数±标准差、有效率等)，计算总效应，没有考虑其他因素的影响。而 IPD Meta 分析相当于多中心研究，每个中心都收集了原始数据，通过建立模型校正其他因素的影响计算总效应，更真实反映效应。近年来，IPD Meta 分析越来越流行，本章将讨论如何开展 IPD Meta 分析。

## 第一节　IPD Meta 分析概述

### 一、基本概念

IPD 是指一项研究中的每个参与者的数据记录，包括重要的基线临床特征如年龄和性别等、治疗前后的某一观察指标数值等，可以看作是原始资料来源，一般可整理成表 23-1 所示数据格式。聚合数据(aggregated data)是指来自一个研究中心的所有个体的平均效应值，如某一观察指标的均数和标准差、或某一观察指标的有效率等。

**表 23-1 个体参与者数据格式**

| 研究 ID | 患者 ID | 年龄/岁 | 性别(1=男, 0=女) | 干预(1=治疗, 0=对照) | 治疗前收缩压/ mmHg | 治疗后收缩压/ mmHg |
|---|---|---|---|---|---|---|
| 1 | 1 | 46 | 1 | 1 | 137 | 111 |
| 1 | 2 | 35 | 1 | 0 | 143 | 133 |
| … | … | … | … | … | … | … |
| 1 | 1 520 | 62 | 0 | 0 | 209 | 219 |
| 2 | 1 | 55 | 0 | 1 | 170 | 155 |
| 2 | 2 | 38 | 1 | 1 | 144 | 139 |
| … | … | … | … | … | … | … |
| 2 | 368 | 44 | 1 | 0 | 153 | 129 |
| 3 | 1 | 51 | 1 | 1 | 186 | 166 |
| 3 | 2 | 39 | 0 | 1 | 201 | 144 |
| … | … | … | … | … | … | … |
| 3 | 671 | 54 | 0 | 0 | 166 | 141 |
| … | … | … | … | … | … | … |
| 10 | 1 | 71 | 0 | 1 | 149 | 128 |
| 10 | 2 | 59 | 1 | 0 | 168 | 169 |
| … | … | … | … | … | … | … |
| 10 | 978 | 63 | 0 | 1 | 174 | 128 |

来自 10 个评价治疗组与安慰剂组在收缩压效果方面临床试验的个体参与者数据。

IPD Meta 分析是指基于 IPD 的 Meta 分析方法,即通过获得每项研究的原始数据,然后对原始资料进行 meta 分析的一种方法。IPD Meta 分析已经被广泛应用于医学研究。早在 2002 年,Lewington 等使用 IPD Meta 分析评估血压与病因特异性死亡率的年龄相关性。Uitterlinden 等采取 IPD Meta 分析评价维生素 D 受体(VDR)基因多态性分别和骨密度或骨折的关系。Singh 等使用 IPD Meta 分析评估磁共振弹性成像(MRE)对慢性肝病(CLD)患者肝纤维化分期的诊断效果,纳入 12 项研究的原始数据,研究发现 MRE 在诊断严重或晚期纤维化和肝硬化方面具有很高的准确性。IPD Meta 分析也可应用于社会科学领域,例如 Goldstein 等将来自田纳西州实验的原始数据和来自班级规模效应研究的数据结合,开展 IPD Meta 分析。

## 二、IPD Meta 分析基本步骤

IPD Meta 分析的过程与传统的 Meta 分析大体相同,主要包括:

(1)提出问题,制订研究计划。通过系统复习文献或者根据个人经验等提出需要解决的问题,Meta 分析一般关注生物医学研究领域中不确定或有争议的问题,比如某种药物用于治疗某疾病的疗效不明确,某种影像技术用于诊断某疾病的效果不明确。

(2)检索相关文献。根据研究问题,确定相应的检索词,制订检索策略和检索范围。常用的医学数据库主要包括 PubMed 数据库、Cochrane 数据库、中国生物医学文献数据库(China Biology Medicine disc,CBMdisc)、中国知网数据库(CNKI)等。检索策略的制订非常重要(具体见前面章节),一方面要查全文献,另一方面要考虑查准文献,否则会影响 Meta 分析结论的可靠性和真实性。

(3)筛选纳入文献。制订明确的纳入和排除标准,从检索出的文献中筛选合适的文献。随机对照试验中,文献纳入标准主要考虑研究对象、处理因素、对照组、结局效应、设计类型,即考虑 PICOS 原则;还要考虑文献发表时间和语种等。

(4)提取纳入文献的数据。提取的数据一般包括患者的基本特征(包括性别、年龄、病情、疾病严重程度等)、结局效应、不良反应等内容,确定需要分析和评价的效应变量。

（5）纳入文献的质量评价。采用制订的标准，比如用 Cochrane 标准评价各项研究的质量。质量高低可用分数来表示。

（6）数据的统计学处理。IPD Meta 分析与传统 Meta 分析的统计学处理有较大的差别。IPD Meta 分析相当于多中心研究，需要建立多水平模型（混合效应模型）校正其他因素计算总效应。分析要点主要包括：明确资料类型（计量资料、计数资料）、选择恰当的效应指标；建立多水平模型，并按照实际情况调整模型；计算效应值并检验；绘制森林图显示效应合并值。

（7）亚组分析、敏感性分析。IPD Meta 分析的敏感性分析、亚组分析比较灵活。IPD Meta 分析的亚组分析可以通过"两步法"选择特定亚组患者（如病情轻、中、重）进行分析，也可以通过"一步法"将病例特征（如病情）作为协变量纳入模型，评估该协变量或其和治疗的交互作用。IPD Meta 分析的敏感性分析：按照某特征排除部分病例进行分析，探讨排除病例对研究结果的影响。

（8）结果的分析与讨论。结果包括各个指标的效应合并值、亚组分析结果、敏感性分析结果、发表偏倚结果、Meta 分析结果的实际意义。

### 三、IPD Meta 分析与传统 Meta 分析的比较

IPD Meta 分析与传统 Meta 分析的区别主要包括数据的收集、检查、分析。

（1）数据收集。有两种方法收集 IPD Meta 分析的数据：一是通过检索电子数据库、检索试验注册、手工检索等等，确定所有相关的研究，然后联系研究者，并请其提供 IPD 数据；二是与其他研究小组合作，共用资源来获得 IPD 数据。无论采取何种方式，最好邀请数据提供者参加研究组，将 IPD Meta 研究方案给他们，令其了解提供 IPD 数据的临床意义，并承诺定期向他们反馈 Meta 分析的结果，以及在发表论文中将他们署名，作为一种激励机制。另外，在研究方案中，需要考虑哪些基本特征对测量结局有影响，并纳入这些资料。

（2）数据检查。获得数据后，应该检查研究者提供的原始数据有无错误或缺失，如果出现问题，需要联系研究者提供更正信息或补全缺失数据；如果效应指标为生存数据，检查并获得更新随访数据。

（3）数据分析。IPD Meta 分析的方法主要有"一步法"和"两步法"，具体见下面。

### 四、IPD Meta 分析的主要方法

IPD Meta 分析的方法主要有"一步法"和"两步法"，一般情况下两种方法得到的结果非常接近。

"一步法"（one-stage）把 IPD 数据当作多中心数据进行处理。纳入所有研究的 IPD 数据，考虑每项研究的内部相关性，建立多水平模型（混合效应模型）进行分析。一步法被认为是进行 IPD Meta 分析的最佳策略。一步法相对比较困难，需要了解各项研究内和研究间的相关性，构建对应的模型，并根据结果不断调整模型。一步法需要统计学专家的参与。

"两步法"（two-stage）是目前 IPD Meta 分析经常采用的方法。两步法使用适合的统计方法分析每项研究的 IPD 数据，如使用线性回归模型分析连续型变量，logistic 回归分析二分类资料，或 Cox 回归分析生存数据，得到每项研究的聚合数据；再运用传统的 Meta 分析（如 M-H 法）对聚合数据进行综合分析，得到总效应。

### 五、IPD Meta 分析的优缺点

IPD Meta 分析特别适合 IPD 数据的分析。如果能获得 IPD，比较容易地对测量结局进行标化，即使个体存在异质性，也可以在患者水平对协变量进行控制后计算总效应。IPD Meta 分析特别适合以下情况：许多研究未发表或仅发表阳性结果；研究报告低下；各项研究的效应指标定义不同；需要解释干预与患者水平之间的相互作用等。

IPD Meta 分析的优点主要有：1）临床设计，所有研究使用统一的纳入和排除标准；可观察到个体参与者的缺失数据；得到比原始发表文章时间更长、更新的随访数据；可以将不同研究的基线资料或

预后因素调整到一致。2) IPD Meta 分析可以解决缺失数据的问题，也就是即使某些患者某个时间点存在数据缺失，也可以将其纳入进行分析，计算效应大小。3) 统计学处理，可以对不同研究间的变量进行标化；可以校正基线资料或预后因素后计算总效应，即调整混杂因素，增加统计效能；全面灵活应用获得的数据（如个体水平、研究中心等）构建多水平模型。4) IPD Meta 分析的统计效能高。Lambert 等（2002）比较 IPD Meta 分析和传统 Meta 分析检测效应大小的能力，发现 IPD Meta 分析在大部分情况有更高的统计效能。

IPD Meta 分析的缺点包括以下几点：1) 难于获得所有研究的 IPD 数据。原作者由于保密或知识产权等原因不愿意提供原始数据，导致难于获得 IPD 数据，容易出现选择偏倚，从而影响 IPD Meta 分析的结果。2) 消耗大量的时间和经费。IPD Meta 分析需要联系原始文献的作者获得原始数据，并对获得的数据进行审核和修正，运用混合效应模型分析原始研究数据等，大大增加了研究的时间和费用。3) 受原始文献质量的影响。IPD Meta 分析不能改变原有文献的设计问题，如果纳入文献是横断面研究，IPD Meta 分析不能改变横断面研究的属性，得到的结论一样不能外推因果关系。4) 需要高级的统计学方法。IPD Meta 分析最佳的分析方法为多水平模型（混合效应模型），但是由于该方法比较复杂，非统计专业人员难于掌握，这在一定程度上限制了 IPD Meta 分析的广泛应用。

2015 年，IPD Meta 分析优先报告条目（preferred reporting items for a systematic review and Meta-analysis of individual participant data, PRISMA-IPD）小组推出单个病例数据系统评价/Meta 分析的规范报告。PRISMA-IPD 包括 1 份条目清单和 1 张流程图，条目清单共由 31 条组成，在 PRISMA 的基础上多加了 4 条，涵盖了标题、摘要、前言、方法、结果、讨论、资金支持等内容，提供了关于报告 IPD 系统评价/Meta 分析的框架。PRISMA-IPD 提供了 IPD Meta 分析的设计、实施和分析过程的有效的和有意义的信息，方便读者按照规范开展 IPD Meta 分析。

# 第二节　IPD Meta 分析的常用软件和命令

众多用于多水平模型分析的软件如 Stata，R，SAS 等均能实现 IPD Meta 分析。本章使用 Stata 12 软件进行统计分析。IPD Meta 分析经常采用一步法和两步法。一步法采用的命令主要包括 xtmelogit（多水平混合效应 logistic 回归模型，用于计数资料）、xtmixed（多水平混合效应模型，用于计量资料），这两个命令是 Stata 系统自带，只能用于分析，不能用于绘制森林图；绘制森林图需要采用 ipdforest 命令。两步法采用的命令主要包括 ipdmetan+logistic 命令（计数资料），ipdmetan+regress 命令（计量资料）。ipdmetan 还可用于绘制森林图。logistic 是用于 logistic 回归的命令，regress 是用于 regress 回归的命令。

## 一、ipdmetan 命令

ipdmetan（包括 forestplot, ipdforest）是 Kontopantelis 和 Reeves 等为 Stata 编写的宏命令，可用于 IPD Meta 分析及绘制森林图。ipdmetan 使用倒方差法实现两步法 IPD Meta 分析，适用于二分类、连续型、生存分析等数据，所有 e 族类回归命令都可以与 ipdmetan 命令兼容。

### （一）安装
在联网的状态下，在 Stata 命令行输入"ssc install ipdmetan, replace"进行安装；或者打开网址"http://fmwww.bc.edu/repec/bocode/i"，找到目录下的"ipdmetan.ado""ipdmetan.pkg"进行下载，放在 Stata 软件"ado"对应的目录下。

### （二）ipdmetan 功能介绍
ipdmetan 的命令格式为：

ipdmetan [exp_list], study(study_ID) [ipd_options] ad(aggregate_data_options) forestplot(forest_plot_options)]: estimation_command…

study(study_ID)用于定义 Meta 分析的主要内容，包括如何显示主要结果（或亚组分析），设定估计方法。常用的选项包括：study()用于表示研究中心，使用整数数值型或字符串型变量；by()显示亚组分析结果；eform 以指数形式显示合并效应量及置信区间；effect(string)在输出结果显示"效应量"的名称；keepall 显示所有结果；nograph 不显示森林图；nohet 不显示异质性结果；nooverall 不合并总效应量，仅合并各亚组的效应量；nosubgroup 不显示亚组分析结果；notable 不显示合并结果的表格；re 用于指定 D-L(DerSimonian-Laird)随机效应模型；re(re_model)用于指定其他随机效应模型，共有 13 种选择，如 bdl(Bootstrap DerSimonian-Laird 方法)、ca 法(Cochran ANOVA-like estimator)；eb(经验贝叶斯法)，ml(最大似然法)，reml(限制性最大似然法)等等。

ad (filename [if][in], aggregate_data_options)用于合并 IPD 数据与聚合数据的选择项，该选项可填写可不填写。如果使用 ad( )选择项，需要指定文件名和变量名。变量名 var(varlist)包括变量的名称，如效应量、效应量的标准误或者 95%可信区间，必须是线性尺度；npts(varname)允许在结果和森林图上显示参与者的信息；byad 用于指定 IPD 数据与聚合数据作为亚组处理。

forestplot (forest_plot_options)用于绘制森林图。主要选项包括 lcols (cols_info)和 rcols (cols_info)，用于定义附加数据的列，显示在森林图左侧或右侧；ovstat(q)指定森林图中显示 $Q$ 统计量。

## 二、forestplot 命令

forestplot 也是 Kontopantelis 和 Reeves 等为 Stata 编写的宏命令，用于绘制 IPD Meta 的森林图。forestplot 可以自己生成森林图，也可以使用 ipdmetan 命令调用 forestplot。

### (一)安装

在联网的状态下，在 Stata 命令行输入 "ssc install forestplot, replace"进行安装；或者打开网址 "http://fmwww.bc.edu/repec/bocode/f"，找到目录下的 "forestplot. ado" "forestplot. pkg"进行下载，放在 Stata 软件"ado"对应的目录下。

### (二)forestplot 功能介绍

forestplot 的命令格式为：forestplot [varlist][if][in][, options]

varlist 展示森林图的指标，主要包括效应量点估计(es)、可信区间下限(lci)和可信区间上限(uci)。forestplot 也会检查与变量有关的"wt"(权重)和"use"，"use"是观测值的指示器(研究效应、题目、异质性描述等)，变量默认名称分别为"_wt"和"_use"。

[, options]的主要选项包括：effect(string)指定输出结果的名称；favours(string)定义森林图的横坐标；labels(varname)指定标签变量(研究名称、异质性信息等)显示在森林图左边；noname 在森林图左边不显示研究名称；nonull 不显示无效线；nooverall 不显示总的合并效应量；nosubgroup 不显示亚组合并效应量；nostats 在森林图右边不显示效应量；nowt 在森林图右边不显示权重。

## 三、xtmelogit 命令

xtmelogit 是多水平混合效应 logistic 回归模型的命令，是 Stata10 至 Stata12 版本的官方命令。到 Stata13 版本，官方命令变为 melogit(xtmelogit 仍然可以使用)。xtmelogit 和 melogit 命令是 Stata 自带的命令，安装 Stata 后就存在，不需要加载。

xtmelogit 和 melogit 命令操作格式基本相同：

xtmelogit/melogit depvar fe_equation　[|| re_equation][|| re_equation …][, options]

depvar 表示因变量，这里使用的是二分类资料。

fe_equation 用于定义固定效应模型，部分内容为"[indepvars][if][in][, fe_options]"；fe_equation 包括两种格式："levelvar：[varlist][, re_options]"和"levelvar：R. varname [, re_options]"。levelvar 指定固定效应的第一层结构水平。noconstant 在固定效应中不报告常数项；offset( )表示在系数为 1 的模型中纳入变量。

re_equation 用于定义随机效应模型。主要命令包括：covariance( )定义随机效应的方差、协方差结构，包括 4 种类型：independent(独立型)、exchangeable(等方差和共同的协方差)、identity(随机效应方差相等，协方差为零)、unstructured(所有方差、协方差不一样)。noconstant 在随机效应中不报告常数项；collinear 保留共线性变量。

xtmelogit 命令除了命令行操作外，还可以进行对话框操作，通过下拉菜单按"statistics→Multilevel mixed effect models→Mixed-effects logistic model"操作，即可打开操作对话框。

### 四、xtmixed 命令

xtmixed 命令用于多水平混合效应模型，是 Stata10 至 Stata12 版本的官方命令。到 Stata13 版本，官方命令变为 mixed(xtmixed 仍然可以使用)。xtmixed 和 mixed 命令是 Stata 自带的命令，不需要加载。xtmixed 和 mixed 命令操作格式基本相同：

xtmixed/mixed depvar fe_equation [|| re_equation][|| re_equation …][, options]

depvar 表示因变量，这里使用的是连续型资料(服从正态分布)。

fe_equation 用于定义固定效应模型，部分命令为"[indepvars][if][in][, fe_options]"；fe_equation 包括下列两种格式："levelvar: [varlist][, re_options]"和"levelvar: R. varname [, re_options]"。levelvar 指定固定效应的第一层结构水平。noconstant 在固定效应中不报告常数项。

re_equation 用于定义随机效应模型，主要包括：covariance() 定义随机效应的方差、协方差结构；noconstant 在随机效应中不报告常数项；collinear 保留共线性变量。fweight() 表示更高水平的频率权重；pweight() 表示更高水平的样本权重。

xtmixedt 命令除了命令行操作外，还可以进行对话框操作，通过下拉菜单按"statistics→Multilevel mixed effect models→Mixed-effects linear model"操作，即可打开操作对话框。

### 五、ipdforest 命令

ipdforest 命令基于一步法。"xtmixed"或"xtmelogit"（分别拟合两水平线性或 logistic 回归模型）命令运行后，储存了相应估计结果后执行 ipdforest 命令，可以获得每项研究的效应量及总的合并效应、异质性检验结果、森林图等。

ipdforest 命令格式为：ipdforestvarname, [选择项]

varname 为变量名，可以是连续型指标，也可以是二分类指标；常用的选择项：re() 把协变量当作随机因子，对于每个指定的协变量，针对每项研究估算不同的回归系数；fe() 把协变量作为固定因子；fets() 把协变量当作研究确切固定因子，只有基线得分或研究识别因子可以纳入；ia() 纳入与暴露变量交互的协变量；auto() 允许 ipdforest 自动决定选择上述规定；label() 选择标注研究名称；OR 仅用于"xtmelogit"命令后，选择报告 OR 而不是系数。

接下来，以 Fisher 模拟数据为例说明 Stata 软件在 IPD Meta 分析的应用。该数据为 ipdmetan 命令自带数据，可以从 http://fmwww.bc.edu/repec/bocode/i/ipdmetan_example.dta 下载；也可以在联网的情况下使用下列命令获得，并命名为 13.1. dta，保存在 C 盘根目录下以备后续分析使用：

. use http://fmwww.bc.edu/repec/bocode/i/ipdmetan_example.dta, clear

. save C：/ Fisher. dta

该数据中共含有 9 个变量、1 642 个观测，其中变量"trialid"表示研究 ID，共有 10 个中心；"region"表示城市所属地区，分别为欧洲和北美；"patid"为患者 ID；"trt"表示干预的臂，分别治疗组和对照组；"tcens"表示截尾生存时间；"fail"表示失效事件；"sex"和"age"分别表示每个患者的性别和年龄；"stage"表示疾病的分期。该数据为生存数据，但根据需要，后面的分析中可将不同的变量设为测量结局，可视为二分类数据、连续型数据、生存数据的实例。

## 第三节　二分类数据的 IPD Meta 分析

二分类数据的 IPD Meta 分析主要包括：①一步法，采用多水平混合效应模型，由 xtmelogit 命令实现；②两步法，采用方差倒数法等，由 ipdmetan 联合 logit 或 logistic 命令实现。

将 Fisher 模拟数据视为二分类数据，进行 IPD Meta 分析。变量解释："trialid"表示研究 ID、"patid"为患者 ID；选取"fail"为测量结局，是因变量，1 表示事件发生，0 表示事件未发生；"trt"表示干预因素，1 表示处理组，0 表示对照组；"age"表示研究对象的年龄；"sex"表示研究对象的性别，1 表示男性，2 表示女性；把"trt""age""sex"均视为自变量。

## 一、一步法 IPD Meta 分析

这里使用 xtmelogit（多水平混合效应 logistic 回归模型）进行分析。xtmelogit 的具体语法请看第二节。分析步骤：1）运行空模型，确定数据是否存在明显相关，只有数据存在明显相关，才有必要开展多水平混合效应 logistic 回归模型；2）运行多水平混合效应 logistic 模型。

多水平模型（multilevel models），也称混合效应模型（mixed effect model），可有效处理具有层次结构特征或嵌套式结构的数据（hierarchically structured data），例如整群抽样的数据，个人处于社区中，个人是第一水平，社区是第二水平，这就构成两个水平。多中心研究的数据也可以当做多水平数据，由于每个研究中心各有特点，每个中心的患者都嵌套在各自的研究中心。个人是第一水平，研究中心是第二水平，这就构成了 2 个水平。

### (一)空模型

Fisher 模拟数据因变量为"fail"，这里构造一个没有协变量、只有一个随机截距的空模型（二水平混合效应 logistic 回归模型）：

$$\begin{cases} \ln(p_{ij}/(1-p_{ij})) = \alpha_{0i} + \varepsilon_{ij} \\ \alpha_{0i} = \gamma_0 + u_{0i} \end{cases}$$

其中 $p_{ij}$ 为第 $i$ 个研究中心第 $j$ 个患者事件发生的概率。$\alpha_{0i}$ 为随机效应，说明不同中心的患者有不同的 logit 值，$\alpha_{0i} = \gamma_0 + u_{0i}$；$\gamma_0$ 表示所有研究中心的平均 logit 值；$u_{0i}$ 表示第 $i$ 个研究中心的单独效应（第 $i$ 个研究中心的 logit 值与平均 logit 值的差异），其服从正态分布 $u_{0i} \sim N(0, \sigma_1^2)$。$\varepsilon_{ij}$ 表示第 $i$ 个研究中心第 $j$ 个受试者的随机误差，也服从正态分布。命令如下：

```
. use c：\Fisher. dta, replace
. xtmelogit fail, || trialid:, covariance(independent)
```

主要结果如下：

| Mixed-effects logistic regression | | | Number of obs | = | 1642 |
|---|---|---|---|---|---|
| Group variable: trialid | | | Number of groups | = | 10 |
| | | | Obs per group: min | = | 69 |
| | | | avg | = | 164.2 |
| | | | max | = | 316 |
| Integration points = 7 | | | Wald chi2(0) | = | . |
| Log likelihood = -1053.7171 | | | Prob > chi2 | = | . |

| fail | Coef. | Std. Err. | z | P>\|z\| | [95% Conf. Interval] | |
|---|---|---|---|---|---|---|
| _cons | .6586297 | .052057 | 12.65 | 0.000 | .5565999 | .7606595 |

| Random-effects Parameters | Estimate | Std. Err. | [95% Conf. Interval] | |
|---|---|---|---|---|
| trialid: Identity | | | | |
| sd(_cons) | 9.00e-07 | .2214654 | 0 | . |

LR test vs logistic regression: chibar2(01) = 0.00 Prob>=chibar2 = 1.0000

空模型结果显示固定效应值为 0.658 629 7，表明事件发生的对数比数比为 0.658 629 7。空模型是最简单的随机模型，是多层模型建模的基础；只有在确定数据存在显著性相关后，才有必要继续多层模型的建模，否则，用常规多元回归分析即可。组内相关通常用组内相关系数（intra-class correlation coefficient, ICC）来测量，定义为组间方差与总方差之比。ICC 在不同的研究范畴中差异很大，因此在不同领域有不同的 ICC 判断值，Cohen 等认为当 ICC 小于 0.059 时，为组内相关相当小；在 0.059～

0.138 为中度相关,大于 0.138 为高度的组内相关,并指出中度组内相关不能忽略其相似性的存在,因此当 ICC 大于 0.059 时,则必须考虑多层统计分析。ICC 通过下列命令获得:

 . dis  9.00e-07/(9.00e-07+ 3.289^2/3)

 ICC =2.496e-07<0.059,不需要建立多水平模型,但为了介绍建模方法,本节仍建立多水平混合效应 logistic 模型。

### (二)多水平混合效应 logistic 模型

这里假定考虑患者的性别、年龄对效果都造成影响,建立以下的多水平混合效应 logistic 模型:

$$\begin{cases} \ln(p_{ij}/(1-p_{ij})) = \gamma_0 + \beta_{1i}\text{group} + \beta_2\text{sex} + \beta_3\text{age} + \varepsilon_{ij} \\ \beta_{1i} = \gamma_1 + u_{1i} \end{cases}$$

第一行表示第一层模型,说明组别、性别和年龄对治疗效果均有影响,其中(不同研究中心的)性别和年龄对治疗效果的影响是一致的,其效应分别用 $\beta_2$ 和 $\beta_3$ 表示。(不同中心的)组别对治疗效果的影响不一致,用 $\beta_{1i}$ 表示(随机治疗效应)。$\beta_{1i} = \gamma_1 + u_{1i}$,$\gamma_1$ 表示所有研究中心的平均治疗效应,$u_{1i}$ 表示第 $i$ 个研究中心的单独治疗效应(第 $i$ 个研究中心与所有研究中心平均治疗效应的差异)。请注意,一个带有年龄观察值的回归模型中,与 0 岁相对应的因变量值没有任何意义,必须通过中心化重新定义才能使截距有意义。测量中心化有总均数中心化和组均数中心化两种,采用不同中心化方法,模型截距含义不同,如以总均数中心化对年龄进行中心处理,命令如下:

 . quietly summarize age

 . generate agec = age-r(mean)

 . xtmelogit fail trt agec sex|| trialid: trt, or

采用"quietly"命令是让 Stata 悄悄地运行"summarize"命令,不显示对变量"age"进行概要统计计算结果,但结果存储在 r( )中,如均数存储在 r(mean)中,采用"generate"产生一个新变量"agec"代表年龄中心化均数,其值为原始年龄减去年龄总体均数,0 表示具有总体受试者平均年龄者的中心化年龄,回归截距表示受试者中具有平均年龄者结局测量相应的期望值,解释变得有意义,后面的模型中,年龄中心化方法与意义与此相同。xtmelogit 命令行中,"||"的左边为第一层模型,表示固定效应,这里纳入 3 个固定效应,包括干预组别(trt)、年龄(age)、性别(sex);"||"的右边表示随机效应;"trialid: trt"表示研究个体与干预为随机效应;or 允许结果表达为 OR 而不是每个协变量的系数。主要结果如下:

| Mixed-effects logistic regression | | | Number of obs | = | | 1642 |
|---|---|---|---|---|---|---|
| Group variable: trialid | | | Number of groups | = | | 10 |
| | | | Obs per group: min | = | | 69 |
| | | | | avg | = | 164.2 |
| | | | | max | = | 316 |
| Integration points = 7 | | | Wald chi2(3) | = | | 5.58 |
| Log likelihood = -1048.8818 | | | Prob > chi2 | = | | 0.1339 |

| fail | Odds Ratio | Std. Err. | z | P>\|z\| | [95% Conf. Interval] | |
|---|---|---|---|---|---|---|
| trt | 1.372856 | .1865833 | 2.33 | 0.020 | 1.051815 | 1.791888 |
| agec | 1.000395 | .006893 | 0.06 | 0.954 | .9869753 | 1.013996 |
| sex | .9661478 | .101294 | -0.33 | 0.743 | .786685 | 1.186551 |
| _cons | 1.759601 | .6736081 | 1.48 | 0.140 | .8309179 | 3.726233 |

| Random-effects Parameters | Estimate | Std. Err. | [95% Conf. Interval] | |
|---|---|---|---|---|
| trialid: Independent | | | | |
| sd(trt) | .2454758 | .1103076 | .1017445 | .5922521 |
| sd(_cons) | 4.97e-07 | .0882176 | 0 | . |

LR test vs logistic regression:  chi2(2) =  3.18  Prob > chi2 = 0.2044

Note：LR test is conservative and provided only for reference.

结果解读：研究间方差为 0.060 258 37（0.24 5475 8×0.245 475 8），"trt"协变量 OR 值为 1.37（95%CI：1.05~1.79），相应 $P=0.02$，表示与对照相比，干预组增加了事件发生比值约 63%，差异有统计学意义；而年龄和性别不会影响事件的发生，相应 $P$ 值分别为 0.95 和 0.74。

## 二、两步法 IPD Meta 分析

两步法 IPD Meta 分析需要使用 ipdmetan 命令和 logit 或 logistic 命令。选择固定效应模型，采用二步法进行 Meta 分析，并绘制森林图，命令如下：

. use c:\Fisher.dta, replace

. quietly summarize age

. generate agec = age-r(mean)

. ipdmetan, study(trialid) or graph：logistic fail trt agec sex

结果如下，得森林图如 23-1 所示。

Meta-analysis pooling of main (treatment) effect estimate fail：trt

using the fixed-effect inverse-variance model

| Trial name | Odds Ratio | [95% Conf. Interval] | | % Weight |
|---|---|---|---|---|
| London | 1.683 | 0.882 | 3.211 | 10.60 |
| Paris | 1.375 | 0.670 | 2.824 | 8.55 |
| Amsterdam | 1.355 | 0.574 | 3.197 | 6.01 |
| Stockholm | 0.964 | 0.307 | 3.033 | 3.37 |
| Madrid | 2.577 | 1.262 | 5.263 | 8.68 |
| New York | 1.532 | 0.693 | 3.389 | 7.03 |
| Chicago | 0.976 | 0.575 | 1.656 | 15.82 |
| Los Angeles 2.039 | 0.976 | 4.262 | 8.15 | |
| Toronto | 1.251 | 0.786 | 1.990 | 20.54 |
| College Station, TX | 0.668 | 0.357 | 1.252 | 11.24 |
| Overall effect | 1.305 | 1.058 | 1.611 | 100.00 |

Test of overall effect = 1：$z = 2.483$　$p = 0.013$

Heterogeneity Measures

| Value | df | $p$-value |
|---|---|---|
| Cochran's Q | 11.51 | 9 | 0.243 |
| $I^2$(%) | 21.8% | | |
| Modified $H^2$ | 0.278 | | |
| $tau^2$ | 0.0329 | | |

$I^2$ = between-study variance (tau$^2$) as a percentage of total variance

Modified $H^2$ = ratio of tau$^2$ to typical within-study variance

结果解读：研究间没有出现异质性（Cochran $Q=11.51$，相应 $P=0.243$；$I^2$ 统计量=21.8%）。合并效应量结果 OR 为 1.31（95%CI：1.06~1.61），$P=0.013$，差异有统计学意义。

## 第四节　连续型数据的 IPD Meta 分析

连续型数据的 IPD Meta 分析主要包括：1）一步法，采用多水平混合效应模型，使用 xtmixed 或 mixed 命令实现；2）两步法，采用协方差分析方法，使用 anova 联合 metan 命令实现；或采用方差倒数法，使用 ipdmetan 联合 regression 命令实现。

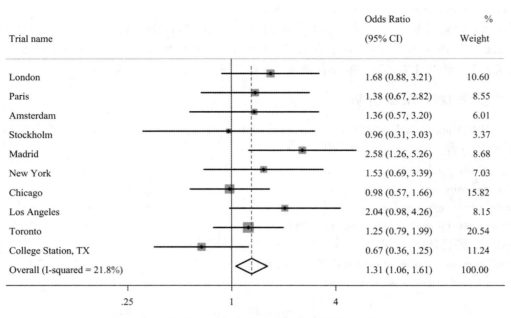

图 23-1 IPD Meta 分析的森林图

　　将 Fisher 模拟数据视为连续型数据,进行 IPD Meta 分析。变量解释:"trialid"表示研究 ID、"patid"为患者 ID;选取"tcens"为生存时间,设定为测量结局,是因变量;"trt"表示干预因素,1 表示处理组,0 表示对照组;"age"表示研究对象的年龄;"sex"表示研究对象的性别,1 表示男性,2 表示女性;把"trt""age""sex"均视为自变量。

## 一、一步法 IPD Meta 分析

　　一步法 IPD Meta 分析基于多水平混合效应模型,使用 xtmixed 命令,具体语法见第二节。分析步骤:①运行空模型,确定数据存在明显相关,才有必要开展多水平混合效应模型;②运行多水平混合效应模型。

### (一)空模型

　　本例终点指标为"tcens"(连续型数据),定义为"$y$",构造一个没有任何协变量、只有一个随机截距的空模型(二水平混合效应模型):

$$\begin{cases} y_{ij} = \alpha_{1i} + \varepsilon_{ij} \\ \alpha_{1i} = \gamma_1 + u_{1i}\circ \end{cases}$$

　　其中 $y_{ij}$ 为第 $i$ 项研究第 $j$ 个受试者得到的数值。$\alpha_{1i}$ 为随机效应,说明不同中心的患者有不同的"tcens"值,$\alpha_{1i} = \gamma_1 + u_{1i}$,$\gamma_1$ 表示所有中心的平均值;$u_{1i}$ 表示第 $i$ 项研究的"tcens"值与平均值的差异,服从正态分布 $u_{1i} \sim N(0, \sigma_u^2)$。$\varepsilon_{ij}$ 表示第 $i$ 项研究第 $j$ 个受试者的随机误差。具体命令为:

. use c:\Fisher. dta, replace

. xtmixed tcens, || trialid:, mle var

　　主要结果如下:

| | | | |
|---|---|---|---|
| Mixed-effects ML regression | Number of obs | = | 1642 |
| Group variable:trialid | Number of groups | = | 10 |
| | Obs per group:min | = | 69 |
| | avg | = | 164.2 |
| | max | = | 316 |
| | Wald chi2(0) | = | . |
| Log likelihood = −1542.3547 | Prob > chi2 | = | . |

| tcens | Coef. | Std. Err. | z | P>\|z\| | [95% Conf. Interval] | |
|---|---|---|---|---|---|---|
| _cons | .6173784 | .023925 | 25.80 | 0.000 | .5704863 | .6642706 |
| Random-effects Parameters | Estimate | Std. Err. | | [95% Conf. Interval] | | |
| trialid: Identity | | | | | | |
| var(_cons) | .0031924 | .0027544 | | .0005884 | | .0173199 |
| var(Residual) | .3812265 | .013352 | | .3559351 | | .408315 |

LR test vs linear regression: chibar2(01) = 3.95 Prob >= chibar2 = 0.0235

空模型结果固定效应部分，截距估计值为 6.07；随机效应部分，随机截距方差为 0.256 083 2，方差残差为 3.795 218，采用"dis 0.003 192 4/(0.003 192 4+0.381 226 5)"计算 ICC 值为 0.008 304 48，提示 0.8% 的变异由研究引起，存在一定的相关，需要使用多水平模型分析。

### (二)多水平混合效应模型

这里假定考虑患者的性别、年龄会对最终的效果造成影响，因此建立以下的多水平混合效应模型：

$$\begin{cases} y_{ij} = \gamma_0 + \beta_{1i}\text{group} + \beta_2\text{sex} + \beta_3\text{age} + \varepsilon_{ij} \\ \beta_{1i} = \gamma_1 + u_{1i}\circ \end{cases}$$

第一行表示第一层模型，说明组别、性别和年龄对治疗效果均有影响，其中（不同中心的）性别和年龄对治疗效果的影响是一致的，其效应分别用 $\beta_2$ 和 $\beta_3$ 表示。（不同中心的）组别对治疗效果的影响不一致，用 $\beta_{1i}$ 表示每个中心 $i$ 的随机治疗效应；$\gamma_1$ 表示所有中心的平均治疗效应；$u_{1i}$ 表示第 $i$ 项研究的单独治疗效应（第 $i$ 项研究与平均治疗效应的差异）。具体命令为：

```
. quietly summarize age
. generate agec = age-r(mean)
. xtmixed tcens trt agec sex || trialid: trt
```

xtmixed 命令行中，"||"的左边表示第一层模型，右边表示随机效应方程。"trialid: trt"表示研究中心与干预为随机效应。运行结果如下：

| Mixed-effects ML regression | | | Number of obs | = | | 1642 |
|---|---|---|---|---|---|---|
| Group variable: trialid | | | Number of groups | = | | 10 |
| | | | Obs per group: min | = | | 69 |
| | | | avg | = | | 164.2 |
| | | | max | = | | 316 |
| | | | Wald chi2(3) | = | | 2.66 |
| Log likelihood = -1533.0144 | | | Prob > chi2 | = | | 0.4474 |

| tcens | Coef. | Std. Err. | z | P>\|z\| | [95% Conf. Interval] | |
|---|---|---|---|---|---|---|
| trt | -.0280637 | .0555394 | -0.51 | 0.613 | -.136919 | .0807915 |
| agec | .0030884 | .0019913 | 1.55 | 0.121 | -.0008144 | .0069913 |
| sex | .0024725 | .0303175 | 0.08 | 0.935 | -.0569488 | .0618937 |
| _cons | .6246939 | .0506547 | 12.33 | 0.000 | .5254126 | .7239753 |

| Random-effects Parameters | Estimate | Std. Err. | [95% Conf. Interval] | |
|---|---|---|---|---|
| trialid: Independent | | | | |
| sd(trt) | .1447283 | .0424276 | .0814744 | .2570904 |
| sd(_cons) | 1.89e-08 | 1.69e-07 | 4.83e-16 | .7424734 |
| sd(Residual) | .6124384 | .0113899 | .5905165 | .6351741 |

LR test vs linear regression: chi2(2) = 20.79 Prob > chi2 = 0.0000

Note: LR test is conservative and provided only for reference.

如果在模型中考虑不同中心的影响，使用以下命令建立模型：

```
. xtmixed tcens trt sex agec i. trialid, || trialid: R. trt, covariance(identity)
```

| | | | | | |
|---|---|---|---|---|---|
| Mixed-effects ML regression | | Number of obs | = | | 1642 |
| Group variable: trialid | | Number of groups | = | | 10 |
| | | Obs per group: min | = | | 69 |
| | | avg | = | | 164.2 |
| | | max | = | | 316 |
| | | Wald chi2(12) | = | | 20.11 |
| Log likelihood = -1531.0476 | | Prob > chi2 | = | | 0.0651 |

| tcens | Coef. | Std. Err. | z | P>\|z\| | [95% Conf. Interval] | |
|---|---|---|---|---|---|---|
| trt | -.0147132 | .0365376 | -0.40 | 0.687 | -.0863256 | .0568992 |
| sex | .0056494 | .0303905 | 0.19 | 0.853 | -.0539149 | .0652136 |
| agec | .0029309 | .0019994 | 1.47 | 0.143 | -.0009879 | .0068497 |
| trialid | | | | | | |
| Paris | .1050272 | .0816782 | 1.29 | 0.198 | -.0550592 | .2651137 |
| Amsterdam | -.0460538 | .0861648 | -0.53 | 0.593 | -.2149337 | .1228262 |
| Stockholm | -.090416 | .0972106 | -0.93 | 0.352 | -.2809453 | .1001132 |
| Madrid | .0303583 | .0797495 | 0.38 | 0.703 | -.1259479 | .1866645 |
| New York | .1970199 | .0852398 | 2.31 | 0.021 | .0299529 | .3640869 |
| Chicago | .1746135 | .0746673 | 2.34 | 0.019 | .0282683 | .3209588 |
| Los Angeles | .0483086 | .0809742 | 0.60 | 0.551 | -.1103979 | .2070152 |
| Toronto | .0861535 | .0719723 | 1.20 | 0.231 | -.0549095 | .2272166 |
| College Station, TX | .0769694 | .0789234 | 0.98 | 0.329 | -.0777175 | .2316564 |
| _cons | .5494538 | .073871 | 7.44 | 0.000 | .4046693 | .6942383 |

| Random-effects Parameters | Estimate | Std. Err. | [95% Conf. Interval] | |
|---|---|---|---|---|
| trialid: Identity | | | | |
| sd(R.trt) | .043003 | .0262884 | .0129762 | .142512 |
| sd(Residual) | .6135255 | .0107817 | .5927535 | .6350253 |

LR test vs linear regression: chibar2(01) = 1.02 Prob >= chibar2 = 0.1564

可以发现:在两个不同模型中,校正年龄和性别等因素后,与对照组相比,干预组测量分别增加了-0.028(95%CI:-0.136~0.081)和-0.015(95%CI:-0.086~0.056),差异均无统计学意义。

## 二、两步法 IPD Meta 分析

联合 ipdmetan 命令和 regress 命令进行二步法 IPD Meta 分析。以 MD 为效应量,选择随机效应模型,并绘制森林图,命令如下:

```
. use c: \Fisher. dta, replace
. quietly summarize age
. generate agec = age-r(mean)
. ipdmetan, study(trialid) graph random: regress tcens trt agec sex
```

主要结果如下,得森林图如图 23-2 所示。

Meta-analysis pooling of main (treatment) effect estimate trt

using the random-effects inverse-variance model

with DerSimonian-Laird estimate of tau$^2$

| Trial name | Effect | [95% Conf. Interval] | | % Weight |
|---|---|---|---|---|
| London | -0.099 | -0.255 | 0.057 | 11.33 |
| Paris | -0.057 | -0.277 | 0.162 | 9.05 |
| Amsterdam | -0.276 | -0.472 | -0.080 | 9.87 |
| Stockholm | -0.145 | -0.352 | 0.062 | 9.49 |

| | | | | |
|---|---|---|---|---|
| Madrid | -0.300 | -0.524 | -0.076 | 8.90 |
| New York | 0.318 | 0.068 | 0.569 | 8.08 |
| Chicago | 0.157 | -0.008 | 0.322 | 10.99 |
| Los Angeles | 0.029 | -0.148 | 0.206 | 10.56 |
| Toronto | -0.013 | -0.144 | 0.118 | 12.27 |
| College Station, TX | 0.083 | -0.125 | 0.291 | 9.46 |
| Overall effect | -0.032 | -0.136 | 0.072 | 100.00 |

Test of overall effect = 0：　$z = -0.602$　$p = 0.547$

Heterogeneity Measures

| | Value | df | $p$-value |
|---|---|---|---|
| Cochran's Q | 27.57 | 9 | 0.001 |
| $I^2(\%)$ | 67.4% | | |
| Modified $H^2$ | 2.064 | | |
| tau$^2$ | 0.0184 | | |

$I^2$ = between-study variance (tau$^2$ as a percentage of total variance

Modified H$^2$ = ratio of tau$^2$ to typical within-study variance

　　结果解读：研究间存在异质性（ochran $Q = 27.57$，相应 $P = 0.001$；$I^2 = 67.4\%$）。合并效应量为 $-0.032$（95%CI：$-0.172 \sim 0.089$），相应 $P = 0.547 > 0.05$，差异无统计学意义。

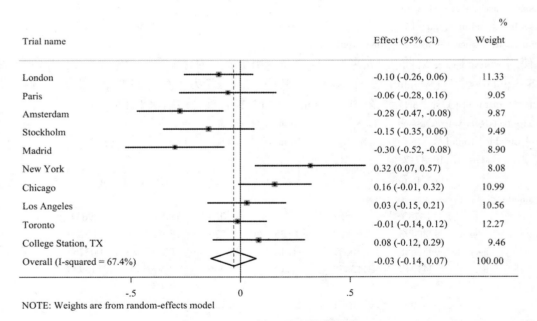

图 23-2　IPD Meta 分析的森林图

# 第五节　生存数据的 IPD Meta 分析

　　整群生存数据（clustered survival data）广泛出现于医学研究中，事件时间在由相同或相似的个体者组成的组中"聚集"，也就是说，同一组的事件时间可能存在相关性，如个体参与者数据 Meta 分析、多中心临床试验、重复事件等，而 IPD Meta 分析特别适合于生存数据（时间事件数据）的分析。

将 Fisher 模拟数据视为生存数据,进行 IPD Meta 分析。变量解释:"trialid"表示研究 ID,"patid"为患者 ID;选取"fail"为测量结局,"tcens"为生存时间;"trt"表示干预因素,1 表示处理组,0 表示对照组;"age"表示研究对象的年龄;"sex"表示研究对象的性别,1 表示男性,2 表示女性;"stage"表示分期;把"trt""age""sex""stage"均视为自变量。

## 一、一步法 IPD Meta 分析

比例风险模型如 Cox 比例风险模型在生存分析中应用最为广泛,它可以不考虑生存时间分布,能够利用截尾数据,参数估计不依赖于基准风险函数的分布类型,不需要估计基线风险即可估计协变量效果。假设有 $i=1,2\cdots,N$ 个试验,每个试验有 $j==1,2\cdots,n_i$ 个受试者,令第 $i$ 项研究中第 $j$ 个受试者的真正生存时间为 $S_{ij}$,观察生存时间为 $T_{ij}$,截尾时间为 $C_{ij}$;定义事件指示器为 $d_{ij}$,如果 $S_{ij} \leqslant C_{ij}$,其值为 1,否则为 0,则比例风险混合效应生存模型( proportional hazards mixed effect survival modesl)为:

$$\log[h_{ij}(t)] = \log[h_0(t)] + X_{ij}^T\beta + Z_i^Tb_i。$$

其中,$\log[h_0(t)]$ 为基线风险函数,参数分布可以指数、韦布尔、Gompertz 等分布;$X_{ij}^T$ 和 $Z_i^T$ 分别是固定效应 $\beta$ 和随机效应 $b_i$ 的设计矩阵,假设 $b_i \sim MVN(0,V)$,固定效应设计矩阵 $X_{ij}$ 的长度为 $1 \times n_f$($n_f$ 为纳入固定效应的协变量的数量),随机效应设计矩阵 $Z_i$ 长度 $1 \times n_r$($n_r$ 为随机效应的数量)。如果 $Z_i = 1$,则该模型为经典的脆弱比例风险模型,其基线风险函数 $h_0(t)$ 只有一个随机效应。

比例风险混合效应生存模型可由 stmixed 命令拟合,具体过程:

```
. use c:\Fisher.dta, replace
. quietly summarize age
. generate agec = age-r(mean)
. stset tcens, failure (fail=1)
. stmixed trt sex agec‖ trialid: , dist(weibull)
```

在使用 stmixed 命令之前,要先采用"stset"命令用于表明内存中数据为生存数据,其命令行操作格式为"stset timevar [if][weight][,选择项]",其中"timevar"为生存时间变量,主要的选择项 failure (failvar[==numlist])用于指定失效事件。stmixed 命令拟合模型得结果如下:

| Mixed effects survival regression | | | Number of obs. | = | | 1642 |
|---|---|---|---|---|---|---|
| Panel variable: trialid | | | Number of panels | = | | 10 |
| Log-likelihood = -2110.4717 | | | | | | |

| | Haz. Ratio | Std. Err. | z | P>\|z\| | [95% Conf. Interval] | |
|---|---|---|---|---|---|---|
| ln_lambda | | | | | | |
| trt | 1.14783 | .0712557 | 2.22 | 0.026 | 1.016333 | 1.29634 |
| sex | .9787493 | .0597987 | -0.35 | 0.725 | .8682916 | 1.103259 |
| agec | .9952658 | .0040637 | -1.16 | 0.245 | .9873329 | 1.003262 |
| _cons | 1.341219 | .3113438 | 1.26 | 0.206 | .850954 | 2.113943 |
| ln_p | | | | | | |
| _cons | .0333968 | .0236771 | 1.41 | 0.158 | -.0130094 | .079803 |

| Random effects Parameters | Estimate | Std. Err. | [95% Conf. Interval] | |
|---|---|---|---|---|
| trialid: Identity | | | | |
| sd(_cons) | .1643311 | .0555879 | .0846809 | .3188995 |

Survival submodel: Weibull proportional hazards model

Integration method: Adaptive Gauss-Hermite quadrature using 9 nodes

结果解读:经过性别和年龄校正后,治疗与对照相比 HR 为 1.148(95%CI:1.016,1.296),而研究间异质性标准差为 0.164(95%CI:0.085,0.319)。

## 二、两步法 IPD Meta 分析

可以联合使用 ipdmetan 命令和 stcox 命令。stcox 拟合生存数据的 Cox 比例风险模型，其命令行操作格式为"stcox［varlist］［if］［in］［，选择项］"，常用的选择项有：estimate 用于拟合无协变量的空模型；strata（varnames）用于指定分层变量；shared（varname）用于拟合共享脆弱 Cox 模型；nohr 报告系数而不是 HR。要注意的是，在使用 stcox 命令之前，也要先采用"stset"命令对数据进行处理，用于表明内存中数据为生存数据。拟合随机效应模型，并将干预、年龄和性别均纳入模型，不绘制森林图，具体过程如下：

```
. use c：\Fisher. dta, replace
. quietly summarize age
. generate agec = age-r(mean)
. stset tcens, failure (fail=1)
. ipdmetan, study(trialid) hr random nograph: stcox trt agec sex
```

结果如下：

Meta-analysis pooling of main (treatment) effect estimate trt

using the random-effects inverse-variance model

with DerSimonian-Laird estimate of tau$^2$

| Trial name | Haz. Ratio | [95% Conf. Interval] | | % Weight |
|---|---|---|---|---|
| London | 1.466 | 1.012 | 2.124 | 10.53 |
| Paris | 1.174 | 0.776 | 1.776 | 9.91 |
| Amsterdam | 1.908 | 1.204 | 3.022 | 9.26 |
| Stockholm | 1.366 | 0.768 | 2.430 | 7.75 |
| Madrid | 2.244 | 1.512 | 3.332 | 10.18 |
| New York | 0.725 | 0.456 | 1.153 | 9.21 |
| Chicago | 0.766 | 0.552 | 1.061 | 11.17 |
| Los Angeles | 1.130 | 0.756 | 1.690 | 10.07 |
| Toronto | 1.092 | 0.825 | 1.447 | 11.80 |
| College Station, TX | 0.722 | 0.484 | 1.077 | 10.11 |
| Overall effect | 1.165 | 0.918 | 1.480 | 100.00 |

Test of overall effect = 1：　$z =$　1.255　$p = 0.209$

Heterogeneity Measures

| | Value | df | $p$-value |
|---|---|---|---|
| Cochran's Q | 32.74 | 9 | 0.000 |
| $I^2$(%) | 72.5% | | |
| Modified $H^2$ | 2.637 | | |
| tau$^2$ | 0.1052 | | |

$I^2$ = between-study variance (tau$^2$) as a percentage of total variance

Modified $H^2$ = ratio of tau$^2$ to typical within-study variance

可以发现，在校正了年龄和性别因素之后，两步法 Meta 分析所获得治疗与对照相比的 HR 为 1.65（95%CI：0.918，1.480），无统计学意义；而研究异质性检验结果，$I^2$=72.5% 与 $Q$ 统计量相应 $P<0.001$，均显示研究间存在异质性。

也可以将治疗-协方差交互项纳入模型，可以使用 ipdmetan 命令的 interaction 选择项，使 stcox 命令含有一个或多个交互项。如果考虑治疗与病程分期存在交互作用，则将其纳入模型，接上面的命令行操作，再增加命令为：

. ipdmetan, study(trialid) interaction hr re keepall: stcox trt##c. stage

主要结果如下，得森林图如图 23-3 所示。

Meta-analysis pooling of interaction effect estimate 1. trt#c. stage

using the random-effects inverse-variance model

with DerSimonian-Laird estimate of $tau^2$

| Trial name | Interact. Haz. Ratio | [95% Conf. Interval] | | % Weight |
|---|---|---|---|---|
| Paris | 1.566 | 0.954 | 2.570 | 13.75 |
| Stockholm | 1.389 | 0.693 | 2.785 | 8.80 |
| Madrid | 2.076 | 1.295 | 3.329 | 14.51 |
| New York | 0.987 | 0.565 | 1.724 | 11.91 |
| Chicago | 0.980 | 0.656 | 1.464 | 17.15 |
| Los Angeles | 0.793 | 0.494 | 1.272 | 14.50 |
| Toronto | 1.162 | 0.819 | 1.647 | 19.38 |
| London | (Insufficient data) | | | |
| Amsterdam | (Insufficient data) | | | |
| College Station, TX | (Insufficient data) | | | |
| Overall effect | 1.206 | 0.947 | 1.535 | 100.00 |

Test of overall effect = 1: $z =$ 1.517 $p =$ 0.129

Heterogeneity Measures

| | Value | df | $p$-value |
|---|---|---|---|
| Cochran's Q | 10.89 | 6 | 0.092 |
| $I^2(\%)$ | 44.9% | | |
| Modified $H^2$ | 0.815 | | |
| $tau^2$ | 0.0466 | | |

$I^2$ = between-study variance ($tau^2$) as a percentage of total variance

Modified $H^2$ = ratio of $tau^2$ to typical within-study variance

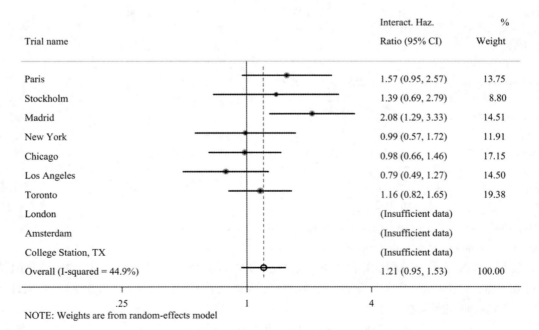

图 23-3　森林图

结果解读：因为有 3 项研究的"stage"变量存在缺失数据，所以没有合并效应量，但由于使用"keepall"选择项，在结果仍然显示研究名，其他 7 项研究合并效应量为 1.206（0.947，1.535），异质性检验结果提示研究间存在中度异质。

（陈新林，张天嵩）

## 参考文献

[1] 李幼平. 实用循证医学 [M]. 北京：人民卫生出版社，2018.

[2] 张天嵩，董圣洁，周支瑞. 高级 Meta 分析方法：基于 Stata 实现 [M]. 上海：复旦大学出版社，2015.

[3] 陈峰. 现代医学统计方法与 STATA 应用 [M]. 北京：中国统计出版社. 1999.

[4] 张天嵩，钟文昭. 实用循证医学方法学 [M]. 2 版. 长沙：中南大学出版社. 2014

[5] 王济川，谢海义，姜宝法. 多层统计分析模型-方法与应用 [M]. 北京：高等教育出版社，2008.

[6] 艾艳珂，文天才，何丽云，等. 单个病例数据 Meta 分析在中医药疗效评价中应用的思考 [J]. 环球中医药，2015，8 (2)：190-194.

[7] 赵晔，葛龙，张珺，等. 单个病例数据系统评价/Meta 分析优先报告条目简介 [J]. 中国药物评价，2015，32(5)：262-265.

[8] 陈新林，叶小卫，卢冬彦，等. 多水平模型在癌痛随机对照试验中的应用 [J]. 广州中医药大学学报，2012，29(4)：454-457.

[9] Stewart LA, Clarke M, Rovers M, et al. PRISMA-IPD Development Group. Preferred reporting items for systematic review and Meta-analyses of individual participant data：the PRISMA-IPD statement [J]. JAMA, 2015, 313(16)：1657-1665.

[10] Crowther MJ, Look MP, Riley RD. Multilevel mixed effects parametric survival models using adaptive Gauss-Hermite quadrature with application to recurrent events and IPD meta-analysis [J]. Stat Med, 2014, 33：3844-3858.

[11] Riley RD, Lambeit PC, Abo-Zaid G. Meta-analysis of individual participant data：rationale, conduct, and reporting [J]. BMJ, 2010, 340：c221.

[12] Tudor Smith C, Williamson PR, Marson AG. Investigating heterogeneity in an individual patient data meta-analysis of time to event outcomes [J]. Statist Med, 2005, 24：1307-1319.

[13] Higgins JPT, Whitehead A, Turner RM, et al. Meta-analysis of continuous outcome data from individual patients [J]. Statist Med, 2001, 20：2219-2241.

[14] Xtmixed-multilevel mixed-effects linear regression [EB/OL]. (2013-08-17). http：//www.stata-press.com/manuals/statal0/xtmixed.pdf.

[15] Stefano. Mixed Modelling using Stata [EB/OL]. (2013-04-17). http：//www.griffith.edu.au/_data/assets/pdf_file/0011/439346/Stata_mixed_intro-1.pdf.

[16] Ipdforest：Stata module to produce forest plot for individual patient data IPD meta-analysis [EB/OL]. (2013-08-15) http：//econpapers.repec.org/software/bocbocode/s457616.htm.

[17] Lewington S, Clarke R, Qizilbash N, et al. Prospective Studies Collaboration. Age-specific relevance of usual blood pressure to vascular mortality：a meta-analysis of individual data for one million adults in 61 prospective studies [J]. Lancet, 2002, 360(9349)：1903-1913.

[18] Goldstein HM, Yang R, Omar R, et al. Thompson. Meta-analysis using multilevel models with an application to the study of class size effects [J]. Applied Statistics, 2000, 49：399-412.

[19] Lambert PC, Sutton AJ, Abrams KR, et al. A comparison of summary patient-level covariates in meta-regression with individual patient data meta-analysis [J]. J Clin Epidemiol, 2002, 55(1)：86-94.

# 第 24 章
# 网络 Meta 分析

## 要 点

- 网络 Meta 分析可以通过合成直接和间接比较的证据，可以获得任一配对干预措施比较的相对效应，并根据测量结果(如有效性和安全性)进行排序。
- 网络 Meta 分析中的证据网络有闭环和开环之分，数据分析方法各异。
- 网络 Meta 分析满足异质性、相似性和一致性假设对确保分析结果的有效性和可靠性至关重要。
- 网络 Meta 分析分析框架大致可分为贝叶斯和频率学两大类。
- 基于贝叶斯方法的模型大都是对 Higgins 与 Whitehead 思想的继承和扩展，核心相同，但参数有多少之分，均可以由 WinBUGS 软件实现。
- 基于频率学方法的 White 策略框架由一致性和不一致性两个模型组成，均可以由经典软件通过以多变量随机效应(回归)模型拟合，如 Stata 的 mvmeta、network 组命令。
- Meta 回归模型、层次模型和多元 Meta 回归模型等网络 Meta 分析模型实质上是等效的。
- R 软件的 netmeta 包基于图形原理，可以轻松实现频率学框架下的网络 Meta 分析。
- Chaimani 基于 Stata 环境，建立了一套非常有用的数字化及图示法程序，可以图示基本网络结构、检验假设图形分析、图示化干预措施疗效排序等。

微课：网络Meta
分析要点

系统综述和 Meta 分析可以为临床医生、决策者和患者等提供可靠的医疗信息，常用于比较干预措施是否有益或有害。针对同一种疾病存在多种干预措施，临床决策时需要根据所有可得的证据对不同干预措施进行全面的比较，但在实际情况下，干预措施之间可能缺乏或没有直接比较证据，一般可以通过两种途径解决：一是开展同时评估多种干预措施利弊的随机对照临床试验，但存在诸多困难，可行性较差；二是通过网络 Meta 分析(network Meta-analyses)在一个分析中评估多个干预措施，通过合成直接和间接比较的证据，可以获得任一配对干预措施比较的相对效应，并根据测量结果(如有效性和安全性)进行排序，因此受到临床医生、指南制订者、卫生技术机构的欢迎。

## 第一节 网络 Meta 分析基本原理

### 一、网络 Meta 分析相关概念

网络 Meta 分析被认为是传统 Meta 分析的扩展，也称为混合治疗比较 Meta 分析(MTC Meta-analysis)或多处理比较 Meta 分析(multiple treatments Meta-analysis, MTM)，这些词经常被互换来使用。目前并不能很好地区分这 3 个术语，同时在术语使用上也存在着困难，3 种术语都分别有着自身不同的解释和含义。这些网络 Meta 分析的概念可以通过如图 24-1 所示的网络 Meta 分析证

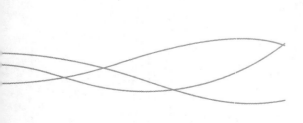

据比较图来说明：

网络图可以展示各个干预措施的研究数量和纳入的患者数量、干预措施之间的比较关系。网状图由结点和连线组成，每一个结点代表一种干预措施，其大小代表干预措施纳入的患者数量；结点之间的连线表示纳入分析的研究中两种干预措施进行了直接比较，其粗细表示直接比较的干预措施的研究数量，如干预措施 A 分别与 B，C，D 之间都进行直接比较，纳入 Meta 分析含有 A 和 B 直接比较的研究最多。

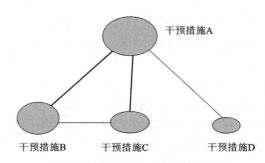

图 24-1 干预比较关系网络图

从图 24-1 中可以发现，干预措施 C 和 D 之间没有进行直接比较，但可以通过公共比较组如干预措施 A 作为中间媒介，间接计算所得 C 与 D 在疗效和完全性方面是否存在"真正"的差异，称为间接干预比较（indirect treatment comparison，ITC），也称为校正间接比较（adjusted indirect comparison，AIC）等；MTC 是对间接比较的一种扩展，可对直接比较和间接比较进行合并，并同时分析多种干预措施相互比较的疗效；多处理比较 Meta 分析强调对 2 种以上干预措施进行比较的 Meta 分析；如果对两个以上的随机对照试验连接两个以上干预措施进行分析，通过对纳入多重不同的配对比较，从而获得不同干预措施相互比较的"效果"统称为网络 Meta 分析。

## 二、网络 Meta 分析基本假设

网络 Meta 分析有同质性、相似性、一致性前提假设，如图 24-2 所示。在网络 Meta 分析中，评价这些假设对确保结果的有效性和可靠性非常重要，只有同时满足这些假设，才能保证合并结果的准确性。

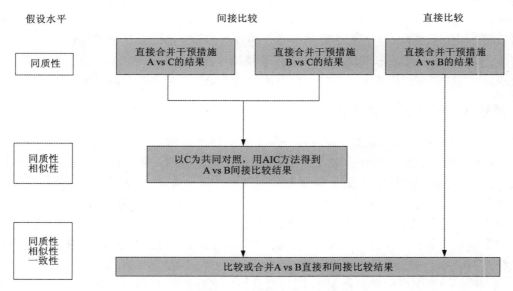

图 24-2 网络 Meta 分析中的 3 个基本假设

### （一）同质性

同质性是经典 Meta 分析中的前提假设，即同一种直接证据中（如 A vs B），不同研究之间具有相似的临床特点和方法学特点，不同研究的效应估计值在统计学上没有系统性差异。临床特点或方法学特点是指那些可能影响效应估计值的因素（即效应修饰因子）。同质性检验与选择固定效应模型和随机效应模型有关。在网络 Meta 分析中，随机效应模型是对反映配对比较间异质性方差估计的假设，如假设所有不同配对比较间异质性相同或不同。

**(二)相似性**

相似性又称可传递性，指在间接比较中(如以 C 作为桥梁，通过 A vs C 以及 B vs C 的效应值来估计 A vs B 的效应值)，重要的临床特点和方法学特点在 A vs C 的证据和在 B vs C 的证据中的分布相似，因此，有临床相似性和方法学相似性。相似性目前尚无明确方法来检验，但在进行网络 Meta 分析之前，一定要评估用于比较的干预措施之间纳入研究的基本特征，如患者的种族、年龄、性别分布、疾病严重程度，因为这些特征往往是效应修饰因子，在不同干预措施比较的研究间一定要相似，即分布要均衡，因此有学者提出，用可传递性来命名这个假设可能更合适。除了从效应修饰因子分布的角度以外，还可以从下述几个角度理解相似性。这些理解都是等价的。

(1)共同对照的角度。干预 C 作为共同对照，其特点在 A vs C 和 B vs C 的证据集中相似。若 C 在不同研究中的某种特征(如剂量)不尽相同，但该特征的分布在两个证据集中没有系统性差异，那么仍可认为相似性假设在该特征上成立。

(2)干预缺失机制的角度。某种干预在某类证据集的研究中缺失(如 B 在 A vs C 的研究中缺失或 A 在 B vs C 的研究中缺失)是随机的。

(3)随机分组的角度。整个证据网络(如 A–B–C)中所纳入的研究对象理论上可以随机分配到某一干预组(如 A、B 或 C)。

(4)观察值和潜在值之间的差异。在直接比较的研究(如 B vs C)中所观察到的效应值(UB–C)与在其他比较研究(如 A vs C)中未观察到但潜在存在的效应值(U′B–C)之间不存在异质性以外的差异。

需要注意的是，相似性与同质性并没有必然的联系，即在不满足同质性假设的情况下，相似性假设依然可能满足，反之依然。

**(三)一致性**

一致性假设是网络 Meta 分析最重要的假设，只有网络中不同比较的干预效应符合一致性假设(即来自直接证据和间接证据是等价的)才能实施网络 Meta 分析。如果某种比较(如 A vs B)既有直接证据(如 A vs B)又有间接证据(如 A vs C 和 B vs C)，那么就可以比较直接证据和间接证据之间的差异大小。如果两者没有系统性差异，那么则认为符合一致性假设，可以对这两类证据进行合并。如果出现不一致性，则提示直接比较和间接比较证据在某些临床特征上可能存在不同和/或两种证据存在方法学上的差异，此时需探讨出现不一致性的可能原因并考虑是否应对这两种证据进行合并。

### 三、网络 Meta 分析基本原理

网络 Meta 分析就某一临床问题，允许合并多个竞争性干预措施相对效应的直接和间接证据。假设网络 Meta 分析中共含有 $S$ 个研究，$T$ 个干预措施，$N$ 个直接配对比较，干预措施 $k$ 相对于干预措施 $c$($k$, $c$=1, 2, $\cdots$, $T$)的相对效应为 $\mu_{kc}$，实际上并不需要计算所有 $\mu_{kc}$，只需要估计部分的基本参数即可，基本参数 $\mu_t$($t$=1, 2, $\cdots$, $T$–1)表示($T$–1)个相互独立的合并干预效应。简单方法，通过选择 $T$ 个干预措施中某一个为参照(如 A)，则每个 $\mu_t$ 代表干预措施 $t$ 相对于 $A$($t$=1, 2, $\cdots$, $T$; $t \neq A$)，所以 $\mu_t \equiv \mu_{tA}$，网络 Meta 分析需要估计所有 $\mu_t S$，因此，所有其他比较(功能参数)的合并效应都可以通过一致性等式获得：$\mu_{kc} = \mu_{kA} - \mu_{cA} = \mu_k - \mu_c$。

Meta 回归模型、层次模型和多元 Meta 回归模型等最流行的网络 Meta 分析模型的共同特点是利用一致性等将待估计参数最小化，这些不同的模型可视为源于不同角度，实际上是等效的，在实践中可以通过频率学和贝叶斯软件来拟合，结果会有些差异。

### 四、网络 Meta 分析注意事项

网络 Meta 分析应遵循经典的系统评价/Meta 分析程序，在实施前制订一个详细的研究方案，明确研究目的，明确研究对象及感兴趣的干预措施(如，同类的所有药物、不同种类的药物、其他治疗方法等)，采取何种统计方法、如何报告结果等等。

在实施时，制订纳入标准和排除标准；制订相应的检索策略、选择合适的数据库；采取严格的数据提取方法；选择合适的测量结局，以及相应的效应量（最好选用相对指标）等等，均与经典的 Meta 分析基本相同。但在数据分析方法、展示结果等，尤其是网络 Meta 分析中异质性、相似性和一致性等应用假设条件等内容，与经典 Meta 分析不同。有兴趣的读者，可以参考经典 Meta 分析及网络 Meta 分析相关 PRISMA（Preferred Reporting Items for Systematic Reviews and Meta-Analyses）报告标准。

（孙凤，张天嵩）

## 第二节　网络 Meta 分析模型与软件

贝叶斯统计学与经典统计学是统计学两个主要学派。贝叶斯统计综合了未知参数的总体信息、样本信息及先验信息，根据贝叶斯定理，获得未知参数的后验分布，进而对未知参数进行统计推断。贝叶斯统计模型灵活性强，广泛应用于科学研究中。网络 Meta 分析许多技术及相关统计软件，最初开发时均是基于贝叶斯方法；而且相对于频率学方法，贝叶斯方法常常在处理复杂或稀疏数据问题上更有实用价值，所以众多网络 Meta 分析都是基于贝叶斯方法。

### 一、贝叶斯分析框架

层次模型是网络 Meta 分析最常用的数据分析模型，可以通过贝叶斯方法实现。该模型由 Lu 与 Ades、Salanti、Chaimani 等提出并不断完善，建模灵活、易于扩展，可用于臂水平数据（arm-level data）和对比水平数据（contrast-level data）的分析，是目前众多贝叶斯网络 Meta 分析的基础，核心为广义线性模型（generalized linear model，GLM），可以通过不同的连接函数拟合服从二项分布、正态分布、泊松分布等指数分布的数据，如表 24-1。具体模型详见本书第 25 章相关内容。

表 24-1　常见的指数分布族及连接函数

| 分布 | 连接函数 | 连接函数表达式 | 对应的模型 |
| --- | --- | --- | --- |
| 正态分布 | 恒等函数 | $\eta = \mu$ | 多元线性回归模型 |
| 二项分布 | Logit 函数 | $\eta = \log[\pi/(1-\pi)]$ | Logistic 回归模型 |
| 二项分布 | Probit 函数 | $\eta = \phi^{-1}(\pi)$ | Probit 回归模型 |
| 泊松分布 | 对数函数 | $\eta = \log\lambda$ | 泊松回归模型 |

### 二、频率学框架

虽然在网络 Meta 分析中贝叶斯方法占主要地位，但近年来涌现出基于频率学的模型和方法，如 Meta 回归模型和多元模型等，具有计算速度快、可避免因选择不同先验需要进行敏感性分析和蒙特卡洛误差分析等优点；同时这些模型可以由常见统计软件如 SAS、Stata、R 等实现，因此得到广泛应用。

#### （一）Meta 回归模型

该模型首先由 Lumley 提出，是将不同干预比较在 Meta 回归模型中处理为协变量，该模型为无截距模型，所估计回归系数为不同比较与基本参照的网络 Meta 分析合并效应量。假设整个网络中含有 $T$ 个干预措施，研究 $i$ 均为两臂研究，其观察效应为 $y_i$，基本参数合并效应量为 $\mu_t$，随机项为 $\delta_i$，随机误差为 $\varepsilon_i$，协变量为 $x_{it}$，则有：$y_i = \mu_1 x_{i1} + \cdots + \mu_{(T-1)} x_{i(T-1)} + \delta_i + \varepsilon_i$。

协变量 $x_{it}$ 可以取值 -1，0 或 1。如果研究 $i$ 中比较干预措施 $A$ 和 $t$（$t=1, 2, \cdots, T-1$），则 $x_{it}=1$，其他协变量设为 0；如果研究 $i$ 中比较干预措施 $k$ 和 $c$，则有 $x_{ic}=1$ 和 $x_{ik}=-1$，其他协变量为 0。在网络中，所有 $S$ 项研究的协变量 $t$ 的值称为设计矩阵 $X$，为一具有 $S$ 行、$T-1$ 列的矩阵，其元素为 1，-1 和 0。对于多臂研究，估计同一研究中不同配对比较要考虑相关性，可以按 Salanti 提出的多元 Meta 回归框架处理。

### （二）多元 Meta 分析模型

由 White 等在 Salanti 等工作基础上提出，通过基本比较处理不同测量结局和采用经典多重测量结局 Meta 分析技术来实现，因此需要每项研究有一个共同的参照干预措施，如果某些研究不含共同对照，则可以通过数据填补策略（data augmentation approach）处理。

设 $T-1$ 个基本参数 $\mu_i$ 表示比较"结果" $tA$，为每项研究中的系列子集，如果某些研究中不含参照干预措施 $A$，可以采用数据填补技术给予臂 $A$ 一个极小的数据信息，它反映出以下两个观点：缺失臂是随机缺失的一致性假设，网络中所有比较均可以通过基本对比来表达。因此，每项研究中报告一个或多个测量结局 $y_{itA}=y_{it}$，模型为 $(y_{i1}...y_{i(T-1)})=(\mu_1...\mu_{i(T-1)})+(\delta_1...\delta_{i(T-1)})+(\varepsilon_1...\varepsilon_{i(T-1)})$。需要指出的是，该模型适合任意测量结局，如 MD、SMD、lnRR、lnOR 等。

可以看出，对于比较组不含 $A$ 的研究，通过数据填补变为至少含有三臂的研究，因此在每项研究中不同干预措施间的 $(\delta_1...\delta_{i(T-1)})$ 和 $(\varepsilon_1...\varepsilon_{i(T-1)})$ 满足方差–协方差的多元正态分布。

### （三）基于图形原理法

Rücker 等分析了电网与网络 Meta 分析的相似点，提出该方法。假设在网络 Meta 分析中有 $n$ 个不同干预措施（点），存在 $m$ 个比较（线），显然，如果纳入的均为两臂研究，则 $m$ 为纳入分析研究的个数，假设干预措施（点 1，…，$n$）和研究（边 1，…，$m$）按固定顺序任意编号。令向量 $y=(y_1,…,y_m)^T$ 和 $w=(w_1,…,w_m)^T$ 分别表示观测效应量及其抽样方差倒数，并定义对角线 $m \times m$ 矩阵 $W=diag(w)$，含有研究（边）在其对角线线上的权重 $w_i$，令 $W_y$ 为经方差倒加权观测效应 $(w_iy_i)_i$ 的点乘向量。为了给定比较，首先要定义网络结构，Rücker 引入几个非常重要的概念，一是边点发生矩阵（edge-vertex incidence），是 $m \times n$ 设计矩阵，行表示研究（边），在同一行中，某列用"1"表示干预措施（点）所在研究（边）的起点，"−1"表示终点；二是拉普拉斯矩阵（Laplacian matrix），是 $n \times n$ 矩阵，定义为 $L=B^TWB$；三是拉普拉斯矩阵的伪逆矩阵（moore-penrose pseudoinverse）$L^+=(L-J)^{-1}+J/n$，其中，$J$ 为含 1 的 $n \times n$ 矩阵。通过这些矩阵，可以计算直接比较和间接比较的方差，进而估计 $Q$ 统计量、成对比较的效应量等。

## 三、分析策略和软件

### （一）分析策略

根据网络 Meta 分析中的证据网络类型，相应的分析策略示意图如图 24-1 所示。

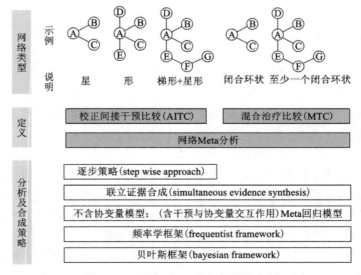

**图 24-3　网络 Meta 分析策略示意图**

**（二）分析软件**

决定进行网络 Meta 分析后，需要根据效应量、数据类型、证据类型选择合适的统计框架和策略，然后再选择合适的计算软件，如表 24-2 所示。

**表 24-2　网络 Meta 分析模型及常用实现软件**

| 模型或方法 | 软件 | 扩展包或命令 |
| --- | --- | --- |
| Bucher 法<br>（逐步策略） | R 软件 | meta 包、metafor 包、rmeta 包 |
|  | Stata 软件 | indirect 命令 |
|  | WinBUGS、OpenBUGS | / |
| Meta 回归模型 | R 软件 | nlme 包、metafor 包 |
|  | Stata 软件 | metareg 命令 |
|  | WinBUGS、OpenBUGS | / |
| 多元 Meta 分析模型 | R 软件 | mvmeta 包、metafor 包、nmaINLA 包 |
|  | Stata 软件 | mvmeta 命令、network 组命令 |
|  | WinBUGS、OpenBUGS | / |
| 基于图形原理法 | R 软件 | netmeta 包 |
| 层次模型 | WinBUGS、OpenBUGS | / |
|  | ADDIS/GeMTC | / |
|  | R 软件 | gemtc 包、pcnetmeta 包 |
|  | SAS 软件 | genmod 程序、glimmix 程序 |
| 两步法线性模型 | WinBUGS、OpenBUGS | / |
|  | Stata 软件 | mvmeta 命令 |
|  | SAS 软件 | mixed 程序 |

1. 贝叶斯软件　WinBUGS（1.43 版本）是贝叶斯学派最常用的软件，目前已停止更新；OpenBUGS 是 WinBUGS 的开源版本，一直不断更新，目前最新版本为 3.2.3，两者语法基本一致，均可进行贝叶斯网络 Meta 分析。理论上可以适用任何数据类型、拟合任何模型，可以轻松获得相关模型代码，但缺点是绘图功能相对欠缺。

SAS 自带贝叶斯分析模块，采用 Proc MCMC 程序可以直接进行贝叶斯网络 Meta 分析。R 软件可通过 gemtc、pcnetmeta、mcnet、nmaINLA 等扩展包，调用 WinBUGS 或 OpenBUGS，实现贝叶斯网络 Meta 分析，特别是 gemtc 包可以用于多种数据类型的分析，绘制多种图形。基于 JAVA 等开发的 ADDIS/GeMTC 包也可以实现贝叶斯网络 Meta 分析。另外，一款名为 MetaXL 的 Microsoft Excel 的插件为免费软件，目前为 5.3 版，可以用于 Meta 分析，在 4.0 以后的版本可以支持网络 Meta 分析功能。

2. 频率学软件　三大著名统计软件 SAS、Stata、R 软件，具有良好接口和可扩展性，功能强大，是最常用的实现频率学网络 Meta 分析的软件。

大多数 SAS 自带的程序比如 Proc Mixed、Proc Nlmixed、Proc Glimmix 等可用来实现网络 Meta 分析，拟合多种模型。因其设计主要针对专业用户，操作仍以编程为主，非统计专业人员掌握较为困难。

Stata 是功能强大而又小巧的统计分析软件，White 和 Chaimani 等学者为网络 Meta 分析编写好了两组程序文件，功能强大，如 mvmeta 组命令、network 组命令，可以实现频率学网络 Meta 分析，可拟合多元 Meta 分析模型、Meta 回归模型、两步法线性模型等，并绘制精美的相关图形。

目前 R 软件 netmeta、mvmeta、metafor、meta、nlme 等扩展包均可以实现频率学网络 Meta 分析，用于拟合基于图形原理、多元 Meta 分析、Meta 回归等模型为基础的网络 Meta 分析。

总之，目前常用的网络 Meta 分析数据统计分析模型主要有层次模型、多元 Meta 分析模型、Meta 回归模型、两步策略线性模型等，虽然模型各异，但实质上是等效的，基本是上广义线性模型的拓展，没有优劣之分，都可以在贝叶斯框架和频率学框架下实现，由相关统计学软件拟合，研究者可以根据自己的技能和偏好选择使用。一般地，建议首选贝叶斯方法，具体见本书第 25 章的相关内容，本章主要介绍基本频率学框架的网络 Meta 分析方法。需要提醒的是，近年来，虽然统计学家在统计软件如 Stata 和 R 中开发了非贝叶斯框架的网络 Meta 分析的数据分析模块，但在应用时最好要证明所用分析方法的假设的合理性；由于基于频率学框架的网络 Meta 分析方法需要计算方差–协方差，对于非统计学或数学专业的初学者而言，在使用上可能会存在一定的困难。

（张天嵩，孙凤）

## 第三节　基于数据填补策略的网络 Meta 分析

多元 Meta 分析是最有影响的频率学网络 Meta 分析的分析框架，具有计算速度快、避免蒙特卡洛误差等优点，一般可以通过"基于对比"模型（contrast-based model）和"基于臂"模型（arm-based model）建模，适用于二分类数据和连续型数据的网络 Meta 分析。

### 一、数据填补策略和数据填补方法

#### （一）数据填补策略

假设某网络含有 $T$ 个干预措施 A、B、C 等等，任意一种干预措施均可以作为参照，为简单起见，将 A 作为参照，首先，假设纳入 Meta 分析的研究中均含有 A；令 $d=1$, $2$……, $D$ 表示设计类型，所谓设计是仅指某试验中相比较干预措施，如某研究中含有干预措施 A、B，则称为 AB 设计，含有干预措施 A、B、C，则称为 ABC 设计，依次类推。假设在第 $d$ 个设计（$d=1$ 至 $D$）第 $i$ 个试验（$i=1$ 至 $n_d$）中，干预措施 J（J=B, C, ……）与 A 比较的结果为 $y_{di}^{AJ}$，$y_{di}^{AJ}$ 可以表示任一测量结局，如 MD, SMD, logRR, logOR 等等，则模型为：$y_{di}^{AJ} = \delta^{AJ} + \beta_{di}^{AJ} + \omega_d^{AJ} + \varepsilon_{di}^{AJ}$，J=B, C, …。

模型中，$\delta^{AJ}$ 表示 J 与 A 间对比的总效应，可视为固定参数，为感兴趣的参数。$\beta_{di}^{AJ}$ 表示异质性，是指同一设计真实治疗效应的变异，Meta 分析时在常规的随机效应模型中将视其为随机效应：$\beta_{di} \sim N(0, \sum)$，该模型对 $\sum$ 无约束，作为非结构化模型，在模型中，J–A 对比研究间方差为 $var(\beta_{di}^{AJ}) = \sum^{JJ}$，K–J 对比（J,K≠A）研究间方差为 $var(\beta_{di}^{AK} - \beta_{di}^{AJ}) = \sum^{JJ} - 2\sum^{JK} + \sum^{KK}$，不同对比研究间方差确实各异。对于 $\sum$ 还存在两种可能的结构化异质性模型，在全结构化异质性模型中，假设所有干预对比具有相同的研究间方差 $\tau^2$，考虑 J–A 对比研究间方差，对于所有 J 允许 $\sum^{JJ} = \tau^2$，考虑 K–J 对比研究间方差，同样允许 $\sum^{Jk} = \tau^2/2 (J \neq K)$，因此有 $\sum = \tau^2 P(0.5)$，此处 $P(\rho)$ 为矩阵，其对角元素等于 1，远离对角元素等于 $\rho$。$\omega_d^{AJ}$ 项表示设计间不一致性，一般作为固定效应处理，在一致性模型中，设 $\omega_d^{AJ} = 0$。$\varepsilon_{di}^{AJ}$ 表示研究内误差，假设 $\varepsilon_{di} \sim N(0, S_{di})$，而假定 $S_{di}$ 已知。需要注意的是，对于设计 d 中不含干预 J，则会出现缺失值，但这不是问题。

在"基于对比"的建模策略中，如果根据不同设计选择参照干预措施，如在设计为"ACD""AB""AC""AD"的研究中选择干预措施 A 为参照，在设计为"BCD""BC""BD"的研究中选择 B 为参照，在设计为"CD"的研究中选择 C 为参照，从而可以计算非参照治疗与参照治疗相比的效应量及标准误，此为标准策略。如果在不同的设计均选择某一干预措施如 A 为参照，则在"BCD""BC""BD"的研究中缺少 A，则需要填补一个非常小的数据，称为填补策略，模拟研究表明：所取参照干预不重要，关键在于选取合适的填补数据。

#### （二）数据填补方法

因为数据填补策略比较容易实现，本书主要介绍这种方法。在具体应用时注意以下几点：

一是，填补数据方法。如果数据是二分类变量，一般将缺失参照干预的"总人数"填补为一个非常小的值如 0.001 等，而将"发生事件人数"填补为所有研究中所有干预发生事件人数分数的平均值乘以 0.001；也可以选择一个极小的数值填补，如将无数值的参照臂中总人数和事件发生人数分别填补为 0.01、0.001 等。如果数据为连续型变量，将缺失参照干预的均数填补为所有干预均数的平均值，而将标准误设为远大于最大标准误的 1 倍以上。

二是，估计研究间方差–协方差矩阵方法。基于对比的填补策略常需要估计研究内相关性，要估计协方差。假设研究 $i$ 中，两个干预措施 B 和 C，以 A 为共同参照，每个干预组事件人发生人数 $r$，总人数为 $n$，对于二分类数据，以 OR 为例，则有 $\mathrm{var}(\mathrm{logOR}_{iAB}) = 1/r_{iA} + 1/(n_{iA} - r_{iA}) + 1/r_{iB} + 1/(n_{iB} - r_{iB})$，$\mathrm{var}(\mathrm{logOR}_{iAC}) = 1/r_{iA} + 1/(n_{iA} - r_{iA}) + 1/r_{iC} + 1/(n_{iC} - r_{iC})$，则两者协方差为 $\mathrm{cov}(\mathrm{logOR}_{iAB}, \mathrm{logOR}_{iAC}) = 1/r_{iA} + 1/(n_{iA} - r_{iA})$。对于连续型数据，效应量为均数差，协方差为 $\mathrm{cov}(\mathrm{MD}_{iAB}, \mathrm{MD}_{iAC}) = \mathrm{SD}_{iA}^2/n_{iA}$，效应量为标化均数差，协方差为 $\mathrm{cov}(\mathrm{SMD}_{iAB}, \mathrm{SMD}_{iAC}) \approx 1/n_{iA}$。该模型中两个随机部分的协方差是异质性函数，在多臂研究内，如果真实效应一致性公式 $\delta_{iBC} = \delta_{iAB} - \delta_{iAC}$ 成立，则有 $\tau_{BC}^2 = \mathrm{var}(\delta_{iBC}) = \mathrm{var}(\delta_{iAB}) + \mathrm{var}(\delta_{iAC}) - 2\mathrm{cov}(\delta_{iAB}, \delta_{iAC}) = \tau_{AB}^2 + \tau_{AC}^2 - 2\mathrm{cov}(\delta_{iAB}, \delta_{iAC})$，因此，$\mathrm{cov}(\delta_{iAB}, \delta_{iAC}) = (\tau_{AB}^2 + \tau_{AC}^2 - \tau_{BC}^2)/2$。如果假设每一对比较的异质性方差均相同，则有 $\mathrm{cov}(\delta_{iAB}, \delta_{iAC}) = (\tau^2 + \tau^2 - \tau^2)/2 = \tau^2/2$。

## 二、模型拟合软件

基于数据填补策略的多元 Meta 分析方法可以由 Stata、R、SAS 等软件来实现。尤其是，Stata 软件 mvmeta 命令和 network 系列命令均可以拟合多元 Meta 分析模型，其中 mvmeta 命令功能强大，但在数据预处理、模型参数化、结果图示化等方面，需要一定的数学及统计学技能，初学者不易掌握；network 组命令则提供数据准备、数据分析、绘制网状结构图、干预措施效果排序、不一致性检验等功能（如表 24-3 所示），特别是 network meta 通过调用 mvmeta 命令实现网络 Meta 分析，操作非常方便，本节主要介绍 network 组命令分析数据、获得证据的使用方法，关于 mvmeta 命令使用方法将在网络 Meta 回归一节中介绍。network 组命令安装方法：在联网情况下，Stata 命令窗口键入以下命令，按提示操作即可。请注意目前最新版本为 1.6.2 版，建议同期更新 mvmeta 命令。

. net from http：//www.homepages.ucl.ac.uk/~rmjwiww/stata/

. net install mvmeta. pkg

. net install network. pkg

表 24-3　netwrok 组命令的组成及主要功能

| 主要命令 | 主要功能 | 使用方法举例 |
| --- | --- | --- |
| network setup | 设置数据 | 二分类数据：network setup events total [if][in][, 选择项] |
| | | 连续型数据：network setup mean sd total [if][in][, 选择项] |
| network convert | 数据转换 | network convert augmented\|standard\|pairs [, 选择项] |
| network map | 绘制网状结构图 | network map[, 选择项] |
| network meta | 网络 Meta 分析<br>（拟合一致性/不一致性模型） | network meta [consistency\|inconsistency][if][in][, 选择项] |
| network rank | 疗效排序 | network rank min\|max [if][in][, 选择项] |
| network sidesplit | 不一致性检验（节点分割法） | network sidesplit [if][in]trt1 trt2\|all [, 选择项] |
| network bayes | 调用 WinBUGS 拟合贝叶斯网络 Meta 分析 | network bayes [, 选择项] |
| network compare | 表格化显示网络 Meta 分析中所有的两两比较结果 | network compare [, options] |
| network forest | 绘制森林图 | network forest [if][in][, 选择项] |

### 三、基于数据填补策略的二分类数据网络 Meta 分析

Elliott 等发表了一项网络 Meta 分析方法比较不同抗高血压药物临床实验中的糖尿病发病的研究，用来评估不同抗高血压药物与糖尿病发生的关系。共纳入 22 项研究，其中 4 项研究含三个臂，其余研究含有两个臂，共涉及 6 大类抗高血压药物，分别为安慰剂、血管紧张素转换酶抑制剂（angiotensin-converting-enzyme，ACEI）、血管紧张素受体阻滞剂（angiotensin-receptor blockers，ARB）、β 受体阻滞剂、钙通道阻滞剂（calciumchannel blockers，CCB）和利尿剂；测量结局为糖尿病发生，数据类型为二分类数据，整理成每项研究中每个干预措施组的总人数和事件发生数（糖尿病）格式（原文提取 ALLHAT 研究数据有误，此处已更正）。本节以该数据为例，介绍以 Stata 软件 network 组命令实现二分数据网络 Meta 分析的方法和过程。

#### （一）数据输入

网络 Meta 分析分析数据格式中，Stata 软件最常用的有长数据和宽数据格式，即是基于臂格式和基于对比格式。前者是每项研究中每个臂占一行，主要变量有研究名称、每个臂发生事件人数和总人数；后者是每项研究占一行，主要变量有研究名称、所有干预措施的事件发生数和总人数，某些研究中不含有的干预措施对应的数据为缺失数值在 Stata 软件以圆点表示。

假定我们以宽数据格式将 Elliott 等的糖尿病数据输入 Stata 数据管理器中，并命名为 dm. dta 存储于 C 盘根目录下，其中"studyid""study"分别表示表示研究 ID 和研究名称，"A、B、C、D、E、F"表示干预药物，其中 A＝安慰剂、B＝ACEI、C＝ARB、D＝β 受体阻滞剂、E＝CCB，F＝利尿剂；"r""n"分别表示每项研究中各个臂中糖尿病发生人数及观察总人数；"duration"表示随访时间，具体如图 24-4 所示。

| | studyid | study | rA | nA | rB | nB | rC | nC | rD | nD | rE | nE | rF | nF | duration |
|---|---|---|---|---|---|---|---|---|---|---|---|---|---|---|---|
| 1 | 1 | DREAM 2006 | 489 | 2646 | 449 | 2623 | . | . | . | . | . | . | . | . | 3 |
| 2 | 2 | HOPE 2001 | 155 | 2883 | 102 | 2837 | . | . | . | . | . | . | . | . | 4.5 |
| 3 | 3 | PFACE 2004 | 399 | 3472 | 335 | 3432 | . | . | . | . | . | . | . | . | 4.8 |
| 4 | 4 | CHARM 2003 | 202 | 2721 | . | . | 163 | 2715 | . | . | . | . | . | . | 3.1 |
| 5 | 5 | SCOPE 2003 | 115 | 2175 | . | . | 93 | 2167 | . | . | . | . | . | . | 3.7 |
| 6 | 6 | MRC-E 1992 | 34 | 2213 | . | . | . | . | 37 | 1102 | . | . | 43 | 1081 | 5.8 |
| 7 | 7 | FEVER 2005 | 154 | 4870 | . | . | . | . | . | . | 177 | 4841 | . | . | 3.3 |
| 8 | 8 | EWPHE 1991 | 20 | 424 | . | . | . | . | . | . | . | . | 29 | 416 | 4.7 |
| 9 | 9 | SHEP 1998 | 118 | 1578 | . | . | . | . | . | . | . | . | 140 | 1631 | 3 |
| 10 | 10 | CAPPP 1999 | . | . | 337 | 5183 | . | . | 380 | 5230 | . | . | . | . | 6.1 |
| 11 | 11 | AASK 2006 | . | . | 45 | 410 | . | . | 70 | 405 | 32 | 202 | . | . | 3.8 |
| 12 | 12 | STOP-2 1999 | . | . | 93 | 1970 | . | . | 97 | 1960 | 95 | 1965 | . | . | 4 |
| 13 | 13 | ALLHAT 2002 | . | . | 119 | 4096 | . | . | . | . | 154 | 3954 | 302 | 6766 | 4 |
| 14 | 14 | ANBP-2 2005 | . | . | 138 | 2800 | . | . | . | . | . | . | 200 | 2826 | 4.1 |
| 15 | 15 | LIFE 2002 | . | . | . | . | 242 | 4020 | 320 | 3979 | . | . | . | . | 4.8 |
| 16 | 16 | VALUE 2004 | . | . | . | . | 690 | 5087 | . | . | 845 | 5074 | . | . | 4.2 |
| 17 | 17 | ALPINE 2003 | . | . | . | . | 1 | 196 | . | . | . | . | 8 | 196 | 1 |
| 18 | 18 | ASCOT 2005 | . | . | . | . | . | . | 799 | 7040 | 567 | 7072 | . | . | 5.5 |
| 19 | 19 | INVEST 2003 | . | . | . | . | . | . | 665 | 8078 | 569 | 8098 | . | . | 4 |
| 20 | 20 | NORDH 2000 | . | . | . | . | . | . | 251 | 5059 | 216 | 5095 | . | . | 4.5 |
| 21 | 21 | HAPPHY 1987 | . | . | . | . | . | . | 86 | 3297 | . | . | 75 | 3272 | 3.8 |
| 22 | 22 | INSIGHT 2000 | . | . | . | . | . | . | . | . | 136 | 2508 | 176 | 2511 | 3 |

**图 24-4　糖尿病数据（基于对比格式输入）**

#### （二）具体分析过程

第一步，设置种子数，打开数据。

. set seed 12345

. use "C：\dm. dta", clear

第二步，数据预处理。基于数据填补策略以 A 为参照，使用 network setup 计算其他干预措施与其比较的相应效应 lnOR、方差-协方差矩阵。

. network setup r n, studyvar(studyid) or zeroadd(0.5) ref(A) format(augment)

第三步，进行网络 Meta 分析。使用 network meta 命令拟合一致性模型，报告其他 5 种干预措施与 A 相比较的效应。

. network meta consistency, eform

结果如下：

Multivariate meta-analysis

Variance-covariance matrix = proportional .5 * I(5)+.5 * J(5, 5, 1)

| | | | | |
|---|---|---|---|---|
| Method = reml | | Number of dimensions | = | 5 |
| Restricted log likelihood = −107. 14954 | | Number of observations | = | 22 |

| | exp(Coef) | Std. Err. | z | P>\|z\| | [95% Conf. Interval] | |
|---|---|---|---|---|---|---|
| _y_B | | | | | | |
| _cons | .883979 | .0601018 | −1.81 | 0.070 | .7736931 | 1.009986 |
| _y_C | | | | | | |
| _cons | .8260638 | .072261 | −2.18 | 0.029 | .6959109 | .9805586 |
| _y_D | | | | | | |
| _cons | 1.236349 | .1001489 | 2.62 | 0.009 | 1.05485 | 1.449078 |
| _y_E | | | | | | |
| _cons | 1.041265 | .0817957 | 0.51 | 0.607 | .8926804 | 1.214582 |
| _y_F | | | | | | |
| _cons | 1.324038 | .1115351 | 3.33 | 0.001 | 1.122526 | 1.561725 |

Estimated between-studies SDs and correlation matrix：

| | SD | _y_B | _y_C | _y_D | _y_E | _y_F |
|---|---|---|---|---|---|---|
| _y_B | .1168177 | 1 | . | . | . | . |
| _y_C | .1168177 | .5 | 1 | . | . | . |
| _y_D | .1168177 | .5 | .5 | 1 | . | . |
| _y_E | .1168177 | .5 | .5 | .5 | 1 | . |
| _y_F | .1168177 | .5 | .5 | .5 | .5 | 1 |

mvmeta command stored as F9

结果解读：以 A 为参照，其他干预措施与之相比较的相对效应结果如下所示（不显示迭代过程，只显示主要统计结果）：该模型假设不同干预与 A 比较的研究间异质性均相同，即 $\tau = 0.117$；exp (Coef)表示 B-F 等不同干预措施与 A 相比较的效应 OR，最后两列为 OR 的 95%CI，z 和 P 表示 z 值及 z 检验相应 P 值，如 B vs A 相对干预效应 OR 及 95%CI 为 0.88(0.77, 1.01)。请注意，在命令行操作窗口键入 F9，则可查看 mvmeta 命令行，因此可以通过 network 组命令学习 mvmeta 命令进行网络 Meta 分析的过程。

第四步，获得来自网络 Meta 分析两两比较的结果。采用 network compare 命令，结果保留小数点后两位数。命令及结果如下：

. network compare, eform format(%5. 2f)

Table of exponentiated log odds ratio (and its 95% CI) for Treatment vs Comparator：

| Treatment Comparator | A | B | C | D | E | F |
|---|---|---|---|---|---|---|
| A | | 0.88 | 0.83 | 1.24 | 1.04 | 1.32 |
| | | (0.77, 1.01) | (0.70, 0.98) | (1.05, 1.45) | (0.89, 1.21) | (1.12, 1.56) |
| B | 1.13 | | 0.93 | 1.40 | 1.18 | 1.50 |
| | (0.99, 1.29) | | (0.78, 1.13) | (1.21, 1.62) | (1.02, 1.36) | (1.28, 1.75) |
| C | 1.21 | 1.07 | | 1.50 | 1.26 | 1.60 |
| | (1.02, 1.44) | (0.89, 1.29) | | (1.26, 1.78) | (1.07, 1.49) | (1.31, 1.96) |
| D | 0.81 | 0.71 | 0.67 | | 0.84 | 1.07 |
| | (0.69, 0.95) | (0.62, 0.83) | (0.56, 0.79) | | (0.75, 0.95) | (0.91, 1.26) |

| | | | | | |
|---|---|---|---|---|---|
| E | 0.96 | 0.85 | 0.79 | 1.19 | 1.27 |
| | (0.82, 1.12) | (0.73, 0.98) | (0.67, 0.94) | (1.06, 1.33) | (1.09, 1.48) |
| F | 0.76 | 0.67 | 0.62 | 0.93 | 0.79 |
| | (0.64, 0.89) | (0.57, 0.78) | (0.51, 0.76) | (0.79, 1.10) | (0.67, 0.92) |

结果解读：表格中的数据分为右上和左下两半部分，实际结果是一致的，只不过是因为比较的顺序不同，如第 1 行第 2 列中 0.88(0.77, 1.01)是 B vs A 的结果，而第 1 列第 2 行中 1.13(0.99, 129)是 A vs B 的结果。

## 四、基于数据填补策略的连续型数据网络 Meta 分析

一项以治疗进展性帕金森病药物研究数据为例，该数据作为网络 Meta 分析的研究实例而被多次引用和分析，数据类型为连续型数据，含有安慰剂（placebo）、普拉克索（pramipexole）、罗平尼咯（ropinirole）、溴麦角环肽（bromocriptine）、卡麦角林（cabergoline）等 5 种治疗进展性帕金森病药物，观察的指标是出现运动并发症时间——"关"时间减少（off-time reduction）。

### （一）数据输入

为了给读者介绍基于臂格式数据输入方法，对该数据以长数据格式输入 Stata 数据管理器中，命名为 parkinson.dta，存储于 C 盘根目录下，如图 24-5 所示，其中"studyID"和"study"分别表示研究 ID 和研究名称，"treatment"表示干预药物，1 = placebo，2 = pramipexole，3 = ropinirole，4 = bromcriptine，5 = cabergoline；"mean""sd""n"分别表示每项研究中各个臂中观察指标"关"时间减少的均数、标准差及观察人数。

| | studyid | study | treatment | mean | sd | n |
|---|---|---|---|---|---|---|
| 1 | 1 | Lieberman 1997 | 1 | -.7 | 3.7 | 172 |
| 2 | 1 | Lieberman 1997 | 2 | -2.4 | 3.4 | 173 |
| 3 | 2 | Gutttman 1997 | 1 | -.3 | 4.4 | 76 |
| 4 | 2 | Gutttman 1997 | 2 | -2.6 | 4.3 | 71 |
| 5 | 2 | Gutttman 1997 | 4 | -1.2 | 4.3 | 81 |
| 6 | 3 | Lieberman 1998 | 1 | -1.22 | 3.7 | 54 |
| 7 | 3 | Lieberman 1998 | 3 | -1.53 | 4.28 | 95 |
| 8 | 4 | Brunt 2002A | 3 | -.24 | 3 | 128 |
| 9 | 4 | Brunt 2002A | 4 | -.59 | 3 | 72 |
| 10 | 5 | Brunt 2002B | 3 | -.73 | 3 | 80 |
| 11 | 5 | Brunt 2002B | 4 | -.18 | 3 | 46 |
| 12 | 6 | Gershanik 1994a | 4 | -1.8 | 2.48 | 154 |
| 13 | 6 | Gershanik 1994a | 5 | -2.1 | 2.99 | 143 |
| 14 | 7 | Gershanik 1994b | 4 | -2.2 | 2.31 | 137 |
| 15 | 7 | Gershanik 1994b | 5 | -2.5 | 2.18 | 131 |

图 24-5 帕金森数据（基于臂格式输入）

### （二）具体分析过程

第一步，设置种子数，打开数据。

. set seed 12345

. use C：\parkinson.dta, clear

第二步，数据预处理。基于数据填补策略以 1 为参照，使用 network setup 计算其他干预措施与其比较的相应效应 MD、方差-协方差矩阵。

. network setup mean sd n, studyvar(studyid) trtvar(treatment) ref(1) format(augment) md

第三步，进行网络 Meta 分析。使用 network meta 命令拟合一致性模型，报告其他 4 种干预措施与

1 相比较的效应。

```
. network meta consistency
```

结果如下：

Multivariate meta-analysis

Variance-covariance matrix = proportional .5 * I(4) + .5 * J(4, 4, 1)

Method = reml                                    Number of dimensions        =        4

Restricted log likelihood = −34.091772        Number of observations    =        7

|  | Coef. | Std. Err. | z | P>\|z\| | [95% Conf. Interval] | |
|---|---|---|---|---|---|---|
| _y_B |  |  |  |  |  |  |
| _cons | −1.811553 | .3326681 | −5.45 | 0.000 | −2.463571 | −1.159536 |
| _y_C |  |  |  |  |  |  |
| _cons | −.4781112 | .4866355 | −0.98 | 0.326 | −1.431899 | .4756768 |
| _y_D |  |  |  |  |  |  |
| _cons | −.523993 | .4786352 | −1.09 | 0.274 | −1.462101 | .4141148 |
| _y_E |  |  |  |  |  |  |
| _cons | −.8239929 | .521986 | −1.58 | 0.114 | −1.847067 | .1990808 |

Estimated between−studies SDs and correlation matrix：

|  | SD | _y_B | _y_C | _y_D | _y_E |
|---|---|---|---|---|---|
| _y_B | 2.302e−08 | 1 | . | . | . |
| _y_C | 2.302e−08 | .5 | 1 | . | . |
| _y_D | 2.302e−08 | .5 | .5 | 1 | . |
| _y_E | 2.302e−08 | .5 | .5 | .5 | 1 |

mvmeta command stored as F9

结果解读：以 1 为参照，其他干预措施与之相比较的相对效应主要分析结果如下所示，可以发现，network setup 命令把干预措施 1-5 自动转换为 A-E 表示，模型仍假设不同干预与干预 1 比较的研究间异质性均相同，结果 $\tau$ 几乎为零；Coef 表示 2-5 等不同干预措施与 1 相比较的效应 MD，最后两列为 MD 的 95%CI，$z$ 和 $P$ 表示 $z$ 值及 $z$ 检验相应 $P$ 值，如 2 vs 1 相对干预效应 MD 点估计及 95%CI 为−1.81(−2.46, −1.16)。

第四步，获得来自网络 Meta 分析两两比较的结果。采用 network compare 命令，结果保留小数点后两位数。命令及结果如下：

```
. network compare, format(%5.2f)
```

Table of mean difference and its standard error for Treatment vs Comparator：

| Comparator | Treatment | | | | |
|---|---|---|---|---|---|
|  | A | B | C | D | E |
| A |  | −1.81 | −0.48 | −0.52 | −0.82 |
|  |  | 0.33 | 0.49 | 0.48 | 0.52 |
| B | 1.81 |  | 1.33 | 1.29 | 0.99 |
|  | 0.33 |  | 0.54 | 0.52 | 0.56 |
| C | 0.48 | −1.33 |  | −0.05 | −0.35 |
|  | 0.49 | 0.54 |  | 0.32 | 0.38 |
| D | 0.52 | −1.29 | 0.05 |  | −0.30 |
|  | 0.48 | 0.52 | 0.32 |  | 0.21 |
| E | 0.82 | −0.99 | 0.35 | 0.30 |  |
|  | 0.52 | 0.56 | 0.38 | 0.21 |  |

结果解读：表格显示的效应量（MD）及其标准误（SE），95%CI 可以根据公式（点估计±1.96×SE）手工计算可得。另外，请注意比较的顺序。

## 四、基于数据填补策略的计数数据网络 Meta 分析

计数数据与二分类数据类似，但是以人时数替代总人数，观察的是在总人时数内观察到事件发生率。如以一项脂肪膳食变化对心血管疾病病死率影响的系统评价数据为例，该数据共有 10 项研究，共有 3 个干预措施，观察的是每人年出现的死亡事件发生率。

### (一)数据输入

对该数据按另一种形式的宽数据格式输入 Stata 数据管理器中，命名为 dietaryfat.dta，并存储于 C 盘根目录下，如图 24-6 所示，其中"id"表示研究名称，"treat 1-3"分别表示 3 种不同的干预食物；"years 1-3"分别表示不同干预食物组相应观察的人年数；"d 1-3"分别表示不同干预食物组出现的死亡人数。

| | treat1 | treat2 | treat3 | years1 | years2 | years3 | d1 | d2 | d3 | study |
|---|---|---|---|---|---|---|---|---|---|---|
| 1 | 1 | 2 | . | 1917 | 1925 | . | 113 | 111 | . | 2 DART |
| 2 | 1 | 2 | 3 | 43.6 | 41.3 | 38 | 1 | 5 | 3 | 10 London Corn /Olive |
| 3 | 1 | 2 | . | 393.5 | 373.9 | . | 24 | 20 | . | 11 London Low Fat |
| 4 | 1 | 2 | . | 4715 | 4823 | . | 248 | 269 | . | 14 Minnesota Coronary |
| 5 | 1 | 2 | . | 715 | 751 | . | 31 | 28 | . | 15 MRC Soya |
| 6 | 1 | 2 | . | 885 | 895 | . | 65 | 48 | . | 18 Oslo Diet-Heart |
| 7 | 1 | 2 | . | 87.8 | 91 | . | 3 | 1 | . | 22 STARS |
| 8 | 1 | 2 | . | 1011 | 939 | . | 28 | 39 | . | 23 Sydney Diet-Heart |
| 9 | 1 | 2 | . | 1544 | 1588 | . | 177 | 174 | . | 26 Veterans Administration |
| 10 | 1 | 2 | . | 125 | 123 | . | 2 | 1 | . | 27 Veterans Diet & Skin CA |

**图 24-6　膳食脂肪数据**

### (二)具体分析过程

第一步，设置种子数，打开数据，并将数据整理成标准的宽数据(如图 24-4 所示)或长数据。

```
. set seed 12345
. use C：\dietaryfat. dta, clear
. reshape long d years treat, i( study) j( arm)
. drop if missing( treat)
. drop arm
```

第二步，基于数据填补策略以 1 为参照，使用 network setup 计算其他干预措施与其比较的相应效应 lnHR、方差-协方差矩阵。请注意，在命令行加了"hr"选择项，表示选择的效应量 lnHR，实际计算的是率比( rate ratio)，在指数模型中，危险比( hazard ratio)与率比( rate ratio)相等。

```
. network setup d years, hr studyvar( study) trtvar( treat)
```

第三步，进行网络 Meta 分析。使用 network meta 命令拟合一致性模型，报告其他 2 种干预措施与 1 相比较的效应。

```
. network meta consistency, eform
```

结果如下：

Multivariate meta-analysis

Variance-covariance matrix = proportional $.5 * I(2) + .5 * J(2, 2, 1)$

| Method = reml | | Number of dimensions | = | 2 | |
|---|---|---|---|---|---|
| Restricted log likelihood = $-4.4181466$ | | Number of observations | = | 10 | |

| | exp( Coef) | Std. Err. | z | P>\|z\| | [95% Conf. Interval] | |
|---|---|---|---|---|---|---|
| _y_B | | | | | | |
| _cons | .9905355 | .053363 | $-0.18$ | 0.860 | .8912784 | 1.100846 |
| _y_C | | | | | | |
| _cons | .8536775 | .6048565 | $-0.22$ | 0.823 | .2129078 | 3.422915 |

Estimated between-studies SDs and correlation matrix：

| SD | _y_B | _y_C |
|---|---|---|
| _y_B | 5.042e-13 | 1 | . |
| _y_C | 5.042e-13 | .5 | 1 |

mvmeta command stored as F9

第四步，获得来自网络 Meta 分析两两比较的结果。采用 network compare 命令，结果保留小数点后两位数。命令及结果如下：

. network compare, eform format(%5.2f)

Table of exponentiated log hazard ratio（and its 95% CI）for Treatment vs Comparator：

| Comparator | Treatment A | B | C |
|---|---|---|---|
| A |  | 0.99 | 0.85 |
|  |  | (0.89, 1.10) | (0.21, 3.42) |
| B | 1.01 |  | 0.86 |
|  | (0.91, 1.12) |  | (0.22, 3.45) |
| C | 1.17 | 1.16 |  |
|  | (0.29, 4.70) | (0.29, 4.64) |  |

可以发现：3 种不同的干预膳食之间，对心血管疾病死亡事件影响无明显差异。

（张天嵩）

# 第四节　基于图形原理策略的网络 Meta 分析

基于图形原理策略或图论策略的网络 Meta 分析可以由 R 软件的 netmeta 包实现。根据需要，可以到 https://cran.r-project.org/下载适用于 Windows、Mac、Linux 等不同操作系统的 R 软件，下载后按提示安装即可。安装完成后，可以安装 netmeta 包，具体方法为：在联网情况下，在 R 的控制台中输入 install.packages("netmeta", dependencies=TRUE)，选择某一镜像，按提示进一步操作即可完成安装。

## 一、netmeta 包的主要功能

netmeta 包目前最新版本为 1.2-0 版，可以实施频率网络 Meta 分析。主要的函数和功能有如表 24-4 所示，主要函数为 netmeta()，可用于二分类数据、连续型数据、计数数据和生存数据的网络 Meta 分析。它有 5 个主要参数，相对应要求数据中含有主要的 5 个变量：研究 ID，两两比较的干预措施、两两比较的效应量及标准误。请注意，特别重要的是研究 ID，对于多臂研究中所有的两两比较需要通过研究 ID 来识别，netmeta()函数会自动计算多臂研究内相关性。

表 24-4　netmeta 包的主要函数及功能

| 函数 | 功能 |
|---|---|
| pairwise() | 基于臂的长或宽数据格式转换为基于对比格式的数据，以便于进行网络 Meta 分析 |
| netgraph() | 绘制网络结构图 |
| netheat() | 绘制净热图 |
| netmeta() | 执行网络 Meta 分析 |
| netrank() | 效果排序 |
| netsplit() | 采用节点切割法进行网络不一致性检验 |
| forest.netmeta() | 绘制森林图 |
| netleague() | 显示表格化结果 |

## 二、数据输入方式

数据输入可以按 5 变量格式输入最终的效应量及相应标准误,也可以按基于臂的长数据格式(如图 24-5)或按宽数据格式(如图 24-6)输入,再联用其他包如 metafor 计算效应量及相应标准误。建议数据先输入 Excel 软件中,再通过 xlxs 包导入 R 软件中,具体操作见本书其他相关章节的内容。netmeta 包集成几个网络 Meta 分析数据,为节省篇幅,本节直接引用这些数据介绍 netmeta 包实现网络 Meta 分析的方法。

## 三、netmeta 包在网络 Meta 分析中的应用

### (一)二分类数据

引用 Gurusamy 等的系统评价数据,该系统评价是评估不同治疗方法干预肝移植手术时减少失血或输血需求的情况,共有 14 项研究,其中 1 项 3 臂研究,13 项 2 臂研究。具体过程如下:

第一步,调用 netmeta 包,引用 Gurusamy 数据,并查看前 11 行的具体情况。

> library( netmeta)

> data( Gurusamy2011)

> head( Gurusamy2011, 11)

可以发现数据含有"study、treatment、death、n"4 个变量,分别表示研究、干预、事件发生人数及总人数,为基于臂的长数据格式,"Dalmau 2000"为 3 臂研究。

|    | study            | treatment        | death | n  |
|----|------------------|------------------|-------|----|
| 1  | Findlay 2001     | Control/Placebo  | 1     | 30 |
| 2  | Findlay 2001     | Aprotonin        | 0     | 33 |
| 3  | Garcia-Huete 1997 | Control/Placebo  | 3     | 41 |
| 4  | Garcia-Huete 1997 | Aprotonin        | 1     | 39 |
| 5  | Porte 2000       | Control/Placebo  | 4     | 48 |
| 6  | Porte 2000       | Aprotonin        | 5     | 89 |
| 7  | Boylan 1996      | Control/Placebo  | 3     | 20 |
| 8  | Boylan 1996      | Tranexamic acid  | 0     | 25 |
| 9  | Dalmau 2000      | Control/Placebo  | 2     | 20 |
| 10 | Dalmau 2000      | Tranexamic acid  | 3     | 42 |
| 11 | Dalmau 2000      | EACA             | 3     | 42 |

第二步,整理数据,选择测量结局是 OR(默认为 RR),并对含 0 研究进行校正后拟合网络 Meta 分析模型,选择随机效应模型(默认拟合固定和随机效应模型),并打印结果。

> data. p<- pairwise( treatment, death, n, studlab = study, data = Gurusamy2011, sm = "OR", incr = 0.5, addincr = TRUE)

> result<-netmeta( data. p, comb.fixed = FALSE)

> print( result)

具体结果如下:

Original data ( with adjusted standard errors for multi-arm studies):

|                   | treat1          | treat2          | TE      | seTE   | esTE. adj | narms | multiarm |
|-------------------|-----------------|-----------------|---------|--------|-----------|-------|----------|
| Findlay 2001      | Aprotonin       | Control/Placebo | −1.2258 | 1.6524 | 1.6524    | 2     |          |
| Garcia-Huete 1997 | Aprotonin       | Control/Placebo | −0.8473 | 1.0022 | 1.0022    | 2     |          |
| Porte 2000        | Aprotonin       | Control/Placebo | −0.4406 | 0.6621 | 0.6621    | 2     |          |
| Boylan 1996       | Control/Placebo | Tranexamic acid | 2.3224  | 1.5434 | 1.5434    | 2     |          |
| Dalmau 2000       | Control/Placebo | EACA            | 0.4221  | 0.8747 | 1.1041    | 3     | *        |
| Dalmau 2000       | Control/Placebo | Tranexamic acid | 0.4221  | 0.8747 | 1.1041    | 3     | *        |

| Dalmau 2000 | EACA | Tranexamic acid | −0.0000 | 0.7887 | 0.9138 | 3 | * |
| Kaspar 1997 | Control/Placebo | Tranexamic acid | −1.1611 | 1.6709 | 1.6709 | 2 | |
| Baudo 1992 | Antithrombin Ⅲ | Control/Placebo | −1.5380 | 1.5947 | 1.5947 | 2 | |
| Lodge 2005 | Control/Placebo | rFVIIa | −0.1914 | 0.9885 | 0.9885 | 2 | |
| Planinsic 2005 | Control/Placebo | rFVIIa | −0.1311 | 0.9588 | 0.9588 | 2 | |
| Dalmau 2004 | Aprotonin | Tranexamic acid | −1.1311 | 0.9599 | 0.9599 | 2 | |
| Ickx 2006 | Aprotonin | Tranexamic acid | −1.5694 | 1.5748 | 1.5748 | 2 | |

Number of treatment arms ( by study ) :

| | narms |
| --- | --- |
| Findlay 2001 | 2 |
| Garcia-Huete 1997 | 2 |
| Porte 2000 | 2 |
| Boylan 1996 | 2 |
| Dalmau 2000 | 3 |
| Kaspar 1997 | 2 |
| Baudo 1992 | 2 |
| Lodge 2005 | 2 |
| Planinsic 2005 | 2 |
| Dalmau 2004 | 2 |
| Ickx 2006 | 2 |

Results ( random effects model ) :

| | treat1 | treat2 | OR | 95%-CI |
| --- | --- | --- | --- | --- |
| Findlay 2001 | Aprotonin | Control/Placebo | 0.4264 | [0.1695; 1.0729] |
| Garcia-Huete 1997 | Aprotonin | Control/Placebo | 0.4264 | [0.1695; 1.0729] |
| Porte 2000 | Aprotonin | Control/Placebo | 0.4264 | [0.1695; 1.0729] |
| Boylan 1996 | Control/Placebo | Tranexamic acid | 1.1563 | [0.3827; 3.4939] |
| Dalmau 2000 | Control/Placebo | EACA | 1.2941 | [0.2808; 5.9638] |
| Dalmau 2000 | Control/Placebo | Tranexamic acid | 1.1563 | [0.3827; 3.4939] |
| Dalmau 2000 | EACA | Tranexamic acid | 0.8936 | [0.2094; 3.8139] |
| Kaspar 1997 | Control/Placebo | Tranexamic acid | 1.1563 | [0.3827; 3.4939] |
| Baudo 1992 | Antithrombin Ⅲ | Control/Placebo | 0.2148 | [0.0094; 4.8918] |
| Lodge 2005 | Control/Placebo | rFVIIa | 0.8519 | [0.2211; 3.2824] |
| Planinsic 2005 | Control/Placebo | rFVIIa | 0.8519 | [0.2211; 3.2824] |
| Dalmau 2004 | Aprotonin | Tranexamic acid | 0.4930 | [0.1533; 1.5858] |
| Ickx 2006 | Aprotonin | Tranexamic acid | 0.4930 | [0.1533; 1.5858] |

Number of studies: $k = 11$

Number of treatments: $n = 6$

Number of pairwise comparisons: $m = 13$

Number of designs: $d = 6$

Random effects model

Treatment estimate ( sm = ' OR' ) :

| | Antithrombin Ⅲ | Aprotonin | Control/Placebo | EACA | rFVIIa | Tranexamic acid |
| --- | --- | --- | --- | --- | --- | --- |
| Antithrombin Ⅲ | . | 0.5038 | 0.2148 | 0.2780 | 0.1830 | 0.2484 |
| Aprotonin | 1.9849 | . | 0.4264 | 0.5518 | 0.3632 | 0.4930 |
| Control/Placebo | 4.6552 | 2.3453 | . | 1.2941 | 0.8519 | 1.1563 |

| | Antithrombin III | Aprotonin | Control/Placebo | EACA | rFVIIa | Tranexamic acid |
|---|---|---|---|---|---|---|
| EACA | 3.5973 | 1.8124 | 0.7728 | . | 0.6583 | 0.8936 |
| rFVIIa | 5.4647 | 2.7531 | 1.1739 | 1.5191 | . | 1.3574 |
| Tranexamic acid | 4.0258 | 2.0282 | 0.8648 | 1.1191 | 0.7367 | . |

Lower 95%-confidence limit：

| | Antithrombin III | Aprotonin | Control/Placebo | EACA | rFVIIa | Tranexamic acid |
|---|---|---|---|---|---|---|
| Antithrombin III | . | 0.0194 | 0.0094 | 0.0086 | 0.0061 | 0.0090 |
| Aprotonin | 0.0763 | . | 0.1695 | 0.1046 | 0.0709 | 0.1533 |
| Control/Placebo | 0.2044 | 0.9321 | . | 0.2808 | 0.2211 | 0.3827 |
| EACA | 0.1109 | 0.3436 | 0.1677 | . | 0.0858 | 0.2094 |
| rFVIIa | 0.1816 | 0.5371 | 0.3047 | 0.1979 | . | 0.2373 |
| Tranexamic acid | 0.1462 | 0.6306 | 0.2862 | 0.2622 | 0.1288 | . |

Upper 95%-confidence limit：

| | Antithrombin III | Aprotonin | Control/Placebo | EACA | rFVIIa | Tranexamic acid |
|---|---|---|---|---|---|---|
| Antithrombin III | . | 13.1094 | 4.8918 | 9.0143 | 5.5063 | 6.8390 |
| Aprotonin | 51.6489 | . | 1.0729 | 2.9102 | 1.8619 | 1.5858 |
| Control/Placebo | 106.0082 | 5.9011 | . | 5.9638 | 3.2824 | 3.4939 |
| EACA | 116.6535 | 9.5588 | 3.5613 | . | 5.0533 | 3.8139 |
| rFVIIa | 164.4336 | 14.1125 | 4.5233 | 11.6613 | . | 7.7663 |
| Tranexamic acid | 110.8410 | 6.5235 | 2.6130 | 4.7766 | 4.2149 | . |

Quantifying heterogeneity / inconsistency：

tau^2 = 0; tau = 0; I^2 = 0% [0.0%; 37.6%]

Tests of heterogeneity (within designs) and inconsistency (between designs)：

| | Q | d.f. | $p$-value |
|---|---|---|---|
| Total | 3.64 | 7 | 0.8206 |
| Within designs | 2.66 | 5 | 0.7518 |
| Between designs | 0.97 | 2 | 0.6147 |

结果解读：netmeta 包给出 4 大部分结果。第一部分是原始研究中不同干预措施间比较的效应量及其(校正)标准误，对于二分类数据是对数结果；第二部分是原始研究中不同干预措施间直接比较效应量的点估计及其 95%CI；第三部分为网络 Meta 分析结果，含有不同干预间混合比较的点估计及 95%CI，如 Aprotonin vs Antithrombin III 结果的点估计及 95%CI 为 1.98(0.08, 51.64)；第四部分为异质性/不一致性检验结果，可以发现整个网络异质性 $Q$ 统计量被分解成两部分：研究间异质性 $Q$ 统计量(设计内 $Q$ 统计量，与每个设计 $Q$ 统计量有关)和网络不一致 $Q$ 统计量(设计间 $Q$ 统计量)，本例中网络不一致性 $Q=0.97(P=0.61)$。

最后，如果以对照组为参照，可以绘制森林图、网络结构图，如图 24-7、图 24-8 所示。

> library(netmeta)
> data(Gurusamy2011)
> data. p<- pairwise(treatment, death, n, studlab = study, data = Gurusamy2011, sm = "OR", incr = 0.5, addincr = TRUE)
> result<-netmeta(data. p, ref = "cont", comb. fixed = FALSE)
> forest(result)
> netgraph(result)

### (二)连续型数据

仍以治疗进展性帕金森病药物研究数据为例，在 netmeta 包中称为 parkinson 数据。具体过程如下：

第一步，调用 netmeta 包，引用 parkinson 数据，并查看数据具体情况。

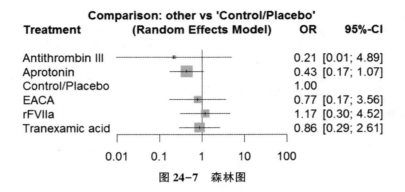

图 24-7　森林图

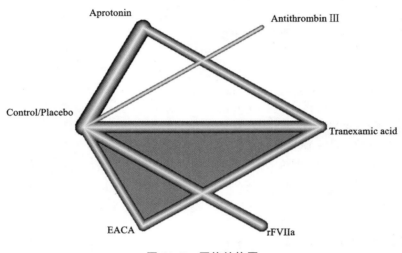

图 24-8　网络结构图

```
> library( netmeta)
> data( parkinson)
> parkinson
```

具体数据如下：

| Study | Treatment1 | y1 | sd1 | n1 | Treatment2 | y2 | sd2 | n2 | Treatment3 | y3 | sd3 | n3 |
|---|---|---|---|---|---|---|---|---|---|---|---|---|
| 1 | 1 | 1 | −1.22 | 3.70 | 54 | 3 | −1.53 | 4.28 | 95 | NA | NA | NA | NA |
| 2 | 2 | 1 | −0.70 | 3.70 | 172 | 2 | −2.40 | 3.40 | 173 | NA | NA | NA | NA |
| 3 | 3 | 1 | −0.30 | 4.40 | 76 | 2 | −2.60 | 4.30 | 71 | 4 | −1.2 | 4.3 | 81 |
| 4 | 4 | 3 | −0.24 | 3.00 | 128 | 4 | −0.59 | 3.00 | 72 | NA | NA | NA | NA |
| 5 | 5 | 3 | −0.73 | 3.00 | 80 | 4 | −0.18 | 3.00 | 46 | NA | NA | NA | NA |
| 6 | 6 | 4 | −2.20 | 2.31 | 137 | 5 | −2.50 | 2.18 | 131 | NA | NA | NA | NA |
| 7 | 7 | 4 | −1.80 | 2.48 | 154 | 5 | −2.10 | 2.99 | 143 | NA | NA | NA | NA |

可以发现：数据为宽数据格式，每项研究占一行，y1-3、sd1-3、n1-3 分别表示每项研究中不同干预药物相应"关"时间减少的均数、标准差及观察人数。请注意，有 R 软件中，如果有缺失值则以 NA 表示。这种数据格式需要进行数据转换，以适用于网络 Meta 分析。

第二步，整理数据，选择测量结局 MD 拟合网络 Meta 分析模型，选择随机效应模型，并打印结果。

```
> data. p <- pairwise( list( Treatment1, Treatment2, Treatment3),
n = list( n1, n2, n3),
```

```
mean = list(y1, y2, y3),
sd = list(sd1, sd2, sd3),
data = parkinson, studlab = Study)
> result <- netmeta(data.p, sm = "MD", comb.fixed = FALSE)
> print(result)
```

为节省篇幅，只显示网络 Meta 分析及异质性检验结果如下：

Random effects model

Treatment estimate (sm = 'MD'):

|   | 1 | 2 | 3 | 4 | 5 |
|---|---|---|---|---|---|
| 1 | . | 1.8116 | 0.4781 | 0.5240 | 0.8240 |
| 2 | −1.8116 | . | −1.3334 | −1.2876 | −0.9876 |
| 3 | −0.4781 | 1.3334 | . | 0.0459 | 0.3459 |
| 4 | −0.5240 | 1.2876 | −0.0459 | . | 0.3000 |
| 5 | −0.8240 | 0.9876 | −0.3459 | −0.3000 | . |

|   | 1 | 2 | 3 | 4 | 5 |
|---|---|---|---|---|---|
| 1 | . | 1.1595 | −0.4757 | −0.4141 | −0.1991 |
| 2 | −2.4636 | . | −2.3972 | −2.3110 | −2.0894 |
| 3 | −1.4319 | 0.2697 | . | −0.5877 | −0.4079 |
| 4 | −1.4621 | 0.2641 | −0.6795 | . | −0.1082 |
| 5 | −1.8471 | −0.1143 | −1.0996 | −0.7082 | . |

Upper 95%-confidence limit：

|   | 1 | 2 | 3 | 4 | 5 |
|---|---|---|---|---|---|
| 1 | . 2.4636 | 1.4319 | 1.4621 | 1.8471 | |
| 2 | −1.1595 | . | −0.2697 | −0.2641 | 0.1143 |
| 3 | 0.4757 | 2.3972 | . | 0.6795 | 1.0996 |
| 4 | 0.4141 | 2.3110 | 0.5877 | . | 0.7082 |
| 5 | 0.1991 | 2.0894 | 0.4079 | 0.1082 | . |

Quantifying heterogeneity / inconsistency：

tau^2 = 0; tau = 0; I^2 = 0% [0.0%; 63.6%]

Tests of heterogeneity (within designs) and inconsistency (between designs)：

|   | Q | d.f. | p-value |
|---|---|---|---|
| Total | 2.29 | 4 | 0.6830 |
| Within designs | 1.61 | 2 | 0.4473 |
| Between designs | 0.68 | 2 | 0.7121 |

可以发现：与 Stata 软件 network meta 命令获得结果非常相似，如 2 vs 1 相对干预效应 MD 点估计及 95%CI 为−1.81(−2.46，−1.16)，两种软件和算法获得结果完全一致。

**(三)计数数据**

仍以脂肪膳食变化对心血管疾病死亡率影响的系统评价数据为例，在 netmeta 包中称为 dietaryfat 数据。具体过程如下：

第一步，调用 netmeta 包，引用 parkinson 数据，并查看数据具体情况。

```
> library(netmeta)
> data(dietaryfat)
```

> dietaryfat

具体数据如下：

| | treat1 | treat2 | treat3 | years1 | years2 | years3 | d1 | d2 | d3 | ID |
|---|---|---|---|---|---|---|---|---|---|---|
| 1 | 1 | 2 | NA | 1917.0 | 1925.0 | NA | 113 | 111 | NA | 2 DART |
| 2 | 1 | 2 | 3 | 43.6 | 41.3 | 38 | 1 | 5 | 3 | 10 London Corn /Olive |
| 3 | 1 | 2 | NA | 393.5 | 373.9 | NA | 24 | 20 | NA | 11 London Low Fat |
| 4 | 1 | 2 | NA | 4715.0 | 4823.0 | NA | 248 | 269 | NA | 14 Minnesota Coronary |
| 5 | 1 | 2 | NA | 715.0 | 751.0 | NA | 31 | 28 | NA | 15 MRC Soya |
| 6 | 1 | 2 | NA | 885.0 | 895.0 | NA | 65 | 48 | NA | 18 Oslo Diet-Heart |
| 7 | 1 | 2 | NA | 87.8 | 91.0 | NA | 3 | 1 | NA | 22 STARS |
| 8 | 1 | 2 | NA | 1011.0 | 939.0 | NA | 28 | 39 | NA | 23 Sydney Diet-Heart |
| 9 | 1 | 2 | NA | 1544.0 | 1588.0 | NA | 177 | 174 | NA | 26 Veterans Administration |
| 10 | 1 | 2 | NA | 125.0 | 123.0 | NA | 2 | 1 | NA | 27 Veterans Diet & Skin CA |

可以发现：数据为宽数据格式，每项研究占一行，其中"ID"表示研究名称，"treat 1-3"分别表示 3 种不同的干预食物；"years 1-3"分别表示不同干预组相应观察的人年数；"d 1-3"分别表示不同干预组出现的死亡人数。这种数据格式需要进行数据转换，以适用于网络 Meta 分析。

第二步，整理数据，选择测量结局 IRR 拟合网络 Meta 分析模型，选择随机效应模型，并打印结果。

```
> data.p <- pairwise(list(treat1, treat2, treat3),
list(d1, d2, d3),
time = list(years1, years2, years3),
studlab = ID,
data = dietaryfat, sm = "IRR")
> result <- netmeta(data.p, comb.fixed = FALSE)
> print(result)
```

为节省篇幅，只显示网络 Meta 分析及异质性检验结果如下：

Random effects model

Treatment estimate (sm = 'IRR'):

| | 1 | 2 | 3 |
|---|---|---|---|
| 1 | . | 1.0155 | 1.1748 |
| 2 | 0.9847 | . | 1.1569 |
| 3 | 0.8512 | 0.8644 | . |

Lower 95%-confidence limit:

| | 1 | 2 | 3 |
|---|---|---|---|
| 1 | . | 0.8989 | 0.2912 |
| 2 | 0.8716 | . | 0.2878 |
| 3 | 0.2110 | 0.2150 | . |

Upper 95%-confidence limit:

| | 1 | 2 | 3 |
|---|---|---|---|
| 1 | . | 1.1473 | 4.7390 |
| 2 | 1.1125 | . | 4.6502 |
| 3 | 3.4338 | 3.4746 | . |

Quantifying heterogeneity / inconsistency：

tau^2 = 0.0043；tau = 0.0657；I^2 = 11.1% [0.0%；51.8%]

Tests of heterogeneity（within designs）and inconsistency（between designs）：

|  | Q | d. f. | $p$-value |
|---|---|---|---|
| Total | 10.12 | 9 | 0.3405 |
| Within designs | 7.79 | 8 | 0.4546 |
| Between designs | 2.34 | 1 | 0.1262 |

可以发现：与 Stata 软件 network meta 命令获得结果非常相似，如 2 vs 1 相应的 IRR 点估计及 95% CI，前者计算结果为 0.99(0.89, 1.10)，后者计算结果为 0.98(0.87, 1.11)。

（张天嵩）

# 第五节　网络 Meta 分析中不一致性检验

不一致性（inconsistency）假说是网络 Meta 分析中最重要的假说，是网络 Meta 分析中最大统计学挑战问题，是进行网络 Meta 分析必须要重点讨论的内容和要解决的问题。

## 一、不一致性的相关概念

不一致性主要包括两种含义：一是，设计不一致性（design inconsistency），是指来自某特定设计某个干预效应的直接证据不等于另一个设计，也称为设计×治疗交互（design-by-treatment interaction）。例如，就 A 相对于 B 的干预效应，从来自"AB 设计"研究的结果与来自"ABC 设计"研究的结果不同。可以计算设计不一致性的量，并可以通过比较不同设计的干预效应来进行统计学评估。二是，环路不一致性（loop inconsistency），是指针对特定的成对比较的干预效应，直接比较结果不等于间接比较的结果。可以计算环路不一致性的量，并可以通过比较直接和间接估计干预效应来进行统计学评估。

## 二、不一致性检验的相关模型

近年来，不少学者对网络 Meta 分析中一致性问题进行探讨，建立了相关模型和方法，用于网络 Meta 分析不一致性检验，大体可以分为整体检验和局域检验两大类方法，整体法对整个网状证据结构潜在的不一致性进行评估，而局域法是对证据结构中某个特殊的比较组合的一致性进行评估。整体法主要有 Lumley 模型（Lumley model）、Lu-Ades 模型（Lu & Ades model）、设计干预交互模型（design-by-treatment interaction model）、比较模型拟合度等；局域法主要有特定环路策略（loop-specific approach）、复合检验（composite test）、分割节点策略（node-splitting model）、回算法（back-calculation method）等，此外还有其他方法如两步法策略（two-stage approach）、净热矩阵（net-heat matrix）、$Q$ 统计量等也可用于不一致性检验。下面介绍几种常见的方法。

### （一）Bucher 假设检验

Bucher 假设检验是不一致性最简单的评估方法，通过 $Z$ 检验比较直接和间接结果间的一致性。但这种方法只适用于两臂随机对照试验（每项研究仅含有两个干预措施）的网状 Meta 分析。

对于二分类变量，分别以 $\ln OR_{ab}$（$Se \ln OR_{ab}$）、$\ln OR_{ab}'$（$Se \ln OR_{ab'}$）表示干预措施 A 与 B 直接、间接比较结果及其标准误，那么

$$\Delta = \ln OR_{ab} - \ln OR_{ab}',$$

$$Se(\Delta) = \sqrt{(Se \ln OR_{ab})^2 + (Se \ln OR_{ab'})^2},$$

$$Z = \frac{\Delta}{Se(\Delta)}。$$

不一致性也可通过比值比之比（ROR）及其 95%CI 来说明 ROR = exp(Δ)，其 95%CI 即为 exp(Δ± 1.96Se(Δ))，进而通过 95%CI 判断直接比较证据和间接比较证据是否一致。对于连续变量，并不需

要对效应量取对数,直接按照结果(均数差)进行计算。

对于连续变量,可用 MD(直接比较结果和间接比较结果的差值)及其 95%CI 来判断不一致性。之后根据 $Z$ 值计算对应的 $P$ 值,进而判断直接结果和间接结果是否一致。一般 $P<0.05$ 认为差异有统计学意义。

### (二)后推法

由于间接比较的结果获取可能存在一定的难度,因此也可通过对网状结果与直接比较结果进行后推的方式获取间接比较结果的效应量与标准误。然后利用假设检验方法判断直接比较和间接比较结果间的不一致性(同 Bucher 法)。

### (三)分割节点模型

由 Dias 等提出。每一个节点是治疗比较,例如 A vs B,针对直接比较 A vs B 和间接比较 A vs B 的研究,采用不同的参数进行分割;然后联合估计两个参数,并报告两者的不同;最后检验真正差异是否为 0。

如果含有多臂研究,则处理程序比较复杂。假设有研究含有 A vs B vs C、A vs B,则应允许 A vs B 在间接比较和直接比较两组研究中可以不同,同样,也应允许 A vs C、B vs C 两者之一或两者均可以不同,但实际上不清楚如何处理。因此,Dias 等假设,当把 A 作为参照治疗时,A vs C 在两组研究中相等;White 将这一假说稍作修改,与间接比较结果相比,若直接比较结果中 A vs B 增加一个 $\delta$ 单位,则 B vs C 小 $\delta/2$ 个单位,A vs C 大 $\delta/2$ 个单位。该模型可以由 Stata 的 network sidesplit 命令(频率学方法)实现;也可以由 WinBUGS 实现(贝叶斯方法),如 ADDIS 软件。

### (四)设计干预交互模型

由 Higgins 等提出。假设 $J$=A, B, …表示治疗措施;$d$=1, 2, …表示设计;$i$=1, 2, …表示研究;在研究 $i$ 中治疗措施 $J$ 相对于参照治疗措施 A 的治疗效应为 $\mu_{di}^{AJ}$,可以为 logOR 或者是 MD 等,则全模型为:

$$\mu_{di}^{AJ} = \delta^{AJ} + \beta_{di}^{AJ} + \omega_{d}^{AJ}$$

其中,$\delta^{AJ}$ 为治疗措施 $J$ 相对于 A 固定效应;$\beta_{di}^{AJ}$ 为研究×治疗措施交互项,是指标准异质性(在设计 $d$ 中,AJ 比较治疗效应的变异);$\omega_{d}^{AJ}$ 为设计×治疗措施交互项,是指不一致性(设计间变异)。该模型可以用于环路不一致性,也可以用于设计不一致性。可以看出,模型中不一定需要纳入参照治疗措施 A,如果治疗措施比较中不含有 A,则有 $\mu_{di}^{JK} = \mu_{di}^{AK} - \mu_{di}^{AJ}$。

Higgins 等假设标准异质性为随机效应,在多臂研究中服从多变量分布,需要计算治疗效应相关性,有 $(\beta_{di}^{AB}, \beta_{di}^{AB}, \cdots)^T \sim N(0, \Sigma)$,其中,协方差矩阵 $\Sigma$ 可以是"结构化的",假设不同配对比较的异质性方差相近;也可以是非结构化的,因此,每一配对比较的异质性各有不同;也可以介于两者之间。

不一致性参数 $\omega_{d}^{AJ}$ 用于描述在特定设计 $d$ 中研究的 AJ 比较的干扰,在建模时,可以视为固定效应,也可视为随机效应,Higgins 等建议采用固定效应。该模型可以由 Stata 的 mvmeta, network meta 命令实现(频率学方法),也可以由 WinBUGS(贝叶斯方法)实现。

## 三、Stata 软件 network 组命令在不一致性检验中的应用

本节中仍以糖尿病数据为例,选择 OR 为效应量,主要介绍 Stata 软件 network 组命令采用数据填补策略拟合分割节点模型和设计干预交互模型。具体过程如下:

首先,设置种子数,打开数据,数据预处理。

. set seed 12345

. use "C:\dm. dta", clear

. network setup r n, studyvar( studyid) or zeroadd( 0. 5) ref( A) format( augment)

其次,分割节点模型。命令及结果如下:

. network sidesplit all, tau

拟合分割节点模型结果如下所示,各个分割节点比较,除 BD 之外,其他节点直接比较和间接比较结果之间的差异没有统计学意义,相应 $P$ 值均大于 0.05,可以认为不一致性的程度对结果的影响不

会很大。

| Side | Direct | | Indirect | | | Difference | | | tau |
|------|--------|------|----------|------|---|------------|------|------|------|
| | Coef. | Std. Err. | Coef. | Std. Err. | P | Coef. | Std. Err. | P>|z| | |
| A B | -.2041114 | .0847435 | .0144005 | .1102987 | | -.2185119 | .1395451 | 0.117 | .1136261 |
| A C | -.2238881 | .1246259 | -.1524683 | .1323725 | | -.0714198 | .1817942 | 0.694 | .1244771 |
| A D | .7922931 | .2628798 | .1551618 | .0796556 | | .6371313 | .2746841 | 0.020 | .1062309 |
| A E | .1502847 | .1612496 | .0081507 | .0898014 | | .142134 | .184569 | 0.441 | .1158954 |
| A F | .4080382 | .1360616 | .2009533 | .1078467 | | .2070849 | .1735631 | 0.233 | .120984 |
| B D | .1615765 | .0861534 | .4971921 | .0878459 | | -.3356156 | .122148 | 0.006 | .079323 |
| B E | .2250558 | .1153067 | .1218268 | .0974236 | | .1032291 | .1509523 | 0.494 | .1175237 |
| B F | .40845 | .1175772 | .4043537 | .115752 | | .0040962 | .1649583 | 0.980 | .1233185 |
| C D | .3113882 | .1510109 | .4557571 | .1129871 | | -.1443689 | .1886011 | 0.444 | .1225115 |
| C E | .241602 | .1378062 | .2292368 | .1191281 | | .0123653 | .1821594 | 0.946 | .1260713 |
| C F | 2.115994 | 1.071885 | .4565585 | .1026228 | | 1.659436 | 1.076787 | 0.123 | .1161697 |
| D E | -.2134329 | .0662237 | -.0672686 | .1077609 | | -.1461642 | .1288662 | 0.257 | .1035212 |
| D F | -.0082546 | .1583075 | .0987662 | .0988057 | | -.1070208 | .1863634 | 0.566 | .12038 |
| E F | .2066408 | .1157759 | .2717752 | .1122716 | | -.0651344 | .1615245 | 0.687 | .1222038 |

最后，拟合不一致性模型，命令如下：

. network meta inconsistency, eform

拟合不一致性模型结果如下。其中，各系数"des_*"表示不同设计的不一致性因子，截距"_cons"表示不同药物与 A 相比较的相对效应(OR)；不一致检验方法采用的是 Wald 检验，Wald 检验 $\chi^2 = 19.61$，相应 $P = 0.11$，说明该网络不存在不一致性。

Multivariate meta-analysis

Variance-covariance matrix = proportional .5 * I(5) + .5 * J(5, 5, 1)

| Method = reml | | | Number of dimensions | = | 5 | |
|---|---|---|---|---|---|---|
| Restricted log likelihood = -74.993218 | | | Number of observations | = | 22 | |

| | exp(Coef) | Std. Err. | z | P>|z| | [95% Conf. Interval] | |
|---|---|---|---|---|---|---|
| _y_B | | | | | | |
| _cons | .8175201 | .0660786 | -2.49 | 0.013 | .6977462 | .9578542 |
| _y_C | | | | | | |
| _cons | .7993237 | .0914621 | -1.96 | 0.050 | .6387405 | 1.000278 |
| _y_D | | | | | | |
| des_BD | .4136841 | .1253534 | -2.91 | 0.004 | .2284232 | .7491995 |
| des_BDE | .4622803 | .1425788 | -2.50 | 0.012 | .2525652 | .8461303 |
| des_CD | .4901532 | .1551263 | -2.25 | 0.024 | .2635961 | .9114326 |
| _cons | 2.226512 | .5829686 | 3.06 | 0.002 | 1.332768 | 3.719594 |
| _y_E | | | | | | |
| des_BDE | .8242901 | .1884876 | -0.85 | 0.398 | .5265489 | 1.290391 |
| des_BEF | .9527445 | .225367 | -0.20 | 0.838 | .5992788 | 1.514691 |
| des_CE | .8757523 | .1962123 | -0.59 | 0.554 | .5645073 | 1.358604 |
| des_DE | 1.494057 | .4655164 | 1.29 | 0.198 | .8112429 | 2.751589 |
| des_EF | 1.737705 | .5833681 | 1.65 | 0.100 | .8999484 | 3.355324 |
| _cons | 1.162165 | .1773561 | 0.98 | 0.325 | .8617224 | 1.567358 |
| _y_F | | | | | | |
| des_AF | .4633901 | .1364276 | -2.61 | 0.009 | .2602212 | .8251838 |
| des_BEF | .4808029 | .1475544 | -2.39 | 0.017 | .2634756 | .8773922 |
| des_BF | .4523943 | .1394847 | -2.57 | 0.010 | .2472123 | .8278738 |
| des_CF | 2.498222 | 2.763947 | 0.83 | 0.408 | .2856871 | 21.84597 |

| | | | | | |
|---|---|---|---|---|---|
| des_DF | .7345811 | .231375 | −0.98 | 0.327 | .3962161 | 1.361907 |
| _cons | 2.654885 | .6758702 | 3.84 | 0.000 | 1.611944 | 4.372615 |

Estimated between-studies SDs and correlation matrix：

| | SD | _y_B | _y_C | _y_D | _y_E | _y_F |
|---|---|---|---|---|---|---|
| _y_B | .1035356 | 1 | . | . | . | . |
| _y_C | .1035356 | .5 | 1 | . | . | . |
| _y_D | .1035356 | .5 | .5 | 1 | . | . |
| _y_E | .1035356 | .5 | .5 | .5 | 1 | . |
| _y_F | .1035356 | .5 | .5 | .5 | .5 | 1 |

Testing for inconsistency：

(1)　[_y_F]des_AF = 0

(2)　[_y_D]des_BD = 0

(3)　[_y_D]des_BDE = 0

(4)　[_y_E]des_BDE = 0

(5)　[_y_F]des_BEF = 0

(6)　[_y_E]des_BEF = 0

(7)　[_y_F]des_BF = 0

(8)　[_y_D]des_CD = 0

(9)　[_y_E]des_CE = 0

(10)　[_y_F]des_CF = 0

(11)　[_y_E]des_DE = 0

(12)　[_y_F]des_DF = 0

(13)　[_y_E]des_EF = 0

$$chi2(13) = 19.61$$
$$Prob > chi2 = 0.1055$$

对于网络 Meta 分析不一致性检验的模型和方法，基于频率学框架的软件如 Stata（尤其是 network 组命令）比较容易实现，建议掌握。但应该注意，不一致性检验的效度是有限的，如对很多环路都进行不一致性检验，其中一些环路有可能会因为机遇的原因而不满足一致性。

（张天嵩，孙凤）

# 第六节　发表偏倚的识别与解释

同经典的 Meta 分析一样，发表偏倚也是影响网络 Meta 分析结果真实性的重要偏倚来源，需要对其进行识别与处理。有研究发现：如果某种干预措施相关的研究存在发表偏倚，就会严重影响整个证据网络的合并结果。虽然通过原始研究的注册和阴性结果的发表，可从根本上控制和减少发表偏倚，但目前发表偏倚在医学研究领域依然非常普遍。

为减少发表偏倚的影响，研究者首先应进行系统全面的检索，尤其应包括研究注册平台以及灰色文献的检索，并通过严格的文献筛选流程，保证合格的文献都纳入分析当中。但在实践中，即使经过全面的检索，也不可能纳入所有相关研究。因此，需要通过漏斗图或者统计学检验来判断发表偏倚是否存在。如果怀疑存在发表偏倚，可进一步通过模型进行调整，并解释其潜在影响。本节将主要介绍校正比较漏斗图，该法是基于小样本效应（small-study effects）的原理，新近出现的一些统计模型如 Copas 选择模型等可参阅相关文献。

## 一、校正比较漏斗图

漏斗图法是经典的识别发表偏倚的方法，而校正比较漏斗图（comparison-adjusted funnel plot）是将经典漏斗图扩展应用到网络 Meta 分析中，评价干预网络中是否存在小样本效应。如果漏斗图不对称，则提示有可能存在发表偏倚。此外，异质性、结局的选择性报告等原因也能引起漏斗图的不对称。

由于网络 Meta 分析涉及多种干预措施的比较，因此不同干预之间比较的相对效应本身就有可能存在差异，因此需要在漏斗图上对所比较的干预进行合理的调整，这也是校正比较漏斗图与经典漏斗图的主要区别所在。在绘图时，需要计算不同比较的研究效应估计量：图的横轴表示某研究中某个配对比较的效应量与所有同类比较的合并效应量之差；纵轴则与经典漏斗图相同，一般为效应量的标准误，如果没有小样本效应则校正比较漏斗图将围绕着零位线对称。

此外，校正比较漏斗图中一般还会出现一条回归线，是根据所有研究效应值所做的线性回归，可提示小规模研究效应的方向。回归线提示新药更可能出现小规模研究效应。若这种小规模效应确实由发表偏倚所致，那么对这些研究进行网络 Meta 分析，结果很可能夸大新药的效果。

需要强调的是，在绘制校正比较漏斗图时，首先必须对所有干预措施进行编号排序。这种排序是基于某种小规模研究效应假设进行的。例如，若假设新药更可能出现小规模研究效应，那么可以按照药物的新旧对所有比较的药物进行编号排序。如果不按照某种假设对所有干预事先进行排序，这样做出来的漏斗图在网络 Meta 分析中是没有意义的。若按某种假设排序后，所得到的漏斗图未呈现出明显的不对称，此时也不能排除发表偏倚的可能性，因为这可能是由于该假设本身不成立所致。这是校正比较漏斗图固有的局限性，在解释其对称性时应加以注意。

## 二、校正比较漏斗图的绘制

该漏斗图可由 Chaimani 编写的 netfunnel 命令来绘制。命令安装方法：在联网情况下，在 Stata 软件命令输入窗口键入"net from http：//www.mtm.uoi.gr"，在结果窗口出现的链接中，单击"network_graphs"链接，按提示操作即可。netfunnel 的命令行操作格式为 netfunnel varlist［if exp］［in range］［，选择项］。

其中 varlist 要指定四变量，分别为每一比较的效应量及其标准误，相互比较的两种干预措施。常用的选择项：random、fixed 表示对合并比较效应量分别采用随机效应和固定效应模型，默认为随机效应模型；bycomparison 对不同的比较指定不同的颜色；xtitle(string)、ytitle(string)分别用于指定横、纵轴的名称；xlabel(string)、ylabel(string)用于分别指定横、纵轴的刻度；

noalphabetical( )选择项是根据数据用户指定的比较顺序进行绘图，默认为按字母顺序（如 1st vs 2nd, 1st vs 3rd；A vs B, A vs C 等）。

需要注意的是，在数据输入时，要按有意义的方式对治疗比较进行排序，并且明确关于小样本与大样本的假设。例如，如果期望比较新的治疗方法在小样本研究中受益，可以按较老-较新的顺序对所有要比较的治疗方法进行比较；或者按阳性对照药物-安慰剂、有应答干预-无应答干预等顺序进行比较。

仍以二分类数据网络 Meta 分析中糖尿病数据为例，介绍以 Stata 软件 netfunnel 命令校正比较漏斗图。

首先，将数据按两两比较形式输入 Statat 数据管理器中，如图 24-9 所示，并命名为 dm2.dta 存储在 C 盘备用，其中变量"study"表示研究名称，"treat1""treat2"分别表示每项研究中两两比较的药物，"r""n"分别表示每个研究中每个臂糖尿病发生人数和总人数。其次，设置种子数，计算两两比较的效应量（lnOR）及标准误（selnOR）。最后，绘制校正比较漏斗图。

具体分析过程如下：

```
. set seed 12345
. use "C：\dm2.dta", clear
```

| | study | treat1 | treat2 | r1 | n1 | r2 | n2 |
|---|---|---|---|---|---|---|---|
| 1 | DREAM 2006 | Placebo | ACEI | 489 | 2646 | 449 | 2623 |
| 2 | HOPE 2001 | Placebo | ACEI | 155 | 2883 | 102 | 2837 |
| 3 | PFACE 2004 | Placebo | ACEI | 399 | 3472 | 335 | 3432 |
| 4 | CHARM 2003 | Placebo | ARB | 202 | 2721 | 163 | 2715 |
| 5 | SCOPE 2003 | Placebo | ARB | 115 | 2175 | 93 | 2167 |
| 6 | MRC-E 1992 | Placebo | betaRB | 34 | 2213 | 37 | 1102 |
| 7 | MRC-E 1992 | Placebo | Diuretic | 34 | 2213 | 43 | 1081 |
| 8 | MRC-E 1992 | betaRB | Diuretic | 37 | 1102 | 43 | 1081 |
| 9 | FEVER 2005 | Placebo | CCB | 154 | 4870 | 177 | 4841 |
| 10 | EWPHE 1991 | Placebo | Diuretic | 20 | 424 | 29 | 416 |
| 11 | SHEP 1998 | Placebo | Diuretic | 118 | 1578 | 140 | 1631 |
| 12 | CAPPP 1999 | ACEI | betaRB | 337 | 5183 | 380 | 5230 |
| 13 | AASK 2006 | ACEI | betaRB | 45 | 410 | 70 | 405 |
| 14 | AASK 2006 | ACEI | CCB | 45 | 410 | 32 | 202 |
| 15 | AASK 2006 | betaRB | CCB | 70 | 405 | 32 | 202 |
| 16 | STOP-2 1999 | ACEI | betaRB | 93 | 1970 | 97 | 1960 |
| 17 | STOP-2 1999 | ACEI | CCB | 93 | 1970 | 95 | 1965 |
| 18 | STOP-2 1999 | betaRB | CCB | 97 | 1960 | 95 | 1965 |
| 19 | ALLHAT 2002 | ACEI | CCB | 119 | 4096 | 154 | 3954 |
| 20 | ALLHAT 2002 | ACEI | Diuretic | 119 | 4096 | 302 | 6766 |
| 21 | ALLHAT 2002 | CCB | Diuretic | 154 | 3954 | 302 | 6766 |
| 22 | ANBP-2 2005 | ACEI | Diuretic | 138 | 2800 | 200 | 2826 |
| 23 | LIFE 2002 | ARB | betaRB | 242 | 4020 | 320 | 3979 |
| 24 | VALUE 2004 | ARB | CCB | 690 | 5087 | 845 | 5074 |
| 25 | ALPINE 2003 | ARB | Diuretic | 1 | 196 | 8 | 196 |
| 26 | ASCOT 2005 | betaRB | CCB | 799 | 7040 | 567 | 7072 |
| 27 | INVEST 2003 | betaRB | CCB | 665 | 8078 | 569 | 8098 |
| 28 | NORDH 2000 | betaRB | CCB | 251 | 5059 | 216 | 5095 |
| 29 | HAPPHY 1987 | betaRB | Diuretic | 86 | 3297 | 75 | 3272 |
| 30 | INSIGHT 2000 | CCB | Diuretic | 136 | 2508 | 176 | 2511 |

**图 24-9　两两比较数据输入格式**

. gen logor＝ln((r1/(n1-r1))/(r2/(n2-r2)))

. gen selogor＝sqrt(1/r1+1/(n1-r1)+1/r2+1/(n2-r2))

. netfunnel logor selogor treat1 treat2, bycomp add(lfit selogor _ES_CEN)

上述命令中，bycomp()选择项是为不同的比较以不同的颜色显示；netfunnel 运行后可以自动产生一个名为"_ES_CEN"的变量，表示观察比较的效应值与所有配对比较合并效应的差值，addplot()选择项是将该变量与标准误画一条线性回归线，用于视觉帮助判断小样本研究和大样本研究的结果有无系统偏倚。得校正比较漏斗图如图 24-10 所示。

结果解读：纳入的研究基本上围绕零位线对称，提示可能不存在小样本研究效应。同经典漏斗图一样，如果发现校正比较漏斗图存在不对称，在解释不存在发表偏倚时需要小心，如果认为存在小样本效应，建议采用网络 Meta 回归或选择模型进一步探索。

（张天嵩，孙凤）

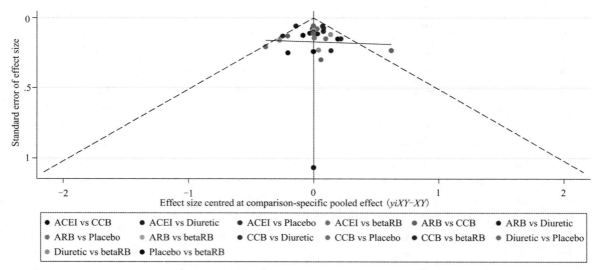

图 24-10　校正比较漏斗图

# 第七节　网络 Meta 分析中干预措施疗效排序

针对同一种疾病的不同干预措施,网络 Meta 分析能够对其疗效优劣和安全性高低进行排序。频率法和贝叶斯方法均可对网络 Meta 分析中干预措施实现疗效排序,本节主要介绍频率学分析框架及 Stata 实现方法。

## 一、干预措施疗效排序方法

对于某一测量指标的干预措施的排序可应用排序概率和多维标图法实现,对于多个测量指标则可基于构建干预措施与疗效群组进行综合评估。常用的疗效排序的方法有:

1. 排序概率图　排序概率图(rankogram)是以柱状图或曲线图形式表示各干预的排序概率,可直观体现排序情况。当干预措施之间差异较大时,可通过排序概率图快速预判最优或最劣干预措施。排序概率图的优势在于可提供干预措施排序的初步判断,但拥有较高排序概率的干预措施并不一定为最有效的,仍有许多不确定因素可干扰排序,如可信区间的宽度。若单纯以排序概率判断干预的优劣,可能得出错误的结论。

2. 排序概率表　排序概率表(rank probabilities)由行数与列数等于总干预数的表格组成,首行为排序,首列为干预措施,表格中的数据为排序概率,即干预措施排列在第 $n$ 位的概率。

3. 累积排序概率图　其基本原理是:针对研究的测量结局评估每个干预措施 $k$ 在 $j$ 次序的"排序"概率 $p_{k,j}$,对于竞争性干预措施,可以通过累积排序概率进行分级以明确干预措施 $k$ 在首个 $j$ 位置的排序。累积排序概率图根据累积概率制作出各干预措施的累积排序概率图,横坐标为排序,纵坐标为可能性。

4. 累积排序概率图下面积　累积排序概率图下面积(surface under the cumulative ranking, SUCRA)为汇总累积排序概率的指标,SUCRA 值介于 0~1 之间,当 SUCRA 为 1 时提示干预措施绝对有效,而为 0 时则提示干预措施绝对无效。根据 SUCRA 值的大小可进行干预措施优劣的排序。但当疗效评估尺度不一致时,使用 SUCRA 可导致错误的结论。

但必须意识到,要谨慎使用和解释基于统计软件获得的干预措施排序结果,有可能某干预措施样本小,统计效能较低,使得排序结果不稳定。

## 二、Stata 软件在网络 Meta 分析干预措施疗效排序中的应用

由 White 和 Chaimani 等为 Stata 编写的多个宏命令可以实现对网络 Meta 分析干预措施疗效进行排序。在实际使用过程中，可以依据测量结局选择不同的命令：如果是单一测量结局，通过估算干预措施的（累积）概率从而确立其位置（如第一、第二等），可由 mvmeta，network rank，sucra 命令实现；如果是两个测量结局如有效和安全性，则要采用整群排序法，可由 clusterank 命令实现。

Chaimani 编写的网络 Meta 分析绘图系列命令（共有 networkplot、netweight、ifplot、netfunnel、intervalplot、netleague、sucra、mdsrank、clusterank），其在官网提供的"net from http：//www.mtm.uoi.gr"安装方法不能安装。正确的安装方法是：在联网情况下，在命令行窗口键入命令"net from https：//mtm.uoi.gr"，然后在出现的提示语中，单击蓝色的"network_graphs"链接，按提示安装即可；或通过 findit 命令，如"findit netfunnel"，在出现的提示文字中，单击蓝色的"st0411"链接，根据提示即可完成安装。

### （一）mvmeta 命令

mvmeta 命令使用 pbest 选择项可以实现概率排序，如果模型中没有协变量，要加用 pbest（）选择项，必须在拟合模型时指定 longparm 选择项。pbest 含有亚选择项为 pbest（min | max [if] [in]，[reps（# 1） zero gen（string） seed（#2） format（%fmt） id（varlist） predict all saving（filename） replace clear bar line cumulative]），其中亚选择项 min 或 max 是指定最大或最小治疗效应定义为更好；all 用于指定包括参照在内的所有可能的概率排序；gen（）用于产生保存概率估计的变量；bar、line 分别绘制条形、线形排序图，cumulative 用于指定条形图和线形图显示累积概率。

如以二分类数据网络 Meta 分析中糖尿病数据为例，介绍 mvmeta 在干预措施疗效排序中的应用，具体过程如下：

第一步，打开糖尿病数据（dm. dta）。

. use "C：\dm. dta"，clear

第二步，数据预处理。以 A 为参照，对不含 A 的研究进行数据填补。

. replace rA = 0.0001 if missing（rA）

. replace nA = 0.001 if missing（nA）

第三步，以 A 为参照，计算效应量、方差、协方差（请注意代码中是"`"不是"'"）。

. foreach trt in A B C D E F{

　　if "`trt'" = ="A" continue

　　gen y`trt' = log（r`trt'/（n`trt'-r`trt'））- log（rA/（nA-rA））

　　gen S`trt'`trt' = 1/r`trt' + 1/（n`trt'-r`trt'）+ 1/rA + 1/（nA-rA）

　　foreach trt2 in A B C D E F{

　　　　if "`trt2'" = ="A" continue

　　　　if "`trt2'">"`trt'" gen S`trt'`trt2' = 1/rA + 1/（nA-rA）if !mi（r`trt'）& !mi（r`trt2'）

　　　　}

}

. format y * S * %6.2g

第四步，构造方差-协方差矩阵。

. mat p5=0.5 *（I（5）+J（5，5，1）

第五步，拟合网络 Meta 分析模型，采用 mvmeta 命令实现疗效排序。因为糖尿病发生事件为不良事件，故选择 pbest（min in 1）；要绘制线形排序图及显示累积概率图，故在 pbest（）选项中增加 line 和 cumulative；seed 为设置种子数。

. mvmeta y S，bscov（prop p5） pbest（min in 1，all zero reps（10000） seed（12345） line cumulative）

请注意，本次拟合的是一致性模型，具体结果从略，只报告数字化排序结果如下及排序图如图 24-11 所示。

Estimated probabilities（%）of each treatment being the best（and other ranks）

– assuming the minimum parameter is the best

– using 10000 draws

– allowing for parameter uncertainty

| _id and Rank | Treatment | | | | | |
|---|---|---|---|---|---|---|
| | zero | yB | yC | yD | yE | yF |
| 1 | | | | | | |
| Best | 0.2 | 24.0 | 75.8 | 0.0 | 0.0 | 0.0 |
| 2nd | 4.5 | 71.4 | 22.4 | 0.0 | 1.6 | 0.0 |
| 3rd | 64.9 | 4.2 | 1.6 | 0.0 | 29.2 | 0.0 |
| 4th | 29.9 | 0.4 | 0.1 | 0.6 | 68.9 | 0.1 |
| 5th | 0.5 | 0.0 | 0.0 | 79.4 | 0.3 | 19.8 |
| Worst | 0.0 | 0.0 | 0.0 | 20.0 | 0.0 | 80.0 |

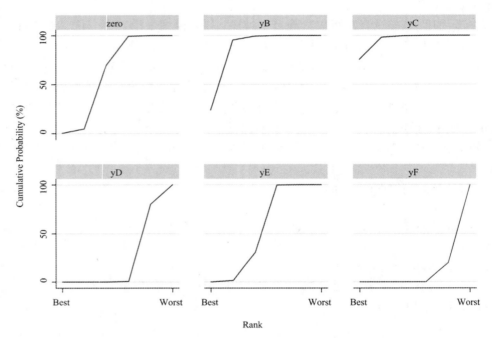

图 24-11　排序折线及累积概率图

结果解读：数字化结果（排序概率表）中，zero 表示的共同参照药物 A（安慰剂），其排在第三的可能性为 64.9%；yB 表示药物 B（ACEI），其排在第二的可能性为 71.4%；药物 C（ARB）排在第一的可能性为 75.8%，提示在 6 种抗高血压药物中该药物发生糖尿病事件的概率最低；药物 D（β 受体阻滞剂）排在第 5 的可能性是 79.4%；药物 E（CCB）排在第四的可能性是 68.9%；药物 F（利尿剂）排在第六的可能性是 80.0%，表明该药物发生糖尿病的概率最高。图示化结果中，药物 C（ARB）的累积排序概率图下面积最大，提示其发生糖尿病事件的概率最低，其他依次类推。

（二）netwrok rank 命令

network rank 命令是网络 Meta 分析模型拟合后，可以对治疗效应进行排序，目前版本只适用于填补数据，可以在拟合一致性模型和不一致性模型后运行，其命令行操作格式为：network rank min|max [if][in][, mvmeta_pbest_options]。其中，如果治疗效应越小表示效果越好，则使用 network rank min，反之则选择 network rank max。

如以二分类数据网络 Meta 分析中糖尿病数据为例，介绍 network rank 在干预措施疗效排序中的应用，具体过程如下：

. use "C:\dm.dta", clear

. network setup r n, studyvar( studyid) or zeroadd( 0. 5) ref( A) format( augment)

. network meta consistency

. network rank min, seed( 12345) all reps( 10000) meanrank line cumulative

结果如下，排序图如图 24-12 所示。

Estimated probabilities (%) of each treatment being the best ( and other ranks)

− assuming the minimum parameter is the best

− using 10000 draws

− allowing for parameter uncertainty

| studyid and Rank | Treatment | | | | | |
|---|---|---|---|---|---|---|
| 1 | A | B | C | D | E | F |
| Best | 0.2 | 23.8 | 76.0 | 0.0 | 0.0 | 0.0 |
| 2nd | 4.4 | 71.8 | 22.2 | 0.0 | 1.5 | 0.0 |
| 3rd | 65.2 | 4.1 | 1.6 | 0.0 | 29.1 | 0.0 |
| 4th | 29.7 | 0.4 | 0.1 | 0.6 | 69.1 | 0.1 |
| 5th | 0.4 | 0.0 | 0.0 | 79.6 | 0.3 | 19.7 |
| Worst | 0.0 | 0.0 | 0.0 | 19.8 | 0.0 | 80.2 |
| MEAN RANK | 3.3 | 1.8 | 1.3 | 5.2 | 3.7 | 5.8 |
| SUCRA | 0.5 | 0.8 | 0.9 | 0.2 | 0.5 | 0.0 |

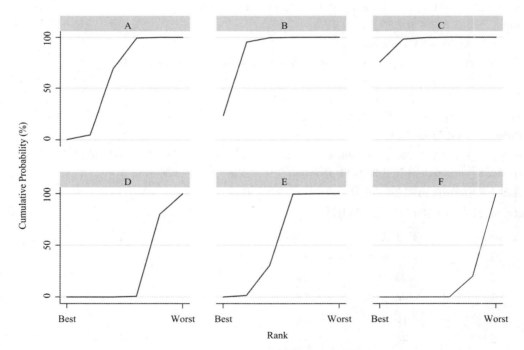

**图 24-12　排序折线及累积概率图**

结果解读：network rank 命令获得的排序结果，提供了更丰富的信息，除了提供最佳排序的概率外，还提供了平均秩次、累积排序曲线下面积大小。如药物 C 排在第一的可能性是 76.0%、平均秩次为 1.3、累积排序曲线下面积 0.9 最大，均提示在 6 种抗高血压药物中该药物发生糖尿病事件的概率最低。

**（三）sucra 命令**

sucra 命令可以针对网络 Meta 分析中所有干预措施绘制"等级图"（概率 vs 排序曲线）和累积排序曲线下面积（surface under the cumulative ranking curves，SUCRA）图（累积概率 vs 排序曲线），排序概率可以从 WinBUGS 软件实现上述网络 Meta 分析模型中获得,也可以从 Stata 的 mvmeta 命令获得。其数据有 3 种输入方法:①如果有干预措施的排序概率矩阵,可手工输入;②引用计算机中 mvmeta 的所得排序概率结果;③从 WinBUGS 中获得排序概率结果另存为 .txt 文件。

其命令行操作格式为:sucra [varlist],[选择项]。其中"varlist"对于手工输入排序概率数据而言为干预措施变量,如"treatment1",对于从 mvmeta 所获得结果而言为排序概率数据变量"prob *"。常用选择项:mvmetaresults 指定"varlist"为从 mvmeta 中所获的排序概率;compare(varlist)指定与第一变量(如"prob *")相比较的第二变量(如"predprob *"),两者格式需要一致;rankograms 指定不绘制 SUCRA 图而绘制 rankograms 图;labels(string)指定在图上标注干预措施名称;如果是引用 WinBUGS 软件结果如"rank_prob.txt"的方法输入数据,则要加选 stats(string)和 rprobabilities(string)选择项,前者用于指定"rank_prob.txt"的保存路径,后者用于指定结果中排序概率的变量名。

以二分类数据网络 Meta 分析中糖尿病数据为例,介绍 sucra 在干预措施疗效排序中的应用,具体过程如下:

```
. use "C: \dm. dta", clear
. replace rA = 0.0001 if missing(rA)
. replace nA = 0.001 if missing(nA)
. foreach trt in A B C D E F{
        if "`trt'" == "A" continue
        gen y`trt' = log(r`trt'/(n`trt'−r`trt')) − log(rA/(nA−rA))
        gen S`trt'`trt' = 1/r`trt' + 1/(n`trt'−r`trt') + 1/rA + 1/(nA−rA)
        foreach trt2 in A B C D E F{
                if "`trt2'" == "A" continue
                if "`trt2'">"`trt'" gen S`trt'`trt2' = 1/rA + 1/(nA−rA) if !mi(r`trt') & !mi(r`trt2')
                }
        }
. format y* S* %6.2g
. mat p5 = 0.5 * (I(5)+J(5, 5, 1))
. mvmeta y S, bscov(prop p5) pbest(min in 1, all zero reps(10000) seed(12345) gen(prob))
. sucra prob *, mvmeta lab(安慰剂 ACEI ARB beta 受体阻滞剂 CCB 利尿剂)
```

结果如下,排序图如图 24-13 所示。

Treatment Relative Ranking of Model 1

| Treatm~t | SUCRA | PrBest |
| --- | --- | --- |
| 1 | 54.8 | 0.2 |
| 2 | 83.8 | 24.0 |
| 3 | 94.8 | 75.8 |
| 4 | 16.1 | 0.0 |
| 5 | 46.4 | 0.0 |
| 6 | 4.0 | 0.0 |

结果解读:sucra 提供最佳排序的概率、SUCRA 等结果,而且可以直接对不同的干预在排序曲线图中进行标注,如药物 C 最佳概率为 75.8%,SUCRA94.8% 最大,均提示在 6 种抗高血压药物中该药物发生糖尿病事件的概率最低。

除了 Stata 软件外,WinBUGS 软件和 R 软件中 gemtc、pcnetmeta、netmeta 等扩展包均可以实现疗效排序功能。感兴趣的读者,如果使用 R 软件,可以阅读 gemtc、pcnetmeta、netmeta 等扩展包的自带帮助文件;如果使用 WinBUGS 软件基于贝叶斯方法实现疗效排序,只需要相关代码中的"best[k]"设为感兴趣的参数进行监控即可,较为简单。

网络 Meta 分析允许多个不同干预措施进行比较,并根据合并结果进行排序,但聚焦于概率排序第

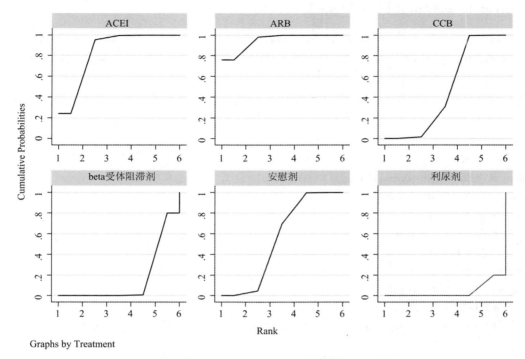

图 24-13　排序折线及累积概率图

一的方法可能会存在潜在的误导性，一个排名第一的干预措施也可能会有较高的概率排名最后，其获益与其他干预措施相比，可能仅有很小的临床价值，在实践中，对于获得的排序结果解读需要慎重。

（张天嵩，孙凤）

## 第八节　网络 Meta 回归

在临床医学研究中，针对某一疾病可能存在多个干预措施，网络 Meta 分析使得多种干预措施之间的对比成为可能。网络 Meta 分析包括多个不同干预比较的不同试验，因此，在临床、方法学等方面更可能存在多样性：如患者、干预措施、研究地点、随访时间等临床特征，以及随机、盲法、分配隐藏等研究设计方法等各种效应修饰因素，不仅存在于某对特定干预比较之中，也存在于不同干预比较之间，必然会对网络 Meta 分析结果的真实性产生影响。如果将 Meta 回归的思想扩展到网络 Meta 分析中，则称为网络 Meta 回归（network meta-regression）方法，可以用于探讨网络 Meta 分析中潜在的效应修饰因素（称为协变量）对干预效应量的影响。它可以在贝叶斯框架下或频率学方法实现，贝叶斯框架，如分层网络 Meta 分析模型纳入协变量可以由 WinBUGS 软件拟合，但可能因选择不同先验需要进行敏感性分析，或易出现蒙特卡洛误差；而频率学方法，如 White 提出的多元 Meta 回归方法则可以避免上述不足，而且具有计算速度快的优点，本节将介绍该法。

### 一、多元随机效应 Meta 回归模型

White 等建立了多元随机效应 Meta 回归模型（multivariate random effects Meta-regression model）可以用于网状 Meta 回归分析。假设第 $i$ 个研究中有相对于某一共同参照有 $p$ 个比较，相应 $p$ 个效应估计值 $y_i$ 为（$1 \times p$）向量，其相应方差-协方差矩阵为 $S_i$，则模型为 $y_i \sim N(\mu_i, S_i)$，$\mu_i \sim N(\beta X_i, \sum)$。式中，$\mu_i$ 表示研究平均效应量，$X_i$ 表示研究水平协变量，$\sum$ 为研究间方差-协方差矩阵。该模型拟合可由 Stata 软件 mvmeta 命令实现。

### 二、mvmeta 命令拟合网络 Meta 回归模型

以糖尿病数据为例,介绍以 Stata 软件 mvmeta 命令实现二分数据网络 Meta 回归分析的方法和过程。仍使用 dm. dta 数据,采用数据填补策略拟合一致性模型,选择 OR 为效应量,假定不同比较之间有共同方差,具体过程如下:

为便于对比结果,首先拟合无协变量网络 Meta 分析模型,设置种子数、数据准备、拟合模型,过程同前。

```
. set seed 12345
. use "C:\dm. dta", clear
. replace rA = 0.0001 if missing(rA)
. replace nA = 0.001 if missing(nA)
. foreach trt in A B C D E F{
      if "`trt'" = ="A" continue
      gen y`trt' = log(r`trt'/(n`trt'-r`trt')) - log(rA/(nA-rA))
      gen S`trt'`trt' = 1/r`trt' + 1/(n`trt'-r`trt') + 1/rA + 1/(nA-rA)
      foreach trt2 in A B C D E F{
          if "`trt2'" = ="A" continue
          if "`trt2'">"`trt'" gen S`trt'`trt2' = 1/rA + 1/(nA-rA) if !mi(r`trt') & !mi(r`trt2')
          }
}
. format y * S * %6.2g
. mat p5=0.5 * (I(5)+J(5, 5, 1))
. mvmeta y S, bscov(prop p5) eform
```

接下来,拟合有协变量的网络 Meta 分析模型即网络 Meta 回归模型。因为随访时间为连续型数据,为便于结果解释和拟合模型,将其中心化处理(每项研究的随访时间减去总体平均随访时间)。命令为:

```
. sum duration
. gen x=duration-r(mean)
. mvmeta y S x, bscov(prop p5) eform
```

可以发现总的平均随访时间为 4.03 年;不显示拟合无协变量网络 Meta 分析模型,只报告网络 Meta 回归模型,结果如下:

Multivariate meta-analysis

Variance-covariance matrix = proportional p5

| | | | | | | |
|---|---|---|---|---|---|---|
| Method = reml | | | Number of dimensions | = | | 5 |
| Restricted log likelihood = -78.988441 | | | Number of observations | = | | 22 |

| | | exp(Coef) | Std. Err. | $z$ | $P>\|z\|$ | [95% Conf. Interval] | $y$B |
|---|---|---|---|---|---|---|---|
| | $x$ | 1.079027 | .0989673 | 0.83 | 0.407 | .9014898 | 1.291527 |
| | _cons | .8916551 | .0679518 | -1.50 | 0.132 | .7679413 | 1.035299 |
| $y$C | | | | | | | |
| | $x$ | 1.184353 | .1797461 | 1.11 | 0.265 | .8796228 | 1.594651 |
| | _cons | .8470038 | .0866641 | -1.62 | 0.105 | .6930933 | 1.035092 |
| $y$D | $x$ | 1.027786 | .1050199 | 0.27 | 0.789 | .841252 | 1.25568 |
| | _cons | 1.279738 | .1449674 | 2.18 | 0.029 | 1.024938 | 1.59788 |
| $y$E | | | | | | | |
| | $x$ | .9410039 | .1072004 | -0.53 | 0.593 | .7526991 | 1.176417 |
| | _cons | 1.080199 | .0996212 | 0.84 | 0.403 | .9015751 | 1.294213 |

| | | | | | | |
|---|---|---|---|---|---|---|
| $y$F | $x$ | 1.110758 | .1099911 | 1.06 | 0.289 | .9148095 | 1.348679 |
| | _cons | 1.390731 | .127889 | 3.59 | 0.000 | 1.161363 | 1.665398 |

Estimated between-studies SDs and correlation matrix：

| | SD | $y$B | $y$C | $y$D | $y$E | $y$F |
|---|---|---|---|---|---|---|
| $y$B | .12854488 | 1 | . | . | . | . |
| $y$C | .12854488 | .5 | 1 | . | . | . |
| $y$D | .12854488 | .5 | .5 | 1 | . | . |
| $y$E | .12854488 | .5 | .5 | .5 | 1 | . |
| $y$F | .12854488 | .5 | .5 | .5 | .5 | 1 |

分别将有、无协变量的网络 Meta 分析结果整理成如表 24-5 所示，从中发现：在控制了随访时间这一效应修饰因素后，药物 ARB 糖尿病发生率与参照药物安慰剂相比，差异无统计学意义，这也提示在网络 Meta 分析实践过程中，如果某种模型获得的结果 95%CI 上限或下限接近无效线，则需要对主要结果的稳健性进行附加分析，采用的方法有 Meta 回归、亚组分析和敏感性分析等。

表 24-5　频率学框架网络 Meta 分析及网络 Meta 回归分析结果

| 比较 | 无协变量（网络 Meta 分析） | | 有协变量（网络 Meta 回归分析） | |
|---|---|---|---|---|
| | OR 及 95%CI | $P$ | OR 及 95%CI | $P$ |
| ACEI vs 安慰剂 | 0.88(0.77, 1.01) | 0.07 | 0.89(0.77, 1.04) | 0.13 |
| ARB vs 安慰剂 | 0.83(0.70, 0.98) | 0.03 | 0.85(0.69, 1.04) | 0.11 |
| β 受体阻滞剂 vs 安慰剂 | 1.24(1.05, 1.45) | 0.009 | 1.28(1.02, 1.60) | 0.03 |
| CCB vs 安慰剂 | 1.04(0.89, 1.22) | 0.61 | 1.08(0.90, 1.29) | 0.40 |
| 利尿剂 vs 安慰剂 | 1.32(1.21, 1.56) | 0.001 | 1.39(1.16, 1.67) | <0.001 |
| $\tau$ | 0.12 | | 0.13 | |

（张天嵩，孙凤）

# 第九节　网络 Meta 分析中相关图形的绘制

"一图胜万言"，在科学研究中常用统计图来表达相关信息。与经典 Meta 分析常需要绘制森林图和漏斗图不同，网络 Meta 分析需要绘制一些特殊的图形，主要包括网络结构图、疗效排序图、校正比较漏斗图、森林图、贡献度图等。除了前面几节已讨论过的相关网络 Meta 分析图形外，本节将主要介绍其他几种比较常用图形的绘制方法及 Stata 实现。

## 一、网络结构图

网络结构图是证据基础的视觉表现，可以提供其特征的简明描述。它根据各种干预措施在试验中相互比较的情况而连接成网状结构，让读者能够对现有的证据结构进行评价。网络结构图由结点和连线构成，结点表示用相互比较的治疗方法，而边表示直接比较两个相互比较的治疗方法。如图 24-14 所示，一般地，各治疗措施对应结点的大小反映了随机分配给每种处理方法的患者数量，连线的粗细表明每一种比较所纳入研究的数量；如果纳入网络 Meta 分析中的干预措施比较少则形成比较小的网络图（如 3 种治疗措施形成的网状图），用数据表表示并简短描述即可。Stata 和 R 等软件均可以绘制网络图，如 Stata 的 network 组命令（network map 命令）、networkplot 命令，R 的 gemtc、netmeta 等扩展包等。

由 Chaimani 编写的 networkplot 命令可以用结点和线来图示化网络的干预措施，绘制的网络结构图图形精美。其命令行操作格式为：networkplot varlist［if exp］［in range］，［选择项］。其中 varlist 要求指定两个变量，分别为每一对比较中的两个治疗方法，格式可以是字符串型，也可以是数值型。常用的选择项中，nodeweight（weightvar method）、edgeweight（weightvar method）等可应用权重变量的和（亚选择项为"sum"）或均数（亚变量"mean"）方法分别对点和边给予权重；nodecolor（ ）、edgecolor（ ）选择项可以赋予点和边以不同的颜色，前者默认是蓝色，后者默认是黑色；aspect（#）指定网络图的纵横比例，默认为 1；edgescale（#）和 nodescale（#）选择项对点和边分别指定确定的数值。

networkplot 命令需要用户提供两种干预措施未经处理的对应配对比较的数据，对于多臂研究要提供所有的配对比较，如某项多臂研究中含有 $T$ 个臂，则有 $\dfrac{T \times (T-1)}{2}$ 个可能配对比较。

以糖尿病数据（dm2. dta，请注意数据为两两比较格式）为例，介绍以 Stata 软件 networkplot 命令绘制网络结构图的过程，具体如下：

```
. set seed 12345
. use "C:\dm2. dta", clear
. networkplot treat1 treat2
```

得网络结构图，如图 24-14 所示。

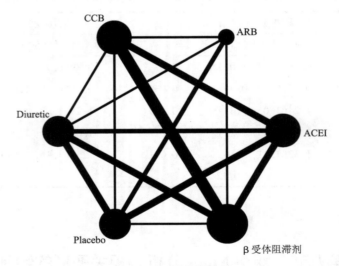

**图 24-14　网络结构图**

结果解读：网络结构图中表示 β 受体阻滞剂的结点最大，且与 CCB 相连的边也较宽，说明在纳入此次网络 Meta 分析研究中，接受 β 受体阻滞剂干预的样本量最大，β 受体阻滞剂与 CCB 相比较的研究数最多；从图中还可以发现，目前临床上还缺乏 ACEI 与 CCB 直接比较的证据（无线直接相连）。请注意，还可以结合其他协变量绘制更加漂亮的图形，本节不再演示。

## 二、森林图

网络 Meta 分析一般以表格形式而以非森林图形式显示两两比较的结果，所以森林图绘制并不十分重要。如果突出其他干预与某一干预相比较的结果，也可以将某种干预定为参照，其他干预与其相比较的结果绘制成森林图；可以手工将已获得的计算结果输入到 Stata 等统计软件中绘制森林图。也可以使用 network 组命令（network forest 命令）绘制，其绘制的森林图中针对每一对干预措施比较，可以显示 3 种结果：一是研究效应量，也就是在每一含成对比较研究中的两个相互比较的干预措施比较结果；二是设计内合并效应量，配对比较在每个设计内的合并效应量，结果由拟合不一致性模型获得，如果没有拟合不一致性则在森林图中不显示；三是配对比较总的效应合并量，结果由拟合一致性模型获得，如果干预太多，该命令绘制出的森林图不美观。R 软件中 gemtc、netmeta 等均可以某种干预为参照对比，绘制森木图。有兴趣的读者可以阅读相关文献，本章不再赘述。

### 三、不一致性图

Chaimani 等提出一种简单易行的方法处理网络 Meta 分析不一致性问题，即查看网络中每一个闭合环路。该方法只针对三角形数据(由 3 种相互比较的治疗措施构成)、四方形数据(由 4 种治疗措施构成，在环路中每种治疗正好与其他两种治疗措施比较)，如果四方形数据环路可以分解成为两个(嵌套)三角形环路，则选择后者。针对每个比较环路，把直接和间接估计之间的绝对差异当作不一致性因子(inconsistency factor, IF)来进行评估，并给出 IF 的 95%CI 以及 $Z$ 检验结果。

IF 为环路中直接比较和间接比较证据的两个 OR(odds ratios)率比(RoR)的对数，如果 RoR 接近于 1，意味着两证据来源相符合。$Z$ 检验统计效能比较低，可以检验 RoR 的 95%CI，如果包含的值过大，可能需要进一步探索不一致性的来源。在做出网络 Meta 分析不一致性推断时，可能需要纳入多个闭合环路，需要评价每个环路的 RoR，所有的 RoR 及其 95%CI 可以联合出现在同一森林图中。Chaimani 等为 Stata 编写的宏命令 ifplot 可以实现该功能。

ifplot 命令可以鉴别干预网络中所有三角形或四方形环路不一致性、评估各自的 IF 及不确定性；并能绘制不一致性图(inconsistency plot)，表示每个环路 IF 绝对值及其 95%CI。该命令允许关于异质性不同的假设(特指比较、特指环路或特指网络)，采用不同的算法(方差分量法、最大限制性似然法等)，如果某一环路 95%CI 下限未达到 0 的无效线，则表示可能存在不一致性。其命令行操作格式为：

ifplot varlist [if exp] [in range] [, tau2(comparison|loop|#) mm reml eb random fixed cilevel(integer) summary details labels(string) notable plotoptions(string) xlabel(#, #, …, #) noplot separate eform keep]

其中，varlist 需要用户提供两配对比较的效应量(如 logOR、SMD 等)及其标准误、欲比较干预措施 t1 和 t2(数值型变量或字符串变量)、含有欲比较干预措施的研究 ID(数值型变量或字符串变量)；tau2 选择项允许指定不同的异质性假说，tau2(comparison)表示选择特指比较异质性(comparison-specific heterogeneity)，tau2(loop)表示选择特指环路异质性(loop-specific heterogeneity)，tau2(#)表示选择某一特定的异质性方差值；如果选择 tau2(loop)选择项，则 mm、reml、eb 表示估计特指环路异质性的方法，分别为方差分量法、最大限制似然法、经验贝叶斯法；random 和 fixed 分别表示随机效应模型和固定效应模型，用于所有比较。其他为结果输出选择，不多介绍，有兴趣的读者可以阅读命令自带帮助文件和参考文献。

以糖尿病数据(dm2.dta)为例，介绍以 Stata 软件 ifplot 命令绘制不一致性图。如果我们采用最大限制性似然法估计特指环路异质性，结果不需要报告 IF，而是要报告 RoR，则加用"eform"选择项，具体过程如下：

```
. use "C：\dm2.dta", clear
. gen logor=ln((r1/(n1-r1))/(r2/(n2-r2)))
. gen selogor=sqrt(1/r1+1/(n1-r1)+1/r2+1/(n2-r2))
. ifplot logor selogor treat1 treat2 study, tau2(loop) reml eform
```

数字化结果如下，图示化结果如图 24-15 所示。

Evaluation of inconsistency using loop-specific heterogeneity estimates：

| Loop | ROR | z_value | p_value | CI_95 | Loop_Heterog_tau2 |
|---|---|---|---|---|---|
| ARB-Diuretic-betaRB | 6.269 | 1.704 | 0.088 | (1.00, 51.78) | 0.000 |
| ARB-CCB-Diuretic | 5.347 | 1.567 | 0.117 | (1.00, 43.52) | 0.000 |
| ARB-Diuretic-Placebo | 4.124 | 1.235 | 0.217 | (1.00, 39.09) | 0.078 |
| ACEI-Placebo-betaRB | 2.295 | 2.475 | 0.013 | (1.19, 4.43) | 0.013 |
| ARB-Placebo-betaRB | 2.041 | 2.638 | 0.008 | (1.20, 3.47) | 0.000 |
| Diuretic-Placebo-betaRB | 1.781 | 1.932 | 0.053 | (1.00, 3.20) | 0.000 |

| CCB-Placebo-betaRB | 1.556 | 1.399 | 0.162 | (1.00, 2.89) | 0.012 |
| ACEI-Diuretic-betaRB | 1.350 | 1.559 | 0.119 | (1.00, 1.97) | 0.000 |
| ACEI-CCB-betaRB | 1.345 | 1.666 | 0.096 | (1.00, 1.91) | 0.012 |
| ACEI-Diuretic-Placebo | 1.288 | 0.897 | 0.370 | (1.00, 2.24) | 0.039 |
| ARB-CCB-betaRB | 1.148 | 0.687 | 0.492 | (1.00, 1.70) | 0.012 |
| ARB-CCB-Placebo | 1.142 | 0.874 | 0.382 | (1.00, 1.54) | 0.000 |
| ACEI-CCB-Placebo | 1.142 | 0.610 | 0.542 | (1.00, 1.75) | 0.012 |
| CCB-Diuretic-Placebo | 1.127 | 0.278 | 0.781 | (1.00, 2.62) | 0.081 |
| ACEI-CCB-Diuretic | 1.092 | 0.520 | 0.603 | (1.00, 1.52) | 0.000 |
| CCB-Diuretic-betaRB | 1.011 | 0.058 | 0.954 | (1.00, 1.48) | 0.010 |

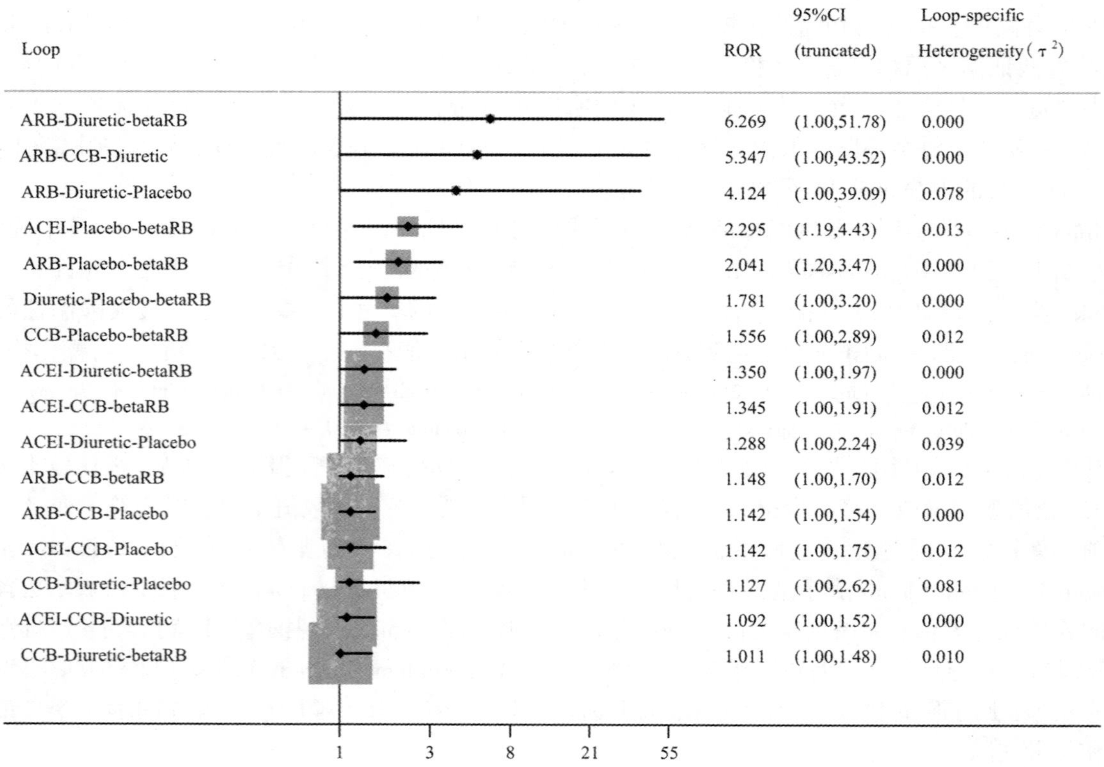

图 24-15　不一致性漏斗图

结果解读：有 17 个三角形环路、4 个四方形环路，结果提供了每一环路的 RoR 及其 95%CI、$Z$ 值及相应 $P$ 值、异质性方差等。从所有环路 RoR 的 95%CI 的结果来看，不一致性检验均无统计学意义，但有几个环路含有的 RoR 值大于 2，意味着直接估计是间接估计结果的 2 倍以上或相反（间接估计是直接估计的 2 倍以上），对于这些环路不能轻易下没有不一致性的结论。尽管该方法比较容易实现，但解释结果时需要小心。

（张天嵩）

## 第十节　网络 Meta 分析新进展

近 10 年网络 Meta 分析方法不断更新，从最开始对随机对照试验的间接比较，发展到今天，网络 Meta 分析已经可以应用在个体参与者数据、剂量数据、"真实世界"观察性研究的证据等方面，可允许对多种形式汇总数据进行推断，同时也发展了新方法可放宽对异质性、不一致性等假设的严格限制。主要进展如下：

### 一、基于外部证据确定异质性信息先验的网络 Meta 分析

当研究纳入的文献数较少时，研究之间的方差估计可能是不精确的，此时常推荐采用贝叶斯 Meta 分析整合有异质性的外部证据（先验信息），得到更稳定的估计。Rhodes 等提出了一种使用数据扩充（data augmentation）来进行贝叶斯 Meta 分析的方法，这种数据扩充可看作是不需要指定先验分布的半贝叶斯分析（semi-Bayesian analysis）。作者用虚拟的伪数据（用其似然来替代异质性参数 tau2 的先验分布）表示研究间方差的共轭先验信息，并使用 Meta 回归进行估计，与基于重要性抽样技术（importance sampling techniques）和马尔可夫链蒙特卡罗（Markov chain Monte Carlo，MCMC）的完全贝叶斯方法进行了比较后，得到的结果几乎相同。作者将该方法应用于一个实际数据集，并描述了如何拓展到网络 Meta 分析。总之，该方法优化了在文献量较少时的贝叶斯 Meta 分析，同时也便于研究人员理解和使用。

### 二、偏倚调整

原始研究质量和发表偏倚会对 Meta 分析的真实性造成很大影响。虽然存在许多评估随机对照试验质量的工具，但纳入质量较差的随机对照试验时对 Meta 分析结果有何影响，并没有定量的方法来评价，目前的做法主要是咨询专家意见或者参考已发表文献的经验估计等探索性的方法。特别是对于网络 Meta 分析来说，这是一个需要进一步研究的问题。针对发表偏倚/小研究效应的头对头比较的 Meta 分析，现在已经有几种调整方法，这些方法也正开始被纳入网络 Meta 分析的内容中。

### 三、纳入真实世界研究，进行证据整合

真实世界研究的目的是揭示干预措施在现实临床实践中是否有效，而且越来越多的人希望在决策过程中考虑这些证据，这类研究通常是非随机研究。Efthimiou 等在随机对照试验的网络 Meta 分析中评估了现有的方法，并提出了使用非随机研究证据的新方法，目的是评估真实世界的治疗效果。作者首先评估完两种证据之间的兼容性，然后比较了一系列可将非随机研究纳入随机对照试验的网络 Meta 分析的替代方法（包括原始数据综合、设计调整综合、使用非随机证据作为先验信息以及使用三水平层次模型），并进一步在两个已发表的案例中应用上述方法，比较了经皮介入治疗支架内再狭窄和抗精神病药物在精神分裂症患者中的治疗效果。经过深入讨论每种方法的优点和局限性，并得出结论：纳入来自非随机研究的真实世界证据可用来证实随机对照试验的结果，提高随机对照试验的网络 Meta 分析的准确性。

### 四、多结局的多元网络 Meta 分析

网络 Meta 分析综合了多种医疗干预措施的大量临床试验的数据，当临床试验缺少一个或多个感兴趣的结局的数据，综合这些数据可能导致证据网络断开、不确定性增加和有偏差的估计，并可能对决策产生严重影响。为了克服这一问题，可以考虑对多个结局进行多元网络 Meta 分析。多元网络 Meta 分析考虑了多个结局指标之间的相关性，这与单独对每个结局指标进行单变量网络 Meta 分析相比，有两个主要优势：1）结局指标之间相关性的引入使得每个结局指标的汇总结果能够利用所有结局指标的数据；2）允许纳入那些没有报告所有相关结局指标的研究。这使得更多的研究和证据被纳入，从而可以得出更精确的结论（更窄的置信区间）。此外，多元网络 Meta 分析方法可以进一步扩展，当几个药物大类中分别嵌套多个具体药物时，采用层次模型借用高水平层次上的同类干预措施之间的力量，在多元网络 Meta 分析模型中加入类效应通常可以提高同类治疗效果估计的精度，增强决策支持。

### 五、重复测量（多个时间点）数据的网络 Meta 分析

网络 Meta 分析中纳入的部分研究对某些结局指标可能存在多个时间点的报告数值，并且报告的时间点还不一致。虽然可以在每个时间点进行单独的网络 Meta 分析分析，但这会降低统计效能。如

果充分利用多个时间点的报告数值，可以把不同时间点之间的相关性信息也纳入模型，从而为决策模型所需的参数提供信息。这种方法 Madan 等 2014 年已经证实其可在二分类结局指标中实现[28]，而且还进一步证明用这种方法可以将特定时间点断开的多个网络连接在一起。

## 六、IPD 的网络 Meta 分析模型

传统网络 Meta 分析的数据主要是从已发表的文献中提取的，主要关注聚合水平数据的证据整合。但是，如果可以获得 IPD，则可以将其用于分析，相比汇总数据，其优势已经得到了证实。如果要探讨个体患者水平的协变量，解释研究之间的异质性/不一致性，或探索某个亚组患者的成本-效益，IPD 的网络 Meta 分析分析比聚合水平网络 Meta 分析更合适。例如，如果要评估年龄对干预效果的影响，后者只能使用平均年龄作为协变量在回归模型中检测交互作用，而前者可以直接探讨每个患者的个体年龄等。IPD 的网络 Meta 分析模型允许包含患者水平的协变量，可用于二分类结局指标和时间事件数据(生存数据)。由于 IPD 可能无法从所有相关研究中获得，因此有学者对 IPD 的网络 Meta 分析模型进行了拓展，可同时综合 IPD 和汇总数据。

## 七、证据网络断续的网络 Meta 分析

尽管网络 Meta 分析对包含的治疗、试验和患者的数量没有限制，但有时根据事先制订的 PICO，证据体中各干预措施之间却无法形成一个相连的网络，此时无法进行标准的网络 Meta 分析(其要求网络中每对干预措施之间都有路径)。对于这种断开的决策证据体(多个小的网络)，目前也有一些方法学上的尝试。英国 NICE 机构 2008 年首次推荐允许证据体中纳入与决策无关的干预措施，以协助证据体中各个干预措施之间形成连接的网络；2015 年该机构又推出可以纳入观察性研究证据来扩充整个证据体，使之完整；对于二分类结局尤其安全性事件，还可以假定缺少头对头比较的某一对/几对干预措施的结局发生数都是 0，从而使证据体完整关联起来。

## 八、基于目标人群执行校准的网络 Meta 分析

IPD 的网络 Meta 分析是 Meta 分析领域的金标准，除了对证据体中的药物数目、有无闭合环以及协变量的类型均不受限制外，还可以基于目标人群的基线协变量的联合分布进一步校准 IPD 的网络 Meta 分析结果用于外推，这种理想情况可以避免传统 Meta 的聚合偏倚(生态学偏倚)的问题，而且 Zhang 等 2016 年也证实并推荐这种方法可校准目标人群。但是，获得证据体每一个随机对照试验的 IPD 是不现实的，很难实现金标准的 IPD 的网络 Meta 分析。

Phillippo 等 2019 年开发了一种多水平的网状 Meta 回归(multi-level network Meta-regression，ML-NMR)来执行校准的网络 Meta 分析，且已证明，即便只能获得证据体中部分 IPD 数据或聚合水平的随机对照试验基线特征各水平的每个组合的结果，在假定效应修饰因子在研究间是均衡的前提下，ML-NMR 也可以将间接比较/网络 Meta 分析的结果进行校准，外推到目标人群中。该 ML-NMR 有几个优点，包括：1)治疗的比较仍保留随机分组，避免了指示征混杂；2)不需要试验个体患者的数据；3)在 IPD 的随机对照试验水平上校准效果估计；4)可产生药企研发、临床医生、临床指南制订者、HTA 评估人员等共同关注的结果。这一校准方法为更多的疾病和治疗措施的评价提供了可行性，有助于把与决策目标群体相关的效果估计应用于决策的制订。

## 九、生存数据的网络 Meta 分析

Vickers 等于 2016 年对生存资料的结局进行网络 Meta 分析分析，并对平均生存时间进行估计，有两种主要方法：1)基于研究水平汇总的危险比数据(即基于 HR 值及其置信区间)拟合网络 Meta 分析；2)基于重建的患者个体水平的数据拟合网络 Meta 分析。

基于危险比的分析方法，网络 Meta 分析生存估计的结果跟选择哪个试验的治疗数据作为共同参考有很大关系。此外，尽管模型对当前研究纳入的干预措施给出可信区间的预测，但并不一定意味着

这种基于危险比的方法对其他的干预措施也能做出合理的预测；而且证据体中很有可能有一个或多个干预之间的比较不满足比例风险假定的危险比。Vickers 等提出使用分数多项式方法生成与生存数据吻合的生存曲线，重建患者个体水平的数据，并进一步调整，以对生存结局给出合理的推断。然而，可能受到发表偏倚影响，该方法只纳入报告了 Kaplan-Meier 图表的研究，而部分研究由于只提供了汇总数据则无法纳入。因此，在理想情况下，两种方法需要同时使用，才能提供一个完整的治疗之间的相对疗效。

Petit 等于 2019 年提出应用限制性平均生存时间差异（rmstD）作为一个绝对效应测量指标，在来自个体患者数据（IPD）探讨化疗对鼻咽癌的作用案例中，分别采用网络 Meta 分析比较了两种效应测量（基于 HR 和基于 rmstD）所获得的相对结果，发现基于 HR 或 rmstD 的网络 Meta 分析结果在主要结局上的估计有所不同，但在次要结局上没有差异。考虑到 HR 对非比例风险的敏感性，作者认为 rmstD 在 Meta 分析方法中值得进一步研究和使用。

### 十、诊断性试验准确性评价的网络 Meta 分析

早期的诊断准确性试验的 Meta 分析（即 Moses-Littenberg 合并 ROC 曲线）允许纳入具有不同诊断阈值的诊断性试验进行准确性的 Meta 分析。虽然该方法考虑到不同诊断阈值是异质性的一个重要来源，但没有把这种异质性来源明确地考虑到模型中。随后的双变量模型和分层 ROC 曲线克服了这一难题，但并没有提供确定最佳的诊断阈值的方法。直到 2018 年，Owen 等开发的诊断性试验网络 Meta 分析成功解决了这一问题，对同一情景下多种诊断性试验同时进行比较，给出到底哪种诊断性试验具有最佳的诊断准确性和最佳的诊断阈值。指南制订人员和研究人员如果关注多种诊断性试验的比较，目的是确定哪种试验的诊断阈值最适合相应的临床问题，建议考虑使用诊断性试验网络 Meta 分析，该方法能够帮助确定某种特定疾病下的最佳诊断性试验和最佳诊断阈值。

### 十一、分层可互换模型

网络 Meta 分析是证据综合中常用的方法，而且当证据体中有大量干预措施时，干预措施可能被细分为不同的类别，如果随机对照试验数目相对较少时，网络 Meta 分析估计的治疗效果会产生相当大的不确定性，此时很难确定最佳的干预措施。

Owen 等考虑类效应，在现有随机效应网络 Meta 分析工作的基础上，利用贝叶斯、马尔科夫链、蒙特卡罗方法建立了一个含有三个水平的分层网络 Meta 分析模型，以有限数量的随机对照试验评估广泛的证据体。该模型考虑了同类干预措施之间的互换性以及研究之间的残余的异质性。该研究以膀胱过度活跃引起尿失禁发作的例子，演示了这些方法在连续和二分类结局指标中的应用。作者认为贝叶斯三水平的分层网络 Meta 分析不仅保持了个体干预的可解释性，同时可提高效果估计的精确性。

### 十二、干预组随机缺失的处理方法

由于大多数试验只比较两种干预措施方法，因此，网络 Meta 分析中一个典型的数据集可能比较稀疏，就像一个不完整的块结构。Zhang 等提出了一种基于臂的方法，该方法考虑了同一试验中不同干预措施之间的相关性，并假设缺失的干预组是随机缺失的。然而，在随机对照试验中，干预组不可忽视的缺失或非随机的缺失可能是由于研究者在设计阶段有意选择而发生的。此外，进行网络 Meta 分析的研究者可能会选择性地纳入感兴趣的干预措施，这也可能导致非随机的缺失。在这篇论文中，作者基于敏感性分析发展了"选择"模型整合潜在的非随机缺失的证据体，扩展了之前的工作，然后将该方法应用于两个网络 Meta 分析案例，并在完全随机缺失和随机缺失两种假设情况下进行大量的模拟和评价，对常用的基于对比的方法和基于臂的方法进行了全面的比较。目前还缺乏一种可解释和简单的衡量方法来评估非随机缺失带来的偏倚风险，未来的研究应集中于这些问题的阐述及其模型评价、解读和适用性。

### 十三、网络 Meta 分析的 GRADE 证据质量分级

随着网络 Meta 分析的制订流程以及方法学的日趋成熟, ISPOR 组织先后制订了 3 部专门论述如何制订、解读和评价网络 Meta 分析的手册。但在 GRADE 之前, 很多网络 Meta 分析仅仅是通过评价纳入研究的偏倚风险来推测总体证据质量, 这种方法由于没有考虑到其他偏倚因素而存在很大局限性。如果不对网络 Meta 分析进行证据质量分级, 可能对读者理解网络 Meta 分析结论的真实性和可靠性造成障碍, 甚至会误导读者。

因此, 2014 年 GRADE 工作组提出了对网络 Meta 分析进行证据质量分级的四步法, 进一步完善了 GRADE 在网络 Meta 分析中运用的理论基础。但与其他类型系统评价或 Meta 分析相比, 网络 Meta 分析中同时纳入直接比较和间接比较证据, 因而分级过程会更复杂, 除了要考虑 GRADE 传统的 5 个降级因素之外, 还需要考虑间接比较中不同组别在人群基线特征、共同对照和结果测量方面的不可传递性(intransitivity), 以及直接比较和间接比较结果的不一致性(inconsistency)。

2017 年瑞士伯尔尼大学社会与预防医学机构最新发布的在线工具 CINeMA (Confidence in Network Meta-Analysis), 专门用于评价网络 Meta 分析证据质量(available from cinema. ispm. ch), 评价的主要内容仍然基于 GRADE 的 5 个降级因素, 分别为: 偏倚风险、间接性、不一致性、不精确性和发表偏倚。评价框架思路主要基于 Salanti 等于 2014 年发表于 PLoS One 的文献, 该软件可分析并给出直接比较对网络 Meta 分析的贡献, 在此基础上评价网络 Meta 分析的可信度(credibility)。该软件的开发, 大大提升了网络 Meta 分析的 GRADE 的评价质量和效率。

Yepes-Nuñez 等于 2019 年应用了一个基于四轮半结构化访谈的用户体验模型对案例数据进行分析, 详细展示并优化了 GRADE 的结果摘要(SoF)表, 以表格形式展示证据分级结果, 显示来自网络 Meta 分析的关键信息。研究组采访了 32 位进行或使用 Meta 分析的利益相关者。4 轮面试产生了 6 个候选的网络 Meta 分析-SoF 表格并达成一致, 建议最终的网络 Meta 分析-SoF 表格应包含以下 6 方面内容: 1)临床问题的详细信息(PICO), 2)描绘网络几何形状的图, 3)相对和绝对效应估计, 4)证据的确定性, 5)处理的排序, 6)结果的解释。这种网络 Meta 分析–SoF 表, 有助于理解网络 Meta 分析主要结果和制订卫生决策。

### 十四、网络 Meta 分析各种拟合方法的选择策略

虽然网络 Meta 分析发展至今已经有多种不同的模型, 但当样本量较大时, 各种方法产生结果基本相同, 而且它们之间不存在哪一个更准确。因此, Efthimiou 等 2016 年建议研究者可以根据自身偏好, 考虑哪种方法更直观, 或者考虑哪一种软件模块的功能更适合研究目的, 从而来选择统计模型。频率学派的模型的一个优点是使用非常普遍, 适用于统计领域的大多数应用程序, 这意味着许多人可能更容易理解该类方法产生的结果。然而, 如前所述, 贝叶斯方法在很多场景下有更多优势。因此, 在实践中, Cipriani 等建议选择一种方法作为主要分析, 然后执行另一种方法作为敏感性分析, 这种分析策略已变得越来越流行, 可以比较这两种方法是否能得出相同结论。如果一致则表明这些特定的结果是可靠的, 如果有分歧, 也可以深入解释可能的原因。

### 十五、网络 Meta 分析结果的可视化

尽管网络 Meta 分析的拟合模型多种多样, 但要对这些模型的结果作直观理解通常是比较困难的, 尤其是在许多不同干预措施的大型网络中。Law 等 2019 年提出了两种可视化方法, 使得网络 Meta 分析模型的结果可以更直观。该方法可以不考虑统计模型或估计方法, 并且基于证据体的网络结构分析。作者定义了 3 种测量网络证据体中干预措施之间的距离的指标: 1)干预措施效果的估计, 2)标准误差, 3)对应的 $P$ 值。然后, 通过确定合适的阈值, 将一些比较对归类为相近(短距离)。在网络分析理论中, 距离相近的干预措施被认为是有相互连接的。最后, 使用标准的网络方法将干预措施分配到不同组。由此可以确定网络的哪些干预措施估计具有相似(或不同)的治疗效果, 作者还提出了第二种

方法，即参数自助抽样（bootstrapping），在可视化中制作和使用热图。作者推荐使用 R 软件来制图，并提供了代码。这种新的可视化方法可让网络 Meta 分析制订者更直观地理解其拟合模型的含义。可视化方法还可用来识别拟合模型的最显著特征，或者在发表的论文中展示这些图形。

### 十六、动态更新网络 Meta 分析

随着新的原始研究的出现和发表，现有的证据也会随之更新。在每次更新中，都需要基于最新证据网络下结论和对未来研究的必要性提出建议。在前瞻性 Meta 分析的背景下，未来的研究计划会作为证据积累的一部分，在解释 Meta 分析结果时需要考虑多重检验的问题。Créquit 等于 2016 年扩展了 Meta 分析序贯检验的概念，为更新网络 Meta 分析提供了一个方法学框架（http：//livenetworkmetaanalysis.com/），建议在监管环境中使用前瞻性的累积网络 Meta 分析，即使没有新的试验可以直接比较干预的相对效果，也有可能成为结论所基于的证据，因为新的研究提供了间接比较的结果。Nikolakopoulou 等[27]进一步结合案例证明基于每个证据体成对估计的 z 分数（效应大小与标准误差之比）和每项研究进入网络 Meta 分析后各自获得的信息，构建了证明干预有效和无效的终止边界；当穿过设定的停止边界时，网络 Meta 分析的分析结果可成为结论性的证据，表明即使没有进一步的头对头的比较，关于感兴趣的特定比较对也可以通过目前的间接证据支持决策。而且，目前技术的发展已经实现了半自动化的制订过程，对前瞻性的累积网络 Meta 分析动态更新提供了技术支持，在这种包含了所有可用的干预措施的"实时"的网络 Meta 分析被称为"实时累积网络 Meta 分析"，可以进一步促进研究的优先级和决策的制订，为何时规划新的原始研究，何时更新网络 Meta 分析，何时提供结论性的答案等提供了信息依据，以弥合研究证据和卫生保健实践之间的差距。

但该方法在实践中使用较少，仍需要在一个全面的框架中对方法学进行梳理和总结，同时需要在现实世界的例子中对方法学进行评估。开发便于研究者使用的软件和参考材料，有助于该方法的推广。

总之，不恰当地使用网络 Meta 分析很可能会导致错误的结果。当证据网络结构连接程度较低时，统计效能也较低，而且间接证据仍是观察性的，应谨慎解释。因此，网络 Meta 分析最好由该领域的临床专家和有经验的统计学家进行指导、实施和解释。此外，应认识到 Meta 分析的应用已扩展到其他领域，例如识别预后和预测因素，通过对 Meta 分析和专家意见的证据进行整合，可以改进现实数据库中预后模型的构建。世界卫生组织越来越推荐通过使用严格的综合证据方法来制订临床指南。网络 Meta 分析对于多种干预措施的评估日益重要，也将越来越多地被用于开发其他指南。

（孙凤，杨智荣）

## 参考文献

［1］Lumley T. Network meta-analysis for indirect treatment comparisons［J］. Stat Med, 2002, 21(16)：2313-2324.

［2］Higgins J, Thomas J. Cochrane handbook for Systematic reviews of interventions version 6. 0［M/OL］. (2019-07-13). Cochrane, 2019. http://www.training.cochrane.org/handbook.

［3］Lu G, Ades AE. Combination of direct and indirect evidence in mixed treatment comparisons［J］. Stat Med, 2004, 23(20)：3105-3124.

［4］张天嵩，钟文昭，李博.实用循证医学方法学［M］. 2 版. 长沙：中南大学出版社，2014.

［5］张天嵩，董圣杰，周支瑞.高级 Meta 分析方法-基于 Stata 实现［M］.上海：复旦大学出版社，2015.

［6］詹思延.系统评价与 Meta 分析［M］.北京：人民卫生出版社，2019.

［7］王吉耀.循证医学与临床实践［M］.北京：科学出版社，2019.

［8］Hutton B, Salanti G, Caldwell DM, et al. The PRISMA extension statement for reporting of systematic reviews incorporating network meta-analyses of health care interventions：checklist and explanations［J］. Ann Intern Med. 2015, 162(11)：777-784.

［9］Song F, Loke YK, Walsh T, et al. Methodological problems in the use of indirect comparisons for evaluating healthcare interventions: survey of published systematic reviews [J]. BMJ, 2009, 338: b1147.

[10]Jansen JP, Fleurence R, Devine B, et al. Interpreting indirect treatment comparisons and network meta-analysis for health-care decision making: report of the ISPOR Task Force on Indirect Treatment Comparisons Good Research Practices: part 1 [J]. Value Health, 2011, 14(4): 417-428.

[11]Elliott WJ, Meyer PM. Incident diabetes in clinical trials of antihypertensive drugs: a network meta-analysis[J]. The Lancet, 2007, 369(9557): 201-207.

[12]Dias S, Sutton AJ, Ades AE, et al. Evidence synthesis for decision making 2: a generalized linear modeling framework for pairwise and network meta-analysis of randomized controlled trials[J]. Med Decis Making, 2013, 33(5): 607-617.

[13]Gurusamy KS, Pissanou T, Pikhart H, et al. Methods to decrease blood loss and transfusion requirements for liver transplantation[J]. Cochrane Datab Syst Rev, 2011, CD009052.

[14]Zhu GQ, Shi KQ, You J, et al. Systematic review with network meta-analysis: adjuvant therapy for resected biliary tract cancer [J]. Aliment Pharmacol Ther, 2014, 40: 759~770.

[15]Cipriani A, Barbui C, Salanti G, et al. Comparative efficacy and acceptability of antimanic drugs in acute mania: a multiple-treatments Meta-analysis[J]. Lancet, 2011, 378(9799): 1306-1315.

[16]White IR. Network meta-analysis[J]. Stata J, 2015, 15(4): 951-985.

[17]White IR. Multivariate random-effects meta-regression: updates to mvmeta[J]. Stata J, 2011, 11(2): 255-270.

[18]Chaimani A, Salanti G. Visualizing assumptions and results in network meta-analysis: the network graphs package[J]. Stata J, 2015, 15(4): 905-950.

[19]Chaimani A, Higgins JP, Mavridis D, et al. Graphical tools for network Meta-analysis in STATA[J]. PLoS One, 2013, 8 (10): e76654.

[20]Riley RD, Jackson D, Salanti G, et al. Multivariate and network meta-analysis of multiple outcomes and multiple treatments: rationale, concepts, and examples[J]. BMJ, 2017, 358: j3932.

[21]Efthimiou O, Debray TPA, van Valkenhoef G, et al. GetReal in network meta-analysis: a review of the methodology[J]. Res Synth Meth 2016, 7(3): 236-263.

[22]Cipriani A, Furukawa TA, Salanti G, et al. Comparative efficacy and acceptability of 21 antidepressant drugs for the acute treatment of adults with major depressive disorder: a systematic review and network meta-analysis[J]. Lancet, 2018, 391 (10128): 1357-1366.

[23]Turner RM, Spiegelhalter DJ, et al, Bias modelling in evidence synthesis[J]. J R Stat Soc Ser A Stat Soc 2009, 172(1): 21-47.

[24]Welton NJ, Ades AE, Carlin JB. Models for potentially biased evidence in meta-analysis using empirically based priors [J]. J Royal Statist Soc, 2009, 172(1): 119-136.

[25]Trinquart L, Chatellier G, Ravaud P. Adjustment for reporting bias in network meta-analysis of antidepressant trials[J]. BMC Med Res Methodol, 2012, 12: 150.

[26]Mavridis D, Sutton A, Cipriani A, Salanti G. A fully Bayesian application of the Copas selection model for publication bias extended to network meta-analysis[J]. Statist Med 2013, 32(1): 51-66.

[27]Owen RK, Tincello DG, Keith RA. Network meta-analysis: development of a three-level hierarchical modeling approach incorporating dose-related constraints[J]. Value in Health, 2015, 18(1): 116-126.

[28]Efthimiou O, Mavridis D, Debray TP, et al. Combining randomized and non-randomized evidence in network meta-analysis [J]. Statist Med, 2017, 36(8): 1210-1226.

[29]Zhang Z, Nie L, Soon G, et al. New methods for treatment effect calibration, with applications to non-inferiority trials[J]. Biometrics, 2016; 72(1): 20-29.

[30]Phillippo D, Ades T, Dias S, et al. NICE DSU technical support document 18: Methods for population-adjusted indirect comparisons in submissions to NICE[EB/OL]. (2016-11-30). http://www.nicedsu.org.uk/populationadjusted- ICS- TSD (3026862)htm.

[31]Phillippo DM, Dias S, Ades AE, et al. Synthesis of individual and aggregate level data using multilevel network meta-regression: extension to general likelihoods[M]//Abstract from Royal Statistics Society International Conference 2019, Belfast, United Kingdom, 2019.

[32]Phillippo D, Dias S, Ades T, et al. Synthesis of individual and aggregate level data using multilevel network meta-

regression: extension to general likelihoods [M/OL]. (2019-08-19). Leuven, Belgium, 2019. http://www.iscb2019.info.

[33] Phillippo DM. Calibration of treatment effects in network meta-analysis using individual patient data[D]. University of Bristol, 2019.

[34] Puhan MA, Schunemann HJ, Murad MH, et al. A GRADE Working Group approach for rating the quality of treatment effect estimates from network meta-analysis[J]. BMJ, 2014, 349: g5630.

[35] Yepes-Nuñez JJ, Li S A, Guyatt G, et al. Development of the summary of findings table for network meta-analysis[J]. Clin Epidemiol, 2019, 115: 1-13.

[36] Donegan S, Williamson P, D'Alessandro U, et al. Combining individual patient data and aggregate data in mixed treatment comparison meta-analysis: Individual patient data may be beneficial if only for a subset of trials[J]. Statist Med, 2013, 32 (6): 914-930.

[37] Jansen JP. Network meta-analysis of individual and aggregate level data. Res Synth Meth 2012, 3(2): 177-190.

[38] Saramago P, Chuang LH, Soares MO. Network meta-analysis of (individual patient) time to event data alongside (aggregate) count data[J]. BMC Med Res Methodol, 2014, 14: 105.

[39] Petit C, Blanchard P, Pignon JP, et al. Individual patient data network meta-analysis using either restricted mean survival time difference or hazard ratios: is there a difference? A case study on locoregionally advanced nasopharyngeal carcinomas [J]. System Rev, 2019; 8(1): 96.

[40] Saramago P, Sutton AJ, Cooper NJ, et al. Mixed treatment comparisons using aggregate and individual participant level data[J]. Statist in Med, 2012, 31(28): 3516-3536.

[42] Owen RK, Cooper NJ, Quinn TJ, et al. Network meta-analysis of diagnostic test accuracy studies identifies and ranks the optimal diagnostic tests and thresholds for health care policy and decision-making. J Clin Epidemiol, 2018, 99: 64-74.

[43] O'Sullivan JW. Network meta-analysis for diagnostic tests[J]. BMJ Evid Based Med, 2019, 24(5): 192-193.

[44] Owen RK, Tincello DG, Keith RA. Network meta-analysis: development of a three-level hierarchical modeling approach incorporating dose-related constraints[J]. Value in Health, 2015, 18(1): 116-126.

[45] Zhang J, Chu H, Hong H, et al. Bayesian hierarchical models for network meta-analysis incorporating nonignorable missingness[J]. Statist Meth Med Res, 2017, 26(5): 2227-2243.

[46] Puhan MA, Schunemann HJ, Murad MH, et al. A GRADE Working Group approach for rating the quality of treatment effect estimates fromnetwork meta-analysis[J]. BMJ, 2014, 349: g5630.

[47] Law M, Alam N, Veroniki AA, et al, Jackson D. Two new approaches for the visualisation of models for network meta-analysis[J]. BMC Med Res Methodol, 2019, 19(1): 61.

[489] Créquit P, Trinquart L, Ravaud P. Live cumulative network meta-analysis: protocol for second-line treatments in advanced non-small-cell lung cancer with wild-type or unknown status for epidermal growth factor receptor[J]. BMJ Open, 2016, 6(8): e011841.

第 25 章

# 贝叶斯 Meta 分析

## 要 点

- 贝叶斯统计与经典统计学(频率学派)是目前两大主要统计学派。贝叶斯方法在 Meta 分析中得到广泛应用。
- 二分类数据贝叶斯 Meta 分析,可以采用基于效应量的对数和基于率的 logit 转换等两种方法建模。
- 连续型数据的贝叶斯 Meta 分析,关键在于估计方差。
- 有序数据可以采用分层累积比数比贝叶斯模型进行 Meta 分析。
- 单臂研究数据 Meta 分析模型可由贝叶斯方法轻松实现。
- 稀疏数据的贝叶斯 Meta 分析,对参数合理指定弱信息先验分布非常重要。
- 诊断性试验数据 Meta 分析常用的双变量模型、HRSOC 模型等均可由贝叶斯方法实现。
- 网络 Meta 分析首选贝叶斯方法实现。

　　贝叶斯统计与经典统计学(频率学派)是目前两大主要统计学派,贝叶斯统计是综合未知参数的总体信息、先验信息和样本信息,依据贝叶斯定理,获得未知参数的后验分布,依据后验分布推断未知参数的统计学方法。贝叶斯统计方法在医学领域内应用越来越广泛,如纵向数据、删失数据、缺失数据等,同时在 Meta 分析中也得到广泛应用,特别是复杂模型如网络 Meta 分析等。贝叶斯 Meta 分析是基于贝叶斯定理对多个同类研究结果进行合并汇总的统计分析体系。贝叶斯统计方法应用的增加归功于计算方法的发展、处理复杂模型的能力以及解决传统方法无法解决的问题。本章将介绍贝叶斯方法的基本思想、统计学基础及其在 Meta 分析中的应用。

## 第一节　贝叶斯统计概述

### 一、贝叶斯统计的起源与发展

　　英国数学家 Thomas Bayes 于 1763 年在《论有关机遇问题的求解》中利用贝叶斯公式和归纳推理的方法以二项分布为基础对未知参数进行推断,但可能由于 Bayes 认为该理论尚存在不完善的地方,在其生前并未发表。后被 Laplace 等一些统计学者发展为一种系统的统计推断方法,称为贝叶斯方法。采用这种方法作统计推断所得的全部结果,构成贝叶斯统计的内容。现代贝叶斯统计方法的发展归功于 Jeffreys(1939)、Savage(1954)、Ravaffa 及 Schleifer(1961)、Lindly(1972)及 de Finetti(1974)等贝叶斯统计先驱的重要贡献。在 20 世纪 80 年代之前贝叶斯统计因高维函数的积分,无法给出恰当的解析解,求解这些积分成为其发展的障

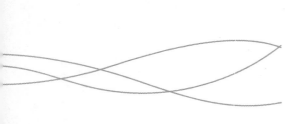

碍，因此一直停留在理论阶段。20 世纪 90 年代起马尔可夫链蒙特卡罗（Markov chain Monte Carlo，MCMC）方法广泛应用于贝叶斯统计，成功地解决了限制贝叶斯统计发展的高维积分运算问题，为贝叶斯统计带来了革命性的突破，进而使贝叶斯统计在更多的领域得到应用。

## 二、经典统计学与贝叶斯统计的区别与联系

经典统计学与贝叶斯统计有着本质的区别，主要可总结 3 个方面：

首先，二者对信息利用的本质差异。贝叶斯统计学派认为在观察到样本之前，对于任一未知的参数 $\theta$ 一般有一定的了解，即已经积累一些关于参数 $\theta$ 的信息——"先验信息（prior information）"，在对未知参数进行统计推断时应综合总体信息、先验信息，也应考虑样本信息。用统计学语言可描述为：$\theta$ 作为一个随机变量，有一定的先验分布，其分布密度为 $\theta \sim \pi(\theta)$。在获得样本之后（给定的样本信息），$\theta$ 的后验分布（posterior distribution）$\pi(\theta|x)$ 应包含 $\theta$ 的综合信息，关于参数 $\theta$ 的统计推断均基于 $\theta$ 的后验分布进行。因此，贝叶斯统计方法的关键在于所作出的任何推断都只需根据后验分布 $\pi(\theta|x)$，而不再涉及样本 $x$ 的分布。参数 $\theta$ 是否为随机变量、先验分布是否存在及如何选取，成为经典频率学派集中批评的两个靶点。频率学派的观点认为参数 $\theta$ 在每一个确定的问题中都有一个确定值，无随机性，因而也无分布可言。其认为贝叶斯学派以主观概率的立场出发，引进先验分布，将先验分布看作为主观随意性的概念，进而认为贝叶斯的统计问题的解也为主观随意性的解，无科学意义。迄今为止，贝叶斯学派仍未提出一种确定先验分布的方法，成为其重大的弱点。但是也应看到，虽然贝叶斯学派采用主观概率的概念，但并不是完全主观随意的选取先验分布，而是以从实践中获得的主观认识作为先验信息。虽然理论上尚无统一的、完整的、不失一般性的确定先验分布的方法，但是在实用的范围内，常见的问题所采用的先验分布，已经得到验证。

其次，未知参数 $\theta$ 的解释的差异。频率学派对参数 $\theta$ 解释是概率的频率解释。对置信区间的求解是：首先指定置信水平 $(1-\alpha)$，然后构建一个含有未知参数 $\theta$ 的枢轴量，通过枢轴量的分布求得参数 $\theta$ 置信水平为 $(1-\alpha)$ 的置信区间。对于经典统计学来讲，参数是固定而未知的，无统计分布而言，因此对于所得到的置信区间的理解存在一定困难，正确的理解为若反复抽样多次，每个样本值可以确定一个区间，这个区间要么包含参数 $\theta$，要么不包含参数 $\theta$，在这么多的区间中，包含参数 $\theta$ 的约占 95%，未包含参数 $\theta$ 约占 5%，而不能理解为"有 95% 的概率使得参数 $\theta$ 落在置信区间中"，因为由经典统计学派求得置信区间已不是随机区间。而贝叶斯学派认为参数 $\theta$ 为一随机变量，结合样本信息和先验信息可以构造一个可信区间（CI），应区别于经典统计学派的可信区间（confidence interval，CI），使得未知参数 $\theta$ 以一定的概率落在这个区间中，因此贝叶斯学派可以陈述为"有 95% 的概率使得参数 $\theta$ 落在可信区间中"。

最后，统计推断的理念的差异。经典学派奠基人 Fisher 将经典统计推断总结为 3 个问题：选定模型，确定统计量和相应统计量的分布。即选定模型，构建一个分布已知含有未知参数的枢轴量，根据抽样分布来确定统计量的全部性质。而贝叶斯统计推断完全源于未知参数的后验分布，未知参数的所有的统计学性质均由后验分布决定。

虽然经典统计学与贝叶斯统计学存在本质的差别，但是二者也存在一定的联系，即为似然函数（likelihood）。假设 $X_1, X_2 \cdots, X_n$ 是来自 $X$ 的一个离散总体的样本，$\theta \in \Theta$ 为待估计的参数，$\Theta$ 为 $\theta$ 的取值范围。$X_1, X_2 \cdots, X_n$ 的联合分布律为

$$\prod_{i=1}^{n} p(x_i; \theta)$$

同时设 $x_1, x_2 \cdots, x_n$ 是相应于样本 $X_1, X_2 \cdots, X_n$ 的一个样本值，因此样本 $X_1, X_2 \cdots, X_n$ 取到观察值 $x_1, x_2 \cdots, x_n$ 的概率，即事件 $\{X_1 = x_1, X_1 = x_1, \cdots, X_n = x_n\}$ 发生的概率分布的乘积

$$L(\theta) = L(x_1, x_2 \cdots, x_n; \theta) = \prod_{i=1}^{n} p(x_i; \theta), \theta \in \Theta$$

为样本的似然函数；对于 $X$ 属于连续型分布的样本，则其似然函数为

$$L(\theta) = L(x_1, x_2 \cdots, x_n; \theta) = \prod_{i=1}^{n} f(x_i; \theta), \theta \in \Theta。$$

经典统计学与贝叶斯统计学拥有相同的似然函数，只不过是其对似然函数的看法不同。经典统计学将似然函数记为 $L(x|\theta)$，而贝叶斯统计记为 $L(\theta|x)$。

### 三、贝叶斯统计学基础

#### (一)贝叶斯公式与贝叶斯定理

贝叶斯统计学的基础是贝叶斯公式和贝叶斯定理。大家熟知贝叶斯公式是基于条件概率的定义及全概率公式推导而得的，因此是贝叶斯公式的事件形式，如下：

设试验 $E$ 的样本空间为 $S$，$A$ 为 $E$ 的事件 $B_1$，$B_2$，$\cdots$，$B_n$ 为样本空间 $S$ 的一个划分，且 $P(A)>0$，$P(B_i)>0$（$i=1, 2, \cdots, n$），则由条件概率的定义及全概率公式可得：

$$P(B_i|A) = \frac{P(B_iA)}{P(A)} = \frac{P(A|B_i)P(B_i)}{\sum_{j=1}^{n} P(A|B_j)P(B_j)}, i = 1, 2, \cdots, n。$$

上式称为贝叶斯公式的事件形式。贝叶斯公式的密度函数形式如下：

设 $x = (x_1, x_2, \cdots, x_n)$ 是来自某总体的一个样本，该总体的概率密度函数为 $p(x|\theta)$，$\theta = (\theta_1, \theta_2, \cdots, \theta_k)$，当给定一组观察值 $x = (x_1, x_2, \cdots, x_n)$，$\theta$ 的条件概率分布为：

$$\pi(\theta|x) = \frac{p(x|\theta)\pi(\theta)}{p(x)} = \frac{p(x|\theta)\pi(\theta)}{\int_\Theta p(x|\theta)\pi(\theta)d\theta},$$

上式即为贝叶斯公式的密度函数形式，也即在样本 $x = (x_1, x_2, \cdots, x_n)$ 下 $\theta$ 的后验分布。其中 $\pi(\theta)$ 为参数 $\theta$ 的先验分布；$p(x|\theta) = \prod_{i=1}^{n} p(x_i|\theta)$ 为样本 $x = (x_1, x_2, \cdots, x_n)$ 的联合条件密度函数，也即似然函数；$p(x) = \int_\Theta p(x|\theta)\pi(\theta)d\theta$ 为 $x$ 的边缘密度函数，为一个与 $\theta$ 无关的量。

当给定 $x = (x_1, x_2, \cdots, x_n)$ 时，由于 $p(x)$ 不依赖于 $\theta$，其在计算 $\theta$ 的后验分布中仅起到正则化因子的作用，而且利用概率分布的正则性可以方便地求出这个因子。根据似然原理，如果两个似然函数成比例，且该比例常数与 $\theta$ 无关，则这两个似然函数所包含的关于 $\theta$ 的信息是相同的，因此将 $p(x)$ 省略，则 $\theta$ 的后验分布可以表示如下形式：

$$\pi(\theta|x) \propto p(x|\theta)\pi(\theta)$$

上式右侧 $p(x|\theta)\pi(\theta)$ 称为后验分布的核。

当 $\theta$ 为离散型随机变量时，先验分布可以用分布列 $\pi(\theta_i)$，$i = 1, 2, \cdots, n$ 表示，此时 $\theta$ 的后验分布也为离散形式：

$$\pi(\theta_i|x) = \frac{p(x|\theta_i)\pi(\theta_i)}{\sum_j p(x|\theta_j)\pi(\theta_j)}。$$

#### (二)先验分布的选取

贝叶斯统计分析中最重要且最受经典统计学派批判的一点即先验分布的选取。统计学家提出多种方法，但至今仍未提出一种放之四海而皆准的确定后验分布的方法。这里仅对众多方法做一简述，有兴趣的读者可参考相关书籍。常用无信息先验分布的确定方法如下：

1. 根据贝叶斯假设选取先验分布

贝叶斯假设是指参数 $\theta$ 的无信息先验分布 $\pi(\theta)$ 应在 $\theta$ 的取值范围内是"均匀"分布的。用数学公式表示为：

$$\pi(\theta) = \begin{cases} c, & \text{当 } \theta \in D \\ 0, & \text{当 } \theta \notin D \end{cases}, \text{或者 } \pi(\theta) \propto 1, \text{当 } \theta \in D。$$

在贝叶斯假设下，似然函数 $l(\theta|x)$ 即为后验密度的核，即

$$\pi(\theta \mid x) \propto l(\theta \mid x) \times 1 = l(\theta \mid x)。$$

若 $\theta$ 有充分统计量 $t = (x_1, x_2, \cdots, x_n)$，简记为 $t$，则上式可写为

$$\pi(\theta \mid t) \propto l(\theta \mid t)，$$

$\pi(\theta) \propto 1$ 为广义密度函数，并不是正常的密度函数，但由其所得后验分布的密度函数通常是正常的密度函数。

2. 共轭先验分布

设 $\theta$ 是总体分布中的参数，$\pi(\theta)$ 是 $\theta$ 的先验密度函数，假如由抽样信息算得的后验密度函数与 $\pi(\theta)$ 有相同的函数形式，则称为 $\theta$ 的共轭先验分布，也即 $\pi(\theta)$ 与 $\pi(\theta \mid x)$ 属于同一类分布族。共轭先验分布有两个优点：1)计算简便；2)后验分布中的一些参数可以得到很好的解释。虽然共轭先验分布计算简便，但应以合理性为首要原则。共轭先验分布的计算见下文。常用的共轭先验分布见表 25-1。

表 25-1　常用共轭先验分布

| 总体分布 | 参数 | 共轭先验分布 |
| --- | --- | --- |
| 二项分布 | 成功概率 | 贝塔分布 $beta(\alpha, \beta)$ |
| 泊松分布 | 均值 | 伽马分布 $Ga(\alpha, \lambda)$ |
| 指数分布 | 均值的倒数 | 伽马分布 $Ga(\alpha, \lambda)$ |
| 正态分布(方差已知) | 均值 | 正态分布 $N(\mu, \tau^2)$ |
| 正态分布(均数已知) | 方差 | 倒伽马分布 $IGa(\alpha, \lambda)$ |

3. 采用 Jeffreys 原则确定无信息先验分布

Jeffreys 对先验分布的确定做出重大贡献，利用 Fisher 信息矩阵给出了确定无信息先验分布的一般方法。Jeffreys 原则包括两部分：一是对先验分布应有一个合理的要求；二是给出一个具体的方法求得合乎要求的先验分布。Jeffreys 利用了 Fisher 信息矩阵的一个不变性质，发现 $\theta$ 的无信息先验分布应以信息阵 $I(\theta)$ 的行列式的平方根为核。设 $x = (x_1, x_2, \cdots, x_n)$ 是来自某总体的一个样本，该总体的概率密度函数为 $p(x \mid \theta)$，$\theta = (\theta_1, \theta_2, \cdots, \theta_p)$ 为 $p$ 维参数向量。首先求对数似然函数：

$$l(\theta \mid x) = \ln\left[\prod_{i=1}^{n} p(x_i \mid \theta)\right] = \sum_{i=1}^{n} p(x_i \mid \theta)。$$

然后求 Fisher 信息矩阵：

$$I(\theta) = -E^{x \mid \theta}\left[\frac{\partial^2 l(\theta \mid x)}{\partial\theta\partial\theta'}\right]。$$

则 $\theta$ 的无信息先验密度为：

$$\pi(\theta) = \sqrt{\det I(\theta)}。$$

其中 $\det I(\theta)$ 为 Fisher 信息矩阵 $I(\theta)$ 的 $p \times p$ 阶行列式。

(4)其他先验分布

除了上述的先验分布，还有 Reference 先验、概率匹配先验(probability matching prior)等，由于涉及较复杂的数学知识，在此不详细阐述，有兴趣的读者可以参阅相关文献。

**(三)贝叶斯统计实例——二项分布的成功概率的贝叶斯统计推断**

本小节以服从二项分布的成功概率为例来进行二项分布下的贝叶斯统计推断。设事件 $A$ 的概率为 $\theta$，随机变量 $x$ 代表 $n$ 次伯努利试验中 $A$ 发生的次数，因 $n$ 次伯努利试验独立，所以服从二项分布 $binomial(n, \theta)$，即

$$p(x \mid \theta) = \binom{n}{x}\theta^x(1-\theta)^{n-x}，$$

取 $\theta$ 的共轭先验分布为贝塔分布 $beta(\alpha, \beta)$，则由贝塔分布的概率密度函数可知：

$$\pi(\theta) = \frac{\Gamma(\alpha+\beta)}{\Gamma(\alpha)\Gamma(\beta)}\theta^{\alpha-1}(1-\theta)^{\beta-1}, \quad 0<\theta<1。$$

则 $\theta$ 的后验分布为：

$$\pi(\theta|x) \propto p(x|\theta) \times \pi(\theta) = \binom{n}{x}\theta^x(1-\theta)^{n-x} \times \frac{\Gamma(\alpha+\beta)}{\Gamma(\alpha)\Gamma(\beta)}\theta^{\alpha-1}(1-\theta)^{\beta-1} =$$

$$\binom{n}{x} \times \frac{\Gamma(\alpha+\beta)}{\Gamma(\alpha)\Gamma(\beta)} \times \theta^{\alpha+x-1}(1-\theta)^{n-x+\beta-1} \propto \theta^{\alpha+x-1}(1-\theta)^{n-x+\beta-1}。$$

由上式可知 $\theta$ 的后验分布核与贝塔分布核是一致的，因此 $\theta$ 的后验分布为贝塔分布，即 $\theta|x \sim$ Beta$(\alpha+x, n-x+\beta)$。

由于 Beta$(\alpha, \beta)$ 分布的期望及方差分别为：

$$E(\theta) = \frac{\alpha}{\alpha+\beta}, \quad \mathrm{var}(\theta) = \frac{\alpha\beta}{(\alpha+\beta)^2(\alpha+\beta+1)}。$$

则在共轭先验分布下 $\theta$ 的后验分布数学期望（后验均值）为：

$$E(\theta \mid x) = \frac{\alpha+x}{\alpha+\beta+n}。$$

对上式进行等价变换，可以对参数 $\theta$ 的贝叶斯估计进行解释，公式为：

$$E(\theta \mid x) = \frac{\alpha+x}{\alpha+\beta+n} = \frac{\alpha+\beta}{\alpha+\beta+n} \times \frac{\alpha}{\alpha+\beta} + \frac{n}{\alpha+\beta+n} \times \frac{x}{n} =$$

$$\gamma \times \frac{\alpha}{\alpha+\beta} + (1-\gamma) \times \frac{x}{n} \quad (\Leftrightarrow \gamma = \frac{\alpha+\beta}{\alpha+\beta+n})。$$

其中 $\frac{\alpha}{\alpha+\beta}$ 可认为仅采用先验信息对参数 $\theta$ 的估计，而 $\frac{x}{n}$ 为利用样本信息对参数 $\theta$ 的估计，$\gamma$ 为权重因子，故可以认为 $\theta$ 的后验分布是上述两个估计的加权平均。

对于二项分布中参数 $\theta$，基于贝叶斯假设的无信息先验分布求得的 $\theta$ 的后验分布为 $\theta \mid x \sim$ Beta$(x+1, n-x+1)$；基于 Jeffreys 原则求得的 $\theta$ 的后验分布 $\theta \mid x \sim$ Beta$(x+1/2, n-x+1/2)$，因此可知二者均为共轭先验分布的特例。

**例 1**　某公司研发了一种新药，假设临床试验结果显示：20 例患者服用该药，15 例显效。根据以往的经验显示类似药物的有效率范围是 $(0.2, 0.6)$，相应的均数是 0.4，方差为 0.1。现从经典统计学及贝叶斯的统计的角度估计该药的有效率 $\theta$。

**解**：该临床试验属于 $n$ 次独立重复伯努利试验，设 $X$ 为事件发生的次数，因此随机变量 $X$ 服从参数为 $n$、$\theta$ 的二项分布，即

$$P(X=k) = \binom{n}{k}\theta^k(1-\theta)^{n-k}。$$

二项分布参数 $\theta$ 的极大似然估计为 $\hat{\theta} = \frac{1}{n}\sum_{i=1}^{n}x_i$，因此，此例的 $\hat{\theta} = \frac{15}{20} = 0.75$。0.75 即为经典统计学对有效率的估计。

贝叶斯统计学要求给出未知参数的先验分布，前文已述二项分布的共轭先验分布为贝塔分布 *Beta* $(\alpha, \beta)$，根据经验的提示，可选用 *Beta*$(9.2, 13.8)$ 作为先验分布（9.2，13.8 是由贝塔分布的均数和方差计算而得）。因此，此例的后验分布为 Beta$(9.2+x, n-x+13.8)=$ Beta$(24.2, 18.8)$，所以基于贝叶斯统计参数 $\theta$ 的期望为

$$E(\theta \mid x) = \frac{\alpha+x}{\alpha+\beta+n} = \frac{24.2}{20+23} = 0.563。$$

为了让读者理解贝叶斯统计计算，本例亦采用 Monte Carlo 模拟的方法来计算参数 $\theta$。读者应区别 MCMC 方法的含义：第一个 MC 指的是马尔科夫链；第二个 MC 指的是蒙特卡洛模拟的方法。多数情

况下，贝叶斯统计后验分布含有高维积分，无法获得后验分布的解析解，求解这些积分成为其发展的障碍。MCMC 方法为解决这个难题提供了一个有效方法。如果已知一个参数的后验分布，可以直接从该分布中随机抽样，然后计算随机样本的均数，当随机样本容量趋于无穷时，由强大数定律可知样本的均值依概率收敛到参数的期望，此方法即为蒙特卡洛模拟的基本思想。在无法获取后验分布解析解时，构造一个概率转移矩阵，建立一个以分布 $\pi(x)$ 为平稳分布的 Markov 链来得到 $\pi(x)$ 的样本，通过随机抽样得到的这些样本就可进行各种统计推断。下面分别以 R 软件和 WinBUGS 软件来估计参数 $\theta$。本例已知 $\theta$ 的后验分布（贝塔分布是有解析解，在此只为演示），分别从该后验分布中抽取容量为 100，1 000 及 10 000 样本，命令如下：

```
> x100 = rbeta(100, 24.2, 18.8)
> x1000 = rbeta(1000, 24.2, 18.8)
> x10000 = rbeta(10000, 24.2, 18.8)
> par(mfrow = c(1, 3))
> hist(x100, breaks = 500, xlab = "Theta, size = 100", probability = T, main = "Beta(24.2, 18.8)"
, font.lab = 4)
> lines(density(x100), col = "blue", lwd = 2)
> hist(x1000, breaks = 100, xlab = "Theta, size = 1000", probability = T, main = "Beta(24.2, 18.8)"
, font.lab = 4)
> lines(density(x1000), col = "blue", lwd = 2)
> hist(x10000, breaks = 100, xlab = "Theta, size = 10000", probability = T, main = "Beta(24.2, 18.8)"
, font.lab = 4)
> lines(density(x10000), col = "blue", lwd = 2)
> round(quantile(x10000, prob = c(0.025, 0.5, 0.975)), 3)
  2.5%    50% 97.5%
0.412 0.563 0.710
> round(mean(x10000), 3)
[1] 0.563
```

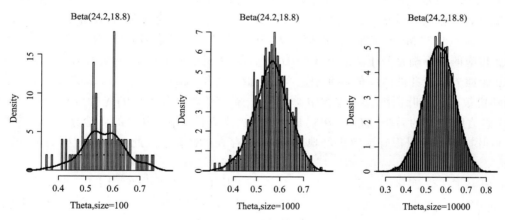

图 25-1　不同样本容量参数 $\theta$ 的分布

　　由抽样样本计算可知当样本容量到 10 000 时，均数为 0.563，95% 的可信区间为（0.412，0.71），与精确的解析解结果相同。WinBUGS 软件是使用 MCMC 方法对复杂统计模型进行贝叶斯分析的工具（WinBUGS 的详细操作详见本书第 40 章）。本例可用 WinBUGS 软件进行计算，代码如下：

```
model{
x ~ dbin(theta, n)
theta ~ dbeta(a, b)
}
```

```
#数据
list( x = 15, n = 20, a = 9.2, b = 13.8)
#初始值
list( theta = 0.5)
```
结果如下：

| node | mean | sd | MC error | 2.5% | median | 97.5% | start | sample |
|------|------|-----|----------|------|--------|-------|-------|--------|
| theta | 0.5618 | 0.07572 | 7.307E-4 | 0.4129 | 0.5621 | 0.7082 | 1 | 10000 |

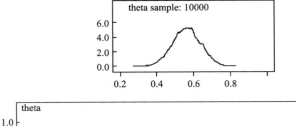

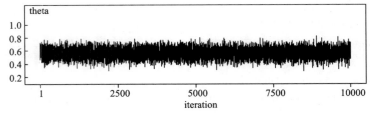

图 25-2　参数 $\theta$ 的分布核密度估计图及迭代踪迹图

## 第二节　二分类数据的贝叶斯 Meta 分析

传统的 Meta 分析是基于经典的频率学派的统计理论，采用 $Q$ 统计量衡量异质性的大小，以确定采用随机效应或固定效应模型进行效应值的合并。经典的随机效应模型中可以通过 $Q$ 检验获得研究间方差的矩估计，但是较难获得其 95%CI，且检验功效较低。传统的 Meta 分析很难应对复杂的模型，例如对于二分类资料的 Meta 分析选择效应量为 OR，经典方法是将 OR 对数化，然后假设 logOR 服从正态分布，相应的计算都是基于正态分布假设的前提，因此在存在小样本资料时，如果不符合正态近似的条件，经典方法合并的效应值存在一定误差。此外当纳入的研究存在较多的极端值时，经典方法很难识别随机效应。贝叶斯统计将参数 $\theta$ 作为一个随机变量，有一定的先验分布，在获得样本之后（给定的样本信息），$\theta$ 的后验分布 $\pi(\theta|x)$ 应包含 $\theta$ 的综合信息，可从 $\theta$ 的后验分布获得参数 $\theta$ 的贝叶斯估计。贝叶斯统计可以很好地解决经典 Meta 分析存在的缺陷，因此，Meta 分析的贝叶斯方法备受重视。

Carlin 研究了 2×2 四格表的贝叶斯 Meta 分析，采用可交换先验分布，用随机模拟的方法得到参数的后验分布。Warn、Thompson 等给出二分类变量绝对风险差（ARD）及相对危险度（RR）随机效应模型贝叶斯估计方法。本小节将简述二分类资料贝叶斯 Meta 分析的计算过程。

### 一、模型的构建

Meta 分析根据各项研究的真实效应值是否相同可以分为固定效应模型和随机效应模型。在固定效应模型中，假设所有纳入 Meta 分析的研究来自同一项总体拥有相同的效应值，因效应值固定，所以称为固定效应模型。假设真实效应值为 $\theta$，$y_i$ 为不同研究的效应值，$\sigma_i^2$ 为相应的方差，则固定效应模型可以描述如下：

$$y_i \sim N(\theta, \sigma_i^2),$$

或等价于

$$y_i = \theta + \varepsilon_i, \ \varepsilon_i \sim N(0, \sigma_i^2)。$$

在实践中，固定效应模型的假设往往不成立，即所纳入的研究可能来自不同的研究总体，各项研究拥有不同的效应值，而这些不同的效应值服从同一分布的总体，此时即为随机效应模型。这个思想折射到贝叶斯统计中即是分层模型（hierarchical models），此时随机效应的参数也即分层模型的超参数。假设 $y_i$ 为不同研究的效应值，$\sigma_i^2$ 为相应的方差，每项研究真实效应值为 $\theta_i$，而这些研究的真实效应值 $\theta_i$ 服从一个 $N(\theta, \tau^2)$ 的正态分布总体，则随机效应模型可以描述如下：

$$y_i \mid \theta_i \sim N(\theta_i, \sigma_i^2)，\ \theta_i \sim N(\theta, \tau^2)，即 y_i \sim N(\theta, \sigma_i^2 + \tau^2)；$$

或等价于

$$y_i = \theta + u_i + \varepsilon_i, \ \varepsilon_i \sim N(0, \sigma_i^2)，\ u_i \sim N(0, \tau^2)。$$

$u_i$ 即为随机效应模型中的随机部分，其方差 $\tau^2$ 即为研究间变异的度量。以上也是贝叶斯 Meta 分析模型构建的基本思路。

对于二分类资料模型构建可以采用两种方法，一是基于效应量的对数，假定其服从正态分布；二是基于率的 logit 转换，处理组及对照组的率的 logit 转化的差值服从正态分布。

### （一）基于效应量对数化的模型构建

设共纳入 $n$ 项研究，$n^t$、$r^t$、$n^c$、$r^c$ 分别为治疗组和对照组总人数及事件发生例数。$d_i$ 为第 $i$ 个研究的效应量，如 logOR、logRR 等，$\sigma_i^2$ 为第 $i$ 项研究的效应量的研究内方差，theta 为研究的真实效应值。以 OR 为例，

$$d_i = \log OR = \log\left(\frac{r_i^t}{n_i^t - r_i^t}\right) - \log\left(\frac{r_i^c}{n_i^c - r_i^c}\right) = \log\left(\frac{r_i^t(n_i^c - r_i^c)}{r_i^c(n_i^t - r_i^t)}\right) \sim N(theta, \tau_i)$$

$$\sigma_i^2 = \mathrm{var}(d_i) = \frac{1}{r_i^t} + \frac{1}{n_i^t - r_i^t} + \frac{1}{r_i^c} + \frac{1}{n_i^c - r_i^c}。$$

表 25-2　基于效应量对数的贝叶斯固定效应模型及随机效应模型

| 固定效应模型 | 随机效应模型 |
|---|---|
| $d_i \sim Normal(\theta, \sigma_i^2)$ | $d_i \mid \theta_i, \sigma_i^2 \sim Normal(\delta_i, \sigma_i^2)$ |
| 数据：$y = (d_1, \sigma_1^2, \cdots, d_n, \sigma_n^2)$ | $\delta_i \mid \theta, \tau^2 \sim Normal(\theta, \tau^2)$ |
| 参数：$\theta =$ 真实效应值 | 数据：$y = (d_1, \sigma_1^2, \cdots, d_n, \sigma_n^2)$ |
| 似然函数：正态分布密度 $f(y_i \mid \theta)$ | 参数：$\theta = (\delta_1, \cdots \delta_n, \theta, \tau^2)$，$\delta_i$ 为每项研究的效应，$\theta$ 为真实效应值，$\tau^2$ 为研究间的方差 |
| 后验分布 $\pi(\theta \mid y)$ | 后验分布 $\pi(\theta \mid y) \propto p(y \mid \theta)\pi(\theta) = \{\prod_{i=1}^n p(d_i \mid \theta_i, \sigma_i^2)p(\delta_i \mid \theta, \tau^2)\}p(\theta, \tau^2)$ |
| 相应 WinBUGS 代码 | |

固定效应模型 WinBUGS 代码：

```
model {
for (i in 1: n) {
d[i] ~ dnorm(theta, precision[i])    #likelihood
precision[i] <- 1/sigmasquare[i]
}
theta ~ dnorm(0.0, 1.0E-6)           #prior
}
```

随机效应模型 WinBUGS 代码：

```
model {
for (i in 1: n) {
d[i] ~ dnorm(delta[i], precision[i])    #likelihood
precision[i] <- 1/sigmasquare[i]
delta[i] ~ dnorm(theta, precision.tau)
}
precision.tau ~ dgamma(0.001, 0.001)    #prior
tau <- sqrt(1/precision.tau)
theta ~ dnorm(0.0, 1.0E-6)
}
```

### (二)基于率的 logit 转换

假定实验组及对照组的率的 logit 转化的差值服从正态分布。设治疗组事件数 rt，对照组事件发生数为 rc，则 rt、rc 均服从二项分布，也即

$$rt_i \sim binomial(pt_i, nt_i), \ rc_i \sim binomial(pc_i, nc_i),$$

其中 pt，pc 分别为治疗组和对照组事件发生率。率的 logit 转换为：

$$logit(pc_i) = \log(\frac{pc_i}{1 - pc_i}) = \mu_i, \ logit(pt_i) = \log(\frac{pt_i}{1 - pt_i}) = \mu_i + d;$$

$$logOR = \log[\,(\frac{pt}{1 - pt}) \times (\frac{1 - pc}{pc})\,] = logit(pt) - logit(pc) = d。$$

因此 $d$ 即为待估计的未知参数。若采用随机效应模型时，则 $d_i \sim N(\delta, \tau^2)$，即 $\delta$ 为不同研究的真实效应值。

表 25-3　基于率的 **logit** 转换的差值的固定效应模型及随机效应模型

| 固定效应模型 | 随机效应模型 |
|---|---|
| $rt_i \sim binomial(pt_i, nt_i)$ <br> $rc_i \sim binomial(pc_i, nc_i)$ <br> $\mu_i = logit(pc_i)$ <br> $logit(pt_i) = \mu_i + \delta$ <br><br><br> model <br> { <br>　　for (i in 1: n) { <br>　　　　rc[i] ~ dbin(pc[i], nc[i]) <br>　　　　rt[i] ~ dbin(pt[i], nt[i]) <br>　　　　logit(pc[i]) <- mu[i] <br>　　　　logit(pt[i]) <- mu[i]+ delta <br>　　　　mu[i] ~ dnorm(0.0、1.0E-05) <br>　　} <br>　　delta ~ dnorm(0.0, 1.0E-05) <br> } | $rt_i \sim binomial(pt_i, nt_i)$ <br> $rc_i \sim binomial(pc_i, nc_i)$ <br> $\mu_i = logit(pc_i)$ <br> $logit(pt_i) = \mu_i + \delta_i$ <br> $\delta_i \sim Normal(\theta, \tau^2)$ <br><br> model <br> { <br>　　for (i in 1: n) { <br>　　　　rc[i] ~ dbin(pc[i], nc[i]) <br>　　　　rt[i] ~ dbin(pt[i], nt[i]) <br>　　　　logit(pc[i]) <- mu[i] <br>　　　　logit(pt[i]) <- mu[i]+ delta[i] <br>　　　　mu[i] ~ dnorm(0.0, 1.0E-05) <br>　　　　delta[i] ~dnorm(theta, tau) <br>　　} <br>　　theta~dnorm(0.0, 1.0E-05) <br>　　tau~dgamma(0.001, 0.001) <br>　　sigma<-1/sqrt(tau) <br> } |

## 二、二分类资料贝叶斯 Meta 分析实例

现以一项纳入链激酶干预急性心肌梗死的 22 项随机对照试验研究的 Meta 分析数据为例，演示基于效应量对数的贝叶斯固定效应模型和随机效应模型计算过程。整理后的数据见表 25-4，其中 rt、rc 为治疗组和对照组事件发生数，nt、nc 为相应组的总例数。

表 25-4　链激酶干预心肌梗死的 22 项随机对照试验研究数据

| Trial | Trial name | Year | rt | nt | rc | nc |
|---|---|---|---|---|---|---|
| 1 | Fletcher | 1959 | 12 | 1 | 11 | 4 |
| 2 | Dewar | 1963 | 21 | 4 | 21 | 7 |
| 3 | 1st European | 1969 | 83 | 20 | 84 | 15 |
| 4 | Heikinheimo | 1971 | 219 | 22 | 207 | 17 |
| 5 | Italian | 1971 | 164 | 19 | 157 | 18 |
| 6 | 2nd European | 1971 | 373 | 69 | 357 | 94 |

续表 25-4

| Trial | Trial name | Year | rt | nt | rc | nc |
|---|---|---|---|---|---|---|
| 7 | 2nd Frankfurt | 1973 | 102 | 13 | 104 | 29 |
| 8 | 1st Australian | 1973 | 264 | 26 | 253 | 32 |
| 9 | NHLBI SMIT | 1974 | 53 | 7 | 54 | 3 |
| 10 | Valere | 1975 | 49 | 11 | 42 | 9 |
| 11 | Frank | 1975 | 55 | 6 | 53 | 6 |
| 12 | UK Collab | 1976 | 302 | 48 | 293 | 52 |
| 13 | Klein | 1976 | 14 | 4 | 9 | 1 |
| 14 | Austrian | 1977 | 352 | 37 | 376 | 65 |
| 15 | Lasierra | 1977 | 13 | 1 | 11 | 3 |
| 16 | N German | 1977 | 249 | 63 | 234 | 51 |
| 17 | Witchitz | 1977 | 32 | 5 | 26 | 5 |
| 18 | 2nd Australian | 1977 | 112 | 25 | 118 | 31 |
| 19 | 3rd European | 1977 | 156 | 25 | 159 | 50 |
| 20 | ISAM | 1986 | 859 | 54 | 882 | 63 |
| 21 | GISSI-1 | 1986 | 5 860 | 628 | 5 852 | 758 |
| 22 | ISIS-2 | 1988 | 8 592 | 791 | 8 595 | 1 029 |

## (一)基于效应量对数的贝叶斯固定效应模型相应的 WinBUGS 代码

```
#模型
model {
for (i in 1: n) {
d[i]<-log(rt[i]/(nt[i]-rt[i]))-log(rc[i]/(nc[i]-rc[i]))#计算 log(OR)
sigmasquare[i]<-1/rt[i]+1/(nt[i]-rt[i])+1/rc[i]+1/(nc[i]-rc[i])#计算 log(OR)的方差
d[i] ~ dnorm(theta, precision[i])
precision[i]<-1/sigmasquare[i]
    }
theta ~ dnorm(0.0, 1.0E-6)#采用模糊先验信息
OR<-exp(theta)
}
#加载数据
list(rt=c(1, 4, 20, 22, 19, 69, 13, 26, 7, 11, 6, 48, 4, 37, 1, 63, 5, 25, 25, 54, 628, 791),
nt=c(12, 21, 83, 219, 164, 373, 102, 264, 53, 49, 55, 302, 14, 352, 13, 249, 32, 112, 156, 859, 5860, 8592),
rc=c(4, 7, 15, 17, 18, 94, 29, 32, 3, 9, 6, 52, 1, 65, 3, 51, 5, 31, 50, 63, 758, 1029)
nc=c(11, 21, 84, 207, 157, 357, 104, 253, 54, 42, 53, 293, 9, 376, 11, 234, 26, 118, 159, 882, 5852, 8595),
n=22)
#初始值
List(theta=0)
```

迭代 55 000 次，前 5 000 次用于退火以消除初始值的影响，后 50 000 次用于抽样，计算后验分布，结果如下：

| node | mean | sd | MC error | 2.5% | median | 97.5% | start | sample |
|---|---|---|---|---|---|---|---|---|
| OR | 0.7743 | 0.02562 | 1.124E-4 | 0.7251 | 0.7738 | 0.8261 | 5001 | 50000 |
| theta | -0.2563 | 0.03307 | 1.451E-4 | -0.3214 | -0.2565 | -0.191 | 5001 | 50000 |

## (二)基于效应量对数的贝叶斯随机效应模型相应的 WinBUGS 代码

```
#模型
model {
for (i in 1: n) {
```

```
d[i]<-log(rt[i]/(nt[i]-rt[i]))-log(rc[i]/(nc[i]-rc[i]))
sigmasquare[i]<-1/rt[i]+1/(nt[i]-rt[i])+1/rc[i]+1/(nc[i]-rc[i])
   d[i]~dnorm(delta[i], precision[i])
precision[i]<-1/sigmasquare[i]
delta[i]~dnorm(theta, precision.tau)
}
precision.tau~dgamma(0.001, 0.001)
tau<-sqrt(1/precision.tau)
theta~dnorm(0.0, 1.0E-6)
OR<-exp(theta)
}
#加载数据
list(rt=c(1, 4, 20, 22, 19, 69, 13, 26, 7, 11, 6, 48, 4, 37, 1, 63, 5, 25, 25, 54, 628, 791),
nt=c(12, 21, 83, 219, 164, 373, 102, 264, 53, 49, 55, 302, 14, 352, 13, 249, 32, 112, 156, 859, 5860, 8592),
rc=c(4, 7, 15, 17, 18, 94, 29, 32, 3, 9, 6, 52, 1, 65, 3, 51, 5, 31, 50, 63, 758, 1029),
nc=c(11, 21, 84, 207, 157, 357, 104, 253, 54, 42, 53, 293, 9, 376, 11, 234, 26, 118, 159, 882, 5852, 8595),
n=22)
#设置初始值
list(theta=0, precision.tau=1)
```

迭代 55 000 次，前 5 000 次用于退火以消除初始值的影响，后 50 000 次用于抽样，计算后验分布，结果如下：

| node | mean | sd | MC error | 2.5% | median | 97.5% | start | sample |
|------|------|------|----------|------|--------|-------|-------|--------|
| OR | 0.7822 | 0.04985 | 7.142E-4 | 0.6892 | 0.7794 | 0.8901 | 5001 | 50000 |
| theta | -0.2476 | 0.06324 | 9.062E-4 | -0.3722 | -0.2492 | -0.1164 | 5001 | 50000 |

### （三）基于率的 logit 转换贝叶斯固定效应模型相应的 WinBUGS 代码

```
#模型
model{
    for (i in 1: n) {
        rc[i] ~ dbin(pc[i], nc[i])
        rt[i] ~ dbin(pt[i], nt[i])
        logit(pc[i]) <- mu[i]
        logit(pt[i]) <- mu[i]+ delta
        mu[i] ~ dnorm(0.0, 1.0E-05)
    }
delta ~ dnorm(0.0, 1.0E-05)
OR<-exp(delta)
}
#加载数据
list(rt=c(1, 4, 20, 22, 19, 69, 13, 26, 7, 11, 6, 48, 4, 37, 1, 63, 5, 25, 25, 54, 628, 791),
nt=c(12, 21, 83, 219, 164, 373, 102, 264, 53, 49, 55, 302, 14, 352, 13, 249, 32, 112, 156, 859, 5860, 8592),
rc=c(4, 7, 15, 17, 18, 94, 29, 32, 3, 9, 6, 52, 1, 65, 3, 51, 5, 31, 50, 63, 758, 1029),
nc=c(11, 21, 84, 207, 157, 357, 104, 253, 54, 42, 53, 293, 9, 376, 11, 234, 26, 118, 159, 882, 5852, 8595),
n=22)
#设置初始值
list(delta=0, mu=c(0, 0, 0, 0, 0, 0, 0, 0, 0, 0, 0, 0, 0, 0, 0, 0, 0, 0, 0, 0, 0, 0))
```

迭代 55 000 次，前 5 000 次用于退火以消除初始值的影响，后 50 000 次用于抽样，计算后验分布，结果如下：

| node | mean | sd | MC error | 2.5% | median | 97.5% | start | sample |
|---|---|---|---|---|---|---|---|---|
| OR | 0.7732 | 0.02554 | 1.746E-4 | 0.7247 | 0.7728 | 0.8247 | 5001 | 50000 |
| delta | -0.2577 | 0.03302 | 2.259E-4 | -0.322 | -0.2578 | -0.1928 | 5001 | 50000 |

## (四)基于率的 logit 转换贝叶斯随机效应模型相应的 WinBUGS 代码

```
#模型
model {
    for (i in 1: n) {
        rc[i] ~ dbin(pc[i], nc[i])
        rt[i] ~ dbin(pt[i], nt[i])
        logit(pc[i]) <- mu[i]
        logit(pt[i]) <- mu[i]+ delta[i]
        mu[i] ~ dnorm(0.0, 1.0E-05)
    delta[i] ~ dnorm(theta, tau)
    }
    theta ~ dnorm(0.0, 1.0E-05)
    tau ~ dgamma(0.001, 0.001)
    sigma <- 1/sqrt(tau)
    OR <- exp(theta)
}
#加载数据
list(rt=c(1, 4, 20, 22, 19, 69, 13, 26, 7, 11, 6, 48, 4, 37, 1, 63, 5, 25, 25, 54, 628, 791),
nt=c(12, 21, 83, 219, 164, 373, 102, 264, 53, 49, 55, 302, 14, 352, 13, 249, 32, 112, 156, 859, 5860, 8592),
rc=c(4, 7, 15, 17, 18, 94, 29, 32, 3, 9, 6, 52, 1, 65, 3, 51, 5, 31, 50, 63, 758, 1029),
nc=c(11, 21, 84, 207, 157, 357, 104, 253, 54, 42, 53, 293, 9, 376, 11, 234, 26, 118, 159, 882, 5852, 8595),
n=22)
#设置初始值
list(theta=0, tau=1, mu=c(0, 0, 0, 0, 0, 0, 0, 0, 0, 0, 0, 0, 0, 0, 0, 0, 0, 0, 0, 0, 0, 0))
```

迭代 55 000 次，前 5 000 次用于退火以消除初始值的影响，后 50 000 次用于抽样，计算后验分布，结果如下：

| node | mean | sd | MC error | 2.5% | median | 97.5% | start | sample |
|---|---|---|---|---|---|---|---|---|
| OR | 0.7822 | 0.04985 | 7.142E-4 | 0.6892 | 0.7794 | 0.8901 | 5001 | 50000 |
| theta | -0.2476 | 0.06324 | 9.062E-4 | -0.3722 | -0.2492 | -0.1164 | 5001 | 50000 |

## (五)不同模型计算结果及与经验贝叶斯 Meta 分析的结果比较

对于链激酶干预急性心肌梗死的 22 项随机对照试验研究数据，同时采用 Stata12.0 进行经验贝叶斯 Meta 分析，具体命令如下(采用 meta 命令)：

```
. gen at=nt-rt
. gen ac=nc-rc
. gen logor=log((rt/at)/(rc/ac))
. gen selogor=sqrt((1/rt)+(1/at)+(1/rc)+(1/ac))
. meta logor selogor, eform ebayes
```

结果如下：

Meta-analysis (exponential form)

| Method | Pooled Est | 95% CI Lower | Upper | Asymptotic z_value | p_value | No. of studies |
|---|---|---|---|---|---|---|
| Fixed | 0.7741 | 0.7253 | 0.8261 | -7.711 | 0.0000 | 22 |
| Random | 0.7825 | 0.6927 | 0.8840 | -3.942 | 0.0001 | |

Test for heterogeneity：$Q=31.498$ on 21 degrees of freedom ($P=0.066$)

Moment-based estimate of between studies variance = 0.017

与以上两种不同计算方法及对应的固定效应和随机效应模型的计算结果进行对比,结果见表25-5。

**表 25-5　3 种模型及经验贝叶斯计算的结果对比**

| 模型 | OR 及 95%CI | |
| --- | --- | --- |
| | 固定效应模型 | 随机效应模型 |
| 基于效应量对数 | 0.774 3(0.725 1, 0.826 1) | 0.782 2(0.689 2, 0.890 1) |
| 基于率 logit 转换的差值 | 0.7732(0.7247, 0.8247) | 0.7811(0.6910, 0.8898) |
| 经验贝叶斯(Stata12.0) | 0.7741(0.7253, 0.8261) | 0.7825(0.6927, 0.8840) |

由上述结果可知,贝叶斯及经验贝叶斯计算结果相近,且固定效应模型与随机效应模型的计算结果相差不大,提示纳入的研究异质性较小。

# 第三节　连续型数据的贝叶斯 Meta 分析

连续型数据是 Meta 分析中常见的数据类型,通常纳入的随机对照试验研究给出的均值及相应的标准差,连续型数据的贝叶斯 Meta 分析基本思路同第二节效应值对数的模型,现以原始(为标准化)均值差为例,简要介绍连续型数据贝叶斯 Meta 分析的基本过程。假设纳入 $n$ 个研究,设实验组例数、均数及标准差分别为 $n_{1i}$、$x_{1i}$、$s_{1i}$,对照组例数、均数及标准差分别为 $n_{2i}$, $x_{2i}$, $s_{2i}$,则样本均值差的估计值为 $d_i = x_{1i} - x_{2i}$。

样本估计值的方差可以分为两种情况:一是假设两个总体的标准差相同,即 $\sigma_1 = \sigma_2 = \sigma$,则 $d$ 的方差为 $\sigma_i^2 = \mathrm{var}(d_i) = \dfrac{n_1 + n_2}{n_1 n_2} S_{pool}^2$,其中 $S_{pool}^2$ 为合并方差,$S_{pool} = \sqrt{\dfrac{(n_1 - 1)s_1^2 + (n_2 - 1)s_2^2}{n_1 + n_2}}$;二是假设两个总体的标准差不同,即 $\sigma_1 \neq \sigma_2$,则 $d$ 的方差为 $\sigma_i^2 = \mathrm{var}(d_i) = \dfrac{s_{1i}^2}{n_{1i}} + \dfrac{s_{2i}^2}{n_{2i}}$。

以上的方差计算其实质为两正态总体 $N(\mu_1,\ \sigma_1^2)$,$N(\mu_2,\ \sigma_2^2)$ 均值差的估计问题。因此,基于均值差固定效应模型为 $d_i \sim \mathrm{Normal}(\delta,\ \tau_i)$,随机效应模型为 $d_i \sim \mathrm{Normal}(\delta_i,\ \tau_i)$,$\delta_i \sim \mathrm{Normal}(\theta,\ \tau')$,其中 $\tau_i = \dfrac{1}{\sigma_i^2}$。

现以"短程小剂量强的松与安慰剂和非甾体抗炎药干预类风湿关节炎的 Meta 分析"为例,共有 7 项研究记录了关节压痛指数(rechie's index),各项研究的样本容量、均数、标准差、均数差及相应的方差见表25-6,试进行贝叶斯 Meta 分析(假定 $\sigma_1 \neq \sigma_2$)。

**表 25-6　短程小剂量强的松与安慰剂和非甾体抗炎药干预类风湿的研究数据**

| 研究项 | 治疗组 | | | 对照组 | | | 均数差 | 合并方差 |
| --- | --- | --- | --- | --- | --- | --- | --- | --- |
| | $n_1$ | $x_1$ | $s_1$ | $n_2$ | $x_2$ | $s_2$ | | |
| 1 | 12 | 13.0 | 11.0 | 12 | 23.7 | 11.1 | −10.7 | 20.4 |
| 2 | 24 | 17.6 | 8.0 | 24 | 40.7 | 13.0 | −23.1 | 9.71 |
| 3 | 20 | 10.8 | 4.7 | 20 | 16.3 | 7.7 | −5.50 | 4.07 |
| 4 | 9 | 16.2 | 8.7 | 9 | 38.1 | 12.8 | −21.9 | 26.6 |
| 5 | 21 | 30.5 | 16.5 | 21 | 41.4 | 19.8 | −10.9 | 31.6 |
| 6 | 18 | 14.6 | 12.4 | 18 | 26.4 | 15.1 | −11.8 | 47.7 |
| 7 | 21 | 6.3 | 1.7 | 21 | 11.1 | 2.5 | −4.80 | 0.44 |

## 一、固定效应模型的 WinBUGS 代码

```
#模型
model {
for (i in 1：7) {
d[i]<-x1[i]-x2[i]
v[i]<-s1[i]*s1[i]/n1[i]+s2[i]*s2[i]/n2[i]
t[i]<-1/v[i]
d[i] ~ dnorm(delta, t[i])
}
delta~ dnorm(0, 1.0E-4)
}
#加载数据
list(n1=c(12, 24, 20, 9, 21, 8, 21),
n2=c(12, 24, 20, 9, 21, 8, 21),
x1=c(13, 17.6, 10.8, 16.2, 30.5, 14.6, 6.3),
s1=c(11, 8, 4.7, 8.7, 16.5, 12.4, 1.7),
x2=c(23.7, 40.7, 16.3, 38.1, 41.4, 26.4, 11.1),
s2=c(11.1, 13, 7.7, 12.8, 19.8, 15.1, 2.5))
#设置初始值
list(delta=0)
```

迭代 55 000 次，前 5 000 次用于退火以消除初始值的影响，后 50 000 次用于抽样，计算后验分布，结果如下：

| node | mean | sd | MC error | 2.5% | median | 97.5% | start | sample |
| --- | --- | --- | --- | --- | --- | --- | --- | --- |
| delta | −5.999 | 0.5965 | 0.002618 | −7.173 | −6.001 | −4.821 | 5001 | 50000 |

## 二、随机效应模型的 WinBUGS 代码

```
#模型
model {
for (i in 1：7)
{
d[i]<-x1[i]-x2[i]
v[i]<-s1[i]*s1[i]/n1[i]+s2[i]*s2[i]/n2[i]
t[i]<-1/v[i]
d[i] ~ dnorm(delta[i], t[i])
delta[i]~dnorm(theta, inv.tau)
}
theta~ dnorm(0, 1.0E-4)
inv.tau~dgamma(0.001, 0.001)
tau2<-1/inv.tau
tau<-sqrt(tau2)
}
#加载数据
list(n1=c(12, 24, 20, 9, 21, 8, 21),
n2=c(12, 24, 20, 9, 21, 8, 21),
x1=c(13, 17.6, 10.8, 16.2, 30.5, 14.6, 6.3),
s1=c(11, 8, 4.7, 8.7, 16.5, 12.4, 1.7),
```

```
x2=c(23.7, 40.7, 16.3, 38.1, 41.4, 26.4, 11.1),
s2=c(11.1, 13, 7.7, 12.8, 19.8, 15.1, 2.5))
#设置初始值
list(theta=0, inv.tau=1)
```

迭代 55 000 次，前 5 000 次用于退火以消除初始值的影响，后 50 000 次用于抽样，计算后验分布，结果如下：

| node | mean | sd | MC error | 2.5% | median | 97.5% | start | sample |
|------|------|------|----------|------|--------|-------|-------|--------|
| tau | 7.87 | 3.297 | 0.02295 | 3.67 | 7.185 | 16.14 | 5001 | 50000 |
| tau2 | 72.8 | 79.2 | 0.519 | 13.47 | 51.63 | 260.5 | 5001 | 50000 |
| theta | −12.09 | 3.58 | 0.01896 | −19.38 | −11.98 | −5.212 | 5001 | 50000. |

相应参数后验分布的核密度图如下：

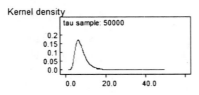 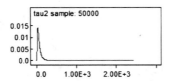 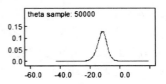

**图 25-3　相关参数的核密度估计图**

由计算结果及相应参数的核密度图可以发现：tau 及 $tau^2$ 呈现明显的偏态分布，这是必然的结果，因为模型中指定这两个参数是由伽马分布抽样而得。对于偏态分布数据给出的结果应采用中位数，而不是采用均数汇报，尤其是 $tau^2$ ($\tau^2$) 参数后验均数 (72.87) 与后验中位数 (51.63) 相差较大时。此外，WinBUGS 给出的 95% 的可信区间为等尾可信区间，对于偏态分布数据来讲采用等尾可信区间并不理想，而应采用区间长度最短的最大后验密度区间 (highest posterior density, HPD) 来描述，经计算 $tau^2$ 的 95%HPD 为 (5.42, 195.6)。

采用 Stata12.0 软件 meta 命令对该例进行计算，以加权均数差作为效应指标，并与贝叶斯 Meta 分析计算结果进行比较。

| Method | Pooled Est | 95% CI Lower | 95% CI Upper | Asymptotic z_value | p_value | No. of studies |
|--------|------------|--------------|--------------|--------------------|---------|----------------|
| Fixed | −6.0491 | −7.2180 | −4.8803 | −10.1435 | 0.0000 | 7 |
| Random | −12.1047 | −17.7870 | −6.4225 | −4.1753 | 0.0000 | |

Test for heterogeneity: $Q = 46.412$ on 6 degrees of freedom ($P = 0.000$)

Moment-based estimate of between studies variance = 44.572

该例经典 Meta 分析及贝叶斯 Meta 分析的结果比较见表 25-7。

**表 25-7　Meta 分析及贝叶斯 Meta 分析计算结果比较**

| 参数 | 贝叶斯 Meta(WinBUGS1.43) | 经典 Meta 分析(Stata12.0) |
|------|--------------------------|----------------------------|
| $\tau^2$ | 51.63 (5.42, 195.6) | 44.57 |
| $\theta$ 的估计及 95%CI(固定效应) | −5.999 (−7.173, −4.821) | −6.049 (−7.218, −4.880) |
| $\theta$ 的估计及 95%CI(随机效应) | −12.09 (−19.38, −5.212) | −12.10 (−17.787, −6.423) |

经典统计学置信区间的计算是构建一个枢轴量，然后结合样本数据获得，但如果没有合适的分布用于构建枢轴量，则难以计算置信区间。譬如，传统的 Meta 分析中 $Q$、$\tau^2$ 等指标是通过矩估计法获得其点估计值，因无可适用分布，所以难以获得置信区间。但这些统计量可以通过后验分布计算而得。由上述结果可知，研究间的方差贝叶斯计算结果较经典 Meta 分析大，同时随机效应模型可信区间较经典方法计算的置信区间宽。

## 第四节　有序数据的贝叶斯 Meta 分析

在医学研究中，按照变量的属性可划分为计量资料、计数资料及等级资料，其中等级资料（ranked data）又称为半定量资料或有序分类数据（ordinal categorical data），是指将观察单位按照某种属性的不同程度分成等级后分组计数，汇总各组观察单位数后而得到的资料。等级资料因描述数据的等级大小或属性程度而具有半定量性质，如记录某种药物的临床疗效，可按治愈、显效、好转及无效 4 个等级来记录数据。当考察自变量对有序分类的因变量的影响时，需要采用有序多分类 logistic 回归（ordinal logistic regression）进行分析。有序多分类 logistic 回归，有 3 种模型来描述：1）基线 logistic 回归模型（baseline-category logistic model）；2）相邻比 logistic 回归模型（adjacent-category logistic model）；3）累积比数 logistic 回归模型（cumulative logistic model），又称为比例优势模型（propotional odds logistic model），其中最常用的是累积比数模型。对于有序多分类数据的 Meta 分析，既要考虑数据的等级大小，又要考虑数据的分类属性，目前常用的分析方法仍是基于累积比数模型，本节将简单介绍累积比数模型及基于贝叶斯框架下的有序多分类数据的 Meta 分析。

### 一、累积比数 logistic 回归模型

设因变量 $y$ 为 $j$ 个等级的有序变量，$j$ 个等级用 $1, 2, \cdots, j$ 表示，对应的概率为 $\{\pi_1, \pi_2, \cdots, \pi_j\}$，则小于等于 $j$ 的累积概率（cumulative probability）为：

$$P(y \leq j) = \pi_1 + \cdots + \pi_j。$$

累积概率的 logit 转换为：

$$\log\left(\frac{P(y \leq j)}{P(y > j)}\right) = \log\left(\frac{P(y \leq j)}{1 - P(y \leq j)}\right) = \log\left(\frac{\pi_1 + \cdots + \pi_j}{\pi_{j+1} + \cdots + \pi_J}\right)。$$

若有 $p$ 个自变量 $X = (x_1, x_2, \cdots, x_p)$，则因变量 $y$ 在自变量 $X$ 上的 logistic 回归模型如下（为简单设 $p = 1$）：

$$\text{logit}[P(y \leq j)] = \log\left(\frac{P(y \leq j)}{1 - P(y \leq j)}\right) = \log\left(\frac{\pi_1 + \cdots + \pi_j}{\pi_{j+1} + \cdots + \pi_J}\right) = \alpha_j + \beta x。$$

事实上上式等价于累积概率函数：$P(y \leq j) = \exp(\alpha_j + \beta x) / [1 + \exp(\alpha_j + \beta x)]$。

例如，当 $y$ 取值为 1、2、3 时，可获得两个累积概率模型为：

$$P(y = 1 \mid x) = \frac{\exp(\alpha_1 + \beta x)}{1 + \exp(\alpha_1 + \beta x)}, \quad P(y \leq 2 \mid x) = \frac{\exp(\alpha_2 + \beta x)}{1 + \exp(\alpha_2 + \beta x)}。$$

累积比数 logistic 回归模型有 $(j-1) + p$ 待估参数，即 $\alpha_j, \beta_i$。对于任意 $j$，$\text{logit}P$ 是自变量 $X$ 的线性函数，截距项 $\alpha_j$ 满足关系 $\alpha_1 < \alpha_2 < \cdots < \alpha_j$；回归系数 $\beta_i$ 的意义是，当其他变量不变时，$x_i$ 的两个不同的取值 $a$、$b$，相应的比数比为 $\text{OR} = \exp[\beta_i(b-a)]$。

### 二、有序分类数据的贝叶斯 Meta 分析

假设某项临床研究的结局变量有 $m$ 个等级的有序分类变量 $C_1, C_2, \cdots, C_m$，其中 $C_1$ 定义为最佳疗效，$C_m$ 为最差。定义研究 $i$ 中个体 $j$ 属于 $k$ 类的概率为 $\pi_{ijk}$，则小于等于 $k$ 类的累积概率为 $Q_{ijk}$，即 $Q_{ijk} = \pi_{ij1} + \pi_{ij2} + \cdots + \pi_{ijk}$，$Q_{ijm} = 1$，因此可得比例比数模型：

$$\lambda_{ijk} = \log\left(\frac{Q_{ijk}}{1 - Q_{ijk}}\right) = \alpha_k + \eta_{ij}, \quad k = 1, 2, \cdots, m - 1。$$

$\alpha_k$ 为第 $k$ 个截距，$\eta_{ij} = \beta_1 x_{1j} + \cdots + \beta_p x_{pj}$ 为因变量的线性组合。

有序数据的 Meta 分析可以在模型中加入随机效应项，采用累积比数的混合效应模型来进行分析，此混合效应模型与分层模型及多水平模型含义相同，患者为水平 1，嵌套于高水平 2（纳入的研究）中，混合效应模型如下：

$$\lambda_{ijk} = \log\left(\frac{Q_{ijk}}{1 - Q_{ijk}}\right) = \alpha_k + \beta_{1i} x_{1ij}。$$

其中 $\beta_{1i} = \gamma_1 + \nu_{1i}$，$\nu_{1i} \sim N(0, \sigma_\tau^2)$，因此上述模型可写为

$$\lambda_{ijk} = \log\left(\frac{Q_{ijk}}{1 - Q_{ijk}}\right) = \alpha_k + \gamma_1 x_{1ij} + \nu_{1i} x_{1ij}。$$

其中 $\gamma_1$ 为感兴趣的参数，表示实验组比对照组中具有更佳治疗结果的比数比的对数。上述混合效应模型或分层模型可在贝叶斯统计框架下构建，获得相应的结果。

### 三、有序多分类数据贝叶斯 Meta 分析实例

以本书第 10 章第四节中张天嵩等的研究数据为例介绍贝叶斯 Meta 分析方法。

#### （一）建模

模型的截距项满足 $\alpha_1 < \alpha_2 < \cdots < \alpha_j$，指定截距项的先验分布为 $N(0, 10^4)$，$\beta_{1i} \sim N(\theta_1, \sigma_\tau^2)$，其中 $\theta_1$、$\sigma_\tau^2$ 的先验分布为 $N(0, 10^4)$ 及倒伽马分布 $IG(0.01, 0.01)$。设 $s$ 为纳入的研究个数，$c$ 为等级分类的个数，WinBUGS 代码如下：

```
model {
    for (i in 1: s) {
    for (j in 2 * i−1: 2 * i) {
    n[j]<−y[j, 1]+y[j, 2]+y[j, 3]+y[j, 4]
    y[j, 1: c]~dmulti(p[j, ], n[j])
    p[j, 1]<−Q[j, 1]
    for (k in 2: c−1) {
    p[j, k]<−Q[j, k]−Q[j, k−1]
    }
    p[j, c]<−1−Q[j, c−1]
for (k in 1: c−1) {
logit(Q[j, k])<−a[i, k]+beta[i] * x[j]
}}
beta[i]~dnorm(theta, tau)
a[i, 1]~dnorm(0, 1.0E−4)I( , a[i, 2])
a[i, 2]~dnorm(0, 1.0E−4)I(a[i, 1], a[i, 3])
a[i, 3]~dnorm(0, 1.0E−4)I(a[i, 2], )
}
theta~dnorm(0, 1.0E−4)
tau~dgamma(0.01, 0.01)
tausq<−1/tau
OR<−exp(theta)
}
```

#### （二）数据的输入

list(s = 11, c = 4)

| y[ ,1] | y[ ,2] | y[ ,3] | y[ ,4] | x[ ] |
|--------|--------|--------|--------|------|
| 17 | 8 | 3 | 2 | 1 |
| 8 | 9 | 5 | 8 | 0 |
| 34 | 7 | 2 | 1 | 1 |
| 26 | 10 | 2 | 5 | 0 |
| 18 | 5 | 7 | 2 | 1 |
| 4 | 3 | 11 | 6 | 0 |

| 46 | 8 | 8 | 12 | 1 |
|----|----|----|----|----|
| 29 | 15 | 6 | 8 | 0 |
| 10 | 15 | 4 | 3 | 1 |
| 5 | 8 | 10 | 7 | 0 |
| 24 | 5 | 2 | 1 | 1 |
| 20 | 2 | 2 | 8 | 0 |
| 29 | 8 | 8 | 3 | 1 |
| 10 | 9 | 16 | 13 | 0 |
| 12 | 8 | 8 | 2 | 1 |
| 9 | 2 | 8 | 11 | 0 |
| 7 | 5 | 3 | 2 | 1 |
| 3 | 5 | 2 | 6 | 0 |
| 12 | 18 | 14 | 6 | 1 |
| 10 | 11 | 13 | 16 | 0 |
| 18 | 10 | 10 | 2 | 1 |
| 10 | 10 | 4 | 16 | 0 |

END

### (三)初始值设定

list( gamma = 1 , tau = 1 , beta = c(0, 0, 0, 0, 0, 0, 0, 0, 0, 0, 0) , a = structure(. Data = c(0, 1, 2, 0, 1, 2, 0, 1, 2, 0, 1, 2, 0, 1, 2, 0, 1, 2, 0, 1, 2, 0, 1, 2, 0, 1, 2, 0, 1, 2, 0, 1, 2) , . Dim = c(11, 3)))

迭代 55 000 次, 前 5 000 次用于退火以消除初始值的影响, 后 50 000 次用于抽样, 计算后验分布, 结果如下:

| node | mean | sd | MC error | 2.5% | median | 97.5% | start | sample |
|------|------|------|----------|------|--------|-------|-------|--------|
| OR | 3.02 | 0.5297 | 0.007121 | 2.132 | 2.97 | 4.201 | 5000 | 50000 |
| theta | 1.09 | 0.1717 | 0.002351 | 0.7571 | 1.089 | 1.435 | 5000 | 50000 |
| tausq | 0.12 | 0.14 | 0.001974 | 0.006643 | 0.07027 | 0.4871 | 5000 | 50000 |

结果表明, 合并的 OR 为 3.02, 95%可信区间为(2.132, 4.201), 说明相对于西药, 中西医结合治疗咳嗽变异性哮喘疗效提高一个或一个以上等级的平均可能性增加 202%, 说明中西医结合治疗使患者受益高于西药治疗。

# 第五节　单臂研究数据的贝叶斯 Meta 分析

在药物的早期研发试验中, 当某试验组疗效未达到预期效果时, 研究者希望尽可能早地终止该试验组的研究, 避免更多受试者接受无效治疗, 此时可以选择单组试验设计, 又称为单臂试验设计。单臂试验设计是指具有某种把健康状况的个体样本给予试验性治疗并观察某种治疗效应的设计, 所有受试对象都在同一观察组, 不设立其他实验组或对照组。与对照试验相比, 单臂试验的实施相对容易, 研究费用低、周期短, 可以较快获得有效性的证据, 故在新药早期临床试验, 特别是肿瘤临床试验中有较为广泛的应用。

单臂研究结局变量的数据类型可分为定量与定性资料。比较常见的为二分类的试验, 其他类型包括连续性变量、等级变量及生存时间变量。单臂研究数据的贝叶斯 Meta 分析的基本原理为根据数据的类型, 选择相应的似然函数及先验分布, 采用分层贝叶斯模型, 求得相应参数的后验估计。本小节将以二分类单臂试验及连续型变量单臂试验数据的贝叶斯 Meta 分析为例, 进行演示。

## 一、二分类单臂试验的贝叶斯 Meta 分析

设第 $i$ 个研究的总人数为 $n_i$, 事件发生的人数为 $r_i$, 则发生的概率为 $p_i$, 事件发生概率的 logit 转换后服从正态分布, 可基于此进行率或者比例的合并, 该模型可以称为 BLN 模型(binomial logit-normal

Model）。随机效应模型如下：

$$r_i \sim \text{Binomial}(p_i, \ n_i)\ ;$$

$$logit(p_i) = \log\left(\frac{p_i}{1-p_i}\right) = \mu_i\ ;$$

$$\mu_i \sim \text{Normal}(\theta, \ \tau)\ ;$$

$$p_{pooled} = \frac{\exp(\theta)}{1+\exp(\theta)}\ .$$

现以英国 Bristol 医院调查新生儿心脏病病死率为例演示单个率的贝叶斯 Meta 分析，该数据有 12 个中心的数据，如表 25-9。

表 25-9　英国 Bristol 医院调查新生中心儿心脏病病死率

| 参数 | 1 | 2 | 3 | 4 | 5 | 6 | 7 | 8 | 9 | 10 | 11 | 12 |
|---|---|---|---|---|---|---|---|---|---|---|---|---|
| 总数 $n$ | 187 | 323 | 122 | 164 | 405 | 239 | 482 | 195 | 177 | 581 | 301 | 143 |
| 死亡数 $r$ | 25 | 24 | 23 | 25 | 42 | 24 | 53 | 26 | 25 | 58 | 31 | 41 |

### （一）建模

#二分类单臂试验的随机效应模型 WinBUGS 代码

```
model{
        for( i in 1：N) {
        r[i] ~ dbin( p[i], n[i])          #Likelihood
        logit( p[i]) <- b[i]              #Log-odds of mortality
        b[i] ~ dnorm( mu, prec)           #Random effects model for log-odds mortality
    }
        mu ~ dnorm( 0.0, 1.0E-6)          #Priors
        sd <- 1 / sqrt( prec)
        prec ~ dgamma( 0.001, 0.001)
        p_pooled<-exp( mu)/( 1+exp( mu))
}
```

### （二）数据输入

list(( r=c( 25, 24, 23, 25, 42, 24, 53, 26, 25, 58, 31, 41), n=c( 187, 323, 122, 164, 405, 239, 482, 195, 177, 581, 301, 143), N=12)

### （三）初始值设定

list( b = c( -1, -1, -1, -1, -1, -1, -1, -1, -1, -1, -1, -1), prec = 2, mu = -1)

迭代 55 000 次，前 5 000 次用于退火以消除初始值的影响，后 50 000 次用于抽样，计算后验分布，结果如下：

| node | mean | sd | MC error | 2.5% | median | 97.5% | start | sample |
|---|---|---|---|---|---|---|---|---|
| mu | −1.934 | 0.1305 | 7.092E-4 | −2.194 | −1.935 | −1.671 | 5001 | 50000 |
| p_pooled | 0.127 | 0.01452 | 7.891E-5 | 0.1003 | 0.1262 | 0.1582 | 5001 | 50000 |
| sd | 0.3909 | 0.1189 | 9.451E-4 | 0.2081 | 0.3733 | 0.6711 | 5001 | 50000 |

结果显示合并后病死率为 12.7%，95%可信区间为（10.03%，15.82%）。

## 二、连续型变量单臂试验的贝叶斯 Meta 分析

连续型变量单臂试验的贝叶斯 Meta 分析与连续型数据的贝叶斯 Meta 分析的基本原理相同，区别在于前者为单臂试验的效应量，后者为双臂试验的获得效应量，如 SMD、MD 等。设第 $i$ 项研究的样本

量为 $n_i$，效应量为 $d_i$，相应的标准差为 $sd_i$。根据标准差与标准误的关系，可计算的 $se_i = sd_i / \sqrt{n_i}$。对应的模型为 $d_i \sim \text{Normal}(\delta_i,\ se_i^{-2})$，$\delta_i \sim \text{Normal}(\theta,\ \tau')$，WinBUGS 模型如下：

```
model {
for (i in 1: n) {
d[i] ~ dnorm(delta[i], t[i])
delta[i] ~ dnorm(theta, inv. tau)
}
theta ~ dnorm(0, 1.0E-4)
inv. tau ~ dgamma(0.001, 0.001)
tau2 <-1/inv. tau
tau <-sqrt(tau2)
}
```

数据输入、初始值设定及计算过程请参阅本章第三节。

## 第六节　稀疏数据的贝叶斯 Meta 分析

单项临床研究在检测罕见事件（例如安全性事件）发生率差异方面往往不够有力，Meta 分析可能是获得罕见事件的治疗差异可靠证据的唯一途径。所谓的罕见事件（rare event）是指事件发生的概率非常低，以至于在试验中经常观察到少量事件或没有事件，尽管试验规模或观察时间都不小。罕见事件临床研究的 Meta 分析面临着特殊的挑战，一些研究在一个或两个治疗组中都没有发生事件（所谓的单零或双零研究），此时纳入研究数据成明显稀疏性，可导致一系列问题。Meta 分析中的数据稀疏性问题可以看作是 logistic 回归中的分离问题，在这种情况下，效应参数的极大似然估计（MLE）不存在。一般情况下，处理回归数据稀疏性的一个非常有用的方法是惩罚，即在原始似然函数中添加一个惩罚（调整）项来调整（或稳定）估计值。在贝叶斯统计框架下，惩罚通常是通过引入弱信息先验分布（weaklyinformativepriors，WIPs）来实现的。稀疏数据的贝叶斯 Meta 分析主要的问题在于效应量方差或标准差的后验估计，因此主要是针对方差项引入弱信息先验分布。基本思想是当采用无信息先验时，方差项后验抽样会出现过度离散现象，而采用弱信息先验分布可适当限制过度离散，进而获得稳健的后验估计。此外，当纳入的研究数目较少时，也会出现类似问题，因此建议使用弱信息先验分布。

稀疏数据的贝叶斯 Meta 分析模型主要包括贝叶斯正态－正态分层模型（Bayesian normal-normal hierarchical model，BNNHM）、贝叶斯二项－正态分层模型（Bayesian binomial-normal hierarchical model，BBNHM）、贝叶斯泊松－正态分层模型（Bayesian Poisson-normal hierarchical model，BPNHM）、贝叶斯泊松－伽马分层模型（Bayesian Poisson-Gamma hierarchical models，BPGHM）等等。模型的选择主要与效应量数据类型相关。模型的构建与前文相似，区别在于将无信息先验分布更换为弱信息先验分布，通常采用半正态分布、半柯西分布或对数正态分布等。本节将以半正态分布及半柯西分布为例，演示连续性及二分类稀疏性数据的贝叶斯 Meta 分析。

Stan 是用于贝叶斯统计建模和高性能统计计算的最新平台，可对社会学、生物和物理科学、工程和商业领域的统计建模，数据分析和预测。用户使用 Stan 的概率编程语言指定对数密度函数，使用 MCMC 采样（NUTS、HMC）进行完整的贝叶斯统计推断，带变分推理（ADVI）的近似贝叶斯推理，带有优化的惩罚最大似然估计（L-BFGS），更加方便进行复杂的贝叶斯模型计算。WinBUGS 软件在稀疏数据方差相关参数估计过程容易出现错误，因此本节采用 Stan 进行稀疏数据的贝叶斯 Meta 分析。Stan 可方便地设定半正态分布和半柯西分布，计算过程采用 rstan 包来实现。

### 一、二分类稀疏数据的贝叶斯 Meta 分析

现以 Cochrane 图书馆含长效 $\beta_2$-激动剂的吸入性类固醇药物治疗儿童慢性哮喘研究为例，演示严

重不良反应稀疏数据贝叶斯 Meta 分析（数据来源于 Addition of long-acting beta2-agonists to inhaled corticosteroids for chronic asthma in children [ J ]. Cochrane Database Syst Rev, 2015, 24 （11）: CD007949）。具体数据见表 25-10。

表 25-10　含长效 $\beta_2$-激动剂的吸入性类固醇药物治疗儿童慢性哮喘研究数据

| Study | rt | nt | rc | nc |
|---|---|---|---|---|
| Eid, 2010a | 2 | 184 | 1 | 85 |
| Eid, 2011b | 3 | 168 | 0 | 84 |
| Langton Hewer, 1995 | 1 | 11 | 0 | 12 |
| Lenney, 2013 | 3 | 23 | 2 | 19 |
| Malone, 2005 | 0 | 101 | 0 | 102 |
| Morice, 2008a | 2 | 212 | 2 | 104 |
| MOrice, 2008b | 0 | 203 | 1 | 103 |
| Murray, 2011 | 0 | 113 | 0 | 118 |
| Pearlman, 2009 | 0 | 124 | 0 | 124 |
| Pohunek, 2006a | 3 | 216 | 2 | 101 |
| Pohunek, 2006b | 5 | 201 | 1 | 100 |
| SD 039 0718 | 0 | 128 | 0 | 145 |
| Verbeme, 1998a | 3 | 60 | 4 | 56 |

由上述数据可知，严重不良反应发生例数较少，并且含有大量 0 事件，采用传统 Meta 分析会出现方差估计偏高。因此应采用含弱信息先验的贝叶斯 Meta 分析方法。相关 R 语言代码如下。

（一）模型代码

```
model<-"data {
    int<lower=1> N;                     // num studies
    int<lower=0> rc[N];                 // num events, control
    int<lower=1> nc[N];                 // num patients, control
    int<lower=0> rt[N];                 // num events, treatment
    int<lower=1> nt[N];                 // num patients, treatment
    int tau_prior_dist;                 // Indicator for prior distribution of tau
}
parameters {
    vector[N]mu;                        // baseline risks (log odds)
    real theta;                         // relative treatment effect (log odds ratio)
    vector[N]zeta;                      // individual treatment effects
    real<lower=0> tau;                  // heterogeneity stdev.
}
transformed parameters {
    real pc[N];
    real pt[N];
    for(i in 1: N) {
        pc[i] = inv_logit(mu[i] - theta * 0.5 - zeta[i] * tau * 0.5);
        pt[i] = inv_logit(mu[i] + theta * 0.5 + zeta[i] * tau * 0.5);
    }
```

```
}
model {
    zeta ~ normal(0, 1); // latent variable (random effects)
    mu ~ normal(0, 10);     // prior distributions
    theta ~ normal(0, 100);
if(tau_prior_dist == 1) tau ~ normal(0, 1)T[0, ];
if(tau_prior_dist == 2) tau ~ uniform(0, 1);
if(tau_prior_dist == 3) tau ~ cauchy(0, 1)T[0, ];
    rc~ binomial(nc, pc);
    rt ~ binomial(nt, pt);
}
generated quantities {
    real OR;
    OR = exp(theta);
}"
```

## （二）数据准备

```
rt = c(2, 3, 1, 3, 0, 2, 0, 0, 0, 3, 5, 0, 3)
rc = c(1, 0, 0, 2, 0, 2, 1, 0, 0, 2, 1, 0, 4)
nt = c(184, 168, 11, 23, 101, 212, 203, 113, 124, 216, 201, 128, 60)
nc = c(85, 84, 12, 19, 102, 104, 103, 118, 124, 101, 100, 145, 56)
dat = list(nt = nt, nc = nc, rt = rt, rc = rc, N = 13, tau_prior_dist = 1)
```

数据 dat 中的 tau_prior_dist 为先验分布的指示变量，1 为半正态分布，2 为均匀分布，3 为半柯西分布。

## （三）加载相应包，拟合模型

```
library(rstan)
    res = stan(model_code = model, data = dat, iter = 1e4, chains = 4, pars = c('OR', 'theta', 'tau'))
```

## （四）结果显示

```
print(res, pars = c('OR', 'theta', 'tau'))
bayesplot::mcmc_combo(res, pars = c('OR', 'theta', 'tau'))
```

结果如下：

|  | mean | se_mean | sd | 2.5% | 25% | 50% | 75% | 97.5% | n_eff | Rhat |
|---|---|---|---|---|---|---|---|---|---|---|
| OR | 1.20 | 0.01 | 0.57 | 0.49 | 0.82 | 1.08 | 1.43 | 2.60 | 11440 | 1 |
| theta | 0.09 | 0.00 | 0.43 | -0.71 | -0.19 | 0.08 | 0.36 | 0.96 | 13542 | 1 |
| tau | 0.47 | 0.00 | 0.37 | 0.02 | 0.18 | 0.38 | 0.66 | 1.39 | 10640 | 1 |

由上述结果可知，OR 的中位数为 1.08，95% 的可信区间为（0.49，2.60）。由参数的核密度估计图可以看出 OR 及 tau 呈明显的右偏态分布，因此采用中位数描述更加合理。由踪迹图可以判断抽样的 4 条链融合在一起，说明收敛于后验分布。

## 二、连续性稀疏数据的贝叶斯 Meta 分析

稀疏数据有两种情况：一是数据稀疏，二是纳入研究数较少。传统 Meta 分析与贝叶斯 Mate 分析存在同样的问题，即方差估计的问题。本节以纳入研究数较少的连续型数据为例，采用弱信息先验分布进行贝叶斯 Meta 分析。以《单臂试验连续型数据的贝叶斯 Meta 分析方法及实现》数据 1 为例进行演示。数据 1 为来氟米特治疗银屑病性关节炎的有效性和安全性研究，共纳入 3 项研究，指标为银屑病皮损面积和严重度指数（PASI）评分与基线评分的变化值。数据包括每个试验的样本量、评分均数及标准差，如表 25-11 所示。

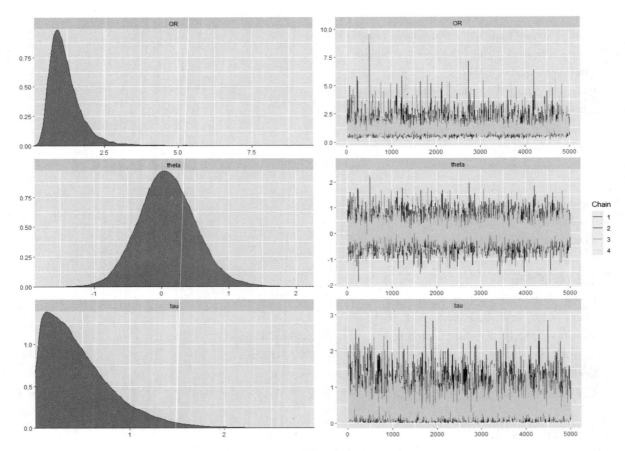

图 25-4　参数核密度估计图及踪迹图

表 25-11　来氟米特治疗银屑病性关节炎数据

| Study | n | mean | sd |
|---|---|---|---|
| Asaduzzaman, 2014 | 16 | -7.06 | 5.07 |
| Zhang, 2010 | 18 | -6.5 | 12.5 |
| Kaltwasser, 2004 | 95 | -2.1 | 5.9 |

### (一)模型代码

```
model<-" data {
    int<lower=0> J;
    real y[J];
    real<lower=0> sigma[J];
    int tau_prior_dist;
}
parameters {
    real mu;
    real<lower=0> tau;
    real theta[J];
}
model {
    if( tau_prior_dist == 1) tau ~ normal(0, 1)T[0, ];
```

```
  if( tau_prior_dist == 2) tau ~ cauchy(0, 1)T[0, ];
  mu ~ normal(0, 10);
  theta ~ normal(mu, tau);
  y ~ normal(theta, sigma);
} "
```

## (二)数据准备

```
y = c(-7.06, -6.05, -2.10)
sd = c(5.07, 12.5, 5.9)
sample = c(16, 18, 95)
se = sd/sqrt(sample)
datahn <- list(J = 3, y = c(-7.06, -6.05, -2.10), tau_prior_dist = 1, sigma = se)
datahc <- list(J = 3, y = c(-7.06, -6.05, -2.10), tau_prior_dist = 2, sigma = se)
```

数据中的 tau_prior_dist 为先验分布的指示变量, 1 为半正态分布, 2 为均匀分布。

## (三)加载相应包及运行代码

```
library(rstan)
fitHC <- stan(model_code = model, data = datahc, iter = 1e4, chains = 4, pars = c('mu', 'tau'))
fitHN <- stan(model_code = model, data = datahn, iter = 1e4, chains = 4, pars = c('mu', 'tau'))
```

## (四)结果显示

```
print(fitHC, pars = c('mu', 'tau'))
print(fitHN, pars = c('mu', 'tau'))
p1 = bayesplot::mcmc_combo(fitHC, pars = c('mu', 'tau'))
p2 = bayesplot::mcmc_combo(fitHN, pars = c('mu', 'tau'))
cowplot::plot_grid(p1, p2, nrow = 2, labels = c("Half-Cauchy Prior", "Half-Normal Prior"), label_size = 10, align =
"v")
```

结果如下：

|        | mean  | se_mean | sd   | 2.50% | 25%   | 50%   | 75%   | 97.50% | n_eff   | Rhat |
|--------|-------|---------|------|-------|-------|-------|-------|--------|---------|------|
| muHC   | -4.40 | 0.03    | 2.14 | -8.48 | -5.48 | -4.35 | -3.33 | -0.49  | 3939.58 | 1.00 |
| tauHC  | 2.74  | 0.03    | 2.08 | 0.71  | 1.56  | 2.23  | 3.28  | 7.85   | 3871.29 | 1.00 |
| muHN   | -4.17 | 0.03    | 1.27 | -6.87 | -4.96 | -4.12 | -3.30 | -1.92  | 1512.89 | 1.00 |
| tauHN  | 1.49  | 0.03    | 0.61 | 0.32  | 1.08  | 1.46  | 1.87  | 2.77   | 466.19  | 1.01 |

由上述结果可知, 采用半柯西分布为弱信息先验分布, 合并均数的中位数为-4.35, 95% 可信区间为(-8.48, -0.49); 标准差的中位数数 2.23, 95% 的可信区间为(0.71, 7.85)。采用半正态分布为弱信息先验分布, 合并均数的中位数为-4.17, 95% 可信区间为(-6.87, -1.92); 标准差的中位数为 1.46, 95% 的可信区间为(0.32, 2.77)。

由图 25-5 可知, 采用半柯西分布为弱信息先验分布时, 抽样过程中有偏离目标分布的异常值。结合潜在尺度缩减因子(Rhat)、核密度估计图及踪迹图可以判断, 采用半正态分布及半柯西分布, 均收敛于目标分布。

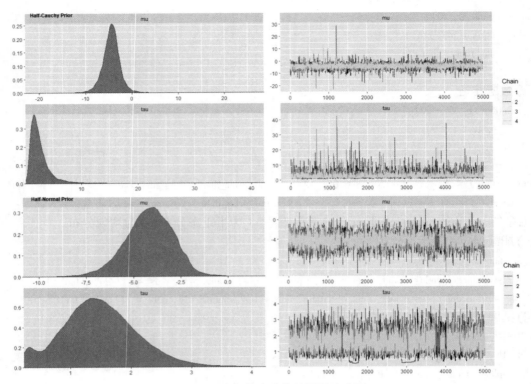

图 25-5　参数核密度估计图及踪迹图

# 第七节　诊断性试验数据的贝叶斯 Meta 分析

对于同一诊断性试验，可能会有多个作者进行研究，这些研究间必然存在不同抽样误差，且往往采用不同截断值，因此各项研究所报告的诊断性试验准确度的评价指标会存在一定的异质性。为了综合分析同一诊断性试验的不同研究，Meta 分析可以对原研究的设计、研究质量、阈值效应等因素进行分析，最终获得综合的诊断性试验的准确指标，为临床实践提供可靠的信息。诊断性试验数据的贝叶斯 Meta 分析包括贝叶斯分层受试者工作曲线模型（Bayesian hierarchical summary ROC model，BHSROC）、贝叶斯双变量混合模型（Bayesian bivariate mixed model），其中双变量混合模型包括双变量正态-正态分布模型、双变量二项-正态分布模型，二者区别为模型中似然函数不同。双变量正态-正态分布模型是将灵敏度及特异度进行 logit 转换；而双变量二项-正态分布模型以二项分布构建模型，为精确分布模型。

## 一、主要模型及 WinBUGS 代码

### （一）贝叶斯分层受试者工作曲线模型
水平 1（研究内的变异）：假设第 $i$ 项研究诊断阳性数 $y_{ij}$ 独立且服从二项分布，则

$$y_{ij} \sim \text{Bin}(n_{ij},\ \pi_{ij}),$$
$$\text{logit}(\pi_{ij}) = (\theta_i + \alpha_i X_{ij}) \exp(-\beta X_{ij}).$$

其中，$y_{ij}$ 为诊断阳性例数，并假定服从二项分布；$X_{ij}$ 为疾病的真实状态，当无疾病时为 0.5，而存在疾病时为 -0.5。$\theta_i$ 为阳性参数（positivity parameter），$\alpha_i$ 为准确性参数，在不同的研究中这两个参数允许不同（其实质为随机效应模型）。$\beta$ 为尺度参数，由于 $\beta$ 的估计要求有多项研究的信息，因此假定不同研究间 $\beta$ 为一常数。

水平 2(研究间的变异)：假定研究水平参数 $\alpha_i$ 及 $\theta_i$ 服从正态分布，其均数由研究水平的协变量线性函数决定。在存在一个单一影响界点值及准确性参数的协变量($Z$)时，模型可写成如下形式：

$$\theta_i \mid \Theta, \gamma, Z_i, \sigma_\theta^2 \sim N(\Theta + \gamma Z_i, \sigma_\theta^2), \quad \alpha_i \mid \Lambda, \lambda, Z_i, \sigma_\alpha^2 \sim N(\Lambda + \lambda Z_i, \sigma_\alpha^2)_\circ$$

系数 $\gamma$ 和 $\lambda$ 模拟了不同研究间由于协变量 $Z$ 导致阳性标准及准确性的系统性差异。因此该模型可以进行 HSROC 的回归分析。假设 $\alpha_i$ 及 $\theta_i$ 条件独立，这反映了 ROC 分析的特点，即阳性阈值及准确性是独立试验的特征，其综合利用了灵敏度及特异度的关系。

水平 3：是关于未知参数的先验分布的选择，HSROC 模型参数先验分布如下：

$$\Theta \sim \text{Uniform}[\mu_{\theta 1}, \mu_{\theta 2}], \quad \Lambda \sim \text{Uniform}[\mu_{\alpha 1}, \mu_{\alpha 2}], \quad \gamma \sim \text{Uniform}[\mu_{\gamma 1}, \mu_{\gamma 2}]$$

$$\lambda \sim \text{Uniform}[\mu_{\lambda 1}, \mu_{\lambda 2}], \quad \beta \sim \text{Uniform}[\mu_{\beta 1}, \mu_{\beta 2}], \quad \sigma_\theta^2 \sim \Gamma^{-1}(\xi_{\theta 1}, \xi_{\theta 2})$$

$$\sigma_\alpha^2 \sim \Gamma^{-1}(\xi_{\alpha 1}, \xi_{\alpha 2})_\circ$$

其中参数 $\Theta$、$\Lambda$、$\gamma$、$\lambda$ 及 $\beta$ 选择均匀分布，而 $\sigma_\theta^2$ 及 $\sigma_\alpha^2$ 选择倒伽马分布。BHSROC 模型的 WinBUGS 代码如下：

```
model{
    THETA ~ dunif(-5, 10)
    LAMBDA ~ dunif(-2, 10)
    beta ~ dunif(-5, 5)
    prec1 ~ dgamma(2.1, 2)
    prec2 ~ dgamma(2.1, 2)
    sigmaq1 <- 1/prec1
    sigmaq2 <- 1/prec2
    b <- exp(beta/2)
    for (i in 1: n) {
        theta[i] ~ dnorm(THETA, prec1)
        alpha[i] ~ dnorm(LAMBDA, prec2)
        logit(tpr[i]) <- (theta[i] + 0.5 * alpha[i])/b
        logit(fpr[i]) <- (theta[i] - 0.5 * alpha[i]) * b
        tp[i] ~ dbin(tpr[i], n1[i])
        fp[i] ~ dbin(fpr[i], n2[i])
    }
}
```

### (二)双变量正态-正态分布模型

由于同一诊断性试验的多项研究的诊断界点不同，加上其他潜在导致异质性的因素，使每个研究内及不同研究间存在明显的异质性，此时不宜采用固定效应模型，而应采用随机效应模型。双变量线性混合模型的基本原理是将各项研究的灵敏度及特异度经过 logit 变换后使其符合正态分布，二者有特定的期望及方差。双变量线性混合模型保留了原始数据的二维特性，同时考虑了灵敏度及特异度之间的负相关，实质为随机效应模型，通过模型的拟合可以获得灵敏度及特异度的综合估计值及二者之间负相关的值。

假设共纳入 $K$ 项研究，第 $i$ 个研究的灵敏度为 $Sen_i$，特异度为 $Spe_i$，对二者进行 logit 转换后近似服从正态分布，即

$$\begin{pmatrix} \text{logit}(Sen_i) \\ \text{logit}(Spe_i) \end{pmatrix} \sim \text{Normal}\left( \begin{pmatrix} \mu_{1i} \\ \mu_{2i} \end{pmatrix}, \Sigma_i \right)$$

其中，灵敏度及特异度 logit 转换后的均数及方差-协方差矩阵分别为 $\begin{pmatrix} \mu_{1i} \\ \mu_{2i} \end{pmatrix}$，$\Sigma_i = \begin{pmatrix} S_{i,1}^2 & 0 \\ 0 & S_{i,2}^2 \end{pmatrix}$，方差的计算如下：

$$S_{i,1}^2 = \frac{1}{n_{i,1}\hat{Sen}_i(1-\hat{Sen}_i)}, \qquad S_{i,2}^2 = \frac{1}{n_{i,2}\hat{Sen}_i(1-\hat{Sen}_i)}。$$

$\begin{pmatrix} \mu_{1i} \\ \mu_{2i} \end{pmatrix}$ 服从双变量正态分布,如下:

$$\left( \begin{pmatrix} \mu_{1i} \\ \mu_{2i} \end{pmatrix} \right) \sim N\left( \begin{pmatrix} \mu_1 \\ \mu_2 \end{pmatrix}, C \right), \quad C = \begin{pmatrix} \sigma_1^2 & \sigma_{12} \\ \sigma_{21} & \sigma_2^2 \end{pmatrix}。$$

最终的边际模型为:

$$\begin{pmatrix} \hat{\mu}_{1i} \\ \hat{\mu}_{2i} \end{pmatrix} \sim N\left( \begin{pmatrix} \mu_1 \\ \mu_2 \end{pmatrix}, \Sigma_i + C \right)。$$

双变量正态-正态分布模型结果中共有 5 个参数,logit 转换后灵敏度及特异度及其标准误、95%可信区间,logit 转换后灵敏度研究间方差估计值($\sigma_1^2$),特异度方差估计值($\sigma_2^2$)及二者之间的协方差估计值。基于这些已获得的参数,可以进一步求出阳性、阴性似然比(LR$^+$/LR$^-$),诊断优势比(DOR)以及 logit 转换后灵敏度及特异度的相关系数 $\rho_{12}$,分别如下:

$$LR^+ = \frac{e^{\mu_1}/(1+e^{\mu_1})}{1-[e^{\mu_2}/(1+e^{\mu_2})]}, \quad LR^- = \frac{1-[e^{\mu_1}/(1+e^{\mu_1})]}{e^{\mu_2}/(1+e^{\mu_2})};$$

$$DOR = \exp(\mu_1+\mu_2), \quad \rho_{12} = \frac{\sigma_{12}}{\sigma_1 \times \sigma_2}。$$

双变量正态-正态分布模型的 WinBUGS 代码如下:

```
model {
for (i in 1: n){
y[i, 1: 2] ~ dmnorm(mu. y[i, 1: 2], Tb[ , ])
for (j in 1: 2) {mu. y[i, j]<- b[j]}}
for (j in 1: 2) {b[j] ~ dnorm(0, 0.01)}
Tb[1: 2, 1: 2]<-inverse(sb[ , ])
sb[1, 1]<-pow(sigma. a, 2)
sigma. a~dunif(0, 100)
sb[2, 2]<-pow(sigma. b, 2)
sigma. b~dunif(0, 100)
sb[1, 2]<-rho * sigma. a * sigma. b
sb[2, 1]<-sb[1, 2]
rho~dunif(-1, 1)
Sen<-exp(b[1])/(1+exp(b[1]))
Spe<-exp(b[2])/(1+exp(b[2]))
DOR<-exp(logit(Sen)+logit(Spe))
cov12<-sb[1, 2]
}
```

### (三)双变量广义线性混合效应模型(双变量二项-正态分布模型)

Chu 等介绍了双变量二项分布模型,可获得稀疏数据灵敏度和特异度的无偏估计。该模型无须对数据进行连续性校正,即克服了双变量正态分布模型对零单元格进行连续性校正的缺点。该模型认为服从真阳性数及真阴性数二项分布,并采用相应的连接函数对数据进行分析。模型如下:

$$r_{i11} \sim binomial(n_{i1}, Sen_i), \quad r_{i00} \sim binomial(n_{i0}, Spe_i),$$

$$g(Sen_i) = \mu_0 + \mu_i, \quad g(Spe_i) = \nu_0 + \nu_i。$$

g( )为连接函数,可为 logit、probit 或 cloglog 等,$\mu_i$ 及 $\nu_i$ 为随机效应项,服从双变量正态分布,即

$$\begin{pmatrix} \mu_i \\ \nu_i \end{pmatrix} \sim N\left[ \begin{pmatrix} 0 \\ 0 \end{pmatrix}, \begin{pmatrix} \sigma_\mu^2 & \rho\sigma_\mu\sigma_\nu \\ \rho\sigma_\mu\sigma_\nu & \sigma_\nu^2 \end{pmatrix} \right]。$$

该模型给出了灵敏度及特异度的中位数估计，即 $\hat{Sen} = \text{logit}^{-1}(\mu_0)$ 和 $\hat{Spe} = \text{logit}^{-1}(\nu_0)$，同时也可获得相应的可信区间。当存在研究水平的协变量 Z 时，该模型可纳入 Z，即 $g(Se_i) = \mu_0 + \mu_i + \gamma Z_i$，$g(Sp_i) = \nu_0 + \nu_i + \lambda Z_i$，其中 $\gamma$、$\lambda$ 为回归系数。通过 $g(Se)$ 和 $g(Sp)$ 的关系可得到 SROC 曲线，关系式如下：

$$g(Se) = \hat{\mu}_0 + \hat{\rho} \frac{\hat{\sigma}_\mu}{\hat{\sigma}_\nu} [g(Sp) - \hat{\nu}_0]。$$

双变量二项分布模型较双变量正态分布模型有三个优势，一是无须进行连续性校正；二是 $Var(\text{logit}(\hat{Sp}_i))$ 及 $Var(\text{logit}(\hat{Se}_i))$ 的估计无须正态性近似的假设；三是双变量二项分布可对研究水平协变量进行分析，即对异质性进行分析。当不存在研究水平的协变量时，二者结果是一致的。双变量二项-正态分布模型的 WinBUGS 代码如下：

```
model{
    for( i in 1: n) {
        tp[i] ~ dbin(tpr[i], n1[i])
        tn[i] ~ dbin(tnr[i], n2[i])
        logit(tpr[i]) <- m[i, 1]
        logit(tnr[i]) <- m[i, 2]
        m[i, 1: 2] ~ dmnorm(mu[], sigma. inv[1: 2, 1: 2])
    }
    mu[1] ~ dnorm(0, 0.25)
    mu[2] ~ dnorm(0, 0.25)
    sigma. inv[1: 2, 1: 2] ~ dwish(R[1: 2, 1: 2], 3)
    sigma[1: 2, 1: 2] <- inverse(sigma. inv[, ])
    corr <- sigma[1, 2]/(pow(sigma[1, 1], 0.5) * pow(sigma[2, 2], 0.5))
    Sen <- exp(mu[1])/(1 + exp(mu[1]))
    Spe <- exp(mu[2])/(1 + exp(mu[2]))
}
```

## 二、实例演示

以一篇评价 PET 和 CT 两种影像学技术对非小细胞肺癌分期价值的 Meta 分析中的数据为例进行贝叶斯 Meta 分析，分别采用贝叶斯分层受试者工作曲线模型及双变量二项-正态分布模型。使用文献中 PET 的数据，其中 "author" 表示研究名称，"year" 表示发表年限，"tp" "fp" "fn" "tn" 分别表示每个诊断性试验的真阳性、假阳性、假阴性、真阴性人数；"n1"、"n2" 分别表示患病人数及非患病人数；"total" 表示每个诊断性试验总人数（数据来源于 Combining independent studies of diagnostic fluorodeoxyglucose positron-emission tomography and computed tomography in mediastinal lymph node staging for non-small cell lung cancer[J]. Tumori, 2006, 92(4): 327-333），具体数据如表 25-12 所示。

表 25-12　PET 技术对非小细胞肺癌分期诊断性评价数据

| author | year | tp | fp | fn | tn | n1 | n2 | total |
|---|---|---|---|---|---|---|---|---|
| Vansteekinste | 1998 | 26 | 6 | 2 | 28 | 28 | 34 | 62 |
| Albes | 1999 | 14 | 2 | 2 | 9 | 16 | 11 | 27 |
| Marom | 1999 | 40 | 4 | 4 | 31 | 44 | 35 | 79 |
| Richter | 1999 | 9 | 1 | 0 | 12 | 9 | 13 | 22 |
| kubota | 2000 | 3 | 0 | 3 | 12 | 6 | 12 | 18 |
| Pieterman | 2000 | 29 | 10 | 3 | 60 | 32 | 70 | 102 |

续表 25-12

| author | year | tp | fp | fn | tn | n1 | n2 | total |
|---|---|---|---|---|---|---|---|---|
| Weng | 2000 | 11 | 2 | 4 | 33 | 15 | 35 | 50 |
| Ponclet | 2001 | 6 | 9 | 3 | 44 | 9 | 53 | 62 |
| Luketich | 2001 | 4 | 7 | 2 | 27 | 6 | 34 | 40 |
| Keiman | 2002 | 22 | 9 | 3 | 54 | 25 | 63 | 88 |
| Von Haag | 2002 | 4 | 4 | 2 | 42 | 6 | 46 | 52 |
| Antoch | 2003 | 8 | 2 | 1 | 16 | 9 | 18 | 27 |
| Halter | 2004 | 72 | 3 | 10 | 31 | 82 | 34 | 116 |

### (一)贝叶斯分层受试者工作曲线模型

代码如前文,可采用自动生成初始值,数据如下:

list(tp=c(26, 14, 40, 9, 3, 29, 11, 6, 4, 22, 4, 8, 72), n1=c(28, 16, 44, 9, 6, 32, 15, 9, 6, 25, 6, 9, 82), fp= c(6, 2, 4, 1, 0, 10, 2, 9, 7, 9, 4, 2, 3), n2=c(34, 11, 35, 13, 12, 70, 35, 53, 34, 63, 46, 18, 34), n=13)

模型参数为 Sen、Spe,迭代 55 000 次,前 5 000 次用于退火以消除初始值的影响,后 50 000 次用于抽样,计算后验分布,结果如下:

| node | mean | sd | MC error error eerror | 2.5% | median | 97.5% | start | sample |
|---|---|---|---|---|---|---|---|---|
| Sen | 0.8504 | 0.04998 | 3.565E-4 | 0.734 | 0.8566 | 0.9301 | 5000 | 50001 |
| Spe | 0.8819 | 0.02639 | 1.718E-4 | 0.8255 | 0.8833 | 0.9301 | 5000 | 50001 |

### (二)双变量二项-正态分布模型

代码如前文,可采用自动生成初始值,数据如下:

list(R= structure(.Data= c(1, -0.6, -0.6, 1), .Dim=c(2, 2)), tp=c(26, 14, 40, 9, 3, 29, 11, 6, 4, 22, 4, 8, 72), n1=c(28, 16, 44, 9, 6, 32, 15, 9, 6, 25, 6, 9, 82), tn=c(28, 9, 31, 12, 12, 60, 33, 44, 27, 54, 42, 16, 31), n2=c(34, 11, 35, 13, 12, 70, 35, 53, 34, 63, 46, 18, 34), n=13)

模型参数为 Sen、Spe,迭代 55 000 次,前 5 000 次用于退火以消除初始值的影响,后 50 000 次用于抽样,计算后验分布,结果如下:

| node | mean | sd | MC error | 2.5% | median | 97.5% | start | sample |
|---|---|---|---|---|---|---|---|---|
| Sen | 0.8524 | 0.03281 | 3.469E-4 | 0.7797 | 0.8552 | 0.9084 | 5000 | 50001 |
| Spe | 0.8776 | 0.02238 | 2.502E-4 | 0.83 | 0.8788 | 0.9181 | 5000 | 50001 |

由上述结果可知,采用贝叶斯分层受试者工作曲线模型,合并灵敏度 Sen 中位数为 0.8566,95%可信区间为(0.734, 0.930 1);合并特异度中位数为 0.883 3,95%可信区间为(0.825 5, 0.930 1)。采用双变量二项-正态分布模型,合并灵敏度 Sen 中位数为 0.855 2,95%可信区间为(0.779 7, 0.908 4);合并特异度中位数为 0.878 8,95%可信区间为(0.83, 0.918 1)。采用两种模型计算结果相似,双变量二项-正态分布模型的区间估计较贝叶斯分层受试者工作曲线模型更窄。

## 第八节　基于贝叶斯方法的网络 Meta 分析

传统的 Meta 分析是基于头对头的(head to head)的直接比较,只涉及两种干预措施,如某一药物与安慰剂进行比较,通过合并效应值来评价该药物的临床疗效,提供循证依据。随着医学的发展,同一疾病可能会存在几种不同的干预措施,这些干预措施的相对有效性(relative effectiveness)是临床决策的基础,但是这些干预措施缺乏或者没有直接比较的证据,采用传统的 Meta 分析也无法给出何种干预措施有效性较好的判断。近些年来发展的网络 Meta 分析可以同时进行直接和间接比较,同时将不同的干预措施汇总到同一个分析中获得有效性的评价，理论上可提高效应值估计的精度，减少 I 类误差。并且在适当的情况下，可以对全部干预治疗方法进行排序。随着网络 Meta 分析的不断发展，出现许多不同的分析方法，如 Bucher 校正间接比较法、基于广义线性模型框架下的网络 Meta 分析方法及多水平混合效应模型等。这些不同方法均可基于经典频率学派及贝叶斯统计的框架下进行，贝叶斯网络 Meta 分析灵活性好，可方便地处理不同类型的数据，对不同干预措施进行排序。本节将简要介绍贝叶斯网络 Meta 分析方法。

## 一、贝叶斯网络 Meta 分析的数据格式

网络 Meta 分析的数据往往是纳入文献的汇总数据（综合数据或研究水平数据），而不是由文献作者提供的原始数据（个体参与者数据或患者水平数据）。综合数据通常包括两种格式：一种是基于研究臂水平的数据（arm-level data），常见的包括优势（odds）、绝对风险（absolute risk）及均数等；另一种是基于对比水平的数据（contrast-level data），包括 OR、RR 及 HR 等。基于臂水平的数据可以采用数据的精确似然函数进行更灵活和准确的计算，而基于对比水平的数据则需采用正态近似法计算。这两种数据格式既可以采用经典统计学处理，也可采用贝叶斯统计进行处理。基于广义线性模型框架下的贝叶斯网络 Meta 分析多数是对臂水平的数据进行分析的。

## 二、基于广义线性模型的贝叶斯网络 Meta 分析基础

广义线性模型为经典线性模型的推广，模型的适用范围更广，既可用于连续性资料，也可应用于离散型资料。贝叶斯网络 Meta 分析是广义线性模型的推广应用。设 $Y = (Y_1, Y_2, \cdots, Y_n)$ 为独立同分布的随机向量，自变量为 $x_1, x_2, \cdots, x_p$，若 Y 满足广义线性模型，则包括以下 3 个部分：

（1）随机部分 Y（random component），其独立同分布，服从指数分布族，其方差可表达为均数的函数，随机部分的期望值记为 $E(Y) = \mu$；

（2）线性部分（linear component），即自变量的线性组合，若 $\eta$ 为线性预测值，则

$$\eta_i = \beta_0 + \beta_1 x_{i1} + \beta_2 x_{i2} + \cdots + \beta_p x_{ip} = X'\beta。$$

（3）连接函数（link function）$g(\mu)$，即将随机部分的期望值与线性预测值关联起来的函数，其中 $g(\mu)$ 为单调可微函数，记为：

$$g(\mu_i) = \eta_i = \beta_0 + \beta_1 x_{i1} + \beta_2 x_{i2} + \cdots + \beta_p x_{ip} = X'\beta。$$

联接函数的作用是对随机变量进行转换，使其符合线性模型的条件，其选择取决于数据的类型，通过指定不同指数分布族及联接函数，可建立不同的模型。例如，logistic 回归模型为 $logit(\pi) = \eta_i = \beta_0 + \beta_1 x_{i1} + \beta_2 x_{i2} + \cdots + \beta_p x_{ip}$。常见的指数分布族及联接函数见表 25-13。

表 25-13　常见的指数分布族及联接函数

| 分布 | 联接函数 | 联接函数表达式 | 对应的模型 |
|---|---|---|---|
| 正态分布 | 恒等函数 | $\eta = \mu$ | 多元线性回归模型 |
| 二项分布 | Logit 函数 | $\eta = \log[\pi/((1-\pi))]$ | Logistic 回归模型 |
| 二项分布 | Probit 函数 | $\eta = \Phi^{-1}(\pi)$ | Probit 回归模型 |
| 泊松分布 | 对数函数 | $\eta = \log(\lambda)$ | 泊松回归模型 |

由上表可知多元线性回归模型是广义线性模型联接函数取恒等函数时的特例，此外广义线性模型还可拟合服从二项分布、泊松分布等指数分布的数据，因此广义线性模型具有极大的灵活性，被广泛应用。

上述的广义线性模型可以作为贝叶斯网络 Meta 分析的模型。实际上，前文中基于率的 logit 转换的固定或随机效应模型即为广义线性模型的一个特例。现简要介绍二分类数据的多臂网状贝叶斯

Meta 分析。设有 $N$ 项研究，每项研究有 $k$ 个臂，第 $i$ 项研究第 $k$ 臂总数 $n_{ik}$，发生的事件数为 $r_{ik}$，$r_{ik}$ 服从二项分布

$$r_{ik} \sim \mathrm{Binomial}(p_{ik}, n_{ik}), \quad i = 1, 2, \cdots, N, \quad k = 1, 2, \cdots, k。$$

二项分布常用的联接函数为 logit 函数，可将 $p_{ik}$ 概率映射到 $(-\infty, +\infty)$，则对应的模型如下：

$$\mathrm{logit}(p_{ib}) = \log\left(\frac{p_{ib}}{1-p_{ib}}\right) = \mu_i, \quad i = 1, 2, \cdots, N; \quad k = b = 1, 2, \cdots, k;$$

$$\mathrm{logit}(p_{ik}) = \log\left(\frac{p_{ik}}{1-p_{ik}}\right) = \mu_i + \delta_{i, bk}, \quad i = 1, 2, \cdots, N; \quad k = 2, 3, \cdots, k; \; b < k;$$

或者 $\mathrm{logit}(p_{ik}) = \mu_i + \delta_{i, bk} I_{\{k \neq 1\}}$，$i = 1, 2, \cdots, N; \quad k = 2, 3, \cdots, k; \; b < k$，其中 $I_{\{k \neq 1\}}$ 为示性函数。效应量 $\delta_{i, bk}$ 意义为第 $i$ 项研究治疗 $k$ 相当于治疗 $b$ 的对数优势比（lnOR），其性质取决于所拟合的模型，如果选用固定效应模型，则 $\delta_{i, bk} = d_{i, bk}$；若选用随机效应模型，则 $\delta_{i, bk} \sim N(d_{bk} = d_{1k} - d_{1b}, \sigma^2)$。当纳入的研究为多臂研究时，各个臂之间效应存在相关性，破坏了独立的假设，因此必须指定效应值的方差−协方差矩阵。设第 $i$ 项研究的随机效应的估计向量为 $\delta_i$，服从多元正态分布，并假设研究间方差相同，为 $\sigma^2$，则有

$$\delta_i = \begin{pmatrix} \delta_{i, 12} \\ \vdots \\ \delta_{i, 1a_i} \end{pmatrix} \sim N_{a_i-1}\left( \begin{pmatrix} d_{t_{i1}, t_{i2}} \\ \vdots \\ d_{t_{i1}, t_{ia_i}} \end{pmatrix}, \begin{pmatrix} \sigma^2 & \sigma^2/2 & \cdots & \sigma^2/2 \\ \sigma^2/2 & \sigma^2 & \cdots & \sigma^2/2 \\ \vdots & \vdots & & \vdots \\ \sigma^2/2 & \sigma^2/2 & \cdots & \sigma^2 \end{pmatrix} \right);$$

其中，$a_i (a_i = 2, 3 \cdots)$ 表示第 $i$ 项研究的臂的数，$d_{t_{i1}, t_{ik}} = d_{1, t_{ik}} - d_{1, t_{i1}}$；由 $\delta_i$ 的方差−协方差矩阵可知，对于任意两个臂之间的协方差为 $\sigma^2/2$。根据多元正态分布的条件分布公式可得每一个 $\delta_{i, 1k}$ 条件分布为

$$\delta_{i, 1k} \left| \begin{pmatrix} \delta_{i, 12} \\ \vdots \\ \delta_{i, 1(k-1)} \end{pmatrix} \right. \sim N\left( (d_{1, t_{ik}} - d_{1, t_{i1}}) + \frac{1}{k}\sum_{j=1}^{k-1}\left[ \delta_{i, 1j} - (d_{1, t_{ij}} - d_{1, t_{i1}}) \right], \quad \frac{k}{2(k-1)}\sigma^2 \right)。$$

对于连续型数据的贝叶斯网络 Meta 分析，只需更改模型中的似然函数部分，采用正态分布的似然函数。

采用贝叶斯方法进行网络 Meta 分析可以直观地计算不同治疗措施疗效秩次的概率并给予排序。在每一次 MCMC 计算中，均可根据效应量的估计值进行排序，然后获得第 $j$ 个治疗措施不同秩次的概率。在获得第 $j$ 个治疗措施的秩次概率后，可以计算累计概率 $\mathrm{cum}_{j, k}$ 及通过累积概率计算累积排序曲线下曲面（surface under the cumulative ranking curve，SUCRA），如下：

$$\mathrm{SUCRA}_j = \frac{\sum_{j=1}^{k-1}\mathrm{cum}_{j, k}}{k - 1}。$$

SUCRA 的意义是如果一个治疗方式的秩次排序总和为 1 时，则 SUCRA 也恒为 1；若一个治疗措施秩次总排在最后，则 SUCRA 为 0。秩次的排序及 SUCRA 可通过软件计算方便地以图形的形式显示，给读者更直观的认识。

模型及变量的选择是贝叶斯统计学中重要的研究内容，常用的方法有贝叶斯因子、贝叶斯预测信息准则（bayesian predictive information criterion，BPIC）及偏差信息准则（deviance information criterion，DIC），其中最为常用的是 DIC，Spiegelhalter 等于 2002 年提出了 DIC 为

$$\mathrm{DIC} = p_D + \bar{D} = D(\bar{\theta}) + 2p_D。$$

上述定义说明 DIC = 模型的拟合程度 + 模型的复杂程度，其中复杂程度（complexity）的测量基于参数的有效数目（effective number of parameters），即 $p_D$；其中模型的拟合程度是由偏差 $D(\theta)$ 度量，定义为 $D(\theta) = -2\log p(y|\theta) + 2\log f(y)$，如对于二项分布 $Y_i \sim \mathrm{Binomial}(n_i, \theta_i)$，则

$$D(\theta) = 2 \sum_i \left[ y_i \log\left(\frac{y_i}{\hat{y}_i}\right) + (n_i - y_i) \log\left(\frac{n_i - y_i}{n_i - \hat{y}_i}\right) \right], \quad \text{其中}(\hat{y}_i = n_i \hat{\theta}_i)。$$

DIC 越小说明模型越好。在采用 WinBUGS 进行分析时，会自动计算 DIC。

### 三、二分类数据的贝叶斯网络 Meta 分析

本节将以 6 种降压药物对糖尿病的影响为例进行网络 Meta 分析，不同种类的降压药对糖尿病的影响是有争议的，因为传统的 Meta 分析受到试验间异质性的阻碍，并且缺乏将血管紧张素转化酶（ACE）抑制剂与血管紧张素受体阻滞剂（ARB）进行比较的试验。William 等进行了网络 Meta 分析，该分析通过直接和间接比较评估抗高血压药对新发糖尿病的影响。这 6 种药物分别是 ACEI、ARB、CCB、Beta-blocker、Diuretic、Placebo。数据来源于 Incident diabetes in clinical trials of antihypertensive drugs: a network meta-analysis. Lancet, 2007, 369(9557): 201-207. 具体数据如表 25-14。

表 25-14　6 种降压药物对糖尿病影响的研究

| Study | Year | 药物 1 | | | 药物 2 | | | 药物 3 | | |
|---|---|---|---|---|---|---|---|---|---|---|
| | | 药名 | 新发糖尿病患者数 | 患者总数 | 药名 | 新发糖尿病患者数 | 患者总数 | 药名 | 新发糖尿病患者数 | 患者总数 |
| AASK | 2006 | ACEI | 45 | 410 | Beta-blocker | 70 | 405 | CCB | 32 | 202 |
| ALLHAT | 2002 | ACEI | 119 | 4 096 | CCB | 154 | 3 954 | Diuretic | 302 | 6 966 |
| ALPINE | 2003 | ARB | 1 | 196 | Diuretic | 8 | 196 | | | |
| ANBP-2 | 2005 | ACEI | 138 | 2 800 | Diuretic | 200 | 2 826 | | | |
| ASCOT | 2005 | Beta-blocker | 799 | 7 040 | CCB | 567 | 7 072 | | | |
| CAPPP | 1999 | ACEI | 337 | 5 183 | Beta-blocker | 380 | 5 230 | | | |
| CHARM | 2003 | ARB | 163 | 2 715 | Placebo | 202 | 2 721 | | | |
| DREAM | 2006 | ACEI | 449 | 2 623 | Placebo | 489 | 2 646 | | | |
| EWPHE | 1991 | Diuretic | 29 | 416 | Placebo | 20 | 424 | | | |
| FEVER | 2005 | CCB | 177 | 4 841 | Placebo | 154 | 4 870 | | | |
| HAPPHY | 1987 | Beta-blocker | 86 | 3 297 | Diuretic | 75 | 3 732 | | | |
| HOPE | 2001 | ACEI | 102 | 2 837 | Placebo | 155 | 2 883 | | | |
| INSIGHT | 2000 | CCB | 136 | 2 508 | Placebo | 176 | 2 511 | | | |
| INVEST | 2003 | Beta-blocker | 665 | 8 078 | CCB | 569 | 8 098 | | | |
| LIFE | 2002 | ARB | 242 | 4 020 | Beta-blocker | 320 | 3 979 | | | |
| MRC-E | 1992 | Beta-blocker | 37 | 1 102 | Diuretic | 43 | 1 081 | Placebo | 34 | 2 213 |
| NORDH | 2000 | Beta-blocker | 251 | 5 059 | CCB | 216 | 5 095 | | | |
| PFACE | 2004 | ACEI | 335 | 3 432 | Placebo | 399 | 3 472 | | | |
| SCOPE | 2003 | ARB | 93 | 2 167 | Placebo | 115 | 2 175 | | | |
| SHEP | 1998 | Diuretic | 140 | 1 631 | Placebo | 118 | 1 578 | | | |
| STOP-2 | 1999 | ACEI | 93 | 1 970 | Beta-blocker | 97 | 1 960 | CCB | 95 | 1 965 |
| VALUE | 2004 | ARB | 690 | 5 087 | CCB | 845 | 5 074 | | | |

采用二分类数据随机效应贝叶斯网络 Meta 分析模型，似然函数为二项分布，联接函数为 logit 函数，WinBUGS 代码如下：

```
model {
for(i in 1: ns) {
w[i, 1]<- 0
delta[i, 1]<- 0
    mu[i] ~ dnorm(0, .0001)
    for (k in 1: na[i]) {
        r[i, k] ~ dbin(p[i, k], n[i, k])
        logit(p[i, k]) <- mu[i]+ delta[i, k]
        rhat[i, k]<- p[i, k] * n[i, k]
        dev[i, k]<- 2 * (r[i, k] * (log(r[i, k])-log(rhat[i, k]))
            + (n[i, k]-r[i, k]) * (log(n[i, k]-r[i, k]) - log(n[i, k]-rhat[i, k])))        }
    resdev[i]<- sum(dev[i, 1: na[i]])
    for (k in 2: na[i]) {
        delta[i, k] ~ dnorm(md[i, k], taud[i, k])
        md[i, k]<-   d[t[i, k]]- d[t[i, 1]]+ sw[i, k]
        taud[i, k]<- tau *2 *(k-1)/k
        w[i, k]<- (delta[i, k]- d[t[i, k]]+ d[t[i, 1]])
        sw[i, k]<- sum(w[i, 1: k-1])/(k-1)
        }}
totresdev <- sum(resdev[ ])
d[1]<-0
for (k in 2: nt) {   d[k] ~ dnorm(0, .0001) }
sd ~ dunif(0, 5)
tau <- pow(sd, -2)
for (c in 1: (nt-1))
        {  for (k in (c+1): nt)
                {  lor[c, k]<- d[k]- d[c]
                   log(or[c, k]) <- lor[c, k]}}
for(k in 1: nt) {
        order[k]<- nt+1-rank(d[ ], k)
        most. effective[k]<-equals(order[k], 1)
        for(j in 1: nt) {
            effectiveness[k, j]<- equals(order[k], j)
            }}
    for(k in 1: nt) {
        for(j in 1: nt) {
            cumeffectiveness[k, j]<- sum(effectiveness[k, 1: j])
            }}
    for(k in 1: nt) {
        SUCRA[k]<- sum(cumeffectiveness[k, 1: (nt-1)]) /(nt-1)
        }
for (j in 1: 6) {
    comp[j]<-exp(d[j]-d[1])}}
```

数据可采用两种格式，一是 list 数据格式，二是矩形数据格式。本例采用矩形数据格式，如下：

list(ns=22, nt=6)

| t[,1] | r[,1] | n[,1] | t[,2] | r[,2] | n[,2] | t[,3] | r[,3] | n[,3] | na[] | # | study |
|---|---|---|---|---|---|---|---|---|---|---|---|
| 3 | 70 | 405 | 4 | 32 | 202 | 5 | 45 | 410 | 3 | # | AASK |
| 1 | 302 | 6766 | 4 | 154 | 3954 | 5 | 119 | 4096 | 3 | # | ALLHAT |

| | | | | | | | | | | | |
|---|---|---|---|---|---|---|---|---|---|---|---|
| 1 | 8 | 196 | 6 | 1 | 196 | NA | NA | NA | 2 | # | ALPINE |
| 1 | 200 | 2826 | 5 | 138 | 2800 | NA | NA | NA | 2 | # | ANBP-2 |
| 3 | 799 | 7040 | 4 | 567 | 7072 | NA | NA | NA | 2 | # | ASCOT |
| 3 | 380 | 5230 | 5 | 337 | 5183 | NA | NA | NA | 2 | # | CAPPP |
| 2 | 202 | 2721 | 6 | 163 | 2715 | NA | NA | NA | 2 | # | CHARM |
| 2 | 489 | 2646 | 5 | 449 | 2623 | NA | NA | NA | 2 | # | DREAM |
| 1 | 29 | 416 | 2 | 20 | 424 | NA | NA | NA | 2 | # | EWPH |
| 2 | 154 | 4870 | 4 | 177 | 4841 | NA | NA | NA | 2 | # | FEVER |
| 1 | 75 | 3272 | 3 | 86 | 3297 | NA | NA | NA | 2 | # | HAPPHY |
| 2 | 155 | 2883 | 5 | 02 | 2837 | NA | NA | NA | 2 | # | HOPE |
| 1 | 176 | 2511 | 4 | 136 | 2508 | NA | NA | NA | 2 | # | INSIGHT |
| 3 | 665 | 8078 | 4 | 569 | 8098 | NA | NA | NA | 2 | # | INVEST |
| 3 | 320 | 3979 | 6 | 242 | 4020 | NA | NA | NA | 2 | # | LIFE |
| 1 | 43 | 1081 | 2 | 34 | 2213 | 3 | 37 | 1102 | 3 | # | MRC-E |
| 3 | 251 | 5059 | 4 | 216 | 5095 | NA | NA | NA | 2 | # | NORDIL |
| 2 | 99 | 3472 | 5 | 335 | 3432 | NA | NA | NA | 2 | # | PEACE |
| 2 | 115 | 2175 | 6 | 93 | 2167 | NA | NA | NA | 2 | # | SCOPE |
| 1 | 140 | 1631 | 2 | 118 | 1578 | NA | NA | NA | 2 | # | SHEP |
| 3 | 97 | 1960 | 4 | 95 | 1965 | 5 | 93 | 1970 | 3 | # | STOP-2 |
| 4 | 845 | 5074 | 6 | 690 | 5087 | NA | NA | NA | 2 | # | VALUE |

END

其中治疗的代码为 1＝Diuretic，2＝Placebo，3＝Beta-blocker，4＝CCB，5＝ACEI，6＝ARB。初始值如下：

list(d＝c(NA, 0, 0, 0, 0, 0), sd＝1, mu＝c(0, 0, 0, 0, 0, 0, 0, 0, 0, 0, 0, 0, 0, 0, 0, 0, 0, 0, 0, 0, 0, 0))

模型需要估计的参数有 or、comp、effectiveness、SUCRA 等。迭代 55 000 次，前 5 000 次用于退火以消除初始值的影响，后 50 000 次用于抽样，计算后验分布，结果如下：

| node | mean | sd | MC_error | 2.5% | median | 97.5% | start | sample |
|---|---|---|---|---|---|---|---|---|
| or[1, 2] | 0.7454 | 0.06808 | 7.415E-4 | 0.6143 | 0.7446 | 0.8831 | 5000 | 50001 |
| or[1, 3] | 0.9311 | 0.085 | 8.747E-4 | 0.7724 | 0.928 | 1.108 | 5000 | 50001 |
| or[1, 4] | 0.7824 | 0.06862 | 6.40E-04 | 0.654 | 0.7795 | 0.9257 | 5000 | 50001 |
| or[1, 5] | 0.662 | 0.05842 | 5.49E-04 | 0.5489 | 0.6615 | 0.7796 | 5000 | 50001 |
| or[1, 6] | 0.6142 | 0.07001 | 6.75E-04 | 0.4819 | 0.6123 | 0.7584 | 5000 | 50001 |
| or[2, 3] | 1.254 | 0.1133 | 0.001077 | 1.053 | 1.246 | 1.499 | 5000 | 50001 |
| or[2, 4] | 1.054 | 0.09313 | 8.60E-04 | 0.8897 | 1.047 | 1.257 | 5000 | 50001 |
| or[2, 5] | 0.891 | 0.06828 | 5.18E-04 | 0.7646 | 0.8878 | 1.035 | 5000 | 50001 |
| or[2, 6] | 0.826 | 0.08064 | 6.59E-04 | 0.6787 | 0.8221 | 0.9962 | 5000 | 50001 |
| or[3, 4] | 0.8425 | 0.05689 | 4.60E-04 | 0.737 | 0.8395 | 0.964 | 5000 | 50001 |
| or[3, 5] | 0.7136 | 0.05804 | 5.54E-04 | 0.6021 | 0.7122 | 0.8327 | 5000 | 50001 |
| or[3, 6] | 0.6614 | 0.06557 | 5.70E-04 | 0.5347 | 0.6598 | 0.7963 | 5000 | 50001 |
| or[4, 5] | 0.849 | 0.0701 | 6.03E-04 | 0.7134 | 0.8476 | 0.9914 | 5000 | 50001 |
| or[4, 6] | 0.7866 | 0.07608 | 6.69E-04 | 0.6385 | 0.7859 | 0.9407 | 5000 | 50001 |
| or[5, 6] | 0.9306 | 0.0993 | 7.92E-04 | 0.7467 | 0.9261 | 1.14 | 5000 | 50001 |

上述结果是不同药物比较的 OR 值及相关统计量。参数 comp 表示不同药物与 Diuretic 比较的结果，与原文数据比较结果见表 25-15。

表 25-15　不同药物与 Diuretic 比较的 OR 值

| 药物 | WinBUGS 结果 | | 原文结果 | |
|---|---|---|---|---|
| | OR | 95%可信区间 | OR | 95%置信区间 |
| ARB-Diuretic | 0.61 | 0.48～0.76 | 0.57 | 0.46～0.72 |
| ACEI-Diuretic | 0.66 | 0.55～0.79 | 0.67 | 0.56～0.80 |
| CCB-Diuretic | 0.78 | 0.65～0.93 | 0.75 | 0.63～0.90 |
| Placebo-Diuretic | 0.75 | 0.61～0.88 | 0.77 | 0.63～0.94 |
| Beta-Diuretic | 0.93 | 0.77～1.11 | 0.90 | 0.75～1.09 |

结果中的 effectiveness 可以采用 Stata 绘制 SUCRA 图，获得 effectiveness 的结果，如图 25-6。

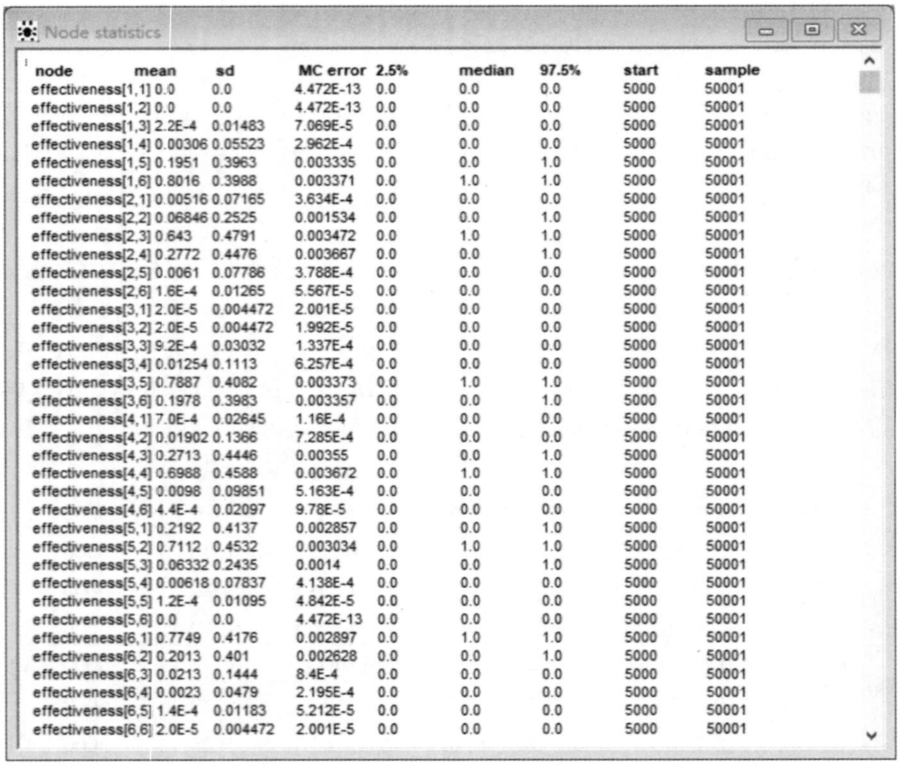
Node statistics

| node | mean | sd | MC error | 2.5% | median | 97.5% | start | sample |
|---|---|---|---|---|---|---|---|---|
| effectiveness[1,1] | 0.0 | 0.0 | 4.472E-13 | 0.0 | 0.0 | 0.0 | 5000 | 50001 |
| effectiveness[1,2] | 0.0 | 0.0 | 4.472E-13 | 0.0 | 0.0 | 0.0 | 5000 | 50001 |
| effectiveness[1,3] | 2.2E-4 | 0.01483 | 7.069E-5 | 0.0 | 0.0 | 0.0 | 5000 | 50001 |
| effectiveness[1,4] | 0.00306 | 0.05523 | 2.962E-4 | 0.0 | 0.0 | 0.0 | 5000 | 50001 |
| effectiveness[1,5] | 0.1951 | 0.3963 | 0.003335 | 0.0 | 0.0 | 1.0 | 5000 | 50001 |
| effectiveness[1,6] | 0.8016 | 0.3988 | 0.003371 | 0.0 | 1.0 | 1.0 | 5000 | 50001 |
| effectiveness[2,1] | 0.00516 | 0.07165 | 3.634E-4 | 0.0 | 0.0 | 0.0 | 5000 | 50001 |
| effectiveness[2,2] | 0.06846 | 0.2525 | 0.001534 | 0.0 | 0.0 | 1.0 | 5000 | 50001 |
| effectiveness[2,3] | 0.643 | 0.4791 | 0.003472 | 0.0 | 1.0 | 1.0 | 5000 | 50001 |
| effectiveness[2,4] | 0.2772 | 0.4476 | 0.003667 | 0.0 | 0.0 | 1.0 | 5000 | 50001 |
| effectiveness[2,5] | 0.0061 | 0.07786 | 3.788E-4 | 0.0 | 0.0 | 0.0 | 5000 | 50001 |
| effectiveness[2,6] | 1.6E-4 | 0.01265 | 5.567E-5 | 0.0 | 0.0 | 0.0 | 5000 | 50001 |
| effectiveness[3,1] | 2.0E-5 | 0.004472 | 2.001E-5 | 0.0 | 0.0 | 0.0 | 5000 | 50001 |
| effectiveness[3,2] | 2.0E-5 | 0.004472 | 1.992E-5 | 0.0 | 0.0 | 0.0 | 5000 | 50001 |
| effectiveness[3,3] | 9.2E-4 | 0.03032 | 1.337E-4 | 0.0 | 0.0 | 0.0 | 5000 | 50001 |
| effectiveness[3,4] | 0.01254 | 0.1113 | 6.257E-4 | 0.0 | 0.0 | 0.0 | 5000 | 50001 |
| effectiveness[3,5] | 0.7887 | 0.4082 | 0.003373 | 0.0 | 1.0 | 1.0 | 5000 | 50001 |
| effectiveness[3,6] | 0.1978 | 0.3983 | 0.003357 | 0.0 | 0.0 | 1.0 | 5000 | 50001 |
| effectiveness[4,1] | 7.0E-4 | 0.02645 | 1.16E-4 | 0.0 | 0.0 | 0.0 | 5000 | 50001 |
| effectiveness[4,2] | 0.01902 | 0.1366 | 7.285E-4 | 0.0 | 0.0 | 0.0 | 5000 | 50001 |
| effectiveness[4,3] | 0.2713 | 0.4446 | 0.00355 | 0.0 | 0.0 | 1.0 | 5000 | 50001 |
| effectiveness[4,4] | 0.6988 | 0.4588 | 0.003672 | 0.0 | 1.0 | 1.0 | 5000 | 50001 |
| effectiveness[4,5] | 0.0098 | 0.09851 | 5.163E-4 | 0.0 | 0.0 | 0.0 | 5000 | 50001 |
| effectiveness[4,6] | 4.4E-4 | 0.02097 | 9.78E-5 | 0.0 | 0.0 | 0.0 | 5000 | 50001 |
| effectiveness[5,1] | 0.2192 | 0.4137 | 0.002857 | 0.0 | 0.0 | 1.0 | 5000 | 50001 |
| effectiveness[5,2] | 0.7112 | 0.4532 | 0.003034 | 0.0 | 1.0 | 1.0 | 5000 | 50001 |
| effectiveness[5,3] | 0.06332 | 0.2435 | 0.0014 | 0.0 | 0.0 | 1.0 | 5000 | 50001 |
| effectiveness[5,4] | 0.00618 | 0.07837 | 4.138E-4 | 0.0 | 0.0 | 0.0 | 5000 | 50001 |
| effectiveness[5,5] | 1.2E-4 | 0.01095 | 4.842E-5 | 0.0 | 0.0 | 0.0 | 5000 | 50001 |
| effectiveness[5,6] | 0.0 | 0.0 | 4.472E-13 | 0.0 | 0.0 | 0.0 | 5000 | 50001 |
| effectiveness[6,1] | 0.7749 | 0.4176 | 0.002897 | 0.0 | 1.0 | 1.0 | 5000 | 50001 |
| effectiveness[6,2] | 0.2013 | 0.401 | 0.002628 | 0.0 | 0.0 | 1.0 | 5000 | 50001 |
| effectiveness[6,3] | 0.0213 | 0.1444 | 8.4E-4 | 0.0 | 0.0 | 0.0 | 5000 | 50001 |
| effectiveness[6,4] | 0.0023 | 0.0479 | 2.195E-4 | 0.0 | 0.0 | 0.0 | 5000 | 50001 |
| effectiveness[6,5] | 1.4E-4 | 0.01183 | 5.212E-5 | 0.0 | 0.0 | 0.0 | 5000 | 50001 |
| effectiveness[6,6] | 2.0E-5 | 0.004472 | 2.001E-5 | 0.0 | 0.0 | 0.0 | 5000 | 50001 |

图 25-6　每种药物的排序结果

将上述结果复制粘贴于 prob.txt，存储于 D 盘文件路径下，采用 sucra 命令绘制 Rankogram 及 SUCRA 图，命令如下：

```
. sucra, nomv stats("d:/prob.txt") rprob(effectiveness) rankograms lab(Diuretic Placebo "Beta-blocker" CCB ACEI ARB)
. sucra, nomv stats("d:/prob.txt") rprob(effectiveness) lab(Diuretic Placebo "Beta-blocker" CCB ACEI ARB)
```

结果如图 25-7，25-8 所示。

由上述结果可知，两种图形横轴为排序 1-6 的秩次，纵轴分别为秩次的概率及累计概率；在 6 降压药物中，ARB 排在第 1 秩次的概率最大，由 SUCRA 图可知其排第 1 秩次的累积概率大约为 95%，曲线下面积最大；提示其为“最佳”干预措施。

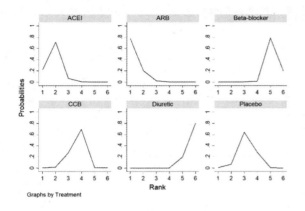 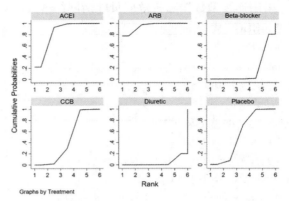

图 25-7　排序图(左)及 SUCRA(右)图

| Treatment | SUCRA | PrBest | MeanRank |
|---|---|---|---|
| Diuretic | 4.0 | 0.0 | 5.8 |
| Placebo | 55.7 | 0.5 | 3.2 |
| Beta-blocker | 16.3 | 0.0 | 5.2 |
| CCB | 46.1 | 0.1 | 3.7 |
| ACEI | 82.9 | 21.9 | 1.9 |
| ARB | 95.0 | 77.5 | 1.3 |

图 25-8　SUCRA 值、最佳干预排序的概率及平均秩次

## 四、连续型数据的贝叶斯网络 Meta 分析

本节以多巴胺激动剂作为帕金森病辅助治疗的研究，共有 5 种药物，分别是 Placebo、Pramipexole、Ropinirole、Bromocriptine 及 Cabergoline，药物编号为 1-5。共纳入 7 项研究，变量"Mean""Std""Se""Sample Size"分别表示每项研究的均数、标准差、标准误及样本容量(数据来源于 Accounting for correlation in network meta-analysis with multi-arm trials. Res Synth Methods，2012，3(2)：142-160)，具体数据如表 25-14。

表 25-14　多巴胺激动剂作为帕金森病辅助治疗的研究数据

| Study | Code | Drugs | Mean | Std | SampleSize | Se |
|---|---|---|---|---|---|---|
| Lieberman，1998 | 1 | Placebo | −1.22 | 3.7 | 54 | 0.504 |
| Lieberman，1998 | 3 | Ropinirole | −1.53 | 4.28 | 95 | 0.439 |
| Lieberman，1997 | 1 | Placebo | −0.7 | 3.7 | 172 | 0.282 |
| Lieberman，1997 | 2 | Pramipexole | −2.4 | 3.4 | 173 | 0.258 |
| Guttman，1997 | 1 | Placebo | −0.3 | 4.4 | 76 | 0.505 |
| Guttman，1997 | 2 | Pramipexole | −2.6 | 4.3 | 71 | 0.51 |
| Guttman，1997 | 4 | Bromocriptine | −1.2 | 4.3 | 81 | 0.478 |
| Brunt，2002A | 3 | Ropinirole | −0.24 | 3 | 128 | 0.265 |
| Brunt，2002A | 4 | Bromocriptine | −0.59 | 3 | 72 | 0.354 |
| Brunt，2002B | 3 | Ropinirole | −0.73 | 3 | 80 | 0.335 |
| Brunt，2002B | 4 | Bromocriptine | −0.18 | 3 | 46 | 0.442 |
| Gershanik，1994b | 4 | Bromocriptine | −2.2 | 2.31 | 137 | 0.197 |
| Gershanik，1994b | 5 | Cabergoline | −2.5 | 2.18 | 131 | 0.19 |
| Gershanik，1994a | 4 | Bromocriptine | −1.8 | 2.48 | 154 | 0.2 |
| Gershanik，1994a | 5 | Cabergoline | −2.1 | 2.99 | 143 | 0.25 |

采用连续型数据随机效应贝叶斯网络 Meta 分析模型，似然函数为正态分布，联接函数为恒等函数，WinBUGS 代码如下：

```
model{
for( i in 1: ns){
w[i, 1]<- 0
delta[i, 1]<- 0
mu[i] ~ dnorm(0, .0001)
for (k in 1: na[i]) {
var[i, k]<- pow(se[i, k], 2)
prec[i, k]<- 1/var[i, k]
y[i, k] ~ dnorm(theta[i, k], prec[i, k])
theta[i, k]<- mu[i]+ delta[i, k]
dev[i, k]<- (y[i, k]-theta[i, k]) * (y[i, k]-theta[i, k]) * prec[i, k]      }
resdev[i]<- sum(dev[i, 1: na[i]])
for (k in 2: na[i]) {
    delta[i, k] ~ dnorm(md[i, k], taud[i, k])
    md[i, k]<-  d[t[i, k]]- d[t[i, 1]]+ sw[i, k]
taud[i, k]<- tau *2 *(k-1)/k
w[i, k]<- (delta[i, k]- d[t[i, k]]+ d[t[i, 1]])
sw[i, k]<- sum(w[i, 1: k-1])/(k-1)      }   }
totresdev <- sum(resdev[ ])
d[1]<-0
for (k in 2: nt){   d[k] ~ dnorm(0, .0001) }
sd ~ dunif(0, 5)
for (c in 1: (nt-1)) {
for (k in (c+1): nt)   {
diff[c, k]<- d[k]-d[c]}}
for(k in 1: nt) {
   order[k]<- nt+1-rank(d[ ], k)
   most. effective[k]<-equals(order[k], 1)
   for(j in 1: nt) {
   effectiveness[k, j]<- equals(order[k], j) }}
   for(k in 1: nt) {
   for(j in 1: nt) {
   cumeffectiveness[k, j]<- sum(effectiveness[k, 1: j])}}
   for(k in 1: nt) {
   SUCRA[k]<- sum(cumeffectiveness[k, 1: (nt-1)]) /(nt-1)}
}
```

本例仍采用矩形数据格式，如下：

list(ns=7, nt=5, meanA=-0.73, precA=21)

| t[, 1] | t[, 2] | t[, 3] | y[, 1] | y[, 2] | y[, 3] | se[, 1] | se[, 2] | se[, 3] | na[] |
|--------|--------|--------|--------|--------|--------|---------|---------|---------|------|
| 1 | 3 | NA | -1.22 | -1.53 | NA | 0.504 | 0.439 | NA | 2 |
| 1 | 2 | NA | -0.7 | -2.4 | NA | 0.282 | 0.258 | NA | 2 |
| 1 | 2 | 4 | -0.3 | -2.6 | -1.2 | 0.505 | 0.510 | 0.478 | 3 |
| 3 | 4 | NA | -0.24 | -0.59 | NA | 0.265 | 0.354 | NA | 2 |
| 3 | 4 | NA | -0.73 | -0.18 | NA | 0.335 | 0.442 | NA | 2 |
| 4 | 5 | NA | -2.2 | -2.5 | NA | 0.197 | 0.190 | NA | 2 |

| 4 | 5 | NA | −1.8 | −2.1 | NA | 0.200 | 0.250 | NA | 2 |

END

其中治疗的代码为 1 = Placebo，2 = Pramipexole，3 = Ropinirole，4 = Bromocriptine，5 = Cabergoline。初始值如下：

list(d = c(NA, 0, 0, 0, 0), sd = 1, mu = c(0, 0, 0, 0, 0, 0, 0))

模型需要估计的参数有 diff、effectiveness、SUCRA 等。迭代 55 000 次，前 5 000 次用于退火以消除初始值的影响，后 50 000 次用于抽样，计算后验分布，结果如下：

| node | mean | sd | MC_error | 0.50% | median | 97.50% | start | sample |
|---|---|---|---|---|---|---|---|---|
| diff[1, 2] | −1.844 | 0.5231 | 0.00744 | −2.872 | −1.842 | −0.8764 | 5000 | 50001 |
| diff[1, 3] | −0.514 | 0.6473 | 0.0128 | −1.733 | −0.5097 | 0.7235 | 5000 | 50001 |
| diff[1, 4] | −0.5386 | 0.6426 | 0.014 | −1.744 | −0.5286 | 0.6875 | 5000 | 50001 |
| diff[1, 5] | −0.8394 | 0.7852 | 0.0155 | −2.306 | −0.8358 | 0.6646 | 5000 | 50001 |
| diff[2, 3] | 1.33 | 0.7538 | 0.01277 | −0.07147 | 1.328 | 2.817 | 5000 | 50001 |
| diff[2, 4] | 1.306 | 0.7125 | 0.01326 | −0.03494 | 1.311 | 2.7 | 5000 | 50001 |
| diff[2, 5] | 1.005 | 0.838 | 0.01457 | −0.5362 | 0.9987 | 2.647 | 5000 | 50001 |
| diff[3, 4] | −0.02457 | 0.4809 | 0.007168 | −0.9387 | −0.02744 | 0.8857 | 5000 | 50001 |
| diff[3, 5] | −0.3254 | 0.6569 | 0.009267 | −1.569 | −0.3285 | 0.9251 | 5000 | 50001 |
| diff[4, 5] | −0.3008 | 0.446 | 0.004556 | −1.141 | −0.3036 | 0.5583 | 5000 | 50001 |

由上述结果可知，只有 Placebo 与 Pramipexole 间差异有统计学意义，均数差为−1.842，95%可信区间为(−2.872，−0.876 4)。按前文方法可绘制排序相关图，在此不再演示。

（董圣杰）

## 参考文献

[1]董圣杰，冷卫东，田家祥，等. Meta 分析系列之五：贝叶斯 Meta 分析与 WinBUGS 软件[J]. 中国循证心血管医学杂志，2012(5)：11-14.

[2]Sutton AJ, Abrams KR. Bayesian methods in meta-analysis and evidence synthesis[J]. Stat Methods Med Res, 2001, 10(4)：277-303.

[3]Bernardo JM. Reference posterior distributions for Bayesian inference[J]. J Royal Stat Soc, 1979, 41(2)：113-147.

[4]Mukerjrr R, Ghosh M. Second-order probability matching priors[J]. Biometrika, 1997, 84(4)：970-975.

[5]Warn DE, Thompson SG, Spiegelhalter DJ. Bayesian random effects meta-analysis of trials with binary outcomes：methods for the absolute risk difference and relative risk scales[J]. Stat Med, 2002, 21(11)：1601-1623.

[6]Carlin JB. Meta-analysis for 2 × 2 tables：A bayesian approach[J]. Statisti Med, 1992, 11(2)：141-158.

[7]Bohning D, Mylona K, Kimber A. Meta-analysis of clinical trials with rare events[J]. Biom J, 2015, 57(4)：633-648.

[8]Stijnen T, Hamza TH, Ozdemir P. Random effects meta-analysis of event outcome in the framework of the generalized linear mixed model with applications in sparse data[J]. Stat Med, 2010, 29(29)：3046-3067.

[9]Gunhan BK, Rover C, Friede T. Random-effects meta-analysis of few studies involving rare events[J]. Res Synth Meth, 2020, 11(1)：74-90.

[10]Chauhan BF, Chartrand C, Ni Chroinin M, et al. Addition of long-acting beta2-agonists to inhaled corticosteroids for chronic asthma in children[J]. Cochrane Database Syst Rev, 2015(11)：CD007949.

[11]张天嵩. 单臂试验连续型数据的贝叶斯 Meta 分析方法及实现[J]. 中国循证儿科杂志，2019(3)：212-216.

[12]Rutter CM, Gatsonis CA. A hierarchical regression approach to meta-analysis of diagnostic test accuracy evaluations[J]. Stat Med, 2001, 20(19)：2865-2884.

[13]Arends LR, Hamza TH, van Houwelingen JC, et al. Bivariate random effects meta-analysis of ROC curves[J]. Med Decis Making, 2008, 28(5)：621-638.

[14] Verde PE. Meta-analysis of diagnostic test data: a bivariate Bayesian modeling approach[J]. Stat Med, 2010, 29(30): 3088-3102.

[15] Alongi F, Ragusa P, Montemaggi P, et al. Combining independent studies of diagnostic fluorodeoxyglucose positron-emission tomography and computed tomography in mediastinal lymph node staging for non-small cell lung cancer[J]. Tumor, 2006, 92(4): 327-333.

[16] Salanti G. Indirect and mixed-treatment comparison, network, or multiple-treatments meta-analysis: many names, many benefits, many concerns for the next generation evidence synthesis tool[J]. Res Synth Meth, 2012, 3(2): 80-97.

[17] Greco T, Landoni G, Biondi-Zoccai G, et al. A Bayesian network meta-analysis for binary outcome: how to do it[J]. Stat Methods Med Res, 2016, 25(5): 1757-1773.

[18] Dias S, Sutton AJ, Ades AE, et al. Evidence synthesis for decision making 2: a generalized linear modeling framework for pairwise and network meta-analysis of randomized controlled trials[J]. Med Decis Making, 2013, 33(5): 607-617.

[19] Salanti G, Ades AE, Ioannidis JP. Graphical methods and numerical summaries for presenting results from multiple-treatment meta-analysis: an overview and tutorial[J]. J Clin Epidemiol, 2011, 64(2): 163-171.

[20] Elliott WJ, Meyer PM. Incident diabetes in clinical trials of antihypertensive drugs: a network meta-analysis[J]. Lancet, 2007, 369(9557): 201-207.

[21] Franchini AJ, Dias S, Ades AE, et al. Accounting for correlation in network meta-analysis with multi-arm trials[J]. Res Synth Methods, 2012, 3(2): 142-160.

[22] 张天嵩, 钟文昭, 李博. 实用循证医学方法学[M]. 2 版. 长沙: 中南大学出版社, 2014.

[23] 张天嵩, 董圣杰, 周支瑞. 高级 Meta 分析方法-基于 Stata 实现[M]. 上海: 复旦大学出版社, 2015.

# 第 26 章
# 前瞻性 Meta 分析

**要 点**

- 前瞻性 Meta 分析是针对未发表/进行中的原始研究证据先拟出制作方案的 Meta 分析，研究数据和结论均为未知数。
- 前瞻性 Meta 分析能对现行临床实践的治疗效果作出更可靠、更贴合的评估。

微课：前瞻性Meta
分析要点

作为循证医学的经典工具，系统评价/Meta 分析有着悠久的历史。一直以来，Meta 分析的主要目的是让研究者以定量化的方法学去回答预先设定的研究问题，将不同研究报告的结果利用可简单可复杂的统计方法进行合并，从而得出一个更精准的预算。近 20 年，随着循证医学方法学不断地更新和优化，以及海量的研究证据产生，Meta 分析已成为一种广泛应用的研究工具。近年发表的横断面分析都显示在公共卫生及临床医学领域的 Meta 分析的发表数量在显著增加。传统 Meta 分析方法学框架的核心元素是以回顾性的概念作为导向，制作团队通过学习已公开的研究结果和结论，对纳入研究的类别和方法学作出回顾性判断。这很有可能产生不同程度的偏倚。为了确保证据的真实性和可靠性，重大题目的 Meta 分析方法学框架在可能的情况下应该以前瞻性评估为导向，比如说在全面了解研究结果之前或是在原始研究进行之前就做好初步计划。而在干预性原始研究类型中，多中心随机对照试验（randomized controlled trials，RCTs）一直是金标准的循证医学证据来源，考虑到 RCTs 实施费用高昂且相对耗时，前瞻性 Meta 分析（prospective Meta-analysis，PMA）能更好更充分地利用各方面的资源，通过跨学科的团队合作，提前围绕一项临床研究主题组织专家团队，由原始研究试验专家、循证医学方法学专家、统计学专家等成员共同参与，及时收集、纳入、合并随机对照试验证据，高效形成富临床价值和影响力的结果和结论。

## 一、前瞻性 Meta 分析简介

### （一）基本概念

Meta 分析通过数据合并，增加总体研究样本量，提高统计强度，从而得到更准确的研究结果。作为方法学工具，Meta 分析可以是回顾性或前瞻性的。对从现有的文献报告中提取数据并进行系统化综述的 Meta 分析，因为纳入的研究都是在已经完成和被报道/发表的情况下被采用，所以定义为回顾性（传统）Meta 分析；而针对未发表/进行中的原始研究证据先拟出制作方案的 Meta 分析，是在研究数据和结论还是个未知数的情况下被设定在方法学框架里面，所以定义为前瞻性 Meta 分析；收集单项临床试验研究者数据(individual participant data，IPD)的 Meta 分析，亦同样是前瞻性 Meta 分析的优势之一。前瞻性 Meta 分析的重点考虑是制作团队在形成整个系统综述时并不知晓所有相关临床研究的结果，这个关键点可以防止对特定研究受试者的亚组分析或特定纳入标准可能有的偏见及 Meta 分析制作者过分依赖于现有数据而造成的选择/判断偏倚。与传统回顾性 Meta 分析的考虑因素一样，前瞻性 Meta 分析可以应用于临床试验和观察性研究的证据体系且有助于解决回顾性 Meta 分析的一些已知问题，如：

- 对研究结果不知情的情况下形成研究假设；
- 保持研究合格标准实施的前瞻性；
- 确保 Meta 分析中对亚组的选择不会被已发表的研究结果而影响，从而避免数据依赖性。

### (二)制订前瞻性 Meta 分析规划的方法

在规划一个前瞻性 Meta 分析时有以下不同的路径：

(1)最常见的方法是预先注册前瞻性 Meta 分析的实施方案和计划内容(Protocol)，同时在前瞻性 Meta 分析研究方案中清楚列出前瞻性 Meta 分析最终纳入的数据只包含方案注册后发布的研究结果，并提供预先规定的文献检索方法、研究证据纳入及排除标准、统计分析方法、全文发表和传播方法等。这是一个比传统回顾性 Meta 分析的注册途径更扎实的做法，但依然存在一定程度的偏倚(方案与最终全文的差异)。

(2)相对优越的方法是在原始研究定案的同时进行 PMD 的规划，预先确定前瞻性 Meta 分析为整个原始研究模型上的一部分，这是可以在大型多中心 RCTs 的平台上实施的一个更全面的二次分析(secondary analysis)，邀请所有相关随机对照试验的临床试验主要研究者(principal investigators，PIs)签订并采用数据二次分析的协议。

比如说，有 5 项正在规划/进行的 RCTs，分别在中国、新加坡、韩国、澳大利亚及德国均通过伦理审批和相关的临床试验程序，这些研究探讨的都是中医药干预措施在流感患者中的有效性和安全性问题，目前这 5 项 RCTs 预计将招募 500 到 1 000 名成人。然而，预期获得有价值的短期效益(症状舒缓)或者是长期考量的安全性指标(严重并发症的发生率)所需要的样本量远比目标招募量为大，也不是单个临床试验能达到的目标。因此，在全面考虑到这 5 个临床试验在研究受试者的类型、试验实施的干预措施及和结局指标测量方法各方面都有一定相似度后，以前瞻性的角度将每项随机对照试验中的原始数据按预先设定的方法学框架进行收集、清理和合成，形成一个大型的共同数据库，作为下一步二次分析的数据来源。从第一路径进行的前瞻性 Meta 分析一般会在随机对照试验研究方案发布后联系 5 个临床试验的主要研究者，取得共识并邀请作为此临床问题的前瞻性 Meta 分析合作者。而从第二路径规划的前瞻性 Meta 分析会与临床研究方案开发的同时就按二次分析的需求(随机对照试验方案定稿/发布前)取得共识，所以这种途径形成的前瞻性 Meta 分析一般都是由临床试验的研究者主导。

### (三)前瞻性 Meta 分析的特点

传统回顾性 Meta 分析和前瞻性 Meta 分析一样能提升统计强度，在处理罕见事件/结局指标(如不良反应数据)和不同研究受试者的亚组分层时尤其有用。在亚组数据分析上，无论以回顾性还是前瞻性的导向去收集数据都同样能够形成富临床价值的结果和结论，但前瞻性 Meta 分析中的亚组选择和后续的数据分析可以防止在对特定临床领域中常用的亚组出现人为的偏差和偏好。

所有高质量的研究都需要保持准确度、透明度和及时度。与所有的研究方案一样，前瞻性 Meta 分析应该提前在合适的平台上注册研究方案，如 PROSPERO 和 Cochrane 协作网，并考虑通过 SCI 期刊同行审查提升方案的质量和精准度，最后发表在 SCI 期刊上；而透过实时系统综述(living systematic reviews，LSRs)的方法学模型去设计和不断及时更新数据体系也可以确保前瞻性 Meta 分析的结果和结论能与时并进，扩大结果和结论对临床领域的覆盖度和应用度。

前瞻性 Meta 分析的主要特点是在充分了解研究结果之前，前瞻性地定义并明确规定研究问题框架和具体目标、研究的假设、研究受试者合格标准、主要及次要研究结果和合格研究的分析计划。通过前瞻性大规模的系统化数据合并，前瞻性 Meta 分析能对现行临床实践的治疗效果作出更可靠、更贴合的评估。除了可以及时检测相关待合并的研究结果之间的差异性和准确性，前瞻性 Meta 分析还大大提升了单项研究的主要/亚组数据代表性不足的问题，从而具有一个与大规模多中心临床研究相同的优势。而由临床试验主要研究者启动的前瞻性 Meta 分析具备另一个优势，就是通过在早期对每个临床试验作出前瞻性的计划和预分析，前瞻性 Meta 分析能提高每个临床试验方案项目的一致性(包括数据收集和结局指标定义)，同时促进在预先指定的方案细节和资金投放上达到更高的灵活性，提前作出更稳妥和周全的预算，充分保护每项研究的完整性，从而降低大型随机对照试验的成本。

## 二、前瞻性 Meta 分析的制作过程

国际 Cochrane 协作网早在 1996 成立了前瞻性 Meta 分析方法学小组(Cochrane Prospective Meta-Analysis Methods Group)，总部位于澳大利亚悉尼大学的国家临床试验中心(NHMRC Clinical Trials Centre)，小组召集人长年致力于推动前瞻性 Meta 分析的方法学研究和优化。近年小组成员在前瞻性 Meta 分析的制作流程获得很大程度的突破，更在 2019 年于权威期刊 BMJ 上发表了当前最全面的前瞻性 Meta 分析制作指南，从研究方案的制订到如何判断前瞻性 Meta 分析是否合适的方法学工具都提供了非常实用的规范和建议。图 26-1 为 Cochrane 前瞻性 Meta 分析方法学小组在 BMJ 文献上发表的 PMD 制作流程图。

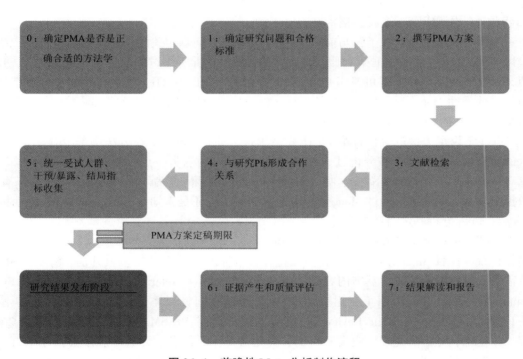

图 26-1　前瞻性 Meta 分析制作流程

### (一)起步点(步骤 0)：前瞻性 Meta 分析是最合适的证据合成方法学工具吗？

在最理想的情况下，不同的研究问题都会经过特定的委员会作出优先级排序，按不同公共卫生领域的利益相关者(临床工作者、患者/消费者、研究者、专业学会、政策决定者、资助机构等)的需求，达到更平衡的医疗资源投放，减少浪费。前瞻性 Meta 分析应首先用于解答高度优先的研究问题，而这些优先项目很多时候都是围绕着不断创新、进化的领域，或是由于证据长期不足而导致临床实践决策有明显差异和争议的领域。作为前瞻性的研究工具，前瞻性 Meta 分析的可行性取决于一定数量的新研究证据；换言之，前瞻性 Meta 分析所解决的都是具有不停进化的证据体系的临床问题(例如国家重点科研项目或国际科研合作组织推动的重大课题)。

前瞻性 Meta 分析可以是"研究者主导"(investigator-initiated)的研究项目，在不同领域的研究人员

可能正在计划或进行类似的研究，在各方达到共识后计划完成研究的期限及同步开放数据的流程；在其他情况下，一个优先级表的前瞻性 Meta 分析主题会由研究工作组或合作联盟提出，按共识协议的内容计划在每项研究数据发布时进行的相关工作。因此，前瞻性 Meta 分析除了能鼓励不同背景的研究团队更高效地实施并完成研究项目，亦能促进全球的科研平台以优先级别主题为发展计划核心目标；逐步会有越来越多团队选择先以前瞻性 Meta 分析而不是多中心随机对照试验为开发源头，因为前瞻性 Meta 分析的灵活度较大，每项待纳入的研究都能在共识框架下增加富实用性的临床问题（如考虑不同文化背景和当地资源分配而设计的特定研究范围），而且每项可纳入研究都有独立资金来源，可以避免多中心随机对照试验的庞大开支。

除了按研究问题的优先级别去考虑是否进行前瞻性 Meta 分析，缺乏证据回答特定研究问题的情况也是前瞻性 Meta 分析能发挥作用的时刻；当有足够的证据量，基于回顾性的传统 Meta 分析就是较合适的证据合成工具。如果当前证据量不足以转化为可靠的临床决策（如临床实践指南、卫生技术评估），则应考虑巢式（Embedded）前瞻性 Meta 分析，将前瞻性证据整合到传统回顾性 Meta 分析中，一方面，前瞻性证据可以与其他相关的进行中研究相互协调，增强研究范围（人群、干预、对照、结局指标）的一致性，进一步优化证据合成的完整性（图 26-1，步骤 5）；另一方面，前瞻性 Meta 分析能充分利用现有和将要发布的两种证据，进行敏感性分析，对新纳入的前瞻性证据和现有的回顾性证据作出对比，更全面地探讨发表偏倚和报告偏倚。

### （二）步骤 1：确定研究问题和合格标准

为避免选择性报告偏倚，在了解与前瞻性 Meta 分析研究问题相关的任何研究结果之前，需要预先设定前瞻性 Meta 分析研究问题框架和假设。前瞻性 Meta 分析所探讨的研究问题与传统回顾性 Meta 分析相似，干预性效果立题框架可参考《Cochrane 手册》，基于 PICO（人群、干预、比较、结果）为基础。干预效果前瞻性 Meta 分析纳入的研究类型一般是随机对照试验和干预性非随机对照试验或非随机干预研究）。当然前瞻性 Meta 分析可纳入的并不限于干预性临床试验，也可以纳入不同类型的观察性研究，重点在于设定关键的合格标准为"研究结果待公布（未知）"，在方法学部分显示前瞻性 Meta 分析纳入的所有研究报告都未被分析过。在纳入观察性研究时有另一点需要注意的，是很多大型的队列研究都有分析不同的结局指标数据，所以在考虑以"未知结果"作为研究纳入标准时，如果有其他非相关的数据已发表，但针对前瞻性 Meta 分析主题的相关数据还是未知数，研究依然符合纳入标准，可以纳入前瞻性 Meta 分析并进行数据合并。

### （三）步骤 2：撰写前瞻性 Meta 分析研究方案

与制作传统回顾性 Meta 分析一样，在相关符合合格标准的研究证据被公开前，前瞻性 Meta 分析制作团队需要先撰写研究方案，基本内容框架可参考 PRISMA（Preferred Reporting Items for Systematic Reviews and Meta-Analyses）声明工作组在 2015 年发布的专门针对系统综述方案而设计的清单——PRISMA-P（PRISMA for Systematic Review Protocols）报告规范。PRISMA-P 报告规范条目共 26 条，涉及系统综述主题的构建、研究理论假设和目的、研究方案注册信息、文献检索方法、纳入/排除标准、结局指标定义和统计分析方法等。然而，PRISMA-P 规范条目是以传统回顾性 Meta 分析为基础，在撰写和报告前瞻性 Meta 分析时需要进行一定程度的调修（框 26-2）。

**框 26-1 前瞻性 Meta 分析研究方案报告条目（与 PRISMA-P 同步规划）**

<u>基本信息</u>
- 主要研究者（principal investigators，PIs）及合作研究者（co-investigators，CoIs）姓名和联系方式
- 前瞻性 Meta 分析工作组名称（如合适）
- 前瞻性 Meta 分析主题

<u>研究目标、合格标准和结果</u>
- 研究假设和目的

**续框 26-1**

- 纳入研究的合格标准(如随机方法最低要求、随访时间规定)
- 研究受试人群的合格标准
- 干预和对照措施的合格标准
- 结局指标：主要和次要结果的定义、测量工具和收集时间点
- 待分析亚组的定义和特征

注 1：列出待纳入研究的详细信息并说明其他与前瞻性 Meta 分析研究问题相关的研究结果尚未公开(图 1，步骤 1)

注 2：说明所有待纳入研究的核心结局指标以及结果测量的方法，以促进结果协调(图 1，步骤 5)

**文献检索**
- 描述用于确定正在进行的试验的搜索方法，包括如何找到(或将要)潜在的合作者并与之接触

注 3：文献搜索方法应包括如何获得计划中和进行中的研究及联系潜在合作者的方法(图 1，步骤 3)

**数据分析**
- 样本量和功率计算(针对前瞻性 Meta 分析)、任何中期分析和计划子组分析的详细信息
- 定期更新前瞻性 Meta 分析数据的计划和安排，持续数据收集周期(例如每月一次)，以及长期研究数据预计公布期限

注 4：前瞻性 Meta 分析分析的数据类型可以是基于单个病例数据(individual-level data)，也可以是研究汇总数据(trial-level data)，需要在方案里面说明数据来源(图 1，步骤 6)

**项目及协作模式管理**
- 组织委员会和指导委员会的架构和成员相关信息
- 数据管理程序(如何收集/清理数据、数据格式、何时提交数据、质量把控流程等)
- 统计分析方法细节(是否需要数据分析委员会)

**研究结果发表**
- 作者团队信息和责任
- 研究报告撰写流程(是否有特定的写作委员会，撰写流程的时间段(初稿，终稿，反馈意见的时间点和预计期限)
- 未能在预计时间内收集相关的研究证据之政策说明
- 数据缺失之应对方法说明
- 研究结果细节(数据信息表格模板)

注 5：在方案中列出项目/团队管理模式和研究成果发表临床(图 1，步骤 4 和 7)，确定不同委员会团队成员的分工和其他相关信息

　　前瞻性 Meta 分析研究方案应当在开始检索和收集相关研究数据前就定稿，然而，按实际情况，也可以在文献检索和数据提取完成后对其进行修改，比如说实际被纳入的研究数据超出原来预期的范围(罕见事件，不良反应等)，在撰写前瞻性 Meta 分析全文时清晰描述全文和方案的不一致内容即可。如同传统回顾性 Meta 分析的研究方案传播方式，前瞻性 Meta 分析研究方案的最终稿可以先在国际系统评价注册平台 PROSPERO 上注册，确保透明度和公开性，也可以按合适的 SCI 期刊(如 *BMJ Open*、*Systematic Reviews*)对文献的格式要求调整为发表版本。

### (四)步骤 3：文献检索

　　在前瞻性 Meta 分析方案最终定稿后，下一步是进行系统化的文献检索。文献来源主要为在国际临床试验注册库里列出的'计划中'和'进行中'的临床研究。目前，全球有超过 15 个临床试验注册平台/数据库，以美国卫生部的 ClinicalTrials. gov( https：//clinicaltrials.gov/)和西太平洋(澳大利亚/新西兰)的 ANZCTR( Australian New Zealand Clinical Trials Register)( https：//www.anzctr.org.au/)最为人所知。

不同地区性的临床试验注册平台都会定期提供更新信息至 WHO 的国际临床试验注册平台（International Clinical Trials Registry Platform，ICTRP）（https：//apps.who.int/trialsearch/）。临床试验注册平台的检索策略与一般针对电子数据库（如 Medline、Embase、PsycINFO）的略有不同，相对简单直接的方法是按试验注册日期为关键检索滤器，搜寻在合格标准时间框架内注册的临床试验，并对每个注册试验所提供的研究预期实施时间和随访时间进行详细记录，而任何不符合既定时间框架的研究则被排除。为了确保数据的应用性和影响力，在可行的情况下，前瞻性 Meta 分析制作团队应定期重复检索，及时收集新发布的研究证据。值得一提的是，前瞻性临床试验注册虽然已经被广泛推动，就也有不同立法、伦理和监管机构把关，但并不是所有的临床试验都会出现在注册库里，如观察性研究就不受此规范框架影响。再全面的检索策略也不一定能完全收集到所有相关的研究报告。因此，前瞻性 Meta 分析制作团队应采取其他辅助检索方法和证据来源，包括国际会议报告摘要、企业的开放式原始研究数据库，并与研究领域的利益相关者和专家联系。

### （五）步骤 4：与主要研究者形成合作模式

在资源充分的理想情况下，前瞻性 Meta 分析的制作和撰写会由一个跨学科国际化的协作联盟主导，当中包括由核心团队成员（主要和合作研究者）组成的组织委员会，带领整个前瞻性 Meta 分析团队并负责项目管理和进度协调；由外部特聘专家组成的指导委员会，负责以第三方角度提供质量把控；数据分析委员会（负责数据管理、清理和统计分析）以及其他相关的研究者。定期进行项目进度的沟通和讨论有助于在意见出现分歧时更高效地达成共识，并可以提前安排合适的研究人员顺利参与到前瞻性 Meta 分析制作过程中。富透明度的项目管理流程和完整的合作模式协议都能让前瞻性 Meta 分析协作团队相互建立和维护信任。当然，在数据公开和共享的大环境下，任何研究者都可能拒绝合作，对于纳入单个病例数据的前瞻性 Meta 分析尤其是个难题。然而，因为前瞻性 Meta 分析的概念是在不同研究依然处于计划阶段就开始制订项目管理流程并确定数据收集方法，前瞻性的思维角度正可以提供更充裕的时间去进行深入交流并按双方需求对协议和研究方案进行修改，以获得研究者的支持。

### （六）步骤 5：协调纳入研究人群、干预/暴露和结局指标数据提取

形成主要研究者合作模式的重要一环是预先确定分工安排及协调待纳入研究的标准，包括设计类型和实施环境、研究受试者、干预措施或暴露的特征、结局指标数据的定义和收集方法，从而为后续的数据分析和整合作出充分的准备。前瞻性 Meta 分析比回顾性 Meta 分析的其中一点优势是在准备纳入研究和分析相关数据时，所研究的干预措施已经在每项单项研究中有不同程度的实施，在真实世界的层面上，实施过程（如随机分配的方法）及试验受试者的基线特征（如疾病诊断定义）、结局指标的测量方法和相关数据收集的具体情况（如不同研究使用过不同的生活质量评估工具）都略有不同，这也是循证医学概念中常见的"临床异质性"（clinical heterogeneity）和"方法学异质性"（methodological heterogeneity），这些差异性可能导致最终的证据合成总体结果和结论与预先设定的临床主题框架（PICO）有所偏差，甚至影响此回顾性 Meta 分析的真实性和应用性。而在前瞻性 Meta 分析概念中，所有符合合格标准的待纳入研究都是处于计划中或进行中的状态，前瞻性的思路能促使前瞻性 Meta 分析团队成员和研究者提前就研究的共同核心结局指标（core outcomes）达成共识，减少前瞻性 Meta 分析总体结果与预先确定的研究问题框架的距离，获得直接相关的证据，从而增加在临床医学/公共卫生实践的相关性和实用性。

如何顺利协调所有纳入研究中试验人群、干预/暴露和结局指标的一致性，取决于充裕的准备时间、开题过程的高效讨论，以及相关研究进行的进度和时间段。不同类型的前瞻性 Meta 分析可实施的流程见图 26-2。

全新（De novo）前瞻性 Meta 分析的制作框架以计划中的原始研究为起点，研究还处于准备阶段，所以以干预措施效果为研究目标的全新前瞻性 Meta 分析其实可以被视为一个多中心的临床试验，研究团队里面每个分中心小队都按一个共同的研究方案为执行规范模板，促进研究人群类型、干预措施和结局指标的全面一致性协调。

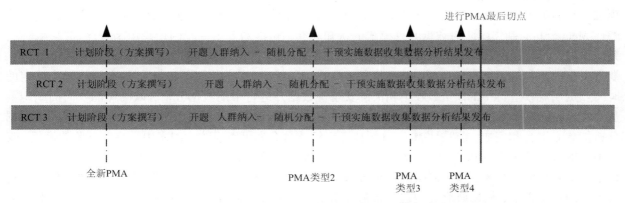

图 26-2　前瞻性 Meta 分析类型和执行流程时间段的考虑

与全新前瞻性 Meta 分析相比，其他类型的前瞻性 Meta 分析的时间段考虑因素可以是：1) 相关研究已逐步开始纳入受试人群/实施相关的干预措施( 图 26-2，前瞻性 Meta 分析类型 2)；2) 部分研究还是处于干预实施阶段而同时有其他研究已开始/接近完成数据收集( 图 26-2，前瞻性 Meta 分析类型3)；3) 相关研究的数据收集过程已接近完成( 图 26-2，前瞻性 Meta 分析类型 4)。这 3 类前瞻性 Meta分析所考虑纳入的研究的首要条件是相关数据都还没有被纳入深入的统计分析，尽管一致性协调在研究已开始的情况下几乎是不可能的，然而这 3 类前瞻性 Meta 分析在降低选择性偏倚的层面上仍然比传统回顾性 Meta 分析优胜。

一致性协调可针对以下的研究特征元素：受试人群和实施环境；干预或暴露；结局指标数据收集。对于研究人群、实施环境和干预/暴露，任何程度的一致性协调都有助于促成数据整合。然而需要强调的是研究的不一致程度也可间接提高研究结果的相关性和普及性( 外部有效性)，毕竟在真实世界中推动临床决策的证据体系不应该取决于单一类型的受试人群或干预措施/暴露，而在解决受试人群的不一致性时可考虑进行传统的亚组分析和 Meta 回归，评估研究之间的差异性来源和最终的分析结果是否会影响整体治疗效果的结论。

结局指标收集的一致性协调需要详细周全的讨论，并充分考虑到符合研究问题所需的数据类别和样本量。讨论的目的一般是为了尽量减少研究者不必要的负担，避免数据的过度收集，确保最终前瞻性 Meta 分析的研究结果和结论没有超出预先设定的研究问题框架，从而减少研究资源浪费。对于干预措施的罕见事件和长期结果( 如针对严重而罕见的不良反应的安全性监测)，单项研究的统计力量肯定不足以应付；通过合作平台促进对结局指标数据的定义和收集过程的一致性协调和最终数据共享的计划，就能避免研究结果的异质性，减少数据合并的困难。国际学术组织 COMET ( Core Outcome Measures in Effective Trials ) ( http：//www.comet- initiative.org/) 长年致力于推动不同临床医学领域的核心结局指标集( core outcome set，COS) 的建立，COS 是通过不同的专家委员会的多次共识讨论而设定，旨在提供按特定临床领域需求和条件的核心指标类型及测量/收集方法，以便于进行结局指标证据比较和整合。在前瞻性 Meta 分析的结局指标一致性协调流程下，制作团队可以参考 COMET 的指南手册，按前瞻性 Meta 分析设定的研究问题和目的统一规定所需要的首要和次要核心指标，同时根据单项研究灵活考虑收集与提出的特定研究问题特别相关的其他共同结果。

### (七)步骤 6：证据产生和质量评估

当所有的单项研究完成后，相关的研究数据就可以在前瞻性 Meta 分析中进行合成。对于以研究为数据基数的前瞻性 Meta 分析，总体结果及结论的证据来源是从发表的研究报告/SCI 文献中或是由纳入的原始研究作者团队所提供的；而对于以 IPD 为基数的前瞻性 Meta 分析，制作团队必须根据纳入研究中的每项研究受试者的个人数据进行整理和分析。与传统回顾性的 IPD Meta 分析相比，前瞻性IPD Meta 分析的数据管理相对容易，因为所需要处理的数据在制作流程前期阶段已经过一致性协调，结局指标的实际定义和相关数据清理的复杂性就更少。至于数据如何共享及总体的管理方案应该在每项独立研究的伦理申请和协作同意书中清晰列出并获得所有合作方的确认。对于纳入进行中研究的前瞻性 Meta 分析,制作团队对数据共享模式的认知和共识可能需要新一轮的伦理申请程序和反复讨论,并应该拟出符合所有共同研究者要求的合作协议条例。而对于纳入安全性结局指标(如干预措施的长期不良事件)的前瞻性 Meta 分析,核心指导团队亦可以组织"安全性数据监测委员会",按预先确定的时间点定期观察进行中的研究,收集相关的安全性数据并进行中期数据分析,以确保能及时向组织委员会提出是否需要按干预措施实施过程中所产生的严重安全性事件而停止研究。为了确保总体的数据分析能独立进行和完成,前瞻性 Meta 分析核心组织委员会亦可以模仿大型多中心临床试验的模板,安排独立的数据管理人员和统计学工作人员去协调整个数据产生的过程,并组织数据监测委员会,预先设定数据产生的里程碑,按不同时间段整理和合并所需的研究数据。所有纳入研究的方法学质量应进行严谨的质量评估,根据研究类型选择合适的质量评估工具,如 Cochrane 协作网的随机对照试验偏倚风险评估工具 RoB 2.0 和非随机干预性研究评估工具 ROBINS-I,Newcastle-Ottawa Scale(NOS)观察性研究质量评估量表。以结局指标为基数的总研究证据可信性和质量可参考 GRADE(Grading of Recommendations、Assessment、Development and Evaluation)框架进行评估。

### (八)步骤 7:结果解读和报告

作为系统综述的统计方法学,前瞻性 Meta 分析和传统回顾性 Meta 分析一样,总体结果和结论的可信性和相关性和整个分析的证据体质量都是直接取决于所纳入的研究类型和它们本身的质量。对于干预措施效果的前瞻性 Meta 分析,结果和结论的证据来源通常都是大型的多中心临床试验,所以能形成相对准确的因果(Causal)结论,而纳入观察性研究证据的前瞻性 Meta 分析所得出的一般是关联(association)结论。虽然目前还没有专门针对前瞻性 Meta 分析的报告规范,但在合适的情况下前瞻性 Meta 分析作者团队可以参考 PRISMA-IPD(如前瞻性 Meta 分析纳入的是 IPD)或 PRISMA 声明(如纳入以研究报告为基数的数据)。而在标准的 PRISMA 声明条目上应加上前瞻性 Meta 分析特定的报告内容,如获取不同计划中/进行中研究的方式(检索传统电子文献数据库或医疗厂商研究数据平台、联系相关专业领域的专家),预期的项目开始及完成时间,质量把控程序细节,研究者合作模式和协议,结局指标一致性协调流程等。

高效的跨学科国际协作管理有赖于清晰的团队构建和工作分配策略。以最终成果发布为终点,文章撰写团队的建立可以参考国际医学期刊编辑委员会(International Committee of Medical Journal Editors,ICMJE)的作者资格标准,以更好地协调每个合作联盟成员的角色和责任。如果纳入的是计划中的研究,前瞻性 Meta 分析组织委员会也可以考虑在前期讨论时签订"成果发表协议",规定研究者(PIs 和 CoIs)的独立研究结果公布期限必须在最终前瞻性 Meta 分析结果发布之前,确保整个项目的前瞻性和文献发表的透明度。

### 三、前瞻性 Meta 分析的应用举例

Askie 等在 2018 年发表的一篇前瞻性 Meta 分析,主题为比较脉搏血氧饱和度($SpO_2$)的不同氧饱和度对死亡率和重大损伤(耳聋、双目失明、脑瘫)的影响,统称为"新生儿用氧前瞻性 Meta 分析(Neonatal Oxygenation Prospective Meta-analysis,NeOProM)"。此为最经典的前瞻性 Meta 分析实例,由以下 5 个独立的随机对照试验研究合成:

1. 美国 SUPPORT(Surfactant, Positive Pressure, and Pulse Oximetry Randomized Trial)研究进行时间为 2005 至 2011 年,预期样本量 $N=1\,310$,实际样本量 $N=1\,316$;

2. 加拿大 COT(Canadian Oxygen Trial)研究进行时间为 2006 至 2012 年,预计样本量 $N=1\,200$,实际样本量 $N=1\,201$;

3. 新西兰 BOOST(Benefits Of Oxygen Saturation Targeting)研究,2006 至 2012 年,预计样本量 $N=320$,实际样本量 $N=340$;

4. 英国 BOOST Ⅱ-UK 2007 至 2014 年,预计样本量 $N=1\,200$,实际样本量 $N=973$;

5. 澳大利亚 BOOST Ⅱ　2006 至 2013 年，预计样本量 $N=1\,200$，实际样本量 $N=1\,135$。NeOProM 数据合成流程图见图 26-4。

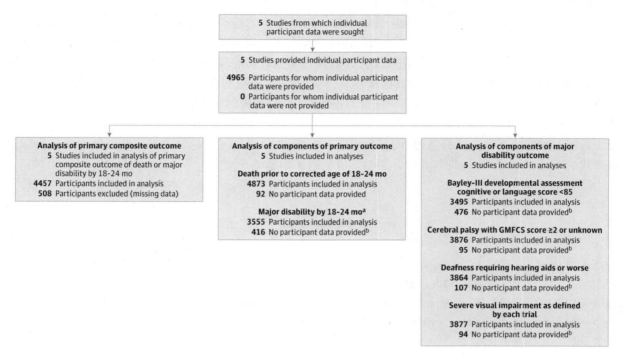

**图 26-3　NeOProM 数据合成流程图**

（摘自《Association Between Oxygen Saturation Targeting and Death or Disability in Extremely Preterm Infants in the Neonatal Oxygenation Prospective Meta-analysis Collaboration》）

NeoOProM 的研究方案于 2011 年在国际 SCI 期刊 BMJ Pediatrics 并同步在 ClinicalTrials. gov 上注册，数据分析计划于 2015 年最终定案。这项高质量纳入 IPD 的前瞻性 Meta 分析最终样本量为 4 965 名新生儿，在 18 至 24 个月调整年龄的死亡率和重大损伤（耳聋、双目失明、脑瘫）Meta 分析中，较低的 $SpO_2$ 目标浓度（85%-89%）和较高的 $SpO_2$ 目标浓度（91%-95%）之间并没有统计学差异（RD 1. 7%，95% CI −1.3% to 4.6%；RR 1.04，95% CI, 0.98 to 1.09，$P=0.21$，图 26-5）。

| Trial | No. of Infants With Event/Total No. (%) | | Risk Difference (95% CI), % | Relative Risk (95% CI) | Favors Lower $SpO_2$ Target / Favors Higher $SpO_2$ Target | P Value | $I^2$, % |
|---|---|---|---|---|---|---|---|
| | Lower $SpO_2$ Target | Higher $SpO_2$ Target | | | | | |
| **Protocol-defined primary outcome[a]** | | | | | | | |
| SUPPORT,[16] 2012 | 363/613 (59) | 374/624 (60) | -0.5 (-6.1 to 5.2) | 0.99 (0.90 to 1.09) | | .87 | |
| COT,[17] 2013 | 298/577 (52) | 282/568 (50) | 0.8 (-4.9 to 6.6) | 1.02 (0.92 to 1.13) | | .76 | |
| BOOST II in New Zealand,[18] 2014 | 62/143 (43) | 71/144 (49) | -5.4 (-17.0 to 6.2) | 0.89 (0.70 to 1.14) | | .35 | |
| BOOST II in United Kingdom,[20] 2016 | 231/388 (60) | 211/385 (55) | 5.4 (-1.7 to 12.4) | 1.10 (0.97 to 1.24) | | .13 | |
| BOOST II in Australia,[20] 2016 | 237/507 (47) | 212/508 (42) | 4.4 (-1.7 to 10.5) | 1.11 (0.97 to 1.26) | | .14 | |
| Overall | 1191/2228 (54) | 1150/2229 (52) | 1.7 (-1.3 to 4.6) | 1.04 (0.98 to 1.09) | | .21 | 14 |

0.5　1.0　2.0
Relative Risk (95% CI)

**图 26-4　NeOProM 主要结局指标分析结果**

（摘自《Association Between Oxygen Saturation Targeting and Death or Disability in Extremely Preterm Infants in the Neonatal Oxygenation Prospective Meta-analysis Collaboration》）

## 四、结语

以待发表的研究结果进行的前瞻性 Meta 分析，有助于避免传统回顾性 Meta 分析中固有的潜在偏倚风险，例如对某个临床领域已知的阳性结果的了解而带来的选择性偏倚，可以直接影响后续对纳入研究的人群特征及实施试验措施的评估和最终研究结果和结论的判断。前瞻性 Meta 分析以前瞻性导向为方法学核心元素，在相关的研究数据公开前预先确定研究的假设、研究目的和纳入/排除标准，避免了对特定研究人群类型（亚组）的数据依赖。针对前瞻性 Meta 分析的报告规范工具也将有助于制订一套标准化的报告标准清单，此外，开发针对前瞻性 Meta 分析的证据评级工具，如 GRADE 方法框架的扩展，也能大大提高前瞻性 Meta 分析的可行性和可信性。随着近几年循证医学方法学在机器学习、人工智能、数据挖掘等方面的急速开发和普及应用，证据合成的流程越发流畅，也为处于当今海量数据时代的前瞻性 Meta 分析研究者和方法学学者创造了崭新的平台。

（邝心颖）

## 参考文献

[1] Askie LM, Brocklehurst P, Darlow BA, et al. NeOProM: Neonatal oxygenation prospective Meta-analysis collaboration study protocol[J]. BMC Pediatrics, 2011, 11(1): 6.

[2] Askie LM, Darlow BA, Finer N, et al. Association between oxygen saturation targeting and death or disability in extremely preterm infants in the neonatal oxygenation prospective Meta-analysis collaboration[J]. JAMA, 2018, 319(21): 2190-2201.

[3] Begg CB. The role of meta-analysis in monitoring clinical trials[J]. Stat in Med, 1996, 15(12): 1299-1311.

[4] Berlin JA, Ghersi D. Preventing publication bias: Registries and Prospective Meta-Analysis[M]//Rothstein HR, Sutton AJ, Borenstein M. Publication bias in Meta-analysis. John Wiley & Sons, Ltd, 2005: 35-48.

[5] Egger M, Smith GD. Bias in location and selection of studies[J]. BMJ, 1998, 316(7124): 61-66.

[6] Eysenck HJ. Meta-analysis and its problems[J]. BMJ, 1994, 309(6957): 789-792.

[7] Ferrer RL. Graphical methods for detecting bias in meta-analysis[J]. Family Med, 1998, 30(8): 579-583.

[8] Guyatt G, Oxman AD, Akl EA, et al. GRADE guidelines: 1. Introduction-GRADE evidence profiles and summary of findings tables[J]. J Clin Epidemiol, 2011, 64(4): 383-394.

[9] Higgins JPT, Thomas J, Chandler J, et al. Cochrane Handbook for Systematic Reviews of Interventions version 6.0[M/OL]. (2019-07-13). Cochrane, 2019. http://www.training.cochrane.org/handbook.

[10] Ioannidis JP. The Mass Production of Redundant, Misleading, and Conflicted Systematic Reviews and Meta-analyses[J]. Milbank Quarterly, 2016, 94(3): 485-514.

[11] Margiti- SE, Morgan TM, Sager MA, et al. Lessons learned from a prospective meta-analysis[J]. Am Geriatr Soc, 1995, 43(4): 435-439.

[12] Moher D, Liberati A, Tetzlaff J, et al. Preferred reporting items for systematic reviews and meta-analyses: the PRISMA statement[J]. PLoS Med, 2009, 6(7): e1000097.

[13] Moher D, Shamseer L, Clarke M, et al. Preferred reporting items for systematic review and meta-analysis protocols (PRISMA-P) 2015 statement[J]. System Rev 2015, 4(1): 1.

[14] Page MJ, Shamseer L, Altman DG, et al. Epidemiology and reporting characteristics of systematic reviews of biomedical research: A cross-sectional study[J]. PLoS Med, 2016, 13(5): e1002028.

[15] Pogue J, Yusuf S. Overcoming the limitations of current meta-analysis of randomised controlled trials[J]. Lancet, 1998, 351(9095): 47-52.

[16] Probstfield J, Applegate WB. Prospective meta-analysis: ahoy! A clinical trial?[J]. Geriatr, 1995, 43(4): 452-453.

[17] Seidler AL, Hunter KE, Cheyne S, et al. A guide to prospective meta-analysis[J]. BMJ, 2019, 367: l5342.

[18] Stephenson J. ICMJE: All authors of medical journal articles have "responsibility to stand by the integrity of the entire work"[J]. JAMA, 2013, 310(12): 1216.

[19] Sterne JA, Hernán MA, Reeves BC, et al. ROBINS-I: a tool for assessing risk of bias in non-randomised studies of

interventions[J]. BMJ, 2016, 355: i4919.

[20] Sterne JAC, Savovi J, Page MJ, et al. RoB 2: a revised tool for assessing risk of bias in randomised trials[J]. BMJ, 2019, 366: l4898.

[21] Stewart LA, Clarke M, Rovers M, et al. Preferred Reporting Items for Systematic Review and Meta-Analyses of individual participant data: the PRISMA-IPD Statement[J]. JAMA, 2015, 313(16): 1657-1665.

[22] Stewart LA, Tierney JF. To IPD or not to IPD? Advantages and disadvantages of systematic reviews using individual patient data[J]. Evaluat Health Prof, 2002, 25(1): 76-97.

[23] Sutton AJ, Higgins JPT. Recent developments in meta-analysis[J]. Stati in Med 2008, 27(5): 625-650.

[24] Watt CA, Kennedy JE. Options for prospective Meta-analysis and introduction of registration-based prospective Meta-Analysis[J]. Front Psychol, 2017, 7: 2030.

[25] Wells G, Shea B, O'Connell D, et al. The Newcastle-Ottawa Scale (NOS) for assessing the quality of nonrandomised studies in meta-analyses[EB/OL]. (2013-10-11). http: //www.ohri.ca/programs/clinical_epidemiology/oxford.asp

[26] Whitehead A. A prospectively planned cumulative meta-analysis applied to a series of concurrent clinical trials[J]. Stat Med 1997, 16(24): 2901-2913.

[27] Williamson PR, Altman DG, Bagley H, et al. The COMET Handbook: version 1.0[J]. Trials, 2017, 18(Suppl 3): 280.

[28] Zanchetti A, Mancia G. Searching for information from unreported trials-amnesty for the past and prospective meta-analyses for the future[J]. J Hypertens, 1998, 16(2): 125.

第 27 章
# 质性研究的系统评价

## 要 点

- 质性研究是对某种现象或事物在特定情形下的特征、方式、含义进行观察、访谈、记录、分析、解释的科学探究过程。
- 质性研究的系统评价是对质性研究资料的系统汇总和综合，主要聚焦经历、体验、感受、意义等资料。

质性研究(qualitative research)又称定性研究，是对某种现象或事物在特定情形下的特征、方式、含义进行观察、访谈、记录、分析、解释的科学探究过程，其设计包括描述性质性研究、现象学研究、扎根理论研究、人种学研究、案例研究等。该类研究采用归纳法这一逻辑分析策略对自然情景下某一现象进行整体性探究，通过与研究对象互动对其行为和意义建构获得解释性理解。国内外临床医学、护理学、公共卫生、社会学等领域涉及某类人群在疾病治疗、诊断、康复过程中患者感受、体验、价值观，以及医疗卫生专业人员对健康管理相关现象进行剖析反思的各类质性研究论文均逐年增多，当研究对象和研究主题相似的质性研究积累到一定数量后，可应用系统评价的方法进一步对这些质性研究的结果进行汇总和整合，以提高结果的概括性。本章主要介绍质性研究的系统评价和 Meta 整合(Meta synthesis)的概念、方法和实例。

### 一、质性研究系统评价的概念和意义

质性研究的系统评价(systematic review of qualitative research)是对质性研究资料的系统汇总和综合，是对具有类似研究对象、研究现象的质性研究结果进行收集、理解、比较、分析、归纳的整合方法。在对质性研究结果进行整合的方法中，以 Meta 整合最常用。

临床医学、护理学、公共卫生等领域涉及患者感受、体验、价值观以及医疗卫生专业人员对健康管理相关现象进行剖析反思的质性研究数量不断增加，应对其进行汇总和整合，提高其概括性，并重视整合性结果在健康决策中的应用。卫生技术评估中对医疗卫生技术的伦理性、社会性、服务对象接受度等内容的评估，往往需要通过检索相关质性研究的文献，并进行检索、汇总、整合。因此，质性研究的系统评价在卫生决策中具有独特的价值。

质性研究的系统评价主要聚焦经历、体验、感受、意义等资料，适合于针对人类在健康促进、疾病预防、疾病治疗和康复过

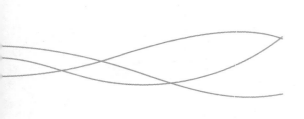

程中的经历、感受、体验、意义诠释相关质性研究的整合，突出人本主义理念下的人文关怀，在以健康为中心的卫生决策中具有重要的意义。质性研究的系统评价能概括地描述研究对象处于疾病状态时或接受干预措施时的感受、经历和需求，深入探讨人的经历、社会活动及相关文化形态，与单篇质性研究结果相比，整合的结果可提高其概括性和政策参考性。

　　质性研究的系统评价和 Meta 整合论文数量近年来增加迅速，截至 2020 年 2 月在 Medline 数据库可检索到 675 篇文题中包括 Meta-synthesis 或 qualitative synthesis 的论文，较 2015 年增加了 393 篇，说明质性研究的系统评价已经引起了全球卫生保健领域的高度关注。我国自 2014 年发表第一篇质性研究的系统评价和 Meta 整合论文至今，该类论文数量也呈现逐渐增加的趋势，尤其是 2019 年，达到了 27 篇的发表量。该趋势说明随着循证医学理念和方法的深入以及卫生保健领域涉及患者感受、体验、价值观等的质性研究数量的不断增加，对质性研究的系统评价和 Meta 整合已引起我国卫生保健领域研究者的普遍关注。

## 二、质性研究系统评价与 Meta 整合的步骤

　　1998 年建立的 Cochrane 质性研究方法工作组（Cochrane Qualitative Research Methods Group，CQRMG）主要针对质性研究、专题报告和专家共识开展系统评价。成立于 1996 年的澳大利亚 Joanna Briggs Institute（JBI）循证卫生保健中心以开展护理及健康相关领域主题的系统评价和证据应用为宗旨，该中心的质性研究系统评价工作组聚焦质性整合，并发布了质性研究系统评价和 Meta 整合的方法学规范，包括以下 7 个步骤。

### （一）制订严谨的计划书，界定 PICO 问题

　　制订周密严谨的计划书，清楚地阐明系统评价的目的。对质性研究的系统评价和 Meta 整合通过 PICo 提出循证问题，其中 P——研究对象（participant），I——研究的现象（interest of phenomena），Co——研究对象所处的具体情景（context），例如："参加临床药物试验的乳腺癌内分泌治疗患者治疗期间有哪些经历？什么因素影响了她们服药的依从性？"P——内分泌治疗期间的乳腺癌患者，I——患者的治疗依从性问题，Co——研究者参加了临床药物试验。再如：早产儿父母在参与为其孩子住院期间提供 NIDCAP 过程中有哪些感受和体验？对 NIDCAP 技术持有什么态度？其中 P——早产儿父母，I——参与为其孩子住院期间提供 NIDCAP，Co——父母的感受和体验及对 NIDCAP 技术的态度。

### （二）制订系统的检索策略

　　根据纳入与排除标准，确定文献检索框架及具体策略，选择合适的数据库，全面地检索所有的相关质性研究文献。在开展质性研究的系统评价时，往往不对质性研究的具体设计类型进行规定，例如 NIDCAP 体验的实例中，无论是针对该主题的现象学研究还是案例研究，只要符合质性研究总体要求的均可纳入。

### （三）严格评价质性研究的质量

　　质性研究的质量评价从研究的方法学与其哲学基础、研究目的、资料收集方法、资料分析方法、结果阐释是否一致，是否考虑研究者自身对研究的影响、研究对象的典型性、以及伦理规范等方面进行。最常用的质性研究评价工具是澳大利亚 JBI 循证卫生保健中心的质性研究真实性评价工具（表 27-1）和英国牛津大学循证医学中心制订的文献质量评价项目（Critical Appraisal Skill Program，CASP）中对质性研究评价工具（表 27-2），两者基本原则一致，但评价的重点有所侧重，前者主要从质性研究的哲学基础及方法学进行评价，而后者主要从质性研究设计的严谨性、结果的可信度、研究结果与现有实践的相关性进行评价。

表 27-1　JBI 循证卫生保健中心对质性研究的真实性评价（2016）

| 评价项目 | 评价结果 |
| --- | --- |
| 哲学基础和方法学是否一致 | 是/否/不清楚 |
| 方法学与研究问题或研究目标是否一致 | 是/否/不清楚 |
| 方法学与资料收集的方法是否一致 | 是/否/不清楚 |
| 方法学与资料的典型性及资料分析的方法是否一致 | 是/否/不清楚 |
| 方法学与结果的阐释方式是否一致 | 是/否/不清楚 |
| 是否从文化背景、价值观的角度说明研究者自身的状况 | 是/否/不清楚 |
| 是否阐述了研究者对研究的影响？或研究对研究者的影响 | 是/否/不清楚 |
| 研究对象是否具有典型性？是否充分反映研究对象的观点 | 是/否/不清楚 |
| 研究是否通过伦理审查委员会的批准 | 是/否/不清楚 |
| 研究结论是否源于对资料的分析和阐释 | 是/否/不清楚 |

表 27-2　CASP——质性研究质量评价工具（CASR，2013）

| 评价项目 | 评价结果 |
| --- | --- |
| 是否清晰阐述了研究的目标 | 是/否/不清楚 |
| 采用质性研究的方法是否恰当 | 是/否/不清楚 |
| 对该研究目标来说所采用的研究设计是否恰当 | 是/否/不清楚 |
| 纳入研究对象的方法是否恰当 | 是/否/不清楚 |
| 资料收集方法是否恰当 | 是/否/不清楚 |
| 是否充分考虑了研究者与研究对象之间的关系 | 是/否/不清楚 |
| 是否考虑了伦理问题 | 是/否/不清楚 |
| 资料分析方法是否缜密 | 是/否/不清楚 |
| 结果陈述是否清晰 | 是/否/不清楚 |
| 研究的价值有多大 | 是/否/不清楚 |

### （四）提取质性研究中的资料

从原始研究中提取关键资料，如研究对象、排除与纳入标准、研究环境、研究主题、主要结果等。质性研究的结果是各原始质性研究者对其研究结果的解释，通常是以主题词或象征性的隐喻方式表达。系统评价者应逐字仔细阅读全文，确定其研究结果，并提取其中题目、作者、结果和例证（illustration）等信息。研究对象的原话常常被作为例证支撑研究结果。在提取质性研究原始研究的结果时，应对提取的结果进行评价，按其真实性分为三类："明确（unequivocal）、模糊（equivocal）、证据不支持（unsupported）"三类。质性研究中结果评价为"明确的"是指结果无任何疑义，具有明确的事实依据，被直接报告或观察到的，且无任何争议。"模糊的"是指通过对资料的解释且具有理论依据阐述的结果，但结论真实性尚较模糊，支撑资料不足。"不支持"是指缺乏支撑材料的推论性结果。

### （五）概括、分析、解释和综合原始研究的结果

采用 Meta 整合法或 Meta 人种学法对结果进行编码、分类、汇总，应包括纳入的质性研究中的概念、类别、主题及相关的例句、引注、解释和说明等。系统评价者在理解各质性研究哲学思想和方法论的前提下，反复阅读、理解、分析和解释其各研究结果的含义，将相似结果（findings）组合归纳在一起，形成新的类别（categories），然后将类别归纳为整合结果（synthesis），形成新的概念或解释。在该部分应构建"整合结果—类别—提取的研究结果"逻辑结构图，并引用原始研究中的描述性语言作为例

证（illustration）支撑提取的结果和类别，如以胡雁研究团队"早产儿出院后父母照顾体验质性研究的系统评价和 Meta 整合"一文中的 Meta 整合环节的逻辑结构图示例见图 27-1。

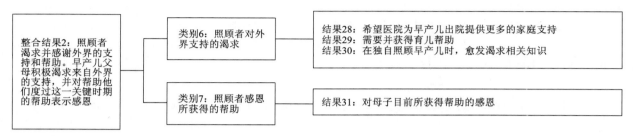

图 27-1　"整合结果—类别—提取的结果"逻辑结构图示例

### （六）通过结构化的方式，系统地报告整合结果的方法

质性研究的 Meta 整合常运用言语文字或用故事性、主题性、概念性、图形或表格来解释和传播整合结果。整合结果报告须包括整合结果的阐述，描述特别的或潜在的矛盾事件或现象，简明扼要地提出关于实践和研究的建议并阐明证据的等级。

为提高质性研究的系统评价和 Meta 整合报告的规范性、透明性，澳大利亚悉尼大学公共卫生学院的 Alison Tong 教授和英国约克大学健康科学学院的 Kate Flemming 教授等学者于 2012 年在 *BMC Medical Reseach Methodology* 上联合发布了"提高质性研究系统评价透明性的 ENTREQ 声明（Enhancing transparency in reporting the synthesis of qualitative research：ENTREQ）"。在撰写质性研究系统评价和 Meta 整合报告时，应对照 ENTREQ 声明组织论文结构和内容。ENTREQ 声明包括 21 条，见表 27-3。

表 27-3　提高质性研究系统评价报告透明度的 ENTREQ 声明

| 编号 | 条目 | 指导和描述 |
|---|---|---|
| 1 | 整合的目的 | 陈述该质性研究系统评价的研究问题，包括研究对象、研究的现象及情景因素 |
| 2 | 整合的方法 | 明确该整合的方法学基础或理论框架，并陈述选择该方法的合理性［例如 Meta 民族志（Meta-ethnography）、主题分析综合法（thematic synthesis）、诠释性批判主义整合法（critical interpretive synthesis）、扎根理论整合法（grounded theory synthesis）、现实主义整合法（realist synthesis）、汇集性整合法（Meta-aggregation）、Meta 研究（Meta-study）、框架整合法（framework synthesis）］ |
| 3 | 检索方法 | 指出检索是否有预先计划（包括制订全面的检索策略以寻找可能的研究），或具有反复性（寻找所有可用的概念直到达到理论性饱和） |
| 4 | 纳入标准 | 详细说明研究的纳入、排除标准（如依据研究人群、语言、年份、出版物的类型、研究类型） |
| 5 | 资料来源 | 描述检索的资料的来源［例如电子文献数据库（Medline，Embase，CINAHL，PsycINFO，Econlit）、灰色文献数据库（学位论文、政策报告）、相关组织的专业网站、专家意见、通用网站检索（Google 学术等）、手工检索、参考文献］，并提供使用这些数据库/资源的理由 |
| 6 | 文献检索策略 | 描述文献检索的过程（如提供与研究对象、临床或健康主题、经验、社会现象相关的术语的文献检索策略，质性研究筛选、检索的限制） |
| 7 | 筛选研究的方法 | 描述研究筛选的过程（如依据标题、摘要或全文进行筛选，以及独立筛选研究的研究者人数） |
| 8 | 纳入研究的特征 | 说明纳入研究的特征（如出版年份、国家、研究问题、研究对象、研究对象数量、资料收集方法及研究分析方法） |

**续表 27-3**

| 编号 | 条目 | 指导和描述 |
|------|------|-----------|
| 9 | 筛选研究的结果 | 明确筛选出来的研究数量并提供排除研究的原因(如进行全面的检索,提供纳入研究数量和排除研究的理由,并用图/流程图表示;对反复进行的检索应根据修订的研究问题或对理论构建的贡献度进一步描述纳入、排除标准) |
| 10 | 研究质量评价的理由 | 描述用于选择评价纳入研究和研究结果质量的方法准则(如研究的效度和稳定性、报告的透明度、研究结果的内涵及可用性) |
| 11 | 研究质量评价的工具 | 陈述用于评价研究质量、选择研究结果的工具,如现有的工具(CASP,JBI QARI,COREQ,Mays,Pope)或评价者开发的工具,并陈述评价的领域;描述研究小组、研究设计、资料分析及解释、报告规范等情况 |
| 12 | 研究质量评价的过程 | 指出研究质量评价是否由多位评价者独立进行,以及是否需要达成共识 |
| 13 | 研究质量评价的结果 | 说明研究质量评价的结果。如有可能,指出哪些文章是基于评价后被剔除的,并陈述剔除的理由 |
| 14 | 资料提取 | 说明对原始研究的哪些部分进行了分析,资料是如何从原始研究中提取的(例如:所有文本标题下的"结果/结论"都以电子版信息的方式提取并录入相关计算机软件中) |
| 15 | 软件应用 | 如果有,说明所使用的计算机软件 |
| 16 | 评价者数量 | 确定参与资料编码和分析的人员 |
| 17 | 编码 | 描述对资料进行编码(如逐行编码)的过程 |
| 18 | 对研究结果的对比 | 描述研究内部、研究之间是如何进行研究结果对照的(如:纳入的研究结果被逐一编码后分类到预先构建的概念中,必要时创建新的概念) |
| 19 | 主题的获取 | 指出获取主题或概念的过程是采用归纳法或是演绎法 |
| 20 | 引文/例证 | 提供来自原始研究的引文/例证(illustration)以说明主题/概念,并确定其为来自研究对象的原话和引文/例证(描述性语言),还是研究者的分析(分析性语言) |
| 21 | 呈现整合结果 | 以丰富的、精炼的、超越对原始研究简单总结的形式呈现整合结果(例如新的解释、证据模型、概念模型、分析性框架、新理论或概念的构建) |

## 三、质性研究系统评价中资料整合的策略

### (一)对质性研究结果进行整合的方法

对质性研究结果进行整合的方法包括 Meta 整合法和 Meta 人种学等,其中以 Meta 整合法最常见。

1. Meta 整合　Meta 整合是在质性研究系统评价过程中采用归纳法这一逻辑分析策略对质性研究结果进行编码、分类、汇总的方法。目前绝大部分质性研究的系统评价采用 Meta 整合的方式进行结果汇总,应用最为广泛。Meta 整合在考虑各类质性研究的哲学思想及其方法学的特异性和复杂性的前提下,充分理解其研究结果,并对结果进行重新解释、归纳,形成概括性的见解,达到从不同侧面更高程度的概念发展和现象诠释的目的。Meta 整合是一个动态、反复解释与反思的过程,其特点是注重多个质性研究结果的整合,产生整合性概念,并赋予他们概括性的解释和整合意义。该方法以后现代主义的哲学观为基础,本着诠释性哲学理念,对某现象进行多方面的理解和解释。该方法并不排斥各研究间存在异质性(即研究对象在社会、文化习俗、种族、生活方式、行为表现特征、价值观念、宗教信仰等方面存在差异)。

2. Meta 人种学　Meta 人种学(Meta-ethnography)即整合人种学研究结果,其目的是分析与诠释通过深入观察和会谈获得的资料,描述和比较不同的文化,从文化群体中了解文化,加深理解文化对人们行为和健康的影响,形成新的解释和理解。该整合方法重视研究对象的行为及其与整个社会文化之

间的关系。资料来源于质性研究的结果，即在不同自然情境下进行长期的体验性研究所获得的结果。所纳入的研究具有各自对某现象的深刻理解。依据原始研究结果相类似、相互矛盾或相互关联等，分别以支持性解释、驳斥性解释或推论性解释等 3 种方式整合原始研究结果，形象生动、如实地描绘具体的过程和细节、研究者与被研究者的互动关系等，从历史、社会、文化等方面探讨原始研究结果。

**（二）质性研究资料整合的策略**

对质性研究结果整合的具体策略包括：主题分析(thematic analysis)、内容分析(content analysis)、叙述性整合(narrative synthesis)、写实性整合(realist synthesis)等。

1. **主题分析法**　主题分析法是在结果整合过程中最常采用的策略。主题分析法是对两个或以上的质性研究结果进行整合的方法，通过对文献内容特征进行分析，提取主题概念，分析和归纳与研究有关的意义及内在本质。资料的提取和整合过程包括编码、创建描述性主题、构建分析性主题。资料整合过程在分类和寻找关系的反复过程中进行，并用主题的方式解释文本所内含的深层意义，按不同的主题总结原始研究结果，该方法强调对资料的整体理解，但其缺点是资料分析缺乏综合性。例如：在"老年人成功老龄态度质性研究的 Meta 整合"一文中，阐述"社会存在与互动"时，通过对 2 篇质性研究的主题分析，提炼了"成功的老年人须与人友善沟通""积极参与社交活动"，以及"参与志愿活动"等有助于适应老龄生活的主题，并引用 2 例具有典型性的老年人的原话支撑这些提炼的主题："积极参与社区团体活动，通过音乐和舞蹈来表达自己""如果你不走出去，不努力去找事情做，不参与其中，你就会成为一个非常孤独和孤立的人"。

2. **内容分析法**　内容分析法是一种对于传播内容进行客观、系统和量性质性相结合描述的资料分析方法。其实质是分析传播内容所含信息量及其变化，即由表征的有意义的词句推断出准确意义的过程。内容分析的过程是层层推理的过程，寻找文字资料中有意义的字句，形成分析单元，再将相似的分析单元归成类别，比较相同状况下的类别形成主题。内容分析法的过程包括建立研究目标、确定研究总体和选择分析单元、设计分析维度体系、抽样和量化分析资料、进行评判记录和分析推论 6 部分。例如：在"痴呆症患者居家照顾者需求质性研究的 Meta 整合"一文中，作者阐述"家庭、亲属、朋友支持"这一类别时，采用了内容分析法对结果进行分类，并用半定量法统计同类研究的数量："尽管一些照顾者承认这种支持可以提供实际的帮助，但却很少表露想法。4 项研究中表明照顾者需要日常生活辅助器具来辅助照顾痴呆症患者日常生活，另 2 项研究明确表明照顾者需要给予痴呆症患者行为和心理症状的管理支持，如易激惹和攻击行为等。"。

3. **叙述性整合**　叙述性整合是通过"讲故事"的方式进行文本总结、解释整合结果，该类整合资料来源可以是质性研究，也可以是普通文本、档案、专业共识等文献。叙述性整合包括 3 个步骤：①构建初始的整合；②分析资料之间的关联性；③构建最终的整合式主题。其资料的提取与分析无特定标准和程序，以文献回顾形式报告整合结果。例如：在"早产儿出院后父母照顾体验的质性研究系统评价和 Meta 整合"一文中，类别 4"亲子关系的建立"是通过叙述性整合构建的，照顾者觉得早产儿的出院就像从医务人员手中重新找回失散的孩子（"在内心深处有美好的东西涌出来，我真正地拥有了我的孩子，可以做我想做的事，比如围抱着他，亲亲他"）。他们试着理解早产儿的行为（"她满足的表现是不再吮吸奶瓶，而是把奶嘴吐出来"）。歉疚和缺乏经验可使亲子之间缺乏信任，而成为母亲的自豪和信赖促进母子关系协调（"感到无助和害怕，担心医院会来人接走女儿，因为我做得不够好""我们皮肤与皮肤相贴近，这对经历了如此残酷的人生开始的他来说是一个很好的补偿，我们在家里相处和谐。"）。

4. **写实性整合**　写实性整合通过描述、分析的方式分析现象，例如"该干预方式是什么内涵？在什么情形下有效？对哪些人有效？为什么？"，该整合往往对一些典型事例、文化模式或社区行为进行详细的描述，力求真实再现研究对象的观点，可直接引用研究对象所说的话及他们对事情的解释，提取正面和反面的观点，但资料的检索和分析与主题分析法同样存在缺乏综合性，不够全面的缺点。例如在"孕产妇及其伴侣经历严重产科并发症后体验的 Meta 整合"一文，采用写实性整合的方式，整合了产妇在转诊过程中的情绪变化：随着疾病诊断的明确，针对挽救产妇与孩子的一系列救治行动令人措手不及（"他们说我必须被立即转运，我就像被打了一巴掌"）。孕产妇在转诊过程中出现对未知环境的害怕（"我要去哪儿，这里离家很远，没有认识的人，我该怎么办——听说进来的人，都没办法活下去，我很害怕"），担忧自身病情（"不明白自己得了什么病，以前从没这样过，对小孩会不会有影响，不知道该怎么办?，以及出现对自我、医疗决定或事件本身的失控感""无奈就是事实，我完全没有办法改变结果——我的生命已经不在我的手里了"）。该阐述以故事线清晰，情景分析丰富为主要特征，但资料在概括性上尚不够。

### 四、质性研究系统评价和 Meta 整合结果的质量评价

#### (一)评价质性研究系统评价和 Meta 整合结果可靠性和可信度的 ConQual 系统

目前对量性研究的"证据体"采用 GRADE 系统进行评价和分级，但该系统显然不适合于对来自质性研究的"证据体"进行评价和分级。因此，JBI 循证卫生保健中心于 2014 年构建了对质性研究 Meta 整合后的"证据体"进行评价和分级的 ConQual 系统，结果发表于 *BMC Medical Research Methodology* 杂志上( http：//www.biomedcentral.com/1471-2288/14/10 )。该系统通过可靠性( dependability )和可信度( credibility )对整合形成的"证据体"的总体质量进行评价。与 GRADE 系统类似，ConQual 系统也将质性研究合成的证据体质量分为四个级别：高、中、低、极低。

ConQual 主要评价质性研究系统评价和 Meta 整合形成的整合性证据体的可信度、可靠性。可信度是指 Meta 整合的结果应真实地来源于原始研究资料，具有足够的支撑资料。可靠性包括结果的适应性( applicability )和可审查性( auditability )。适应性是指结果能够引起有类似经历和体验者的共鸣，具有概括性( generalization )。可审查性是指整合研究的目的明确，充分详细地描述所用的方法，整合方法是合理的、可解释的。

在对质性研究整合结果的质量等级继续评定时，与 GRADE 的原则类似，首先假定整合结果的质量为高，然后分别从可信度和可靠性进行评价，可信度包括 3 条，主要考察 Meta 整合的结果得到资料支持的程度；可靠性包括 5 个条目，主要考察纳入 Meta 整合的各项原始研究的严谨性( 表 27-3 和 27-4 )。

**表 27-3　质性研究 Meta 整合的证据体可信度评价**

| 评价项目 | 降级结果 | 降级方法 |
| --- | --- | --- |
| 1. 明确( unequivocal )：结果毋庸置疑，不可挑战 | 不降级 | 整合的证据体来自多项明确的研究结果 |
| 2. 模糊( equivocal )：结果与原始资料缺乏明显的关系，研究结果可被挑战 | 降一级 | 整合的证据体中既有明确的又有模糊的结果 |
| | 降二级 | 整合的证据体来自多项模棱两可的结果 |
| 3. 未获支持( unsupported )：结果缺乏原始资料支持 | 降三级 | 整合的证据体中既有模棱两可的结果，又有未获支持的结果 |
| 或原始资料与研究结果毫无关系 | 降四级 | 整合的证据体中均为未获支持的结果 |

可靠性评价的方法：以单篇原始研究的可靠性评价为基础。单篇质性研究的可靠性均以"高"为起点，如果表 27-4 的 5 个条目中 4 条符合，则不降；2~3 条符合，降一级；0~1 条符合，降二级。整合结果的可靠性则以纳入原始研究中大多数研究的可靠性来综合判断，如果大多数纳入研究的可靠性为"低"，则该条整合结果的可靠性等级为"低"。

**表 27-4 质性研究 Meta 整合的证据体可靠性评价**

| 评价项目 | 降级方法 | 降级结果 |
|---|---|---|
| 1. 方法学与研究问题或研究目标是否一致 | 4~5 项结果为"一致" | 不降级 |
| 2. 方法学与资料收集方法是否一致 | 2~3 项结果为"一致" | 降一级 |
| 3. 方法学与资料及资料呈现和分析的方法是否一致 | 仅 0~1 项结果为"一致" | 降二级 |
| 4. 是否从文化及理论的角度说明研究者的立足点 | | |
| 5. 是否阐述了研究者对研究的影响或是研究对研究者的影响 | | |

最终质性研究整合结果的证据体质量根据可信度和可靠性评价进行综合考虑，按 GRADE 的四级法分为高、中、低、极低。例如，某项整合性结果在可信度上降了一级，在可靠性上降了一级，则最后共降二级，该整合的结果(证据体)最终的质量等级为低，见表 27-5。

对质性研究 Meta 整合的结果应形成结果概要表(summary of findings table)，其内容包括以下方面：1)研究题目及 PICo；2)整合的结果；3)研究的类型；4)可信度评分；5)可靠度评分；6)ConQual 总评分；7)降级理由陈述。结果概要表的示例见表 27-5。

**表 27-5 质性研究系统评价整合结果的 ConQual 概要表(示例)**

题目：早产儿出院后父母照顾体验质性研究的系统评价和 Meta 整合
P：早产儿(出生胎龄小于 37 周婴儿)的父母
I：早产儿父母对有关喂养、生活照料、亲子互动促进发育的照顾经历体验
Co：早产儿从早产儿病房出院后回到自己家中由父母照顾

| 整合的结果 | 研究类型 | 可信度 | 可靠度 | ConQual 得分 |
|---|---|---|---|---|
| 照顾者渴求并感谢外界的支持和帮助。早产儿父母积极渴求来自外界的支持，并对帮助他们度过这一关键时期的帮助表示感恩 | 现象研究 | 降一级* | 降一级 | 低 |

　*可信度降一级的理由：整合结果中包含明确的和模糊的原始研究结果；可靠性降一级的理由：绝大多数原始研究均没有阐述研究者的立足点，也没有阐述研究者对研究的影响。

### (二)评价质性研究系统评价和 Meta 整合结果可信度的 CERQual 规范

关于 Meta 整合提供的证据是否具有可信度，挪威知识转化中心 Simon Lewin 团队 2015 年发布了质性研究系统评价可信度规范(Confidence in the Evidence from Reviews of Qualitative research, CERQual)，CERQual 采用可信度评价整合结果的质量，可信度主要从 4 个方面阐述：方法学严谨性(methodological limitation)、整合结果的相关性(relevance)、一致性(coherence)、饱和性(adequacy of data)。

因 CERQual 相对容易理解和应用、简洁明了，现已成为目前评价质性研究系统评价整合性结果方法学质量最常用的方法。根据 CERQual 规范，整合结果的可信度应体现在 4 个方面：

(1)充分讨论原始研究的局限性(methodological limitation)。应分析纳入的质性研究原始研究设计上的局限性对整合结果的影响程度，如果纳入的质性研究在严谨性上存在较大问题，则整合结果的可信度受到较大影响。

(2)强调纳入的研究在研究情景上与研究问题的相关性(relevance)。应详细分析整合的原始研究在研究情景、研究场所上与总体研究问题的相关性，即严格把关 PICo，如果纳入的研究与研究问题只是间接相关、部分相关、或相关性不确定，则直接影响整合结果的可信度。

(3)强调研究结果之间的逻辑性和一致性(coherence)。整合时应分析整合的结果在多大程度上被

纳入的原始研究结果支持，被多少研究结果支持，重点讨论整合结果(synthesis)、类别(categories)、提取的结果(findings)之间的逻辑结构是否合理，呈现了"整合结果""类别""提取的结果"三者之间关系的逻辑结构图，并引用原始研究中的描述性语言作为例证(illustration)支撑提取的结果和类别。

（4）体现整合结果的丰富性和饱和度(adequacy of data)。如果缺乏丰富的、饱和的提取信息，勉强提取整合结果，势必会影响整合结果的概括性。

CERQual 评价的结果也参考 GRADE 原则进行降级，最后对证据体分为高、中、低、极低 4 个质量等级。

### 五、质性研究系统评价与量性研究系统评价的区别与联系

无论是对质性研究还是对量性研究进行系统评价，其核心特征都是指针对具体临床问题，系统、全面地收集现有的研究，并严格评价研究的质量，筛选出符合质量要求的文献，进行要素提取、结果汇总，得出综合可靠的结论。但两者在哲学基础、纳入研究的类型以及对资料整合的方法上有较大区别。两者的区别和联系见表 27-6。

**表 27-6　量性研究的系统评价和 Meta 分析及质性研究的系统评价和 Meta 整合的区别与联系**

| 内容 | 量性研究的系统评价及 Meta 分析 | 质性研究的系统评价及 Meta 整合 |
|---|---|---|
| 哲学基础 | 实证主义 | 诠释主义、建构主义 |
| 特点及意义 | 是针对特定的临床问题，系统全面地收集全球的临床研究，用偏倚风险评价工具对研究质量进行严格评价，筛选符合质量规范的研究，对具有同质性的研究采用 Meta 分析方法进行汇总，形成综合性结论，为疾病诊治、护理、康复提供科学依据 | 是在考虑各类质性研究原始研究的哲学思想及其方法学的特异性和复杂性的前提下，充分理解其研究结果，对结果进行重新解释、归纳、凝练成更高层次的主题，以更全面地诠释现象，达到更高层次的共鸣，提炼政策建议 |
| 循证问题 | PICO(P 为研究对象，I 为干预，C 为对照，O 为结局) | PICo(P 为研究对象，I 为感兴趣的研究现象，Co 为研究所在的情景) |
| 文献检索 | 全面、系统检索符合纳入标准的量性研究 | 全面、系统检索符合纳入标准的质性研究 |
| 文献质量评价 | 评价量性研究结果接近真实值的程度，即研究结果受各类偏倚的影响程度，包括选择偏倚、实施偏倚、测量偏倚、失访偏倚、报告偏倚。常用的工具有《Cochrane 手册》的干预性研究真实性评价工具、CASP、JBI 干预性研究真实性评价工具等 | 评价质性研究方法学与其哲学基础、研究目的、资料收集方法、资料分析方法、结果阐释是否一致，是否考虑研究者自身对研究的影响、研究对象的典型性及伦理规范等方面进行，常用的工具有 JBI 质性研究真实性评价工具、CASP 质性研究真实性评价工具 |
| 资料提取 | 研究属性(研究者背景、发表时间、期刊)、研究对象及样本量、干预措施、结局指标及测量方法、主要结果等 | 研究属性(研究者背景、发表时间、期刊)、研究对象及特征、研究的现象、研究场所及情景因素、主要结果等。并评价每项研究结果的可信度 |
| 整合方法 | Meta 分析：是对多个目的相同、性质相近的医学研究所进行的一种定量综合分析方法，包括数据汇总、异质性检验、合并效应量及检验、敏感性分析、发表偏倚分析等，常用森林图展示分析结果。常用的软件有 RevMan 软件、Stata 软件等 | Meta 整合：是在质性研究系统评价过程中对质性研究结果进行分析、比较、分类、汇总的过程。包括概括、分析、比较、解释和归纳原始研究的结果，提取相关类别、主题及相关的例句、引注、解释和说明，并通过分析、归纳、汇总，形成整合的类别、主题。常用的软件有 JBI QARI 软件。 |

续表 27-6

| 内容 | 量性研究的系统评价及 Meta 分析 | 质性研究的系统评价及 Meta 整合 |
|---|---|---|
| 证据质量等级 | GRADE 系统，评价量性研究证据体的偏倚风险、一致性、精确度、直接性、发表偏倚及效应量等 | 在 GRADE 基础上的 ConQual 系统，评价质性研究证据体的可信度和可靠性；或者采用 CERQual 系统，评价证据体的可信度 |
| 报告规范 | 量性研究系统评价的 PRISMA 声明 | 质性研究 Meta 整合报告的 ENTREQ 声明 |

总结质性研究系统评价和 Meta 整合的特点，可见 Meta 整合是针对经历、体验、感受、意义的深入资料整合过程，适合于针对人类在健康促进、疾病预防、疾病治疗和康复过程中的经历、感受、体验、意义诠释相关质性研究的整合，突出人本主义理念下的人文关怀，在循证医学中具有重要的意义。Meta 整合过程包括：收集质性研究原始研究结果，解释各研究提炼的编码、类别和主题等结果，并按其含义进行归纳汇总，产生新的解释，整合后的结果能更可靠地描述各主题的含义，更全面反映各研究间的共性，使结果更具有概括性，并成为循证实践的依据。不同质性研究方法的结果可以通过 Meta 整合形成新的、更具概括性的解释或概念，形成对某种现象、人群、场所和情境等更全面、更深刻的诠释。

### 六、质性研究系统评价和 Meta 整合实例分析

以胡雁研究团队于 2015 年在《中国循证医学杂志》上发表的"早产儿出院后父母照顾体验的质性研究系统评价和 Meta 整合"为例，概要性介绍质性研究结果系统评价和 Meta 整合的过程。

#### （一）研究背景

随着"以家庭为中心"的儿科照护理念逐渐普及，采用质性研究方法剖析早产儿出院后父母照护体验的研究逐渐增多，本系统评价采用对该领域质性研究结果进行 Meta 整合的方法，对早产儿出院后父母照顾体验进行更全面地诠释，为后续制订符合父母需求的早产儿出院计划提供参考。

#### （二）系统的检索文献

根据 PICoS 设定文献的纳入标准如下：P（population），早产儿（出生胎龄小于 37 周婴儿）的父母；I（interest of phenomena），早产儿父母对有关婴儿喂养、生活照料、亲子互动促进发育的照顾经历和体验；Co（context），早产儿自新生儿重症监护室（NICU）/新生儿科（NU）出院后回到家中由父母照顾；S（study），研究类型包括现象学、扎根理论、案例研究、民族志、行动研究等质性研究方法的文章。文献排除标准：①仅有摘要而无全文的文献；②资料不全的文献；③非中英文文献。系统检索了中/英文公开发表的质性研究。以（"preterm *"/"premature *"）AND（"parent *"/"father *"/"mother *"/"maternal"/"paternal"）AND（"care *"/"nursing *）为英文关键词，以"早产儿/照护、照顾、护理/父母、父亲、母亲/出院"为中文关键词检索，首先检索 Cochrane 图书馆和 Joanna Briggs Institute（JBI）循证卫生保健中心图书馆有无同一主题的质性研究的系统评价和 Meta 整合。随后在 PubMed、CINAHL、Embase、Scopus、PsycINFO 英文数据库，中国生物医学文献数据库（CBM）、中国知网（CNKI）、维普（VIP）3 个中文数据库中检索公开发表的质性研究文献，检索时间均为数据库开始时间至 2015 年 5 月。

#### （三）评价研究质量

由 2 位经过质性研究系统评价培训的评价员独立筛选文献、提取资料并交叉核对，如遇分歧，则咨询第三方协助判断，缺乏的资料尽量与作者联系予以补充。文献筛选时首先阅读文题，在排除明显不相关的文献后，进一步阅读摘要和全文，以确定最终是否纳入。资料提取内容主要包括：作者（国家）年份、质性研究方法、研究对象、感兴趣的现象、情景因素 1（早产儿出生情况）、情景因素 2（访谈时间和场所）、主要结果。

由 2 名（本文第一和第二作者）经循证实践方法论培训的研究者采用"澳大利亚 JBI 循证卫生保健中心质性研究真实性评价工具"对纳入文献进行独立评价。每项均以"是""否""不清楚"和"不适用"

来评价。完全满足上述标准，发生各种偏倚可能最小，为 A 级；部分满足上述质量标准，发生偏倚可能性中度，为 B 级；完全不满足上述质量标准，发生偏倚可能性高，为 C 级。独立评价文献质量后，对 2 人的筛选及评价结果进行比对。意见不一致处由 2 人讨论达成共识或请第三方仲裁后决定是否纳入。最后纳入质量等级为 A 和 B 的研究，剔除质量等级为 C 的研究。

### （四）提取研究结果

质性研究结果是各原始质性研究者对其研究结果的解释，通常是以主题词或象征性的隐喻方式表达。系统评价者逐字仔细阅读全文后提取资料，内容包括：作者（国家）年份、质性研究方法、研究对象、感兴趣的现象、情景因素 1（早产儿出生情况）、情景因素 2（访谈时间和场所）、主要结果。

### （五）资料分析

采用澳大利亚 JBI 循证卫生保健中心提出的 Meta 整合方法中的"汇集性整合（integrative / aggregative synthesis）"方法整合结果，该方法关注质性研究的本质，强调质性研究在循证卫生保健服务系统中的价值和作用。汇集性整合收集主题、隐含的意义、分类等研究结果，进一步依据其含义整合、汇总，使其更具有针对性、说服力和概括性。在理解各质性研究的哲学思想和方法论的前提下，研究者反复阅读理解、分析和解释每项研究结果的含义，将相似结果归纳在一起，形成新的类别，最后将类别归纳为整合结果。

### （六）综合研究结果

数据库初步检索出相关文献 798 篇，使用 Notexpress 软件去掉重复文献 223 篇后，进一步阅读标题和摘要，排除综述、量性研究、主题无文章 489 篇，纳入 86 篇，阅读全文后根据纳入文章表剔除 77 篇，经质量评价，最终纳入 9 篇文章，包括 2 项扎根理论研究，7 项现象学研究。研究者反复阅读理解、分析和解释纳入的 9 项研究，提炼 31 个完好明确的研究结果，将相似结果归纳组合形成 7 个新的类别，即"类别 1：育儿过程中照顾者不断经历焦虑和不确定感""类别 2：照顾者喂养知识和能力的成熟""类别 3：照顾者自身生活的改变""类别 4：亲子关系的建立""类别 5：照顾者角色的成长""类别 6：照顾者对外界支持的渴求""类别 7：照顾者感恩所获得的帮助"。

最终形成 2 个整合结果：1）整合结果 1。经过自我调适，照顾者角色获得成长。早产儿出院后，面对焦虑和不确定感，父母不断地进行知识、能力的自我调整，甚至改变原有生活方式，以适应其照顾者角色；早产儿的出院就像从医务人员手中重新找回失散的孩子。照顾者试着理解早产儿的行为；歉疚和缺乏经验可使母子之间缺乏信任，而成为母亲的自豪和信赖促进母子关系协调。2）"整合结果 2。照顾者渴求并感谢外界的支持和帮助；早产儿父母积极渴求来自外界的支持，并对帮助他们度过这一关键时期的帮助表示感恩。

### （七）讨论

本研究整合结果显示：在这一重要的过渡时期，随着时间推移，早产儿父母经历了自身在照顾者这一角色中的阵痛和成长，付出大量时间和心血，最初因为照顾知识和技能的缺乏，心理社会层面产生了诸多迷茫和不适应，个人生活的混乱和对孩子预后的担心更使其产生了退缩和否认的情绪。经过自我和与孩子不断地磨合，早产儿父母激发内在力量以适应生活的变化、同时也积极寻求外界的支持，以获得更多的知识和技能的学习途径，逐渐掌握育儿技能，并建立起稳定的亲子联结。因此，在早产儿住院期间除关注其生长发育和疾病康复外，更需在入院时就应与其父母沟通，开始拟定患儿出院计划，评估父母的照顾意愿、情绪、知识和技能，提供早产儿生长发育特点和日常照顾技能的指导，及时发现和处理障碍因素，对家庭所关注的早产儿喂养、生长发育、疾病早期表现等问题提供解答，协助父母和早产儿建立安全型依恋关系。在出院后医院和社区采用联动形式，建立以家庭个案为单位的延续照护模式，及时随访和跟踪患儿的生长发育情况，实施延续照护并及时发现问题，抚慰焦虑不安的情绪，帮助早产儿出院后家庭的平稳过渡，实现发展性照顾。

### （八）纳入研究的质量

本系统评价纳入的 9 项质性研究来自不同的发达和发展中国家，但显然不足以展示"早产儿出院后父母照顾体验"的全貌。纳入研究的在早产儿出生情况、父母的人种和文化背景的异质性和多元性方面尚有欠缺，可能影响对研究结果的诠释。有待今后类似研究对此深入探讨。

评论：本文是我国第一篇公开发表的质性研究 Meta 整合，在选题、检索、对质性研究的质量评价、Meta 整合上方法学规范。但对每一项纳入研究提取的结果未阐述可信度分级结果，也未对整合后的结果进行质量评价和分级。

总之，在健康照护领域常常运用质性研究深刻剖析人们在疾病治疗和康复过程中的独特经历和需求，质性研究强调主观性和个体性，应用单一的质性研究结果指导实践具有一定的局限性，而对质性研究的系统评价和 Meta 整合是循证医学领域崭新而又有深刻意义的资料整合方法，可体现健康照护的人文性、社会性和伦理性特点。通过 Meta 整合汇总多项具有类似研究对象和研究主题的质性研究结果，可提高研究结果的概括性，更全面地诠释现象，促进以人为本的医疗保健和健康照护。Meta 整合结果的可信度和可靠性是保证质性研究系统评价质量的关键。

（胡　雁）

# 参考文献

[1]胡雁，郝玉芳. 循证护理学[M]. 2 版. 北京：人民卫生出版社，2018.

[2]李幼平. 循证医学[M]. 北京：人民卫生出版社，2014.

[3]Melnyk E, Fineout-Overholt BM. Evidence-based Practice in Nursing & Healthcare：a guide to best practice [M]. 4th Ed. Philadelphia：Wolters Kluwer，2018：367-369.

[4]Lockwood C, Porrit K Munn Z. Chapter 2：Systematic reviews of qualitative evidence[M/OL]//. Aromataris E, Munn Z. Joanna Briggs Institute Reviewer's Manual. [2020-02-28]. https：//reviewersmanual.joannabriggs.org/.

[5]Lewin S, Glenton C Munthe-Kaas H. Using qualitative evidence in decision making for health and social interventions：An approach to assess confidence in findings from qualitative evidence syntheses (GRADE-CERQual). PLoS Med, 2015, 12 (10)：e1001895.

[6]Munn Z, Porritt Kylie P Lockwood. Establishing confidence in the output of qualitative research synthesis：the ConQual approach[J]. BMC Med Res Methodol, 2014, 14：108.

[7]Tong A, Flemming K McInnes E. Enhancing transparency in reporting the synthesis of qualitative research：ENTREQ[J]. BMC Med Res Methodol, 2012, 12：181.

[8]钟珍梅，刘少堃，赵舒煊，等. 提高定性研究合成报告透明度(ENTREQ)的指南解读[J]. 循证医学，2015，15(5)：309-313.

[9]金英花，赵娜，谭晶晶，等. 癌症患者自我感受负担体验的质性研究的 Meta 整合[J]. 中国实用护理杂志，2014，30(12)：40-43.

[10]成磊，冯升，陆春梅，等. 早产儿出院后父母照顾体验质性研究的系统评价和 Meta 整合[J]. 中国循证医学杂志，2015，15(9)：1090-1097.

[11]于洁，贾锟，宋菲菲，等. 老年人成功老龄态度质性研究的 Meta 整合[J]. 护理学报，2020，1(1)：28-33.

[12]黄雯婧，张秋香，陆巍. 孕产妇及其伴侣经历严重产科并发症后体验的 Meta 整合[J]. 护理学杂志，2019，34(2)：27-31.

[13]王业青，宋洁，张小满，等. 痴呆症患者居家照顾者需求质性研究的 Meta 整合[J]. 护理学报，2019，26(23)：50-55.

[14]Critical Appraisal Skill Program[EB/OL].(2020-01-09). http：//creativecommons.org/licenses/by-nc-sa/3.0/.

# 第28章
# 系统评价再评价

## 要 点

- 系统评价再评价是指全面收集同一疾病或同一卫生保健领域问题关于病因、诊断、治疗或预后等方面的相关系统评价，并整合证据进行再评价的一种综合研究方法。
- 系统评价再评价旨在基于系统评价进一步全面综合证据，对比已发表系统评价结果的异同点，深入剖析其结果一致性及相互矛盾的原因。

针对同一临床问题有多项研究结果发表时，系统评价提供了一种全新的生产证据的方法，以促进证据级别提高、知识转化及证据传播应用，其理念和方法广为接受。随着系统评价的大量涌现，同一主题的系统评价的增多反而对临床决策的帮助不如预期，由此产生了新的综合研究类型——系统评价再评价（overviews of reviews）。

## 第一节　系统评价再评价概述

### 一、定义

系统评价再评价是指全面收集同一疾病或同一卫生保健领域问题关于病因、诊断、治疗或预后等方面的相关系统评价，并整合证据进行再评价的一种综合研究方法。系统评价再评价曾有多种表达，如"overviews of reviews""umbrella reviews"或"overview of systematic reviews"等。至 2008 年第 17 届 Cochrane 年会后，英文"overviews of reviews"得到广泛认同，中文趋同使用"系统评价再评价"一词。

### 二、发展与现状

系统评价再评价是历经 20 余年发展起来的一种综合研究方法。1999 年，英国埃克斯特大学 Ernst 等学者对用草药治疗抑郁、失眠、前列腺良性增生等老年人常见病的相关系统评价进行了再评价，并首次使用了"overview of systematic review"一词。2000 年，第 8 届 Cochrane 年会正式提出 overview of reviews，Cochrane 急性呼吸道感染组、精神分裂症组和嗜烟组分别对普通感冒的预防措施、精神分裂症的药物治疗和与戒烟有关的系统评价进行了再评价。2004 年，Cochrane 协作网成立了系统评价再评价工作组，正式开展系统评价再评价的方法学研究。随后，系统评价再评价相关的方法学工具（如 AMSTAR、ROBIS）等不断革新。2008 年，系统评价再评价被列入《Cochrane 手册（5.0 版）》，

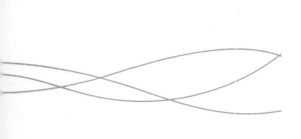

RevMan 5 软件中增加了相应模块。2009 年，第一篇主题为"生物制剂治疗类风湿性关节炎"的
Cochrane 系统评价再评价全文发表。2010 年，第一篇主题为"针灸治疗中风病"的中文系统评价再评
价全文发表。具体发展历程如图 28-1 所示。

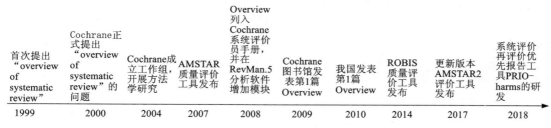

图 28-1　系统评价再评价发展时间轴

检索 PubMed、Embase、SCI、Cochran Library 等数据库发现：1）Cochran Library 已发表 50 余篇系统
评价再评价和 30 余篇系统评价再评价计划书；2）包括 Lancet、BMJ 等在内的学术期刊已发表 1 000 余
篇系统评价再评价。研究数量、质量及所涉及领域不断增加和提高，预示系统评价再评价具有极大的
发展潜力。

### 三、价值与意义

系统评价再评价旨在基于系统评价进一步全面综合证据，对比已发表系统评价结果的异同点，深
入剖析其结果一致性及相互矛盾的原因。系统评价再评价不是对所纳入系统评价的简单重复、罗列证
据，而是针对特定问题或现象凝练、总结同一主题系统评价证据的综合评价结果，为证据使用者提供
更为集中的高质量证据，故实际指导意义更大。其作用主要体现在以下几个方面：①对同一临床问题
不同干预措施的系统评价进行再评价。系统评价再评价对多个相关系统评价进行再评价，以增加证据
广度、强度和深度，增强实用性，供证据使用者决策参考。②对某一干预措施的多个系统评价进行再
评价。某些干预措施常针对不同疾病、不同人群进行。系统评价再评价可对涉及该干预措施的多个系
统评价进行再评价。③针对相关系统评价中不同结局指标进行再评价。系统评价应纳入临床决策所需
的全部重要结局指标，但个别系统评价所评价的结局指标不完整。重要结局指标在不同的系统评价中
分散报告，可应用系统评价再评价对多个相关系统评价的结局指标再评价。④从更广的范围对某一领
域的相关系统评价进行概述。由于系统评价已针对某一具体医疗卫生问题进行了系统、全面检索及科
学、客观评价，系统评价再评价可宏观概述某个领域的多个相关系统评价证据，为证据使用者提供更
为全面的综合信息。⑤对卫生经济学领域系统评价进行再评价。面对日益增长的卫生需求，如何更高
效地配置有限的医药卫生资源已成为卫生决策者面临的巨大挑战。运用经济学研究系统评价的结果辅
助公共卫生评估和政策制订的价值日益凸显。基于卫生经济学系统评价的再评价有极大发展空间和潜
力。⑥除疾病防治系统评价再评价外，病因学、诊断及预后等多个领域也有相关系统评价再评价研究
成果发表。由此可见，系统评价再评价必将成为全球卫生保健问题循证决策的重要证据基础。

### 四、与其他类型系统评价的区别

系统评价再评价与系统评价、Meta 分析或网状 Meta 分析等类似，同属综合研究方法。制作过程
均要经过立题、制订纳入/排除标准、检索筛选文献、质量评价和数据分析等步骤。但系统评价再评价
是基于系统评价的综合研究，而系统评价、Meta 分析和网状 Meta 分析等是基于原始研究的综合研究。
尽管，系统评价再评价和网状 Meta 分析都可能会使用间接比较或混合治疗效应来分析两个以上干预
措施的效果差异，但几者仍有重要区别，基本特征比较见表 28-1。

表 28-1 Overviews 与其他类型系统评价/Meta 分析的比较

| 条目 | 系统评价再评价 | 系统评价 | Meta 分析 | 累积 Meta 分析 | 网络 Meta 分析 |
|---|---|---|---|---|---|
| 目的 | 基于多个系统评价的综合研究 | 基于多项相关原始研究的综合研究（定性、定量） | 基于多项相关原始研究的定量综合研究 | 基于多项相关原始研究的定量综合研究 | 基于多项相关原始研究的定量综合研究 |
| 纳入研究 | 系统评价 | 原始研究，如RCTs 等 | 原始研究，如RCTs 等 | 原始研究 | 原始研究，一般只纳入 RCTs；若因缺少 RCTs 不可能实施，可纳入 non-RCTs |
| 研究计划 | 有 | 有 | 有 | 有 | 有 |
| 文献纳入/排除标准 | 有 | 有 | 有 | 有 | 有 |
| 检索方法 | 检索策略系统、全面，收集同一主题的相关系统评价 | 检索策略系统、全面，收集相关原始研究 | 检索策略系统、全面，收集相关原始研究 | 检索策略系统、全面，收集相关原始研究 | 检索策略系统、全面，收集相关原始研究 |
| 质量评价 | 方法学质量/偏倚风险评价及证据质量评价 | 方法学质量/偏倚风险评价及证据质量评价 | 方法学质量/偏倚风险评价及证据质量评价 | 方法学质量/偏倚风险评价及证据质量评价 | 方法学质量/偏倚风险评价及证据质量评价 |
| 资料分析 | 综合评价各纳入系统评价证据结果。条件适宜时可采用如间接比较等分析方法 | 针对每一个重要结局指标定量或定性分析 | 针对每一个重要结局指标定量Meta 分析 | 针对每一个重要结局指标，将新的研究累加到系列相似研究进行更新 Meta 分析 | 基于多项研究分析2 个以上干预措施之间的间接比较结果或直接比较结果与间接比较结果的合并结果的 Meta 分析 |
| 结果 | 客观描述纳入系统评价的特征、质量评价结果及效应量等信息 | 客观描述纳入原始研究的特征、质量评价结果、效应量及发表偏倚等信息 | 客观描述纳入原始研究的特征、质量评价结果、效应量及发表偏倚等信息 | 客观描述纳入原始研究的特征、质量评价结果、效应量及发表偏倚等信息，研究结果按某顺序排列次序、按不同的方式进行累积，可用图示法表示 | 客观描述纳入原始研究的特征、质量评价结果、效应量及发表偏倚等信息 |
| 结论 | 主要对相关信息进行客观陈述，获得当前研究现状下更为全面、客观的结论，并描述对未来研究的提示 | 综合考虑纳入原始研究质量、效应量等多方面内容，并描述对未来研究的提示 | 综合考虑纳入原始研究质量、效应量等多方面内容，并描述对未来研究的提示 | 综合考虑纳入原始研究质量、效应量等多方面内容，并描述对未来研究的提示 | 提供与决策相关信息和最新研究信息，描述对临床实践和未来研究的提示 |
| 报告 | 尚无公认的报告规范，可参考 PRIO - harms 标准 | 按 PRISMA 规范报告 | 按 PRISMA 规范报告 | 按 PRISMA 规范报告 | 按 PRISMA 规范报告 |

### 五、展望与局限

系统评价再评价包含的信息量大，证据更加凝练，更利于证据使用者进行决策，有较大的发展空间。但它也是一种新兴的综合研究方法，存有一定局限，如：1）结论的可靠性及完整性受所纳入系统评价的影响，且具有时限性；2）制作方法尚不完全规范，部分方法学内容如数据处理方法等不够成熟；3）报告规范亟待加强。全球循证医学工作者应关注、重视系统评价再评价研究，以促进其进一步发展和完善。

## 第二节　系统评价再评价的制作与报告

本节以"Wiffen PJ, Wee B, Derry S, Bell RF, Moore RA. Opioids for cancer pain—an overview of Cochrane reviews. Cochrane Database of Systematic Reviews 2017, Issue 7. CD012592"为例（以下简称实例1），结合《Cochrane 手册》最新版制作规范及系统评价再评价优先报告工具 PRIO-harms（preferred reporting items for Overviews of systematic reviews including harms checklist）介绍系统评价再评价的制作方法，并解析其报告内容。

### 一、立题

决策者面对同一研究主题的多个系统评价结果时，常难以抉择。系统评价再评价旨在从更高层面整合现有系统评价证据，增强证据实用性。因此，选定一个契合学科发展前沿，相对重要、亟须解决且有临床价值的问题是制作系统评价再评价的起点。此外，系统评价再评价选题还需兼顾以下要素以确保制作的可行性：1）至少有不少于 2 个同一主题或相关领域的系统评价；2）优先考虑纳入整体质量较高的 Cochrane 系统评价，但不限于此；3）从实践对证据的需求出发，某一领域已发表的系统评价越全面，则制作形成的 Overviews 推荐意见更全面，实用性更高。

自 1986 年世界卫生组织建议使用阿片类药物治疗中、重度癌痛以来，阿片类药物的可及性得到极大改善。例文"Opioids-overview"研究采用系统评价再评价的视野与方法旨在全面归纳、总结全球多个阿片类药物用于治疗癌症疼痛疗效和安全性 Cochrane 系统评价的证据结果，考查证据数量和质量，以期为临床医生、患者、政府决策部门或企业提供意见，为未来研究探明方向。

### 二、制订计划并注册

选题完成后需制订详细的研究计划以便安排实施的具体步骤，包括：①确定题目；②制订纳入/排除标准及检索策略；③建立筛选相关纳入研究的方法；④确定资料提取方案；⑤明确评估纳入研究质量评价的方法；⑥确定数据分析与处理方法。

开展研究之前，系统评价再评价可免费在 Cochrane 协作网或国际前瞻性系统评价注册平台（International prospective register of systematic reviews, PROSPERO）注册，以保护研究独创性，避免重复并减少报告偏倚的机会。不接受已完成且发表的系统评价再评价注册。Cochrane 协作网审核周期较长，审核内容包括从题目、研究计划到系统评价再评价全文注册，但可提供撰写指导。PROSPERO 审核周期较短，仅审核题目和研究计划，不提供撰写指导。

例文"Opioids-overview"研究为 Cochrane 系统评价再评价，注册号：CD012592，注册时间：2017 年 3 月 8 日。

### 三、制订纳入/排除标准

制订清晰的纳入/排除标准是筛选研究对象、顺利开展研究的首要条件。系统评价再评价的纳入标准应基于"PICOS"原则结构化问题。具体包括：研究对象（participants）、干预措施（interventions）、对照措施（comparison）、结局指标（outcomes）及研究类型（type of studies）。

与系统评价不同的是，系统评价再评价纳入的研究类型并非随机对照试验等原始研究，而是系统评价。Cochrane 系统评价再评价要求主要纳入 Cochrane 系统评价，其他期刊发表的系统评价再评价可纳入包括 Cochrane 系统评价在内的所有系统评价，但需在纳入标准中明确界定。

排除标准并非仅指纳入标准的反面，它是对纳入标准的补充限定，描述符合纳入标准时，其他不满足要求的特殊情况。

根据"PICOS"原则，实例 1 的纳入标准如下：

（1）研究对象：成人中、重度癌症疼痛患者；

（2）干预措施：任何用于癌症疼痛治疗的阿片类药物（包括吗啡、曲马多等）；

（3）对照措施：与干预组不同的阿片类药物，或同一药物不同用法；

（4）结局指标：用药 14 天内降至无痛或轻度疼痛的比例、因阿片类药物不良反应终止治疗的比例、严重不良反应。

（5）研究类型：纳入随机对照试验的 Cochrane 系统评价。

## 四、文献检索

### （一）检索资源

应根据研究计划确定检索资源。如 Cochrane 系统评价再评价若设定只纳入 Cochrane 系统评价，只需检索 Cochrane 系统评价数据库（Cochrane database of systematic reviews，CDSR）即可。拟发表在其他期刊的系统评价再评价，常会纳入非 Cochrane 系统评价，因此检索范围较广，还需检索 PubMed，Embase 及 CBM 等中英文数据库。此外，查找灰色文献、寻找 PROSPERO 已注册的系统评价等都是确保检索全面性的重要方式。

实例 1 为 Cochrane 系统评价再评价，只要求纳入 Cochrane 系统评价，因此检索仅局限于 CDSR。

### （二）制订检索策略

因系统评价已系统、全面检索了相关原始研究，因此，系统评价再评价的检索策略和操作相对较简单，但仍须明确检索日期、各数据库报告的检索时限、检索词和检索策略，详细检索策略可作为全文附件。

实例 1 只纳入 Cochrane 系统评价，故检索词主要涵盖"疼痛、肿瘤、阿片类药物"3 个层面，检索字段限定为"题目、摘要、关键词"，全面检索 CDSR，实施检索时间为 2017 年 5 月 4 日。

## 五、文献筛选

系统评价再评价筛选文献的要求与系统评价基本一致，要求至少 2 名研究团队成员独立进行并交叉核对，以确保纳入研究的准确性与可靠性。筛选时还应详细记录过程与相关信息，特别需注明排除研究的理由。

实例 1 记录：由 SD、PW 和 RAM 检索、筛选文献并提取资料。其中有两名研究者独立实施文献筛选，遇争议讨论解决，必要时由第三方参与评议、审定。

## 六、资料提取

系统评价再评价需根据研究主题、内容和结局指标等预先设计数据提取表，以标化数据提取项目、格式，便于准确提取相关信息。数据提取表可依托计算机软件如 Excel、Access 等完成。项目可包括纳入研究的基本特征、研究方法及结局指标等。资料提取需至少 2 名研究团队成员按此标准独立、准确地提取并记录纳入研究的相关信息，详细记录所遇问题及缺失数据的处理细节等，相互核对数据提取结果。若遇不同意见可协商解决或由第三方仲裁，以防范系统评价再评价过程中产生的偏倚风险。

实例 1：预先设计标准的数据提取表逐篇、逐项提取数据，仅在缺少特定数据时使用原始研究报告的数据。收集资料包括：纳入研究数量和样本量，干预/对照措施所用药物、剂量和给药途径，重要的方法学信息，以及相关结局指标如不良反应等。

## 七、纳入研究的质量评价

Overviews 的质量评价包括：1）方法学质量/偏倚风险评价；2）证据质量评价。质量评价需明确评价标准，由至少 2 名研究团队成员独立进行并交叉核对，遇争议时协商解决或由第三方仲裁。

### （一）方法学质量/偏倚风险评价

系统评价再评价的方法学质量/偏倚风险评价主要评估所纳入的系统评价设计、实施过程中如何控制偏倚。目前由机构或个人提出用于系统评价的方法学质量/偏倚风险评价标准较多，涉及的评价项目数目、内容和侧重点不尽相同。应用较广的评价工具有 SQAC（Sack's Quality Assessment Checklist）、OQAQ（Oxman-Guyatt Overview Quality Assessment Questionnaire）、AMSTAR（the Assessment of Multiple Systematic Reviews）、AMSTAR-2 及 ROBIS（Risk of Bias in Systematic Review）等。

1987 年提出并于 1992 年更新的 SQAC 标准包括 23 个条目（涵盖 6 个方面），该标准的条目不仅涉及方法学质量评价，还包含一些适用性的评价内容。由于条目较多，评价耗时较长。

1988 年由 Oxman-Guyatt 提出，并于 1994 年完成最后修订的 OQAQ 标准不关注发表质量和研究的重要性，主要评价系统评价中容易产生偏倚的关键环节，如：文献检索策略是否全面；如何减少文献筛选、数据提取和质量评价过程中产生的偏倚；对纳入研究的质量评价是否采取恰当的评价工具和方法；数据合并是否合适；研究结论是否客观等。该标准包括 10 个条目（涵盖 9 个方面），最后一个条目是对整个系统评价质量予以总体评价。

2007 年，荷兰 Vrije Universiteit 大学医学研究中心和加拿大渥太华大学的临床流行病学专家在英国医学委员会期刊《医学研究方法学》上发表了 AMSTAR 量表，主要用于评价纳入随机对照试验的系统评价。该量表以 OQAQ 标准的 10 个条目和 SQAC 的 23 个条目为基础，另外新增语种偏倚、发表偏倚和发表状态的 3 个条目，并简化为 11 个条目，分"是""否""不清楚""未采用"4 个标准。

2017 年，AMSTAR 工作组对其重新修订，正式发表了 AMSTAR-2，共计 16 个条目，保留了 AMSTAR 的 10 个条目，并对文字进行了适当修订。所有条目均参考了 Cochrane 协作网推荐的随机和非随机干预研究的偏倚风险评价工具，涉及系统评价选题、设计、注册、数据提取、数据统计分析和讨论全过程。

2014 年英国布里斯托尔大学社会医学部研发 ROBIS 工具。该工具不仅可用于评估包括干预性、诊断性、病因性、预后性等多种系统评价制作和结果解释过程中的偏倚风险，还用于评价问题与其使用者要解决的实践问题的相关性。ROBIS 工具评估操作包括 3 个阶段（详见图 28-1）：①评估相关性（视情况选择）；②确定系统评价制订过程中的偏倚风险程度；③判断系统评价偏倚风险。使用者可从其网站（http://www.bristol.ac.uk/population-health-sciences/projects/robis/）获得工具清单和使用指导。尽管 ROBIS 工具目前应用较广，第 22 届和 23 届 Cochrane Colloquium 均对其进行了报道、讨论和相关培训，但仍需完善。

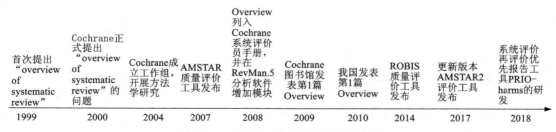

图 28-1　ROBIS 评价流程及阶段问题

相关评价工具评价标准及比较详见表 28-2。

表 28-2　相关评价工具评价标准及比较

| 序号 | OQAQ | AMSTAR | AMSTAR2 |
|---|---|---|---|
| 1 | 是否报告资料收集方法 | 是否提供了前期设计方案 | 研究问题和纳入标准是否包括 PICO 各要素 |
| 2 | 检索策略是否全面 | 纳入研究的选择和数据提取是否具有可重复性 | 是否报告系统评价研究方法在实施前就已确定，是否报告与计划书不一致的情况 |
| 3 | 是否报告纳入和排除标准 | 是否实施广泛、全面的文献检索 | 是否解释了选择系统评价纳入研究设计类型的原因 |
| 4 | 如何避免资料选择偏倚 | 发表情况是否已考虑在纳入标准中，如灰色文献 | 是否实施广泛、全面的文献检索 |
| 5 | 是否报告对纳入研究进行真实性评价的标准 | 是否提供了纳入和排除的研究文献清单 | 是否由两人独立完成文献筛选 |
| 6 | 对纳入研究的质量评价是否全面、恰当？ | 是否描述纳入研究的特征 | 是否由两人独立完成数据提取 |
| 7 | 是否报告数据合并的方法 | 是否评价和报道纳入研究的科学性 | 是否提供了排除文献的清单及排除理由 |
| 8 | 数据合并是否合适 | 纳入研究的科学性是否恰当地运用在结论的推导上 | 是否足够详细地描述了纳入研究的基本特征 |
| 9 | 评价者结论是否基于研究的数据和具体情况 | 合成纳入研究结果的方法是否恰当 | 是否使用合理工具评估纳入研究的偏倚风险 |
| 10 | 你认为此系统评价质量如何 | 是否评估了发表偏倚的可能性 | 是否报告了纳入研究的资金来源 |
| 11 | | 是否有利益冲突 | 如进行 Meta 分析，是否使用恰当的统计方法对数据合并分析 |
| 12 | | | 如进行 Meta 分析，是否考虑纳入研究的偏倚风险对 Meta 分析或其他证据整合的潜在影响 |
| 13 | | | 解释/讨论结果时，是否考虑了纳入研究的偏倚风险 |
| 14 | | | 对结果异质性是否给予满意的解释或讨论 |
| 15 | | | 如进行定量合成，是否充分调查了发表偏倚，并讨论了其对研究结果的可能影响 |
| 16 | | | 是否报告了任何潜在的利益冲突，包括开展系统评价所接受的任何资助 |

　　实例 1 采用 AMSTAR 评价纳入 Cochrane 系统评价的方法学质量，并在原文中详细列举了 AMSTAR 条目，但仅提及其中 9 个条目，未提及"合成纳入研究结果的方法是否恰当？"和"是否评估了发表偏倚的可能性？"两个条目。

**（二）证据质量评价**

　　Cochrane 协作网推荐使用 GRADE 评价体系针对每一重要结局评估证据质量并报告分级。2013

年, 有研究报道了 GRADE 中国中心指南课题组采用 GRADE 评价体系对中国发表的 564 篇系统评价包含的 1 237 个关键结局指标进行了分级。结果显示: 中国临床研究中高、中、低、极低质量证据的比例分别为 5%, 27%, 49% 和 19%。

实例 1 使用 GRADE 评价体系评价证据质量, 由 2 名研究者独立对每项研究及结局指标予以评估, 且原文列出了具体评价标准与方法。纳入的 Cochrane 系统评价中, 仅 6 项研究采用 GRDAE 方法评价了证据质量。

## 八、数据分析与处理

系统评价再评价数据分析可采取描述性定性分析, 也可采取以统计推断为主的定量分析。定性分析以文字、图或表等形式简洁、明了地归纳、总结并呈现纳入研究特征、符合研究目标的关键结局指标结果, 但应避免流水账式的复述系统评价结果。定量分析主要目的在于从更大范围尝试进行数据合并或重新进行亚组分析。一般可应用直接比较结果。当无法直接比较证据时, 可开展间接比较, 或合并直接比较结果与间接比较的结果(详见本书第 24 章相关内容)。但间接比较证据级别不如直接比较级别高; 从统计学角度而言, 间接比较的统计检验效能较低, 仅作为没有直接比较数据前提下的备选。

实例 1 研究所纳入的 Cochrane 系统评价的结局指标不一致, 无法定量合并, 因此, 该研究采取描述性定性分析归纳、汇总纳入研究的证据结果: 1) 丁丙诺啡、可待因(含或不含对乙酰氨基酚)、氢吗啡酮、美沙酮、曲马多(含或不含对乙酰氨基酚)、他喷他多和奥施康定未提及患者用药 14 天内疼痛改善情况; 2) 2 篇 Cochrane 系统评价报道了口服吗啡和使用芬太尼透皮贴剂的 850 例患者中, 有 96% 的患者用药 14 天内疼痛缓解至轻度疼痛或无痛; 3) 5 个系统评价报道了 6% ~ 19% 患者因不良反应停药, 3 个 Cochrane 系统评价报道了 11% ~ 77% 的患者用药期间至少发生一次不良反应。

## 九、报告条目及结果解释

系统评价再评价的结果部分包括描述文献筛选结果、纳入研究的基本特征、质量评价和预设的重要结局指标结果。文献筛选过程及记录按照 PRISMA 声明以流程图展示(图 28-3)。

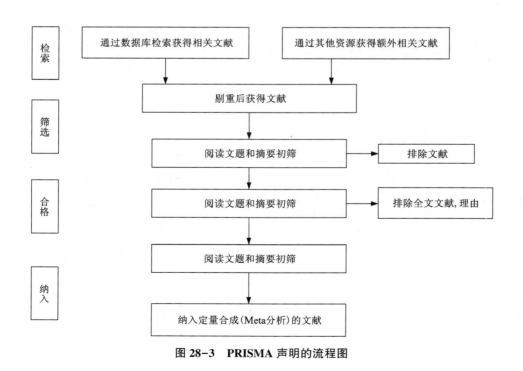

**图 28-3 PRISMA 声明的流程图**

　　实例 1 共纳入 9 个 Cochrane 系统评价，包括 152 项原始研究和 13 524 例患者，但由于同一原始研究不止出现在唯一的一个系统评价中，因此，实际患者例数低于此。

　　Bougioukas 等研发了 PRIO-harms 条目并推荐用于 Overviews 的报告规范。PRIO-harms 共计 27 个条目，56 个亚条目和 1 个文献筛选流程图，其目的在于促进系统评价再评价完整透明地报告干预措施的利害关系。实例 1 的 PRIO-harms 具体评价条目内容及解析详见表 28-3。

表 28-3　实例 1 的 **PRIO-harms** 具体评价条目内容及解析

| 领域和主题 | 亚条目 | 条目清单 | Opioids-overview 符合情况[#] | 解析说明（附原文页码、内容） |
|---|---|---|---|---|
| **标题** | | | | |
| 1. 标题 | 1a | 题目中明确体现系统评价再评价 | Y | P1：提及为 Cochraneoverview of Cochrane reviews |
| | 1b | 题目中也可出现安全性、危害性、不良事件的相关表述 | N | 未出现安全性、毒性、不良反应、不良事件等词汇 |
| **摘要** | | | | |
| 2. 结构式摘要 | 2a | 提供结构式摘要。如果适用，应包括背景、目的、数据来源、文献选择标准、数据提取、质量评价、数据综合方法、结果、局限性、结论等 | Y | P1-2：内容涵盖了背景、目的、数据来源、文献选择标准、数据提取、数据综合方法、结果、结论等，报告了纳入系统评价方法学质量高但系统评价中的原始研究的 GRADE 评价证据质量极低 |
| | 2b | 报告系统评价再评价和/或纳入系统评价中危害性分析的主要结果 | Y | P1-2：报告了主要不良事件为便秘和恶心呕吐，不可耐受的发生率 |
| **背景** | | | | |
| 3. 理论基础 | 3a | 概述现有知识背景下系统评价再评价的基本原理和论述范围（广义或狭义） | YM | P3-4：描述系统评价再评价评估阿片类用于癌症疼痛，阿片类包含吗啡、可待因等，提供其治疗癌症疼痛的证据，但不涉及阿片类的联合使用。然而，该文章未阐述系统评价再评价的原理 |
| | 3b | 公允报告干预措施潜在的利害关系 | Y | 阐述了吗啡、可待因等阿片类的药理作用和对癌症疼痛的控制情况，会产生呼吸抑制、恶心呕吐等不良事件 |
| 4. 目的（PICOS） | 4 | 以 PICOS（研究对象、干预措施、对照措施、结局指标、研究类型）的形式明确说明研究问题 | Y | |
| **方法** | | | | |
| 5. 计划书与注册 | 5a | 说明是否有计划书 | Y | Cochrane review 会先发表 protocol，待全文发表后，覆盖 protocol |
| | 5b | 如果已注册，应提供注册机构（如 PROSPERO 等）有效网址 | Y | |

续表 28-3

| 领域和主题 亚条目 | | 条目清单 | Opioids-<br>overview<br>符合情况# | 解析说明(附原文页码、内容) |
|---|---|---|---|---|
| 6. 文献<br>选择标准<br>与结局<br>指标 | 6a | 详细说明按照研究设计、研究对象、干预措施、对照措施形式制订的文献选择标准 | Y | P3-7：以背景和方法部分,分别阐述了 PICO 和文献纳入排除标准 |
| | 6b | 报告(必要时定义)结局指标的具体数据,最好对主要和次要结局指标进行优先排序 | Y | P6：定义主要结局包含用药 14 天疼痛控制至轻度疼痛或以下的比例等;次要结局包含因无效而停药等 |
| | 6c | 报告纳入不良事件作为(主要或次要)结局指标。如果适用,对其严重程度(如轻度、中度、重度、致命;可在附件中描述)进行分级 | Y | P6：将"因不耐受不良反应而停药"作为主要结局,"任何级别不良事件"或"严重不良事件"为次要结局 |
| | 6d | 报告系统评价再评价纳入研究的特征(如语言限制、发表状态、发表时间)(参见条目 7) | Y | P6：根据 AMSTAR 工具评估,该标准中包括纳入研究特征。该文章提取并报告纳入系统评价的纳入排除标准、数据库的详细策略、方法学重要信息等 |
| 7. 信息来源 | 7a | 检索至少 2 个电子数据库 | NA | 仅纳入 Cochrane Review,故仅检索 Cochrane Library 数据库 |
| | 7b | 报告补充检索的来源(如手工检索、追溯参考文献、相关综述和指南、注册的计划书、会议摘要和其他灰色文献) | NA | 同上 |
| | 7c | 报告末次检索时间和/或每个数据库的检索时限 | Y | P5：全文明确描述"We searched the Cochrane Database of Systematic Reviews (in the Cochrane Library) on 4 May 2017" |
| 8. 检索策略 | 8a | 提供至少 1 个电子数据库的完整检索策略(算法),包括检索过程中使用的任何限制(如语言和时间限制,参见亚条目 6d 和 7c),以便可以重现检索结果 | Y | P5、19：The search strategy is presented in Appendix 1. |
| | 8b | 报告其他用于识别已明确的不良事件的检索过程(如不良事件的算法或滤器、检索相关网站) | N | 未报告 |
| 9. 数据<br>管理与<br>筛选过程 | 9a | 报告系统评价再评价制作过程中用于记录和管理数据的软件 | N | 未报告 |
| | 9b | 定义系统评价,并提供文献筛选过程及相关细节(如由至少 2 名研究者筛选文题、摘要或全文,多名评价者独立选择并交叉核对确定研究,最终以协商的方式解决分歧) | Y | P5：Two review authors independently selected reviews for inclusion, carried out assessments of methodological quality, and extract-ed data. We resolved any disagreements by discussion, involving a third review author when necessary |

续表 28-3

| 领域和主题 | 亚条目 | 条目清单 | Opioids-overview 符合情况# | 解析说明(附原文页码、内容) |
|---|---|---|---|---|
| | 9c | 报告重复研究的处理方法(包括纳入版本最新的、方法学最严谨的、纳入原始研究最多的系统评价) | N | 该文章未提及重复研究的处理方法。另,文章在报告偏倚时,提及系统评价的作者可能有重复(如下):<br>P13:One potential bias is the overlap between authors of the overview and of some of the individual reviews. This has been addressed by having other experienced authors for the overview. |
| 10. 原始研究的补充检索 | 10 | 报告用于确定合格原始研究的补充检索(如检索更多数据库或更新补充检索)及相关细节 | NA | 未描述补充检索原始研究 |
| 11. 数据收集过程 | 11a | 报告系统评价再评价的数据提取方法(如数据提取表、独立或重复提取、通过协商方式解决分歧) | Y | |
| | 11b | 报告从研究人员处获取、确认或更新数据的过程(如联系纳入研究作者或从纳入系统评价中的原始研究获取数据) | Y | P8:AMSTAR 评估纳入研究方法学质量结果中,提及 used published and any unpublished studies, irrespective of language of publication, although not all review authors contacted companies or researchers for unpublished trial data |
| 12. 数据条目 | 12 | 报告(必要时定义)影响研究结果的相关变量(如 PICOS、纳入研究和研究对象的数量、剂量或频率、随访时间、结果、资金来源)及数据转换和简化方法 | Y | P6:提取纳入文献数目研究对象的数量、剂量和潜在的重要方法学信息;预先纳入的结局指标,若系统评价未描述,会补充检索原始文献获取相关数据 |
| 13. 方法学与证据质量评价 | 13a | 报告纳入系统评价的报告和/或方法学质量评价方法(如 PRISMA,PRISMA-harms、AMSTAR、AMSTAR2) | YM | 报告了 PRISMA 结果,但只有汇总描述所有纳入系统评价的情况,未对各研究分别描述 |
| | 13b | 报告纳入系统评价的原始研究的质量评估(是否使用了诸如 Jadad 量表或 Cochrane 偏倚风险评估工具 ROB) | NA | 纳入 Cochrane SR,按 handbook 均会采用 Cochrane 偏倚风险评估工具 ROB |
| | 13c | 报告证据质量的评价方法(如证据推荐分级的评估、制订与评价系统 GRADE) | Y | P9-10:table B 列表描述各纳入系统评价的 GRADE |
| 14. Meta 偏倚 | 14 | 说明预先计划的 Meta 偏倚评价方法(如发表偏倚或不同研究的选择性报告、系统评价偏倚风险评估工具 ROBIS) | Y | P6:For each review, we planned to assess the likelihood of publication bias by calculating the number of participants in studies with zero effect (RR = 1) that would be needed to give an NNT too high to be clinically relevant |

续表 28-3

| 领域和主题 | 亚条目 | 条目清单 | Opioids-overview 符合情况[#] | 解析说明（附原文页码、内容） |
|---|---|---|---|---|
| 15. 数据综合 | 15a | 报告数据的处理或综合方法（如定性描述、Meta 分析、网状 Meta 分析）及相关细节（如数据提取或计算方法、异质性评价方法；如果进行定量合成，报告相应统计方法） | Y | P6："Data synthesis"详细描述 We planned to use information on the selected efficacy outcomes to draw up comparisons of analgesic efficacy, using indirect comparisons of different drugs from almost identical clinical trial conditions, with placebo as a common comparator |
| | 15b | 如果进行定量合成，报告使用的软件 | NA | 默认采用 Revman 软件 |
| | 15c | 报告纳入研究中是否存在未发生不良事件的情况及如何进行统计分析 | N | |
| | 15d | 描述拟进行的其他分析方法（如敏感性分析、亚组分析、Meta 回归） | N | |
| **结果** | | | | |
| 16. 系统评价与原始研究的选择 | 16a | 提供选择系统评价的详细信息（如检索、初筛、纳入和排除系统评价的数量），补充纳入的原始研究，推荐使用流程图呈现系统评价再评价选择研究的过程 | N | 无筛查和流程图信息<br>仅检索到 25 篇 Cochrane Review，最终纳入 9 篇 |
| | 16b | 流程图中单独呈现涉及不良结局指标的研究数量 | N | |
| | 16c | 列出阅读全文后排除的研究（列出参考文献）并提供排除原因 | N | |
| 17. 系统评价与原始研究的特征 | 17a | 以表格形式呈现纳入系统评价的特征[如题目、作者、检索时间、纳入研究的设计和数量、研究对象的数量和范围、干预的剂量或频率、随访时间（治疗持续时间）、系统评价的局限性、结果、结论]和补充纳入原始研究的特征 | YM | 仅呈现作者、年份、纳入研究数目和研究对象数量和范围和部分结果。对系统评价的检索时间、随访时间、局限性、结论未报道 |
| | 17b | 报告纳入系统评价使用的语言和发表状态限制 | YM | P8：在 AMSTAR 评价结果中，提及总体情况。原文提及 used published and any unpublished studies, irrespective of language of publication, although not all review authors contacted companies or researchers for unpublished trial data |

续表 28-3

| 领域和主题 | 亚条目 | 条目清单 | Opioids-overview 符合情况# | 解析说明(附原文页码、内容) |
|---|---|---|---|---|
| 18. 重复 | 18 | 呈现和/或讨论系统评价中原始研究的重复情况(至少报告以下 1 种):重复研究的处理方法(如修正重叠区域)列出引文矩阵;给出索引出版物数量和/或讨论重复研究 | | |
| 19. 方法学和证据质量评价的呈现 | 19 | 以文字或图表形式呈现质量评价结果(参见亚条目 13a~c):包括纳入系统评价的报告和/或方法学质量;报告系统评价纳入原始研究的质量(包括序列生成、分配隐藏、盲法、退出、偏倚等)及补充纳入原始研究的质量;证据质量 | YM | 报告系统评价纳入原始研究的 GRADE 评分,但未报告纳入原始研究的方法学质量(包括序列生成、分配隐藏、盲法、退出、偏倚等) |
| 20. Meta 偏倚的呈现 | 20 | 报告 Meta 偏倚的评价结果(如发表偏倚、不同研究的选择性报告、ROBIS 工具评价结果) | NA | |
| 21. 结果综合 | 21a | 总结和报告系统评价再评价中利害关系的主要结果。如果进行定量合成,则以可信区间和异质性等报告综合结果 | Y | 按预定结局指标,报告了可及的结果,但纳入文献原始报告数据有限且证据质量低 |
| | 21b | 如果进行其他分析(如敏感性分析、亚组分析、Meta 回归),应报告相应结果 | NA | 未实施其他分析 |
| | 21c | 分别报告每种干预措施所致不良事件的结果 | YM | P10:table C,仅报告了各阿片类发生至少一个不良事件的发生率,未详细报道具体的不良事件对应的发生率 |
| **讨论** | | | | |
| 22. 证据总结 | 22 | 提供主要结局的简要总结及每项主要结局指标的证据优势和局限性 | Y | 多数研究未报道预先设定的结局指标,仅 2 篇系统评价,报道口服吗啡和芬太尼透皮贴剂可达到 96% 目标效果 |
| 23. 局限性 | 23a | 讨论系统评价再评价或纳入研究(或两者)的局限性(如不同的文献选择标准、检索的局限性、语言限制、发表偏倚、选择偏倚) | N | |
| | 23b | 报告危害性相关系统评价可能的局限性(如数据和信息缺失问题、危害性定义、罕见不良事件) | Y | P12:Reporting of adverse events was poor and inconsistent, with under-powered studies and little or no information about how the data were collected. This is disappointing, since adverse events are com-mon with opioids, and treatment choices are frequently driven by issues of tolerability |

**续表 28-3**

| 领域和主题 | 亚条目 | 条目清单 | Opioids-overview 符合情况# | 解析说明(附原文页码、内容) |
|---|---|---|---|---|
| 24. 结论 | 24a | 提供与系统评价结果相符的一般性解释及对临床实践的影响;同等慎重考虑利害关系及在其他临床背景中的证据选择 | Y | P13 |
| | 24b | 对未来研究的启示 | Y | P13 |
| **作者身份** | | | | |
| 25. 作者贡献 | 25 | 报告作者贡献 | Y | P20 报告文章所署作者的各自贡献 |
| 26. 双重作者 | 26 | 局限性或利益声明部分报告双重作者 | N | 未报告是否存在该文章和纳入系统评价的作者是否有重复情况,即双重作者 |
| **资金** | | | | |
| 27. 资金及其他支持 | 27a | 报告系统评价再评价(直接资助)或作者(间接资助)的资金支持和其他支持来源,或报告没有资金支持 | Y | P14/20 |
| | 27b | 提供系统评价再评价或作者的资助者或赞助商 | Y | P14/20 |
| | 27c | 如果存在资助,应报告系统评价再评价中资助者、赞助商和/或机构的作用 | Y | P14:The views and opinions expressed herein are those of the authors and do not necessarily reflect those of the Systematic Reviews Programme, NIHR, NHS or the Department of Health. |

Y 代表符合(yes) N 代表不符合(no),YM 部分符合(unclear/inadequate information),NA 代表不适用(not applicable)。

## 十、讨论与结论

讨论与结论须基于研究结果,应高度凝练系统评价再评价提供证据的科学性、实用性,关注对决策的影响和提示,切忌重复描述结果。此外,还需采取要点式评述的方式探讨系统评价再评价制作过程的潜在偏倚,所提供证据的强度、质量,以全面、完整地传递系统评价再评价更新及提升的研究导向和结果赋予临床实践的重要意义。

例文"Opioids-overview"研究结论如下:1)尽管证据数量、质量较低,每 20 例中有 19 例使用了阿片类药物的患者疼痛程度可在 14 天内缓解至轻度疼痛或无痛,这一结果符合临床实践经验,但夸大了世界卫生组织三阶梯止痛的有效性;2)多数使用该类药物的患者可出现常见不良反应如便秘、恶心,但经处理后无须停药;3)每 10 例中仅 1 例患者可能会出现严重不可耐受的不良反应并停药。

## 十一、定期更新

系统评价再评价与系统评价一样需定期更新。目前,仅 Cochrane 系统评价再评价要求定期更新(如每 1~2 年)并发表于 Cochrane Library,其他期刊发表的系统评价再评价并未作强制更新规定。

例文"Opioids-overview"研究全文最早于 2017 年 7 月 6 日发表,2019 年 5 月 28 日更新。

(蒋倩)

# 参考文献

[1] 李幼平. 实用循证医学[M]. 北京：人民卫生出版社，2018.

[2] 杨克虎，刘雅莉，袁金秋，等. 发展和完善中的系统评价再评价[J]. 中国循证儿科杂志，2011，6（1）：54-57.

[3] 刘雅莉，袁金秋，杨克虎，等. 系统评价再评价的制作方法简介及相关资料分析[J]. 中国循证儿科杂志，2011，6（1）：58-64.

[4] 吴琼芳，丁泓帆，邓围，等. ROBIS：评价系统评价偏倚风险的新工具[J]. 中国循证医学杂志，2015，15(12)：1454-1457.

[5] McKenzie JE, Brennan SE. Overviews of systematic reviews：great promise, greater challenge[J]. Syst Rev, 2017, 6(1)：185.

[6] Oxman AD, Cook DJ, Guyatt GH. Users' guides to the medical literature. VI. How to use an overview for the Evidence-Based Medicine Working Group[J]. JAMA, 1994, 272(17)：1367-1371.

[7] Shea BJ, Grimshaw JM, Wells GA et al. Development of AMSTAR：a measurement tool to assess the methodological quality of systematic reviews[J]. BMC Med Res Methodol, 2007, 7：10.

[8] Whiting P, Savovic J, Higgins JPT et al. ROBIS：A new tool to assess risk of bias in systematic reviews was developed[J]. J Clin Epidemiol, 2016, 69：225-234.

[9] Holger J, Schünemann, Oxman D, et al. Chapter 12：Interpreting results and drawing conclusions. Version 5. 0. 2[M/OL]. (2019-09-13). The Cochrane Collaboration, 2009. http：//www. cochrane- handbook. org.

[10] Singh JA, Christensen R, Wells GAet al. Biologics for rheumatoid arthritis：an overview of Cochrane reviews. Cochrane Database Syst Rev, 2009, (4)：CD007848.

[11] Higgins J, Thomas J. Cochrane Handbook for Systematic Reviews of Interventions version 6. 0 [M/OL] (2019-07-13). Cochrane, 2019. http：//www.training.cochrane.org/handbook.

[12] Schünemann H, Broek J, Oxman AD. GRADE handbook for grading quality of evidence and strength of recommendation. Version 3. 2[M/OL] (2009-03-03). The GRADE Working Group, 2009. http：//www. Ccims. net /gradepro.

[13] Singh JA, Christensen R, Wells GA, et al. Biologics for rheumatoid arthritis：an overview of Cochrane reviews[J]. Cochrane Database Syst Rev, 2009(4)：CD007848.

[14] Adams C, Dooley G, Jefferson T, et al. Overviews- the way forward for the collaboration? 8th Annual Cochrane Colloquium Abstracts[M/OL]. (2000-01-05). http：/ /www. mrw. Interscience. wiley. com/cochrane /clcmr /articles /CMR- 2987 / frame. Html.

[15] RevMan 5 User Guide[M/OL]. (2019-02-06). http：/ /www. Igh. org /Cochrane /rm5userguide. Pdf.

[16] 石磊，黎波，杜元灏，等. 针灸治疗中风病系统再评价研究[J]. 时珍国医国药，2010，21(1)：198-201.

[17] Shea BJ, Hamel C, Wells GA, et al. AMSTAR is a reliable and valid measurement tool to assess the methodological quality of systematic reviews[J]. J Clin Epidemiol, 2009, 62(10)：1013-1020.

[18] 熊俊，陈日新. 系统评价 Meta 分析方法学质量的评价工具 AMSTAR[J]. 中国循证医学，2011，11(9)：1084-1089.

[19] Sterne JA, Hernán MA, Reeves BC et al. ROBINS-I：a tool for assessing risk of bias in non-randomised studies of interventions[J]. BMJ, 2016, 355(4)：i4919.

[20] Moher D, Schulz KF, Simera I et al. Guidance for developers of health research reporting guidelines[J]. PLoS Med, 2010, 7(2)：e1000217.

[21] Shea BJ, Reeves BC, Wells G, et al. AMSTAR 2：a critical appraisal tool for systematic reviews that include randomised or nonrandomised studies of healthcare interventions, or both[J]. BMJ, 2017, 358：j4008.

[22] Ballard M, Montgomery P. Risk of bias in overviews of reviews：a scoping review of methodological guidance and four-item checklist[J]. Res Synth Methods, 2017, 8(1)：92-108.

[23] Bougioukas KI, Liakos A, Tsapas A, et al. Preferred Reporting Items for Overviews of systematic reviews including harms checklist：A pilot tool to be used for balanced reporting of benefits and harms[J]. J Clin Epidemiol, 2018, 93：9-24.

[24] 卢存存，杨丰文，柯立鑫，等. 系统评价再评价优先报告条目解读[J]. 中国循证儿科杂志. 2018，13(3)：236-240.

[25] Wiffen PJ, Wee B, Derry S, et al. Opioids for cancer pain—an overview of Cochrane reviews[J]. Cochrane Database of Syst Rev, 2017(7)：CD012592.

# 第 29 章
# 动物实验系统评价

**要　点**

- 动物实验是医学基础性研究的主要方式，但也存在偏倚风险。
- 预先制订研究方案/计划书，是提高动物实验系统评价质量的重要途径。
- GRADE 系统用于评估临床前干预性动物实验证据的可信度。

## 第一节　动物实验基本原理

微课：动物实验
系统评价要点

### 一、动物实验定义与特点

#### (一)定义

动物实验是指在实验室内，为了获得有关生物学、医学等方面的新知识或解决具体问题，利用动物开展的科学研究，与临床研究一起称为现代医学研究的两个重要领域。动物实验在基础研究中起重要作用，是连接基础研究和临床试验的重要桥梁，其结果直接影响着许多领域研究课题成果确立和水平高低。生命科学领域许多里程碑式的研究成果最早都来自动物实验。美国政府资助的所有生命科学领域研究项目中 70% 左右的课题涉及动物实验。

#### (二)特点

作为医学基础性研究的主要方式，一些新型诊疗技术和创新手段的研究和发展，均需要通过以动物实验为代表的基础研究加以确证和改进。同时，医学科研往往涉及临床、医技和基础等多学科，动物实验作为贯穿多学科的研究内容，是医学课题研究到科技成果应用中的重点环节，也是保证科研成果独立完整和提高科研项目成熟度的重要方面。

国家投入大量的科研基金用于卫生保健领域基础研究，特别是动物实验，其主要目的是期望通过对动物的研究，把研究推广到人类，以探索人类的生命奥秘，了解人类的疾病和衰老，最终为人类的健康服务。

### 二、动物实验设计方法及常见偏倚

Cochrane 协作组动物实验是临床前试验的重要组成部分，两者在许多方面存在一定的相似性，前者实验设计类型类似于临床试验的各种设计类型，仅是前者的实验对象为动物而已。对偏倚风险来源而言，亦类似于临床试验，但又同时存在一定的特殊性差异。

在临床试验中，要保证其结果的真实性和科学性，最有效的方法是要进行严格的科研设计，尽可能控制和减少偏倚和机遇对研究结果的影响。随机对照试验已被公认为是干预性研究设计的金标准方案。按照偏倚的来源，临床随机对照试验常见的偏倚包括：选择性偏倚、实施偏倚、减员偏倚、测量性偏倚、选择性报告偏倚和其他偏倚 6 类。

以动物干预性研究为例，其偏倚风险来源类型亦主要包括上述的 6 类偏倚，只是在一些具体实施方面略有一些差异。

1. 选择性偏倚主要发生在实验动物的入组和分组阶段，其中随机序列产生方法、是否实施隐蔽分组、基线特征包括实验组和对照组基线特征均衡、或不均衡者基线特征调整，以及对诱导疾病的时间安排等方面均会导致选择性偏倚的产生，并影响其大小；

2. 实施偏倚主要发生在干预措施的实施阶段，其中是否对研究者或动物饲养者实施盲法、是否对动物进行随机化安置等方面均会导致实施偏倚的产生，并影响其大小；

3. 测量偏倚主要发生在结果的测量阶段，其中是否对结果评价者实施盲法、是否对测量指标进行随机性结果评估等方面均会导致测量偏倚的产生，并影响其大小；

4. 失访偏倚主要发生在数据缺失阶段，其中是否所有动物都纳入最后的分析、或缺失数据是否对研究结果真实性产生影响、或者是否对缺失数据采用恰当的方法进行估算等方面均会导致失访偏倚的产生，并影响其大小；

5. 选择性报告偏倚主要发生在实验结果的报告阶段，是否按照预定计划报告了所有测量指标是导致报告偏倚产生并影响其大小的主要原因；

6. 其他偏倚指的是除上述偏倚之外的影响因素，包括该实验是否无污染、资助者是否存在利益冲突、是否有分析单位的错误等方面，详见表 29-1。

表 29-1 动物干预性研究的主要偏倚类型来源及产生原因

| 偏倚类型 | 产生原因 |
| --- | --- |
| 选择性偏倚 | 随机序列产生方法；基线特征(均衡、或调整；诱导疾病的时间安排)；随机序列的不可预测性。 |
| 实施偏倚 | 动物的随机安置；盲法(动物饲养者和研究者) |
| 测量性偏倚 | 盲法(结果评价者)；随机性结果评估。 |
| 失访偏倚 | 不完整数据报告 |
| 选择性报告偏倚 | 选择性结果报告 |
| 其他偏倚 | 其他偏倚来源(污染、分析单位错误、利益冲突等) |

## 三、动物实验现状与挑战

动物实验是医学基础研究的主要手段，一些新型诊疗技术和创新手段的研究和发展，均需要通过以动物实验为代表的基础研究加以确证和改进。相比临床研究，"随机化"和"盲法"等原则更容易在动物实验中实施，但迄今动物实验方法质量普遍不高，包括：1)已发表的动物实验在设计和实施阶段不重视"随机、分配隐藏和盲法"等措施的有效实施，导致其结果向临床转化时的风险增高；甚至可能误导后续临床试验的立项与开展，造成对实验动物和有限卫生资源的巨大浪费；2)已发表的干预性动物实验研究报告存在较严重的不充分和不完整现象，使证据使用者难以从其研究报告中获知充分信息；难以了解其实验实施的全过程；严重降低了其结果的科学性和实用价值；最终导致其结果的转化率和利用率低下。

鉴于目前动物实验领域存在的问题及挑战，开展动物实验的系统评价和/或 Meta 分析已被公认是探索提升动物实验对临床研究指导价值的有效途径，可促进其结果向临床研究或临床应用的转化，有利于基础研究领域的资源整合。尤其是当研究问题涉及潜在危害及超预期益处（如毒理学），动物实验也许是唯一可提供相关数据的研究证据来源。对一些突发卫生事件，当缺乏来自人体研究的证据时，基于动物实验的系统评价/Meta 分析可为卫生决策者提供决策依据。

### 四、动物试验系统评价与临床试验系统评价的区别

由于动物实验的特点，使得动物实验系统评价与临床试验系统评价在研究目的、数据效应量的选择、异质性的来源等多个方面存在差异，详见表 29-2。

表 29-2　动物实验系统评价与临床试验系统评价的区别

| 区别 | 临床试验 Meta 分析 | 动物实验 Meta 分析 |
| --- | --- | --- |
| Meta 分析的目的 | 评估一个持续应用的干预措施的总体效应，以帮助临床实践决策的制订、或优化治疗方案，并评估在不同人群和环境下的一致性 | 通过探索异质性以发现病理生理和治疗方面的新假说，以指导新的临床试验的设计并检测干预措施有效性和安全性 |
| 不同研究间效应量的合并 | 由于研究问题中 PICO 更加精确，一般合并效应量（方向和大小） | 一般只是合并效应的方向（基于置信区间），由于不可避免的异质性，很难解释点估计值 |
| 连续型数据的效应量选择 | 相比较于标准化均数差（SMD）而言，均数差（MD）为首选且易于解释。若使用不同的测量方法测量结果，则使用 SMD | 由于测量指标、不同物种间的差异较大，常采用正态化平均差（NMD）或标准化均数差（SMD） |
| 探索异质性的选择 | 特定的限制增加了效应量估计的可靠性和可信度 | 动物实验在评估干预措施的不良反应和研究疾病的发生机制方面涉及的范围较大。因此，动物实验 Meta 分析更有利于探索异质性的来源，其结果常用于引导研究者创建新假说，也可指导后续临床试验的设计 |
| 纳入研究的特征 | 临床试验因伦理学等诸多因素的限制，其干预措施常为几种有效的治疗措施，且通常是大样本多中心的研究 | 动物实验中可同时包括安慰剂组和假干预措施组，纳入研究的偏倚风险较高，动物实验样本量通常较少，研究间的异质性相对较大 |
| 针对纳入原始研究的报告标准和偏倚评估风险 | 已建立相对完善的偏倚评估和报告标准规范/标准，如 CONSORT 声明、Cochrane 推荐的随机对照试验偏倚风险评估工具等 | 未建立完善的偏倚评估和报告标准体系，仅见新近制订标准/规范，如 ARRIVE 指南、SYRCLE 动物实验偏倚风险评估工具等 |

## 第二节　动物试验系统评价制作流程

Cochrane 协作组要求在开展 Cochrane 系统评价之前，制订一个完善的研究方案/计划书，促进研究人员前瞻性地反思该系统评价/Meta 分析的研究方法，防止其方法学上的缺陷。预先制订研究方案/计划书，有利于证据使用者对评价/Meta 分析结果的客观评估，也是提高其质量的重要措施之一，对动物实验评价/Meta 分析研究亦不例外。

本节选择"Khatib, Mahalaqua Nazli & Shankar, Anuraj & Kirubakaran, Richard & Agho, Kingsley & Simkhada, Padam & Gaidhane, Shilpa & Saxena, Deepak & Gode, Dilip & Gaidhane, Abhay & Quazi Syed, Zahiruddin. Effect of ghrelin on mortality and cardiovascular outcomes in experimental rat and mice models of heart failure: A systematic review and Meta-analysis. PLoS ONE, 2015, 10. e0126697"一文（以下简称"KM-SR"）作为实例，对动物实验评价/Meta 分析的制作方法做一简要介绍。

## 一、选题

系统评价/Meta 分析的目的是为医疗保健措施的管理和应用提供决策依据，可用于解决基础研究中遇到的危险/病因因素、干预措施等的研究。在纳入动物的同时，也可同时纳入基于人体标本的研究。提出的问题是否恰当、清晰、明确，关系到一个动物实验评价/Meta 分析是否具有重要的临床意义，是否具有可行性，并影响整个研究方案的设计和制订。

类似于基于临床试验的评价/Meta 分析需用 PICO（participants，intervention，comparisons，outcomes）4 要素来结构化研究问题，一个明确的动物实验评价/Meta 分析需包含以下 5 个方面：（1）感兴趣疾病/健康问题（disease of interest/health problem）；（2）动物/种属/菌株（population/species/strain）；（3）干预措施/暴露因素（intervention/exposure）；（4）对照措施（comparisons）；（5）结局测量指标（outcome measures）。

例如，在"KM-SR 研究"中：胃饥饿素对实验性大鼠和小鼠心力衰竭模型的病死率和心血管结局的影响？针对这一临床问题，按以上原则对问题进行结构化：

1. 感兴趣的疾病/健康问题：心力衰竭；

2. 动物及其种属：大鼠和小鼠；

3. 干预措施：胃饥饿素；

4. 对照措施：安慰剂；

5. 结局测量指标：主要结局指标胃饥饿素对病死率的影响；次要结局指标为反映血流动力学和心功能的参数，如心率、平均动脉压、心输出量、射血分数、左室收缩末压、左室舒张末压。

## 二、注册与撰写研究方案

在动物实验领域，虽然 CAMARADES 已发布了部分动物实验评价/Meta 分析计划书，但这些计划书在类型和信息的数量方面尚存在一些差异。2015 年，荷兰 Radboud 大学医学院动物实验系统评价研究中心（the Systematic Review Centre for Laboratory animal Experimentation，SYRCLE）研发、制订和发布了 SYRCLE 动物实验系统评价/Meta 分析研究方案（systematic review protocol for animal intervention studies），即标准化的动物实验评价/Meta 分析计划书，以促进形成完整和高质量的研究方案/计划书。本节主要介绍该研究方案的相关内容。

### （一）使用范围

该研究方案适用于动物干预类研究，即探究其干预手段有效性和安全性的动物实验系统评价，也可作为其他类型动物实验系统评价参考（如，二次研究或综述，提供关于疾病模型的使用或机制研究的描述性概述），但有些方面可能不适用或需要修改。

### （二）内容构成

该研究方案由 3 方面内容（一般信息、目的、方法），8 方面子内容（背景、研究问题、检索和纳入研究的确定、文献选择、研究特征信息提取、偏倚风险评估、结果数据收集及数据分析/合成）和 50 个条目组成。第一部分涉及该系统评价的一般信息，包括题目、作者、资金来源/资助方、注册时间和地点等；第二部分涉及系统评价的主要和次要目的；第三部分涉及实现这些目的的方法。8 个方面的子内容对应于系统评价的不同步骤，分别为：（1）研究背景，涉及条目 10；（2）研究问题，涉及条目 11~16；（3）检索和纳入研究的确定，涉及条目 17~20；（4）文献选择，条目 21~30；（5）研究特征信息提取，涉及条目 31~36；（6）偏倚风险评估，涉及条目 37~38；（7）结果数据收集，涉及条目 39~41；（8）数据分析/合成，涉及条目 42~50。详见表 29-3。

**表 29-3　SYRCLE 动物实验系统评价研究方案(2.0 版本)**

| 序号 | 内容/条目 | 描述 |
|---|---|---|
| | A. 一般信息 | |
| 1. | 系统评价题目 | |
| 2. | 作者信息(名字、单位、贡献) | |
| 3. | 其他参与者(名字、单位、贡献) | |
| 4. | 通讯作者+Email 地址 | |
| 5. | 资金来源/资助方 | |
| 6. | 利益冲突 | |
| 7. | 计划书注册时间和地点 | |
| 8. | 注册号(如何可获得) | |
| 9. | 注册时系统评价进行的状态 | |
| | B. 目的 | |
| | 背景 | |
| 10. | 对该疾病/模型/干预已知哪些信息？制作该系统评价的意义和重要性 | |
| | 研究问题 | |
| 11. | 感兴趣的特定疾病/健康问题 | |
| 12. | 明确的人群/物种研究 | |
| 13. | 明确的干预/暴露 | |
| 14. | 明确的对照人群/物种 | |
| 15. | 明确的结局测量指标 | |
| 16. | 阐明研究问题(依据条目 11-15) | |
| | C. 方法 | |
| | 检索和纳入研究的确定 | |
| 17. | 确定检索数据库(如 Pubmed、Embase、Web of science) | □Medline(基于 PubMed)；□Web of Science；□SCOPUS；□Embase；□其他，名称：_____；□专业杂志，名称：____ |
| 18. | 制订电子数据库的检索策略 | 作为补充文件插入 |
| 19. | 确定其他补充信息来源 | □纳入研究的参考文献列表；□书籍；□相关综述的参考文献列表；□会议摘要，名称：_____；□联系通讯作者/机构，名称：_____；□其他，名称：____ |
| 20. | 制订其他补充信息来源的检索策略 | |
| | 文献选择 | |
| 21. | 定义文献筛选阶段和依据(如基于题目/摘要、全文或两者兼是) | |
| 22. | 明确两个问题：a. 文献筛选人员的数量；b. 不同人员之间差异的解决方案 | |
| | 基于以下各方面定义该系统评价的纳入和排除标准： | |
| 23. | 研究设计类型 | |
| 24. | 动物/人群的类型(如年龄、性别、疾病模型) | |
| 25. | 干预措施(剂量、疗程、频率) | |
| 26. | 结局测量指标 | 纳入标准： |
| 27. | 语种限制 | 排除标准： |
| 28. | 发表时间限制 | |
| 29. | 其他 | |
| 30. | 在每个筛选阶段，制订排除标准的优先顺序 | 筛选阶段：1. ____；2. ____；等 |
| | 研究特征信息提取(为外部有效性的评估，报告质量提供信息) | |

**续表 29-3**

| 序号 | 内容/条目 | 描述 |
|------|-----------|------|
| 31. | 研究编号(如作者、发表时间) | |
| 32. | 研究设计特征(如实验分组和动物数量) | |
| 33. | 动物模型特征(如物种、性别、疾病诱导) | |
| 34. | 干预措施特征(如干预措施、干预时点、干预持续时间) | |
| 35. | 结局测量 | |
| 36. | 其他(如退出) | |
| | **偏倚风险评估(内在真实性)或研究质量** | |
| 37. | 明确两个问题:a. 对纳入研究内在偏倚风险进行评估的研究者数量;b. 不同意见的结局方案 | |
| 38. | 定义以下标准:a. 纳入研究偏倚风险的评估方法(如动物纳入、干预措施实施、结局测量和失访/退出等方面的偏倚);b. 纳入研究其他质量评估(如报告质量、检验效能) | □SYRCLE 风险评估工具<br>□CAMARADES 条目<br>□其他标准,名称: |
| | **偏倚风险评估(内在真实性)或研究质量** | |
| | **结果数据收集** | |
| 39. | 对每个结局指标,定义其被提取的数据类型(例如连续型数据/二分类数据、测量单位) | |
| 40. | 数据提取/收集的方法(如:首先使用相关软件从图形中获得数据,然后联系作者确定) | |
| 41. | 明确两个问题:a. 数据提取人员的数量;6. 不同人员之间差异的解决方案 | |
| | **数据分析/合成** | |
| 42. | 详细说明每个结局指标的数据合并/比较的方法(如描述性、Meta 分析) | |
| 43. | 详细说明每个结局指标如何确定是否需要实施 Meta 分析 | |
| | 如果 Meta 分析可行/合理,需详细说明以下问题(对每个结局指标而言): | |
| 44. | 效应量的选择(如加权均数差、标准差、RR 值、OR 值) | |
| 45. | 统计分析模型(如随机或固定效应模型) | |
| 46. | 异质性评估方法(如:$I^2$、Q) | |
| 47. | 导致异质性的来源(亚组分析) | |
| 48. | 敏感性分析 | |
| 49. | 其他 Meta 分析细节(如多重检验校正) | |
| 50. | 评估发表偏倚的方法 | |

最终批准(姓名、单位):      时间:

### (三)注册与发布

该研究方案目前已得到动物实验评价/Meta 分析研究领域两个最大网络/中心的支持,即 CAMARADES 和 SYRCLE。PROSPERO(The International Prospective Register of Systematic Review Protocols for Clinical Studies)的咨询小组已批准扩展其注册范围,纳入对临床前系统评价的计划书的注册。还可通过 CAMARADES 网站(www.dcn.ed.ac.uk/camarades/research.html#protocols)或 SYRCLE 网站(www.radboudumc.nl/Research/Organisationofresearch/Departments/cdl/SYRCLE/Pages/Protocols.aspx)公开发布/发表研究方案/计划书。

### 三、确定纳入/排除标准

纳入标准和排除标准的关系为：用纳入标准定义研究的主体，用排除标准定义研究主体中具有影响结果因素的个体。同基于临床试验的评价/Meta 分析一样，动物实验评价/Meta 分析的纳入/排除标准，也应体现结构化问题中所涉及的 5 个方面的核心要素。

例如，在"KM-SR"研究中：研究人员根据动物实验系统评价/Meta 分析研究问题需包含的 5 个方面的核心要素，对该研究的纳入和排除标准进行结构化处理，具体如下：

1. 动物物种及其种属（包括感兴趣的疾病/健康问题）。纳入的主体可以是健康动物或患有不同疾病的动物模型等。还需考虑是否限定动物种属、亚种等，及对实验动物的质量控制和模型标准化等方面限制。如，在"KM-SR"研究中，纳入所有大鼠和小鼠心力衰竭模型，不论大鼠/小鼠的年龄或体重。

2. 干预/对照措施。研究主体包括实验组和对照组的治疗方案，也可对两组治疗方案的各种比较组合进行详细规定。若采用规定的治疗药物和对照药物之外，给动物采用其他药物或治疗措施，则可因混杂因素影响研究结果，这样的个体需排除。还需考虑是否限定药物剂量及给药方式等。如，在"KM-SR"研究中，干预组为任何剂量或任何形式使用胃饥饿素，而不论治疗的频率和时间，对照组为安慰剂。

3. 结果测量指标。在动物实验评价/Meta 分析中，结局指标可来自活体动物上所测得结果，也可来自组织/细胞层面的结果。与临床试验评价/Meta 分析相似，最好将所有指标按照主要指标、次要指标和重要不良反应等相关指标进行区分。如，在"KM-SR"研究中，主要结局指标是胃饥饿素对病死率的影响；次要结局指标包括反映血流动力学和心功能的参数，如心率、平均动脉压、心输出量、射血分数、左心室舒张末压、左心室收缩末压。

4. 研究类型。动物实验是临床前试验的重要组成部分。两者在许多方面存在一定的相似性，其实验设计类型亦是如此，如确定纳入主体为随机对照试验，需要考虑是否对隐蔽分组、盲法等进行限制。如，在"KM-SR"研究中，要求纳入对照研究，但并不限制动物分组的具体方法。

### 四、文献检索

总体而言，动物实验评价/Meta 分析检索方法和策略的实施过程分为图 15-1 所示的如下 5 个步骤。

1. 确定/凝练研究问题

检索词的选择和确定主要基于一个目标明确且科学构建的研究问题。因此，确定/凝练研究问题是制订评价/Meta 分析最佳检索策略的先决条件。构建具体问题请参见上述动物实验评价/Meta 分析实施步骤的第一步，"一、选题"部分内容的阐述。

2. 确定数据库和其他检索资源

（1）选择数据库：Cochrane Handbook 要求一个临床试验评价/Meta 分析应至少检索 Medline，Embase，Cochrane 中心对照试验注册库（CENTRAL）。选择性检索评价/Meta 分析研究者所在国家或地区的数据库。但目前尚无公认针对动物实验评价/Meta 分析检索数据库数量的最低要求。国外有学者推荐应至少检索 2 个书目型数据库，但并无具体数据库的说明。作为常用的综合生物医学数据库，Medline 和 Embase 可以利用标准化学科术语分配的标准主题词进行检索，同样被广泛应用于检索动物实验。Web of Science 可通过检索已知的相关源文献和核查引用源文献的每一篇文献为系统评价/Meta 分析检索文献，成为数据库检索一个重要辅助。BIOSIS Previews 是目前最大的生命科学与生物医学数据库，广泛收集了与生命科学与生物医学有关的文献，如生物学、医学、药学等。Ramos-Remus 等比较 Medline，Embase，Biosis Previews 检索结果的差异发现：每个数据库仅能获得纳入研究的 9%~70%。Maria 等研究表明：Medline 与 Embase 的重复程度仅为 30%，单独检索其中一个数据库会导致丢失超过 25% 相关研究。我们建议至少检索 Medline、Embase 数据库，若条件允许，还应检索 BIOSIS Previews 和 Web of Science 数据库。

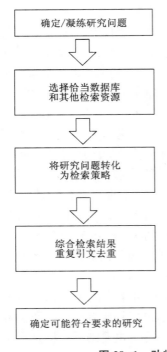

需包含以下核心要素：感兴趣疾病/健康问题；干预
措施/暴露因素；动物/种属/菌株；结局测量指标

确定生物医学综合数据库和专业数据库

选择所有相关数据库

其他补充资源检索，如参考文献目录查询

制订并运行针对每个数据库的检索策略

邀请信息检索专家协助检索

将引文(标题/摘要)保存在参考文献管理程序

记录/保存已使用的检索策略

将每个数据库的检索结果套路到指定的参考文献管
理软件(如Endnote, reference manager等)

各数据库重复引文的去重，并记录每个数据库初检
结果和去重结果

制订不同筛选阶段(题目/摘要筛选、全文筛选)方案

开展预实验，保证筛选过程的科学性和规范性

**图 29-1　动物实验评价/Meta 分析研究检索步骤**

与临床试验评价/Meta 分析一样，动物实验评价/Meta 分析也应根据其主题选择性检索国家、地区和特定专题的数据库。如国内的研究者需要至少检索中国生物医学文献数据库(CBM)，毒理学研究领域可选择增加检索 TOXNET 等。

(2)其他补充检索资源：对动物实验评价/Meta 分析并无统一推荐的补充检索的标准和方法。我们可以参考 Cochrane Handbook 中对临床试验系统评价/Meta 分析补充检索的推荐意见：①手工补充检索重要专业期刊；②检索相关系统评价/Meta 分析或纳入研究的参考文献目录；③检索专利数据库、制药企业网站、未公开发表的报告文摘和研究简报等。如，在"KM-SR"研究中：该研究检索了 PubMed、Scopus、Web of science 和 CINAHL 四个数据库，手工检索了相关期刊及会议摘要，并补充检索了纳入研究的参考文献目录。检索的时间范围是 1999 年 1 月至 2014 年 9 月，未对纳入文献的语言进行限制。

3.检索策略的制订

和实施总体而言，制订全面的检索策略需要熟悉与研究课题相关的主要概念，了解各个数据库检索平台的特性，建议在检索过程中邀请有文献检索技巧的检索协调员或医疗卫生图书馆员参与。

(1)确定检索词：一个动物实验评价/Meta 分析课题检索词的选择和确定，主要基于其构建的研究问题中包括的 5 个方面核心要素，即感兴趣疾病/健康问题；动物/种属/菌株；干预措施/暴露因素；对照措施；结局测量指标。其中，涉及"感兴趣疾病/健康问题"和"干预措施/暴露因素"的检索词为必选的检索词，涉及"动物/种属/菌株"和"对照措施"的检索词则需根据课题的具体情况和要求进行取舍，如是否限定特定的动物及其种属，是否限定对照措施范围等。一般，检索词中并不涉及"测量指标"方面的检索词，例如一个研究可能会探讨某个结局指标，但结局指标在一篇文章的标题或摘要中难以得到较好的描述，将其作为检索词会增加不相关文献。有些部分则需要描述更精确，例如在检索中使用"Mice, 129 Strain"而不是"Mice"，将其作为检索词可以减少人工筛检的工作量。

(2)确定检索内容各部分检索式：首先需要确定检索内容的各部分，这主要由研究问题所涉及的范围确定。如，在"KM-SR"研究中，根据研究问题所涉及的范围，其检索词主要包括以下 3 个方面：1)感兴趣的疾病/健康问题为心力衰竭；2)干预措施：胃饥饿素治疗；3)动物/种属/菌株：大鼠/小鼠。

即检索内容包括"心力衰竭（heart failure）""胃饥饿素（Ghrelin）"和"大鼠／小鼠（rat／mice）"3 个部分。

然后，再确定检索内容各部分的检索式。检索内容各部分的检索式的制订步骤如下：

第一步，确定检索内容各部分的主题词（针对有主题检索功能的数据库）。方法如下：1）可直接利用字顺表和树状结构表来寻找符合概念的主题词，或使用自由词作为款目词查询相关主题词。2）阅读主题词词条的详细注释，并观察树形结构图中上下位词，最终确定检索内容各部分对应的主题词。注意，有些检索词可能无对应的主题词，且不同数据库对应的主题词也会有所差异。如，在"KM-SR"研究中（PubMed 为例），"心力衰竭"的主题词为"heart failure"；"胃饥饿素"的主题词为"Ghrelin"，"大鼠／小鼠"无对应的主题词。

第二步，确定检索内容各部分的自由词。可通过多种途径寻找检索内容各部分涉及的检索词的同义词、近义词、相关词、不同拼写方法、商品名、缩写等。可适当使用"截词"和"通配符"功能简化自由词，也可在自由词后加上不同字段来限制其检索范围，如［tiab］（检索词限定在题目和摘要中进行检索）、［pt］（检索词限定在文献类型中进行检索）等，但需要注意不同数据库中对限定字段检索的规则存在一定差异。如，在"KM-SR"研究中，"心力衰竭"的自由词包括"cardiac failure，myocardial failure，cardiomyopathy；"胃饥饿素"的自由词有"ghrelin"，"大鼠／小鼠"的自由词为"rat／mice"。

第三步，确定检索内容各部分的检索式。制订原则是检索内容各部分同一概念下的主题词和自由词使用布氏运算符"OR"链接。如，在"KM-SR"研究中（PubMed 为例），涉及"心力衰竭"方面的检索式为"（heart failure OR cardiac failure OR myocardial failure OR cardiomyopathy） OR heart failure［Mesh］"；涉及"胃饥饿素"方面的检索式为"（"Ghrelin"［Mesh］） OR ghrelin"；涉及"大鼠／小鼠"方面的检索式为"（rat） OR mice"。

注意，在无主题词检索功能的数据库中，如 Web of Science、Scopus 等，只需要将检索内容各部分所涉及的所有自由词以"OR"连接即可。

（3）确定课题最终的检索式，评估检索结果：在制订完成检索内容各部分检索式后，将各部分检索式组合在一起，即可得到最终检索式。具体方法为，以布氏运算符"AND"连接各部分检索式。如，在"KM-SR"研究中（PubMed 为例），最终的检索式为（"Ghrelin"［Mesh］） OR ghrelin） AND （（heart failure OR cardiac failure OR myocardial failure OR cardiomyopathy） OR heart failure［Mesh］） AND （（rat） OR mice）。

完成最终检索后应保存检索式，以便将来更新检索结果及报告检索过程。

制订检索策略是一个反复修改、不断磨合的迭代过程，评估检索结果能有效反映出检索策略中出现的问题。系统评价／Meta 分析的检索目标是尽可能宽泛全面，以确保尽可能多的相关研究被纳入。但在实际操作中，高敏感性的检索策略会伴随精确性的下降，导致大量无关文献的检出。若能评估检索结果的相关度和数量，根据结果来调整检索策略，能让检索策略的敏感性和精确性同时保持在可以接受的范围内。

4. 导出和保存检索结果

参考文献管理软件可以帮助系统评价／Meta 分析研究者有效地管理大量文献，如 EndNote，Reference Manager 和 NoteExpress 等。根据所使用参考文献的不同，不同数据库的最终检索结果需以不同格式导出并保存。以 EndNote X7 为例，PubMed 数据库检索结果为 . text 格式，Embase 数据库为 . ris 格式，Web of science 为 . ciw 格式。导出的引文应至少包括引用信息（收录号、文章识别码等）和摘要，以方便后续的文献筛选。

5. 收集、整合并去重检索

结果每个数据库的检索结果均需导入参考文献管理软件中进行整合，并通过参考文献管理软件自动去重功能，辅以人工阅读引用信息，达到对不同数据库检索结果去重的目的。

## 五、文献筛选

文献筛选主要包括文献筛选过程和文献筛选方法两个方面。

文献筛选的过程即确定可能符合要求的研究的过程。总体而言，文献筛选过程基本分为两步：第一步为题目和摘要筛选，主要依托参考文献管理软件，通过阅读纳入研究的题目与摘要，根据纳入/排除标准进行筛选，并记录排除原因及排除的数量；第二步为全文筛选，主要针对在第一步中无法确定的文献，需要获取全文，并制订全文筛选标准和表格（可依托 Excel 表格等）进行筛选，同时记录排除原因及排除数量，以最终确定纳入研究。

文献筛选的方法可以借鉴《Cochrane 手册》的推荐，至少由 2 位评价员根据纳入/排除标准，独立筛选文献并交叉核对，如遇分歧，则咨询第三方协助判断，缺乏的资料尽量联系作者予以补充。

例如，在"KM-SR"研究中：两位研究者独立阅读初步纳入的研究的题目和摘要，根据预先制订的纳入、排除标准，排除不符合要求的研究，再对可能符合要求的研究进行仔细的全文阅读，如遇分歧，与第三位研究者讨论后，确定最终纳入的研究。

## 六、资料提取

与临床试验系统评价/Meta 分析相似，动物实验系统评价/Meta 分析的资料收集和提取仍包括两个方面，即资料收集和提取的内容、资料收集和提取的方法。

资料收集和提取内容应包括动物实验的来源、合格性、方法学、研究对象、干预措施、结果数据等方面信息。首先需要确定资料收集途径、方法和合格人员的选择标准，可借鉴《Cochrane 手册》的推荐，推荐至少由 2 位合格研究者根据预先制订的资料提取表格，独立提取相关资料信息并交叉核对。当原始文献中某些相关资料信息不全时，如出现数据报告不规范、方法细节报告不充分等问题，需要说明所采取的具体处理方法，包括是否联系作者获取相关信息，或当作者联系不到时，如何处理等。如，在"KM-SR"研究中：两位研究者使用预先制订的数据提取表格独立提取数据，如遇分歧，与第三位研究者讨论解决。数据提取的内容包括：研究的方法学质量、动物模型的特点、干预方法及结果。

## 七、纳入研究的偏倚风险评估

1993 年国外第一个动物实验偏倚风险评估工具发表，此后不同国家/地区的研究机构陆续发表了多个评估动物实验质量的条目/清单。但这些条目/清单有些是专门针对毒理的，有些同时适用于内在和外在真实性的评估，尚无统一标准。2008 年，动物实验系统评价研究中心（The SYstematic Review Centre for Laboratory animal Experimentation，SYRCLE）在荷兰 Nijmegen 成立（以前称为 3R 研究中心），旨在提高动物实验的方法质量及研究过程的透明化，并制订动物实验系统评价指南和相关教育培训材料。2012 年，荷兰议会通过决议，要求政府有责任确保系统评价成为动物实验研究的必要环节。2014年基于 Cochrane 协作网制订和推荐的随机对照试验的偏倚风险（risk of bias，ROB 评估工具，由来自 SYRCLE 中心的 Hooijmans 等多名学者研究、起草和制订了 SYRCLE 动物实验风险评估工具（SYRCLE's Risk of Bias Tool for Animal Studies）并发布，成为迄今全球唯一专门适用于动物实验内在真实性评估的工具。

1. SYRCLE 偏倚风险评估工具简介　SYRCLE 动物实验偏倚风险评估工具在 Cochrane 偏倚风险评估工具的基础上发展而来，其差异主要来自随机对照试验与动物实验在设计方面的不同。SYRCLE 动物实验偏倚风险评估工具共包括 10 个条目，偏倚类型包括选择性偏倚、实施偏倚、测量偏倚、失访偏倚、报告偏倚和其他偏倚，与 Cochrane 偏倚风险评估工具一致，但涉及领域略有不同：其中条目 2、4、5、6、7 为在 Cochrane 偏倚风险评估工具的基础上修改或新增的条目，详见表 29-4。

表 29-4　SYRCLE 偏倚风险评估工具

| 条目 | 偏倚类型 | 涉及领域 | 具体描述 | 结果判断 |
|---|---|---|---|---|
| 1 | 选择性偏倚 | 序列生产 | 描述分配序列产生的方法，以评价组间可比性 | 分配序列的产生或应用是否充分/正确？（＊） |
| 2 | 选择性偏倚 | 基线特征 | 为保证实验开始时两组基线可比，需描述所有可能的预后因素或动物特征 | 各组基线是否相同或是否对混杂因素进行了调整？ |
| 3 | 选择性偏倚 | 分配隐藏 | 描述分配隐藏的方法，以判断动物入组前/或入组过程中干预分配可见 | 分配隐藏是否充分/正确？（＊） |
| 4 | 实施偏倚 | 动物安置随机化 | 描述动物房中随机安置动物的方法 | 实验过程中动物是否被随机安置？ |
| 5 | 实施偏倚 | 盲法 | 描述对动物饲养者和研究者施盲，以避免其知晓动物接受何种干预措施的具体方法；提供所实施盲法的有效性的任何信息 | 实验中是否对动物饲养者和研究者施盲，以使其不知晓动物所接受的干预措施？ |
| 6 | 测量偏倚 | 随机性结果评估 | 描述是否随机选择动物以用于结果评估，以及选择动物的方法 | 结果评价中的动物是否经过随机选择？ |
| 7 | 测量偏倚 | 盲法 | 描述对结果评价者施盲，以避免其知晓动物接受何种干预措施的具体方法；提供所实施盲法的有效性的任何信息 | 是否对结果评价者施盲？ |
| 8 | 失访偏倚 | 不完整数据报告 | 描述每个主要结局数据的完整性，包括失访和在分析阶段排除的数据；说明这些数据是否被报告及每个干预组下（与最初随机分组的总数相比）失访或排除及任何重新纳入分析的原因 | 不完整数据是否被充分/正确说明和解释（＊） |
| 9 | 报告偏倚 | 选择性结果报告 | 说明如何审查选择性报道结果的可能性及审查结果 | 研究报告是否与选择性结果报告无关？（＊） |
| 10 | 其他偏倚 | 其他偏倚来源 | 说明不包括在上述偏倚中的其他一些重要偏倚 | 研究是否无其他会导致高偏倚风险的问题？（＊） |

＊与 Cochrane 偏倚风险评估工具中一致的条目

　　2. SYRCLE 偏倚风险评估结果详解　　SYRCLE 偏倚风险评估工具中 10 个条目的评估结果最终以"是""否"和"不确定"表示，其中"是"代表低风险偏倚，"否"代表高风险偏倚，"不确定"代表不确定风险偏倚，其具体评价细则详见表 29-5。

表 29-5　SYRCLE 偏倚风险评估工具解读

**1. 分配序列的产生或应用是否充分/正确？**

＊研究人员是否描述了具体的随机方法？　　　　　　　　　　　　　　　　　　　　是/否/不确定
□使用随机数字表；□使用计算机随机发生器

附加信息：
非随机方法的情况：
□根据判断或者调查者的偏好来分配；□根据实验室测试或者一系列测试结果来分配；
□根据干预的有效性进行分配；□根据出生日期的奇偶数进行序列生成；
□根据动物编号或者笼子编号规则进行序列生成

续表 29-5

---

**2. 各组基线是否相同或是否对混杂因素进行了调整？**

＊实验组和对照组基线特征的分配是否均衡？　　　　　　　　　　　　　是/否/不确定

＊如果不是，研究者是否对未平均分配的基线特征进行调整？　　　　　是/否/不确定

＊诱导疾病的时间安排是否充分/正确？　　　　　　　　　　　　　　　是/否/不确定

附加信息：

基线特征的数目和类型取决于评价问题。在评估偏倚风险前，研究者需讨论哪些基线特征需用于两组之间的比较。

基线特征和/或混杂因素通常包含：

□性别、年龄、动物的体重；□实验中感兴趣结局指标的基线值

疾病诱导的时间安排：

□一些预防性研究，疾病的诱导发生在干预分配之后

正确的疾病诱导时间：

□在干预随机分配之前进行；□在干预随机分配之后进行，但疾病诱导时间是随机的，同时对实施干预措施的人员施盲，使其不知道动物接受了何种干预

**3. 分配隐藏是否充分/正确？**

＊研究者是否运用以下方法或等效方法来实现随机序列的不可预测性？　　是/否/不确定
□由第三方对实验组进行随机编码，然后编号不透明、密封的信封

附加信息：

不充分/不正确的分配隐藏方法：

□公开随机化表；□使用信封但未进行适当的安全保障；□交替或循环分配；□根据出生日期分配；□根据动物编号进行分配；□其他任何明确的非随机公开过程

**4. 实验过程中动物是否被随机安置？**

＊研究者在动物房中是否随机安置笼子或动物？　　　　　　　　　　　是/否/不确定
□结果评价中的动物是否经过随机选择

＊结局或结局指标是否未受到非随机安置动物的影响？
□来自不同实验组的动物生活在一个笼子/牧场中（如饲养条件相同）　　是/否/不确定

附加信息：

研究者在安置笼子时未使用随机方法的情况：

□实验组在不同的场所进行研究

**5. 是否对动物饲养者和研究者施盲，以避免其知晓动物接受何种干预措施？**

＊是否有措施保证对动物饲养者和研究者的施盲方法不被打破？　　　　是/否/不确定
□每个动物的身份证和笼子/动物标签被编码相同的外观；□顺序编号的药物容器的外观是相同的；□两组动物在相同的环境下给予干预；□在整个实验过程中，动物饲养条件的安置是随机的

附加信息：

不恰当的盲法的情况：

□给笼子标签涂色（A 组红色标签，B 组黄色标签）；□对实验组和对照组可见的结果有预期差异；□在整个实验过程中，动物饲养条件的安置并非随机；□设计实验与实施实验、分析数据的是同一个人；□两组动物未在相同的环境下给予干预；□两组动物干预环境不同的情况：□给予安慰剂和药物的时间不同；□实验组和对照组中仪器的使用有差别

**6. 结果评价中的动物是否经过随机选择？**

＊在结果评价过程中，研究者是否随机选取动物？　　　　　　　　　　是/否/不确定
□使用随机数字表；□使用计算机随机发生器；□其他

**续表 29-5**

| | |
|---|---|
| **7. 是否对结果评价者采用盲法?** | |
| ＊是否有措施保证对结果评价者的施盲方法不被打破? | 是/否/不确定 |
| □对照组和实验组使用相同的结果评价方法;□在对结果进行评价的过程中,研究者随机选取动物 | |
| ＊对结果评价者未采用盲法,但通过评价可知未实施盲法并不影响其结局指标的测定? | 是/否/不确定 |
| **8. 不完整的数据是否被充分/正确报告?** | |
| ＊是否所有动物都纳入最后的分析? | 是/否/不确定 |
| ＊是否报告缺失数据不会影响结果真实性的原因? | 是/否/不确定 |
| ＊缺失数据是否在各干预组内相当,且各组缺失原因相似? | 是/否/不确定 |
| ＊对缺失数据是否采用恰当的方法进行估算? | 是/否/不确定 |
| **9. 研究报告是否与选择性结果报告无关?** | |
| ＊是否可获取研究计划书,所有的主要和次要结局是否均按计划书预先说明的方式报告? | 是/否/不确定 |
| ＊无法获取研究计划书,但已发表的文章中很清楚地报告了所有预期结果 | 是/否/不确定 |
| 附加信息: | |
| 选择性结果报告的情况: | |
| □并未报告计划书中确定的所有主要结局;□一个或多个主要结局采用的测量和分析方法并未在计划书中预先确定;□一个或多个主要结局并未在计划书中预先确定,除非一些不可预见的不良反应等;□文章未报告此研究应当包含的主要结局指标 | |
| **10. 是否不存在明显会产生高风险偏倚的其他问题?** | |
| ＊是否无污染(共用药品)? | 是/否/不确定 |
| ＊是否没有来自资助者的不恰当影响? | 是/否/不确定 |
| ＊是否没有分析单位错误? | 是/否/不确定 |
| ＊是否不存在与实验设计相关的偏倚风险? | 是/否/不确定 |
| ＊是否有新的动物加入实验组和对照组以弥补从原始种群中退出的样本? | 是/否/不确定 |
| 附加信息: | |
| 药品污染情况: | |
| □除干预药物,在实验中动物额外接受了可能会对结果造成影响或偏倚的治疗或药物 | |
| 分析单位错误情况: | |
| □对实验动物身体局部进行干预;□给予干预时以一个笼的动物为一个单位,但分析时却以每个动物为一个实验单位 | |
| 与实验设计相关的偏倚风险情况: | |
| □不恰当的交叉设计;□存在携带效应风险的交叉设计;□仅能取得第一个时期数据的交叉设计;□由于持续时间引起大量样本退出所导致的实验动物并未接受二次或后续治疗的交叉设计;□所有动物均接受相同顺序干预的交叉设计;□相同对照的多组比较研究中并未报告所有的结局指标(选择性结果报告);□多组对照比较的不同研究结果被整合(应分别报告每组的数据);□群随机试验的统计分析未考虑聚类问题(分析单位错误);□交叉设计中未考虑配对分析的结果 | |

　　在"KM-SR"研究中:两位研究者按照 SYRCLE 清单独立地对纳入的动物实验的偏倚风险进行严格评价,如遇分歧与第三位研究者讨论解决。研究者在原文中详细列出了偏倚风险评估的具体细则。

### 八、资料分析

Meta 分析是对来自两项或多项独立研究结果的统计学合并，也是目前常使用的统计学方法之一，其潜在优势具有深远影响，包括增加检验效能、提高准确性、回答单项研究无法回答的问题和解决相互矛盾的观点引发的争论等。该方法在临床试验系统评价中的应用过程与动物实验系统评价中的应用基本相同，并无本质区别。动物实验中，由于不同种属的动物之间差异很大，将来源于不同种属动物实验的结果合并，可能面临很多问题。

动物实验评价/Meta 分析中纳入研究的异质性包括研究内和研究间两方面，动物实验的研究间异质性更明显。如：将不同种属动物的研究结果合并的生物统计学基础，不同种属动物研究结果是否具可合并？如何确定动物实验合并后代表的研究总体，是否产生了更大的不确定性？是否需要限定最低的样本同质性和代表性？结论赖以存在的基础数据是否具有代表性和可重复性？虽然采用多个不同种属的动物模型开展疗效研究有助于预测在人体是否会产生相似的干预效果，但评价/Meta 分析中纳入基于不同种属动物模型的单项研究可能会引入纳入研究间异质性。因而，问题的焦点之一是动物模型是否标准化，包括实验动物的质量控制和模型标准化。故纳入各独立研究时需考察是否采用了公认而稳定的动物模型。

动物实验系统评价的本质是基于 Meta 分析方法整合多项研究结果，以合成证据，用于指导制订临床试验方案或修正动物实验设计的缺陷。理想情况是：待评估的干预措施进入临床试验阶段应建立在对所有证据的无偏倚评估后。这种评估应包括效果及相应的观察时间窗、剂量效应关系、干预时相、动物种属和模型种类等。故采用定量 Meta 分析实现效应合并指导价值更大。但因消除这种异质性很困难，故 Meta 分析中选择随机效应模型合并效应量比较稳妥，但会使效应合并值 95%CI 变宽。合并多个研究的结局变量时，离散型结局变量通常以 OR 表达；连续型结局变量可采用标准化的结局变量或利用研究报告的资料将连续型变量转化为相对的 OR 值后计算效应值。当定量 Meta 分析不适合时亦可采用其他合成研究的方法，如 Meta 回归和贝叶斯 Meta 分析，后者可分析异质性来源。

在"KM-SR"研究中：使用 Review Manger5.3 软件进行 Meta 分析，比较胃饥饿素和安慰剂间的疗效。进行异质性检验，并进行亚组分析和敏感性分析调查异质性的来源。

### 九、结果的解释

与基于临床试验的评价/Meta 分析相似，一个动物实验评价/Meta 分析研究结果的呈现应该包括：动物实验检索和筛选结果、纳入动物实验基本特征、纳入动物实验偏倚风险评估结果、证据图和 Meta 分析结果等多个部分。通过列表展示每项研究的特点，采用图或表展示每项纳入研究偏倚风险评估的结果，通过森林图展示 Meta 分析的结果，漏斗图展示可能存在的发表偏倚，其各部分的相应解释亦与基于临床试验的评价/Meta 分析相似，可参见本书其他章节相关内容。

## 第三节　GRADE 在动物实验系统评价中的应用

### 一、适用范围

GRADE 系统主要适用对干预性、定量研究系统评价的分级和评价。临床前干预性动物实验中研究者可以主动控制干预措施，通常被用来验证医疗干预的有效性和安全性，如在临床前阶段开发新药、了解疾病干预机制，与临床干预性试验在设计、实施等方面具有相似性。因此，本章节主要探讨如何将 GRADE 系统用于评估临床前干预性动物实验证据的可信度。但值得注意的是该框架不一定适用于毒理学和环境健康领域的动物研究证据分级。

### 二、基本原理和注意事项

临床前干预性动物实验在实验设计和实施等方面与临床干预性试验具有一定的相似性。因此，在此领域依然将随机对照实验作为高质量证据,而对于其他设计类型的研究分级,如非实验性(即观察性)动物研究,在健康环境下评估暴露的生态影响等,需进一步讨论。

GRADE 系统在临床前动物实验证据中的应用原则依然遵循 GRADE 系统的基本原则。总体而言,对于随机对照实验而言,主要考虑的降级因素包括:偏倚风险、不一致性、不精确性、发表偏倚和间接性。但需要特别考虑以下问题:1)如何将动物实验结果向临床转化(GRADE 系统中称为间接性);2)动物物种内和物种间的一致性;3)升级因素(何时升级或如何确定升级因素)。

### 三、评级步骤

#### (一)降级因素

1. **偏倚风险** 若实验在设计或实施等方面存在缺陷,则会产生错误结果的风险。GRADE 在动物实验系统评价中的评级的第一步就是对每一个结局的偏倚风险进行评估。虽然已有很多工具可用于评估动物实验的偏倚风险,但 SYRCLE 偏倚风险评估工具(Systematic Review Centre for Laboratory Animal Experimentation)是目前唯一一个专门针对动物实验内在真实性评估的工具,其具体内容请参见表 29-4 和 29-5。

2. **不一致性** 不一致性通常通过考虑置信区间(CI)的重叠程度、各个纳入研究效应量的大小和方向、异质性检验的 $P$ 值和 $I^2$ 值(描述在效应评估中是异质性引起的百分率变化而非抽样误差)。在探索了所有可能解释异质性的假说之后,若各纳入研究结果间的异质性仍不可解释,GRADE 分级方法则建议证据降级。如异质性可从纳入动物种属、干预措施、比较措施或纳入研究偏倚风险等不同方面解释,则 Meta 分析应该提供或实施恰当的亚组分析。如果纳入研究间偏倚风险差异可解释不一致性,则建议仅纳入低偏倚风险的研究。

目前,对不一致性的评估仍存在一些挑战。第一,由于动物实验属于探索性实验,异质性是可被预期的。部分异质性可能被实验人员刻意引入,在这种情况下,鉴于这部分异质性可解释,在评估一致性时可以不考虑。因此,不一致性的核心在于:1)如何归纳和解释不可解释的异质性;2)如何解释 $I^2$ 值。第二,异质性可能源于种属,应注意来自物种内和物种间两方面的不一致。如当分析中所有种属动物都显示出相同的效应方向时,那么物种间(包括人)的干预效应更加有力。在这种情况下,即使结果总体上有异质性,也不会降低不一致性。

3. **不精确性** 与基于临床试验系统评价证据体精确性评价的标准相似,动物实验系统评价中对证据体的精确性评估也主要从以下两个方面考虑:1)样本是否达到最优信息样本量(optimal information size, OIS);2)可信区间的宽窄程度。如果结果所基于的动物数量少或事件发生率低,则会导致其可信区间变宽。在动物实验中最重要的问题是如何计算 OIS 并设定临床相关有意义的阈值。在干预性动物研究中,实验单位通常为笼而非个体动物。虽然这类似于基于人群的随机试验,但如何将不同实验单位考虑到 OIS 的计算中仍需要进一步探索。在解释临床前动物实验研究结果时,通常认为效应量的方向要比其大小更为重要。因此,对于精确性的判断将主要基于可信区间是否包含了无效值。对于效应量的大小可以考虑进行分级,如 SMD<0.2 为小,0.2~0.5 为中,>0.8 为大。目前还没有严格、清晰的判断标准,建议如果可信区间包含了两个或多个级别,则可以考虑降级,同时需要给出合理的解释。此外,也可以基于药物疗效的效应量设定阈值以判断精确性。由于目前 GRADE 系统中就如何确定临床决策阈值仍然存在挑战。因此,对于动物证据临床阈值的相关性和转化性将是一个巨大的挑战。此外,类似于临床试验,对未实施 Meta 分析的动物实验系统评价如何描述/评价其精确性也是目前必须要面临的重要挑战之一。

4. **发表偏倚** 对于动物实验而言,目前尚缺乏类似临床试验的注册制度,同时大多数动物实验纳入样本数量较少。因此,如何对其发表偏倚进行评估尚未形成共识,仍存在巨大挑战。在保证动物实验系统评价检索策略广泛而全面的前提下,考虑到动物实验系统评价的特殊性,除了可以借鉴运用漏斗图、Egger's 检验、Begg's 检验等多种统计方法对发表偏倚进行评估外,如出现以下问题,则需要高度怀疑发表偏倚的可能性:①当纳入的研究多数为小样本研究,且结果均为阳性;②纳入的研究结果为阳性，且均接受了药厂的资助却没有准确恰当的利益冲突声明；③动物实验相关证据以会议摘要、计划书、或已详细报告了其方法学部分等形式出现，但其全文结果无法获得（例如发表正式期刊等）；④同一动物实验研究的不同发表形式（如期刊论文、书籍相关章节、毕业论文等），在与撰写的内容和重点方面存在明显区别；⑤动物实验的结果是以系统评价团队无法访问的语言撰写；⑥现有研究显示动物实验的资助方，期刊编辑或其他资助方在其结果的呈现形式、类型等方面起到明显的主导作用。

5. 间接性　GRADE 系统中对动物实验系统评价提出了两个层面的间接性：第一层面是从临床前动物实验向临床前 PICO 的间接性，从以下 4 个方面考虑：①研究对象或疾病模型的间接性；②干预措施的间接性；③对照措施的间接性；④结局指标的间接性。第二层是从动物模型（临床前动物实验）到人类（临床 PICO）的间接性，也可称为可转化性。例如：在动物实验中，通常会将组织学损伤和细菌移位作为衡量功能丧失和感染并发症的指标。然而，这些都是患者重要结局的替代结局，组织学损伤并不一定意味着功能丧失。此外，对于动物模型而言，其选择是一个很大的挑战，如一个表达与人相同的转移蛋白的"低级"动物模型（转基因小鼠）比一个表达特定物种转移蛋白（猪）的"高级"动物模型能更好地反映临床病理生理学吗？不同的动物模型疾病代表着疾病的不同方面，但很少有一个模型能反映临床疾病的各个方面，且目前尚无指南说明哪种动物模型能更好地反映临床。

## （二）升级因素

在 GRADE 系统中，观察性研究的起始证据级别为低质量，然而在某些情况下，证据质量从低升级为中（甚至可能高）是合理的。虽然大多数临床前动物研究升级是可能的，但其升级的概念与临床观察性研究却有所不同，如在不同物种间得到的效应是一致的，则可以升级。此外，在环境健康领域，如动物种属和模型的结果一致时，也可作为是升级因素之一。但问题是不同动物物种间的一致性是作为升级因素，还是作为不一致性，或间接性/可转化性的一部分，还值得进一步研究。如，在"KM-SR"研究中：共纳入 7 篇动物实验原始研究，包括 325 只大鼠和小鼠。分析了胃饥饿素对病死率和不同心血管参数的影响。作者在原文中详细列出了所有结局指标 Meta 分析的结果，并应用 GRADE 对证据质量进行了分级。

（马彬）

## 参考文献

[1] Bebarta V, Luyten D, Heard K. Emergency medicine animal research: does use of randomization and blinding affect the results? [J]. Acad Emerg Med, 2003, 10(12): 1410.

[2] Knight A. Systematic reviews of animal experiments demonstrate poor contributions toward human healthcare[J]. Rev Recent Clin Trials, 2008, 3(2): 89-96.

[3] Knight A. Systematic reviews of animal experiments demonstrate poor human clinical and toxicological utility[J]. Altern Lab Anim, 2007, 35(6): 641-659.

[4] Young C, Horton R. Putting clinical trials into context[J]. Lancet, 2005, 366(9480): 107-108.

[5] Festing MF. The scope for improving the design of laboratory animal experiments[J]. Lab Anim, 1992, 26(4): 256-268.

[6] Festing MF. The design and statistical analysis of animal experiments[J]. ILAR J, 2002, 43(4): 191-193.

[7] Macleod MR, Ebrahim S, Roberts I. Surveying the literature from animal experiments: systematic review and meta-analysis are important contributions[J]. BMJ, 2005, 331(7508): 110.

[8] Kilkenny C, Parsons N, Kadyszewski E, et al. Survey of the quality of experimental design, statistical analysis and Reporting of Research Using Animals[J]. PLoS One, 2009, 4(11): e7824.

[9] Roberts I, Kwan I, Evans P, et al. Does animal experimentation inform human healthcare? Observations from a systematic review of international animal experiments on fluid resuscitation[J]. BMJ, 2002, 324(7335): 474-476.

[10] Pound P, Ebrahim S, Sandercock P, et al. Reviewing Animal Trials Systematically (RATS) Group. Where is the evidence that animal research benefits humans? [J]. BMJ, 2004, 328(7438): 514-517.

[11] 陈匡阳, 屈丽娜, 胡芳, 等. 动物实验系统评价/Meta-分析检索策略报告情况调查[J]. 中国循证医学杂志, 2016, 16(3): 348-353.

［12］Moher D，Cook DJ，Eastwood S，et al. Improving the quality of reports of meta-analyses of randomised controlled trials：the QUOROM statement. Quality of Reporting of Meta-analyses［J］. Lancet，1999，354（9193）：1896-1900.

［13］陈匡阳，王亚楠，赵雅琴，等. 国内动物实验系统评价/Meta 分析研究的现状分析［J］. 中国循证医学杂志，2015，15（4）：414-418.

［14］Hooijmans CR，Ritskes-Hoitinga M. Progress in using systematic reviews of animal studies to improve translational research［J］. PLoS Med，2013，10（7）：e1001482.

［15］陈匡阳，马彬，王亚楠，等. SYRCLE 动物实验偏倚风险评估工具简介［J］. 中国循证医学杂志，2014，14（10）：1281-1285.

［16］De VRBM，Hooijmans CR，Alice T，et al. A search filter for increasing the retrieval of animal studies in Embase［J］. Laboratory Animals，2011，45（4）：268-270.

［17］Hooijmans C R，Tillema A，Leenaars M，et al. Enhancing search efficiency by means of a search filter for finding all studies on animal experimentation in PubMed［J］. Laboratory Animals，2010，44（3）：170.

［18］Hooijmans CR，Rovers MM，de Vries RB，et al. SYRCLE's risk of bias tool for animal studies［J］. BMC Med Res Methodol，2014，14：43.

［19］Vesterinen HM，Sena ES，Egan KJ，et al. Meta-analysis of data from animal studies：A practical guide［J］. J Neurosci Methods，2014，221：92-102.

［20］Hooijmans CR，IntHout J，Ritskes-Hoitinga M，et al. Meta-analyses of animal studies：an introduction of a valuable instrument to further improve healthcare［J］. ILAR J，2014，55（3）：418-426.

# 第 30 章
# 系统评价/Meta 分析的写作

**要 点**

- 严格遵循系统评价/Meta 分析报告规范撰写论文以保证论文质量。
- 论文写作没有捷径，坚持多读、多看、多写才是论文写作成功的关键。
- 系统评价/Meta 分析论文写作的精髓在于写作的逻辑思维，而不是流于形式的写作技巧。

## 第一节　系统评价/Meta 分析报告规范

为了提高系统评价/Meta 分析的撰写和报告质量，国际循证医学相关领域专家组制订了若干系统评价/Meta 分析报告规范。目前，这些规范已经被广泛接受并推荐使用。现阶段，绝大多数 SCI 期刊在投稿须知中明确要求作者提供相应的报告规范清单。本节，我们将一起学习当前两个最常用的系统评价/Meta 分析报告规范：系统综述/Meta 分析优先报告条目（preferred reporting items for systematic reviews and Meta-analyses，PRISMA）和流行病学观察性研究的 Meta 分析（Meta-analysis of observational Studies in epidemiology，MOOSE）

### 一、PRISMA

PRISMA 声明是目前使用最为广泛的报告规范，主要用于干预措施的系统评价/Meta 分析，尤其是随机对照试验，也适用但较少用于其他类型研究的系统评价/Meta 分析。PRISMA 声明包括 27 个条目的项目清单和 1 个阶段步骤的流程图。以下为 PRISMA 声明清单。

**表 30-1 PRISMA 声明清单(中英版)**

| Section/topic 部分/项目 | # 编号 | Checklist item 清单条目 | Reported on page # 所在页码 |
|---|---|---|---|
| **TITLE 标题** | | | |
| Title 标题 | 1 | Identify the report as a systematic review, Meta-analysis, or both. 从论文标题识别报告是系统评价,还是 Meta 分析,或者两者兼有 | |
| **ABSTRACT 摘要** | | | |
| Structured summary 结构式摘要 | 2 | Provide a structured summary including, as applicable: background; objectives; data sources; study eligibility criteria, participants, and interventions; study appraisal and synthesis methods; results; limitations; conclusions and implications of key findings; systematic review registration number. 提供结构式摘要,在适用的情况下,包括背景、目的、资料来源、纳入标准、研究人群、干预措施、质量评价、统计分析、结果、局限性、结论和主要发现、系统评价的注册号 | |
| **INTRODUCTION 前言** | | | |
| Rationale 研究背景 | 3 | Describe the rationale for the review in the context of what is already known. 介绍当前已知的研究背景 | |
| Objectives 目的 | 4 | Provide an explicit statement of questions being addressed with reference to participants, interventions, comparisons, outcomes, and study design (PICOS). 根据 PICOS 原则(研究人群、干预措施、对照措施、结局指标和研究类型)提出一个明确的要解决的研究问题 | |
| **METHODS 方法** | | | |
| Protocol and registration 方案和注册 | 5 | Indicate if a review protocol exists, if and where it can be accessed (e.g., Web address), and, if available, provide registration information including registration number. 是否有研究方案,如果有,则给出获得研究方案的途径(如网址),并提供包括注册号在内的有关注册信息 | |
| Eligibility criteria 纳入标准 | 6 | Specify study characteristics (e.g., PICOS, length of follow-up) and report characteristics (e.g., years considered, language, publication status) used as criteria for eligibility, giving rationale. 将指定的研究特征(如 PICOS 和随访时间)和报告特征(如检索年限、语种限制和发表状态)作为纳入标准,并给出合理说明 | |
| Information sources 信息来源 | 7 | Describe all information sources (e.g., databases with dates of coverage, contact with study authors to identify additional studies) in the search and date last searched. 描述检索过程中的全部信息来源(如检索的数据库和检索起始日期,联系作者获得其他相关研究)以及最后检索的日期 | |
| Search 检索 | 8 | Present full electronic search strategy for at least one database, including any limits used, such that it could be repeated. 至少提供一个数据库的完整检索策略,包括检索限制条件,以便检索过程的重现 | |

续表 30-1

| Section/topic<br>部分/项目 | #<br>编号 | Checklist item<br>清单条目 | Reported on page #<br>所在页码 |
| --- | --- | --- | --- |
| Study selection<br>研究选择 | 9 | State the process for selecting studies (i. e., screening, eligibility, included in systematic review, and, if applicable, included in the Meta-analysis).<br>说明研究筛选过程(如初次筛查,合格性鉴定,纳入到系统评价以及最终用于 Meta 分析的研究) | |
| Data collection process<br>资料提取 | 10 | Describe method of data extraction from reports (e. g., piloted forms, independently, in duplicate) and any processes for obtaining and confirming data from investigators.<br>描述从纳入研究中提取资料的方法(如预提取表格、独立提取、重复提取)以及从作者获取或确认资料的全部过程 | |
| Data items<br>资料项 | 11 | List and define all variables for which data were sought (e. g., PICOS, funding sources) and any assumptions and simplifications made.<br>列出并说明所有需要提取的资料项(如 PICOS 和基金来源),以及作出的全部推断和简化形式 | |
| Risk of bias in individual studies 单个研究存在的偏倚 | 12 | Describe methods used for assessing risk of bias of individual studies (including specification of whether this was done at the study or outcome level), and how this information is to be used in any data synthesis.<br>描述用于评价每项研究偏倚风险的方法(包括该方法是否用于研究层面或结局层面),以及在资料综合中该信息如何被利用 | |
| Summary measures<br>效应指标 | 13 | State the principal summary measures (e. g., risk ratio, difference in means).<br>说明主要的综合结局指标(如危险度比值、均值差) | |
| Synthesis of results<br>结果综合 | 14 | Describe the methods of handling data and combining results of studies, if done, including measures of consistency (e. g., $I^2$) for each Meta-analysis.<br>描述数据处理和结果综合的方法,如果进行 Meta 分析,则说明异质性检验的方法(如 $I^2$) | |
| Risk of bias across studies<br>研究间偏倚 | 15 | Specify any assessment of risk of bias that may affect the cumulative evidence (e. g., publication bias, selective reporting within studies).<br>详细说明可能影响数据综合结果的偏倚评价方法(如发表偏倚和研究中的选择性报告偏倚) | |
| Additional analyses<br>其他分析 | 16 | Describe methods of additional analyses (e. g., sensitivity or subgroup analyses, Meta-regression), if done, indicating which were pre-specified.<br>描述其他分析方法(如敏感性分析、亚组分析、Meta 回归),并说明哪些分析是预先制订的 | |
| RESULTS 结果 | | | |
| Study selection<br>研究选择 | 17 | Give numbers of studies screened, assessed for eligibility, and included in the review, with reasons for exclusions at each stage, ideally with a flow diagram.<br>报告初筛的文献数,符合纳入标准的文献数以及最终纳入的文献数,并给出每一步排除文献的原因,最好提供流程图 | |
| Study characteristics<br>研究特点 | 18 | For each study, present characteristics for which data were extracted (e. g., study size, PICOS, follow-up period) and provide the citations.<br>说明每一个被提取资料的研究特征(如样本量、PICOS、随访时间),并提供引文 | |

**续表 30-1**

| Section/topic<br>部分/项目 | #<br>编号 | Checklist item<br>清单条目 | Reported<br>on page #<br>所在页码 |
|---|---|---|---|
| Risk of bias within studies<br>研究内部偏倚风险 | 19 | Present data on risk of bias of each study and, if available, any outcome level assessment (see item 12).<br>说明每项研究中可能存在偏倚的数据, 如有可能, 还需要说明对结局层面的评估(见条目 12) | |
| Results of individual studies 单个研究的结果 | 20 | For all outcomes considered (benefits or harms), present, for each study: (a) simple summary data for each intervention group (b) effect estimates and confidence intervals, ideally with a forest plot.<br>针对所有结局指标(有效性或有害性), 每项研究需要提供: a)各干预组结果的简单总结; b)合成效应值和可信区间, 最好以森林图形式报告 | |
| Synthesis of results<br>结果综合 | 21 | Present results of each Meta-analysis done, including confidence intervals and measures of consistency.<br>提供每个 Meta 分析的结果, 包括可信区间和异质性检验的结果 | |
| Risk of bias across studies<br>研究间偏倚 | 22 | Present results of any assessment of risk of bias across studies (see Item 15).<br>提供研究间的偏倚信息评价结果(见条目 15) | |
| Additional analysis<br>其他分析 | 23 | Give results of additional analyses, if done (e. g., sensitivity or subgroup analyses, Meta-regression [see Item 16]).<br>如果有, 给出其他分析方法的结果(如敏感性分析、亚组分析、Meta 回归, 见条目 16) | |

**DISCUSSION 讨论**

| | | | |
|---|---|---|---|
| Summary of evidence<br>证据总结 | 24 | Summarize the main findings including the strength of evidence for each main outcome; consider their relevance to key groups (e. g., healthcare providers, users, and policy makers).<br>总结研究的主要发现, 包括每一个主要结局的证据强度; 分析它们与主要利益群体的关联性(如医疗保健的提供者、使用者及政策决策者) | |
| Limitations<br>局限性 | 25 | Discuss limitations at study and outcome level (e. g., risk of bias), and at review-level (e. g., incomplete retrieval of identified research, reporting bias).<br>探讨研究层面和结局层面的局限性(如偏倚的风险)和系统评价的局限性(如检索不全面、报告偏倚) | |
| Conclusions<br>结论 | 26 | Provide a general interpretation of the results in the context of other evidence, and implications for future research.<br>结合其他证据对结果进行一个概要性的解析, 并给出对以后研究的提示 | |

**FUNDING 基金**

| | | | |
|---|---|---|---|
| Funding<br>基金 | 27 | Describe sources of funding for the systematic review and other support (e. g., supply of data); role of funders for the systematic review.<br>描述系统评价的资金来源和其他支持(如提供资料)以及资助者在完成系统评价中所起的作用 | |

## 二、MOOSE

MOOSE 声明是主要用于观察性研究的系统评价/Meta 分析报告规范，尤其是队列研究和病例对照研究。MOOSE 声明包括 35 个条目的清单（表 30-2）。

表 30-2　MOOSE 声明清单（中英版）

| Checklist item<br>清单条目 | Reported on page<br>所在页码 | Comments<br>解释说明 |
|---|---|---|
| Reporting of background should include 研究背景 | | |
| Problem definition 定义研究问题 | | |
| Hypothesis statement 陈述研究问题假设 | | |
| Description of study outcome(s) 确定研究结局 | | |
| Type of exposure or intervention used 暴露/干预措施 | | |
| Type of study designs used 研究设计类型 | | |
| Study population 研究人群 | | |
| Reporting of search strategy should include 文献检索策略 | | |
| Qualifications of searchers (e. g. librarians and investigators) 文献检索者的资格（如图书管理员和调查员） | | |
| Search strategy, including time period used in the synthesis and key words 文献检索策略，包括文献检索的时间范围和使用的关键词 | | |
| Effort to include all available studies, including contact with authors 尽可能获取所有文献，包括联系研究文献作者 | | |
| Databases and registries searched 检索的数据库和注册库 | | |
| Search software used, name and version, including special features used (e. g. explosion) 采用检索软件的名称及其版本号，包括使用的特殊功能（如扩展检索） | | |
| Use of hand searching (e. g. reference lists of obtained articles) 手工检索（如检索已有文献的参考文献） | | |
| List of citations located and those excluded, including justification 列出纳入和排除的文献，以及判断标准 | | |
| Method of addressing articles published in languages other than English 处理非英语发表文献的方法 | | |
| Method of handling abstracts and unpublished studies 处理只有摘要和未发表文献的方法 | | |
| Description of any contact with authors 描述与研究作者联系的情况 | | |
| Reporting of methods should include 研究方法 | | |
| Description of relevance or appropriateness of studies assembled for assessing the hypothesis to be tested 描述检索的文献是否符合研究问题 | | |
| Rationale for the selection and coding of data (e. g. sound clinical principles or convenience) 数据整理和编码的基本原则（如有完善的临床编码原则或便于编码） | | |
| Documentation of how data were classified and coded (e. g. multiple raters, blinding and interrater reliability) 数据分类和编码的记录（如多个文献评价者，盲法，以及文献评价者之间的一致性） | | |
| Assessment of confounding (e. g. comparability of cases and controls in studies where appropriate) 混杂评估（如入选研究中病例和对照的可比性） | | |

续表 30-2

| Checklist item<br>清单条目 | Reported on page<br>所在页码 | Comments<br>解释说明 |
|---|---|---|
| Assessment of study quality, including blinding of quality assessors, stratification or regression on possible predictors of study results 评价研究质量，包括对质量评价者采用盲法，对研究结果的可能预测值进行分层分析或者回归分析 | | |
| Assessment of heterogeneity 评价异质性 | | |
| Description of statistical methods (e. g. complete description of fixed or random effect models, justification of whether the chosen models account for predictors of study results, dose-response models, or cumulative Meta-analysis) in sufficient detail to be replicated 详细介绍统计分析模型，以便能重复该研究(如详细描述采用的固定效应模型或者随机效应模型，采用该研究模型分析研究结果的理由，剂量反应关系模型，或者累积 Meta 分析) | | |
| Provision of appropriate tables and graphics 提供合适的统计图表 | | |
| Reporting of results should include 研究结果 | | |
| Graphic summarizing individual study estimates and overall estimate 绘图总结入选各研究和汇总研究结果 | | |
| Table giving descriptive information for each study included 列表描述入选各研究结果 | | |
| Results of sensitivity testing (e. g. subgroup analysis) 研究结果的敏感度分析(如亚组分析) | | |
| Indication of statistical uncertainty of findings 研究结果统计学稳健性的指标 | | |
| Reporting of discussion should include 讨论 | | |
| Quantitative assessment of bias (e. g. publication bias) 偏倚的定量评价(如发表偏倚) | | |
| Justification for exclusion (e. g. exclusion of non-English language citations) 解释排除标准的合理性(如排除非英语文献) | | |
| Assessment of quality of included studies 评价入选研究的质量 | | |
| Reporting of conclusions should include 结论 | | |
| Consideration of alternative explanations for observed results 导致观察到结果的其他可能原因 | | |
| Generalization of the conclusions (i. e. appropriate for the data presented and within the domain of the literature review) 结论的概括性(如根据研究所得的数据，在评价文献涉及的领域，对研究结论进行适当地外推) | | |
| Guidelines for future research 对未来研究的参考意见 | | |
| Disclosure of funding source 公布研究资助来源 | | |

笔者建议并鼓励读者在写作前反复阅读 PRISMA 声明解释扩展版本，写作时尽可能按照 PRISMA 报告规范撰写论文，写作后对照 PRISMA 清单逐条核对，查缺补漏，这样撰写出来的论文更加规范，也具有更高的质量。

(谷万杰)

## 第二节 Cochrane 系统评价/Meta 分析论文写作方法与技巧

### 一、国际 Cochrane 协作网的历史发展

1972 年，英国临床医生/流行病学者 Archie Cochrane 提出随机对照试验(randomized controlled trials, RCTs)在临床医学及公共卫生研究领域的重要性，并推荐英国本土的医疗措施和政策都应该考

虑相关的随机对照试验证据,以严谨态度去批判研究证据的可信性和实用性,促进高效公平的医疗资源分配。同年 Archie Cochrane 在其出版的《疗效与效益:健康服务中的随机反映》中提出两个重点思想模式:

——"由于资源终将有限,应使用已被恰当证明有明显效果的医疗保健措施"

——"RCTs 之所以重要,是因为它比其他任何证据更为可靠"。

1979 年,他进一步提出临床决策者应整合已知的随机对照试验证据,以便形成更可靠的临床结论。此指标成为 Cochrane 干预措施系统评价的基础设计模型。

在 Archie Cochrane 提出他的理念之同时,英国及其他欧美国家有不同妇产科团队同步进行临床试验,目的为探索糖皮质激素对于预防孕妇早产的有效性和安全性,陆陆续续发表了自己的随机对照试验证据,但所展示的结果和结论都不一致,最终无法统一回答核心临床问题,即此干预措施的效果是否利大于弊?因此,秉承着 Archie Cochrane 的思维框架,当时英国权威妇产科顾问医生 Iain Chalmers 带领者自己的团队,在 1987 年建立了英国牛津围产期临床试验数据库,对这 7 项已发布的 RCTs 进行了系统化的数据合成及批判性评价,并通过统计方法学增加该类研究的检验效能,在 1990 年发表了全球首篇系统评价,证实糖皮质激素治疗早产倾向的产妇有效,并有效降低了早产儿死亡率(30% ~ 50%)。当时在英国,Iain Chalmers 牵头的这篇经典的系统评价/Meta 分析带来了巨大影响,促使英国国家医疗服务体系(National Health Services,NHS)在 1992 年提供经费,成立了英国第一所以循证医学为主导的研究交流中心,命名为英国 Cochrane 中心;1993 年,扩展为知名的国际 Cochrane 协作网(以下统称为 Cochrane)。

Archie Cochrane 和 Iain Chalmers 两位殿堂级的学者,以系统评价及 Meta 分析回答临床问题的策略,为广大医学研究工作者带来了一个理念:任何医疗卫生政策和改革,包括认证新的干预措施、筛查方法等,都应整合过往的研究证据,方可推动。若某范围的证据足够强、可靠且效益够大,则应更坚定去推行;若证据不足,则应期待更新的证据或是内部发起研究计划来证明该领域的证据的实用性。而证据的整合应植根于系统评价及 Meta 分析的方法求得一个全面并富临床价值的结果和结论。因此,系统评价可说是改善医疗系统的核心点,同时也促成了 Cochrane 的建立。

Cochrane 为全球性非营利的非政府组织(Non-Governmental Organization,NGO),旨在通过制作、保存、传播和不断更新医疗卫生各领域防治措施的系统评价,提高医疗保健干预措施的效率,帮助人们制订遵循证据的医疗决策。自 1993 年成立以来,Cochrane 已经拥有超过 11 000 名会员和 68 000 多名支持者,遍布全球 130 多个国家,按地区性或专业领域组织独立团队和网络,致力于收集并总结卫生健康的最佳研究证据,共同建立 Cochrane 图书馆《The Cochrane Library》(ISSN 1465-1858),以高效透明的传播模式,辅助利益相关者做出最明智的选择。

## 二、Cochrane 系统评价概述

作为一个国际组织,Cochrane 在全球各地成立了 43 个以地区性发展为目标的地理小组,目的为促进 Cochrane 证据在各地的卫生政策和临床实践中的使用,也建立了 17 个方法学小组,为 Cochrane 系统综述编制中使用方法的创建和实施提供政策咨询和空间。而 8 个按专业领域关联性而组织的 Cochrane 系统评价小组(Cochrane Review Group,CRG)网络(表 30-3)负责制作高质量 Cochrane 系统评价。

表 30-3　Cochrane 系统评价小组网络

| CRG 网络 | 官方网站 |
| --- | --- |
| Cochrane 腹部与内分泌 | https://abdo- endo.cochrane.org/ |
| Cochrane 急诊与急救护理 | https://acutecare.cochrane.org/ |
| Cochrane 癌症 | https://cancer.cochrane.org/ |

续表 30-3

| CRG 网络 | 官方网站 |
| --- | --- |
| Cochrane 儿童与家庭 | https：//childrenfamilies.cochrane.org/ |
| Cochrane 循环与呼吸 | https：//circulation.cochrane.org/ |
| Cochrane 心理健康与神经科学 | https：//mhn.cochrane.org/ |
| Cochrane 肌肉骨骼、口腔、皮肤与感官 | https：//moss.cochrane.org/ |
| Cochrane 公共卫生和健康系统 | https：//publichealth.cochrane.org/ |

　　Cochrane 所概括的系统评价主要类别为探讨预防和治疗方面的干预性系统评价（intervention reviews），诊断准确性系统评价（diagnostic test accuracy reviews），预后性系统评价（prognosis reviews），方法学系统评价（methodology reviews），系统评价再评价（overviews of reviews）和定性研究系统评价（qualitative reviews），以干预措施效果为主题的 Cochrane 系统评价最为常见。

　　Cochrane 系统评价的核心制作（作者）团队由志愿者成员以专业团队模式完成，在不接受商业的或有利益冲突的资金作为资源的情况下，联合系统评价小组（如信息管理员，负责制订文献检索策略）和编辑管理系统，顶尖方法学小组专家一对一的支持，及 Cochrane 全面高效的培训体系，制订高质量的系统评价。Cochrane 持续更新的《Cochrane 手册》也大大提升了每一篇系统评价的质量。正因为 Cochrane 系统评价严格的制作过程和全面透明的报告要求，使其被公认为医学领域里质量最高的临床证据，其全文可在 Cochrane 系统评价数据库《Cochrane Databaseof Systematic Reviews，CDSR》（ISSN 1469-493X）上在线发表，亦可以同步发表在和 Cochrane 有协议声明的国际权威临床医学期刊，如 *BMJ*，*JAMA* 及诸多专业领域顶级期刊上。按去年公布的数据分析，*CDSR* 在 2018 年的影响因子为 7.755，到 2020 年 4 月 4 日为止，发布在 *CDSR* 的 Cochrane 系统评价全文共 8 257 篇，系统评价方案共 2 397 篇。

　　值得一提的是 Cochrane 规范化且易操作的免费软件 Review Manager（RevMan），作为 Cochrane 协作网研发的官方软件，是市面上少数完全免费的系统评价制作工具，主要具有 Cochrane 系统评价写作和基础 Meta 分析的功能，用于 Cochrane 系统评价的制作、保存和更新，可制作的 Cochrane 系统评价类型有干预性系统评价、诊断准确性系统评价、方法学系统评价、系统评价再评价、预后性系统评价、定性研究系统评价。

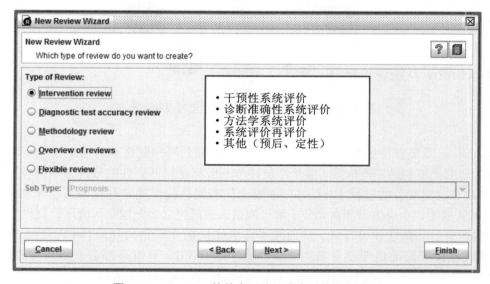

图 30-1　RevMan 软件中系统评价类型的设定选项

由于 RevMan 软件具有 Meta 分析功能,而且操作简单、结果直观可靠,因此广为应用。每一篇 Cochrane 系统评价都统一以 RevMan 作为制作工具,确保内容和格式的一致性。

## 三、Cochrane 系统评价制作流程

### (一)题目注册表格的撰写

Cochrane 系统评价与非 Cochrane 系统评价在写作流程上的关键区别是 Cochrane 系统评价是从头到尾由作者团队与 CRG 编辑部联合完成。在系统评价立题和定题完成后(图 30-2,步骤 1),作者团队需要确保题目的创新性,在 *CDSR* 里面进行简单的检索,了解数据库目前是否有重叠的系统评价题目大纲,以保障没有重复发表的可能性;接下来是确定团队成员的角色(临床专家、方法学专家、统计学专家等),清楚列出每个参与者的责任和工作性质,最后是设定系统评价的 PICO 大纲(以干预措施效果的 Cochrane 系统评价为例)和可进行的数据分析(如亚组分析)(图 30-2,步骤 2)。

确定题目框架和人员分配后,下一个关键步骤就是联系与所选的系统评价大纲有专业关联性的系统评价小组(CRG),通过访问 CRG 官方网站(表 30-3)以获取个别小组编辑部的联系方式(一般是通过电子邮件或者在线表格)。初步沟通可考虑提供作者团队的个人信息(如学历、工作背景和相关经验)及计划进行的系统评价总体框架和临床价值(如选择此系统评价题目的出发点,目前临床实践上面对的相关问题)(图 30-2,步骤 2.1)。

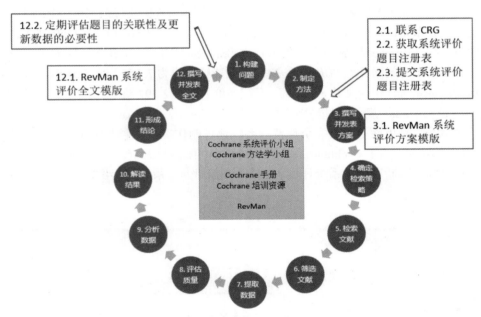

**图 30-2　Cochrane 系统评价制作流程及相关资源**

创作 Cochrane 系统评价相对复杂并繁琐,需要多方面判断问题框架的设定、纳入研究的合格标准、需分析的研究类型和结局指标等。鉴于系统评价一般都是以回顾性的分析为导向(除前瞻性 Meta 分析外),所以在前期准备的过程中,Cochrane 要求作者团队提前确定并记录将会采用的制作方法。此步骤容许团队成员和小组编辑部在充分了解可能纳入的研究之前先理顺系统评价制作流程所需的步骤,确保大纲内容的准确性和可行性,从而减少作者团队的主观偏倚风险(对研究报告的选择性偏倚),促进系统评价方法的透明度和及时性。因此,所有 CRG 编辑部都会要求每个提出希望进行 Cochrane 系统评价的主要/通讯作者先填写 Cochrane 系统评价题目注册表(title registration form)/系统评价建议表(review proposal form)(图 30-2,步骤 2.2)。每个 CRG 会有专属的表格模版供参考和下载,可从官网或编辑部邮件沟通获得所需的表格和相关材料,基本内容框架如下:

（1）进行系统评价的目的。

（2）当前的证据总体情况（已发布的相关临床研究报告、研究类型等）。

（3）纳入研究基本信息：

①研究受试者（P）：诊断、疾病分期、合并症、危险因素、性别、年龄、种族、特定的纳入和排除标准、临床环境

②干预措施（I）：类型、频次、剂量、疗程、预后因素

③对照（C）：安慰剂、常规治疗、替代治疗/管理

④结局指标（O）：主要（primary）和次要（secondary）结局指标的定义和测量方法

（4）亚组分析。

（5）相关已发布的临床试验和非 Cochrane 系统评价。

（6）临床实践指南中相关推荐意见。

在完成并提交相关表格后，CRG 编辑部会进行内部沟通，大部分 CRG 编辑部会根据选题的重要性和临床价值优选合适的主题，经过内部讨论后，如果最终提案被接纳，题目注册成功后，作者信息会保存在 Cochrane 中央服务器，编辑部会正式启动 Cochrane 系统评价的制作流程，而进入官方编辑系统后第一步是撰写和发表 Cochrane 系统评价方案（图 30-2，步骤 3）。

**（二）Cochrane 系统评价方案与全文格式框架**

Cochrane 系统评价全文（full reviews）及其前期发表的系统评价方案（protocols）都要求以 RevMan 软件完成，所以每一篇收录在 *CDSR* 的论文都具有统一格式。RevMan 软件的特定标准标题和表格格式能指导 Cochrane 系统评价作者团队制作统一格式的内容框架，也使读者更容易找到他们感兴趣的内容。RevMan 软件中针对干预措施效果的 Cochrane 系统评价标题格式见框 30-1。

框 30-1　**Cochrane 系统评价内容大纲**（下划线为适用于系统评价全文的标题内容）

| |
|---|
| **题目**<br>作者团队（全名、单位、通讯作者）<br>注：作者基本责任为构思及主导核心研究设计、分析数据、解读结果、形成结论、论文撰写和修正<br><br>**日期**<br>检索时间<br>预期进入下一个阶段的时间（方案转为全文的预计期限；<u>下一次进行更新的预计期限</u>）<br><br>**摘要**<br>背景<br><u>研究目的/假设</u><br><u>检索方法</u><br><u>数据收集与分析</u><br><u>结果</u><br><u>结论</u><br>**简语摘要（plain language summary）**<br><u>摘要题目</u><br><u>摘要内容</u><br>**正文**<br>背景<br>研究目的/假设<br>方法<br>- 纳入排除标准<br>　　研究类型<br>　　研究受试人群类型 |

续框 30-1

> 　干预措施的类型
>
> 　结局指标的类型
>
> - 检索策略
>
> - 数据收集与分析
>
> 结果
>
> - 纳入研究特征描述
>
> - 纳入研究偏倚风险
>
> - 干预措施效果
>
> 讨论
>
> 作者结论
>
> - 系统评价结果对临床实践的意义和影响
>
> - 系统评价结果对研究发展的意义和影响
>
> **志谢**
>
> **作者贡献**
>
> **声明利益冲突**
>
> **方案和全文之间的不同**
>
> **表格**
>
> 研究特征
>
> - 纳入研究特征(含偏倚风险评估结果)
>
> - 排除研究特征
>
> - 待分类研究特征
>
> - 进行中研究特征
>
> GRADE 结果概述(summary of findings,SoF)
>
> 附加表格
>
> **参考文献**
>
> 研究参考文献
>
> - 纳入研究
>
> - 排除研究
>
> - 待分类研究
>
> - 进行中研究
>
> 其他参考文献
>
> **数据与分析**
>
> **图**
>
> **资源支持**
>
> 内部资源
>
> 外部资源
>
> **附录**

全文与方案纳入应该尽量保持一致，但无可避免地在某些特殊情况下也需要作出必要的调整，以更完善地应对未预料到的问题，比如进行中的研究最终的发布情况、数据收集的完整度或者是未在预期中报到的结局指标发生率。RevMan 软件的既有格式框架有提供"研究方案与系统评价全文的不同"部分，让作者团队说明两者之间的区别（图 30-3）。撰写 Cochrane 系统评价方案的主要目的是防止制作团队基于对研究结果的后期了解而改变前期预先设定的方法学框架与总体的研究目标，此举可能会引起高度的执行偏倚。

### （三）Cochrane 系统评价论文写作技巧

Cochrane 与非 Cochrane 系统评价的核心内容框架大致相同，包括摘要、背景、方法、结果、结论、总结和参考文献。然而在浏览 Cochrane 图书馆及 *CDSR* 的过程中我们不难发现 Cochrane 系统评价方案或全文都拥有利于解读的标题及独特的内容大纲，这些特点是专属于 Cochrane 证据传播平台，对初学者而言可能相对陌生，尤其是针对标题的构建和摘要的撰写。

1. 题目规范模板　以干预措施效果系统评价为例，Cochrane 系统评价主题应该清晰表达干预措施以及该干预措施所要解决的问题。RevMan 软件推荐的规范题目格式为：

（1）［干预措施］治疗［健康问题］；

（2）［干预措施 A］对比［干预措施 B］治疗［健康问题］；

（3）［干预措施］治疗［研究人群/地点］的［健康问题］。

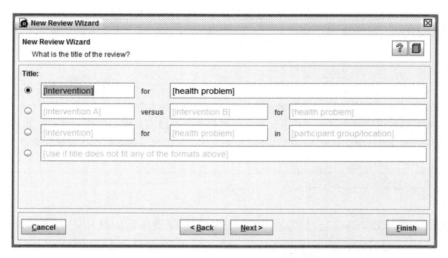

**图 30-3　RevMan 软件对系统评价题目构建的设定**

2. 简语摘要　Cochrane 简语摘要（plain language summary，PLS）有助于读者和证据用户更好地理解及解读系统评价结果和结论，以简单易懂的非专业描述方式，总结一篇 Cochrane 系统评价的内容。每一篇 Cochrane 系统评价全文都包含 PLS，而每一节 PLS 都采用标准格式，并由 CRG 编辑部任命专属人员辅助作者团队共同撰写。PLS 主要陈述以下重点：

（1）系统评价的重要性和影响力，如所探索的卫生保健问题的定义和背景情况（如患者症状、患病率）和干预措施的描述及其作用机制；

（2）系统评价的主要结果，以文字描述总体结果和结论，或以合适的数值形式报导结果，并清楚列出结果来源（纳入研究量、研究受试人群数量）；

（3）重点提出纳入研究报告中患者的不良事件类别和结果分析；

（4）系统评价局限性，包括纳入研究人群的特征、试验实施的环境因素、研究总体质量及偏倚风险评估结果。

撰写 PLS 的目的在于使用简洁易懂的语言总结系统评价的题目和核心内容，所以 PLS 标题格式亦按全文题目清晰说明研究背景及关键内容（纳入研究特征、重要结果）。实例详见框 30-2。

框 30-2　PLS 实例

---

**运动减少患癌症患者或癌症幸存者跌倒**

研究背景

癌症患者和癌症幸存者可能会有长期问题的风险，包括意外跌倒的风险增加。这是疾病和治疗对他们身体影响的结果。运动可以降低老年人跌倒的概率和风险，并且可以改善癌症患者的生活质量、疲劳和疼痛。目前还不清楚运动是否能降低癌症患者和癌症幸存者跌倒的风险。本综述的目的是确定运动对减少癌症患者和癌症幸存者跌倒的影响

研究特征

2018 年 7 月，我们检索了一些关于运动的临床试验，目的是减少患有癌症的成年人或癌症幸存者的跌倒。我们发现了 11 项不同质量和大小的研究，包括总共 835 人，这些研究将运动和日常护理进行了比较。大多数研究规模都很小，4 项受试者不到 30 人。只有一项关于意外跌倒的研究报告。所有 11 项研究都报告了一项或多项可能导致跌倒的危险因素(如力量、灵活性和平衡性)

证据质量

我们使用 4 等分级评价研究的证据质量：极低、低、中等或高等。极低质量的证据意味着我们对结果非常不确定。高质量的证据意味着我们对结果非常有信心。证据的质量在所有感兴趣的结局指标中都很低。在所有研究的设计中，包括少数受试者在内，都发现了几个弱点。没有研究能够防止受试者了解他们的治疗方法，因此可能存在偏倚

主要结局

只有一项研究观察了运动对意外跌倒的影响，发现运动和不运动的人跌倒的次数没有差别(证据质量很低)。因此，没有足够的资料可以得出运动能减少癌症患者和癌症幸存者意外跌倒影响的结论。一些已知的影响跌倒的因素有所改善；我们发现一些强度、灵活性和平衡性的指标有所改善，尽管这一证据的整体质量非常低

---

摘自《Exercise for reducing falls in people living with and beyond cancer》。

3. 质量把控　每个 CRG 都有自己独立的编辑过程，在提供作者团队所需的支持和资源(如信息管理及文献检索，搭建与相关方法学小组的沟通平台)的同时确保论文的可信性和及时性。Cochrane 系统评价整体编辑流程的步骤与传统 SCI 期刊应用的模板相似(图 30-4)。

与传统 SCI 期刊相比，Cochrane 编辑流程相对繁琐且复杂，周期亦较长。一般情况下 CRG 要求作者团队在题目注册后 3~6 个月内提交方案初稿，而在方案最终发布后的 6~9 个月提交系统评价全文。然而，鉴于 Cochrane 系统评价特定的内容框架和标题规范，CRG 编辑部都会鼓励作者团队在整个制作过程中需要根据 Cochrane 官方质量把控规范 Methodological Expectations of Cochrane Intervention Reviews (MECIR)制订及撰写系统评价方案和全文。MECIR 包括实施(conducting)质量和报告(reporting)质量标准两个部分，是建立与《Cochrane 手册》及传统系统评价报告规范 PRISMA 之上的 Cochrane 论文质量把控工具，主要提供针对 Cochrane 系统评价方案及全文的格式和内容描述。以系统评价全文报告规范为例，MECIR 提供以下针对 PLS 撰写的质量标准：

●标题与全文标题相同，或使用通俗语言重写；

●简单说明为什么此系统评价探索的问题是重要且需要回答(研究问题的背景、疾病定义、流行病学数据、患者特征和症状，治疗措施和对照的描述及其临床应用情况)；

●主要结果，以易于理解的数字/文字描述简洁扼要报道主要研究结果和不良反应，并清晰提供纳入研究数量和研究受试者总数；

●局限性，如偏倚风险评估结果、纳入研究的统计/临床异质性；

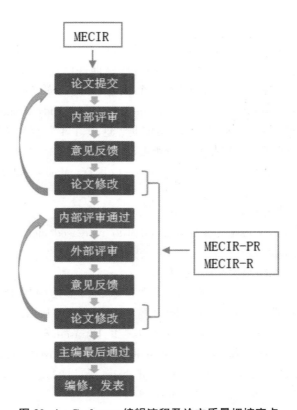

**图 30-4　Cochrane 编辑流程及论文质量把控定点**

MECIR-C，实施规范；MECIR-PR，方案报告规范；MECIR-R，全文报告规范。

- PLS 描述的结果和结论与全文保持一致；
- PLS 正文没有添加未被包含在 Cochrane 全文中的其他信息。

## 四、结语

过去 20 多年来，国际 Cochrane 协作网彻底改变了全球卫生决策制订和传播的方式，Cochrane 分布世界各地的专家，组成不同性质的研究团队和工作组，进行证据收集和整合，推送当前最佳的研究证据，再通过 Cochrane 图书馆的传播平台，让所有利益相关者能及时获取最新信息，实现循证决策。Cochrane 从最初只有几十个志愿者的小组发展成为拥有来自 130 多个国家、超过 37 000 名志愿者的国际性组织。Cochrane 系统评价有其特定格式要求，使用 RevMan 软件统一制作论文可以确保收录在 Cochrane 图书馆的每一篇 Cochrane 研究方案和系统评价都具备统一的格式内容，以帮助读者更高效地了解相关内容，促进证据转化。

（邝心颖）

## 第三节　非 Cochrane 系统评价/Meta 分析论文写作方法与技巧

读书如同开矿一样，"沙里淘金"。笔者并不觉得系统评价/Meta 分析论文的写作有什么捷径或者可以通过网上各种转发的写作神器光速成文。系统评价/Meta 分析论文写作的精髓在于写作的逻辑思维，而不是流于形式的写作技巧。逻辑思维是无法超越的，相当于论文的神，而技巧方法是可以模仿的，相当于论文的形。要完成一篇高质量的文献评价报告，神行结合至关重要。一句话，系统评价/Meta 分析论文的写作要求思路清晰，逻辑合理，内容真实，语言简洁。本节中，笔者根据个人的写作经验与大家一起讨论如何撰写系统评价/Meta 分析论文。

## 一、题目

题目是文章的眼睛，暗示文章的主旨，其重要性不言而喻。那么，如何写出一个合格的系统评价/Meta 分析题目？大家可能通过相关参考书籍和网络写作培训课已经了解了很多标题技巧和注意事项。但是众说纷纭，你们是否抓住了其核心思想？个人经验就是始终谨记一条，即依据 PI/ECOS（participants, interventions/exposures, comparators, outcomes, and study design）原则，并在题目中体现出是系统评价或 Meta 分析或两者兼有。需要说明的是，这里并非要求把 PI/ECOS 5 个重要信息全都包含在题目中，可以根据实际情况选择几个比较重要的元素。

例：Restrictive Versus Liberal Strategy for Red Blood-Cell Transfusion: A Systematic Review and Meta-Analysis in Orthopaedic Patients

此题目遵循 PICOS 原则，并包含其中的 PIC。

例：Elevated central venous pressure is associated with increased mortality and acute kidney injury in critically ill patients: a meta-analysis

此题目遵循 PECOS 原则，并包含其中的 PEO。

关于系统评价/Meta 分析题目的举例很多，绝大多数题目都是中规中矩，当然也可以别具匠心，让编辑、审稿人和读者一眼瞧出它的与众不同。例：Relationship between annualized case volume and mortality in sepsis: A dose - Response Meta-analysis 和 Ultrasound guidance facilitates radial artery catheterization: A Meta-analysis with trial sequential analysis of randomized controlled trials。这两个题目都含有特色的统计方法，比如剂量反应分析和试验序贯分析。题目的设定可以千变万化，但是万变不离其宗，我们需要时刻牢记的一点就是依据 PI/ECOS 原则。

## 二、摘要

摘要是内容提要，是作者对自己所做工作的概括总结。在某种程度上，编辑通过题目和摘要能够基本决定你的论文有没有送外审的机会。笔者在 *Journal of Critical Care* 杂志任职责任编辑和统计学编辑，主要负责系统评价/Meta 分析的审稿。个人经验是通常看完题目摘要后，基本就可以敲定要不要继续看全文，要不要送外审，或者直接拒绝。一个好的摘要可以给审稿人留下好的印象，给文章加分。而对于读者，摘要会提示有没有他们期待想看到的信息，是否值得继续阅读全文。现在大部分数据库只提供题目和摘要浏览，提供全文下载的极少，一个好的摘要对于论文的检索和引用也非常重要。总的来说，摘要是文章的精华总结，是整体文章的一个缩影。那么，如何写摘要呢？摘要的格式有很多种，主要涵盖四部分内容：背景（包含目的）、方法、结果以及结论。笔者建议作者严格按照所投稿杂志的要求撰写摘要。不同杂志对摘要的写作要求略有不同，比如字数限制，结构组成等。常见摘要写作的基本要求：不能有参考文献，不能有图片和表格，思路清晰，语言简洁，少用简称、缩写词、多义词以及模糊概念词语。其他特殊要求需要根据不同杂志的稿约而定。需要注意的是，因为摘要不是正文，有一定的字数限制，因此作者可以只报道重要结果而不是全部结果。另外，需要对论文初写者特别提醒的是，摘要是对论文主要信息的提取，在不影响理解意思、不漏掉重要信息的前提下，能省略的词汇和句子都应该删除，留主干而去枝叶。摘要力求语言简练，内容完整明确，与正文内容吻合。具体如下：

背景目的：1~2 句话，一般现在时，一句话阐述研究问题的重要性，另一句话严格按照 PI/ECOS 原则阐述研究目的或提出假说。

方法：3~5 句话，一般过去时，主要包括数据来源、选择标准和统计分析，其他内容可根据篇幅和字数随机应变。

结果：3~5 句话，一般过去时，主要包括纳入研究？包含多少人？重要结果是否给出？结局评价指标的选择？95%可信区间？

结论：1~2 句话，一般现在时，结果提示什么？有什么指导意义？

以笔者 2016 年发表在 *Chest* 杂志的一篇系统评价/Meta 分析论文为例说明。

BACKGROUND：Potential benefits and possible risks associated with ultrasound guidance compared with traditional palpation for radial arterycatheterization are not fully understood. 此部分笔者只使用一个句子交代清楚研究背景。

METHODS：We searched PubMed, Embase, and the Cochrane Library through July 2015 toidentify randomized controlled trials that evaluated ultrasound guidance compared with traditional palpation for radial artery catheterization（笔者用了一句话交代数据库以及研究选择）. Primary outcome was first-attempt failure. Secondary outcomes included mean attempts to success, mean time to success, and hematoma complications（然后阐明主要和次要研究结果）. A random-effects model was used to estimaterelative risks（RRs）with 95% CIs（最后一句话说明统计方法）. 在这篇示例中，因为字数限制，笔者并没有在方法学部分提及质量评价、数据提取、异质性评价等方法学信息。如果在此部分把这些格式化的语言加上，那么在结果部分就需要花篇幅去描述这些指标，最终导致字数远远超过 250 字；出于这些考虑，笔者没有报道这些格式化方法学。

RESULTS：Twelve trials used dynamic two-dimensional（2-D）ultrasound guidance（N = 1, 992）and two used Doppler ultrasound guidance（N = 666）（总计纳入研究和人数）. Compared with traditional palpation, dynamic 2-D ultrasound guidance was associated with a reduced first-attempt failure（RR, 0.68; 95% CI, 0.52-0.87）. Trial sequential analysis showed that the cumulative z curvecrossed the trial sequential monitoring boundary for benefit establishing sufficient and conclusive evidence（汇报主要研究结果）. Dynamic 2-D ultrasound guidance further reduced mean attempts to success, mean time to success, and hematoma complications（汇报次要研究结果）. No evidence of publication bias was detected. Compared with traditional palpation, Doppler ultrasound guidance had no benefit on first-attempt failure（RR, 1.00; 95% CI, 0.87-1.15）, which was confirmed by trial sequential analysis as the cumulative z curve entered the futility area.

CONCLUSIONS：The use of dynamic 2-D ultrasound guidance for radial artery catheterization decreases first-attempt failure, mean attempts to success, mean time to success, and theoccurrence of hematoma complications（阐明基于结果得出的结论）. Dynamic 2-D ultrasound guidance is recommended as an adjunct to aid radial arterial catheterization（讨论结论的推广价值）。

## 三、前言

前言，作为正文开场白，如同一个故事的开端，写好了引人入胜。很多人认为论文写作中讨论部分最重要、最难写，前言随便写一下就 ok 了，尤其中文文章的前言部分很简短，甚至一句话带过。个人经验认为前言部分是论文写作中难度系数较高的一个环节。前言是通过自己的介绍让别人了解自己工作的重要性；需要在文中清楚交代相关研究背景，明确你要做什么，激发读者兴趣，让读者、编辑和审稿人更好地理解你的文章。想要创作出一个思路清晰，逻辑合理，语言简洁，文采优美，能够吸引读者继续阅读其他章节甚至整篇文章的前言并不是那么容易做到的。

以下是具体的几点建议。首先，前言部分的字数一般控制在 300 字以内，一般现在时语态，当然对既往研究相关内容仍使用过去时。个人常采用的目测快捷办法就是 A4 纸张大小，双倍行距，12 号字体，长度不超过一页半。其次，前言部分写作要求思路清晰，逻辑合理，语言简洁。如何达到这一要求？个人经验是在这部分章节写作之前，充分阅读相关参考文章，记录与本研究相关的重要信息及这些信息之间的逻辑关系，构建这些关系的组织架构，注意逻辑连词的使用以增强文章的逻辑性；如此写完之后，自己通读几遍，经过修改后再请其他人阅读；这个过程中，我通常对受邀阅读者提出几个问题：1）是否了解本研究的大背景和目前现状？2）是否明确文章主旨？3）是否有意继续了解本文其他部分？4）文章写作是否条理清晰、语言简练？前后语句衔接是否恰当？这部分写作没有固定格式，如果这几个问题都做到了，那么前言写作部分基本过关。另外，此部分写作的一个重要注意事项就是参考文献的引用，不要很多，只要经典或者最新的文献。此部分不是写综述，不要写很多陈年故事，如果你投稿的是专业杂志，审稿人比你还懂，你在他们面前讲老掉牙的内容，那可能是自寻死路；最好深入浅出地写，浅到非医学专业都能看懂你要讲什么，深到领域专家觉得很有深度内涵。下面示例是笔者在骨科顶尖杂志 *JBJS* 发表的论文：

Approximately 85 million units of red blood cells are transfused annually worldwide, but transfusion practice varies widely. Universal transfusion criteria are lacking and the optimal transfusion strategy remains controversial. Several published systematic reviews indicate that restrictive transfusion could reduce infections without affecting mortality and morbidity. Such an opinion has been adopted in recent guidelines on perioperative blood management(介绍研究背景，高度概括，不要200字写完还没引出研究问题).

Despite the recommendations of restrictive transfusion in most clinical settings, safety concerns remain. An increased risk of cardiovascular events has been suspected(转折提出可能存在的争议问题). Previously published systematic reviews have compared a restrictive transfusion threshold (mostly a hemoglobin level of 8.0 g/dL or symptomatic anemia) with a liberal transfusion threshold (mostly a hemoglobin level of 10.0 g/dL) and yielded inconclusive results in various patient populations and clinical settings(提出依据，展示证据). In patients undergoing orthopaedic surgery, the risk of cardiovascular events is particularly high since most of the patients are characterized by advanced age and less able to tolerate inadequate oxygen supply. Furthermore, the risk of cardiovascular events may vary considerably on the basis of patient characteristics (with versus without preexisting cardiovascular disease) as well surgical procedures (hip fracture surgery versus elective arthroplasty)(基于临床提出具体问题). Additionally, individual trials are underpowered to provide robust estimates of the risk, especially in important subgroups mentioned above. Therefore, we performed a meta-analysis of randomized controlled trials to compare the effect of restrictive versus liberal transfusion on the primary outcome of cardiovascular events and to evaluate the effects in the aforementioned different subgroups among patients undergoing orthopaedic surgery(阐明研究主要目的). We hypothesized that restrictive transfusion compared with liberal transfusion is associated with increased risk of cardiovascular events in patients undergoing orthopaedic surgery(提出研究假说). Additionally, we assessed the efficacy and safety of restrictive transfusion with respect to secondary outcomes. (提出次要研究目的).

## 四、方法

此部分写作的主要原则是详细、实在、透明，能够让别人足以复制再现你的工作过程。试想如果方法学都不过关，怎样得出让人可信的结果和可靠的结论？这部分写作很多人会选择模仿，尤其对于初学者；但是不能乱模仿，需要交代清楚自己做了什么，怎么做的；而且写得越土越接地气越实在，如此给人一种我平时就是这么做的感觉是最好不过的；不要一味追求高大上的描述，反而使文章看起来空洞无物，可信度低。仍然以笔者在上述 *JBJS* 发表的论文为示例：

The meta-analysis was conducted in accordance with the Cochrane Handbook for Systematic Reviews of Interventions and is reported in compliance with the PRISMA (Preferred Reporting Items for Systematic Reviews and Meta - Analyses) statement. It was prospectively registered in the PROSPERO registry (CRD42015019766).

1. 文献检索　哪些研究者参与检索？是否采用独立盲法检索？哪些数据库(主要是 PubMed、Embase 和 Cochrane Library)？起止日期？检索式或关键词？检索有无限制(如语言限制)？是否手工检索(如检索已获取文献的参考文献)？有无检索摘要或者未发表文献？是否联系研究作者获取或确定文献信息？建议至少提供一个数据库的检索策略作为附件。

Search Strategy One reviewer (S. C. ) searched PubMed, Embase, and the Cochrane Central Register of Controlled Trials through December 15, 2016, without any restrictions. Controlled vocabulary (MeSH in PubMed and Emtree in Embase) and keywords were used. Search terms included those related to orthopaedics, transfusion, and their variants. The complete search strategy is available in the Appendix. Two reviewers (W. -J. G. and X. -D. W. ) hand-checked the reference lists of eligible trials and previous reviews.

2. 纳入标准　纳入标准最需要仔细推敲。我们不难发现很大一部分已发表系统评价/Meta 分析的纳入标准几乎都存在一个同样的问题，就是不够严谨，比较粗糙。如何才能保证纳入标准的严谨性呢？我们只需要根据 PICOS 原则来撰写论文纳入标准。笔者个人觉得一个严谨的纳入标准是不需要加以排除标准辅助说明的。如果研究对象是人类，自然排除动物；如果只纳入随机对照试验，那么非随机对照试验（比如队列研究、病例对照、综述、读者来信等）自然也会被排除。再具体一点说，如果研究人群是创伤患者，那么我们需要交代清楚纳入什么样的创伤患者；可能我们要进一步考虑创伤的程度（轻、中、重），创伤的性质（机械性、药物性）等。笔者要强调的是纳入标准中的 PICOS 要做到细致严谨，而排除标准只是对纳入标准的补充，不是反着再重复一遍。

Trial Selection: After records were imported into the EndNote reference management software (Clarivate Analytics), duplicate records were removed. Two reviewers (W. -J. G. and H. C. ) screened the titles and abstracts for relevance, and labeled records as included, excluded, or uncertain. In the case of uncertainty, the full-text articles were retrieved to assess eligibility. Disagreements were resolved by discussion with other reviewers.

Eligibility Criteria: Types of trials: Randomized controlled trials. Types of participants: Adult patients undergoing orthopaedic surgery. Types of interventions: Restrictive (mostly a hemoglobin level of 8.0 g/dL or symptomatic anemia) versus liberal (mostly a hemoglobin level of 10.0 g/dL) red blood-cell transfusion, regardless of the threshold or trigger. Types of outcome measures: The primary outcome was cardiovascular events (defined as a composite of myocardial infarction, arrhythmia, angina, heart failure, cardiac arrest, and any other reported cardiovascular events). Secondary outcomes included all infections, 30-day mortality, thromboembolic events, wound infection, pulmonary infection (mainly pneumonia), and cerebrovascular accidents (mainly stroke).

3. 数据提取　原始研究呈现了很多信息资料给我们，但是面对这些繁多的信息，我们需要提取哪些内容？为什么要提取这些？如何提取并整理呢？

笔者还是建议遵照 PICOS 原则，结合专业知识予以适当内容的选择调整。我们最好在文中交代清楚由哪些研究人员进行数据提取？是否独立进行？有没有预提取表格？提取哪些资料信息？对于重复报道的资料如何处理？存在争议的资料如何解决？有无联系作者获取额外所需信息资料？这个过程中需要着重强调的是，资料提取需要结合专业知识。

Data Extraction: Two reviewers (W. -J. G. and X. -D. W. ) independently extracted data using a standardized form. We collected information on trial characteristics (year of publication, country of origin, and number of patients), patient characteristics (age, preoperative hemoglobin level, and surgical procedures), intervention characteristics (blood transfusion threshold), and data on primary and secondary outcomes. When we found duplicate reports of the same trial, we analyzed data from the most complete data set. Disagreements were resolved by discussion with other reviewers.

4. 质量评价　原始研究的质量会影响系统评价/Meta 分析的结论。如果纳入的原始研究质量较差，那么系统评价/Meta 分析结论的可信度也会降低。就像原材料不好，很难生产出好产品。对于随机对照试验的评价，主流使用 Cochrane 风险偏倚评价系统，也有比较经典的 Jadad 评分系统，但后者现在基本不用了。对于观察性研究，如队列研究和病例对照研究，主要使用 NOS 评分系统。笔者的个人经验是，质量评价具有很强的主观性，仅供参考，建议多人独立评价，不一致的地方商量讨论后再确定。我们没必要单独看哪一个研究质量差或者质量好，我们更看重纳入系统评价/Meta 分析里的原始研究的整体质量。

Risk-of-Bias Assessment: Two reviewers (W. -J. G. and H. C. ) independently assessed the risk of bias using the Cochrane Collaboration's tool. We reviewed each trial and scored as high, low, or unclear the risk involving the following domains: random sequence generation (selection bias), allocation concealment (selection bias), blinding of participants and personnel (performance bias), blinding of outcome assessment (detection bias), incomplete outcome data (attrition bias), selective reporting (reporting bias), and other bias. Blinding of participants and personnel is generally not feasible in studies of this nature, but we believe that the impact of blinding on study quality is not a particular concern based on the study nature. Thus, we categorized trials with low risk of bias for all key domains except blinding of participants and personnel as being at low risk of bias. All other trials were categorized as being at unclear or high risk of bias. Disagreements were resolved by discussion with a third reviewer (J. S. W. K.).

Quality Assessment: Quality assessment was evaluated by using the Newcastle - Ottawa Scale, which is a validated scale for assessing the quality of nonrandomized studies in meta-analyses. This scale awards a maximum of nine stars to each study: four stars for selection of participants and measurement of exposure, two stars for comparability, and three stars for assessment of outcomes and adequacy of follow-up. We assigned scores of 0 to 3, 4 to 6, and 7 to 9 for low, moderate, and high quality of studies, respectively.

5.统计分析　此部分主要撰写指标的使用(RR/OR/HR/RD 或者 WMD/SMD)，模型使用(随机/固定效应模型)，异质性检验(Q 检验，$I^2$ 等)，发表偏倚小样本偏倚的检验，高级统计学方法如敏感性分析或亚组分析或 Meta 回归或剂量反应分析或 TSA 的使用，并说明是否进行预先设定，统计软件的使用(Stata/Revman/R 软件等)等，此部分写作根据需要自己调整内容，也不是所有部分都需要包含在内。

Statistical Analysis: Relative risks (RRs) with corresponding 95% confidence intervals (CIs) were used as summary statistics. Meta-analyses were performed using a random-effects model accounting for clinical heterogeneity. All analyses were performed on the basis of the intention-to-treat principle. Statistical heterogeneity across trials was assessed by the Cochran $Q$ test (with $P < 0.1$ indicating significance) and quantified by the $I^2$ statistic. An $I^2$ value exceeding 50% was considered to represent significant heterogeneity. For the primary outcome of cardiovascular events, subgroup analyses were carried out according to patient characteristics (with versus without preexisting cardiovascular disease) and surgical procedures (hip fracture surgery versus elective arthroplasty). A test of interaction between subgroup differences involving patient characteristics and surgical procedures was performed across the examined subgroups. To minimize the bias caused by variability in the transfusion threshold, a secondary analysis that included only the trials adopting 8. 0 g/dL hemoglobin or symptomatic anemia as the threshold for restrictive transfusion was also conducted. The number needed to harm was calculated as the reciprocal of the absolute difference between the restrictive and liberal transfusion groups. A 2-sided $P$ value of <0.05 was considered significant. All statistical analyses were performed using RevMan 5.3 (Nordic Cochrane Centre).

6.其他方法　其他方法的使用，比如 GRADE 等，在此不做详述。Quality of Evidence Two reviewers (W. -J. G. and H. C.) evaluated the quality of evidence using the GRADE (Grading of Recommendations Assessment, Development and Evaluation) system on the basis of risk of bias, inconsistency, indirectness, imprecision, and publication bias; the evidence quality was classified as very low, low, moderate, or high.

## 五、结果

此部分写作的注意要点刚好和方法学部分相反，不需要你花大篇幅去描述重复。结果部分图表很多，一图一表抵上千言万语，如果还在重复描述图表内容会使文章显得繁冗。这部分写作要求语言简洁、主次分明、层次清晰。

1.研究筛选　说明初筛的文献数，可能纳入的文献数，最终纳入系统评价/Meta 分析的文献数，并给出每一步文献排除的原因，附上流程图。

Trial Selection: Figure 1 illustrates the study selection process. The initial search yielded 1,676 records. After removing duplicates and screening the titles and abstracts, 35 articles were deemed potentially eligible. After reviewing the full-text articles, 10 trials were included in the final analysis.

**2. 研究特点**　研究特点的撰写，仍然遵循 PICOS 原则。笔者建议根据实际情况适当撰写重要的资料信息。如果表格里已经呈现一部分研究特点，那么正文中作者可以对表格中没有呈现出来的重要信息给予描述补充。常见描述的研究特点包括纳入研究的年限、地域、样本量、人群特点、干预措施、对照措施、结局指标、研究类型、随访时间、质量评价等等；其他重要研究特点需要作者结合实际情况进行撰写。此部分一般作为表 1，多余的内容可以放在附件里。

Trial Characteristics: Characteristics of included trials are summarized in Table I. Definitions of primary and secondary outcomes are outlined in the Appendix. The 10 included trials were published from 1998 to 2015, with sample sizes ranging from 66 to 2 016 subjects and a total of 3,968 subjects. Mean participant age ranged from 68.7 to 86.9 years. In the restrictive transfusion arm, the hemoglobin threshold level ranged from 7.3 to 9.7 g/dL (mostly 8.0 g/dL). In the liberal transfusion arm, the hemoglobin level ranged from 8.9 to 11.3 g/dL (mostly 10.0 g/dL). Details of the risk of bias are presented in Figure 2. Overall, 5 trials were categorized as being at low risk of bias and 5, as being unclear.

**3. 数据呈现**　合理利用图表。如果结果实在太多，一定要很好地布局排版；层次混乱、图表一堆会给人乱糟糟的感觉；合理使用图表可以为文章加分。

Primary Outcome: Cardiovascular Events Eight trials involving 3,618 participants reported cardiovascular events. The total number of events was 209. The rates of cardiovascular events were 7.0% (127 out of 1 808) and 4.5% (82 out of 1 810) in the restrictive and liberal arms, respectively. Restrictive compared with liberal transfusion was associated with increased risk of cardiovascular events (RR, 1.51; 95% CI, 1.16 to 1.98; $P = 0.003$; Fig. 3). The number needed to harm was 40. No statistical heterogeneity was observed across trials ($I^2 = 0\%$)(主要结果).

In subgroup analyses, the increased risk of cardiovascular events was observed irrespective of preexisting cardiovascular disease (Pinteraction = 0.63), with an RR of 1.44 (95% CI, 1.03 to 2.02; $P = 0.03$) in patients with preexisting cardiovascular disease versus 1.65 (95% CI, 1.05 to 2.60; $P = 0.03$) in those without such disease. The increase was observed in patients undergoing hip fracture surgery (RR, 1.51; 95% CI, 1.08 to 2.10; $P = 0.02$), but did not reach significance in those undergoing elective arthroplasty (RR, 1.53; 95% CI, 0.96 to 2.44; $P = 0.07$) (Fig. 4)(亚组分析结果).

Six trials involving 2,872 participants adopted 8.0 g/dL hemoglobin or symptomatic anemia as the threshold for restrictive transfusion. The analysis of only these trials obtained the same results (RR, 1.51; 95% CI, 1.09 to 2.08; 6.3% [91 out of 1 437] versus 4.1% [59/1 435]; $P = 0.01$) (Fig. 5). The number needed to harm was 45. No heterogeneity was observed ($I^2 = 0\%$)(敏感性分析结果).

Secondary Outcomes

There were no significant differences in the rates of all infections (RR, 0.78; 95% CI, 0.56 to 1.07), 30-day mortality (RR, 0.96; 95% CI, 0.57 to 1.62), thromboembolic events (RR, 0.91; 95% CI, 0.50 to 1.65), wound infection (RR, 0.65; 95% CI, 0.34 to 1.25), pulmonary infection (mainly pneumonia) (RR, 0.86; 95% CI, 0.64 to 1.15), and cerebrovascular accidents (mainly stroke) (RR, 0.43; 95% CI, 0.17 to 1.14) between the restrictive and liberal transfusion arms (Fig. 6).

此部分次要结果太多，没必要对每个结果作森林图，可以整合到一张图上，如下所示。

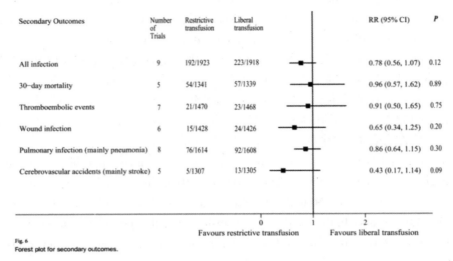

Fig. 6
Forest plot for secondary outcomes.

图 30-5　森林图

## 六、讨论

讨论是对结果的解释，而不是对结果的描述。写讨论的一个很重要的原则就是始终以你的结果为中心主线、基于结果的讨论。很多作者经常犯的错误之一就是讨论时旁征博引，却和结果没任何关系，平白费了力气；另外一个常见错误就是把背景内容写成讨论。系统评价/Meta 分析的讨论部分写作千变万化，一千个读者一千个哈姆雷特；而且每个作者撰写讨论的方式也不一样。以下是笔者根据个人经验，对讨论写作的一点心得，希望为读者提供参考。讨论主要从下面几个方面进行：

1.主要结果　这是讨论的第一段。但这个结果并不是对上述结果的简单重复，一般需要作者对自己的研究结果进行一个概括性的总结，切记不可直接复制粘贴结果部分的内容。

Principal Findings

Compared with liberal transfusion ( mostly a hemoglobin level of 10. 0 g/dL), restrictive transfusion ( mostly a hemoglobin level of 8. 0 g/dL or symptomatic anemia) was shown to increase the risk of cardiovascular events irrespective of preexisting cardiovascular disease. The results were the same in an analysis including only trials with 8. 0 g/dL hemoglobin or symptomatic anemia as the threshold for restrictive transfusion. Importantly, the increased risk was observed in patients undergoing hip fracture surgery but did not reach significance in those undergoing elective arthroplasty.

There were no significant differences in the rates of all infections, 30-day mortality, thromboembolic events, wound infection, pulmonary infection ( mainly pneumonia), and cerebrovascular accidents ( mainly stroke) between the restrictive and liberal transfusion arms.

2.可能的原因　解释为什么会有这样的结果出现？我们需要查找文献，引用证据来支持自己的结果。对于此部分的撰写，要求条理清晰，逻辑合理，便于读者理解。写作需要对可能的发生机制有个全面的解释，但每个点又不必太多，点到为止。这部分也不是每篇论文都需要，也不一定独立成段，有时候可能和其他部分糅合到一起进行撰写。

3.与其他系统评价/Meta 分析的联系　之前有没有人做过类似的工作呢？你的系统评价/Meta 分析和之前的有什么区别/相同的地方？区别/相同在哪里？（是入选标准？资料提取？统计分析？还是结果？）为什么有区别/相同？这部分需要作者结合自己的结果，仔细阅读之前的系统评价/Meta 分析，进行比较，找出异同点，给出合理的解释。再次强调，一定要给出合理的解释，而不是单纯的异同点。本系统评价/Meta 分析有增加什么新的东西吗？这往往也是作者论文的闪光点。如果我们的文章对目前这个领域某个方向毫无参考价值，那么我们的文章可能就没机会发表；正所谓一点之间即可成文。其实这部分很难写，尤其之前发表很多系统评价/meta 分析的情况下，更需要作者深刻理解自己的研究和别人研究之间的异同点以及可能的合理解释，需要很好的语言组织和合理的排版布局，切记不可攻击批评之前的研究，可以中性语气或者先扬后抑的方法去客观评价。

Relation to Other Systematic Reviews：Several previous systematic reviews comparing restrictive and liberal transfusion have been published. A meta-analysis of restrictive versus liberal transfusion in patients with existing cardiovascular diseases receiving noncardiac surgery showed an increase in acute coronary syndrome in the restrictive arms (RR, 1.78; 95% CI, 1.18 to 2.70). Another meta-analysis revealed results that differed according to patient characteristics. Specifically, in patients receiving cardiac or vascular procedures, restrictive transfusion appeared to increase the risk of events reflecting inadequate oxygen supply (defined as a composite of myocardial, cerebral, renal, mesenteric, and peripheral ischemic injury, arrhythmia, and unstable angina). A similar result was also shown in orthopaedic patients (RR, 1.41; 95% CI, 1.03 to 1.92). A more recent Cochrane review in 2016 that compared restrictive and liberal transfusion in patients regardless of disease status and surgery type failed to show a difference in cardiac events (defined as a composite of myocardial infarction, cardiac arrhythmia, cardiac arrest, pulmonary edema, and angina) (RR, 1.04; 95% CI, 0.79 to 1.39), but the quality of evidence for that conclusion was low, possibly because of the diverse range of patient characteristics. In the current study, we focused on a selected and homogeneous population—only orthopaedic patients—and confirmed an increase of cardiovascular events in orthopaedic patients receiving restrictive transfusion (RR, 1.51; 95% CI, 1.16 to 1.98) irrespective of preexisting cardiovascular disease. More importantly, we found that the increase in cardiovascular events was observed in patients undergoing hip fracture surgery but did not reach significance in those undergoing elective arthroplasty (此部分主体围绕主要指标心血管不良事件和其他研究的纵横对比).

A meta-analysis published in 2014 found a reduced risk of all infections with restrictive transfusion. However, the magnitude of the reduction was marginal (RR, 0.88; 95% CI, 0.78 to 0.99). A meta-analysis of only patients undergoing orthopaedic surgery also showed a reduction in all infections (RR, 0.65; 95% CI, 0.47 to 0.91); however, a sensitivity analysis indicated unstable results5. The results of the current meta-analysis failed to show that restrictive transfusion was associated with a reduction in the rate of all infections (RR, 0.78; 95% CI, 0.56 to 1.07). All previously published systematic reviews failed to show an impact of restrictive transfusion on patient mortality. In line with these studies, our meta-analysis found no difference in mortality between there strictive and liberal transfusion arms. Previous studies also failed to show a significant difference in morbidity (with the exception of cardiovascular events) in various clinical settings. The current study yielded similar findings：restrictive transfusion had no significant impact on thromboembolic events, wound infection, pulmonary infection (mainly pneumonia), and cerebrovascular accidents (mainly stroke). The nonsignificant results of these secondary outcomes may be attributed mainly to the low event rate and insufficient sample size(此部分主体围绕次要指标和其他研究的纵横对比)。

当然，实在语言组织有难度，可以表格的方式呈现，这样可以省略大篇幅的文字描述。以下示例是笔者 2016 年在 *Chest* 发表的更新 Meta (Chest, 2016, 149(1)：166-179)。

5. 临床应用 研究结果是否对临床工作有一定的参考价值？针对真个问题的回答主要是从目前国内外指南着手，可以让我们站在巨人的肩膀上看世界。另外，考虑研究结果和临床医生的实际诊疗工作有何关系？是否比指南更细以及对临床工作有参考价值？此部分撰写也比较困难，需要对相关的指南了如指掌并能够深度剖析，突显自己的研究成果对指南和临床的应用价值。

Implications for Policy makers and Clinicians

Our findings have important implications for both policymakers and clinicians. Current guidelines from the American Society of Anesthesiologists (ASA), the European Society of Anaesthesiology (ESA), and the

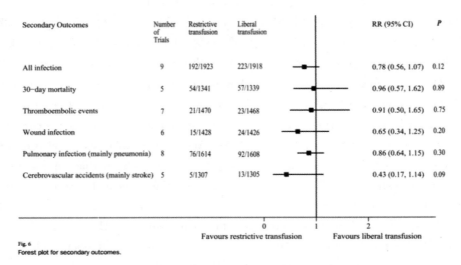

| Secondary Outcomes | Number of Trials | Restrictive transfusion | Liberal transfusion | RR (95% CI) | P |
|---|---|---|---|---|---|
| All infection | 9 | 192/1923 | 223/1918 | 0.78 (0.56, 1.07) | 0.12 |
| 30-day mortality | 5 | 54/1341 | 57/1339 | 0.96 (0.57, 1.62) | 0.89 |
| Thromboembolic events | 7 | 21/1470 | 23/1468 | 0.91 (0.50, 1.65) | 0.75 |
| Wound infection | 6 | 15/1428 | 24/1426 | 0.65 (0.34, 1.25) | 0.20 |
| Pulmonary infection (mainly pneumonia) | 8 | 76/1614 | 92/1608 | 0.86 (0.64, 1.15) | 0.30 |
| Cerebrovascular accidents (mainly stroke) | 5 | 5/1307 | 13/1305 | 0.43 (0.17, 1.14) | 0.09 |

Favours restrictive transfusion  Favours liberal transfusion

Fig. 6
Forest plot for secondary outcomes.

图 30-5  不同研究比较

Association of Anaesthetists of Great Britain and Ireland (AAGBI) unanimously recommend restrictive transfusion in perioperative blood loss management. Our meta-analysis found that, in patients undergoing orthopaedic surgery, restrictive transfusion significantly increases the risk of cardiovascular events irrespective of preexisting cardiovascular disease. Such findings are generally consistent with previous meta-analyses that compared restrictive versus liberal transfusion in patients particularly vulnerable to inadequate oxygen supply. Additionally, we found that the increased risk of cardiovascular events was observed in patients undergoing hip fracture surgery but did not reach significance in those undergoing elective arthroplasty. For translation into daily clinical practice, these findings highlight the need for anesthetic and orthopaedic professionals to be vigilant to the increased risk of cardiovascular events associated with restrictive transfusion in orthopaedic patients, especially in the subpopulation undergoing hip fracture surgery. The updated guideline from the American Association of Blood Banks (AABB) recommends restrictive transfusion with a threshold of 8.0 g/dL hemoglobin for patients undergoing orthopaedic surgery. An analysis that only included the 6 trials using 8.0 g/dL hemoglobin or symptomatic anemia as the threshold for restrictive transfusion also suggested that transfusion increased the risk of cardiovascular events. Based on these findings, current guideline recommendations supporting the use of restrictive transfusion with the threshold of 8.0 g/dL hemoglobin should be reconsidered for patients undergoing orthopaedic surgery. These findings also suggest that the clinicians should perform risk stratification and refine transfusion thresholds in subpopulations.

6. 研究本身的优点和局限性　此部分点到为止，不可写太多，尤其写局限性；每个局限性写出来后记得给出合理的解释。

Strengths and Weaknesses of the Review

The strength of this meta-analysis lies in the preplanned parallel comparison of cardiovascular events as the primary outcome in a relatively homogeneous set of participants (patients receiving orthopaedic surgery) receiving restrictive versus liberal transfusion. Moreover, this meta-analysis assesses the risk of cardiovascular events in different subgroups. The narrow scope of the included trials (hip or knee surgery) is also a limitation in terms of generalizability. Additionally, none of the included trials reported long-term follow-up data.

7. 结论　总结主要研究发现及其意义，存在的研究局限性及其对以后研究的参考建议。

Summary

In patients undergoing orthopaedic surgery, when compared with liberal transfusion, restrictive transfusion increases the risk of cardiovascular events irrespective of preexisting cardiovascular disease. Importantly, the increased risk was observed in patients undergoing hip fracture surgery but did not reach significance in those undergoing elective arthroplasty. Restrictive transfusion has no impact on the rates of all infections and other clinical outcomes. These findings challenge unconditional use of restrictive transfusion in patients undergoing orthopaedic surgery and suggest that clinicians should perform risk stratification and refine transfusion thresholds in subpopulations.

## 七、写作技巧

1.选题　选题是进行系统评价/Meta 分析的第一步，也是最为重要的一步。有一个好题目，可能事半功倍；相反，可能浪费时间精力，最后一无所获。系统评价/Meta 分析和其他科技论文一样，个人选题经验是基于临床讨论临床常见问题，考虑其创新性、科学性、可行性、有争议性。选题的好坏一定程度上决定了系统评价/Meta 分析的质量。任何科研最终都是为了服务临床工作，所以系统评价/Meta 分析的选题最好来源于实际临床工作中遇到的问题，这样更体现其价值和作用。因此在实际情况中，我们临床医生不仅需要关注临床工作，还需要对本专业或者专业内某方向的研究现状和研究进展有一定的了解，并进行长期关注，这样才能选到好题目。但现实情况是，对于本科生、研究生等在校学生或者刚工作的年轻医生而言，临床经验积累不足，这就需要我们不仅在临床实践中做到多观察、多发现问题，关注并查阅相关文献资料，还要在了解相关背景后积极和自己的导师或者上级医生进行讨论，然后再进行系统评价/Meta 分析。笔者不建议作者为了发文章而选冷门题目，甚至所谓的"创新"题目，发表没有实际临床价值的论文。

2.查全　文献漏检是比较严重的事情，可能会造成结果的偏倚，甚至是错误的结果。因此，在进行系统评价/Meta 分析时，需要作者有一定的检索基础，或进行一定的培训，或寻求图书管理人员的帮助，做到文献查全，不漏检，使用敏感度比较高的检索策略。

3.质量　系统评价/Meta 分析是二次研究，其质量取决于纳入的原始研究的质量。笔者建议作者在进行系统评价/Meta 分析时，要严格控制入选研究的质量，并能够正确客观地评价。

4.讨论　笔者再次强调讨论是对结果的解释，而不是对结果的描述，并且牢记始终以结果为中心主线。

5.规范　建议作者在进行系统评价/Meta 分析的实际工作中，严格遵循相关的系统评价/Meta 分析报告规范去撰写论文。

总而言之，系统评价/Meta 分析论文的写作方法和技巧众多，但最重要的还是写作思维，而不是流于形式。笔者本着学习交流、共同进步的态度，和大家分享自己在撰写系统评价/Meta 分析论文中的一些经验。如有不当之处，望批评指正。我相信，只要把握好选题的价值和深度，做到查全查准相关文献，正确客观评价入选研究质量，选择合适的效应指标，充分合理解释研究结果，正确定位自己的文章，选择合适的目标杂志，一定能够顺利发表自己的成果。

（谷万杰）

## 参考文献

[1]Moher D, Liberati A, Tetzlaff J, et al. PRISMA Group. Preferred reporting items for systematic reviews and meta-analyses: the PRISMA statement[J]. BMJ, 2009, 339: b2535.

[2]Stroup DF, Berlin JA, Morton SC, et al. Meta-analysis of observational studies in epidemiology: a proposal for reporting. Meta-analysis of Observational Studies in Epidemiology (MOOSE) group[J]. JAMA, 2000, 283(15): 2008-2012.

[3]Liberati A, Altman DG, Tetzlaff J, et al. The PRISMA statement for reporting systematic reviews and meta-analyses of studies that evaluate health care interventions: explanation and elaboration[J]. PLoS Med, 2009, 6(7): e1000100.

[4]杜亮, 李幼平. Archie Cochrane: Cochrane 系统评价的倡导者[J]. 中国循证医学杂志, 2005, 5(2): 174-176.

[5]李晨, 张炬倩, 蔡羽嘉, 等. 以患者为本, 探索临床干预的真实疗效: 记 Iain Chalmers 的成长奋斗历程[J]. 中国循

证医学杂志，2007，7（4）：321-325.

[6]邝心颖，李幼平，张鸣明. 2017 年 Cochrane 带给中国的机遇[J]. 中国循证医学杂志，2018，18（8）：1-7.

[7]喻佳洁，李琰，陈雯雯，李幼平. 循证医学的产生与发展：社会需求、学科发展和人文反思共同推动[J]. 中国循证医学杂志，2019，19（1）：108-113.

[8]Higgins JPT, Thomas J, Chandler J, et al. Cochrane handbook for Systematic Reviews of Interventions version 6. 0 [M/OL].（2019-07-31）. Cochrane，2019. http://www.training.cochrane.org/handbook

[9] Review Manager 5 （RevMan 5）[M]. Version 5. 3. Copenhagen：Nordic Cochrane Centre，The Cochrane Collaboration，2014.

[10]Williams AD, Bird ML, Hardcastle SGK, et al. Exercise for reducing falls in people living with and beyond cancer[J]. Cochrane Database of Systematic Reviews，2018，10：CD011687. DOI：10. 1002/14651858. CD011687. pub2.

[11] Higgins JPT, Lasserson T, Chandler J, et al. Methodological expectations of Cochrane intervention reviews [M]. Cochrane：London，Version October，2019.

[12]Gu WJ, Gu XP, Wu XD, et al. Restrictive versus liberal strategy for red Blood-Cell Transfusion：A systematic review and Meta-analysis in orthopaedic Patients. J Bone Joint Surg Am，2018，100（8）：686-695.

[13]Chen CY, Zhou Y, Wang P, et al. Elevated central venous pressure is associated with increased mortality and acute kidney injury in critically ill patients：a meta-analysis[J]. Crit Care，2020，24（1）：80.

[14]Gu WJ, Wu XD, Zhou Q, et al. Relationship between annualized case volume and mortality in sepsis：A dose-response meta-analysis[J]. Anesthesiology，2016，125（1）：168-179.

[15]Gu WJ, Wu XD, Wang F, et al. Ultrasound guidance facilitates radial artery catheterization：A Meta-analysis with trial sequential analysis of randomized controlled trials[J]. Chest，2016，149（1）：166-179.

# 循证临床实践方法篇

"耳闻之不如目见之，目见之不如足践之"

——《说苑》

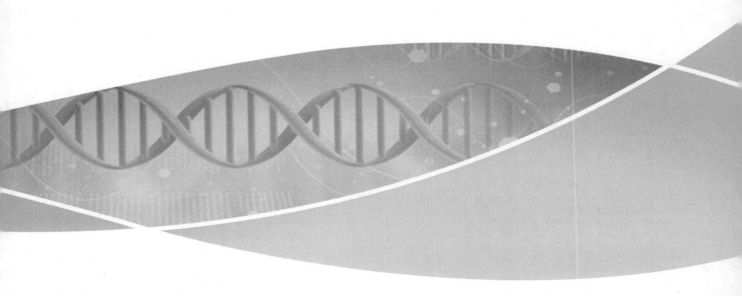

# 第 31 章
# 循证临床实践指南的制订与实施

**要　点**

● 临床实践指南可为患者提供最佳诊疗决策的指导意见。

临床实践指南可为患者提供最佳诊疗决策的指导意见。高质量的临床实践指南能够规范临床医生的诊疗行为，降低医疗成本，从而提高医疗质量。本章主要介绍临床实践指南的定义与国内外发展，以及临床实践指南的制订方法，最后以内科、儿科、中医以及护理领域临床实践指南的制订方法与实例进行解读。

## 第一节　临床实践指南的概述

### 一、临床实践指南的定义

1990 年，美国医学研究所(Institute of Medicine，IOM)提出了临床实践指南(Clinical Practice Guideline，CPG，以下简称指南)的定义，即"针对特定的临床情况，系统制订出帮助临床医生和患者做出恰当处理的指导性意见(推荐意见)"，要求指南包括以下要素：(1)正确性(衡量指南正确性的标准是指在遵循指南推荐意见后能否达到预期的诊疗效果)；(2)可重复性(不同的指南小组采用同样的证据和方法开发的指南推荐意见应一致，不同的临床医生在同样的临床情况下采用同一条推荐意见)；(3)临床实用性(指南的推荐意见清晰描述覆盖的患者类型，指南囊括的患者类型由临床证据和专家共识综合评估后确定)；(4)灵活性(指南应包括目前获得普遍共识的诊疗方案以及可能超出指南范围的诊疗方案)；(5)明晰性(指南的语言必须清晰，术语定义明确，呈现方式易于理解)；(6)多学科性(指南的制作过程必须纳入主要相关人员)；(7)有计划的更新(指南应包含更新计划，更新周期可能取决于新的临床证据的出现或是专家共识的改变)；(8)指南制订过程需记录(记录的内容包括：参与者、使用的证据、推荐意见的讨论依据、分析方法)。

2011 年，IOM 更新了对临床实践指南的定义，即指南是"针对临床问题，基于系统评价的证据，在比较不同干预措施利弊的基础上，形成的旨在为患者提供最佳医疗服务的推荐意见"，同时 IOM 也更新了指南应满足的条件：(1)基于现有证据的系统评价；(2)由多学科权威专家及主要利益相关人群代表参与(公众和患者的参与有利于指南的推广实施)；(3)考虑患者的主要亚群以及患者偏好；(4)制作过程透明清晰，将偏倚、利益冲突最

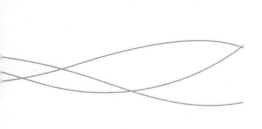

小化；（5）提供干预措施与结局指标之间关联的解释，证据质量和推荐强度需分级；（6）有更新计划。

此外，WHO 作为全球指南制订的重要机构，其将指南定义为："任何包括了医学干预推荐意见的文件，这些干预涉及临床、公共卫生、卫生政策，推荐意见告诉卫生政策制订者、卫生保健提供者或患者应该做什么，它指导使用者在影响卫生保健和资源利用的不同干预之间做选择"。指南最初的使用人群是临床医生，目标人群是患者，现今已逐渐扩展为政策制订者、管理者，临床医生和患者。它是一个帮助进行临床决策的工具，但在应用时还应考虑患者偏好和价值观、提供者和社会角度、成本效益等其他因素，高质量的临床实践指南能够规范临床医生的诊疗行为，降低医疗成本，从而提高医疗质量。

### 二、临床实践指南的发展

#### （一）指南相关国际组织的成立

2002 年成立的国际指南协会（Guideline International Network，GIN，https：//www.g-i-n.net）是目前全球唯一一个针对指南的国际行业组织。截至 2019 年 8 月，它已拥有遍布 46 个国家和地区的 102 个机构会员和 120 名个人会员。GIN 的使命是引领、加强与支持指南制订、改编与实施领域的合作。GIN 目前在全球设有 7 个分会，分别是 GIN Asia，GIN North America，GIN Africa，GIN Nordic，GIN Arab，GIN Iberoamerica 及 GIN Australia & New Zealand。GIN 同时设立了 13 个工作组（working group），包括实施工作组，过度诊断工作组，更新工作组等。2016 年 4 月，由中国、日本、韩国和新加坡的学者联合发起成立了 GIN Asia（亚洲指南协会），旨在促进亚洲国家指南制订者和实施者之间的合作，提升亚洲指南的质量。

WHO 作为联合国下属的专门致力于提高全世界人民健康水平的机构，每年面向其 194 个成员国制订和发布几十部卫生政策、公共卫生和临床实践领域的指南。WHO 指南相比其他国际组织和国家的指南，覆盖面更广、制订和评审更严格，利益冲突更小。为促进 WHO 指南在其成员国当中的应用和转化，2017 年 8 月，WHO 在我国兰州大学成立了世界卫生组织指南实施和知识转化合作中心（WHO Collaborating Centre for Guideline Implementation and Knowledge Translation），旨在传播和实施 WHO 及全球的高质量循证指南，促进医学知识和研究证据的高效转化。

#### （二）指南方法学的进展

近十年间，国际上成立了若干指南方法学工作组，为全球指南的制订、修订和实施提供了重要的支撑，其中较有影响力的工作组见表 31-1。

**表 31-1　国际指南方法学工作组**

| 主题 | 方法学工作组 | 网址 |
|---|---|---|
| 指南注册 | 国际实践指南注册平台 | http://www.guidelines-registry.org/ |
| 指南制订 | 指南制订清单 2.0 | https://cebgrade.mcmaster.ca/guidelinechecklistonline.html |
| 指南证据质量和推荐强度分级 | GRADE 工作组 | http://www.gradeworkinggroup.org/ |
| 指南质量评价 | AGREE 工作组 | http://www.agreetrust.org/ |
| 指南更新 | The Updating Guidelines 工作组 | http://www.g-i-n.net/working-groups/updating-guidelines/about |
| 指南改编 | ADAPTE 工作组 | http://www.g-i-n.net/working-groups/adaptation |
| 指南报告 | RIGHT 工作组 | http://www.right-statement.org/ |
| 指南实施 | GLIA 工作组 | http://nutmeg.med.yale.edu/glia/login.htm |
| 指南 APP 软件 | MAGIC 工作组 | https://www.magicapp.org/ |

### （三）国内外指南的现状

近年来，随着指南方法学的完善，人们重视程度的增加，指南数量也逐渐呈现上升趋势，我们以"Practice Guideline"［Publication Type］在 PubMed 中进行检索，每年的指南累积数量如图 31-1 所示。虽然指南在中国的起步较晚，但近 20 年在中文期刊上发表的指南数量也超过了 700 部（图 31-2），内容涵盖了临床预防、诊疗和预后等各方面。

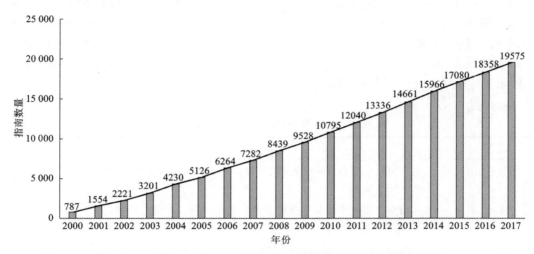

图 31-1　PubMed 近 20 年收录的临床实践指南类文献的累积数量

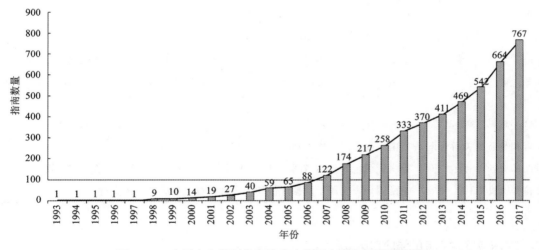

图 31-2　中国中文期刊发表临床实践指南类文献累积数量

虽然国内外指南的数量都在逐年递增，但其仍存在一定的局限性：（1）针对同一主题或者疾病，不同组织可能制订不同的指南，且这些指南推荐意见大相径庭；（2）指南较少采用 IOM 的定义，即基于系统评价的证据进行制订；（3）运用研究与评价工具（appraisal of guidelines for Research and Evaluation，AGREE）对指南进行质量评价，其部分领域的质量仍有很大的提升空间；（4）在指南的制订过程中，对利益冲突的进行规范化报告及管理也是一个重要的问题。

除了以上局限性以外，中国本土化指南的制订目前还存在以下重要挑战：（1）国家层面缺乏对指南的指导、规范和评价，以及缺乏相关机制保障指南的传播和实施；（2）缺乏本土化高质量原始研究证据，中文发表的系统评价质量良莠不齐；（3）缺乏专门的经费支持，大部分指南资金来源于制药企业，缺乏对利益冲突有效的管理；（4）指南更新周期长，更新方法和步骤不清晰，部分指南自发表后从未更新过，过时的推荐意见对临床可能造成重要的误导；（5）中医药领域指南的制订存在独特的挑战，尤其是在证据分级和形成推荐意见时，如何处理经典古籍文献和名老中医专家意见方面。

## 第二节　临床实践指南的制订方法

### 一、临床实践指南的制订原则

2011 年，随着 IOM 对临床实践指南定义的更新，国际上诸多指南制订组织和机构也相继对其指南制订手册和原则进行了更新。2012 年，GIN 在内科学年鉴上发表的《国际指南协作网：迈向临床实践指南制订的国际标准》一文提出：一部高质量临床实践指南应遵循以下 11 条标准（表 31-2）。目前，IOM 和 GIN 发布的指南制订原则与标准已成为国际指南制订者的重要参考，同时为指南研究者判断指南质量、使用者应用指南提供了重要依据。

表 31-2　GIN 高质量和可信指南的 11 条标准

| 内容 | 描述 |
| --- | --- |
| 指南制订小组的组成 | 指南制订专家组应包括多种专业的利益相关者，如卫生专业人员、方法学家、特定主题的专家、患者 |
| 决策制订过程 | 指南应该描述专家组成员达成共识的过程，在可行的情况下还应说明资助的情况。该过程应在指南制订之初确定 |
| 利益冲突 | 指南应该包括指南制订小组成员的经济和非经济利益冲突声明，也应该描述如何记录和解决这些利益冲突的过程 |
| 指南范围 | 指南应该详细说明其目的和范围 |
| 方法 | 指南应该明确详细地描述指南的制订方法 |
| 证据评价 | 指南制订者应该用系统的证据评价方法来确定和评价指南主题相关的证据 |
| 指南推荐意见 | 应该清晰阐明指南推荐意见，且推荐意见要基于疗效和安全性的科学证据，若可能，也要考虑关于成本的证据 |
| 证据和推荐意见分级 | 指南应该用分级系统对证据质量和可靠性及推荐意见的强度分级 |
| 同行评审和利益相关者咨询 | 指南发表之前应该由外部的利益相关者进行评审 |
| 指南过期和更新 | 指南应该包含过期时间和/或描述指南小组将用于更新推荐意见的流程 |
| 经济支持和资助机构 | 指南应该说明用于证据评价和指南推荐意见形成的经济支持 |

### 二、临床实践指南的制订步骤

#### (一)注册与撰写计划书

1. 指南计划书

指南计划书（guideline proposal 或 guideline protocol）是指概括指南如何制订的计划或系列步骤，以及将要使用方法的文件。撰写指南计划书需要包括指南的整体目的、具体目标、时间表、任务安排、重要的流程及方法（如建立指南制订工作组、遴选指南主题、证据检索和评价、推荐意见共识等）。此外，为帮助指导证据的检索和分级，还需列出指南的目标疾病和人群、重要结局指标等。

2. 指南的注册

为确保 WHO 指南制订的科学性和透明性，WHO 于 2007 年成立了指南评审委员会（Guideline Review Committee，GRC），主要负责每月定期评审由 WHO 各职能部门提交的指南计划书和待发表的终版指南，而提交计划书这一过程就是 WHO 指南的特殊注册过程。在成立 GRC 后，制订和发表的产妇及围产期健康指南质量有了明显的提高，因此，注册对提高指南的整体质量具有重要意义。此外，指南注册的意义还表现为：增加制订过程的透明度，避免偏倚和重复，提高指南的公信力，加强各个指南制订机构间的协作，以及促进指南的传播与实施。

2014 年 1 月，国际实践指南注册平台(International Practice Guidelines Registry Platform，IPGRP，http://www.guidelines-registry.org，下文简称"注册平台")正式建立，到目前为止，已有超过 150 部指南进行了注册。为方便国际用户浏览注册，注册平台提供了中英双语界面，其注册内容包含 10 条基本信息和 21 条注册信息。注册信息主要包括：指南题目、指南版本、指南类型、指南领域、制订状态、制订单位、赞助单位、指南用户、目标人群、卫生保健环境、疾病或卫生问题、患者偏好与价值观、分级方法、共识方法、利益声明、预算、预期或实际开始制订的时间、预期完成的时间、过期时间、计划书、其他信息等。指南一旦注册，即授予唯一的注册号。

### (二)指南制订工作组的组建

指南的制订是一个多学科专家参与和共同决策的过程，具有代表性的指南制订工作组是制订高质量循证指南的保障。指南制订工作组可由上级管理部门成立，也可由学会和协会自行成立，但均应在指南计划书中预先确定工作组的成立过程及人员遴选方法。同时，指南制订工作组的成立应体现多学科性和代表性，除必须包含临床专家和指南方法学家外，还应根据不同的指南主题纳入流行病学、循证医学、卫生经济学、伦理学、法学等相关领域的专家。小组设立方面，指南制订工作组首先应设置首席专家组，并成立包含指导委员会、秘书组、证据评价组、共识组和外审组等 5 个小组在内的指南制订工作组，可根据指南的具体内容和特点对其进行增减或合并，但必须明确工作组中每个小组的具体分工和职责。

#### 1. 首席专家组

首席专家组一般可为 2~4 人，包括 1~2 名首席临床专家和 1~2 名首席方法学家。首席临床专家是指南的总负责人，指临床医学、药学、护理、临床管理等相关领域的专家，对指南制订各个阶段具有决策权，负责撰写指南最终文稿，对临床体系的适用性负责；首席方法学家对指南进行顶层设计，提供方法学指导和培训，并对指南全程进行质量控制，对方法学质量负责；一般情况下首席临床专家和方法学家各由 1 人担任，但涉及多个专业和领域合作的指南，也可适当增加首席专家和首席方法学家的人数。

#### 2. 指导委员会

指南指导委员会一般由 5~9 名资深临床专家和方法学家组成，其主要职能为：成立指南其他工作组；管理指南利益冲突；批准指南计划书；监督指南制订过程；审定指南全文；提供指南制订必要的咨询和指导。

#### 3. 秘书组

秘书组一般由 2~10 名学会/协会或承担单位的工作人员组成，主要负责协调其他工作组的工作；起草指南计划书；开展临床问题的调研；组织推荐意见共识会议；详细记录指南制订的整个过程；撰写指南初稿；指南投稿。必要情况下，秘书组同时也可能承担证据评价组的功能和职责。

#### 4. 证据评价组

证据评价组一般由 4~10 名循证医学专家或具备循证医学知识及能力的专业人员组成，在指南制订过程中主要负责：检索、评价、合成和分级证据；制作系统评价；制作证据总结表和推荐意见决策表。

#### 5. 共识组

推荐意见共识组一般由 11~29 名临床专家和患者代表组成，其主要职能为：确定临床问题；对推荐意见进行投票；对指南全文进行定稿。

#### 6. 外审组

外审组一般由 3~5 名未直接参与该指南的利益相关者(临床专家、方法学家、患者或公众代表、政策制订者等)组成，主要负责：评审最终版指南，确保指南的科学性、清晰性和公正性，就指南存在的重大风险或问题，以及具体的推荐意见内容给出反馈和建议。

### (三)指南利益冲突的声明和管理

利益冲突是影响指南制订客观性、独立性和可靠性的重要因素，如何声明和管理利益冲突是指南制订者、使用者和研究者关注的焦点。包括 WHO、IOM 和 GIN 等在内的多个国内外主要指南制订机构或研究组织都对利益冲突的管理提供了具体的方法。

在指南制订过程中，指南小组的全体成员，以及其他参加指南制订会议的专家或顾问都要填写利益声明表，且都要在正式参与指南制订相关工作前完成。此外，任何受邀并实际参与到指南制订过程（如系统评价的制作、指南的撰写）的其他人员也都必须填写利益声明表。为了防止重要信息的遗漏，在提交利益声明表的同时，每位成员还应该提交一份个人简历。利益冲突的评审结果应清晰地呈现在最终的指南文件中，同时需要每年更新一次，特殊情况下可根据具体变动情况实时更新。值得注意的是，进行利益声明并不代表存在利益冲突，成员提交的利益声明应该经过指导委员会的评审，然后确定是否存在利益冲突，进而采取合理的处理方法。

利益声明的管理过程：（1）参与指南制订的专家、顾问等所有成员在参与指南会议之前，均需填写 WHO 利益声明表；（2）WHO 指导小组在各成员参会之前评价其利益声明，以判断是否存在可能限制其参与指南制订的利益冲突；（3）应就利益冲突的严重性（对指南制订过程产生不良反应的风险）进行评价并制订出管理计划；（4）在每次指南制订会议上，每位成员的利益声明表都会被总结并告知整个小组，每位成员都有机会更新和（或）修正利益声明。所有成员的利益声明处理策略也会告知整个小组；（5）所有成员的利益声明都会在终版指南文件中作出报告。

### （四）临床问题的构建

临床问题是临床实践中亟待解决的关键问题，与指南的主题相比更加具体。临床问题应针对推荐的干预措施的有效性，以及关于潜在干预措施的不良后果、社会认可度或成本效益的信息等，为形成推荐意见提供证据基础。背景信息，如疾病的定义、疾病的流行病学和病理学等信息不需要全面地评价。

在指南制订过程中，临床问题的构建流程：（1）指南制订小组根据指南范围草拟一份问题清单，帮助将问题划分为背景问题和前景问题；（2）指南制订小组结合指南指导委员会的意见，用 PICO 框架表提出前景问题；（3）指南制订小组列出相关结局指标，包括有利的和不利的结局。指南指导委员会对其进行评价，还可能加上其他重要的结局指标；（4）外部评审小组对关注问题和结局指标的清单进行评价和修订，并检查是否有遗漏；（5）指南指导委员会、外部评审小组和利益相关者等按照结局指标重要性进行分级；（6）指南制订小组结合指南指导委员会和外部评审小组的意见对问题进行优先化排序，并确定哪些问题需要进行系统评价。

### （五）证据的检索、评价和分级

指南制订小组应收集所有符合质量标准且与指南主题相关的研究资料供进一步评价和筛选，检索的过程应完整、透明和可重复。为了节约时间和成本，在收集临床证据时，应首先检索是否存在相关的系统评价。若能检索到，可采用系统评价质量评价工具（a mea Surement tool to assess systematic reviews，AMSTAR）或系统评价偏倚风险评估工具（risk of bias In systematic reviews，ROBIS）对其进行质量评价，并评价其结果的适用性。如果有新近发表（2年内）的相关高质量系统评价，指南可考虑直接采用；没有相关系统评价、已有的系统评价质量不高、不是新近发表或系统评价结果对指南所针对的问题的适用性较低，如存在上述任一问题，即需要制作或更新系统评价。此时应系统地检索、评价和整合相应的原始研究证据。

此外，我们应当对证据体（evidence body）进行证据质量分级。目前国际上常采用的证据分级系统为 GRADE，GRADE 方法是由 GRADE 工作组开发的对当前证据质量和推荐强度分级的国际标准之一，适用于系统评价、临床实践指南和卫生技术评估。由于其科学合理、过程透明、适用性强，目前已被 WHO、Cochrane 协作网和 NICE 等全世界 100 多个重要组织所采纳。GRADE 方法较以前的分级系统，有以下几个重要特点：明确定义并区分了证据质量和推荐强度；从结局指标的角度判断偏倚对结果真实性的影响；从证据到推荐全过程透明；证据质量不再与研究设计类型挂钩。GRADE 将证据质量分为高、中、低、极低，推荐等级分为强推荐和弱推荐。

### （六）推荐意见的形成

指南共识小组成员对证据进行分级评价并讨论其与临床问题的符合程度，考虑其他影响推荐意见的因素，如经济性、可行性、公平性、患者偏好与价值观等，经过指南共识专家组会议表决后，将证据转化成推荐意见(表31-3)。

表 31-3　支持推荐意见形成的决策表

| 推荐意见 | |
| --- | --- |
| 适应证及如何确立此适应证 | |
| 干预措施 | |
| 证据质量 | 分级(GRADE) |
| 证据质量<br>(证据质量越高,越可能做出强推荐) | 高 |
| | 中 |
| | 低 |
| | 极低 |
| 利弊平衡与负担(利弊间的差别越大,越可能做出强推荐;<br>净效益越小及利弊的确定性越低,越可能做出弱推荐) | 利明显大于弊 |
| | 利弊平衡 |
| | 潜在危害明显大于潜在的获益 |
| 偏好与价值观(偏好与价值观的可变性越大,<br>越可能做出弱推荐) | 无重要可变性 |
| | 有重要可变性 |
| 资源利用(干预的成本越高,即资源使用越多,<br>越可能做出弱推荐) | 资源耗费较少 |
| | 资源耗费较多 |
| 总体推荐强度(强或弱) | |

### (七)临床实践指南的撰写

规范、透明和清楚的报告指南的制订方法学与推荐意见,不仅有利于提高指南的质量,也能够促进指南的传播和实施。而经过专家共识后的证据总结表,只是一个内部达成共识的文件,要想对外传播和实施,需要将其扩展撰写为全文。2013 年,由中国学者牵头发起制订的临床实践指南的报告标准 RIGHT 已于 2017 年在内科学年鉴杂志发表,该清单可指导临床、公共卫生和其他卫生保健领域的指南制订者撰写和报告指南,协助期刊编辑和同行评审人员评审指南,以及科研人员评价和研究指南。RIGHT 清单包含了 22 个条目,分别是:基本信息(条目1-4),背景(条目5-9),证据(条目10-12),推荐意见(条目 13-15),评审和质量保证(条目 16-17),资助和利益冲突声明及管理(条目 18-19),其他(条目 20-22)(表31-4)。同时 RIGHT 工作组也制订了更为详细且包含实例的解释性文件,可在内科学年鉴杂志网站(https: //www.annals.org)和 RIGHT 官网(http: //www.right- statement.org)获取。

表 31-4　RIGHT 清单

| 领域/主题 | 编号 | 条　目 |
| --- | --- | --- |
| 基本信息 | | |
| 标题/副标题 | 1a | 能够通过题目判断为指南,即题目中应该明确报告类似"指南"或"推荐意见"的术语 |
| | 1b | 报告指南的发表年份 |
| | 1c | 报告指南的分类,即筛查、诊断、治疗、管理、预防或其他等 |
| 执行总结 | 2 | 对指南推荐意见进行汇总呈现 |
| 术语和缩略语 | 3 | 为避免混淆,应对指南中出现的新术语或重要术语进行定义;如果涉及缩略语,应该将其列出并给出对应的全称 |
| 通信作者 | 4 | 确定至少一位通信作者或指南制订者的联系方式,以便于联系和反馈 |

**续表 31-4**

| 领域/主题 | 编号 | 条 目 |
|---|---|---|
| 背景 | | |
| 简要描述指南卫生问题 | 5 | 应描述问题的基本流行病学,比如患病率、发病率、病死率和疾病负担(包括经济负担) |
| 指南的总目标和具体目的 | 6 | 应描述指南的总目标和具体要达到的目的,比如改善健康结局和相关指标(疾病的患病率和病死率),提高生活质量和节约费用等 |
| 目标人群 | 7a | 应描述指南拟实施的主要目标人群 |
| | 7b | 应描述指南拟实施时需特别考虑的亚组人群 |
| 指南的使用者和应用环境 | 8a | 应描述指南的主要使用者(如初级保健提供者、临床专家、公共卫生专家、卫生管理者或政策制订者)以及指南其他潜在的使用人员 |
| | 8b | 应描述指南针对的具体环境,比如初级卫生保健机构、中低收入国家或住院部门(机构) |
| 指南制订小组 | 9a | 应描述参与指南制订的所有贡献者及其作用(如指导小组、指南专家组、外审人员、系统评价小组和方法学家) |
| | 9b | 应描述参与指南制订的所有个人,报告其头衔、职务、工作单位等信息 |
| 证据 | | |
| 卫生保健问题 | 10a | 应描述指南推荐意见所基于的关键问题,建议以 PICO(人群、干预、对照和结局指标)格式呈现 |
| | 10b | 应描述结局遴选和分类的方法 |
| 系统评价 | 11a | 应描述该指南基于的系统评价是新制作的,还是使用现有已发表的 |
| | 11b | 如果指南制订者使用现有已发表的系统评价,应给出参考文献并描述是如何检索和评价的(提供检索策略、筛选标准以及对系统评价的偏倚风险评估),同时报告是否对其进行了更新 |
| 评价证据质量 | 12 | 应描述对证据质量评价和分级的方法 |
| 推荐意见 | | |
| 推荐意见 | 13a | 应提供清晰、准确且可实施的推荐意见 |
| | 13b | 如果证据显示在重要的亚组人群中,某些影响推荐意见的因素存在重大差异,应单独提供针对这些人群的推荐意见 |
| | 13c | 应描述推荐意见的强度以及支持该推荐的证据质量 |
| 形成推荐意见的原理和解释说明 | 14a | 应描述在形成推荐意见时,是否考虑了目标人群的偏好和价值观。如果考虑,应描述确定和收集这些偏好和价值观的方法;如果未考虑,应给出原因 |
| | 14b | 应描述在形成推荐意见时,是否考虑了成本和资源利用。如果考虑,应描述具体的方法(如成本效果分析)并总结结果;如果未考虑,应给出原因 |
| | 14c | 应描述在形成推荐意见时,是否考虑了公平性、可行性和可接受性等因素 |
| 从证据到推荐 | 15 | 应描述指南制订工作组的决策过程和方法,特别是形成推荐意见的方法(例如,如何确定和达成共识,是否进行投票等) |
| 评审和质量保证 | | |
| 外部评审 | 16 | 应描述指南制订后是否对其进行独立评审,如是,应描述具体的评审过程以及对评审意见的考虑和处理过程 |
| 质量保证 | 17 | 应描述指南是否经过了质量控制程序,如是,则描述其过程 |
| 资助与利益冲突声明及管理 | | |
| 资金来源及作用 | 18a | 应描述指南制订各个阶段的资金来源情况 |
| | 18b | 应描述资助者在指南制订不同阶段中的作用,以及在推荐意见的传播和实施过程中的作用。 |

续表 31-4

| 领域/主题 | 编号 | 条　目 |
|---|---|---|
| 利益冲突的声明和管理 | 19a | 应描述指南制订相关的利益冲突的类型(如经济利益冲突和非经济利益冲突) |
| | 19b | 应描述对利益冲突的评价和管理方法以及指南使用者如何获取这些声明 |
| 其他方面 | | |
| 可及性 | 20 | 应描述在哪里可获取到指南、相应附件及其他相关文件 |
| 对未来研究的建议 | 21 | 应描述当前实践与研究证据之间的差异和/或提供对未来研究的建议 |
| 指南的局限性 | 22 | 应描述指南制订过程中的所有局限性(比如制订小组不是多学科团队,或未考虑患者的价值观和偏好)及其对推荐意见有效性可能产生的影响 |

### (八)指南的传播与实施

#### 1. 指南的传播

临床实践指南发布只能起到有限的影响,要使临床应用指南能真正应用于临床实际工作,还必须在经过制订机构的最终批准后,对指南进行排版、印刷、发表和多渠道的传播。

指南的主要传播途径包括:①在线出版。将指南全文及附件以电子版的形式公布在官方网站或者学术机构;②翻译。面向受众,将指南翻译为其他语言版本,特别是 6 种官方语言:阿拉伯语、中文、英语、法语、俄语和西班牙语;③期刊。联系相关期刊发表指南全文或摘要,主要呈现推荐意见,还可附加指南制订过程。同时,支持推荐意见的系统评价也可考虑发表,与读者分享;④其他传播方式。主要包括利益相关者或小组传播、用来传播指南和支持决策的手机应用程序、新闻发布会或通讯稿、学术会议等。

对临床指南的潜在传播策略包括:①具体应用时进行适当的修改等,促进指南的实际应用;②提供各种工具,如各种临床工作流程图、挂图等;③通过决策支持系统或其他提示系统、审核和反馈等方法来加强指南的实施;④密集的媒体宣传,甚至可以利用自媒体宣传;⑤也可通过学术会议、继续教育的方式传播。

#### 2. 指南的实施

指南的实施从指南制订一开始就应该予以考虑。实施一般是国家或更低一级机构的职责,这也是为何让指南制订机构应该是该领域最有影响、最具权威性的机构。在 WHO 指南制订的过程中,WHO 总部和区域以及国家办事处可通过在国际会议上宣传新指南,提供指南传播研讨会、工具、资源和整体协调的方式支持实施活动,实施策略应符合具体的地方情况。促进指南实施的一系列衍生文件或工具可能包括:一套介绍指南内容的幻灯片、"怎样做"说明书或手册、流程图、决策辅助或算法、信息发表文件、质量指标、清单、计算机应用程序、模板等。

指南实施后,制订机构也应该监测和评估指南的实施效果。使用监测和评估系统收集和分析数据,以评估指南的效果和影响。指南应该对主要推荐意见的结果或者绩效评估进行监测。绩效评估主要涉及:①指南的传播情况;②各国的改编和支持;③政策的改变;④最终使用者对指南的认识和理解改变;⑤实施绩效的改变;⑥卫生结局和不公平性的改变;⑦经济或者其他社会后果。

### (九)指南的更新

临床实践指南是医疗实践的指导性文件,为确保指南的质量和时效性,指南制订者应充分意识到过期的推荐意见对临床实践的危害,定期开展指南更新工作。及时更新后的指南推荐意见对于指导医生进行临床决策具有重要意义和价值。一篇指南在发表后需要定期追踪文献,当有重要的新证据出现时,对原有指南进行合理的审议后决定是否进行更新。一般来说,每 3~5 年需要对指南的推荐意见进行重新评价。指南的更新步骤,我们一般参考 NICE 和 GIN 的指南更新流程,指南更新的报告一般参考 CheckUp 清单(表 31-5)。

表 31-5　更新版临床实践指南报告清单——CheckUp 条目内容

| 条目 | 内容 |
| --- | --- |
| 1 | 更新版指南与原版指南能够被区分开 |
| 2 | 报告了更新指南的缘由 |
| 3 | 报告了更新版指南与原版指南间范围和目的的变化，并提供了支撑材料 |
| 4 | 报告了在更新过程中对其更新和审阅过的章节 |
| 5 | 报告了哪些推荐意见被保留、删除、增加或修改 |
| 6 | 报告了被修改的推荐意见并提供了支撑材料 |
| 7 | 报告了更新版指南中的专家组成员 |
| 8 | 报告了负责指南更新的专家的利益冲突情况 |
| 9 | 报告了更新版指南的资助机构及其所发挥的作用 |
| 10 | 报告了在指南更新中检索证据的方法 |
| 11 | 报告了在指南更新过程中遴选证据的方法 |
| 12 | 报告了在指南更新过程中评估证据质量的方法 |
| 13 | 报告了在指南更新过程中证据合成的方法 |
| 14 | 报告了更新版指南的外部评审方法 |
| 15 | 在更新版指南中报告了更改推荐意见的方法和计划 |
| 16 | 报告了未来再次更新的计划和方法 |

# 第三节　内科临床实践指南的制订方法与实例

中华医学会风湿病学分会近年来先后制订《2016 中国痛风诊疗指南》《2018 中国类风湿关节炎诊疗指南》《2020 中国系统性红斑狼疮诊疗指南》三部循证指南，均采用循证指南的制订方法。该方法主要由 GRADE 中国中心/兰州大学循证医学中心提供。本章节将以《2020 中国系统性红斑狼疮诊疗指南》为例，解读内科临床实践指南的制订过程与方法。

## 一、指南制订背景与目的

系统性红斑狼疮（systemic lupus erythematosus，SLE）是一种系统性自身免疫病，以全身多系统多脏器受累、反复的复发与缓解、体内存在大量自身抗体为主要临床特点，如不及时治疗，会造成受累脏器的不可逆损害，最终导致患者死亡。SLE 的病因复杂，与遗传、性激素、环境（如病毒与细菌感染）等多种因素有关。SLE 患病率地域差异较大，目前全球 SLE 患病率为（0～241）/10 万，中国大陆地区 SLE 患病率为（30～70）/10 万，男女患病比为 1∶10～12。随着 SLE 诊治水平的不断提高，SLE 患者的生存率大幅度提高。研究显示：SLE 患者 5 年生存率从 20 世纪 50 年代的 50%～60% 升高至 90 年代的超过 90%，并在 2008—2016 年逐渐趋于稳定（高收入国家 5 年生存率为 95%，中低收入国家 5 年生存率为 92%）。SLE 已由既往的急性、高致死性疾病转为慢性、可控性疾病。临床医生和患者对 SLE 的认知与重视度提高、科学诊疗方案的不断出现与优化发挥了重要作用。

欧洲抗风湿病联盟（EULAR）、英国风湿病学会（BSR）和泛美抗风湿联盟（PANLAR）等多个在世界上有影响力的学术组织和机构分别制订了各自的 SLE 诊疗指南，中华医学会风湿病学分会亦曾于 2010 年发布过我国《系统性红斑狼疮诊断及治疗指南》。指南的颁布对提高临床决策的科学性和规范性起到了重要的推动作用。然而，现有的指南对指导我国当前 SLE 的诊疗实践尚存在下述问题：1）中国系统性红斑狼疮研究协作组（Chinese Lupus Treatment and Research Group，CSTAR）注册队列研究显示，我国 SLE 患者的发病、临床表现和主要临床转归等与欧美国家不完全相同；2）国际 SLE 诊疗指南未纳入中国的研究，完全照搬其推荐意见未必符合我国的诊疗实践；3）2010 年我国《系统性红斑狼疮诊断及治疗指南》自颁布起至今已有近十年的时间，一直未更新；在此期间，新的诊治研究结果与新型治疗药物不断出现，指南制订的理念、方法和技术亦在不断发展和更新，使得我国原有的指南不能更好地指导目前的 SLE 诊疗实践。鉴于此，中华医学会风湿病学分会、国家皮肤与免疫疾病临床医学研究中心、CSTAR 按照循证临床实践指南制订的方法和步骤，基于最新的研究证据，结合我国临床实际，制订了《2020 中国系统性红斑狼疮诊疗指南》。

## 二、指南制订过程

### （一）指南注册与计划书的撰写

《2020 中国系统性红斑狼疮诊疗指南》已在指南注册平台注册（注册号为 IPGRP-2019CN022），同时也上传了指南计划书。

### （二）指南工作组的成立

SLE 指南成立了多学科专家工作组，包括风湿免疫科、肾内科、心内科、内分泌科、影像诊断、循证医学等。工作组成员包括首席专家、首席方法学专家、2020 中国系统性红斑狼疮诊疗指南工作组、证据评价小组（具体见指南原文）。

### （三）临床问题的遴选和确定

通过系统查阅 SLE 领域已发表的指南和系统评价，以及对部分风湿科专家的访谈，形成了 SLE 临床问题调研问卷（表 31-6），基于在线的问卷星调查，33 位风湿免疫、产科等临床医生对 64 个临床问题进行"必须纳入指南，4 分""可以纳入指南，3 分""不一定纳入指南，2 分""不确定纳入指南，1 分"打分，按照高平均分优先纳入本指南进行回答，最后经过两轮 83 人次的调研反馈，最终遴选出本指南拟解决的 12 个临床问题。

表 31-6　SLE 临床问题调研表

| SLE 指南拟关注的临床问题 | 必须纳入指南/[例（%）] | 可以纳入指南/[例（%）] | 不一定纳入指南/[例（%）] | 不确定纳入指南/[例（%）] | 平均得分 |
|---|---|---|---|---|---|
| 1. SLE 的分类标准 | | | | | |
| 1.1 2012 年 SLICC 分类标准 | 18(54.55) | 14(42.42) | 1(3.03) | 0(0) | 3.52 |
| 1.2 2019 年 EULAR/ACR 分类标准 | 14(42.42) | 15(45.45) | 4(12.12) | 0(0) | 3.30 |
| 2. SLE 的诊断 | | | | | |
| 2.1 疑似患者的诊断 | 5(15.15) | 21(63.64) | 7(21.21) | 0(0) | 2.94 |
| 2.2 患者的转诊 | 11(33.33) | 11(33.33) | 10(30.3) | 1(3.03) | 2.97 |
| 2.3 多学科会诊 | 11(33.33) | 16(48.48) | 6(18.18) | 0(0) | 3.15 |
| 3. SLE 的评估 | | | | | |
| 3.1 危险因素评估 | 19(57.58) | 12(36.36) | 2(6.06) | 0(0) | 3.52 |
| 3.2 疾病活动度评估 | 33(100) | 0(0) | 0(0) | 0(0) | 4.00 |
| 3.3 器官损伤评估 | 27(81.82) | 6(18.18) | 0(0) | 0(0) | 3.82 |
| 4. SLE 的监测 | | | | | |
| 4.1 诱导期的监测 | 28(84.85) | 5(15.15) | 0(0) | 0(0) | 3.85 |
| 4.2 维持期的监测 | 27(81.82) | 6(18.18) | 0(0) | 0(0) | 3.82 |
| 4.3 随访期的监测 | 25(75.76) | 7(21.21) | 0(3.03) | 0(0) | 3.67 |

续表 31-6

| SLE 指南拟关注的临床问题 | 必须纳入指南/<br>[例(%)] | 可以纳入指南/<br>[例(%)] | 不一定纳入指南/<br>[例(%)] | 不确定纳入指南/<br>[例(%)] | 平均得分 |
|---|---|---|---|---|---|
| **5.SLE 的治疗原则与目标** | | | | | |
| 5.1 临床症状 | 29(87.88) | 3(9.09) | 1(3.03) | 0(0) | 3.85 |
| 5.2 器官及系统 | 30(90.91) | 3(9.09) | 0(0) | 0(0) | 3.91 |
| 5.3 并发症 | 19(57.58) | 14(42.42) | 0(0) | 0(0) | 3.58 |
| 5.4 生活质量 | 8(24.24) | 22(66.67) | 3(9.09) | 0(0) | 3.15 |
| 5.5 疾病监测 | 28(84.85) | 5(15.15) | 0(0) | 0(0) | 3.85 |
| 5.6 心理情绪 | 7(21.21) | 20(60.61) | 6(18.18) | 0(0) | 3.03 |
| 5.7 多学科合作 | 15(45.45) | 15(45.45) | 3(9.09) | 0(0) | 3.36 |
| **6.SLE 的非药物治疗** | | | | | |
| 6.1 心理干预 | 7(21.21) | 21(63.64) | 4(12.12) | 1(3.03) | 3.03 |
| 6.2 饮食干预 | 5(15.15) | 16(48.48) | 11(33.33) | 1(3.03) | 2.76 |
| 6.3 行为干预 | 7(21.21) | 15(45.45) | 10(30.3) | 1(3.03) | 2.85 |
| 6.4 运动方式 | 2(6.06) | 18(54.55) | 12(36.36) | 1(3.03) | 2.64 |
| **7.SLE 的基本用药** | | | | | |
| 7.1 羟氯喹用药原则 | 30(90.91) | 3(9.09) | 0(0) | 0(0) | 3.91 |
| 7.2 羟氯喹剂量 | 27(81.82) | 6(18.18) | 0(0) | 0(0) | 3.82 |
| 7.3 羟氯喹眼底筛查 | 16(48.48) | 15(45.45) | 2(6.06) | 0(0) | 3.42 |
| 7.4 激素的使用原则 | 31(93.94) | 2(6.06) | 0(0) | 0(0) | 3.94 |
| 7.5 免疫抑制剂使用原则 | 31(93.94) | 2(6.06) | 0(0) | 0(0) | 3.94 |
| 7.6 生物制剂使用原则 | 21(63.64) | 12(36.36) | 0(0) | 0(0) | 3.64 |
| **8.SLE 肾脏受累** | | | | | |
| 8.1 肾脏受累的确诊 | 30(90.91) | 2(6.06) | 1(3.03) | 0(0) | 3.88 |
| 8.2 诱导治疗用药方案 | 29(87.88) | 3(9.09) | 1(3.03) | 0(0) | 3.85 |
| 8.3 维持治疗用药方案 | 29(87.88) | 4(12.12) | 0(0) | 0(0) | 3.88 |
| 8.4 药物减量与时机 | 26(78.79) | 7(21.21) | 0(0) | 0(0) | 3.79 |
| 8.5 调整用药方案 | 23(69.7) | 9(27.27) | 1(3.03) | 0(0) | 3.67 |
| 8.6 肾功能衰竭用药方案 | 16(48.48) | 13(39.39) | 4(12.12) | 0(0) | 3.36 |
| 8.7 肾病综合征用药方案 | 17(51.52) | 12(36.36) | 4(12.12) | 0(0) | 3.39 |
| 8.8 肾功能不全用药方案 | 15(45.45) | 11(33.33) | 7(21.21) | 0(0) | 3.24 |
| 8.9 难治性人群用药方案 | 13(39.39) | 18(54.55) | 2(6.06) | 0(0) | 3.33 |
| **9.SLE 血液系统受累** | | | | | |
| 9.1 血液系统受累的确诊 | 27(81.82) | 6(18.18) | 0(0) | 0(0) | 3.82 |
| 9.2 诱导治疗用药方案 | 26(78.79) | 7(21.21) | 0(0) | 0(0) | 3.79 |
| 9.3 维持治疗用药方案 | 24(72.73) | 9(27.27) | 0(0) | 0(0) | 3.73 |
| 9.4 调整用药方案 | 18(54.55) | 11(33.33) | 4(12.12) | 0(0) | 3.42 |
| 9.5 药物减量与时机 | 17(51.52) | 12(36.36) | 4(12.12) | 0(0) | 3.39 |
| 9.6 难治性人群用药方案 | 12(36.36) | 19(57.58) | 2(6.06) | 0(0) | 3.30 |

续表 31-6

| SLE 指南拟关注的临床问题 | 必须纳入指南/<br>[例(%)] | 可以纳入指南/<br>[例(%)] | 不一定纳入指南/<br>[例(%)] | 不确定纳入指南/<br>[例(%)] | 平均得分 |
|---|---|---|---|---|---|
| 10. SLE 神经系统受累 | | | | | |
| 10.1 神经系统受累的确诊 | 29(87.88) | 4(12.12) | 0(0) | 0(0) | 3.88 |
| 10.2 诱导治疗用药方案 | 26(78.79) | 6(18.18) | 1(3.03) | 0(0) | 3.76 |
| 10.3 维持治疗用药方案 | 23(69.7) | 9(27.27) | 1(3.03) | 0(0) | 3.67 |
| 10.4 调整用药方案 | 17(51.52) | 12(39.39) | 3(9.09) | 0(0) | 3.33 |
| 10.5 药物减量与时机 | 17(51.52) | 12(36.36) | 4(12.12) | 0(0) | 3.39 |
| 11. 其他器官系统受累 | | | | | |
| 11.1 肺部病变的管理 | 15(45.45) | 16(48.48) | 2(6.06) | 0(0) | 3.39 |
| 11.2 消化系统受累的管理 | 13(39.39) | 19(57.58) | 1(3.03) | 0(0) | 3.36 |
| 12. 围妊娠期 SLE | | | | | |
| 12.1 避孕措施 | 24(72.73) | 8(24.24) | 1(3.03) | 0(0) | 3.70 |
| 12.2 禁忌证-肺动脉压 | 24(72.73) | 9(27.27) | 0(0) | 0(0) | 3.73 |
| 12.3 禁忌证-狼疮肾炎 | 25(75.76) | 8(24.24) | 0(0) | 0(0) | 3.76 |
| 12.4 筛查项目 | 19(57.58) | 13(39.39) | 1(3.03) | 0(0) | 3.55 |
| 12.5 抗磷脂综合征预防 | 24(72.73) | 9(27.27) | 0(0) | 0(0) | 3.73 |
| 12.6 无脏器累及用药方案 | 20(60.61) | 10(30.3) | 2(6.06) | 1(3.03) | 3.48 |
| 12.7 有脏器累及用药方案 | 25(75.76) | 7(21.21) | 1(3.03) | 0(0) | 3.73 |
| 12.8 禁用药物 | 16(48.48) | 13(39.39) | 4(12.12) | 0(0) | 3.36 |
| 12.9 危险因素评估 | 18(54.55) | 13(39.39) | 2(6.06) | 0(0) | 3.48 |
| 12.10 疾病活动度评估 | 25(75.76) | 7(21.21) | 1(3.03) | 0(0) | 3.73 |
| 12.11 器官损伤评估 | 20(60.61) | 11(33.33) | 2(6.06) | 0(0) | 3.55 |
| 12.12 药物监测 | 24(72.73) | 9(27.27) | 0(0) | 0(0) | 3.73 |
| 13. 狼疮危象的管理 | | | | | |
| 13.1 狼疮危象的诊断 | 25(75.76) | 8(24.24) | 0(0) | 0(0) | 3.76 |
| 13.2 狼疮危象用药方案 | 24(72.73) | 8(24.24) | 1(3.03) | 0(0) | 3.70 |

### (四)证据的检索

证据评价小组针对最终纳入的临床问题，按照 PICO 的原则对其进行解构，并根据解构的问题检索：Medline、Cochrane Library、Epistemonikos、中国生物医学文献、万方数据库和中国知网数据库，主要纳入系统评价、Meta 分析、网状 Meta 分析、随机对照试验、队列研究、病例对照研究、病例系列、流行病学调查等研究，检索时间为建库至 2019 年 9 月，并补充检索 Google 学术等一些其他网站。

### (五)证据的评价与分级

证据评价小组运用 AMSTAR 工具对纳入的系统评价、Meta 分析和网状 Meta 分析进行偏倚风险评价。使用 Cochrane 偏倚风险评价工具(ROB, risk of Bias, 针对随机对照试验研究)、诊断准确性研究的质量评价工具(quality assessment of diagnostic accuracy studies, QUADAS-2, 针对诊断准确性试验研究)、纽卡斯尔-渥太华量表(Newcastle-Ottawa Scale, NOS, 针对观察性研究)等对相应类型的原始研究进行方法学质量评价；评价过程由两人独立完成，若存在分歧，则共同讨论或咨询第三方解决。使用推荐意见分级的评估、制订及评价(grading of recommendations assessment, development and evaluation, GRADE)方法对证据体和推荐意见进行分级。

偏倚风险评价：以"临床问题 5：如何使用羟氯喹治疗 SLE？"纳入的 8 篇随机对照试验和 24 篇队列研究为例，采用 ROB 和 NOS 进行风险评估。临床问题 5 纳入的 8 篇随机对照试验中，1 篇随机对照试验偏倚风险是"低"，3 篇随机对照试验是"高"；纳入的 24 篇队列研究中，13 篇队列研究为高质量（NOS 得分≥8 分）。

### （六）GRADE 分级结果

以"临床问题 8：SLE 患者出现器官和系统受累时，应如何处理？"检索到的 Cochrane 系统评价"Immunosuppressive treatment for proliferative lupus nephritis"为例，采用 GRADE 分级方法对 Cochrane 系统评价证据体进行分级，见表 31-7。

**表 31-7　GRADE 分级结果**

研究人群（P）：诱导缓解期的狼疮肾炎
干预措施（I）：霉酚酸酯（MMF）
对照措施（C）：静脉注射环磷酰胺（CYC）

| 结局指标 | 降级因素 | | | | | 样本量（研究数） | 绝对效应（95% CI） | | 相对效应（95% CI） | 证据质量等级 |
|---|---|---|---|---|---|---|---|---|---|---|
| | 偏倚风险 | 异质性 | 间接性 | 不精确性 | 发表偏倚 | | MMF | CYC | | |
| 死亡率（平均随访 24 周） | 不严重 | 不严重 | 严重[a] | 严重[b] | 不严重 | 826(8) | 53 per 1 000 (29 to 98) | 40 per 1 000 | RR 1.12 (0.61 to 2.06) | ⊕⊖⊖⊖ 极低质量 |
| 终末肾病（平均随访 32 周） | 不严重 | 不严重 | 严重[a] | 严重[b] | 不严重 | 231(3) | 61 per 1 000(23 to 157) | 85 per 1 000 | RR 0.71 (0.27 to 1.84) | ⊕⊖⊖⊖ 极低质量 |
| 肾脏完全缓解率（平均随访 24 周） | 严重[c] | 不严重 | 不严重 | 严重[d] | 不严重 | 826(8) | 260 per 1 000(216 to 316) | 222 per 1 000 | RR 1.17 (0.97 to 1.42) | ⊕⊕⊖⊖ 低质量 |
| 肾脏部分缓解率（平均随访 24 周） | 严重[c] | 不严重 | 严重[a] | 不严重 | 不严重 | 868(9) | 423 per 1 000 (369 to 490) | 415 per 1 000 | RR 1.02 (0.89 to 1.18) | ⊕⊕⊖⊖ 低质量 |
| 卵巢功能衰退 | 严重[c] | 严重[e] | 不严重 | 严重[d] | 不严重 | 539(3) | 15 per 1 000 (2 to 90) | 41 per 1 000 | RR 0.36 (0.06 to 2.18) | ⊕⊖⊖⊖ 极低质量 |
| 感染（平均随访 24 周） | 严重[c] | 不严重 | 不严重 | 严重[d] | 不严重 | 699(6) | 116 per 1 000(76 to 175) | 114 per 1 000 | RR 1.02 (0.67 to 1.54) | ⊕⊕⊖⊖ 低质量 |
| 腹泻（平均随访 24 周） | 严重[c] | 不严重 | 不严重 | 不严重 | 不严重 | 609(4) | 241 per 1 000 (163 to 357) | 100 per 1 000 | RR 2.42 (1.64 to 3.58) | ⊕⊕⊕⊖ 中等质量 |

CI：Confidence Interval，可信区间；RR：Risk Ratio，风险比；a：研究之间随访时间存在间接性，降一级；b：可信区间范围不精确，且抑制性方面存在方向相反的研究，降两级；c：纳入研究存在研究设计上的缺陷，降一级；d：可信区间范围不精确，降一级；e：$I^2$ 显示异质性较大，降一级；

### (七)推荐意见的形成

专家组基于证据评价小组提供的国内外证据汇总表,同时考虑我国患者的偏好与价值观、干预措施的成本和利弊后,提出了符合我国临床诊疗实践的推荐意见,分别于 2019 年 10 月 5 日和 2019 年 11 月 8 日进行两轮德尔菲推荐意见调查,共收集到 98 条反馈建议,于 2019 年 11 月至 2020 年 1 月进行面对面共识和进一步修改。SLE 指南共包括 12 条推荐意见,内容涵盖 SLE 的诊断、治疗原则、疾病活动度评估、药物治疗、累及脏器的管理、妊娠妇女的管理和生活方式的管理。具体见框 31-1。

**框 31-1　SLE 诊疗指南推荐意见汇总**

推荐意见 1:推荐使用 2012 年国际狼疮研究临床协作组(SLICC)或 2019 年 EULAR/ACR 制订的 SLE 分类标准对疑似 SLE 者进行诊断(1B);在尚未设置风湿免疫科的医疗机构,对临床表现不典型或诊断有困难者,建议邀请或咨询风湿免疫科医生协助诊断,或进行转诊/远程会诊(2C)

推荐意见 2:SLE 的治疗原则为早期、个体化治疗,最大程度地延缓疾病进展,降低器官损害,改善预后(1C)。SLE 治疗的短期目标为控制疾病活动、改善临床症状(1C),达到临床缓解或可能达到的最低疾病活动度;长期目标为预防和减少复发,减少药物不良反应,预防和控制疾病所致的器官损害,实现病情长期持续缓解,降低病死率,提高患者的生活质量(1C)

推荐意见 3:对初诊和随访的 SLE 患者,建议选择 SLE 疾病活动指数(SLEDAI-2000)评分标准,并结合临床医生的综合判断进行疾病活动度评估(2C);基于 SLEDAI-2000 评分标准,可将疾病活动分为轻度活动(SLEDAI-2000 ≤6)、中度活动(SLEDAI-2000 7~12)和重度活动(SLEDAI-2000>12)(2D);对处于疾病活动期的 SLE 患者,建议至少每 1 个月评估 1 次疾病活动度(2C),对处于疾病稳定期的 SLE 患者,建议每 3~6 个月评估 1 次疾病活动度。如果出现复发,则应按照疾病活动来处理(2D)

推荐意见 4:激素是治疗 SLE 的基础用药(1A);应根据疾病活动及受累器官的类型和严重程度制订个体化的激素治疗方案,应采用控制疾病所需的最低剂量(1B);对轻度活动的 SLE 患者,羟氯喹或非甾体抗炎药疗效不佳时,可考虑使用小剂量激素(≤10 mg/d 泼尼松或等效剂量的其他激素);对中度活动的 SLE 患者,可使用激素[0.5~1 mg/(kg·d)泼尼松或等效剂量的其他激素]联合免疫抑制剂进行治疗(2C);对重度活动的 SLE 患者,可使用激素[≥1 mg/(kg·d)泼尼松或等效剂量的其他激素]联合免疫抑制剂进行治疗,待病情稳定后,适当调整激素用量(2C);对狼疮危象的 SLE 患者,可使用激素冲击联合免疫抑制剂进行治疗(1B);临床医生需密切关注 SLE 患者的疾病活动,并根据疾病活动度来调整激素用量,对病情长期稳定的患者,可考虑逐渐减停激素(1C)

推荐意见 5:对无禁忌的 SLE 患者,推荐长期使用羟氯喹作为基础治疗(1A);服用羟氯喹的患者,建议对其进行眼部相关风险评估:高风险的患者建议每年进行 1 次眼科检查,低风险的患者建议服药第 5 年起每年进行 1 次眼科检查(2C)

推荐意见 6:对激素联合羟氯喹治疗效果不佳的 SLE 患者,或无法将激素的剂量调整至相对安全剂量以下的患者,建议使用免疫抑制剂(2B);伴有脏器受累者,建议初始治疗时即加用免疫抑制剂(2C)

推荐意见 7:经激素和/或免疫抑制剂治疗效果不佳、不耐受或复发的 SLE 患者,可考虑使用生物制剂进行治疗(2B)

推荐意见 8.1:Ⅰ型狼疮肾炎患者,建议根据肾外表现来选择治疗(2C)。Ⅱ型狼疮肾炎患者,建议使用激素和/或免疫抑制剂治疗(2C)

推荐意见 8.2:Ⅲ型、Ⅳ型和非单纯 Ⅴ型(Ⅴ+Ⅲ 或 Ⅴ+Ⅳ 型)狼疮肾炎患者,诱导缓解期建议使用激素联合环磷酰胺(1B)或霉酚酸酯(1B)治疗,维持期建议使用霉酚酸酯(1B)或硫唑嘌呤(1B)治疗

推荐意见 8.3:单纯 Ⅴ型狼疮肾炎,有肾性蛋白尿者建议使用中等剂量激素联合霉酚酸酯(1B)或钙调蛋白酶抑制剂(2B)或硫唑嘌呤(2B)治疗,并建议使用血管紧张素转换酶抑制剂(ACEI)/血管紧张素 Ⅱ 受体阻滞剂(ARB)严格控制血压(2C)

推荐意见 8.4:建议通过临床表现、血液学与脑脊液检查以及神经影像学表现对神经精神狼疮进行诊断,并与抗磷脂综合征引起的神经症状进行鉴别(2C)

推荐意见 8.5：对重度神经精神狼疮患者，建议首先进行激素冲击（2B）治疗，效果不佳时可加用环磷酰胺（2B）

推荐意见 8.6：对出现血小板减少症或自身免疫性溶血性贫血的患者，建议使用激素（2D）或静脉注射免疫球蛋白（2D）治疗，效果不佳者可加用免疫抑制剂（2D）治疗；上述治疗均无效者，或出现危及生命的血液系统受累者，可考虑使用利妥昔单抗（2C）治疗

推荐意见 9：对重度或难治性 SLE 患者，可考虑使用血浆置换或免疫吸附辅助治疗（2C）；难治性或合并感染的 SLE 患者，可考虑在原治疗基础上加用静脉注射免疫球蛋白（2D）

推荐意见 10：感染是 SLE 患者死亡的首位病因，在 SLE 整个治疗期间，应及时评估可能的感染风险，通过多种途径识别、预防和控制感染（1B）

推荐意见 11：对 SLE 育龄期女性，若病情稳定至少 6 个月，无重要脏器损害，停用可能致畸的药物至足够安全的时间，可考虑妊娠（2B）；如果计划妊娠，备孕前应向风湿免疫科、妇产科医生进行生育咨询并进行相关评估（1B）；对妊娠的 SLE 患者，应密切监测 SLE 疾病活动度及胎儿生长发育情况（1C）；若无禁忌，推荐妊娠期全程服用羟氯喹（1B），如出现疾病活动，可考虑使用激素及硫唑嘌呤等控制病情（2C）

推荐意见 12：调整生活方式有助于 SLE 治疗。SLE 患者应遵循下述原则：1）避免接触常见的危险物质；2）防晒；3）适度运动；4）注重心理支持；5）戒烟；6）补充维生素 D（1C）

### （八）指南的更新

计划在 3~5 年内对本指南的推荐意见进行更新，按照国际指南更新要求的方法进行。

## 三、推荐意见的解读

我们遴选了临床问题 5 和临床问题 9 的推荐意见，分别解读基于高证据质量的强推荐（1A）、低证据质量的弱推荐（2C）和极低证据质量的弱推荐（2D）的推荐意见。

1. 推荐意见 5

（1）推荐意见说明。

SLE 患者长期服用羟氯喹可降低疾病活动度、降低发生器官损伤和血栓的风险，改善血脂情况，提高生存率。

长期服用羟氯喹者，5 年后可观察到羟氯喹导致的视网膜病变，而一些高风险人群（长期服用和/或使用高剂量的羟氯喹、伴有肝肾疾病、同时使用他莫昔芬、有视网膜或黄斑疾病史、高龄等）更易诱发视网膜病变。应对服用羟氯喹无高风险因素者进行基线和 5 年后的年度眼科检查，监测药物带来的眼部不良反应。而对于发生视网膜病变高风险的患者，服药前与服药后每年需进行 1 次眼科检查。

（2）证据支持。

2010 年一篇系统评价显示：服用羟氯喹的 SLE 患者，其疾病活动度和器官损伤降低，可改善血脂情况，降低血栓风险，长期无严重不良事件发生。

2014 年美国一篇病例对照研究（$n=2\,361$）显示：长期服用羟氯喹人群中，羟氯喹每日服用剂量分别为 <4.0 mg/kg，4.0~5.0 mg/kg，>5.0 mg/kg，对 3 种剂量进行生存分析可知，其 10 年视网膜病变发病率（0% vs 2% vs 8%）、20 年视网膜病变发病率（6% vs 18% vs 40%）随着剂量的增加而增加，三者之间差异具有统计学意义。在长期服用羟氯喹人群中，5 年后可观察羟氯喹导致的视网膜病变，并且在高风险人群（肾脏疾病者、他莫昔芬的使用者和黄斑疾病者）中视网膜病变发生率更高。

（3）证据评价和推荐意见分级的解读。

根据证据支持可知，推荐意见"对无禁忌的 SLE 患者，推荐长期使用羟氯喹作为基础治疗"是由 2010 年一篇系统评价支持的。采用 AMSTAR 评价工具对 2010 年系统评价进行质量评价，评分结果为 9 分，系统评价本身方法学质量良好，可基于本系统评价进行证据支持。我们对系统评价多个结局指标的证据体进行 GRADE 分级，主要结局指标疾病活动度缓解和疾病复发率的确信程度很高，因此证

据质量为高(A 级)。在进行推荐意见强度判断时,从利弊平衡角度考虑,羟氯喹能降低疾病活动度和器官损伤,长期无不良事件,只是 5 年后可出现眼底病变;从卫生经济学角度来考虑,羟氯喹价格成本低廉,长期使用羟氯喹作为基础治疗,明显利大于弊,强推荐使用(1 级推荐)。综上所述,推荐意见"对无禁忌的 SLE 患者,推荐长期使用羟氯喹作为基础治疗"GRADE 分级结果为"1A"。

根据证据支持可知,推荐意见"服用羟氯喹的患者,建议对其进行眼部相关风险评估:高风险的患者建议每年进行 1 次眼科检查,低风险的患者建议服药第 5 年起每年进行 1 次眼科检查"是由 2014 年一篇病例对照研究支持的。采用 NOS 对该研究进行偏倚风险评估,评分结果为 9 分,病例对照研究方法学质量很高,并对该研究进行 GRADE 分级(基于 GRADE 在观察性研究中的升降级原理,初始证据质量为低),主要结局指标 10 年视网膜病变发病率和 20 年视网膜病变发病率的确信程度有限,因此证据质量为低(C 级)。在进行推荐意见强度判断时,从可行性角度考虑,5 年眼底病变发生风险较低,如果推荐所有人都进行眼科检查,其依从性较低,并且从经济学角度考虑,年度的眼科检查需要一定的成本,因此眼科检查的实施利弊不清楚,弱推荐使用(2 级推荐)。综上所述,推荐意见"服用羟氯喹的患者,建议对其进行眼部相关风险评估:高风险的患者建议每年进行 1 次眼科检查,低风险的患者建议服药第 5 年起每年进行 1 次眼科检查"GRADE 分级结果为"2C"。

2. 推荐意见 9

(1)推荐意见说明。

SLE 是自身免疫介导的、以免疫性炎症为突出表现的弥漫性结缔组织病。血浆置换和免疫吸附是一种特异性血液净化方式,吸附去除溶液内抗体或抗原,分离致病因子,特异性清除血浆内致病物质。血浆置换和免疫吸附在重度或难治性 SLE 患者中可短期改善临床症状,但不能改善其最终结局,可作为辅助治疗措施。

免疫球蛋白对自身免疫疾病具有免疫调节作用,在难治性或合并感染的 SLE 患者静脉注射免疫球蛋白可能改善患者的临床结局。

(2)证据支持。

2018 年一篇中国医生协会儿科医生分会血液净化专家委员会在 22 家医院开展的血液净化治疗儿童重症 SLE 的流行病学调查结果显示:血浆置换和 DNA 免疫吸附可改善重度 SLE 患儿的临床症状,好转率分别为 87.3% 和 87.8%。

一篇 1994 年的病例系列研究显示:在难治性的 12 例 SLE 患者中,观察到有 11 例患者有血清学(C3 补体和 C4 补体等)和临床症状的初步改善,肾脏受累的患者中肌酐、尿素氮、尿蛋白有所改善。另一篇 2019 年的病例系列研究显示:在 63 例 SLE 患者中,均接受免疫球蛋白的治疗,它对合并感染患者有一定疗效。

(3)证据评价和推荐意见分级的解读。

根据证据支持可知,推荐意见"对重度或难治性 SLE 患者,可考虑使用血浆置换或免疫吸附辅助治疗"是由 2018 年一篇流行病学调查支持的。对其进行 GRADE 分级(基于 GRADE 在观察性研究中的升降级原理,初始证据质量为低),主要结局指标好转率结果的确信程度有限,因此证据质量为低(C 级)。在进行推荐意见强度判断时,考虑到经济成本较高昂,利弊不明,因此弱推荐使用(2 级推荐)。综上所述,推荐意见"对重度或难治性 SLE 患者,可考虑使用血浆置换或免疫吸附辅助治疗"GRADE 分级结果为"2C"。

根据证据支持可知,推荐意见"难治性或合并感染的 SLE 患者,可考虑在原治疗基础上加用静脉注射免疫球蛋白"是由两篇病例系列研究支持的。对其进行 GRADE 分级,研究结果的确信程度较低,因此证据质量为极低(D 级)。在进行推荐意见强度判断时,考虑到经济成本较高昂,利弊不明,因此弱推荐使用(2 级推荐)。综上所述,推荐意见"难治性或合并感染的 SLE 患者,可考虑在原治疗基础上加用静脉注射免疫球蛋白"GRADE 分级结果为"2D"。

## 第四节　儿科临床实践指南的制订方法与实例

儿童健康问题备受社会关注，中国儿科的发展也面临着医疗卫生资源与医疗需求无限的矛盾以及地区发展不平衡等诸多问题。临床实践指南对于解决医疗卫生问题起到重要而积极的作用。

我国儿童临床实践指南起步晚、发展速度慢，循证指南占比少。当前我国儿童指南很多是国外指南的翻译和解读版，原创指南以及规范化改编的指南数量有限。儿童作为特殊群体，更迫切需要包括指南在内的适合我国国情的高质量临床证据。

### 一、儿科指南发展现状

2010 年 1 月至 2017 年 12 月，中国公开发表儿科临床实践指南为 163 部（基本信息见表 31-8），其中循证指南有 44 部，针对儿内科领域的指南有 135 部。在指南制订方法学方面，58.28% 为研讨会和共识，26.99% 的指南提及应用了循证的方法制订指南；在指南资助方面，有 32.52% 的指南报告了在制订过程中受到基金或项目资助，其中 88.68% 得到了国家级基金项目资助。指南类别主要包含中医指南、西医指南以及中西医结合指南，具体详见图 31-3。

**表 31-8　儿科指南（2010—2017 年）基本信息表**

| 分类 | | 循证指南（n=44）/[例（%）] | 非循证指南（n=119）/[例（%）] | 小计（n=163）/[例（%）] |
|---|---|---|---|---|
| 发表年代 | 2010—2013 年 | 12（27） | 40（34） | 52（32） |
| | 2014—2017 年 | 32（73） | 79（66） | 111（68） |
| 指南类别 | 西医指南 | 21（48） | 114（96） | 135（83） |
| | 中西医结合指南 | 0（0） | 2（1） | 2（1） |
| | 中医指南 | 23（52） | 3（3） | 26（16） |
| 指南类型 | 诊疗类 | 30（68） | 37（31） | 67（41） |
| | 技术类 | 3（7） | 26（22） | 29（18） |
| | 其他类 | 4（9） | 18（15） | 22（13） |
| 发表期刊前 3 位 | 中华儿科杂志 | 9（20） | 28（24） | 37（23） |
| | 中医儿科杂志 | 19（43） | 0（0） | 19（12） |
| | 中华小儿外科杂志 | 0（0） | 13（11） | 13（8） |
| 制订单位 | 学会 | 27（61） | 36（30） | 63（39） |
| | 综合* | 10（23） | 36（30） | 46（28） |
| | 个人 | 3（7） | 23（19） | 26（16） |
| | 其他 | 4（9） | 24（21） | 28（17） |
| 关注疾病前 3 位 | 呼吸系统疾病 | 10（23） | 22（18） | 32（20） |
| | 传染病和寄生虫病 | 4（9） | 6（5） | 10（6） |
| | 泌尿生殖系统疾病 | 6（9） | 3（3） | 9（6） |

*：指南为两种及以上的不同类型机构制订，主要为学会和杂志编辑部联合制订。

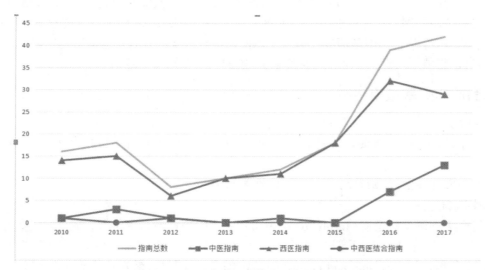

图 31-3　2010—2017 年不同类别儿童指南发表数量

## 二、儿科指南制订方法

儿科指南的制订方法、总体流程与成人指南的基本一致，但因儿童属于特殊群体，在制订过程中，很多环节均需考虑儿童的特点，如指南目标人群确定、证据检索和患者偏好与价值观等方面。

### (一)确定指南目标人群

不同文献中儿童年龄范围不完全一致，大多是 18 岁以下。对于针对儿童的指南应在指南的选题、确定目标人群时给出所关注儿童的年龄范围，可以是<18 岁以下的儿童，也可以只关注某年龄段儿童，如新生儿。

### (二)证据的检索

根据所构建的临床问题，需查询或制订相关系统评价，制订检索策略，检索词通常可从疾病、儿童人群、干预措施或研究类型等层面进行制订组配，也可只针对其中部分层面。对于儿童人群的检索词，PubMed 检索词可参考如下：

#1" Infant"［Mesh］

#2" Child，Preschool"［Mesh］

#3" Child"［Mesh］

#4" Adolescent"［Mesh］

#5（child＊［Title/Abstract］OR pediat＊［Title/Abstract］OR paediat＊［Title/Abstract］OR infan＊［Title/Abstract］OR youth＊［Title/Abstract］OR toddler＊［Title/Abstract］OR adolesc＊［Title/Abstract］OR teen＊［Title/Abstract］OR boy＊［Title/Abstract］OR girl＊［Title/Abstract］OR bab＊［Title/Abstract］OR preschool＊［Title/Abstract］OR pre-school＊［Title/Abstract］)

#6 #1 OR #2 OR #3 OR #4 OR #5

### (三)考虑患者偏好与价值观

指南制订的多个环节中需考虑患者的偏好和价值观。儿童的年龄范围跨度比较大，不同年龄儿童的认知水平限制了其对偏好和价值观的表达。通常情况下，14～18 岁患儿的理解、交流能力已接近成人，大多情况下可以较好地配合必要的深度访谈或问卷调查，并参与到指南制订的不同阶段中。8～13 岁儿童也已可以较好表达自己的偏好，在临床问题遴选阶段和结局指标选择阶段，可以通过深度访谈或问卷调查的方法，了解患儿更希望哪些问题得到关注、哪些症状得以缓解、更关注哪些结局指标得以改善？在此过程中也可同时访谈患儿家长/监护人。但对于 8 岁以下患儿，由于其认知和表达能力有限，通常情况下需要访谈患儿家长/监护人，以了解家长/监护人对所访谈问题的态度和想法间接了解患儿的偏好和价值观，给指南制订提供参考依据。对于患儿及其家长/监护人，访谈相同的内容，需制订不同形式的访谈提纲，尤其对于患儿，在问题的文字、访谈方式等方面均需考虑到不同年龄段、不同性格孩子的特点，因人、因地而异。值得注意的事，不论以任何形式邀请患儿参与指南制订环节，均需征得其家长/监护人同意，并由患儿及其家长/监护人签署知情同意书。

### 三、儿科临床实践指南实例

#### （一）实例来源

倪鑫. 中国儿童阻塞性睡眠呼吸暂停诊疗指南计划书［J］. 中国循证医学杂志，2020，20（1）：102-107.

中国儿童阻塞性睡眠呼吸暂停诊疗指南(标准版)(待发表)。

#### （二）指南制订方法

本指南符合美国医学科学院(Institution of Medicine，IOM)最新指南定义，制订方法参考 2015 年发布的《世界卫生组织指南制订手册》的制订流程和相关方法学标准，以及指南研究与评价工具(appraisal of guidelines for research and evaluation，AGREE)。同时，参考卫生保健实践指南的报告条目(reporting items for practice guidelines in healthcare，RIGHT)撰写指南文件。

1. 指南的目的

为儿童阻塞性睡眠呼吸暂停(OSA)的诊断治疗提供循证医学证据，指导广大相关医务工作者的临床实践。

2. 指南的目标人群

1~18 岁、与腺样体和/或扁桃体肥大或肥胖等相关的睡眠呼吸暂停患儿。不包括中枢性睡眠呼吸暂停综合征或低通气综合征患儿；不包括 OSA 合并其他疾病患儿：如唐氏综合征、严重颅面畸形、神经肌肉疾病、慢性肺部疾病、镰状细胞病、代谢性疾病或喉软化症。

3. 使用人群

各等级医院从事睡眠呼吸疾病相关工作的临床医生、护理人员、技术人员及相关教学、科研工作人员。

4. 指南工作组

该指南建立指南指导委员会、指南制订工作组、指南秘书组(指南证据合成与评价组)、指南评审小组。工作组成员由临床专家、指南方法学、循证医学、临床流行病学、卫生统计学、专业期刊编辑等领域的多学科、不同地域的专家组成；临床专家包括耳鼻咽喉头颈外科、呼吸科、口腔科、慢病管理及发育行为等学科，其中儿科医生占比 78%。

本指南方法学支持与指导由兰州大学循证医学中心/GRADE 中国中心、北京大学循证医学中心/北京大学公共卫生学院和首都医科大学附属北京儿童医院/临床流行病学与循证医学中心共同完成。

5. 指南注册

本指南在制订前已在指南注册平台注册，注册号为 IPGRP-2018CN058。

6. 管理利益冲突

所有参与指南制订相关人员，包括指南指导委员会、指南制订工作组和指南秘书组(证据合成与评价组)成员均按要求填写了利益声明表，未见与本指南直接相关的经济和非经济利益冲突。

7. 临床问题的提出

本指南系统检索了已发表的 OSA 相关指南和系统评价，结合利益相关人员的深度访谈结果，初拟 OSA 指南临床问题及结局指标清单，并进行归类、去重及合并。遴选临床问题环节先后开展了两轮德尔菲调查，并于 2020 年 1 月 11 日在北京召开了面对面共识会议。课题组多次讨论后确定了本指南所关注的 11 个临床问题，包括 5 个诊断临床问题和 6 个治疗临床问题。由临床专家和方法学家共同基于 PICO 原则构建临床问题。在查询现有文献、深度访谈、考虑部分患儿监护人意愿和价值观的基础上，初步拟定了结局指标清单，并经过课题组的多次讨论后，最终确定本指南关注的结局指标。

8. 证据的收集

本指南在指南主题和范围的确定、证据的合成与评价等不同阶段，检索查询了 OSA、腺样体和或扁桃体手术相关的指南、OSA 相关的系统评价与 Meta 分析；并在制订新系统评价的阶段，系统全面地检索了相应的原始研究。

以检索 OSA 相关系统评价为例，其纳入和排除标准、文献检索过程如下：

（1）纳入和排除标准

纳入标准：1）研究对象为符合 OSA/OSAS/OSAHS 诊断的患儿，年龄 1~18 岁；2）干预措施和对照措施：不限；3）结局指标：不限；4）研究类型：系统评价、Meta 分析、网状 Meta 分析、系统评价再评价。

排除标准：1）重复发表文献；2）指南计划书；3）原发打鼾、中枢性呼吸暂停或低通气综合征的患者；4）合并其他先天或重症疾病患儿：包括唐氏综合征等先天性综合征、颅面畸形和神经肌肉疾病等、慢性肺疾病、镰状细胞病、代谢性疾病或喉软化症；5）干预措施和对照措施均为中医药的干预措施（如中草药、中成药、针灸等）。

（2）数据来源与检索策略

数据来源包括：计算机检索 PubMed、Embase、Cochrane Library、CBM、CNKI、VIP 和万方数据库。检索时限均为建库到 2019 年 9 月，不限定发表语言。对于纳入的文献则进一步追溯其参考文献以补充获取相关研究。补充检索 PROSPERO（international prospective register of systematic reviews）注册平台。

检索词主要包括 OSA、儿童人群和研究类型 3 个方面。其中 PubMed 检索 OSA 相关系统评价／Meta 分析的检索策略如下：

#1 "Snoring"［Mesh］

#2 "Sleep Apnea Syndromes"［Mesh：NoExp］

#3 "Sleep Apnea, Obstructive"［Mesh］

#4 (((sleep * AND (apnea * OR apnoea * OR hypopn * OR obstruct * OR disorder * OR disturb * )) OR snore * OR snoring * ))

#5 #1 OR #2 OR #3 OR #4

#6 "Infant"［Mesh］

#7 "Child, Preschool"［Mesh］

#8 "Child"［Mesh］

#9 "Adolescent"［Mesh］

#10 (child *［Title/Abstract］OR pediat *［Title/Abstract］OR paediat *［Title/Abstract］OR infan *［Title/Abstract］OR youth *［Title/Abstract］OR toddler *［Title/Abstract］OR adolesc *［Title/Abstract］OR teen *［Title/Abstract］OR boy *［Title/Abstract］OR girl *［Title/Abstract］OR bab *［Title/Abstract］OR preschool *［Title/Abstract］OR pre-school *［Title/Abstract］)

#11 #6 OR #7 OR #8 OR #9 OR #10

#12 #5 AND #11

#13 "Meta-Analysis"［Publication Type］

#14 "Meta-Analysis as Topic"［Mesh］

#15 "Meta analysis"［Title/Abstract］

#16 "Meta analyses"［Title/Abstract］

#17 "Systematic review"［Title/Abstract］

#18 "Systematic reviews"［Title/Abstract］

#19 OR/13-18

#20 #12 AND #19

9. 证据的筛选和资料提取

由至少两名评价员依据纳入、排除标准独立筛选文献，首先阅读题目、摘要，排除不相关的文献，查阅可能符合纳入标准的研究全文,确定纳入研究。由至少两名评价员依据预先制订的资料提取表提取相关资料。以上过程不同意见讨论解决或咨询第三方意见协商确定。

10. 证据的综合与评价

使用 AGREE Ⅱ 评价相关指南方法学质量。使用 AMSTAR 2 量表对纳入的系统评价、Meta 分析、网状 Meta 分析进行方法学质量评价。如为高质量的系统评价和/或 Meta 分析直接使用,如果时间大于 2 年则加以更新。考虑到制订中国儿童 OSA 指南需要中国本土的证据,课题组重新制订了相关系统评价/Meta 分析。

本指南使用推荐意见分级的评估、制订及评价(grading of recommendations assessment, development and evaluation, GRADE)系统对各临床问题的推荐依据中的证据体进行分级(http://www.gradeworkinggroup.org/)。分级过程中根据 5 个降级因素和 3 个升级因素综合评估证据体的证据质量,将证据质量分为高、中、低、极低 4 个等级,将推荐强度分为强推荐和弱推荐。

11. 形成推荐意见

指南制订工作组基于各临床问题相关证据,包括国内外已发表和制订的系统评价,以及相关指南的证据质量及其利弊关系,并结合中国患儿及家长/监护人的偏好和价值观、干预措施的成本等利弊平衡后,形成 27 条推荐意见。通过 3 轮德尔菲调查于 2019 年 8 月 25 日在北京召开的面对面专家共识会议,经过指南工作组的多次讨论,最终合并确定了 24 条推荐意见。

12. 外部评审

该指南邀请 7 名外部同行专家进行评审(包括 1 名方法学家),指南制订工作组根据其反馈意见进行修改和完善,最后将指南提交指南指导委员会批准。

13. 推荐意见

该指南针对 5 个临床诊断问题和 6 个临床治疗问题共形成 24 条推荐意见,每条推荐意见均有详细的推荐说明及推荐依据。本节遴选其中一条推荐意见如下:

(1)临床问题:OSA 儿童腺样体和/或扁桃体切除术后 OSA 持续存在的危险因素有哪些?

(2)推荐意见:

• 推荐重点评估肥胖儿童有无术后疾病持续存在,必要时补充治疗。(1B)

• 建议对具有以下特点的 OSA 儿童进行术后关注,包括:手术年龄<3 岁;伴随哮喘、伴随鼻部疾病(过敏性鼻炎、鼻窦炎);OAHI>10 次/小时和/或最低氧饱和度<80%;OSA 家族史。(2B)

(3)推荐说明:

肥胖作为儿童 OSA 的独立危险因素值得关注,本指南临床证据提示肥胖也是儿童 OSA 术后疾病持续存在的危险因素,可使用 PSG 或者借助便携或简易替代诊断工具来评估术后 OSA 持续存在状态,必要时的补充治疗包括无创正压通气、口腔矫治等。当前研究提示伴随疾病(哮喘和过敏性鼻炎)和 OSA 家族史不增加术后 OSA 持续存在的风险,但是基于既往指南建议和指南制订组专家意见,临床医生仍需注重对小于 3 岁、伴随疾病、重度 OSA 或者低氧血症、相关家族史的 OSA 儿童术后评估和气道管理。

(4)推荐依据:

课题组自制系统评价($n=1\,655$,10 项前瞻性队列研究,2 项回顾性队列研究)报告了 OSA 儿童疾病持续存在常见的 4 类危险因素。结果发现:1)肥胖因素(7 项研究,$n=682$):与正常体重患儿相比,术前肥胖患儿发生术后 OSA 持续存在的风险是其 4.11 倍[$OR=4.11$,95%CI(1.68,10.07),$P<0.01$];按照不同的诊断标准进行亚组分析,结果提示:AHI≥1 组[$OR=3.77$,95%CI(1.57,9.05),$P<0.01$];AHI≥2 组[$OR=7.96$,95%CI(2.76,22.92),$P<0.01$];AHI≥5 组[$OR=8.73$,95%CI(4.50,16.94),$P<0.01$];提示与术前正常体重患儿相比,术前肥胖是术后残余 OSA 的危险因素。2)超重因素(3 项研究,$n=224$):超重患儿与体重正常患儿相比,不增加术后 OSA 持续存在的风险[$OR=0.76$,95%CI(0.20,2.96),$P=0.70$];3)伴随疾病(1 项研究,$n=85$):伴随哮喘[$OR=1.31$,95%CI(0.50,3.41),$P=0.58$]和过敏性鼻炎[$OR=0.96$,95%CI(0.39,2.39),$P=0.93$]不增加术后

OSA 持续存在的风险；4)疾病家族史：有 SDB 家族史(2 项研究，$n=194$)[$OR=1.35$，95%CI (0.62，2.91)，$P=0.45$]和过敏家族史(2 项研究，$n=194$)[$OR=2.24$，95%CI (0.95，5.28)，$P=0.07$]和肥胖家族史(1 项研究，$n=84$)[$OR=1.03$，95%CI (0.20，5.32)，$P=0.98$]均不增加术后 OSA 持续存在的风险。本系统评价结果提示肥胖是引起儿童 OSA 术后持续存在状态的危险因素。

2015 年一篇系统评价(共 51 项研究，$n=3\,413$，其中 1 项随机对照试验，其余为病例系列和非随机对照试验，AMSTAR 2=7.5)。与手术前比较，手术后患儿 AHI 明显下降(12.4 次/小时)，同时阻塞指数、低通气指数、中枢性指数也下降。最低血氧饱和度明显上升。术后 AHI<1 次/小时的总成功率为 51%(肥胖组 vs 非肥胖组 vs 未区分肥胖组：34% vs 49% vs 56%)，而 AHI<5 次/h 的总成功率为 81%(肥胖组 vs 非肥胖组 vs 未区分肥胖组：61% vs 87% vs 84%)。Meta 回归分析显示术后 AHI 阳性率(持续存在率)与术前 AHI 和体重指数评分呈正相关。结果提示手术干预能明显改善 OSA 患儿的睡眠参数，尤其是对非肥胖 OSA 患儿。术后 OSA 持续存在好发于病情较重及肥胖患儿。

## 第五节 中医临床诊疗指南制订方法与实例

新版《中医内科临床诊疗指南-头痛》是 2015 年国家中医药管理局批准立项，由广东省中医院发起和组织制订，GRADE 中国中心/兰州大学循证医学中心提供方法学与证据支持，遵循国际指南制订流程和标准，其报告的撰写参考了 RIGHT 报告条目。严格遵循循证指南制订的核心原则和方法，针对我国临床医生在头痛中医药诊疗中存在的具体问题，对当前可得的最佳临床证据进行系统检索和评价，并采用 GRADE 方法对证据体进行分级，综合考虑利弊平衡、患者偏好与价值观、卫生经济学因素，最终形成了 27 条推荐意见。

### 一、指南制订的背景与目的

头痛是指由外感或内伤所致脉络绌急或失养，清窍不利而引起的以患者自觉头部疼痛为主要表现的临床常见病证。病位在头、风、火、痰、瘀、虚为致病之主要因素，脉络受阻、神明受累、清窍不利为其病机，临床多虚实夹杂、本虚标实证。本病证相当于西医的原发性头痛、继发性头痛及颅面神经痛等。

头痛是临床上极为常见主诉，被 WHO 列为前十位失能性疾患。患者会因为头痛干扰，而不能很好地完成在正常状态下力所能及的事，这些会对身体和心理健康造成严重的危害，影响患者的工作和日常生活。有研究显示：头痛属于患病率极高(仅次于感冒)的常见病，几乎每个人一生中都遭遇过头痛。从全球情况看，当前成人头痛(过去一年中至少出现过一次症状)患病率为 47%。有流行病学调查显示：我国原发性头痛的年患病率达 23.8%，其中对生活造成中重度影响的患者比例可达三分之一甚至更高。在这些头痛患者中，最常见的两种头痛是紧张型头痛和偏头痛，患病率分别为 10.8% 和 9.3%。我国原发性头痛患病率与亚洲其他国家相似，女性高于男性；从城乡情况来看，偏头痛、紧张型头痛，农村高于城市，而慢性每日头痛，城市则高于农村。按 18~65 岁人群折算，我国患者因原发性头痛花费高达 1\,214 亿元人民币，占 GDP 的 3.9%。

中医药诊疗头痛历史悠久、临床实践经验丰富，临床研究显示中医药可有效减轻头痛症状和预防复发，并且不良反应较少。中华中医药学会于 2008 年发布了《中医内科常见病诊疗指南》，其中包括 2008 版头痛指南，该指南为规范中医头痛临床诊疗工作、提高临床诊疗水平与医疗服务质量发挥了积极的作用。2008 版头痛指南发布已有 7 年，其间出现了大量中医药治疗头痛的临床研究报道，为头痛的中医药诊疗临床决策提供了新的证据，因此制订新的《中医内科临床诊疗指南—头痛》。

### 二、指南制订过程与实例解读

#### (一)指南注册与计划书的撰写

本指南已在指南注册平台进行注册(注册号为 IPGRP-2015CN005)，读者可联系该注册平台获取指南的计划书。其适用于各级中医(中西医结合)医疗机构和开展了中医药服务的医疗机构。临床使用者为中医(中西医结合)各专业执业中医生、执业助理中医生(儿科除外),临床执业医生可参考使用。

### (二)指南项目组

为确保指南的质量和水平,成立了由指南工作组和指南专家指导组构成的指南项目组。其涵盖中医脑病、中医康复、针灸学、传统疗法、中医情报学、护理、指南方法学、卫生统计学领域的专家。

### (三)利益冲突声明

指南项目组成员均填写了利益冲突声明表,不存在与该指南直接相关的利益冲突。

### (四)临床问题的遴选和确定

指南工作组通过文献研究搜集头痛中医药诊疗领域的临床问题和结局指标及头痛证型,并进行整理归纳和补充,形成头痛的临床问题与结局指标及中医证型的重要性评分问卷。头痛各证型在1~5分的范围内进行打分,1分表示非常不重要,5分表示非常重要;在1~9分的范围内对结局指标进行打分,7~9分表示关键结局指标,4~6分表示重要结局指标,1~3分表示一般结局指标。邀请中医脑病领域的22名专家参与本次问卷调查,确定本指南所涉及的关键临床问题与结局指标。

### (五)证据的检索

**1. 指南检索**

指南工作组对涉及中医药诊疗的头痛指南主要从以下4个方面进行了系统检索:(1)文献数据库,中文(中国生物医学文献数据库、中国知网、万方、维普)、英文(PubMed);(2)指南数据库,GIN、NGC、医脉通;(3)指南制订机构,WHO、美国神经病学会(American Academy of Neurology,AAN)、NICE和SIGN;(4)头痛研究专业机构网站,欧洲神经病学学会(European Academy of Neurology,EAN)。

根据以下纳入排除标准对指南进行筛选,纳入标准:纳入所有中文和英文的头痛指南(符合IOM对指南的定义)。排除标准:(1)无中医药疗法的头痛指南(中草药:中药方剂、中成药和中药提取物;中医理疗:针刺、灸、按摩、推拿和整骨);(2)国际指南的中文翻译、改编或总结版,以及其他对指南的解读和评价;(3)同一指南较早的版本或试行版。

**2. 系统评价检索**

指南工作组对头痛中医药诊疗领域的系统评价进行了系统检索,包括中国生物医学文献数据库、中国知网、万方和英文的PubMed,Web of Science,Cochrane Library,Embase数据库。

根据以下纳入、排除标准对系统评价进行筛选,纳入标准:1)诊断为原发性头痛的患者(性别、年龄、头痛类型、地域不限);2)中医药(中药、针灸)对比西药或中医药(中药、针灸)联合西药对比西药;3)系统评价。排除标准:重复文献、摘要(包括系统评价的摘要、会议摘要等)、系统评价计划书、系统评价再评价(多个系统评价研究的再合成研究、系统评价的质量评价)。

**3. 原始研究检索**

根据遴选的临床问题检索原始研究,并进行系统评价的制作。主要检索CNKI、万方,CBM、PubMed、Cochrane Library、Web of Science、Embase数据库,同时使用百度等搜索引擎进行补充检索。主要纳入研究对象为非合并其他系统疾病的头痛患者。

### (六)对纳入研究方法学质量的评价

采用AGREE II对检索到的指南进行评价,评价后只推荐使用SIGN和NICE发布的头痛指南。使用R-AMSTAR对纳入的系统评价进行方法学质量评价,纳入25篇评分≥70且对纳入原始研究进行了方法学质量评价的系统评价。运用Cochrane偏倚风险评价工具(针对随机对照试验)、QUADAS-2(针对诊断准确性试验)、NOS(针对观察性研究)对相应类型的原始研究进行方法学质量评价。

### (七)证据体质量的评价

使用GRADE对证据体质量进行评价,以推荐意见通窍活血汤加减治疗瘀血阻络证头痛为例,其证据体由8个随机对照试验组成,其中有5个随机对照试验的Meta分析结果显示通窍活血汤的临床有效率显著优于氟桂利嗪[RR=1.22，95%CI（1.13，1.32），P<0.001]；有 2 项研究的 Meta 分析结果显示通窍活血汤对比非甾体类止痛药在头痛强度改善方面差异无统计学意义[MD=-0.01，95%CI（-1.89，1.87），P=0.99]；有 1 项研究报道出现瞌睡、疲劳、锥体外系症状、胃肠道不适和皮疹等不良反应。上述研究均报道了具体随机方法，结局数据均完整，无选择性报告；在分配方案的隐藏及盲法方面，仅有 1 个研究报道采用，其余研究均未提及。结果表明在分配隐藏和盲法方面存在高偏倚风险，故在偏倚风险方面降一级，而不一致性、不精确性、间接性和发表偏倚方面均不存在重大问题，故未降级。综上考虑，我们对于 8 篇随机对照试验构成的证据体的效应量有中等程度的信心，因此其证据质量为中等（B 级）。

### （八）头痛指南对患者偏好与价值观的考虑

本指南通过问卷调查考虑了患者偏好与价值观。该调查共纳入研究对象 217 人。年龄在 17~82 岁之间，其中男性 72 人，女性 145 人；大中专及以下 79 人，本科 56 人，硕士 56 人，博士 26 人。

采用协方差分析控制性别、文化程度因素的影响，结果显示：在选择头痛治疗措施时，患者关注的 7 个因素的重要性评分存在显著性差异。其中，治愈、预防与减少复发、不良反应少重要性评分最高，接受治疗的便捷程度、快速止痛次之，治疗费用、是否在医保范围内最低。采用协方差分析控制了年龄、性别因素的影响后，结果显示：相对于药物疗法，患者更倾向于选择非药物疗法。采用协方差分析控制了年龄、文化程度因素的影响后，结果显示：患者在选择药物疗法时，对中药汤剂、中成药及西药的倾向性存在显著性差异。对中成药的倾向性高于中药汤剂、西药，中药汤剂与西药间无显著性差异。采用协方差分析控制了性别、年龄、文化程度因素的影响后，结果显示：患者在选择非药物疗法时，对针灸、推拿、其他疗法的倾向性存在显著性差异。其中，对针灸、推拿的倾向性都高于其他疗法，而针灸与推拿间的倾向性无显著性差异；在治疗瘀血阻络头痛时，患者对通窍活血汤与血府逐瘀汤的倾向性无显著性差异；在治疗偏头痛时，患者对不同干预措施的倾向性存在显著性差异，其中，对针刺、刺络放血的倾向性高于天舒胶囊；在治疗紧张型头痛时，患者对不同干预措施的倾向性存在显著性差异。其中，对推拿的倾向性要高于头痛宁胶囊、穴位注射；在治疗三叉自主神经性头痛时，患者对不同干预措施的倾向性无显著性差异。

### （九）头痛指南对卫生经济学因素的考虑

在制订临床决策时，医生通常会考虑资源和成本，因此将卫生经济学证据整合入临床指南有助于促进其实施。此外，GRADE 工作组提出在确定推荐意见的方向以及强度时，不仅需要考虑证据质量、利弊平衡、患者偏好与价值观，还要考虑卫生经济学因素。本指南主要从方药费用、传统疗法费用、中成药费 3 方面考虑卫生经济学因素。

### （十）推荐意见的形成

专家指导组综合证据质量、干预措施的利弊平衡、患者偏好与价值观及经济学因素，采用 GRADE 网格对推荐意见强度进行专家共识。共识规则如下：若除了"0"以外的任何一格票数超过 50%，则视为达成，可直接确定推荐意见方向及强度；若"0"某一侧两格总票数超过 70%，亦视为达成共识，可确定推荐方向，推荐强度则直接定为"弱"；其余情况视为未达成共识，推荐意见进入下一轮投票。专家共识采用改良的德尔菲法，通过第 3 轮专家共识形成 27 条推荐意见，见框 31-2。

框 31-2　指南主要推荐意见

推荐意见 1：头痛患者诊疗流程（无证据，基于专家共识形成强推荐），具体如下。

（1）采集病史。了解头痛的性质、发作频率、持续时间、疼痛程度及伴随症状，头痛发作的时间特点、诱发因素、发展过程、头痛加重或缓解的因素。此外，还需了解患者的工作生活习惯、既往病史和伴随疾病、外伤史、药物治疗、家族史等情况

（2）体格检查。系统体格检查及神经系统检查

（3）记录警惕性信号。有头痛表现并伴随下列某种症状：①发烧伴严重头痛；②突发头痛 5 分钟内达到最大强度；③新发神经功能障碍；④新发认知障碍；⑤性格改变；⑥意识损害；⑦巨细胞动脉炎引起的症状；⑧急性窄角青光眼的症状和体征；⑨患者头痛特征本质的改变；⑩近期头部外伤（特别是过去 3 个月内）等

（4）辅助检查，明确头痛类型。根据病史、体格检查及有关警惕性信号，考虑是否需要进行神经影像学检查、脑电图检查、腰穿与脑脊液检查、超声检查及相关实验室检查。结合检查结果，判断有无引起头痛的疾病和诱因，明确原发性头痛、继发性头痛及其他相关头痛诊断，进一步明确头痛亚型

（5）中医辨证分型。进行中医辨证分型诊断

（6）辨证论治。原发性头痛：在辨证分型的基础上，结合患者意愿，进行中药汤剂治疗。继发性头痛：首先应对原发病进行积极治疗，如病情需要，进行辨证分型与中药汤剂治疗。需要注意的是，危重的继发性头痛（如真头痛），应首先针对严重的原发病进行抢救治疗

（7）对症治疗。对于原发性头痛，在进一步明确头痛亚型的基础上，结合患者意愿，进行非药物疗法及中成药等的对症治疗

（8）管理与调摄。对头痛患者进行疾病管理、健康教育及日常生活指导

● 辨证论治

推荐意见 2：川芎茶调散（2C）加减治疗风寒证头痛。川芎 9 g，防风 10 g，荆芥 10 g，羌活 15 g，白芷 15 g，细辛 3 g，薄荷后下 10 g，1 日 1 剂

推荐意见 3：芎芷石膏汤（2D）加减治疗风热证头痛。川芎 9 g，白芷 15 g，羌活 15 g，石膏先煎 20 g，菊花 10 g，藁本 15 g，1 日 1 剂

推荐意见 4：羌活胜湿汤（2D）加减治疗风湿证头痛。羌活 10 g，独活 12 g，防风 12 g，藁本 15 g，川芎 15 g，蔓荆子 15 g，甘草 10 g，1 日 1 剂

推荐意见 5：天麻钩藤饮（1C）加减治疗肝阳上亢证头痛。天麻 5 g，钩藤后下 15 g，石决明先煎 20 g，牛膝 15 g，黄芩 10 g，杜仲 15 g，桑寄生 15 g，茯苓 15 g，夜交藤 15 g，益母草 15 g。1 日 1 剂

推荐意见 6：半夏白术天麻汤（1B）加减治疗痰浊上扰证头痛。半夏 15 g，橘红 10 g，白术 15 g，茯苓 15 g，天麻 15 g，甘草 5 g，生姜 6 g，大枣 9 g，1 日 1 剂

推荐意见 7：通窍活血汤（1B）加减治疗瘀血阻络证头痛，川芎 15 g，赤芍 15 g，桃仁 10 g，红花 15 g，益母草 15 g，大枣 9 g，1 日 1 剂

推荐意见 8：血府逐瘀汤（2C）加减治疗瘀血阻络证头痛。桃仁 12 g，红花 9 g，当归 9 g，生地黄 9 g，牛膝 9 g，川芎 5 g，桔梗 5 g，赤芍 6 g，枳壳 6 g，甘草 6 g，柴胡 3 g，1 日 1 剂

推荐意见 9：四物汤（2）加减治疗气血亏虚头痛，白芍 30 g，当归 15 g，熟地黄 30 g，川芎 15 g，党参 20 g，茯苓 15 g，白术 15 g，甘草 10 g，1 日 1 剂

推荐意见 10：大补元煎（2C）加减治疗肝肾阴虚证头痛。熟地黄 15 g，山茱萸 12 g，枸杞子 12 g，杜仲 12 g，党参 15 g，山药 15 g，当归 9 g，川芎 9 g，制何首乌 30 g，1 日 1 剂

推荐意见 11：散偏汤（2C）加减治疗肝郁气滞证头痛。川芎 30 g，白芍 15 g，白芷 10 g，白芥子 10 g，柴胡 10 g，制香附 10 g，郁李仁 6 g，生甘草 3 g，1 日 1 剂

● 中成药治疗

推荐意见 12：天舒胶囊治疗偏头痛（2C），使用方法：每次 4 粒，一日 3 次

推荐意见 13：川芎茶调散颗粒治疗偏头痛（2D），使用方法：汤剂，1 日 1 剂

推荐意见 14：都梁软胶囊治疗偏头痛（2D），使用方法：每次 3 粒，1 天 3 次

推荐意见 15-17：头痛宁治疗偏头痛（2C）、紧张型头痛（2C）、丛集性头痛（2D），使用方法：每次 3 粒，1 天 3 次

推荐意见 18-19：养血清脑颗粒治疗偏头痛（2C）、紧张型头痛（2D），使用方法：每次 1 袋，1 天 3 次

推荐意见 20：天麻注射液治疗丛集性头痛（推荐强度未达成共识，证据质量为极低），使用方法：肌注每次 2～4 mL，每日 1-2 次；穴位注射每次 1 mL，每日 1 次

● **非药物疗法治疗**
推荐意见 21-23：针刺治疗偏头痛（1C）、紧张型头痛（1B）、丛集性头痛（2C）
推荐意见 24：推拿治疗紧张型头痛（1B）
推荐意见 25：刺络放血治疗偏头痛（2C）
推荐意见 26：穴位注射治疗紧张型头痛（推荐强度未达成共识，证据质量为极低）
推荐意见 27：使用头痛日记协助对患者进行诊断和健康管理（无证据，基于专家共识形成强推荐）

对于临床具有重要意义（推荐意见 1、推荐意见 27）、有古籍文献证据（推荐意见 9），缺乏现代文献研究的干预措施未进行证据质量分级，而是直接进行专家共识，形成推荐意见强度

# 第六节　护理领域临床实践指南制订方法与实例

循证护理是以证据为依据的护理实践过程，有效地利用最佳研究证据是循证护理的重要环节。面对"浩如烟海"的证据，临床护士常常困惑：如何高效准确地从海量信息中选择证据，并将证据运用于自己的临床护理工作中呢？依据循证护理方法，在遇到临床护理问题时，护士可以首先参考的循证证据来源有：决策系统类（如计算机决策支持系统）、指南类（如循证实践指南）、证据集成类（如 JBI 证据总结等）、系统评价类（如 Cochrane 系统评价）。

其中，护理临床实践指南是针对某一护理问题，梳理、总结、评价所有研究证据，最终形成对该问题解决方案的明确、清晰、有依据的推荐意见。护理临床实践指南是将循证护理与临床护理实践连接起来的桥梁。本章以《中国癌症症状管理实践指南》为例介绍护理临床实践指南的制订方法。

厌食是指食欲减退或丧失，伴有或不伴有体重下降。厌食在癌症不同时期的发生率差异较大，在新确诊癌症患者群体中发生率约为 50%，而在晚期癌症患者群体中发生率可高达 80%。癌症患者发生厌食的机制为肿瘤原因所致的下丘脑内摄食调节中枢功能受损以及大脑皮质特定区域食物刺激处理中枢功能受损；此外，肿瘤组织本身或诱导机体释放的活性物质，如肿瘤坏死因子-$\alpha$，白细胞介素-1 和白细胞介素-6 等炎性细胞因子也可使患者发生厌食。厌食会引起营养不良和恶病质，进而影响患者的生活质量和预后；研究显示：厌食是癌症患者生存率的独立影响因素之一。

目前，国外部分临床实践指南机构或相关组织先后发布了多部癌症患者厌食症状管理实践指南，如美国国立综合癌症网络（National Comprehensive Cancer Network，NCCN）和美国肿瘤护理学会（Oncology Nursing Society，ONS）。但是，考虑到国内外医疗环境及技术、患者种族、文化等方面的差异，国外指南在我国的临床适应性有待进一步验证。此外，目前国内缺乏癌症患者厌食症状管理相关临床实践指南的指导。因此，亟须在总结和综合国内外现有最佳证据的基础上，构建出我国文化背景下的癌症患者厌食症状管理实践指南，以指导该症状的管理决策。

## （一）指南的目的和范围

### 1. 指南的目的

本指南是基于目前可获得的最佳临床证据制订而成，主要为肿瘤科护理人员进行癌症患者症状管理临床决策时提供依据，旨在规范临床实践，以期改善癌症患者的照护质量。本指南可用于：（1）提

供临床照护的推荐意见；（2）科学制订护理临床实践的评价标准；（3）系统制订循证护理实践方案；（4）规范培训相关护理人员；（5）促进不同层级医疗机构的患者实现同质化护理。

2. 指南的范围

指南指导委员会就本指南中癌症患者症状的范围达成共识，包括：呼吸困难、疲乏、焦虑、放射性皮炎、抑郁、口腔黏膜炎、厌食、疼痛、恶心/呕吐、感染、认知障碍、睡眠障碍和皮肤反应，共 13 个症状。涵盖的临床问题主要涉及症状的评估、非药物管理和药物管理。

### （三）指南的使用者与目标人群

本指南的使用人群为各级医疗机构的肿瘤科护士和医生。指南的目标人群为伴有厌食症状或有厌食症状发生风险的成人癌症患者（年龄≥18 岁）。

### （四）构建临床问题和选择结局指标

指南制订小组针对每个症状，在查阅相关指南、系统评价的基础上初步拟定 PICO 临床问题和结局指标，并通过对临床人员的访谈进行补充完善，形成 PICO 临床问题和结局指标重要性评分表。临床调查对象为从事肿瘤临床工作的医护人员，要求其对临床问题的重要性进行打分，采用 Likert 5 级评分法，1 分表示非常不重要，5 分表示非常重要；若某个问题平均分≥4，则该问题为关键问题，必须在指南中产生推荐意见；若平均分≤3，则在本指南中不予研究；其余问题为重要问题，是否在指南中产生推荐意见取决于推荐意见的共识情况。结局指标的重要性按照 GRADE 工作组推荐的方法进行评估打分，分值为 9，7~9 表示该结局指标对决策起至关重要的作用，4~6 表示该结局指标重要，1~3 表示该结局指标不重要。

### （五）成立指南工作组

本指南成立了指南工作组，包括指南指导委员会、指南制订小组、指南秘书小组和指南评审小组。指南工作组的人员构成主要包括肿瘤临床专家、肿瘤护理专家、心理学专家和方法学专家等。患者代表参与了指南制订过程中的部分环节。

### （六）利益声明与处理

指南指导委员会、指南制订小组、指南秘书小组和指南评审小组均需在正式参与指南制订相关工作前填写利益声明表，并对存在利益冲突的成员进行管理，利益声明结果会在指南中进行报告。

### （七）指南制订方法

指南的构建严格遵循了 IOM 关于指南的最新定义、以 WHO 标准指南制订方法学为基本依据，证据分级及推荐意见制订采用 GRADE 及 CERQual 方法学、并参照指南研究和评价工具（Appraisal of Guideline for Research and Evaluation，AGREE Ⅱ）以及卫生保健实践指南报告条目（Reporting Items for Practice Guideline in Healthcare，RIGHT）。本指南已在指南注册平台上完成注册，注册号为 IPGRP-2017CN029。

### （八）临床问题的遴选与确定

确定指南的主题除了需要系统的文献回顾外还需要采用一定的方法进行临床情景的判断，采用对利益相关者进行质性访谈和问卷调查等方式。确定指南的关键问题和结局指标优先级的一般步骤为：（1）形成原始问题清单；（2）以 PICO 格式起草原始问题；（3）列出相关结局指标；（4）修订原始问题和结局指标；（5）对关键问题进行优先化排序；（6）对结局指标进行重要性分级；（7）最终确定高度优先的关键问题和用于形成推荐意见的重要结局指标。

证据检索的范围包括癌症患者厌食症状管理领域相关的指南、系统评价或原始研究，证据检索遵循如下思路。

1. 指南　检索近 3 年发表的相关临床实践指南，检索资源来自两个方面：一是各指南发布网站/指南制订组织网站，包括美国国立指南文库（National Guideline Clearinghouse，NGC）、美国国立综合癌症网络（National Comprehensive Cancer Network，NCCN）、英国国家临床优化研究所（National Institute for Health and Clinical Excellence，NICE）、苏格兰学院间指南网络（Scottish Intercollegiate Guidelines Network，SIGN）、欧洲肿瘤内科学会（European Society for Medical Oncology，ESMO）等；二是通过检索

国内外数据库进行补充，包括 PubMed、Embase、万方、CNKI。

2. **系统评价**　检索近 3 年发表的相关系统评价，检索数据库包括 PubMed、Embase、Cochrane Library、CINAHL、JBI、万方、CNKI、CBM。

3. **原始研究**　如果系统评价质量低或没有相关系统评价，则指南制订小组将检索原始研究制作新的系统评价；检索数据库包括 PubMed，Embase，Cochrane Library，CINAHL，万方、CNKI，CBM。检索时限截止至 2018 年 7 月。

指南制订小组在查阅癌症患者厌食症状管理相关指南、系统评价的基础上初步拟定临床问题清单，然后通过对利益相关者的访谈进行补充完善，最后分别构建医生版（包含药物部分）和护士版临床问题清单。共调查收集了来自全国 18 家癌症中心的 482 份问卷，其中医生来源 144 份，护士来源 338 份，最终共纳入 9 个临床问题。

#### （九）指南推荐意见的形成

1. **证据分级、制作证据概要表**

证据的质量评价由两名成员同时独立进行，存在争议的地方进行协商解决或征求第三位研究人员的意见。运用 GRADE 方法对定量系统评价证据体进行质量评价，并对推荐意见进行分级。其中，药物干预部分没有进行系统评价，采用高质量指南或系统评价中的证据，对应的证据等级为专家共识。

2. **《中国癌症症状管理实践指南》专家咨询表的制作**

（1）证据描述内容。

①待推荐干预措施：饮食指导

癌症患者入院时常规进行营养风险筛查，疼痛数字评分法（Numerical Rating Scale，NRS 2002）评分小于 3 者，在计算每日所需营养量的基础上结合患者饮食习惯和喜好给予个体化的饮食指导，以满足患者的营养需求，如调整饮食结构，改善就餐环境等，同时也需考虑症状、心理、消化和吸收能力等因素对饮食需求的影响；NRS 2002 评分大于 3 者需要应用患者主观整体评估表（patient-generated subjective global assessment，PG-SGA）进行营养评估，营养师应针对评估结果，依据中国抗癌协会肿瘤营养与支持治疗专业委员会制订的营养不良五阶梯模式给予患者营养干预。

支持推荐意见形成的证据支持：

①有效性（关键结局指标：厌食评分、体重、生活质量）。

系统评价（由本项目组研究人员制作），共纳入 6 项随机对照试验，合计样本量为 978 人，均为伴有营养不良或营养不良风险的癌症患者，干预时间为 6 周到 6 个月不等。结果显示：相对于常规护理，营养师给予饮食指导可以改善癌症患者的营养摄入量 [$MD = 236.05$ kcal，95% CI（212.12，259.97 kcal）] 和生活质量 [$MD = 37.92$，95% CI（23.14，52.70）]，但不能增加其体重 [$MD = 4.28$ kg，95% CI（-0.21，8.76）kg]。

根据围手术期和晚期进行亚组分析，营养师给予的饮食指导可以改善围手术期癌症患者的营养摄入量 [$MD = 236.05$ kcal，95% CI（212.12，259.97）kcal]、增加患者体重 [$MD = 6.66$ kg，95% CI（4.62，8.70）kg] 和改善患者生活质量 [$MD = 52.02$，95% CI（49.78，54.26）]；但不能改善晚期癌症患者的生活质量 [$MD = 4.91$，95% CI（-5.92，15.74）] 和增加体重（$MD = 0.02$ kg，95% CI（-3.03，3.07）kg]。

②患者/照护者价值观意愿。

刘佩玉等对 10 名胰腺癌患者术后营养支持体验质性研究的结果显示：患者均表示术后获得了护士提供的营养指导，但多数患者认为营养指导的内容有限，希望获得专业的营养指导；而少部分获得营养师指导的患者，则认为营养师提供的营养咨询服务能够满足自身的饮食信息需求。

②待推荐干预措施：营养补充剂。

支持推荐意见形成的证据支持：

①有效性（关键结局指标：厌食评分、体重、生活质量）

维生素 C：Mochamat 等的系统评价（R-AMSTAR 评分=31）共纳入 1 项自身前后对照研究，合计样本量 39 人，结果显示给予维生素 C 补充剂可以降低癌症患者的厌食评分 [$MD = -19.00$，95% CI

$(-35.38, -2.72)$]并提高生活质量[MD＝19.00, 95%CI (11.44, 26.56)]。

蛋白质补充剂：Mochamat 等的系统评价共纳入 2 项随机对照试验，合计样本量为 93 人。结果显示：相较于常规护理，蛋白质补充剂可以改善癌症患者的体重[MD＝3.00 kg, 95%CI (0.73, 5.27)kg]和生活质量[MD＝35.95, 95%CI (30.07, 41.82)]。

β 羟基 β 甲基丁酸酯(HMB)、精氨酸和谷氨酸混合物：Mochamat 等的系统评价共纳入 2 项随机对照试验，合计样本量 504 人。结果显示相较于非必需氨基酸等氮等热量混合物，给予必需氨基酸混合物补充剂不能改善晚期癌症患者的体重[MD＝1.08 kg, 95%CI (-0.64, 2.81)kg]和生活质量。

镁：Mochamat 等的系统评价共纳入 1 项随机对照试验，合计样本量 17 人，结果显示经口和静脉途径给予镁补充剂均不能增加癌症患者的营养摄入量和体重。

②安全性。

维生素 C：Mochamat 等的系统评价共纳入 1 项自身前后对照研究，无维生素 C 补充剂相关不良反应的报告。

蛋白质补充剂：共纳入 2 项随机对照试验，无相关不良反应报告。

β 羟基 β 甲基丁酸酯(HMB)、精氨酸和谷氨酸混合物：Mochamat 等的系统评价共纳入 2 项随机对照试验，其中 1 项随机对照试验报告了患者有恶心、便秘和腹泻不良反应，有 30 名患者由于不良反应而停用。

镁：Mochamat 等的系统评价共纳入 1 项随机对照试验，结果显示数名患者因镁补充剂伴有苦味、金属味而停止口服。

(3)待推荐干预措施：多不饱和脂肪酸。

每天通过液体营养补充剂或胶囊的形式服用含有二十碳五烯酸 2.2 g 的 ω-3 多不饱和脂肪酸，干预时间 2 周到 8 周不等。

支持推荐意见形成的证据支持：

①有效性(关键结局指标：厌食评分、体重和生活质量)。

系统评价由本项目组研究人员制作，共纳入 5 项随机对照试验，合计样本量为 254 人。结果显示：与口服不含 ω-3 多不饱和脂肪酸等热量的补充剂相比，口服 ω-3 多不饱和脂肪酸补充剂可以增加癌症患者体重[MD＝0.97 kg, 95%CI＝0.27, 1.67) kg]，但未能提高生活质量[MD＝6.14, 95%CI (-7.86, 20.14)]和降低厌食评分[MD＝1.27, 95%CI (-7.19, 9.73)]。

②安全性。

一项随机对照试验报告服用 ω-3 多不饱和脂肪酸补充剂后 2 例出现恶心、1 例呕吐、1 例便秘和 2 例打嗝。另一项随机对照试验报告服用 ω-3 多不饱和脂肪酸补充剂后 2 例出现腹泻。

(4)待推荐干预措施：身体锻炼。

在理疗师/运动生理学家/经过培训的护士指导下进行有氧运动和/或抗阻训练，干预时间 6 周到 16 周不等。有氧运动包括骑单车和步行，每次 15～30 分钟，每周 2～3 次；抗阻运动包括俯卧撑、哑铃、蹲起、杠铃旋转、台阶运动、仰卧起坐等，每次 45～60 分钟，每周 2～3 次。

支持推荐意见形成的证据支持：

有效性(关键结局指标：厌食评分、体重和生活质量)

Nakano 等的系统评价(R-AMSTAR 评分＝33)共纳入 6 项随机对照试验，样本量为 624 人。结果显示：相对于日常活动，有氧运动和/或抗阻运动可以提升癌症患者的生活质量[MD＝2.97, 95%CI (0.04, 5.90)]，但不能降低其厌食评分[MD＝-0.63, 95%CI (-4.51, 3.26)]和增加体重[MD＝1.04 kg, 95%CI (-2.61, 4.69) kg]。

(5)待推荐干预措施：穴位按摩。

由中医专科医生/护士用拇指指腹通过连续伸屈拇指第一指关节进行按压，穴位按摩主穴为"中脘"、双侧"足三里""内关""神门"；心脾两虚加"心腧"及"脾腧"；心肾不交加"心腧"和"肾腧"；脾胃不和加"脾腧"和"胃腧"，双侧穴位隔日轮换，力度以令患者出现酸、麻、胀的感觉为宜，每次按压 6

个穴位，每穴 10 分钟，每天 1 次，干预时长 2 周。

支持推荐意见形成的证据支持：

有效性（关键结局指标：厌食评分、体重和生活质量）

系统评价由本项目组研究人员制作，纳入了 1 项随机对照试验，样本量为 61 人。结果显示：相较于支持治疗，加用穴位按压可以改善患者的生活质量[MD＝12.20，95%CI（10.00，14.38）]；但其不能增加晚期胃癌患者的进食量[MD＝0.14，95%CI（-0.10，0.38）]。

（6）待推荐干预措施：针灸。

针刺疗法选取的穴位包括双侧足三里、上巨虚、下巨虚、阳陵泉。中医专科医生消毒穴位皮肤后直刺进针 0.8~1.2 寸，得气后行提插捻转补法，以患者能够耐受为度，留针 20 分钟，1 次/天，每周 6 次，共 4 周。

支持推荐意见形成的证据支持：

①有效性（关键结局指标：厌食评分、体重和生活质量）

Lau 等的系统评价（R-AMSTAR 评分＝35）共纳入 1 项随机对照试验，样本量为 50 人。研究结果显示，相对于常规护理，针刺疗法可以提高晚期消化道肿瘤患者的食欲改善的有效率[RR＝1.38，95%CI（1.05，1.83）]，增加患者体重[MD＝1.01 kg，95%CI（0.22，1.80）kg]。

②安全性

一项针对针刺不良反应的系统评价综合了来自 25 个国家或地区 12 年间的 117 项个案报道，包括了 308 个针刺、灸法及拔罐的不良反应。结果显示针刺不良反应包括感染和器官或组织损伤，但其发生率极低，预防不良反应发生的关键是专业人员进行规范的针灸操作。

（7）待推荐干预措施：中药方剂。

支持推荐意见形成的证据支持：

①有效性（关键结局指标：食欲、体重和生活质量）

Chuang 等的系统评价（R-AMSTAR 评分＝34）共纳入 2 项随机对照试验，合计样本量 104 人。结果显示，与空白对照相比，通泰合剂可以改善晚期大肠癌化疗患者的生活质量；与醋酸甲地孕酮相比，加用启膈开胃汤未能提高晚期肺癌患者食欲改善的有效率[RR＝1.07，95%CI（0.91，1.26）]和体重改善的有效率[RR＝1.04，95%CI（0.83，1.30）]。

②安全性

通泰合剂：Chuang 等的系统评价共纳入 1 项随机对照试验，结果显示通泰合剂+XELOE 方案组晚期肿瘤患者发生恶心、呕吐的严重程度低于 XELOE 组（$P<0.05$），在肝肾功能、神经毒性和骨髓抑制发生方面两组无明显差异。

启膈开胃汤：Chuang 等的系统评价共纳入 1 项随机对照试验，结果显示启膈开胃汤+宜利治组晚期肿瘤患者心力衰竭、浮肿、高血压、高血糖、便秘的发生率明显低于宜利治组（$P<0.05$），在肝功能和血栓性脉管炎发生情况方面无明显差异。

（8）待推荐干预措施：多学科管理。

多学科管理团队成员包括医生、护士、营养师和理疗师，必要时可加入心理治疗师、药剂师、职业治疗师和社工等，干预内容包括厌食及其相关前驱症状（如失眠、便秘、腹胀等）的管理、营养教育和躯体锻炼，干预时间 0.5 天到 13 周不等。每周由团队成员分别对患者进行评估，多学科团队召开会议商讨评估的结果，制订相应的指导方案；并根据患者及其照顾者的需求给予随访，一般 1~2 周随访一次。

支持推荐意见形成的证据支持：有效性（关键结局指标：厌食评分、体重、生活质量）

系统评价（由本项目组研究人员制作），共纳入 6 项自身前后对照研究，合计样本量为 1 001 人。结果显示：给予多学科管理后，晚期癌症患者的食欲得到改善[MD＝-1.00，95%CI（-1.44，-0.56）]，生活质量得到提高[MD＝-0.98，95%CI（-1.50，-0.46）]，但患者的体重未能增加[MD＝0.50 kg，95%CI（-2.33，3.33）kg]。

（2）患者/照护者价值观意愿

Cooper等研究结果显示癌症患者及其家庭照顾者认为医疗保健人员缺乏对癌症相关厌食和体重下降的关注。如医生只注重疾病的治疗和效果，缺少对患者体验的关注；营养师在提供饮食指导时未能考虑患者的具体需求等。此外，家庭照顾者认为医疗保健人员不能够帮助他们更好地应对和处理癌症相关厌食和体重下降。

（3）现有指南/系统评价与本条推荐意见相关的描述

①NCCN。

预期寿命达数月或数年时：食欲下降或丧失的癌症患者口服甲地孕酮400~800 mg/d；抑郁相关食欲下降或丧失的癌症患者睡前口服米氮平7.5~30 mg/d；胃瘫（饱腹感）的患者在三餐及睡前口服甲氧氯普胺5~10 mg（2A：基于低质量证据，但专家共识时一致认为该干预是合适的）。

预期寿命仅数周或数天时：食欲下降或丧失的癌症患者口服甲地孕酮400~800 mg/d、奥氮平5 mg/d或地塞米松4~8 mg/d；抑郁相关食欲下降或丧失的癌症患者睡前口服米氮平7.5~30 mg/d（2A）。

②ONS。

甲地孕酮（推荐）；米氮平（效果不明确）

③系统评价。

Ruiz等进行的系统评价共纳入35项随机对照试验，合计样本量3 963人，包括癌症、AIDS或其他疾病人群。结果显示：相对于安慰剂，甲地孕酮可以改善癌症患者的食欲、体重和生活质量；但服用甲地孕酮的患者发生水肿、血栓和死亡的风险增加。

**（十）推荐意见分析**

专家详细阅读函询表的内容，在有效性证据、经济学证据、患者价值观意愿证据等基础上做出相应指南推荐建议，权衡干预措施的利弊、健康获益和卫生资源后决定推荐强度。当一项干预措施的益处超过它的风险和经济负担时，强烈推荐；当益处和风险之间的平衡无法确定或者证据质量比较低时，推荐强度就减弱。最后指南的陈述不使用模棱两可的语句。

指南制订小组根据证据质量、患者偏好和价值观、经济学分析和利弊平衡，通过3轮面对面专家共识会，最终形成15条推荐意见，见表31-9。

表31-9　中国癌症症状管理实践指南推荐意见

| 推荐意见 | 推荐强度 |
| --- | --- |
| 1. 在医院条件允许的情况下，推荐应用多学科管理改善癌症患者的食欲和生活质量 | 强 |
| 2. 推荐以营养师为主导的饮食指导改善围手术期癌症患者的食欲、体重和生活质量，尚无证据显示可以改善晚期癌症患者的体重和生活质量 | 强 |
| 3. 可以不考虑应用镁补充剂改善癌症患者的食欲和体重 | 弱 |
| 4. 可以考虑应用维生素C补充剂改善癌症患者的食欲和生活质量 | 弱 |
| 5. 推荐应用氨基酸或蛋白质补充剂改善厌食风险癌症患者的体重和生活质量 | 强 |
| 6. 可以考虑抗阻运动和/或有氧运动改善癌症患者的生活质量，尚无证据显示可以改善其食欲和体重 | 弱 |
| 7. 可以考虑针刺疗法改善癌症患者的食欲和体重 | 弱 |
| 8. 可以考虑穴位按压改善癌症患者的生活质量，尚无证据显示可以改善其食欲 | 弱 |
| 9. 可以不考虑应用启膈开胃汤改善癌症患者的食欲和体重 | 弱 |
| 10. 可以考虑应用通泰合剂改善厌食风险癌症患者的生活质量，尚无证据显示可以改善其食欲 | 弱 |
| 11. 可以考虑口服ω-3多不饱和脂肪酸改善癌症患者的体重，尚无证据显示可以改善其食欲和生活质量 | 弱 |
| 12. 推荐应用甲地孕酮改善癌症患者的食欲 | 强 |
| 13. 推荐应用甲氧氯普胺改善胃瘫癌症患者的食欲 | 强 |
| 14. 推荐应用米氮平改善癌症患者抑郁相关的食欲下降或丧失 | 强 |
| 15. 可以考虑应用奥氮平/地塞米松改善临终癌症患者的食欲 | 强 |

（陈耀龙，刘雅莉，靳英辉，马艳芳，周奇）

# 参考文献

［1］Baker R, Feder G. Clinical guidelines：where next？［J］. In J Qual Health Care, 1997, 9(6)：399-404.

［2］The ADAPTE Collaboration. Guideline Adaptation：A Resource Toolkit, version 2. 0［M］. Pitlochry：Guideline International Network, 2009.

［3］Balshem H, Helfand M, Holger J, et al. GRADE guidelines：3. Rating the quality of evidence［J］. J Clin Epidemiol, 2011, 64：401-406.

［4］Brouwers MC, Kho ME, Browman GP, et al. AGREE Ⅱ：advancing guideline development, reporting and evaluation in health care［J］. CMAJ, 2010, 182(18)：E839-842.

［5］Chen Y, Wang C, Shang H, et al. Clinical practice guidelines in China［J］. BMJ, 2018, 360：j5158.

［6］Chen Y, Yang K, Maruši ć A, et al. A Reporting tool for practice guidelines in health care：the RIGHT statement［J］. Ann Intern Med, 2017, 166(2)：128-132.

［7］Institute of Medicine. Clinical practice guidelines：directions for a new program［M］. Washington, DC：National Academy Press, 1990.

［8］詹思延. 临床实践指南的制订应该科学、规范［J］. 中华儿科杂志, 2009, 47(3)：163-166.

［9］Practice Guideline［M/OL］.（2019-7-20）. https://www.ncbi.nlm.nih.gov/mesh/68017065

［10］Institute of Medicine. Clinical practice guidelines we can trust［M］. Washington, DC：The National Academies Press, 2011.

［11］王小钦, 王吉耀. 循证临床实践指南的制订与实施［M］. 北京：人民卫生出版社, 2015.

［12］Norris S L, Ford N. Improving the quality of WHO guidelines over the last decade：progress and challenges［J］. Lancet Global Health, 2017, 5(9)：e855-e856.

［13］中华医学会风湿病学分会, 国家皮肤与免疫疾病临床医学研究中心, 中国系统性红斑狼疮研究协作组. 2020 中国系统性红斑狼疮诊疗指南［J］. 中华内科杂志, 2020, 59 (3)：172-185.

［14］管利荣, 余静, 谢坚, 等. 新形势下综合三级甲等医院儿科发展模式探讨［J］. 医药前沿, 2016, 6(27)：374-375.

［15］张伶俐, 李幼平, 张川, 等. 中国儿童临床指南现状分析及循证临床指南评价［J］. 中国循证医学杂志, 2011, 11 (9)：991-999.

［16］刘雅莉, 车刚, 马圆, 等. 2010~2017 年中国大陆中文期刊发表儿内科临床实践指南的现状分析［J］. 中国循证医学杂志, 2019, 19(10)：1151-1157.

［17］车刚, 马圆, 肖玉洁, 等. 中国儿童临床实践指南现状分析［C］. 北京医学会临床流行病学和循证医学分会第四届学术年会.

［18］倪鑫. 中国儿童阻塞性睡眠呼吸暂停诊疗指南计划书［J］. 中国循证医学杂志, 2020, 20(1)：102-107.

［19］Institute of Medicine. Clinical practice guidelines we can trust［M］. Washington. DC：The National Academies Press, 2011.

［20］World Health Organization. WHO handbook for guideline development［J］. 2nd ed. WHO Press, 2014.

［21］Brouwers M, Kho ME, Browman GP, et al. AGREE Ⅱ：Advancing guideline development, reporting and evaluation in healthcare［J］. J Clin Epidemiol, 2010, 63(12)：1308-1311.

［22］李慧, 陈耀龙, 谢秀丽, 等. 中医（中西医结合）临床实践指南制修订方法——推荐意见与共识［J］. 中华中医药杂志, 2016, 31(7)：2657-2626.

［23］黄培新, 连新福. 中医内科常见病诊疗指南中医病证部分：头痛［M］. 中国中医药出版社, 2008.

［24］Yavuzsen T, Davis MP, Walsh D, et al. Systematic review of the treatment of cancer-associated anorexia and weight loss［J］. J Clin Oncol, 2005, 23(33)：8500-8511.

［25］Van LA, Velghe A, Van HA, et al. Prevalence of symptoms in older cancer patients receiving palliative care：A systematic review and meta-analysis［J］. J Pain Symptom Manage, 2014, 47(1)：90-104.

［26］巴一. 癌性厌食［J］. 肿瘤代谢与营养电子杂志, 2015, 2(4)：32.

［27］Laviano A, Koverech A, Seelaender M. Assessing pathophysiology of cancer anorexia［J］. Curr Opin Clin Nutr Metab Care, 2017, 20(5)：340-345.

［28］马怀幸, 李苏宜. 肿瘤厌食发生机制及其诊治［J］. 肿瘤代谢与营养电子杂志, 2018(2)：117-121.

[29] Tarricone R, Ricca G, Nyanzi-Wakholi B, et al. Impact of cancer anorexia-cachexia syndrome on health-related quality of life and resource utilisation: A systematic review[J]. Crit Rev Oncol Hematol, 2016, 99: 49-62.

[30] Trajkovic-Vidakovic M, de Graeff A, Voest EE, et al. Symptoms tell it all: A systematic review of the value of symptom assessment to predict survival in advanced cancer patients[J]. Crit Rev Oncol Hematol, 2012, 84(1): 130-148.

[31] Reid E, Suneja G. Cancer in people living with HIV, Version 1. 2018, NCCN clinical practice guidelines in oncology[J]. Natl Compr Canc Netw, 2018. 16(8): 986-1017.

[32] Adams L A, Shepard N. Putting evidence into practice: evidence-based interventions to prevent and manage anorexia[J]. Clin J Oncol Nurs, 2009. 13(1): 95-102.

[33] Bourdel MI, Blanc BC, Doussau A, et al. Nutritional advice in older patients at risk of malnutrition during treatment for chemotherapy: a two-year randomized controlled trial[J]. PLoS One, 2014, 9(9): e108687.

[34] Ravasco P, Monteiro GI, Marques VP, et al. Impact of nutrition on outcome: a prospective randomized controlled trial in patients with head and neck cancer undergoing radiotherapy[J]. Head Neck, 2005, 27(8): 659-668.

[35] Ravasco P, Monteiro GI, Vidal PM, et al. Dietary counseling improves patient outcomes: a prospective, randomized, controlled trial in colorectal cancer patients undergoing radiotherapy[J]. J Clin Oncol, 2005, 23(7): 1431-1438.

[36] Ollenschlager G, Thomas W, Konkol K, et al. Nutritional behaviour and quality of life during oncological polychemotherapy: results of a prospective study on the efficacy of oral nutrition therapy in patients with acute leukaemia [J]. Eur J Clin Invest, 1992, 22(8): 546-553.

[37] Baldwin C, Spiro A, McGough C, et al. The NUT study: the effect of dietetic and oral nutritional interventions on survival and quality of life in patients with weight loss undergoing palliative chemotherapy for gastrointestinal or lung malignancy, a randomised controlled trial[J]. Proc Nutr Soc, 2008, 67(OCE3): E136.

[38] 韦燕萍, 高铭云, 梁桂花, 等. 个体化营养干预对老年消化道恶性肿瘤患者围术期的影响[J]. 中国老年学杂志, 2017(9): 2193-2195.

[39] 刘佩玉, 李丽, 叶志霞. 胰腺癌患者手术后营养支持体验的质性研究[J]. 护理学杂志, 2016, 31(20): 25-28.

[40] Mochamat, Cuhls H, Marinova M, et al. A systematic review on the role of vitamins, minerals, proteins, and other supplements for the treatment of cachexia in cancer: a European Palliative Care Research Centre cachexia project[J]. J Cachexia, Sarcopenia Muscle, 2017, 8(1): 25-39.

[41] Solis MO, Plasa CV, Phillips SG, et al. Effect of eicosapentaenoic acid on body composition and inflammation markers in patients with head and neck squamous cell cancer from a public hospital in Mexico[J]. Nutr Cancer, 2018, 70(4): 663-670.

[42] Bruera E, Strasser F, Palmer JL, et al. Effect of fish oil on appetite and other symptoms in patients with advanced cancer and anorexia/cachexia: a double-blind, placebo-controlled study[J]. J Clin Oncol, 2003, 21(1): 129-134.

[43] Finocchiaro C, Segre O, Fadda M, et al. Effect of n-3 fatty acids on patients with advanced lung cancer: a double-blind, placebo-controlled study[J]. Br J Nutr, 2012, 108(2): 327-333.

[44] Sánche LK, Turcott JG, Juárez HE, et al. Effects of an oral nutritional supplement containing eicosapentaenoic acid on nutritional and clinical outcomes in patients with advanced non-small cell lung cancer: Randomised trial[J]. Clin Nutr, 2014, 33(6): 1017-1023.

[45] Moses AW, Slater C, Preston T, et al. Reduced total energy expenditure and physical activity in cachectic patients with pancreatic cancer can be modulated by an energy and protein dense oral supplement enriched with n-3 fatty acids[J]. Br J Cancer, 2004, 90(5): 996-1002.

[46] Nakano J, Hashizume K, Fukushima T, et al. Effects of aerobic and resistance exercises on physical symptoms in cancer patients: A Meta-analysis[J]. Integr Cancer Ther, 2018, 17(4): 1048-1058.

[47] 车晓艳, 濮红萍, 王晓翠, 等. 穴位按压联合磁贴法改善晚期胃肠道肿瘤患者生活质量的临床观察[J]. 中国中西医结合杂志, 2014, 34(8): 952-955.

[48] Lau C, Wu X, Chung V, et al. Acupuncture and related therapies for symptom management in palliative cancer care: Systematic review and meta-analysis[J]. Medicine, 2016, 95: e2901.

[49] Xu S, Wang L, Cooper E, et al. Adverse events of acupuncture: A systematic review of case reports [J]. Evid Based Complement Alternat Med, 2013, 2013(1): 581203.

[50] Chung VC, Wu X, Lu P, et al. Chinese herbal medicine for symptom management in cancer palliative care: Systematic review and Meta-analysis[J]. Medicine (Baltimore), 2016, 95(7): e2793.

[51] Gagnon B, Murphy J, Eades M, et al. A prospective evaluation of an interdisciplinary nutrition‐rehabilitation program for patients with advanced cancer[J]. Curr Oncol, 2013, 20(6): 310-318.

[52] Strasser F, Sweeney C, Willey J, et al. Impact of a half‐day multidisciplinary symptom control and palliative care outpatient clinic in a comprehensive cancer center on recommendations, symptom intensity, and patient satisfaction: a retrospective descriptive study[J]. J Pain Symptom Manage, 2004, 27(6): 481-491.

[53] Paiva CE, Faria CB, Nascimento MS, et al. Effectiveness of a palliative care outpatient programme in improving cancer-related symptoms among ambulatory Brazilian patients[J]. Eur J Cancer Care, 2012, 21(1): 124-130.

[54] Parmar MP, Vanderbyl BL, Kanbalian M, et al. A multidisciplinary rehabilitation programme for cancer cachexia improves quality of life[J]. BMJ Support Palliat Care, 2017, 7(4): 441-449.

[55] Chasen MR, Bhargava R. A rehabilitation program for patients with gastroesophageal cancer—a pilot study[J]. Support Care Cancer, 2010, 18(S2): 35-40.

[56] Parmar MP, Swanson T, Jagoe RT. Weight changes correlate with alterations in subjective physical function in advanced cancer patients referred to a specialized nutrition and rehabilitation team[J]. Support Care Cancer, 2013, 21(7): 2049-2057.

[57] Cooper C, Burden ST, Cheng H, et al. Understanding and managing cancer-related weight loss and anorexia: Insights from a systematic review of qualitative research [J]. J Cachexia Sarcopenia Muscle, 2015, 6(1): 99-111.

[58] Ruiz GV, Lopez-Briz E, Carbonell SR, et al. Megestrol acetate for treatment of anorexia-cachexia syndrome[J]. Cochrane Database Syst Rev, 2013(3): D4310.

# 第32章
# 循证医学临床实践

**要 点**
● 循证医学临床实践是指临床医生结合自己的临床经验和最佳证据对患者进行临床决策的过程。
● 临床循证实践的具体步骤可以遵循"五步曲"进行：提出问题、查询证据、评价证据、应用证据、后效评价。

循证医学的最终归着点是临床实践，在本书前面各章节所阐述的各种方法也是为解决临床实际问题服务的。所谓循证医学临床实践是指临床医生结合自己的临床经验和最佳证据对患者进行临床决策的过程。在本章节中，基于解决患者的临床问题，采用循证病例报告的形式，举例说明如何运用循证医学思维方法解决临床问题。

## 第一节　循证医学临床实践概述

### 一、临床循证实践"五步曲"

临床循证实践的具体步骤可以遵循 Sackett 教授提出的"五步曲"进行：1）准确提出临床存在且需要解决的问题；2）检索文献，寻找回答这些问题的最佳证据；3）严格文献，了解评价证据的真实性、可靠性、临床价值和适用性；4）充分考虑患者意愿，结合实际应用证据；5）后效评价。具体如下：

#### （一）提出问题

爱因斯坦曾经指出"提出一个问题往往比解决一个问题更重要，因为解决问题也许仅是一个数学上或实验的技能而已，而提出问题却需要有创造性的想象力，而且标志着科学的真正进步"。一名医生在临床上可能会遇到各种各样的问题，大体可归类为病因、诊断、治疗、预防、预后估计等方面，但不可能解决所有的问题，因此需要在反复的临床循证实践中，认真观察、善于思考、发现和准确提出问题。

提出问题时，需要注意：一是提出的问题不应太多；二是最好不要以开放式提问，如"抗凝剂对脑卒中患者是否有效？"就难以回答，尽管它很简单。一个比较好的建议是，针对某一临床问题，我们可以基于 PICOS 模型进行考虑：1）P（population/patients），指感兴趣的是哪一类疾病人群或对象；2）I（intervention/exposure），指感兴趣的某种干预策略、诊断性试验、暴露因素，如：一种药物、外科手术方式，诊断方法，暴露于一种理化因素；3）C（comparison/control），指感兴趣的干预措施相比

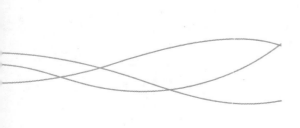

较的对照干预措施、试验方法或暴露；4）O（outcome），指患者经干预处理后得到什么的结果；5）S（type of study），指干预、诊断、病因、预后、经济效益比分析等不同研究的种类。我们根据 PICOS 模型对上述问题进行细化，提出"华法林类抗凝剂与安慰剂相比，能降低缺血性脑卒中患者远期死亡风险吗？"这个问题，可能就比较容易回答了。

**（二）查询证据**

根据拟定的问题，制订合适的检索策略，采用电子检索和手工检索的方式，进行全面、系统地检索和收集文献，获得临床证据。具体检索的数据库等资源、方法参考第 1 章、第 2 章中的相关内容，在此不再赘述。

**（三）评价证据**

对于获得的证据要严格进行评价。评价证据可以根据不同研究类型，采用不同的评价方法，具体参考本书第 4 章和第 9 章的相关内容。从循证医学角度出发，我们更多关注一项证据的有效性、安全性、经济性、适用性、可行性和有意义等各个方面，从中选择目前最佳的临床证据。

**（四）应用证据**

将得到的结论运用到实际。根据所获得最佳临床证据，并结合患者情况进行考虑：最佳证据中报告的患者情况是否与自己的患者相似？证据中的干预方法、疗程、剂量是否可以在自己的临床工作中实行？同时还要考虑证据的时空性等等；再与患者或家属进行讨论，考虑和尊重患者的意愿，最终做出决策。

**（五）后效评价**

将目前最佳证据应用于临床后，对解决具体问题的效果进行评价：如果成功，可用于指导进一步临床实践；如果不成功，则需要分析原因，查找问题，再针对问题进行新的循证研究和实践，不断螺旋式前进，达到止于尽善的目的。

## 二、临床循证实践模式

主要分为两种模式：一是有证则查证用证，即如果目前存在最佳临床证据（如指南）等，则查询证据、评价证据和使用证据；二是无证则创证用证，即如果目前不存在最佳临床证据，则需要创建证据（如通过系统评价等），然后进行评价和使用。

## 三、临床循证实践所具备的能力

作为一名临床医生，进行临床循证实践时需要具备的能力有：1）能准确地提出问题；2）能熟练运用计算机检索文献；3）能合理解释证据，特别是对证据的研究方法学质量进行评价，批判性地阅读文献；4）能运用统计学知识定量推理；5）能作出临床决策分析。

## 四、临床循证实践必须围绕循证医学的核心

循证医学是指慎重、准确和明智地应用现有的最好研究证据，同时结合临床医生的个人专业技能和多年临床经验，考虑患者的权利、价值和愿望，将三者完美地结合，对患者作出医疗决策。其中，证据及其质量是循证医学的关键；医生的个人专业技能和临床经验指医生应用临床技能和经验迅速判断患者的病情状况和建立诊断的能力；患者的愿望是指患者所关心和期望的。

在临床实践时，必须充分考虑这三个方面的有机结合，在后面的章节中所举的循证实例，主要基于有证查证用证模式，或重三者结合、或偏重某一方面、或重决策方法等，为读者提供一种循证思维方法，更好地解决临床问题；如果没有最佳证据，可以参考本书前面的章节，制作、评价和使用证据。

（张天嵩）

# 第二节 循证诊断临床实践

疾病的正确诊断是下一步进行临床干预的基础和前提。循证诊断实践主要针对的是疾病的诊断方法、流程、仪器和设备。诊断实践的内容涵盖了体格检查、实验室检查（如生化、血液学、免疫学、病理学检查等）、影像学检查（如 X 线、超声、CT、PET/PET-CT、磁共振及放射性核素检查等），以及其他特殊器械检查（如心电图、内镜等）等。

## 一、临床情景

原发性肝癌是我国常见的恶性肿瘤。肝癌发生与乙肝、丙肝、肝硬化密切相关。当肝细胞癌表现为直径 3 cm 以下的单个结节或两个癌结节直径总和在 3 cm 以下者称为小肝癌（small hepatocellular carcinoma, SHCC）。B 超、MRI、CT 检查结合临床及肿瘤标志物检查是筛查 SHCC 的主要方法，但临床上仍有部分病灶表现不典型，需要多指标联合诊断。

例：患者，男，50 岁，农民，乙肝 10 年余，其间未进行相关治疗。就诊前 1 个月前感腹胀，门诊检查甲胎蛋白示 154 ng/mL，肝脏 B 超、CT、MRI 示：1. 肝硬化；2. 肝内弥漫性病变（左叶为主），怀疑肝癌。肝功能示：ALT 31 U/L，AST 25 U/L，TBIL 17 μmol/L，ALB 33.4 g/L。以"1. 病毒性乙型肝炎、肝硬化；2. 肝占位病变"收入院。患者生于原籍，无外地长期居住史，无烟酒嗜好。兄弟 3 人，其弟弟因"肝癌"去世。

根据《原发性肝癌诊疗规范》（2019，国家卫生健康委员会医政医管局）及《原发性肝癌诊疗指南》（2018. V1，中国临床肿瘤学会）指南的诊断标准，影像学检查无典型的肝癌特征，需进行肝病灶穿刺活检以明确诊断，或者密切随访血清 AFP 水平以及每隔 2~3 个月进行 1 次影像学复查。

为进一步明确诊断，动员患者进行肝穿刺和病理检查，患者表示暂不能接受，更希望进一步根据已有的结果分析病情做出诊断。

## 二、提出问题

患者有肝癌家族史、乙肝肝炎病史。目前主要为肝癌标志物甲胎蛋白增高，影像学检查提示肝脏弥漫性损伤、未见明显的结节。患者由于心理恐惧，暂不接受穿刺检查，请求完善非创伤性检查，根据已有的资料进行诊断。①下一步补充什么检查，完善非创伤性检查？②患者已有信息诊断肝癌的价值如何？③根据已有的信息诊断，患者为肝癌的概率是多少？这便是摆在我们面前的 3 个循证临床问题。

## 三、查寻证据

基于 PIRO 四要素法，将该问题分解为待诊断人群（patients）、待评价的诊断指标（index test）、参考指标（reference standard）、用于判断指标诊断价值的参数（outcomes，如敏感度、特异度、曲线下面积等）。P：原发性肝癌。I：肿瘤生物标志物联合诊断。R：临床诊断标准，指南临床诊断标准，影像学指标+AFP。O：敏感度、特异度、曲线下面积、验后概率等。

制订检索词。中文关键词有：肝癌、肝肿瘤、标志物、标记物、诊断、血清甲胎蛋白（AFP）、α-L-岩藻苷酶（AFU）、岩藻糖苷酶、异常凝血酶原、异常凝血酶原（DCP、APT）、PIVKA Ⅱ、骨桥蛋白、磷脂酰肌醇蛋白聚糖3、敏感度、敏感度、信度、特异度、效度。英文关键词："Carcinoma, Hepatocellular/diagnosis"［Mesh］、" Liver Neoplasms/diagnosis "［Mesh］、" Biomarkers "［Mesh］、Alphafetoprotein，（AFP）、α-L-Fucosidase（AFU）、Abnormal prothrombin、Protein Induced by Vitamin K Absence or Antagonist-Ⅱ、Osteopontin（OPN）、glypican-3（GPC3）、Sensitivity、specificity。计算机检索临床证据资料库：UpToDate、DynaMed、ClinicalKey（MDconsult）、Cochrane Library 等；原始研究资料库：PubMed、Embase、CBM、CNKI、维普中文期刊数据库、中国学位论文全文数据库等（检索日期从收录日期开始

至当前最新日期），并检索世界卫生组织国际临床试验注册平台。

## 四、评价证据

### （一）基于临床问题的循证医学资料库文献

1. UpToDate 数据库　在"liver cancer"条目下肝癌诊断的描述主要是有以下几个方面。

（1）并非所有的肝癌都分泌 AFP，高达 40% 的 SHCC 血清浓度是正常的。此外在两项包括 1 800 余例患者的研究中，AFP 诊断标准为 10 到 20 ng / mL，其敏感度约为 60%，特异度约为 80%。当 AFP＞400 ng/mL 时，其特异度达到＞95%，但是敏感度下降，只有不到 1/5 的肝癌与如此高的 AFP 水平相关。

（2）血浆 microRNA 表达也被作为 HCC 的可能的标志物，包括 miR-122，miR-192，miR-21，miR-223，miR-26a 和 miR-801，microRNA 组合可准确识别 HCC 患者，其敏感度为 82%、特异度为 84%。该项目在临床上应用不是很广泛，本院也没有该监测项目，故放弃。

（3）其他血清标志物包括脱 γ-羧基凝血酶原，晶状体凝集素反应性 AFP（AFP-L3）和 glypican-3（磷脂酰肌醇蛋白聚糖 3，GPC3）。根据指南的提示，我们拟进一步检查相关标志物。

（4）对于 CT 诊断 HCC，敏感度为 65%，特异度为 96%。对于＜2 cm 的病变，敏感度降低到 40%。

（5）对于使用 MRI 进行的 HCC 诊断，敏感度为 72%，特异度为 87%。对于＜2 cm 的病变，敏感度降低到 47%。

（6）超声诊断在非造影剂肝癌中见到病变时显示出大约 90% 的敏感度和大于 97% 的特异度。对于小于 2 cm 的病变，敏感度降低到 70%。

2. DynaMed 数据库　主要参考的指南为 AASLD 肝细胞癌管理实践指南（AASLD 2010 Jul PDF）和 NCCN 肝胆癌临床实践指南（版本 1. 2016）、ESMO-欧洲消化肿瘤学会（ESDO）关于肝细胞癌的诊断，治疗和随访的临床实践指南（Ann Oncol，2012 Oct；23 Suppl 7：vii41-8）。主要强调没有影像学改变过的患者，尤其是对于没有肝硬化或已知肝病的低危患者，强烈建议通过活检诊断（NCCN 2A 类）。

3. ClinicalKey（MDconsult）　参考 EASL Clinical Practice Guidelines：Management of hepatocellular carcinoma 指南。强调了影像的诊断的价值，使用造影剂进行 MRI 的敏感度和特异度分别为 72.3% 和 89.4%。对于 20~30 mm 之间的病变，CT 的敏感度和特异度分别为 71.6% 和 93.6%。在 10~20 mm 大小的病变中，使用造影剂进行 MRI 的敏感度和特异度分别为 70.6% 和 83.2%，对于 CT 分别为 67.9% 和 76.8%。在 10~20 mm 的病变中，CT 和 MRI 结合的特异度为 100%，但敏感度为 55.1%。值得注意的是，在 10~20 mm 结节中，超声的特异度为 92.9%，而 CT 和 MRI 的特异度分别为 76.8% 和 83.2%。在 10-20 mm 结节中，超声诊断 HCC 的阳性可能性比为 5.6，而 CT 和 MRI 分别为 2.9 和 4.2。

### （二）原始研究资料库文献

由于数据库文献较多，故主要列出系统性评价（Meta 分析）证据。

1. PubMed、Embase 资料库。因 PubMed、Embase 资料库文献重复收录不单独标出。

【文献 1】Gopal P，Yopp AC，Waljee AK，et al. Factors that affect accuracy of α-fetoprotein test in detection of hepatocellular carcinoma in patients with cirrhosis. Clin Gastroenterol Hepatol，2014，12(5)：870-877. 该研究收集了得克萨斯州诊断为 HCC($n$ = 452)或无肝癌($n$ = 452)的肝硬化患者的数据。HCC 的 AFP 水平＞20 ng/mL，敏感度为 70.1%，特异度为 89.8%。

【文献 2】Sun T，Tang Y，Sun D，et al. Osteopontin versus alpha-fetoprotein as a diagnostic marker for hepatocellular carcinoma：a meta-analysis. Onco Targets Ther，2018，11：8925-8935. 该研究包括 12 项研究。OPN 的合并敏感度，特异度比分别为 0.813(95%CI：0.671~0.902)，0.874(95%CI：0.778~0.932)；AFP 分别为 0.639(95%CI：0.538~0.729)，0.959(95%CI：0.909~0.982)；OPN + AFP 分别为 0.856(95%CI：0.760~0.918)，0.738(95%CI：0.630~0.823)。

【文献 3】Jia X，Liu J，Gao Y，et al. Diagnosis accuracy of serum glypican-3 in patients with hepatocellular carcinoma：A systematic review with Meta-analysis[J]. Archives of Medical Research，2014，

45(7)：580-588.该研究包括 19 项研究，血清 GPC3 诊断 HCC 的敏感度、特异度和95%可信区间分别为 55.2%(52.9%~57.4%)和 84.2%(82.2%~86.0%)。GPC3 与 APP 联合应用的敏感度、特异度和95%CI 分别为 75.7%(71.8%~79.4%)和 83.3%(79.6%~86.6%)。

【文献 4】Xu C, Yan Z, Zhou L, et al. A comparison of glypican-3 with alpha-fetoprotein as a serum marker for hepatocellular carcinoma: a meta-analysis. J Cancer Res Clin Oncol, 2013, 139(8):1417-1424. 该研究包括 10 项研究。对 AFP 和 GPC3 的合并敏感度分别为 51.9%(95%置信区间(CI)：0.47~0.56)和 59.2%(95%CI: 0.55~0.63)，而对 AFP 和 GPC3 的合并特异度为 94%(95% CI: 92.1%-95.6%)和 84.8%(95%CI: 82%~87.3%)。

【文献 5】Gan Y, Liang Q, Song X. Diagnostic value of alpha-L-fucosidasefor hepatocellular carcinoma: a meta-analysis. Tumour Biol, 2014, 35(5):3953-3960. 该研究对 12 项相关研究进行系统回顾，AFU 的合并敏感度为 0.72(95%CI: 0.69~0.76)，而合并特异度为 0.78(95%CI: 0.74~0.81)。

【文献 6】Shiani A, Narayanan S, Pena L, et al. The role of diagnosis and treatment of underlying liver disease for the prognosis of primary liver cancer. Cancer control, 2017, 24(3):1073274817729240. 该研究认为 α1-抗胰蛋白酶缺乏症，某些药物会增加患肝癌的风险，潜在肝病患者的肝癌发病率增加。但作为一个诊断性指标，有待进一步的研究。

【文献 7】Roberts LR, Sirlin CB, Zaiem F, et al. Imagingfor the diagnosis of hepatocellular carcinoma: A systematic review and meta-analysis. Hepatology, 2018, 67(1):401-421. 该研究对于所有大小肿瘤，MRI 和 CT 的敏感性分别是 0.82 和 0.66 特异性分别是 0.91 与 0.92。对于大于 2 cm 的 HCC，这 2 种方法的效果都较好。HCC<1 cm 时表现较差。

【文献 8】Tzartzeva K, Obi J, Rich NE, et al. Surveillance imaging and alpha fetoprotein for early detection of hepatocellular carcinoma in patients with cirrhosis: A Meta-analysis. Gastroenterology, 2018; 154(6):1706-1718. 该系统评价纳入 32 项研究(包括 13 367 名患者)，显示了超声检测到任何阶段的 HCC 的敏感度为 84%(95%CI: 76%~92%)，但是早期 HCC 的敏感度仅为 53%(95%CI: 33%~61%)，特异度为 91%。只有 4 项研究评估了计算机断层扫描或磁共振基于图像的检测，其检测 HCC 敏感度为 84%(95%CI: 70%~92%)。

2. 中文数据库　因中文数据库资料库文献重复收录不单独标出。

【文献 9】李雪，丁艳，王念跃. 血清异常凝血酶原对原发性肝癌诊断准确性 Meta 分析. 临床检验杂志, 2017, 35(5):390-395. 该研究系统评价血清异常凝血酶原(des-γ-carboxy-prothrombin, DCP)在原发性肝癌诊断中的准确性. 各效应量在 95% CI 下的敏感度为 0.79(0.74~0.83)；特异度为 0.90(0.87~0.93)。

## 五、应用证据和效果评价

通过对以上检索文献的纵览，证据级别相对较高，以系统性评价为主。在指南中一致的诊断标准是影像学结合生物化学指标，在影像学不能确诊的情况下，建议进行肝脏穿刺病理检查来确诊。而本例患者由于心理恐惧，暂时拒绝进行肝脏穿刺。我们根据文献报道的相关生物化学指标进一步完善检查，AFU(岩藻糖苷酶)、OPN(骨桥蛋白)、GPC3(磷脂酰肌醇蛋白聚糖 3)、DCP(血清异常凝血酶原)，结合本院实际情况 OPN、GPC3 为未开展项目。故先检查 AFU 和 DCP，结果显示：AFU60 U/L(↑)，DCP 36 μg/L(↑)。这样就回答了循证问题 1)(下一步补充什么检查，完善非创伤性检查?)。

接下来回答循证问题 2(患者已有信息诊断，肝癌的价值如何?)。

我们根据既往文献的报道指南中提到的各检查方法诊断效能进行汇总(表 31-1)。根据临床流行病学数据，乙肝肝硬化肝癌发病率为 4.8%[王洪，王英民，张波，等. 乙肝肝硬化患者并发肝癌的危险因素研究[J]. 临床肝胆病杂志, 2007, 23(1):34-35]，以 4.8%作为基础发病率进行计算，当患者相关指标阳性时，其发病的概率分别为"阳性验后概率"栏的数值。诊断性研究中常见的几个指标的算法：

验前比＝验前概率/（1−验前概率）

验后比＝验前比×似然比

验后概率＝验后比/（1+验后比）

　　本案例中患者本身为乙肝肝硬化患者，如果单纯 AFP 阳性，他患病的概率就有 4.8% 上升到 25.7%，单纯 AFU 阳性，其患病的概率就有 4.8% 上升到 23%，其他以此类推。我们发现 MRI 验后概率最高为 30.5%（表 32−1）。

表 32−1　指南中提到的各检查方法诊断效能

| 指标 | 敏感度 | 特异度 | 阳性似然比 | 阴性似然比 | 阳性验后概率 | 阴性验后概率 |
|---|---|---|---|---|---|---|
| AFP | 0.701 | 0.898 | 6.873 | 0.333 | 0.257 | 0.017 |
| AFU | 0.770 | 0.870 | 5.923 | 0.264 | 0.230 | 0.013 |
| OPN | 0.810 | 0.870 | 6.231 | 0.218 | 0.239 | 0.011 |
| GPC3 | 0.552 | 0.842 | 3.494 | 0.532 | 0.150 | 0.026 |
| DCP | 0.790 | 0.900 | 7.900 | 0.233 | 0.285 | 0.012 |
| B 超 | 0.530 | 0.910 | 5.889 | 0.516 | 0.229 | 0.025 |
| CT | 0.660 | 0.920 | 8.250 | 0.370 | 0.294 | 0.018 |
| MRI | 0.820 | 0.910 | 9.111 | 0.198 | 0.315 | 0.010 |

　　接下来就是循证问题 3（根据已有的信息诊断，患者为肝癌的概率是多少?）。

　　多指标的联合诊断，我们通常也是采用验后概率的方法进行判断。也就是把其中一个指标的验后概率再作为验前概率进行累计计算。该患者 AFP+AFU+DCP 阳性，其验后概率高达 94.2%（表 32−2），远远高于指南中推荐的影像指标+AFP 的联合诊断效能（表 32−3），其中最高者 MR+AFP，为 75.9%。故诊断为肝癌。

表 32−2　血清生物标志物联合诊断肝癌效能

| 指标组合 | 敏感度 | 特异度 | 阳性似然比 | 阴性似然比 | 阳性验后比 | 阴性验后比 | 阳性验后概率 | 阴性验后概率 |
|---|---|---|---|---|---|---|---|---|
| AFP | 0.701 | 0.898 | 6.873 | 0.333 | 0.347 | 0.017 | 0.257 | 0.017 |
| AFP+AFU | 0.770 | 0.870 | 5.923 | 0.264 | 2.052 | 0.092 | 0.672 | 0.084 |
| AFP+AFU+DCP | 0.79 | 0.9 | 7.9 | 0.233 | 16.214 | 0.479 | 0.942 | 0.324 |

表 32−3　指南推荐肝癌联合诊断组合效能

| 指标组合 | 阳性似然比 | 阴性似然比 | 阳性验后比 | 阴性验后比 | 阳性验后概率 | 阴性验后概率 |
|---|---|---|---|---|---|---|
| B 超+AFP | 5.889 | 0.516 | 2.041 | 0.179 | 0.671 | 0.152 |
| CT+AFP | 8.250 | 0.370 | 2.859 | 0.128 | 0.741 | 0.114 |
| MR+AFP | 9.111 | 0.198 | 3.157 | 0.069 | 0.759 | 0.064 |

　　通过以上指标的诊断，与患者说明概率之高后，患者同意做肝穿刺，结果显示为肝细胞肝癌，免疫组织化学显示 CA15−3 为 75.21，CA19−9 为 217.52，CA125 为 241.47，CEA 为 5.84。

（郑景辉）

# 第三节　循证内科临床实践

目前我国有心血管疾病患者 2.9 亿，心血管疾病仍居我国居民死因之首。近年来冠心病患病率逐年上升，已经成为威胁我国人民健康的主要杀手。根据全国介入心脏病论坛（CCIF）报告，2019 年中国大陆登记注册完成 PCI 病例超过 91 万例，同比 2015 年增长超过 35 万例，虽然经皮冠状动脉介入治疗（PCI）可以完成血运重建，改善心肌供血，但术后患者会面临血管再狭窄、后续治疗及长期康复等一系列问题，因此部分患者术后精神压力大，担心运动会导致支架脱落等因素使得运动量下降，从而导致术后心脏康复难度增加，生活质量也会受到影响。《中国经皮冠状动脉介入治疗指南（2016）》指出 PCI 术后应进行运动、合理膳食、戒烟、心理调整和药物治疗，强调以运动为主的心脏康复的重要性。

## 一、临床情景

患者杨平，男，因"反复胸闷 1 年，再发加重 2 个月余"入院，主要临床表现：活动或劳累后出现胸闷，呈阵发性，每次持续时间约数秒，休息后可自行缓解，虽症状反复发作，但持续时间较短，故未在意，未予以系统诊治。之后在无明显诱因上述症状再发，胸闷程度较前明显加重，常发生于活动或劳累后，每次持续 4~5 分钟后缓解，无胸痛，伴有左肩部麻木、双下肢乏力。在我院行心电图提示 ST-T 段改变，行心肺运动检查提示"运动能力重度受限（受限于胸闷、肩痛、ST 段改变），心电图运动负荷试验阳性，静态肺功能提示通气功能正常，运动收缩压及舒张压反应正常，心功能 Weber 分级 C 级"，于 2019 年 2 月 15 日行急诊 CAG+PCI 术，术中诊断：冠心病、左主干+三支病变、回旋支闭塞病变。术中于左主干、前降支近、中段植入支架，共 3 枚。术后经积极治疗，患者无明显不适后，办理出院回家休养。但患者回家后，一直担心运动会导致支架脱落，因此活动量逐渐减少，终日郁郁寡欢。如何使患者在 PCI 术后选择适当的运动心脏康复，消除患者的焦虑心情尤为重要。

## 二、提出临床问题

患者出院后担心运动会导致支架脱落，活动量逐渐减少，进而出现焦虑。患者是否可以在这时接受运动心脏康复治疗？运动心脏康复治疗方案如何实施？这便是摆在我们面前的一个循证临床问题。

## 三、查寻证据

基于 PICO 四要素法将该问题分解。P（人群）：经皮冠状动脉介入，I（干预）：运动心脏康复治疗，C（对照组）：无。O（结局）：心肺功能、心功能指标、6 分钟步行距离、运动时间、血脂、血压。

制订检索词：中文关键词有急性冠脉综合征、PCI、经皮冠状动脉介入术后、心脏康复；英文关键词有 Acute Coronary Syndrome、Kounis Syndrome、PCI、Percutaneous Coronary Interventions、Cardiac Rehabilitation。

计算机检索临床证据资料库有 UpToDate、Clinical Evidence、DynaMed、Cochrane Library 等；原始研究资料库有 PubMed、Embase、CBM、CNKI、维普中文期刊数据库、中国学位论文全文数据库等（检索日期从收录日期开始至当前最新日期），并检索世界卫生组织国际临床试验注册平台。

## 四、评价证据

### （一）基于临床问题的循证医学资料库文献

1. UpToDate

【文献】为系统综述，Cardiac rehabilitation programs.

心脏康复计划的锻炼目标是评估患者的基本能力和局限性，制订锻炼处方，观察患者对该处方的反应，并鼓励长期参与常规无监督锻炼，锻炼处方的组成部分包括锻炼的模式、频率、持续时间和强度。

方式——锻炼的方式应该是要求使用大肌肉群和有氧运动，如散步、慢跑、骑自行车、划船、楼梯攀爬和其他，耐力活动。

频率和持续时间——推荐的锻炼频率至少是每周 3 次，但最好是更多，这对于显著提高功能很有必要不同。不同项目的持续时间不同，但 12 周是常见的。

内容——每次锻炼包括 3 个阶段：第一阶段，预热 5 到 10 分钟。热身运动包括伸展运动、柔韧性运动和有氧运动，这些运动逐渐将心率提高到目标范围内。这种逐渐增加的氧气需求将运动相关心血管并发症的风险降至最低。第二阶段，调节或训练阶段，包括至少 20 分钟，优选 30 至 45 分钟的连续或不连续有氧活动。第三阶段，冷却 5 到 10 分钟。冷却期包括低强度锻炼，并允许从调节阶段逐渐恢复。忽略冷却会导致静脉回流短暂减少，当心率和心肌耗氧量保持较高时，会降低冠状动脉血流量。不良后果可能包括低血压、心绞痛、缺血性心电图改变和室性心律失常。

强度——运动强度可以是功能能力的 40% 到 85% 的最大值，相当于最大心率的 55% 至 90%（估计为 220 减去年龄，或者在最大运动测试的最高运动强度下更精确地测量）。估计心率不适用于使用限制心率的心脏药物的患者。

2. Cochrane Library

【文献 2】Exercise - based cardiac rehabilitation for coronary heart disease.

我们纳入了基于运动干预的随机对照试验（RCTs），与无运动对照相比，随访时间至少为 6 个月。研究人群包括患有心肌梗死的所有年龄的男性和女性，冠状动脉旁路移植术或经皮冠状动脉介入。纳入了报告至少一个以下结果的随机对照试验：病死率、心肌梗死、血管重建、住院、健康相关生活质量或费用。发现基于锻炼的认知反应在随访期间对临床结果的影响没有显著差异，因此我们重点报告所有最长随访（中位 12 个月）试验的汇总结果。与无运动控制相比，基于运动的认知反应降低了心血管病死率（27 项试验；风险比 0.74，95% 置信区间 0.64 至 0.86）。心脏康复的总死亡率没有降低（47 项试验，相对危险系数为 0.96，95% 可信区间为 0.88-1.04）。心脏康复（15 项试验；相对危险度为 0.82，95% 可信区间为 0.70-0.96），但对心肌梗死的风险没有显著影响（36 项试验；RR 为 0.90，95% 置信区间 0.79 至 1.04），冠状动脉旁路移植术（29 项试验；RR 为 0.96，95% 置信区间 0.80-1.16）或 PCI（18 项试验；RR 为 0.85，95% 置信区间 0.70 至 1.04）。结果显示：与没有运动控制相比，基于运动的认知反应降低了心血管死亡率的风险，但并未降低总死亡率。

3. DynaMed。

【文献 3】Secondary Prevention of Coronary Artery Disease.

美国心脏病学会基金会/美国心脏协会（ACCF/AHA）关于心脏康复的建议：冠状动脉旁路手术或经皮冠状动脉介入治疗（ACCF/AHAI 级，A 等），可以在出院前开始（ACCF/AHAI 级，A 等）。美国国家健康护理卓越研究所（NICE）关于冠状动脉旁路手术或经皮冠状动脉介入治疗后心脏康复建议全面心脏康复：1）提供心脏康复计划，建议所有患者（不分年龄）使用运动策略；2）心脏康复计划应该提供多种选择；鼓励患者参加适合其临床需求的所有选项；如果患者选择不参加某些项目，则不应将其排除在项目之外；3）如果患者患有可能在锻炼期间恶化心脏或其他临床疾病，如果可能的话，在给患者提供锻炼之前治疗这些问题；4）稳定的左心室功能不全患者可以安全地接受心脏康复训练。

总的心血管疾病病死率（二级[中级]证据）：在对 27 项研究 7 469 名患者进行分析中，发现心血管疾病病死率降低（RR=0.749，95%CI：0.64~0.86）。1 年的心血管疾病病死亡率（二级[中级]证据）：在对 15 项研究 4 884 名患者进行分析中，发现心血管疾病病死率未见降低（RR=0.990，95% CI：0.69~1.17）。1~3 年的心血管疾病病死率（二级[中级]证据）：在对 7 项研究 3 833 名患者进行分析中，发现心血管疾病病死率降低（RR=0.77，95%CI：0.63~0.93）。大于 3 年的心血管疾病病死率（二级[中级]证据）：在对 8 项研究 1 392 名患者进行分析中，发现心血管疾病病死率降低（RR=0.58，95% CI：0.43~0.78）。

### (二)原始研究资料库文献

1. PubMed、Embase 资料库(因 PubMed、Embase 资料库文献重复收录不单独标出)

【文献 4】YQQ N, Guo DJ, Jin ZX, et al. Influencing factors of exercise tolerance in patients with myocardial infarction undergoing percutaneous coronary intervention revascularization in acute phase. Zhonghua Nei Ke Za Zhi, 2019, 58(10): 763-769.

共纳入 112 名首次心肌梗死患者在急性状态下接受 PCI 血管重建并完成心肺运动试验(CPET)。运动能力由 CPET 的峰值耗氧量百分比(VO$_2$ 峰值%)来评价。患者分为正常运动能力组($n=40$)和异常组($n=72$)根据 VO$_2$ 峰值%值。比较患者的临床表现、高血压和糖尿病史、药物治疗、冠状动脉造影和超声心动图表现。在经皮冠状动脉介入治疗后 24 个月内,对患者的主要心血管不良事件进行随访。采用多元逻辑回归分析以检验运动耐力的影响因素。慢性阻塞性肺疾病组的糖尿病、丙型病变的比率高于慢性阻塞性肺疾病组(糖尿病: 37.5% vs 17.5%; 丙型病变: 69.4% vs 42.5%, $P<0.05$)。急性冠状动脉综合征组患者的左室射血分数(LVEF)低于急性冠脉综合征组[(60.6±10.0)% vs (65.0±8.2)%, $P=0.019$]。多变量逻辑回归分析表明: 糖尿病史和丙型病变史是心肌梗死患者 PCI 血管重建术后运动能力下降的独立危险因素(OR=3.14, 95%CI: 1.167~8.362, $P=0.023$; OR=3.32, 95%CI: 1.444~7.621, $P<0.01$)。在患有糖尿病的心肌梗死患者中, 急性冠状动脉综合征组的糖尿病持续时间明显长于非酒精性脂肪性肝病组[(7.7±3.6)年 vs (5.0±2.4)年], 并且该组中达到空腹血糖目标水平(40.7% vs 57.1%)和糖化血红蛋白 A1c(HbA1c)(55.6% vs 71.4%)的受试者比例明显低于非酒精性脂肪性肝病组($P<0.05$)。多变量逻辑回归分析表明: 达到糖化血红蛋白目标是 PCI(OR=2.518, 95%CI: 1.395~7.022, $P=0.021$)。两组间经皮冠状动脉介入治疗后 24 个月内, 因胸痛、血管再通和再梗死而入院的发生率无显著差异。

【文献 5】Beatty AL, Doll JA, Schopfer DW, et al. Cardiac rehabilitation participation and mortality After percutaneous coronary intervention: Insights from the veterans affairs clinical assessment, reporting, and tracking program. J Am Heart Assoc, 2018, 7(19): e010010.

心脏康复强烈建议在经皮冠状动脉介入治疗之后, 但是它没有被充分利用。于是研究人员试图评估介入治疗后心脏康复参与的变化及其与退伍军人死亡率的关系。经皮冠状动脉介入治疗后, 中位随访 6.1 年后, 心脏康复参与者的死亡率比所有非参与者低 33%[3.8/(100 人·年) vs 5.7/(100 人·年); 危险比为 0.67; 95%CI: 0.61~0.75; $P<0.001$], 死亡率比 2 986 个倾向匹配的非参与者低 26%[3.8/(100 人·年)比 5.1/(100 人·年); 危险比为 0.74; 95%CI: 0.65~0.84; $P<0.001$]。参加≥36 次心脏康复的参与者死亡率最低[2.4/(100 人·年); 危险比为 0.47; 95%CI: 0.36~0.60; $P<0.001$]。退伍军人经皮冠状动脉介入治疗后, 需要进一步促进其参与心脏康复。

【文献 6】Zhang Y, Cao H, Jiang P, Tang H. Cardiac rehabilitation in acute myocardial infarction patients after percutaneous coronary intervention: A community-based study. Medicine (Baltimore), 2018, 97(8): e9785.

纳入 130 例经皮冠状动脉介入治疗后 ST 段抬高型心肌梗死(STEMI)患者随机分为社区康复组(65 例)和对照组(65 例)。分别监测两组干预前后的心功能、6 分钟步行距离、运动时间和步骤、心血管危险因素。经过有计划的康复干预后, 康复组的效果优于对照组。康复组在复发心绞痛和再入院方面有显著改善($P<0.01$)。康复组的左心室射血分数(LVEF)在第二阶段($t=4.963$, $P<0.01$)和第三阶段($t=11.802$, $P<0.01$)有所改善, 纽约心脏协会(NYHA)分类在第二类中恢复。与前相比有显著性差异($Z=7.238$, $P<0.01$)。康复组在第二阶段和第三阶段的步行距离、有氧运动时间和步幅均达到康复要求, 两个阶段之间存在明显差异。康复组在心血管危险因素方面的效果优于对照组($P<0.01$)。经皮冠状动脉介入术后以社区为基础的康复治疗通过简单而安全的锻炼方法可以提高急性心肌梗死患者的生活质量, 包括增加心脏射血分数、运动耐量和身体状况。必须强调的是, 良好的效果应该建立在心脏病专家和全科医生密切合作的基础上, 也不应该忽视患者及其家属之间合作的重要性。我们使用的康复计划是可行、安全和有效的。

【文献7】Yang X，Li Y，Ren X，et al. Effects of exercise-based cardiac rehabilitation in patients after percutaneous coronary intervention：A meta-analysis of randomized controlled trials. Sci Rep，2017，7：44789.

该综述包括 6 项研究和 682 名经皮冠状动脉介入治疗后出现冠心病的参与者。分析的目的是确定运动是否能减少终点事件或改善 PCI 患者的生理状态。这项研究发现：1）运动与心脏死亡、心肌梗塞复发、反复冠状动脉介入治疗、冠状动脉旁路移植术或再狭窄的减少没有明显的联系，2）运动可以改善反复心绞痛、总运动时间、ST 段下降、心绞痛和冠状动脉介入治疗后的最大运动耐力。

2. 中国知网、万方数据库、维普数据库、中国生物医学文献数据库。因资料库重复收录不单独标出。

【文献8】高云，李志忠，林运. 经皮冠状动脉介入术后心脏运动康复治疗研究进展. 中国医药，2018，13（10）：1579-1581.

该综述指出运动康复教育是运动康复中重要的第一步，一般由康复师或者专业的康复护士完成，急诊 PCI 患者一般于急诊后进行，择期 PCI 患者一般于术前进行，PCI 术前康复训练的理念不仅可以促发患者提高心肺储备功能，增强手术耐受力，还可以树立患者术后参与康复运动的信心。护理宣教可使冠心病患者从预后获益的层面理解心脏运动康复，并可以提高患者术后继续参与心脏康复的依从性。PCI 术后患者参与运动康复的安全性也得到相关研究证明。近年来日本对 136 家医院参与心脏康复的共 383 096 h 的运动数据调查发现，威胁生命的不良事件（包括急性心肌梗死、死亡、心脏停跳）的发生率为 3.13%。这项研究调查结果显示威胁生命不良事件的发生率在正规康复组（通过运动试验确定运动处方）明显低于非正规康复组。因此，为了提高心脏康复的安全性，训前一定要对患者进行风险评估，并依据评估结果制订个体化的运动处方。在康复运动场所，配备相应抢救设备高强度间歇训练，该综述还表明高强度（85% 最大摄氧量）与较低强度（<70% 最大摄氧量）有氧运动间歇进行，在提高患者运动能力，改善机体状况及降低远期死亡率方面效果更佳，能提高患者运动效率，节省运动时间，增加运动依从性。

【文献9】董媛. 心脏康复治疗对经皮冠状动脉介入术后患者运动心肺功能的影响. 长春：吉林大学，2018.

该文献纳入行 PCI 手术治疗的患者，按照一定条件选取 60 例患者，随机分成两组，实验组及对照组各 30 例。对照组给予 PCI 术后常规治疗，包括控制危险因素、药物治疗，实验组在此基础上，增加由康复医生制订及治疗师指导，并且在运动心电监护仪的监护下，接受个体化动态拉伸的心脏康复运动训练，10 天为一个治疗周期，共 4 个周期。对两组患者分别进行初期和末期康复评定，分析实验前后两组患者最大运动负荷、最大公斤摄氧量、最大氧脉搏、最大代谢当量、无氧域的变化，并比较两组间各项指标变化的区别。结果显示：实验组在治疗前后最大运动负荷［（94.65±24.89）W vs（102.6±26.74）W，$P<0.05$）、最大公斤摄氧量［（15.87±3.91）mL/（min·kg）vs（17.69±3.81）mL/（min·kg），$P<0.05$］、最大氧脉搏［（7.28±1.49）mL/beat vs（9.02±2.33）mL/beat，$P<0.05$］、最大代谢当量（7.28±1.49 vs 9.02±2.33，$P<0.05$）、无氧域（9.18±2.24 vs 13.3±1.23，$P<0.05$）明显增加，具有统计学意义，对照组在治疗前后最大公斤摄氧量［（14.58±3.51）mL/（min·kg）vs（15.23±3.87）mL/（min·kg），$P<0.05$）、最大代谢当量（6.33±1.28 vs 6.79±1.53，$P<0.05$）、无氧域（9.24±1.03 vs 10.36±1.17，$P<0.05$）明显增加，具有统计学意义，两组患者治疗前后各项差异的变化：最大运动负荷［实验组（7.95±6.57）W vs 对照组（-0.10±6.37）W，$P<0.05$］、最大公斤摄氧量［（实验组（1.92±1.23）mL/（min·kg），对照组（0.66±0.83）mL/（min·kg），$P<0.05$］、最大氧脉搏［实验组（0.88±0.85）mL/beat vs 对照组（0±0.98）mL/beat，$P<0.05$］、最大代谢当量（实验组 0.68±0.50 vs 对照组 0.25±0.29，$P<0.05$）、无氧域（实验组 2.74±2.94，对照组 1.75±2.25，$P<0.05$），结果具有统计学意义。PCI 术后常规治疗联合心脏康复治疗方案在运动心肺功能的恢复方面优于传统的单纯常规治疗方案；心脏康复治疗对于 AMI 患者 PCI 术后安全有效。

【文献10】贾惠娟. 抗阻运动对心肌梗死患者 PCI 术后心脏康复的影响. 护理实践与研究，2018，

15（1）：8-11.

纳入 116 例行 PCI 术患者作为研究对象,将其随机等分为对照组和观察组,对照组术后接受常规治疗与延续护理,观察组在对照组基础上进行抗阻运动,比较两组出院当天与出院 3 个月后肌钙蛋白 T（cTnT）、脑钠肽（BNP）、内皮素 1（ET-1）、一氧化氮（NO）水平、左室射血分数（LVEF）、左室收缩末内径（LVESD）及左室舒张末径（LVEDD）、生活质量（WHOQOL-BREF）评分、自理能力（Barthel 指数）、6 分钟步行试验、心血管事件发生情况。出院 3 个月后,观察组 cTnT, BNP, ET-1 水平明显低于对照组（$P<0.05$）,NO 水平、LVEF 明显高于对照组（$P<0.05$）;观察组 LVESD, LVEDD 明显小于对照组（$P<0.05$）,WHOQOL-BREF 量表中生理、心理、社会关系以及环境领域评分明显高于对照组（$P<0.05$）;观察组 Barthel 指数与 6 分钟步行距离均明显大于对照组（$P<0.05$）,且心血管事件总发生率显著低于对照组（$P<0.05$）。心肌梗死患者在 PCI 术后心脏康复过程中进行抗阻运动,可有效改善内皮功能,促进心功能恢复,增加患者运动耐力,提高生活质量与自理能力,显著降低心血管事件风险。

【文献 11】于瀛. 观察运动对冠心病患者经皮冠状动脉介入（PCI）术后心脏康复效果的影响. 中国医药指南,2019,17（24）：167-168.

纳入 120 名冠心病患者,所有患者均为自愿参与且符合入组标准,采用随机法将患者分为对照组与观察组,对照组患者接受常规治疗,观察组患者接受康复运动治疗,根据患者的血压以及血糖水平评估本次研究的临床效果,结果发现观察组患者的收缩压、舒张压、以及血糖均低于对照组患者,观察组患者的压差变化大于对照组患者（$P<0.05$）。冠心病患者在接受 PCI 术后,为期实施康复运动治疗,康复效果较为显著。

【文献 12】赵春丽. 冠心病 PCI 术后心脏康复治疗研究进展. 右江医学,2019,47（8）：624-626.

文献中指出运动能够改善 CHD 患者心肌供血能力,促进侧支循环的建立,有助于冠状动脉的血流灌注,还可以改善患者心肌收缩力,提高患者心室射血能力和心脏的工作效率,促进机体对负荷的耐受。运动还可以促进患者保持血糖稳定、体重降低、稳定血压等,减少 CHD 的危险因素。另外,运动治疗的成本低,但是效益较好,还能够减少患者的住院天数、治疗费用等,使患者早日回到工作岗位。CHD 的运动康复形式通常包括有氧运动、柔韧性训练等。其中,有氧运动以体操、慢步行走、太极拳等为主,柔韧性训练以瑜伽、平衡训练等为主,可改善患者的血液循环及机体紧张状态。患者每次锻炼以 30~60min 为宜,对于心功能较差者可间断进行训练。根据患者的康复效果,运动频率可每周 3~5 次,或隔天一次。

【文献 13】朱雪梅,杨继媛,姚全. 心脏康复训练对老年冠心病患者急诊 PCI 术后心功能、运动耐力和生活质量的影响. 解放军预防医学杂志,2019,37（5）：35-36.

探讨心脏康复训练对老年冠心病患者急诊 PCI 术后心功能、运动耐量及生活质量影响。选取行急诊 PCI 术的老年冠心病患者 72 例,采用随机数字表法分为观察组和对照组,各 36 例。对照组给予心内科常规药物治疗,观察组在对照组治疗基础上实施心脏康复训练。治疗前及治疗后 6 个月,比较两组 B 型脑钠肽（BNP）、左心室射血分数（LVEF）、6 分钟步行试验（6MWT）水平,采用简明生活质量量表（SF-36）对患者健康状况、社会功能、情感职能、生理功能进行评分,比较两组患者不良事件发生率。结果：治疗后,两组 BNP 水平均较治疗前下降（$P<0.05$）,LVEF、6MWT 水平均较治疗前上升（$P<0.05$）,且观察组上述指标改善较对照组更明显（$P<0.05$）;观察组健康状况、社会功能、情感职能及生理功能评分显著高于对照组（$P<0.05$）;观察组心肌梗死、靶血管重建、心血管事件死亡发生率与对照组比较无明显差异（$P>0.05$）。心脏康复训练联合常规药物治疗可有效改善老年冠心病患者急诊 PCI 术后心功能、提高患者运动耐量及生活质量,值得临床推广应用。

【文献 14】郭旭,贾英. 心脏运动康复对急性心肌梗死经皮冠状动脉介入术后患者心功能及生活质量的影响研究. 中国医疗器械信息,2019,25（12）：44-45.

文献通过分析急性心肌梗死者 PCI 术后给予心脏运动康复,其生活质量、心功能恢复情况。以入院行 PCI 术的 63 例急性心肌梗死者为研究对象,按随机数字表法分组,对照组 31 例（常规护理）、观察组 32 例（给予心脏运动康复）,比较两组心功能、生活质量指标康复前后差异。结果：本次观察组康复后 LVEF 水平、生活质量评分高于对照组,WMSI 水平低于对照组(*P*<0.05)。结论为临床对急性心肌梗死患者行 PCI 术后给予早期心脏运动康复,患者心功能、生活质量得到显著改善。

【文献 15】董娅珏,杨正义,方雪梅,高丽珍. 综合心脏康复对冠心病 PCI 术后患者运动耐力及生活质量的影响. 当代护士(下旬刊),2019,26(11):1-3.

观察心脏康复干预对冠心病 PCI 术后患者生活质量及心功能的影响。方法:选取 2016 年 1 月至 12 月期间行 PCI 手术的 140 例冠心病患者作为研究对象,采用随机数字表法将其分为观察组及对照组。对照组于 PCI 术后给予常规护理干预,观察组在此基础上辅以心脏康复训练,共持续干预 3 个月。分别于入选时、干预 3 个月采用生活质量评价量表 SF-36、6 分钟步行试验(6-MWT)、心脏彩超对 2 组患者进行疗效评定。结果:干预前 2 组患者 SF-36 量表心理健康、活力、社会功能、情感角色、疼痛、躯体功能、躯体角色、整体健康评分、6-MWT 及左室射血分数(LVEF)、任务代谢当量(MET)组间差异均无统计学意义(*P*<0.05);干预后 2 组患者上述指标结果均优于干预前(*P*<0.05);并且上述指标均以观察组患者的改善幅度较显著,与对照组间差异均具有统计学意义(*P*<0.05)。结论:心脏康复训练能显著改善冠心病 PCI 术后患者生活质量及心功能,该疗法值得临床推广、应用。

【文献 16】郭瑞瑞,陈俊民,王季. 急性心肌梗死患者经皮冠状动脉介入术后心脏康复训练的效果分析. 解放军预防医学杂志,2018,36(9):1108-1110。

分析急性心肌梗死患者 PCI 术后进行心脏康复训练的有效性。连续收集 2013 年 1 月至 2016 年 12 月于延安大学附属医院心血管内科住院接受 PCI 的心肌梗死患者 200 例,将其随机分为观察组和对照组,各 100 例。对照组给予 PCI 术后的常规护理和常规药物治疗,并进行为期 1 周的 PCI 术后康复训练。观察组另外给予个性化定制的为期 6 个月的心脏康复训练方案。比较两组左心室射血分数、舒张压和收缩压、各项生化指标和心血管不良事件发生率。结果:两组性别、年龄、BMI、吸烟、饮酒、高血压和糖尿患者数分布无统计学差异(P>0.05)。进行康复训练前,两组间左心室射血分数、舒张压和收缩压差异均不具有统计学意义(P>0.05)。进行康复训练后,观察组的左心室射血分数显著高于对照组,而舒张压和收缩压显著低于对照组(*P*<0.05)。进行康复训练前,两组间胆固醇、甘油三酯、血糖、HDL-C 和 LDL-C 差异均不具有统计学意义(P>0.05)。进行康复训练后,观察组的胆固醇、甘油三酯、血糖、LDL-C 水平均显著低于对照组,而 HDL-C 水平显著高于对照组(*P*<0.05)。对两组进行为期 6 个月的随访,发现观察组发生心血管不良事件共计 5 例,而对照组共计 30 例,观察组发生心血管不良事件发生率显著低于对照组(*P*<0.05)。心脏康复训练效果良好,值得临床上推广应用。

### 五、证据应用和效果评价

纵览以上检索文献,可以看到近几年 PCI 术后运动康复治疗临床研究的发展,有大量的临床证据产生,通过这些证据我们可结合患者现实情况制订相应的运动康复治疗,以消除患者内心的担忧。

在临床情景中,患者杨平,男,因"反复胸闷 1 年,再发加重 2 个月余"入院,入院后行 PCI 术治疗后,由于担心运动会导致支架脱落,因此活动量逐渐减少。当了解到患者的情况后,积极与患者及其家属进行沟通,将现有的证据资料告知,对患者的心肺功能首先进行测定,其结果显示:摄氧量($VO_2$)、无氧域(AT)、氧脉搏($VO_2/HR$)、呼吸熵(RER)、心率储备(HRR)、呼吸储备(BR)、血压及血脂等测量值均在正常范围内,可承受相应的运动训练。通过测定心肺功能后,患者首先消除了第一道防线,同意在医生和护士的陪同下进行运动。

根据患者的具体情况,为患者制订了符合患者身体强度的运动训练,包括散步、慢跑、骑自行车、伸展运动、蹬踏、体育锻炼、上下楼梯、太极,运动强度逐渐增强,循序渐进。训练时,有专业的医护人员在场指导,以免发生意外;同时准备好急救药物及仪器,以便在意外发生时能够及时抢救。经过 1 个月的规律性心脏康复运动后,再次对患者进行心肺功能的测试,结果显示较之前有明显好转。患者未出现身体不适现象,在这一过程中,逐渐消除了患者担心运动会导致支架脱落的心理负担。

(郑景辉)

## 第四节　循证外科临床实践

作为外科临床医生，可能每天需面对大量的临床问题，每天早上交班后匆匆忙忙地查房开医嘱，上午手术，下午处理伤口写病历办理出院，还要面对危重患者的抢救。在日常的临床工作中，往往通过直觉来判断、决策，这种直觉常常非常准确，尤其是一些有经验的医生。直觉来源于既往成功的经验，失败的教训，和同道的争论，各种医学知识、文献、数据在大脑内的迅速整合，直觉是一种最高级的无意识的决策分析。这里我们主要探讨有意识的决策思维，决策思维和直觉对比少了感性而更加理性，但是缺乏直觉所具备的灵活、直接和迅速；理性的决策可以使我们的直觉更加准确，面对多步骤的复杂问题时更有把握。下面以腹主动脉瘤为例，说明如何采用决策树来进行外科临床决策。

### 一、临床情景

患者，男，60岁，体检发现4 cm腹主动脉瘤(abdominal aortic aneurysm，AAA)，一般情况好。选择：手术还是观察等待。考虑：何时是最佳手术时机，在什么条件下开展手术才能使患者获益，如何衡量得失？

### 二、构建决策树

(1)建立决策结(蓝色方形)：对于一个4 cm的AAA，选择"择期手术"还是"观察等待"；

(2)择期手术有两种可能(绿色的圆形机会结)，"生存"或者"死亡"。定义红色三角形的结局结1为"生存"，0为"死亡"；

(3)等待观察也有两种机会：AAA"急性膨胀"或者"无变化"，"无变化"定义为1；

(4)急性膨胀后有两种可能，"破裂"或者"不破裂"；

(5)破裂后也有两种可能：立即送手术室接受"抢救手术"或者"术前死亡"。术前死亡的结局定义为0。手术有两种结局，生存或者死亡。

(6)已经急性膨胀但是暂时还没有破裂的患者，我们只能选择"急诊手术"。急诊手术的两种结局，同样是生存或者死亡(图32-1)。

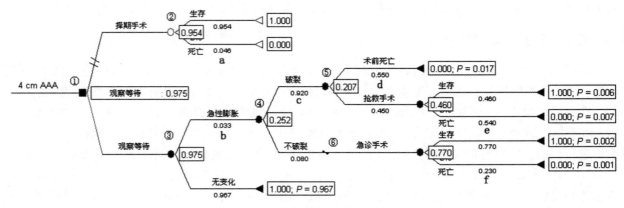

图32-1　构建决策树，计算期望值

### 三、检索文献，收集数据

利用上述数据库系统检索文献了解各种情况下的概率范围。图32-1中a~f分别代表了表32-3的各项指标：择期手术死亡概率、AAA发生急性膨胀概率、膨胀后破裂概率、破裂后术前死亡概率、破裂后抢救手术死亡概率、膨胀无破裂急诊手术死亡概率。

## 四、计算期望值(expected value, EV)

把概率填入决策树中的相应位置，通过 treeage 软件计算期望值 EV(见图 32-1)。决策树选择了"观察等待"(EV 值为 0.975)，而"择期手术"的 EV 是 0.954。分析其原因，主要由于体检发现 AAA 的患者不发生急性膨胀的概率高达 0.967 之故，决策树往往有助于我们发现问题关键所在(附：每一机会结后面的两支总和恒为 1)。

## 五、敏感性分析

对表 28-1 中"择期手术"的死亡概率作敏感性分析。所谓敏感性分析，指该概率在一定的范围内(上限~下限)波动时，将会引起 EV 值变化，这一变化是否导致决策改变，在什么时候改变，这一点也就是"阈值"。图 32-2 是敏感性分析的结果，图中可见：横轴是手术死亡概率，纵轴是 EV 值，绿线是手术，蓝线是观察。大多数情况下，蓝线在绿线之上，也就是观察等待的 EV 值高于手术，仅在手术死亡率低于 0.0247 的，绿线在蓝线之上。换句话说，当手术技术提高，以至于手术死亡率低于 2.47% 的时候，我们的决策才会改变，即选择手术治疗体检发现的 AAA。

表 32-3　检索文献，收集数据

| 各种情况下的概率范围 | 概率值 | 下限 | 上限 |
| --- | --- | --- | --- |
| a. 择期手术死亡概率 | 0.046 | 0.023 | 0.069 |
| b. AAA 发生急性膨胀概率 | 0.033 | 0.016 | 0.049 |
| c. 膨胀后破裂概率 | 0.92 | 0.880 | 0.960 |
| d. 破裂后术前死亡概率 | 0.550 | 0.270 | 0.820 |
| e. 破裂后抢救手术死亡概率 | 0.540 | 0.270 | 0.810 |
| f. 膨胀无破裂急诊手术死亡概率 | 0.230 | 0.110 | 0.340 |

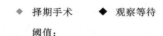

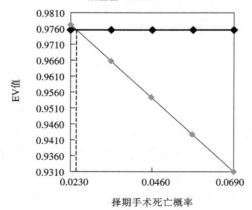

图 32-2　择期手术死亡概率敏感性分析

### 六、思考

在循证医学领域,利用证据医疗实践的一个相当重要的手段是决策分析,决策分析可以使我们在某一时段可以重点考虑待决策问题而不丧失全局观。Ⅰ级证据包括系统评价和大样本的随机对照试验提供给我们一组可信度高的数据,如何把它用到患者身上才是终目标。系统评价为决策服务,一个决策分析需要多个系统评价提供数据。两者的结合体现循证医学证据、经验、患者三方面的一体化。

上述决策分析方法是否可以作为手术准入门槛的一个制订方法呢?新事物的出现总会遭遇质疑,当某一新技术水平提高到一定程度,原来的非手术适应证可能被接受为手术适应证。该决策思维方式可用于鉴定移植的准入,微创、器械吻合等新技术的推广应用,当然前提是有高可信度证据可用。更重要的是,我们应充分认识到单纯的技术改进难以改善疾病的预后,只能让技术来适应患者,而不能让患者去适应所谓的新技术。国内虽报道了大批量的外科病例经验总结,但严谨的随机对照试验屈指可数,大多数疾病结局并不明了。外科系统高可信度证据匮乏这种现状在国外也普遍存在。改变这一现状的首要步骤是让大多数外科医生认识到循证医学的重要性,充分获取、利用证据、有条件地进一步开展基于 CONSORT 的规范研究,从而改善临床实践。

(钟文昭,杨学宁)

## 第五节　循证妇科临床实践

### 一、临床问题

患者,女,61 岁,2015 年 4 月因"卵巢癌"行"巨大盆腔肿块切除术+次广泛全子宫+双侧附件切除术+大网膜切除术+复杂肠粘连松解术+盆腔肿瘤减灭术+部分直肠乙状结肠切除术远端关闭近端乙状结肠造口术"(R0)。病理:卵巢高级别浆液性腺癌。术后紫杉醇+铂类(TC)化疗 3 次,因严重骨髓抑制和肠梗阻而中断化疗。CA125 持续上升,2016 年 5 月盆腔及上腹部 MRI 提示直肠下段近肛门口约 2 cm 处肿块,肝、脾及双肾多发结节,考虑转移灶可能。2017 年 1 月开始口服 PARP 抑制剂尼拉帕尼 11 个月后换成口服奥拉帕利 2 个月,CA125 波动在 67.11~575.7 U/mL。2018 年 1 月 PET-CT 提示肝、脾、右肾、胰尾、肝包膜、膈下、肝门区、腹腔、腹腔肠系膜、双侧髂窝、双侧腹股沟区及肛管右前缘多发种植转移、膈下淋巴结转移。2018 年 4 月因"扪及腹壁肿块进行性增大"入院,行"腹壁转移病灶+盆腔转移灶+残存大网膜+部分小网膜+肝隐窝病灶+肾隐窝病灶+部分胰尾+部分肝+部分胃+脾联合病灶+左侧部分肾上腺+部分膈肌切除"(R0)。术后 TC 方案 5 个疗程后(末次化疗时间 2018 年 9 月 4 日),CA125 降至正常。2018 年 10 月起 CA125 逐渐上升,且 2019 年 1 月 MRI 提示肿瘤转移瘤可能,故考虑铂耐药复发入院。

随着 PARP 抑制剂在高级别浆液性卵巢癌中的应用日益广泛,针对 BRCA1/BRCA2 变异患者的一线维持和所有铂敏感复发患者的维持治疗改变了原有卵巢癌的治疗模式,然而,当患者发生铂耐药复发后,临床治疗变得棘手。随之而来的 PARP 抑制剂耐药后的临床用药也成为临床医生关注的问题。目前美国国立综合癌症网络(NCCN)指南针对铂耐药卵巢癌患者有推荐的化疗方案,其中包括化疗、靶向治疗、免疫疗法和激素疗法等多种治疗手段,但如何在众多方案中选择个体化有效的药物则存在一定的盲目性和随机性。因此临床上如何为铂耐药患者进行敏感药物筛选,实现个体化精准治疗值得探讨。

### 二、查寻证据

针对患者的临床问题,以"platinum resistance""ovarian cancer"和"precision medicine"为检索词,检索了 Web of Science、PubMed 等网络数据库。总共检索 192 篇,评价全文后最终纳入 15 篇。

### 三、证据评价

#### (一)卵巢癌精准分型的重要性

越来越多的研究证实不同亚型的卵巢癌对药物的敏感性存在差异,基于分子水平的精准分型是实现个体化治疗的基础,明确卵巢癌的分子分型将对临床选择靶向药物有重要的作用。研究较多的PARP 抑制剂基于协同致死效应对 BRCA1/2 基因突变的卵巢癌患者有明显的抗肿瘤作用,而进一步研究表明其对同源重组修复(homologous recombination repair,HRR)通路相关基因突变的卵巢癌患者都有明显的抑癌作用。

#### (二)临床前模型进行功能性诊断的作用

尽管卵巢癌分子分型提供了可行的靶向治疗方案,但应用于临床仍存在一定的不响应率,故使用临床前模型进行药物功能性诊断能进一步提高临床效果预测的准确度。Pauli 等展了一项临床研究,他们对患者肿瘤组织样本进行 DNA 测序,基于肿瘤特异性分子改变来确定潜在的药物靶点,并结合类器官、PD 等临床前模型进行高通量药物筛选,凸显了临床前模型的药物敏感性检测在个体化精准治疗中的价值。

### 四、证据应用(个体化治疗)

首先,对患者进行基因检测寻找潜在的靶向位点:患者 2018 年 4 月第二次手术切除的肿瘤组织样本送基因检测结果提示包括 RAD51D(NM_002878.3)在内的 14 个临床意义未明变异(VUS)。2019 年1 月铂耐药复发时通过对患者血液和 ctDNA 基因检测均发现 RAD51D 同一位点(NM_002878.3)变异,经重新评级为致病变异(表 32-4)。此外,肿瘤组织中还检测到 TP53 的致病变异。

**表 32-4 患者 RAD51D 基因变异类型、位点和风险评估**

| 基因 | 变异类型 | 变异 | 风险评估 |
|---|---|---|---|
| RAD51D | 移码变异 | NM_002878.3(RAD51D):<br>c. 270_271dup(p. Lys91fs) | 致病变异 |

变异评级:根据美国医学遗传学与基因组学学会 ACMG 指南,该变异定义为致病变异。证据包括:

(1)PVS1。患者所携变异 c. 270_271dupTA 为 RAD51D 基因编码区发生的移码变异,理论上导致该基因蛋白编码的提前终止,该变异下游有多个无效变异致病的报道,提示蛋白缺失部分对蛋白功能仍有重要影响。

(2)PM2。该变异在 gnomAD 数据库中最高人群频率(东亚人群)为万分之八,考虑到 RAD51D 为易感基因,可能该变异在人群中有低频的存在。

(3)PP5。该变异被 HGMD 和 ClinVar 数据库收录为致病或疑似致病变异,被多家机构评级为致病或疑似致病变异。

其次,为患者建立临床前模型进行药物敏感性检测:患者影像学发现肝脏转移性肿块,故行肝穿刺活检术,取部分肿瘤组织利用迷你人源性肿瘤移植动物模型(mini patient derived-xenograft,miniPDX)进行药物敏感性检测,根据 NCCN 指南选择吉西他滨+奥沙利铂;脂质体多肉比星、白蛋白紫杉醇和克唑替尼四种方案,根据结果(图 32-3)筛选出白蛋白紫杉醇周疗方案:白蛋白紫杉醇周疗130 mg。

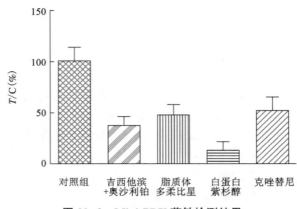

图 32-3　Mini PDX 药敏检测结果

## 五、后效评价

1. 患者治疗情况　四次化疗期间 CA125 持续下降，末次化疗结束后 CA125 恢复正常。之后白蛋白紫杉醇+贝伐单抗巩固两次，截止到 2019 年 9 月 CA125 正常，无复发。

2. 依据 NCCN 指南对卵巢癌患者家属遗传咨询

（1）建议患者姐姐、妹妹、弟弟和儿子进行 RAD51D 位点（c.270_271dupTA）Sanger 验证。

（2）经 Sanger 验证携带 RAD51D 致病变异的未患病女性亲属。

① 筛查：建议 30 岁开始每 6 个月一次 CA125+经阴道妇科彩超，每年进行 2 次乳腺的定期检查，如钼靶或增强型 MRI。

② 预防：建议 RAD51D 致病变异携带者完成生育后，45~50 岁做卵巢和双侧输卵管切除术。

③ 生育：第三代体外受精-胚胎移植辅助生育技术可以阻断该变异在家族中的传递。但由于该基因属于易感基因，有外显不全的现象，能否进行辅助生殖可能还需要经过生殖伦理委员会讨论决定。

（3）患者儿子 RAD51D 位点（c.270_271dupTA）Sanger 验证阳性（图 32-4）：

① 建议 40 岁开始进行前列腺癌、胰腺癌和乳腺癌相关的早期筛查。

② 对于 RAD51D 致病变异携带者进行前列腺癌筛查时，建议以血前列腺特异性抗原（prostate-specific antigen，PSA）正常筛查值降低一半来进行筛查。

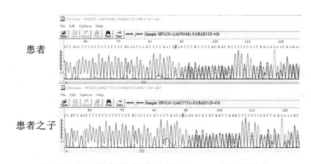

图 32-4　患者及患者之子 Sanger 验证记过

## 六、分析讨论

### （一）谨慎对待基因检测结果中的 VUS

基因检测结果中的 VUS 表明此变异的临床意义未明，即目前已有研究尚未证实此基因变异与患者的表型有关联。但随着数据库中致病性的位点不断明确和对功能研究的不断深入，VUS 可能被证明是良性多态性，也有可能被证明是致病的。就像本例患者在 2018 年 4 月第二次手术切除的肿瘤组织样本送基因检测结果提示包括 *RAD51D*(NM_002878.3)为 VUS,至 2019 年 1 月铂耐药复发时 *RAD51D* 同一位点变异,按照 ACMG 指南的规则重新评级为致病变异。这种变化对于临床靶向用药的指导是有影响的,*RAD51D* 基因作为 HRR 通路上重要的基因,同样对 PARP 抑制剂敏感。这也就是为什么本例患者在最初铂敏感复发时表现为对尼拉帕尼和奥拉帕利有效。

由此可见,临床医生对于基因检测报告中 VUS 的解读需要非常慎重。对于 VUS 的致病性,可通过不同测序机构的数据和功能研究去进一步分析,对于 NGS+MLPA 检测后仍然高度怀疑的 VUS,后续分析中若有足够的致病性证据可以升级为疑似致病或者致病性的变异。但是,无论是胚系检测还是肿瘤组织的体系变异检测中发现的 VUS,在没有进一步的证据证明其致病性之前,都不能作为指导临床进行相应的风险管理或者个体化用药的证据。

### (二)功能性诊断在个体化敏感性药物筛选中的应用

Mini PDX 作为一种新型功能性诊断方法,其临床应用价值还有待更多临床证据的支持。由于临床上对于不同患者按照每千克体重或者体表面积计算个体化剂量,而 mini PDX 在动物体内的药物剂量很难直接反映特定患者的用药剂量和疗效。此外,多药联合化疗方案组合涉及前后用药顺序和用药途径,mini PDX 不能很好地模拟这些组合方案在人体内的实际应用效果。进一步从作用机制上来看,mini PDX 对化疗药和小分子靶向药的药物敏感性筛选可供参考,而在抗血管生成药物和免疫治疗疗效判定方面的应用非常局限。

### (三)铂耐药复发卵巢癌的临床选药原则

铂耐药复发卵巢癌患者的临床选药可能需要遵循以下原则:(1)个体的"最有效性";(2)基于有循证医学依据的各类指南和共识(来源于不同可信度等级的临床试验数据);(3)基于经验用药(试错性治疗);(4)基于基因检测结果(多个靶点、无靶向药、"off-label"时难以抉择);(5)既往用药史和毒不良反应;(6)反指征(手术后使用贝伐单抗、心肝肾功能异常);(7)医保;(8)患者家庭经济承受能力等。其中最重要的是个体的"最有效性",功能性诊断技术可以作为参考,但其临床指导价值还有待于更多数据验证。

### (四)PARP 抑制剂后再次使用 PARP 抑制剂的指征是什么?

2019 年 SGO 会议中一项回顾性临床研究发现:对于复发性上皮性卵巢癌患者来说,既往的 PARP 抑制剂用药史可能不会导致患者对这类药物的耐药,并且初始使用 PARP 抑制剂时的不良反应并不能预测再次使用时的不良反应,且前次使用 PARP 抑制剂时出现的不良反应,与再次使用时出现的不良反应无关。

对于 PARP 抑制剂耐药后 PARP 抑制剂的使用,有待进一步临床试验结果支持。不同作用机制的多药协同治疗仍是当前卵巢癌靶向治疗的热点。

(康玉)

## 第六节　循证儿科临床实践

### 一、临床情景

患儿,男童,8 岁,体重 45 kg。确诊 MOG 相关视神经脊髓炎谱系疾病(NMOSD)复发及真菌感染 1 年 3 个月余。病史:2018 年 8 月开始甲泼尼龙琥珀酸钠静滴治疗,后改为口服甲泼尼龙并逐渐减量。2018 年 9 月给予美罗华 100 mg×3 次,后复查 CD19$^+$B 细胞 0%。2018 年 10 月出现活动后气促、胸闷,休息后可缓解,无发热、咳嗽,后出现发热后气促加重,行走 100 m 即气促明显、心率增快,安静时呼吸尚平稳,可正常入睡。当地查胸部 CT 示肺水肿,血清 G 试验 1 073 pg/mL(↑),GM 试验(−),血气正常,考虑合并肺部真菌感染,2018 年 11 月开始伏立康唑片及复方新诺明片口服治疗,此时,甲泼尼龙维持剂量,16 mg,1 次/d。2019 年 10 月再次入院拟行免疫抑制剂治疗,诉近 2 周走路不稳,易摔倒,腰痛伴四肢无力,肺部 CT 示双肺感染性病变可能。真菌 G 试验:26.7 pg/mL,肺泡盥洗液普通细菌、真菌培养+鉴定+药敏等：草绿色链球菌、奈瑟菌属、肠球菌属、白色念珠菌。入院体格检查：双侧上肢及双下肢肌力Ⅳ级$^{(-)}$，左侧膝腱反射弱，右侧未引出，跟腱反射正常引出，病理征阴性。

## 二、提出临床问题

这是1例 MOG 相关 NMOSD 复发患儿，治疗过程合并真菌感染，目前应用药物包括甲泼尼龙片、伏立康唑、碳酸钙 D3 片、维生素 AD。患儿近期出现走路不稳，易摔倒，腰痛伴四肢无力。结合患者症状，提出相关临床问题：(1)结合查体，患儿走路不稳、易摔倒的原因为四肢肌肉力量弱，但四肢肌力弱的原因是什么？(2)患儿近期多次摔倒，是否存在骨折，腰痛是否与之有关？(3)需完善的进一步检查？(4)下一步诊疗方案。利用循证医学方法寻找原因并调整治疗方案。

## 三、查寻证据

以（neuromyelitis optica spectrum disorders or NMOSD）and（muscle weakness or myasthenia）为关键词 PubMed 中检索 142 篇文献。以视神经脊髓炎谱系疾病和肌无力为关键词通过 Google 学术搜索 137 篇文献。以 Methylprednisolone and Voriconazole 为关键词在 PubMed 中检索 41 篇文献，以甲泼尼龙与伏立康唑为关键词通过 Google 学术搜索 221 篇文献。

## 四、证据评价

(1)结合查体，患儿走路不稳、易摔倒的原因为四肢肌肉力量弱，但其原因是什么？首先该患儿诊断为"MOG 相关 NMOSD 复发；真菌感染"，既往文献报道 NMOSD 本身会出现四肢无力或重症肌无力的表现。Iyer 等的循证医学数据也提示重症肌无力是与 NMOSD 共存的免疫疾病之一。因此，高度怀疑患儿出现肌无力表现的原因为疾病复发或合并重症肌无力。入院后给予完善眼科相关检查，提示患儿视力、视野、眼压等指标较前无加重。肌电图异常提示轻度神经受压表现。而临床表现上患儿不存在眼皮下垂、复视、斜视等表现，且无晨轻暮重。因此，上述结果并不支持 MOG 相关 NMOSD 复发加重或合并重症肌无力。

(2)患儿近期多次摔倒，是否存在骨折，腰痛是否与之有关？患儿 8 岁，体重 45 kg（肥胖），长期激素服用史，近期摔倒数次，目前存在腰痛，肌电图异常提示轻度神经受压表现。需考虑骨质疏松骨折可能。给予完善腰椎 MRI，提示轻度椎间盘突出，未见明确骨折。因此，椎间盘轻度突出可一定程度上解释患儿肌电图异常及腰痛。但仍不能完全解释患儿肌无力表现。

(3)在疾病所致肌无力可能性较小的情况下，还需考虑药物可能。患儿长期应用甲泼尼龙片及伏立康唑，依据文献检索，发现证据等级较高的循证医学文献较少，但发现了非常有价值的个案报道，徐德铎等报道了甲泼尼龙联用伏立康唑致类固醇肌病 2 例，2 例患者均为同时应用甲泼尼龙和伏立康唑治疗，治疗前四肢肌力正常，分别在治疗第 41 天和 50 天开始出现进行性双下肢无力症状，爬楼困难等症状，在停用伏立康唑，甲泼尼龙减量后肌无力症状恢复。而该患儿上一次入院为 2 个月前，当时肌力正常。家长诉近两个月患儿无明显视物模糊加重等视神经脊髓炎表现，近 2 周出现走路不稳，易摔倒，腰痛伴四肢无力。因此，目前高度怀疑患儿四肢无力由甲泼尼龙与伏立康唑联用所致。进一步检索文献发现郑行春等报道，伊曲康唑预防血液病患者化疗或 HSCT 后侵袭性真菌感染方面与伏立康唑相当。而纳入了多篇随机对照试验的荟萃分析提示伏立康唑、伊曲康唑均为抗真菌的有效药物，在全因死亡及成本效益方面存在差异。

## 五、证据应用

(1)患儿本次入院仍存在真菌感染，因此不能停用抗真菌药物，将伏立康唑改为伊曲康唑口服。(2)甲泼尼龙片加速减量。(3)适当功能锻炼，避免过久卧床，清淡饮食。

## 六、后效评价

入院 1 周左右患儿肌力明显恢复，腰痛减轻。出院时Ⅳ级$^{(+)}$，真菌 G 试验及 GM 试验检测均正常。出院后继续口服伊曲康唑和甲泼尼龙片。1 个月后复诊肌无力症状完全消失，MOG 相关 NMOSD 复发方面无加重，继续给予环磷酰胺二线治疗。

（王国旗）

# 第七节　循证肿瘤科临床实践

## 一、临床情景

患者，男，84 岁，因"确诊前列腺癌 3 年，腰痛 3 个月"入院。患者 3 年前体检发现血前列腺特异性抗原（prostate specific antigen，PSA）增高至 28.6 ng/mL，经前列腺穿刺活检诊断为前列腺癌，Gleason 评分 9。患者随后接受了手术去势（双侧睾丸切除）及抗雄激素治疗，病情一度得到控制，PSA 下降并处于低值（最低 0.05 ng/mL）。1 年前 PSA 开始逐渐上升，雄激素仍处于去势水平，因此诊断为去势抵抗性前列腺癌（castration-resistant prostate cancer，CRPC）。患者又先后使用磷酸雌二醇氮芥、泰素、阿比特龙治疗，虽然有些药物初期有效，但使用一段时间后 PSA 均再次反弹。患者 3 个月前开始出现腰痛，骨扫描发现脊柱和四肢多处新发骨转移灶，PSA 升至 77.9 ng/mL。患者因不良反应不愿接受其他化疗方案，但又希望能控制骨痛并延长生存时间，临床治疗比较棘手。我们了解到国外有种新药刚研发上市，叫作二氯化镭-223（商品名为 Xofigo，拜耳公司，以下简称镭-223），可以用来治疗伴有骨转移的 CRPC 患者。但由于该药是新药，我们对它的疗效如何、有何不良反应、是否适用于我们的患者还存在疑问。

## 二、提出临床问题

上述情况给我们提出了如下临床问题：镭-223 能否减轻伴骨转移 CRPC 患者的疼痛并延长其生存期。一个临床问题主要包括 3 个部分，人群（population，P）、干预（intervention，I）和结果（outcome，O）。在前面提出的临床问题中，P 是伴骨转移的 CRPC 患者，I 是镭-223，O 是疼痛缓解和生存率。P-I-O 形成了一个临床问题的主要架构，也成为后续步骤中系统检索的主要架构。

## 三、寻找证据

系统检索需要明确两个方面的内容：数据库和检索词。1）数据库选用 PubMed、Embase、Cochrane Library、Clinical Trial Registries、Web of Knowledge，另外还手工检索重要泌尿外科学术会议的摘要，以免漏检未发表的研究。2）检索词按照 P-I-O 的架构设立，使用 Mesh 和自由词的组合。"Prostatic Neoplasms，Castration-Resistant""castration-resistant prostate cancer""CRPC"和"Bone Neoplasms/secondary"对应到 P，"Radioisotopes""Radium"和"radium-223"对应到 I，"Survival""Mortality""Pain"和"skeletal event"对应到 O。根据临床情景的发生时间设定相应检索年限。最后我们只检索到了 1b 级证据一篇，未发现 1a 级、2 级及以下级别证据。

## 四、评价证据及应用

这是一篇发表在新英格兰医学杂志上的Ⅲ期随机双盲对照研究，旨在评估镭-223 治疗伴骨转移 CRPC 的有效性和安全性。（1）研究对象：921 例已经接受、不适合或者拒绝泰素化疗的伴有骨转移的 CRPC 患者。（2）干预措施：每 4 周静脉注射一次镭-223（剂量 50 kBq/kg），连续 6 次。（3）对照：空白安慰剂（包括试验组和对照组在内的所有患者均接受雌激素或酮康唑等基本治疗）。（4）结果：主要终点指标是总体生存率，次要终点指标包括基于骨相关事件、碱性磷酸酶和 PSA 的指标，以及药物的安全性指标等。（5）研究类型：随机对照临床试验。

查询证据后，循证实践一般按照以下 3 个步骤进行："研究结果是否可信？""研究结果是什么？""研究结果是否可用于我的患者？"。

（1）"研究结果是否可信？"也即对证据的质量评价。该研究为随机双盲临床试验，评价的指标主要包括随机化、盲法、失访率和意向治疗（intention-to-treat，ITT）分析。又因为该研究的主要结果变量涉及预后，评价的指标还要纳入随访时间、观察起点、终点测量和统计校正等。各项具体的评价内容如下：①随机化。需要回答"是否采用分层随机化""随机化的结果是否得到保密""试验组和对照组已知的预后因素在研究起始时是否具有可比性"3个问题。在镭-223的研究中，研究者根据是否使用泰素、碱性磷酸酶基线值等采取了分层随机化方法，但对于随机化的结果是否保密文中未提及。随机化分组后试验组和对照组的基线情况在年龄、一般情况、骨转移灶数量、是否使用泰素等方面具有可比性。②盲法。需要回答"是否对患者、医生和数据分析人员采取盲法"。在镭-223的研究中，研究者报告采用了双盲法，但盲法的细节文中未详细叙述。研究的终点指标中总体生存率、PSA等生化指标是比较客观的测量指标，结果测量者主观意愿导致的测量偏倚较小，不使用盲法的影响不大。但骨相关事件（定义为发生病理性骨折、脊髓压迫、采取外放射治疗减轻骨痛）涉及治疗意愿的选择，应对患者和医生采取盲法以减少测量偏倚。研究者还提及研究数据存放于独立的第三方，虽然未对统计人员采取盲法，但统计分析严格按照研究前的设计进行。③失访率，即"失访率有多少"。一般认为失访率>20%将对预后估计产生较大影响，结论不可靠。在该研究的921例患者中，仅有20例患者失访，失访率仅2.2%。④ITT分析。需要回答"是否采用ITT分析"。ITT分析可以减少选择偏倚，保证随机化的效果。该研究中对镭-223疗效的研究采用了ITT分析。⑤随访时间。需要回答"随访时间是否足够长"。随访时间不够长时，可能无法观察到希望测量的预后指标，导致测量偏倚。该研究的随访时间为3年，镭-223组的中位生存时间为14.9个月，对照组为11.3个月，3年的随访时间应该满足要求。⑥观察起点。需要回答"观察疾病的预后是否有统一的起始点"。鉴于疾病有一定的自然进程，若试验组和对照组观察预后的起点处于疾病的不同阶段，将产生选择偏倚，因此观察两组预后时应确保有相同的观察起点。该研究的观察起点定义为CRPC患者随机化入组的时间，具有可行性且相对合理的选择。⑦终点测量。需要回答"预后指标的测量是否客观准确"。该研究对总体生存率、骨相关事件、碱性磷酸酶和PSA等指标的测量比较准确。8)统计校正，即"是否采用统计方法进行校正"。需要用统计学方法如Cox比例风险模型将可能的混杂因素剔除，该研究使用了校正的统计学方法。根据以上分析，该研究的质量较高，研究结果的可信度较高。

（2）"研究结果是什么？"，需要回答两个问题：①"治疗效果有多大"，②"治疗效果有多精确"。前者为结果的点估计值，后者为结果的可信区间（confidence interval，CI）。在该镭-223的研究发现，与安慰剂组相比，镭-223组死亡的风险比（hazard ratio，HR）为0.70（95% CI：0.58~0.83；$P<0.001$）。HR为治疗效果的统计指标，0.70为点估计值，0.58~0.83为95%可信区间，可信区间未跨越1，说明$P$值必然小于0.05，差异有统计学意义。在亚组分析中，曾使用泰素患者死亡的HR为0.71（95% CI：0.56~0.89），未曾使用泰素患者死亡的HR为0.74（95% CI：0.56~0.99），说明不管是否曾使用泰素，镭-223都能延长患者的总体生存时间。在安全性指标的比较上，镭-223组和安慰剂组的差异无统计学意义。

"研究结果是否可用于我的患者？"，需要回答3个问题：①"研究中的患者是否与我的患者类似"，②"研究是否考虑到所有重要的临床结果"，③"患者接受治疗是否利大于弊"。该研究属首个大型多中心的放射性同位素药物治疗转移性CRPC的临床试验，研究结果显示镭-223能够延长患者的生存期，减轻患者的骨痛，而且药物的不良反应和安慰剂相近。该研究对象为伴骨转移的CRPC患者，与我们的实际病例类似。研究考虑到了患者的生存率、症状和安全性指标，涵盖了所有重要的临床结果，而且相对较轻的不良反应，患者的受益明显。基于该研究较高的研究质量，我们认为值得将研究结果运用于我们的临床实践，因此建议患者使用镭-223。

## 五、后效评价

患者采纳建议，从国外正规渠道购买使用镭-223治疗，定期随访骨痛症状、PSA、骨扫描、血常规、肝肾功能等。治疗12个月后，患者仍然存活，而且骨痛较前缓解，PSA下降至6.5 ng/mL，骨扫描示脊柱和四肢多发骨转移灶大部分消失，除有时伴乏力外，无其他不良反应。

（王伟）

## 第八节　循证急诊临床实践

### 一、临床情景

患者，男，42 岁，因"不洁食物后高热 4 天、伴腹泻"来院就诊。患者于就诊的 4 d 前无明显诱因下出现发热，最高达 40 ℃，同时伴有腹泻、水样便，阵发性脐周疼痛，因寒战、高热、尿量减少遂来医院就诊。体格检查：体温 40 ℃，呼吸 27 次/分，血压 85/50 mmHg，神志淡漠，气促，双瞳孔等大等圆，对光(+)，心率 120 次/分钟，律齐、未及杂音。两肺呼吸音粗，未闻及干湿啰音。腹软，脐周压痛，肝脾肋下未及，肠鸣音活跃。病理征(−)。患者 CRP>160 mg/L，白细胞计数 20.8×10⁹/L，中性粒细胞 88.6%，血小板 94×10⁹/L，血红蛋白 116 g/L，血肌酐 273.1 μmol/L，总胆固醇 23.7 μmol/l，直接胆固醇 12.1 μmol/l，血淀粉酶 311 U/L，乳酸 12 mmol/L，血气分析：pH 6.89，$PCO_2$ 3.98 kPa，$PO_2$ 16.5 kPa，$HCO_3^-$ 5.6 mmol/L，BE −25.9 mmol/L。血常规：WBC 11.1×10⁹/L，N 83.8%，RBC 5.68×10¹²/L，HGB 172 g/L，PLT 289×10⁹/L，DIC：$D$-二聚体 3.26 mg/L，PT 和 APTT 正常，纤维蛋白原 8.3 g/L，纤维蛋白降解产物 43.7 mg/L。胸部 CT 示右上肺少许陈旧灶，两侧胸腔积液及胸膜反应，头颅 CT(−)，腹部 CT 示腹水，肠段扩张积液。提示本病例为肠道感染、脓毒性休克、多脏器功能衰竭(呼吸、肾脏、消化道)，SOFA 评分 12、APACHEⅡ评分 18，病情进展迅速，病情极危重。

### 二、提出临床问题

(1)临床上在构建临床循证问题上应根据患者的具体病情及医生和患者主要关注的临床问题，然后结合自身资源、条件、可行性，以及临床应用价值等综合考虑，选择范围恰当的关键问题进行处理。

①该脓毒症患者在未明确病原菌前，提前尽快经验性地使用抗生素，是否有益于患者的预后？

②该脓毒症患者就诊时已出现休克，血管活性药物首选去甲肾上腺素还是其他血管活性药，哪一个对预后较好？

(2)构建良好的临床循证问题应采取 PICO 法：即患者(patients)、干预(interventions)、对比(comparisons)和结局(outcomes)，将临床问题转化为可以回答的问题，便于确定关键词，利于检索。

(3)脓毒症的治疗早期是否应该根据经验使用抗生素，维持血流动力学药物采用去甲肾上腺素还是多巴胺等其他血管活性药物，对患者的存活率是否有影响。针对这 2 个疑问，医生归纳后构建了 PICO 问题。

P：脓毒症/脓毒症休克患者。

I：经验性使用抗生素/去甲肾上腺素。

C：未经验性使用抗生素/其他血管活性药物。

O：存活率。

### 三、检索证据

1.检索平台　最常用的英文数据库为 PubMed、Embase、Cochrane Library。最常用的中文数据库有中国知网、中国生物医学文献数据库。

2.关键词和检索策略　首先找到每个临床问题 PICO 的主题词：PubMed 可通过 MeSH 检索，Embase 可通过 Emtree 检索，Cochrane Library 可通过 medical terms(MeSH)。在查准率的基础上，为提高查全率，可适当增加同义词或自由词的检索，并通过布尔逻辑符 AND，OR 或 NOT，对问题进行最佳检索。同时，在循证医学中，根据最新划分的九级证据，证据最充足文献的便是高质量的系统评价或 Meta 分析及随机对照试验，对于以上两个问题，文献类型搜索优先限制在以上 3 种类型。

3.检索过程　主题词脓毒症(sepsis)、抗生素(anti-bacterial agents)、休克(shock)、去甲肾上腺素(norepinephrine)、血管活性药物(vasodilator agents)、存活率(survival)。

4.检索结果　经过对搜索文献的筛选和整理,首先去除不符合问题解答的文献,再通过 OQAQ 量表,AMSTAR 量表,对搜索的文献质量进行真实性评价,采用 Cochrane 偏倚风险评估工具和 Jadad 量表对搜索的随机对照试验文献进行质量评价,最终找出最适合的相关文献。其中涉及抗生素的尽快经验性使用筛选出 1 篇 Cochrane 系统综述,1 篇系统综述,其中涉及到脓毒症诱发休克时,对去甲肾上腺素血管活性药物的使用筛选出 2 篇 Cochrane 试验,1 篇系统综述。还在中国知网找到两篇关于脓毒症最新指南,接下来根据提出的问题就这几篇文献进行重点证据评价。

## 四、评价证据

问题一:该脓毒症患者在未明确病原菌前,尽快经验性使用抗生素,是否有益于患者的预后?

(1)指南意见。

中国脓毒症/脓毒性休克治疗指南(2018)指出,推荐抗菌药物在入院后或判断脓毒症以后尽快使用,在 1 小时内最佳,延迟不超过 3 小时。同时推荐经验性使用可能覆盖所有病原体的抗菌药物。此意见与脓毒症国际指南《拯救脓毒运动:脓毒症和脓毒性休克管理国际指南意见》大致相同。

(2)Cochrane 系统综述和系统综述。

医生在 Cochrane Library 找到一篇由 Shahla 等发表的 Cochrane 系统综述,并对其进行了真实性评价(采用 OQAQ 量表)。

该篇文章首先在其附录提供了各个数据库原始研究的具体检索策略,其中涉及到的数据库有 Cochrane Library 的 Central、Medline、Embase、Web of Science,ISI 科学网,并在特定的网站(例如 www.controlled-trials.com,www.clinicalstudyresults.org,www.update-software.com)上搜索了相关的正在进行的试验,即对灰色文献进行检索,同时没有基于语言或出版物状态的限制,检索式明确并使用了大量的截词符 *,极大地提高其查全率。

文献选择标准为重症脓毒症成年患者入院重症监护病房之前,对早期(1 小时内)广谱抗生素和晚期广谱抗生素进行随机对照试验。同时在数据收集与分析采用两位作者独立评估了文章的收录性,最终没有找到满足纳入标准的研究。作者最终的结论是无法就 ICU 入院严重脓毒症的成年患者早期或晚期使用广谱抗生素提供建议。但建议进行大型前瞻性双盲随机对照试验,以研究成人严重败血症患者早期(1 小时内)与晚期广谱抗生素的疗效。作者随后分析了产生原因,认为考虑到病情的严重性,高死亡率以及运送抗生素的仓促,这种缺乏抗生素时机的证据也许不足为奇。这种结果导致我们不能确定抗生素递送的最佳时机。

但事实证明,开始有效的抗生素治疗可使严重的败血症和休克患者提高预后。2006 年起多项指南就开始提倡,在识别脓毒血症 1 小时内应尽快使用广谱抗菌药物。但是目前脓毒症的及早准确识别较为困难,早期使用抗生素无法避免抗生素不必要的使用及耐药性,因此对于脓毒症的及早识别才是所有治疗中的重点和难点。

另外,Petach Tikva 等对 80 组前瞻性研究进行了系统综述,报告了适当的经验性抗生素治疗对败血症成年住院患者全因死亡率的影响。其中对纳入的前瞻性研究采取两名审阅者独立提取数据,并使用纽卡斯尔-渥太华评分评估偏倚风险(用于评价出高质量病例对照研究和数列研究的量表)。他们为每项研究计算了具有 95% 置信区间的未经调整的优势比(OR),提取了经调整的 OR,使用方差和协变量进行调整,并通过亚组分析或混合效应荟萃回归研究了方法和临床混杂因素对结果的影响,显示出适当的经验性抗生素治疗可显著降低全因死亡率。

问题二:该脓毒症患者发生了休克,首选去甲肾上腺素还是其他血管活性药物,哪一个对预后较好?

(1)指南意见。

中国脓毒症/脓毒性休克治疗指南(2018)指出,对于脓毒症休克患者,推荐使用去甲肾上腺素作为首选血管活性药,并在使用血管活性药物的基础上加用参附注射液以增加提升血压的效果、稳定血压和减少血管活性药物用量。此意见上与脓毒症国际指南《拯救脓毒运动:脓毒症和脓毒性休克管理国际指南意见》大致相同。

（2）随机对照试验和系统综述。

医生在 Cochrane Library 的 CENTRAL 中筛选出了两篇试验，其中一篇为 Marik 等开展的，对 20 名败血症患者的生命体征控制为心脏指数大于 3.2 L/(min·m²)，平均动脉压（MAP）小于 60 mmHg。采取的方法和干预措施：将患者随机分组并使用多巴胺或去甲肾上腺素滴定液，滴定剂量可将 MAP 增加至 75 mmHg 以上。在基线和达到目标 MAP 3 小时后，测定血流动力学曲线、氧气输送、耗氧量（由间接量热法测定）和胃黏膜内 pH（pHi）（由胃压法测定）。结果显示：多巴胺在很大程度上通过增加心脏指数而增加 MAP，而去甲肾上腺素在保持心脏指数的同时通过增加全身血管阻力指数来增加 MAP。尽管两组患者的供氧量和耗氧量均增加，但去甲肾上腺素治疗的患者的 pHi 显著升高，而接受多巴胺的患者的 pHi 显著降低（$P<0.001$，校正的 3 h 值）。结论：这项研究表明多巴胺可能导致败血症患者内脏需氧量的增加。然而，去甲肾上腺素可能具有更有利的血流动力学特征并改善败血症中内脏组织的氧利用率。

另一篇为 Guérin 等对 12 例血管性腿病败血症患者使用去甲肾上腺素和多巴胺，比较其对全身和肝内血流动力学、氧合和能量代谢的影响。结论：与去甲肾上腺素相比，在血管性败血症脓毒症患者中，维持平均动脉压，使用多巴胺将导致整体氧需求增加和损害肝能量平衡，所以推荐首选去甲肾上腺素作为血管活性药物。

医生还在 Pubmed 数据库搜索筛选了一篇质量较高的系统综述，Avni 等检索了 2014 年 6 月前的 Medline、CENTRAL、会议记录的电子数据库，寻找不同升压药治疗成人患者的感染性休克的随机对照试验。以全因死亡率作为主要结果，其他临床和血流动力学测量结果被提取为次要结果，并汇总风险比（RR）和 95% 置信区间（CI）的均值差异。作者找到筛选了 32 项试验（3 544 例患者）。经过荟萃分析，结果显示：与多巴胺相比，去甲肾上腺素与全因死亡率降低相关，RR 0.89（95%CI：0.81~0.98），绝对危险度降低了 11%，且去甲肾上腺素的主要不良事件和心律不齐的风险较低。结论：去甲肾上腺素优于多巴胺可以改善患者的生存率，改善血液动力学，并减少不良事件发生率。去甲肾上腺素应被视为脓毒性休克的一线血管血管活性药物。

### 五、应用证据

经过资料的检索、整理、分析，同时与患者家属的充分沟通讲解了患者的病情和最新的具有的循证学依据的用药指南，患者家属支持、理解、相信医生，愿意积极配合。患者出现脓毒性休克时，应在 1 h 内尽早静脉使用抗生素治疗；在应用抗生素之前留取合适的标本，但不能为留取标本而延误抗生素的使用。医生团队结合患者的病情发展，最终的整体的治疗措施为：入院即积极进行经验性抗感染，采用了广谱的抗菌药物美罗培南，抗休克治疗［血管活性药物去甲肾上腺素联合适当补充胶体（人血白蛋白+血浆）］、气管插管机械通气、提高免疫力（胸腺五肽+丙种球蛋白），保护重要脏器功能，维持水电解质酸碱平衡等对症治疗。

### 六、后效评价

该患者经积极复苏、扩容补液、机械通气、床旁连续性血液净化治疗、积极抗感染、脏器功能支持等多种治疗手段联合有创血流动力学等监测，神志转清、血流动力学稳定、感染控制、脏器功能恢复，顺利出院。

（葛勤敏）

# 第九节　循证口腔科临床实践

## 一、临床背景

29 岁男性患者，发现右侧耳垂区肿物 3 年，缓慢增大半年前来就诊。全身情况良好。专科检查：

右侧腮腺下极圆形肿物，直径约 2.5 cm，活动度良好，质地中等。辅助检查：超声及 CT 提示右侧腮腺良性肿瘤？因职业原因，患者对美观要求高，担心术后面瘫等并发症，同时又担心术后肿瘤复发。期望能采用某种术式，达到如下目的：复发率低、美容效果好、面瘫等并发症少。

## 二、提出临床问题

腮腺良性肿瘤手术的历史至今已有两百多年，从最早的肿瘤挖除术（enucleation）到近代的浅叶切除术（superficial parotidectomy，SP）、胞膜外切除术（extracapsular dissection，ECD）等。由于腮腺肿瘤挖除术的术后复发率太高，早在 20 世纪已经不再使用。近代，国内外治疗腮腺良性肿瘤的手术主要是：SP，ECD 及 partial SP 切除术。具体选用哪种手术方式，一方面和所在医院的医生技术有关，另一方面也和医生对不同术式的理解有关。有些医生认为：SP 这一术式造成面瘫、畸形的概率高，但术后肿瘤复发性低，而 ECD 则相反。另一些医生则认为：两术式的术后复发率无差别，而 ECD 造成的术后并发症明显降低。提出临床问题如下：

腮腺良性肿瘤的手术方式选择：SP vs ECD？

## 三、查寻证据

主管医生带着困惑，就上面提出的临床问题进行文献检索。检索策略如下。

（1）关键词提取：以 PICOS 原则提取研究涉及的关键词。Patients：腮腺良性肿瘤患者；Intention：胞膜外切除术；Control：腮腺浅叶切除术；对应英文关键词：benignparotid gland neoplasm，Extracapsular Dissection OR ECD，Superficial Parotidectomy OR SP。

（2）数据库或检索平台的选择：Cochrane Library、PubMed、Embase、Ovid 和 Web of Science。检索过程没有语言限制、没有时间限制，时间为 2015 年 2 月 14 日。

## 四、评价证据

### （一）证据概况分析

全面检索 5 个数据库相关文章后，将检索结果导入 EndNote X8 文献管理软件，剔除重复，共计获得文章 1 742 篇。通过题目和摘要，排除不相关文章，余下 112 篇。再下载全文，阅读全文，并手工查找相关参考文献，最后发现现有两篇关于该手术对比的系统综述及 14 篇队列研究文章（表 32-5）。

系统综述 1：Albergotti WG, Nguyen SA, Zenk J, et al. Extracapsular dissection for benign parotid tumors：a meta-analysis. Laryngoscope, 2012, 122：1954 – 1960.

Results：There was no observed difference in tumor recurrence between the ECD and SP groups. There was a significantly lower rate of transient facial nerve paresis in the ECD group compared to the SP group；however, there was no observed difference in permanent facial paralysis between the ECD and SP groups. Frey's syndrome was less often observed after ECD compared to SP. 即，该研究认为两种术式的复发率、永久性面瘫没有差异，而 ECD 的暂时性面瘫和 Frey 综合征的发生率较对照组偏低。

系统综述 2. Foresta E, Torroni A, Di Nardo F, et al. Pleomorphic adenoma and benign parotid tumors：extracapsular dissection vs superficial parotidectomy–review of literature and meta-analysis. Oral Surg Oral Med Oral Pathol, 2014, 117：663-676.

Results：1）the recurrence rate is higher in patients treated with SP；2）SP has a higher incidence of cranial nerve VII paralysis；and

3）Frey syndrome is more common after SP. 即，SP 组的复发率、面瘫发生率、Frey 综合征的发生率较 ECD 组均较高。

从结果看，上述两个系统综述的结论存在明显差异。在两篇系统综述纳入文章之后，2013 至 2015 年期间，又有多篇队列研究发表。为了更好地了解原始研究情况，我们进一步分析了所有的 14 个队列研究情况，并给予 Meta 分析。

表 32-5　14 篇队列研究

| Year and First Author | Recurrence | | Transient FND | | Permanent FND | | Frey's syndrome | |
|---|---|---|---|---|---|---|---|---|
| | ECD | SP | ECD | SP | ECD | SP | ECD | SP |
| Gleave，1979 | 5/257 | 2/112 | | | | | | |
| Martis，1983 | 0/98 | 0/78 | | | | | | |
| Prichard，1992 | 0/31 | 1/15 | 1/31 | 2/15 | 0/31 | 1/15 | 0/31 | 6/15 |
| Natvig，1994 | 0/5 | 5/193 | | | | | | |
| Hancock，1999 | 0/28 | 0/73 | 2/28 | 6/73 | 0/28 | 0/73 | 0/28 | 18/73 |
| K Marti，2000 | 0/139 | 0/110 | 6/139 | 18/110 | 0/139 | 0/110 | 0/139 | 2/110 |
| McGurk，2003 | 8/491 | 2/139 | 48/491 | 45/139 | 8/491 | 2/139 | 25/491 | 45/139 |
| Ghosh，2003 | 1/22 | 3/49 | | | | | | |
| Uyar，2011 | 0/21 | 0/20 | 0/21 | 3/20 | 0/21 | 0/20 | 0/21 | 1/20 |
| Barzan，2012 | 7/299 | 5/50 | | | 4/299 | 3/50 | 4/299 | 22/50 |
| Zhang，2013 | 1/163 | 0/105 | 29/163 | 34/105 | 3/163 | 4/105 | | |
| Orabona，2013 | 8/176 | 2/56 | 7/176 | 15/56 | 0/176 | 5/56 | 0/176 | 3/56 |
| Iro，2013 | 0/76 | 1/68 | | | | | | |
| Huang，2015 | 0/79 | 0/241 | 6/79 | 55/241 | 0/79 | 2/241 | 5/79 | 38/241 |

### （二）证据评价

1. 证据的真实性。根据研究是否随机分组、隐藏分配、盲法、基线一致、随访时间足够及其他治疗方案是否一致等因素综合考虑上述队列研究，整体认为两组的复发率一致。

2. 证据的重要性。上述 14 篇队列研究文章，涉及病例 3 194 人。运用 Meta 分析，对比 ECD vs SP 的复发率及并发症发生情况。复发率的 RR = 0.71，95% CI：0.40~1.27；暂时性面瘫的 RR = 0.40，95% CI：0.31~0.50；永久性面瘫的 RR = 0.35，95% CI：0.17~0.69；Frey 综合征的 RR = 0.17，95% CI：0.12~0.24。美观效果，涉及文章较少，均认可 ECD 更优。

3. 证据的实用性。患者为年轻男性，特殊职业要求，在不提高术后肿瘤复发率的前提下，希望有更低的并发症发生率。结合证据的真实性和重要性，ECD 相比 SP 更满足患者期望。

### 五、应用证据

根据上述证据，结合本例患者期望，制订手术方案：ECD。

### 六、后效评价

随访此患者，术后未出现面瘫、涎漏、Frey 综合征，美观效果满意，术后 5 年，肿瘤未复发。

（谢尚）

# 第十节　循证中西医结合临床实践

以中西医结合方法治疗反复发作反流性食管炎为例，说明如何将临床证据、医生经验、患者意愿三者相结合，进行循证实践。胃酸过多是很多胃部疾患的主要症状，主要包括反流性食管炎等，根据抑酸的力量不同，目前主要的抑酸药包括 3 个等级：最弱的是氢氧化铝成分的中和胃酸制剂，比较强的是 H2 受体拮抗剂，例如各种替丁，最强的就是质子泵抑制剂（PPI）。抑酸治疗对于很多胃病患者具有重要的意义，根据患者病情程度不同，我们可以考虑使用这3种抑酸药。但如果用了最强的药物很长时间，仍然没有效果，怎么办？

## 一、临床情景

中年男性，40岁。从2年前开始出现胃痛，反酸烧心症状，经过胃镜检查为反流性食管炎，慢性非萎缩性胃炎，口服PPI拉唑类抑制胃酸药2年余，病情反复，停药后即出现症状，服药后即好转。一直到目前仍在服用PPI抑酸药，无法摆脱，以至于现在患者的情绪敏感急躁，饮食一般，食欲差，睡眠差，二便调，腹胀，有吸烟史多年，20支/天，未戒断。

舌脉：舌暗红，苔黄白相间，脉弦数，根据他的叙述，考虑本患者受到胃酸困扰两年余，使用了最强的抑制胃酸药物PPI两年余，形成了依赖，由于抑制胃酸，消化功能也受到影响，以至于出现腹胀，时间长，病情反复，精神困苦。

中医诊断：胃痛（肝胃郁热、寒热错杂）

西医诊断：反流性食管炎、慢性非萎缩性胃炎。

## 二、提出问题

反流性食管炎的当前最佳治疗措施是什么？使用PPI或者H2受体阻滞剂是否可以缓解反酸烧心的症状，是否有利于疾病的长期恢复？如何摆脱药物的依赖，使用中医药可否缓解反酸、烧心的症状，可否摆脱抑酸药物的依赖？

## 三、查寻证据

1. 检索词　首先以"反流性食管炎、胃食管反流病（gastroesophageal reflux）等中英日文主题词检索，并使用相关自由词、款目词进行全面检索。检索词举例如下：gastric acid reflux，gastroesophageal reflux disease，GERD，reflux，gastroesophageal，esophageal reflux，gastro – oesophageal reflux，gastro oesophageal Reflux，reflux，gastro-oesophageal。

2. 电子检索　计算机检索美国医学索引Medline（1966至2013年）、荷兰医学文摘EmBase（1984至2013年）、Cochrane临床对照试验中心注册库/Cochrane Library 2013年第10期（The Cochrane Central Register of Controlled Trials，CENTRAL 2013 Issue 10）和英国国家卫生服务部国家研究注册资料库（NHS R&D National Research Register，NRR）；同时检索中国医学文献数据库CBMdisc，中文生物医学期刊数据库CMCC，VIP中文科技期刊数据库（Web版），CNKI中国期刊全文数据库（Web版），万方数据库，中国医学学术会议论文数据库（CMAC）；日本《医学中央杂志》。

## 四、评价证据

反流性食管炎是临床常见疾病，最主要的症状就是反酸、烧心。经过严密的循证检索和评价，根据检索及Cochrane协作网系统评价整理的《临床证据》，肯定有效的是H2受体阻滞剂和PPI，这里面包含了多个严格评价的大型随机对照试验。根据文献报道，不少反流性食管炎在运用着循证思维进行治疗，可以为这个疾病的循证探索提供不同的思路。

对于这个经过评价的检索结果，我们应该思考一下循证医学的3个要素：第一，当前的最佳证据，就是上面的这两个结论；第二，医生的治疗经验，我们平时是如何治疗反流性食管炎的患者，如何帮助他们缓解症状并且达到长期疗效的；第三，患者的价值取向，本例患者希望运用中西医合作的方法缓解反酸、烧心，同时能摆脱药物的依赖。

## 五、应用证据

（1）最佳证据：考虑到服用了2年的PPI，不能马上停药，我们有必要采取一个降台阶的治疗方法，让力量稍弱的替丁类代替拉唑类来缓解胃酸的情况，同时，替丁即为H2受体阻滞剂，有强有力的临床证据支持。

（2）医生经验：不要立即撤药，让我们的胃更容易适应这个变化，也利于机体恢复自身的功能，产生正常的胃酸，恢复正常的消化功能。

（3）患者价值取向：给患者进行解释，讲述了这 3 种抑酸药的作用和强度，希望患者能逐渐恢复自身的功能，并给予 H2 受体拮抗剂复方雷尼替丁 0.1 g，2 次/d。

（4）中医考虑（医生经验和患者价值取向）：从中医的角度来说，这个胃酸来自于"肝经火郁"，肝胃郁热而导致，来自情绪不佳，敏感而着急的性格。肝火犯胃，胃气上逆，出现了反酸，进而脾气虚弱，导致了胃肠动力不足，出现腹胀，时间稍长，还有一些血瘀的征象。

治疗方法：疏肝清火，寒热平调，健脾理气。

处方：连萸六一丸和半夏泻心汤加减

黄连 6 g，吴茱萸 3 g，枳实 15 g，生炒白术 15 g，柴胡 12 g，黄芩 12 g，麦冬 10 g，郁金 10 g，酸枣仁 20 g，清半夏 10 g，夏枯草 10 g，煅瓦楞（先煎）20 g，鸡内金 10 g，生甘草 8 g，

自备生姜 3 片，大枣 4 枚（掰开）。

同时医嘱：放松心情，限烟，减少到 10 支/天，多多参与户外运动。

## 六、后效评价

第二次治疗，症状好了大约三分之一；而经过 3 次复诊，患者的症状逐渐减轻烧心反酸也没有出现过；第 5 次治疗，就改成中成药巩固治疗，复方雷尼替丁减量改为 0.1 g，每天一次。并且考虑停药。

## 七、思考

循证思考和决策，需要我们根据患者的情况来全面决策。有明确的临床证据显示 PPI 和 H2 受体阻滞剂都是治疗反流性食管炎的有效药物。虽然 PPI 的证据更充分一些，但是，结合患者已经使用了两年，形成依赖，根据医生的经验，希望逐渐降阶治疗，再结合患者的价值取向，最终确定的诊疗方案为中西合作，选用了有充足临床证据的 H2 受体阻滞剂替代 PPI，同时根据中医理论进行辨证论治。从后效评价来看，患者恢复并且摆脱了药物依赖。运用中西医合作循证思维的方法，进行了循证决策实践。

循证病例报告，以及循证实践，受到越来越多的关注，这是循证实践的核心，也是循证临床最佳的途径之一。

（李博）

# 第十一节　循证针灸临床实践

以贝尔麻痹为例，说明针灸循证治疗过程。

## 一、临床情景

患者陈某，男，24 岁，公交车司机，因"口角歪斜伴左眼睑闭合不全 2 天余"于 2013 年 3 月 10 日就诊。患者 2 天前晨起漱口发现左侧口角漏水，并发现左眼睑闭合不全，口角向右侧歪斜，无头痛，无呕吐，无肢体麻木及活动不适等症状，在社区医院就诊后诊断为贝尔麻痹，给予醋酸泼尼松龙片，阿昔洛韦片口服，并建议针灸治疗。体格检查：神志清，精神可，血压：120/82 mmHg，左眼睑闭合不全，口角向右侧歪斜，听力无明显异常，伸舌右偏，味觉无明显异常，耳后乳突微压痛，无病理反射征，余检查正常。夜寐安，二便调，舌淡，苔薄白，脉弦细。临床诊断为贝尔麻痹。

## 二、提出问题

（1）目前临床如何治疗贝尔麻痹？（2）针灸疗法联合西药疗法（激素治疗和/或抗病毒治疗）是否

比单用西药疗法疗效更好？（3）针灸疗法治疗贝尔麻痹的安全性如何？（4）该患者的自我护理应该注意什么？

### 三、查寻证据

1. 证据的检索方法　以电子检索为主，手工检索为辅。检索范围国际指南协作网 G-I-N 国际指南数据库；UpToDate 循证医学数据库；PubMed 数据库；Embase 数据库；Cochrane Library 数据库；中国生物医学文献数据库 CBM；中国期刊全文数据库 CNKI；万方数据库。检索时间均为 1979.1 至 2012.12。手工检索 2011 年中国中医科学院出版发布的第一批针灸循证实践指南。以面瘫、贝尔麻痹、面神经麻痹、针灸、电针等为主题词或者关键词进行综合检索。

2. 证据纳入标准　针灸治疗贝尔麻痹的临床实践指南或系统评价或随机对照研究。

3. 证据检索收集的结果及评价

（1）指南及评价指南：检索到美国耳鼻喉学会（AAO）正在制订但尚未完成的指南 1 部。手工检索到针灸治疗贝尔麻痹的临床实践指南 1 部。

指南的评价：根据指南质量评价工具 AGREE Ⅱ 进行评价，针灸治疗贝尔麻痹的临床实践指南在检索方面存在漏检等缺陷，该指南的适用性不强，故进一步检索是否有能够回答该问题的系统评价。

（2）系统评价：Uptodate 数据库检索到经过 GRADE 分级的西医药物疗法治疗贝尔麻痹的证据信息综合 1 条，Cochrane Library 数据库检索到针灸治疗贝尔麻痹 Cochrane 系统评价 1 篇，针灸治疗贝尔麻痹中文系统评价 2 篇。

系统评价的质量评价：系统评价的方法学质量评价工具为 AMSTAR，Cochrane 系统评价和一篇中文系统评价分别为 2010 年和 2011 年发表，因而纳入的文献不全面；2012 年发表的针灸治疗贝尔麻痹的系统评价的方法学质量经 AMSTAR 评价后为中等。该系统评价提供的证据体质量经 GRADE 体系分级后，因"纳入文献的风险偏倚较高""存在不一致性""存在不精确性""存在发表偏倚"4 方面的因素降级，为极低质量证据。

### 四、问题解答

（1）目前临床如何治疗贝尔麻痹？

根据检索到的证据信息综合，目前临床治疗贝尔麻痹主要采用西药治疗，使用糖皮质激素和抗病毒药物口服联合治疗，可加快神经功能的恢复，改善症状。

（2）针灸疗法联合激素治疗、抗病毒治疗是否比单用西医综合疗法疗效更好？

纳入的系统评价的结论提示：针刺联合西药疗法（糖皮质激素和/或抗病毒药物口服）比单纯使用西药疗效更好，但这些证据的质量均不高。

（3）针灸疗法治疗贝尔麻痹的安全性如何？

系统评价纳入的结果提示针灸疗法治疗贝尔麻痹不良反应较少。

（4）该患者的自我护理应该注意什么？

检索到的证据综合信息提示：贝尔麻痹的患者，需注意眼部的护理，可用眼膏涂抹患侧眼部。

### 五、证据应用

根据检索的证据，显示针灸疗法可以用来治疗贝尔麻痹，且与西医疗法联用，有更好的疗效，结合医生临床经验、资源消耗以及患者意愿，我们制订治疗方案如下：

（1）针灸治疗。

取穴：患侧地仓、颊车、阳白、下关、翳风，双侧合谷、足三里、太冲。

操作：患者取仰卧位或者仰靠坐位，穴位常规消毒后，快速进针，捻转得气后，留针 25 分钟，留针过程中每 10 分钟行针 1 次，面部穴位在急性期（发病前 7 天）均浅刺，不行针。恢复期，可在毫针刺的基础上配合艾灸。出针后按压针孔以防出血。

疗程：每日治疗 1 次，5 次为 1 个疗程，每一疗程间隔 2 天。

（2）西医治疗。按社区医院给予的醋酸泼尼松龙片联用阿昔洛韦的方案治疗，连续使用 1 周后停药。

（3）患者自我护理。治疗期间使用金霉素眼膏涂抹患侧眼部，室外活动需戴眼镜保护。

## 六、后效评价

患者治疗 3 次后，症状明显缓解，耳后疼痛症状消失，嘴角漏水症状明显缓解；3 个疗程后，眼睑闭合完全，口角不偏，伸舌不偏，巩固治疗 1 周后痊愈。

（陈昊）

# 第十二节　循证护理临床实践

皮肤是人体防御细菌侵入的天然屏障，皮肤的完整性在防止细菌感染中有极其重要的作用。皮肤表面有大量的常驻菌和暂居菌，报道显示：术后切口感染的致病菌多为患者自身携带的常驻菌和暂居菌，以后者为主，手术时皮肤一经切开，切开处的组织即可被自身细菌污染。为预防术后感染、切口愈合不良等并发症的发生，术前剃毛备皮作为术前常规准备工作，已延续了近百年的历史。据调查，国内有 75% 的医院对手术患者采取传统剃毛备皮方法。但随着循证医学的兴起，众多学者通过研究对此提出意见。我们基于循证护理学方法，通过对 1 例胆囊手术患者选择合理的备皮方式，取得较好效果，现报告如下。

## 一、临床情景

患者，女，65 岁，因无明显诱因下中上腹痛 6 小时，有放射性肩背部痛并伴有恶心、呕吐入院。患者主诉有胆囊结石病史 20 余年。体格检查：体温 38 ℃，右上腹有压痛和肌紧张，墨菲氏征阴性。辅助检查：白细胞 $13.1 \times 10^9$/L，肝胆 B 超提示萎缩性胆囊炎、胆囊多发性结石。诊断为慢性胆囊炎、胆囊结石；拟行经腹胆囊切除术。

## 二、提出护理问题

一直以来，医务工作者将剃除手术区域毛发和清洁皮肤列为护理常规，一般于手术前 1 天进行，包括清洁皮肤和剃除毛发，目的是去除手术区毛发、污垢和表面携带的细菌，作为手术时皮肤消毒前的准备。而目前国内外许多学者认为术前剃除毛发对于降低术后切口感染率并无意义。据此，提出以下问题：（1）是否使用剃毛备皮？如果不使用，采取何种备皮方法？（2）是否术晨备皮，如果不是，何时备皮？

## 三、查寻证据

检索 NGC（2000.1 至 2010.12），PubMed（2000.1 至 2010.12），JBI（2000.1 至 2010.12），Cochrane Library（2000.1 至 2010.12）以及 CNKI 原始文献数据库（2000.1 至 2010.12）中有关术前备皮与术后感染的临床指南、系统评价、Meta 分析、随机对照试验。检索词包括备皮、术前准备、感染、剃毛、skin preparation、preoperative care、surgical site infections（SSIs）、shaving、RCT、systematic review, Meta analysis。

阅读全文后纳入证据文献 5 篇，其中系统评价 1 篇，来自 Cochrane Library；Meta 分析 1 篇，来自 CNKI 文献数据库；临床指南 3 篇中 1 篇来自 NGC，2 篇来自 JBI。

## 四、证据评价

纳入文献均为高质量的临床多中心系统评价和循证临床指南，这些证据均已经过严格的评审和筛选，纳入随机对照试验，方法学明确，偏倚小，混杂因素少，论证强度高，证据分级为 1 级，推荐级别为 A。

**1. 是否使用剃毛备皮？如果不使用，采取何种备皮方法？**

美国国立指南库（NGC）2008 年伤口感染防治指南建议：不必将术前去除毛发作为降低伤口感染率的常规方法。如果必须去除毛发，可在手术当天使用一次性电推剪，不要选择可能增加伤口感染率的剃刀。另 2 篇来自 JBI Best Practice 建议：不必常规去除毛发，如果一定要去除毛发，建议剪毛或者用化学脱毛剂（1 级证据，A 级推荐）。

2006 年 Tanner 等系统评价了术前去除毛发对伤口感染的影响。共纳入 11 项随机对照试验，其中 3 篇纳入 625 个腹部手术样本的随机对照试验比较了剃毛或化学剂脱毛与不去毛备皮对伤口感染率的影响，结果发现两组差别没有统计学意义。另外 3 项包含 3 193 个胸腹部手术样本的随机对照试验比较了剃毛与剪毛对伤口感染率的影响，结果发现剃毛比剪毛的伤口感染率更高，两组差别有统计学意义（RR：2.02，95%CI：1.21～3.36）。7 个包含 1 213 个样本的随机对照试验比较了剃毛与化学剂脱毛对伤口感染率的影响，结果显示剃毛比化学剂脱毛伤口感染率更高，两组差别有统计学意义（RR：1.54，95%CI：1.05～2.24）。最终证据虽不能充分显示去毛备皮是升高还是降低术野感染率，但是如果必须要去毛的话，用剪毛或脱毛膏的方法与剃毛的方法比较，前两者能够降低感染率。同时应注意，化学脱毛剂有可能使患者发生过敏反应，因此使用前应询问过敏史并做过敏试验，并且备皮部位有皮肤损伤的患者不宜使用化学脱毛剂。

左爱英等通过检索中文期刊全文库、中国生物医学文献光盘数据库、PubMed 3 个电子文献数据库，找出 10 篇有关术前术野剃毛与术后切口感染关系的文献进行 Meta 分析。结果显示术前术野剃毛组与非剃毛组的术后切口感染率差异没有统计学意义（$P>0.05$）。文章综合 10 个随机对照试验结果得出术前术野剃毛并不能降低术后切口感染率的结论。故建议只剪去可能影响手术操作的毛发，而不必进行常规的术野剃毛。

**2. 是否术晨备皮，如果不是，何时备皮？**

1 篇来自 JBI Best Practice 报道中，一项纳入 476 名腹部手术患者的随机对照试验比较了术前 1 天剪毛与术日剪毛对术野切口感染的影响，结果发现术后 30 天术前 1 时，剪毛组感染率为 8%（18/241），术日剪毛组感染率为 4%（7/216），差别没有统计学意义。另一项纳入 537 名择期清洁手术患者的随机对照试验比较了术前 1 d 剃毛与术日剃毛对术野切口感染的影响，结果发现术后 30 天术前 1 天剃毛组感染率为 9%（23/260），术日剃毛组感染率为 10%（26/260），差别也没有统计学意义。该报道建议：如果采用剪毛备皮的话建议手术当天备皮（B 级推荐）。Tanner 等认为手术前 1 天或者手术当天采用剪毛或者剃毛备皮对于伤口感染率并没有影响。故笔者认为术前皮肤准备距手术的时间可根据病房工作特点及可行性予以选定。

## 五、应用证据

患者为 65 岁老年女性，胸腹部没有明显的毛发，结合上述分析，认为对于该患者可以采用不去毛备皮法，于手术前 1 天晚肥皂沐浴更衣。通过与患者交流，向其讲明目前所获证据的结果及其安全性和可靠性，征得了患者及其家属的同意。

## 六、后效评价

患者术后 7 天并未发生术后切口感染，生命体征稳定，无其他不适。患者已经满意出院，在住院期间患者并未发生伤口或其他系统感染。由于伤口愈合是一个缓慢的过程，患者出院后，嘱咐患者及其家属，注意保持伤口清洁干燥，加强营养，如有异常情况及时到医院就诊。同时回访 1 个月也未出现切口感染情况。

（陆琴，张天嵩）

# 参考文献

［1］Sackett DL, Straus SE, Richardson WS, et al. Evidence based medicine：how to practice and teach EBM［M］. New York：Churchill Livingstone, 2000.

［2］张天嵩, 钟文昭, 李博. 实用循证医学方法学［M］. 2 版. 长沙：中南大学出版社, 2014.

［3］王吉耀. 循证医学与临床实践［M］. 北京：科学出版社, 2019.

［4］王思愚, 吴一龙, 杨学宁, 等. 肺癌外科手术应用循证医学的程度［J］. 循证医学, 2005, 2（1）：6-8.

［5］Sauerland S, Lefering R, Neugebauer EA. The pros and cons of evidence-based surgery［J］. Langenbecks Arch Surg, 1999, 384（5）：423-431.

［6］Law S, Wong J. Use of controlled randomized trials to evaluate new technologies and new operative procedures in surgery［J］. J Gastrointest Surg, 1998, 2（6）：494-495.

［7］Garziera M, Roncato R, Montico M, et al. New challenges in tumor mutation heterogeneity in advanced ovarian cancer by a targeted next-generation sequencing（NGS）approach［J］. Cells, 2019；8（6）：584.

［8］Rennert H, Eng K, Zhang T, et al. Development and validation of a whole-exome sequencing test for simultaneous detection of point mutations, indels and copy-number alterations for precision cancer care［J］. NP J Genom Med, 2016, 1：16019.

［9］Palmirotta R, Silvestris E, D'Oronzo S, Cardascia A, Silvestris F. Ovarian cancer：Novel molecular aspects for clinical assessment［J］. Crit Rev Oncol Hemat, 2017, 117：12-29.

［10］Parkes EE, Kennedy RD. Clinical application of Poly（ADP-Ribose）polymerase inhibitors in high-grade serous ovarian cancer［J］. Oncologist, 2016（21）：586-593.

［11］Lee JY, Kim JW, Kim BG, et al. An umbrella study of biomarker-driven targeted therapy in patients with platinum-resistant recurrent ovarian cancer：A Korean Gynecologic Oncology Group study（KGOG 3045）, AMBITION［J］. Ann Oncol, 2019, 30：432-435.

［12］Ashworth A. A synthetic lethal therapeutic approach：poly（ADP）ribose polymerase inhibitors for the treatment of cancers deficient in DNA double-strand break repair［J］. J Clin Oncol, 2008（26）：3785-3790.

［13］Hurley RM, Wahner Hendrickson AE, Visscher DW, et al. 53BP1 as a potential predictor of response in PARP inhibitor-treated homologous recombination-deficient ovarian cancer［J］. Gynecol Oncol, 2019（153）：127-134.

［14］Boj SF, Hwang CI, Baker LA, et al. Organoid models of human and mouse ductal pancreatic cancer［J］. Cell, 2015, 160（1/2）：324-338.

［15］Heo EJ, Cho YJ, Cho WC, et al. Patient-derived xenograft models of epithelial ovarian cancer for preclinical studies［J］. Cancer Res Treat, 2017, 49（4）：915-926.

［16］Pauli C, Hopkins BD, Prandi D, et al. Personalized in vitro and in vivo cancer models to guide precision medicine［J］. Cancer Discov, 2017, 7（5）：462-477.

［17］National comprehensive cancer network. （NCCN）Clinical practice guidelines in oncology. Ovarian cancer including fallopian tube cancer and primary peritoneal cancer［M］. 2020, Version 1.

［18］National comprehensive cancer network. （NCCN）Clinical practice guidelines in oncology. Genetic/familial high-risk assessment：Breast and ovarian［M］. 2019, Version 3.

［19］Vears DF, Niemiec E, Howard HC, et al. Analysis of VUS reporting, variant reinterpretation and recontact policies in clinical genomic sequencing consent forms［J］. Eur J Hum Genet, 2018, 26（12）：1743-1751.

［20］Hurley RM, Wahner Hendrickson AE, Visscher DW, et al. 53BP1 as a potential predictor of response in PARP inhibitor-treated homologous recombination-deficient ovarian cancer［J］. Gynecol Oncol, 2019, 153（1）：127-134.

［21］Vears DF, Senecal K, Borry P. Reporting practices for variants of uncertain significance from next generation sequencing technologies［J］. Eur J Med Genet, 2017, 60（10）：553-558.

［22］中国医生协会急诊医生分会, 中国研究型医院学会休克与脓毒症专业委员会. 中国脓毒症/脓毒性休克急诊治疗指南（2018）［J］. Infection Inflammation Repair, 2019, 20：3-22.

［23］Rhodes A, Evans LE, Alhazzani W, et al. Surviving Sepsis Campaign：International Guidelines for Management of Sepsis and Septic Shock：2016［J］. Intensive Care Med, 2017, 43：304-377.

［24］Siddiqui S, Razzak J. Early versus late pre-intensive care unit admission broad spectrum antibiotics for severe sepsis in adults[J]. Cochrane Database Syst Rev, 2010: CD007081.

[25] Paul M, Shani V, Muchtar E, et al. Systematic review and meta-analysis of the efficacy of appropriate empiric antibiotic therapy for sepsis[J]. Antimicrob Agents Chemother, 2010, 54: 4851-4863.

[26] Marik PE, Mohedin M. The contrasting effects of dopamine and norepinephrine on systemic and splanchnic oxygen utilization in hyperdynamic sepsis[J]. JAMA, 1994, 272: 1354-1357.

[27] Guerin JP, Levraut J, Samat-Long C, et al. Effects of dopamine and norepinephrine on systemic and hepatosplanchnic hemodynamics, oxygen exchange, and energy balance in vasoplegic septic patients[J]. Shock, 2005, 23: 18-24.

[28] Avni T, Lador A, Lev S, et al. Vasopressors for the Treatment of Septic Shock: Systematic Review and Meta-Analysis[J]. PLoS One, 2015, 10: e0129305.

[29] 李峻, 吴红梅, 董碧蓉. Gordon Henry Guyatt——循证临床实践者[J]. 中国循证医学杂志, 2005, 5(7): 568-570.

[30] 廖贵清. 循证治疗, 临床医生的必由之路[J]. 中国口腔颌面外科杂志, 2013(3): 228-229.

[31] 林丹丹, 董卫国. 一例 Barrett 食管患者的循证治疗[J]. 中国循证医学杂志, 2012, 12(4): 484-488.

[32] 王政, 罗和生. 初诊胃食管反流病的患者循证治疗策略[J]. 医学与哲学(临床决策论坛版), 2010, 21(11): 28-29.

[33] 中国中医科学院, 中国针灸学会. 中医循证临床实践指南: 针灸分册[M]. 北京: 中国中医药出版社, 2011, 45-101.

[34] Michael Ronthal. Bell's palsy: Prognosis and treatment in adults[EB/OL]. (2019-09-19). http://www.uptodate.com. proxy.medlib.iupui.edu/contents/bells-palsy-prognosis-and-treatment-in-adults? detectedLanguage=en source=search _result-translation=bell%27s+palsy&search=bell%27s+palsy&selectedTitle=1%7E36&provider=noProvider#H14.

[35] Chen N, Zhou M, He L, et al. Acupuncture for Bell's palsy[J]. Cochrane Database Syst Rev, 2010(8): CD002914.

[36] 陈璐, 李素荷, 曾侠一. 针灸治疗急性期贝尔麻痹有效性与安全性的系统评价[J]. 中医杂志, 2012, 53(22): 1921-1926

[37] 栗丽娜, 黎波, 熊俊, 等. 针灸对照激素治疗贝尔麻痹急性期疗效比较系统评价[J]. 辽宁中医药大学学报, 2010, 12(90): 97-99.

[38] Beverley J Shea, Jeremy M Grimshaw, George A Wells, et al. Development of AMSTAR: a measurement tool to assess themethodological quality of systematic reviews[J]. BMC Medical Res Methodol, 2007, 7: 10

[39] Gordon H Guyatt, Andrew D Oxman, Gunn E Vist Researcher, et al. GRADE: an emerging consensus on rating quality of evidence and strength of recommendations[J]. BMJ, 2008, 336(7650): 924-926.

[40] Gordon H Guyatt, Andrew D Oxman, Gunn E Vist Researcher, et al. GRADE: what is "quality of evidence" and why is it important to clinicians? [J]. BMJ, 2008, 336(7651): 995-998.

[41] 朱圆, 曹伟新, 吴蓓雯, 等. 采用不同皮肤准备方法后皮肤表面细菌含量的临床观察[J]. 护理研究, 2006, 20(1): 51-53.

[42] 蔡汝珠. 不同备皮方式对肝择期手术患者的影响[J]. 解放军护理杂志, 2012, 29(3B): 17-19.

[43] Surgical site infection: prevention and treatment of surgical site infection[R]. 2008, 10. NGC: 006827.

[44] Pippa Hemingway、Hair removal to reduce surgical site infection[J]. Joanna Briggs Institution Best Practice, 2007, 11 (4). 1329-1874

[45] Craig Lockwood, Tamara Page, The Impact of preoperative hair removal on surgical site infection[J]. Joanna Briggs Institution Best Practice, 2003, 7(2): 1329-1874

[46] Tanner J, Woodings D, Moncaster K. Preoperative hair removal to reduce surgical site infection[J]. Cochrane Database Syst Rev, 2006 (3): CD004122.

[47] 左爱英, 林媛, 孙巧妹. 术前术野剃毛与术后切口感染关系的 Meta 分析[J]. 中国感染控制杂志, 2005, 4(4): 315-317.

# 软件使用方法篇

"工欲善其事，必先利其器"

——《论语》

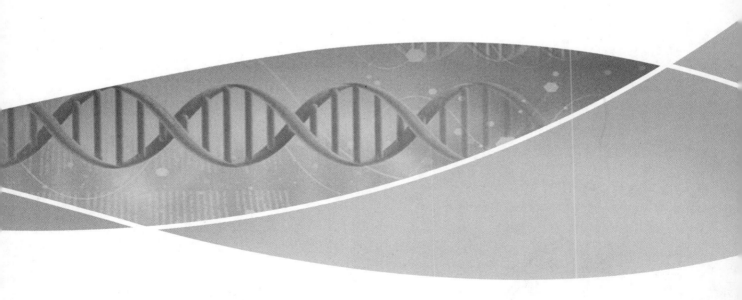

# 第 33 章

# Review Manager 软件

## 要　点

- RevMan 软件是 Cochrane 协作网提供的免费系统评价制作软件。
- RevMan 软件主要具有 Cochrane 系统评价写作与 Meta 分析两大功能。
- RevMan 软件可制作的系统评价类型为：干预性系统评价、诊断准确性系统评价、方法学系统评价和系统评价汇总评价。

## 第一节　RevMan 应用入门

微课：Revman在Meta
分析中的使用技巧

Review Manager（简称 RevMan）软件是国际 Cochrane 协作网系统评价的标准化专用软件，其中包含了 Cochrane 系统评价的各项功能，也包括该组织推荐的各种 Meta 分析功能，是循证医学中最常用的制作系统评价和 Meta 分析的软件，具有操作简单、结果直观等特点。作为 Cochrane 协作网的系统综述写作软件，RevMan 已内置 Cochrane 系统综述的模板，评价者只需按《Cochrane 手册》的要求逐一填写便可。

### 一、Review Manager 软件的下载与安装

#### （一）下载 Review Manager 软件

目前 Review Manager 软件软件的最新版本为 5.3，可在官网下载免费使用，下载地址为 http：//ims. cochrane. org/RevMan/download。进入网站后，找到"Step 1：Download the installation file"下方的表格，根据自身电脑的系统类型选择相应的下载链接，目前大多数电脑安装的 Windows 操作系统，可通过单击右键桌面的"我的电脑"，选择最下方"属性"，在展开的对话框中查看系统类型是 32 位还是 64 位操作系统，如若是 64 位操作系统，则选择表格"Windows"下方"64 bit version – will only work on 64 bit Windows machines"对应的"Download"，进行软件包的下载，在弹出的对话框中将应用程序"RevMan_5_3_windows-x64. exe"保存到计算机上。其他操作系统对应的软件包下载不再赘述。

#### （二）安装 Review Manager

双击下载好的软件"RevMan_5_3_windows-x64. exe"，按默认选择安装完成后，会在桌面上产生一个快捷图标，在系统（Windows）程序的开始菜单中也有该软件的快捷方式。双击该图标启动 RevMan5. 3（下文简称 RevMan），出现欢迎界面（图 33-1），则表示安装成功。

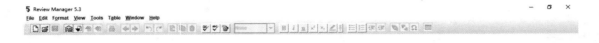

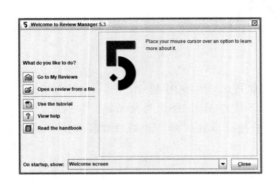

图 33-1　RevMan 欢迎界面

## 二、Review Manager 界面及功能简介

打开软件后，先单击小对话框右下角的"close"按钮，来关闭欢迎窗口。目前界面中最上方一栏是菜单栏(MenuBar)，包括了系统评价的常用功能，菜单项有 File(文件)、Edit(编辑)、Format(格式)、View(视图)、Tools(工具)、Table(表格)、Window(窗口)和 Help(帮助)。菜单栏下面是工具栏，提供了操作常用的快捷按钮，如新建、打开、保存和打印等。

使用 RevMan 软件进行 Meta 分析时，主要步骤如下：

### (一)新建系统评价

首先要新建一个系统评价，才能进入主界面，操作如下：

(1)单击菜单栏的 File—new 或直接单击工具栏的第一个快捷按钮，弹出对话框"New Review Wizard"，单击"Next"；

(2)在"Type of Review"中选择系统评价的类型。

- Intervention review：创建 Cochrane 干预评价。
- Diagnostic test accuracy review：创建 Cochrane 诊断性试验评价。
- Methodology review：创建 Cochrane 方法学评价。
- Overview of review：创建 Cochrane 同类系统评价。
- Flexible review：创建灵活型系统评价。

最常用的为创建 Cochrane 干预评价。选择后单击"Next"。

(3)在"Title"中输入系统评价的标题，共有 4 种：

- [Intervention]for [health problem]：某个干预措施对某个健康问题的影响。
- [Intervention A]versus [Intervention B]for [health problem]：A 干预措施与 B 干预措施相比对某个健康问题的影响。
- [Intervention]for [health problem]in [participant group/location]：某个干预措施对某个人群的某个健康问题的影响。
- [Use if title does not fit any of the formats above]：自定义。

常见的 RCT Meta 分析(即基于随机对照试验的 Meta 分析)一般选择第二个标题，输入标题后，单击"next"。

（4）在"Stage"中选择系统评价的阶段。

Title only：只有标题，该阶段不可选。

Protocol：方案阶段。

Full review：全文阶段。

一般选择全文阶段，选择后单击"Finish"完成项目建立，"New Review Wiazard"对话框自动关闭，出现 RevMan 软件主操作界面（图33-2）。

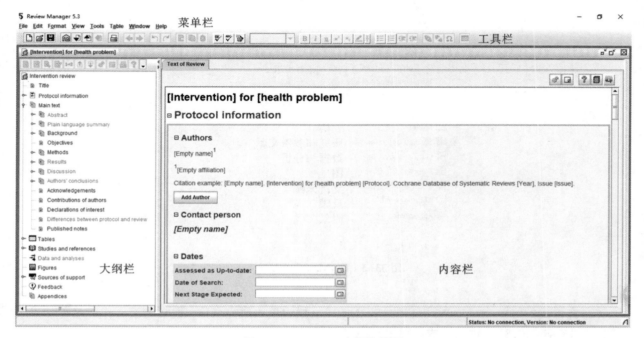

图 33-2　RevMan 主操作界面

主操作界面分为左右两栏：左侧是大纲栏（outline pane），以树形目录的结构显示，大纲栏中预设了系统评价的写作内容，一共10项，从上到下依次为：Title（标题）、Review information（系统评价消息）、Main text（正文）、Table（表格）、Study and reference（研究与文献）、Data and analyses（数据与分析）、Figures（图）、Sources of support（支持来源）、Feedback（反馈）和 Appendices（附录）。其中，Main text（正文）包括内容摘要（Abstract）、系统评价通俗语言概述（Plain language summary）、背景（Background）、目的（Objectives）、方法（methods）、结果（Results）、讨论（Discussion）、结论（Authors' conclusions）、志谢（Acknowledgements）、作者贡献（Contributions of authors）、利益声明（Declarations of interest）、计划书与全文差别（Differences between protocol and review）和出版备注事宜（Published notes），如图33-3。预设表格（Table）有3类：研究特征表、结果汇总表和附表。用户在撰写系统评价时，只需根据大纲提示完成相应内容的填写，即可形成文档草稿。大纲栏最左侧钥匙形状图标 ⊶，可通过单击来展开或回收二级目录。右侧是内容栏（Content pane），当单击左侧大纲栏时，右侧内容栏中会出现相应内容，字体会自动变成蓝色，表示可对文本进行操作。

**（二）添加并定义纳入研究的基本信息**

这一步骤主要通过左侧大纲栏中"Studies and reference"来完成。

1. 添加纳入研究的名称

（1）双击"Studies and reference"，在展开的目录中，双击第一项"References to studies"，在展开的目录中找到"Included studies"单击右键，选择"Add Study"，弹出"New Study Wizard"窗口。

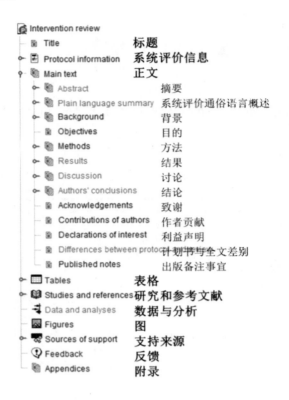

**图 33-3　RevMan 大纲栏内容**

（2）在弹出的"New Study Wizard"的"Study ID"一栏中填入研究名称，通常为第一作者名称加发表时间，如"Kevin 2018"。输入完成后单击"Next"。

（3）在"Data Source"中选择数据的来源，共有 4 种。

● Published data only（Unpublished not sought）：来源于公开发表的文献（未查找未公开发表的文献）。

● Published and unpublished data：来源于公开和未公开发表的文献。

● Unpublished data only：来源于未公开发表的文献。

● Published data only（Unpublished sought but not used）：来源于公开发表的文献（查找了未公开发表的文献，但未使用）。

根据实际情况完成选择，单击"Next"。

（4）"Year"中填写研究的发表时间，如果"Study ID"中按要求填写了发表时间，此处"Year"会自动识别，无须填写，单击"Next"。

（5）"Identifiers"中填写研究的识别码，类似于每个人的身份证号码，有助于识别和追溯。左键单击"Add Identifiers"后即可添加一个识别码，主要有 4 种：

● ISRCTN：来源于国际标准随机对照试验号注册库的识别码。

● DOI：数字对象唯一标识符，较为常用。

● ClinicalTrials. gov：来源于美国临床试验注册网站的识别码。

● Other：其他类型的识别码。

按需求添加，完成后单击"Next"。

（6）完成该研究的添加后选择下一步行动。

● Nothing：关闭"New Study Wizard"窗口。选择该选项后，单击"Finish"完成研究的添加。

● Add a reference for the new study：为该研究添加参考文献。选择该选项后，单击"Continue"，在"New Study Wizard"中完成参考文献信息。

• Add another study in the same section：继续添加下一项纳入研究。选择该选项后，在"New Study Wizard"的"Study ID"继续输入下一项纳入研究的名称，以此类推完成所有纳入研究的添加过程，常用此项。

注意，以上步骤熟悉后，可以根据自己需求选择性的进行填写，如无须设置，可直接单击"Next"旁边的"Finish"，完成当前研究的添加。当所有纳入研究添加完成后，回到左侧大纲栏双击"Included studies"，在下方会展示出刚刚添加的研究列表。

2. 定义研究的基本信息

基本信息包括 PICO 要素、偏倚风险等。找到上述添加的研究，如"Kevin 2018"，单击右键选择第三项"Edit Study Characteristics"，内容栏会出现"Text of Review"（图 33-4），添加研究的如下基本信息。

• PICO 要素：循证医学中通常使用的 PICO 模式来构建临床问题，即 Participate（研究对象）、Intervention（干预措施）、Comparison（对照）和 Outcome（结局指标）等。

• 偏倚风险表：对常见的 7 种偏倚进行评价，选择是"high risk（高风险）""low risk"（低风险）还是"Unclear risk"（未知风险），如果选择"Unclear risk"，必须在后面的"Support of judgement"填写风险未知的原因，这 3 个选项对应后续偏倚风险图的红色、绿色和黄色。

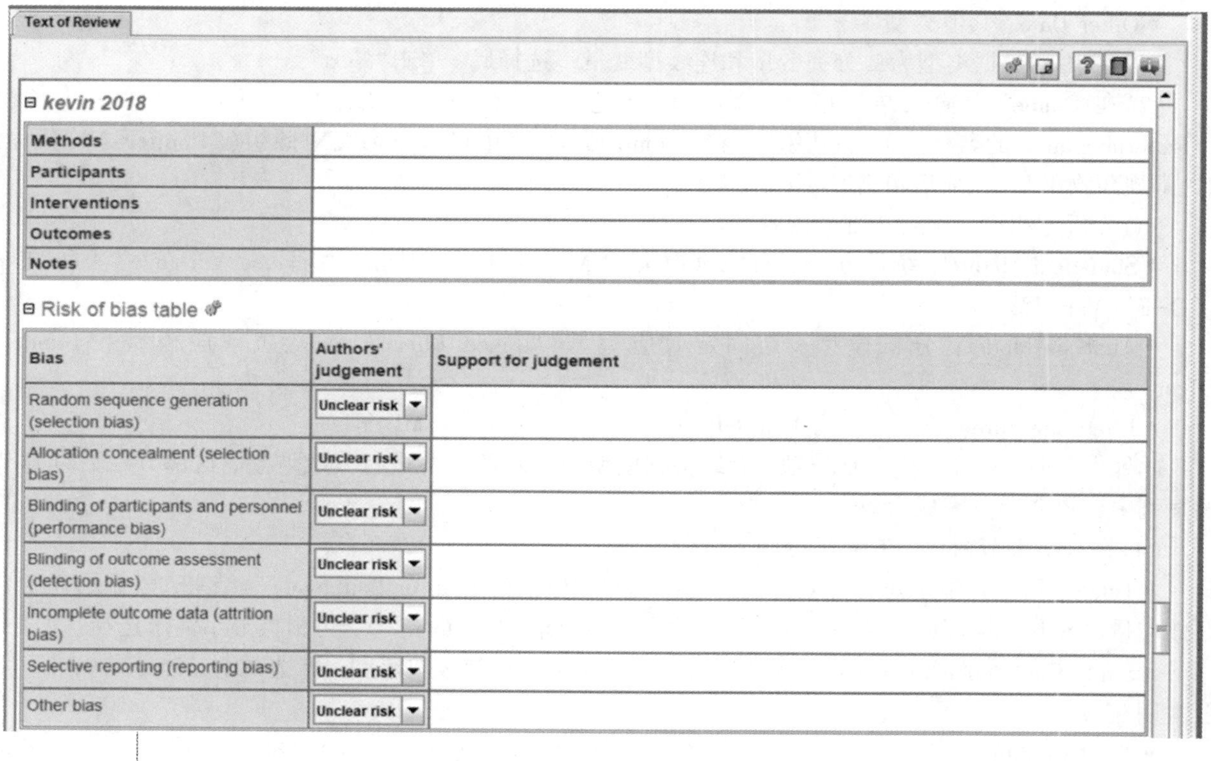

图 33-4　Text of Review 界面

### （三）添加新的比较、结局指标和纳入的研究

这一步骤主要通过左侧大纲栏中"Data and analyses"来完成。

1. 添加新的比较

（1）单击右键"Data and analyses"，在弹出的菜单中选择第一项"Add Comparison"，弹出"New Comparison Wizard"对话框。

（2）在"Name"中输入比较的名称，通常为试验组和对照组比较的结局指标的大类，后续会有案例详细说明，如"治疗效果"。输入完成后，可以单击"Next"进行下一步设置，也可单击"Finish"完成比较的添加。

（3）完成该比较的添加后选择下一步行动。

● Nothing：关闭"New Comparison Wizard"对话框。选择该项后，单击"Finish"完成比较的添加。

● Add anoutcome under the new comparison：在此比较下添加一个结局指标。选择该项后，单击"Continue"，在"New outcome Wizard"中完成结局指标的添加。

● Add another comparison：添加另一个比较。选择此项后，在"New Comparison Wizard"的"Name"中继续输入下一个比较的名称，以此类推完成所有比较的添加过程。

2. 添加结局指标

这时双击左侧大纲栏"Data and analyses"，下方会展开之前定义的比较名称"治疗效果"。接下来，我们在每个结局指标大类下面，添加具体的结局指标。在比较名称上单击右键，在弹出的菜单中选择第一项"Add Outcome"，弹出"New Outcome Wizard"向导窗口。

（1）在"Data Type"中选择结局指标的数据类型，共5种。

● Dichotomous：二分类变量

● Continuous：连续型变量

● O-E and Variance：期望方差

● Generic Inverse Variance：一般倒方差

● Other Data：其他类型

最为常用的数据类型为二分类变量和连续型变量。选择后，单击"Next"。

（2）在"Name"中输入结局指标名称，如"治愈率"。在"Group Label 1"中可以重命名干预组（"Experimental"）的名称，如"新药组"。在"Group Label 2"中可以重命名对照组（"Control"）的名称，如"常规药物组"。完成后单击"Next"。

（3）分析方法窗口中有3部分内容。

● Statistical Method：统计方法。有"Peto"法、"Mantel-Haenszel"法、"Inverse Variance"法和"Exp[（O-E）/Var]"法。

● Analysis Model：分析模型。有固定效应模型（"Fixed Effect"）和随机效应模型（"Random Effect"）。

● Effect Measure：效应量。有 Peto OR、OR、RR、RD、MD、SMD 等。

此处设置时，可先接受默认选项，后续根据模型的实际情况再进行修改调整，这部分在后续章节的案例中会再介绍。完成后单击"Next"。

（4）在分析细节窗口中有4部分内容。

● Totals：可选择显示总合并效应量和亚组合并效应量（"Total and subtotals"）结果，只显示亚组合并效应量（"Subtotals only"）结果，或者不显示合并效应量（"No totals"），可根据显示需求选择。

● Study Confidence Interval：选择纳入研究的效应量的可信区间范围，可选90%、95%或99%。一般常用95%。

● Total Confidence Interval：选择合并效应量的可信区间范围，可选90%、95%或99%。一般常用95%。

● Advanced Options：高级选项。可以检验亚组间的区别和对换事件和非事件数。

可接受默认选项，单击"Next"。

（5）在图形细节窗口有2部分内容。

● "Left Graph Label"处可改变左图例，"Right Graph Label"处可改变右图例，在"Scale"中改变数据显示范围。

● "Sort By"中可以改变研究的顺序，可接受默认选项，单击"Next"。

（6）完成该结局指标的添加后选择下一步行动。

● Nothing：关闭"New Outcome Wizard"对话框。选择该项后，单击"Finish"完成结局指标的添加。

● Edit the new outcome：编辑该结局指标。选择该项后，单击"Finish"，在弹出的表格中对结局指标进行编辑。

● Add a subgroup for the new outcome：在该结局指标下添加一个亚组。选择该项后，单击"Continue"，在"New Subgroup Wizard"中完成亚组的添加。

● Add study data for the new outcome：为该结局指标添加研究数据。选择该项后，单击"Continue"，在"New Study Data Wizard"中添加该结局指标下的纳入研究。

● Add another outcome for the same comparison：在同一比较下添加下一个结局指标。在该结局指标下添加一个亚组。选择该项后，单击"Continue"，在"New Outcome Wizard"中继续选择下一个结局指标的数据类型，以此类推完成该比较下所有结局指标的添加过程。

3. 为结局指标添加相应研究

双击左侧大纲栏中的比较名称"治疗效果"，下方会展开之前定义的结局指标"治愈率"。这时可以为每个结局指标添加具有该指标的相应研究，操作如下：

● 在"治愈率"上单击右键，在弹出的菜单中选择第二项"Add Study Data"，会弹出"New Study Data Wizard"对话框。

● 在对话框左侧"Included Studies"的研究列表中，选择包含了该结局指标的研究，此时可以左手按住键盘上的"Ctrl"不放，右手单击鼠标左键选择相应研究，全部单击完成后再松开"Ctrl"，选择完成后单击"Finish"。此处我们选择之前添加的文献"Kevin 2018"，单击"Finish"，内容栏中的表格会出现白色文本框，默认是"0"（图 33-5）。

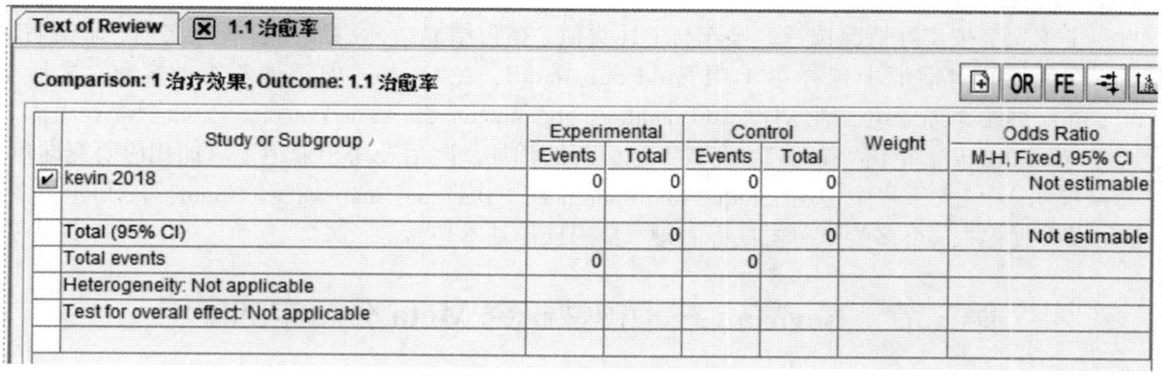

图 33-5　结局指标的数据采集表

**（四）参数设置及图形生成**

在图 33-5 白色文本框中根据每项研究的实际例数进行填写，全部填完后，即可开始数据分析。图 33-5 右上方有一排快捷功能按钮，从左到右按顺序介绍如下。

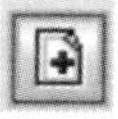

● ⊞：增加研究数据，即前面提到的"New Study Data Wizard"对话框。

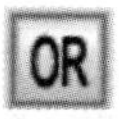

● OR：通过单击可切换结局指标的类型。当结局指标是定性资料（二分类）时，合并效应量常用 OR（odds ratio，比值比/优势比）、RR（relative risk，相对危险度/风险比）、RD（rate/risk difference，率差）。如果结局指标是定量资料，合并效应量常用 WMD（加权均数差）和 SMD（标准均数差）。

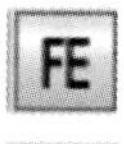

● FE：快速切换固定效应模型和随机效应模型。

● ⊣：单击后直接生成森林图。

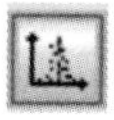

● ⊔：单击后直接生成漏斗图。

- ▣：计算器，计算相关统计量。
- ▦：单击后直接生成偏倚风险概要，紧接在表格后面。
- ⚙：属性设置，包括前面提到的"New Outcome Wizard"对话框中的内容。
- ▤：添加注释。
- ▤：打印。
- ？：帮助文档。
- ▯：《Cochrane 手册》。
- ←　→：表格左右移动按钮。

关于风险偏倚图的展现形式有多种选择，以及可以制作更多图形，均可通过单击右键大纲栏的"Figures"，在弹出的对话框中选择第一项"Add Figure"，弹出"New Figure Wizard"窗口中有很多图形可供选择，由上到下依次为：森林图、漏斗图、风险偏倚图、风险偏倚概要、研究流程图、流程图、其他图，根据需要进行选择。

### (五)添加亚组分析

此项非必需，按实际情况选择。操作与上述类似，在为结局指标添加相应研究之前，单击右键结局指标，在弹出的对话框中选择第 1 项"Add Subgroup"，在"Name"中添加亚组的名称，之后单击"Next"，如需继续添加亚组，则选择"Add another subgroup for the same outcome"，如全部亚组添加完毕，选择"Nothing"后，单击"Finish"，完成亚组分析的添加。之后在每个亚组上添加相应研究即可。

总结提示：(1)大纲栏中常用"Studies and reference""Data and analyses"和"Figures"，可重点关注。(2)学习操作过程中，可多尝试单击鼠标右键，常用操作基本包含。

# 第二节　RevMan 在干预性研究 Meta 分析中的应用

本节通过一个干预性研究 Meta 分析案例进行 RevMan 软件的常规操作介绍。

## 一、案例背景简介

在欧美国家，激素替代疗法(hormone replacement therapy, HRT)的应用非常普遍，之前研究结果显示 HRT 的使用可能对于骨折的发生有预防作用，在 2001 年 *JAMA* 发表的 Meta 分析中报道 HRT 的使用对非椎骨骨折有保护作用，当时纳入 17 篇 RCTs，经检索发现后期新增了许多相关研究，主要结局指标包括总体骨折、髋关节骨折、椎骨骨折、手腕骨折等，在原本发表结果的基础上增加了椎骨骨折，因此我们可以行 Meta 分析，纳入文献的标准为：1)随机对照试验；2)试验组 HRT 疗法，对照组为安慰剂(placebo)；3)结局指标至少包含以下事件中的一种：总体骨折、髋关节骨折、椎骨骨折或其他骨折。经过文献检索和筛选后，将最终纳入的研究进行数据提取，做好软件分析的前期准备工作。部分数据提取内容参照表 33-1，用于后续 RevMan 软件操作：

表 33-1　纳入 Meta 分析的部分研究基本信息

| 研究编号 | 作者简写 | 发表时间 | 试验组 | | 对照组 | |
|---|---|---|---|---|---|---|
| | | | 总人数 | 骨折数 | 总人数 | 骨折数 |
| 1 | WHII | 2003 | 8506 | 733 | 8102 | 896 |
| 2 | DOPS | 2000 | 502 | 35 | 504 | 43 |
| 3 | PEPI | 1996 | 701 | 20 | 174 | 9 |
| 4 | HERS | 2001 | 1380 | 138 | 1383 | 148 |
| 5 | WISDOM | 2007 | 2196 | 40 | 2189 | 58 |
| 6 | ESPRIT | 2002 | 513 | 11 | 504 | 12 |

## 二、干预性研究 Meta 分析案例实操

### (一)新建一个系统评价并命名

打开 RevMan 软件，单击弹出窗口中的"close"来关闭它。单击菜单栏 File—New 或工具栏的第一个按钮 ▢，来新建系统评价。

- 在弹出的"New Review Wizard"对话框中单击"Next"；
- "Type of Review"：因此次 Meta 分析是基于随机对照试验，为干预性研究，故选择第一个"Intervention review"。单击"Next"。
- "Title"：纳入该 Meta 分析的文献干预组均为 HRT，对照组均为 placebo，结局指标为各类骨折事件，因此选择第 2 行进行命名，在"[Intervention A]"中输入"HRT"，在"[Intervention B]"中输入"placebo"，在"[health problem]"中输入"fracture"，所以此 Meta 分析的题目为"HRT versus placebo for fracture"。单击"Next"。
- "Stage"：一般选择全文阶段，选择"Full Review"，单击"Finish"，进入 RevMan 主操作界面。

### (二)添加纳入研究与其基本信息

此部分操作基于大纲栏的"Studies and References"。

1. 添加纳入研究

(1)双击"Studies and References"，在展开的目录中双击第一项"References to Studies"，然后开单击右键第一项"Included Studies"，在弹出的对话框中选择第一项"Add Study"(此过程如图 33-6)。

(2)在弹出"Add Study"对话框中，"Study ID"一栏填入研究名称"WHII 2003"，单击"Finish"完成该研究的添加。

(3)重复上述步骤，添加"DOPS 2000""PEPI 1996""HERS 2001""WISDOM 2007""ESPRIT 2002"。

2. 添加纳入研究的基本信息

完成上一步后，双击大纲栏的"Included Studies"，在下方会出现前面添加的 6 项研究名称，接下来添加每项研究的基本信息。

(1)在"DOPS 2000"上单击右键，弹出的对话框中第三项"Edit Study Characteristics"，在内容栏"Text of Review"(如图 33-7)中：

- 添加该研究的 PICO 要素。Participate(研究对象)、Intervention(干预措施)、Comparison(对照)和 Outcome(结局指标)，以及 method(方法学，如随机化方法、盲法)、Notes(注释)等，根据需要填写。
- 偏倚风险表。通过阅读文献全文，对常见的 7 种偏倚进行评价，选择是"high risk"(高风险)、"low risk"(低风险)还是"Unclear risk"(未知风险)，并在"Support of judgement"处填写判断依据，这 3 个选项分别对应红色、绿色和黄色。

(2)重复上述步骤，添加剩余所有文献的基本信息和偏倚风险评价。

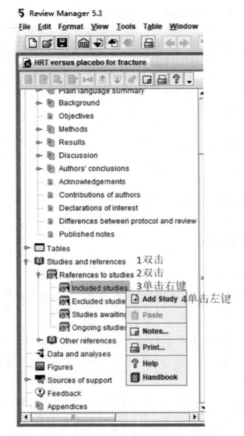

图 33-6　打开"添加研究对话框"的操作过程

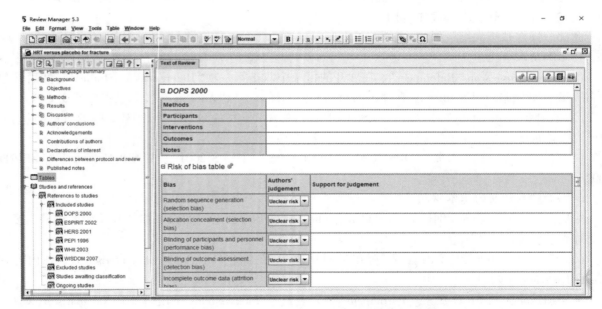

图 33-7　内容栏"Text of Review"中添加纳入研究的基本信息

## （三）添加比较、结局指标和纳入的研究

此部分操作基于大纲栏的"Data and Analyses"。

1. 添加比较

(1)单击右键"Data and analyses"，在弹出的菜单中选择第一项"Add Comparison"，弹出"New Comparison Wizard"对话框。

(2)在"Name"中输入比较的名称"fracture"，单击"Finish"完成比较的添加。

(3)这时双击左侧大纲栏中"Data and analyses"，下方会出现"1fracture"。

2. 添加结局指标

在"1 fracture"处单击右键，弹出的对话框中选择第一项"Add Outcome"，弹出"New Outcome Wizard"向导窗口。

(1)"Data Type"：选择结局指标的数据类型，此处结局指标为是否发生各种骨折，为二分类变量，因此选择默认项"Dichotomous"，单击"Next"。

(2)"Name"：输入结局指标名称，此处输入"Total fracture"，"Group Label 1"改为"HRT"，"Group Label 2"改为"placebo"，完成后单击"Next"。

(3)分析方法窗口：由于纳入研究的结局指标均为各类骨折事件发生的RR，故将"Effect Measure"中默认"Odds Ratio"改为"Risk Ratio"。其他部分先按默认选项设置，后续根据模型计算出异质性，再选择是固定效应模型(Fixed Effect)还是随机效应模型(Random Effect)。单击"Next"。

(4)分析细节窗口：按默认选项，单击"Next"。

(5)图形细节窗口：有2部分内容："Left Graph Label"改为"HRT"，"Right Graph Label"改为"placebo"，"Scale"可先改为10，后期根据RR值再做调整。"Sort By"按默认选项，也可根据需要修改，单击"Next"。

(6)下一步行动：此处我们不再添加结局指标，可选择"Nothing"后，单击"Finish"完成结局指标"Total fracture"的添加。若还需在该比较下，添加"hip fracture""vertebral fracture"等，则选择"Add another outcome for the same comparison"后单击"Continue"，在"New Outcome Wizard"中继续选择下一个结局指标的数据类型，以此类推完成该比较下所有结局指标的添加。

3. 为结局指标添加相应研究

(1)双击"1 fracture"，下方会出现"1.1 Total fracture"。在"1.1 Total fracture"处单击右键，弹出的对话框中选择第二项"Add Study Data"，会弹出"New Study Data Wizard"对话框。

(2)在此对话框左侧"Included Studies"的研究列表中，选择包含了该结局指标的研究，此时纳入的6篇研究都报道了"Total fracture"这个结局，因此可以通过键盘"Ctrl+A"对文献进行全选(图33-8)，然后单击"Finish"。此时内容栏会出现白色文本框，默认是"0"(图33-9)。

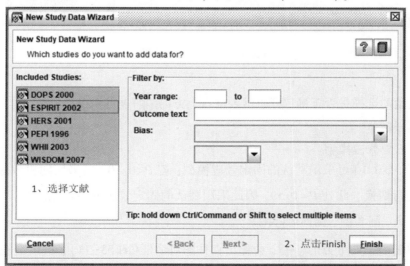

图33-8　为结局指标选择相应研究

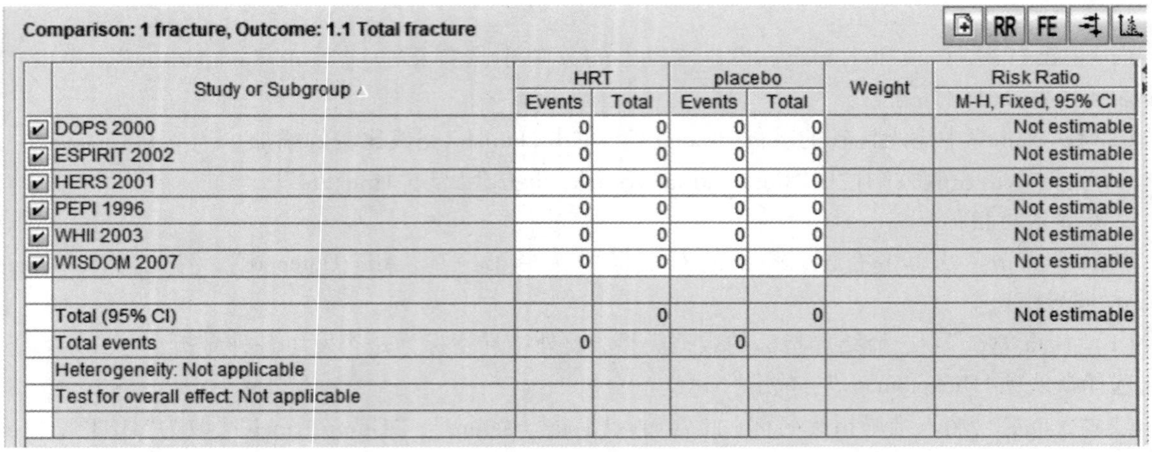

| Comparison: 1 fracture, Outcome: 1.1 Total fracture | | | | | | |
|---|---|---|---|---|---|---|
| Study or Subgroup | HRT | | placebo | | Weight | Risk Ratio |
| | Events | Total | Events | Total | | M-H, Fixed, 95% CI |
| ☑ DOPS 2000 | 0 | 0 | 0 | 0 | | Not estimable |
| ☑ ESPIRIT 2002 | 0 | 0 | 0 | 0 | | Not estimable |
| ☑ HERS 2001 | 0 | 0 | 0 | 0 | | Not estimable |
| ☑ PEPI 1996 | 0 | 0 | 0 | 0 | | Not estimable |
| ☑ WHII 2003 | 0 | 0 | 0 | 0 | | Not estimable |
| ☑ WISDOM 2007 | 0 | 0 | 0 | 0 | | Not estimable |
| | | | | | | |
| Total (95% CI) | | 0 | | 0 | | Not estimable |
| Total events | 0 | | 0 | | | |
| Heterogeneity: Not applicable | | | | | | |
| Test for overall effect: Not applicable | | | | | | |

图 33-9　结局指标的数据采集表

注意：如果有的结局指标如"vertebral fracture"，只有部分研究进行了汇报，那在"Included Studies"的研究列表中选择仅汇报的文献即可。

### (四)输入数据并行 Meta 分析

根据文献报道的数据，对结局指标的数据采集表进行填写，当全部填写完之后，RevMan 软件同时也自动生成了结果。分析步骤如下(图 33-10)。

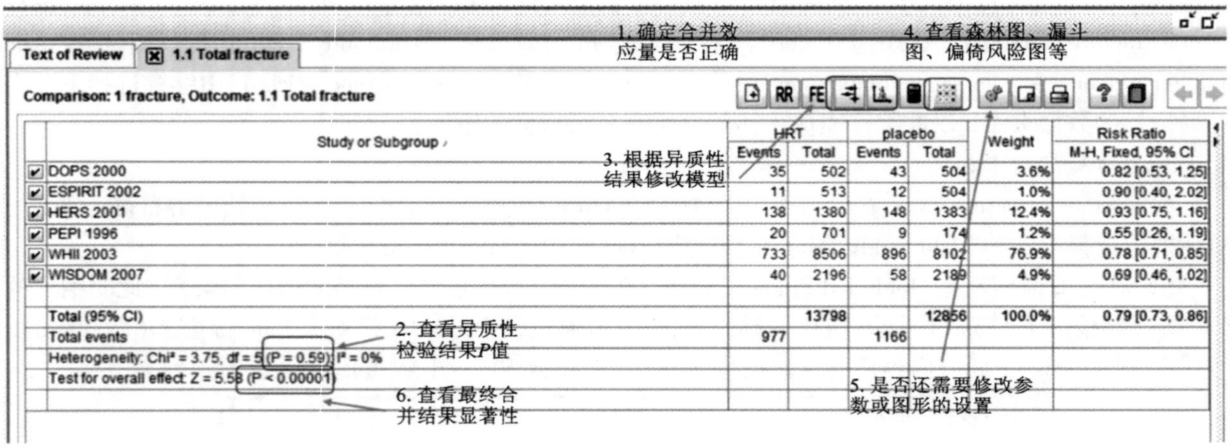

图 33-10　Meta 分析步骤

(1)合并效应量的选择是否正确，可通过表格右上方的 **RR** 进行切换。

(2)查看异质性结果。

(3)决定是否需要修改模型：

若异质性检验 $P>0.10$ 可采用默认的固定效应模型；若 $P<0.10$，则采用随机效应模型，可通过表格右上方的 **FE** 进行切换。此处 $P=0.59$，因此采用默认的固定效应模型是允许的。

(4)查看森林图、漏斗图、偏倚风险图。

●森林图：单击表格右上方的 [图标] ，会弹出森林图对话框(图 33-11)，可单击左下角的 [图标] 将森林图保存到电脑本地。

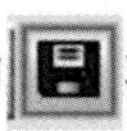

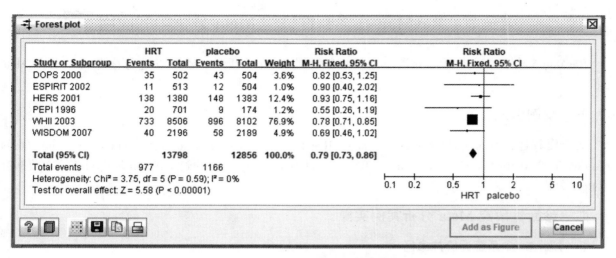

图 33-11 RevMan 中 RR 的森林图

• 漏斗图：单击表格右上方的 ▣，会弹出漏斗图对话框（图 33-12），可单击左下角的 ▣ 将漏斗图保存到电脑本地。

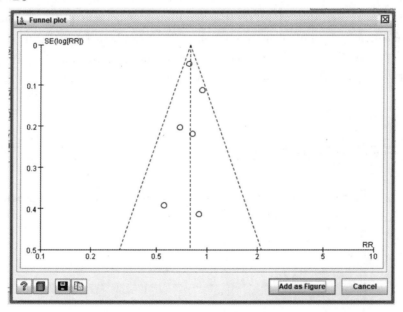

图 33-12 RevMan 中 RR 的漏斗图

• 偏倚风险图：单击表格右上方的 ▣，在表格右侧会直接生成偏倚风险概要。如需绘制风险偏倚图，可通过单击右键大纲栏的"Figures"，在弹出的对话框中选择第一项"Add Figure"，弹出"New Figure Wizard"窗口中选择"Risk of bias graph"或"Risk of bias summary"得到不同样式的风险偏倚图。

（5）检查是否还需要修改参数或图像的设置，需要则单击表格右上方 ▣。

（6）查看总体效应量的统计检验结果。此处 $P<0.001$，说明经 Meta 分析可知 HRT 组的总体骨折率与 placebo 组是有统计学差异的，再结合森林图中合并效应量 RR=0.79 与其 95% 置信区间（0.73，0.86）均小于 1，可知 HRT 对骨折确有保护作用。

## 第三节　RevMan 在诊断性试验 Meta 分析中的应用

RevMan 5 除了可以进行二分类及连续型数据的 Meta 分析外，还可以进行诊断性试验的 Meta 分析。

### 一、案例引入

为方便叙述，引入文献"Assessment of C-Reactive Protein Diagnostic Test Accuracy for Late-Onset Infection in Newborn Infants：A Systematic Review and Meta-analysis"，通过 RevMan 软件对该论文数据进行 Meta 分析。

### 二、诊断性研究 Meta 分析案例实操

#### （一）新建一个系统评价并命名

（1）单击菜单栏的 File—New 或直接单击工具栏的第一个快捷按钮，弹出对话框"New Review Wizard"，单击"Next"；

（2）在"Type of Review"中选择"Diagnostic test accuracy review"，创建 Cochrane 诊断性试验评价，选择后单击"Next"。

（3）在"Title"的第 3 行"［Index test(s)］for［target condition(s)］in［participant description］"中，根据该文献的标题将"［Index test(s)］"改为"C-Reactive Protein Diagnostic Test"，"［target condition(s)］"改为"Late-Onset Infection"，"［participant description］"改为"Newborn Infants"，单击"Next"。

（4）在"Stage"中选择系统评价的全文阶段"Full review"，单击"Finish"完成项目建立，"New Review Wiazard"对话框自动关闭，出现 RevMan 软件主操作界面（图 33-13）。

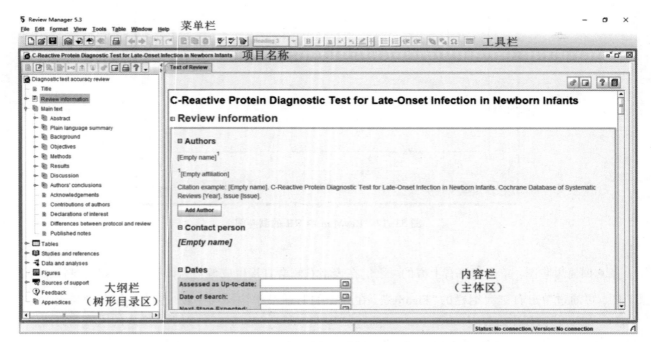

图 33-13　RevMan 软件诊断性试验 Meta 分析主界面

#### （二）添加纳入研究与其基本信息

此部分操作基于大纲栏的"Studies and References"。

1. 添加纳入研究

（1）双击"Studies and References"，在展开的目录中双击第一项"References to Studies"，然后单击右键第一项"Included Studies"，在弹出的对话框中选择第1项"Add Study"，此过程可参考上一节的图33-6。

（2）在弹出"Add Study"对话框中，"Study ID"一栏填入研究名称"Aminullah 2001"，单击"Finish"完成该研究的添加。

（3）重复上述步骤，添加剩余所有文献。

2. 添加纳入研究的基本信息

完成上一步后，双击大纲栏的"Included Studies"，在下方会出现前面添加的研究名称，接下来添加每项研究的基本信息。在"Aminullah 2001"上单击右键，弹出的对话框中第三项"Edit Study Characteristics"，在弹出的内容栏"Text of Review"（图33-14）中填写研究的基本信息和偏倚风险评价。重复上述步骤，添加剩余所有研究的相关信息。此处我们添加该文献中的5项研究作为示例。

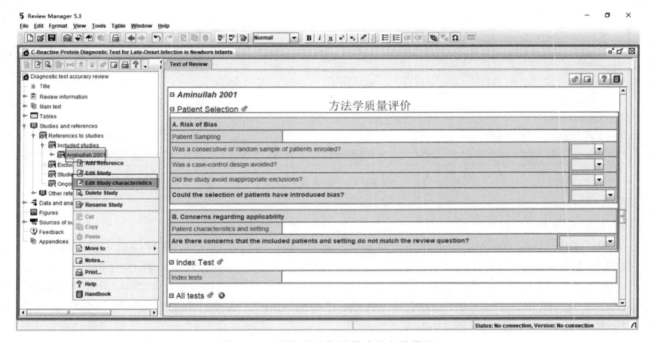

图33-14　添加研究相关基本信息的界面

### （三）添加结局指标和纳入的研究

此部分操作基于大纲栏的"Data and Analyses"。

1. 添加结局指标

双击"Data and analyses"，在下方展开的目录中，单击右键"Data tables by test"，在弹出的菜单中选择第一项"Add Test"，弹出"New Test Wizard"对话框：

在"Name"和"Full Name"信息框中定义此次分析的名称，如"CRP"。再单击"Next"，可进一步对其进行描述，也可直接单击"Finish"退出。这时双击左侧大纲栏中"Data and analyses"，下方会出现"1 CRP"。以此类推完成所有结局指标的添加。

2. 添加纳入的研究

完成以上结局名称的添加后，在此名称上单击右键，选择"Add Test Data"，会弹出"New Test Data Wizard"，逐个选择要分析的文献，完成后单击"Finish"。该过程类似上一节的图33-7。此时内容栏会出现白色文本框，默认是"0"。

### (四)输入数据并行 Meta 分析

此部分操作基于大纲栏的"Data and Analyses"。

1. 数据输入

根据该文献报道的数据，对结局指标的数据采集表进行填写，当全部填写完之后，RevMan 软件同时也自动生成了结果。分析步骤如下(图 33-15)。

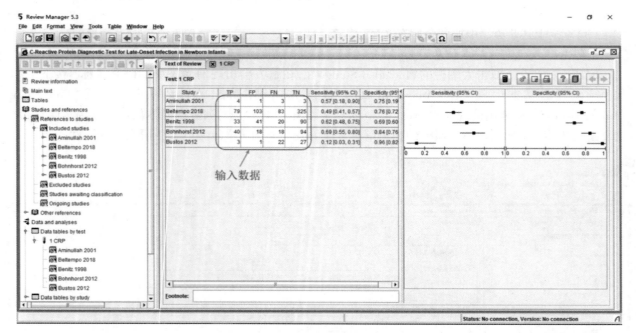

图 33-15　数据输入界面

2. Meta 分析

在大纲栏"Data and Analyses"的下方目录中，选中"Analyses"单击右键，在弹出的菜单中选择第 1 项"Add Analysis"，弹出"New Analyses Wizard"对话框，在其"Name"中输入此次分析的名称，如"CRP"，单击"Next"。出现"Type"(研究类型：单个测试分析/多个测试分析)和"Tests"(研究对象)的选择，本例选择"Single test analysis"，并勾选"Test"中的"CRP"，完成后单击"Finish"。此时，在内容栏会显示 Meta 分析的结果(图 33-16)。

3. 参数设置

如同干预性试验 Meta 分析一样，诊断性试验的 Meta 分析也可以进行参数设置，可以单击界面右上角 ◊ 按钮对统计指标等各种参数进行设置。

4. 保存森林图和 SROC 图

单击界面右上角 ◊ 图标，可分别打开森林图和 SROC 图，在弹出的窗口中单击 ◊ 保存按钮，可以在弹出的对话框中选择输出格式、名称和保存位置，也可以通过单击右键大纲栏的"Figure"，在弹出的菜单中选择第一项"Add Figure"，弹出"New Figure Wizard"对话框中选择绘制森林图、SROC 图，也可通过选择第三项"Risk of bias and applicability concerns graph"和第四项"Risk of bias and applicability concerns summary"，输出方法学质量比例图和方法学质量总结图。

总之，RevMan 软件具有 Cochrane 系统评价写作和 Meta 分析两大功能，其自带的 RevMan 使用教程和软件帮助功能是自学 RevMan 的宝贵资料，有兴趣的读者可以从其官网下载，进一步学习。

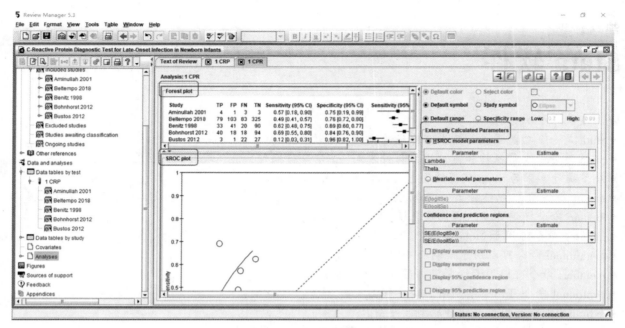

图 33-16　分析完成的界面

（黄亨烨）

# 参考文献

［1］Torgerson DJ，Bell-Syer SE. Hormone replacement therapy and prevention of nonvertebeal fractueres：a meta-analysis of randomized trials［J］. JAMA，2001，285（22）：2891-2897.

［2］Brown JVE，Meader N，Wright k，et al. Assessment of C-reactive protein diagnostic test accuracy for late-onset Infection in newborn infants：A systematic review and Meta-analysis［J/OL］.（2020-02-03）. JAMA Pediatr，2020. doi：10. 1001/ jamapediatrics. 2019. 5669.

# 第 34 章
# Stata 软件

## 要 点

- Stata 是一个功能强大而又小巧玲珑的统计分析软件。
- Stata 可分命令行操作和窗口操作两种方式，但命令行操作更能体现其强大功能。
- 众多统计学家为 Stata 实现编写了可以实现 Meta 分析的各种命令。
- metan 命令 Meta 功能强大，可以适用于二分类变量、连续型数据、效应量及其标准误等多种数据。
- metaan 命令提供更多的随机效应模型估算研究间异质性的方法。
- metareg 命令可用于 Meta 回归。
- metafunnel 命令可以用于绘制漏斗图。
- metabias 命令可以用于绘制漏斗图及其不对称检验。
- confunnel 命令可用于绘制附加轮廓线漏斗图。
- exfunnel 命令可用于绘制预测型漏斗图。
- Stata16.0 版提供了 Meta 分析模块，整合了 Meta 分析系列命令，使用简单。

微课：Stata16.0在 Meta分析中的应用

Stata 是一个功能强大而又小巧玲珑的统计分析软件，最初由美国计算机资源中心（Computer Resource Center）研制，现为 Stata 公司的产品。从 1985 年问世以来，至今已连续推出 16 个主要版本，并从 4.0 版起进入 Windows 时代，最新版本 16.0 版已在 2019 年 6 月份发布，目前 Windows 版本已更新到 13.1。经过不断的更新和扩充，软件功能日趋完善，它操作灵活、简单易用、计算速度快，同时具有数据管理软件、统计分析软件、绘图软件、矩阵计算软件和程序语言的特点，在许多方面别具一格，与 SAS、SPSS 并称当今新的三大权威统计软件，目前已广泛应用于医药学、经济、教育、人口、政治学、社会学、工矿、农林等学科领域。

Stata 可以用命令行和窗口两种方式进行操作，但命令行操作更能体现其强大功能及灵活性。Stata 的许多高级统计模块均是编程人员用其宏语言写成的 ADO 程序文件，Stata 公司允许用户自行修改、添加和发布 ADO 程序文件，因此用户可随时到 Stata 网站或其他大学、个人网站寻找并下载所需要的程序包，安装后使用。这样，全球的统计学家均乐于在 Stata 上首先使用所研究的最新计算方法，并对外免费提供下载，从而使 Stata 处于统计分析方法发展的前沿，用户几乎总能很快找到最新统计计算方法的 Stata 程序版本，从而使 Stata 成为了几大统计软件中升级最多、最频繁的一个。

在 Stata16.0 以前，Meta 分析命令不是 Stata 的官方命令，但是由数十位 Stata 用户、统计学家编写的一组极为出色的程序，可以整合到 Stata 中；目前 Stata16.0 已含有用于 Meta 分析的 meta 官方系列命令，甚至包括了贝叶斯 Meta 分析命令。Stata 软件的 Meta 分析功能齐全，操作比较简单，本章主要阐述 Stata 软件的使用方法。

# 第一节　Stata 应用入门

Stata 是一套完整的，集成的统计分析软件包，可以满足用户进行数据分析、数据管理和绘制图形等各种需要。主要的优点有：①快速、准确、易用；②大量的统计分析功能套装组合；③完整的数据管理工具；④生成可发布图形；⑤响应性和可扩展性；⑥矩阵编程；⑦跨平台兼容；⑧完整的文档和其他出版物；⑨技术支持和学习资源；⑩使用广泛；⑪价格实惠。

Stata 一般会按不同套装以满足用户的需要，主要有 Stata/MP、Stata/SE、Stata/IC 和 Small Stata 等不同版本，区别在于能够分析的数据集大小和是否能利用多核处理器，用户可以根据实际情况进行选择购买和使用。

## 一、Stata 的安装

安装比较简单，按照提示一步步操作即可。安装完成，要分别准确输入"Sn""Code"和"Key"后才能使用 Stata。安装时需要注意，一是要选择自己购买的版本，如是 SE 还是 MP；二是要与自己操作系统相匹配，如操作系统为 64 位，则选择 64 位的 Stata；三是安装路径可以是默认，也可以自行选择，建议用默认；四是为了得到更好的服务可以选择注册，在注册时，添写的 Email 地址要与购买软件时添写的地址一致。

## 二、Stata 的启动与退出

以 Stata13 版本、Windows7 操作系统为例，有两种方式可以启动，一是通过开始→所有程序→Stata13→Stata SE 13；二是双击桌面上的 StataSE 的快捷方式，即可进入 Stata，并出现命令窗口。

在 Stata 的菜单中选 File，再选 Exit；或在命令行操作窗口键入"exit"，如果数据已存盘，则可直接退出 Stata。如数据未存盘，Stata 给出提示"Save changes to data before exit?"，如要退出，则按"Save"数据存盘后退出；否则按"Don't Save"直接退出。

## 三、Stata 的用户界面

Stata 启动后，除了菜单栏、工具栏，状态栏等外，不同视窗版本的 Stata 的界面基本相同，主要是由默认的数个窗口构成，但主要窗口位置可能有所变动，如图 34-1 及图 34-2 所示。我们仍以 Stata13 版的主要窗口界面为例略作说明，如图 34-2。

（1）results window：结果窗口，位于界面中上部，软件运行中的所有信息，如所执行的命令、执行结果和出错信息等均在这里列出。窗口中使用不同的颜色区分不同的文本，如默认情况下黑色表示命令和结果输出，红色表示错误信息，而低版本的如 9.0 默认白色表示命令，绿色和黄色为结果输出和注释。

（2）command window：命令输入窗口，位于结果窗口下方。显示操作的命令行，回车后即开始执行，相应的结果则会在结果窗口中显示出来。

（3）review window：命令回顾窗口，位于界面左上方。显示执行过的命令，单击命令后可以拷贝到命令窗口中；双击相应的命令可以重复执行该命令。

（4）variable window：变量名窗口，位于界面左上方（低版本的在左下方）。当输入数据后，会列出当前所有的变量名称。

除以上 4 个主要打开的窗口外，比较常用有数据编辑窗口、帮助窗口、绘图窗口、Log 窗口等，需要时在菜单栏或工具栏中将其打开。

## 四、Stata 的操作方式

Stata 主要有菜单和命令行操作两种方式。

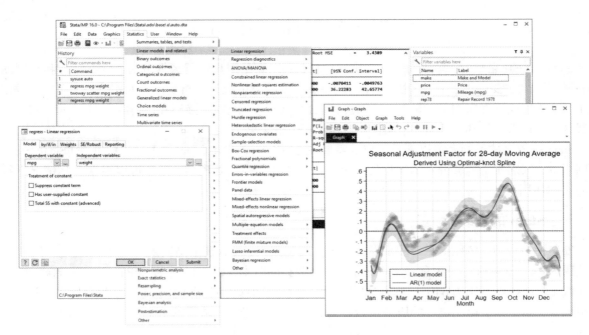

图 34-1　Stata16.0 操作界面(摘自 Stata 官网)

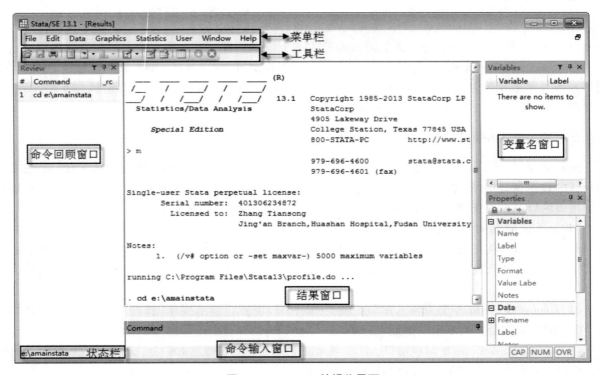

图 34-2　Stata13 的操作界面

## (一)菜单操作方式

即使是在 Windows 席卷天下的时代,7.0 版本以前的 Stata 一直坚持使用命令行/程序操作方式;8.0 以后的版本,除了命令行操作外,更增加了菜单操作方式。菜单操作:通过单击"菜单—菜单项—子菜单…"(如无特殊说明,本书约定,采用该方式说明菜单操作)等一步步对菜单下拉框和出现的对话框进行操作即可。例如,采用菜单方式打开随 Stata 安装的 atuo. dta 数据,具体操作如下:

- 启动 Stata13；
- 选择 File—Example Datasets….；
- 在出现如图 34-3 的对话框中选择单击蓝色高亮的"Example datasets installed with Stata"；
- 在出现如图 34-4 的对话框中选择单击与"auto. dta"相应的蓝色高亮"use"。

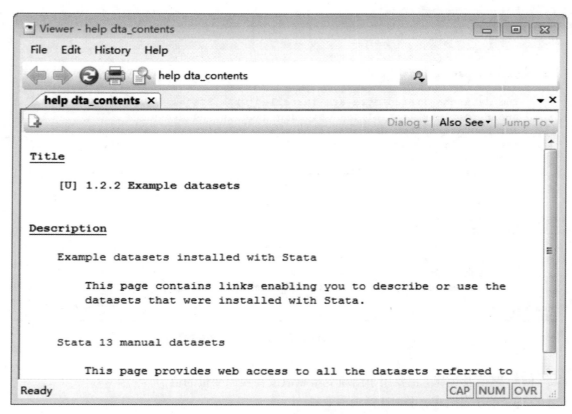

图 34-3　Stata13 自带实例数据对话框

## (二)命令语句的格式

[byvarlist：]command [varlist][＝exp][if exp][in range][weight][，options]

其中[ ]表示可有可无的项，只有 command 是必不可少的。

(1)command：命令。指明所执行的是哪一条 Stata 命令，是 Stata 命令行操作中必不可少的关键词。只要不引起歧义，命令可以尽量只写前几个字母，如 summarize 只需要前两个字母 su。在帮助文件中，命令有表明命令可以省略到什么程度的下划线，如 summarize [ varlist ] [ if ] [ in ] [ weight ][ , options ]

(2)varlist：变量。表示一个变量或者多个变量，多个变量之间用空格隔开。Stata 对变量名称有一定的要求。

除_all、_b、byte、_coef、_cons、double、float、if、in、int、long、_n、_N、_pi、_pred、_rc、_se、_skip、using with 等字符不能用作变量名外，任何字母、字母与数字组合均可用做变量名。另外，单独的数字也不允许作为变量名。

基本要求如下：①第一个字元必须是英文字母，可以包括英文字母、数字或下划线；②最多只能含 32 个字节；③因为 Stata 有很多以"_"开头的内部变量，所以一般不要用它作为第一个字元来定义变量。

(3)by varlist：分类操作，在大部分命令中通用的选项，因为执行的功能比较特殊，因此将它们提前，并使用空格与命令正文分隔。

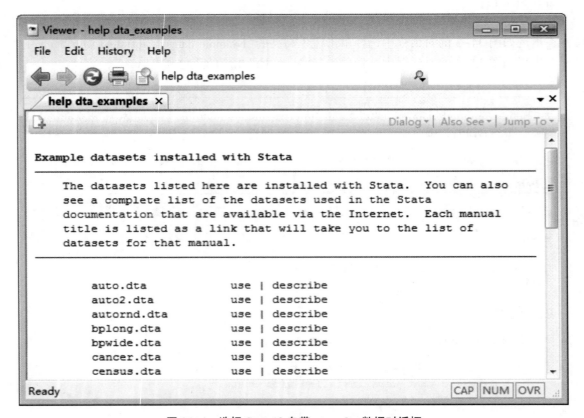

图 34-4　选择 Stata13 自带 atuo. dta 数据对话框

（4）= exp：赋值及运算，主要用于给新变量赋值或替换原变量的值。

（5）if exp：条件表达式，用于选择观察变量。

（6）in range：范围筛选，指定观察变量中连续观察样本的范围。如 sum x in 1/4，是指从 1 到 4 的意思，即 1、2、3、4。

（7）weight：加权。

（8）options：可选项，根据命令不同而异，用于对相应的命令进行限制或更精确的指定，在命令中不一定出现。

## 五、数据管理

### （一）数据类型

Stata 通常把变量划分为数值型，字符型和日期型等 3 类。1）数值变量：用 0、1、2…9 及+、-（正负号）与小数点"（.）"来表示，如 1、-1、3.2 等。2）字符串变量：字符变量通常是一些身份信息，如姓名。另外，分类也可以用字符变量来表示，如性别分为"男"和"女"。字符串变量由字母或一些特殊的符号组成的（如地名、住址、职业等）。字符串变量也可以由数字来组成，但数字在这里仅代表一些符号而不再是数字。字符串变量通常以英文输入状态下的引号""标注，而且引号一般不被视为字符的一部分。3）日期型变量：在 Stata 中，1960 年 1 月 1 日被认为是第 0 天，因此 1959 年 12 月 31 日为第-1 天，2001 年 1 月 25 日为第 15 000 天。

### （二）数据输入

1. Stata 的数据编辑工具输入　Stata 的 Data 的下拉菜单中单击 data editor ；或单击编辑图标 ▦ ；或在命令窗口中键入"edit"（不带引号），则会启动 Stata 的数据编辑工具，可以按变量输入数据，如图 34-5 所示。

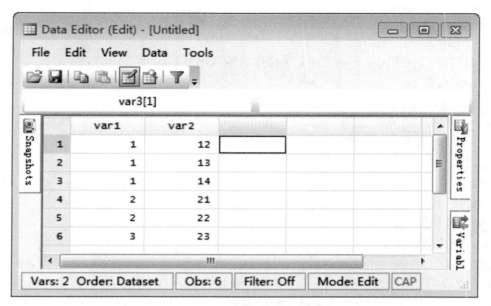

图 34-5　数据编辑工具输入界面

Stata 第 1 列自动命名为 var1，第 2 列自动命名为 var2，依次类推。在输入数据后，双击纵格顶端的变量名栏（如：Var1 或 Var2 处），可以更改变量名，并可以在 label 栏中注释变量名的含义，单击 OK 确认，如图 34-6。

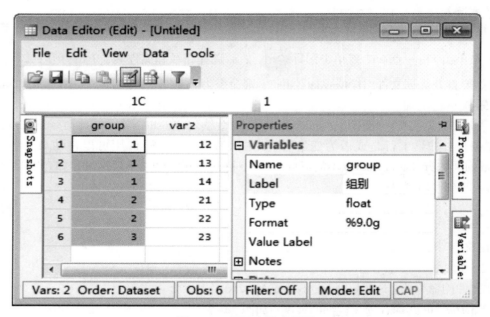

图 34-6　更改变量名界面

在输入完数据后，单击 Preserve，确认输入数据，按编辑器右上角的"×"关闭数据编辑器，数据即输入内存（即可进行统计运算了）。如果没有存盘，它是一个"临时的"数据文件，它将随着退出 Stata 而消失；当它存储在磁盘后，则成为一个"永久性"的数据文件，以后可以再打开、编辑。

2. 键盘直接输入　使用 input 命令输入。如果数据量比较少，可以使用命令行方式直接输入数据。首先使用 input 命令制订相应的变量名称，然后一次录入数据，最后使用 end 语句表明数据录入结束。

如将下列数据建立 Stata 数据库：

x：1 2 3 4 5

y：10 20 30 40 50

在命令窗口进行下列操作(下划线部分为操作者输入部分)

. clear//清空内存

. input x y//输入变量名

　　　x　y

1. 1 10//输入第一个样本数据

2. 2 20

3. 3 30

4. 4 40

5. 5 50

6. end//录入数据结束

**(三)数据保存**

数据输入完成后,可以存盘保存。Stata 只能将数据存为自身专用的数据格式(. dta 格式)或纯文本格式,方法有：1)单击 File—Save,或单击图标 █ ,然后选择路径和文件名,单击保存。2)在命令窗口键入 save mydata,即可保存数据,数据文件名为 mydata。

如果同一文件夹下已经存有 mydata. dta,而你又要再次执行 save mydata 时,系统会出现提示

save mydata

filemydata. dta already_exists

则需要换名重新保存,或者以"save mydata, replace"命令将原文件覆盖。

**(四)数据读入**

(1)打开. dta 数据文件 Stata 可以通过几个方法直接打开自身专用格式的数据文件(文件扩展名为. dta),一是单击 File—Open,或单击图标 █ ,然后选择路径和文件名,单击打开；二是 use 命令即可打开,例如要打开数据文件"D：\mydata. dta",则命令为：use d：\mydata, clear(运用 clear 选项清除内存原有数据)。

(2)读入. txt 数据文件。可以用 insheet 和 infile 命令读入。insheet 命令：此命令读入的. txt 数据文件符合下列条件：①第 1 行是或否为变量名(如果没有变量名,Stata 则可以自动命名为 v1, v2, v3 等)；②变量列间的分隔符是 tab、逗号,而不空格字符；③每行含一个观察量。如在 D 盘下有一个名为 mydata. txt 的文件内容是：

a, b, c

10, 20, 30

40, 50, 60

70, 80, 90

读入此文件的命令为：insheet using d：\mydata. txt, clear

单击 █ 图标,可以查看读入数据的情况,如图 34-7。

infile 命令：此命令读入的. txt 数据文件符合下列条件：①第 1 行不是变量名；②变量列间的分隔符是 tab、逗号、空格字符,或三者中任意组合；③每行含一个或一个以上观察量,或每个观察量跨多行。对于此类数据,用 infile 命令读入 Stata,需要先指出变量名,特别是变量为字符型时,要先指明。如 D 盘下有一个名为 mydata. txt 的文件内容是：

10/15/1985648812F66140

03/21/1985587012M72145

12/21/198662021M74160

04/05/1986667821M73190

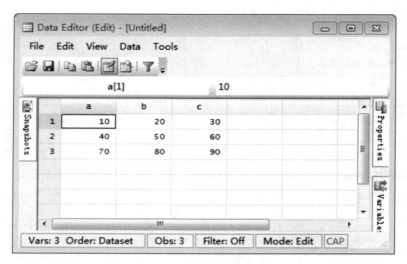

图 34-7　数据编辑器窗口

读入此文件的命令为：

infile str10 bdate pulse1 pulse2 group smoke str1 gender height weight using d：\mydata. txt，clear
（str10 是指变量 bdate 数据的字符串为 10）

3. 读入.raw 数据文件　另一类扩展名为.raw 文本的数据格式是标准化的数据，每个变量的位数是确定的，不足时，前面用 0 补齐，可以用 infix 命令读入，但需要对照数据说明导入数据。如

infix rate 1-4 speed 6-7 acc 9-11 using highway. raw

4. 读入.xls 数据文件　一般可以通过两种方法读入 Excel 表的.xls 格式文件。一是将.xls 文件转化为.txt 文件（在 Excel 中选择程序→另存为并从另存为格式下拉框中选择.txt 格式），然后用以上所述读入.txt 数据文件的方法；二是如果数据量不大时，可以使用拷贝、粘贴方式直接和 Excel 交互数据。

其他数据管理命令，可以参见其他 Stata 相关书籍及 Stata 帮助文件。

## 六、获得帮助

Stata 提供了非常强大的在线和离线帮助功能。在帮助菜单中，有 3 种帮助选择：Contents、Search、Command。"Contents"包括所有命令，有系列内容如名称、命令、描述、选项、举例等说明；"Search"允许用户从键盘输入获得帮助内容，如查看一下"use"有关内容，则需要单击 Help → Search，在出现的对话框（图 34-8）中键入"use"，单击"OK"，则可获得相关内容（图 34-9）；如果想学习已知道命令的相关内容，则可在 Command 对话框中键入已知的命令即可，如图 34-10。

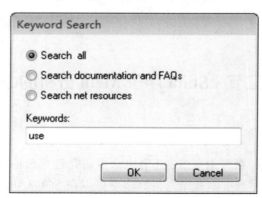

图 34-8　Search 对话框

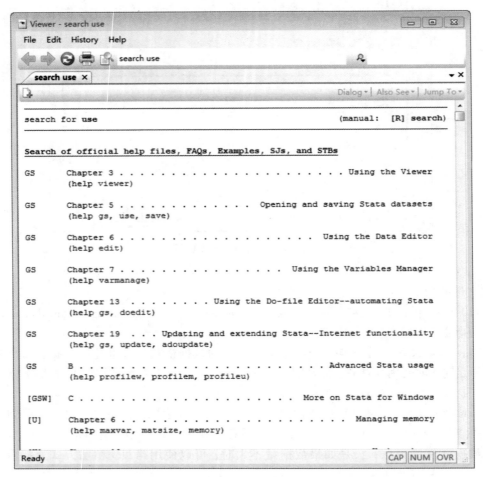

图 34-9 "use"命令的帮助内容

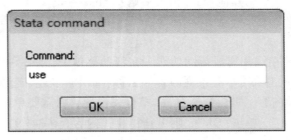

图 34-10 直接键入"use"命令

（张天嵩，周支瑞，祁兴顺）

# 第二节 Stata 用于 Meta 分析的命令

## 一、Meta 分析命令简介

除了 Stata16.0 自带的 meta 系列命令外，还有由众多研究者为 Stata 编写的非官方宏命令，常用于 Meta 分析，主要如表 34-1 所示。可以看出大多数命令可以在 Stata8.0 以上版本实现。建议尽量用命令的最新版。

表 34-1 Stata 中 Meta 分析常用命令一览表

| 分类 | 命令 | 主要功能 | 所需 Stata 版本 |
|---|---|---|---|
| 单变量 Meta 分析 | meta 系列命令 | 合并效应量、绘制森林图、异质性检验；绘制漏斗图、漏斗图不对称检验；亚组分析、Meta 回归；累积 Meta 分析；剪补法 | Stata16.0 |
| | admetan | 合并效应量、绘制森林图、异质性检验 | Stata11 or later |
| | metan | 合并效应量、绘制森林图、异质性检验 | Stata9.0 or later |
| | metan7 | 合并效应量、绘制森林图、异质性检验 | Stata7.0 or later |
| | meta | 合并效应量、绘制森林图、异质性检验 | Stata5.0 or later |
| | metaan | 合并效应量、绘制森林图、异质性检验 | Stata9.2 or later |
| | metaprop | 单个比例 Meta 分析 | Stata10.1 or later |
| | metamiss | 缺失数据 Meta 分析 | Stata9.0 or later |
| | metamiss2 | 缺失数据 Meta 分析 | Stata10.1 or later |
| | metacum | 累积 Meta 分析 | Stata9.0 or later |
| | metap | 合并 $P$ 值 | Stata6.0 or later |
| | metareg | Meta 回归 | Stata7.0 or later |
| | hetred | Meta 回归趋势检验 | Stata6.0 or later |
| | metagraph | 绘制森林图 | Stata8.0 or later |
| | heterogi | 异质性检验 | Stata8.0 or later |
| | galbr | 绘制加尔布雷斯图 | Stata6.0 or later |
| | galbr | 绘制加尔布雷斯图 | Stata6.0 or later |
| | labbe | 绘制拉贝图 | Stata8.0 or later |
| | funnel | 绘制漏斗图 | Stata7.0 or later |
| | metafunnel | 绘制漏斗图 | Stata8.1 or later |
| | confunnel | 绘制附加轮廓线漏斗图 | Stata8.2 or later |
| | extfunnel | 绘制预测增强型漏斗图 | Stata11.2 or later |
| | metabias | 漏斗图绘制与不对称检验 | Stata9.2 or later |
| | metabis6 | 漏斗图绘制与不对称检验 | Stata6.0 or later |
| | metatrim | 剪补法 | Stata6.0 or later |
| | metainf | 考察单项研究对总合并效应量的影响 | Stata6.0 or later |
| | metaninf | 考察单项研究对总合并效应量的影响 | Stata6.0 or later |
| 多变量 Meta 分析 | mvmeta | 适用于多种类型数据 | Stata9.0 or later |
| | gllamm | 适用于多种类型数据 | Stata7.0 or later |
| | metagen | 适用于二分类基因多态性数据 | Stata8.0 or later |
| | midas | 适用于诊断性试验准确性数据 | Stata9.0 or later |
| | midas9 | 适用于诊断性试验准确性数据 | Stata9.0 or later |
| | metandi | 适用于诊断性试验准确性数据 | Stata8.2 or later |
| | glst | 适用于剂量-反应数据 | Stata9.0 or later |
| IPD Meta 分析 | stmixed | 合并效应量(仅对生存数据) | Stata12.1 or later |
| | ipdmetan | 合并效应量、绘制森林图 | Stata11.0 or later |
| | ipdforest | 绘制森林图 | Stata11.2 or later |

续表 31-1

| 分类 | 命令 | 主要功能 | 所需 Stata 版本 |
|---|---|---|---|
| 网络<br>Meta 分析 | indirect | 校正间接比较 | Stata8.0 or later |
| | network 系列命令 | 数据处理、多重比较、网络森林图、不一致性检验 | Stata12.0 or later |
| | mvmeta | 多重比较、不一致性检验 | Stata9.0 or later |
| | netfuunel | 评价小样本效应 | Stata11.2 or later |
| | networkplot | 绘制网络结构图 | Stata11.2 or later |
| | netweight | 绘制贡献度图 | Stata11.2 or later |
| | ifplot | 图示法不一致性检验 | Stata11.2 or later |
| | intervalplot | 绘制预测可信区间图 | Stata11.2 or later |
| | sucra | 疗效排序 | Stata11.2 or later |
| | mdsrank | 疗效排序 | Stata11.2 or later |
| | clusterank | 疗效排序 | Stata11.2 or later |
| 贝叶斯<br>Meta 分析 | bayesmh | 贝叶斯 Meta 分析 | Stata16.0 |
| | wbrun | Stata 软件运行 WinBUGS 脚本文件 | Stata8.2 or later |
| | wbac | 绘制自相关图 | Stata8.2 or later |
| | wbdensity | 绘制平滑后验密度图 | Stata8.2 or later |
| | wbstats | 汇总 MCMC 链的相关统计量 | Stata8.2 or later |

## 二、Meta 分析命令下载和安装

主要采用两种方法安装相关命令：在计算机处于联机状态下，一是采用 sscinstall 命令；二是采用 search 或 findit 命令。

如要安装 metan 命令，则启动 Stata，在命令窗口键入"ssc install metan"或"finidit metan"，Stata 会自动搜索相关命令，按提示一步步操作即可完成安装。

## 三、在 Stata 菜单栏中显示"Meta analysis"菜单(对话框)选项

菜单显示选项是 8.0 以上版本 Stata 软件的新特点，可能通过下列步骤，在 Stata 实现 Meta 分析的下拉菜单(对话框)操作。

(1)首先确定 Meta 分析的相关命令已经安装。

(2)在 help 下拉菜单中，选"search"，选择"search all"，在"keywords"搜索窗口键入"mta_dialog"，如图 34-11，安装"meta_dialog"模块。

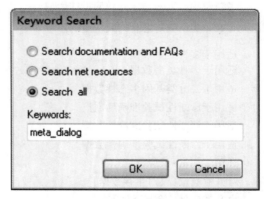

图 34-11 查找 meta_dialog 模块

（3）安装"meta_dialog"模块后，建立并编写 profile. do 文件，存储在 Stata 中，在安装时能够识别出的目录下，如 c：\ado\plus\profile. do，具体如下：

启动 Stata，在 window 菜单下拉框中选 Do-file Editer，选 New Do—file，出现如下对话框，图 34-12。

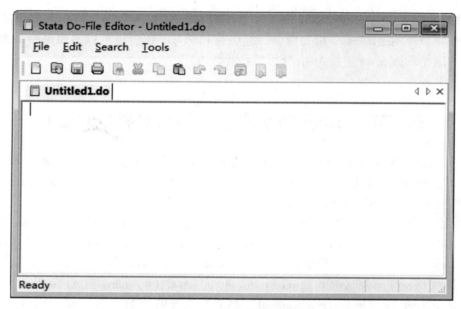

**图 34-12　Do-file 编辑器对话框**

在对话框光标后拷贝以下内容：

```
if _caller( ) >= 8 {
    window menu clear
    window menu append submenu "stUser" "&Meta-Analysis"
    window menu append item "Meta-Analysis" "Of Binary and Continuous (meta&n)" "db metan"
    window menu append item "Meta-Analysis" "Of Effects (&meta)" "db meta"
    window menu append item "Meta-Analysis" "Of p-values (meta&p)" "db metap"
    window menu append item "Meta-Analysis" "Cumulative (meta&cum)" "db metacum"
    window menu append item "Meta-Analysis" "Regression (meta&reg)" "db metareg"
    window menu append item "Meta-Analysis" "Funnel Graph, metan-based (f&unnel)" "db funnel"
    window menu append item "Meta-Analysis" "Funnel Graph, meta-based(metafunnel)" "db metafunnel"
    window menu append item "Meta-Analysis" "L' abbe Graph, metan-based (&labbe)" "db labbe"
    window menu append item "Meta-Analysis" "NNT, metan-based (metann&t)" "db metannt"
    window menu append item "Meta-Analysis" "Influence Analysis, metan-based (metan&inf)" "db metaninf"
    window menu append item "Meta-Analysis" "Influence Analysis, meta-based (metain&f)" "db metainf"
    window menu append item "Meta-Analysis" "Galbraith Plot for Heterogeneity (&galbr)" "db galbr"
    window menu append item "Meta-Analysis" "Publication Bias (meta&bias)" "db metabias"
    window menu append item "Meta-Analysis" "Trim and Fill Analysis (meta&trim)" "db metatrim"
    window menu refresh
}
```

单击 file 后，选 Save 或 Save As，在出现的对话框中将文件命名为 profile. do，并保存在 c：\ado\plus 目录下。

在 Stata 命令窗口键入"run c：\ado\plus\profile. do"，表示以后 Stata 启动时 profile. do 自动运行。

在 User 下拉菜单中会看到一个新的"Meta-Analysis"下拉菜单，打开这个菜单，会发现 14 个命令，单击任一命令，就会打开一个对话框，即可进行窗口操作。

再次强调，虽然窗口操作简单易行，但因为作者对一些老版本 Meta 分析命令的. ado 文件升级，对. dlg 文件不能同时升级，所以出现两者不匹配的情况，在应用时容易出现错误；同时窗口操作不能发挥出命令行的强大功能，所以本书中涉及 Stata 的操作均为命令行操作。至于窗口操作比较容易，读者可以自行学习研究，进行相关操作。

Stata 的 Meta 分析功能十分地全面和强大。接下来将通过实例重点介绍几个命令的具体使用方法，可以和其他章节使用过的 Stata 相关命令一起研究和学习。读者也可以参照每一命令的帮助说明在实践中学习，这是掌握 Stata 进行 Meta 分析最好的办法。

（张天嵩）

# 第三节　metan 命令在经典 Meta 分析中的应用

metan 是 Stata 最主要的 Meta 分析命令，可以合并二分类及连续数据；也可对治疗效应量及相应标准误或可信区间进行 Meta 分析；还能得到 $Q$ 统计量和 $I^2$ 统计量进行异质性检验。metan 后需要二变量、三变量、四变量或六变量，其命令行格式为：metan 变量名，[选择项]

其中，常用的选择项有：1）治疗效应量和模型选项，包括：or rr rd fixed random fixedi randomi, peto cornfield chi2breslow nointeger cc（#）wgt（weightvar）second（model or estimates and description）first（estimates and description）。2）连续数据选项，包括：cohen hedges glass nostandard fixed random。3）结果选项，包括：by（byvar）nosubgroup sgweight log eform ilevel（#）olevel（#）sortby（var list）label（namevar yearar）nokeep notable nograph nosecsub。4）森林图选项，包括：lege nd（string）xlabel（#, …）xlic k（#, …）boxsca（#）nobox noove rali nowt noslats group1（string）group2（string）effect（string）force。

各个选项的意义和具体用法可以参考其帮助说明，根据实际情况选用。其中比较常用的是 by（byvar），用于指定分组变量，常用于亚组分析中；lable（[namevar = namever][, yearvar = yeravar]）用于指定每项研究的标签等。

## 一、二分类数据（四变量）

数据以 2×2 四格表形式表示，命令后跟四变量。指定试验组发生事件（如死亡）和未发生事件（如未死亡）人数，接着是对照组发生事件（如死亡）和未发生事件（如未死亡）人数，如 metan tdeath tnodeathcdeath cnodeath。其后选项为：rr，合并相对危险度（risk ratios），为默认选项；or，合并优势比（odds ratios）；rd，合并率差（risk differences）；fixed，指定固定效应模型，采用 Mantel and Haenszel 法，为默认选项；fixedi，指定固定效应模型，采用 inverse variance 法；peto：指定 Peto 法合并优势比；random，指定随机效应模型，采用 DerSimonian & Laird 法，异质性估计采用 Mantel-Haenszel 法；fixed，指定固定效应模型，采用 inverse variance 法，cornfield，采用 Cornfield 计算 OR 可信区间，而不是采用默认的 Woolf 法。

以卡介苗干预治疗肺结核的研究数据为例说明 metan 在二分类数据 Meta 分析中的应用。该数据即是本书第 10 章的 Colditz 数据，也可从以下链接 https://jamanetwork.com/journals/jama/fullarticle/366365 获得原始数据。假定按 Stata 数据格式要求输入到 Stata 软件数据管理器中，如图 34-13 所示，其中变量 trail、author、year、ablat、alloc 分别表示试验序号、作者、发表年限、维度、随机分配方法，；tpos、tneg、cpos、cneg 分别表示治疗组和对照组的肺结核阳性及肺结核阴性病例数。

接下来，针对该数据，介绍 metan 命令的使用方法。首先，以 RR 为测量指标，选择随机效应模型，以倒方差合并效应量，以 DL 法估计研究间异质性方差，不绘制森林图，命令如下：

. metan tpos tneg cpos cneg, label（namevar= author, yearvar=year）random rr nograph

| | trial | author | year | tpos | tneg | cpos | cneg | ablat | alloc |
|---|---|---|---|---|---|---|---|---|---|
| 1 | 1 | Aronson | 1948 | 4 | 119 | 11 | 128 | 44 | random |
| 2 | 2 | Ferguson & Simes | 1949 | 6 | 300 | 29 | 274 | 55 | random |
| 3 | 3 | Rosenthal et al | 1960 | 3 | 228 | 11 | 209 | 42 | random |
| 4 | 4 | Hart & Sutherland | 1977 | 62 | 13536 | 248 | 12619 | 52 | random |
| 5 | 5 | Frimodt-Moller et | 1973 | 33 | 5036 | 47 | 5761 | 13 | alternate |
| 6 | 6 | Stein & Aronson | 1953 | 180 | 1361 | 372 | 1079 | 44 | alternate |
| 7 | 7 | Vandiviere et al | 1973 | 8 | 2537 | 10 | 619 | 19 | alternate |
| 8 | 8 | TPT Madras | 1980 | 505 | 87886 | 499 | 87892 | 13 | random |
| 9 | 9 | Coetzee & Berjak | 1968 | 29 | 7470 | 45 | 7232 | 27 | random |
| 10 | 10 | Rosenthal et al | 1961 | 17 | 1699 | 65 | 1600 | 42 | systematic |
| 11 | 11 | Comstock et al | 1974 | 186 | 50448 | 141 | 27197 | 18 | systematic |
| 12 | 12 | Comstock & Webste | 1969 | 5 | 2493 | 3 | 2338 | 33 | systematic |
| 13 | 13 | Comstock et al | 1976 | 27 | 16886 | 29 | 17825 | 33 | systematic |

**图 34-13　Stata 的数据管理器窗口**

结果如下：

| Study | RR | [95% Conf. Interval] | | % Weight |
|---|---|---|---|---|
| Aronson（1948） | 0.411 | 0.134 | 1.257 | 5.04 |
| Ferguson & Simes（19 | 0.205 | 0.086 | 0.486 | 6.35 |
| Rosenthal et al（196 | 0.260 | 0.073 | 0.919 | 4.42 |
| Hart & Sutherland（1 | 0.237 | 0.179 | 0.312 | 9.71 |
| Frimodt-Moller et（1 | 0.804 | 0.516 | 1.254 | 8.87 |
| Stein & Aronson（195 | 0.456 | 0.387 | 0.536 | 10.12 |
| Vandiviere et al（19 | 0.198 | 0.078 | 0.499 | 6.01 |
| TPT Madras（1980） | 1.012 | 0.895 | 1.145 | 10.21 |
| Coetzee & Berjak（19 | 0.625 | 0.393 | 0.996 | 8.75 |
| Rosenthal et al（196 | 0.254 | 0.149 | 0.431 | 8.37 |
| Comstock et al（1974 | 0.712 | 0.573 | 0.886 | 9.94 |
| Comstock & Webste（1 | 1.562 | 0.374 | 6.528 | 3.80 |
| Comstock et al（1976 | 0.983 | 0.582 | 1.659 | 8.40 |
| D+L pooled RR | 0.490 | 0.345 | 0.695 | 100.00 |

Heterogeneity chi-squared = 152.57 (d.f. = 12) $p$ = 0.000

I-squared (variation in RR attributable to heterogeneity) = 92.1%

Estimate of between-study variance Tau-squared = 0.3095

Test of RR = 1 : $z$ = 3.99 $p$ = 0.000

结果发现：异质性检验 $Q$ = 152.57，$P$<0.001，$I^2$ = 92.1%，均提示研究间存在很大的异质性。

其次，如果不显示上述数字化结果，只绘制森林图，并用以下选项：rr，合并 RR；xlable（.1, 1, 10），标注 $x$ 轴；label（namevar = author，yearvar = year），在输出结果和森林图垂直轴中显示试验名及发表时间；counts，在森林图中显示两组发生事件人数/总人数。命令如下：

. metan tpos tneg cpos cneg, label(namevar = author, yearvar = year) random rr xlabel(.1, 1, 10) counts notable

得森林图如图 34-14。

## 二、连续型数据（六变量）

对连续型数据的合并，metan 可后跟六变量，分别是治疗组的样本量、观察指标的均数、标准差、对照组的样本量、观察指标的均数、标准差，如 metan n1 m1 sd1 n2 m2 sd2 等。其选项主要有：cohen，以 Cohen 法合并标准差，为默认选项；hedges，以 Hedge 法合并标准差；glass，以 Glass 法合并标准差；nostandard，合并加权均数差，默认为合并标化均数差；fixed，指定固定效应模型，采用 inverse variance 法，为默认选项；random，指定随机效应模型，采用 DerSimonian & Laird 法。

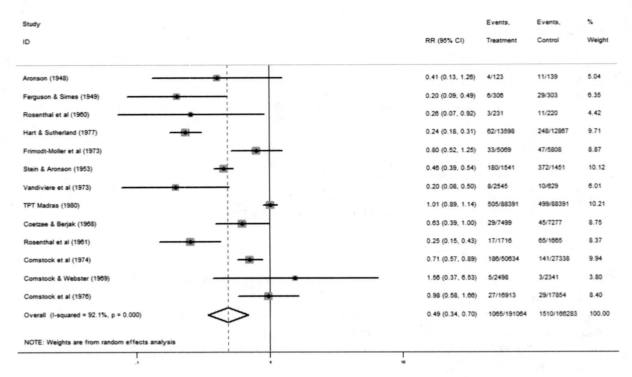

图 34-14　所得森林图

以第 10 章 Peter 等的数据（短程小剂量强的松与安慰剂和非甾体抗炎药干预类风湿关节炎的 Meta 分析）为例，说明 metan 命令在连续型数据 Meta 分析中的应用。选取测量结局为关节压痛指数（rechie's index）的 7 项研究，按图 34-15 所示输入到 Stata 数据管理器中，其中变量 ntreat，mtreat，sdtreat、ncontrol、mtrontrol、sdtrontrl 分别表示治疗组和对照组的总人数、关节压痛指数的均数及标准差。

| | study | year | ntreat | mtreat | sdtreat | ncontrol | mcontrol | sdcontrol |
|---|---|---|---|---|---|---|---|---|
| 1 | Berry | 1974 | 12 | 13 | 11 | 12 | 23.7 | 11.1 |
| 2 | Dick | 1970 | 24 | 17.6 | 8 | 24 | 40.7 | 13 |
| 3 | Geital | 1995 | 20 | 10.8 | 4.7 | 20 | 16.3 | 7.7 |
| 4 | Jasni | 1968 | 9 | 16.2 | 8.7 | 9 | 38.1 | 12.8 |
| 5 | Lee | 1973 | 21 | 30.5 | 16.5 | 21 | 41.4 | 19.8 |
| 6 | Lee | 1974 | 18 | 14.6 | 12.4 | 18 | 26.4 | 15.1 |
| 7 | Stenberg | 1992 | 21 | 6.3 | 1.7 | 21 | 11.1 | 2.5 |

图 34-15　Stata 的数据管理器窗口

如果选择 SMD 中的 cohen d 为效应量，拟合随机效应模型，并绘制森林图，命令如下：

. metan notreat mtreat sdtreat nocontrol mcontrol sdcontrol, label (namevar = study, yearvar = year) random cohen

得数字化结果如下及森林图如图 34-16 所示。

| Study | SMD | [95% Conf. Interval] | | % Weight |
|---|---|---|---|---|
| Berry（1974） | -0.968 | -1.818 | -0.119 | 13.45 |
| Dick（1970） | -2.140 | -2.855 | -1.425 | 14.93 |
| Geital（1995） | -0.862 | -1.512 | -0.213 | 15.67 |

| | | | | |
|---|---|---|---|---|
| Jasni（1968） | −2.001 | −3.156 | −0.846 | 10.44 |
| Lee（1973） | −0.598 | −1.217 | 0.021 | 16.01 |
| Lee（1974） | −0.854 | −1.538 | −0.170 | 15.28 |
| Stenberg（1992） | −2.245 | −3.025 | −1.466 | 14.22 |
| D+L pooled SMD | −1.339 | −1.874 | −0.805 | 100.00 |

Heterogeneity chi-squared =　21.18（d.f. = 6）$p$ = 0.002

I-squared（variation in SMD attributable to heterogeneity）=　71.7%

Estimate of between-study variance Tau-squared =　0.3648

Test of SMD=0：$z$=　4.91 $p$ = 0.000

结果解读：结果给出了异质性检验 $Q$ 统计量和 $I^2$ 统计量结果；给出每一研究的效应量及其 95%CI 的可信区间、合并效应量的点估计及 95% 可信区间为 −1.339（−1.874，−0.805），$P<0.001$。

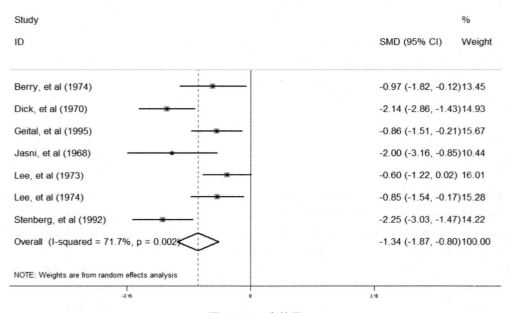

图 34-16　森林图

## 三、效应量及其标准误（二变量）

目前版本的 metan 命令可以合并只含效应量及其标准误的数据，这个功能对那些不适合 2×2 四个表或均数及标准差格式的数据极为有用，例如源于交叉实验的效应量、时间事件分析（如 HR），以及只存在效应量（如 RR 或 OR）和标准误的情况，此时，可以 metan 通过倒方差法合并效应量。要注意的是，在合并 OR 或 RR 时，metan 采用两变量的对数，如 logrr 和 selogrr，结果输出时，可以用 eform 选项返回 OR 或 RR。

针对 Colditz 数据，对四变量进行 Meta 分析时，metan 已经给出了 RR（变量名为_ES）和其对数的标准误（变量名为_selogES），还需要对 RR 取对数，有：

. gen logrr=log（_ES）

. rename _selogES selogrr

接下来进行 Meta 分析，拟合随机效应模型，命令如下：

. metan logrr selogrr, label（namevar= author, yearvar=year）random eform

数字化结果如下，得森林图如图 34-17 所示。

| Study | ES | [95% Conf. Interval] | | % Weight |
|---|---|---|---|---|
| Aronson（1948） | 0.411 | 0.134 | 1.257 | 5.04 |
| Ferguson & Simes（19 | 0.205 | 0.086 | 0.486 | 6.35 |
| Rosenthal et al（196 | 0.260 | 0.073 | 0.919 | 4.41 |
| Hart & Sutherland（1 | 0.237 | 0.179 | 0.312 | 9.72 |
| Frimodt-Moller et（1 | 0.804 | 0.516 | 1.254 | 8.88 |
| Stein & Aronson（195 | 0.456 | 0.387 | 0.536 | 10.12 |
| Vandiviere et al（19 | 0.198 | 0.078 | 0.499 | 6.01 |
| TPT Madras（1980） | 1.012 | 0.895 | 1.145 | 10.22 |
| Coetzee & Berjak（19 | 0.625 | 0.393 | 0.996 | 8.75 |
| Rosenthal et al（196 | 0.254 | 0.149 | 0.431 | 8.37 |
| Comstock et al（1974 | 0.712 | 0.573 | 0.886 | 9.95 |
| Comstock & Webste（1 | 1.562 | 0.374 | 6.528 | 3.80 |
| Comstock et al（1976 | 0.983 | 0.582 | 1.659 | 8.40 |
| D+L pooled ES | 0.490 | 0.345 | 0.695 | 100.00 |

Heterogeneity chi-squared = 152.23（d.f. = 12）$p$ = 0.000

I-squared（variation in ES attributable to heterogeneity）= 92.1%

Estimate of between-study variance Tau-squared = 0.3088

Test of ES=1 : $z$= 4.00 $p$ = 0.000

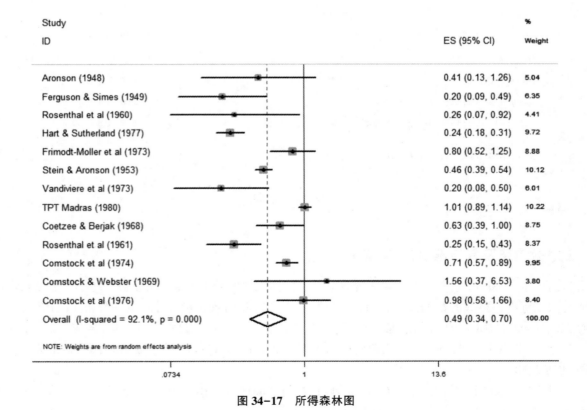

图 34-17　所得森林图

## 四、效应量及其可信区间（三变量）

有些研究是以效应量及其可信区间形式公布的，对于连续型可以直接应用"metan 效应量　可信区间下限　可信区间上限"合并；如果是 OR，RR 或 HR，则需要取对数，其对数标准误可以通过 gen logrr＝（log 可信区间上限－log 可信区间下限）／（2×$Z_{1-\alpha/2}$）计算出，此处 95% 的可信区间 $z=1.96$，然后 OR 或 RR 取对数，其余计算方法同上。

　　如 Etminan 等探讨阿司匹林对老年性痴呆保护作用 Meta 分析的数据，按图 34-18 所示输入 Stata 软件数据管理器中。变量解释：study 表示研究，year 表示发表年限，rr、lci 和 uci 分别表示相对危险比及其 95%CI 下限和上限。

| | study | year | rr | lci | uci |
|---|---|---|---|---|---|
| 1 | In't Veld | 2001 | .86 | .66 | 1.09 |
| 2 | Zandi | 2002 | .67 | .4 | 1.06 |
| 3 | Stewart | 1997 | .46 | .24 | .86 |
| 4 | Fourrier | 1996 | 2.84 | .99 | 8.1 |
| 5 | Henderson | 1997 | 1.66 | .66 | 4.32 |
| 6 | Breitner | 1995 | .19 | .02 | 1.49 |

图 34-18　Stata 数据管理器

　　首先，产生 RR 及其 95% 可信区间的对数值。这是因为在 Meta 分析中，通常要求效应差异度量的对应样本统计量近似服从正态分布。Stata 命令如下：

```
. gen lnrr=ln(rr)
. gen lnll=ln(lci)
. gen lnul=ln(uci)
```

　　接下来即可进行 Meta 分析，并将结果返回 RR，详细列出每一研究随机效应量的权重、效应量及其可信区间；输出森林图，在垂直线上标注研究名称，在合并估计量处绘制垂直虚线，在 x＝1 处绘制垂直线，命令如下：

```
. metan lnrr lnll lnul, eform label(namevar=study, year=year) xlabel(0.5, 1, 1.5, 3, 5, 8) effect(RR) random
```

数字化结果如下，得森林图如图 34-19 所示。

| Study | ES | [95% Conf. Interval] | | % Weight |
|---|---|---|---|---|
| In't Veld | 0.860 | 0.660 | 1.090 | 29.22 |
| Zandi | 0.670 | 0.400 | 1.060 | 23.18 |
| Stewart | 0.460 | 0.240 | 0.860 | 19.30 |
| Fourrier | 2.840 | 0.990 | 8.100 | 11.44 |
| Henderson | 1.660 | 0.660 | 4.320 | 13.14 |
| Breitner | 0.190 | 0.020 | 1.490 | 3.73 |
| D+L pooled ES | 0.850 | 0.546 | 1.323 | 100.00 |

Heterogeneity calculated by formula

　　$Q = SIGMA\_i\{ (1/variance\_i) * (effect\_i - effect\_pooled)^2 \}$

where variance_i = ((upper limit - lower limit)/(2 * z))^2

　　Heterogeneity chi-squared ＝　13.25（d.f. ＝ 5）$p = 0.021$

　　I-squared (variation in ES attributable to heterogeneity) ＝　62.3%

　　Estimate of between-study variance Tau-squared ＝　0.1580

　　Test of ES＝1：$z=0.72$　$p = 0.471$

　　可以发现：结果不但给出了合并效应 RR 的点估计（0.85）和 95% 区间估计（0.55，1.32）及推断结果（相应 $P=0.47$），而且还给出了异质性检验 $Q$ 统计量的计算公式及计算结果、异质性推断结果（$Q=12.35$，$P=0.021$）、$I^2$ 统计量结果 62.3%。

（范博，张天嵩）

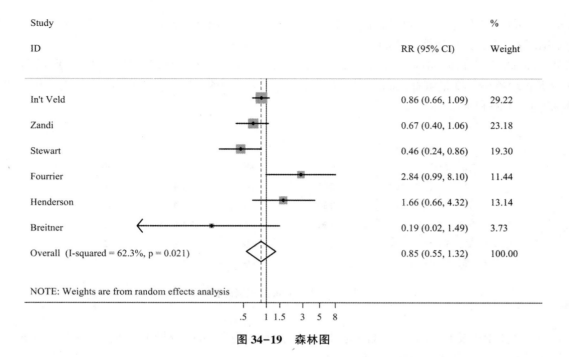

图 34-19　森林图

## 第四节　metaan 命令在 Meta 分析中的应用

经典的 Meta 分析一般分为两步：第一步是针对每项研究，选择合适的统计量进行估计，第二步是赋予每项研究不同的权重进行合并。在第二步中，可以采用固定效应模型和随机效应模型，广泛应用随机模型的计算方法是 DerSimonial & Laird 法，metan 和 meta 命令中也应用了该方法。实际上研究间方差可以更高级的迭代技术来实现，如最大似然估计（maximum likelihood，ML）、截面似然估计（prole likelihood，PL）和限制性最大似然估计（restricted maximumlikelihood，REML），另一种是非参数策略，称之为"排列法（permutations method）"。

Kontopantelis 等编写"metaan"这一新的宏命令可以针对不同的效应模型、采用不同的方法进行统计分析，但它与"metan"相比较，选择项比较少，而且需要用户获得研究的效应量和标准误，因此又编写了"metaeff"命令获得相应的效应量和标准误，请注意，这两个命令需要在 Stata9.2 以上版本中运行，在本节中，主要介绍联合使用这两种命令完成 Meta 分析。

### 一、metaeff 命令

metaeff 命令提供一种计算每项研究的效应量及其标准误的方法，其命令行操作格式：

metaeff 变量 1 变量 2，[选择项]

其中：变量 1 为效应量，如 eff，变量 2 为效应量的标准误，如 seeff 等。

在选择中，主要的有：ni( )表示干预组总人数，nc( )表示对照组总人数，i( )表示干预组发生事件人数，c( )表示对照组发生事件人数；voval( )表示 OR；ci95lo( )、ci95up( )分别表示 MD 或 OR 的 95% 可信区间下限和上限。md( )表示 MD（不是标化的 MD）；meani( )表示干预组的均数，meanc( )表示对照组的均数，sdi( )表示干预组的标准差，sdc( )表示对照组的标准差；ci95loi( )、ci95upi( )分别表示干预组均数的 95% 可信区间，ci95loc( )、ci95upc( )分别表示对照组均数的 95% 可信区间。P( )表示两样本 t 检验的 P 值，t( )表示两样本 t 检验的 t 值（自由度 df=ni+nc-2）。OR 表示选择 OR，默认为 RD；owrite，新产生的变量覆盖已存在的相同名称的变量。

metaeff 采用的方法依据《Cochrane 手册》，根据不同数据类型、已获得的具体数据及相应统计量，采用不同的方法，见表 34-2。

表 34-2　计算效应量的方法选择

| 数据类型 | 方法 | 效应量 | 已获得数据 |
|---|---|---|---|
| 二分类数据 | 方法 1a | RD | ni, nc, i, c |
|  | 方法 1b | OR | ni, nc, i, c |
|  | 方法 2 | OR | ni, nc, orval, ci95lo 和 ci95up |
| 连续型数据 | 方法 3 | MD | ni, nc, md(或: meani 和 meanc), ci95lo 和 ci95up |
|  | 方法 4 | MD | ni, nc, md(或: meani 和 meanc), sdi 和 sdc |
|  | 方法 5 | MD | ni, nc, md(或: meani 和 meanc), ci95loi, ci95upi, ci95loc 和 ci95upc |
|  | 方法 6 | MD | ni, nc, md(或: meani 和 meanc)和 p(或 t) |
| 二分类或连续型数据 | 方法 7 | Z | ni, nc 和 p(或 t) |

　　该命令在未获得"标准的数据"情况下非常有用,如以《Cochrane 手册》中的例子: 某一研究中, 干预组的样本量、均数及其 95% 可信区间分别为 25、32.1 (30.0, 34.2), 对照组的样本量、均数及其 95% 可信区间分别为 22、28.3 (26.5, 30.1), 我们 metaeff 命令计算该研究的效应值, 过程如下:

　　因为数据比较少, 手工输入, 命令如下:

. input ni nc meani meanc ci95loi ci95upi ci95loc ci95upc

. 25 22 32.1 28.3 30.0 34.2 26.6 30.1

. end

　　计算该研究的效应量, 命令如下:

. metaeff eff seeff, ni(ni) nc(nc) meani(meani) meanc(meanc) ci95loi(ci95loi) ci95upi(ci95upi) ci95loc(ci95loc) ci95upc(ci95upc)

　　查看一下结果, 命令及结果如下:

. disp eff seeff

. 82805854.29232609

## 二、metaan 命令

metaan 命令行操作格式为:

metaan 变量 1 变量 2, 模型[选择项]

　　其中, 变量 1 和变量 2 分别为研究的效应量及其标准误。可选用的模型有: fe( ), 采用固定效应模型; dl( ), 采用 DerSimonian-Laird 随机效应模型; ml( ), 采用最大似然估计随机效应模型; reml( ), 采用限制性最大似然估计随机效应模型; pe( ), 采用截面似然估计随机效应模型。

　　在选择项中, varc, 以研究内方差代替变量 2 默认的标准差或标准误; label( ), 在结果中显示研究; forest, 绘制森林图; forestw( ), 通过调整权重, 调整森林图。

　　对于 Peter 等的数据(连续型数据), 我们先用"metaeff"产生每项研究的效应量及其标准误, 然后再以"metaan"命令进行 Meta 分析, 过程如下:

. metaeff eff　seeff, ni(notreat) nc(nocontrol)　meani(mtreat) meanc(mcontrol) sdi(sdtreat) sdc(sdcontrol)

. metaan eff seeff, pl label(study) forest

　　主要结果如下:

Profile Likelihood method selected

| Study | Effect | [95% Conf. Interval] | | % Weight |
|---|---|---|---|---|
| Berry | −0.968 | −1.768 | −0.168 | 12.97 |
| Dick | −2.140 | −2.706 | −1.574 | 15.55 |
| Geital | −0.862 | −1.482 | −0.242 | 14.96 |

| Jasni | -2.001 | -2.925 | -1.077 | 11.68 |
| Lee | -0.598 | -1.203 | 0.007 | 15.12 |
| Lee | -0.854 | -1.507 | -0.201 | 14.59 |
| Stenberg | -2.245 | -2.850 | -1.640 | 15.12 |
| Overall effect (pl) | -1.376 | -1.952 | -0.803 | 100.00 |

ML method succesfully converged

PL method succesfully converged for both upper and lower CI limits

Heterogeneity Measures

| | value | df | $p$-value |
| --- | --- | --- | --- |
| Cochrane Q | 29.14 | 6 | 0.000 |
| $I^2(\%)$ | 74.70 | | |
| $H^2$ | 2.95 | | |
| | value | [95% Conf. Interval] | |
| $tau^2$ est | 0.335 | 0.000 | 1.468 |

Estimate obtained with Maximum likelihood – Profile likelihood provides the CI

PL method succesfully converged for both upper and lower CI limits of the $tau^2$ estimate

结果给出了异质性检验 $Q$ 统计量、$I^2$、$H^2$ 等统计量及 $tau^2$ 大小，合并效应量点估计及 95%可信区间为-1.376(-1.952，-0.803)，与"metan"所用 D-L 法所得的-1.339(-1.874，-0.805)稍有差异，森林图见图 34-20 所示。

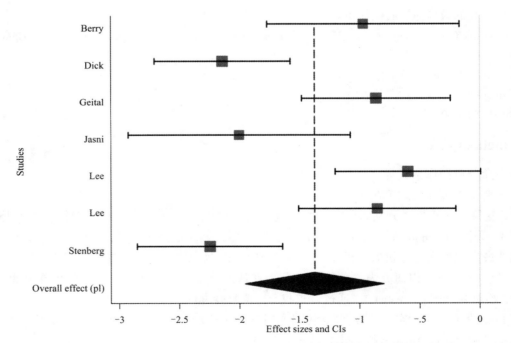

图 34-20 所得森林图

metaan 是一个新而有用的 Meta 分析命令，在某些情况下，比经典的 D-L 法更好地执行模型，需要改进的地方在森林图绘制和实现更多的模型方面。

（张天嵩）

## 第五节　metareg 命令在 Meta 回归中的应用

在系统评价中，如果研究间存在异质性，则必须对异质性进行处理。在系统评价/Meta 分析制作过程中，Meta 回归分析常用来探索研究间异质性的来源及大小，并进一步阐释异质性对 Meta 分析中合并效应的影响。目前，Stata、SAS、R 软件等都可以提供 Meta 回归分析方法，其中 Stata 的应用最为广泛。本节将以实例说明 Stata 软件 metareg 命令实现 Meta 回归的具体方法。

### 一、Meta 回归分析的定义

Meta 回归分析本质上是一种观察性研究，它采用回归分析的方法，探讨某些试验或病例特征（协变量）对 Meta 分析中合并效应的影响，以试图明确各研究之间异质性的来源，探讨协变量对合并效应的影响。Meta 回归分析中的协变量可以是试验干预的剂量、给药途径、疗程、患者的性别、年龄、研究的样本量等各种研究水平上的一般特征，也可以是单项研究内所包含病例的综合特征，如患者的平均年龄，平均身高等，但并不能采用单个患者的身高、体重等指标作为 Meta 回归分析的协变量。对于单个患者的资料，其他的一些统计学方法，如线性回归、logistic 回归模型，较 Meta 回归分析的统计效能更高。

### 二、Meta 回归分析的统计学方法

由于 Meta 回归分析可以直接探索 Meta 分析中合并效应的异质性来源，并能够建立回归模型，用来描述研究对象特征与 Meta 分析合并效应之间的关系，因此，在 Meta 分析中得到了广泛应用。目前已提出多种 Meta 回归分析的统计学方法。例如，在早期的研究中，多采用固定效应模型的 Meta 回归分析，1995 年以后，出现了随机效应模型的 Meta 回归分析。在随机效应模型中，又有多种方法用于估计回归方程中的系数和研究间的变异，包括最大似然法、矩量法、限制性最大似然法、经验 Bayes 估计以及完全 Bayes 估计等，Thompson 于 1999 年针对各种方法优缺点，做了较系统的综述。

本书中仅向读者介绍目前较为常用的随机效应模型中的限制性最大似然估计法，建立 Meta 回归模型：若以 $y$ 代表效应指标的对数（如分类变量中，可以采用 $\log(\text{OR})$），$i$ 代表第 $1\sim k$ 项研究，并假定 $yi$ 服从正态分析。由于规模大的研究得出的结果将更加可靠，对合并效应的贡献值也越大，因此，分析中需要根据样本的大小对每一研究的效应量进行加权处理。$yi$ 通过下面的公式计算：

$$y_i \sim N(\alpha+\beta x_i,\ v_i+\tau^2)。$$

其中 $x$ 表示研究的特征，即回归分析中的协变量。$\alpha$ 为常数项，即当 $x$ 值为 0 时 $y$ 值的大小；$\beta$ 表示在 $x$ 每改变一个单位时 $y$ 值的变化，即回归系数。$v$ 表示研究内部效应指标的变异，$\tau^2$ 表示各研究之间的变异。在限制性最大似然估计法中，$\tau^2$ 值通过迭代的方法，用以下公式来计算：

$$\tau^2 = \sum w^{*\,2}{}_i\{[k/(k-2)](y_i-\hat{\alpha}-\hat{\beta}x_i)^2-v_i\}/\sum w_i^{*\,2}。$$

其中 $wi^*$ 表示第 $i$ 项研究的权重，$wi^* = 1/(vi+\tau^2)$。

感兴趣的读者可以参考本章的参考文献，了解其他有关的 Meta 回归统计模型。

### 三、Meta 回归分析在 Stata 中的实现

Stata 的 Meta 回归分析命令是 metareg，它最早发布于 1998 年，2004 年进行了重要更新。如需安装，则在 Stata 命令窗口中键入："ssc install metareg"命令，可以自动安装在默认目录下。

metareg 的命令语法格式为：

*metareg depvar* [*varlist*]*, wsse(varname)* [选择项]

其中，depvar：因变量，为每一项研究的治疗效应量，一般取 $\log(\text{or})$ 或 $\log(\text{rr})$；varlist 为协变量，可选或不选，可选一项或多项；wsse(varname)是不可任意选择的，必须为研究间因变量（depvar）的标准误，且必须大于 0。

常用的选择项有：reml，指定用限制性最大似然法（REML）估计（研究间）方差分量 $\tau^2$，如果不指定 permute( )，此项为默认；mm，指定用矩法（动差法）估计（研究间）方差分量 $\tau^2$，当指定 permute( ) 时，此项为默认；knapphartung，根据 Knapp 和 Hartung 建议对估计系数的方差所做的修正，用 $t$ 分布计算 $P$ 值和可信区间；z，knapphartung 法不适用时，选用此法，用标准正态分布计算 $P$ 值。permute(#)：用蒙特卡罗模拟法检验计算 $P$ 值，处理多重检验时，也可计算最大至最小显著性意义的协变量的 $P$ 值。#表示指定实行随机模拟的次数，数字越大，$P$ 值越精确，但需时较长。

需要指出的是，最初 metareg 命令是由 Sharp 编写，提供随机效应的 Meta 回归分析模型的 4 种方法：限制性最大似然法、最大似然法、矩法、经验性 Bayes 法。其中限制性最大似然法、矩法是比较好的两种方法，应用经验性 Bayes 法时应小心；在 2004 年，Harbord 在原来的 metareg 命令基础上，做了重要的修订，它利用 Stata 自带的最大似然比法，从而使限制性最大似然达到最大化，因此即使对同一数据进行计算，结果也与 Sharp 编写 metareg 命令（采用近似迭代法）所得出的结果不一致。它可以分析连续变量或分类变量，可以分析单个协变量或多个协变量。

### （一）单个协变量（covariate）的 Meta 回归分析

以 Liu 等的白癜风与 HLA-A2 相关性的 Meta 分析中的数据为例，按图 34-21 并录入 Stata 软件数据管理器中，各种变量为：trnamyr 表示文献作者及发表的年份；casep 表示白癜风患者中 HLA-A2 阳性例数；casen 表示白癜风患者中 HLA-A2 阴性例数；ctrlp 表示对照中 HLA-A2 阳性例数；ctrln 表示对照中 HLA-A2 阴性例数；score 表示研究质量评分；subject 表示研究对象的数量；race 表示研究对象的种族；language 表示研究对象所讲的官方语言。

| | trnamyr | casep | casen | ctrlp | ctrln | score | subject | race |
|---|---|---|---|---|---|---|---|---|
| 1 | Kachru （1978） | 23 | 25 | 26 | 81 | 7 | 155 | Black |
| 2 | Metzker （1980） | 31 | 46 | 131 | 331 | 5 | 539 | Mixed |
| 3 | Minev （1985） | 95 | 40 | 544 | 541 | 4 | 1220 | Asian |
| 4 | Dai （1990） | 63 | 37 | 50 | 66 | 6 | 216 | Asian |
| 5 | Ando （1993） | 17 | 22 | 256 | 288 | 4 | 583 | Asian |
| 6 | Schallreuter （1993） | 65 | 37 | 190 | 210 | 8 | 502 | Caucasian |
| 7 | Venneker （1993） | 32 | 16 | 359 | 344 | 5 | 751 | Caucasian |
| 8 | Valsecchi （1995） | 18 | 15 | 208 | 235 | 6 | 476 | Caucasian |
| 9 | Buc （1996） | 51 | 16 | 334 | 426 | 5 | 827 | Caucasian |
| 10 | Wang （2000） | 70 | 25 | 52 | 48 | 9 | 195 | Asian |
| 11 | Tastan （2004） | 22 | 11 | 47 | 53 | 4 | 133 | Caucasian |

**图 34-21　Stata 数据管理器**

先用 metan 命令判断研究间有无异质性，为了节省篇幅，我们令 metan 命令不产生森林图，在命令操作窗口键入：

. metan casep casen ctrlp ctrln, label( namevar = trnamyr ) randomi or nograph

数字化结果如下：

| Study | OR | [95% Conf. Interval] | | % Weight |
|---|---|---|---|---|
| Kachru( 1978) | 2.866 | 1.398 | 5.878 | 6.78 |
| Metzker( 1980) | 1.703 | 1.034 | 2.803 | 10.92 |
| Minev( 1985) | 2.362 | 1.602 | 3.482 | 14.05 |
| Dai( 1990) | 2.248 | 1.300 | 3.886 | 9.77 |
| Ando( 1993) | 0.869 | 0.452 | 1.673 | 7.73 |
| Schallreuter( 1993) | 1.942 | 1.240 | 3.042 | 12.23 |
| Venneker( 1993) | 1.916 | 1.033 | 3.556 | 8.36 |
| Valsecchi( 1995) | 1.356 | 0.666 | 2.758 | 6.89 |

| | | | | |
|---|---|---|---|---|
| Buc(1996) | 4.065 | 2.277 | 7.258 | 9.10 |
| Wang(2000) | 2.585 | 1.416 | 4.719 | 8.66 |
| Tastan(2004) | 2.255 | 0.990 | 5.138 | 5.51 |
| D+L pooled OR | 2.075 | 1.667 | 2.581 | 100.00 |

　　Heterogeneity chi-squared =　15.91 (d.f. = 10) $p$ = 0.102

　　I-squared (variation in OR attributable to heterogeneity) = 37.2%

　　Estimate of between-study variance Tau-squared =　0.0493

　　Test of OR=1 : $z$=　6.54 $p$ = 0.000

结果解释：对异质性的 $\chi^2$ 检验，$P$=0.102，OR 值变异对异质性的贡献 $I^2$=37.2%，研究之间的方差分量=0.0493，表明所纳入的各研究之间存在轻度~中度的异质性，需要探索异质性来源。

　　为确定异质性的来源，我们分别根据白癜风的临床类型、研究质量评分及研究对象的种族来源进行亚组分析，结果仅能明确异质性来自于针对亚洲人群中非节段性白癜风的质量较低的研究，过程从略，有兴趣的读者可以参照上一节 metan 命令自行计算。

　　接下来，进行 Meta 回归分析，考虑到本例纳入研究的数量及统计学效能，为避免数据挖掘的情况，我们针对文献质量评分(score)、种族(race)分别进行 Meta 回归分析。

　　在上述 Meta 分析过程中，"metan"已经给出了 OR(变量名为_ES)和其对数的标准误(变量名为_selogES)，可以用 gen 命令产生效应量 OR 的对数及对数标准误：

. gen logor=log(_ES)

. gen selogor=_selogES

　　首先，如果采用 REML 法，建立 OR 值(实际是 OR 的对数值 logor，下同)对单个协变量——研究质量评分(score)的回归模型，命令如下：

. metareg logor score, wsse(selogor) knapphartung reml

数字化结果如下：

| | | | | |
|---|---|---|---|---|
| Meta-regression | | Number of obs | = | 11 |
| REML estimate of between-study variance | | tau2 | = | .06294 |
| % residual variation due to heterogeneity | | I-squared_res | = | 42.15% |
| Proportion of between-study variance explained | | Adj R-squared | = | -39.33% |
| With Knapp-Hartung modification | | | | |

| logor | Coef. | Std. Err. | t | P>\|t\| | [95% Conf. Interval] | |
|---|---|---|---|---|---|---|
| score | .046707 | .07349 | 0.64 | 0.541 | -.119539 | .212953 |
| _cons | .4602654 | .4387214 | 1.05 | 0.321 | -.5321914 | 1.452722 |

　　结果列出了效应量 OR 对质量评分(score)的回归系数(Coef.)、回归系数的标准误(Std. Err)、对回归系数的检验统计量($t$)、$P$ 值及 95%可信区间。可以发现：$P$=0.541，提示质量评价与异质性无关。

　　最后，探讨种族与异质性的关系。因为种族是分类变量，首先要对其进行哑变量赋值，所用命令为：

. tabulate race, generate(racenew)

赋值后，将产生 racenew1~racenew4 共计 4 个哑变量，为了增加可读性，我们已将 racenew1~racenew4 分别更改为相应的单词，如 Asian、Black、Caucaioan、Mixed 等，如表 34-3。

表 34-3　对种族"race"进行哑变量赋值

| race | Asian | Black | Caucaioan | Mixed |
|------|-------|-------|-----------|-------|
| Asian | 1 | 0 | 0 | 0 |
| Black | 0 | 1 | 0 | 0 |
| Caucaioan | 0 | 0 | 1 | 0 |
| Mixed | 0 | 0 | 0 | 1 |

然后进行 Meta 回归分析，命令如下：

. rename racenew1 Asian

. rename racenew2 Black

. rename racenew3 Caucaioan

. rename racenew4 Mixed

. metareg logor Asian Black Caucaioan Mixed, wsse(selogor) knapphartung reml

数字化结果如下：

| | | | | | | |
|---|---|---|---|---|---|---|
| Meta-regression | | | | Number of obs | = | 11 |
| REML estimate of between-study variance | | | | tau2 | = | .09438 |
| % residual variation due to heterogeneity | | | | I-squared_res | = | 51.27% |
| Proportion of between-study variance explained | | | | Adj R-squared | = | -108.94% |
| Joint test for all covariates | | | | Model F(3, 7) | = | 0.28 |
| With Knapp-Hartung modification | | | | Prob > F | = | 0.8382 |

| logor | Coef. | Std. Err. | t | P>\|t\| | [95% Conf. Interval] | |
|-------|-------|-----------|---|---------|----------------------|---|
| Asian | -.3923981 | .5317891 | -0.74 | 0.485 | -1.649879 | .8650832 |
| Caucaioan | -.2738506 | .5282545 | -0.52 | 0.620 | -1.522974 | .9752727 |
| Mixed | -.5207042 | .6356745 | -0.82 | 0.440 | -2.023835 | .9824271 |
| _cons | 1.052971 | .488189 | 2.16 | 0.068 | -.1014126 | 2.207355 |

结果提示种族与异质性无关。这个例子说明，即使研究存在异质性，进行 Meta 回归分析也不一定能挖掘到异质性来源。

### (二)多个协变量(covariate)的 Meta 回归分析

为了便于说明多协变量 meta 回归的操作方法，以 Stata 软件 metareg 命令的自带数据"cholesterol.dta"为例演示整个 Meta 回归的操作过程以及结果解读。在联网情况下，在 Stata 软件的命令窗口键入"search metareg"，单击 sbe23_1 后进入程序包及数据下载界面，然后把软件中自带的数据下载至当前安装目录下。并将数据经过整理成如图 34-22 所示，变量解释如下：trialname 为研究名称，intervention 为干预措施的具体形式(分类变量)，cholreduc 为胆固醇的降低量，sc 为试验组的事件数，fc 为试验组未发生事件数，se 为对照组事件数，fe 为对照组未发生事件数，其中"干预措施的具体形式"与"胆固醇的降低量"为协变量。

本例继续以 OR 为效应指标进行 Meta 回归分析。命令窗口键入以下命令：

. metan sc fc se fe, label(namevar=trialname) randomi or nograph

首先做常规 Meta 分析并进行异质性检验，具体结果从略，可以发现：对异质性的 $\chi^2$ 检验，$P = 0.005$，OR 值变异对异质性的贡献 $I^2 = 45.7\%$，研究之间的方差分量为 $\tau^2 = 0.0294$，表明所纳入的各研究之间存在中等程度的异质性，需要进一步探索异质性来源。

接下来以"干预措施的具体形式"与"胆固醇的降低量"为协变量，采用 REML 法进行多个协变量的 Meta 回归分析，命令为：

. gen logor=log(_ES)

. gen selogor=_selogES

. metareg logor intervention cholreduc, wsse(selogor) knapphartung reml

| | trialname | intervention | cholreduc | sc | fc | se | fe |
|---|---|---|---|---|---|---|---|
| 1 | WHO | Drug | .55 | 210 | 5086 | 173 | 5158 |
| 2 | Newcastle | Drug | .68 | 85 | 168 | 54 | 190 |
| 3 | Scottish | Drug | .85 | 75 | 292 | 54 | 296 |
| 4 | CDP | Drug | .55 | 936 | 1853 | 676 | 1546 |
| 5 | VA drug-lipid | Drug | .59 | 69 | 215 | 42 | 103 |
| 6 | Stockholm | Drug | .84 | 101 | 175 | 73 | 206 |
| 7 | LRC | Drug | .65 | 193 | 1707 | 157 | 1749 |
| 8 | NHLBI | Drug | .85 | 11 | 61 | 6 | 65 |
| 9 | Upjohn | Drug | .49 | 42 | 1087 | 36 | 1113 |
| 10 | McCaughan | Drug | .68 | 2 | 28 | 2 | 86 |
| 11 | Helsinki w/o IHD | Drug | .69 | 84 | 1946 | 56 | 1995 |
| 12 | CLAS | Drug | 1.35 | 5 | 89 | 1 | 93 |
| 13 | Minnesota | Diet | .7 | 121 | 4395 | 131 | 4410 |
| 14 | Los Angeles | Diet | .87 | 65 | 357 | 52 | 372 |
| 15 | MRC | Diet | .95 | 52 | 142 | 45 | 154 |
| 16 | Oslo | Diet | 1.13 | 81 | 148 | 61 | 168 |
| 17 | Sydney | Diet | .31 | 24 | 213 | 37 | 184 |
| 18 | St Mary's | Diet | .61 | 11 | 41 | 8 | 20 |
| 19 | London Hospitals | Diet | .57 | 50 | 84 | 47 | 83 |
| 20 | POSCH | Surgery | 1.43 | 125 | 292 | 82 | 339 |
| 21 | EXCEL | Drug | 1.08 | 20 | 1643 | 62 | 6520 |
| 22 | FATS | Drug | 1.48 | 0 | 52 | 2 | 92 |
| 23 | Gross | Drug | .56 | 0 | 29 | 1 | 22 |
| 24 | STARS | Diet | 1.06 | 5 | 25 | 3 | 57 |
| 25 | DART | Diet | .26 | 144 | 871 | 132 | 886 |
| 26 | Helsinki w. IHD | Drug | .76 | 24 | 293 | 35 | 276 |
| 27 | Sahni | Drug | .54 | 4 | 74 | 3 | 76 |
| 28 | Begg | Drug | .68 | 19 | 60 | 7 | 69 |

**图 34-22　Stata 数据管理器**

数字化结果如下：

| Meta-regression | | | Number of obs | = | | 28 |
|---|---|---|---|---|---|---|
| REML estimate of between-study variance | | | tau2 | = | | .009078 |
| % residual variation due to heterogeneity | | | I-squared_res | = | | 29.47% |
| Proportion of between-study variance explained | | | Adj R-squared | = | | 71.01% |
| Joint test for all covariates | | | Model F(2, 25) | = | | 4.75 |
| With Knapp-Hartung modification | | | Prob > F | = | | 0.0178 |

| logor | Coef. | Std. Err. | t | P>\|t\| | [95% Conf. Interval] | |
|---|---|---|---|---|---|---|
| intervention | −.1159537 | .0893483 | −1.30 | 0.206 | −.2999699 | .0680625 |
| cholreduc | .610545 | .1980685 | 3.08 | 0.005 | .2026153 | 1.018475 |
| _cons | −.0550705 | .1517233 | −0.36 | 0.720 | −.3675504 | .2574094 |

　　结果解读：将两个复合变量引入回归模型后，研究间的方差分量由 0.0294 降为 0.009078，表明可以解释其 30.9% 的异质性来源。这个例子说明，Meta 回归分析不可能充分解释所有的异质性，允许剩余异质性的存在。

　　值得注意的是，在这个例子中"intervention"为分类变量，分类变量应该是没有大小之分的变量，而我们在赋值时把其赋值为"1、2、3"，事实上这种处理办法是不合理的，正确的做法应该是首先将分类变量拆分为哑变量，然后进行 Meta 回归分析。在上面的演示中笔者已经介绍了使用"tabulate"命令把分类变量拆分为哑变量，但是操作比较繁琐，读者也可以尝试以下命令，自动对分类变量进行拆分然后把拆分后的协变量带入回归方程，具体命令如下：

```
. xi：metareg logor i. intervention cholreduc，wsse(selogor) knapphartung reml
```

数字化结果如下：

| Meta-regression | | | | Number of obs | = | 28 |
|---|---|---|---|---|---|---|
| REML estimate of between-study variance | | | | tau2 | = | .008785 |
| % residual variation due to heterogeneity | | | | I-squared_res | = | 30.23% |
| Proportion of between-study variance explained | | | | Adj R-squared | = | 71.94% |
| Joint test for all covariates | | | | Model F(3, 24) | = | 3.32 |
| With Knapp-Hartung modification | | | | Prob > F | = | 0.0369 |

| logor | Coef. | Std. Err. | t | P>\|t\| | [95% Conf. Interval] | |
|---|---|---|---|---|---|---|
| _Iintervent_2 | -.1587992 | .1058796 | -1.50 | 0.147 | -.377324 | .0597256 |
| _Iintervent_3 | -.0602997 | .2859595 | -0.21 | 0.835 | -.6504911 | .5298917 |
| cholreduc | .5078996 | .2392631 | 2.12 | 0.044 | .0140847 | 1.001714 |
| _cons | -.0951559 | .1683837 | -0.57 | 0.577 | -.4426828 | .2523711 |

结果解读：把"intervention"自动拆分为哑变量后进行 Meta 回归，"intervention"对于回归模型没有贡献，或者说不同的"intervention"不是异质性的一个来源，对应的 $P$ 值分别为 0.147 和 0.835。

## 四、应用 Meta 回归分析的注意事项

由于 Meta 回归分析属于 Meta 分析的一部分，所以它要遵循 Meta 分析的一般规律，符合 Meta 分析的特点；同时，它也要遵循回归分析的一般规律，比如回归要求有一定数量的样本量，太小的样本量检验效能较低，即便原本存在差异也可能检测不出来。另外，Meta 回归分析自身也有一定的局限性，比如可能造成一些偏倚和误差，所以对 Meta 分析及 Meta 回归分析的结果进行解释时，应充分了解其局限性，这种局限性甚至有可能影响到整个研究结果的可信度。具体说来在进行 Meta 回归分析时，应注意：

### （一）对回归关系的直观描述

完成 Meta 回归分析后，建立了回归模型，可以根据 $\alpha$ 和 $\beta$ 的值，做出相应的图形，继续以实例 5 的数据为例进行演示，在 Stata 中执行如下命令：

```
. metan sc fc se fe, label(namevar=trialname) randomi or nograph
. gen logor=log(_ES)
. gen selogor=_selogES
. metareg logor cholreduc, wsse(selogor) knapphartung reml graph
```

如图 34-23，作者以胆固醇降低的含量为协变量，以结局指标的优势比为因变量，建立回归模型。该图直观地显示出所分析的最小单位是试验，而不是单个的患者或者受试者。图中用圆的面积来表示每一研究治疗估值的大小，直观地展示了每一试验所提供信息的多少及对结果的影响。如果试验数较少，即使每一试验包含了很多患者，Meta 回归分析结论的可信度也会受到影响。

### （二）Meta 回归选择使用的效应模型

进行 Meta 回归分析时需要对每一研究进行加权，使更精准的研究在分析时所占的比重更大。每一个试验的权重应该等于试验内方差及试验间方差残余之和的倒数，这与随机效应分析一致。当权重仅等于试验内方差的倒数时，则成为固定效应的 Meta 回归分析。在统计学中，不可能使所有的异质性都得到充分的解释，必须承认"残差异质性"的存在，所以采用随机效应的 Meta 回归分析较之固定效应模型更为合适。如果存在残差异质性，随机效应分析产生回归系数的可信区间较固定效应的宽。

### （三）Meta 回归分析的适用范围

即使最初的异质性检验不存在显著性，仍然适合用 Meta 回归分析。因为通常情况下，这种对异质

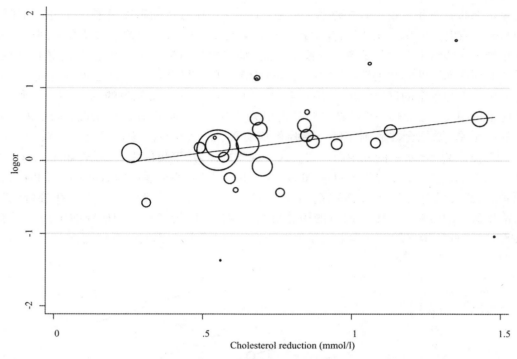

图 34-23  结局指标的优势比对数值相对胆固醇降低量的 Meta 回归分析

性的检验效能较低，所以，一个非显著性的检验结果并不等同于缺乏异质性。而且，对试验结果"过度离散"的检验也不能明确异质性是否与特定的协变量有关。由于每一个 Meta 分析中所纳入研究的多样性，必定导致了异质性，我们是否能够碰巧检验到它的存在并不重要，就这一点来说，Meta 回归分析在任何情况下都是适用的。

**（四）Meta 回归与亚组分析的关系**

针对连续型变量，人们很容易会想到用 Meta 回归分析，然而实际上，异质性往往是在亚组分析中被发现的。亚组分析实际上等同于 Meta 回归分析中试验水平上的分类协变量。一次亚组分析只能分析一个变量，如果试验中有多个特点需要分析，如性别、种族、地域、试验设计、干预措施等等，过多的亚组分析将使整个 Meta 分析变得复杂，难以理解。这种情况下用 Meta 回归分析将使结果变得简单，一目了然。

**（五）Meta 回归分析的局限性**

虽然 Meta 回归分析有广泛的用途，但在实际应用中，我们要留意 Meta 回归分析固有的局限和缺陷，只有这样才能正确地运用它来为我们服务。

1. 混杂偏倚  Meta 回归描述的是试验之间的相关。虽然原始的研究可能是一些随机对照试验，但 Meta 回归是将各项研究汇总，所以并不具备随机化所具有的优势。我们可以将 Meta 回归看作是一个"实验流行病学"研究，它具有与其他观测流行病学研究相同的缺陷，特别是混杂偏倚。因此，当结果与试验的某一特点相关时，可能实际上反映了研究结果与其他的试验特点相关，不管这些特点之间的相关性是已知还是未知。这是 Meta 回归的一个独特的问题，因为各试验之间存在很多不同的特征，而这些特征之间可能存在高度相关。

2. 测量误差  Meta 回归有时用来分析治疗作用是否受到潜在风险因素的影响，潜在风险通常由每一试验中对照组事件风险率来表示，对这一关系的 Meta 回归通常是对其平均数的回归，然而这种分析并不完善。因为针对对照组风险（协变量）的测量误差也会出现在因变量（治疗作用）中，导致人工引起的负相关。针对这一关系，需要更复杂的模型来确定测量误差的附属性，进而明确治疗作用与潜在风险间的真实关系。

3. 统计学上的相关并不等于真正的事实相关　理论上，Meta 回归可以用来分析试验的任何特点带给结果的影响。有时人们用 Meta 回归探索各试验结果与试验内的患者的平均特征之间的关系，如患者的平均年龄。这些结果有时很难解释。首先，如果研究中样本量较小，由此所计算的平均数可能由于测量误差的存在而影响到相关性；其次，也是更为重要的，与患者平均数之间的关系，对于各个试验的合并分析结果与单个的试验结果并不一定相同。图 34-24 是一个假设的例子，每一研究中，年龄与治疗效应呈负相关，但汇总分析的结果却是正相关。当然也可以存在其他情况，如单项研究中，年龄与治疗效应无关，数据合并后则年龄与治疗效应有关，或者相反。这种情况在实践中是可以出现的，由于试验水平或个体水平的混杂而导致。这一现象被称为"聚集偏倚"（aggregation bias）、"生态偏倚"（ecological bias）、"生态混杂"（ecological confounding）或"生态学谬误"（ecological fallacy），如果没有单个患者的资料，无法进行深入的探究，也难以对结果做出合理的解释。同样，在分析试验中的平均剂量对治疗效应的影响时，Meta 回归的用途也是有限的，因为来自不同研究的平均值可能彼此相似，难以区别，由此所得出的统计学上无显著性的相关并不等同于真实的不相关。

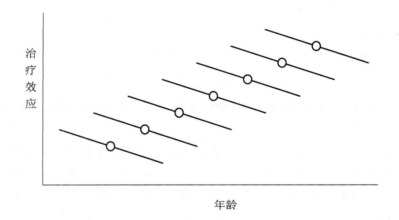

图 34-24　平均年龄对治疗效应的 Meta 回归分析

4. 原始数据的获取　能否顺利完成 Meta 回归分析，关键要看能否从原始文献中获取充足的数据。Meta 回归要求能从原始文献中得到对治疗作用的估值、估值的方差以及所要分析的协变量的值。不能进行 Meta 回归分析的一个常见原因是无法获取这些数据。为了进行 Meta 回归分析而舍弃一部分资料，仅仅留下提供了充足信息的那一部分试验，这种处理往往会使结果出现偏倚。通常的系统综述中仅包含了极少数的研究，如有人分析了 39 个来自 Cochrane 协作网的系统综述，只有一个系统综述纳入了 15 个以上可以获得原始数据的研究。

5. 假阳性结论　在进行研究时，有时为了得出一些所谓"有意义"的结论，研究人员可能没有作任何预定义的假设就开始分析所有的数据，这就是所谓的"数据捕捞"（Data dredging）或称"数据挖掘"。在探索异质性来源的过程中，数据挖掘常常会导致假阳性结果。所以，在实践中我们一定要记住，数据挖掘是 Meta 回归分析的主要缺陷，更准确是说，应该是：数据挖掘是研究人员在进行 Meta 回归分析时经常犯的主要错误。通常情况下，Meta 分析中只纳入了少数的几项研究，却可能会有很多试验特点或患者的特点导致异质性的产生。研究人员往往会对每一个特点进行多重分析，这些分析通过软件包可能做起来很容易。但这样的多重分析往往会导致数据挖掘，并极有可能出现假阳性结果

由 Meta 分析得出的假阳性结论是十分有害的。例如，在单个试验中，针对多个亚组的多重分析的结论可以看作是提出假说而不是检验假说，这些假说可能在其他的试验中加以验证。而在 Meta 分析中，它累积了针对某一特定问题的全部证据，没有可能再对它进行外部的检验或确认（至少在更多试验出现之前这是不可能的）。这种无法得以验证的结论是投机性的，如果它是假阳性的，依据它进行

健康决策,其危害是不言而喻的。

避免假阳性结论的唯一方法是预先明确将要对哪些协变量进行 Meta 回归。第一,是需要一个草案,明确在研究过程中所要分析的协变量。Cochrane 的系统综述通常具备这些草案,然而,发表在其他杂志上的系统综述和 Meta 分析大都没有草案。第二,为了使这些对异质性研究的决定确实是预先设定的,研究草案应该在对任何试验结果毫不知情的情况下制订。但是在实际工作中不可能做到。

除了对研究草案的预先制订,也有必要通过限制所研究的协变量数目以达到避免假阳性的结论。如果确实对多个协变量感兴趣,则可以采用 Bonferroni 方法调整每一协变量的显著性水准,将产生假阳性结论的可能性限制在一个合理的水平。事实上,这样的策略是鼓励研究人员维持对极少数协变量的统计效能,而不是去尽力研究更多的因素。

(周支瑞,张天嵩)

## 第六节　metafunnel 命令在绘制漏斗图中的应用

"metafunnel"命令可绘制漏斗图,由 Sterne 和 Harbord 编写,发布于 2004 年,采用 Stata8 绘图法,需要用户提供效应量及其标准误,或者效应量及其方差,抑或效应量及其可信区间。如果需要安装此命令,在联机的情况下,在 Stata 命令窗口键入"ssc install metafunnel"。

### 一、metafunnel 命令的使用方法

metafunnel 命令行操作格式为:metafunnel 变量,[选择项]

变量有以下几种形式:1)效应量及其标准误,如 logOR、selogOR、SMD 或 WMD 及其标准误;2)效应量及其方差,如 logOR 及 varlogOR;3)效应量(如 OR、RR 等)及其可信区间的下限、上限。

常用的选择项有:var 表示用户指定的变量含有效应量的方差;nolines 指定漏斗图不显示 pseudo 95%可信区间线,默认为显示;forcenull 表示强制将治疗无效应垂直线($x=0$)标示在漏斗图中央,默认的垂直线为固定效应合并的总效应处;reverse 表示将漏斗图倒置,使大样本研究显示在漏斗图底部,小样本研究显示在顶部;eform 表示将治疗效应量取幂并按对数尺度显示于 x 轴上,对于 OR、RR 等率的指标非常有用;egger 表示添加 Egger 回归方法检验漏斗图不对称的相应回归直线。此外,graph 命令的选择项也可选用。

### 二、metafunnel 命令绘制漏斗图

以经典的链激酶治疗心肌梗死的数据为例说明 metafunnel 命令绘制漏斗图的具体过程。将数据加以整理,如图 34-25 所示输入到 Stata 软件的数据管理器中。变量解释:"study"表示研究,"year"表示发表时间,"ntdeath"表示治疗组死亡人数,"ntalive"表示治疗组未死亡人数,"ncdeath"表示对照组死亡人数,"ncalive"表示对照组未死亡人数。

第一步,产生效应量及其标准误 logor,selogor,命令如下:

. gen logor=log((ntdeath/ntalive)/(ncdeath/ncalive))

. gen selogor=sqrt((1/ntdeath)+(1/ntalive)+(1/ncdeath)+(1/ncalive))

第二步,绘制漏斗图,显示 pseudo 95%可信区间线及总效应量线、Egger 回归方法检验漏斗图不对称的相应回归直线,在 x 轴上标注"log odds ratio"、y 轴上标注"standard error of log OR",命令如下:

. metafunnel logor selogor,xtitle(log odds ratio) ytitle(standard error of log OR) egger

可得漏斗图如图 34-26 所示,从漏斗图来看,无明显不对称。请注意 y 轴是倒的,因大样本研究其标准误小,所以接近于顶部。

|  | trialnam | year | ntdeath | ntalive | ncdeath | ncalive |
|---|---|---|---|---|---|---|
| 1 | Fletcher | 1959 | 1 | 11 | 4 | 7 |
| 2 | Dewar | 1963 | 4 | 17 | 7 | 14 |
| 3 | 1st European | 1969 | 20 | 63 | 15 | 69 |
| 4 | Heikinheimo | 1971 | 22 | 197 | 17 | 190 |
| 5 | Italian | 1971 | 19 | 145 | 18 | 139 |
| 6 | 2nd European | 1971 | 69 | 304 | 94 | 263 |
| 7 | 2nd Frankfurt | 1973 | 13 | 89 | 29 | 75 |
| 8 | 1st Australian | 1973 | 26 | 238 | 32 | 221 |
| 9 | NHLBI SMIT | 1974 | 7 | 46 | 3 | 51 |
| 10 | Valere | 1975 | 11 | 38 | 9 | 33 |
| 11 | Frank | 1975 | 6 | 49 | 6 | 47 |
| 12 | UK Collab | 1976 | 48 | 254 | 52 | 241 |
| 13 | Klein | 1976 | 4 | 10 | 1 | 8 |
| 14 | Austrian | 1977 | 37 | 315 | 65 | 311 |
| 15 | Lasierra | 1977 | 1 | 12 | 3 | 8 |
| 16 | N German | 1977 | 63 | 186 | 51 | 183 |
| 17 | Witchitz | 1977 | 5 | 27 | 5 | 21 |
| 18 | 2nd Australian | 1977 | 25 | 87 | 31 | 87 |
| 19 | 3rd European | 1977 | 25 | 131 | 50 | 109 |
| 20 | ISAM | 1986 | 54 | 805 | 63 | 819 |
| 21 | GISSI-1 | 1986 | 628 | 5232 | 758 | 5094 |
| 22 | ISIS-2 | 1988 | 791 | 7801 | 1029 | 7566 |

图 34-25　Stata 数据管理器

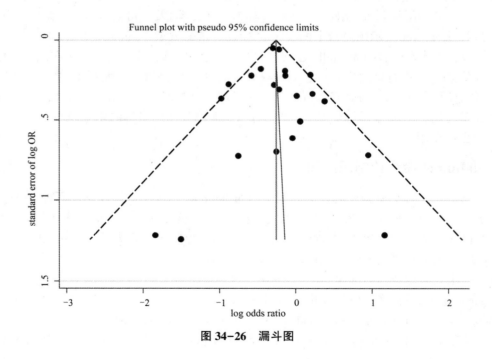

图 34-26　漏斗图

（周支瑞，张天嵩）

## 第七节　metabias 命令在绘制漏斗图及其不对称检验中的应用

Stata 用于绘制漏斗图的命令有"funnel""metafunnel""metabias"，其中"funnel"基于"metan"命令，"metafunnel"基于"meta"命令，而"metabias"有两个版本，分别基于"metan"命令或"meta"命令，可绘

制 Begg 和 Egger 漏斗图。本章介绍 metabias 命令在绘制漏斗图及其不对称检验中的应用。

　　metabias 命令由 Steichen 编写，最初发布于 1997 年，已数次更新；在 2009 年由 Harbord 做了重要修订，并将以前 Steichen 编写的版本命名为 metabias6。如果以 Steichen 编写的 metabias 命令选择项用 graph(begg)或 graph(egger)，则可以得到 Begg 漏斗图和 Egger 漏斗图；而 Harbord 等修订后的 metabias 命令选择项用 graph 绘制 Galbraith 图(Egger 线性回归法)或改良 Galbraith 图(对 Harbord 加权线性回归法)。新旧版本的 metabias 命令均可从 http：//ideas. repec. org/c/boc/bocode/s404901. html 下载。

## 一、metabias6 命令

### (一)使用方法

　　早期版本由 Steichen 编写，最初发布于 1997 年，经过数次更新。运用 Begg 和 Mazumdar 等提出的秩相关检验及 Egger 等提出的线性回归法检测漏斗图的不对称，其命令行操作语法格式为：

　　metabias6 变量，[选择项]

　　变量有以下几种形式：1)效应量及其标准误，如 logOR、selogOR、SMD 或 WMD 及其标准误；2)效应量及其方差，如 logOR 及 varlogOR；3)效应量(如 OR、RR 等)及其可信区间的下限、上限。

　　常用的选择项有：var 表示命令行中以效应量方差替代标准误；ci 表示命令行中 OR 等效应量及其可信区间的下限、上限；graph(begg)画 Begg 漏斗图；graph(egger)画 Egger 漏斗图；gweight 表示所画漏斗图中的符号大小与方差倒数成比例；level( )设置 pseudo 95%可信区间，默认为 95%。

### (二)绘制漏斗图及对漏斗图不对称检验

　　以本章第六节中分析过的链激酶数据为例，说明 metabias6 的使用方法。以 Begg 秩相关检验及 Egger 线性回归法来检测漏斗图的不对称性，并绘制 Egger 漏斗图，命令行操作如下：

```
. gen logor=log((ntdeath/ntalive)/(ncdeath/ncalive))
. gen selogor=sqrt((1/ntdeath)+(1/ntalive)+(1/ncdeath)+(1/ncalive))
. metabias6 logor selogor, graph(egger)
```

得数字化结果如下，Egger 漏斗图如图 34-27 所示。

Tests for Publication Bias

Begg's Test

| | | |
|---|---|---|
| adj. Kendall's Score (P-Q) | = | −5 |
| Std. Dev. of Score | = | 35.46 |
| Number of Studies | = | 22 |
| z | = | −0.14 |
| Pr > \|z\| | = | 0.888 |
| z | = | 0.11 (continuity corrected) |
| Pr > \|z\| | = | 0.910 (continuity corrected) |

Egger's test

| logor | Coef. | Std. Err. | t | P>\|t\| | [95% Conf. Interval] | |
|---|---|---|---|---|---|---|
| slope | −.2663318 | .0556275 | −4.79 | 0.000 | −.3823688 | −.1502948 |
| bias | .0987836 | .3570724 | 0.28 | 0.785 | −.6460565 | .8436236 |

　　结果解读：Egger 漏斗图显示回归线离原点不远；Begg 秩相关检验所得 $P=0.910$；Egger 线性回归法所得 $P=0.785$，提示未检测出明显发表偏倚。

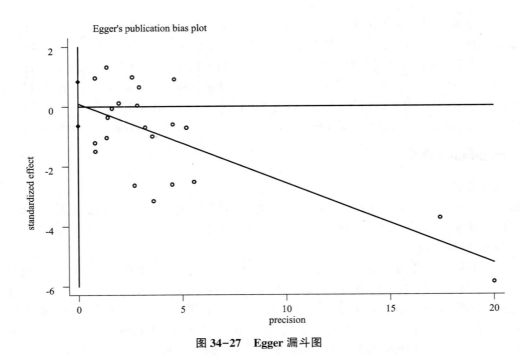

图 34-27　Egger 漏斗图

## 二、metabias 命令

### (一)使用方法

2009 年由 Harbord 对 Steichen 编写的"metabias"命令做了重要修订,增加了两种评价漏斗图不对称检验的统计方法。其命令行操作格式为:

metabias 变量,[选择项]

变量可以为两变量,也可以是四变量。对于二变量,应该取效应量的对数并计算效应量对数的标准误;四变量应为 2×2 四格表数据,分别是:试验组发生事件人数与未发生事件人数、对照组发生事件人数与未发生事件人数,切记数据的次序不能更改。

常用的选择项有:begg|egger|harbord|peters,四种漏斗图不对称检验的统计学方法,必须且只能选择一种方法;begg 法由于其较低的灵敏度,已经濒于淘汰;egger 法适合于连续性变量效应指标为 MD 的漏斗图不对称检验;harbord 法适用于二分类变量效应指标为 OR 或者 RR 漏斗图的不对称检验;peters 法适用于二分类变量效应量为 OR 的漏斗图不对称检验。graph:绘制 Galbraith 图(Egger 线性回归法)或改良 Galbraith 图(对 Harbord 加权线性回归法);OR 为默认效应指标,而 RR 不能用于 Peters 加权线性回归法。

### (二)绘制漏斗图及对漏斗图不对称检验

以本章第六节中分析过的链激酶数据为例,说明 metabias 的使用方法。采用 Harbord 加权线性回归法,以 OR 为效应指标,绘制改良 Galbraith 图(Harbord 漏斗图),命令如下:

. metabias ntdeath ntalive ncdeath ncalive, or harbord graph

得数字化结果如下,得 Harbord 漏斗图如图 34-28 所示。

Harbord's modified test for small-study effects:

Regress Z/sqrt(V) on sqrt(V) where Z is efficient score and V is score variance

Number of studies = 22　　　　　　　　　　　　　　　　Root MSE　　　=　　1.26

| Z/sqrt(V) | Coef. | Std. Err. | t | P>|t| | [95% Conf. Interval] | |
|---|---|---|---|---|---|---|
| sqrt(V) | -.2678418 | .0558883 | -4.79 | 0.000 | -.3844227 | -.1512609 |
| bias | .1149253 | .3618254 | 0.32 | 0.754 | -.6398292 | .8696797 |

Test of H0: no small-study effects　　　　　　P = 0.754

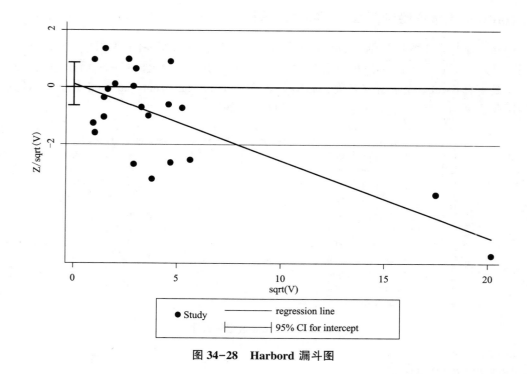

**图 34-28　Harbord 漏斗图**

结果解读：Harbord 漏斗图显示回归线偏离原点不远，且 95%CI 包含零的截距（代表不对称的程度），Harbord 提出改良的线性回归方法统计学检验相应 $P = 0.754$，提示漏斗图无明显不对称。

（周支瑞，张天嵩）

## 第八节　confunnel 命令在绘制附加轮廓线漏斗图中的应用

Meta 分析作为一种通过汇总多个研究结果从而进行总体效应评价的研究方法，已广泛应用于社会和医学科学领域中，检测并解释发表偏倚在 Meta 分析中占重要地位，评价漏斗图是否对称是识别发表偏倚的常用方法，但发表偏倚不是引起漏斗图不对称的唯一原因，任一与研究效应和研究样本真正相关的影响因素均可导致漏斗图的不对称，而且常规的漏斗图不能鉴别其不对称的原因，Peters 等在 2008 年提出一种附加轮廓线漏斗图（contour-enhanced funnel plots），用来帮助判断漏斗图的不对称是由发表偏倚还是由其他原因引起。近年来，经过统计学家的努力，Stata 软件中"confunnel"命令和 R 软件的"meta"和"metaphor"扩展包都能够实现附加轮廓线漏斗图的绘制。本节主要介绍 Stata 软件中的"confunnel"命令绘制附加轮廓线漏斗图。

### 一、confunnel 命令的使用方法

命令行操作语法格式为：confunnel 变量 1 变量 2，[选择项]。

confunnel 命令需要后跟两个变量，分别为效应量及其标准误，如 logOR 及 selogOR 等。

常用的选择项有：aspectratio( ) 用于指定漏斗图的纵横比，默认为 1；contours( ) 用于指定轮廓线相应的显著性水平，默认为 contours(1 5 10)；extraplot( ) 用于指定 1 个或多个附加图叠加在漏斗图上；legendlabels( ) 指定漏斗图图注的标注；metric(se｜invse｜var｜invvar) 用于指定 y 轴的刻度，分别表示标准误、标准倒数、方差、方差倒数；noshadedcontours 和 contcolor( ) 联用，指定轮廓线的颜色以替代默认的黑色等。

## 二、confunnel 命令绘制附加轮廓线漏斗图

以 De Luca 等的研究数据为例，confunnel 命令绘制附加轮廓线漏斗图的方法。该研究是观察糖蛋白（GP）Ⅱb／Ⅲa 抑制药治疗 ST 段抬高心肌梗死（STEMI）的效果，按图 34-29 所示输入 Stata 数据管理器中。变量解释：study 表示研究名称，earlyevent、earlytotal、lateevent、latetotal 分别表示每项研究中早用和晚用药物两组发生事件人数和总人数。具体过程如下：

| | sutdy | earlyevent | earlytotal | lateevent | latetotal |
|---|---|---|---|---|---|
| 1 | Cutlip 2003 | 7 | 23 | 6 | 30 |
| 2 | Emre 2006 | 10 | 32 | 4 | 35 |
| 3 | ERAMI 2006 | 7 | 40 | 5 | 40 |
| 4 | INTAMI 2005 | 18 | 53 | 5 | 49 |
| 5 | On-TIME 2004 | 46 | 243 | 36 | 244 |
| 6 | On-TIME 2006 | 41 | 171 | 27 | 142 |
| 7 | Rakouski 2007 | 8 | 25 | 3 | 30 |
| 8 | RELAx-AMI 2007 | 25 | 105 | 11 | 105 |
| 9 | REOMOBILE 2004 | 11 | 48 | 8 | 52 |
| 10 | Reopro-BRIDGING 2004 | 8 | 28 | 2 | 27 |
| 11 | Zomorman 2002 | 9 | 56 | 1 | 56 |

**图 34-29　Stata 数据管理器**

### （一）计算效应量及其标准误

计算每项研究 OR 的对数及其对数的标准误，命令行操作如下：

. gen earlynoevent = earlytotal−earlyevent

. gen latenoevent = latetotal−lateevent

. gen logor = ln((earlyevent * latenoevent)/(earlynoevent * lateevent))

. gen selogor = sqrt((1/earlyevent) + (1/earlynoevent) + (1/lateevent) + (1/latenoevent))

### （二）绘制附加轮廓线漏斗图

首先，绘制传统漏斗图。

. metafunnel logor selogor

得传统漏斗图，如图 34-30 所示，视觉上存在漏斗图不对称。

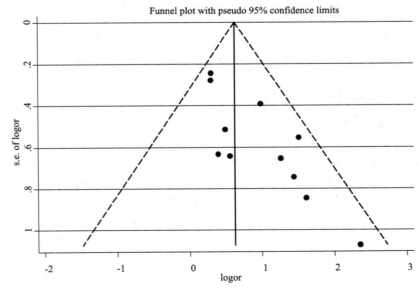

**图 34-30　传统漏斗图**

其次，进行不对称检验。

. metabias earlyevent earlynoevent lateevent latenoevent, or harbord

Harbord 法计算所得 $P=0.012$，进一步证实漏斗图存在明显的不对称。

最后，绘制附加轮廓线漏斗图，选择标准误为 $y$ 轴刻度，命令如下。结果如图 34-31 所示。

. confunnel logor selogor, metric(se) aspectratio(0.66)

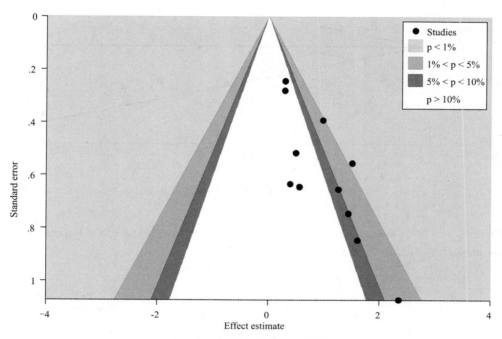

图 34-31　附加轮廓线漏斗图

结果解读：传统漏斗图是 Meta 分析中应用多个研究数据做成的散点图，以效应大小为横坐标，以效应值的权重如标准误、方差倒数或样本大小等为纵坐标，最常用的是标准误；附加轮廓线漏斗图的绘制与传统漏斗图相同，但在传统漏斗图基础上，增加了统计学意义（如 0.01、0.05、0.1）的识别界线及其相对应的轮廓线，这些轮廓线将漏斗分成了不同统计学显著性的区域，从而利于识别出所绘制漏斗图上的点是否具有统计学意义。该漏斗图看起来不对称，有部分应该落在白色区域（无统计学意义区域）的研究没有纳入 Meta 分析，可以初步判断漏斗图不对称由发表偏倚引起。

**（三）绘制剪补后附加轮廓线漏斗图**

"confunnel"命令和"metatrim"命令结合使用，查看缺失的数据分布区域，从而判断漏斗图不对称的原因，命令行操作如下，数字化结果从略，得剪补后漏斗图（图 34-32）及剪补后附加轮廓线漏斗图（图 34-33）。

```
. local n = _N
. metan logor selogor, notable nograph
. local ES = r(ES)
. summarize selogor, meanonly
. local semax = r(max)
. metatrim logor selogor, funnel save(metatrimdata, replace)
. use metatrimdata, clear
. local nfilled = _N - `n'
. metan filled fillse, notable nograph
. local filledES = r(ES)
. confunnel filled fillse if _n > `nfilled', contours(5 10) contcolor(gs10) extraplot(scatter fillse filled if _n <= `nfilled', m
```

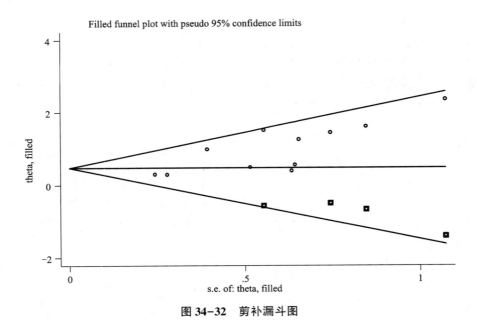

图 34-32　剪补漏斗图

（T）mc（gs8）|| function `ES'，horizontal lc（black）range（0 `semax'）|| function `filledES'，horizontal lc（gs8）range（0 `semax'））legendlabels（`"6 "Filled" 7 "F.E." 8 "F.E. Filled""'）

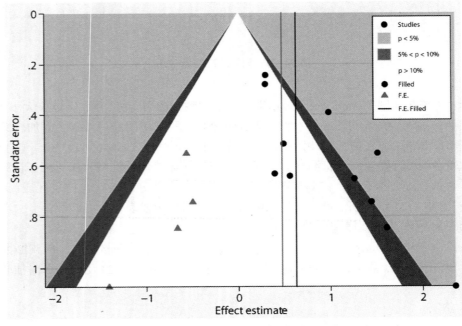

图 34-33　剪补后附加轮廓线漏斗图

　　结果解读：从图 34-32，34-33 可以看出：漏斗图明显不对称，且其不对称并非由研究间异质性引起；结合剪补后附加轮廓线漏斗图，缺失的数据分布在无统计学意义区域，表明漏斗图不对称因发表偏倚导致。

## 三、附加轮廓线漏斗图在识别发表偏倚中的应用

　　在附加轮廓线的实际应用中，首先判断它是否存在不对称；如果存在不对称，结合剪补法，发现

缺失的研究分布位置，从而分析漏斗图不对称产生的原因是发表偏倚还是其他原因。

如果附加轮廓线漏斗图呈现"漏斗样"形状：效应量的精度随着样本量的增加而增加，其宽度随精度的增加而逐渐变窄，最后趋于点状；也就是说样本量小的研究，数量多、精度低，分布在漏斗图的底部呈左右对称排列；样本量大的研究，精度高，分布在漏斗图的顶部，且向中间集中，说明不存在发表偏倚。

如果存在不对称，且缺失的研究分布在无统计学意义区域（图 34-31 白色区域），则说明因发表偏倚导致漏斗图不对称，尽管还有其他解释；如果存在不对称，且缺失的数据分布在有统计学意义区域（图 34-31 深灰色以外的区域），则说明不对称可能由其他原因引起而非发表偏倚所致。

（周支瑞，张天嵩）

# 第九节　extfunnel 命令在绘制预测型漏斗图中的应用

在本节中主要介绍 Stata 中的"extfunnel"命令绘制预测性漏斗图，其最大的价值在于预测未检索到的研究或者未来新的研究对于现有 Meta 分析结果的一个潜在影响。这个预测型漏斗图可以用来检测发表偏倚，也可应用于判断 Meta 分析结论的稳健性。

## 一、extfunnel 命令使用方法

其命令行操作格式为：extfunnel 变量 1 变量 2，[选择项]。

extfunnel 命令需要跟两个变量，分别为效应量及其标准误，如 logOR 及 selogOR 等。主要的选择项包括：fixedi 表示采用倒方差算法的固定效应模型（默认）；randomi 表示采用倒方差算法的随机效应模型；isquared（numlist）表示附加指定 $I^2$ 轮廓线；tausquared（numlist）表示附加指定 $tau^2$ 轮廓线；sumd 表示以菱形显示合并效应量；prediction 表示显示合并效应量的预测区间。

## 二、预测型漏斗图的绘制

以 De Luca 等的研究数据为例进行演示，extfunnel 命令的使用方法，具体命令如下：

```
. gen earlynoevent = earlytotal−earlyevent
. gen latenoevent = latetotal−lateevent
. gen logor = ln((earlyevent * latenoevent)/(earlynoevent * lateevent))
. gen selogor = sqrt((1/earlyevent) + (1/earlynoevent) + (1/lateevent) + (1/latenoevent))
. extfunnel logor selogor, fixedi sumd predict
```

为节省篇幅，不报告数字化结果，只报告预测型漏斗图的绘制如图 34-34 所示。

结果解读：图中横坐标表示 logor，纵坐标代表 logor 的标准误；图中的散点表示纳入的各项研究；垂直实线表示无效线；垂直虚线表示合并效应量的点估计值；菱形表示合并效应量的大小及 95% 可信区间（对数尺度），菱形两端的实线表示合并效应量的预测区间；浅灰色区域表示未检索到的研究或者未来新的研究落入这个区域不大可能会改变现有 Meta 合并的效应量；中等灰色区域与深灰色区域表示：如果有未检测到的研究或者新的研究落入该区域会使现有 Meta 合并结果改变，只是一个为"阴性的"影响，一个为"阳性的"影响。所以从这幅图上我们可以得出结论：现有的 Meta 合并的效应量未来有很大可能发生改变，或者说现有的合并结果是很不稳定的（图 34-32）。

这个命令还允许在漏斗图的两侧添加指定大小的异质性轮廓线，命令行操作如下：

```
. extfunnel logor selogor, fixedi sumd predict isquared(25 35 50)
```

图形结果如图 34-35 所示。

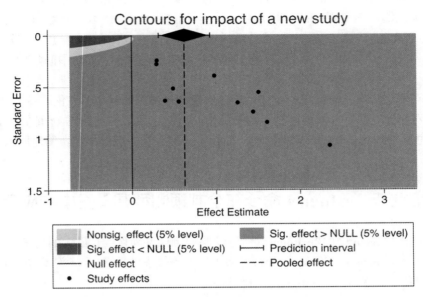

图 34-34  "extfunnel"命令绘制增强型漏斗图

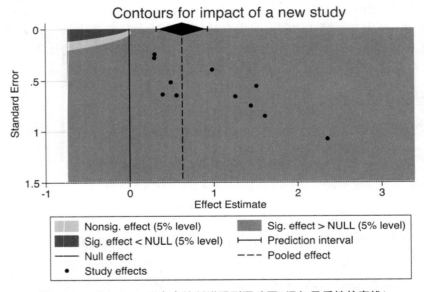

图 34-35  "extfunnel"命令绘制增强型漏斗图(添加异质性轮廓线)

结果解读：图形的主体部分同上图的解读，本图只是在漏斗图两侧分别添加了 $I^2$ 为 25%、35% 和 50% 的轮廓线。添加这个轮廓线之后可以直观地预测哪个区域增加研究可能引入异质性，哪个区域增加研究不会引入异质性。比如在本例中若在最内侧虚线形成的扇形区域内添加新的研究不会引入异质性，若在中间虚线与最外侧虚线之间添加研究异质性为 35%~50%(图 34-36)。

除此之外，也可以在漏斗图的两侧添加指定的 $tau^2$ 轮廓线，命令行如下：

. extfunnel logor selogor, fixedi sumd predict tausquared(0.5 1 1.5)

数字化结果略去，图形结果如图 34-36 所示。

结果解读与图 34-33 结果解读类似。

（周支瑞，张天嵩）

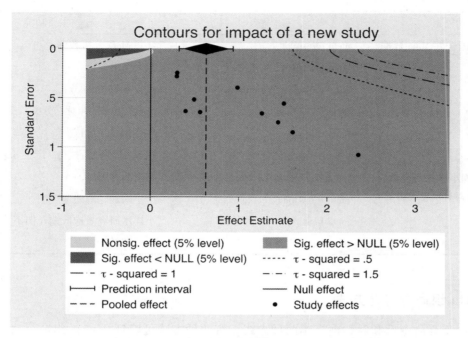

图 34-36　"extfunnel"命令绘制增强型漏斗图( 添加 tau² 轮廓线)

## 第十节　Stata16 的 meta 组命令在 Meta 分析中的应用

Stata 研究者贡献 Meta 分析方法具有悠久的历史，并为 Stata 软件编写众多的宏命令用于 Meta 分析，但官方一直未发布相关命令，直到 16.0 版本，官方才合成了系列 Meta 分析组命令，内容广泛，且简单易行。本节作一简单介绍，有兴趣的读者可以进一步阅读软件自带帮助文件。

### 一、meta 组命令的种类及主要功能

Stata16.0 用于频率学框架的 Meta 分析组命令主要分为 5 大功能组，包括数据准备、合并数据(表格和森林图两种模式)、探索异质性、探索和处理小样本研究效应等，具体命令与主要功能如表 34-4 所示。

表 34-4　Stata16.0 用于频率学框架 Meta 分析组命令

| 功能组 | 命令 | 主要功能 |
| --- | --- | --- |
| 表明、更新、描述数据 | meta data | 表明 Meta 分析数据 |
| | meta esize | 计算效应量，表明 meta 数据 |
| | meta set | 使用预计算的效应量，表明 meta 数据 |
| | meta update | 更新当前的 meta 数据设置 |
| | meta query | 描述当前的 meta 数据设置 |
| | meta clear | 清除当前的 meta 数据设置 |
| | meta summarize | 合并 Meta 分析数据 |
| 通过表格合并 Meta 数据 | meta summarize、subgorup( ) | 执行亚组分析 |
| | meta summarize、cumulative( ) | 执行累积 Meta 分析 |

续表 34-4

| 功能组 | 命令 | 主要功能 |
|---|---|---|
| 通过森林图合并 Meta 数据 | meta forestplot | 合并 Meta 分析数据 |
| | meta forestplot、subgorup( ) | 执行亚组分析 |
| | meta forestplot、cumulative( ) | 执行累积 Meta 分析 |
| 探索异质性、执行 Meta 回归 | meta labbeplot | 产生拉贝图(针对二分类数据) |
| | meta regress | 执行 Meta 回归 |
| | estat bubbleplot | 在 Meta 回归后执行,产生 bubble 图 |
| 探索和处理小样本研究效应 | meta funnelplot | 产生漏斗图 |
| (漏斗图不对称,发表偏倚) | meta funnelplot、contours( ) | 产生附加轮廓线漏斗图 |
| | meta bias | 小样本研究效应或漏斗图不对称检验 |
| | meta trimfill | 执行剪补法 |

## 二、meta 组命令打开方式

meta 组命令有命令行和对话框操作两种方式。有两种方法可以打开 meta 组命令对话框,一是通过 Stata 软件菜单栏,从"Statistics"下拉菜单中找到"Meta-analysis"菜单,单击即可;二是通过 db 命令调出 meta 组命令的对话框,如 db meta,对话框操作相对简单,本节不再详细介绍。

## 三、meta 组命令在 Meta 分析中的应用

以卡介苗干预治疗肺结核的研究数据为例说明 meta 组命令在 Meta 分析中的应用。假设数据按图 34-13 所示输入到 Stata 软件中。

### (一)数据准备

meta esize 可以处理二分类、连续型、效应量及其标准误 3 种格式的数据。针对二分类数据,分别后跟干预组和对照组事件发生人数及未发生人数。命令为:

. meta esize tpos tneg cpos cneg, esize(lnrratio) studylabel(author)

命令运行后,可以产生几个新的变量,包括每项研究的效应量(默认为 lnOR,本节选择的是 lnRR)及相应标准误、95%CI,每项研究的总人数等。

### (二)合并效应量

. meta summarize, random(reml) transform(exp)

上述命令是采用随机效应模型的 REML 算法合并 lnRR,最终合并结果返回 RR。估计研究间异质性方法除了限制性最大似然法外,还有最大似然法、经验性贝叶斯法、Sidik-Jonkman 法、Hedges 法、Hunter-Schmidti 法。具体结果如下:

| Meta-analysis summary | | Number of studies | = | 13 |
|---|---|---|---|---|
| Random-effects model | | Heterogeneity: | | |
| Method: REML | | tau2 | = | 0.3132 |
| | | I2 (%) | = | 92.22 |
| | | H2 = | | 12.86 |

| Study | Risk Ratio | [95% Conf. Interval] | | % Weight |
|---|---|---|---|---|
| Aronson | 0.411 | 0.134 | 1.257 | 5.06 |
| Ferguson & Simes | 0.205 | 0.086 | 0.486 | 6.36 |
| Rosenthal et al | 0.260 | 0.073 | 0.919 | 4.44 |
| Hart & Sutherland | 0.237 | 0.179 | 0.312 | 9.70 |

| Study | Risk Ratio | [95% Conf. Interval] | | % Weight |
|---|---|---|---|---|
| Frimodt—Moller et | 0.804 | 0.516 | 1.254 | 8.87 |
| Stein & Aronson | 0.456 | 0.387 | 0.536 | 10.10 |
| Vandiviere et al | 0.198 | 0.078 | 0.499 | 6.03 |
| TPT Madras | 1.012 | 0.895 | 1.145 | 10.19 |
| Coetzee & Berjak | 0.625 | 0.393 | 0.996 | 8.74 |
| Rosenthal et al | 0.254 | 0.149 | 0.431 | 8.37 |
| Comstock et al | 0.712 | 0.573 | 0.886 | 9.93 |
| Comstock & Webste | 1.562 | 0.374 | 6.528 | 3.82 |
| Comstock et al | 0.983 | 0.582 | 1.659 | 8.40 |
| exp(theta) | 0.489 | 0.344 | 0.696 | |

Test of theta = 0: $z = -3.97$    Prob > $|z| = 0.0001$

Test of homogeneity: $Q = chi2(12) = 152.23$    Prob > $Q = 0.0000$

结果解读：研究间异质性方差 $\tau^2 = 0.3132$，异性检验 $Q = 152.23$，相应 $P<0.001$；$I^2 = 92.22\%$，$H^2 = 12.86$，说明研究间存在很大的异质性。合并 RR 点估计及 95%CI 为 0.49(0.34, 0.70)。

还可以进一步进行亚组分析探索异质性来源，如把随机分配方式作为协变量，命令及结果如下：

```
. meta summarize, random(reml) subgroup(alloc) transform(exp)
```

Subgroup meta-analysis summary    Number of studies = 13

Random—effects model

Method: REML

Group: alloc

| Study | Risk Ratio | [95% Conf. Interval] | | % Weight |
|---|---|---|---|---|
| Group: alternate | | | | |
| Frimodt—Moller et | 0.804 | 0.516 | 1.254 | 8.87 |
| Stein & Aronson | 0.456 | 0.387 | 0.536 | 10.10 |
| Vandiviere et al | 0.198 | 0.078 | 0.499 | 6.03 |
| exp(theta) | 0.457 | 0.230 | 0.908 | |
| Group: random | | | | |
| Aronson | 0.411 | 0.134 | 1.257 | 5.06 |
| Ferguson & Simes | 0.205 | 0.086 | 0.486 | 6.36 |
| Rosenthal et al | 0.260 | 0.073 | 0.919 | 4.44 |
| Hart & Sutherland | 0.237 | 0.179 | 0.312 | 9.70 |
| TPT Madras | 1.012 | 0.895 | 1.145 | 10.19 |
| Coetzee & Berjak | 0.625 | 0.393 | 0.996 | 8.74 |
| exp(theta) | 0.415 | 0.232 | 0.741 | |
| Group: systematic | | | | |
| Rosenthal et al | 0.254 | 0.149 | 0.431 | 8.37 |
| Comstock et al | 0.712 | 0.573 | 0.886 | 9.93 |
| Comstock & Webste | 1.562 | 0.374 | 6.528 | 3.82 |
| Comstock et al | 0.983 | 0.582 | 1.659 | 8.40 |
| exp(theta) | 0.654 | 0.323 | 1.324 | |
| Overall | | | | |
| exp(theta) | 0.489 | 0.344 | 0.696 | |

Heterogeneity summary

| Group | df | Q | P > Q | tau2 | % I2 | H2 |
|---|---|---|---|---|---|---|
| alternate | 2 | 9.12 | 0.010 | 0.294 | 86.11 | 7.20 |

| random | 5 | 102.22 | 0.000 | 0.395 | 91.10 | 11.24 |
| systematic | 3 | 16.59 | 0.001 | 0.400 | 86.42 | 7.36 |
| Overall | 12 | 152.23 | 0.000 | 0.313 | 92.22 | 12.86 |

Test of group differences: Q_b = chi2(2) = 1.00          Prob > Q_b = 0.607

给出了 3 个亚组及总的异质性检验结果、合并效应量结果，解读同上。

### (三)绘制森林图

. meta forestplot, random(reml) transform(exp) esrefline nullrefline

上述命令中，加 transform(exp)选项获得 RR，加 esrefline 和 nullrefline 选项在森林图中获得合并效应量线及无效线，森林图如图 34-37 所示。

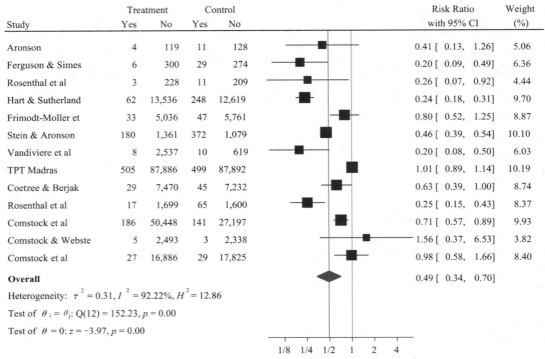

图 34-37　森林图

### (四)绘制拉贝图

对于二分类数据，可以通过绘制拉贝图(L'Abbe plot)判断有无研究间异质性，命令如下。

. meta labbeplot, random(reml)

得拉贝图如图 34-38 所示。拉贝图是以每项研究中的干预组事件发生率相对于对照组事件发生率做图。图中各点表示事件发生风险，面积越大表示研究的精度越高。如果点落在图中的对角实线(无效线)上，说明两干预组结核病感染风险没有差异；若点落在该线下面，则表明治疗组风险低于对照组，若在该线上面，则表示治疗组风险高于治疗组。图中虚线(效应线)为基于模型拟合所得的合并估计效应量，在拉贝图中合并效应量大小并不重要，重要的是观察图中各点间偏离效应线的距离，如果该线过远，则表明研究结果不同质。在本例中，至少有 5 项研究离效应线较远，因此，可以认为存在异质性。

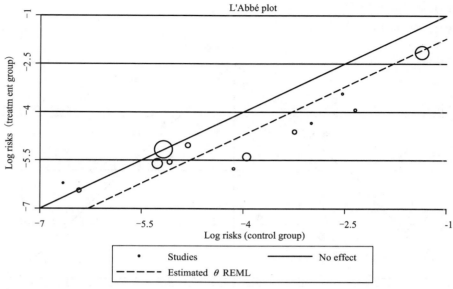

图 34-38　拉贝图

## （五）Meta 回归分析

本例纳入 Meta 分析研究间存在明显异质性，除了使用前面所讨论的亚组分析外，还可以应用 Meta 回归探索异质性来源。如以纬度为协变量，将变量 ablat 纳入模型中，因为其为连续型数据，先将其中心化（每项研究的纬度减去总的平均纬度），具体过程为：

```
. gen cablat=ablat-33.46
. meta regress cablat, random(reml)
```

结果如下：

Random-effects meta-regression　　　　　　　Number of obs　　=　　　　　　　13

Method：REML　　　　　　　　　　　　　　Residual heterogeneity：

| | | |
|---|---|---|
| | tau2　= | .07635 |
| | I2（%）　= | 68.39 |
| | H2　= | 3.16 |
| | R-squared（%）　= | 75.63 |
| | Wald chi2(1)　= | 16.36 |
| | Prob > chi2　= | 0.0001 |

| _meta_es | Coef. | Std. Err. | t | P>\|t\| | [95% Conf. Interval] | |
|---|---|---|---|---|---|---|
| cablat | −.0291017 | .0071953 | −4.04 | 0.000 | −.0432043 | −.0149991 |
| _cons | −.7222756 | .1076519 | −6.71 | 0.000 | −.9332695 | −.5112818 |

Test of residual homogeneity：Q_res = chi2(11) = 30.73　　Prob > Q_res = 0.0012

结果解读：将纬度纳入模型后，研究间异质性方差 $\tau^2$ 由 0.3132 降为 0.07635，由（0.3132−0.07635）/0.3132 或由结果中 R-squared（%）= 75.63 可知，该协变量可以解释 75.6% 的异质性来源。"cablat" 协变量回归系数为−0.029，相应 $P<0.001$，说明纬度这一协变量可以影响干预效果，表明纬度每改变一度，相应 lnRR 减少−0.029 单位；但是校正这一影响因素后，不同干预之间仍有差异，在平均纬度（33.46）合并总的风险为 exp（−0.722）= 0.49，同理，相应 95%CI 为（0.39, 0.60）。

## （六）绘制漏斗图及漏斗图不对称检验

绘制经典漏斗图及附加轮廓线漏斗图，命令分别如下，分别得漏斗图如图 34-39 及图 34-40 所示。

```
.  meta funnelplot, random
.  meta funnelplot, contours(1 5 10)
```

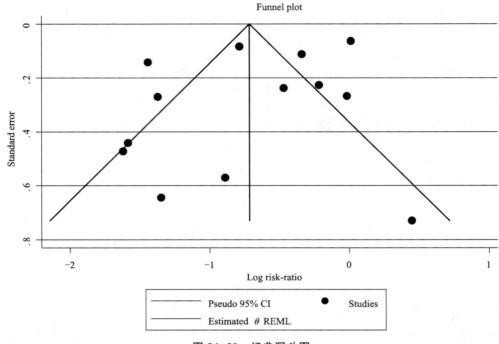

图 34-39　经典漏斗图

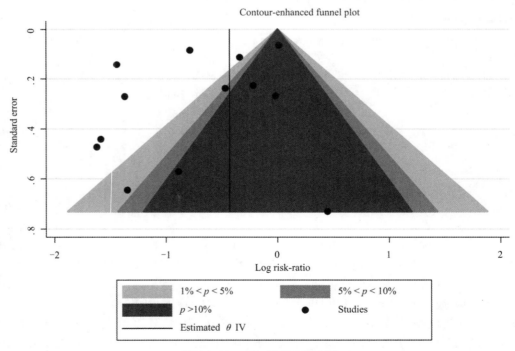

图 34-40　附加轮廓线漏斗图

　　结果解读：从视觉来看，经典漏斗图和附加轮廓线漏斗图似乎没有明显的不对称。经典漏斗图中有 6 项研究落在 95% 的虚拟线外，说明研究间异质性比较大；附加轮廓线漏斗图中小样本研究不仅分布在无统计学意义区域（深灰区域），也分布在有统计学意义的区域（浅灰色及白色区域），似乎没有无统计学意义的研究缺失在深灰色无统计学意义的区域。

　　可以进一步通过统计学方法检验漏斗图是否存在不一致性，软件共提供了 Egger、Harbord、Begg 3 种检验方法，如以 Harbord 法为例，则命令及结果如下：

```
. meta bias tpos tneg cpos cneg, harbord random(reml)
```

Regression-based Harbord test for small-study effects

Random-effects model

Method：REML

Moderators：tpos tneg cpos cneg

H0：beta1 = 0；no small-study effects

$$
\begin{aligned}
\text{beta1} &= -1.15 \\
\text{SE of beta1} &= 1.577 \\
z &= -0.73 \\
\text{Prob} > |z| &= 0.4657
\end{aligned}
$$

Harbord 检验获得相应 $P=0.47$，不拒绝零假设，提示漏斗图没有明显的不对称。

（张天嵩）

# 参考文献

[1] 张天嵩, 董圣杰, 周支瑞. 高级 Meta 分析方法–基于 Stata 实现[M]. 上海：复旦大学出版社, 2015.

[2] 陈峰主编. 现代医学统计方法与 Stata 应用[M]. 2 版. 北京：中国统计出版社, 2003.

[3] Why use Stata statistical software? [EB/OL]. (2020-01-09). http://www.stata.com/why-use-stata/.

[4] 张天嵩, 钟文昭, 李博主编. 实用循证医学方法学[M]. 2 版. 长沙：中南大学出版社, 2014.

[5] Steichen TJ. Submenu and dialogs for meta-analysis commands[J]. STB, 2004(2)：124-126.

[6] Etminan M, Gill S, Samii A. Effect of non-steroidal anti-inflammatory drugs on risk of Alzheimer's disease：systematic review and meta-analysis of observational studies[J]. BMJ, 2003, 327(7407)：128-131.

[7] Thompson SG, Higgins JPT. How should meta-regression analyses be undertaken and interpreted? [J]. Statist Med, 2002, 21：1559-1573.

[8] 张天嵩, 刘江波, 钟文昭. Stata 在探索异质性来源–Meta 回归分析中的应用[J]. 循证医学, 2009, 9(1)：48-50.

[9] Sharp SJ. sbe23：Meta-analysis regression[J]. STB, 1998, 42：16-22.

[10] Liu JB, Li M, Chen H, et al. Association of vitiligo with HLA-A2：a meta-analysis[J]. J Euro Acad Dermatol Venereol, 2007, 21：205-213.

[11] Begg CB, Mazumdar M. Operating characteristics of a rank correlation test for publication bias[J]. Biometrics, 1994, 50：1088-1101.

[12] 张天嵩, 钟文昭, 徐同成. 漏斗图的绘制与不对称检验在 Stata 中的实现[J]. 循证医学, 2009, 9(2)：110-114.

[13] Peters JL, Sutton AJ, Jones DR et al. Contour-enhanced meta-analysis funnel plots help distinguish publication bias from other causes of asymmetry[J]. J Clin Epidemiol, 2008, 61(10)：991-996.

[14] Palmer TM, Peters JM, Sutton AL, et al. Contour-enhanced funnel plots for meta-analysis[J]. STB, 2008, 8(2)：242-254.

[15] De Luca G, Gibson CM, Bellandi F, et al. Early glycoprotein Ⅱb-Ⅲa inhibitors in primary angioplasty (EGYPT) cooperation：an individual patient data meta-analysis[J]. Heart, 2008, 94(12)：1548-1558

[16] Lau J, Ioannidis JP, Terrin N, et al. The case of the misleading funnel plot[J]. BMJ, 2006, 333(7568)：597-600.

[17] Sterne JA, Egger M. Funnel plots for detecting bias in meta-analysis：guidelines on choice of axis[J]. J Clin Epidemiol, 2001, 54(10)：1046-1055.

[18] Ahmed I, Sutton AJ, Riley RD. Assessment of publication bias, selection bias, and unavailable data in meta-analyses using individual participant data：a database survey[J]. BMJ, 2011, 344：d7762.

[19] Langan D, Higgins JP, Gregory W, et al. Graphical augmentations to the funnel plot assess the impact of additional evidence on a meta-analysis [J]. Clin Epidemiol, 2012, 65(5)：511-519.

# 第35章
# R 软件

## 要 点

- R 软件是属于 GNU 系统的一个自由、免费、源代码开放的软件，是一套完整的数据处理、计算和绘图软件系统。
- 不少统计学家为 R 软件提供了众多优秀的可以用于 Meta 分析的扩展包，新近出现的 Meta 分析方法学几乎都可以在 R 软件上得以完美实现。
- meta 包和 metafor 是 Meta 分析包的两个核心扩展包。
- metaSEM 包是通过使用结构方程模型进行 Meta 分析的扩展包。
- metamedian 包用于测量结局为中位数的 Meta 分析。
- metacor 包用于回归系数的 Meta 分析。
- HSROC 包基于贝叶斯层次模型，用于诊断性试验的 Meta 分析。
- bayesmeta 包可以实现贝叶斯随机效应模型 Meta 分析，功能强大，使用简单。
- R 语言 lme4 包是处理混合效应模型强大的工具，可用于 IPD Meta 分析。

微课：R数据管理要点

微课：Meta分析中R语言编程技巧

R 软件是属于 GNU 系统的一个自由、免费、源代码开放的软件，它和贝尔实验室（Bell Laboratories）John Chambers 等开发的 S 系统相似，是 S 语言的一种实现，由新西兰 Auckland 大学的 Robert Gentleman 和 Ross Ihaka 1997 年发布，目前由 R 核心开发小组维护。R 软件是一套完整的数据处理、计算和绘图软件系统，相对于其他软件，它的特色在于：有效的数据存储和处理；拥有一整套数组和矩阵运算工具；完整连贯的统计分析工具，大多数经典的统计方法和最新的技术都可以在 R 软件中直接得到；优秀的统计绘图功能；完善、简洁和高效的编程语言。

## 第一节 R 软件应用入门

### 一、R 软件基本介绍

R 软件是一个开源的多平台统计计算与绘图软件，全世界的用户都可以贡献软件包。R 语言是由统计学家发明的语言，对数学计算有着良好的支持。使用 R 语言可以轻松地把论文中的高等数学公式变成算法模型；可以非常方便地校验数据是否符合某一种统计分布；可以用线性代数的方法把循环计算矩阵化；还可以轻松地解多元线性方程组等等。此外，R 语言作为一种开源语言，有很多的第三方包的支持以实现各种不同的功能，包括数据分析、可视化、算法模型等方方面面。R 软件是一种面向数据与统计的语言，其设计之初就是为了方便科研工作者对数据进行处理分析与统计，因此对科研工作者非常友好且易于使用，在其本身自带的丰富统计处理功能之外，世界各地的研究者都可以为自己的模型写出自己的程序包并轻易地发布到网络上供所有人使用。现在大部分统计、医学、生物信息等专业领域论文都会在论文中附上自己的程序源码或者根据论文算法而开发出的包，这使得算法模型更加易于传播和使用。

## 二、R 软件下载安装

以 Windows 操作系统为例。R 软件的官网为 https: //www.r- project.org/，为了让全球各地的使用者都能方便快速地进行下载，R 软件在全球都有相应的镜像源站点，例如清华大学的镜像源网址为 https: //mirrors.tuna.tsinghua.edu.cn/CRAN/。进入任一镜像源，依次单击"Download R for Windows""base""Download R x. x. x for windows"（x. x. x 为 R 的版本号，当前最新版本为 2020 年 2 月 9 日发布的 3.6.3）链接即可进行下载并安装 R 语言主程序。而在"Download R for Windows"链接的页面中，除了"base"为 R 软件的安装程序外，还有"contrib"与"Rtools"选项，前者为 R 软件软件附加的扩展软件包下载链接（一般并不需要专门从此下载），后者为在 R 中调用 C、C++或 Fortran 程序代码时需要用的编译工具。

此外，RStudio( https: //www.rstudio.com/）是功能更强的一个 R 图形界面，在安装好 R 软件的官方版本后安装 RStudio 可以更方便地使用 R 软件。

## 三、R 软件基本操作

运行 R GUI 程序即可打开图形窗口模式的 R 软件。R GUI 中有一个命令行窗口（R Console），以大于号为提示符，在提示符后面键入命令，命令的结果马上显示在命令下方，如果命令得出的是图形结果，则将单独显示在一个图形窗口中。

在命令行可以通过左右方向键移动光标到适当位置进行修改，也可以用上下方向键在已经运行过的历史命令中切换，调回已经运行过的命令，修改后重新执行。

在 R 命令行窗口可以直接进行一些简单的计算，但在输入命令时请关闭中文输入法，否则输入的中文标点可能导致程序报错。如输入以下内容并回车：

>5 + ( 2.3 − 1.125 ) ∗ 3.2/1.1 + 1.23E3

上述输入命令前的">"符号为命令提示符，系统用于提示此处为可输入区域的指示性标志，在实际输入时不需要认为输入该符号。计算结果为：

[1]1238.418

输出前面的方括号和序号 1 是在输出有多个值时提供的提示性序号，只有单个值时为了统一起见也会显示。这里 1.23E3 是科学记数法，星号"∗"表示乘法，斜杠"/"表示除法。乘方运算则用"^"表示，如输入以下内容并回车：

>2^10

则返回：

[1]1024

表示 2 的 10 次方的结果为 1 024。

## 四、变量与函数操作

变量与函数是编程语言中的重要元素，R 软件中变量名区分大小写，即"a"与"A"是两个不同的变量。变量使用<−（英文小于号加减号）符号进行赋值，虽然在 R 软件中绝大部分环境均可用 = 代替<−作为赋值符，但建议以"<−"作为赋值符为佳。如：

> a <− 2

> a + 2

## [1]4

"#"为 R 语言中的注释符号，即该符号之后均为注释，并不作为实际代码执行，在此处用于展示上一行命令结果的输出。R 中的函数则是通过"函数名（参数）"的方式进行。R 软件中自带许多常用函数，如：

```
>sqrt(16)   # 计算平方根
## [1]4
> sum(c(1, 2, 3, 4))   #求和
## [1]10
> mean(c(1, 2, 5))   #计算平均数
## [1]2.666667
> median(c(1, 2, 5))   #计算中位数
## [1]2
```

其中 c( )用于生成 R 中常用数据结构向量(vector)，向量可以理解为一组数据的容器，可以将这组数据作为整体用于函数的处理。

接下来，介绍 R 中 3 种常用的变量。

1. 数值变量：如果有一个变量，变量名为 $x$，其数据为 1、2、3。如果要建立一个数值变量 $x$，函数语句如下：x<-c(1, 2, 3) 或 c(1, 2, 3)->x

2. 字符变量：字符变量的建立与数值变量一致。字符串使用引号(单、双皆可)，如：y<-c("aa", "bb", "cc") 或 c("aa", "bb", "cc")->y

3. 逻辑变量：逻辑变量中的元素是 TRUE(或简写为 T)、FALSE(F)、NA(表示缺省)。逻辑变量可以直接输入，如：z<-c(TRUE, FALSE, NA)。

在 Meta 分析中，常需要建立数据集，可以采用 data.frame( )函数生成。如果我们要建立一个数据集，名为 mydata，每列是一个变量，每行是一个观测值，假定有 3 项研究，5 个变量，则可以按下面的步骤操作：

```
> mydata<-data.frame(
suduy=c("zhangsan", "lisi", "wangwu"),
trtevent=c(1, 2, 3),
trttotal=c(10, 20, 30),
conevent=c(4, 5, 6),
contotal=c(10, 20, 30))
> mydata
```

可得：

|  | suduy | trtevent | trttotal | conevent | contotal |
|---|---|---|---|---|---|
| 1 | zhangsan | 1 | 10 | 4 | 10 |
| 2 | lisi | 2 | 20 | 5 | 20 |
| 3 | wangwu | 3 | 30 | 6 | 30 |

## 五、数据的导入导出

R 软件通常作为数据处理的工具，但是数据源一般都有其他来源，因此，数据的导入导出是必不可少的一环。R 软件自身以及从 CRAN 获得的一些扩展包有数据导入功能。

导入 R 软件的数据中最容易的格式是简单的文本文件，可以用 read.table( )函数和 scan( )函数读入。read.table( )函数读取表格形式的文件，假设数据已输入一个名为 mydata.txt 的文件(路径为"c：/mydata.txt")，将其读入 R 软件，并将其命名 mydata，则操作如下：read.table("c：/mydata.txt")->mydata；如果数据文件中没有第一列记录序号，操作如下：read.table("c：/mydata.txt", header=TRUE)->mydata；而 scan( )函数是直接读取纯文本的文件。

foreign( )函数可以读取大多数主流统计软件格式的数据。在主窗口函数提示符下键入"library(foreign)"后，R 软件载入"foreign"包，可以读入 Minitab、S、SAS、SPSS、Stata、Systat、dBase 等软件相

应格式的数据：如读入 epi5~6 的数据函数为 read. epiinfo（"文件名. rec"）；读入 Stata5~10 数据函数为 read. dta（"文件名. dta"）；对于 SAS，R 软件只能读入 SAS Transport format（XPORT）文件，因此需要将常规的 SAS 数据文件（. ssd 和. sas7bdat）转换为 Transport format（XPORT）文件，再用函数 read. xport（）读入；读入 SPSS 数据文件函数为 read. spss（）；读入. DBF 格式文件函数为 read. dbf（）；读入 Systat 软件. syd 格式数据文件函数为 read. systat（）；读入 Minitab 数据函数为 read. mtp（）。

　　R 软件无法直读取 Excel 表格式的文件（. xls），可以通过两种途径读入，一是通过第三方的捐献包，如利用 xlsx 扩展包中的 read. xlsx（）函数读入数据；二是将其转化为"文本格式（制表符分隔）"或"CSV（逗号分隔）"等格式的文件，分别采用 read. delim（）函数或 read. csv（）函数读取。

　　在此将以 csv 格式（csv，Comma Separated Values，即逗号分割文件格式，顾名思义是一种以"，"为数据分隔符的数据存储格式，绝大部分软件都能提供 csv 格式文件的导出功能）为例展示 R 语言中数据导入与导出的操作。

　　首先，我们通过 matrix（）函数生成一个 2 行 4 列的数据：

```
> a <- matrix(c(1, 2, 3, 4, 5, 6, 7, 8), nrow = 2)
> a
##            [, 1]   [, 2]   [, 3]   [, 4]
##    [1, ]     1       3       5       7
##    [2, ]     2       4       6       8
```

　　matrix（）函数可以将向量转换为矩阵，即分为行列的二维数据，其中参数 nrow = 2 指明了生成的矩阵有 2 行。同时将矩阵结果赋值给 a 变量，用于后面使用。查看 a 变量时返回的结果中，[1, ] 表示矩阵的第一行，[, 1] 表示矩阵的第一列。

　　随后我们将 a 变量中存储的矩阵导出到 data. csv 文件（若文件不存在则将自动创建）：

```
> write. csv(a, "data. csv", row. names = FALSE)
```

　　write. csv（）函数用于 csv 格式文件的导出，其中 a 为要导出的数据，"data. csv（）"为导出文件的路径与文件名［默认为当前工作路径，可以通过 getwd（）函数读取］，row. names = FALSE 则指明了导出文件时不导出行标题。该行并不会有显式的结果返回，但是打开当前文件夹可以发现文件夹中 data. csv 文件已经正确保存了之前的 2 行 4 列矩阵（默认会自动带上列标题，所以文件中一共有 3 行数据）。

　　读取 csv 文件可以使用 read. csv（）函数，如：

```
> b <- read. csv("data. csv")
> b
##          V1   V2   V3   V4
##    1      1    3    5    7
##    2      2    4    6    8
```

　　其中"data. csv"为要导入的数据文件路径与文件名。结果中第一列的 1、2 与第一行的 V1~V4 分别为数据的行标题与列标题。由此可见我们正确地读取导入了 data. csv 文件中的数据并存储于 b 变量用于后续分析处理。

## 六、获取帮助

　　R 语言有自带的帮助系统，如果需要查看某个函数的帮助文档，只需使用 help（）函数即可。例如要查看 solve（）函数的帮助文档可以输入如下命令：

```
> help(solve)
```

　　另一种获取帮助的方式是使用"？"（英文的问号）加上要查看的函数名，如：

```
> ? solve
```

　　如果想要查看某些特殊符号的帮助文档，那就必须使用英文引号将符号包裹作为字符串进行查找。如：

> help("[[")

如果不确定具体函数名，那也可以用双问号进行搜索帮助文档，如：

> ?? solve

（田贵华，张天嵩）

# 第二节　R 软件用于 Meta 分析的扩展包

R 软件是自由软件，但是它的能力不会比任何同类型商业软件差，大多数人用 R 软件就是因为它的统计功能。它的部分统计功能是整合在 R 软件环境的底层，但是大多数功能以扩展包的形式提供。这些扩展是全世界统计学家思维的最大集中，是全球优秀的统计应用程序整合，对于我们终端用户来讲，花些力气来寻找自己想用的扩展包就可以了。它和 Stata 一样，目前有不少统计学家为它提供了许多优秀的可以用于 Meta 分析的扩展包，而且不断更新，不仅可以完成经典的 Meta 分析功能，新近不断出现的 Meta 分析方法学在 R 软件也可以得到完美地实现，从某种意义上讲，R 软件堪称 Meta 分析全才。

## 一、Meta 分析扩展包的安装

R 软件中有大量的 Meta 分析扩展包，但大部分未整合到 R 软件底层中，在应用时需要安装。因为 R 软件和这些扩展包不断更新，需要明确扩展包是通过何种版本的 R 软件建立的，并适用于何种版本的 R 软件。

如以"meta"扩展包为例，说明如何安装 Meta 分析扩展包。安装方法有两种：对话框操作和命令行操作。

命令行操作简单易行，在联网情况下，在 R 软件控制台键入命令：install. packages("meta")，在出现的镜像选择对话框选择一个合适的镜像，一般选择一个较近的，如选择"China(Shanghai)[https]"，然后即可自动安装。个人体会，选择"China(Lanzhou)[https]"这个镜像安装成功率比较高。

对话框操作，一是，在联网情况下，首先在"程序包"菜单的下拉框中选择"设定 CRAN 镜像…"，选择"China(Shanghai)[https]"，单击"确定"后，出现众多扩展包的列表，从中选择"meta"，点确定后，R 软件即可自动下载安装。二是，从 http://cran. r-project. org/web/packages/meta/index. html 网页上找到"meta"扩展包，下载到本地硬盘中(请记住保存路径)，然后从 R"程序包"菜单的下拉框中选择"从本地 zip 文件安装程序包…"，按照提示即可完成安装。

Meta 分析扩展包需要依赖其他的扩展包，目前 R 软件自动补全功能，大多数包均可以自动安装所依赖的包。在使用相关 Meta 分析包时，如果有缺少某个包的提示，可以按上述方法安装即可。

## 二、Meta 分析扩展包的简介

R 软件中至少有一百多个以上的扩展包可用于 Meta 分析，按主要功能大体可以分为以下 7 类。

### (一)数据转换

纳入 Meta 分析的原始研究在结果中报告不同类型的数据或统计量，众多的包可以进行数据或效应量转换功能，如：metafor 包可以计算几乎所有数据类型的效应量及其方差。compute. es 包可以同时计算单项或多项研究的效应量，如 Cohen's $d$(均数差)、Hedges'$g$(Cohen's $d$ 的无偏估计)、$r$(相关系数)、Fisher's $z$、lnOR，以及上述效应量相应方差、可信区间、相应 $P$ 值等。effsize 包可以从原始研究中计算 Cohen's $d$、Hedges'g、Cliff delta 等效应量。MAd 可以从原始研究不同的统计量及统计值中计算 Cohen's d 和 Hedges'g。estmeansd 包可以从原始研究的分位数数据中计算样本均数及标准差。当原始研究中未报告相关系数而是报告 $t$ 值、$P$ 值，或 Cohen's $d$ 时，MAc 包可以计算相关系数。

### (二)单变量 Meta 分析

meta 和 metafor 是 R 软件中两个 Meta 分析核心扩展包，建议掌握。适用于二分类、连线型、计数、生存数据等多种数据类型的 Meta 分析。可以拟合固定效应、随机效应、混合效应模型。提供倒方差法、MH 法、Peto 法、多种广义线性(混合)效应模型等多种算法。可以进行异质性检验，采用亚组分析、Meta 回归等探索异质性来源。提供多种回归检验或非参数检验等多种小样本研究效应检验的方法。绘制多种图形，如森林图、漏斗图、拉贝图、Baujat 图等。metafor 还能拟合多元、多水平 Meta 分析模型，可以进行网络 Meta 分析。

rmeta 也是一个功能比较齐全的 Meta 分析包，可以拟合固定效应和随机效应模型；异质性检验；绘制相关图形等。exactmeta 包可以针对稀有二分类数据不需要连续校正，直接进行确切固定效应 Meta 分析。metasens 包可以对缺失二分类数据进行填补。metamedian 包可以估计单臂或双臂研究测量结局为中位数的合并效应量。

有几个包可以实现贝叶斯 Meta 分析。bmeta 包提供丰富的功能，基于 MCMC 模拟，可以计算多种效应量及测量结局，如 OR、MD、IRR 等；针对数据可以指定不同的先验信息，拟合固定效应和随机效应模型；可以绘制森林图；提供迹图等贝叶斯诊断图等。bspmma 包可以通过 Gibbs 抽样拟合非参数或半参数贝叶斯随机效应模型。mmeta 包采用贝塔-二项先验分布进行 Meta 分析。

### (三)多元 Meta 分析

mvmeta 包不仅可以执行固定效应和随机效应多元 Meta 分析，可用于网络 Meta 分析、多测量结局数据等数据的 Meta 分析；还可以执行单变量 Meta 分析和 Meta 回归分析。mvtmeta 包可以拟合固定效应和随机效应多元 Meta 分析。metaSEM 包通过 OpenMx 包和 lavaan 包，采用结构方程模型(structural equation modeling, SEM)策略拟合多元/单变量 Meta 分析或 Meta 回归分析。dosresmeta 基于多元随机效应模型合并剂量-效应数据。xmeta 包可针对二分类或连续型数据实现稳健多元 Meta 分析，并能实现双变量 Egger 检验用来判断小样本研究效应。robumeta 包采用稳健方差估计(robust variance estimation, RVE)Meta 回归模型，用于整群或层次数据的 Meta 分析。

### (四)诊断性试验 Meta 分析

mada 包可以拟合双变量模型(Reitsma 模型)、HSROC 模型(Rutter 和 Gatsonis 模型)、比例风险模型(proportional hazards model)等，用于诊断性试验 Meta 分析。metamisc 包可以提供单变量 Meta 分析、相关测量结局的双变量 Meta 分析等。

bamdit 包可以实现贝叶斯综合 ROC 曲线、贝叶斯 AUC、预测曲面等统计技术，针对诊断性试验数据进行贝叶斯 Meta 分析。meta4diag 包采用积分嵌套拉普拉斯近似法，对诊断性试验双变量 Meta 分析进行贝叶斯统计推断。HSROC 基于贝叶斯框架下的分层模型，针对灵敏度和特异度进行联合 Meta 分析。网络 Meta 分析 DiagT 是基于贝叶斯框架下的诊断性试验的网络 Meta 分析包，使用时要调用 Stan 软件。

### (五)网络 Meta 分析

基于贝叶斯框架下的包主要有 gemtc、pcnetmeta，前者调用 BUGS 或 JAGS，后者调用 JAGS。基于频率学框架下的包为 netmeta。

### (六)IPD Meta 分析

众多拟合混合线性模型的包或函数都可以实现 Meta 分析，如 lme4、coxme 等。

### (七)其他

用于基因数据 Meta 分析的包有很多，如 catmap 可以用于合并病例对照数据和家系数据不同类型数据的合并；MultiMeta 可用于多元基因多态性研究的 Meta 分析等。另外，还有一些其他实现特殊功能的包，如 SCMA 包可用于实现单个病例数据的 Meta 分析；metacor 包可用于回归系数的 Meta 分析等等。

除了本书前面章节介绍使用过的常用扩展包外，本章接下来的几节中，以实例说明几个特殊功能的包，便于在实际中应用。

(张天嵩)

## 第三节　metaSEM 包在实现结构方程模型 Meta 分析中的应用

metaSEM 是一个使用结构方程模型（Structural Equation Modeling，SEM）进行 Meta 分析的 R 包，metaSEM 包主页为 https: //cran.r-project.org/package＝metaSEM。当前最新版本为 1.2.3.1（2019-12-08）。该包提供了一系列用于实现结构方程模型 Meta 分析的相关工具，同时实现了多种不同方法的结构方程模型 Meta 分析相关性矩阵和协方差矩阵。结构方程模型是一种用于验证包括一系列变量及其关系的理论模型。结构方程模型 Meta 分析将结构方程模型与 Meta 分析相结合，以实现在前人实证研究的基础上，通过对文献中的相关变量间关系的研究结果进行汇总，获得变量间关系的一个整合模型。

在 R 中可以通过如下代码进行安装与引用 metaSEM 包：

> install. packages("metaSEM")　#安装 metaSEM 包
> library("metaSEM")　# 引用 metaSEM 包

### 一、单变量 Meta 分析

metaSEM 包中提供了名为 Becker83 的数据集，我们以此为例对该包进行单变量 Meta 分析。Becker83 数据集是 Becker 于 1983 年发布的数据范例的性别差异性研究数据。数据结构与内容如表 35-1 所示，变量解释：study 是纳入研究的编号，di 是标准化均数差，vi 是样本方差，percentage 是男性比例，items 是样本量。

表 35-1　metaSEM 包 Becker83 数据集

| study | di | vi | percentage | items |
|---|---|---|---|---|
| 1 | −0.33 | 0.03 | 25 | 2 |
| 2 | 0.07 | 0.03 | 25 | 2 |
| 3 | −0.30 | 0.02 | 50 | 2 |
| 4 | 0.35 | 0.02 | 100 | 38 |
| 5 | 0.69 | 0.07 | 100 | 30 |
| 6 | 0.81 | 0.22 | 100 | 45 |
| 7 | 0.40 | 0.05 | 100 | 45 |
| 8 | 0.47 | 0.07 | 100 | 45 |
| 9 | 0.37 | 0.05 | 100 | 5 |
| 10 | −0.06 | 0.03 | 100 | 5 |

metaSEM 包中提供了 meta( )函数用于 Meta 分析，对 Becker83 进行随机效应模型 Meta 分析的命令及其结果如下：

> summary(meta(y＝di, v＝vi, data＝Becker83))
## 
##Call：
##meta(y = di, v = vi, data = Becker83)
## 
##95% confidence intervals：z statistic approximation（robust＝FALSE）
##Coefficients：
## 　　　　Estimate　　Std. Error　　lbound　　ubound　　z　　value　　$Pr(>|z|)$

```
##          Intercept1    0.174734    0.113378    -0.047482    0.396950    1.5412    0.1233
##          Tau2_1_1      0.077376    0.054108    -0.028674    0.183426    1.4300    0.1527
##
##Q statistic on the homogeneity of effect sizes：30.64949
##Degrees of freedom of the Q statistic：9
##P value of the Q statistic：0.0003399239
##
##Heterogeneity indices（based on the estimated Tau2）:
##                                    Estimate
##Intercept1：I2（Q statistic）    0.6718
##
##Number of studies（or clusters）：10
##Number of observed statistics：10
##Number of estimated parameters：2
##Degrees of freedom：8
##-2 log likelihood：7.928307
##OpenMx status1：0（"0" or "1"：The optimization is considered fine.
##Other values may indicate problems.）
```

其中 summary（）为 R 中获取对象摘要信息的函数，在此用于展现 Meta 分析结果。meta（）函数中，data＝Becker83 参数指明 Meta 分析的数据源，y＝di 参数用于传入效应量，di 指的是 Becker83 数据集中的 di 列，v＝vi 用于传入效应量的样本方差，同理，vi 指的是 Becker83 数据集中的 vi 列。

```
##Call：
##meta（y = di, v = vi, data = Becker83）
```

表示本次 Meta 分析的调用函数。

```
##95% confidence intervals：z statistic approximation（robust＝FALSE）
##Coefficients：
##                        Estimate    Std. Error    lbound        ubound z value    Pr（>|z|）
##          Intercept1    0.174734    0.113378      -0.047482     0.396950  1.5412    0.1233
##          Tau2_1_1      0.077376    0.054108      -0.028674     0.183426  1.4300    0.1527
```

此部分展示了结构方程模型的结果及相应标准误、上下 95% 可信区间值和 $Z$ 统计量与 $P$ 值。

```
##Q statistic on the homogeneity of effect sizes：30.64949
##Degrees of freedom of the Q statistic：9
##P value of the Q statistic：0.0003399239
```

以上第一行表示效应量异质性的 $Q$ 统计量为 30.64949；第二行表示 $Q$ 统计量的自由度为 9；第三行表示 $Q$ 统计量的 $P$ 值为 0.0003。

```
##Heterogeneity indices（based on the estimated Tau2）:
##                                    Estimate
##Intercept1：I2（Q statistic）    0.6718
```

此 3 行表示异质性的 $I^2$（$Q$ 统计量）为 0.6178，一般若大于 75% 表示研究间具有高度异质性。

```
##Number of studies（or clusters）：10
##Number of observed statistics：10
##Number of estimated parameters：2
##Degrees of freedom：8
##-2 log likelihood：7.928307
##OpenMx status1：0（"0" or "1"：The optimization is considered fine.
##Other values may indicate problems.）
```

此部分展示了数据的一些基本特征。如：研究数量为 10 个，纳入统计量为 10 个，自由度为 8，对数似然值为 7.928307。OpenMx 为 metaSEM 包所使用的算法包。

上述命令默认使用随机效应模型进行分析，如需使用固定效应模型，则在 meta 函数中增加 RE. constraints = 0 参数即可，如 meta(y = di, v = vi, data = Becker83, RE. constraints = 0)，其返回结果与随机效应模型结果相似。

## 二、多变量 Meta 分析

使用 metaSEM 包进行多变量 Meta 分析的方式也与单变量 meta 分析类似，此处以包中 Berkey98 数据集为例。

Berkey98 数据集是 Berkey 等提供的对中度牙周疾病的手术与非手术治疗的对比数据，其中一共包含了 5 组试验。具体数据如表 35-2 所示，变量解释：trial 为试验编号，pub_year 为发表年份，no_of_patients 为试验纳入的病例数，PD 为牙周探诊深度提高值（单位：mm），AL 为牙周附着水平提高值（单位：mm），var_PD 为牙周探诊深度的方差，cov_PD_AL 为牙周探诊深度与牙周附着水平的协方差，var_AL 为牙周附着水平的方差。

表 35-2　metaSEM 包 Becker98 数据集

| trial | pub_year | no_of_patients | PD | AL | var_PD | cov_PD_AL | var_AL |
|---|---|---|---|---|---|---|---|
| 1 | 1983 | 14 | 0.47 | -0.32 | 0.007 5 | 0.003 0 | 0.007 7 |
| 2 | 1982 | 15 | 0.20 | -0.60 | 0.005 7 | 0.000 9 | 0.000 8 |
| 3 | 1979 | 78 | 0.40 | -0.12 | 0.002 1 | 0.000 7 | 0.001 4 |
| 4 | 1987 | 89 | 0.26 | -0.31 | 0.002 9 | 0.000 9 | 0.001 5 |
| 5 | 1988 | 16 | 0.56 | -0.39 | 0.014 8 | 0.007 2 | 0.030 4 |

对 Berkey98 数据集的牙周探测深度与牙周附着水平进行多变量 Meta 分析的命令及其结果如下：

```
> summary(meta(y = cbind(PD, AL), v = cbind(var_PD, cov_PD_AL, var_AL), data = Berkey98))
##
## Call:
## meta(y = cbind(PD, AL), v = cbind(var_PD, cov_PD_AL, var_AL),
##       data = Berkey98)
##
## 95% confidence intervals: z statistic approximation (robust = FALSE)
## Coefficients:
##              Estimate    Std. Error   lbound      ubound      z value   Pr(>|z|)
## Intercept1   0.3448392   0.0536312    0.2397239   0.4499544   6.4298    1.278e-10   *
## Intercept2  -0.3379381   0.0812480   -0.4971812  -0.1786951  -4.1593    3.192e-05   *
## Tau2_1_1     0.0070020   0.0090497   -0.0107351   0.0247391   0.7737    0.4391
## Tau2_2_1     0.0094607   0.0099698   -0.0100797   0.0290010   0.9489    0.3427
## Tau2_2_2     0.0261445   0.0177409   -0.0086270   0.0609161   1.4737    0.1406
##
## Signif. codes:   0 '*' 0.001 '' 0.01 '*' 0.05 '.' 0.1 ' ' 1
##
## Q statistic on the homogeneity of effect sizes: 128.2267
## Degrees of freedom of the Q statistic: 8
## P value of the Q statistic: 0
##
## Heterogeneity indices (based on the estimated Tau2):
```

```
##                               Estimate
## Intercept1：I2（Q statistic）    0.6021
## Intercept2：I2（Q statistic）    0.9250
##
## Number of studies（or clusters）：5
## Number of observed statistics：10
## Number of estimated parameters：5
## Degrees of freedom：5
## -2 log likelihood：-11.68131
## OpenMx status1：0（"0" or "1"：The optimization is considered fine.
## Other values may indicate problems.）
```

其中，最开始的 Call：部分同单变量 Meta 分析一样，记录了本次调用的命令。命令参数也同单变量 Meta 分析类似，data = Berkey98 为此次 Meta 分析所用的数据集，y = cbind（PD，AL）为 Meta 分析要处理的变量，由于是多变量，故使用 rbind 函数将多个变量数据合并成一个 m 行×n 列的数据矩阵进行传入，其中 m 为纳入研究的数量，n 为纳入分析的变量数量。v = cbind（var_PD，cov_PD_AL，var_AL）用于传入相应的协方差矩阵数据。

```
## 95% confidence intervals：z statistic approximation（robust=FALSE）
## Coefficients：
```

| ## | | Estimate | Std. Error | lbound | ubound z value | | $Pr(>|z|)$ | |
|---|---|---|---|---|---|---|---|---|
| ## | Intercept1 | 0.3448392 | 0.0536312 | 0.2397239 | 0.4499544 | 6.4298 | 1.278e-10 | * |
| ## | Intercept2 | -0.3379381 | 0.0812480 | -0.4971812 | -0.1786951 | -4.1593 | 3.192e-05 | * |
| ## | Tau2_1_1 | 0.0070020 | 0.0090497 | -0.0107351 | 0.0247391 | 0.7737 | 0.4391 | |
| ## | Tau2_2_1 | 0.0094607 | 0.0099698 | -0.0100797 | 0.0290010 | 0.9489 | 0.3427 | |
| ## | Tau2_2_2 | 0.0261445 | 0.0177409 | -0.0086270 | 0.0609161 | 1.4737 | 0.1406 | |

```
##
## Signif. codes：  0 ' * ' 0.001 ' ' 0.01 ' * ' 0.05 '.' 0.1 ' ' 1
```

该部分展示了结构方程模型结果及标准误、95% 可信区间、$Z$ 统计量及 $P$ 值，而最后一行为对不同区间的 $P$ 值的标记注释。

其余部分与单变量 Meta 分析所展示的结果类似，在此不再赘述。

### 三、两阶段结构方程 Meta 分析

Cheung 等在 2015 提出了两阶段结构方程模型（two-stage structural equation modeling，TSSEM）的概念，其采用极大似然估计，使标准误估计更加精确。两阶段的第一阶段 Meta 分析纳入的各文献的协方差矩阵进行合并，第二阶段则使用合并后的协方差矩阵进行结构方程拟合。

在此，将使用 metaSEM 包中的 Digman97 数据集介绍两阶段结构方程 Meta 分析。Digman97 数据集包含 3 个部分，其中 Digman97 $data 中包含了纳入的 14 项研究的协方差矩阵，每个矩阵中记录了现代心理学的五因素模型（five factor model，FFM）数据，包括亲和性（agreeableness，A）、尽责性（conscientiousness，C）、情绪稳定性（emotional Stability，ES）、外倾性（extraversion，E）、经验开放性（intellect，I）；Digman97 $n 中包含了每项研究的样本量；Digman97 $cluster 中包含了每项研究的纳入患者类型。部分数据展示如下（head 函数用于展示数据的前一小部分，参数 $n = 3$ 指明展示前 3 项）：

```
> head（Digman97 $data，n = 3）
## $ `Digman 1（1994）`
```

| ## | | A | C | ES | E | I |
|---|---|---|---|---|---|---|
| ## | A | 1.00 | 0.62 | 0.41 | -0.48 | 0.00 |
| ## | C | 0.62 | 1.00 | 0.59 | -0.10 | 0.35 |
| ## | ES | 0.41 | 0.59 | 1.00 | 0.27 | 0.41 |

```
##      E        -0.48    -0.10    0.27     1.00     0.37
##      I         0.00     0.35    0.41     0.37     1.00


##

## $ `Digman 2（1994）`
##               A        C       ES        E        I
##      A        1.00     0.39    0.53    -0.30    -0.05
##      C        0.39     1.00    0.59     0.07     0.44
##      ES       0.53     0.59    1.00     0.09     0.22
##      E       -0.30     0.07    0.09     1.00     0.45
##      I       -0.05     0.44    0.22     0.45     1.00


##

## $ `Digman 3（1963c）`
##               A        C       ES        E        I
##      A        1.00     0.65    0.35     0.25     0.14
##      C        0.65     1.00    0.37    -0.10     0.33
##      ES       0.35     0.37    1.00     0.24     0.41
##      E        0.25    -0.10    0.24     1.00     0.41
##      I        0.14     0.33    0.41     0.41     1.00
```

## （一）第一阶段

两阶段结构方程模型的第一阶段使用 tssem1 函数进行协方差矩阵的合并，命令及结果如下：

```
>stage1<- tssem1（Cov=Digman97 $data, n=Digman97 $n, method="FEM"）
```

其中，Cov=Digman79 $data 用于传入协方差矩阵数据，n=Digman97 $n 用于传入样本量数据，method="FEM"用于指定使用固定效应模型。如需使用随即效应模型，将"FEM"替换为"REM"即可。由于该结果后续还需使用，故将结果存入名为 stage1 的变量。此时，可使用 summary 函数查看 stage1 中的信息。

```
> summary（stage1）
##
## Call：
## tssem1FEM（Cov = Cov, n = n, cor. analysis = cor. analysis, model. name = model. name,
##       cluster = cluster, suppressWarnings = suppressWarnings, silent = silent,
##       run = run）
##
## Coefficients：
```

| ## | | Estimate | Std. Error | $z$ value | $Pr(>|z|)$ | |
|---|---|---|---|---|---|---|
| ## | S[1, 2] | 0.363278 | 0.013368 | 27.1760 | < 2.2e−16 | * |
| ## | S[1, 3] | 0.390375 | 0.012880 | 30.3076 | < 2.2e−16 | * |
| ## | S[1, 4] | 0.103572 | 0.015048 | 6.8830 | 5.862e−12 | * |
| ## | S[1, 5] | 0.092286 | 0.015047 | 6.1330 | 8.621e−10 | * |
| ## | S[2, 3] | 0.416070 | 0.012519 | 33.2344 | < 2.2e−16 | * |
| ## | S[2, 4] | 0.135148 | 0.014776 | 9.1464 | < 2.2e−16 | * |
| ## | S[2, 5] | 0.141431 | 0.014866 | 9.5135 | < 2.2e−16 | * |
| ## | S[3, 4] | 0.244459 | 0.014153 | 17.2723 | < 2.2e−16 | * |
| ## | S[3, 5] | 0.138339 | 0.014834 | 9.3259 | < 2.2e−16 | * |
| ## | S[4, 5] | 0.424566 | 0.012376 | 34.3070 | < 2.2e−16 | * |

```
##
## Signif. codes： 0 ‘ * ’ 0.001 ‘ ’ 0.01 ‘ * ’ 0.05 ‘.’ 0.1 ‘ ’ 1
##
## Goodness-of-fit indices：
##                                        Value
## Sample size                            4496.0000
## Chi-square of target model             1505.4443
## DF of target model                     130.0000
## p value of target model               0.0000
## Chi-square of independence model       4471.4242
## DF of independence model               140.0000
## RMSEA                                  0.1815
## RMSEA lower 95% CI                     0.1736
## RMSEA upper 95% CI                     0.1901
## SRMR                                   0.1621
## TLI                                    0.6580
## CFI                                    0.6824
## AIC                                    1245.4443
## BIC                                    412.0217
## OpenMx status1：0 ("0" or "1"：The optimization is considered fine.
## Other values may indicate problems.)
```

结果中，Call：部分同前一样，展示了调用函数。由于 tssem1（）函数在实现时根据参数判断是使用固定效应模型还是随机效应模型，从而选择具体函数进行处理，在此则根据 method = "FEM" 参数自动使用了 tssem1FEM（）函数，故此处现实的函数调用为 tssem1FEM。此外，tssem1 的一些默认参数也会在此展示出来。Coefficients：部分给出了合并后的协方差矩阵估计值及其相应标准误、$Z$ 统计量以及 $P$ 值。其中 $S[m, n]$ 表示协方差矩阵第 $m$ 行第 $n$ 列（由于协方差矩阵为对称矩阵，故第 $m$ 行第 $n$ 列与第 $n$ 行第 $m$ 列相同）。随后的 Goodness-of-fit indices 部分则给出了本次参数估计的一些相关统计信息。

summary（）函数中给出了协方差矩阵，但是展示格式并不是特别清晰，使用 coef（）函数则可以查看矩阵形式展示的合并后的协方差矩阵，如：

```
> coef(stage1)
##                 A            C           ES           E            I
##    A     1.00000000   0.3632782    0.3903748   0.1035716   0.09228557
##    C     0.36327824   1.0000000    0.4160695   0.1351477   0.14143058
##    ES    0.39037483   0.4160695    1.0000000   0.2444593   0.13833895
##    E     0.10357155   0.1351477    0.2444593   1.0000000   0.42456626
##    I     0.09228557   0.1414306    0.1383390   0.4245663   1.00000000
```

### （二）第二阶段

从第一阶段的合并协方差矩阵结果可以看出，A、C、ES 3 个变量相互之间相关性较强，E、I 两个变量之间相关性较强，而 A、C、ES 和 E、I 两组变量之间的相关性较弱，故我们可以构建包含两个隐变量的结构方程模型，两个隐变量分别命名为 Alpha 和 Beta，其中 Alpha 与 A、C、ES 相关，Beta 与 E、I 相关。构建的模型可以用如下方式进行定义：

```
>model1 <- "## 定义隐变量
Alpha = ~ A+C+ES
Beta = ~ E+I
##定义交互关系
Alpha ~ ~ Beta"
```

该结构方程模型可以借助 semPlot 包进行可视化 RAM(reticular action model)图绘制:

>install. packages("semPlot")  ## 安装 semPlot 包

>plot(model1)

RAM 图绘制结果如图 35-1 所示。

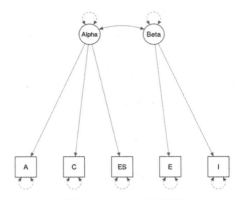

图 35-1　RAM 路径图

上面我们使用文本标记定义了结构方程模型,但是除非经过特殊函数处理,否则 R 并不能理解这个模型,而是只会将其作为一串普通文本对待。semPlot 包在 plot 函数中增加了对结构方程模型文本标记的处理,而为了下一步的分析,我们需要手动将其转换为 R 可以理解的 RAM 模型:

>RAM1 <- lavaan2RAM(model1, obs. variables=c("A", "C", "ES", "E", "I"),

A. notation="on", S. notation="with")

lavaan2RAM()函数可以将上述标记语言转换为 RAM 模型,其中 obs. variables = c("A", "C", "ES", "E", "I") 参数用于传入观察变量,此处一共有 5 个观察变量,用向量函数组成一个向量然后传入。A. notation 与 S. notation 分别定义 A 矩阵与 S 矩阵中的标记字符。转换后结果如下:

>RAM1

## $A

| ## | A | C | ES | E | I | Alpha | Beta |
|---|---|---|---|---|---|---|---|
| ## A | "0" | "0" | "0" | "0" | "0" | "0 * AonAlpha" | "0" |
| ## C | "0" | "0" | "0" | "0" | "0" | "0 * ConAlpha" | "0" |
| ## ES | "0" | "0" | "0" | "0" | "0" | "0 * ESonAlpha" | "0" |
| ## E | "0" | "0" | "0" | "0" | "0" | "0" | "0 * EonBeta" |
| ## I | "0" | "0" | "0" | "0" | "0" | "0" | "0 * IonBeta" |
| ## Alpha | "0" | "0" | "0" | "0" | "0" | "0" | "0" |
| ## Beta | "0" | "0" | "0" | "0" | "0" | "0" | "0" |

##

## $S

| ## | A | C | ES | E | I |
|---|---|---|---|---|---|
| ## A | "0 * AwithA" | "0" | "0" | "0" | "0" |
| ## C | "0" | "0 * CwithC" | "0" | "0" | "0" |
| ## ES | "0" | "0" | "0 * ESwithES" | "0" | "0" |
| ## E | "0" | "0" | "0" | "0 * EwithE" | "0" |
| ## I | "0" | "0" | "0" | "0" | "0 * IwithI" |
| ## Alpha | "0" | "0" | "0" | "0" | "0" |
| ## Beta | "0" | "0" | "0" | "0" | "0" |

| ## | Alpha | Beta |
|---|---|---|
| ## A | "0" | "0" |

```
## C                      "0"                "0"
## ES                     "0"                "0"
## E                      "0"                "0"
## I                      "0"                "0"
## Alpha                  "1"           "0 * AlphawithBeta"
## Beta"0 * AlphawithBeta" "1"
##
## $F
##            A      C      ES     E      I     Alpha   Beta
## A          1      0      0      0      0      0      0
## C          0      1      0      0      0      0      0
## ES         0      0      1      0      0      0      0
## E          0      0      0      1      0      0      0
## I          0      0      0      0      1      0      0
##
## $M
##            A      C      ES     E      I     Alpha   Beta
## 1          0      0      0      0      0      0      0
```

如结果所示,RAM1 中记录了模型的 A、S、F 和 M 矩阵,但需注意,A 矩阵中对应的是不对称的路径,即单箭头路径;S 矩阵中对应的是对称路径(双箭头的路径),且矩阵是对称的;F 矩阵中对应的是观测变量;M 矩阵为均值矩阵。随后我们就可以使用构建的模型进行第二阶段的计算:

>stage2 <- tssem2(stage1, RAM=RAM1, intervals="LB", model. name="TSSEM2 Digman97")

tssem2( )函数用于第二阶段的结构方程模型 Meta 分析计算,其中第一个参数 stage1 为第一阶段的结果,RAM=RAM1 传入 RAM 模型,intervals="LB" 则是指定可信区间算法,此处使用"LB"即为 95%最大似然估计,如果去掉该参数则默认使用 $Z$ 统计量进行估计。model. name = " TSSEM2 Digman97"则是用于设定所得到的模型的名称。stage2 的结果同样可以使用 summary 函数进行查看:

>summary(stage2)
```
##
## Call:
## wls(Cov = coef. tssem1FEM(tssem1. obj), aCov = vcov. tssem1FEM(tssem1. obj),
##       n = sum(tssem1. obj $n), RAM = RAM, Amatrix = Amatrix, Smatrix = Smatrix,
##       Fmatrix = Fmatrix, diag. constraints = diag. constraints, cor. analysis = tssem1. obj $cor. analysis,
##       intervals. type = intervals. type, mx. algebras = mx. algebras,
##       model. name = model. name, suppressWarnings = suppressWarnings,
##       silent = silent, run = run)
##
## 95% confidence intervals: Likelihood-based statistic
## Coefficients:
```

| ## | Estimate Std. | Error | lbound | ubound | z value | $Pr(>\|z\|)$ |
|---|---|---|---|---|---|---|
| ## AonAlpha | 0.56280 | NA | 0.53270 | 0.59302 | NA | NA |
| ## ConAlpha | 0.60522 | NA | 0.57525 | 0.63535 | NA | NA |
| ## EonBeta | 0.78141 | NA | 0.71872 | 0.85498 | NA | NA |
| ## ESonAlpha | 0.71920 | NA | 0.68876 | 0.75032 | NA | NA |
| ## IonBeta | 0.55137 | NA | 0.50000 | 0.60270 | NA | NA |
| ## AlphawithBeta | 0.36268 | NA | 0.31859 | 0.40646 | NA | NA |

```
##
## Goodness-of-fit indices:
```

```
##                                                    Value
## Sample size                                        4496.0000
## Chi-square of target model                         65.4526
## DF of target model                                 4.0000
## p value of target model                            0.0000
## Number of constraints imposed on "Smatrix"         0.0000
## DF manually adjusted                               0.0000
## Chi-square of independence model                   3112.7228
## DF of independence model                           10.0000
## RMSEA                                              0.0585
## RMSEA lower 95% CI                                 0.0465
## RMSEA upper 95% CI                                 0.0713
## SRMR                                               0.0284
## TLI                                                0.9505
## CFI                                                0.9802
## AIC                                                57.4526
## BIC                                                31.8088
## OpenMx status1: 0 ("0" or "1": The optimization is considered fine.
## Other values indicate problems.)
```

使用 plot 函数可绘制出得出的结构方程模型图:

```
>plot(stage2)
```

最终结果如下:

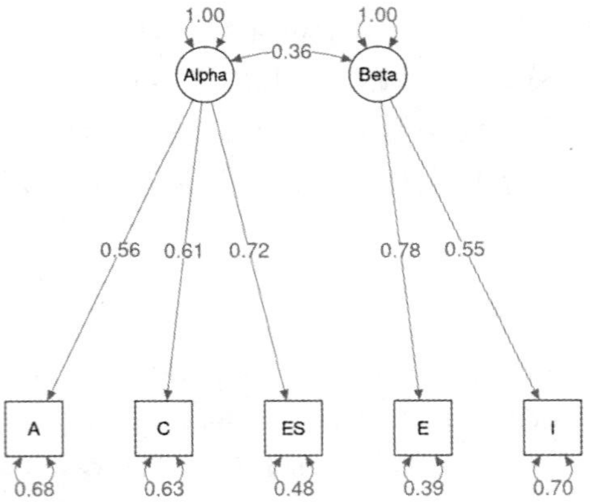

图 35-2 结构方程模型图

（田贵华）

## 第四节 metamedian 包在测量结局为中位数 Meta 分析中的应用

有时候,有些文献中只报告了测量结局的中位数,此类文献的统计量不能直接使用常规的 Meta 分析方法进行合并,而得使用针对中位数的 Meta 分析方法。metamedian 包提供了针对测量结局为中位数的 Meta 分析计算方法。metamedian 包主页为 https://cran.r-project.org/package=metamedian,当前最新版本为 0.1.5（2020-01-28）。metamedian 包的安装与普通包安装方法相同,使用 install.packages() 函数即可:

```
> install.packages("metamedian")
```

使用 library() 函数加载 metamedian 包:

> library("metamedian")

metamedian 包中提供了 qe. study. level( ) 函数用于计算测量结局为中位数的单项研究的统计量，而多项研究的效应量合并则由 qe 函数实现。metamedian 包可以支持以下 4 种提供数据的方式：1) 中位数、最小值、最大值、样本量；2) 中位数、第一四分位数、第三四分位数、样本量；3) 中位数、最小值、最大值、第一四分位数、第三四分位数、样本量；4) 均值、标准差、样本量。

提供数据时可以按照其中一种方式提供需要的数据，也可以根据不同文章各自提供的数据进行自由组合，只要使每一篇文章的数据都符合上述之一即可。

以第 2 种数据提供方式（均值、第一四分位数、第三四分位数、样本量）为例，假设一项研究样本量为 100，中位数为 14. 272，第一、第三四分位数分别为 7. 635、23. 382，则对于该研究计算统计量方式如下：

```
> qe. study. level(q1. g1 = 7. 635, med. g1 = 14. 272, q3. g1 = 23. 382, n. g1 = 100)
## $var
## [1]2. 149334
##
## $effect. size
## [1]14. 272
##
## $selected. dist
## [1]"weibull"
##
## $study. type
## [1]"one-group"
```

qe( ) 函数会根据传入的参数对样本数据进行分布函数拟合，结果中 selected. dist 为 "weibull" 表示本次使用的是韦伯分布（Weibull distribution），effect. size 与 var 分别为效应量与标准差，study. type 则表示本次是单项研究的统计量计算。

qe. study. level 以及后面将提到的 qe( ) 函数的参数名称类似，由两部分组成，使用. 进行分隔。前半部分指参数数据含义，具体表 35-3 所示，后半部分为组别，即 g1、g2 分别代表第 1 组与第 2 组。例如，min. g1 用于传入第 1 组的最小值数据，med. g2 用于传入第 2 组的中位数数据。

表 35-3　metamedian 包参数含义表

| min | 样本最小值 |
| --- | --- |
| q1 | 样本第一四分位数 |
| med | 样本中位数 |
| q3 | 样本第三四分位数 |
| max | 样本最大值 |
| n | 样本量 |
| mean | 样本均值 |
| sd | 样本标准差 |

对于两组对照试验设计的 Meta 分析，我们假定纳入研究的数据如表 35-4 所示（以第三种数据提供方式为例）。

表 35-4  metamedian 包 Meta 分析样例数据

| 研究编号 | 实验组 | | | | | | 对照组 | | | | | |
|---|---|---|---|---|---|---|---|---|---|---|---|---|
| | 最小值 | Q1 | 中位数 | Q3 | 最大值 | 样本量 | 最小值 | Q1 | 中位数 | Q3 | 最大值 | 样本量 |
| 1 | 2.3 | 6.0 | 8.7 | 11.3 | 20.6 | 53 | 0.4 | 2.5 | 5.1 | 9.6 | 20.2 | 50 |
| 2 | 3.2 | 7.1 | 9.5 | 13.1 | 25.3 | 49 | 0.9 | 3.1 | 6.2 | 10.1 | 21.4 | 45 |
| 3 | 1.9 | 3.5 | 5.9 | 10.8 | 17.0 | 66 | 0.5 | 2.7 | 4.9 | 8.8 | 18.8 | 60 |
| 4 | 1.7 | 3.8 | 6.0 | 11.0 | 18.6 | 75 | 0.3 | 2.3 | 4.7 | 9.2 | 19.2 | 73 |

我们可以使用 qe( )函数对纳入的各项研究的结果进行 Meta 分析的合并效应量计算：

```
> min.g1 <- c(2.3, 3.2, 1.9, 1.7)
> q1.g1 <- c(6.0, 7.1, 3.5, 3.8)
> med.g1 <- c(8.7, 9.5, 5.9, 6.0)
> q3.g1 <- c(11.3, 13.1, 10.8, 11.0)
> max.g1 <- c(20.6, 25.3, 17.0, 18.6)
> n.g1 <- c(53, 49, 66, 75)
> min.g2 <- c(0.4, 0.9, 0.5, 0.3)
> q1.g2 <- c(2.5, 3.1, 2.7, 2.3)
> med.g2 <- c(5.1, 6.2, 4.9, 4.7)
> q3.g2 <- c(9.6, 10.1, 8.8, 9.2)
> max.g2 <- c(20.2, 21.4, 18.8, 19.2)
> n.g2 <- c(50, 45, 60, 73)
> qe(min.g1 = min.g1, q1.g1 = q1.g1, med.g1 = med.g1, q3.g1 = q3.g1,
    max.g1 = max.g1, n.g1 = n.g1, min.g2 = min.g2, q1.g2 = q1.g2,
    med.g2 = med.g2, q3.g2 = q3.g2, max.g2 = max.g2, n.g2 = n.g2)
##
## Random-Effects Model (k = 4; tau^2 estimator: REML)
##
## tau^2 (estimated amount of total heterogeneity): 0.8034 (SE = 1.4118)
## tau (square root of estimated tau^2 value):        0.8963
## I^2 (total heterogeneity / total variability):    46.85%
## H^2 (total variability / sampling variability):    1.88
##
## Test for Heterogeneity:
## Q(df = 3) = 5.5631, p-val = 0.1349
##
## Model Results:
##
## estimate       se      zval      pval     ci.lb     ci.ub
##   2.1059    0.6576    3.2023    0.0014    0.8170    3.3948
##
##
## Signif. codes:   0 '*' 0.001 '' 0.01 '*' 0.05 '.' 0.1 ' ' 1
```

前 10 行命令分别将各研究的中位数、第一、三四分位数和样本量存入变量中，随后调用 qe 函数，将存入变量的数据作为相应的参数传入。返回的结果第一行表示本次计算使用的是随机效应模型，纳入研究数为 5，$\tau^2$ 统计量计算方法为限制性最大似然估计。随后为异质性等相关统计量结果，包括 $Q$ 统计量为 5.563 1，相应 $P$ 值为 0.134 9。Model Results 部分则是合并后的效应量相关数据，根据本次结果可见：以上 4 项研究合并效应量为 2.105 9，标准误为 0.657 6，Z 统计量为 3.202 3，合并效应量 P 值为 0.001 4，上下可信区间分别为 0.817 0 与 3.394 8，差异有统计学意义。

（田贵华）

## 第五节　metacor 包在回归系数 Meta 分析中的应用

metacor 是用于回归系数 Meta 分析的 R 包。metacor 包主页为 https: //cran.r - project.org/package = metacor，当前最新版本为 1.0-2.1（2019-10-02）。该包提供了针对以相关系数为测量结局数据 Meta 分析的 DerSimonian-Laird(DSL) 和 Olkin-Pratt(OP) 算法实现。metacor 包的安装和引入同样可以使用 install. packages( ) 与 library( ) 函数：

>install. packages( "metacor" )

> library( "metacor" )

metacor 包中附带一个名为 lui 的数据，我们以此为例进行介绍。lui 数据集中包括了来自 9 个国家和 5 个生物群落的 18 个土地利用强度梯度的土地利用强度与响应多样性( r. FDis) 及功能冗余性 ( r. nbsp) 的相关系数。其中部分数据如下：

表 35-5　metacor 包中 lui 数据集数据示例

| label | r. FDis | r. nbsp | n |
|---|---|---|---|
| New Zealand（TG） | -4. 299 864e-01 | -0. 378 955 16 | 72 |
| Australia / NSW（STR） | -4. 242 306e-01 | -0. 604 151 38 | 176 |
| Australia / Mungalli（TR） | -3. 784 891e-01 | -0. 843 834 09 | 36 |
| Nicaragua / Rivas（TR） | -3. 695 604e-01 | -0. 548 210 89 | 42 |
| Australia / Atherton（TR） | -3. 291 633e-01 | -0. 488 172 27 | 315 |
| Nicaragua / Matiguas（TR） | -1. 365 767e-01 | -0. 616 265 08 | 42 |

其中 label 为研究名称，r. FDis 为土地利用强度与相应多样性的相关系数，r. nbsp 为土地利用强度与功能冗余性的相关系数，n 为样本量。

metacor 包一共提供了两种相关系数 Meta 分析的算法，分别为 DerSimonian-Laird(DSL) 随机效应 meta 分析算法和 Olkin-Pratt(OP) 固定效应 meta 分析算法。

DSL 算法使用 metacor. DSL 函数实现，具体操作如下：

>test <- metacor. DSL( lui $r. FDis, lui $n, lui $label)

metacor. DSL 函数直接返回森林图，如图 35-3 所示。

metacor. DSL 第一个参数为各研究的相关系数，第二个参数为各研究的样本量，第三个参数为研究名称，用于最后森林图的绘制，对于 Meta 分析结果的具体数值，可以查看保存于 test 变量的内容：

```
> test
## $z

## [1]      -0.45988001    -0.45283992    -0.39829489    -0.38791384    -0.34188964    -0.13743549
## [7]      -0.11668598    -0.10863026    -0.04579188     0.00000000     0.01540579     0.02461536
## [13]      0.04063365     0.11097042     0.13568233     0.14035783     0.17247257     0.20369449
##

## $z. var

## [1]       0.014492754    0.005780347    0.030303030    0.025641026    0.003205128    0.025641026
## [7]       0.008771930    0.003039514    0.008547009    0.012987013    0.003401361    0.004219409
## [13]      0.003484321    0.043478261    0.010752688    0.030303030    0.022222222    0.003484321
##
```

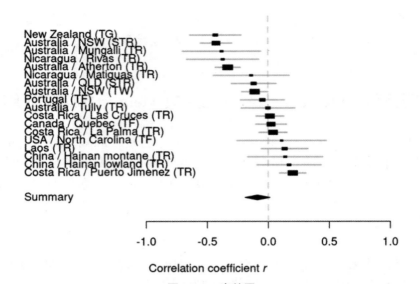

图 35-3　森林图

```
## $z. lower
## [ 1]    −0. 2239280739  −0. 3038266193  −0. 0571089538  −0. 0740684257  −0. 2309285257
## [ 6]     0. 1764099248   0. 0668814674  −0. 0005739485   0. 1354068579   0. 2233586255
## [11]     0. 1297132120   0. 1519287006   0. 1563266618   0. 5196511645   0. 3389211294
## [16]     0. 4815437664   0. 4646467547   0. 3193875071
##
## $r. lower
## [ 1]    −0. 2202587863  −0. 2948105768  −0. 0570469490  −0. 0739332726  −0. 2269092556
## [ 6]     0. 1746024353   0. 0667819223  −0. 0005739484   0. 1345853201   0. 2197168962
## [11]     0. 1289905778   0. 1507704375   0. 1550655497   0. 4774307351   0. 3265138838
## [16]     0. 4474791091   0. 4338638637   0. 3089529969
##
## $z. upper
## [ 1]    −0. 69583195  −0. 60185322  −0. 73948083  −0. 70175925  −0. 45285075  −0. 45128090
## [ 7]    −0. 30025342  −0. 21668657  −0. 22699061  −0. 22335863  −0. 09890163  −0. 10269798
## [13]    −0. 07505937  −0. 29771032  −0. 06755647  −0. 20082811  −0. 11970161   0. 08800148
##
## $r. upper
## [ 1]    −0. 60171548  −0. 53836697  −0. 62883139  −0. 60548326  −0. 42423950  −0. 42295134
## [ 7]    −0. 29154451  −0. 21335771  −0. 22317077  −0. 21971690  −0. 09858042  −0. 10233845
## [13]    −0. 07491873  −0. 28921585  −0. 06745388  −0. 19817104  −0. 11913315   0. 08777501

##
## $z. mean
## [ 1]−0. 0882517
##
## $r. mean
## [ 1]−0. 0880233
##
## $z. mean. se
## [ 1]0. 05245145
##
```

```
## $z. mean. lower
## [1]0. 01455125
##
## $r. mean. lower
## [1]0. 01455022
##
## $z. mean. upper
## [1]-0. 1910547
##
## $r. mean. upper
## [1]-0. 1887635
##
## $p
## [1]0. 04623201
```

metacor. DSL 返回的结果中包括 12 部分内容, 其中 z、z. var、z. lower、z. upper 分别为各项研究的 $z$ 值、$z$ 值方差以及 $z$ 值的可信区间的上下限; z. mean、z. mean. lower、z. mean. upper 分别为合并 $z$ 值及其可信区间的上下限; r. mean、r. mean. lower、r. mean. upper 分别为合并相关系数 $r$ 值及其可信区间的上下限; z. se 为合并 $z$ 值的标准误; p 为 $Z$ 检验的 $P$ 值。

Olkin-Pratt(OP)固定效应 Meta 分析算法与 DSL 随机效应模型类似, 所用函数为 metacor. OP, 同样以 lui 数据集为例, 命令如下:

```
>test <- metacor. OP( lui $r. FDis, lui $n, lui $label )
```

metacor. OP 同样会直接返回森林图, 如图 35-4 所示。

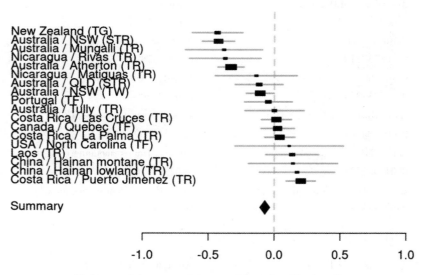

图 35-4　森林图

metacor. OP 的具体数值结果同样也可以通过其返回值查看:

```
>test
## $G
##              New Zealand ( TG )              Australia ／ NSW ( STR )
##                 -4. 325635e-01                 -4. 252419e-01
##           Australia ／ Mungalli ( TR )        Nicaragua ／ Rivas ( TR )
```

```
##              -3.835558e-01                 -3.737589e-01
##       Australia / Atherton (TR)     Nicaragua / Matiguas (TR)
##              -3.296352e-01                 -1.383402e-01
##        Australia / QLD (STR)         Australia / NSW (TW)
##              -1.166663e-01                 -1.083680e-01
##            Portugal (TF)             Australia / Tully (TR)
##              -4.595672e-02                  2.309846e-17
##       Costa Rica / Las Cruces (TR)    Canada / Quebec (TF)
##               1.543085e-02                  2.466250e-02
##       Costa Rica / La Palma (TR)    USA / North Carolina (TF)
##               4.068218e-02                  1.129982e-01
##               Laos (TR)             China / Hainan montane (TR)
##               1.355754e-01                  1.415798e-01
##       China / Hainan lowland (TR)  Costa Rica / Puerto Jimenez (TR)
##               1.726666e-01                  2.012604e-01
##
## $G.var
##          New Zealand (TG)           Australia / NSW (STR)
##             0.009628469                  0.003887747
##       Australia / Mungalli (TR)       Nicaragua / Rivas (TR)
##             0.022363752                  0.019224286
##       Australia / Atherton (TR)     Nicaragua / Matiguas (TR)
##             0.002551481                  0.025268306
##        Australia / QLD (STR)         Australia / NSW (TW)
##             0.008606364                  0.002977194
##            Portugal (TF)             Australia / Tully (TR)
##             0.008583718                  0.013157895
##       Costa Rica / Las Cruces (TR)    Canada / Quebec (TF)
##             0.003411334                  0.004232094
##       Costa Rica / La Palma (TR)    USA / North Carolina (TF)
##             0.003484863                  0.044196002
##               Laos (TR)             China / Hainan montane (TR)
##             0.010465721                  0.029935562
##       China / Hainan lowland (TR)  Costa Rica / Puerto Jimenez (TR)
##             0.021336468                  0.003217302
##
## $G.lower
##          New Zealand (TG)           Australia / NSW (STR)
##            -0.240242516                 -0.303034624
##       Australia / Mungalli (TR)       Nicaragua / Rivas (TR)
##            -0.090452655                 -0.102006613
##       Australia / Atherton (TR)     Nicaragua / Matiguas (TR)
##            -0.230633137                  0.173215823
##        Australia / QLD (STR)         Australia / NSW (TW)
##             0.065160519                 -0.001425162
##            Portugal (TF)             Australia / Tully (TR)
##             0.135630718                  0.224823288
##       Costa Rica / Las Cruces (TR)     Canada / Quebec (TF)
```

```
##                0. 129905733              0. 152167064
##            Costa Rica / La Palma（TR）   USA / North Carolina（TF）
##                0. 156384205              0. 525038413
##            Laos（TR）                    China / Hainan montane（TR）
##                0. 336083819              0. 480690713
##            China / Hainan lowland（TR） Costa Rica / Puerto Jimenez（TR）
##                0. 458958712              0. 312431997
##
## $G. upper
##            New Zealand（TG）             Australia / NSW（STR）
##               -0. 62488453             -0. 54744919
##            Australia / Mungalli（TR）    Nicaragua / Rivas（TR）
##               -0. 67665887             -0. 64551118
##            Australia / Atherton（TR）    Nicaragua / Matiguas（TR）
##               -0. 42863727             -0. 44989622
##            Australia / QLD（STR）        Australia / NSW（TW）
##               -0. 29849313             -0. 21531081
##            Portugal（TF）                Australia / Tully（TR）
##               -0. 22754417             -0. 22482329
##            Costa Rica / Las Cruces（TR） Canada / Quebec（TF）
##               -0. 09904402             -0. 10284207
##            Costa Rica / La Palma（TR）    USA / North Carolina（TF）
##               -0. 07501985             -0. 29904198
##            Laos（TR）                    China / Hainan montane（TR）
##               -0. 06493306             -0. 19753116
##            China / Hainan lowland（TR）   Costa Rica / Puerto Jimenez（TR）
##               -0. 11362547              0. 09008873
##
## $G. mean
## [1]-0. 07166779
##
## $G. mean. se
## [1]0. 01937352
##
## $G. mean. lower
## [1]-0. 03369639
##
## $G. mean. upper
## [1]-0. 1096392
##
## $p
## [1]0. 0001081122
```

　　其中，G、G. var、G. lower、G. upper 分别为各研究的 *G* 值及其方差和可信区间的上下限。G. mean、G. mean. se、G. mean. lower、G. mean. upper 则分别为合并 *G* 值及其标准误和可信区间上下限。*p* 则为假设检验的 *P* 值。从上述结果可见，纳入研究合并之后相关系数为 -0. 071 667 79，*P* 值为 0. 000 108 112 2，即合并后相关性有统计学意义。

（田贵华）

## 第六节　HSROC 包在诊断性试验 Meta 分析中的应用

诊断性试验的准确性评价是评估诊断技术的重要步骤。在众多的诊断性试验的指标中最常用的是灵敏度及特异度，但是灵敏度及特异度合并却忽略了灵敏度及特异度之间的相关，因而可能导致对诊断性试验正确性的低估。因此很多学者提出分层统计模型（多水平统计模型），其中最具代表的是Rutter 和 Gatsonis 的分层综合受试者工作特征曲线法（HSROC）及 Reitsma 等提出的双变量模型。具体原理，请参考本书第 17 章相关内容，本节简要介绍 R 语言 HSROC 包在诊断性试验 Meta 分析中的应用。

### 一、HSROC 包简介

HSROC 包共有 4 个函数，2 个数据集，其中主要函数为 HSROC( ) 和 HSROCSummary( )，HSROC为通过 JAGS 进行 Gibbs 抽样获得结果；而 HSROCSummary 主要获得参数后验估计及收敛性评估。另两个函数为 simdata( ) 及 beta. parameter( )，前者用于生成诊断性试验的模拟数据，后者根据率的范围确定 Beta($\alpha$, $\beta$)分布的参数。

#### （一）HSROC( )函数使用方法

HSROC( data, iter. num, init = NULL, sub_rs = NULL, first. run = TRUE, path = getwd( ), refresh = 100, prior. SEref = NULL, prior. SPref = NULL, prior_PI = c(0, 1), prior_LAMBDA = c(-3, 3), prior_THETA = c(-1.5, 1.5), prior_sd_alpha = list(0, 2, "sd"), prior_sd_theta = list(0, 2, "sd"), prior_beta = c(-0.75, 0.75))

其中：data 为数据集；iter. num 为迭代次数；init 为参数的初始值；sub_rs 为纳入研究参考标准设定；path 为工作路径；refresh 用于设定抽样的进程；余下均为参数的先验设定。在通常情况下，只需要根据数据进行初始值的设定，其他命令参数多使用默认值。

#### （二）HSROCSummary( )函数使用方法

HSROCSummary( data, burn_in = 0, iter. keep = NULL, Thin = 1, sub_rs = NULL, point_estimate = c("median", "mean"), summary. path = getwd( ), chain = getwd( ), tv = NULL, digit = 6, print_plot = FALSE, plot. ind. studies = TRUE, cred_region = TRUE, predict_region = TRUE, col. pooled. estimate = "red", col. predict. region = "blue", lty. cred. region = "dotdash", lty. predict. region = "dotted", region_level = 0.95, trunc_low = 0.025, trunc_up = 0.025)

其中：data 为数据集；burn_in 为退火次数；iter. keep 为保留迭代最多次数；sub_rs 为纳入研究参考标准设定；point_estimate 为参数均数或中位数的设定；summary. path 为结果保存路径；余下参数主要用于 HSROC 曲线的设定。

### 二、实例演示

本节以一篇评价 PET 和 CT 两种影像学技术对非小细胞肺癌分期价值的 Meta 分析中数据为例，使用其中 PET 数据，数据请参考第 17 章表 17-3。

HSROC( )函数对数据格式有严格要求，数据要求变量分别为 TP、FP、FN、TN。数据可以以 csv格式读入，也可以直接输入。采用 HSROC 进行计算时，最好设定一个工作路径存放计算结果。具体如下：

```
>dir. create("d:/HSROC")
>setwd("d:/HSROC")
>library(HSROC)
>TP<-c(26, 14, 40, 9, 3, 29, 11, 6, 4, 22, 4, 8, 72)
>FP<-c(6, 2, 4, 1, 0, 10, 2, 9, 7, 9, 4, 2, 3)
>FN<-c(2, 2, 4, 0, 3, 3, 4, 3, 2, 3, 2, 1, 10)
```

```
>TN<-c(28, 9, 31, 12, 12, 60, 33, 44, 27, 54, 42, 16, 31)
>PET<-data.frame(TP, FP, FN, TN)
>HSROC(data = PET, iter.num = 10000, init = NULL)
>HSROCSummary(data = PET, burn_in = 5000, Thin = 10, print_plot = T)
```

上述命令中，初始值由计算机自动生成。计算的结果保存在 D 盘的 HSROC 文件夹中，结果主要在 4 个文件中，分别是 Summary for N = 500、Density plots for N = 500、Trace plots for N = 500 及 Summary ROC curve。其中 Summary for N = 500 文件中包含了数据、参数的先验信息、参数的后验估计等。例如，研究间参数估计值如表 35-5 所示。

表 35-5　HSROC 计算结果

| Parameter | Estimate | Standard_Dev | MC_error | C. I. _lower | C. I. _upper |
|---|---|---|---|---|---|
| THETA | −0.038 98 | 0.184 019 | 0.024 517 | −0.283 52 | 0.406 982 |
| LAMBDA | 2.265 446 | 0.144 824 | 0.011 695 | 1.994 536 | 2.541 982 |
| beta | 0.102 987 | 0.317 241 | 0.041 198 | −0.74641 | 0.489 494 |
| sigma. alpha | 0.125 986 | 0.144 864 | 0.010 53 | 0.001 276 | 0.455 948 |
| sigma. theta | 0.090 283 | 0.082 525 | 0.008 576 | 0.002 55 | 0.257 352 |
| S overall | 0.862 844 | 0.024 512 | 0.001 835 | 0.808 911 | 0.903 825 |
| C overall | 0.874 166 | 0.019 254 | 0.001 165 | 0.836 134 | 0.913 283 |

其中 THETA 为 cut-off 值；LAMBDA 为准确性参数；simga. alpha 及 sigma. theta 为相应的标准差；beta 为尺度参数；S overall 及 C overall 分别为合并的灵敏度及特异度。此例，合并的灵敏度为 0.86，95%CI 为（0.81，0.90），合并的特异度为 0.87，95%CI 为（0.84，0.91）。

Density plots for N = 500 与 Trace plots for N = 500 文件分别保存参数的核密度估计及踪迹图，主要用于评价抽样的收敛，部分结果如图 35-5 所示。

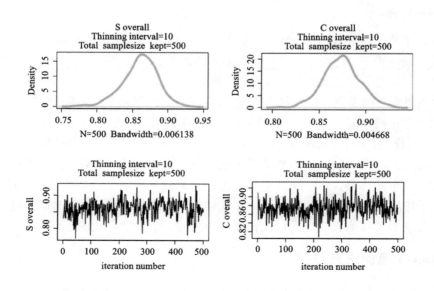

图 35-5　合并灵敏度及特异度的核密度估计图及踪迹图

迭代 10 000 次，退火 5 000 次，步长 10，最终剩余 500 个抽样点，总体观察抽样基本收敛。读者可增加迭代次数，相应图形会更加光滑。

Summary ROC curve 保存了 HSROC 曲线，如图 35-6 所示。

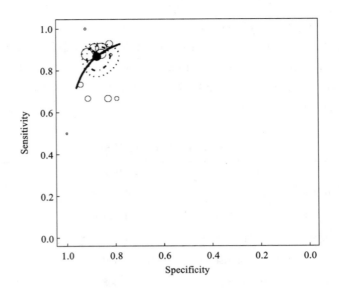

**图 35-6　HSROC 曲线图**

HSROC 曲线图中，空心圆代表一项研究，对应该研究的灵敏度及特异度，圆的大小与研究的样本量呈正比；实心圆为合并的灵敏度及特异度，外周的轮廓曲线分别为 95% 可信区间及预测区间。

（董圣杰）

## 第七节　bayesmeta 包在贝叶斯 Meta 分析中的应用

### 一、bayesmeta 包简介

当要合并来自单独试验的数据时，通常需要关注结果的直接一对一可比性。不同研究之间可能存在明显或隐藏的异质性来源，例如受试者选择和治疗的差异，或结果的确切定义。残余异质性可以在建模阶段进行预测，并在估计过程中加以考虑；一种常见的方法是增加一个额外的方差成分，即研究间的方差，以解决研究之间的差异。在技术方面，当有明显异质性时考虑随机效应模型，而不是固定效应模型。如果不考虑潜在异质性，通常会导致更为保守的结果，尤其是在纳入研究数较少时。采用正态-正态分布分层模型（normal-normal hierarchical model，NNHM）可以对随机效应模型的参数进行估计。在 NNHM 中，使用均数及其标准误作为充分统计量，通过正态分布对参数的均数和标准误进行建模。如果异质性方差分量为零，则该模型将简化为固定效应模型。因 NNHM 模型可以数值积分估计参数，因此避免了使用 MCMC 方法进行计算。R 软件中 bayesmeta 包基于 NNHM 进行随机效应模型的 Meta 分析，可获得参数的极大似然估计（ML）、最大后验估计（MAP）、边缘分布。

### 二、bayesmeta 包使用方法

bayesmeta( y, sigma, labels = names( y) , tau. prior = " uniform" , mu. prior = ( " mean" = NA , " sd" = NA ) , mu. prior. mean = mu. prior[ 1 ] , mu. prior. sd = mu. prior[ 2 ] , interval. type = c( " shortest" , " central" ) , delta = 0. 01 , epsilon = 0. 0001 , rel. tol. integrate = 2^16 * . Machine $ double. eps , abs. tol. integrate = 0. 0 , tol. uniroot = rel. tol. integrate , …)

其中：主要参数 y、sigma 分别为纳入研究的效应量及相应标准误；mu. prior 为均数 $\mu$ 的先验参数，

包括先验均数及方差,可以单独设定或者同时设置;tau. prior 为异质性方差的先验,可选择无信息先验或者弱信息先验分布,如半柯西、半正态分布;其余参数为数值计算过程相关参数,通常采用默认值。

bayesmeta 包还包括不同连续性分布的函数,如半柯西分布、半正态分布、半逻辑分布等,这些分布主要用作弱信息先验分布。此外 funnel 及 forestplot 可用于绘制漏斗图及森林图。

### 三、实例分析

本将采用 bayesmeta 包二分类数据以 BCG 对结核病的预防(本书第 10 章中的 Colditz 数据)为例进行演示。其他单臂或双臂研究设计、不同类型的数据,只要能获得每项研究的效应量及其标准误,均可以使用 bayesmeta 包分析。

bayesmeta 包进行贝叶斯 Meta 分析时,需要用户提供效应量及相应标准误,可以采用 metafor 包 escalc( ) 函数计算效应量及相应方差,然后再用 bayesmeta 包进行贝叶斯 Meta 分析。具体计算过程如下:

```
> library(xlsx)
> library(metafor)
> library(bayesmeta)
> dat. bcg <-read. xlsx("C:\\Colditz. dat. xlsx", 1, header=T)
> bcg. es=escalc(measure="OR", ai=tpos, bi=tneg, ci=cpos, di=cneg, data=dat. bcg)
```

escalc( ) 函数用于计算效应量及其相应方差,在数据集中分别用新变量 $yi$ 和 $vi$ 表示,参数 measure 可选择 OR、RR 等。

获得效应量及相应方差后,即可进行贝叶斯 Meta 分析,分别采用无信息先验及弱信息先验分布进行计算。效应量先验分布均数设置为 0,标准差为 4,即 mu. prior. mean = 0, mu. prior. sd = 4;异质性标准差的无信息先验采用均匀分布 tau. prior = 'uniform',弱信息先验采用参数为 0.5 及 2 的半正态分布 tau. prior = function(t){dhalfnormal(t, scale=0.5)},具体过程如下:

```
> uni_res=bayesmeta(bcg. es, label = bcg. es[, "author"], mu. prior. mean = 0, mu. prior. sd = 4, tau. prior = "uniform")
> hn_res=bayesmeta(bcg. es, label = bcg. es[, "author"], mu. prior. mean = 0, mu. prior. sd = 4, tau. prior = function(t){dhalfnormal(t, scale=2)})
> print(uni_res)
> print(hn_res)
```

请注意,bayesmeta 包很方便地直接调用 escalc( ) 函数产生的效应量及方差,据我们测试,在调用 escalc( ) 函数产生的数据时,bayesmeta( ) 函数可能将方差自动转换为标准误,如上述命令与下面 bayesmeta 包的标准命令得到的结果完全一致。结果汇总如表 35-6 所示。

```
> uni_res = bayesmeta(y = bcg. es[, "yi"], sigma = sqrt(bcg. es[, "vi"]), label = bcg. es[, "author"], mu. prior. mean = 0, mu. prior. sd = 4, tau. prior = "uniform")
> hn_res = bayesmeta(y = bcg. es[, "yi"], sigma = sqrt(bcg. es[, "vi"]), label = bcg. es[, "author"], mu. prior. mean = 0, mu. prior. sd = 4, tau. prior = function(t){dhalfnormal(t, scale=2)})
> print(uni_res)
> print(hn_res)
```

表 35-6　不同先验分布计算结果的比较

| 先验分布 | $\mu$(中位数及 95%CI) | $\tau$(中位数及 95%CI) |
|---|---|---|
| 半正态分布(scale=0.5) | −0.738(−1.126, −0.361) | 0.572(0.334, 0.882) |
| 半正态分布(scale=2) | −0.742(−1.174, −0.324) | 0.631(0.342, 1.043) |
| 均匀分布 | −0.743(−1.179, −0.320) | 0.637(0.342, 1.062) |

　　由上述结果可知,当半正态分布的参数增大时,结果与采用均匀分布的计算结果相近。理论上讲,当半正态分布的尺度参数逐渐增大时,弱信息先验会逐渐退化为无信息先验,因此计算结果相近。当 scale=3 时,逐渐与 $\tau=0.637$ 接近,如图 35-7 所示。

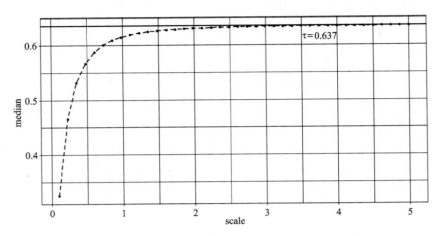

**图 35-7　$\tau$ 的中位数估计与半正态分布 Scale 参数的关系**

　　bayesmeta 包可进行相关图形的绘制,如森林图、漏斗图等,读者可以根据自己的需求设定不同参数,绘制相应的森林图,过程如下,得森林图如图 35-8~9 所示,漏斗图如图 35-10 所示。

> forestplot( hn_res, zero=1, expo=TRUE, title=' Forest plot with half-normal prior' )

> forestplot( uni_res, zero=1, expo=TRUE, title=' Forest plot with uniform prior' )

> funnel. bayesmeta( hn_re, main = ' BCG example data' , xlab="logarithmic odds ratio" , ylab="standard error" )

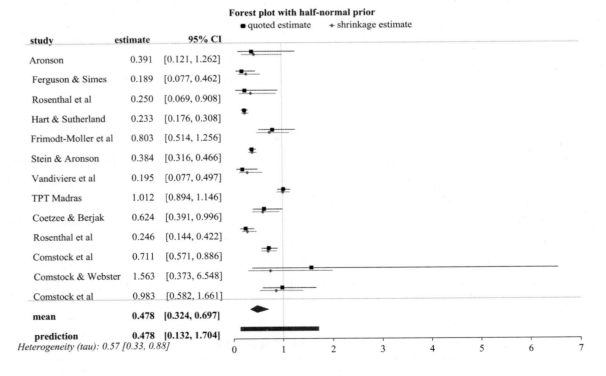

**图 35-8　采用半正态分布的森林图**

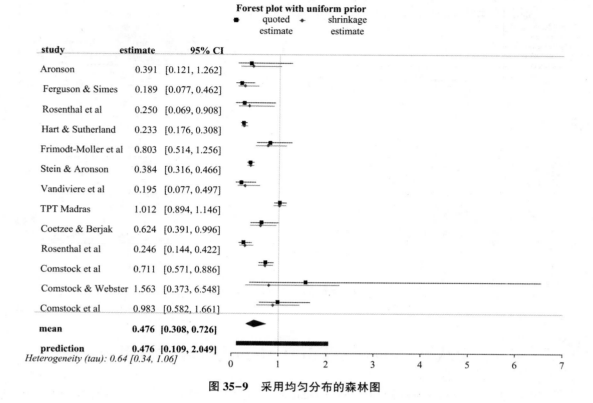

图 35-9　采用均匀分布的森林图

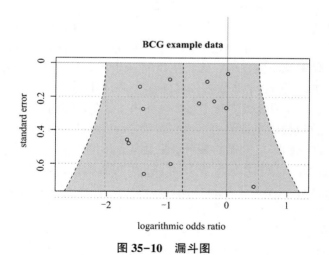

图 35-10　漏斗图

此外，也可以绘制参数联合分布及边缘分布的图，如图 35-11 所示。

> plot( hn_res, prior = T)

图 35-11 第一排为效应值均数与异质性标准差的联合分布，第二排为二者的边缘分布；其中虚线为各自的先验分布的曲线。读者可以尝试，半正态分布 scale 参数为 10 时，异质性标准差的先验分布近似一条直线。

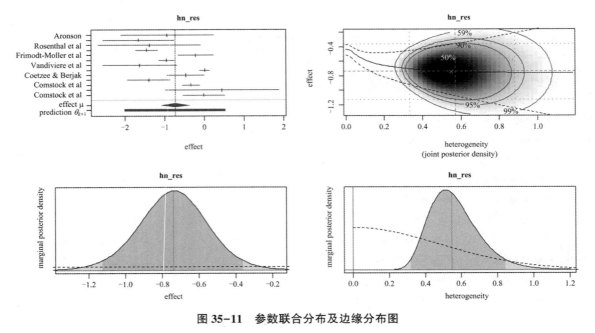

图 35-11　参数联合分布及边缘分布图

（董圣杰，张天嵩）

## 第八节　lme4 包在 IPD Meta 分析中的应用

基于个体参与者数据（individual participant data，IPD）的 Meta 分析是干预性系统评价的"金标准"，可以采用一步法和两步法来实现。Higgins 等认为带有测量结局和协变量的 IPD Meta 分析最合适的分析方法为层次模型，也称为多水平模型或者混合效应模型。混合效应模型的数据表现为分级或多层结构，低层级单位嵌套或集聚于高层级单位之中，高层次单位内同一个水平的观测数据常常存在一定的集聚性、相关性，即组内观测是非独立的，从而使组间产生了差别，此即所谓的"组内异质，组间同质"。比如大型的多中心临床试验，个体数据嵌套于各个临床中心，每个中心的受试者可能存在相关性；再比如重复测量数据，个体内数据嵌套于每个个体内，每个个体内的多次测量数据可能存在相关。从这个角度上来看，混合效应模型也被称为多水平模型（multilevel model）、分层线性模型（hierarchical linear model）。此名称中的"水平"与因素的某个水平意义是不同的，叫多水平模型可能更合适。

在混合效应模型中，固定效应可以直接估计得到，用均数描述，类似于回归系数，如在平均回归线中的截距表示平均截距 $\beta_0$，斜率即平均斜率 $\beta_1$；随机效应不是直接估计，是用方差进行描述，以随机截距或者随机斜率的形式呈现，反映在它们的方差和协方差估计值中。数据的分层结构使得每一层都会有一个残差协方差结构，个体间（高层级单位）残差协方差常用 $G$ 表示，矩阵 $G$ 通常为随机截距与随机斜率的方差协方差矩阵，个体内（低层级单位）残差协方差常用 $R$ 表示。在纵向数据的发展模型中，$y$ 的均值或期望值是通过固定效应的 $\beta$ 来分析的，而 $y$ 的方差则是通过 $G$（随机效应的方差协方差）矩阵和 $R$（低层级单位的方差协方差）矩阵来分析。

根据截距和斜率是否随机，混合效应模型可以有 4 种情况：1）固定截距+固定斜率；2）随机截距+固定斜率；3）固定截距+随机斜率；4）随机截距+随机斜率。在进行混合效应模型分析时，除了需要分析固定效应，还需要分析随机效应。随机效应的分析一般都会考虑随机截距，即将截距设置为随机截距，也就是允许不同组具有各自的截距（基线水平）。在这种模型下讲固定效应和随机效应，一般指斜率是固定还是随机。通常分析步骤为：1）建立空模型（零模型，只有截距的模型），计算组内相关系数，判断是否有必要进行多水平建模；建立不含解释变量的随机截距模型；2）在 1）基础上纳入固定效应因素，建立随机截距+固定斜率模型；3）建立随机截距+随机斜率模型，检验解释变量是否具有随机效应；4）在固定效应中纳入交互作用，解释何种因素导致了斜率的随机。R 语言 lme4 包是处理混合效应模型强大的工具，但命令及参数复杂，本节简要介绍其基本原理及在 IPD Meta 分析中的应用。

## 一、lme4 包简介

lme4 包是由 Douglas Bates 编写，是 R 语言实现混合效应模型重要的程序包之一，目前最新版本是 1.1-23。lme4 包有众多函数，其中 lmer( ) 函数用于线性混合效应模型；glmer( ) 函数用于拟合广义线性混合效应模型；nlmer( ) 函数用于拟合非线性混合效应模型。IPD Meta 分析主要涉及 lmer 及 glmer 两个函数，使用方法分别如下：

lmer( formula, data = NULL, REML = TRUE, control = lmerControl( ), start = NULL, verbose = 0L, subset, weights, na. action, offset, contrasts = NULL, devFunOnly = FALSE)

glmer( formula, data = NULL, family = gaussian, control = glmerControl( ), start = NULL, verbose = 0L, nAGQ = 1L, subset, weights, na. action, offset, contrasts = NULL, mustart, etastart, devFunOnly = FALSE)

其中主要参数有 formula 为公式，主要根据不同的模型进行设定；data 为数据；REML 为设定参数估计采用极大似然估计或限制性极大似然估计；control 为混合模型拟合的控制；glmer( ) 函数中的 family 为设定指数分布族的联接函数；其余参数多采用默认值，读者可参考帮助文档。

## 二、lme4 包在 IPD Meta 分析中的应用

本节以 Kontopantelis 的数据为例，进行 IPD Meta 分析的演示。数据源于 Stata 软件 ipdforest 命令的数据，可从 https: //www.stata- journal.com/software/sj13- 3/st0309/ipdforest_example.dta 下载。该数据共有 17 个变量，518 个观测值，其中 studyid 为研究的 ID；patid 为患者编号；group 为干预变量，包括干预组及对照组；sex 和 age 分别为性别和年龄；depB 和 depBbas 分别为二分类终点事件及基线数据；depC 和 depCbas 分别连续型终点事件及基线数据；"depBbas1，2，5，9" 为这 4 研究的二分类基线数据情况；"depBbas1，2，5，9" 为对应的连续型数据的基线数据情况。读入数据，并保存为 ipddata。命令如下：

>libarary( haven)

>ipddata<-read_dta( " https: //www.stata- journal.com/software/sj13- 3/st0309/ipdforest_example.dta" )

### （一）运行空模型

首先拟合空模型，空模型为不含自变量的随机截距模型，是混合效应模型的基础在运行空模型后，计算组内相关系数( intraclasscorrelationcoefficient，ICC)，即组间方差与总方差之比。当组件方差相对于组内方差非常大时，ICC 接近 1。相反，当组内个体间趋于相互独立时，ICC 值趋于 0，说明没有组群效应，此时模型退化为固定效应模型。先以连续型数据为例，进行演示，模型如下：

水平 1：$depC_{ij} = \beta_{0j} + \varepsilon_{ij}$

水平 2：$\beta_{0j} = \gamma_{00} + \mu_{0j}$

组合模型：$depC_{ij} = \gamma_{00} + (\mu_{0j} + \varepsilon_{ij})$

其中 $\gamma_{00}$ 为样本中个体测量的总均值，水平 2 的截距的总均值，为固定效应部分。$(\mu_{0j} + \varepsilon_{ij})$ 为随机效应部分，$\mu_{0j}$ 为研究对象 $j$ 的结局测量均值与总均值间的差异，$\square_{ij}$ 为组内个体间的差异。对应 R 语言命令如下：

>model0 = lmer( depC ~ 1+( 1 | studyid), data = ipddata, REML = F)

>summary( model0)

结果如下：

Linear mixed model fit by maximum likelihood 　[ ' lmerMod' ]

Formula：depC ~ 1 + ( 1 | studyid)

　Data：ipddata

| AIC | BIC | logLik | deviance | df. resid |
|-----|-----|--------|----------|-----------|
| 2175. 5 | 2188. 3 | -1084. 8 | 2169. 5 | 515 |

Scaled residuals：

| Min | 1Q | Median | 3Q | Max |
|-----|-----|--------|-----|-----|

$-4.0162 \quad -0.7088 \quad 0.0128 \quad 0.6442 \quad 2.9247$

Random effects:

| Groups | Name | Variance | Std. Dev. |
|---|---|---|---|
| studyid | (Intercept) | 0.2561 | 0.506 |
| Residual | | 3.7952 | 1.948 |

Number of obs: 518, groups: studyid, 4

Fixed effects:

| | Estimate Std. | Errort | value |
|---|---|---|---|
| (Intercept) | 6.0746 | 0.2719 | 22.34 |

结果分为 5 个部分：第一部分是模型拟合算法为极大似然估计及模型公式；第二部分是模型拟合信息指标，主要用于模型比较；第三部分为尺度残差；第四部分为模型随机效应估计，可知随机截距的方差为 0.256 1，残差方差为 3.795 2；第五部分为固定效应估计值，截距为 6.074 6。由第四部分可计算得 ICC = 0.256 1/(0.256 1+3.7952) = 0.063，提示有 6.3% 的变异由研究引起。尽管 ICC 值较小，按 Cohen 的标准，存在中度的组内相关性。因此，应进行混合效应模型分析。

### (二)拟合线性混合效应模型

模型 1：随机截距、固定治疗效应

水平 1：$depC_{ij} = \beta_{0j} + \beta_{1j} \times group_{ij} + \varepsilon_{ij}$

水平 2：$\beta_{0j} = \gamma_{00} + \mu_{0j}$，$\beta_{1j} = \gamma_{00}$

组合模型：$depC_{ij} = \gamma_{00} + \gamma_{10} \times group_{ij} + (\mu_{0j} + \varepsilon_{ij})$

>model1 = lmer(depC ~ 1+group+(1|studyid), data=ipddata, REML = F)

模型 2：随机截距、随机治疗效应

水平 1：$depC_{ij} = \beta_{0j} + \beta_{1j} \times group_{ij} + \varepsilon_{ij}$

水平 2：$\beta_{0j} = \gamma_{00} + \mu_{0j}$，$\beta_{1j} = \gamma_{10} + \mu_{1j}$

组合模型：$depC_{ij} = (\gamma_{00} + \gamma_{10} \times group_{ij}) + (\mu_{0j} + \mu_{1j} \times group_{ij} + \varepsilon_{ij})$

>model2 = lmer(depC ~ 1+group+(1+group|studyid), data=ipddata, REML = F)

模型 3：随机截距、固定治疗效应、固定基线效应

水平 1：$depC_{ij} = \beta_{0j} + \beta_{1j} \times group_{ij} + \beta_{2j} \times depCbas_{ij} + \varepsilon_{ij}$

水平 2：$\beta_{0j} = \gamma_{00} + \mu_{0j}$，$\beta_{1j} = \gamma_{10}$，$\beta_{2j} = \gamma_{20}$

组合模型：$depC_{ij} = (\gamma_{00} + \gamma_{10} \times group_{ij} + \gamma_{20} \times depCbas_{ij}) + (\mu_{0j} + \varepsilon_{ij})$

>model3 = lmer(depC ~ 1+group+depCbas+(1|studyid), data=ipddata, REML = F)

模型 4：随机截距、固定治疗效应、随机基线效应

水平 1：$depC_{ij} = \beta_{0j} + \beta_{1j} \times group_{ij} + \beta_{2j} \times depCbas_{ij} + \varepsilon_{ij}$

水平 2：$\beta_{0j} = \gamma_{00} + \mu_{0j}$，$\beta_{1j} = \gamma_{10}$，$\beta_{2j} = \gamma_{20} + \mu_{2j}$

组合模型：$depC_{ij} = (\gamma_{00} + \gamma_{10} \times group_{ij} + \gamma_{20} \times depCbas_{ij}) + (\mu_{0j} + \mu_{2j} \times depCbas_{ij} + \varepsilon_{ij})$

>model4 = lmer(depC ~ 1+group+depCbas+(1+depCbas|studyid), data=ipddata, REML = F)

运行上述四个模型后，可由 summary 命令进行结果的展示。以模型 1 为例，结果如下：

>summary(model1)

Linear mixed model fit by maximum likelihood ['lmerMod']

Formula: depC ~ 1 + group + (1 | studyid)

Data: ipddata

| AIC | BIC | logLik | deviance | df. resid |
|---|---|---|---|---|
| 2050 | 2067 | −1021 | 2042 | 514 |

Scaled residuals:

| Min | 1Q | Median | 3Q | Max |
|---|---|---|---|---|
| −3.7186 | −0.6645 | 0.0087 | 0.6335 | 2.7238 |

Random effects：
| Groups | Name | Variance | Std. Dev. |
|---|---|---|---|
| studyid | （Intercept） | 0.09322 | 0.3053 |
| Residual | | 2.98177 | 1.7268 |

Number of obs：518, groups：　studyid, 4
Fixed effects：
| | Estimate Std. | Errort | value |
|---|---|---|---|
| （Intercept） | 5.0640 | 0.1954 | 25.92 |
| group | 1.9120 | 0.1584 | 12.07 |

Correlation of Fixed Effects：

　　　　　　（Intr）

group　　−0.442

　　可也由 sjPlot 包的 tab_model 命令可将计算结果汇总到一个表格中, 具体如下：

>sjPlot：：tab_model（model0, model1, model2, model3, model4, show. aic = T）

　　结果如表 35-7 所示：

表 35-7　不同模型拟合的结果

| Predictors | Mode10 | | | Mode11 | | | Mode12 | | | Mode13 | | | Mode14 | | |
|---|---|---|---|---|---|---|---|---|---|---|---|---|---|---|---|
| | Estimates | CI | p | Estimates | CI | p | Estimates | CI | p | Estimates | CI | p | Estimates | CI | p |
| (Intercept) | 6.07 | 5.54-6.61 | <0.001 | 5.06 | 4.68-5.45 | <0.001 | 5.07 | 4.70-5.44 | <0.001 | 1.05 | 0.51-1.59 | <0.001 | 1.05 | 0.51 -1.59 | <0.001 |
| group | | | | 1.91 | 160-2.22 | <0.001 | 1.90 | 1.59-2.21 | <0.001 | 1.97 | 1.72-2.23 | <0.001 | 1.97 | 1.72 -2.23 | <0.001 |
| depCbas | | | | | | | | | | 0.59 | 0.51-0.66 | <0.001 | 0.59 | 0.51 -0.66 | <0.001 |
| **Random Effects** | | | | | | | | | | | | | | | |
| $\sigma^2$ | 3.80 | | | 2.98 | | | 2.98 | | | 2.07 | | | 2.07 | | |
| $\tau_{00}$ | 0.26 studyid | | | 0.09 studyid | | | 0.08 studyid | | | 0.00 studyid | | | 0.00 studyid | | |
| $\tau_{11}$ | | | | | | | 0.00 studyid.group | | | | | | 0.00 studyid.depCbas | | |
| $\rho_{01}$ | | | | | | | 1.00 studyid | | | | | | | | |
| ICC | 0.06 | | | 0.03 | | | | | | | | | | | |
| N | 4 studyid | | | 4 studyid | | | 4 studyid | | | 4 studyid | | | 4 studyid | | |
| Observations | 518 | | | 518 | | | 518 | | | 518 | | | 518 | | |
| Marginal $R^2$ /Conditional $R^2$ | 0.000/0.063 | | | 0.225/0.248 | | | 0.228 / NA | | | 0.489/NA | | | 0.489/NA | | |
| AIC | 2175.515 | | | 2050.049 | | | 2054.020 | | | 1855.703 | | | 1859.703 | | |

　　由上述结果可知, 空模型的截距估计值为 6.07, 随机截距的方差为 0.26, 残差方差为 3.80, ICC = 0.06。模型 1 的截距估计值为 5.06, 治疗（group）的斜率为 1.91, 说明与对照组相比, 干预组测量增加了 1.91, 95%CI 为（1.60, 2.22）, P<0.001, 差异有统计学意义；同时可发现, 拟合模型 1 后, 随机截距的方差为 0.09, 残差方差为 2.98, ICC = 0.03, 说明治疗效应在一定程度上解释了部分异质性。其余模型解释相类似。

　　在进行混合效应模型分析时, 由分析变量固定效应与随机效应不同的组合, 以及跨层交互作用的存在, 会出现众多的模型, 最终需要进行模型选择。模型分 2 种：一是嵌套模型, 二是非嵌套模型。对于嵌套模型, 可以采用似然比检验；两个模型都可采用信息准则进行比较, 如 AIC、AICC 和 BIC 等。当随机效应相同, 但固定效应不同时, 模型估计须采用 ML；当随机效应不同, 但固定效应相同时, 模型估计须采用 REML。因 REML 估计较 ML 估计结果更准确, 因此在模型完成后, 需应用 REML 法拟合最终模型, 并报告模型的 REML 估计结果。在采用信息准则进行模型比较时, 信息准则统计量最小的模型为最优模型。需注意的一点, 不能机械地套用信息准则进行建模及比较, 应合理地考虑模型的实际临床意义。

　　由表 35-7 可知, 模型 3 的 AIC = 1 855.703 最小, 因此模型 3 可能为这 5 个模型中的最佳模型, 即随机截距、固定治疗效应、固定基线效应模型。模型 3 的截距估计值为 1.05, 治疗（group）的斜率为 1.97, 说明与对照组相比, 干预组测量增加了 1.97, 95%CI 为（1.60, 2.22）, P<0.001, 差异有统计学意义；基线效应的斜率为 0.59。同时可发现, 模型 3 无 ICC 估计, 原因是在模型估计时存在畸形拟合,

导致 ICC 无法计算。若要解决需要对容忍度参数进行设置，在此不详细阐述。

二分类变量的混合效应模型分析思路与连续型变量相似，现仍以 Kontopantelis 的数据为例演示混合效应 logsitic 回归模型。只演示空模型及固定截距、随机治疗效应、固定基线效应两个模型，具体如下：

```
>libarary( haven)
>ipddata<-read_dta( "https://www.stata-journal.com/software/sj13-3/st0309/ipdforest_example.dta")
>model0=glmer( depB~1+(1|studyid), data = ipddata, binomial( link = "logit"))
>model1=glmer( depB~1+group+depBbas+(1+group|studyid), data = ipddata, binomial( link = "logit"))
>sjPlot：: tab_model( model0, model1, show. aic=T)
```

广义线性混合效应模型采用 glmer 命令进行分析，与 lmer 命令不同的是需要制订指数分布族及连接函数，比如二分类变量服从 binomial（二项分布），连接函数为 logit 函数。其余命令设置相似。

结果如表 35-8 所示。

表 35-8　混合效应 logsitic 回归模型结果

| Predictors | Model0 | | | Model0 | | |
|---|---|---|---|---|---|---|
| | Odds Patios | Cl | $P$ | Odds Patios | Cl | $P$ |
| (Intercept) | 1.45 | 1.22-1.73 | <0.001 | 0.47 | 0.31-0.73 | 0.001 |
| Intervention/control group | | | | 1.74 | 1.16-2.61 | 0.007 |
| Binary outcome, baseline | | | | 2.86 | 1.84-4.44 | <0.001 |
| Random Effects | | | | | | |
| $\sigma^2$ | 3.29 | | | 3.29 | | |
| $T_{00}$ | $0.00_{studyid}$ | | | $0.00_{studyid}$ | | |
| $T_{11}$ | | | | $0.02_{studyid.group}$ | | |
| $\rho_{01}$ | | | | | | |
| N | $4_{studyid}$ | | | $4_{studyid}$ | | |
| Observations | 518 | | | 518 | | |
| Marginal $R^2$/Conditional $R^2$ | 0.000/NA | | | 0.082/NA | | |
| AIC | 704.206 | | | 677.360 | | |

由上述结果可知，因为截距的随机效应方差接近 0，因此结果中并无 ICC 计算结果，同时提示无须进行混合效应模型分析。为了演示计算过程，仍进行混合效应模型建模。由结果可知：研究间方差为 0.02，OR=1.74，95%CI（1.61，2.61），$P$=0.007，说明与对照组相比，干预组增加事件发生比值为 74%，差异有统计学意义。读者可根据不同分析变量，进行建模及选择，在此不做演示。

（董圣杰）

## 第九节　coxme 包在 IPD Meta 分析中的应用

个体参与者生存数据为群聚性事件数据（cluster time-to-eventdata），不仅存在个体的异质性，同时也存在研究间的异质性。观察对象因某种内在联系而自然聚集成组，组内观察对象具有相同或相似的特征，因而使得事件的发生时间存在组内相关性。群聚性的生存数据本质属于多水平、多层次或纵向生存数据，因此可采用混合效应模型进行分析，即 Cox 随机效应混合模型。Cox 随机效应混合模型如下：

$$h(t)=h_0(t)\exp(X\beta+Zb)，\quad b\sim N(0,\Sigma(\theta))。$$

其中，$h_0(t)$ 为基线风险函数，$\beta$ 为固定效应的参数向量，$X$、$Z$ 为固定效应与随机效应的设计矩阵，随机效应服从 0 均值向量、方差-协方差矩阵为 $\Sigma(\theta)$ 的正态分布。参数 $\beta$、$b$ 的估计采用 Cox 偏似然函数进行求解，如下：

$$\log[PL(\beta,b)]=\sum_{i=1}^{n}\int_0^{\infty}\Big[Y_i(t)\eta_i(t)-log\Big(\sum_j Y_j(t)exp(\eta_j(t))\Big)\Big]\mathrm{d}t$$

其中 $\eta_i(t)=X_i(t)\beta+Z_i(t)b$ 为第 $i$ 个体在 $t$ 时间的线性预测子，$Y_i(t)$ 为风险集，对上述偏似然函数做关于 $\beta$ 和 $b$ 积分，即可获得估计。由 Cox 随机效应混合模型可知：当随机效应的设计矩阵 $Z=1$ 时，该模型退化为对数正态分布的共享脆弱模型。R 语言中 coxme 包 coxme() 函数可实现 Cox 随机效应混合模型。

## 一、coxme 函数使用方法

coxme( formula, data, weights, subset, na. action, init, control, ties = c ( " efron " , " breslow " ), varlist, vfixed, vinit, $x$ = FALSE, $y$ = TRUE, refine. $n$ = 0, random, fixed, variance, …)

其中，formula 为公式，data 为数据，weights 为权重，subset 为子集，ties 表示对数据中两个以上个体具有确切相同生存时间的处理方法，有 efron、breslow 两种选项，varlist 为变量列表，其他参数详解帮助文档。

## 二、coxme 包拟合 Cox 随机效应混合模型

本节仍以 Stata 软件 ipdmetan 命令自带的 Fisher 的模拟数据为例，说明 coxm 包进行 IPD Meta 分析的过程。该数据可由 http://fmwww. bc. edu/repec/bocode/i/ipdmetan_example. dta 下载；也可直接读入 R 软件中，并命名为 dta，命令如下：

```
>library( foreign)
>dta<-read. dta( http://fmwww.bc.edu/repec/bocode/i/ipdmetan_example.dta)
```

加载包，拟合模型，并显示结果，过程如下：

```
> library( coxme)
> library( nlme)
> fit1<-coxme( Surv( tcens, fail) ~ trt+( 1|trialid) , data=dta)
> summary( fit1)
```

结果如下：

Cox mixed-effects model fit by maximum likelihood

Data：dta

events, $n$ = 1082, 1642

Iterations = 6 27

| | NULL | Integrated | Fitted |
|---|---|---|---|
| Log-likelihood | −6917. 052 | −6910. 325 | −6900. 578 |

| | Chisq | df | p | AIC | BIC |
|---|---|---|---|---|---|
| Integrated loglik | 13. 45 | 2. 00 | 1. 1985e−03 | 9. 45 | −0. 52 |
| Penalized loglik | 32. 95 | 7. 72 | 5. 0013e−05 | 17. 51 | −20. 98 |

Model： Surv( tcens, fail) ~ trt + ( 1 | trialid)

Fixed coefficients

| | coef | exp( coef) | se( coef) | z | p |
|---|---|---|---|---|---|
| trtTreatment | 0. 1375004 | 1. 147402 | 0. 06165286 | 2. 23 | 0. 026 |

Random effects

| Group | Variable | Std Dev | Variance |
|---|---|---|---|
| trialid | Intercept | 0.17543025 | 0.03077577 |

公式中的(1|trialid)表示随机效应项,由结果可知,HR = 1.147 4,95% CI(1.016 8,1.294 8),logHR 的标准误为 0.061 65,Wald 检验值 $z=2.23$,$P=0.026$,说明两个组的风险差异有统计学意义。此外,可获得研究间的方差为 0.030 8。

上述结果计算过程中校正年龄及性别因素,可在公式中加入年龄及性别,可以检验年龄及性别是否为混杂因素,具体命令及结果如下:

```
> fit2<-coxme(Surv(tcens, fail)~trt+sex+age+(1|trialid), data=dta)
> summary(fit2)
```

Cox mixed-effects model fit by maximum likelihood

Data: dta

events, $n$ = 1082, 1642

Iterations = 6 27

| | NULL | Integrated | Fitted |
|---|---|---|---|
| Log-likelihood | −6917.052 | −6909.642 | −6899.808 |

| | Chisq | df | p | AIC | BIC |
|---|---|---|---|---|---|
| Integrated loglik | 14.82 | 4.00 | 0.0050919 | 6.82 | −13.13 |
| Penalized loglik | 34.49 | 9.75 | 0.0001278 | 14.99 | −33.63 |

Model: Surv(tcens, fail) ~ trt + sex + age + (1 | trialid)

Fixed coefficients

| coef | exp(coef) | se(coef) | z | p |
|---|---|---|---|---|
| trtTreatment | 0.13873264 | 1.1488169 | 0.061765031 | 2.25 | 0.025 |
| sexFemale | −0.02017914 | 0.9800231 | 0.061226918 | −0.33 | 0.740 |
| age | −0.00454438 | 0.9954659 | 0.004094449 | −1.11 | 0.270 |

Random effects

| Group | Variable | Std Dev | Variance |
|---|---|---|---|
| trialid | Intercept | 0.17725902 | 0.03142076 |

由上述结果可知:模型纳入差异后,差异均无统计学意义,除了通过 $P$ 值判断,也可通过模型的评价指标(AIC,BIC)进行比较。此外,R 语言中可直接进行模型的比较,给出相应的指标及似然比检验,具体命令及结果如下:

```
> anova(fit1, fit2)
```

Analysis of Deviance Table

Cox model: response is Surv(tcens, fail)

Model 1: ~trt + (1 | trialid)

Model 2: ~trt + sex + age + (1 | trialid)

| | loglik | Chisq | Df | P(>|Chi|) |
|---|---|---|---|---|
| 1 | −6910.3 | | | |
| 2 | −6909.6 | 1.3655 | 2 | 0.5052 |

结果解读:结果给出了对数极大似然函数的极大值,似然比检验的卡方值及对应的 $P$ 值,可知纳

入 age 和 sex 两个变量后，差异均无统计学意义，说明两组年龄及性别是均衡的；同时，也表明将 age 和 sex 变量纳入的"复杂"模型，并不优于不纳入的"简单"模型，在应用时，也可选择使用"简单"模型。

（董圣杰）

## 参考文献

[1] Venables WN, Smith DM. An introduction to R[EB/OL]. http：//cran. r-project. org/。

[2] Cheung MW. metaSEM：An R package for Meta-analysis using structural equation modeling[J/OL]. Frontiers in Psychology, 2015. 5(2015−12−21). doi：10. 3389/fpsyg. 2014. 01521, http：//journal. frontiersin. org/article/10. 3389/fpsyg. 2014. 01521/full.

[3] Cheung MW. metaSEM：An R package for Meta-analysis using structural equation modeling[J]. Front Psychol, 2015, 5：1521.

[4] McGrath S, Zhao X, Qin ZZ, et al. One−sample aggregate data meta-analysis of medians[J]. Statist Med, 2019, 38, 969 −984.

[5] McGrath S, Sohn H, Steele R, et al. Meta-analysis of the difference of medians[J]. Biometri J, 2020, 62, 69−98.

[6] LalibertéE, Wells J, DeClerck F, et al. Land-use intensification reduces functional redundancy and response diversity in plant communities[J]. Ecol Lett, 2010, 13(1)：76−86.

[7] Schulze R. Meta-analysis：a comparison of approaches[M]. Hogrefe & Huber, Gottingen, Germany. 2004.

[8] Mike Cheung. Package 'metaSEM'[EB/OL]. (2019−01−08). https：//cran.r-project. org/web/packages/metaSEM/metaSEM.pdf.

[9] Sean McGrath, XiaoFei Zhao, Russell Steele, et al. Package 'metamedian'(2020−01−28)[EB/OL]. https：//cran.r-project.org/web/packages/metamedian/metamedian.pdf.

[10] Etienne Laliberté. Package 'metacor'[EB/OL]. (2019−10−02). https：//cran.r-project.org/web/packages/metacor/metacor.pdf.

[11] Ian Schiller, Nandini Dendukur. Package 'HSROC'[EB/OL]. (2019−02−19). https：//cran.r-project.org/web/packages/HSROC/HSROC.pdf.

[12] Christian Roever, Tim Friede. Package 'bayesmeta'[EB/OL]. (2019−08−06). https：//cran.r-project.org/web/packages/bayesmeta/bayesmeta.pdf.

[13] Douglas Bates, Martin Maechler, Ben Bolker, et al. Package 'lme4'[EB/OL]. (2020−04−08). https：//cran.r-project.org/web/packages/lme4/lme4.pdf.

[14] Terry M. Package 'coxme'[EB/OL]. (2020−01−14). https：//cran.r-project.org/web/packages/coxme/coxme.pdf.

# 第36章
# SAS 软件

## 要　点

- SAS 是一个功能强大，统计方法齐、全的统计软件。
- SAS 通过数据步读取处理数据，通过过程步对生成的数据集进行分析和处理。
- SAS 可以通过调用各种内置的过程步实现统计分析，但众多统计学家通过编程方式提供了更强大的统计分析模型。
- SAS 提供了非常丰富的过程步可以实现各种数据类型的 Meta 分析（如 Proc Mixed，Proc Nlmixed. Proc Glimmix、Proc Genmmod、Proc MCMC 等）。

## 第一节　SAS 入门

### 一、SAS 概述

微课：SAS数据
管理要点

微课：Meta分析中
SAS编程技巧

SAS(Statistical Analysis System)，中文翻译就是统计分析系统；是美国北卡罗来纳州立大学 1966 年开发的统计分析软件。在数据处理和统计分析领域中，SAS 一直被誉为国际上的标准软件系统。其领先的技术和全面的功能，使得它成为全球数据分析软件中的佼佼者。目前全球 500 强企业中，90% 以上的公司使用 SAS 软件解决方案。

SAS 是一个模块化、集成化的大型应用软件系统，由数十个专用模块构成，功能包括数据访问、数据储存及管理、应用开发、图形处理、数据分析、报告编制、运筹学方法、计量经济学与预测等等。最常用的 SAS 模块有 SAS/BASE（基础模块）、SAS/STAT（统计模块）、SAS/GRAPH（绘图）、SAS/IML（交互式矩阵语言）、SAS/QC（质量控制）、SAS/OR（运筹规划）等。

SAS 基本上可以分为 4 大部分：SAS 数据库、SAS 分析核心、SAS 开发呈现工具、SAS 对分布处理模式的支持及其数据仓库设计。SAS 系统主要完成以数据为中心的 4 大任务：数据访问；数据管理(需要注意的是，SAS 的数据管理功能并不很出色，而是数据分析能力强大，所以常常需要使用其他的数据管理软件来进行数据管理，如使用微软公司出品的 Excel 导成 SAS 数据格式)；数据呈现；数据分析。其中 SAS/BASE 模块是 SAS 系统的核心。其他各模块均在 SAS/BASE 提供的环境中运行。用户可选择需要的模块与 SAS/BASE 一起构成一个用户化的 SAS 系统。医学统计中用到的主要是 SAS/BASE 和 SAS/STAT，除非特别说明，本书中所涉及的 SAS 命令均属于这两个模块。2019 年 11 月软件最新版本为 SAS 9.4，本文所涉及的 SAS 编程程序都是基于 SAS 9.

4 版本的。

　　尽管 SAS 软件是基于编程实现统计分析的，但总体而言，SAS 的编程方式跟其他软件的编程方式有所不同。SAS 中的命令大多有固定的格式和选项，只要记住常用的命令和选项，就可以轻松实现各种统计分析方法的编程。SAS 是一种统计分析辅助工具，关键的基础在于选择合适的统计方法。SAS 使用者只要分析思路明确，利用 SAS 完全可以胜任任何统计分析。

## 二、SAS 的安装

　　SAS 安装比较复杂。本文主要介绍在 WIN10 64 位系统中的 SAS 9.4 软件安装，一般通过网络途径下载 SAS 9.4 安装包，并解压到本地文件夹。在正式安装 SAS 9.4 之前，需要先下载并安装 NET Framework 3.5；然后更改系统日期设置，将电脑系统日期设置至 2014 年 3 月 14 日之前一年内（2013 年 3 月 15 日—2014 年 3 月 13 日）；更新后，再将日期设置正常。SAS 具体安装步骤如下（因篇幅限制，本安装教程不提供图片，读者按照下述步骤可以顺利完成 SAS 的安装）。

　　Step1：打开文件夹，单击"setup.exe"，以管理员的身份运行。

　　Step2：安装启动，检查监视器参数。

　　Step3：选择语言，如"简体中文"，单击"确定"；根据需要选择，注意英文为默认安装。

　　Step4：选择部署任务，默认选择"安装 SAS 软件"，单击"下一步"。

　　Step5：指定 SAS 主目录，尽管可以自定义指定其他目录，但笔者建议最好选择默认，单击"下一步"。

　　Step6：选择部署类型，默认选择"安装 SAS Foundation 和相关软件"，单击"下一步"。

　　Step7：选择要安装的产品，单击"全选"，安装全部产品，单击"下一步"。使用者可以自定义选择所需的产品。

　　Step8：选择 SAS Enterprise Guide 模式，默认选择"64 位本机模式"，单击"下一步"，也可以自定义选择"32 位兼容模式"。

　　Step9：选择 SAS Foundation 产品；默认"全选"，单击"下一步"。使用者可以自定义选择所需的 SAS Foundation 产品。

　　Step10：选择 SAS 安装数据（SID）文件；默认路径，单击"下一步"；SID 显示有效期限 2014 年 3 月 14 日。

　　Step11：选择语言支持；默认"英文"；其次选择"简体中文"，单击"下一步"。

　　Step12：选择区域设置，默认选择"中文（中国）［zh_CN］"，单击"下一步"。

　　Step13：SAS 文件类型的默认产品，默认选择"SAS Foundation（64 位）"，单击"下一步"。

　　Step14：指定 SAS/GRAPH Java Aplet 部署目录。指定浏览器路径，IE 浏览器："C:\Program Files\Internet Explorer"。

　　Step15：指定 SAS PC Files Server 系统服务选项。默认选择"Windows 启动时自动立即启动服务"，单击"下一步"。为提高电脑运行性能，取消勾选"Windows 启动时自动立即启动服务"，使用前应先启动 SAS 服务。

　　Step16：指定 SAS PC Files Server 端口；默认端口号"9621"，单击"下一步"。

　　Step17：设置 SAS 环境 URL。设置：http://主机名:端口号/SASLogon/sas-environment.xml。一般设置为：http://Localhost:9621/SASLogon/sas-environment.xml。详细可见 SAS 官网链接：http://support.sas.com/kb/44/145.html。主机名可以通过以下路径获取："此电脑">"属性">"计算机名、域和工作组设置"。

　　Step18：指定 SAS Document Conversion 主机和端口：默认端口号"7111"，单击"下一步"。

　　Step19：SAS 系统执行"正在检查系统"，检查完成后自动开始下一步。

　　Step20：部署汇总；单击"开始"，完成共计 292 个安装包的安装。整个部署时间 30~45 分钟，需要耐心等待，尽量不进行其他电脑操作，以免安装出错。

Step21：Step20 部署完成后，单击"完成"，完成安装。

Step22：SID 更新；SAS 有两种方法实现 SID 更新，第 1 种方法：通过网络资源下载 SID 证书，然后以管理员的身份运行"续订 SAS 软件(64-bit)"；选择"SAS 安装数据文件"，选择 SID 后，单击"下一步"；"确认 SAS 安装数据"，单击"确定"；选择"SAS 安装数据文件"；单击"更新许可(R)"；单击"确定"，更新完成。第 2 种方法：通过网络资源下载 TXT 格式的 SID 证书，将 TXT 文件中的文字直接复制到编辑器窗口，单击运行即可实现 SID 更新。

## 三、SAS 界面介绍

SAS9.4 的运行界面如图 36-1 所示，尽管不同版本的 SAS 在细节上有所不同，但 SAS 总体操作界面是相同的。

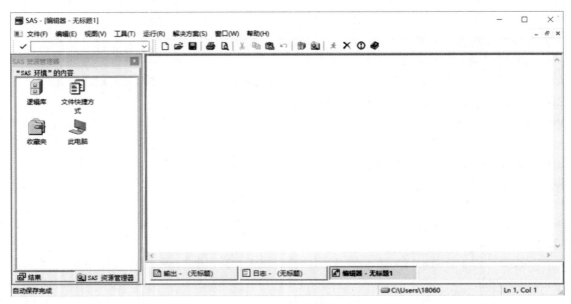

图 36-1　SAS 启动界面

菜单栏包括文件(File)、编辑(Edit)、查看(View)、工具(Tools)、运行(Run)、解决方案(Solutions)、窗口(Window)、帮助(Help)。

"文件"主要用于新建程序、打开程序、关闭、保存、打印、发送、数据导入、数据导出等。

"编辑"主要有撤销、剪切、复制、粘贴、选定、清空、查找、替换等功能。

"查看"主要用于显示不同的窗口，如打开增强型编辑器窗口、程序编辑器窗口、图形窗口、日志窗口、结果输出窗口等，还可以打开 SAS 资源管理器等。

"工具"主要用于图形、报表等的编辑，以及进行一些简单的 SAS 设定。

"运行"主要用于对程序运行的控制，可以直接运行，也可选择部分程序运行。

"窗口"主要用于各个窗口的排列、大小调整等。

"帮助"主要提供了 SAS 中各种模块、命令的帮助，可以随时查看。

"解决方案"是 SAS 中最主要的菜单之一，该菜单提供了各种可以调用的模块。该菜单还提供了"分析家(analyst)"，可用于下拉菜单式的分析，适用于新手上路。

工具栏中的图标跟其他软件类似，其功能基本上一目了然。在这里需要注意是"★"图标，这是个程序运行的标志，当程序编写好之后，点此图标便可运行。

左边的 SAS 资源管理器(explorer)显示和管理 SAS 数据库，初学者可暂不理会，它与编程和分析关系不大。

## 四、SAS 常用窗口介绍

SAS 最常用的窗口有 3 个，即编辑窗口(Editor)、日志窗口(Log)和输出窗口(Output)。使用者利用编辑窗口编写程序，当程序写好，单击运行图标提交运行后，运行结果显示在输出窗口，而运行过程中的信息显示在日志窗口。

编辑窗口主要用于输入、编辑、提交 SAS 程序。Windows 操作环境默认的是增强型编辑窗口，它对语法更敏感，并用不同的颜色标注程序，使编辑的程序更容易理解和发现错误。其他操作环境默认的是程序编辑窗口，并随操作环境和 SAS 版本的不同，界面特征也不同。

日志窗口是关于 SAS 会话的说明。在提交 SAS 程序之后，任何的说明、错误、警告和程序语句都会显示在日志窗口上。

输出窗口输出程序产生的结果。

结果窗口输出窗口是窗口的一个目录表，以提纲形式列出了输出的每一个部分。

SAS 启动后一般直接进编辑窗口，在此窗口可直接输入数据和编写程序。

## 五、SAS 数据输入与读取

SAS 读取数据的方法主要有以下几种类型：

（1）直接输入；

（2）从原始数据文件中创建一个 SAS 数据集(creating SAS data sets from raw data files)；

（3）将其他软件中的数据文件转换成 SAS 数据集；

（4）直接读取其他软件的数据集。

受篇幅限制，本文只介绍在增强型编辑器模式下直接利用编辑器录入 SAS 数据。SAS 其他数据输入与读取方法，可以参阅杨池然等编著的《SAS 9.2 从入门到精通》一书。

以 Colditz 等的 *Efficacy of BCG vaccine in the prevention of tuberculosis. Meta-analysis of the published literature* 为例说明数据的输入与读取。该文共纳入 13 项研究。现拟通过 SAS 编辑器录入数据，并产生 BCG_Data 数据集，数据集资料见表 36-1。

**表 36-1　卡介苗预防结核病的数据资料**

| trial | author | alloc | year | tpos | tneg | cpos | cneg | ablat |
|---|---|---|---|---|---|---|---|---|
| 1 | Aronson | random | 1948 | 4 | 119 | 11 | 128 | 44 |
| 2 | Ferguson&Simes | random | 1949 | 6 | 300 | 29 | 274 | 55 |
| 3 | Rosenthal | random | 1960 | 3 | 228 | 11 | 209 | 42 |
| 4 | Hart & Sutherland | random | 1977 | 62 | 13 536 | 248 | 12 619 | 52 |
| 5 | Frimodt-Moller | alternate | 1973 | 33 | 5 036 | 47 | 5 761 | 13 |
| 6 | Stein & Aronson | alternate | 1953 | 180 | 1 361 | 372 | 1 079 | 44 |
| 7 | Vandiviere | random | 1973 | 8 | 2 537 | 10 | 619 | 19 |
| 8 | TPTMadras | random | 1980 | 505 | 87 886 | 499 | 87 892 | 13 |
| 9 | Coetzee & Berjak | random | 1968 | 29 | 7 470 | 45 | 7 232 | 27 |
| 10 | Rosenthal | systematic | 1961 | 17 | 1 699 | 65 | 1 600 | 42 |
| 11 | Comstock | systematic | 1974 | 186 | 50 448 | 141 | 27 197 | 18 |
| 12 | Comstock & Webster | systematic | 1969 | 5 | 2 493 | 3 | 2 338 | 33 |
| 13 | Comstock | systematic | 1976 | 27 | 16 886 | 29 | 17 825 | 33 |

表 36-1 中的数据可以通过以下代码录入到 SAS 中，代码生成数据集 BCG_Data，生成的数据集可

以通过"Procprintdata＝BCG_Data；run；"语句输出到结果窗口。

　　[SAS 代码 36.01]

DataBCG_Data；／＊建立关于卡介苗预防结核病的数据集＊／

length author $20.；／＊定义字符串变量的长度，确保全称输入＊／

length alloc $10.；

input trialauthoryeartpostnegcposcnegablatalloc；／＊对每个变量，按列输入数据＊／

datalines；／＊提示下面是数据行＊／

| 1 | Aronson | 1948 | 4 | 119 | 11 | 128 | 44 | random |
| 2 | Ferguson&Simes | 1949 | 6 | 300 | 29 | 274 | 55 | random |
| 3 | Rosenthal | 1960 | 3 | 228 | 11 | 209 | 42 | random |
| 4 | Hart&Sutherland | 1977 | 62 | 13536 | 248 | 12619 | 52 | random |
| 5 | Frimodt−Moller | 1973 | 33 | 5036 | 47 | 5761 | 13 | alternate |
| 6 | Stein&Aronson | 1953 | 180 | 1361 | 372 | 1079 | 44 | alternate |
| 7 | Vandiviere | 1973 | 8 | 2537 | 10 | 619 | 19 | random |
| 8 | TPTMadras | 1980 | 505 | 87886 | 499 | 87892 | 13 | random |
| 9 | Coetzee&Berjak | 1968 | 29 | 7470 | 45 | 7232 | 27 | random |
| 10 | Rosenthal | 1961 | 17 | 1699 | 65 | 1600 | 42 | systematic |
| 11 | Comstock | 1974 | 186 | 50448 | 141 | 27197 | 18 | systematic |
| 12 | Comstock&Webster | 1969 | 5 | 2493 | 3 | 2338 | 33 | systematic |
| 13 | Comstock | 1976 | 27 | 16886 | 29 | 17825 | 33 | systematic |

；／＊分号不能省略＊／

Run；

　　需要注意的是，SAS 代码 36.01 是根据"按列输入"的方法输入的，SAS 输入数据集还可以采用列表输入和格式化输入。SAS 代码 36.02 是列表输入法的代码。格式化输入法较少用，读者可以参考《SAS 9.2 从入门到精通》一书。

　　[SAS 代码 36.02]

Data BCG_Data1；

length author $20.；

length alloc $10.；

input trial author year tpos tneg cpos cneg ablat alloc；

cards；　　／＊提示下面是数据行，与 datalines 等价＊／

| 1 | Aronson | 1948 | 4 | 119 | 11 | 128 | 44 | random |

……

；

Run；

## 六、SAS 过程步（Proc step）与过程步语句

　　SAS 过程步用来调用 SAS 系统内置的统计分析过程，对指定的 SAS 数据集进行处理，并将分析结果显示输出到 OUTPUT 窗口。一个过程步相当于一个功能程序模块，调用不同的过程可实现用不同方法对数据进行分析。

　　通常，SAS 过程步的一般形式为：

　　PROC 过程名选项；

　　[其他相关过程步语句；]

　　RUN；

　　现对过程步简单说明：

　　1.过程步（PROC）　PROC 表示一个过程的开始；"过程名"是 SAS 提供的各种内置的常用过程名或统计过程名。不同的过程有不同的专用 SAS 名，而且各有一些可供选择的选择项（参数），对于同一

过程，给定不同的参数，会输出不同的计算结果和不同表格形式。

2. 选项　选项一般以关键字为核心，通常有 3 种形式：

（1）关键字　在过程中，一个关键字代表该过程的某一特性，若关键字作为选项出现，则过程处理数据或输出结果时，这一特性予以考虑。否则，忽略这一特性。

（2）关键字　关键字＝值过程的某一特性可取不同的值，则指定该特性的书写格式为：

特性关键字＝特性值（数字或字符串）。

（3）关键字＝SAS 数据集　有些过程需要特定的输入数据集，有些过程可以建立一些特殊的数据集，过程指定特别输入输出数据集的选项书写格式为：

关键字＝数据集名

该形式规定输入或输出的数据集，最常用的是 DATA＝数据集，指出本过程要处理的数据集名称，若缺省，则使用最新建立的数据集，如"Proc print data＝BCG_Data；"。

3. 其他相关过程步语句　有 VAR、ID、BY、CLASS、WEIGHT 等过程步语句，可以参阅杨池然等编著的《SAS 9.2 从入门到精通》一书了解上述语句的意义。

4. RUN　RUN 的作用是通知系统开始执行本过程程序段，当一个程序文件中有几个过程时，它们可以共用一个 RUN 语句。

有关过程步的具体语句规范，可以参考 SAS 官方教程。

如针对上述 BCG_Data 数据，利用 Proc Genmod 拟合的 Meta 分析代码如下：

［SAS 代码 36.03］

```
Data BCG_Data1；
set BCG_Data；
  grp＝1；pos＝tpos；neg＝tneg；total＝ttotal；ln＝log(ttotal)；output；
  grp＝2；pos＝cpos；neg＝cneg；total＝ctotal；ln＝log(ctotal)；output；
keep trial grp pos neg latitudealloc total ln weight；
run；
procgenmoddata＝BCG_Data1；
class trial grp；
model pos＝grp/ dist＝poisson link＝log offset＝ln；
repeatedsubject＝trial/ type＝unstr；
 estimate' Beta' grp 1 −1/ exp；
 run；
```

拟合的统计结果如下：

表 36-2　基于 Proc Genmod 拟合的 Meta 分析结果

| 标签 | 效应估计值 | 标准误 | Alpha | 均值置信区间 | | $\chi^2$ | $P$ |
| --- | --- | --- | --- | --- | --- | --- | --- |
| | | | | 下限 | 上限 | | |
| Beta | −0.481 1 | 0.240 3 | 0.05 | −0.952 1 | −0.010 2 | 4.01 | 0.045 3 |
| OR | 0.618 1 | 0.148 5 | 0.05 | 0.385 9 | 0.989 9 | | |

根据拟合的结果可以看出，使用卡介苗的 OR 值为 0.6181，相应的 95% 置信区间为（0.385 9，0.989 9）；$P$＝0.045 3；说明使用卡介苗可以有效预防结核病。

## 第二节　SAS 用于实施 Meta 分析的程序

SAS 用于实现 Meta 分析的常用过程步包括 Proc Genmod、Proc Mixed、Proc Nlmixed、Proc Glimmix、

Proc MCMC 等。

## 一、Proc Genmod

Proc Genmod 程序的目的在于拟合广义线性模型(generalized linear models, GLMs)。广义线性模型是传统线性模型的延伸,其目的是让资料的期望值(总体均数),通过一个非线性连接函数(link function),与预测因子形成线性关系,即经过转换后,可以获得一种线性模型以供后续统计使用;并且使反应变量的概率分布可以是任何的指数分布家族。在 Proc Genmod 程序中可以使用许多的链接函数来建立模型并加以检验。根据 Meta 分析的资料类型,通常采用 logit、Probit 和 log-log 三种连接函数。尽管 Proc Genmod 程序可以用于 Meta 分析,但这种模型提供的计算结果是基于固定效应模型的,因此限制了 Proc Genmod 在 Meta 分析领域的使用。目前单纯采用 Proc Genmod 进行 Meta 分析的统计文献很少。

## 二、Proc Mixed 和 Proc Nlmixed

在 SAS 软件中, Proc Mixed 和 Proc Nlmixed 是应用最广泛的程序,可以用 Proc Mixed 和 Proc Nlmixed 分别拟合线性混合效应模型(linear mixed-effects model, LMMs)和非线性混合效应模型。

线性混合效应模型是目前应用最广泛的统计模型之一,同时包括固定效应部分和随机效应部分,最突出的优点是可以非常方便地解决数据中存在缺失值、相关性的问题。

非线性混合效应模型有时也被称为非线性随机效应模型、多水平非线性模型或非线性分层模型。非线性混合模型应用范围广,最常见的是药物动力学和过离散的二项数据。非线性混合效应模型不仅能识别和估计个体间和个体内的变异,而且也考虑了解释变量与反应变量参数间的非线性关系,允许固定效应和随机效应进入模型的非线性部分。相对于线性模型的正态假定,非线性模型对资料的分布无特殊要求,资料可以是正态分布,也可以是二项分布、Poisson 分布等,甚至可以是使用 SAS 编程自定义的分布。

由于 Proc Nlmixed 强大的编程能力,非线性混合模型在 SAS 软件模型开发中得到了广泛的应用。Proc Nlmixed 通过最大化随机效应的联合似然值来拟合非线性混合模型。Proc Nlmixed 有不同的积分逼近方法可以使用,主要包括自适应高斯积分(adaptive Gaussian quadrature)和一阶泰勒级数积分(a first-order Taylor series approximation)。很多可供选择的技术可用来计算最大似然值。默认的是对偶拟牛顿算法(dual quasi-Newton algorithm)。Proc Nlmixed 允许使用估计模型通过经验贝叶斯估计的随机参数来构建任何函数的预测模型,也可以预估非随机参数的任意函数。Proc Nlmixed 通过使用增量方法(Delta method)来计算它们的渐进标准误。

两者的区别:1)一般来说, Proc Mixed 适用于连续型变量,并且假设数据服从正态分布,而 Proc Nlmixed 适用于离散型变量;如多水平 logistic 回归模型、多水平泊松模型等;而在实际应用中,由于 Proc Nlmixed 同样可以拟合正态模型数据,因此应用范围更广。2)使用 Proc Nlmixed 方法拟合的模型可以看做是使用 Proc Mixed 过程拟合的随机参数模型的一般化。这就允许随机参数使得模型非线性化,而在 Proc Mixed 过程中是线性的。3)在 Proc Mixed 中可以使用最大似然法和限制性最大似然法估计参数,而在 Proc Nlmixed 中只能使用最大似然法,这是因为 Proc Nlmixed 中 Reml 的模拟包括所有固定参数的高维积分,这种积分在解析形式中一般不可用。4)Proc Mixed 假设数据是正态分布的,而 Proc Nlmixed 可以分析任何分布的数据。

## 三、Proc Glimmix

SAS 的 Proc Glimmix 适用于广义线性混合模型(generalized linear mixed models, GLMMs)。GLMMs 是 GLMs 和 LMMs 的扩展形式,在处理纵向数据(重复测量资料)时,具有独特的优势。GLMM 不仅擅长处理重复测量资料,还可以用于任何层次结构的数据(因为本质上又是一种多水平模型)。GLMMs 通过在模型中纳入随机效应来解释数据间的相关性,也可以解决数据存在的过度离散

(overdispersion)、异质性(heterogeneity)等问题。

GLMMs 可以看作是线性混合模型 LMM 的扩展形式,因此因变量不再要求满足正态分布;也可以看作是 GLM 的扩展形式,因此可以同时包含固定效应和随机效应。

Proc Glimmix 过程也可以基于混合效应模型拟合非线性条件均值函数的非正态数据。相对于 Proc Nlmixed 过程,Proc Glimmix 假设模型包含一个将协变量和条件均值联系起来的线性预测因子。Proc Nlmixed 过称被设计为解决广义条件均值函数,无论它们是否包括线性成分。Proc Glimmix 默认采用伪似然技术(pseudo-likelihood techniques)来估计广义线性混合模型,而 Proc Nlmixed 默认采用自适应高斯积分(adaptive Gauss-Hermite quadrature)来进行最大似然估计。当然,自适应高斯积分估计方法也适用于 Proc Glimmix(可以通过"METHOD=QUAD"语句指定)。

与 Proc Nlmixed 相比,Proc Glimmix 具有一些优点,但也有一些缺点。从实际应用的角度来看,Proc Glimmix 最大的优势之一是它的语法与 Proc Mixed 非常相似,而在某种程度上类似于 Proc GLM,因此,使用者可能会更加熟悉。从统计上讲,它比 Proc Nlmixed 可以处理更多的随机效应。同样,在 9.1 版中,ODS 图形可用于 Proc Glimmix,但不适用于 Proc Nlmixed。Proc Glimmix 的缺点是因变量必须来自指数分布,而 Proc Nlmixed 则更加灵活。Proc Nlmixed 提供了真实的对数似然性,而 Proc Glimmix 则不提供。

### 四、Proc MCMC

SAS 的 Proc MCMC 旨在通过马尔可夫链蒙特卡罗(Markov chain Monte Carlo,MCMC)模拟过程来拟合贝叶斯统计模型。

Proc MCMC 的理论基础与 Proc Genmod、Proc Mixed、Proc Nlmixed、Proc Glimmix 截然不同,它开创了 SAS 统计模型开发的新热潮,将来是 Meta 分析模型开发的重要方向。

## 第三节　SAS 在经典 Meta 分析中的应用

本章第二节中介绍的 SAS 用于实施 Meta 分析常用程序,但由于 SAS 编写代码需要具有 C 语言的基础,故要求使用者具有一定的统计编程基础。为了方便读者熟悉 Meta 分析的 SAS 实现,本节详细介绍一款简单易用的 SAS 实现及编程。

2011 年 Stephen Senna 等编写了一套用于实现二分类数据 Meta 分析的宏命令,这套宏命令提供了 9 个板块:Mainverse、Marandom、Mabinary、Maforest、Mafunnel、Magalbraith、Maqq、Mapeterlee、Masensitivity。这套宏语言可以方便地实现二分类数据的 Meta 分析,绘制森林图、漏斗图、加尔布雷斯图、Q-Qm 态分布图等图形。国内鄢金柱、曾宪涛等详细介绍了该套宏语言的使用方法。该套宏的代码编制对于学习 SAS 和实现 SAS Meta 分析具有很好的示范作用,作为一套入门级 SAS 宏代码,我们在这里做一详细解析,以期有利于读者后续学习 SAS 编程。

### 一、SAS 宏简介

SAS 宏和其他语言的宏相似,在 SAS 语言中起一个"过程代换""功能模块"的作用。其基本形式是:

%Macroname;/*这是宏名的定义,有些宏需要加参数,例如:name(var1,var2,var3,……);*/

(宏 name 的描述);/*中间的部分是宏体的描述。需要引用宏名称后面括号内的宏变量如 var1 时,则可以使用"&var1."引用,谓之"宏变量"*/

%Mend;/*这是宏的结束*/

%name;/*这里就是对上面宏的一个调用*/

表 36-3 详细展示了 Stephen 二分类 Meta 分析宏中 9 个板块的作用,各个宏命令之间的交互关系如图 36-1 所示。

**表 36-3　各个宏命令的作用**

| 宏模块 | 功能 |
| --- | --- |
| Mainverse | 用逆方差法计算固定效应模型的 Meta 分析 |
| Marandom | 用 DSL 法和 HT 法计算随机效应模型的 Meta 分析 |
| Mabinary | 用 M-H 法计算二分类资料，Proc Nlmixed 过程计算二项正态混合资料 |
| Maforest | 制作森林图 |
| Mafunnel | 制作漏斗图 |
| Magalbraith | 制作星状图或加尔布雷斯图 |
| Maqq | 制作 Q-Q 图 |
| Mapeterlee | 检测 OR 值、RR 值和可信区间中可能出现的错误 |
| Masensitivity | 随机效应模型的敏感性分析 |

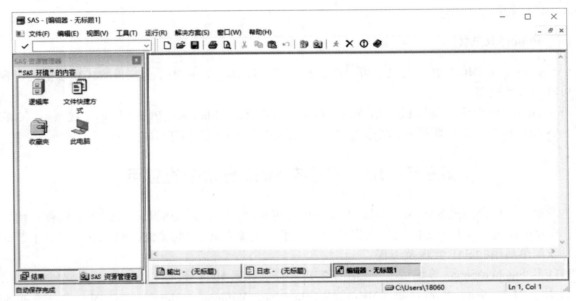

**图 36-1　各个宏命令的交互关系**

## 二、宏命令的获取与调用

上述宏命令被免费公布在网上，读者可以下载至本地使用。网址为：http://www.senns.demon.co.uk/SAS%20Macros/SASMacros.html。使用者可以打开各个模块的链接以获取各个模块的代码。每个板块即为一个宏命令，在编程时可以选择需要的模块调用。在 SAS 中，可以直接通过 Filename 和 %include 语句调用宏，以调用"mabinary"宏为例，其语法如下：

　　Filenamemabinary' D：\SASmeta-analysis\mabinary. SAS' ;

　　%Includemabinary；* 调用宏；

　　或者直接使用%include 语句调用宏。

　　%Include' D：\SASmeta-analysis\mabinary. SAS' ；* 调用宏；

## 三、SAS 数据集的建立与宏命令的使用

### (一)数据集建立

在使用上述 Meta 分析宏之前，需要创建数据集才能进行 Meta 分析。以 Colditz 等的卡介苗数据

（表 36-1）为例，录入格式如下：

［SAS 代码 36.04］

```
dataBCG_Data;
length study $20. ;
input study treat_event Nt cont_event Nc;
cards;
```

| Aronson | 4 | 123 | 11 | 139 |
| Ferguson&Simes | 6 | 306 | 29 | 303 |
| Rosenthal | 3 | 231 | 11 | 220 |
| Hart&Sutherland | 62 | 13598 | 248 | 12867 |
| Frimodt-Moller | 33 | 5069 | 47 | 5808 |
| Stein&Aronson | 180 | 1541 | 372 | 1451 |
| Vandiviere | 8 | 2545 | 10 | 629 |
| TPTMadras | 505 | 88391 | 499 | 88391 |
| Coetzee&Berjak | 29 | 7499 | 45 | 7277 |
| Rosenthal | 17 | 1716 | 65 | 1665 |
| Comstock | 186 | 50634 | 141 | 27338 |
| Comstock&Webster | 5 | 2498 | 3 | 2341 |
| Comstock | 27 | 16913 | 29 | 17854 |

```
;
Run;
```

运行上述代码后，SAS 将生成一个文件名为"BCG_Data"的数据集；需要注意的是，SAS 代码中的标点符号均为英文状态下输入。读者可以通过"Proc print data＝BCG_Data；run；"代码来查看数据集是否有误。

**（二）M-H 法固定效应模型实现**

Stephen Senna 等编写的 Meta 分析宏中可供选择的方法有 M-H 法、Peto 法和倒方差法，效应指标可选用 OR、LOR（logOR）、RR、LRR（logRR）和 RD。读者可以根据自己的数据选择不同的 Meta 分析方法和效应指标。

以 Colditz 等的卡介苗数据为例，采用 M-H 法进行 Meta 分析。调用宏的命令如下：

%Include' D：\SASmeta-analysis\mabinary. SAS' ；／＊调用宏；

%mabinary（dataset＝BCG_Data，method＝MH_lor）／＊ MH log-odds ratio analysis chosen ＊／

单击提交命令，拟合的统计结果见表 36-4。

**表 36-4　基于 M-H 法的 Meta 分析结果**

| 标签 | 效应估计值 | 标准误 | Alpha | 置信区间 | | $I^2$ | $P$ |
| | | | | 下限 | 上限 | | |
| Estimate | −0.473 4 | 0.041 0 | 0.05 | −0.553 8 | −0.393 0 | 92.68 | <0.001 |
| OR | 0.622 9 | 0.025 6 | | 0.574 8 | 0.675 0 | | |

运行上面的命令后，SAS 会将结果存储在数据集 mh_lor 和 mh_lor2 中。在编辑器窗口中输入以下命令，可以显示数据集 mh_lor 和 mh_lor2 的内容。

Proc print data＝mh_lor；run；

Proc print data＝mh_lor2；run；

拟合结果如表 36-5 所示。

表 36-5　基于 M-H 法的 Meta 分析结果（mh_lor 数据集）

| Obs | STUDY | ES | SE | LOWER | UPPER | SAMPSIZE | TYPE |
|---|---|---|---|---|---|---|---|
| 1 | Aronson | −0.9387 | 0.5976 | −2.1100 | 0.2326 | 262 | Single |
| 2 | Ferguson&Simes | −1.6662 | 0.4562 | −2.5604 | −0.772 | 609 | Single |
| 3 | Rosenthal | −1.3863 | 0.6583 | −2.6766 | −0.096 | 451 | Single |
| 4 | Hart&Sutherland | −1.4564 | 0.1425 | −1.7358 | −1.1771 | 26 465 | Single |
| 5 | Frimodt−Moller | −0.2191 | 0.2279 | −0.6659 | 0.2276 | 10 877 | Single |
| 6 | Stein&Aronson | −0.9581 | 0.0995 | −1.1532 | −0.7631 | 2 992 | Single |
| 7 | Vandiviere | −1.6338 | 0.4765 | −2.5676 | −0.6999 | 3 174 | Single |
| 8 | TPTMadras | 0.0120 | 0.0633 | −0.1121 | 0.1361 | 176 782 | Single |
| 9 | Coetzee&Berjak | −0.4718 | 0.2387 | −0.9396 | −0.0039 | 14 776 | Single |
| 10 | Rosenthal | −1.4012 | 0.2746 | −1.9395 | −0.8629 | 3 381 | Single |
| 11 | Comstock | −0.3409 | 0.1119 | −0.5602 | −0.1215 | 77 972 | Single |
| 12 | Comstock&Webster | 0.4466 | 0.7309 | −0.9858 | 1.8791 | 4 839 | Single |
| 13 | Comstock | −0.0173 | 0.2677 | −0.5419 | 0.5072 | 34 767 | Single |
| 14 | MH_LOR | −0.4734 | 0.0410 | −0.5538 | −0.393 | 357 347 | Combined |

### （三）倒方差法固定效应模型实现

在 M-H 法固定效应模型的基础上，可以通过调用宏 mainverse 实现倒方差法固定效应模型。倒方差法固定效应模型是经典的固定效应模型。本例选用 LOR 为效应量。调用宏 mainverse 的命令如下：

%Include' D：\SASmeta-analysis\mainverse. SAS' ；

%*mainverse*（dataset＝mh_lor2，sampsize＝YES）

单击提交命令，拟合的统计结果如表 36-6 所示。

表 36-6　基于倒方差法的 Meta 分析结果

| 标签 | 效应估计值 | 标准误 | Alpha | 置信区间 | | $I^2$ | $P$ |
|---|---|---|---|---|---|---|---|
| | | | | 下限 | 上限 | | |
| Estimate | −0.4361 | 0.0420 | 0.05 | −0.5190 | −0.3533 | 92.64 | <0.001 |
| OR | 0.6465 | 0.0256 | | 0.5748 | 0.6750 | | |

### （四）随机效应模型实现

Stephen Senna 等编写的 Meta 分析宏中，实现随机效应模型 Meta 分析方法有 2 种：DerSimonian & Laird method（D-L）法和 Hardy & Thompson（H-T）法；但使用者可以通过设置"method＝both"参数同时获得 D-L 法和 H-T 法的计算结果。随机效应模型通过调用宏 marandom 实现。此处采用 D-L 法，并采用 LOR 为效应量。调用宏 marandom 的命令如下：

%Include' D：\SASmeta-analysis\marandom. SAS' ；

%*marandom*（dataset＝mh_lor2，method＝DSL，iter＝100，sampsize＝YES）

拟合模型结果如表 36-7 所示。

表 36-7　基于随机效应模型的 Meta 分析结果

| 标签 | 效应估计值 | 标准误 | Alpha | 置信区间 | | $I^2$ | $P$ |
|---|---|---|---|---|---|---|---|
| | | | | 下限 | 上限 | | |
| Estimate | −0.747 4 | 0.192 3 | 0.05 | −1.124 2 | −0.370 6 | 92.64 | <0.001 |
| OR | 0.473 6 | 0.093 2 | | 0.324 9 | 0.690 3 | | |

这里不提供 Hardy & Thompson(H-T)法计算结果,读者可以使用"%marandom(dataset=mh_lor2, method=HT, iter=100, sampsize=YES)"命令获取 H-T 法计算结果。

### (五)敏感性分析实现

敏感性分析可以在随机效应模型下通过宏 masensitivity 实现。具体命令为:

%Include' D: \SASmeta-analysis\masensitivity. SAS' ;

*%masensitivity*(dataset=mh_lor2, low=0.01, upp=0.29, step=0.001)

执行命令后,可以获得敏感性曲线图,如图 36-2 所示。敏感性曲线图的横轴是随机效应方差,而纵轴是固定效应值,反应了固定效应模型和随机效应模型运算的差异。当研究之间随机效应方差为零时,计算的估计值产生于固定效应模型。从图 36-2 可以看出,效应估计值随着随机效应方差增大而迅速下降,最后趋于稳定,而置信区间则随着随机效应方差的增大而逐渐增大,说明研究之间的异质性较大,需要采用随机效应模型合并,这与 $I^2$ 的结果相似。另外,当随机效应方差值为 0.3 时,效应值接近随机效应模型的估计值,推测纳入 Meta 分析的原始研究存在具有中等样本量并且具有偏倚的原始研究,这与实例数据相符。

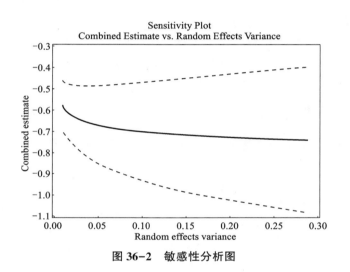

图 36-2　敏感性分析图

### (六)森林图绘制

森林图绘制是 SAS 实施 Meta 分析的薄弱点,绘制的图形往往不够美观,而且无法采用点的面积来代表研究在 Meta 分析中的权重,这点明显逊色于 Revman、Stata 和 R。Stephen Senna 等编写的 Meta 分析宏中,可以比较方便地实现 Meta 分析森林图的绘制。SAS 实现森林图可以通过调用宏 maforest 实现,具体调用代码如下:

%Include' D: \SASmeta-analysis\maforest. SAS' ;

*%maforest*(dataset=mh_lor, transform=NO)

绘制森林图的数据来源于表 36-2。需要注意的是,绘制森林图的基础是效应值及其 95% 可信区间,所以采用 OR 为效应量同样可以绘制森林图。这里给出以 LOR 为效应量的森林图,绘制的森林图见图 36-3。森林图除了用于估计每项研究和合并的效应值及其可信区间外,还可以用于目测各项研究的异质性,结合此例,可以看出,Comstock 等研究的效应值是重要的异质性来源。

### (七)漏斗图绘制

漏斗图可以初步定性测量发表偏倚。相应的处理效应指标以对数的形式进行转换,然后在漏斗图中显示,这样就使得效应尺度相同,但方向相反的指标离 1.0 等距。而且样本量小的研究的精度低,分布在漏斗图的底部,且向周围分散;样本量大的研究精度较高,分布在漏斗的顶部,且向中间集中。如果不存在发表偏倚,则纳入分析的原始研究的效应值会以对称的倒置漏斗图呈现。漏斗图可以通过调用宏 mafunnel 实现,具体调用代码如下:

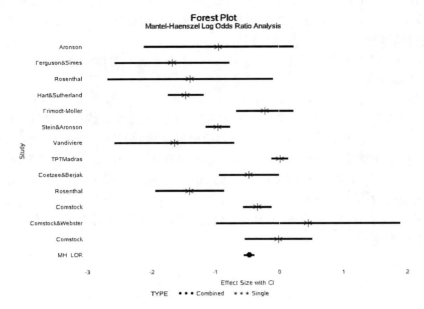

**图 36-3　LOR 森林图**

%Include' D：\SASmeta-analysis\mafunnel. SAS' ；

%*mafunnel*( dataset = mh_lor)

　　在 Colditz 等的卡介苗数据中，散点图基本呈对称分布，因此可以推测没有发表偏倚，见图 36-4。

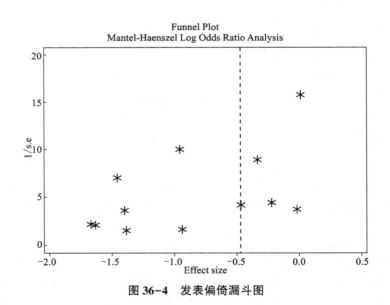

**图 36-4　发表偏倚漏斗图**

### (八)加尔布雷斯图绘制

　　加尔布雷斯图是星状图演化而来的带有回归线和 95% 可信区间线的图形。在加尔布雷斯图中，回归线穿过原点，代表合并效应量，两条与之平行的虚线（斜率相同）代表 95% 可信区间。当 Meta 分析中纳入的原始研究没有明显的异质性时，所有的效应值散点都会落在 95% 可信区间内部，并向回归线靠拢。

　　漏斗图可以通过调用宏 magalbraith 实现，具体调用代码如下：

　　%Include' D：\SASmeta-analysis\magalbraith. SAS' ；

%*magalbraith*( dataset=mh_lor )

　　在 Colditz 等的卡介苗数据中，共有 6 项研究的散点位于 95% 可信区间外部，说明原始研究具有明显的异质性，见图 36-5。

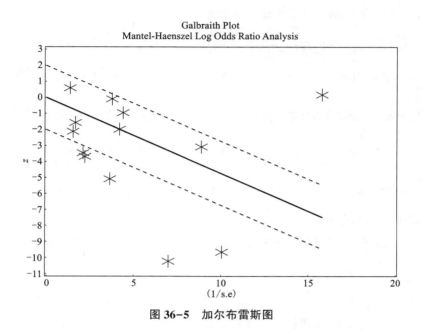

图 36-5　加尔布雷斯图

# 第四节　SAS 在纵向数据 Meta 分析中的应用

　　纵向研究在临床研究或流行病学研究中极为常见，本书第 23 章主要介绍了经多元 Meta 分析策略和稳健方差估计策略，本章将介绍基于多水平模型和混合效应模型的 Meta 分析策略，并以实例说明使用 SAS 软件的实现过程。

## 一、多水平 Meta 分析模型

　　Idris 基于三水平模型，提出一种利用回归系数从聚合数据中获得各个试验的协变量回归系数，并对回归系数进行 Meta 分析，从而估计各项协变量的效应。这种方法可以充分利用所有时间点的数据信息，不仅可以充分考虑治疗效应（干预效应），也可以分析时间效应，还可以分析治疗-时间的交互效应。更重要的是，如果可以获得各项研究的基线变量，则可以在聚合数据水平上分析协变量对治疗效应的噪音影响，从而分析临床异质性。张天嵩等在《高级 Meta 分析方法——基于 Stata 实现》一书中介绍了以 Stata 实现该模型的方法。此处，笔者利用 SAS 软件的 Reg 过程步获得协变量的回归系数，再利用 Mixed 过程步实现回归系数的加权 Meta 分析，最后通过 Sgplot 进行森林图绘制，使结果清晰可观。

### （一）三水平模型简介

　　纵向研究数据可以被拓展为聚合水平的三水平模型。最简单的模型可被认为是带有一个截距和 3 个协变量（其中一个协变量代表干预措施 X 与时间 Time 的交互作用）的广义线性模型，即：

$$y_{ijk}=\beta_0+\beta_1 X_{ijk}+\beta_2 \text{Time}_{ijk}+\beta_3 X_{ijk}\text{Time}_{ijk}+\nu_{0k}+\nu_{1k}X_{ijk}+\frac{\sum_j \varepsilon_{ijk}}{n_{ijk}}。$$

　　其中，$y_{ijk}$ 代表第 $k$ 个研究中干预措施 $j$ 在时间点 $i$ 上的观测效应值。在评价两个干预措施的情况下，当 $j=0$（通常代表对照组）时，则 $X_{ijk}$ 取值为 0；当 $j=1$（通常代表研究组）时，则 $X_{ijk}$ 取值为 1，在多臂试验时，$j$ 可扩展至 $n$ 个试验组。时间点 $i$（水平 1）嵌套于干预组 $j$（水平 2），并进一步嵌套于研究水

平 $k$（水平3）。模型中，重复测量数据的层次结构变成时间点包含在干预组内，并被认为是一个潜在的协变量。该模型在水平1的随机误差项为 $\dfrac{\sum_j \varepsilon_{ijk}}{n_{ijk}}$。

在此情况下，时间点 $i$ 观测效应量的相应方差为：

$$\mathrm{VAR}(y_{ijk}) = \mathrm{VAR}(\beta_0 + \beta_1 X_{ijk} + \beta_2 Time_{ijk} + \beta_3 X_{ijk} Time_{ijk} + \nu_{0k} + \nu_{1k} X_{ijk} + \frac{\sum_j \varepsilon_{ijk}}{n_{ijk}}) = \sigma_{\nu0}^2 + \sigma_{\nu1}^2 X_{ijk} + 2\sigma_{\nu01} X_{ijk} + \frac{\sigma_\varepsilon^2}{n_{ijk}}。$$

影响该方差的大小的因素包括研究间方差、研究内方差、研究 $k$ 中干预措施 $j$ 在 $i$ 时间点上的样本量。

假设观测对象在纵向随访过程中的所有时间点上没有失访、脱落，那么两个不同时间点上观测效应的协方差为 $\mathrm{cov}(y_{1jk},\ y_{2jk}) = \dfrac{1}{n_{jk}^2} \times (n_{jk}\sigma_{\varepsilon12}) = \dfrac{\sigma_{\varepsilon12}}{n_{jk}}$；但实际上研究对象随着随访时间存在脱落可能，样本量会逐渐减小。因此，水平1误差项的方差会增大，则协方差 $\mathrm{cov}(y_{1jk},\ y_{2jk}) = \dfrac{\sigma_{\varepsilon12}(n_{2jk})}{n_{1jk}n_{2jk}}$，其中 $n_{1jk}$ 为两个时间点的最大观测对象人数。

值得注意的是，上述公式是最简单的模型，实际上该模型可以扩展至更多的协变量，读者感兴趣的可以参阅相关文献。

### （二）实例分析

数据来源于 Tan 等发表的 Meta 分析，旨在比较经尿道钬激光前列腺剜除术（HoLEP）与经尿道前列腺切除术（TURP）治疗症状性前列腺增生致尿道梗阻的效果。共 4 项研究被纳入 Meta 分析。原作者共分析了 4 个观测指标，但本文仅选择其中一个观测指标作为介绍。研究报道了不同时点（分别为基线、6 个月、12 个月）的最大尿流速度（Qmax）。本病例是一个典型的纵向数据，待分析的综合测量是基于聚合水平的平均值及其标准差。各项研究的原始资料见表 36-8。

**表 36-8　待分析数据集**

| 研究者 | 时间点 | HoLEP 组 | | | TURP 组 | | |
| --- | --- | --- | --- | --- | --- | --- | --- |
| | | Qmax 均数 | 标准差 | 样本量 | Qmax 均数 | 标准差 | 样本量 |
| Gupta | 基线 | 5.2 | 4.4 | 50 | 4.5 | 4.7 | 50 |
| Gupta | 6 个月 | 23.1 | 1.2 | 50 | 20.7 | 1.3 | 50 |
| Gupta | 12 个月 | 25.1 | 1.1 | 50 | 23.7 | 1.6 | 50 |
| Tan | 基线 | 8.4 | 0.5 | 30 | 8.3 | 0.4 | 30 |
| Tan | 6 个月 | 26.4 | 1.8 | 30 | 20.8 | 2.3 | 30 |
| Tan | 12 个月 | 21.8 | 2.1 | 30 | 18.4 | 2.8 | 30 |
| Kuntz | 基线 | 4.9 | 3.8 | 100 | 5.9 | 3.9 | 100 |
| Kuntz | 6 个月 | 25.1 | 6.9 | 100 | 25.1 | 9.4 | 100 |
| Kuntz | 12 个月 | 27.9 | 9.9 | 100 | 27.7 | 12.2 | 100 |
| Montorsi | 基线 | 8.2 | 3.2 | 52 | 7.8 | 3.6 | 48 |
| Montorsi | 6 个月 | 23.1 | 8.6 | 52 | 26.5 | 15.5 | 48 |
| Montorsi | 12 个月 | 25.1 | 7.2 | 52 | 24.7 | 10 | 48 |

1.数据集输入

将上述数据集输入 SAS 的代码如下：

[SAS 代码 36.05]

```
dataorigin;
input id trial study $time treat n mean sd @@ ;
cards;
```

| 1  | 1 | Gupta    | 0 | 0 | 50  | 5.2  | 4.4  |
|----|---|----------|---|---|-----|------|------|
| 2  | 1 | Gupta    | 1 | 0 | 50  | 23.1 | 1.2  |
| 3  | 1 | Gupta    | 2 | 0 | 50  | 25.1 | 1.1  |
| 4  | 1 | Gupta    | 0 | 1 | 50  | 4.5  | 4.7  |
| 5  | 1 | Gupta    | 1 | 1 | 50  | 20.7 | 1.3  |
| 6  | 1 | Gupta    | 2 | 1 | 50  | 23.7 | 1.6  |
| 7  | 2 | Tan      | 0 | 0 | 30  | 8.4  | 0.5  |
| 8  | 2 | Tan      | 1 | 0 | 30  | 26.4 | 1.8  |
| 9  | 2 | Tan      | 2 | 0 | 30  | 21.8 | 2.1  |
| 10 | 2 | Tan      | 0 | 1 | 30  | 8.3  | 0.4  |
| 11 | 2 | Tan      | 1 | 1 | 30  | 20.8 | 2.3  |
| 12 | 2 | Tan      | 2 | 1 | 30  | 18.4 | 2.8  |
| 13 | 3 | Kuntz    | 0 | 0 | 100 | 4.9  | 3.8  |
| 14 | 3 | Kuntz    | 1 | 0 | 100 | 25.1 | 6.9  |
| 15 | 3 | Kuntz    | 2 | 0 | 100 | 27.9 | 9.9  |
| 16 | 3 | Kuntz    | 0 | 1 | 100 | 5.9  | 3.9  |
| 17 | 3 | Kuntz    | 1 | 1 | 100 | 25.1 | 9.4  |
| 18 | 3 | Kuntz    | 2 | 1 | 100 | 27.7 | 12.2 |
| 19 | 4 | Montorsi | 0 | 0 | 52  | 8.2  | 3.2  |
| 20 | 4 | Montorsi | 1 | 0 | 52  | 23.1 | 8.6  |
| 21 | 4 | Montorsi | 2 | 0 | 52  | 25.1 | 7.2  |
| 22 | 4 | Montorsi | 0 | 1 | 48  | 7.8  | 3.6  |
| 23 | 4 | Montorsi | 1 | 1 | 48  | 26.5 | 15.5 |
| 24 | 4 | Montorsi | 2 | 1 | 48  | 24.7 | 10   |

```
;
run;
```

运行上述代码后，SAS 会建立一个名为"origin"的数据集。

2. 拟合三水平 Meta 分析模型

[SAS 代码 36.06]

```
/*第一部分：回归系数的估计*/
%macro reg(isize);
%do i=1%to&isize. ;
data origin&i. ;
    set origin;
    if trial = &i. ;
    w=1/(sd/sqrt(n));
    timetrt=time*treat;
run;
proc reg data=origin&i. ;
    model mean=treat time timetrt;
    weight w;
    ods output ParameterEstimates=PEst&i. ;
run;
%end;
```

```
%mend;
%reg(&trialnum);

/*输出回归系数数据集*/
data PEst;
set PEst1-PEst4;
if Variable = "Intercept" then do; var=1; end;
elseif  Variable = "treat" then do; var=2; end;
elseif Variable = "time" then do; var=3; end;
else do; var=4; end;
keep Variable var Estimate StdErr;
run;
/* proc print data=PEst noobs; run; 用于查看 PEst 结果 */

/*第二部分:对每一个回归系数进行 Meta 分析*/
data start; /*设置初始值*/
input est;
cards;
    0.01
;
run;
%macro meta(isize);
%do i=1%to&isize. ;
data PEst&i. ;
    set PEst;
    if var = &i. ;
run;

data PEst&i. ;
    set PEst&i. ;
    study=_N_;
run;

/* proc print data=PEst&i. noobs; run; */

data covvars&i. ;
    set PEst&i. ;
    est=StdErr2;
    keep est;
run;

data covvars&i. ;
    set start covvars&i. ;
run;
/* proc print data=covvars&i. noobs; run; */

    proc mixed data=PEst&i. method = ml NOINFO NOITPRINT NOPROFILE;
        class study;
```

```
        model Estimate=/s;
        random int /subject = study;
        repeated/group=study;
        parms/parmsdata= covvars&i. eqcons=2 to 5;
        ods output SolutionF=solF&i. ;
    run;
/* ODS TRACE ON; ODS TRACE OFF; 用于追踪 PROC MIXED 的输出项目 */
%end;
%mend;
%meta( &regcofnum) ;

data solF;
set solF1-solF4;
format Estimate 6. 2;
format StdErr 6. 2;
format Probt 6. 3;
format Lower 6. 2;
format Upper 6. 2;
Lower=round( Estimate-1. 96 * StdErr, .01);
Upper=round( Estimate+1. 96 * StdErr, .01);
run;
proc print data=solF noobs; run;

/*第三部分:绘制森林图 */
%macro forestdata( isize) ;
%do i=1%to&isize. ;
data PEst&i. ;
    set PEst&i. ;
    format Estimate6. 2;
keep Estimate StdErr study;
run;

data solF&i. ;
    set solF&i. ;
keep Estimate StdErr Probt;
run;

data forest&i. ( rename=( study=studyNUM) );
    set PEst&i. solF&i. ;
run;
/* proc print data=forest&i. noobs; run; */
%end;
%mend;
%forestdata( &regcofnum) ;

%macro Anno_data( isize) ;
%do i=1%to&isize. ;
data forest&i. ;
```

```
        set forest&i. ;
        if studyNUM =. then do; wi=0; end;
        else do; wi=1/(StdErr)2; end;
run;

proc sql;
        create table forest&i. as
        select StudyNUM, Estimate, StdErr, wi, Probt, sum(wi) as sumwi
        from forest&i. ;
quit;

data forest&i. (rename=(Estimate=Beta));
        set forest&i. ;
        format weightpercent5. ;
        Estimate=round(Estimate, .01);
        LowerCL=round(Estimate-1.96*StdErr, .01);
        UpperCL=round(Estimate+1.96*StdErr, .01);
        Weight=round(wi/sumwi, .0001);
        if Weight=0 then do; Weight=. ; end;
run;

data forest&i. ;
        set forest&i. ;
        length Study $16;
        format Q1 Q36.2;
beta=round(beta, .01);
        if studyNUM=1 then do; Study="Gupta"; end;
        else if studyNUM=2 then do; Study="Tan"; end;
        else if studyNUM=3 then do; Study="Kuntz"; end;
        else if studyNUM=4 then do; Study="Montorsi"; end;
        else do; Study=""; end;

        lcl2=lowercl;
        ucl2=uppercl;
        Q1=min(round(Beta-weight, .01), round(Beta+weight, .01));
        Q3=max(round(Beta-weight, .01), round(Beta+weight, .01));

        ES='估计值'; LCL='可信区间低限'; UCL='可信区间上限'; WT='权重'; Pvalue='P值';
/* ES='ES'; LCL='LCL'; UCL='UCL'; WT='Weight'; Pvalue='Pvalue'; */
        drop wi studyNUM StdErr sumwi;
run;
/* proc print data=forest&i. ; run; */
%end;
%mend;
%Anno_data(&regcofnum);

data forest;
set forest1-forest4;
```

```
arm = ceil( _n_/5 );
if Study = "" thendo; Overall = "Overall"; end;
elsedo; Overall = ""; end;
run;
proc print data = forest; run;


%macro Meta_forest( isize );
%do i = 1%to&isize. ;
data forest&i. ;
    set forest;
beta_signal = "-β";
    if arm = &i. and Study ^= "" then do; Study&i. = cats( Study, beta_signal, &i. -1 ); end;
    else do; study&i. = ""; end;
    if arm = &i. and Overall ^= "" then do; Overall&i. = cats( Overall, beta_signal, &i. -1 ); end;
    else do; Overall&i. = ""; end;
drop beta_signal;
run;
%end;
%mend;
%Meta_forest( &regcofnum );


data forest;
merge forest1 - forest4;
if Overall1 ^= "" thendo; studyref = Overall1; end;
if Overall2 ^= "" thendo; studyref = Overall2; end;
if Overall3 ^= "" thendo; studyref = Overall3; end;
if Overall4 ^= "" thendo; studyref = Overall4; end;
run;
proc print data = forest; run;



data_null_;
    pct = 0.75/nobs;
    height = 6;
    dpi = 100;
call symputx( "pct", pct );
call symputx( "pct2", 2 * pct );
call symputx( "dpi", dpi );
call symputx( "height", height );
call symputx( "heightin", height || "in" );
call symputx( "thickness", floor( height * dpi * pct ) );
set forest nobs = nobs;
run;

/* 创建自定义森林图样式 */
proc template;
definestyle styles. ForestColor93;
parent = Styles. htmlBlue;
```

```
style GraphFonts   from GraphFonts /
'GraphDataFont' = ("<sans-serif>, <MTsans-serif>", 7pt)
'GraphValueFont' = ("<sans-serif>, <MTsans-serif>", 7pt);
style GraphData1 from GraphData1 /
contrastcolor = GraphColors('gcdata2')
color = GraphColors('gdata2');
style GraphData2 from GraphData2 /
contrastcolor = GraphColors('gcdata1')
color = GraphColors('gdata1');
end;
run;

/* 设置森林图样式，DPI，图像参数和标题等 */
odshtml; /* closeods html close 可以只生成图片到文件夹; */
odsgraphics / resetwidth = 6in height = &height in   imagename = "ForestPlotColor" IMAGEFMT=EMF;
odslisting sge = off style = Styles. ForestColor93 image_dpi = &dpi;
titleh = 12pt"协变量对最大尿流速率的影响"; /* "Impact of Covariates on Survival by Study"; */
title2h = 8pt'估计的回归系数和95%可信区间'; /* 'The estimated regression coefficients and 95% CL'; */

%macro sgplot(isize);
proc sgplot data = forest noautolegend nocycleattrs;
/* --Draw alternate reference line 用于绘制研究与研究之间间隔显色-- */
    refline studyref / lineattrs = (thickness = &thickness) transparency = 0.85; /* 0.85 设置颜色的深浅程度，越小颜色越深，1 为透明 */

%do i = 1 %to &isize. ;
        highlow y = study&i. low = lcl2 high = ucl2 / type = line;
        highlow y = study&i. low = q1 high = q3 / type = bar;

        scatter y = study&i.  x = ES / markerchar = beta x2axis;
        scatter y = study&i.  x = lcl / markerchar = lowercl x2axis;
        scatter y = study&i.  x = ucl / markerchar = uppercl x2axis;
        scatter y = study&i.  x = wt / markerchar = weight x2axis;

        scatter y = Overall&i.  x = beta / markerattrs = (symbol = diamondfilled size = 10);

        scatter y = Overall&i.  x = ES / markerchar = beta x2axis;
        scatter y = Overall&i.  x = lcl / markerchar = lowercl x2axis;
        scatter y = Overall&i.  x = ucl / markerchar = uppercl x2axis;
        scatter y = Overall&i.  x = wt / markerchar = weight x2axis;
        scatter y = Overall&i.  x = Pvalue / markerchar = Probt x2axis;
%end;
        refline -10 10 / axis = x lineattrs = (pattern = shortdash) transparency = 0.5; /* 设置参考线，transparency 透明度 */
        inset'不利因素'  / position = bottomleft; /* Unfavorable factor */
        inset'有利因素'  / position = bottom; /* Favorable factor */

        xaxis type = LINEAR offsetmin = 0 offsetmax = 0.35 min = -30 max = 30 minor display = (nolabel);
        x2axis offsetmin = 0.7 display = (noticks nolabel);
```

```
yaxis display =（noticks nolabel）offsetmin = &pct offsetmax = &pct2 reverse；
run；
%mend；
%sgplot（4）；
```

### 3.显示拟合模型结果

运行上述 SAS 代码后,即可获得表 36-9 的结果。表中,截距 $\beta0$ 代表各个试验中不同干预组基线最大尿流速度的 Meta 分析结果,$\beta1$ 代表干预措施(本研究中,0 代表 HoLEP,1 代表 TURP),$\beta2$ 代表时间点(本研究中,0 代表基线时点,1 代表 6 个月时点、2 代表 12 个月时点),$\beta3$ 代表干预与时间的交互作用(干预×时间)。Meta 分析结果显示:最大尿流速度与各干预组基线最大尿流速度显著相关,且基线最大尿流速度越高,后期最大尿流速度越高($\beta0 = 8.93$,95% CI:$1.83 \sim 16.03$,$P = 0.028$)。与 TURP 相比,HoLEP 并不能显著提高尿路速度($\beta1 = -0.44$,95% CI:$-10.55 \sim 9.67$,$P = 0.899$。不同时间点的最大尿流速度存在显著差异($P = 0.02$),且随着时间点的增加,最大尿流速度逐渐增加($\beta2 = 9.42$,95% CI:$2.82 \sim 16.02$)。干预与时间点之间无显著性交互作用($\beta3 = -0.39$,95% CI:$-10.29 \sim 9.5$,$P = 0.907$)。获得多水平回归系数荟萃分析模型的森林图如图 36-6 所示。

表 36-9　多水平回归系数荟萃分析模型结果

| 影响因素 | 估计 | 标准误 | LCI | UCI | 自由度 | $t$ | $P$ |
|---|---|---|---|---|---|---|---|
| 截距 $\beta0$ | 8.93 | 2.23 | 4.56 | 13.30 | 3 | 4 | 0.028 |
| 干预 $\beta1$ | -0.44 | 3.18 | -6.66 | 5.78 | 3 | -0.14 | 0.899 |
| 时间 $\beta2$ | 9.42 | 2.07 | 5.35 | 13.49 | 3 | 4.54 | 0.02 |
| 干预时间交互作用 $\beta3$ | -0.39 | 3.11 | -6.48 | 5.70 | 3 | -0.13 | 0.907 |

## 二、广义线性混合效应模型

### (一)纵向数据的一般线性混合模型

假设对纳入分析的 $N$ 个单位(units,此处单位是指观测结果来源于单个个体,对应于 Meta 分析的个体,则是 Study 的含义,即研究)进行 $K$ 个时间点上的结局测量;可以用 $y_i$ 表示来自第 $i$ 个单位的观测值,也就是 $K \times 1$ 个结局向量,并用 $y_{ij}$ 表示该单位的第 $j$ 个观测值。根据上述变量,拟合出一个可以解释观测值之间相关性的一般线性混合模型:

$$y_i = X_i\beta + Z_i\gamma_i + \varepsilon_i。$$

在上述模型中,$X_i\beta$ 是模型的固定效应部分,其中 $X_i$ 是包含潜在时间相关的解释变量的 $K \times p$ 的矩阵;而 $\beta$ 是一个包含固定效应的 $p \times 1$ 向量,是待估计的固定效应参数向量,$\beta$ 反映了解释变量 $X_i$ 对响应变量 $y_i$ 的影响程度。$Z_i\gamma_i$ 是模型的随机效应部分。$Z_i$ 是某些协变量的 $K \times q$ 的设计矩阵,其构成方式与 $X_i$ 相同,但更通常的情况是 $X_i$ 中的一部分;而 $\gamma_i$ 是一个包含随机效应的 $q \times 1$ 向量,是待估计的随机效应参数向量,服从均值向量为 0、方差协方差矩阵为 G 的正态分布,表示为 $\gamma_i \sim N(0,G)$。$\varepsilon_i$ 是 $K \times 1$ 的残差的设计矩阵,是随机误差向量。在混合效应模型中,放宽了对 $\varepsilon_i$ 的限制条件,其元素不必为独立分布,即对 $\varepsilon_i$ 没有 $\mathrm{Var}(\varepsilon_i) = \sigma_e^2$ 及 $\mathrm{cov}(\varepsilon_i,\varepsilon_j) = 0$,$\mathrm{cov}(E_i,E_j) = 0$ 的假定。用符号表示随机误差向量 $\varepsilon_i \sim N(0,R)$。不要求 $\varepsilon_i$ 的方差、协方差矩阵 R 的主对角元素为 $\sigma_e^2$、非主对角元素为 0。该模型假设不同单位(研究)的观察结果是独立的,因此 $\mathrm{cov}(\varepsilon_{ij},\varepsilon_{ml}) = 0$,其中 $i \neq m$,在任意一个观测结局中,$j,l = 1,\cdots,K$。模型的另外一个假设是残差和随机效应是独立的,即此 $\mathrm{cov}(\gamma_i,\varepsilon_i) = \mathrm{Cov}(G,R) = 0$,即 G 与 R 间无相关关系。

模型中,$\gamma_i$ 的期望值 $\mathrm{E}(\gamma_i) = 0$,$\varepsilon_i$ 的期望值 $\mathrm{E}(\varepsilon_i) = 0$,或者 $E\begin{bmatrix}\gamma\\\varepsilon\end{bmatrix} = 0$。

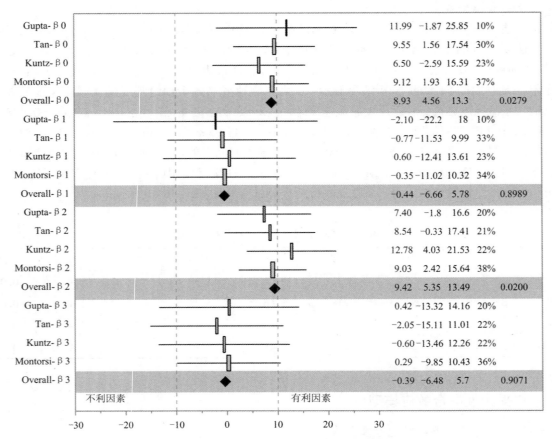

图 36-6 多水平回归系数荟萃分析的森林图

$$\mathrm{Var}(\boldsymbol{\gamma}_i) = \sigma^2 \begin{bmatrix} G_1 & 0 & \cdots & 0 \\ 0 & G_2 & \cdots & 0 \\ \vdots & \vdots & & \vdots \\ 0 & 0 & \cdots & G_n \end{bmatrix} = \sigma^2 G;$$

$$\mathrm{Var}(\boldsymbol{\varepsilon}_i) = \sigma^2 \begin{bmatrix} R_1 & 0 & \cdots & 0 \\ 0 & R_2 & \cdots & 0 \\ \vdots & \vdots & & \vdots \\ 0 & 0 & \cdots & R_n \end{bmatrix} = \sigma^2 R;$$

因此，响应变量 $y_i$ 的边际分布是一个多元正态分布（multivariate normal distribution，MVN）；可以被指定为 $MVN_q(X_i\beta, V_i)$，其中 $V_i = \mathrm{var}(y_i) = Z'_i G Z_i + R_i$。

$G$ 和 $R_i$ 的协方差结构决定了如何处理个体间和个体内（研究间和研究内）的相关性。这可以通过以下几种方法解决。例如，可以选择不包括任何随机效应，并将 $R_i$ 设置为对于所有研究都恒定的一般非结构化正定矩阵：即 $R_i = R$。另一种方法是引入随机截距（也就是将 $Z_i$ 设置为 1S 的列）具有（标量）方差 $G$，并且设置 $R_i = \sigma^2 I_K$，其中 $I_K$ 是 $K \times K$ 的单位矩阵。这样就形成了一个复合对称相关结构，其中当 $j \neq l$ 时，$\mathrm{corr}(y_{ij}, y_{il}) = G/G + \sigma^2$。当涉及多个随机效应时，必须给 $G$ 指定一个结构来描述每项研究内随机效应之间的关系。一些最常用的结构是：复合对称（compound-symmetry，CS）或恒定相关（constant correlations，CC）、一阶自回归结构（first-order auto-regressive，AR(1)）。

### （二）纵向数据 Meta 分析的混合模型

对于重复测量数据的 Meta 分析模型而言，最大的难点在于设置 Meta 分析数据的纵向模型的协方差结构。在重复测量数据中，原始研究之间可能会因样本量、测量方法的不同而产生精确性差异很大的效应估计值。重复测量数据存在失访、脱落的情况，研究之间的差异也可能随着时间的推移而变化。因此，将研究内协方差矩阵 $R_i$ 设置为 $\sigma^2 I_K$ 是不够的。比较合理的方法是将 $R_i$ 设置为是具有不同值的对角矩阵。Meta 分析是一种特殊的加权分析，为了保证加权，需要将 $R_i$ 的对角元素设置为研究中报告的值。

重复测量数据 Meta 分析有两个重要的目的：其一是总结治疗随时间的变化，其二是分析协变量对效应值的影响。因此 $X_i$ 需要纳入与时间相关的协变量，同时也可是协变量与时间之间的交互项。对于具有 $K$ 个测量时点的数据而言，可以通过省略截距并包括 $K$ 个时间指标，或通过包括一个截距和 $K-1$ 个时间指标来完成。例如，当 $K=4$ 时，可以设置：

$$X_i = \begin{bmatrix} 1 & 0 & 0 & 0 \\ 0 & 1 & 0 & 0 \\ 0 & 0 & 1 & 0 \\ 0 & 0 & 0 & 1 \end{bmatrix} \text{或} X_i = \begin{bmatrix} 1 & 0 & 0 & 0 \\ 1 & 1 & 0 & 0 \\ 1 & 0 & 1 & 0 \\ 1 & 0 & 0 & 1 \end{bmatrix}$$

在多数情况下，研究水平的协变量（例如，男性的比例、平均年龄）也可以包括在 $X_i$ 中。这些协变量通常具有固定效应，因此不会影响协方差的相关结构。

在下文中，除非另有说明，否则我们假设 $R_i$ 是对角矩阵，其值设置为研究中报告的估计方差（我们用研究 $i$ 的 $R_{ij}^2$ 表示第 $j$ 个对角线元素）。为了便于记忆，我们假设 $X_i$ 只包括时间指标（即没有截距或其他协变量）；将其他固定效应纳入模型中不会改变相关结构。

1. 随机研究效应模型　考虑观测之间相关性的最简单方法是随机研究效应模型，它是给定研究的所有观测的共性结果。这可以被认为是随机截距模型。例如 $K=4$，我们会设置 $Z'_I = \begin{bmatrix} 1 & 1 & 1 & 1 \end{bmatrix}$，这样 $\gamma_i$ 是一个标量；然后可以将模型写成：

$$y_{ij} = \sum_{j=1}^{K} X_{ij}\beta_j + \gamma_i + \varepsilon_{ij}$$

其中 $\mathrm{Var}(\gamma_i) = G$。对所有的 $i$ 和 $j$ 来说，残差向量的协方差是 $\mathrm{Cov}(\varepsilon_i) = R_i$ 和 $\mathrm{Cov}(\gamma_i, \varepsilon_{ij}) = 0$。$y_{ij}$ 的边际分布的方差是 $G + R_{ij}^2$。在研究 $i$ 中的 $j$ 和 $l$ 时刻收集的两个观测值之间的协方差由 $\mathrm{Cov}(y_{ij}, y_{il}) = G$ 给出；不同研究的观察结果是独立的。因此，观测之间的相关性是 $\mathrm{corr}(y_{ij}, y_{il}) = G/\sqrt{(G+R_{ij}^2)(G+R_{il}^2)}$，在这种情况下，观测之间的不同相关性是被允许的，因为研究内方差在每个时点都可以不同。

2. 随机时间效应模型（random time-effects model）　随机研究效应模型有一定的限制性，因为它假设研究之间的异质性以同样的方式影响给定研究中每个测量时刻的观察结果。然而，这可能不是真的。例如，在每项研究中，病例丢失可能会有所不同，导致后期估计的影响具有更大的异质性。我们可以通过在每个测量时刻引入随机效应来扩展模型。也就是说，我们设置 $Z_i = X_i$；然后通过以下方式给出模型：

$$y_{ij} = \sum_{j=1}^{K} X_{ij}(\beta_j + \gamma_{ij}) + \varepsilon_{ij},$$

或者

$$y_i = X_i(\beta + \gamma_i) + \varepsilon_i。$$

因此，$\gamma_i$ 现在是具有协方差矩阵 $G$ 的随机效应 $K$-向量。假设这些是独立的（即，$D$ 是对角线）等同于假设观测本身是独立的，因为：

$$\mathrm{Cov}(y_{ij}, y_{il}) = \mathrm{cov}(\gamma_{ij} + \varepsilon_{ij}, \gamma_{il} + \varepsilon_{il}) = \mathrm{cov}(\gamma_{ij}, \gamma_{il}) + \mathrm{cov}(\varepsilon_{ij}, \varepsilon_{il}) = 0。$$

因为 $G$ 和 $R_i$ 都是对角线，残差与随机效应无关。这相当于将每个观察视为来自不同的研究，或者分别对每个时点的数据进行 Meta 分析。

因此，必须对 $G$ 指定结构以考虑观察之间的相关性。在理想情况下，$G$ 保持非结构化，以允许随机效应对之间的不同相关性。但是，这会增加 $K(K-1)/2$ 参数到模型中。考虑到数据通常在 Meta 分析中受到限制，这可能无法可靠地估计模型的参数。更复杂的结构，如复合对称或 $AR(1)$ 更实用，因为它们只涉及一个附加参数。然而，这是以随机效应之间更受约束的关系为代价的。

3. 多变量模型　研究内和研究间相关性(multivariate model：within-and between study correlations)。随机研究效应模型和随机时间效应模型都有一个前提假设，那就是不同时刻的效应值之间相互独立，没有相关性(对角线 $R_i$)，并且研究之间的相关性是通过随机效应来衡量的。显然这并不符合重复测量数据的重要特征，即研究内部和研究之间都存在相关性。但实践中，我们很难获得研究内部的相关性，因此也需要一定的假设。在这里，我们假设研究内的相关性在研究中是恒定的(即研究 $i$ 和 $m$ 的 $\mathrm{corr}(y_{ij},\ y_{il})=\mathrm{corr}(y_{mj},\ y_{ml})$)，但是仍然允许方差不同，这样就通过放宽研究内协方差矩阵来拟合多变量模型。为了确保模型拟合的收敛性，应该尽量采用单参数相关结构，如复合对称或 $AR(1)$。

### (三)实例分析

Pirozzo 等开展的低脂肪饮食建议对肥胖患者持续减肥影响的系统评价。该数据是一个重复测量数据，分别在随访时间点 6 个月、12 个月、18 个月记录关心的效应值，如表 36-10 所示，其中 study 表示研究；study_id 表示研究代码；Meas_time 代表 3 个测量时间点；numt、meant、sdt 分别代表试验组的样本量、体重减轻均数、标准差；numc、meanc、sdc 分别代表对照组的样本量、体重减轻均数、标准差；"."表示数据缺失。表 36-11 是经过转换的横向数据，eff_est1、eff_est2、eff_est3 分别表示时间点 1、2、3 的效应值，只有 4 项研究报道了时间点 1 效应值，5 项研究报道了时间点 2 效应值，3 项研究报道了时间点 3 效应值。

**表 36-10　转换的待分析数据集**

| study | study_id | time | Meas_time | numt | meant | sdt | numc | meanc | sdc |
|---|---|---|---|---|---|---|---|---|---|
| Baron 1986 | 1 | 6 m | 1 | | | | | | |
| Baron 1986 | 1 | 12 m | 2 | 61 | −1.6 | 5.2 | 59 | −2.3 | 5.2 |
| Baron 1986 | 1 | 18 m | 3 | | | | | | |
| Baxter 1995 | 2 | 6 m | 1 | 47 | −4.4 | 5.48 | 42 | −3.8 | 5.2 |
| Baxter 1995 | 2 | 12 m | 2 | 39 | −2.45 | 5 | 36 | −0.82 | 5 |
| Baxter 1995 | 2 | 18 m | 3 | 39 | 0.4 | 5 | 35 | 1.8 | 5 |
| Harver-Berino 1998 | 3 | 6 m | 1 | 28 | −5.2 | 4.6 | 29 | −11.8 | 4.9 |
| Harver-Berino 1998 | 3 | 12 m | 2 | 26 | −3 | 5 | 22 | −8.7 | 5 |
| Harver-Berino 1998 | 3 | 18 m | 3 | 26 | −1.8 | 5 | 22 | −7.5 | 5 |
| Lean 1997 | 4 | 6 m | 1 | 42 | −5.6 | 4.9 | 40 | −6.8 | 5 |
| Lean 1997 | 4 | 12 m | 2 | | | | | | |
| Lean 1997 | 4 | 18 m | 3 | | | | | | |
| MCManus 2001 | 5 | 6 m | 1 | 23 | −5.1 | 4.6 | 31 | −4.9 | 4.3 |
| MCManus 2001 | 5 | 12 m | 2 | 13 | −5 | 7.3 | 27 | −4.8 | 5.2 |
| MCManus 2001 | 5 | 18 m | 3 | 30 | 2.9 | 7.7 | 31 | −4.1 | 6.5 |
| Pascale 1995 | 6 | 6 m | 1 | | | | | | |
| Pascale 1995 | 6 | 12 m | 2 | 16 | −3 | 8.4 | 13 | −3.5 | 7.4 |
| Pascale 1995 | 6 | 18 m | 3 | | | | | | |

表 36-11　转换的待分析数据集

| study_id | _NAME_ | eff_est1 | eff_est2 | eff_est3 |
|:---:|:---:|:---:|:---:|:---:|
| 1 | eff_est | | 0.7 | |
| 2 | eff_est | −0.6 | −1.63 | −1.4 |
| 3 | eff_est | 6.6 | 5.7 | 5.7 |
| 4 | eff_est | 1.2 | | |
| 5 | eff_est | −0.2 | −0.2 | 7 |
| 6 | eff_est | | 0.5 | |

## 1. 数据集输入

将上述数据集输入 SAS 的代码如下：

［SAS 代码 36.07］

```
data example_data; / * 录入文章中的模拟数据 * /
input study_id Meas_time numt meant sdt numc meanc sdc @@ ;
cards;
  1  1   .      .     .     .     .     .
  1  2   61   −1.6   5.2   59   −2.3   5.2
  1  3   .      .     .     .     .     .
  2  1   47   −4.4   5.48  42   −3.8   5.2
  2  2   39   −2.45  5     36   −0.82  5
  2  3   39    0.4   5     35    1.8   5
  3  1   28   −5.2   4.6   29  −11.8   4.9
  3  2   26   −3     5     22   −8.7   5
  3  3   26   −1.8   5     22   −7.5   5
  4  1   42   −5.6   4.9   40   −6.8   5
  4  2   .      .     .     .     .     .
  4  3   .      .     .     .     .     .
  5  1   23   −5.1   4.6   31   −4.9   4.3
  5  2   13   −5     7.3   27   −4.8   5.2
  5  3   30    2.9   7.7   31   −4.1   6.5
  6  1   .      .     .     .     .     .
  6  2   16   −3     8.4   13   −3.5   7.4
  6  3   .      .     .     .     .     .
run;

data example_data; / * 计算组间比较效应值 * /
set example_data;
    eff_est = meant−meanc;
    var_est = sqrt(((numt−1) * sdt2+(numc−1) * sdc * * 2)/(numt+numc−2));
    w = 1/var_est;
keep study_idMeas_time eff_est var_est w;
run;
/ * 转换成横向数据 * /
%macro trans( var = );
proc transpose data = example_data out = &var. _dat prefix = &var. ;
    by study_id;
    id Meas_time;
```

```
      var &var. ;
run ;
%mend trans ;
%trans( var = eff_est) ;


Proc print data = eff_est_datnoobs ;
run ;
```

运行上述代码后，SAS 会建立一个名为"eff_est_dat"的数据集。

2. 拟合广义线性混合效应模型

[SAS 代码 36.09]

```
/ * 设置研究内协方差参数 * /
data within_study_cov ;
      param = ' Var-1' ; est = 1 ; output ;
      param = ' Var-2' ; est = 1 ; output ;
      param = ' Var-3' ; est = 1 ; output ;
      param = ' Corr' ; est = 0. 5 ; output ;
run ;
/ * 设置研究间协方差参数 * /
data btw_study_cov ;
      param = ' Var-1' ; est = 0. 1 ; output ;
      param = ' Var-2' ; est = 0. 1 ; output ;
      param = ' Var-3' ; est = 0. 1 ; output ;
      param = ' Corr' ; est = 0. 5 ; output ;
run ;
/ * 设置初始值 * /
data initial_values ;
set btw_study_cov within_study_cov ;
keep param est ;
run ;
/ * 拟合广义线性混合效应模型 * /
proc mixed method = REML cl data = example_data ;
class study_id meas_time ;
model eff_est = meas_time / nointsclddf = 1000, 1000, 1000 ;
random meas_time / subject = study_id type = arh( 1) s ;
repeated meas_time / subject = study_id type = arh( 1) ;
parms/parmsdata = initial_values hold = 5 to 8 ;
weight w ;
run ;
```

3. 显示拟合模型结果

运行代码后，一共可以获得 13 个计算表格。但其中只有 4 个表格里的内容是系统评价员关心的（表 36-12~36-15）。

（1）协方差参数估计结果。协方差参数估计结果见表 36-11。由于模型在整个估计过程中将 C 中的方差参数保持为 1。模型迭代计算后获得了 $G$ 的结果，反映的是随机效应的参数向量。

表36-12 协方差参数估计

| 协方差参数 | 对象 | 估计 | Alpha | 下限 | 上限 |
|---|---|---|---|---|---|
| Var(1) | study_id | 2.722 | 0.05 | 0.399 | 2 088 347 |
| Var(2) | study_id | 2.347 | 0.05 | 0.334 | 4 722 810 |
| Var(3) | study_id | 11.21 | 0.05 | 2.3 | 7 439.7 |
| ARH(1) | study_id | 0.717 | 0.05 | -0.131 | 1.564 |
| Var(1) | study_id | 1 | | | |
| Var(2) | study_id | 1 | | | |
| Var(3) | study_id | 1 | | | |
| ARH(1) | study_id | 0.5 | | | |

（2）固定效应的估计结果。表3-13是模型估计的固定效应结果。可见两种干预方法在6个月、12个月、18个月等不同时间点的合并效应量分别为：$\beta = 1.649$，95%CI：$-0.922 \sim 4.221$，$P = 0.208$；$\beta = 1.007$，95%CI：$-1.414 \sim 3.427$，$P = 0.415$；$\beta = 3.329$，95%CI：$-1.002 \sim 7.66$，$P = 0.132$。根据相应$P$值，我们可以认为两种干预措施在不同时间点的处理效应差异并无统计学意义。

表36-13 固定效应的解

| 效应 | Meas_time | 估计 | 标准误 | 自由度 | $t$ | $P$ | Alpha | 下限 | 上限 |
|---|---|---|---|---|---|---|---|---|---|
| Meas_time | 1 | 1.649 | 1.310 | 1 000 | 1.26 | 0.208 | 0.05 | -0.922 | 4.221 |
| Meas_time | 2 | 1.007 | 1.234 | 1 000 | 0.82 | 0.415 | 0.05 | -1.414 | 3.427 |
| Meas_time | 3 | 3.329 | 2.207 | 1 000 | 1.51 | 0.132 | 0.05 | -1.002 | 7.660 |

（3）随机效应的估计结果。表36-14是模型估计的随机效应结果。

表36-14 随机效应的解

| 效应 | study_id | Meas_time | 估计 | 预测标准误差 | 自由度 | $t$ | $P$ |
|---|---|---|---|---|---|---|---|
| Meas_time | 1 | 1 | -0.074 | 1.541 | 0 | -0.05 | |
| Meas_time | 1 | 2 | -0.095 | 1.328 | 0 | -0.07 | |
| Meas_time | 1 | 3 | -0.149 | 3.128 | 0 | -0.05 | |
| Meas_time | 2 | 1 | -1.117 | 1.375 | 0 | -0.81 | |
| Meas_time | 2 | 2 | -1.266 | 1.247 | 0 | -1.02 | |
| Meas_time | 2 | 3 | -3.204 | 2.41 | 0 | -1.33 | |
| Meas_time | 3 | 1 | 1.715 | 1.363 | 0 | 1.26 | |
| Meas_time | 3 | 2 | 1.431 | 1.245 | 0 | 1.15 | |
| Meas_time | 3 | 3 | 1.351 | 2.408 | 0 | 0.56 | |
| Meas_time | 4 | 1 | -0.159 | 1.404 | 0 | -0.11 | |
| Meas_time | 4 | 2 | -0.106 | 1.419 | 0 | -0.07 | |
| Meas_time | 4 | 3 | -0.166 | 3.224 | 0 | -0.05 | |
| Meas_time | 5 | 1 | -0.276 | 1.362 | 0 | -0.2 | |
| Meas_time | 5 | 2 | 0.152 | 1.264 | 0 | 0.12 | |
| Meas_time | 5 | 3 | 2.349 | 2.48 | 0 | 0.95 | |
| Meas_time | 6 | 1 | -0.089 | 1.566 | 0 | -0.06 | |
| Meas_time | 6 | 2 | -0.115 | 1.375 | 0 | -0.08 | |
| Meas_time | 6 | 3 | -0.18 | 3.177 | 0 | -0.06 | |

（4）固定效应的3型检验结果。表36-15是固定效应的3型检验结果。可以发现：Meas_time对主

要干预措施并无显著效应,即两组干预效应不受时间影响。

**表 36-15 固定效应的 3 型检验**

| 效应 | 分子自由度 | 分母自由度 | $F$ | $P$ |
|---|---|---|---|---|
| Meas_time | 3 | 1000 | 1.05 | 0.369 |

需要注意的是,与 Idris 三水平模型相比较,Ishak 的模型更为简单,操作性更好。然而有一点很重要,Ishak 的模型拟合的效应值是组间差值(即研究组效应值-对照组效应值),而 Idris 模型则是研究水平效应值,因此,Ishak 的模型只适用于双臂研究,对单臂研究无能为力,而 Idris 模型的强大之处在于可以实现单臂、双臂甚至多臂研究的 Meta 分析。

# 第五节　SAS 在稀疏数据 Meta 分析中的应用

## 一、近似正态-正态模型及确切的研究内似然模型

近似正态-正态模型(normal-normal model,NNM)是稀疏事件的 Meta 分析的最常用方法,对于含零事件的稀疏数据,可以通过连续性校正后采用 NNM 模型分析;另外一种常见的稀疏数据 Meta 分析模型是二项式-正态模型(binomial-normal model,BNM)。本文以 Stijnen 等提出的确切的研究内似然模型(exact within-study likelihood models,EWLM)为背景,介绍几种利用 SAS 实现稀疏数据 Meta 分析的模型。

### (一)近似正态-正态模型

随机效应是经典 Meta 分析的最常用的方法,NNM 模型为:假设 $i=1,\cdots,N$ 项独立研究,分别提供了真值 $\theta_i$ 的估计 $\hat{\theta}_i$ 及其标准误 $S_i$,其中 $\theta_i$ 通常是两种治疗之间的效果差异的量度。标准随机效应的建模方法如下:

$$\hat{\theta}_i \simeq N(\theta_i, S_i^2),\text{ 其中}\theta_i \simeq N(\theta, \sigma^2)。$$

该模型有两层,第 1 层为抽样模型,假定 $y_i$ 服从未知均值 $\theta_i$ 和已知标准误 $S_i$ 的正态分布;第 2 层为参数模型,假定 $\theta_i$ 服从均数为 $\theta$、方差为 $\sigma^2$(标准差为 $\sigma$)的正态分布。参数 $\theta$ 是感兴趣的主要参数,称为整体效应,而 $\sigma^2$ 描述了不同研究的真实效应的变异,标准误是在假设 $S_i$ 已知且固定的情况下得出的,是 $\hat{\theta}$ 真实标准误的低估值。

通过计算相关的效应值后,总体效应估计值是每项独立研究的加权平均值:

$$\hat{\theta} = \frac{\sum_i^N \omega_i \hat{\theta}_i}{\sum_i^N \omega_i}\text{ 其中}\omega_i = \frac{1}{\hat{\sigma}^2 + S_i^2}, se(\hat{\theta}) = \frac{1}{\sqrt{\omega_i}}。$$

统计学推断方法如下:

$$\prod_{i=1}^N \int L_i(\theta_i) \frac{1}{\sigma}\varphi\left(\frac{\theta_i - \theta}{\sigma}\right) d\theta_i,\text{ 其中}L_i(\theta_i) = \frac{1}{\sqrt{2\pi}}\exp\left(-\frac{1}{2S_i^2}(\hat{\theta}_i - \theta)^2\right)。$$

普通最大似然法(maximum likelihood,ML)或约束最大似然法(restricted maximum likelihood,REML)均可用于估计参数。但在正态假设下,REML 在统计上是最优的。因此,在本节中,NNM 方法默认首先使用 REML 进行拟合。

### (二)确切的研究内似然模型

1. 用于比例 Meta 分析的 BNM　假设研究人员关心的结局变量是某个事件的发生,并且感兴趣的参数是比例 $\pi$。例如 $\pi$ 是某种干预(治疗)下某种不良事件的发生率。每项研究报告了患有不良事件的患者数量 $Y_i$ 和治疗患者的总数 $N_i$。标准方法是使用对数比值(log odds)$\theta_i = \mathrm{logit}(\pi_i)$ 作为效应参数。

$\theta_i$ 由 $\hat{\theta}_i = \log(Y_i/(N_i - Y_i))$ 估计，其标准误 $S_i = 1/Y_i + 1/(N_i - Y_i)$。

对于事件发生率很低或事件发生为 0 的情况，Hamza 等建议采用二项式分布替代 NNM 中的第一层模型，称为 BNM。

$$Y_i \sim \text{Binomial}\left(n_i, \frac{\exp(\theta_i)}{1 + \exp(\theta_i)}\right)。$$

实际上，这是一个广义线性混合效应模型。更具体地说，它是随机截距逻辑回归模型。

2. 用于比值比 Meta 分析的超几何-正态模型　用于比值比（odds ratio，OR）Meta 分析的超几何-正态模型（hypergeometric-normal model，HNM）。对于双臂研究，（对数）比值比是最常用的效应指标。令 $y_{i0}$ 和 $n_{i0}$ 表示对照组 $i$（$i = 1, \cdots, N$）中的事件数和患者数，$y_{i1}$ 和 $n_{i1}$ 为治疗组中的事件数和患者数。相关的效应值及标准误计算方法是：

$$\hat{\theta}_i = \log\left(\frac{y_{i1}/(n_{i1} - y_{i1})}{y_{i0}/(n_{i0} - y_{i0})}\right),$$

$$S_i = \sqrt{\frac{1}{y_{i1}} + \frac{1}{(n_{i1} - y_{i1})} + \frac{1}{y_{i0}} + \frac{1}{(n_{i0} - y_{i0})}}。$$

对于事件数 = 0 的情况，采用增加 0.5 进行连续性校正。在实践中，对于纳入研究包含太多事件数 = 0 的研究，最常用的简单方法是改用固定效应模型，包括（精确）Mantel-Haenszel 程序或（精确）条件逻辑回归等。然而，固定效应模型荟萃分析假设研究之间具有同质性，但这种假设一般是很难成立的，而且它可能导致无效推理。因此，随机效应分析仍是优选的。在一般情况下，近似 NNM 方法中偏倚产生的主要原因是估计 $\hat{\theta}_i$ 与其方差 $S_i^2$ 之间的相关性以及连续性校正的使用。估计 $\hat{\theta}_i$ 与其方差 $S_i^2$ 之间的协方差可以写成

$$\text{cov}(\hat{\theta}_i, S_i^2) = \text{cov}\left(\log\left(\frac{y_{i1}}{(n_{i1} - y_{i1})}\right), \frac{1}{y_{i1}} + \frac{1}{(n_{i1} - y_{i1})}\right) - \text{cov}\left(\log\left(\frac{y_{i0}}{(n_{i0} - y_{i0})}\right), \frac{1}{y_{i0}} + \frac{1}{(n_{i0} - y_{i0})}\right)$$

由于使用连续性校正仍然可能产生偏差，Stijnen 等建议用给定研究中事件总数 $y_i = y_{i0} + y_{i1}$ 的精确条件似然来代替 NNM 的正态似然，即非中心超几何分布的似然性，称为 HNM。

$$\prod_{i=1}^{N} \int L_i(\theta_i) \frac{1}{\sigma} \varphi\left(\frac{\theta_i - \theta}{\sigma}\right) d\theta_i, \text{ 其中 } L_i(\theta_i) = \frac{\binom{n_{i1}}{y_{i1}} \binom{n_{i0}}{y_{i0}} \exp(\theta_i y_{i1})}{\sum_j \binom{n_{i1}}{j} \binom{n_{i0}}{y_j - j} \exp(\theta_i y_j)}。$$

该模型不再是线性的，而是 GLMM。实际上，它是一种混合效应的条件逻辑模型。

如果事件的总数相对于组样本较小，则非中心超几何分布可以通过二项分布很好地近似。给定事件的总数 $Y_i$，组 1 中的事件数大致具有二项分布，即为二项式-正态模型。

$$Y_{i1} \sim \text{Binomial}\left(Y_i, \frac{\exp(\log(n_{i1}/n_{i0}) + \theta_i)}{1 + \exp(\log(n_{i1}/n_{i0}) + \theta_i)}\right)。$$

这意味着可以使用带有偏移变量 $\log(n_{i1}/n_{i0})$ 的随机截距逻辑回归模型来实现模型。Stijnen 等认为采用这种模型在实践中可能比经典型的 HNM 更可行，因为随机效应逻辑回归的程序比处理非中心超几何分布的程序多见。

## 二、分析数据

Chauhan 等发表的一项 Cochrane 系统评价，旨在评价儿童和青少年哮喘患者联用长效 β2 受体激动剂（long-acting beta2-agonists，LABA）与吸入性糖皮质激素（inhaled corticosteroids，ICS）的疗效与安全性。这里只收集了其中严重不良反应的数据（"study"代表试验；"year"代表发表年份；"rtrt、ctrt、ntrt"分别代表治疗组的事件数、无事件数和样本量；"rctrl、cctrl、nctrl"分别代表对照组的事件数、无事件数和样本量）。该数据集中的详细资料见表 36-16 所示。

表 36-16　稀疏数据 Meta 分析的待分析实例数据集

| study | year | rtrt | ctrt | ntrt | rctrl | cctrl | nctrl |
|---|---|---|---|---|---|---|---|
| Eid_a | 2010 | 2 | 182 | 184 | 1 | 84 | 85 |
| Eid_b | 2011 | 3 | 165 | 168 | 0 | 84 | 84 |
| Langton_Hewer | 1995 | 1 | 10 | 11 | 0 | 12 | 12 |
| Lenney | 2013 | 3 | 20 | 23 | 2 | 17 | 19 |
| Malone | 2005 | 0 | 101 | 101 | 0 | 102 | 102 |
| Morice_a | 2008 | 2 | 210 | 212 | 2 | 102 | 104 |
| Morice_b | 2008 | 0 | 203 | 203 | 1 | 102 | 103 |
| Murray | 2011 | 0 | 113 | 113 | 0 | 118 | 118 |
| Pearlman | 2009 | 0 | 124 | 124 | 0 | 124 | 124 |
| Pohunek_a | 2006 | 3 | 213 | 216 | 2 | 99 | 101 |
| Pohunek_b | 2006 | 5 | 196 | 201 | 1 | 99 | 100 |
| SD_039_0718 | . | 0 | 128 | 128 | 0 | 145 | 145 |
| Verbeme_a | 1998 | 3 | 57 | 60 | 4 | 52 | 56 |

在数据集中存在 3 项单零试验和 4 项双零试验。将表 36-16 的数据录入 SAS 软件，并存储在名为 Example_data 中。因为存在含零试验，我们采用单元格+0.5 的方式进行连续性校正，校正后的数据保存在名为"Example_data_CR"的数据集中。将上述数据集输入 SAS 的代码如下：

［SAS 代码 36.08］

```
Data Example_data;
length study $20. ;
input study year rtrt ctrt ntrt rctrl cctrl nctrl @@ ;
datalines;
Eid_a           2010    2    182    184    1    84    85
Eid_b           2011    3    165    168    0    84    84
Langton_Hewer   1995    1    10     11     0    12    12
Lenney          2013    3    20     23     2    17    19
Malone          2005    0    101    101    0    102   102
Morice_a        2008    2    210    212    2    102   104
Morice_b        2008    0    203    203    1    102   103
Murray          2011    0    113    113    0    118   118
Pearlman        2009    0    124    124    0    124   124
Pohunek_a       2006    3    213    216    2    99    101
Pohunek_b       2006    5    196    201    1    99    100
SD_039_0718     .       0    128    128    0    145   145
Verbeme_a       1998    3    57     60     4    52    56
;
/＊连续性校正＊/
DataExample_data_CR;
  set Example_data;
  if ( rtrt＝0) then do;
  rtrt = rtrt+0.5;
  ntrt = ntrt+0.5;
  end;
  if ( rctrl＝0) then do;
  rctrl = rctrl+0.5;
  nctrl = nctrl+0.5;
```

```
    end;
  run;
```

## 三、SAS 在稀疏数据 Meta 分析的应用

### (一)单臂研究比例的 Meta 分析

单臂研究的 Meta 分析一般比较少见，但对于稀疏数据而言，尤其是新药开发研究中，为了获得 I 期/Ⅱ 期临床试验的安全性数据时，单臂研究的 Meta 分析提供了非常重要的证据。单臂研究的比例 Meta 分析采用比值(odds)作为效应指标，而最终要获得的是单臂的事件发生率。在 Chauhan 等数据中，我们以获得研究组的严重不良反应发生率作为研究目标。在 SAS 中，可以使用 Proc Mixed 和 Proc Nlmixed 过程步拟合单臂研究的 Meta 分析。

SAS 代码 36.10 是基于 Proc Mixed 程序的 NNM 模型拟合的，包括固定效应模型和随机效应模型。对于随机效应模型，Proc Mixed 有两种代码编程方式，第 1 种直接利用 Proc Mixed 中的 gdata 参数设置 G 协方差结构，需要的参数包括 row、col、value、study，在数据步完成上述参数的计算；第 2 种编程方式是利用固定效应模型拟合之后产生的协方差参数来设置随机效应模型的方差-协方差结构，因此，这种编码方式需要先拟合固定效应模型，不如第 1 种方法来得直接，但目前多数 SAS 编码员习惯采用第 2 种方法。此外，在某些情况下，由于 G 协方差结构的非正定性质，导致协方差参数的近似方差矩阵不能计算，此时第 1 种代码的"DDFM = satterth"选项条件不能满足，则模型不能拟合，在这种情况下，如果采用第 2 种编码方式，随机效应模型退化为固定效应模型，给出的参数是基于固定效应模型的。基于 Proc Mixed，拟合单臂研究的比例(proportions)的 Meta 分析的 SAS 代码如下：

［SAS 代码 36.09］

```
/* 计算效应值及其标准误(est) */
Data    Example_data_CR_study;
set Example_data_CR;
  logodds = log(rtrt/(ntrt-rtrt));
      est = 1/rtrt+1/(ntrt-rtrt);
run;
/* 比例的固定效应模型 */
Proc mixed method = ml data = Example_data_CR_study;
class study;
model logodds = / scl;
repeated / group = study;
parms / parmsdata = Example_data_CR_study
eqcons = 1 to 13;
ods output CovParms = CovP;
ods output SolutionF = solF;
run;
/* 自定义宏, 用于转换 Pai 参数 */
%macro pai_conversion(outputdata = );
Data &outputdata.;
  set solF; pai = round(exp(Estimate)/(exp(Estimate)+1), 0.001);
  pai_SE = round((exp(Upper)/(exp(Upper)+1)-exp(Lower)/(exp(Lower)+1))/2*1.96, 0.001);
  pai_Up = round(exp(Upper)/(exp(Upper)+1), 0.001);
  pai_Low = round(exp(Lower)/(exp(Lower)+1), 0.001);
  P_Value = round(Probt, 0.001);
  keep pai pai_SE pai_Up pai_Low P_Value;
run;
```

```
Proc print data = &outputdata. ; run;
%mend;
%pai_conversion(outputdata = solF_fixed);
```

```
/* 比例的随机效应模型: 第 1 种编程方式 */
Data   Example_data_CR_study;
set Example_data_CR_study;
   row = _n_; col = _n_; value = est; study = _n_;
/* 设置随机效应模型相关参数, 用于构建 Proc Mixed 过程步中的 gdata 结构 */
run;
ods trace on;
proc mixed data = Example_data_CR_study cl;
class study;
model logodds = / ddfm = sat scl;
random study / gdata = Example_data_CR_study;
ods output SolutionF = solF;
run;
odstraceoff;
%pai_conversion(outputdata = solF_random);
/* 随机效应模型: 第 2 种编程方式 */
/* 根据固定效应模型的协方差参数, 设置随机效应模型的协方差 */
data covp;
set covp; drop _LABEL_;
drop CovParm Group ;
rename Estimate = est;
run;
data start;
input est;
cards;
     0. 01
run;
data CovP;
set start CovP;
run;
Procmixed cl method = ml data = Example_data_CR_study;
class study;
model logodds = / scl;
random int/ subject = study s;
repeated /group = study;
parms / parmsdata = CovP
eqcons = 2 to 23;
ods output SolutionF = solF;
run;
%pai_conversion(outputdata = solF_random);
```

　　基于 Proc Nlmixed, 可以拟合基于 NNM 模型的 Meta 分析, 也可以拟合基于 BNM 模型的 Meta 分析, 而且二者拟合的基础都是基于随机效应模型的。基于 Proc Nlmixed, 拟合单臂研究的比例 (proportions) 的 Meta 分析的 SAS 代码如下。
　　[SAS 代码 36. 10]

```
/ * 单臂研究中基于 Proc Nlmixed 程序的 NNM 模型 * /
Proc nlmixed data = Example_data_CR qpoints = 100；
parms theta = -2.5   thetai = -2.5 sigmasq = 0.5；
     logodds = log( rtrt/( ntrt-rtrt) )；
     sesq = 1/rtrt+1/( ntrt-rtrt)；
model logodds ~ normal( thetai, sesq)；
random thetai ~ normal( theta, sigmasq) subject = study；
run；
/ * 单臂研究中基于 Proc Nlmixed 程序的 BNM 模型 * /
Proc nlmixed data = Example_data qpoints = 100；
parms theta = -2.5 to -0.5 by 0.5 sigmasq = 0.5；
     pi = exp( logodds)/( 1+exp( logodds) )；
model rtrt ~ binomial( ntrt, pi)；
random logodds ~ normal( theta, sigmasq) subject = study；
run；
```

主要结果整理成如表 36-17、表 36-18 所示。其中，表 36-17 是单臂研究的比例的 Meta 分析结果，包括了 Proc Mixed 程序的固定效应模型结果、Proc Mixed 程序的随机效应模型结果、Nlmixed 程序拟合的 NNM 模型结果和 Nlmixed 程序拟合的 BNM 模型结果。表 36-18 是将各种模型提供的平均对数比值及其置信区间转换回以事件发生率为标度的结果，即平均发生率及其置信区间。比值( odds) 与事件发生率 $\pi$ 的关系是 $\pi = odds/( 1+odds)$。表 36-16 中的效应估计 $\theta$ 是平均 odds 的 logit 转换结果，即 $odds = exp( \theta)$。因此 $\pi = exp( \theta)/[ exp( \theta)+1]$。根据表 36-17 拟合的 Meta 分析结果可以看出，经过连续性校正后，基于固定效应模型研究组严重不良反应平均发生率为 2.18%( SE = 0.019 8，95%CI：1.41%~3.38%)，而随机效应模型约为 1.83%( SE = 0.028 8，95%CI：0.88%~3.82%)；然而基于 BNM 模型，在没有连续性校正的情况下，研究组严重不良反应平均发生率为 0.99%( SE = 0.005 9，95%CI：0.36%~2.69%)，可以看出，连续性校正对单臂研究的合并事件发生率具有很大的影响。对于稀疏数据而言，采用传统的 Meta 分析应该极为慎重，尤其数据中包含较多的含零研究时。

**表 36-17　不同模型下单臂研究比例的 Meta 分析结果**

| 模型 | Log 比值估计 | 标准误 | $P$ | 下限 | 上限 |
|---|---|---|---|---|---|
| 基于 Mixed 固定效应模型 | -3.802 3 | 0.205 9 | <0.000 1 | -4.250 8 | -3.353 8 |
| 基于 Mixed 随机效应模型 1 | -3.978 1 | 0.329 6 | <0.000 1 | -4.729 4 | -3.226 7 |
| 基于 Mixed 随机效应模型 2 | -3.955 1 | 0.311 3 | <0.000 1 | -4.633 2 | -3.276 9 |
| 基于 Nlmixed 随机效应 NNM 模型 | -3.955 1 | 0.095 34 | <0.000 1 | -4.162 8 | -3.747 3 |
| 基于 Nlmixed 随机效应 BNM 模型 | -4.604 5 | 0.466 4 | <0.000 1 | -5.620 6 | -3.588 4 |

**表 36-18　不同模型下单臂研究比例( 率) 的 Meta 分析结果**

| 模型 | Π 估计 | 标准误 | $P$ | 下限 | 上限 |
|---|---|---|---|---|---|
| 基于 Mixed 固定效应模型 | 0.021 8 | 0.019 3 | <0.000 1 | 0.014 1 | 0.033 8 |
| 基于 Mixed 随机效应模型 1 | 0.018 4 | 0.028 8 | <0.000 1 | 0.008 8 | 0.038 2 |
| 基于 Mixed 随机效应模型 2 | 0.018 8 | 0.026 2 | <0.000 1 | 0.009 6 | 0.036 4 |
| 基于 Nlmixed 随机效应 NNM 模型 | 0.018 8 | 0.002 | <0.000 1 | 0.015 3 | 0.023 0 |
| 基于 Nlmixed 随机效应 BNM 模型 | 0.009 9 | 0.005 9 | <0.000 1 | 0.003 6 | 0.026 9 |

### (二)双臂研究比值比的 Meta 分析

双臂研究在临床应用中最广泛，其研究设计的目的是为了比较两种不同干预措施对主要结局的影响。在双臂研究中，最常用的效应指标是比值比。SAS 拟合双臂研究 Meta 分析的代码与单臂研究相似，不同之处在于效应值及其方差计算。为了区分单臂研究，我们将双臂研究的效应值设置为 Ln_ OR，本文拟合双臂研究 Meta 分析的 SAS 代码如下：

〔SAS 代码 36.11〕

```
/*双臂研究的 Meta 分析*/
/*计算效应值及其标准误(est)*/
Data   Example_data_CR_OR;
set Example_data_CR;
   ln_or=log((rtrt/(ntrt-rtrt))/(rctrl/(nctrl-rctrl)));
   est=1/rtrt+1/(ntrt-rtrt)+1/rctrl+1/(nctrl-rctrl);
run;


/*固定效应模型*/
Proc mixed method =ml data=Example_data_CR_OR;
class study;
model ln_or =/ scl;
repeated /group=study;
parms / parmsdata=Example_data_CR_OR
eqcons=1 to 13;
ods output CovParms=CovP;
ods output SolutionF=solF;
run;


/*自定义宏，用于转换 OR 参数*/
%macro OR_conversion(input=, output=);
Data &output. ;
   set &input. ; OR=round(exp(Estimate), 0.0001);
   OR_SE=round((exp(Upper)-exp(Lower))/2*1.96, 0.0001);
   P_Value=round(Probt, 0.0001);
   OR_Low=round(exp(Lower), 0.0001); OR_Up=round(exp(Upper), 0.0001);
   keep OR OR_SE P_Value OR_Low OR_Up;
run;


Proc print data=&output. ; run;
%mend;
%OR_conversion(input=solF, output=solF_fixed);


/*随机效应模型 1*/
Data   Example_data_CR_OR;
set Example_data_CR_OR;
   row = _n_; col = _n_; value = est; study = _n_;
   /*设置随机效应模型相关参数，用于构建 Proc Mixed 过程步中的 gdata 结构*/
run;
ods trace on;
Proc mixed data=Example_data_CR_OR cl;
class study;
model ln_or = / ddfm=sat scl;
random study / gdata=Example_data_CR_OR;
```

```
odsoutput SolutionF = solF;
run;
odstraceoff;
%OR_conversion(input = solF, output = solF_random);
```

/＊随机效应模型 2 ＊/
/＊根据固定效应模型的协方差参数，设置随机效应模型的协方差 ＊/
```
Data covp;
set covp;
drop _LABEL_;
drop CovParm Group ;
rename Estimate = est;
run;

Data start;
input est;
cards;
      0.01
run;

Data CovP;
set start CovP;
run;
Procprint; run;
Procmixed cl method = ml data = Example_data_CR_OR;
class study;
model ln_or = / scl;
random int/ subject = study s;
repeated /group = study;
parms / parmsdata = CovP
eqcons = 2 to 14;
odsoutput SolutionF = solF;
run;
%OR_conversion(input = solF, output = solF_random);
```

/＊双臂研究中基于 Proc Nlmixed 程序的 NNM 模型；＊/
```
Procnlmixeddata = Example_data_CR qpoints = 100;
parms theta = -0.4   sigmasq = 0.2;
     ln_or = log(( rtrt/( ntrt-rtrt ))/( rctrl/( nctrl-rctrl )));
     sesq = 1/rtrt+1/( ntrt-rtrt )+1/rctrl+1/( nctrl-rctrl );
model ln_or ~ normal( thetai, sesq);
random thetai ~ normal( theta, sigmasq) subject = study;
odsoutput ParameterEstimates = para_est;
run;

%OR_conversion(input = para_est, output = para_est_conversion);
```

/＊双臂研究中基于 PROC NLMIXED 程序的 BNM 模型；＊/

```
Procnlmixeddata=Example_data qpoints=100;
parms theta= -2.5 to -0.5 by 0.5  sigmasq=0.5;
    yi=rtrt+rctrl;
    pi=exp(log(ntrt/nctrl)+thetai)/(1+exp(log(ntrt/nctrl)+thetai));
model rtrt ~ binomial(yi, pi);
random thetai ~ normal(theta, sigmasq) subject=study;
odsoutput ParameterEstimates=para_est;
run;
%OR_conversion(input=para_est, output=para_est_conversion);
/* 双臂研究中基于 Proc Nlmixed 程序的 HNM 模型; */
Procnlmixeddata=Example_data   qpoints=100;
parms theta= -2.5 to 2.5 by 0.5  sigmasq=0 to 0.5 by 0.05;
        y=rtrt+rctrl;
        num = lgamma(ntrt+1) - lgamma(rtrt+1) - lgamma(ntrt-rtrt+1)
            + lgamma(nctrl+1) - lgamma(rctrl+1) - lgamma(nctrl-rctrl+1)
            + rtrt * thetai;
        den =0;
        lo=max(0, y-nctrl); hi=min(y, ntrt);
do j=lo tohi;
        z = lgamma(ntrt+1) - lgamma(j+1) - lgamma(ntrt-j+1)
            + lgamma(nctrl+1) - lgamma(y-j+1) - lgamma(nctrl-y+j+1)
            + j * thetai;
        den = den + exp(z);
end;
        ll = num - log(den);
model rtrt ~ general(ll);
random thetai ~ normal(theta, sigmasq) subject=study;
odsoutput ParameterEstimates=para_est;
run;
%OR_conversion(input=para_est, output=para_est_conversion);
```

运行上述代码后,可以获得 Meta 分析结果(表 36-19,36-20)。在本实例中,由于 G 协方差结构的非正定性质,基于 Proc Mixed 无法拟合随机效应模型,对于第 1 种编程方式,模型无法给出拟合结果,而第 2 种编码方式则给出了固定效应模型的拟合结果。基于 Nlmixed 随机效应 NNM 模型可以直接给出基于 NNM 随机效应模型的无偏拟合结果,因此 Proc Nlmixed 在拟合稀疏数据时,优于 Proc Mixed。而基于 Proc Nlmixed 的 BNM 模型和 HNM 模型表现更优,这两种模型可以充分利用稀疏数据的样本量信息,无须对零事件进行连续性校正,因此,BNM 模型和 HNM 模型应该是稀疏数据 Meta 分析的优选模型。

表 36-19　不同模型下双臂研究的 Meta 分析结果

| 模型 | 估计 | 标准误 | $P$ | 下限 | 上限 |
|---|---|---|---|---|---|
| 基于 Mixed 固定/随机效应模型 | -0.053 12 | 0.345 3 | 0.880 3 | -0.805 4 | 0.699 2 |
| 基于 Nlmixed 随机效应 NNM 模型 | -0.201 1 | 0.343 9 | 0.569 5 | -0.950 4 | 0.548 1 |
| 基于 Nlmixed 随机效应 BNM 模型 | 0.095 65 | 0.317 | 0.768 | -0.595 | 0.786 2 |
| 基于 Nlmixed 随机效应 HNM 模型 | 8.72E-14 | 0.351 1 | 1 | -0.765 | 0.765 |

**表 36-20  不同模型下双臂研究的 Meta 分析结果( OR 值)**

| 模型 | 估计 | 标准误 | $P$ | 下限 | 上限 |
|---|---|---|---|---|---|
| 基于 Mixed 固定/随机效应模型 | 0.948 3 | 1.533 9 | 0.880 3 | 0.446 9 | 2.012 1 |
| 基于 Nlmixed 随机效应 NNM 模型 | 0.817 8 | 1.316 5 | 0.569 5 | 0.386 6 | 1.73 |
| 基于 Nlmixed 随机效应 BNM 模型 | 1.100 4 | 1.610 7 | 0.768 0 | 0.551 6 | 2.195 1 |
| 基于 Nlmixed 随机效应 HNM 模型 | 1.000 0 | 1.649 9 | 1.000 0 | 0.465 3 | 2.148 9 |

# 第六节  SAS 在诊断性试验 Meta 分析中的应用

诊断性试验的 Meta 分析方法很多,包括常用单个指标的合并、综合受试者工作特征法( summary receiver operating characteristic,SROC)、双变量模型法及分层综合受试者工作特征曲线法( hierarchical summary receiver operating characteristic,HSROC)等。其中最常用的是双变量模型法。本节基于双变量模型法,介绍诊断性试验的 Meta 分析在 SAS 中的实现。

## 一、分析数据

选择一篇评价 PET 和 CT 两种影像学技术对非小细胞肺癌分期价值的 Meta 分析中的数据为例,使用其中 PET 的数据,其中"author"表示研究名称,"year"表示发表年限,"tp""fp""fn""tn"分别表示每个诊断性试验的真阳性、假阳性、假阴性、真阴性人数,"total"表示每项诊断性试验总人数。该数据集的详细资料见表 36-21 所示。

**表 36-21  诊断性试验 Meta 分析的待分析实例数据集**

| author | year | tp | fp | fn | tn |
|---|---|---|---|---|---|
| Vansteekinste | 1998 | 26 | 6 | 2 | 28 |
| Albes | 1999 | 14 | 2 | 2 | 9 |
| Marom | 1999 | 40 | 4 | 4 | 31 |
| Richter | 1999 | 9 | 1 | 0 | 12 |
| kubota | 2000 | 3 | 0 | 3 | 12 |
| Pieterman | 2000 | 29 | 10 | 3 | 60 |
| Weng | 2000 | 11 | 2 | 4 | 33 |
| Ponclet | 2001 | 6 | 9 | 3 | 44 |
| Luketich | 2001 | 4 | 7 | 2 | 27 |
| Keiman | 2002 | 22 | 9 | 3 | 54 |
| Von_Haag | 2002 | 4 | 4 | 2 | 42 |
| Antoch | 2003 | 8 | 2 | 1 | 16 |
| Halter | 2004 | 72 | 3 | 10 | 31 |

在数据集中,存在 3 项单零试验和 4 项双零试验。将表 36-21 的数据录入 SAS 软件,并存储在名为 Example_data 的数据集中。因为存在含零试验,我们采用单元格+0.5 的方式进行连续性校正,校正后的数据保存在名为"Example_data_CR"的数据集中。将上述数据集输入 SAS 的代码如下:

[ SAS 代码 36.12]

```
title"数据集录入";
data    example_diagnostic;
length author $20. ;
input author year tp fp fn tn;
```

```
if tp eq 0 or fp eq 0 or fn eq 0 or tn eq 0 then do;
    tp = tp+0.5; fp = fp+0.5; fn = fn+0.5; tn = tn+0.5;
end; /* 连续性校正 */
    se = tp/(tp+fn); sp = tn /(tn+fp);
    n1=tp+fn; n0=tn+fp; sid=_n_;
    logitse = log(se/(1-se)); var_logitse = 1/(se * (1-se) * (tp+fn));
    logitsp = log(sp/(1-sp)); var_logitsp = 1/(sp * (1-sp) * (tn+fp));
cards;
Vansteekinste    1998    26    6    2    28
Albes            1999    14    2    2     9
Marom            1999    40    4    4    31
Richter          1999     9    1    0    12
kubota           2000     3    0    3    12
Pieterman        2000    29   10    3    60
Weng             2000    11    2    4    33
Ponclet          2001     6    9    3    44
Luketich         2001     4    7    2    27
Keiman           2002    22    9    3    54
Von_Haag         2002     4    4    2    42
Antoch           2003     8    2    1    16
Halter           2004    72    3   10    31
;
run;
```

## 二、SAS 软件拟合双变量模型

在 SAS 中，采用 Proc Mixed 拟合双变量模型。基于线性混合模型的双变量随机效应模型的 Meta 分析 SAS 代码如下：

[SAS 代码 36.13]

```
data    example_diagnostic2; set    example_diagnostic1; id=_n_;
dis=1; non_dis=0; logit=logitse;
var_logit=var_logitse; rec+1; output;
dis=0; non_dis=1; logit=logitsp;
var_logit=var_logitsp; rec+1; output;
run;


data cov;
if _n_ eq 1thendo; est=0; output; est=0; output; est=0; output; end;
setexample_diagnostic3; est=var_logit; output;
keep est; run;


proc mixed data= example_diagnostic2 method=reml cl;
class id;
model logit=dis non_dis / noint s cl covb df=1000, 1000;
random dis non_dis / subject=id type=un s;
repeated / group=rec;
parms / parmsdata=cov hold=4 to 63;
run;
```

运行代码后，拟合的主要结果如表 36-22~36-25 所示。

**表 36-22　协方差参数估计**

| 协方差参数 | 对象 | 组 | 估计 | Alpha | 下限 | 上限 |
|---|---|---|---|---|---|---|
| UN(1, 1) | id | | 0.157 4 | 0.05 | 0.026 47 | 3 335.43 |
| UN(2, 1) | id | | 0.001 556 | 0.05 | -0.378 2 | 0.381 3 |
| UN(2, 2) | id | | 0 | . | . | . |

**表 36-23　固定效应的解**

| 效应 | 估计 | 标准误 | 自由度 | $t$ | $Pr>|t|$ | Alpha | 下限 | 上限 |
|---|---|---|---|---|---|---|---|---|
| dis | 1.651 6 | 0.218 7 | 1 000 | 7.55 | <0.000 1 | 0.05 | 1.222 3 | 2.080 8 |
| non_dis | 1.836 0 | 0.139 6 | 1 000 | 13.15 | <0.000 1 | 0.05 | 1.562 1 | 2.110 0 |

**表 36-24　固定效应的协方差矩阵**

| 行 | 效应 | 列 1 | 列 2 |
|---|---|---|---|
| 1 | dis | 0.047 84 | 0.000 125 |
| 2 | non_dis | 0.000 125 | 0.019 49 |

**表 36-25　固定效应的 3 型检验**

| 效应 | 分子自由度 | 分母自由度 | $F$ | $Pr>F$ |
|---|---|---|---|---|
| dis | 1 | 1 000 | 57.01 | <0.000 1 |
| non_dis | 1 | 1 000 | 172.96 | <0.000 1 |

表 36-23 的结果是经过 logit 转换的结果，进行逆 logit 转换后即可获得 Se 和 Sp 的估计值。因此，

$$\hat{Se}=EXP(dis)/[1+EXP(dis)]=\frac{EXP(1.651\ 6)}{1+EXP(1.65\ 16)}=0.839\ 1。$$

转换后的模拟拟合结果见表 36-26。

**表 36-26　基于 LMM 双变量随机效应模型 Meta 分析结果**

| 标签 | 效应值 | 标准误 | $P$ | 95% CI 下限 | 95% CI 上限 |
|---|---|---|---|---|---|
| Se | 0.839 107 | 0.029 733 | <0.000 1 | 0.772 468 | 0.889 023 |
| Sp | 0.862 475 | 0.016 637 | <0.000 1 | 0.826 654 | 0.891 871 |

# 第七节　SAS 在网络 Meta 分析中的应用

　　传统 Meta 分析是基于两种治疗方法的直接比较结果而采取的定量综合分析方法，因此要求纳入的原始研究具有双臂，且治疗方法相同或相似。然而，在医疗实践中，往往同一种疾病有许多不同的治疗方法。决策者、医生和患者往往需要在多种治疗措施或方案中选择最佳的治疗方法。网络 Meta 分析是一种允许在同一 Meta 分析中比较多种治疗方法的统计技术，可以同时比较 3 个或 3 个以上干预措施的疗效，因而被认为是传统 Meta 分析的扩展及延伸。当无直接比较的研究存在时，间接比较成为提供有价值的卫生决策信息的有效途径；当有直接比较的研究存在时，综合直接比较与间接比较的研究结果能够提高结果的精度。不仅如此，网络 Meta 分析还能够对不同干预措施的疗效进行排序，

提供每一个干预措施是最佳干预措施的概率，从而为医疗决策者提供高级别证据。

目前可以实现网络 Meta 分析的软件有 10 余种，包括 winBUGs、STATA、R 等，尽管 SAS 软件在 Meta 分析领域中的应用并不如 STATA、R 那么流行，但 SAS 软件的强大编程环境为 Meta 分析程序的开发提供了功能丰富的基础。以网络 Meta 分析为例，SAS 软件可以利用 Proc Genmod 与 Proc Glimmix 分别基于软件自身编程功能，运用传统广义线性模型与广义线性混合模型来建立分层模型，实现基于传统频率学 Meta 分析；而 Proc Mcmc 过程步则可以基于贝叶斯理论实现功能强大的网络 Meta 分析。本节主要介绍 Proc Genmod 与 Proc Glimmix 实现网络 Meta 分析的方法，有关贝叶斯网络 Meta 分析将在本章最后一节介绍。

## 一、SAS 在二分类数据网络 Meta 分析中的应用

### (一)数据集建立和预处理

以 Elliott 等不同降压药物对糖尿病发生率的影响系统评价数据为例，说明 SAS 软件在二分类数据网络 Meta 分析中的应用。

首先建立一个名为的网络 Meta 分析_data1 数据集。其中，"author"表示研究名称，"year"表示发表年限，"ARB、ACEI、Beta、CCB、DIU、Placebo"分别代表血管紧张素受体拮抗剂、血管紧张素转化酶抑制剂、β 受体阻滞剂、钙离子拮抗剂、利尿剂和安慰剂。为了拟合网络 Meta 分析，我们引入 12 个变量"ar、an、br、bn、cr、cn、dr、dn、er、en、fr、fn"分别表示不同药物治疗后的新发糖尿患者数和患者人数。建立数据集的 SAS 代码如下：

［SAS 代码 36.14］

```
Data 网络 Meta 分析_data1;
length author $20. ;
nput study author year ar an br bn cr cn dr dn er en fr fn @@ ;
datalines;
```

| | author | year | ar | an | br | bn | cr | cn | dr | dn | er | en | fr | fn |
|---|---|---|---|---|---|---|---|---|---|---|---|---|---|---|
| 1 | AASK | 2006 | . | . | 45 | 410 | 70 | 405 | 32 | 202 | . | . | . | . |
| 2 | ALLHAT | 2002 | . | . | 119 | 4096 | . | . | 154 | 3954 | 302 | 6966 | . | . |
| 3 | ALPINE | 2003 | 1 | 196 | . | . | . | . | . | . | 8 | 196 | | |
| 4 | ANBP-2 | 2005 | . | . | 138 | 2800 | . | . | . | . | 200 | 2826 | . | . |
| 5 | ASCOT | 2005 | . | . | . | . | 799 | 7040 | 567 | 7072 | . | . | | |
| 6 | CAPPP | 1999 | . | . | 337 | 5183 | 380 | 5230 | . | . | | | | |
| 7 | CHARM | 2003 | 163 | 2715 | . | . | . | . | . | . | | | 202 | 2721 |
| 8 | DREAM | 2006 | . | . | 449 | 2623 | . | . | . | . | | | 489 | 2646 |
| 9 | EWPHE | 1991 | . | . | . | . | . | . | 29 | 416 | | | 20 | 424 |
| 10 | FEVER | 2005 | . | . | . | . | . | . | 177 | 4841 | . | . | 154 | 4870 |
| 11 | HAPPHY | 1987 | . | . | . | . | 86 | 3297 | . | . | 75 | 3732 | . | . |
| 12 | HOPE | 2001 | . | . | 102 | 2837 | . | . | . | . | | | 155 | 2883 |
| 13 | INSIGHT | 2000 | . | . | . | . | . | . | 136 | 2508 | . | . | 176 | 2511 |
| 14 | INVEST | 2003 | | | | | 665 | 8078 | 569 | 8098 | | | | |
| 15 | LIFE | 2002 | 242 | 4020 | . | . | 320 | 3979 | . | . | | | | |
| 16 | MRC-E | 1992 | | | | | 37 | 1102 | . | . | 43 | 1081 | 34 | 2213 |
| 17 | NORDH | 2000 | | | | | 251 | 5059 | 216 | 5095 | | | | |
| 18 | PFACE | 2004 | . | . | 335 | 3432 | . | . | . | . | | | 399 | 3472 |
| 19 | SCOPE | 2003 | 93 | 2167 | . | . | . | . | | | | | 115 | 2175 |
| 20 | SHEP | 1998 | | | | | . | . | . | . | 140 | 1631 | 118 | 1578 |
| 21 | STOP-2 | 1999 | . | . | 93 | 1970 | 97 | 1960 | 95 | 1965 | | | | |
| 22 | VALUE | 2004 | 690 | 5087 | . | . | . | . | 845 | 5074 | | | | |

```
;
```

```
run;
```

　　上述代码产生的数据集网络 Meta 分析_data1 是一个横向的宽数据（为节省片面，本节未显示，读者们可以通过运行代码观察数据集结果），不适合网络 Meta 分析，需要对网络 Meta 分析_data1 进行纵向转换成长数据，SAS 代码如下：

　　[SAS 代码 36.15]

```
data 网络 Meta 分析_data2;
set 网络 Meta 分析_data1 end=myend;
drop ar an br bn cr cn dr dn er en fr fn;
Narm=((ar+an)>0)+((br+bn)>0)+((cr+cn)>0)+((dr+dn)>0)+((er+en)>0)+((fr+fn)>0);
Index=0;
if ar+an >0 then do;
Revindex=Narm-index; index=index+1;
Notfirst=(index>1); NotLast=(index<Narm);
r=ar; n=an; trt=1; output;
end;
if br+bn >0 then do;
Revindex=Narm-index; index=index+1;
Notfirst=(index>1); NotLast=(index<Narm);
r=br; n=bn; trt=2; output;
end;
if cr+cn >0 then do;
Revindex=Narm-index; index=index+1;
Notfirst=(index>1); NotLast=(index<Narm);
r=cr; n=cn; trt=3; output;
end;
if dr+dn >0 then do;
Revindex=Narm-index; index=index+1;
Notfirst=(index>1); NotLast=(index<Narm);
r=dr; n=dn; trt=4; output;
end;
if er+en >0 then do;
Revindex=Narm-index; index=index+1;
Notfirst=(index>1); NotLast=(index<Narm);
r=er; n=en; trt=5; output;
end;
if fr+fn >0 then do;
Revindex=Narm-index; index=index+1;
Notfirst=(index>1); NotLast=(index<Narm);
r=fr; n=fn; trt=6; output;
end;
run;
```

　　转向后的数据集网络 Meta 分析_data2 如表 36-27 所示。

表 36-27　待分析数据集

| author | study | year | Narm | Index | Revindex | Notfirst | NotLast | r | n | trt |
|--------|-------|------|------|-------|----------|----------|---------|---|---|-----|
| AASK | 1 | 2006 | 3 | 1 | 3 | 0 | 1 | 45 | 410 | 2 |
| AASK | 1 | 2006 | 3 | 2 | 2 | 1 | 1 | 70 | 405 | 3 |
| AASK | 1 | 2006 | 3 | 3 | 1 | 1 | 0 | 32 | 202 | 4 |
| ALLHAT | 2 | 2002 | 3 | 1 | 3 | 0 | 1 | 119 | 4 096 | 2 |
| ALLHAT | 2 | 2002 | 3 | 2 | 2 | 1 | 1 | 154 | 3 954 | 4 |
| ALLHAT | 2 | 2002 | 3 | 3 | 1 | 1 | 0 | 302 | 6 966 | 5 |
| ALPINE | 3 | 2003 | 2 | 1 | 2 | 0 | 1 | 1 | 196 | 1 |
| ALPINE | 3 | 2003 | 2 | 2 | 1 | 1 | 0 | 8 | 196 | 5 |
| ANBP-2 | 4 | 2005 | 2 | 1 | 2 | 0 | 1 | 138 | 2 800 | 2 |
| ANBP-2 | 4 | 2005 | 2 | 2 | 1 | 1 | 0 | 200 | 2 826 | 5 |
| ASCOT | 5 | 2005 | 2 | 1 | 2 | 0 | 1 | 799 | 7 040 | 3 |
| ASCOT | 5 | 2005 | 2 | 2 | 1 | 1 | 0 | 567 | 7 072 | 4 |
| CAPPP | 6 | 1999 | 2 | 1 | 2 | 0 | 1 | 337 | 5 183 | 2 |
| CAPPP | 6 | 1999 | 2 | 2 | 1 | 1 | 0 | 380 | 5 230 | 3 |
| CHARM | 7 | 2003 | 2 | 1 | 2 | 0 | 1 | 163 | 2 715 | 1 |
| CHARM | 7 | 2003 | 2 | 2 | 1 | 1 | 0 | 202 | 2 721 | 6 |
| DREAM | 8 | 2006 | 2 | 1 | 2 | 0 | 1 | 449 | 2 623 | 2 |
| DREAM | 8 | 2006 | 2 | 2 | 1 | 1 | 0 | 489 | 2 646 | 6 |
| EWPHE | 9 | 1991 | 2 | 1 | 2 | 0 | 1 | 29 | 416 | 5 |
| EWPHE | 9 | 1991 | 2 | 2 | 1 | 1 | 0 | 20 | 424 | 6 |
| FEVER | 10 | 2005 | 2 | 1 | 2 | 0 | 1 | 177 | 4 841 | 4 |
| FEVER | 10 | 2005 | 2 | 2 | 1 | 1 | 0 | 154 | 4 870 | 6 |
| HAPPHY | 11 | 1987 | 2 | 1 | 2 | 0 | 1 | 86 | 3 297 | 3 |
| HAPPHY | 11 | 1987 | 2 | 2 | 1 | 1 | 0 | 75 | 3 732 | 5 |
| HOPE | 12 | 2001 | 2 | 1 | 2 | 0 | 1 | 102 | 2 837 | 2 |
| HOPE | 12 | 2001 | 2 | 2 | 1 | 1 | 0 | 155 | 2 883 | 6 |
| INSIGHT | 13 | 2000 | 2 | 1 | 2 | 0 | 1 | 136 | 2 508 | 4 |
| INSIGHT | 13 | 2000 | 2 | 2 | 1 | 1 | 0 | 176 | 2 511 | 6 |
| INVEST | 14 | 2003 | 2 | 1 | 2 | 0 | 1 | 665 | 8 078 | 3 |
| INVEST | 14 | 2003 | 2 | 2 | 1 | 1 | 0 | 569 | 8 098 | 4 |
| LIFE | 15 | 2002 | 2 | 1 | 2 | 0 | 1 | 242 | 4 020 | 1 |
| LIFE | 15 | 2002 | 2 | 2 | 1 | 1 | 0 | 320 | 3 979 | 3 |
| MRC-E | 16 | 1992 | 3 | 1 | 3 | 0 | 1 | 37 | 1 102 | 3 |
| MRC-E | 16 | 1992 | 3 | 2 | 2 | 1 | 1 | 43 | 1 081 | 5 |
| MRC-E | 16 | 1992 | 3 | 3 | 1 | 1 | 0 | 34 | 2 213 | 6 |
| NORDH | 17 | 2000 | 2 | 1 | 2 | 0 | 1 | 251 | 5 059 | 3 |
| NORDH | 17 | 2000 | 2 | 2 | 1 | 1 | 0 | 216 | 5 095 | 4 |
| PFACE | 18 | 2004 | 2 | 1 | 2 | 0 | 1 | 335 | 3 432 | 2 |
| PFACE | 18 | 2004 | 2 | 2 | 1 | 1 | 0 | 399 | 3 472 | 6 |
| SCOPE | 19 | 2003 | 2 | 1 | 2 | 0 | 1 | 93 | 2 167 | 1 |
| SCOPE | 19 | 2003 | 2 | 2 | 1 | 1 | 0 | 115 | 2 175 | 6 |
| SHEP | 20 | 1998 | 2 | 1 | 2 | 0 | 1 | 140 | 1 631 | 5 |
| SHEP | 20 | 1998 | 2 | 2 | 1 | 1 | 0 | 118 | 1 578 | 6 |
| STOP-2 | 21 | 1999 | 3 | 1 | 3 | 0 | 1 | 93 | 1 970 | 2 |
| STOP-2 | 21 | 1999 | 3 | 2 | 2 | 1 | 1 | 97 | 1 960 | 3 |
| STOP-2 | 21 | 1999 | 3 | 3 | 1 | 1 | 0 | 95 | 1 965 | 4 |
| VALUE | 22 | 2004 | 2 | 1 | 2 | 0 | 1 | 690 | 5 087 | 1 |
| VALUE | 22 | 2004 | 2 | 2 | 1 | 1 | 0 | 845 | 5 074 | 4 |

变量解释：Narm 代表某试验的臂数，也就是几个干预组；Index 用于指引某研究内的干预组编号，根据治疗变量 trt 排序后分别标示，最大值为 Narm；Revindex 是 Index 的反向标示；Notfirst 用于指引 Index 标示下的非第 1 组臂，如果为第 1 组，则 Notfirst 取值为 0，否则为 1；NotLast 意义与 Notfirst 相同，指引最后一组。r 代表某干预组内新发糖尿病患者数；n 代表该干预组的样本量；trt 代表干预组（本例 trt 取值为 1、2、3、4、5、6，分别代表 ARB、ACEI、Beta、CCB、DIU、Placebo）。

### （二）拟合网络 Meta 分析分析固定效应模型

本节讨论的固定效应模型是以对数比值（log-odds）为效应尺度的，因此其他服从正态分布的效应尺度也适合本文提供的模型。在固定效应网络 Meta 分析模型中，效应值 log-odds 被假设具有线性效应，固定效应的组成部分包括研究效应和治疗效应。该模型是以对数-线性链接函数为尺度的二分类数据的广义线性模型（generalized linear model，GLM）的实际应用。假设第 $i$（$i=1，\cdots，N$）项研究中某受试者在第 $j$（$j=1，\cdots，K$）个治疗组中的事件发生概率为 $p_{ij}$，对 $p_{ij}$ 进行 logit 转换，则有：

$$\log it(p_{ij})=\log\left(\frac{p_{ij}}{1-p_{ij}}\right)=s_i+t_j，其中 i=1，\cdots，N，j=1，\cdots，K。$$

假设受试者是独立的，第 $i$ 项研究的治疗组 $j$ 的样本量为 $n_{ij}$，发生的事件数为 $r_{ij}$。假设 $r_{ij}$ 服从二项式分布，即 $r_{ij}\sim Bin(n_{ij}，p_{ij})$。需要注意的是，上述模型并没有截距项。此外，这个模型的构建并不是唯一，研究人员可以向 $s_i$ 添加另外组分，然后从 $t_j$ 中去除该组分，得到的模型完全相同。该模型的构建有一个约束条件：在默认情况下，SAS 将添加一个截距用于描述全局均值，而且约定 $s_i$ 和 $t_j$ 最后一个亚变量作为对照，即 $s_N=0$ 和 $t_K=0$，但这里的模型省略了截距项，并将第一个哑变量设置为对照（即 $t_1=0$）。

在 SAS 中，Proc Genmod、Proc Logistic 和 Proc Glimmix 等 3 种程序步可以非常方便地拟合该模型。以 Proc Glimmix 为例，拟合广义线性模型的代码如下：

［SAS 代码 36.16］

```
proc glimmix data=网络 Meta 分析_data2 order=data plots=Diffogram;
ods listingg path="图片保存目录" style=defaultimage_dpi=300;
ods graphics/reset
imagename="网络 Meta 分析_glimmix"
outputfmt=tiff;
title"R/N Comparisons for trt";
class study Trt;
model R/N = Study Trt /link=logit dist=bin ddfm=none;
lsmeans Trt /diffcl oddsratios;
run;
```

代码运行后可以获得固定效应模型拟合结果，整理成如表 36-28 所示。表中"trt"是最小二乘均值，对应使用 ARB、ACEI、Beta、CCB、DIU、Placebo 糖尿病的发生概率分别为 5.04%（4.61%～5.50%）、5.62%（5.23%～6.05%）、7.62%（7.11%～8.16%）、6.17%（5.77%～6.59%）、7.89%（7.15%～8.70%）。表 36-29 中"trt"是最小二乘均值的差分结果，也就是不同用药之间的两两对比，在临床事件中，我们通常以安慰剂作为对照，在这里，我们的 Meta 分析结果显示：与安慰剂对比，ARB、ACEI、Beta、CCB、DIU 发生糖尿病的风险（OR）分别为：0.785（0.706～0.873）、0.876（0.809～0.949）、1.187（1.077～1.307）、0.960（0.876～1.053）、1.229（1.092～1.383）；因此以安慰剂为对照，与新发糖尿病呈正相关的药物是 β 受体阻滞剂和利尿剂，而与新发糖尿病呈负相关的是 ARB 和 ACEI，而 CCB 与新发糖尿病无关。

表 36-28 "trt"最小二乘均值

| trt | 估计 | 标准误 | 自由度 | $t$ | $Pr > \|t\|$ | 下限 | 上限 | 取幂 | 标准误 | 取幂上限 | 取幂上限 |
|---|---|---|---|---|---|---|---|---|---|---|---|
| 1 | -2.988 1 | 0.045 1 | 正无 | -66.26 | <0.000 1 | -3.076 5 | -2.899 8 | 0.050 3 8 | 0.002 273 | 0.046 12 | 0.055 03 |
| 2 | -2.878 3 | 0.036 94 | 正无 | -77.93 | <0.000 1 | -2.950 7 | -2.806 | 0.056 23 | 0.002 079 | 0.052 3 | 0.060 45 |
| 3 | -2.574 7 | 0.034 88 | 正无 | -73.82 | <0.000 1 | -2.643 1 | -2.506 4 | 0.076 18 | 0.002 658 | 0.071 14 | 0.081 56 |
| 4 | -2.786 3 | 0.033 87 | 正无 | -82.27 | <0.000 1 | -2.852 7 | -2.719 9 | 0.061 65 | 0.002 089 | 0.057 69 | 0.065 88 |
| 5 | -2.539 6 | 0.049 98 | 正无 | -50.82 | <0.000 1 | -2.637 5 | -2.441 6 | 0.078 9 | 0.003 949 | 0.071 54 | 0.087 02 |
| 6 | -2.745 7 | 0.035 68 | 正无 | -76.96 | <0.000 1 | -2.815 7 | -2.675 8 | 0.064 2 | 0.002 293 | 0.059 86 | 0.068 85 |

正无：正向无穷或正向无限制，意指不受自由度限制。

表 36-29 "trt"最小二乘均值的差分

| trt | _trt | 估计 | 标准误差 | $t$ | $Pr > \|t\|$ | 下限 | 上限 | 优势比 | OR 下限 | OR 上限 |
|---|---|---|---|---|---|---|---|---|---|---|
| 1 | 2 | -0.109 8 | 0.057 33 | -1.92 | 0.055 4 | -0.222 2 | 0.002 551 | 0.896 | 0.801 | 1.003 |
| 1 | 3 | -0.413 4 | 0.048 1 | -8.59 | <0.000 1 | -0.507 7 | -0.319 1 | 0.661 | 0.602 | 0.727 |
| 1 | 4 | -0.201 8 | 0.043 73 | -4.61 | <0.000 1 | -0.287 5 | -0.116 1 | 0.817 | 0.75 | 0.89 |
| 1 | 5 | -0.448 6 | 0.070 22 | -6.39 | <0.000 1 | -0.586 2 | -0.311 | 0.639 | 0.556 | 0.733 |
| 1 | 6 | -0.242 4 | 0.054 16 | -4.48 | <0.000 1 | -0.348 6 | -0.136 3 | 0.785 | 0.706 | 0.873 |
| 2 | 3 | -0.303 6 | 0.046 91 | -6.47 | <0.000 1 | -0.395 5 | -0.211 7 | 0.738 | 0.673 | 0.809 |
| 2 | 4 | -0.092 02 | 0.047 46 | -1.94 | 0.052 5 | -0.185 | 0.001 004 | 0.912 | 0.831 | 1.001 |
| 2 | 5 | -0.338 8 | 0.057 75 | -5.87 | <0.000 1 | -0.452 | -0.225 6 | 0.713 | 0.636 | 0.798 |
| 2 | 6 | -0.132 6 | 0.040 79 | -3.25 | 0.0012 | -0.2126 | -0.052 66 | 0.876 | 0.809 | 0.949 |
| 3 | 4 | 0.211 6 | 0.032 16 | 6.58 | <0.000 1 | 0.148 6 | 0.274 6 | 1.236 | 1.16 | 1.316 |
| 3 | 5 | -0.035 17 | 0.062 31 | -0.56 | 0.572 5 | -0.157 3 | 0.086 96 | 0.965 | 0.854 | 1.091 |
| 3 | 6 | 0.171 | 0.049 34 | 3.47 | 0.000 5 | 0.074 28 | 0.2677 | 1.186 | 1.077 | 1.307 |
| 4 | 5 | -0.246 8 | 0.061 46 | -4.02 | <0.000 1 | -0.367 2 | -0.126 3 | 0.781 | 0.693 | 0.881 |
| 4 | 6 | -0.040 6 | 0.046 95 | -0.86 | 0.387 2 | -0.132 6 | 0.051 42 | 0.96 | 0.876 | 1.053 |
| 5 | 6 | 0.206 2 | 0.060 36 | 3.42 | 0.000 6 | 0.087 85 | 0.324 5 | 1.229 | 1.092 | 1.383 |

### （三）拟合网络 Meta 分析分析随机效应模型

随机效应模型的结构与固定效应模型相似，多出来的部分是假设不同研究中的治疗效应因研究而异，因此这种模型扩展为广义线性混合效应模型（GLMMs），在固定效应模型的基础上，线性预测变量增加了随机效应项：

$$\mathrm{logit}(p_{ij}) = \log\left(\frac{p_{ij}}{1-p_{ij}}\right) = s_i + t_j + \nu_{ij},$$

其中 $N$ 个研究 $\nu_{ij}$ 值构成的向量 $\nu_i$，具有独立性质的 $K$ 维多变量正态分布 $N(0, \Omega)$；同样要求 $t_1 = 0$。

该模型中，$s_i$ 仍然属于固定效应部分。将 $s_i$ 锁定为固定效应部分，可以有效避免不同研究间的潜在偏倚问题。在这种限制条件下，可以确保不同试验的治疗差异均来源于随机化信息。同样，可以采用 Glimmix 过程步拟合广义线性混合效应模型。需要注意的是，Glimmix 过程步提供了不同的参数估计方法，其中采用高斯积分法是最优的，这种高斯积分算法获得的边际似然可以确保固定效应参数 $s_i$ 和 $t_j$ 以及随机效应参数 $\sigma^2$ 最大化。如果高斯积分算法不可行，则建议使用拉普拉斯近似法（Laplace approximation）。Glimmix 默认算法是惩罚拟似然算法（penalized quasi likelihood algorithm，PQL），但这种算法在二项式 logit 模型中表现较差，因此不建议使用。Ddfm = none 选项确保采用正态接近法逼近，避免使用基于 $t$ 分布建立检验和置信区间。

[SAS 代码 36.17]

```
proc glimmix data=网络 Meta 分析_data2 order=data plots=Diffogram;
```

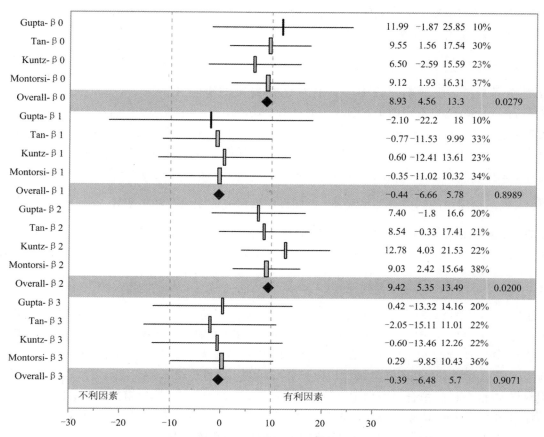

图 36-6　固定效应网络 Meta 分析差分图

```
ods listing gpath="图片保存目录"style=defaultimage_dpi=300;
ods graphics/reset
imagename="网络 Meta 分析_glimmix_random"
outputfmt=tiff;
title"R/N Comparisons for trt";
class study Trt;
model R/N = Study Trt /link=logit dist=bin ddfm=none;
random Trt / subject=Study;
lsmeans Trt /diffcl oddsratios;
run;
```

　　这部分代码是 Glimmix 过程步拟合随机效应模型的默认代码。此模型假设矩阵 $\Omega = \sigma^2 I_K$。也就是说，不同试验中治疗随机效应是独立的，且具有相等的方差 $\sigma^2$。一般不建议使用此模型，因为该模型会低估方差 $\sigma^2$。

　　Lu 等证明了该模型的缺陷，建议采用随机效应模型直接关注不同试验的治疗差异及其在不同研究间的变异。Lu 等将 $p_{ij}$ 定义为：

$$\text{logit}(p_{ij}) = \mu_i + \delta_{ij} - \sum_{K=1}^{K} \delta_{ij}/K。$$

对于所有第 $i=1\cdots N$ 项研究，$\delta_{i1}$ 的参数被限定为零，同时假设 $(\delta_{i1}, \cdots, \delta_{iK}) \sim N((d_2, \cdots, d_K), \Sigma)$。

该模型的难点在于随机效应的维度比上述模型减少一维。这样做的目的是为了保证模型实现直接单向映射，说明固定效应与 $d_j=t_j$ 和 $\mu_i - \sum\limits_{K=1}^{K} d_j/K = s_i$ 相关。因此，不同试验组的 $\mu_i$ 值构成的向量 $\mu$，是 $s_i$ 值构成的向量 $S$ 的偏移。治疗效应的平均值被解释为平均治疗效应的发生率，而不是治疗 1 的发生率（也就是说，计算出来的效应平均值，反映的是整体均值，而不是对照的值）。随机效应通过 $(\delta_{ij} - d_j) = \nu_{ij} - \nu_{i1}$ 和 $\sum\limits_{j=1}^{K} (\delta_{ij} - d_j)/K = -\nu_{i1}$ 链接。对于每项研究 $i$，都有一个约束条件，$\sum\limits_{j=1}^{K} \nu_{ij} = 0$。这意味着 $\Omega$ 是奇异矩阵，服从 $\Omega = A\Sigma A^T$，其中 $K \times (K-1)$ 维的矩阵 $A$ 的第 $(i, j)$ 个元素表示为：$A_{ij} = \{i = = (j+1)\} - (1/K)$。只有当两个参数相等时，二项式操作符 $= =$ 的值为 1，否则为零。

如前所述，研究 $i$ 中的随机效应 $\nu_i$ 与其固定效应 $s_i$ 可能存在交集，而在正常情况下，$s_i$ 是研究间的截距。在定义模型时这不是问题，但在实际分析中，任何变异都有可能被纳入固定效应估计中。在标准混合模型中，约束最大似然法（restricted maximum likelihood）被用来减少维数估计。在本节介绍的模型中，可以通过简单的约束条件来限制，即假设模型研究截距没有随机变异，即 $\sum\limits_{j=1}^{K} \nu_{ij} = 0$。

$\Sigma$ 是以治疗间的对称性为为基础构建的简单结构，其特征为 $\Sigma_{ij} = \sigma^2 [\{i = = j\} (1-\rho) + \rho]$。由此可知，当 $j>1$ 时，$\Omega_{11} = (K-1)(1+(K-2)\rho)\sigma^2/K^2$，$\Omega_{ij} = ((K^2-K-1)-(K+1)(K-2)\rho)\sigma^2/K^2$。为了不同试验组的方差相等，需要假定 $\rho = 0.5$。然后上述公式转变为 $\Sigma = \left(\frac{1}{2}J_{K-1} + \frac{1}{2}I_{K-1}\right)\sigma^2$，其中 $J_K$ 是 1 的 $k \times k$ 矩阵，而 $I_K$ 是 $k \times k$ 单位矩阵。另一方面，$\Omega$ 是一个 $K \times K$ 的对角矩阵，矩阵的对角元素为 $(K-1)\sigma^2/2K$，非对角元素为 $-\sigma^2/2K$，且相关系数始终为 $-1/(K-1)$。对于双臂研究，此相关性为 $-1$，表示一种治疗的随机效应是另一种治疗的随机效应的负值。这是以综合随机效应为零的约束条件下设置的相关结构。

为了确保 $\Omega$ 是奇异矩阵，并且确保可以计算所需的相关性，以下 SAS 代码被推荐用于实施随机效应模型网络 Meta 分析的拟合。模型中，变量 Narm 代表第 $i$ 项研究的治疗组数，而 index 是该研究中每一个治疗组的 $1\cdots Narm$ 编码。其他变量包括：“N”代表受试者样本量，“r”是该臂中的事件数，“trt”代表治疗方式，而“study”是研究的索引。TOEP(1) 选项代表矩阵简化为 $I_3\sigma^2$。这 3 个随机效应被变量 $X_1$，$X_2$，$X_3$ 的值加权，这 3 个值是 $(1-1/p)/\sqrt{2}$ 或 $-1/\sqrt{2}p$，因此 $\Sigma$ 的方差和协方差分别为 $(p-1)\sigma^2/2p$ 和 $-\sigma^2/2p$。这里 $p$ 是该研究的实际治疗组数（保留在变量 Narm 中）。研究人员需要对比的治疗方法数目为 $K$，一般情况下，某个试验只可能包含 $K$ 种治疗手段中 $p$ 种。此时模型的约束条件是 $p$ 个随机效应之总和为零，这与之前的约束条件相似。

[SAS 代码 36.18]

```
data jr;
set 网络 Meta 分析_data2;
array x[3]x1-x3;
do i = 1to3;
if i<= narm then x[i] = sqrt(0.5) * ((i=index)-1/narm);
else x[i] = 0;
end;
run;
proc glimmix data = jr method = QUAD;
class study Trt;
model R/N = Trt Study/link = logit dist = bin ddfm = none;
random X1 X2 X3 / subject = study type = TOEP(1);
lsmeans Trt /diffcl oddsratios;
run;
```

在双臂研究中，$X_3$ 设置为零，因此只需使用前两个随机效应的平均值即可。扩展到每项研究具有更多组的实例中，只需将 $X_1$，$X_2$，$X_3$ 序列的变量向上扩展到每项研究的最大组数。需要注意的是，对于任何一项研究，协方差矩阵中的值取决于该研究中的臂数（也就是 $p$），而不取决于 Meta 分析中的最大臂数（$K$）。这就是为什么必须以数据集的一部分作为回归变量，而不能直接全部指定给 Glimmix 过程步的原因。

随机效应模型拟合结果整理成如表 36-30，36-31 所示，意义和固定效应模型一致。随机效应模型表明：使用 ARB，ACEI，Beta，CCB，DIU，Placebo 糖尿病的发生概率分别为 5.07%（4.3%～5.97%），5.47%（4.86%～6.15%），7.67%（6.84%～8.59%），6.33%（5.67%～7.06%），8.06%（6.96%～9.33%），6.3%（5.65%～7.03%）。表 36-31 是"trt"最小二乘均值的差分结果，也就是不同用药之间的两两对比，在临床事件中，我们通常以安慰剂作为对照，在这里，我们的 Meta 分析结果显示：与安慰剂对比，ARB，ACEI，Beta，CCB，DIU 发生糖尿病的风险（OR）分别为 0.805（0.665～0.974），0.868（0.748～1.007），1.217（1.028～1.442），1.005（0.858～1.177），1.28（1.064～1.539）；因此以安慰剂为对照，与新发糖尿病呈正相关的药物是 β 受体阻滞剂和利尿剂，而与新发糖尿病呈负相关的是 ARB，而 ACEI、CCB 与新发糖尿病无关。随机效应模型与固定效应模型不同结果是 ACEI 的 Meta 分析结果是有差别的。

表 36-30　"trt"最小二乘均值

| trt | 估计 | 标准误 | t | Pr>\|t\| | 下限 | 上限 | 取幂 | 标准误 | 取幂上限 | 取幂上限 |
|---|---|---|---|---|---|---|---|---|---|---|
| 1 | -2.982 4 | 0.083 75 | -35.61 | <0.0001 | -3.146 5 | -2.818 2 | 0.050 67 | 0.004 263 | 0.043 | 0.059 71 |
| 2 | -2.906 6 | 0.059 89 | -48.53 | <0.0001 | -3.023 9 | -2.789 2 | 0.054 66 | 0.003 281 | 0.048 61 | 0.061 47 |
| 3 | -2.568 5 | 0.058 08 | -44.22 | <0.0001 | -2.682 3 | -2.454 6 | 0.076 65 | 0.004 462 | 0.068 41 | 0.085 9 |
| 4 | -2.760 1 | 0.056 1 | -49.2 | <0.0001 | -2.870 1 | -2.650 2 | 0.063 29 | 0.003 559 | 0.056 69 | 0.070 64 |
| 5 | -2.518 6 | 0.074 83 | -33.66 | <0.0001 | -2.665 2 | -2.371 9 | 0.080 57 | 0.006 048 | 0.069 59 | 0.093 3 |
| 6 | -2.765 1 | 0.055 29 | -50.01 | <0.0001 | -2.873 4 | -2.656 7 | 0.062 97 | 0.003 487 | 0.056 51 | 0.070 18 |

表 36-31　"trt"最小二乘均值的差分

| trt | _trt | 估计 | 标准误 | t | Pr>\|t\| | 下限 | 上限 | 优比 | OR 下限 | OR 上限 |
|---|---|---|---|---|---|---|---|---|---|---|
| 1 | 2 | -0.075 82 | 0.108 6 | -0.7 | 0.485 1 | -0.288 7 | 0.137 1 | 0.927 | 0.749 | 1.147 |
| 1 | 3 | -0.413 9 | 0.100 5 | -4.12 | <0.000 1 | -0.610 9 | -0.216 9 | 0.661 | 0.543 | 0.805 |
| 1 | 4 | -0.222 2 | 0.097 24 | -2.29 | 0.022 3 | -0.412 8 | -0.031 66 | 0.801 | 0.662 | 0.969 |
| 1 | 5 | -0.463 8 | 0.120 8 | -3.84 | 0.000 1 | -0.700 6 | -0.227 | 0.629 | 0.496 | 0.797 |
| 1 | 6 | -0.217 3 | 0.097 52 | -2.23 | 0.025 9 | -0.408 4 | -0.026 17 | 0.805 | 0.665 | 0.974 |
| 2 | 3 | -0.338 1 | 0.082 12 | -4.12 | <0.000 1 | -0.499 1 | -0.177 1 | 0.713 | 0.607 | 0.838 |
| 2 | 4 | -0.146 4 | 0.082 68 | -1.77 | 0.076 6 | -0.308 5 | 0.015 63 | 0.864 | 0.735 | 1.016 |
| 2 | 5 | -0.388 | 0.092 67 | -4.19 | <0.000 1 | -0.569 6 | -0.206 4 | 0.678 | 0.566 | 0.814 |
| 2 | 6 | -0.141 5 | 0.075 88 | -1.86 | 0.062 3 | -0.290 2 | 0.007 246 | 0.868 | 0.748 | 1.007 |
| 3 | 4 | 0.191 7 | 0.068 91 | 2.78 | 0.005 4 | 0.056 62 | 0.326 8 | 1.211 | 1.058 | 1.386 |
| 3 | 5 | -0.049 91 | 0.098 61 | -0.51 | 0.612 8 | -0.243 2 | 0.143 4 | 0.951 | 0.784 | 1.154 |
| 3 | 6 | 0.196 6 | 0.086 4 | 2.28 | 0.022 9 | 0.027 28 | 0.366 | 1.217 | 1.028 | 1.442 |
| 4 | 5 | -0.241 6 | 0.098 28 | -2.46 | 0.014 | -0.434 2 | -0.048 98 | 0.785 | 0.648 | 0.952 |
| 4 | 6 | 0.004 932 | 0.080 53 | 0.06 | 0.951 2 | -0.152 9 | 0.162 8 | 1.005 | 0.858 | 1.177 |
| 5 | 6 | 0.246 5 | 0.094 03 | 2.62 | 0.008 7 | 0.062 23 | 0.430 8 | 1.28 | 1.064 | 1.539 |

Lu 等的随机效应模型拟合结果如表 36-32、36-33 所示，解释与前同。需要注意的是，Lu 等的随机效应模型中，ACEI 的效应与固定效应模型一致。

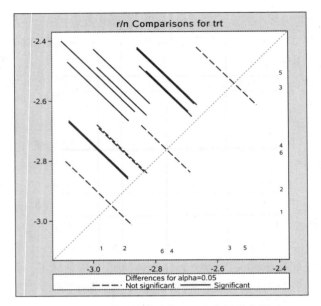

图 36-7　随机效应网络 Meta 分析差分图

表 36-32　"trt"最小二乘均值

| trt | 估计 | 标准误 | t | Pr>\|t\| | 下限 | 上限 | 取幂 | 标准误 | 取幂上限 | 取幂上限 |
|---|---|---|---|---|---|---|---|---|---|---|
| 1 | -2.978 2 | 0.068 65 | -43.38 | <0.000 1 | -3.112 7 | -2.843 7 | 0.050 88 | 0.003 503 | 0.044 48 | 0.058 21 |
| 2 | -2.901 6 | 0.050 32 | -57.66 | <0.000 1 | -3.000 3 | -2.803 | 0.054 94 | 0.002 77 | 0.049 77 | 0.060 63 |
| 3 | -2.574 | 0.048 3 | -53.29 | <0.000 1 | -2.668 7 | -2.479 3 | 0.076 23 | 0.003 689 | 0.069 34 | 0.083 8 |
| 4 | -2.766 4 | 0.046 62 | -59.34 | <0.000 1 | -2.857 7 | -2.675 | 0.062 89 | 0.002 936 | 0.057 4 | 0.068 91 |
| 5 | -2.529 1 | 0.064 65 | -39.12 | <0.000 1 | -2.655 8 | -2.402 4 | 0.079 73 | 0.005 168 | 0.070 24 | 0.090 5 |
| 6 | -2.758 3 | 0.046 81 | -58.93 | <0.000 1 | -2.85 | -2.666 6 | 0.063 4 | 0.002 972 | 0.057 84 | 0.069 49 |

表 36-33　"trt"最小二乘均值的差分

| trt | _trt | 估计 | 标准误差 | t | Pr>\|t\| | 下限 | 上限 | 优势比 | OR 下限 | OR 上限 |
|---|---|---|---|---|---|---|---|---|---|---|
| 1 | 2 | -0.076 58 | 0.089 76 | -0.85 | 0.394 | -0.252 5 | 0.099 35 | 0.926 | 0.777 | 1.104 |
| 1 | 3 | -0.40 42 | 0.082 16 | -4.92 | <0.000 1 | -0.565 3 | -0.243 2 | 0.667 | 0.568 | 0.784 |
| 1 | 4 | -0.211 8 | 0.079 01 | -2.68 | 0.007 | -0.366 7 | -0.056 97 | 0.809 | 0.693 | 0.945 |
| 1 | 5 | -0.449 1 | 0.102 5 | -4.38 | <0.000 1 | -0.65 | -0.248 2 | 0.638 | 0.522 | 0.78 |
| 1 | 6 | -0.219 9 | 0.081 34 | -2.7 | 0.007 | -0.379 3 | -0.060 48 | 0.803 | 0.684 | 0.941 |
| 2 | 3 | -0.327 6 | 0.069 89 | -4.69 | <0.000 1 | -0.464 6 | -0.190 7 | 0.721 | 0.628 | 0.826 |
| 2 | 4 | -0.135 3 | 0.070 68 | -1.91 | 0.056 | -0.273 8 | 0.003 276 | 0.873 | 0.76 | 1.003 |
| 2 | 5 | -0.372 5 | 0.080 44 | -4.63 | <0.000 1 | -0.530 2 | -0.214 9 | 0.689 | 0.588 | 0.807 |
| 2 | 6 | -0.143 3 | 0.062 86 | -2.28 | 0.023 | -0.266 5 | -0.020 12 | 0.866 | 0.766 | 0.98 |
| 3 | 4 | 0.192 4 | 0.056 18 | 3.42 | 6E-04 | 0.082 28 | 0.302 5 | 1.212 | 1.086 | 1.353 |
| 3 | 5 | -0.044 89 | 0.084 94 | -0.53 | 0.597 | -0.211 4 | 0.121 6 | 0.956 | 0.809 | 1.129 |
| 3 | 6 | 0.184 3 | 0.073 4 | 2.51 | 0.012 | 0.040 46 | 0.328 2 | 1.202 | 1.041 | 1.388 |
| 4 | 5 | -0.237 3 | 0.083 99 | -2.83 | 0.005 | -0.401 9 | -0.072 66 | 0.789 | 0.669 | 0.93 |
| 4 | 6 | -0.008 06 | 0.068 83 | -0.12 | 0.907 | -0.143 | 0.126 8 | 0.992 | 0.867 | 1.135 |
| 5 | 6 | 0.229 2 | 0.082 46 | 2.78 | 0.005 | 0.067 6 | 0.390 8 | 1.258 | 1.07 | 1.478 |

## 二、SAS 在连续型数据网络 Meta 分析中的应用

### (一)建立数据集

以本书第 24 章中的不同多巴胺激动药辅助治疗进展性帕金森病药物研究数据为例,按表 36-34 所示宽格式建立 SAS 数据集,其中"author"表示研究名称,"year"表示发表年限,Ropinirole、Pramipexole、Bromocriptine、Cabergoline、Placebo 分别是指罗匹尼罗、普拉克索、溴隐亭、卡麦角林和安慰剂。因此,本数据集包含了 5 种治疗方法,每种治疗方法分别以"mean、sd、n"代表"减少时间平均数、标准差、样本量"。

表 36-34  待分析数据集

| study | Author | year | Ropinirole | | | Pramipexole | | | Bromocriptine | | | Cabergoline | | | Placebo | | |
|---|---|---|---|---|---|---|---|---|---|---|---|---|---|---|---|---|---|
| | | | mean1 | sd1 | n1 | mean2 | sd2 | n2 | mean3 | sd3 | n3 | mean4 | sd4 | n4 | mean5 | sd5 | n5 |
| 1 | Lieberman | 1998 | −1.53 | 4.28 | 95 | | | | | | | | | | −1.22 | 3.7 | 54 |
| 2 | Lieberman | 1997 | | | | −2.4 | 3.4 | 173 | | | | | | | −0.7 | 3.7 | 172 |
| 3 | Brunt_A | 2002 | −0.24 | 3 | 128 | | | | −0.59 | 3 | 72 | | | | | | |
| 4 | Brunt_B | 2002 | −0.73 | 3 | 80 | | | | −0.18 | 3 | 46 | | | | | | |
| 5 | Gershanik_a | 1994 | | | | | | | −1.8 | 2.48 | 154 | −2.1 | 2.99 | 143 | | | |
| 6 | Gershanik_b | 1994 | | | | | | | −2.2 | 2.31 | 137 | −2.5 | 2.18 | 131 | | | |
| 7 | Gutttman | 1997 | | | | −2.6 | 4.3 | 71 | −1.2 | 4.3 | 81 | | | | −0.3 | 4.4 | 76 |

将上述数据集输入 SAS 的代码如下:

[SAS 代码 36.19]

```
Data 网络 Meta 分析_data1;
length author $20. ;
input study Author year mean1 sd1 n1 mean2 sd2 n2 mean3 sd3 n3 mean4 sd4 n4 mean5 sd5 n5 @@ ;
datalines;
1  Lieberman  1998  −1.22  3.7  54  −1.53  4.28  95  .  .  .  .  .  .
2  Lieberman  1997  −0.7  3.7  172  .  .  .  −2.4  3.4  173  .  .  .
3  Brunt_A  2002  .  .  .  −0.24  3  128  .  .  .  −0.59  3  72  .
4  Brunt_B  2002  .  .  .  −0.73  3  80  .  .  .  −0.18  3  46  .
5  Gershanik_a  1994  .  .  .  .  .  .  −1.8  2.48  154  −2.1  2.99  143  .
6  Gershanik_b  1994  .  .  .  .  .  .  −2.2  2.31  137  −2.5  2.18  131  .
7  Gutttman  1997  −0.3  4.4  76  .  .  .  −2.6  4.3  71  −1.2  4.3  81  .

run;
```

上述代码产生的数据集网络 Meta 分析_data1 是一个宽数据,不适合网络 Meta 分析,需要对网络 Meta 分析_data1 进行纵向转换成为长数据,转换的代码如下:

[SAS 代码 36.20]

```
*自定义一个宏,用于将横向数据中的变量提取为纵向数据;
%macro transpose(inputdata, studynum, var, varnum);
proc transpose data = &inputdata. out = long_&var. (rename = (col1 = &var. ));
var &var. 1-&var. &varnum. ;
by study Author year;
run;

data trt;
```

```
do i = 1 to   &studynum. ;
  do j = 1 to &varnum. ;
  trt = j; output;
  end;
end;
keep trt;
run;

data long_&var. ;
  merge long_&var. trt;
run;
%mend;
%transpose(网络 Meta 分析_data1, 7, mean, 5);
%transpose(网络 Meta 分析_data1, 7, sd, 5);
%transpose(网络 Meta 分析_data1, 7, n, 5);

data 网络 Meta 分析 data;
merge long_mean long_sd long_n;
keep study author year mean trt sd n;
run;
data 网络 Meta 分析 data;
set 网络 Meta 分析 data;
if trt = 1then trt = 10; * 为了方便后续建模，我们用 10 标示对照组，也就是安慰剂治疗;
  weight = 1/sd;
run;
```

转向后长数据格式的数据集网络 Meta 分析_data2 如表 36-35 所示。

表 36-35　待分析数据集（纵向数据）

| study | author | year | mean | trt | sd | n | weight |
|---|---|---|---|---|---|---|---|
| 1 | Lieberman | 1998 | -1.22 | 10 | 3.7 | 54 | 0.270 27 |
| 1 | Lieberman | 1998 | -1.53 | 2 | 4.28 | 95 | 0.233 64 |
| 1 | Lieberman | 1998 | | 3 | | | |
| 1 | Lieberman | 1998 | | 4 | | | |
| 1 | Lieberman | 1998 | | 5 | | | |
| 2 | Lieberman | 1997 | -0.7 | 10 | 3.7 | 172 | 0.270 27 |
| 2 | Lieberman | 1997 | | 2 | | | |
| 2 | Lieberman | 1997 | -2.4 | 3 | 3.4 | 173 | 0.294 12 |
| 2 | Lieberman | 1997 | | 4 | | | |
| 2 | Lieberman | 1997 | | 5 | | | |
| 3 | Brunt_A | 2002 | | 10 | | | |
| 3 | Brunt_A | 2002 | -0.24 | 2 | 3 | 128 | 0.333 33 |
| 3 | Brunt_A | 2002 | | 3 | | | |
| 3 | Brunt_A | 2002 | -0.59 | 4 | 3 | 72 | 0.333 33 |
| 3 | Brunt_A | 2002 | | 5 | | | |
| 4 | Brunt_B | 2002 | | 10 | | | |
| 4 | Brunt_B | 2002 | -0.73 | 2 | 3 | 80 | 0.333 33 |
| 4 | Brunt_B | 2002 | | 3 | | | |

续表 36-35

| study | author | year | mean | trt | sd | n | weight |
|-------|--------|------|------|-----|-----|-----|--------|
| 4 | Brunt_B | 2002 | −0.18 | 4 | 3 | 46 | 0.333 33 |
| 4 | Brunt_B | 2002 | | 5 | | | |
| 5 | Gershanik_a | 1994 | | 10 | | | |
| 5 | Gershanik_a | 1994 | | 2 | | | |
| 5 | Gershanik_a | 1994 | | 3 | | | |
| 5 | Gershanik_a | 1994 | −1.8 | 4 | 2.48 | 154 | 0.403 23 |
| 5 | Gershanik_a | 1994 | −2.1 | 5 | 2.99 | 143 | 0.33445 |
| 6 | Gershanik_b | 1994 | | 10 | | | |
| 6 | Gershanik_b | 1994 | | 2 | | | |
| 6 | Gershanik_b | 1994 | | 3 | | | |
| 6 | Gershanik_b | 1994 | −2.2 | 4 | 2.31 | 137 | 0.432 9 |
| 6 | Gershanik_b | 1994 | −2.5 | 5 | 2.18 | 131 | 0.458 72 |
| 7 | Gutttman | 1997 | −0.3 | 10 | 4.4 | 76 | 0.227 27 |
| 7 | Gutttman | 1997 | | 2 | | | |
| 7 | Gutttman | 1997 | −2.6 | 3 | 4.3 | 71 | 0.232 56 |
| 7 | Gutttman | 1997 | −1.2 | 4 | 4.3 | 81 | 0.232 56 |
| 7 | Gutttman | 1997 | | 5 | | | |

表中 weight 是方差权重，其值=1/sd；sd 即样本抽样方差。

## (二)线性混合效应模型

对于连续型数据，单项研究内的效应值 $y_{ij}$ 给出了第 $i$ 个研究($i=1$，…，$K$)和第 $j$ 个治疗($j=1$，…，$m$)的摘要结果(即估计的效应量)。在本节的示例中，估计的效应值是平均值，即给定治疗的估计期望值，这是连续型数据最常见效应指标。第 $i$ 项研究中 $y_{ij}$ 的估计抽样方差由 $s_{ij}^2$ 给出。尽管某项研究内的方差可能对所有治疗方法都是相同的(也就是 $s_{ij}^2 = s_i^2$)，但更常见的情况是不同的治疗方法对应的方差不同，而这更为普遍。当假设研究中的观测值在不同治疗间服从具有方差均匀性的正态分布，就会发生 $s_{ij}^2 = s_{ij'}^2$。对于大多数多臂数据的 Meta 分析，通常假设研究中不同治疗方法的均数是独立的(即每一种治疗方案是随机分布，而且相互独立)。在这种假设条件下，可以采用简单的线性(混合)模型拟合多臂数据的 Meta 分析，同样，可以推广至连续型数据的网络 Meta 分析。由于网络 Meta 分析通常涉及≥3 种治疗方法，因此也被称为多处理 Meta 分析(multi-treatment analysis，MTA)。有一种特殊的情况，均值在随机完全区组设计中实际上并不独立(尤其是当区组被认为具有随机效应时，这种独立性往往不能成立)，但是将 $s_{ij}^2$ 设置为均数差标准误平方的一半则可以实现对该设计方法的一些简化假设，同样可以采用线性(混合)模型。

适用于多处理 Meta 分析的线性(混合)模型为：$y_{ij} = \eta_{ij} + e_{ij}$。式中，$\eta_{ij}$ 是第 $i$ 项研究和第 $j$ 个治疗组内的效应值的线性预测值，而 $e_{ij}$ 是残差，它表示第 $i$ 项研究内对第 $j$ 种治疗的估计效应量可能发生的错误。通常假设 $e_{ij}$ 服从平均值为 0，方差为 $s_{ij}^2$ 的正态分布，即 $e_{ij} \sim N(0，s_{ij}^2)$。在这种假设条件下，可以将第 $i$ 项研究内，不同治疗方法相关的效应值构成一个向量。在矩阵表示法中，对于第 $i$ 项研究，可以将 $y_i$ 定义为效应值的向量，将 $\eta_i$ 定义为线性预测变量的向量，将 $e_i$ 定义为残差的向量。为了易于表达，通常向量和矩阵会包含所有 $m$ 种治疗方法的数据，尽管某项特定研究可能包含等于或小于 $m$ 的任何数量的治疗方法。相关向量的表达如下：

$$y_i = (y_{i1}，y_{i2}，\cdots，y_{im})^T，\eta_i = (\eta_{i1}，\eta_{i2}，\cdots，\eta_{im})^T，e_i = (e_{i1}，e_{i2}，\cdots，e_{im})^T。$$

则线性(混合)模型为矩阵形式为：$y_i = \eta_i + e_i$。式中，$e_i \sim N(0，R_i)$，其中 $R_i$ 是第 $i$ 项研究残差的方差-协方差矩阵[$\mathrm{var}(e_i) = R_i$]。假设研究内的治疗方法是相互独立的，当研究包含所有 $m$ 种治疗时，那么 $R_i$ 可以写为：

$$R_i = \begin{pmatrix} s_{i1}^2 & 0 & \cdots & 0 \\ 0 & s_{i2}^2 & & \vdots \\ \vdots & & \ddots & \\ 0 & & & s_{im}^2 \end{pmatrix}。$$

在某些情况下，$R_i$ 可能不是对角矩阵。在 Meta 分析模型拟合中，每项研究的残差方差（或 $R_i$）保持固定。在具有编程功能的统计程序中，应留意这个问题。不同 Meta 分析模型的关键在于确定 $\eta_{ij}$ 的形式，本节以固定效应模型和随机效应模型背景下的 $\eta_{ij}$ 分别构建固定效应模型网络 Meta 分析 Meta 分析和随机效应模型网络 Meta 分析 Meta 分析。

1. 固定效应模型　对于固定研究效应模型，可以将线性预测变量写为

$$\eta_{ij} = \theta + \beta_i + \tau_j + u_{ij},$$

式中，$\theta$ 是一个常数（截距），$\beta_i$ 是固定效应模型下第 $i$ 项研究的研究效应，$\tau_j$ 是第 $j$ 种治疗方法的固定治疗效应，而 $u_{ij}$ 是与线性预测变量相关的随机效应，表示研究之间治疗效应的差异。为了可识别性，对固定效应有一些限制条件。一个常见的约束条件是强制将处理效应的最后一个项目（如 $\tau_m$）的参数设置为 0。线性预测变量 $\eta_{ij}$ 给出 $y_{ij}$ 的期望值，该条件取决于任何非残余随机效应。$u_{ij}$ 的效应相当于一个随机研究×治疗的相互作用。对随机效应的最简单假设是，它服从均值 0，方差 $\sigma_u^2$ 恒定的正态分布，$u_{ij} \sim N(0, \sigma_u^2)$。我们可以将 $u_i$ 定义为第 $i$ 项研究的研究间效应的向量，记为 $u_i \sim N(0, \Sigma)$，其中 $\Sigma$ 是研究间效应的方差-协方差矩阵。不同的模型对应不同的 $\Sigma$ 矩阵。对于具有固定研究效应的线性模型，随机效应的研究间协方差（或相关性）为 0。在这种背景下的 Meta 分析模型，通常称为具有研究间方差均匀性的固定研究效应线性模型（模型 F1）：

$$y_{ij} = \theta + \beta_i + \tau_j + u_{ij} + e_{ij}。$$

所有研究中治疗 $j$ 的期望值由 $\mu_j = \theta + \bar{\beta} + \tau_j$ 给出，$\bar{\beta}$ 是指平均研究效应，$\bar{\beta} = \sum_1^K \beta_i / K$。对于任何治疗方法的比较对 $(j, j')$ 的期望值之差由 $\mu_j - \mu_{j'} = \tau_j - \tau_{j'}$ 给出。Piepho 等研究表明基于限制性最大似然法（restricted maximum likelihood，REML）的线性混合模型，可以获得与 Lu 等提出的基线对比条件模型（base-line contrast conditional model，BLCCM）几乎相同的结果。

F1 模型类似于具有固定区组效应的不完全区组设计的模型。与不完全区组设计不同的是，F1 模型中，纳入 Meta 分析的原始研究没有随机分配，但在研究内部的治疗方法通常是随机的。此外，某一个特定研究内是否包含所有的治疗方法或部分治疗方法不受系统评价员的控制，只能根据研究内部的信息估算治疗效应，因为这个模型假设研究的主要效应是固定的（例如，$\tau_1$、$\tau_1 - \tau_2$）。有人认为只使用研究内信息是可行的，因为这种分析方法遵守了同步对照的原则。当多处理分析中存在同步对照时，不同研究中的治疗方法虽然不同，但假设患者均来源于整体，因此，所有的患者均是随机分配到不同治疗组中的，这个是固定效应模型应用的基础。已经不少作者主张将研究作为 Meta 分析的固定效应，尽管患者来自整体的假设有时候并不成立。需要注意的是，虽然整体而言，模型 F1 将研究（也就是 study 变量）处理为固定效应，但该模型仍然通过 $u_{ij}$ 项来确定研究之间的治疗效应变异。

在网络 Meta 分析框架下，多数系统评价员会根据研究×治疗进行数据分类整理，即每一行数据代表一个研究，不同的列包括不同的治疗方案（形成的表格称为研究×治疗表，即本节的表 36-33）。在这种情况下，不同研究会因为治疗方案不同而导致数据不完整。也就是说，研究×治疗表中有不同程度的空单元格。基于这种数据结构中，所有治疗方法的比较都要按照模型 F1 进行构建，前提是研究×治疗存在联系。Piepho 等详细讨论了这种联系的含义：如果研究×治疗表中的治疗单元格可以通过一条仅由水平和垂直部分组成的且在填充单元格中具有方向变化的连续线连接，则分类被认为是相关的。

通过模型 F1 构建网络 Meta 分析方法，得出参数的估计值包括治疗效应的估计值（$\hat{\tau}_j$）及其方差

$[\,\mathrm{var}(\hat\tau_j)\,]$。对于系统评价员而言，更关心的是两种治疗方案之间的差值 $d$（如 $\hat\tau_1-\hat\tau_2=\hat\mu_1-\hat\mu_2$），而这也是多处理 Meta 分析的主要关注点。由于研究之间的残差不相等（并且研究中各个治疗之间的残差也可能不相等），因此差值 $d$ 的估计方差为 $[\,\mathrm{var}(\hat\tau_j-\hat\tau_{j'})\,;\,\mathrm{var}(\hat\tau_1-\hat\tau_2)\,]$ 有一个复杂的公式，该公式取决于 $u_{ij}$ 和 $e_{ij}$ 的方差。基于混合效应模型的统计软件会自动计算这些方差估计值。为了直观地了解，需要指出的是，采用上述公式4进行模型拟合时，基于研究之间的变异性的 $\mathrm{var}(\hat\tau_j-\hat\tau_{j'})=\hat\sigma_u^2+\hat\sigma_u^2=2\,\hat\sigma_u^2$。不同研究之间，涉及共同治疗方法（也就是基础对照）的两个对比对（trt1 vs trt2、trt1 vs trt3）之间的估计协方差 $[\,\mathrm{cov}(\hat\tau_1-\hat\tau_2,\ \hat\tau_1-\hat\tau_3)\,]$ 等于 $\hat\sigma_u^2$。

当每项研究有且只有两种治疗方法且研究治疗方法相互独立时，模型 F1 等效于双臂研究的随机效应模型，其结局摘要 $D_i=y_{i1}-y_{i2}$，研究内（残差）方差为 $s_{i1}^2+s_{i2}^2$（保持固定），并且研究之间的方差为 $2\hat\sigma_u^2(=\hat\sigma_D^2)$。

2. 随机效应模型。随机效应模型的结构与固定效应模型相似，多出来的部分是假设不同研究中的治疗效应因研究而异，也就是说，效应值（$y_{ij}$，均值）不仅受治疗方法不同的影响，还受研究不同的影响。最简单的情况是假设固定效应模型中的 $\beta_i$ 是服从均值为0、方差为 $\sigma_\beta^2$ 的正态分布的随机变量，即 $\beta_i\sim N(0,\ \sigma_\beta^2)$。这类似于不完全随机区组设计的线性混合模型，具有随机区组效应。利用该模型，可以重复研究内部和研究之间的治疗效应信息，即研究内和研究间信息。对于具有分组的随机区组试验，考虑随机效应非常重要，可以通过不完全区组设计的随机化来证明其合理性。但是，在 Meta 分析中使用随机研究效应存在争议，并且受到一些作者的反对，因为研究水平通常没有随机化。在正常情况下，不同研究的患者往往很难来自相似的研究总体，因此很难实现同步对照。然而，另外一些作者主张在 Meta 分析中应该使用随机研究效应。

以最简单的具有随机研究效应（$\beta_i\sim N(0,\ \sigma_\beta^2)$）和随机研究之间治疗效应（即治疗×研究相互作用）（$u_{ij}\sim N(0,\ \sigma_u^2)$）的随机效应模型为例，我们将这种模型称之为模型 R1。通过定义研究主要效应和研究×治疗相互作用的组合随机效应 $h_{ij}=\beta_i+u_{ij}$，可以构建以下模型：

$$\eta_{ij}=\theta+\tau_j+h_{ij}。$$

第 $i$ 项研究的随机效应向量由 $h_i$ 给出。$h_i$ 的方差-协方差矩阵由 $G$ 指定；即 $\mathrm{var}(h_i)=G$。假设随机效应为正态分布，我们可以写成 $h_i\sim N(0,\ G)$。与固定效应模型一样，每项研究和处理的摘要结果（$y_{ij}$）、研究内方差-协方差矩阵由相关公式给出（在分析中 $R_i$ 保持不变），则有：

$$y_{ij}=\theta+\tau_j+h_{ij}+e_{ij}。$$

在随机效应的期望值等于0（如上定义）的情况下，治疗平均值为

$$\mu_j=\theta+\tau_j。$$

对照组的治疗效应可以简化为 $\tau_j$（可以通过 Glimmix 的参数化将对照治疗设置为最后一种治疗）。与固定效应模型一样，差值的期望值由 $\mu_j-\mu_{j'}=\tau_j-\tau_{j'}$ 给出。估计期望值的方差协方差矩阵 $\mathrm{var}(\hat\mu)$ 是 $R_i$ 和 $G$ 的函数。不同随机研究效应取决于 $G$ 的结构，可用于网络 Meta 分析的 $G$ 结构有6种，在本文示例中，我们采用复合对称性（compound symmetry，CS），其结构如下：

$$\begin{pmatrix} \sigma_\beta^2+\sigma_u^2 & \sigma_\beta^2 & \cdots & \sigma_\beta^2 \\ \sigma_\beta^2 & \sigma_\beta^2+\sigma_u^2 & & \\ \vdots & & \ddots & \\ \sigma_\beta^2 & & & \sigma_\beta^2+\sigma_u^2 \end{pmatrix},$$

其中所有矩阵元素由区组（$\sigma_\beta^2$）和研究间治疗效应（$\sigma_u^2$）的方差分量确定。由于同一项研究中的所有治疗方法均具有相同的随机效应（$\beta_i$），因此所有治疗方法之间是相关的，其治疗对之间的协方差均由研究之间的方差（$\sigma_\beta^2$）给出。研究之间的总方差为 $\sigma_T^2=\sigma_\beta^2+\sigma_u^2$，治疗对之间的研究之间的相关性由 $\rho=\sigma_\beta^2/\sigma_T^2$ 给出，$G$ 矩阵可以等效地用 $\sigma_T^2$ 表示对角元素，而 $\rho\sigma_T^2$ 表示非对角元素。Glimmix（或 Mixed）不能直接拟合这种模型；这种结构可以直接采用 SAS 的 Hpmixed 程序拟合。

$$\begin{pmatrix} \sigma_T^2 & \rho\sigma_T^2 & \cdots & \rho\sigma_T^2 \\ \rho\sigma_T^2 & \sigma_T^2 & & \\ \vdots & & \ddots & \\ \rho\sigma_T^2 & & & \sigma_T^2 \end{pmatrix}_{\circ}$$

### （三）拟合固定效应网络 Meta 分析模型

1. 固定效应模型拟合代码及结果

[SAS 代码 36.21]

```
*固定效应模型;
proc glimmix data=网络 Meta 分析 data method=rspl ;
title' 固定效应模型: 将 study 和 trt 处理为固定效应';
class study trt ;
weight weight; *抽样方差的倒数';
model mean =  study trt /  chisq ;
random  trt / subject=study  type=vc ;
parms (1) (1) / eqcons=2; *通过 eqcons 选项将最后一个方差锁定在 1, 此处是第二个参数;
*通过 estimate 和 lsmeans 得到一些参数的均数和对比;
estimate' Ropinirole vs placebo'   trt  1  0  0  0  -1 / cl;
estimate' Pramipexole vs placebo'  trt  0  1  0  0  -1 / cl;
estimate' Bromocriptine vs placebo'  trt  0  0  1  0  -1 / cl;
estimate' Cabergoline vs placebo'  trt  0  0  0  1  -1 / cl;
/*需要注意的是, 我们前面将对照组设置为 10, 因此对照组排序是最后的, 而第二种治疗方法的 trt 排序则是第一位*/
/*这里只给出了与对照组对比的结果, 其他治疗方法之间的对比可以通过相似的语句实现*/
lsmeans trt /cl ;
run;
```

运行代码后, 可以获得固定效应模型的 Meta 分析结果。如表 36-36 所示固定效应的Ⅲ型检验结果。表 36-37 所示是"trt"最小二乘均值, 反映不同治疗方式干预后减少"药物失效时间"的平均值。表 36-37 所示是不同药物对照安慰剂的比较结果, Meta 分析结果显示 4 种多巴胺激动剂与安慰剂对比, 都可以减少"药物失效时间", 但差异无统计学意义; 而且根据固定效应的Ⅲ型检验结果, study(代表研究)和 trt(代表治疗方法)的效应并不显著。

表 36-36　固定效应的Ⅲ型检验

| 效应 | 分子自由度 | 分母自由度 | $\chi^2$ | $F$ | $Pr > \chi^2$ | $Pr > F$ |
|---|---|---|---|---|---|---|
| study | 6 | 4 | 1.31 | 0.22 | 0.971 4 | 0.951 4 |
| trt | 4 | 4 | 1.04 | 0.26 | 0.903 7 | 0.889 8 |

表 36-37　"trt"最小二乘均值

| trt | 标签 | 估计 | 标准误 | 自由度 | $t$ | $Pr>|t|$ | Alpha | 下限 | 上限 |
|---|---|---|---|---|---|---|---|---|---|
| 2 | Ropinirole | -1.254 9 | 1.303 4 | 4 | -0.96 | 0.390 2 | 0.05 | -4.873 8 | 2.364 1 |
| 3 | Pramipexole | -2.632 4 | 1.915 | 4 | -1.37 | 0.241 2 | 0.05 | -7.949 2 | 2.684 5 |
| 4 | Bromocriptine | -1.239 9 | 0.960 5 | 4 | -1.29 | 0.266 3 | 0.05 | -3.906 6 | 1.426 8 |
| 5 | Cabergoline | -1.539 9 | 1.645 1 | 4 | -0.94 | 0.402 3 | 0.05 | -6.107 6 | 3.027 8 |
| 10 | placebo | -0.718 8 | 1.534 2 | 4 | -0.47 | 0.663 8 | 0.05 | -4.978 3 | 3.540 7 |

表 36-38　不同治疗方式之间均值的统计比较

| 标签 | 估计 | 标准误 | 自由度 | $t$ | $Pr>|t|$ | Alpha | 下限 | 上限 |
|---|---|---|---|---|---|---|---|---|
| Ropinirole vs placebo | -0.536 1 | 2.128 2 | 4 | -0.25 | 0.813 5 | 0.05 | -6.445 | 5.372 8 |
| Pramipexole vs placebo | -1.913 6 | 1.922 9 | 4 | -1 | 0.376 | 0.05 | -7.252 5 | 3.425 3 |
| Bromocriptine vs placebo | -0.521 1 | 2.108 8 | 4 | -0.25 | 0.817 | 0.05 | -6.376 2 | 5.334 |
| Cabergoline vs placebo | -0.821 1 | 2.629 3 | 4 | -0.31 | 0.770 4 | 0.05 | -8.121 2 | 6.478 9 |

### 2. 随机效应模型拟合结果

[SAS 代码 36.22]

*随机效应模型；

```
proc glimmix data=网络 Meta 分析 data method=rspl  ;
title' 随机效应模型：将治疗方法 TRT 变量设置为固定效应，采用复合对称结构(Compound Symmetry，CS)' ;
class study trt ;
weight weight;
model mean = trt  /  chisqcovbcorrb  ;
random  trt / subject=study  type=cs g gcorr; *查看 G 矩阵和相关性；
parms（1）（1）（1）/ eqcons=3; *最后一个参数是残差，需要锁定；
estimate' Ropinirole vs placebo'    trt  1  0  0  0  -1/  cl;
estimate' Pramipexole vs placebo'   trt  0  1  0  0  -1/  cl;
estimate' Bromocriptine vs placebo'  trt  0  0  1  0  -1/  cl;
estimate' Cabergoline vs placebo'   trt  0  0  0  1  -1/  cl;
lsmeans trt / cl ;
run;
```

　　运行代码后，可以获得随机效应模型的 Meta 分析结果。表 36-38、36-39、36-40 的意义同固定效应模型部分。基于随机效应模型的 Meta 分析结果显示：在 4 种多巴胺激动剂，只有卡麦角林与安慰剂对比，可以显著减少"药物失效时间"，而其他药物与安慰剂相比，差异无统计学意义。固定效应的Ⅲ型检验结果显示 trt 的固定效应具有统计学意义，说明不同药物治疗的效应并不完全一致。

表 36-39　固定效应的Ⅲ型检验

| 效应 | 分子自由度 | 分母自由度 | $\chi^2$ | $F$ | $Pr >\chi^2$ | $Pr>F$ |
|---|---|---|---|---|---|---|
| trt | 4 | 10 | 22.71 | 5.68 | 0.000 1 | 0.011 9 |

表 36-40　"trt"最小二乘均值

| trt | 标签 | 估计 | 标准误 | 自由度 | $t$ | $Pr>|t|$ | Alpha | 下限 | 上限 |
|---|---|---|---|---|---|---|---|---|---|
| 2 | Ropinirole | -0.282 | 0.755 8 | 10 | -0.37 | 0.716 8 | 0.05 | -1.966 1 | 1.402 |
| 3 | Pramipexole | -2.265 3 | 1.073 1 | 10 | -2.11 | 0.060 9 | 0.05 | -4.656 3 | 0.125 8 |
| 4 | Bromocriptine | -1.242 7 | 0.559 2 | 10 | -2.22 | 0.050 5 | 0.05 | -2.488 7 | 0.003 224 |
| 5 | Cabergoline | -3.403 4 | 0.527 7 | 10 | -6.45 | <0.000 1 | 0.05 | -4.579 2 | -2.227 5 |
| 10 | placebo | -0.948 4 | 0.92 | 10 | -1.03 | 0.326 9 | 0.05 | -2.998 2 | 1.101 4 |

表 36-40 不同治疗方式之间均值的统计比较

| 标签 | 估计 | 标准误 | 自由度 | $t$ | $Pr>\|t\|$ | Alpha | 下限 | 上限 |
|------|------|--------|--------|-----|---------|-------|------|------|
| Ropinirole vs placebo | 0.666 3 | 1.240 6 | 10 | 0.54 | 0.602 9 | 0.05 | −2.097 8 | 3.430 5 |
| Pramipexole vs placebo | −1.316 9 | 1.673 3 | 10 | −0.79 | 0.449 5 | 0.05 | −5.045 3 | 2.411 5 |
| Bromocriptine vs placebo | −0.294 4 | 1.090 3 | 10 | −0.27 | 0.792 7 | 0.05 | −2.723 7 | 2.135 |
| Cabergoline vs placebo | −2.455 | 1.047 3 | 10 | −2.34 | 0.041 | 0.05 | −4.788 5 | −0.121 5 |

鉴于篇幅关系，结果部分只给出了固定效应的Ⅲ型检验、"trt"最小二乘均值和部分治疗方法的两两对比结果，更多的模拟拟合结果可以通过运行本节提供的代码进行查看。

# 第八节　SAS 在贝叶斯 Meta 分析中的应用

贝叶斯 Meta 分析最常用的统计软件是 WinBUGS、R 软件，但实际上 SAS 提供了两种过程步来实现贝叶斯 Meta 分析，分别是 Proc Genmod 与 Proc MCMC。本节以实例介绍 Proc MCMC 实现贝叶斯 Meta 分析的方法。

## 一、二分类数据的贝叶斯 Meta 分析

仍以 Colditz 等卡介苗疫苗预防结核病数据为例，但对变量名稍微做了修改，分别为"study author rt Nt rc Nc"代表研究编号、作者、研究组事件数、研究组样本量、对照组事件数和对照组样本量。

### （一）建立数据集
选通过以下代码录入数据集，并产生名为 Bayesian_data1 的数据集。
［SAS 代码 36.23］

```
data Bayesian_data1;
length author $20. ;
    study=_N_;
input author year rt Nt rc Nc;
cards;
Aronson   4   123   11   139
……
;
Run;
```

同样，上述代码产生的数据集 Bayesian_data 是一个横向宽数据，不适合贝叶斯 Meta 分析，需要对 Bayesian_data 进行纵向转换，转换为长数据，代码如下：
［SAS 代码 36.24］

```
DATA Bayesian_data2; set Bayesian_data1;
    r=rt; N=nt; trt=1; output;
    r=rc; N=nc; trt=2; output;
keep study author r N trt;
run;
```

经过纵向转换后，产生 Bayesian_data1 数据集，其内容如下如表 36-41 所示。产生的新数据中 study 代表研究 ID；r 代表某干预组内事件数；n 代表该干预组的样本量；trt 代表干预组（本例 trt 取值为 1、2，代表接受卡介苗预防组和非卡介苗预防组）。

表 36-41　待分析数据集

| author | study | r | N | trt |
|---|---|---|---|---|
| Aronson | 1 | 4 | 123 | 1 |
| Aronson | 1 | 11 | 139 | 2 |
| Ferguson&Simes | 2 | 6 | 306 | 1 |
| Ferguson&Simes | 2 | 29 | 303 | 2 |
| Rosenthal | 3 | 3 | 231 | 1 |
| Rosenthal | 3 | 11 | 220 | 2 |
| Hart & Sutherland | 4 | 62 | 13 598 | 1 |
| Hart & Sutherland | 4 | 248 | 12 867 | 2 |
| Frimodt−Moller | 5 | 33 | 5 069 | 1 |
| Frimodt−Moller | 5 | 47 | 5 808 | 2 |
| Stein & Aronson | 6 | 180 | 1 541 | 1 |
| Stein & Aronson | 6 | 372 | 1 451 | 2 |
| Vandiviere | 7 | 8 | 2 545 | 1 |
| Vandiviere | 7 | 10 | 629 | 2 |
| TPTMadras | 8 | 505 | 88 391 | 1 |
| TPTMadras | 8 | 499 | 88 391 | 2 |
| Coetzee & Berjak | 9 | 29 | 7 499 | 1 |
| Coetzee & Berjak | 9 | 45 | 7 277 | 2 |
| Rosenthal | 10 | 17 | 1 716 | 1 |
| Rosenthal | 10 | 65 | 1 665 | 2 |
| Comstock | 11 | 186 | 50 634 | 1 |
| Comstock | 11 | 141 | 27 338 | 2 |
| Comstock & Webster | 12 | 5 | 2 498 | 1 |
| Comstock & Webster | 12 | 3 | 2 341 | 2 |
| Comstock | 13 | 27 | 16 913 | 1 |
| Comstock | 13 | 29 | 17 854 | 2 |

### （二）拟合贝叶斯 Meta 分析固定效应模型

正如本书第 25 章所述，对于二分类数据，贝叶斯 Meta 分析建模方法有两种：一是基于正态分布的效应量对数转换的模型构建，二是基于二项分布的率的 logit 转换的模型构建。请注意，两种建模方式均有固定效应和随机效应模型；而第 1 种建模方法，同样适用于连续性变量的 Meta 分析。

SAS 程序拟合固定效应贝叶斯 Meta 分析的代码及结果如下：

［SAS 代码 36.24］

```
ods output PostSummaries =mcmc_Summaries_fixed;
ods output cov =mcmc_cov_fixed;
Proc mcmc data=Bayesian_data2 nbi=20000 nmc=200000 seed=246810 stats(percentage=(2.597.5))=all diag=none;
random studyeffect~general(0) subject=study init=(0);
random treat~general(0) subject=trt init=(0) zero="NO contact" monitor=(treat);
mu =studyeffect+treat;
P=1−(1/(1+exp(mu)));
model r~binomial(n=N, p=P);
run;
proc print data=mcmc_Summaries_fixed; run;
proc print data=mcmc_cov_fixed; run;
```

代码通过调用 Proc MCMC 拟合,并且输出后验摘要表(表 36-42)和后验协方差矩阵表(表 36-43);其中后验摘要表是以"臂"为单位的组效应值,反映了单臂状态下的治疗效应。需要注意的是,SAS 提供的后验摘要表以标准差反映可信区间,该标准差的平方值代表了组内方差,与协方差结构中的组间方差合用,可以用于计算臂间效应差值的标准误。后验摘要表的取值是经过对数转换的比值,因此对于双臂试验,其 $OR = \exp(mean1 - mean2) = \exp[-3.5708 - (-3.0934)] = 0.6204314$。可以发现,基于 BMA 计算的效应值与基于频率学模型的效应值极其接近(表 36-44)。

表 36-42 基于固定效应模型的 BMA 分析的后验摘要表

| 参数 | 样本量 | 均数 | 标准差 | 95%CI 下限 | 95%CI 上限 |
|------|--------|------|--------|-----------|-----------|
| treat_1 | 200 000 | -3.570 8 | 1.145 1 | -6.311 6 | -1.684 8 |
| treat_2 | 200 000 | -3.093 4 | 1.145 2 | -5.834 1 | -1.210 6 |

表 36-43 基于固定效应模型的 BMA 分析的协方差矩阵表

| 参数 | treat_1 | treat_2 |
|------|---------|---------|
| treat_1 | 1.311 3 | 1.310 5 |
| treat_2 | 1.310 5 | 1.311 4 |

表 36-44 基于固定效应模型的 BMA 分析 Meta 分析结果

| 参数 | 效应值 | 标准误 | 95%CI 下限 | 95%CI 上限 |
|------|--------|--------|-----------|-----------|
| 均数差 | -0.477 34 | 0.041 12 | -0.557 935 | -0.396 746 |
| OR | 0.620 4314 | 0.025 54 | 0.572 390 1 | 0.672 504 8 |

贝叶斯 Meta 分析除了提供主要的模型拟合结果外,还会提供模型的链收敛性评估结果,如 MCMC 采样评估图,包括核密度图、踪迹图和自相关图。这些图都是针对研究者关心的效应指标构建的。鉴于篇幅关系,这里不提供上述采样评估图。笔者研究团队的另一篇论文详细解释了核密度图、踪迹图和自相关图的统计学意义。

### (三)拟合贝叶斯 Meta 分析随机效应模型

SAS 程序拟合随机效应贝叶斯 Meta 分析的代码及结果如下:

[SAS 代码 36.25]

```
ods output PostSummaries = mcmc_Summaries_random;
ods output cov = mcmc_cov_random;
Proc mcmc data = Bayesian_data2 nbi = 20000 nmc = 200000 thin = 10 seed = 246810 monitor = (mysd) stats(percentage = (2.5 97.5)) = all dic;
random studyeffect ~ normal(0, var = 10000) subject = study init = (0);
random treat ~ normal(0, var = 10000) subject = trt init = (0) zero = "NO contact" monitor = (treat);
parms mysd 0.2;
prior mysd ~ uniform(0, 1);
random RE ~ normal(0, sd = mysd/sqrt(2)) subject = _OBS_ init = (0);
mu = studyeffect + treat + RE;
P = 1 - (1/(1 + exp(mu)));
model r ~ binomial(n = N, p = P);
run;
proc print data = mcmc_Summaries_random; run;
proc print data = mcmc_cov_random; run;
```

代码通过调用 Proc MCMC 拟合，获得结果整理成如表

表 36-45　基于随机效应模型的 BMA 分析的后验摘要表

| 参数 | 样本量 | 均数 | 标准差 | 95%CI 下限 | 95%CI 上限 |
|---|---|---|---|---|---|
| mysd | 20 000 | 0.649 1 | 0.149 8 | 0.389 2 | 0.956 |
| treat_1 | 20 000 | −7.134 4 | 1.466 1 | −9.531 7 | −4.126 5 |
| treat_2 | 20 000 | −6.378 4 | 1.473 8 | −8.770 6 | −3.340 3 |

表 36-46　基于固定效应模型的 BMA 分析的协方差矩阵表

| 参数 | treat_1 | treat_1 | treat_2 |
|---|---|---|---|
| mysd | 0.022 4 | −0.007 57 | −0.005 22 |
| treat_1 | −0.007 57 | 2.149 5 | 2.139 5 |
| treat_2 | −0.005 22 | 2.139 5 | 2.172 1 |

表 36-47　基于固定效应模型的 BMA 分析 Meta 分析结果

| 参数 | 效应值 | 标准误 | 95%CI 下限 | 95%CI 上限 |
|---|---|---|---|---|
| 均数差 | −0.755 938 | 0.206 588 | −1.160 85 | −0.351 026 |
| OR | 0.469 569 9 | 0.099 68 | 0.313 219 8 | 0.703 965 3 |

## 二、连续型数据的贝叶斯 Meta 分析

### （一）建立数据集

以低剂量泼尼松龙治疗类风湿关节炎数据为例进行分析。按 SAS 软件要求建立数据集，相关变量有 study、author、nt、meant、sdt、nc、meanc、sdc，分别代表研究编号、作者、研究组样本量、研究组平均值、研究组方差、对照组样本量、对照组平均值和对照组方差。通过以下代码录入数据集，并产生名为 Bayesian_Continuous_data 的数据集（如表 36-48 所示）。

［SAS 代码 36.26］

```
data Continuous_data;
length author $20. ;
    study = _N_;
input author year nt meant sdt nc meanc sdc;
cards;
    Berry      1974    12    13      11      12    23.7    11.1
    Dick       1970    24    17.6    8       24    40.7    13
    Geital     1995    20    10.8    4.7     20    16.3    7.7
    Jasni      1968    9     16.2    8.7     9     38.1    12.8
    Lee        1973    21    30.5    16.5    21    41.4    19.8
    Lee        1974    18    14.6    12.4    18    26.4    15.1
    Stenberg   1992    21    6.3     1.7     21    11.1    2.5
;
Run;

data Bayesian_Continuous_data;
set Continuous_data;
/*计算均数差 MD，用 Di 表示*/
        Di = meant-meanc;
```

/ ＊计算每项研究的方差，用 sigmai2 表示 ＊/

      sigmai2＝sdt＊＊2/nt+sdc＊＊2/nc;

run;

　　对于贝叶斯分析，模型需要的参数只要均数差 Di 和方差 sigmai2，而频率法模型需要计算其他的参数。为了方便读者学习，本节同时给出了倒方差法 Meta 分析的 SAS 代码。连续型数据的建模方法与二分类数据的正态分布建模方法相似。

**表 36-48　待分析数据集（连续型数据）**

| author | study | year | nt | meant | sdt | nc | meanc | sdc | Di | sigmai2 |
|---|---|---|---|---|---|---|---|---|---|---|
| Berry | 1 | 1974 | 12 | 13 | 11 | 12 | 23.7 | 11.1 | −10.7 | 20.350 8 |
| Dick | 2 | 1970 | 24 | 17.6 | 8 | 24 | 40.7 | 13 | −23.1 | 9.708 3 |
| Geital | 3 | 1995 | 20 | 10.8 | 4.7 | 20 | 16.3 | 7.7 | −5.5 | 4.069 |
| Jasni | 4 | 1968 | 9 | 16.2 | 8.7 | 9 | 38.1 | 12.8 | −21.9 | 26.614 4 |
| Lee | 5 | 1973 | 21 | 30.5 | 16.5 | 21 | 41.4 | 19.8 | −10.9 | 31.632 9 |
| Lee | 6 | 1974 | 18 | 14.6 | 12.4 | 18 | 26.4 | 15.1 | −11.8 | 21.209 4 |
| Stenberg | 7 | 1992 | 21 | 6.3 | 1.7 | 21 | 11.1 | 2.5 | −4.8 | 0.435 2 |

### （二）SAS 程序实现基于正态分布建模方法的贝叶斯 Meta 分析

1. 基于正态分布建模方法的固定效应模型相关 SAS 代码如下，结果如表 36-49 所示。

［SAS 代码 36.27］

```
/＊固定效应模型＊/

ods graphics on;

Pro cmcmc data＝Bayesian_Continuous_data nbi＝20000 nmc＝200000 seed＝246810

monitor＝（theta）stats（percentage＝（2.5 97.5））＝all dic;

parms theta 0;

prior theta ~ normal（mean＝0, var＝1e4）;

model di ~ normal（theta, var＝sigmai2）;

run;

od sgraphics off;
```

**表 36-49　基于固定效应模型的 BMA 分析的后验摘要表**

| 参数 | 样本量 | 均数 | 标准差 | 95%CI 下限 | 95%CI 上限 |
|---|---|---|---|---|---|
| theta | 200 000 | −6.049 | 0.594 7 | −7.217 2 | −4.881 8 |

2. 基于正态分布建模方法的随机效应模型相关 SAS 代码如下，结果如表 36-50 所示。

［SAS 代码 36.28］

```
ods graphics on;

Pro cmcmc data＝Bayesian_Continuous_data nbi＝5000 nmc＝50000 seed＝246810

monitor＝（theta inv_tau tau tau2）stats（percentage＝（2.5 97.5））＝all dic;

parms theta＝0 inv_tau 1;

prior theta ~ normal（mean＝0, var＝1e4）;

prior inv_tau ~ igamma（0.001, scale＝0.001）;

random deltai ~ normal（mean＝theta, var＝inv_tau）subject＝study monitor＝（deltai）;

model　di ~ normal（deltai, var＝sigmai2）;

tau2＝inv_tau;

tau＝sqrt（inv_tau）;
```

```
run;

ods graphics off;
```

表 36-50　基于随机效应模型的 BMA 分析的后验摘要表

| 参数 | 样本量 | 均数 | 标准差 | 95%CI 下限 | 95%CI 上限 |
|---|---|---|---|---|---|
| theta | 50 000 | −12.046 | 3.497 7 | −19.342 3 | −5.352 7 |
| tau2 | 50 000 | 70.213 1 | 73.945 7 | 12.881 3 | 252.2 |

## （三）SAS 程序实现基于倒方差法的贝叶斯 Meta 分析

相关 SAS 代码如下，结果如表 36-51 所示。

［SAS 代码 36.29］

```
data Inverse_var_data1;
set Continuous_data;
/*计算各研究合并标准差*/
        SDi=sqrt((( nc-1)*sdc2+(nt-1)*sdt2)/( nc+nt-2));
/*计算均数差 MD*/
        MDi=meant-meanc;
/*计算各研究合并标准误*/
        SEi=sqrt(sdc2/nc+sdt2/nt);
/*计算基于固定效应模型的加权均数 d_ES 和权重 wi*/
        wi=1/(SEi2);/*权数*/
        wi2=(1/(SEi2))2;/*权数*/
        widi=wi*MDi;
        widi2=wi*MDi*MDi;/*用于 Q 检验参数*/
run;
/*获取观测数，为了计算自由度*/
/*计算 wi_sum, widi_sum, widi2_sum*/
proc sql noprint;
select count(*) into: n_num from Inverse_var_data1;
select sum(wi) into: wi_sum   from Inverse_var_data1;
select sum(wi2) into: wi2_sum   from Inverse_var_data1;
select sum(widi) into: widi_sum   from Inverse_var_data1;
select sum(widi2) into: widi2_sum   from Inverse_var_data1;
quit;
%put &n_num.;
%put &wi_sum.;
%put &wi2_sum.;
%put &widi_sum.;
%put &widi2_sum.;


/*计算加权平均数*/
data d_ES_data;
        wi_sum=&wi_sum.;
        widi_sum=&widi_sum.;
/*固定效应模型的结果*/
  d_ES=widi_sum/wi_sum;
drop wi_sum widi_sum;
run;
```

```
pro csql noprint;
select d_ES into: d_ES from d_ES_data;
quit;
%put &d_ES. ;

data Qtest_data;
        d_ES=&d_ES. ;
        s_num=&n_num. ;
        wi_sum=&wi_sum. ;
        wi2_sum=&wi2_sum. ;
        widi2_sum=&widi2_sum. ;
    Q=widi2_sum-wi_sum*(d_ES2);
    chisq=Q; df=s_num-1; /*齐性检验的 chi 值和自由度*/
    P_Qtest=1-probchi(chisq, df);    /*齐性检验的 P 值*/

if Q>=s_num-1thendo;
    tau2=((Q-(s_num-1))*wi_sum)/(wi_sum2-wi2_sum);
end;
elsedo;
    tau2=0;
end;
drop d_ES s_num wi_sum wi2_sum widi2_sum chisq ;
run;

proc sql noprint;
select tau2 into: tau2 from Qtest_data;
select P_Qtest into:    P_Qtest from Qtest_data;
select Q into:    Q from Qtest_data;
quit;
%put &tau2. ;
%put &P_Qtest. ;
%put &Q. ;

data origin_random;
set Inverse_var_data1;
tau2=&tau2. ;
wri=1/(SEi2+tau2);
wridi=wri*MDi;
run;

proc sql noprint;
select sum(wri) into: wri_sum    from origin_random;
select sum(wridi) into: wridi_sum    from origin_random;
quit;
%put &wri_sum. ;
%put &wridi_sum. ;

data meta_data;
```

```
        s_num=&n_num. ;
        wi_sum=&wi_sum. ;
        wi2_sum=&wi2_sum. ;
        widi_sum=&widi_sum. ;
        widi2_sum=&widi2_sum. ;
        d_ES=&d_ES. ;
        wri_sum=&wri_sum. ;
        wridi_sum=&wridi_sum. ;
        P_Qtest=&P_Qtest. ;
        Q=&Q. ;
if P_Qtest>0. 1 then do;
/*固定效应模型的结果*/
        ES_fixed=d_ES;
        SE_fixed=sqrt(1/wi_sum);
        LCI_fixed=ES_fixed-1. 96*SE_fixed;
        UCI_fixed=ES_fixed+1. 96*SE_fixed;
        Z_fixed=abs(ES_fixed/SE_fixed);
        P=round((1-PROBNORM(Z_fixed))*2, 0. 001);
end;
else do;
/*随机效应模型的结果*/
tau2=&tau2. ;
        ES_random=wridi_sum/wri_sum;
        SE_random=sqrt(1/wri_sum);
        LCI_random=ES_random-1. 96*SE_random;
        UCI_random=ES_random+1. 96*SE_random;
        Z_random=abs(ES_random/SE_random);
        P=round((1-PROBNORM(Z_random))*2, 0. 001);
end;
drop s_num wi_sum wi2_sum widi_sum widi2_sum d_ES wri_sum wridi_sum;
run;
Proc print data=meta_data; run;
```

表 36-51　基于倒方差方法的 Meta 分析结果

| 模型 | tau2 | 效应值 | 标准误 | 95%CI 下限 | 95%CI 上限 | z | P |
|---|---|---|---|---|---|---|---|
| 固定效应模型 | – | -6.049 12 | 0.596 36 | -7.217 98 | -4.880 26 | 10.143 5 | <0.000 1 |
| 随机效应模型 | 44.572 1 | -12.104 7 | 2.899 16 | -17.787 1 | -6.422 37 | 4.175 25 | <0.000 1 |

　　上述模型拟合的结果显示：基于贝叶斯 Meta 分析的模型，给出的标准误显著大于频率学模型，说明贝叶斯 Meta 分析给出的研究间方差大于经典 Meta 分析模型，导致贝叶斯 Meta 分析模型的可信区间更宽。这提示贝叶斯 Meta 分析中参数的指定先验分布会影响到合并结果，需要系统评价员合理指定相关参数的先验分布。

（郑建清）

# 参考文献

[1]贺佳,尹平. SAS 统计软件应用[M].3 版.北京：人民卫生出版社,2014.

［2］冯国双，罗凤基. 医学案例统计分析与 SAS 应用［M］. 2 版. 北京：北京大学医学出版社，2015.

［3］杨池然，仲文明，周志勇. SAS 9.2 从入门到精通［M］. 北京：电子工业出版社，2011.

［4］Colditz GA, Brewer TF, Berkey CS, et al. Efficacy of BCG vaccine in the prevention of tuberculosis. Meta-analysis of the published literature［J］. JAMA, 1994, 271(9)：698-702.

［5］王丽萍，马林茂. 用 SAS 软件拟合广义线性模型［J］. 中国卫生统计，2002, 19(1)：50-53.

［6］Mrode R. Linear Models for the prediction of animal breeding values［M］. Oxford：Oxford Univ Pr, 2005.

［7］杨志雄，袁岱菁. 非线性混合效应模型和广义线性模型拟合随机效应 logistic 回归的应用比较［J］. 中国卫生统计，2011, 28(3)：321-323.

［8］鄢金柱，李胜，翁鸿，等. 应用 SAS 软件宏命令实现二分类数据的 Meta 分析［J］. 中国循证心血管医学杂志，2014, 6(2)：121-124.

［9］Tan A, Liao C, Mo Z, et al. Meta-analysis of holmium laser enucleation versus transurethral resection of the prostate for symptomatic prostatic obstruction［J］. Br J Surg, 2007, 94(10)：1201-1208.

［10］Jackson D, Rollins K, Coughlin P. A multivariate model for the meta-analysis of study level survival data at multiple times ［J］. Res Synth Meth, 2014, 5(3)：264-272.

［11］Arends LR, Hunink MG, Stijnen T. Meta-analysis of summary survival curve data［J］. Stat Med, 2008, 27(22)：4381-4396.

［12］Ishak KJ, Platt RW, Joseph L, et al. Meta-analysis of longitudinal studies［J］. Clin Trials, 2007, 4(5)：525-539.

［13］Ruzni N, Idris N. Ruzni Nik, Idris Nik. Modelling repeated measures data in meta analysis：an alternative approach ［M］. Simposium Kebangsaan Sains Matematik Ke, 2008.

［14］张天嵩，董圣杰，周支瑞. 高级 Meta 分析方法：基于 Stata 实现 ［M］. 上海：复旦大学出版社，2015.

［15］肖丽华，郑建清，黄碧芬，等. 利用 SAS 软件实现基于多水平模型纵向数据的 Meta 分析［J］. 中国循证医学杂志，2019, 19(5)：614-621.

［16］Ishak KJ, Platt RW, Joseph L, et al. Meta-analysis of longitudinal studies［J］. Clin Trials, 2007, 4(5)：525-539.

［17］Pirozzo S, Summerbell C, Cameron C, et al. Advice on low-fat diets for obesity［J］. Cochrane Database Syst Rev, 2008, (2)：CD003640.

［19］Moses LE, Shapiro D, Littenberg B. Combining independent studies of a diagnostic test into a summary roc curve：Data-analytic approaches and some additional considerations［J］. Stat Med, 1993, 12(14)：1293-1316.

［20］Jones B, Roger J, Lane PW, et al. Statistical approaches for conducting network meta-analysis in drug development［J］. Pharm Stat, 2011, 10(6)：523-531.

［21］Lu G, Ades AE. Combination of direct and indirect evidence in mixed treatment comparisons［J］. Stat Med, 2004, 23(20)：3105-3124.

［22］Möhring J, Piepho HP. Comparison of weighting in two-stage analysis of plant breeding trials［J］. Crop Sci, 2009, 49(6)：1977-1988.

［23］Madden LV, Paul PA. Meta-analysis for evidence synthesis in plant pathology：an overview［J］. Phytopathology, 2011, 101(1)：16-30.

［24］Higgins JP, Thompson SG, Spiegelhalter DJ. A re-evaluation of random-effects meta-analysis［J］. J R Stat Soc Ser A Stat Soc, 2009, 172(1)：137-159.

［25］Piepho HP, Williams ER, Madden LV. The use of two-way linear mixed models in multitreatment meta-analysis［J］. Biometrics, 2012, 68(4)：1269-1277.

［26］Lu G, Ades AE. Combination of direct and indirect evidence in mixed treatment comparisons［J］. Stat Med, 2004, 23(20)：3105-3124.

［27］Piepho HP. Network-meta analysis made easy：detection of inconsistency using factorial analysis-of-variance models［J］. BMC Med Res Methodol, 2014, 14(2014)：61.

［28］Riley RD, Lambert PC, Staessen JA, et al. Meta-analysis of continuous outcomes combining individual patient data and aggregate data［J］. Stat Med, 2008, 27(11)：1870-1893.

［29］Senn S. Hans van Houwelingen and the art of summing up［J］. Biom J, 2010, 52(1)：85-94.

［30］Senn S, Gavini F, Magrez D, et al. Issues in performing a network meta-analysis［J］. Stat Methods Med Res, 2013, 22(2)：169-189.

［31］Arends LR, Hoes AW, Lubsen J, et al. Baseline risk as predictor of treatment benefit: three clinical meta-re-analyses ［J］. Stat Med, 2000, 19(24): 3497-3518.

［32］van Houwelingen HC, Arends LR, Stijnen T. Advanced methods in meta-analysis: multivariate approach and meta-regression［J］. Stat Med, 2002, 21(4): 589-624.

［33］Stijnen T, Hamza TH, Ozdemir P. Random effects meta-analysis of event outcome in the framework of the generalized linear mixed model with applications in sparse data［J］. Stat Med, 2010, 29(29): 3046-3067.

［34］Greco T, Edefonti V, Biondi-Zoccai G, et al. A multilevel approach to network meta-analysis within a frequentist framework［J］. Contemp Clin Trials, 2015, 42: 51-59.

［35］许佩华, 郑建清. 利用 SAS 软件 PROC MCMC 过程步实现诊断性试验的贝叶斯 Meta 分析［J］. 中国循证儿科杂志, 2019, 14(3): 205-211.

［36］Gotzsche PC, Johansen HK. Meta-analysis of short-term low dose prednisolone versus placebo and non-steroidal anti-inflammatory drugs in rheumatoid arthritis［J］. BMJ, 1998, 316(7134): 811-818.

第 37 章
# OpenMEE 软件

## 要　点
- OpenMEE 软件是一款开源、跨平台的 Meta 分析软件。
- OpenMEE 软件提供 Phylogenetic Meta 分析和自举 Meta 分析功能。

OpenMEE 软件是由布朗大学循证医学中心开发的一款开源、跨平台软件，虽然是针对生态进化学领域而设，但实际上也可以应用于医学领域。它可以进行经典的 Meta 分析和 Meta 回归分析外，还提供了特殊 Meta 分析功能，如 Phylogenetic Meta 分析、自举 Meta 分析（boostrapped meta-analysis）等，值得关注。

### 一、软件简介

OpenMEE 软件可以提供数据处理和 Meta 分析功能。在数据处理方面，OpenMEE 可以导入和导出 txt 和 csv 格式的数据，计算连续变量和二分类变量的效应量。对于连续变量，可以计算单项研究的均数差、Hedges' $d$、反应率的 log 值、偏倚调整后反应率的 log 值；对于二分类变量，可计算单项研究的 OR 和 RR 的 log 值、率差。该软件可以相互转化相关系数和 Fisher $Z$ 值，也可以根据用户的定义计算相关变量。对于缺失数据，基于再抽样方法估算标准偏差，进而估算效应量。在数据可视化方面，该软件可以通过散点图和直方图直观显示分析数据和分析结果，对于分类变量可以制作其交叉表，分析不同变量之间的相互关系。同时，该软件可以常规进行发表偏倚的检测，如使用漏斗图和失安全系数。在数据分析方面，该软件可以通过简单的倒方差法进行固定效应模型分析，通过多种方法（最大似然、约束最大似然、Hedges-Olkin、DerSimonian-Laird、Sidik Jonkman 或经验贝叶斯方法）进行随机效应模型分析，还可以进行累积 Meta 分析、敏感性分析和亚组分析。该软件可以对效应量及其可信区间进行参数和非参数估计，采用非参数随机检验对研究间的异质性（$Q$ 值）进行分析。除了常规 Meta 分析，该软件还可以进行 Phylogenetic Meta 分析，分析不同物种间的共同进化历史。该软件不仅可以实现简单的 Meta 回归分析，如单因素固定或随机效应模型 Meta 回归分析，也可以实现复杂的多因素 Meta 回归分析，如同时分析多个预测因子多种数据类型及其之间的相互关系。

## 二、下载与安装

OpenMEE 软件目前可以应用于 Windows 和 Mac 两个操作系统，Windows 为 64 位版本。感兴趣的读者可以到官网 www.cebm.bromn.edu/openmee/download.html 下载使用，选择适合自己计算机操作系统版本的 OpenMEE 软件链接，单击右键，选中"从链接另存文件为"，即可下载。本软件为绿色软件，下载完成后，解压在某一目录下即可完成安装。

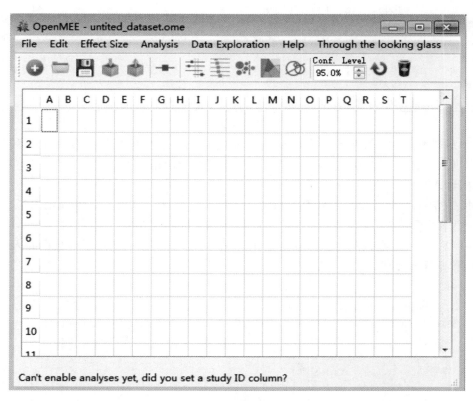

图 37-1　OpenMEE 软件启动界面

## 三、数据管理

本节以表 37-1 的数据为例，阐述 OpenMEE 软件的数据管理操作。数据中，变量"study name"表示研究名称，"year"表示研究发表年限，R 和 N 分别表示两个组事件发生人数及总人数，N-R 分别表示两个组事件未发生人数。

表 37-1　原始数据

| study name | year | R1 | N1 | R2 | N2 | N1-R1 | N2-R2 | covariate |
|---|---|---|---|---|---|---|---|---|
| Gonzalez | 1993 | 6 | 27 | 9 | 27 | 21 | 18 | 1 |
| Prins | 1993 | 3 | 59 | 7 | 64 | 56 | 57 | 1 |
| Giamarellou | 1991 | 0 | 30 | 5 | 30 | 30 | 25 | 1 |
| Maller | 1993 | 19 | 164 | 13 | 152 | 145 | 139 | 1 |
| Sturm | 1989 | 0 | 36 | 2 | 36 | 36 | 34 | 1 |
| Marik | 1991 | 26 | 155 | 49 | 145 | 129 | 96 | 1 |
| Muijsken | 1988 | 8 | 32 | 6 | 35 | 24 | 29 | 1 |
| Vigano | 1992 | 1 | 74 | 0 | 70 | 73 | 70 | 1 |

**续表 37-1**

| study name | year | R1 | N1 | R2 | N2 | N1-R1 | N2-R2 | covariate |
|---|---|---|---|---|---|---|---|---|
| Hansen | 1988 | 2 | 28 | 11 | 31 | 26 | 20 | 2 |
| De Vries | 1990 | 6 | 80 | 3 | 76 | 74 | 73 | 2 |
| Mauracher | 1989 | 0 | 92 | 6 | 93 | 92 | 87 | 2 |
| Nordstrom | 1990 | 3 | 29 | 4 | 27 | 26 | 23 | 2 |
| Rozdzinski | 1993 | 16 | 71 | 16 | 72 | 55 | 56 | 2 |
| Ter Braak | 1990 | 10 | 69 | 8 | 72 | 59 | 64 | 2 |
| Tulkens | 1988 | 0 | 19 | 0 | 19 | 19 | 19 | 3 |
| Van der Auwera | 1991 | 0 | 30 | 2 | 30 | 30 | 28 | 3 |
| Klastersky | 1977 | 11 | 25 | 3 | 25 | 14 | 22 | 3 |
| Vanhaeverbeek | 1993 | 0 | 19 | 0 | 20 | 19 | 20 | 3 |
| Hollender | 1989 | 0 | 58 | 1 | 56 | 58 | 55 | 3 |

OpenMEE 软件数据输入主要有 3 种方法：1）在 OpenMEE 软件电子数据表中直接手工输入；2）导入 .csv 格式数据；3）打开已存在的 .ome 格式文件。本章介绍数据导入方法。

**（一）数据导入**

首先，将表 37-1 所示数据输入到 Excel 中，另存为 csv 格式。其次，从 OpenMEE 软件的菜单栏打开"文件（file）"下拉框，然后依次"文件（file）→导入 CSV（import CSV）→选择 csv 文件（select csv file）"操作，如图 37-2、37-3。在预览界面（Preview of imported data）可以清楚地看到数据导入后的格式，单击 OK 即表示数据导入完成。

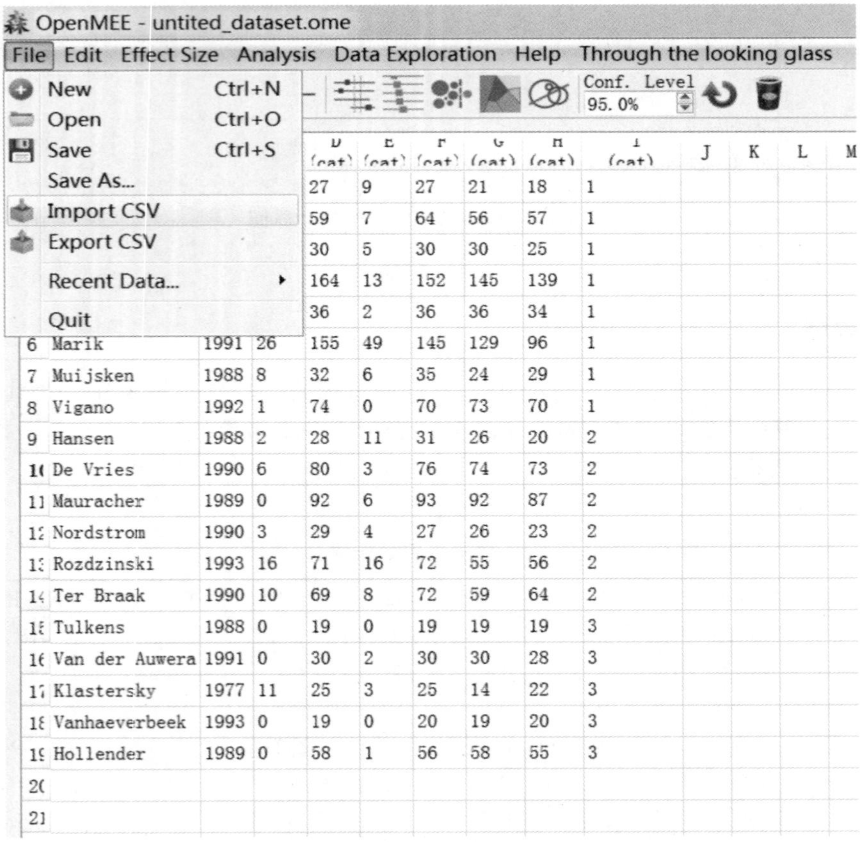

**图 37-2 数据导入界面（一）**

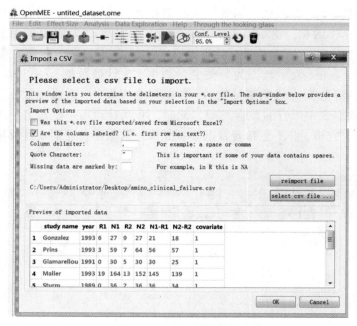

图 37-3　数据导入界面(二)

## (二)数据管理

使用 OpenMEE 软件对数据进行分析,首先需要对导入的数据进行简单处理。

第一步,标识研究。OpenMEE 软件不具有数据识别功能,需要对数据进行简单地标识,具体步骤为:右键单击研究 ID 列,会显示"Mark as Study ID column",左键选中,可以看到研究 ID 列就变成了橙色,这提示标记成功(图 37-4)。同样,该步骤可以对选中的变量重新命名(rename variable)、删除(remove variable)、插入(Insert column)、排列(sort by column data)。

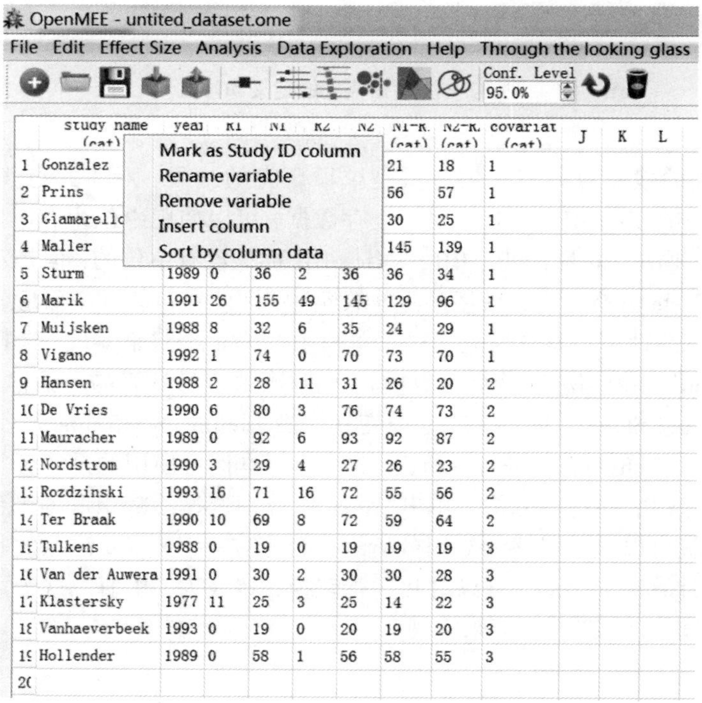

| | study name (cat) | year | R1 | N1 | R2 | N2 | N1-R (cat) | N2-R (cat) | covariat (cat) | J | K | L |
|---|---|---|---|---|---|---|---|---|---|---|---|---|
| 1 | Gonzalez | Mark as Study ID column | | | | | 21 | 18 | 1 | | | |
| 2 | Prins | Rename variable | | | | | 56 | 57 | 1 | | | |
| 3 | Giamarello | Remove variable | | | | | 30 | 25 | 1 | | | |
| 4 | Maller | Insert column | | | | | 145 | 139 | 1 | | | |
| 5 | Sturm | Sort by column data | | | | | | | | | | |
| 5 | Sturm | 1989 | 0 | 36 | 2 | 36 | 36 | 34 | 1 | | | |
| 6 | Marik | 1991 | 26 | 155 | 49 | 145 | 129 | 96 | 1 | | | |
| 7 | Muijsken | 1988 | 8 | 32 | 6 | 35 | 24 | 29 | 1 | | | |
| 8 | Vigano | 1992 | 1 | 74 | 0 | 70 | 73 | 70 | 1 | | | |
| 9 | Hansen | 1988 | 2 | 28 | 11 | 31 | 26 | 20 | 2 | | | |
| 10 | De Vries | 1990 | 6 | 80 | 3 | 76 | 74 | 73 | 2 | | | |
| 11 | Mauracher | 1989 | 0 | 92 | 6 | 93 | 92 | 87 | 2 | | | |
| 12 | Nordstrom | 1990 | 3 | 29 | 4 | 27 | 26 | 23 | 2 | | | |
| 13 | Rozdzinski | 1993 | 16 | 71 | 16 | 72 | 55 | 56 | 2 | | | |
| 14 | Ter Braak | 1990 | 10 | 69 | 8 | 72 | 59 | 64 | 2 | | | |
| 15 | Tulkens | 1988 | 1 | 19 | 0 | 19 | 19 | 19 | 3 | | | |
| 16 | Van der Auwera | 1991 | 0 | 30 | 2 | 30 | 30 | 28 | 3 | | | |
| 17 | Klastersky | 1977 | 11 | 25 | 3 | 25 | 14 | 22 | 3 | | | |
| 18 | Vanhaeverbeek | 1993 | 0 | 19 | 0 | 20 | 19 | 20 | 3 | | | |
| 19 | Hollender | 1989 | 0 | 58 | 1 | 56 | 58 | 55 | 3 | | | |
| 20 | | | | | | | | | | | | |

图 37-4　标注研究 ID

第二步：定义数据类型。右键选中需要定义的数据列，如第 3 列，我们以二分类变量数据为例，右键单击该列，则弹出对话框，提示"change format"，可以更改为需要的数据类型。该软件提供"categorical""count""continuous"3 种数据类型，categorical 意味着数据为分类变量，一般为亚组分析或者 Meta 回归的变量，count 表示数据为分类变量数据，为计数数据，continuous 提示数据为连续变量。根据需要，我们选择数据为分类变量数据，数据列变成红色，就提示数据格式修改成功（图 37-5）。依次类推，修改数据表中所有的数据类型。此时，可以看到每个变量名称下面会显示数据类型，如 count。数据格式修改完毕，并不意味着数据准备完成。数据准备还需要计算单项研究的效应量。

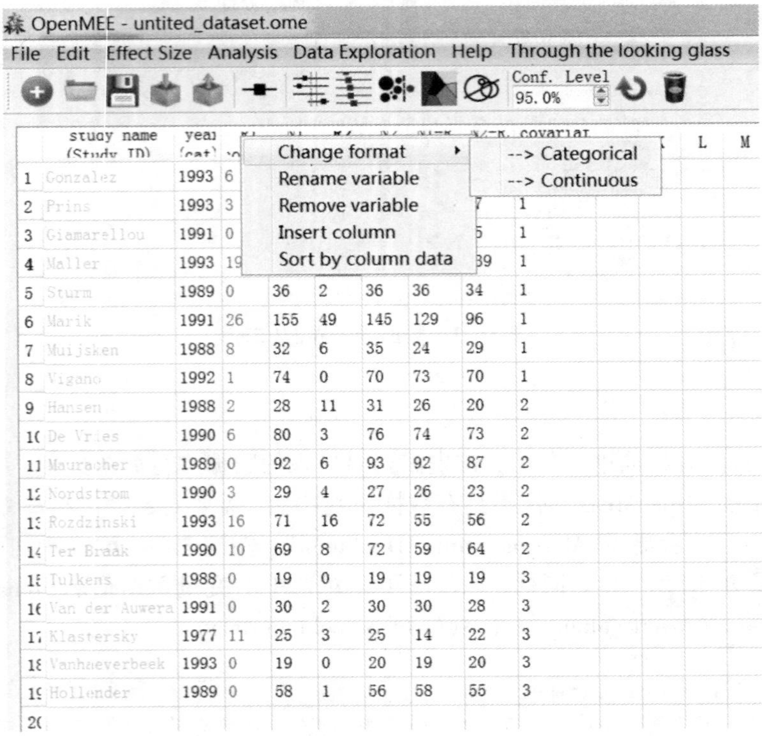

**图 37-5　数据格式的定义和修改**

第三步，单项研究的效应量计算。效应量是单项研究的结果，对于二分类变量，一般使用 OR、RR，对于连续变量，一般使用 MD、SMD，对于生存数据，可以使用中位生存时间、平均生存时间，也可以使用 HR。但是需要注意的是，OR、RR、SMD、HR 都是没有单位的，但是对于 MD 和生存时间都是具有单位的。对于 Meta 分析而言，只存在合并效应量，因此在该软件中效应量和合并效应量的计算是分开的。单个效应量的计算步骤主要是通过菜单栏中"effect size"来实现：选择菜单栏中"effect size"（效应量）中的"calculate effect size"（计算效应量），则弹出效应量计算的对话框（图 37-6）。该软件可以对连续变量（Means and Stand. Devs）、二分类变量（2x2 Contingency Table）、比例数据（Proportions）、相关性数据（Correlation Coefficients）进行分析（图 37-7）。本例中使用的是二分类变量数据，选择的是 OR 值，故使用 Log Odds Ratio 进行分析。单击"Next"，分别选择治疗组和对照组相应的变量数据（图 37-8），单击"Finish"就可以显示最终的数据分析结果（图 37-9）。需要注意的是，这里的数据一定是 log 值，在单个效应量计算完成之后，可以对其进行转换，转换为 OR 值。这个可以通过菜单栏"Effect Size"中的"Transform Effect Size"的功能来实现。

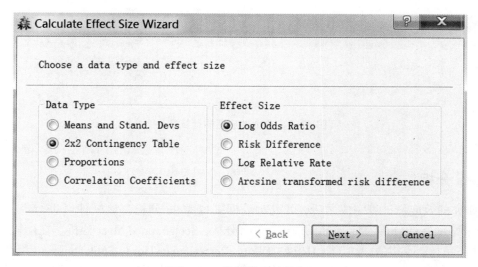

图 37-6　单个效应量的计算

图 37-7　数据类型的选择

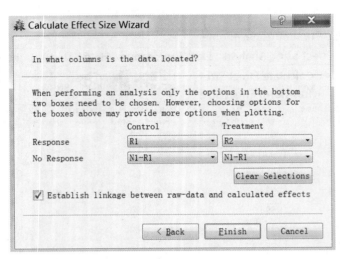

图 37-8　数据的定义

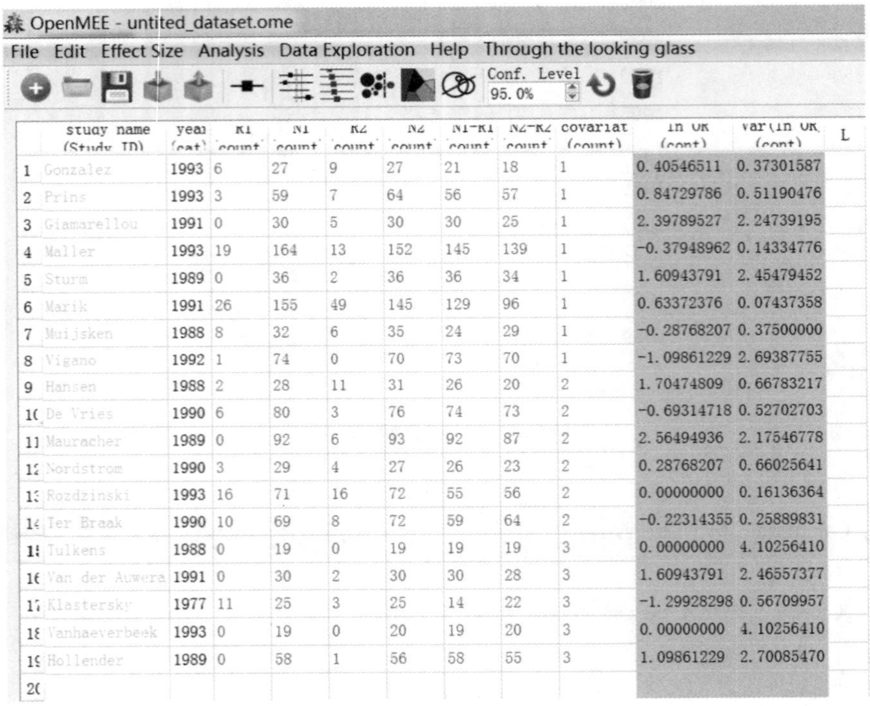

| | study name (Study_ID) | year (cat) | R1 count | N1 count | R2 count | N2 count | N1-R1 count | N2-R2 count | covariat (count) | ln OR (cont) | var(ln OR) (cont) | L |
|---|---|---|---|---|---|---|---|---|---|---|---|---|
| 1 | Gonzalez | 1993 | 6 | 27 | 9 | 27 | 21 | 18 | 1 | 0.40546511 | 0.37301587 | |
| 2 | Prins | 1993 | 3 | 59 | 7 | 64 | 56 | 57 | 1 | 0.84729786 | 0.51190476 | |
| 3 | Giamarellou | 1991 | 0 | 30 | 5 | 30 | 30 | 25 | 1 | 2.39789527 | 2.24739195 | |
| 4 | Maller | 1993 | 19 | 164 | 13 | 152 | 145 | 139 | 1 | -0.37948962 | 0.14334776 | |
| 5 | Sturm | 1989 | 0 | 36 | 2 | 36 | 36 | 34 | 1 | 1.60943791 | 2.45479452 | |
| 6 | Marik | 1991 | 26 | 155 | 49 | 145 | 129 | 96 | 1 | 0.63372376 | 0.07437358 | |
| 7 | Muijsken | 1988 | 8 | 32 | 6 | 35 | 24 | 29 | 1 | -0.28768207 | 0.37500000 | |
| 8 | Vigano | 1992 | 1 | 74 | 0 | 70 | 73 | 70 | 1 | -1.09861229 | 2.69387755 | |
| 9 | Hansen | 1988 | 2 | 28 | 11 | 31 | 26 | 20 | 2 | 1.70474809 | 0.66783217 | |
| 10 | De Vries | 1990 | 6 | 80 | 3 | 76 | 74 | 73 | 2 | -0.69314718 | 0.52702703 | |
| 11 | Mauracher | 1989 | 0 | 92 | 6 | 93 | 92 | 87 | 2 | 2.56494936 | 2.17546778 | |
| 12 | Nordstrom | 1990 | 3 | 29 | 4 | 27 | 26 | 23 | 2 | 0.28768207 | 0.66025641 | |
| 13 | Rozdzinski | 1993 | 16 | 71 | 16 | 72 | 55 | 56 | 2 | 0.00000000 | 0.16136364 | |
| 14 | Ter Braak | 1990 | 10 | 69 | 8 | 72 | 59 | 64 | 2 | -0.22314355 | 0.25889831 | |
| 15 | Tulkens | 1988 | 0 | 19 | 0 | 19 | 19 | 19 | 3 | 0.00000000 | 4.10256410 | |
| 16 | Van der Auwera | 1991 | 0 | 30 | 2 | 30 | 30 | 28 | 3 | 1.60943791 | 2.46557377 | |
| 17 | Klastersky | 1977 | 11 | 25 | 3 | 25 | 14 | 22 | 3 | -1.29928298 | 0.56709957 | |
| 18 | Vanhaeverbeek | 1993 | 0 | 19 | 0 | 20 | 19 | 20 | 3 | 0.00000000 | 4.10256410 | |
| 19 | Hollender | 1989 | 0 | 58 | 1 | 56 | 58 | 55 | 3 | 1.09861229 | 2.70085470 | |
| 20 | | | | | | | | | | | | |

图 37-9　单个效应量的计算结果

## 四、Meta 分析

在单项研究的效应量计算完成之后，可以对数据进行 Meta 分析。该软件可进行经典 Meta 分析、累积 Meta 分析、敏感性分析(排除单个研究)、亚组分析、Bootstrapped Meta 分析。在随机效应模型中，该软件提供最大似然、约束最大似然、Hedges-Olkin、DerSimonian-Laird、Sidik Jonkman 和经验贝叶斯方法。在固定效应模型中，该软件提供 MH 和倒方差法。该步骤主要通过选择菜单栏中"Analysis"中"Meta-Analysis"来实现(图 37-10~37-15)。经典的 Meta 分析需要单击"Standard Meta Analysis"来实现数据的固定效应模型和随机效应模型分析(图 37-13)。累积 Meta 分析主要是选择"Cumulative analysis"(图 37-16)，敏感性分析主要是选择"Leave-one-out analysis"(图 37-17)，这两个的操作步骤与经典 Meta 分析的步骤相似。Bootstrapped Meta 分析本质上是累积 Meta 分析，其通过多次重复，得到一个相对稳定的结果，其结果采用直方图的形式展示（图 37-18、37-19）。

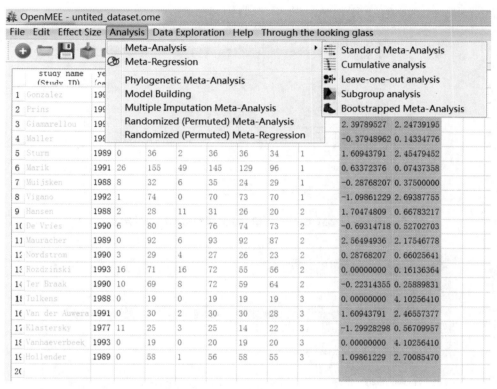

图 37-10　经典 Meta 分析

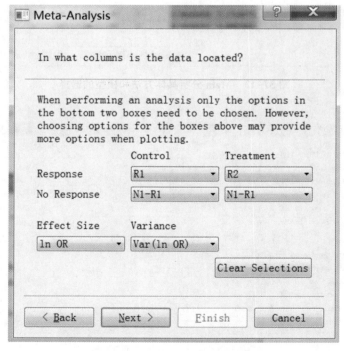

图 37-11　Meta 分析中数据定义

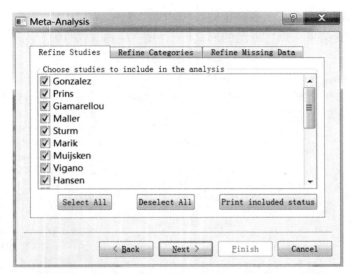

图37-12 Meta分析中研究、分析和数据缺失的定义

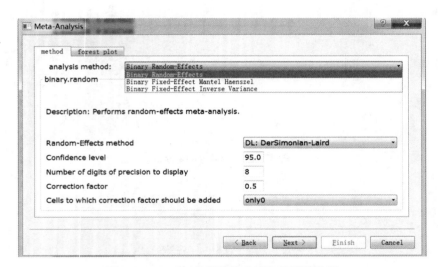

图37-13 Meta分析具体方法和模型的选择

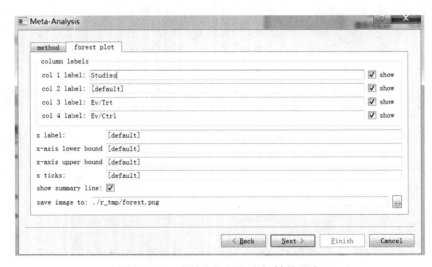

图37-14 森林图标签和坐标轴的设定

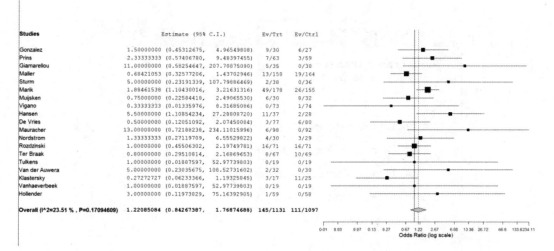

图 37-15　Meta 分析结果-森林图

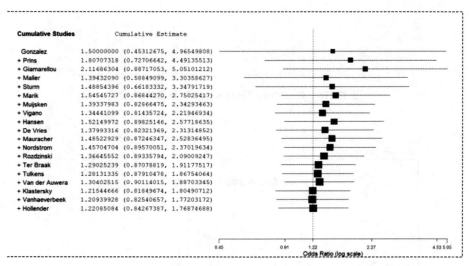

图 37-16　累积 Meta 分析结果

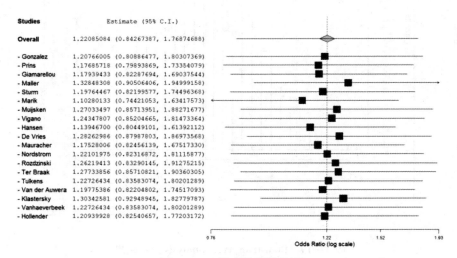

图 37-17　敏感性分析结果

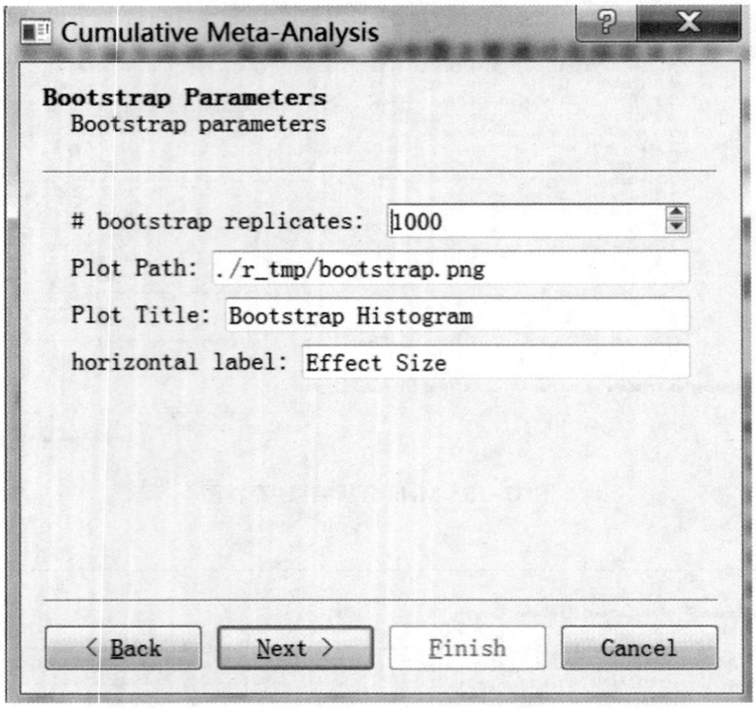

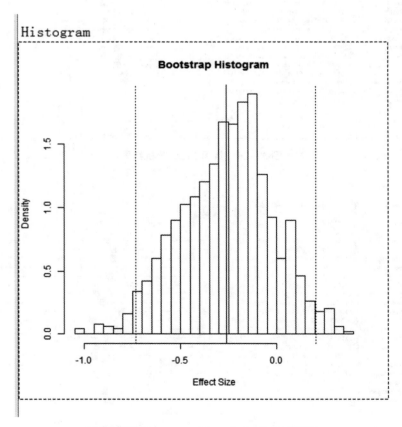

图 37-18　Bootstrap Meta analysis 重复次数设定

图 37-19　Bootstrap Meta analysis 分析结果

　　亚组分析主要是选择"Subgroup analysis"，操作步骤与前类似，但是需要定义亚组变量的数据，数据类型为分类变量"categorical"（图 37-20，37-21）。

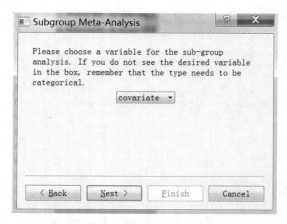

图 37-20　亚组分析变量的选择

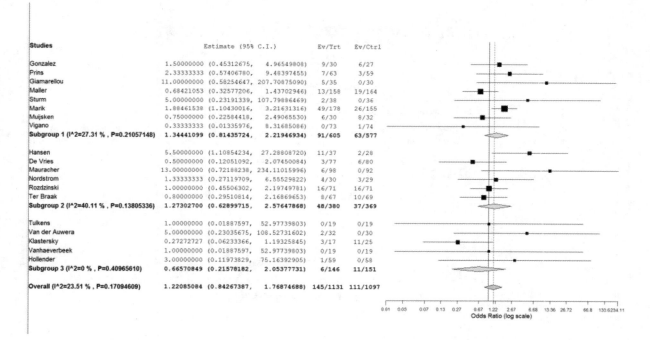

图 37-21 亚组分析结果

## 五、Meta 回归

　　该软件可以对单个因素进行回归分析，也可以对两个因素甚至多个因素进行 Meta 回归。该软件的独特之处是还可以对多个相关因素之间的相互关系进行分析，分析两个因素间的交互作用。该步骤主要通过选择菜单栏中"analysis"中的"Meta regression"来实现（图 37-22 ~ 37-24）。在弹出的对话框中，选择要分析的单个或多个变量，以及不同变量之间的相互作用，从而分析不同情况下的效应量间的差异。在多元 Meta 回归分析中，该软件可以对多个变量同时分析，并计算出对应的回归模型（图 37-25）。

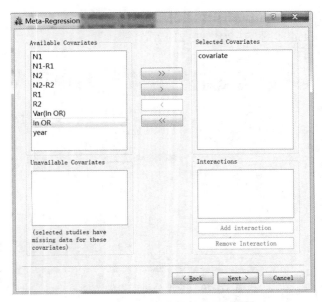

图 37-22　Meta 回归中变量的选择

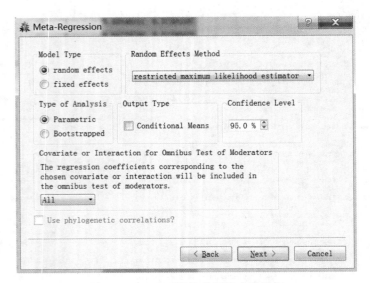

图 37-23　Meta 回归分析的方法选择

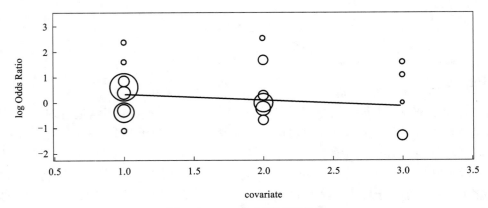

图 37-24　Meta 回归分析结果

```
Model Results:

           estimate       se      zval     pval     ci.lb     ci.ub
intrcpt     175.426  134.556    1.304    0.192   -88.300   439.151
covariate     0.087    0.369    0.235    0.814    -0.636     0.810
year         -0.088    0.067   -1.310    0.190    -0.221     0.044

---
Signif. codes:  0 '***' 0.001 '**' 0.01 '*' 0.05 '.' 0.1 ' ' 1


Regression model formula: yi ~ covariate + year
Regression model equation: 175.426 + 0.087*covariate + -0.088*year
```

**图 37-25  多元 Meta 回归分析结果**

## 六、数据可视化

该软件可以通过直方图和散点图对数据进行展示，本节不再赘述。本节仅阐述发表偏倚的检测方法。这主要通过"Data Exploration"中的"Publication bias"来实现（图 37-26）。主要方法有失安全系数和漏斗图。失安全系数主要通过统计学分析评估需要多少项研究可能逆转研究结果来判断是否存在发表偏倚（图 37-27、37-28）。漏斗图可以直观展示是否存在发表偏倚（图 37-29）。

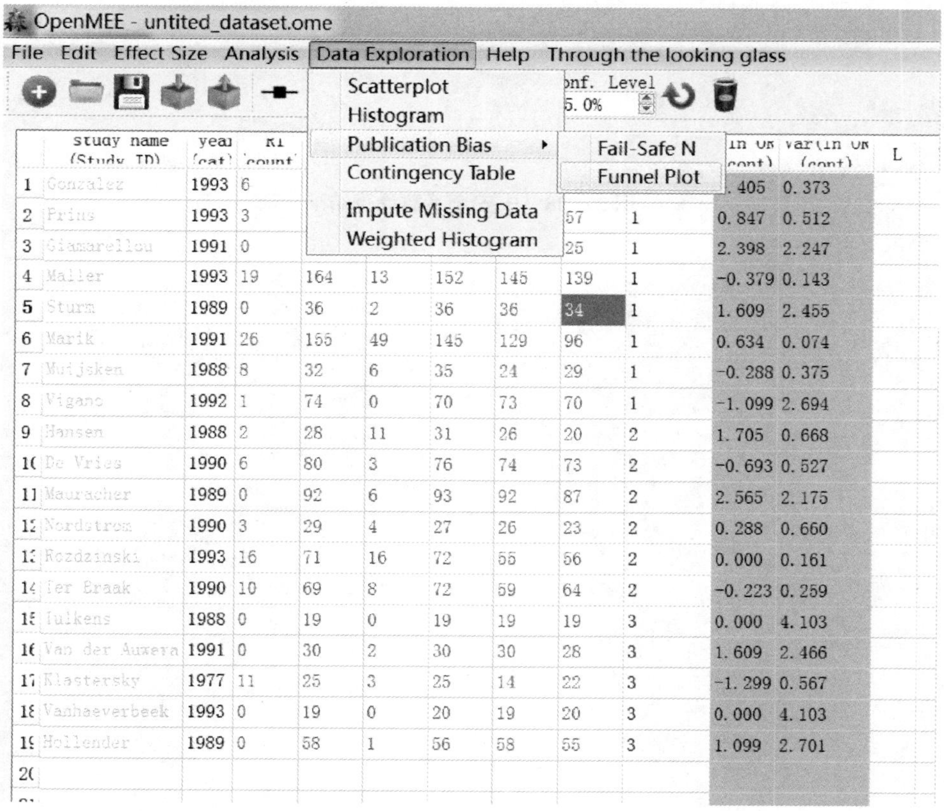

**图 37-26  发表偏倚的实现**

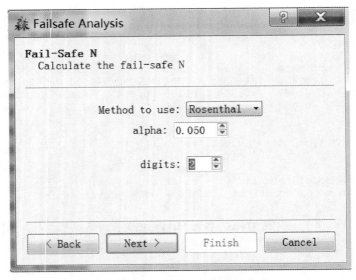

图 37-27　失安全系数的参数设置

```
Fail-safe N Calculation Using the Rosenthal Approach


Observed Significance Level: 0.04

Target Significance Level:   0.05


Fail-safe N: 2
```

图 37-28　失安全系数计算结果

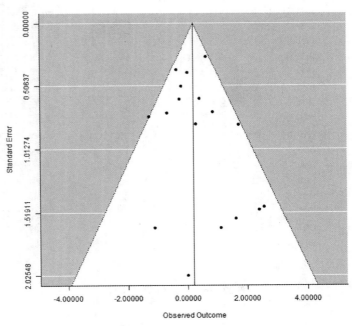

图 37-29　漏斗图

## 七、Phylogenetic Meta 分析

该软件还可以进行 Phylogenetic Meta 分析，基于 Meta 分析的方法分析不同物种间的共同进化历史。这主要通过菜单栏中"analysis"中的"Phylogenetic Meta-analysis"来实现。需要注意的是，在数据表中，要对物种"species"进行定义，且物种之间的关系要用 Newick 树格式表示。具体步骤为：单击菜单栏"analysis"中的"Phylogenetic Meta-analysis"。在弹出的界面中选择效应量"Effect Size"、方差"Variance"和物种"Species"（图 37-30）。在接下来的步骤中，要选择物种间的相互关系，根据需要选择相应参数，完成 Meta 分析（图 37-31~37-33）。

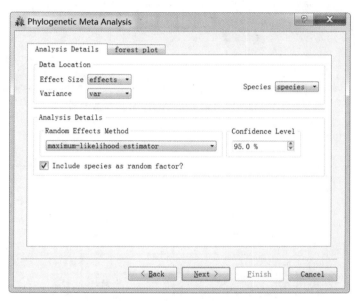

图 37-30　Phylogenetic Meta 分析

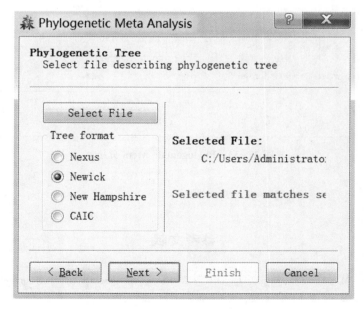

图 37-31　种系树的定义和选择

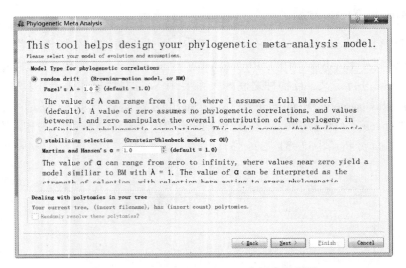

图 37-32　Phylogenetic Meta 分析参数设置

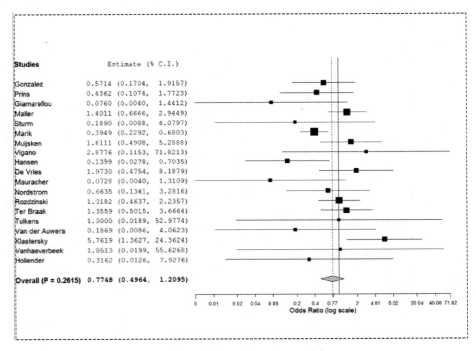

图 37-33　Phylogenetic Meta 分析

（李伦）

# 参考文献

[ 1 ]Wallace BC, Lajeunesse MJ, Dietz G, et al. OpenMEE: Intuitive, open-source software for meta-analysis in ecology and evolutionary biology[ J ]. Meth Ecol Evolut, 2017, 8: 941-947.

# 第 38 章
# OpenMetaAnalyst 软件

**要　点**

- OpenMetaAnalyst 软件是一款开源的 Meta 分析专用软件。
- OpenMetaAnalyst 软件可以用于干预性研究、诊断性研究的 Meta 分析，并具有 Meta 回归分析、敏感性分析、亚组分析等功能。
- OpenMetaAnalyst 软件可以用于单臂研究的 Meta 分析。

高质量的随机对照试验的 Meta 分析被公认为是评价医疗干预措施效果的最佳证据。通常是针对某一临床研究问题，收集相关研究数据，合并研究结果，得到干预措施主效应的合并效应值。在实践中，Meta 分析常用通用统计软件包或专门的 Meta 分析软件进行，前者如 Stata 和 SAS 等，后者如 RevMan 等。本章介绍一种强大而免费的 Meta 分析专用软件——OpenMetaAnalyst 软件，它是由塔夫斯循证实践中心（Tufts Evidence-Based Practice Center）受美国卫生保健和质量管理局（Agency for Healthcare Research and Quality，AHRQ）委托编制，被 AHRQ 指定为循证实践中心专用 Meta 分析、提供证据报告的软件而广泛应用。

## 一、软件简介

OpenMetaAnalyst 软件是一款开源、跨平台的 Meta 分析软件，以前称为 Meta-Analyst 软件，历经数年发展有多个版本，最新版本已命名为"OpenMetaAnalyst"，该软件可以用于二分类数据、连续型数据、诊断性试验准确性数据的 Meta 分析；提供了固定效应模型和随机效应模型，可以处理单臂研究和双臂研究的数据；可以进行累积 Meta 分析、敏感性分析（影响性分析）、亚组分析和 Meta 回归等。

## 二、下载与安装

该软件有 Windows 和 Mac 两个操作系统的版本，可到布朗大学官网下载，下载网址为 www. cebm. brown. edu/openmeta/download，登录该网页，会自动识别计算机操作系统，提供适应 Windows 和 Mac 等不同操作系统的"OpenMetaAnalyst"下载，最新版本为绿色软件，不需要安装，解压后即可使用。

## 三、数据管理

### （一）数据格式

图 38-1~38-3 取自软件官网，分别表示二分类数据、连续型数据、诊断性试验数据的输入格式。（1）二分类数据：变量 tx

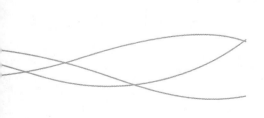

An、tx AN、tx Bn、tx BN 分别表示 A 和 B 两干预组的事件发生人数及总人数。2）连续型数据：变量 tx AN、tx A mean、tx A SD、tx BN、tx B mean、tx B SD 分别表示 A 和 B 两干预组的总人数、测量结局均数及标准差。3）诊断性试验数据：变量 TP、FN 、FP 、TN 分别表示每项研究的真阳性、假阴性、假阳性、真阴性的人数。

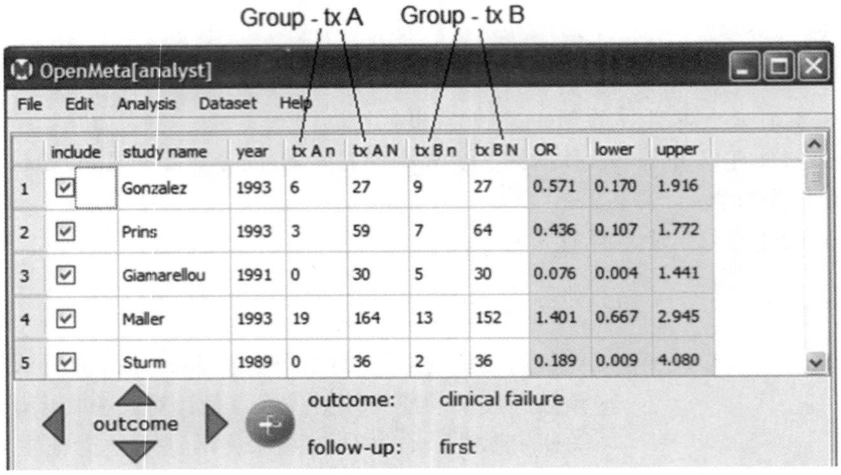

图 38-1　二分类数据输入格式

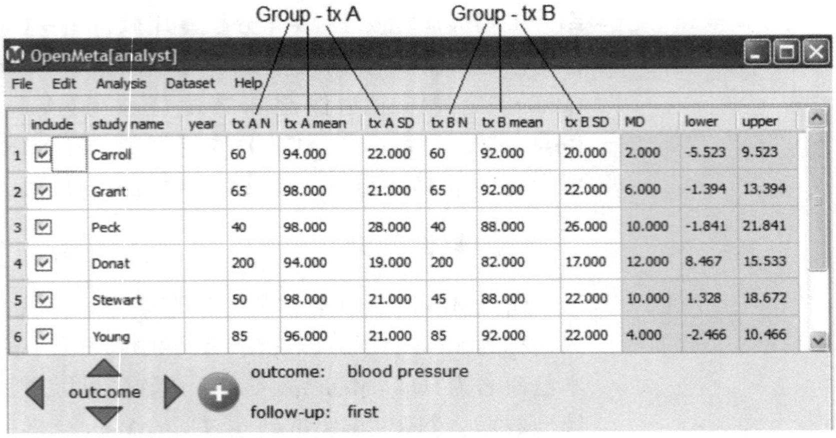

图 38-2　连续型数据输入格式

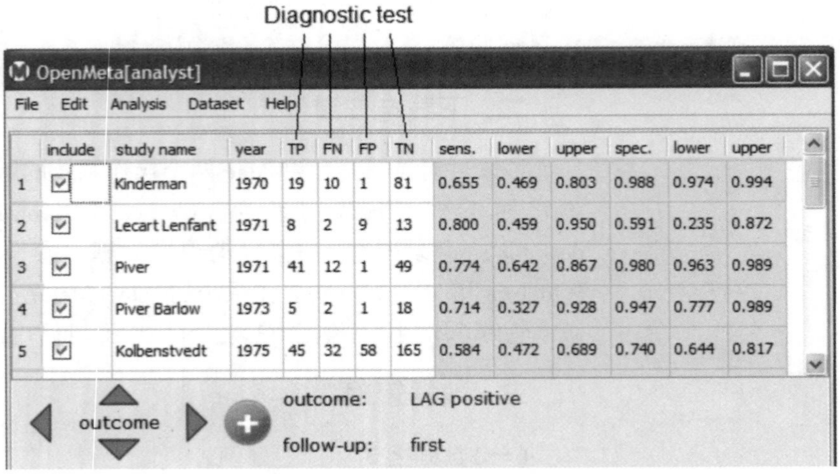

图 38-3　诊断性试验数据输入格式

### (二)创建数据

　　找到解压后的软件包安装目录，双击"LaunchOpenMetaAnalyst.exe."即可启动软件，如图 38-4 所示，可以发现该软件操作界面与 OpenMEE 软件十分雷同。询问操作的对话框有 4 种选择，自下而上，依次为：创建新项目；导入.csv 格式数据；打开已保存的.oma 格式数据；打开已存在的项目。

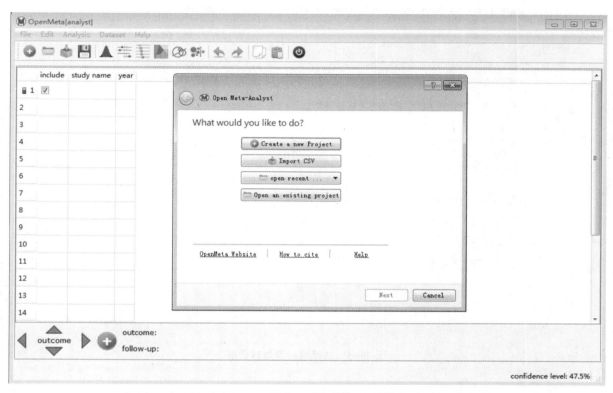

图 38-4　Meta-Analyst 软件启动对话框

　　OpenMetaAnalyst 软件数据管理功能包括数据输入、保存和引入等，数据输入可以采用手工输入，也可以直接从 Excel 表中复制粘贴；数据引入可以引入 Excel 格式(.XLS)和逗号间隔值(.CSV)文件；一旦数据输入或引入完成，则可保存为.oma 格式的文件(该软件采用的数据格式为.oma，是一种常规的基于 XML 的数据格式)。

　　本章主要介绍手工输入数据的方法。可以通过两种途经输入，一是在图 38-4 所示的对话框中选择"Create a new Project"，则可出现如图 38-5 所示的选择数据类型对话框；二是在图 38-4 中单击"Dataset"下拉菜单栏中"new dataset"菜单，也可出现如图 38-5 所示的选择数据类型对话框。可以看出，主要有三大类数据：(1)单臂研究数据，如二分类(比例)或连续型(均数)；或单项研究的数据，如的回归系数或基本效应量。(2)两臂或多臂研究数据：二分类(比例)或连续型数据(均数)；每项研究的标准化均数差。

　　如以 Colditz 的数据为例，介绍数据输入方法。首先，在图 38-5 中选择 $\dfrac{x_1}{N_1}\ vs\ \dfrac{x_2}{N_2}$ proportions 按钮，在出现的对话框(图 38-6)中选合并的效应量，本例选 RR，按"Next"按钮；在出现的对话框中键入"BCG"作为数据名称，按"finish"；在出现的数据电子表中，依次输入每项研究的研究名称、发表年限，两个干预组事件发生人数和总人数，每输入一项研究的数据，软件则会自动计算每项研究的效应量及 95%CI。

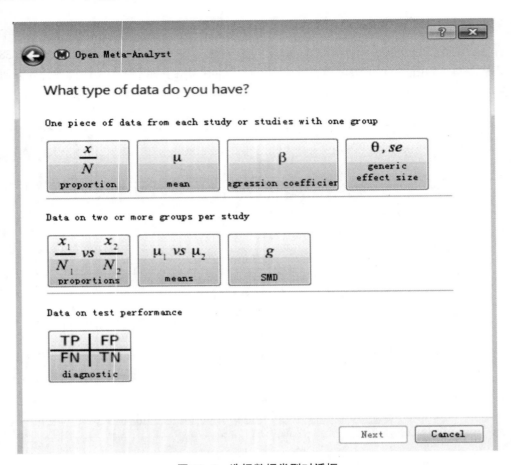

图 38-5　选择数据类型对话框

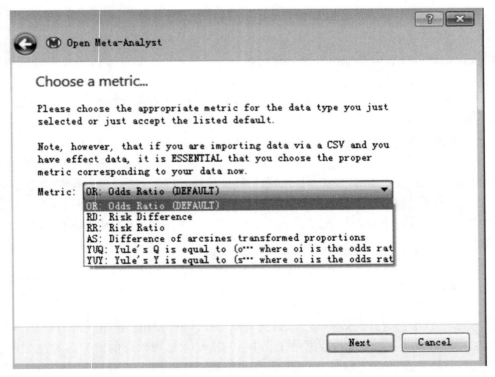

图 38-6　选择效应量对话框

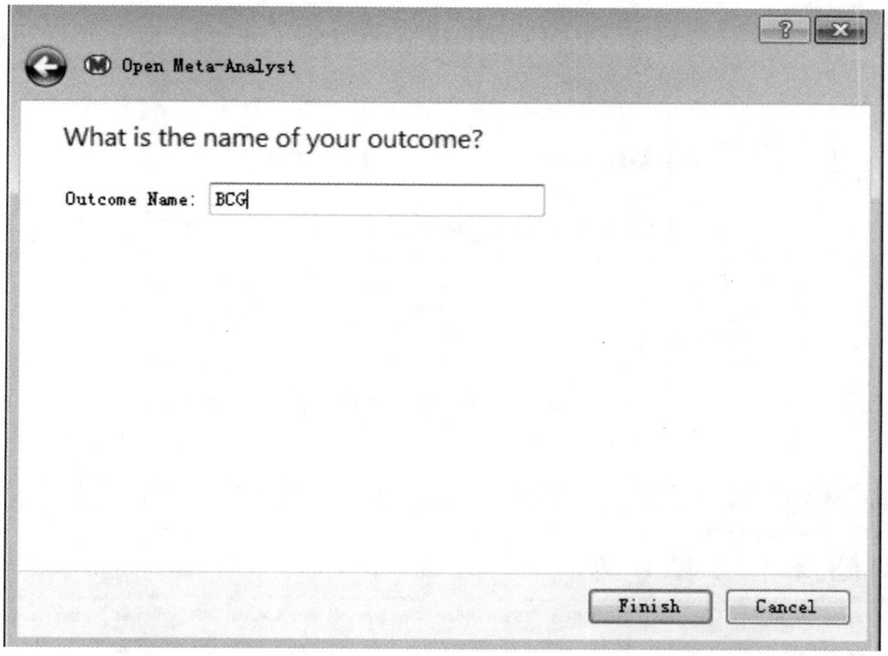

**图 38-7　命名对话框**

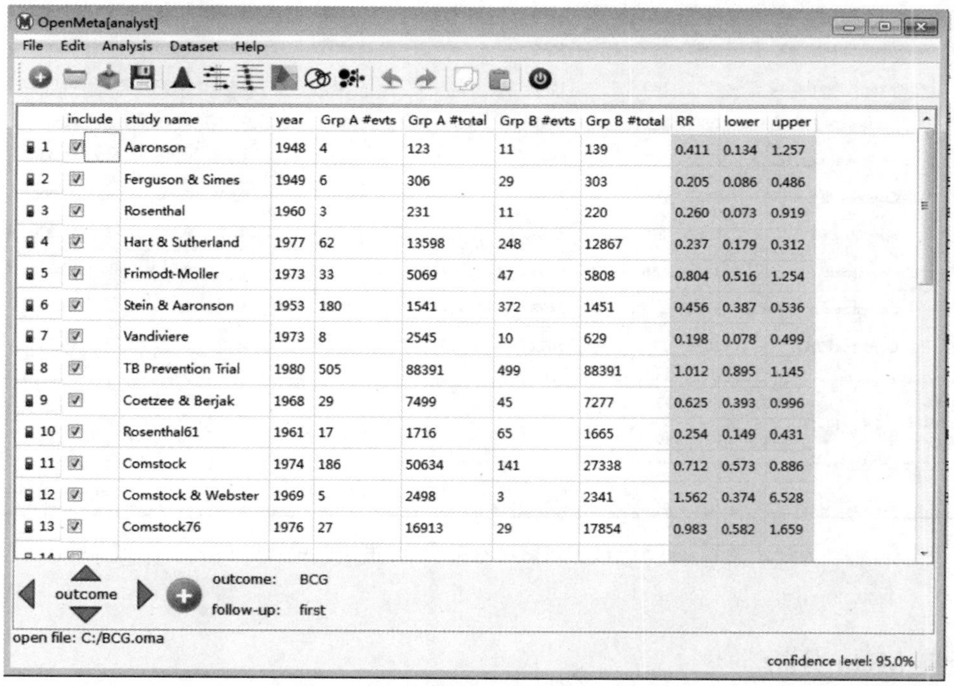

**图 38-9　数据输入电子表(无协变量)**

　　本研究中含有一个表示纬度的协变量，可以利用它进行 Meta 回归。接下来介绍增加协变量的方法。从"Dataset"菜单栏中选择"add a new covariate"并单击，在出现的对话框中(图 38-10)，键入协变量的名称"latitude"，并选择数据类型，本例选择"continuous"，按"OK"按钮，则数据电子表中出现了变量为"latitude(c)"的列，为空数据，依次将每项研究的数据输入，输入完成后如图 38-11 所示，将数据保存在 C 盘根目录下备用。

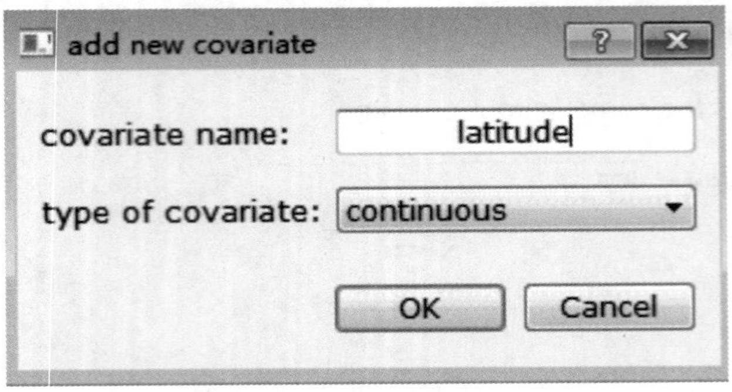

图 38-10　增加协变量对话框

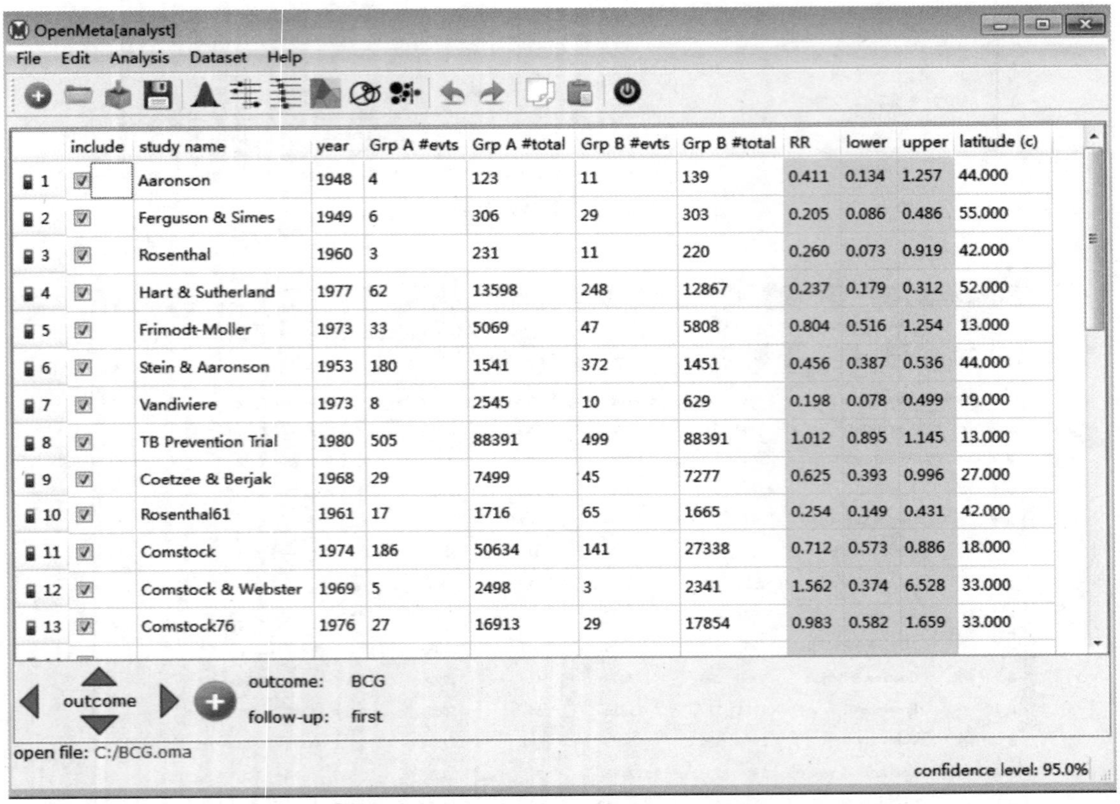

图 38-11　数据输入电子表（带协变量）

## 四、经典 Meta 分析

从"Analysis"按钮中选择"meta-analysis"，可以打开模型、方法和参数选择的对话框，如图 38-12 所示，在"method"设置对话框中，软件默认为随机效应模型，估计研究间异质性方差有 HE、DL、SJ、ML、REML、EB 等数种方法，默认为 DL 法；另外，还有结果区间设置、结果精确度（小数点设置）、相关因子、0 格子数据校正等。在"forest plot"设置对话框，可以对森林图进行设置。为简约起见，本例均选择默认的方法设置，按"OK"按钮。等待数秒，即可获得结果。

主要结果如下：

Binary Random-Effects Model

Metric：Relative Risk

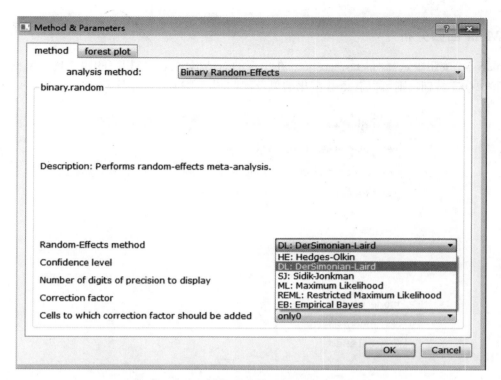

图 38-12　选择效应模型及参数对话框

Model Results

Estimate Lower bound Upper bound p-Value

0. 490 0. 345 0. 695 < 0. 001

Heterogeneity

tau^2 Q（df = 12） Het. p-Value I^2

0. 309 152. 233 < 0. 001 92%

Results（log scale）

Estimate Lower bound Upper bound Std. error

-0. 714 -1. 064 -0. 364 0. 179

森林图如图 38-13 所示。

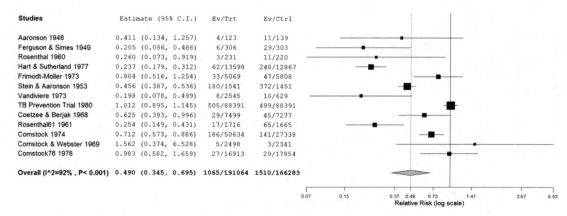

图 38-13　森林图

## 五、Meta 回归分析

从"Analysis"按钮中选择"meta-regress"，在出现的对话框中，选择相应的协变量及模型，如图 38-14 所示，按"OK"按钮，则可以获得数字化结果及回归图(图 38-15)如下。

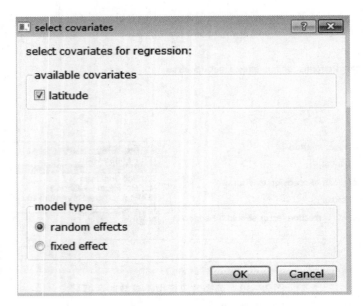

图 38-14　Meta 回归设置对话框

Meta-Regression

Metric：Relative Risk

Model Results

| Covariate | Coefficients | Lower bound | Upper bound | Std. error | p-Value |
|---|---|---|---|---|---|
| Intercept | 0.282 | -0.085 | 0.649 | 0.187 | 0.132 |
| latitude | -0.030 | -0.040 | -0.019 | 0.005 | < 0.001 |

Omnibus p-Value

0.000

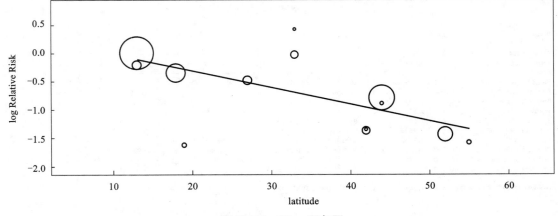

图 38-15　Meta 回归图

　　其他数据类型包括单臂研究数据等，只有数据输入阶段不同，后续的分析过程与二分类数据基本相同，为节省篇幅，本章不再举例说明。

　　总之，OpenMetaAnalyst 软件与 Stata、R 等软件一样，可以提供许多经典实用的分析方法，操作简单，值得循证医学爱好者关注和使用。

（张天嵩）

## 参考文献

［1］Wallace BC，Schmid CH，Lau J，et al. Meta-Analyst：software for meta-analysis of binary，continuous and diagnostic data［J］. BMC Medical Research Methodology 2009，9：80 doi：10. 1186/1471-2288-9-80.

［2］Open Meta-analyst Help［EB/OL］.［2019-03-16］. www. cebm. brown. deu/openmeta/doc/openMA_help. html.

# 第 39 章
# TSA 软件

**要 点**

- TSA 软件为是一款免费、界面友好的试验序贯分析软件。
- TSA 软件可以提供有效界值、无效界值，还可以计算校正可信区间等图示化结果，有助于 Meta 分析结果意义的判读。

Meta 分析是一种将两个及以上独立研究的结果进行定量合成的方法，可以增大样本量，增加检验效能，或解决因研究结果相互矛盾产生的争议。基于随机对照试验的系统评价及 Meta 分析的证据常用于进行临床决策、指导政策制订及下一步的研究方向等。传统的 Meta 分析方法通常默认干预措施效应的统计学显著性是可靠的，当干预措施未达到统计学显著性则认为是样本量不足，进一步推测需要更多的证据。但 Meta 分析本身可能因为随机误差和不精确性出现假阳性或假阴性的结果，尤其是当 Meta 分析中的研究数目较少且样本量较小时，就更容易得到错误的结论。有研究表明可能有四分之一纳入小样本研究的传统 Meta 分析得到假阳性结果；同时，伴随着新的研究发表，Meta 分析通常会不断更新，重复进行统计学检验会进一步增加得到假阳性结果的概率。系统评价需要在方法学上更完善以解决相关问题，因此序贯 Meta 分析等方法应运而生。

## 一、试验序贯分析

在单个随机对照试验进行样本量估算可以增加结果的可信度同时避免资源浪费。同样原理，在进行 Meta 分析时可首先确定得到可靠结论所需的总样本量，该样本量的目标值被称为 Meta 分析所需信息量（required information size，RIS）。将试验续贯分析（trial sequential analysis，TSA）应用在 Meta 分析中，可以在纳入每项研究后进行一次期中分析，提供所需信息量的具体数值；并通过校正临界值的方法，构建统计监控界限值，即干预效应的统计学显著性界值以及无效性界值。TSA 在 Meta 分析中的应用，可以减少随机误差和不精确性导致的假阳性结果；同时，当 Meta 分析累积的样本量达到 RIS 时，提示可终止相似的研究，以节省资源。如图 39-1 所示，图中两条红色曲线为校正后临界值，即设定结果具有统计学显著性和不具有统计显著性的临界值。上面的红色曲线为监控界限值，校正统计学显著性的临界值以避免出现假阳性的结果。下面的红色曲线为使用 TSA 构建的无效性界值，可以帮助研究者提前得出治疗效应在假定条件下不能达到预期效应的结果。

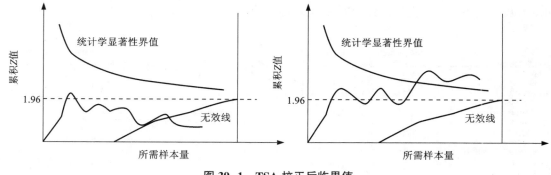

图 39-1　TSA 校正后临界值

## 二、TSA 软件下载与安装

　　传统数据分析软件，如 Stata 和 R 都可以进行试验序贯分析，Stata 软件相关命令的使用方法见本书第 19 章的相关内容，本章主要介绍 TSA 软件的使用方法。2011 年哥本哈根临床试验中心（Copenhagen Trial Unit，CTU）基于 JAVA 平台开发了 TSA 软件，并配有包括英文、中文和西班牙语版本的 3 种使用者工作手册，用来指导正确使用软件。这些手册均可在 CTU 官网上可免费下载，有兴趣的读者可以下载后自行研读。

　　TSA 软件为免费软件，界面友好，使用方便。可到其官网（http://www.ctu.dk/tsa/downloads.aspx）注册下载，目前最新版本为 0.9.5.5 Beta，下载后直接解压到计算机硬盘某一路径下储存。由于 TSA 是一款基于 Java™ 语言的程序，在运行该软件之前需在电脑上安装较新版本的 Java，可在 www.java.com，或在 https://www.oracle.com/java/technologies/javase-jdk13-downloads.html 上，选择适合自己操作系统版本的 JAVA 程序。

　　TSA 是一跨平台程序，可以在 Windows 和 Mac 操作系统上运行。如在 Mac 操作系统，下载 TSA 软件并解压后，一般会出现如下文件及文件夹；单击 TSA.jar 文件即可启动 TSA 软件。

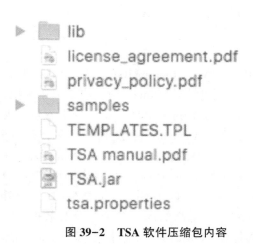

图 39-2　TSA 软件压缩包内容

## 三、TSA 软件在 Meta 分析中的应用

　　本章以 Du 等的一篇关于 PCSK9 抑制剂对心血管疾病发生风险的影响的 Meta 分析为例，说明 TSA 软件在 Meta 分析中的应用。该研究共纳入了 2018 年 11 月 11 日前的研究，主要的测量结局为主要不良心血管事件（major adverse cardiovascular disease，MACE）。具体数据如森林图（图 39-3）所示，其中

"PCSK9 inhibitiors"和"Control"分别表示干预组和对照组，"Events"和"total"分别表示两组 MACE 发生
人数和总人数。接下来，以实例详细说明 TSA 软件的使用方法。

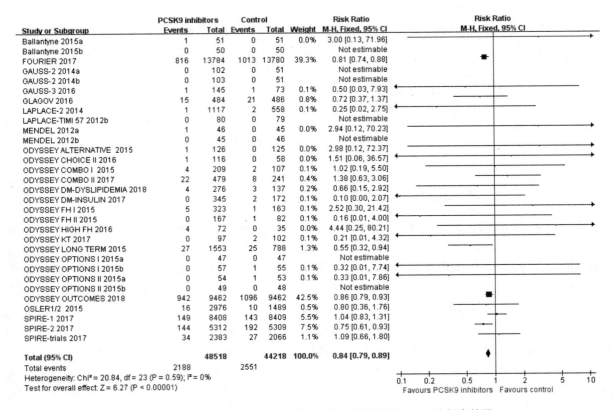

图 39-3　PCSK9 抑制剂对心血管疾病发生风险影响 Meta 分析森林图

### (一)启动 TSA 软件

在储存 TSA 软件的路径下，找到一个名为"TSA.jar"文件，双击，即可出现如图 39-4 所示的启动
画面。

### (二)创建新的 Meta 分析

在启动画面中 File 下拉菜单中选择 New Meta-analysis 选项，出现如图 39-5 的新建 Meta 分析对话
框，该对话框主要包括 4 个部分：(1)测量结局(Outcome)。有 2 个亚选项，在 Data Tpye 用于指定选择
数据类型(二分类变量或连续型变量)，在本例中 MACE 是二分类变量，故选项中选择 Dichotmous；将
新的 Meta 分析命令为"MACE"。(2)在 Comparison 选项中，两个不同干预组分别标记为"PCSK9
inhibitor""Control"。(3)Outcome type 选项，选择时要小心。效应量增加代表负性事件的结局指标被
称为阴性结局指标，效应量增加代表正性事件的结局指标代表阳性结局指标。TSA 软件指定结果指标
为阴性还是阳性，以决定研究结果支持哪一组：在阴性结局指标中，支持事件率或平均效应量低的组；
阳性结局指标中，支持事件率或平均效应量高的组。对于二分类数据，Negative 主要是指病死率、卒
中、肿瘤发生率等具有消极意义的指标，Positive 主要包括生存率、病毒清除率、戒烟等具有积极意义
的指标；对连续型数据，Negative 是指数值增加意味着事件不良，如抑郁评分、糖化血红蛋白、血压、
血脂等，Positive 是指数值增加意味事件佳/良，如血小板计数、肺功能、肾功能等增加。本例中测量结
局为 MACE，所以选 Negative。(4)Comments 为注释选项，可以增加注释内容，用来提醒用户测量结局
为死亡率。最后单击 Create 按钮。

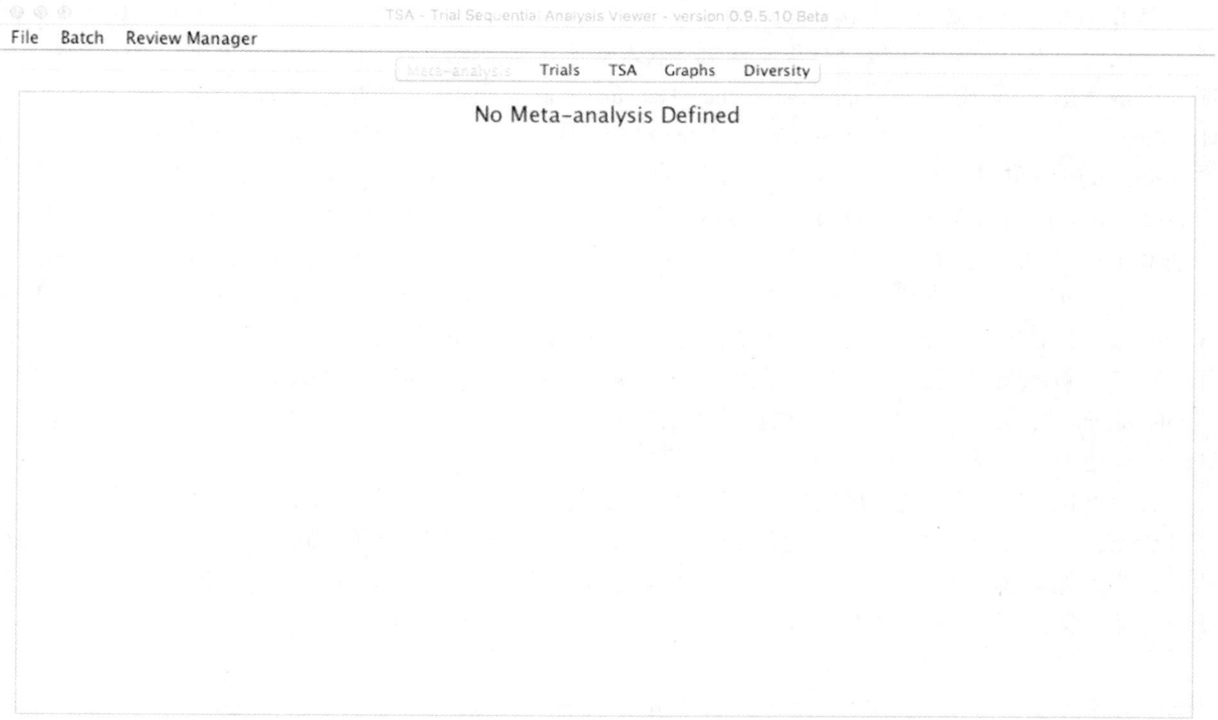


**图 39-4　TSA 启动窗口**

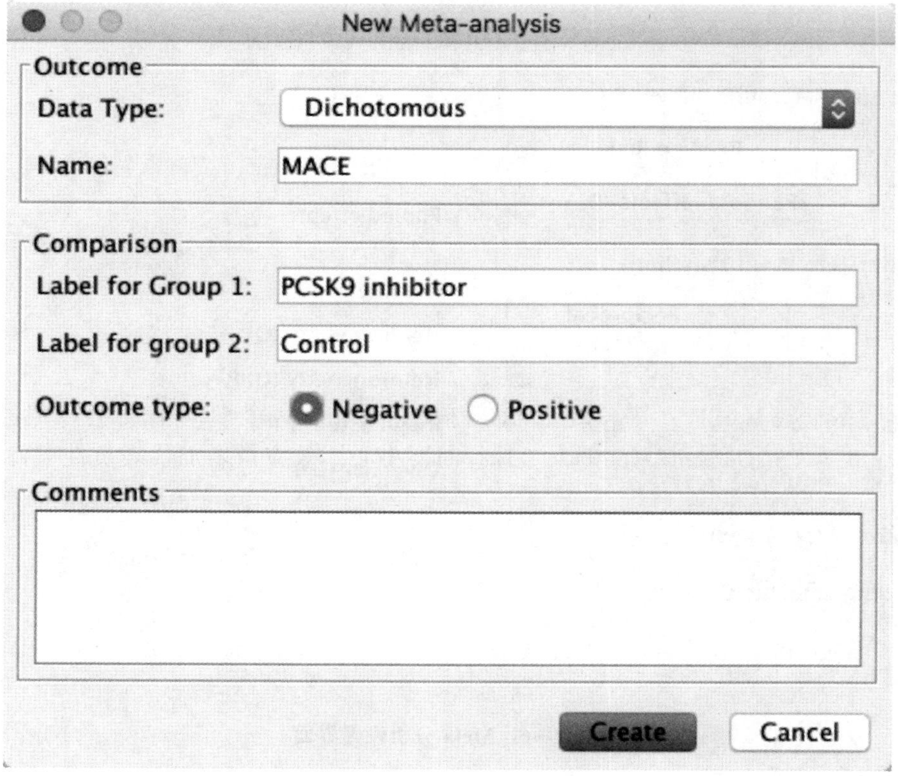


**图 39-5　新建 Meta 分析对话框**

### (三)定义 Meta 分析设置

单击 Create 按钮后，TSA 软件启动画面中 Meta-analysis、Trials、TSA、Graphs 和 Diversity 5 个菜单栏由灰色变为黑色，表示可以进行设置参数、输入数据、分析统计。Meta-analysis 菜单栏下主要由 4 大部分组成：效应量及模型设置（Set Effect Measure and Model）、零事件处理设置（Set Zero Event Handling）、可信区间设置（Set Confidence Interval）和 Meta 分析结果（Meta-analysis Summary）。对二分类数据，效应量可以选择 Relative Risk（RR）、Odds Ratio（OR）、Risk Difference（RD）、Peto OR；对连续型数据，效应量仅有 Mean Difference（MD）。模型共有 1 种固定效应模型和 3 种随机效应模型（DL 法、SJ 法和 BT 法）可供选择。对处理零事件，TSA 软件提供了 3 种方法：连续性校正（Constant）、倒数校正（Reciprocal）、经验性校正（Empirical）。当有零事件研究纳入时，可选择"Include trials with no events"项。校正的值（Value）提供了 4 个：1、0.5、0.01、0.001。选择的原则可参照《Cochrane 手册》相应章节。可信区间包括常规性可信区间和 a-消耗校正性可信区间两种。设定时应先选择"Conventional"，其后提供了 4 个可选择的可信区间，一般选择 95%；如果已经用 a-消耗函数构建了显著性检验边界，也可选择 a-消耗校正性可信区间。

针对本例数据，相关参数设置：效应量为 RR，模型为随机效应模型（DL）；零事件处理方法为连续性校正，校正值为 1，不纳入零事件的研究；可信区间为 95% 可信区间，如图 39-6。此外，可以对试验是否为低偏倚风险进行评价并做出勾选，若不选择，则自动默认该研究为高偏倚风险。在后续分析中，若有必要，可以选择忽略低偏倚风险或高偏倚风险研究进行分析。

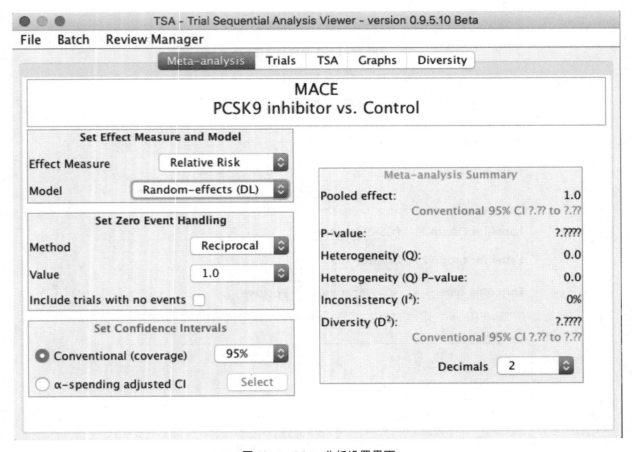

**图 39-6　Meta 分析设置界面**

### (四)输入研究数据

输入研究数据主要有两种方法。

　　一种方法是直接输入。单击 Trials 菜单，出现添加研究界面，可以输入研究数据。如以第 1 项研究 Ballantyne 2015a 为例，在 Add Dichotomous Trial 单元 study 选项中输入 Ballantyne-a，在 year 选项中输入 2015，并分别输入试验组和对照组的死亡数及总人数，不选择 Low Bias Risk，最后单击 Add Trial 按钮，则新建立的研究出现左侧显示区域。同样的方法，将每项研究的数据依次输入，所输入的研究会自动按年限由远及近排序，如图 39-7 所示。若发现某研究有输入错误，可以从左边显示栏中选中该研究，单击 Edit Selected 将可以进行修改。输入完毕，可以单击 File 下拉菜单中的 Save As 选项将本次新建立的 Meta 分析项目存储在某一目录下。

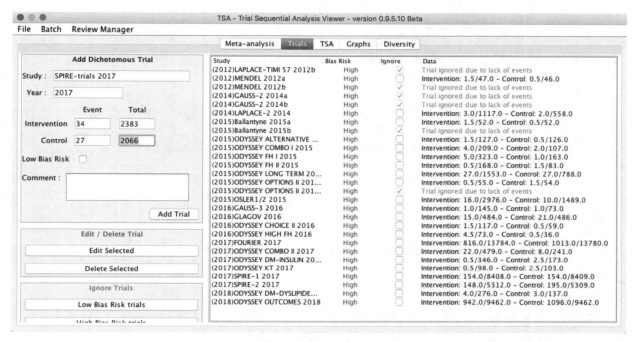

图 39-7　研究数据输入界面

　　另一种方法是由从 RevMan 软件中导入 Meta 分析数据。较新版本的 TSA 软件中自带了 RM5 转换器，较早版本则需下载单独的 RM5 转换器软件。第 1 步是在 RevMan5 中将对应结局指标的 RevMan 数据转换成 *.CSV 文件。打开 RevMan5，选择 File→Export→Data and analyses，弹出如图 39-5 界面，选择结局指标 MACE，单击下一步，在接下来的界面中至少勾选以下几个复选框：Comparison Number、Outcome Number、Subgroup Number、Data Type、Group Label 1 及 Group Label 2。单击完成，并将生成的 MACE.CSV 文件存储在适当的位置。第 2 步是单击图 39-8 界面上 Review Manager→RM5 Converter，在打开的界面选择 File→Open，选择 MACE.CSV，即可导入到 TSA 中进行新的 Meta 分析。

　　由于重新输入数据耗时，同时增加犯错的概率，建议如果 Meta 分析是由 RevMan 完成，可以直接在 TSA 中导入 RevMan 数据生成新的 Meta 分析。

### （五）编辑研究数据

　　数据输入完成后，还可以对数据进行编辑。选择 TSA 程序菜单栏中的"Trial"选项，在图 39-7 中左侧栏选中要编辑的研究双击后，可以修改研究数据；或在右侧窗口中选中该研究，单击左侧窗口的"Edit selected"按钮后可进行编辑。若需删除某项研究，则选中某项研究后直接单击删除即可。

### （六）TSA 参数设置

　　完成前述设置后，单击左上角的 TSA 菜单，出现的 TSA 参数设置界面共分为左中右 3 栏，左边栏主要含有添加（Add）、编辑（Edit）、计算（Calculations）等选项；中间栏为显示区，右边栏为期中分析（Interim analyses）选项，如图 39-9 所示。

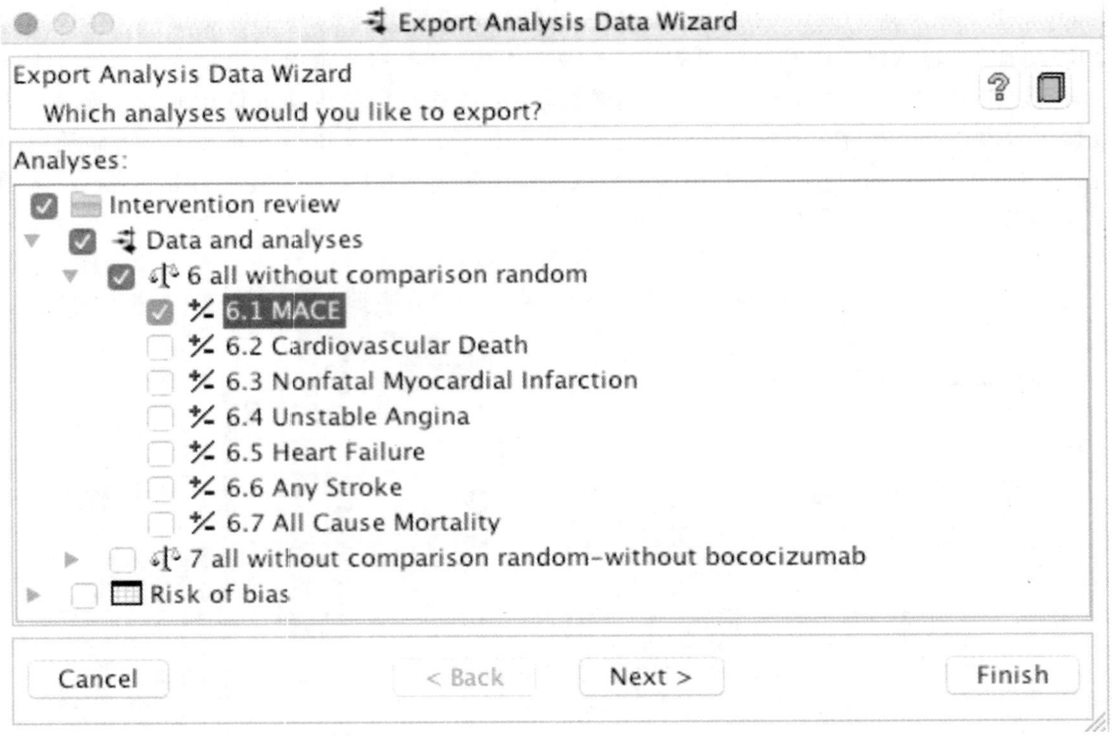

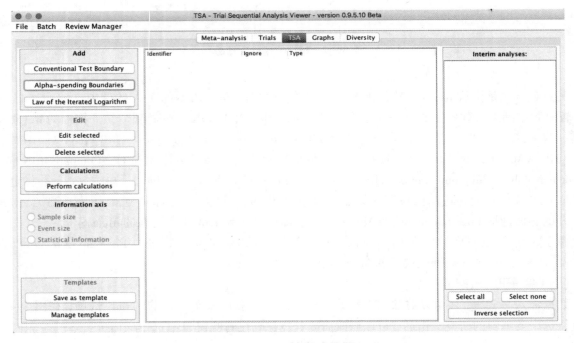

图 39-8　从 RevMan5 中导出数据的窗口

图 39-9　TSA 参数设置界面

　　添加选项由三部分组成：传统检验界值（Conventional Test Boundary）、α-消耗函数界值（Alpha-spending Boundaries）和迭代对数定律（Law of the Iterated Logarithm）。选择任一种检验方法在 TSA 程序界面都会弹出新的窗口，用来设置选择的显著性检验类型。选择传统检验界值，可添加 Z 曲线边界，对应于检验 I 类错误风险的单一显著性检验。由于单一检验界值进行重复显著性检验会增加 I 类错误风险，故较少选择这一项。α-消耗函数界值法可通过校正 Z 值的临界值，允许在重复检验的情况下 I 类错误风险恢复至所期望的最大风险值，所以可弥补单一检验界值的不足。选择这个方法可允许使用 α-消耗函数界值法添加校正后的 Z 曲线，被称为试验序贯监测界值（sequential monitoring boundaries）。第三种方法是迭代对数法，根据 Meta 分析中现有证据的强度和显著性检验重复次数进而降低检验统计量，校正 Z 值，也可用于 Meta 分析重复显著性检验中以控制 I 类错误的增加。目前更常用的是 α-消耗函数界值，本例即是选用该方法。

单击"Alpha-spending Boundaries"按钮，在出现的对话框中进行相关设置。首先需进行命名，如本例中命名为 MACE。同时进一步明确执行单侧还是双侧检验，允许犯 I 型错误的概率，以及执行 α-消耗函数界值法的类型（目前只有 O'Brien-Fleming a-消耗函数）。下一步需确定 Meta 分析中的信息是样本量（累积病例数）、事件数（累积事件数）或累积统计学信息，如图 39-10 所示。

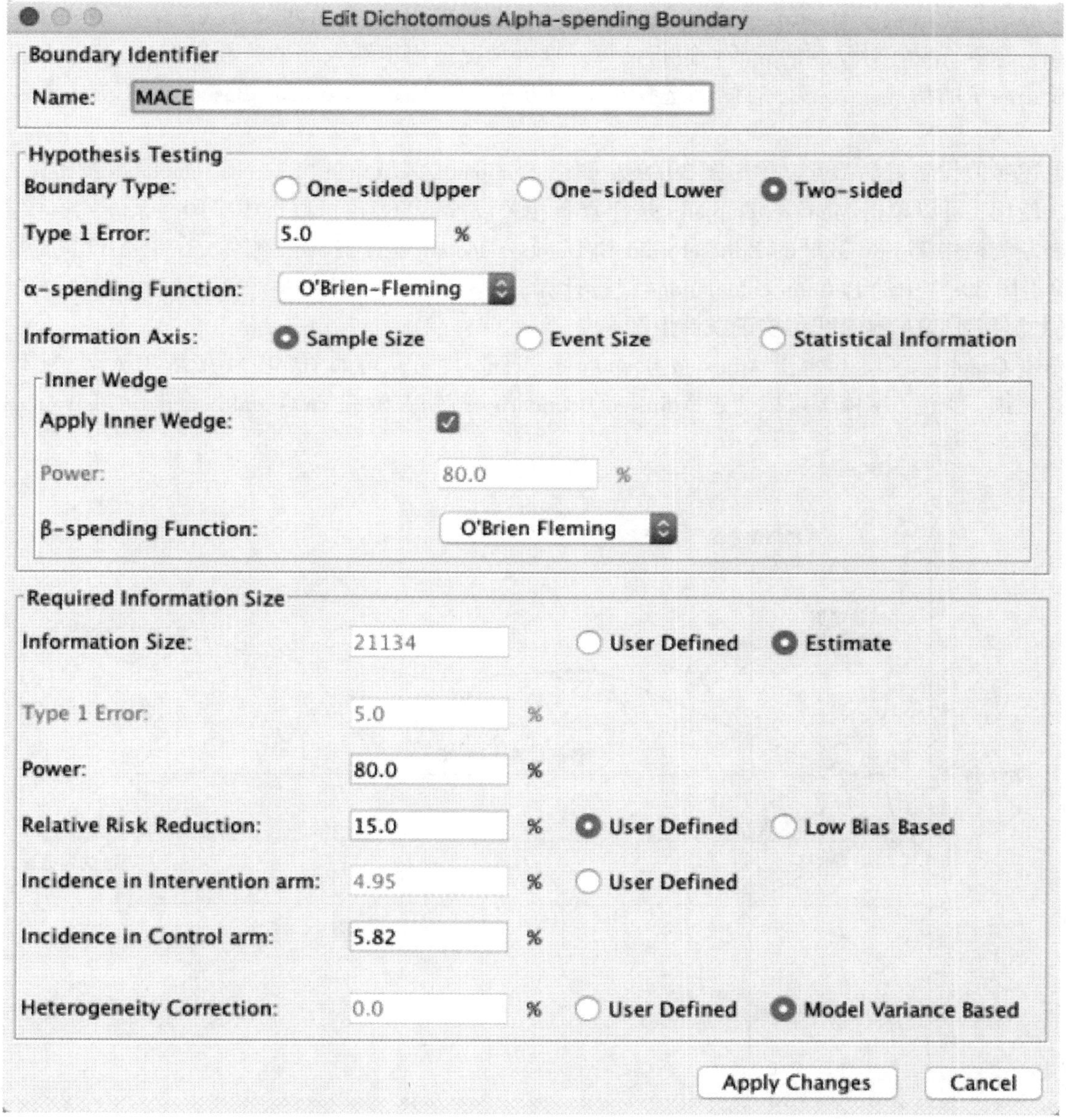

图 39-10　α 消耗函数界值法设置界面

在 Apply Inner Wedge(内楔应用)复选框上打勾代表增加无效性检验。无效性界值的 Power(把握度)会在下面输入信息量时自动设置，所以此处不需要填写。该界面最后的部分需要输入必要的内容进行信息量估算。RIS 的估算通常基于以下统计指标：Ⅰ类错误概率、Ⅱ类错误概率、相对危险度降低(relative risk reduction，RRR)和对照组的事件发生率(incidence in control arm)。选择 User Defined 则表示研究者自行定义所需信息量 RIS，可独立于 TSA 软件获取。但通常选择 Estimate，代表通过 TSA 软件估算 RIS。其中 Type 1 Error(最大Ⅰ类错误)已在前面定义假设检验时确定了，此处为默认值。Power 代表把握度，即最大Ⅱ类错误，研究者应根据需要的最小把握度大小进行填写(如 80% 或 90%)。Relative Risk Reduction 的值通常来源于结局指标 Meta 分析的结果，如本文选择的例子中 MACE 结局指标的 RR 值是 0.85，Relative Risk Reduction 即为 1−RR=15%。对照组的事件发生率有多种来源，最佳的来源是基于流行病学调查，可以是单个高质量、大样本、样本有代表性的流行病学研究，也可以是基于这类研究的 Meta 分析。若无相应的流行病学数据，也可以选择 Meta 分析中对照组的事件发生率。

最后的一个选项为 Heterogeneity Correction(异质性的校正)，包括两种方法。第 1 种方法是 User Defined，需要研究者对预测的异质性进行估算。这种情况适用于纳入的试验数量较少，不足以获得可靠的校正因子的情况。大部分时候都选择第 2 种方法，即 Model Variance Based(基于方差模型的方法)。

上述界值设置好后，可以单击图 39-9 左侧栏 Temlpates 区域中的"Save as template"按钮保存，以备下次使用；可以单击 Manage templates 按钮查看相关设置信息；也可以选中中间栏某一界值设置，然后单击左侧栏中部 Edit 区域的 Edit selected 和 Delete selected 进行编辑和删除。在 TSA 设置界面完成后，单击图 39-9 中的 Perform calculations 执行计算。

### (七)绘制 TSA 界值图和校正统计量图

单击 Graphs 菜单，再单击 Adjusted Boundaries 按钮，即可获得如图 39-11 所示 TSA 界值图，图中的曲线粗细、颜色、字体等可以通过 Adjusted Boundaries 按钮左侧的 Tests and boundaries Layout 区域设置而改变。

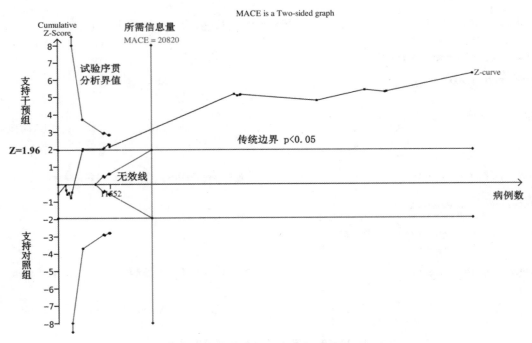

图 39-11　PCSK9 抑制剂对 MACE 影响的 TSA 结果

### (八)结果解读

在结果解读之前,再复习一下各曲线的意义,如图 39-12 所示。所需信息量(RIS),所在的垂直线表示 Meta 分析所需的样本量。TSA 界值,经过 TSA 校正后的试验序贯监测界值。$Z$ 水平线为传统的双侧显著性检验的边界,当 $a=0.05$ 时,$Z=1.96$;无效线:经 TSA 构建的无效性界值。$A$ 线:当再次纳入新的研究时,$Z$ 线穿过了传统界值,但未跨过试验序贯分析界值,表示传统的 Meta 分析可能得到假阳性的结果,需要更多的试验进一步确定。$B$ 线:当再次纳入新的研究时,$Z$ 线穿过了传统界值和试验序贯分析的界值,提示虽然累积的信息量未达到 RIS,但不需要更多的试验,提前得到肯定的结论;$C$ 线:当再次纳入新的研究时,$Z$ 线未与任意一条线相交,提示可能干预组和对照组无差异,但需要更多的研究来验证。$D$ 线:当再次纳入新的研究时,$Z$ 线穿过了传统界值和期望信息量,提示得到支持干预组的肯定结论。$E$ 线:当再次纳入新的研究时,$Z$ 线穿过了无效线,提示干预组与对照组无差异,虽然此时累积样本量未达到期望值,但预期的研究目的可以得到确切的结论。

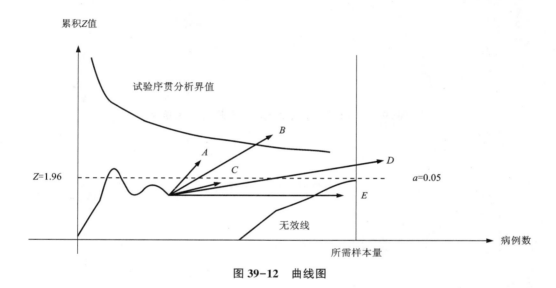

图 39-12　曲线图

PCSK9 抑制剂对 MACE 影响的 Meta 分析显示:在纳入的人群中使用 PCSK9 抑制剂,MACE 的发生可减少 16%(RR=0.84,95%CI:0.79~0.89)。TSA 结果显示纳入 Meta 分析的样本量(92 736 例)已超过 RIS(20 820 例)。RIS 的计算是基于在确保 I 类错误的上限为 5%,Ⅱ错误的上限为 20%(即把握度为 80%),对照组的事件发生率假定为 5.82%。蓝色的曲线为 Meta 分析累计的 $Z$ 值,它穿过了传统界值及 RIS,提示累积的信息量已经超过了期望信息量,并且两组间有统计学差异,可以认为 PCSK9 抑制剂可显著降低 MACE 发生风险。

接下来,以本文献中其他几个结局指标为例进一步讲解 TSA 的解读。PCSK9 抑制剂对卒中影响的 Meta 分析显示:在纳入的人群中使用 PCSK9 抑制剂可减少 25%(RR=0.75,95%CI:0.65~0.85)卒中的发生。TSA 结果如图 39-13 所示,纳入 Meta 分析的样本量(94 408 例),未超过 RIS(113 401 例);RIS 的计算是基于在确保 I 类错误的上限为 5%,Ⅱ类错误的上限为 20%(即把握度为 80%),对照组的事件发生率假定为 1.15%。在该图中,蓝色的曲线为 Meta 分析累积的 $Z$ 值,它穿过了传统界值及 TSA 界值,提示虽然累积的信息量未达到期望信息量,但不需要更多的试验,提前得到肯定的结果。

PCSK9 抑制剂对心力衰竭风险影响的 Meta 分析显示:在纳入的人群中 PCSK9 抑制剂不能减少心力衰竭的发生风险的发生(RR=0.96,95%CI:0.83~1.10)。TSA 结果如图 39-14 所示,纳入 Meta 分析的样本量(92 995 例),未达到 RIS(151 998 例)。TSA 结果图中,蓝色的曲线为 Meta 分析累积的 $Z$ 值,它穿过了无效线,但未穿过传统界值及 TSA 界值,提示虽然累积的信息量未达到期望信息量,但不需要更多的试验,提前得到 PCSK9 抑制剂不减少心力衰竭风险的结论。

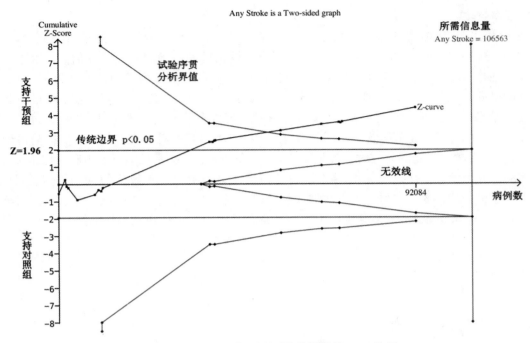

图 39-13　PCSK9 抑制剂对卒中影响的 TSA 结果

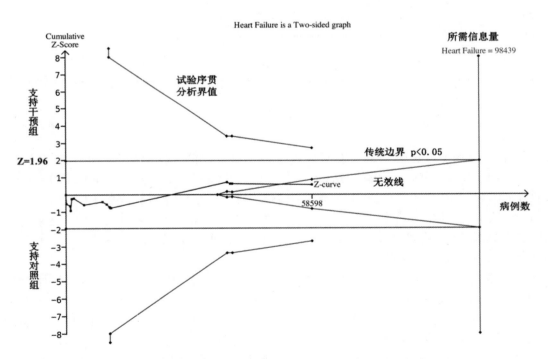

图 39-14　PCSK9 抑制剂对心力衰竭影响的 TSA 结果

　　PCSK9 抑制剂对不稳定性心绞痛影响的 Meta 分析显示：在纳入的人群中使用 PCSK9 抑制剂不能减少不稳定性心绞痛的发生（RR＝0.90，95%CI，0.78～1.04）。TSA 结果如图 39-15 所示，纳入 Meta 分析的样本量（93 344 例），未超过 RIS（153 825 例）。Meta 分析累积的 Z 值未穿过传统界值也没有跨过 TSA 界值，且累积的信息量未达到期望信息量，因此 PCSK9 抑制剂也许不能减少不稳定性心绞痛的发生，但仍需要更多的试验来证明。

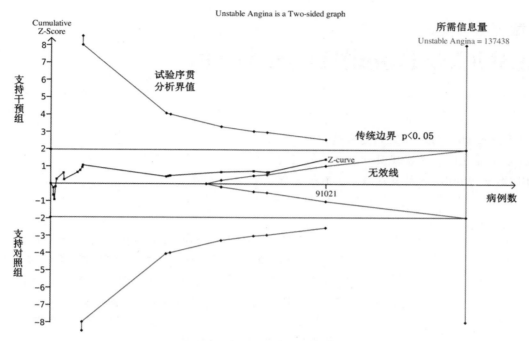

**图 39-15　PCSK9 抑制剂对不稳定性心绞痛影响的 TSA 结果**

　　TSA 软件对于 Meta 分析来讲是非常有用的一个工具，尤其是在 Meta 分析纳入的研究数量及样本量较小时，有利于提高检验效力，帮助确定 Meta 分析是否能得出肯定或否定的结论。即使不能支持 Meta 分析得出确定性的结论，对于指导下一步的研究也是非常有帮助。同时需要注意的是，TSA 的结果受研究假设的影响很大（如 I 类和 II 类错误的概率等），改变研究假设即可能改变 TSA 的结果。所以在解读 TSA 结果时一定要关注设定的假设。

　　TSA 软件和 Stata 软件 metacumbounds 命令进行序贯 Meta 分析各有所长，前者不但可以提供有效界值、无效界值，还可以计算校正可信区间，但研究数据输入和相关参数定义比较繁琐，计算 TSA 界值的方法仅有一种 O'Brien-Fleming 损耗函数。后者操作相对简单，特别是对话框操作，可提供 5 种损耗函数计算方法；但不能提供无效界值和校正可信区间。读者可根据自已的研究目的合理选择两种软件。

（李　静）

## 参考文献

［1］张天嵩，董圣杰，周支瑞. 高级 Meta 分析方法学：基于 Stata 实现［M］. 上海：复旦大学出版社. 2015.

［2］TThorlund K，Engstrøm J，Wetterslev J，et al. User manual for trial sequential analysis（TSA）［EB/OL］（2011-09-21）：http：//www.ctu.dk/tsa/files/tsa_manual.pdf.

［3］Shah A，Smith AF. Trial sequential analysis：adding a new dimension to meta-analysis［J］. Anaesthesia，2020，75：15-20.

［4］Du H，Li X，Su N，et al. Proprotein convertase subtilisin/kexin 9 inhibitors in reducing cardiovascular outcomes：a systematic review and meta-analysis［J］. Heart，2019，105（15）：1149-1159. doi：10.1136/heartjnl-2019-314763.

［5］Higgins J，Thomas J. Cochrane Handbook for Systematic Reviews of Interventions version 6.0［M/OL］（2019-07-11）. Cochrane，2019. http：//www.training.cochrane.org/handbook.

［6］李幼平. 实用循证医学［M］. 北京：人民卫生出版社，2018.

## 第40章

# WinBUGS/OpenBUGS 软件

**要 点**

- 贝叶斯方法在 Meta 分析中应用越来越广泛。
- WinBUGS/OpenBUGS 是实现贝叶斯方法的经典软件。
- OpenBUGS 是 WinBUGS 的开源版本,不断更新至今。

基于频率学框架的经典 Meta 分析各种统计学方法不能处理不符合正态近似条件的小样本资料。经典方法将效应合并值、研究间方差等参数看作是未知的某个数值,忽略了参数估计的不确定性。在随机效应模型的选择上,经典的频率学派一直存在争议。贝叶斯方法在网络 Meta 分析中广泛应用,使得贝叶斯 Meta 分析近年来越来越受到重视。

BUGS(Bayesian inference Using Gibbs Sampling)是用马尔可夫链蒙特卡罗(Markov chain Monte Carlo, MCMC)方法进行各种复杂模型贝叶斯分析的专用软件包,于 1989 年由英国剑桥公共卫生研究所的生物统计医学研究所开发研制,首先推出所谓"经典 BUGS 程序",后又开发出不同的版本。BUGS 的 windows 版本于 1997 年发布,发展到 2007 年形成稳定的 WinBUGS1.43 版本,目前已停止更新,是由位于伦敦的 St. Mary's 皇家医学院共同开发,较之于最初的 BUGS 功能更为增强。它可方便地对许多常用或复杂模型(如分层模型、交叉设计模型、空间和时间作为随机效应的一般线性混合模型、潜变量模型、脆弱模型、应变量的测量误差、协变量、截尾数据、限制性估计、缺失值问题)和分布进行 Gibbs 抽样,还可用简单的有向图模型(directed graphical model)进行直观描述,并给出参数的 Gibbs 抽样动态图,用 Smoothing 方法得到后验分布的核密度估计图、抽样值的自相关图及均数和置信区间的变化图等,使抽样结果更直观、可靠,Gibbs 抽样收敛后可很方便地得到参数后验分布的均数、标准差、95% 置信区间和中位数等信息。OpenBUGS 是 WinBUGS 的开源版本,一直不断更新,到目前为止,为 3.2.3 版本,两者语法基本一致,因此,将两者放在本书同一章节中介绍。

## 第一节　WinBUGS/OpenBUGS 应用入门

### 一、软件下载

#### (一)WinBUGS 下载与安装

在联网情况下,用任一浏览器可访问剑桥大学临床医学院生

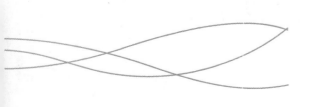

物统计学部( MRC Biostatistics Unit) 官方网站 https: //www.mrc- bsu.cam.ac.uk/software/bugs/the- bugs- project- winbugs/, 它提供两个版本, 一个是无限制版本为 1.4.3 版, 绿色软件, 解压即可使用, 适用 32 位或 64 位 Windows 操作系统, 单击蓝色标识的"Download WinBUGS"链接即可下载; 或单击链接 https: //www.mrc- bsu.cam.ac.uk/wp- content/uploads/2018/11/winbugs143_unrestricted.zip 直接下载。

　　另一个版本为早期 1.4 版本, 只适用 32 位 Windows 操作系统, 单击蓝色的"WinBUGS14. exe"链接, 下载完成后提提示完成软件安装; 同时下载文件 https: //www.mrc- bsu.cam.ac.uk/wp- content/uploads/WinBUGS14_cumulative_patch_No3_06_08_07_RELEASE.txt 更新到 1.4.3 版本; 同时下载注册文件, https: //www.mrc- bsu.cam.ac.uk/wp- content/uploads/WinBUGS14_immortality_key.txt, 解除功能限制, 具体过程可以参阅本书第 2 版, 本章不再赘述。

### (二)OpenBUGS 下载与安装

　　在联网的情况下, http: //www.openbugs.net/w/Downloads 下载, 安装比较简单, 按提示安装即可, 安装完成后直接可以使用, 不需要安装注册码。

## 二、WinBUGS/OpenBUGS 软件数据管理

### (一)数据输入

　　数据可以通过 R/S-PLUS 和矩形格式两种格式输入, 不论何种方式, 数据的维度层次必须由用户指定, 数据可以文本格式文件存储, 缺失数据以"NA"表示。

1. R/S-PLUS 格式

list(
y=c( 175, 165, 155, 145, 135, 125),
x=c(90, 80, 70, 60, NA, 50),
N=5)

这种数据的表示格式被称为 R/S-PLUS 格式, 观测值 y 和 x 被定义为数组。

2. 矩形格式　矩形格式( rectangular format)是由制表符定界文件中一系列的一维数组, 请注意, 最后必须加"END", 而且后面必须至少有一空行。

y[ ]　x[ ]
175　90
165　80
155　70
145　60
135　NA
125　50
END

3. 复合格式　复合格式在实际应用中, 更多是上述两种格式联合使用, 这在网络 Meta 分析中常用。如:

list( N=5)
y[ ]　x[ ]
175　90
165　80
155　70
145　60
135　NA
125　50
END

　　请注意, 不要用"复制/粘贴"等功能直接从 Excel 软件中读取, 因为 WinBUGS 不理解 Excel 软件数据间隔方法。可以"复制/粘贴"两次: Excel→记事本( Notepad)→WinBUGS。

## (二)数据转换

WinBUGS 不适于数据管理,如果数据量较大,需要与其他具有强大数据管理功能的统计软件如 SAS、S-PLUS 等联合使用,通过数据转换成上述两种格式的数据再载入 WinBUGS 中即可。

下面以实例用 S-Plus 的"dput"命令说明数据转换的方法:如有一个 2×5 维矩阵数据,

10　20　30　40　50

60　70　80　90　100

在 S-Plus 中是作为一个 5×2 维矩阵存储:

> M

|       | [, 1] | [, 2] |
|-------|-------|-------|
| [1, ] | 10    | 60    |
| [2, ] | 20    | 70    |
| [3, ] | 30    | 80    |
| [4, ] | 40    | 90    |
| [5, ] | 50    | 100   |

键入 S-Plus"dput"命令

> dput(list(M=M), file="mydata. dat")

则可产生下列数据:

list(M = structure(. Data = c(10, 20, 30, 40, 50, 60, 70, 80, 90, 100), . Dim=c(5, 2))

因为两者读入数据的顺序不同,所以还要将. Dim=c(5, 2)修改为. Dim=c(2, 5),才能成为适合读入 WinBUGS 的 2×5 维矩阵。

## (三)数据载入

(1)载入 R/S-PLUS 格式的数据:将"list"加为高亮,再单击"Specification Tool"对话框中的"Load data"选项即可。

(2)载入矩形格式的数据:将首行和首列的"y"加为高亮,再单击"Specification Tool"对话框中的"Load data"选项即可。

(3)载入复合格式的数据:要加载两次。首先将首行和首列的"y"加为高亮,再单击"Specification Tool"对话框中的"Load data"选项;然后再选中"y"将其加为高亮,再单击"Specification Tool"对话框中的"Load data"。

## 三、WinBUGS/OpenBUGS 语句

WinBUGS 和 OpenBUGS 的语法几乎完全一样,以 WinBUGS 语言为例简单说明一语句结构。

先看一个简单的 Meta 分析模型,如图 40-1,从中可以看出:

(1)使用 WinBUGS 语句明确说明模型,需要用"model"语句将命令围起来,用于指定统计模型和先验分布,请注意不要忘记是用大括号{},如 model{……}。

(2)模型的参数或变量,一般分为 3 类:①常量。通常被指定为固定值,如模型中的"N",表示研究的具体个数,可以在数据输入时明确指定;有时候一些解释变量也可作为常量。②随机变量。由分布刻画的变量(数据或参数),如模型中的"beta"等;③逻辑变量。结点(nodes)的逻辑函数,如模型中的"delta2"等。

(3)想要估计后验分布,必须明确 WinBUGS 使用何种先验分布和似然分布。指定分布的表达式一般为:变量~分布(参数1,参数2,……),其中"~"表示某变量服从某某分布,或某变量按某某分布,请注意,所有的分布都是以字母"d"开头,以表示"分布(distribution)",如模型中的"beta[i] ~ dnorm(theta, tau2)"语句。

可以从《WinBUGS 用户手册》中查阅并了解分布相关内容,常用的分布及其 BUGS 代码、计算公式如图 40-2 所示。

(1)正态分布:正态分布(normal distribution),又称为高斯分布(Gaussian distribution),是对称的,

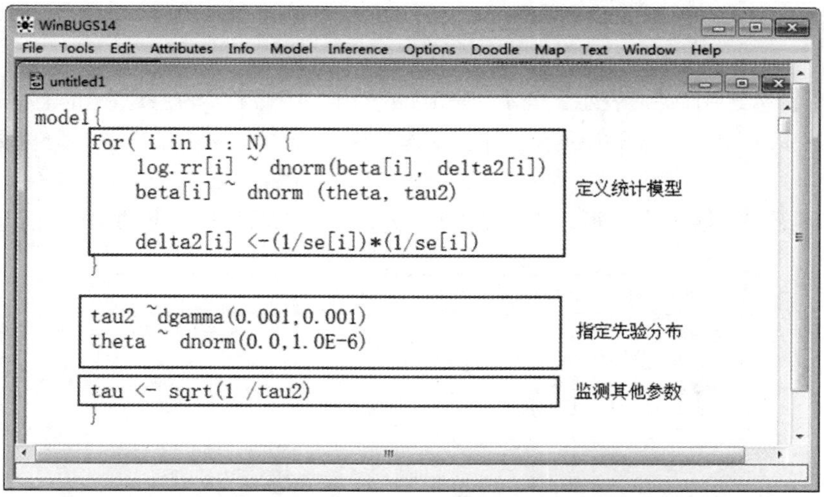


**图 40-1　语句结构**

| Distribution | BUGS Code | Density |
|---|---|---|
| Bernoulli | `x ~ dbern(p)` | $p^x(1-p)^{1-x},\ x=0,1;\ 0\le p\le 1$ |
| Binomial | `x ~ dbin(p, n)` | $\binom{n}{x}p^x(1-p)^{n-x},\ x=0,\ldots,n;\ 0\le p\le 1$ |
| Categorical | `x ~ dcat(p[])` | $p[x],\ x=1,2,\ldots,\dim(p)$ |
| Poisson | `x ~ dpois(lambda)` | $\frac{\lambda^x}{x!}\exp\{-\lambda\}, x=0,1,2,\ldots,\ \lambda>0$ |
| Beta | `x ~ dbeta(a,b)` | $\frac{1}{B(a,b)}x^{a-1}(1-x)^{b-1},\ 0\ =\ x\le 1,\ a,b>-1$ |
| Chi-square | `x ~ dchisqr(k)` | $\frac{x^{k/1-1}\exp\{-x/2\}}{2^{k/2}\Gamma(k/2)},\ x\ge 0,\ k>0$ |
| Double Exponential | `x ~ ddexp(mu, tau)` | $\frac{\tau}{2}\exp\{-\tau\lvert x-\mu\rvert\}, x\in R,\ \tau>0,\ \mu\in R$ |
| Exponential | `x ~ dexp(lambda)` | $\lambda\exp\{-\lambda x\},\ x\ge 0,\ \lambda\ge 0$ |
| Flat | `x ~ dflat()` | constant; not a proper density |
| Gamma | `x ~ dgamma(a, b)` | $\frac{b^a x^{a-1}}{\Gamma(a)}\exp(-bx),\ x,a,b>0$ |
| Normal | `x ~ dnorm(mu, tau)` | $\sqrt{\tau/(2\pi)}\exp\{-\frac{\tau}{2}(x-\mu)^2\},\ x,\mu\in R,\tau>0$ |
| Pareto | `x ~ dpar)alpha,c)` | $\alpha c^\alpha x^{-(\alpha+1)}, x>c$ |
| Student-t | `x ~ dt(mu, tau, k)` | $\frac{\Gamma((k+1)/2)}{\Gamma(k/2)}\sqrt{\frac{\tau}{k\pi}}[1+\frac{\tau}{k}(x-\mu)^2]^{-(k+1)/2}, x\in\mathbb{R}, k\ge 2$ |
| Uniform | `x ~ dunif(a, b)` | $\frac{1}{b-a},\ a\le x\le b$ |
| Weibull | `x ~ dweib(v, lambda)` | $v\lambda x^{v-1}\exp\{-\lambda x^v\},\ x,v,\lambda>0,$ |
| Multinomial | `x[] ~ dmulti(p[], N)` | $\frac{(\Sigma_i x_i)!}{\prod_i x_i!}\prod_i p_i^{x_i}, \Sigma_i x_i=N, 0<p_i<1, \Sigma_i p_i=1$ |
| Dirichlet | `p[] ~ ddirch(alpha[])` | $\frac{\Gamma(\Sigma_i\alpha_i)}{\prod_i\Gamma(\alpha_i)}\prod_i p_i^{\alpha_i-1},\ 0<p_i<1, \Sigma_i p_i=1$ |
| Multivariate Normal | `x[] ~ dmnorm(mu[], T[,])` | $(2\pi)^{-d/2}\lvert T\rvert^{1/2}\exp\{-1/2(x-\mu)'T(x-\mu)\},\ x\in R^d$ |
| Multivariate Student-t | `x[] ~ dmt(mu[], T[,], k)` | $\frac{\Gamma((k+d)/2)}{\Gamma(k/2)}\frac{\lvert T\rvert^{1/2}}{k^{d/2}\pi^{d/2}}\left[1+\frac{1}{k}(x-\mu)'T(x-\mu)\right]^{-(k+d)/2},\ x\in\mathbb{R}^d, k\ge 2$ |
| Wishart | `x[,] ~ dwish(R[,], k)` | $\lvert R\rvert^{k/2}\lvert x\rvert^{(k-p-1)/2}\exp\{-1/2Tr(Rx)\}$ |

**图 40-2　常用分布与 BUGS 代码**

具有中位数等于均值的性质，就是人们熟悉的钟形形状。在 WinBUGS 中是按照参数均数 $\mu$ 和精度 $\tau$ 而不是按均数 $\mu$ 和标准差 $\sigma$ 来指定正态分布，如 dnorm($\mu$，$\tau$)，其中 $\tau$ 可由 $\sigma$ 计算，两者关系为 $\tau=1/\sigma^2$。一个重要的特例是 dnorm(0，0)，平直地分布于数轴以上，从曲线下面积无限这种意义上来讲，这种分布不合理，在实际应用中，常用 dnorm(0，$\varepsilon$)表示未知，$\varepsilon$ 取一个很小的数如 0.001。

(2)二项分布：dbin($p$，$n$)是指每次试验成功概率为 $p$ 的 $n$ 次独立重复贝努利实验的二项分布(binomial distribution)。伯努利试验指的是单次事件，而且这次事件的结果是两个可能性结果中的一个："成功"或"失败"。如，抛硬币，硬币掉落后是人头朝上吗？人头面("正面")通常表示成功而刻字面("反面")表示失败。按照定义，成功的可能性有 0.5，所以抛 100 次硬币，人头面的次数按 dbin(0.5，100)分布。

(3)贝塔分布：贝塔分布(Beta distribution)是一极为灵活的分布家族，适用于取值在 0 到 1 之间的未知量，如成功率。它在实际应用中取值在两个有限数 $a$ 和 $b$ 之间的随机变量，记为 dbeta($a$，$b$)，一个重要的特例是 dbeta(1，1)，是在区间(0，1)上的均匀分布。但是，dbeta(0，0)更常用于表示关于某一未知率 $p$ 完全未知，因为它蕴含 ln[$p/(1-p)$]在数轴上具有均匀分布。就曲线下面积无限而言，dbeta(0，0)是不合适的分布，在实际应用中，常用 dnorm($\varepsilon$，$\varepsilon$)，$\varepsilon$ 取一个很小的数如 0.001。

(4)伽马分布：伽马分布(Gamma distribution)是统计学的一种连续概率函数，也是一极为灵活分布家庭，适用于取值在 0 到$\infty$之间的未知量，如一未知量的精度 $\tau$。关于正值未知量的完全未知分布被描述为 dgamma(0, 0)分布，尽管它不合适，但实际应用 dgamma（$\varepsilon$，$\varepsilon$），$\varepsilon$ 取一个很小的数如 0.001。

4. 逻辑函数的表达式用"<-"表示，表示"等于"或"由……替代"的意思，如模型中的"delta2[i]<-(1/se[i])*(1/se[i])"语句。WinBUGS 常用的内建函数如图 40-3 所示，主要分为简单的数学函数、统计函数等。

5. for 表示循环语句，括号内为循环变量及循环次数，每个循环语句也要用║║括起来。

| BUGS Code | function |
|---|---|
| abs(y) | $\lvert y \rvert$ |
| cloglog(y) | $\ln(-\ln(1-y))$ |
| cos(y) | $\cos(y)$ |
| equals(y, z) | 1 if $y = z$; 0 otherwise |
| exp(y) | $\exp(y)$ |
| inprod(y, z) | $\Sigma_i y_i z_i$ |
| inverse(y) | $y^{-1}$ for symmetric positive-definite matrix $y$ |
| log(y) | $\ln(y)$ |
| logfact(y) | $\ln(y!)$ |
| loggam(y) | $\ln(\Gamma(y))$ |
| logit(y) | $\ln(y/(1-y))$ |
| max(y, z) | $y$ if $y > z$; $y$ otherwise |
| mean(y) | $n^{-1}\Sigma_i y_i$, $n = dim(y)$ |
| min(y, z) | $y$ if $y < z$; $z$ otherwise |
| phi(y) | standard normal CDF $\Phi(y)$ |
| pow(y, z) | $y^z$ |
| sin(y) | $\sin(y)$ |
| sqrt(y) | $\sqrt{y}$ |
| rank(v, s) | number of components of $v$ less than or equal to $v_s$ |
| ranked(v, s) | the $s$th smallest component of $v$ |
| round(y) | nearest integer to $y$ |
| sd(y) | standard deviation of components of $y$ |
| step(y) | 1 if $y \geq 0$; 0 otherwise |
| sum(y) | $\Sigma_i y_i$ |
| trunc(y) | greatest integer less than or equal to $y$ |

图 40-3 WinBUGS 常用的内建函数及其公式

## 第二节 WinBUGS 在贝叶斯 Meta 分析中的应用

本节中以《WinBUGS 用户手册》中的二分类数据为例，如表 40-1，详细说明用 WinBUGS 实现贝叶斯 Meta 分析的过程。

表 40-1 22 项 β 受体阻滞剂减少心肌梗塞后病死率临床研究数据

| study | tdeaths | ttotal | cdeaths | ctotal |
|---|---|---|---|---|
| 1 | 3 | 38 | 3 | 39 |
| 2 | 7 | 114 | 14 | 116 |
| 3 | 5 | 69 | 11 | 93 |
| 4 | 102 | 1 533 | 127 | 1 520 |
| 5 | 28 | 355 | 27 | 365 |
| 6 | 4 | 59 | 6 | 52 |
| 7 | 98 | 945 | 152 | 939 |
| 8 | 60 | 632 | 48 | 471 |
| 9 | 25 | 278 | 37 | 282 |
| 10 | 138 | 1 916 | 188 | 1 921 |
| 11 | 64 | 873 | 52 | 583 |

续表 40-1

| study | tdeaths | ttotal | cdeaths | ctotal |
|-------|---------|--------|---------|--------|
| 12 | 45 | 263 | 47 | 266 |
| 13 | 9 | 291 | 16 | 293 |
| 14 | 57 | 858 | 45 | 883 |
| 15 | 25 | 154 | 31 | 147 |
| 16 | 33 | 207 | 38 | 213 |
| 17 | 28 | 251 | 12 | 122 |
| 18 | 8 | 151 | 6 | 154 |
| 19 | 6 | 174 | 3 | 134 |
| 20 | 32 | 209 | 40 | 218 |
| 21 | 27 | 391 | 43 | 364 |
| 22 | 22 | 680 | 39 | 674 |

## 一、建模

实例中的数据，对于每项研究 $i$，假设治疗组与对照组的研究对象数量 $n_i^c$ 和 $n_i^t$、死亡人数 $r_i^c$ 和 $r_i^t$，死亡率为 $p_i^c$ 和 $p_i^t$。在 22 项研究中，每两组的病死率是独立的，并且服从二项分布，其似然函数为：

$$r_i^c \sim \text{Binomial}(p_i^c,\ n_i^c),$$
$$r_i^t \sim \text{Binomial}(p_i^t,\ n_i^t)。$$

通过产生一个新的参数 $\delta_i$ 来表示每项研究中两个干预组的治疗效果差异，如采用 logit 尺度，在 WinBUGS 中，$\text{logit}(p) = \log[p/(1-p))]$。构造似然函数如下：

$$\mu_i = \text{logit}(p_i^c),$$
$$\delta_i = \text{logit}(p_i^t) - \text{logit}(p_i^c)。$$

这种建模思路是从数据中了解 δ 的变化，从而了解能否从 β 受体阻滞剂治疗中受益，并且了解这种受益是否在研究间存在变异性(这种变异性可以从不同研究间"患者多少""治疗时间长短"或其他重要因子来解释)。为了简单起见，假定 δ 服从正态分布，因此，给定：

$$\delta_i \sim \text{Normal}(d,\ \tau)。$$

我们想要做的推断是总体效应 $d$ 和对一个新假设的研究中的效应 $\delta_{new}$ 的预测分布。$\delta_{new}$ 表示更多的任意选择的研究中治疗组与对照组之间的差异。

指定先验分布：$\mu_i$ 服从的分布为 $N(0, 10^5)$；$d$ 服从的分布为 $N(0, 10^6)$；指定 $\sigma$ 服从均匀分布 $[0, 10]$。请注意#后面的语句是另一种先验分布，$\tau$ 服从 $\gamma$ 分布 gamma$(0.001, 0.001)$。

WinBUGS 的模型如下：

```
model
{
   for( i in 1 : Num ) {
rc[i] ~ dbin(pc[i], nc[i])
rt[i] ~ dbin(pt[i], nt[i])
logit(pc[i]) <- mu[i]
logit(pt[i]) <- mu[i]+ delta[i]
mu[i] ~ dnorm(0.0, 1.0E-5)
delta[i] ~ dnorm(d, tau)
   }
```

```
d ~ dnorm(0.0, 1.0E-6)
# Choice of priors for random effects variance
#tau ~ dgamma(0.001, 0.001)
#sigma <- 1 / sqrt(tau)
tau<-1/(sigma * sigma)
sigma~dunif(0, 10)
delta. new ~ dnorm(d, tau)
}
```

其中，model 为模型指示语，由 || 括起来的语句为模型的具体内容。for 表示循环语句，括号内为循环变量及循环次数，每个循环语句也要用 || 括起来。"~"表示随机变量的分布，左边为变量，右边为分布，dnorm 表示正态分布，dgamma 表示伽马分布，dunif 表示均匀分布。"#"后跟的文字作为注释说明。"<-"表示逻辑间的关系，表示一个结点从另一个结点取值。模型中还涉及了 WinBUGS 常用的几个函数，如 $logit(p)=log[p/(1-p)]$、$sqrt(x)=\sqrt{x}$ 等，其他常用函数可以查阅它的用户手册。

## 二、数据输入及初始值设置

格式如下：

list( rt = c(3, 7, 5, 102, 28, 4, 98, 60, 25, 138, 64, 45, 9, 57, 25, 33, 28, 8, 6, 32, 27, 22 ),

　　nt = c(38, 114, 69, 1533, 355, 59, 945, 632, 278, 1916, 873, 263, 291, 858, 154, 207, 251, 151, 174, 209, 391, 680),

　　rc = c(3, 14, 11, 127, 27, 6, 152, 48, 37, 188, 52, 47, 16, 45, 31, 38, 12, 6, 3, 40, 43, 39),

　　nc = c(39, 116, 93, 1520, 365, 52, 939, 471, 282, 1921, 583, 266, 293, 883, 147, 213, 122, 154, 134, 218, 364, 674),

Num = 22)

"list"为数据结构标识语，可以输入原始数据，下一步设置初始值，或由软件自己设置起始值。请注意，在 WinBUGS 中 "="只用于数据。为了判断马尔可夫链能否收敛，我们设置两条链的初始值。

```
#chain1
list(d = 0, delta. new = 0, sigma=1, mu = c(0, 0, 0, 0, 0, 0, 0, 0, 0, 0, 0, 0, 0, 0, 0, 0, 0, 0, 0, 0, 0, 0),
delta = c(0, 0, 0, 0, 0, 0, 0, 0, 0, 0, 0, 0, 0, 0, 0, 0, 0, 0, 0, 0, 0, 0))
#chain2
list(d = 0, delta. new = 0, tau=1, mu = c(0, 0, 0, 0, 0, 0, 0, 0, 0, 0, 0, 0, 0, 0, 0, 0, 0, 0, 0, 0, 0, 0),
delta = c(0, 0, 0, 0, 0, 0, 0, 0, 0, 0, 0, 0, 0, 0, 0, 0, 0, 0, 0, 0, 0, 0))
```

请注意，这只是模拟的初始值，并不需要一定要与我们实际期望的参数值很接近，有时候我们真正关心的不是初始值。

## 三、具体步骤

1. 检验模型　从"File"下拉菜单中选择"New"，打开对话框，将上述模型和数据输入，或先在一文本文件中编辑好，直接拷贝到新打开的对话框中。从"Model"菜单中找到"Specification"选项，打开"Specification Tool"窗口，将光标放在模型语句的任一处，点"check model"按钮，如果模型没有错误，则"load data"和"compile"按钮则会浮现；同时状态栏左下角会提示"model is syntactically correct"，如图 40-4。

2. 载入数据　在"num of chains"选择模拟链的个数，默认为1，为演示简单起见，先选取默认的一条链。将数据标识语"list"变为高亮"list"，然后在"Specification Tool"窗口单击"load data"，如果数据无误，则在状态栏左下角提示"data loaded"，如图 40-5。

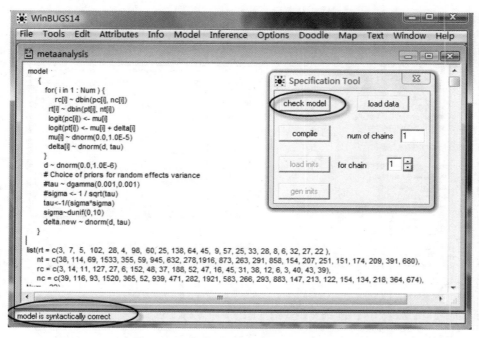

图 40-4　检验模型

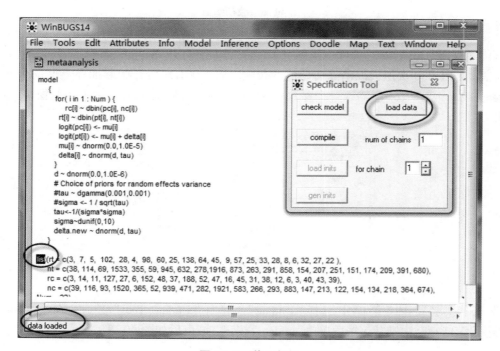

图 40-5　载入数据

　　3. 编译模型　单击"Specification Tool"窗口中的"compile"按钮,如果无误,则在状态栏左下角显示
"model compiled"。

　　4. 载入初始值　数据标识语"list"变为高亮"list",单击"Specification Tool"窗口中的"load inits"按
钮,如果无误,则在状态栏左下角显示"model is initialized",如图 40-6。如果出现"the chain contains
uninitialized variables "的提示语,则可以选用"gen ints"按钮产生随机值,该功能应尽量避免使用,但
在随机结点数量较多时非常有用。

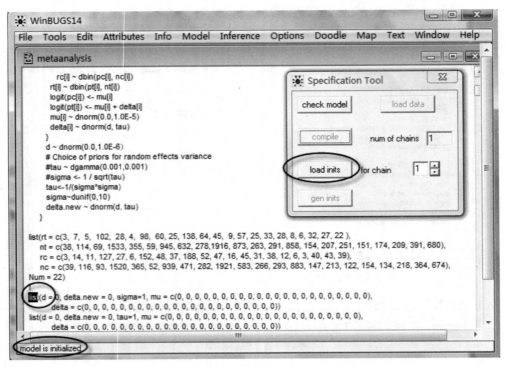

图 40-6  载初始值

5. 变量监控  从"Inference"菜单中找到"Samples"选项，打开"Sample Monitor Tool"窗口，在 beg 处输入 1 001 表示前 1 000 次退火以消除初始值的影响，从 1 001 次后开始取抽样；在 nood 处依次输入 d、delta. new、sigma 等参数，每输入一个参数，需要按一次"set"，输入完毕后关闭此窗口，如图 40-7。

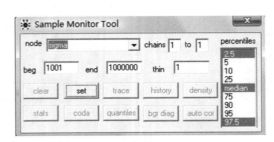

图 40-7  参数设定

6. 模型迭代  "Model"菜单中选择"Update"，打开"Update Tool"窗口，在"updates"处输入"11 000"表示经 11 000 次迭代，然后单击"update"按钮，结束后如图 40-8。

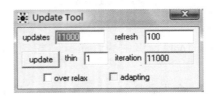

图 40-8  模型迭代

7. 抽样过程　　从"Inference"菜单中找到"Samples"选项，打开"Sample Monitor Tool"窗口，在"nood"处输入"*"代表前面步骤中输入的各种参数，如图 40-9。

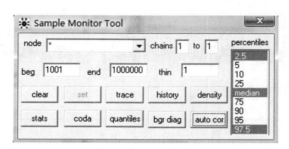

图 40-9　抽样过程

依次点选"trace、history、density、stats、coda、quantiles、bgr diag、auto cor"等，可获得各参数的后验抽样及统计推断结果：如选择"trace"，可得到 Gibbs 动态抽样图（图 40-10）；如选择"density"，得后验分布的核密度估计图（图 40-11）；如选择"history"，得迭代历史图（图 40-12）；如选择"auto cor"，得抽样过程的自相关图（图 40-13）。

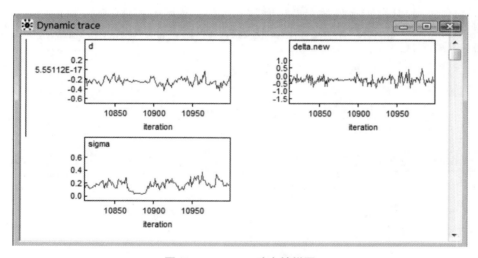

图 40-10　Gibbs 动态抽样图

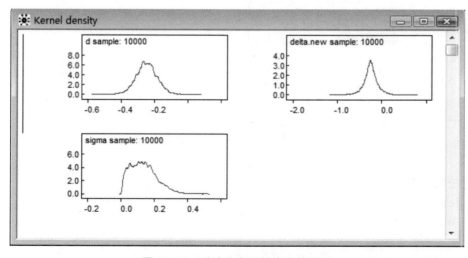

图 40-11　后验分布的核密度估计图

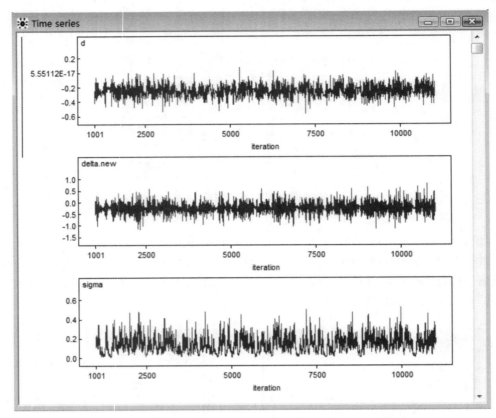

图 40-12　迭代历史图

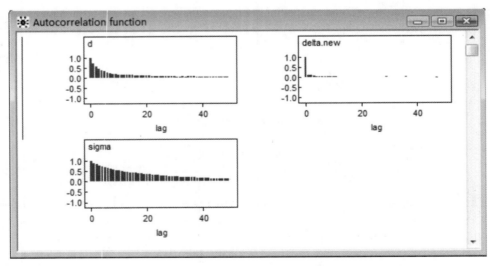

图 40-13　抽样过程的自相关图

主要参数统计推断结果如下：

| node | mean | sd | MC error | 2.5% | median | 97.5% | start | sample |
|---|---|---|---|---|---|---|---|---|
| d | -0.2484 | 0.06517 | 0.002575 | -0.3699 | -0.2493 | -0.1166 | 1000 | 10001 |
| delta. new | -0.2489 | 0.1692 | 0.002681 | -0.5963 | -0.2532 | 0.1071 | 1000 | 10001 |
| sigma | 0.1334 | 0.07935 | 0.005023 | 0.009759 | 0.1263 | 0.3047 | 1000 | 10001 |

结果解读：一般感兴趣的参数是后验分布的均数。如果蒙特卡罗误差（结果中的 MC error）小于相

应后验估计参数标准差(结果中的 sd)的 5%，表示标准差估计精度高，如本例中，对于参数 $d$ 的两者相比为 0.002575/0.06517＝0.0395。从数字化结果及核密度图发现研究中治疗组和对照组病死率的均数差(对数尺度)$d$ 几乎肯定是负值且最可能是-0.25，但也有相当不可预测性；从 sigma 图可以发现，相对于均数 $d$ 值-0.25 来讲，研究间 $\delta$ 变异或许更大；从 $\delta_{new}$ 分布图显示给决策者的是，在多数研究中，治疗组患者极有可能获益，然而因为分布提示某些 $\delta_{new}>0$，表示一些研究中治疗组病死率或许是真的增高。

### 四、收敛性诊断

任何基于 MCMC 的推断都是在假定马尔科夫链已经到达稳定状态(收敛)下进行的，因此，诊断 MCMC 的收敛性对于用模拟的样本来进行估计和推断是非常重要的，许多文献提出了诊断马尔科夫链收敛性的方法，但是其中很多方法都只是停留在理论阶段，能从理论上证明收敛性的情形非常少，大多数情况，只能满足于有效收敛(effective convergence)。

WinBUGS 软件提供了 Gibbs 动态抽样图(trace)、迭代历史图(history)等图像诊断方法用于收敛性诊断，如果在一定的迭代次数后，累积均值曲线稳定下来，则说明已收敛。为了更准确地诊断马尔科夫链的收敛性，我们利用 Gelman 和 Rubint 提出的方差比值法进行判断，如在本例中，通过两条初值，模拟两条判断马尔科夫链，主要过程：1)如图 40-4、40-5 所示，单击"check model"按钮通过模型检验、单击"load data"按钮之后，再将"num of chains"默认的"1"修改为"2"；最后单击"compile"按钮。2)要重复选择并加高亮 list、按"load inits"按钮两次，分别载入两条链的初始值。3)通过观察图 40-13 发现，鉴于多个参数在延迟 lag＝20 后明显变低，为了降低自相关性，可以将"thin"设为 20。其他过程同上，实现 Gibbs 抽样 60 000 次，前 10 000 次用以退火以消除初始值的影响，通过 Gelman-Rub 统计量发现：在 10 000 次迭代过程时就已基本收敛，如图 40-14。可以发现多个参数的链间方差线与链内方差线基本稳定而且重合，其比值线趋向于 1，表明算法已收敛。

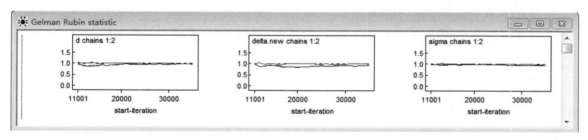

图 40-14　主要参数的收敛性统计诊断图

本章只是以二分类数据的 Meta 分析为例说明 WinBUGS 软件的使用步骤，对于其他数据类型的 Meta 分析的模型构造、数据输入等方面还需要结合具体内容具体运用，可以参照相关文献或本书其他章节的内容来实现。希望可以有更多的学者关注和应用贝叶斯方法解决 Meta 分析中经典统计方法所不能解决的问题。

## 第三节　OpenBUGS 在贝叶斯 Meta 分析中的应用

本章以 Lab9：Multilevel Analysis in WinBUGS 中的数据为例，稍加修改和整理，如表 40-2，说明 OpenBUGS 在贝叶斯 Meta 分析中的应用过程。表 40-2 也是 Meta 分析中常遇到的数据类型，即是效应量及标准误。

表 40-2　6 项研究的效应量及其标准误、方差

| study | logRR | selogRR | varlogRR |
|-------|-------|---------|----------|
| A | 0.25 | 0.13 | 0.016 9 |
| B | 1.4 | 0.25 | 0.062 5 |
| C | 0.6 | 0.13 | 0.016 9 |
| D | 0.25 | 0.55 | 0.302 5 |
| E | 0.45 | 0.4 | 0.16 |
| F | 1 | 0.45 | 0.202 5 |

## 一、建模

数据提供效应量为 lnRR 及其标准误 selnRR，假设第 $i$ 个研究的相对危险度对数为 $lnRR_i$，相应的真实值为 $\beta_i$，lnRR 相应标准误为 $\sigma_i$，合并 lnRR 为 $\theta$，体现研究间异质性方差分量真值 $\tau^2$，则建模如下：

$$logRR_i \sim N(\beta_i, \sigma_i^2),$$
$$\beta_i \sim N(\theta, \tau^2)。$$

该模型实际上就是 Meta 分析典型的正态-正态模型。另指定先验分布为：$\theta \sim N(0, 10^6)$，$1/\tau^2 \sim$ Gamma(0.001, 0.001)

模型代码如下：

```
model{
    for( i in 1 : N) {
        log. rr[i] ~ dnorm( beta[i], delta2[i])
        beta[i] ~ dnorm ( theta, tau2)
        delta2[i]<-(1/se[i]) * (1/se[i])
    }
            tau2 ~dgamma(0.001, 0.001)
        theta ~ dnorm(0.0, 1.0E-6)
            tau <- sqrt(1 /tau2)
    }
```

## 二、数据输入及初始值设置

数据输入如下：
list( N=6, log. rr = c(0.25, 1.4, 0.6, 0.25, 0.45, 1.0),
se =c(0.13, 0.25, 0.13, 0.55, 0.40, 0.45))

为简单起见，只设置 1 条链，初始值设置如下：
list( theta =0, tau2 =1)

## 三、具体步骤

1.检验模型　与 WinBUGS 软件相同，从"File"下拉菜单中选择"New"，打开对话框，将上述模型和数据输入，如图 40-15；从"Model"菜单中找到"Specification"选项，打开"Specification Tool"窗口，将"model"变为高亮"model"，点 check model 按钮，如果模型没有错误，则 load data 和 compile 按钮会浮现；同时状态栏左下角会提示"model is syntactically correct"，如图 40-16。

如果有误，则会在状态栏左下角提示。

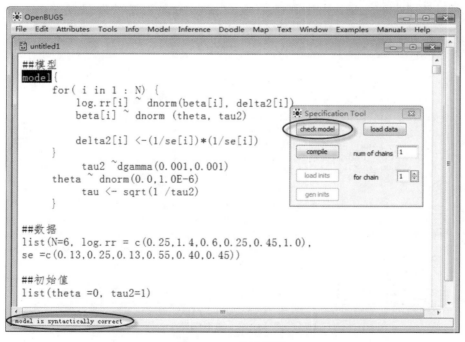

图 40-15　模型及数据输入

图 40-16　检验模型

　　2. 载入数据　在"num of chains"选择模拟链的个数，默认为 1。将数据标识语"list"变为高亮，然后在 Specification Tool 窗口单击"load data"，如果数据无误，则在状态栏左下角提示"data loaded"，如图 40-17。

　　3. 编译模型　单击"Specification Tool"窗口中的"compile"按钮，如果无误，则在状态栏左下角显示"model compiled"，如图 40-18。

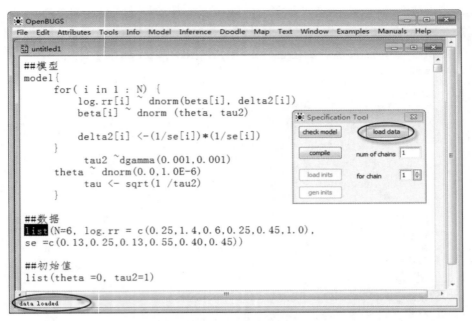

图 40-17　载入数据

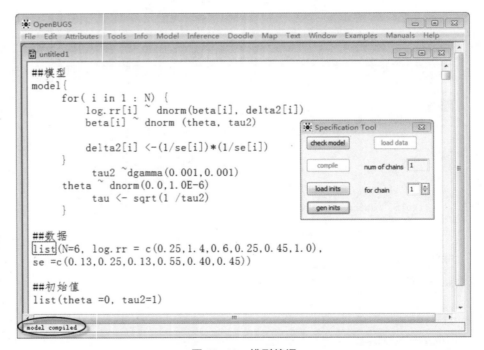

图 40-18　模型编译

4. 载入初始值　数据标识语"list"变为高亮，单击"Specification Tool"窗口中的"load inits"按钮，如果无误，则在状态栏左下角显示"model is initialized"，但在本例中出现了"initial values loaded but chain contains uninitialized variables"，如图 40-19，此时只需要单击"Specification Tool"中的"gen inits"即可，会在状态栏左下角显示"initial values generated，model initialized"提示语。

5. 变量监控　从"Inference"菜单中找到"Samples"选项，打开"Sample Monitor Tool"窗口，在 beg 处输入 1 001，表示前 1 000 次退火以消除初始值的影响，从 1 001 次后开始取抽样；在 nood 处依次输入 theta、tau、beta 等参数，每输入一个参数，需要按一次"set"，输入完毕后关闭此窗口，如图 40-20。

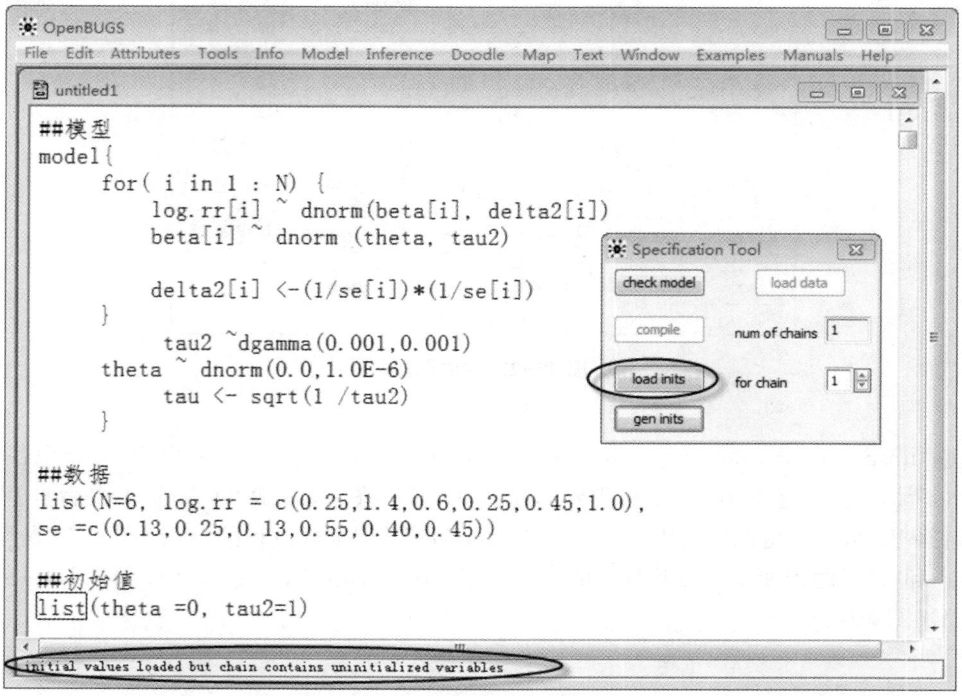

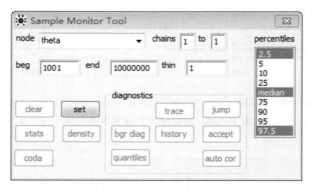

图 40-19　载入初始值

图 40-20　参数设定

6. 模型迭代　从"Model"中选择"Update"，打开"Update Tool"窗口，在"updates"处输入"11 000"表示经 11 000 次迭代，然后单击"update"按钮，结束后如图 40-21。

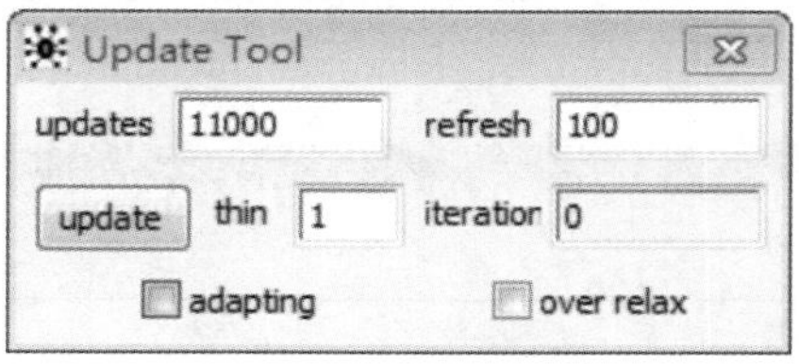

图 40-21　模型迭代

7. 抽样过程　从"Inference"菜单中找到"Samples"选项，打开"Sample Monitor Tool"窗口，在"nood"处输入"﹡"代表前面步骤中输入的各种参数，图 40-22。

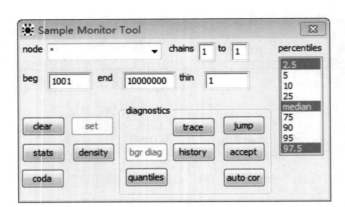

图 40-22　抽样过程

依次点选"trace、history、density、stats、coda、quantiles、bgr diag、auto cor"等，可获得各参数的后验抽样及统计推断结果：如选择"trace"，可得到 Gibbs 动态抽样图；如选择"density"，得后验分布的核密度估计图；如选择"history"，得迭代历史图；如选择"auto cor"，得抽样过程的自相关图。为节省篇幅，我们只显示"theta"和"tau"两个变量的后验分布的核密度估计图（图 40-23）、迭代历史图（图 40-24）和抽样过程的自相关图（图 40-25）。

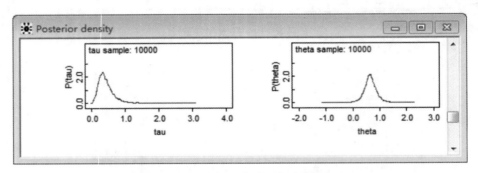

图 40-23　后验分布的核密度估计图

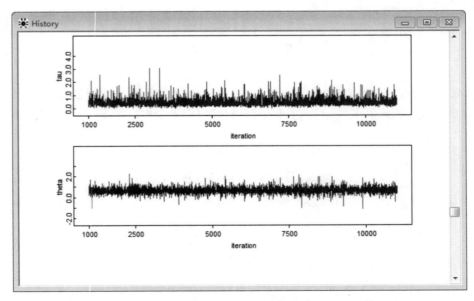

图 40-24　迭代历史图

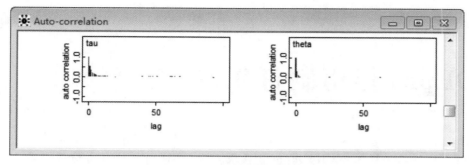

**图 40-25　抽样过程的自相关图**

8. 主要参数结果　单击"stats"，可以获得主要参数统计推断结果如下（图 40-26）。

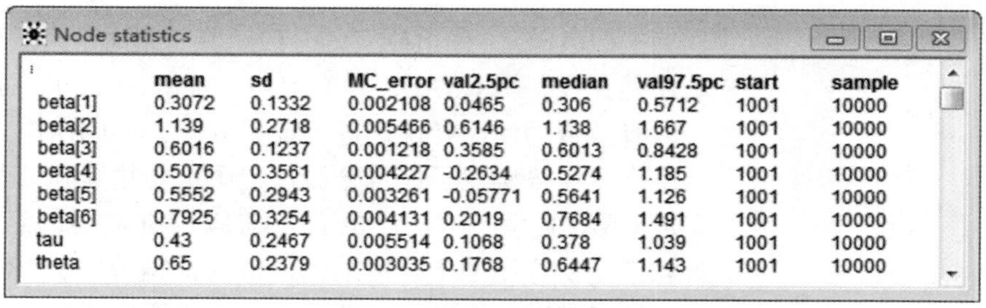

| | mean | sd | MC_error | val2.5pc | median | val97.5pc | start | sample |
|---|---|---|---|---|---|---|---|---|
| beta[1] | 0.3072 | 0.1332 | 0.002108 | 0.0465 | 0.306 | 0.5712 | 1001 | 10000 |
| beta[2] | 1.139 | 0.2718 | 0.005466 | 0.6146 | 1.138 | 1.667 | 1001 | 10000 |
| beta[3] | 0.6016 | 0.1237 | 0.001218 | 0.3585 | 0.6013 | 0.8428 | 1001 | 10000 |
| beta[4] | 0.5076 | 0.3561 | 0.004227 | -0.2634 | 0.5274 | 1.185 | 1001 | 10000 |
| beta[5] | 0.5552 | 0.2943 | 0.003261 | -0.05771 | 0.5641 | 1.126 | 1001 | 10000 |
| beta[6] | 0.7925 | 0.3254 | 0.004131 | 0.2019 | 0.7684 | 1.491 | 1001 | 10000 |
| tau | 0.43 | 0.2467 | 0.005514 | 0.1068 | 0.378 | 1.039 | 1001 | 10000 |
| theta | 0.65 | 0.2379 | 0.003035 | 0.1768 | 0.6447 | 1.143 | 1001 | 10000 |

**图 40-26　参数后验分布结果**

结果解读：核密度图和数字化结果发现合并效应量及 95% 可信区间 0.65（0.18，1.14），因合并效应量为 logRR，而 95% 可信区间不含 0，所以提示有明显的风险。我们可以与"meta logrr selogrr, ebayes"命令获得经验性贝叶斯计算结果比较，结果相似，如表 40-3。

**表 40-3　完全贝叶斯与经验性贝叶斯计算结果比较**

| 测量结局 | openBUGS | STATA |
|---|---|---|
| 合并效应量（logRR） | 0.65（0.18，1.14） | 0.66（0.28，1.04） |
| 研究间方差（$\tau^2$） | 0.185 | 0.134 |

（张天嵩）

# 参考文献

［1］Background to BUGS［EB/OL］.（2020-11-19）. http：//www.mrc-bsu.cam.ac.uk/bugs/welcome.shtml.

［2］孟海英，刘桂芬，罗天娥. WinBUGS 软件应用［J］.中国卫生统计，2006，23（4）：375-377.

［3］方积乾，陆盈主编.现代医学统计学［M］.北京：人民卫生出版社，2002.

［4］Ntzoufras I. Bayesian modeling using WinBUGS：An introduction［M］. John Wiley & Sons，2007.

［5］Kvam PH, Vidakovic. Nonparametric statistics with applications to science and engineering［M］. John Wiley & Sons，2007.

［6］Blocker：random effects meta-analysis of clinical trials［M］. http：//www.mrc-bsu.cam.ac.uk/bugs/winbugs/Vol1.pdf.

［7］Carlin JB. Meta-Analysis for 2 x 2 Tables：A Bayesian Approach［J］. Statist Med，1992，11（2）：141-158.

［8］马跃渊，徐勇勇，郭秀娥. MCMC 收敛性诊断的方差比法及其应用［J］.中国卫生统计［J］，2004，21（3）：154～156，161

［9］Lab：Multilevel analysis in WinBUGS［EB/OL］.（2020-01-13）http：//www.biostat.jhsph.edu/~fdominic/teaching/bio656/labs/labs08/lab9.WinBUGS.pdf.

［10］张天嵩，钟文昭，李博.实用循证医学方法学［M］.2 版.长沙：中南大学出版社，2014.

# 第 41 章
# GRADEpro 指南制订工具

## 要 点

- GRADE 工作组研发的离线软件 GRADEpro 和在线工具 GRADEpro GDT 等分级工具，均可有效帮助使用者快速进行证据分级。
- GRADEpro GDT 可用于干预性系统评价、诊断性试验系统评价的证据分级，以及在线制订指南和形成推荐意见等。

微课: GRADEpro
GDT软件的使用

GRADE 工作组研发的分级工具，无论是离线软件 GRADEpro 还是在线工具 GRADEpro GDT(Guideline Development Tool)，都可以有效帮助使用者快速进行证据分级，而 GRADEpro GDT 利用网络在线优势实现了评价分级过程中重要数据和流程的整合，对促进 GRADE 系统方法学的普及与应用有重要的意义。GRADEpro 软件主要应用于干预性系统评价的证据分级，GRADEpro GDT 在此功能基础上增加了诊断性试验系统评价的证据分级与在线制订指南和形成推荐意见的功能。系统评价制订者可应用 GRADEpro 或 GRADEpro GDT 对证据体进行质量分级，指南制订者可应用 GRADEpro GDT 制订指南与传播证据，可以制订新的完整版指南，也可以改编和更新现有指南。深入掌握 GRADE 系统进行证据质量分级是熟练掌握和操作证据质量分级软件的前提。

## 一、GRADEpro GDT 简介

为方便系统评价和临床指南制订者制作标准化的结果总结表和证据概要表，GRADE 工作组先是推出了 GRADEpro 软件，由于 GRADEpro 软件不利于网络协作，且仅适用于干预类证据的分级结果的制作，因此 GRADE 工作组目前主要致力于打造 GRADEpro 的升级版 GDT 工具，国内也有学者对此进行了介绍，希望通过 GDT 将干预和诊断类临床指南制订过程中的重要数据和流程进行整合，更方便研究者使用。同时，GRADE 工作组宣布，后期将逐步停止 GRADEpro 软件的更新，完善和推广 GDT 在线工具。因此，掌握 GDT 在线工具的使用方法对系统评价的证据分级以及循证指南的制订十分重要。GDT 在线工具目前包含 9 种语言版本，其中中文版由 GRADE 中国中心团队翻译。

GRADEpro GDT 是一款在线工具，无须下载及安装，直接注册后在线使用。该工具目前最佳的支持浏览器是谷歌 Chrome 浏览器以及苹果 Safari 浏览器，使用其他浏览器也可以访问。GDT 的官方网站为 http：//www. guidelinedevelopment. org/。输入网址或扫描二维码(图 41-1)即可打开登录界面(图 41-2)，输入邮箱和密码单击 Log in 登录，或者通过 Cochrane 协作网账号登录。

**图 41-1　GDT 官方网站二维码**

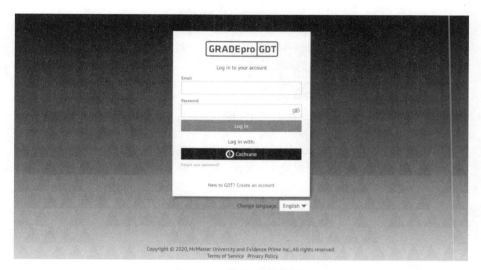

**图 41-2　登录 GDT 账号**

　　如果未注册账号，可单击该网站界面的 Create an account 链接即可进入到注册界面（图 41-3）。按要求输入相应信息后，单击 Create an account 按钮即可完成账号注册。

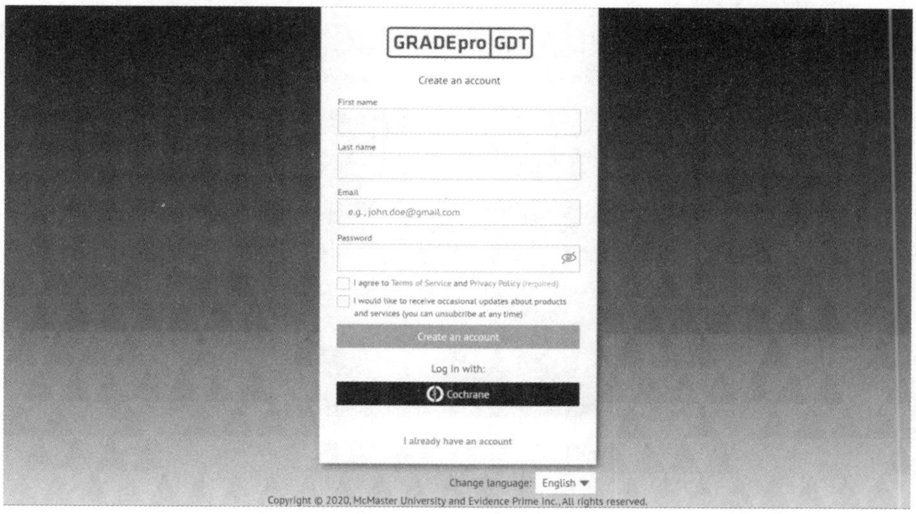

**图 41-3　注册 GDT 账号**

　　注册完毕后自动登录进入欢迎页面（图 41-4），该界面首先需要选择应用该网站的目的，有 3 个选项：制作证据表、生成指南和传播证据。如果是系统评价制作者可选制作证据表，而指南制订者可选生成指南或传播证据。在证据表里面包含证据概要表、结果总结表和证据决策表，不同类型的表格，最终对分级结果的呈现内容有差别，作者可根据需要进行选择。例如选择结果总结表后，系统则会自动弹出该类型表格的相关解释和呈现样式（图41-5）。

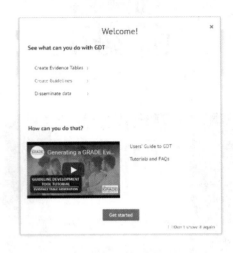

图41-4　GDT 欢迎界面

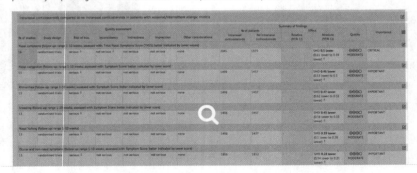

图41-5　结果总结表呈现样式

## 二、GDT 项目的导入和新建

　　GDT 工具可手工录入亦可直接导入文件。首先单击界面右上角 Import Project（图41-6），然后单击 Import projectfrom RevMan5 or GRADEpro 选择文件导入（图41-7），支持导入的文件可以是 Review Manager 5 软件生成的.rm5 文件（图41-8），也可是原 GRADEpro 软件生成的.grd 文件。选中文件后，单击 Next，选择需要进行分级的问题（图41-9）。

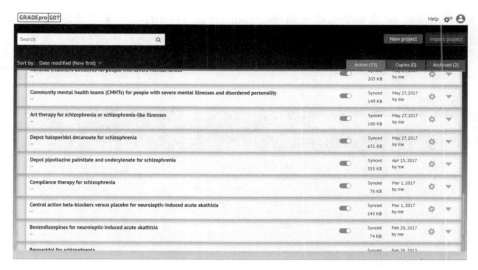

图 41-6　导入项目

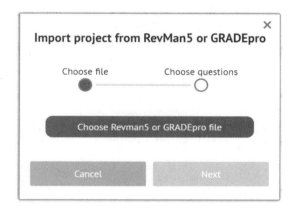

图 41-7　选择导入文件

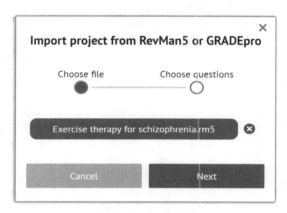

图 41-8　选中导入文件

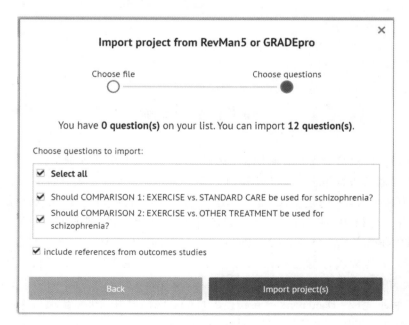

图 41-9　选择问题

如果暂无相应文件,则需要单击右上角 New project(图 41-10),出现创建新的项目窗口,录入项目名称,在证据概要表、结果总结表、证据决策表及完整指南 4 种类型中选择证据概要表,单击 Create project(创建项目)完成新项目的建立(图 41-11)。

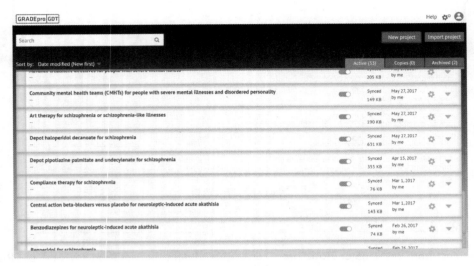

图 41-10 新项目

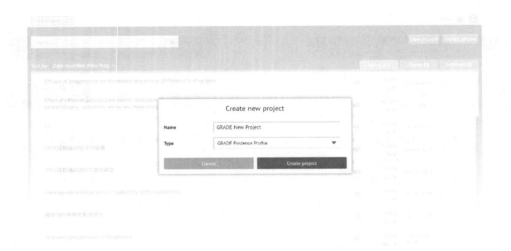

图 41-11 创建新项目

项目操作页面(图 41-12)分为左右两栏,左边是项目栏,从上至下分别是:Tasks(任务),该栏目可以制订具体的工作计划及备忘提醒;Team(团队),该栏目可以录入研究成员名单及利益冲突;Scope(范围),该栏目共分为常规内容、问题、结局指标 3 个部分。常规内容部分可以录入该系统评价的题目、目的、目标人群、卫生保健机构等相关内容;问题部分共包含初始草案、头脑风暴、完成清单、优先排序、申请批准、批准清单和已完成 7 个步骤;结局指标部分可以创建自己认为应该考虑的结局指标列表,并进行申请。References(参考文献),该栏目可以对指南制订过程中的参考文献进行记录;Prognosis(预后),该栏目中可以对疾病的预后情况进行描述;Comparisons(对照),该栏目为该网络工具的核心部分,证据质量评价即在此栏目下完成;Document sections(文件区),该栏目可以进一步填写该系统评价或指南的标题、作者、潜在利益冲突报告、评审小组等具体信息;Dissmination(传播),该栏目是对研究结果进行初步展示和传播。页面右侧则是操作及信息显示栏。

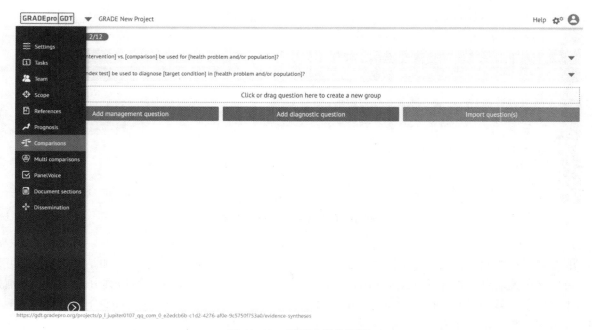

图 41-12　新项目操作页面

## 三、问题与数据录入

对于直接导入的项目，系统评价包含的问题比较会自动在 Comparison 中呈现，大部分数据已自动填充（图 41-13），补充空缺数据后进行证据质量评价即可。

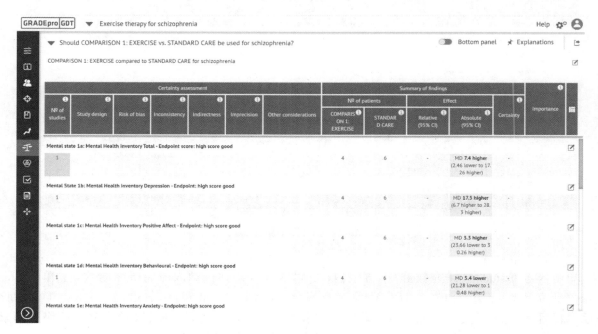

图 41-13　导入项目自动填充数据

### （一）干预性系统评价

单击 Add management question（添加管理问题），出现录入具体问题页面（图 41-14），根据提示内容对环境、表格名称、参考资料和该问题的作者等信息进行录入，录入 Irrigation compared to No irrigation for diffuse peritonitis 案例问题后单击右侧保存。

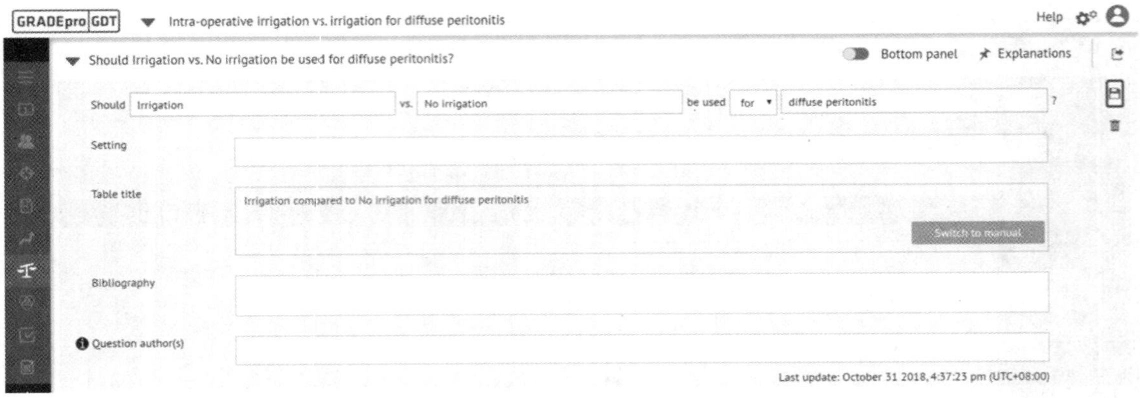

图 41-14　管理问题录入界面

单击刚保存的问题，则进入添加结局页面（图 41-15）。单击 Add outcome（添加结局指标）即可录入结局指标相关信息。首先录入结局指标名称，其次选择对应的结局类型，类型共分为 4 类，分别是连续性结局、二分类结局、time to event 结局和叙述性结局，最后对是否 pooled（合并）和 Length of follow up（随访时间）进行选择填写后保存。

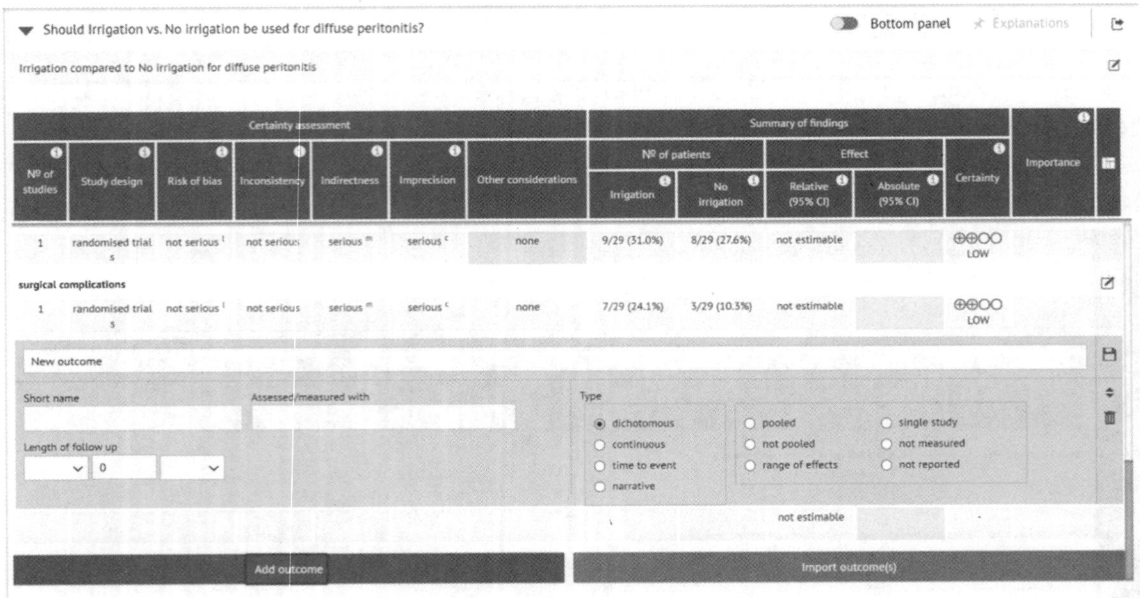

图 41-15　添加新结局

单击 No. of studies（研究数目）下方空白栏，可输入系统评价纳入原始研究的数量；单击 Study design（研究类型）下方空白栏，可以选择研究类型为 randomised trial 和 observational study；再单击每个升降级栏目下方空白栏，即可进行 5 个降级因素和 3 个升级因素的证据质量评估，对于降级的因素，需要单击右键录入升降级的 Explanations（解释）和参考文献（如有必要），单击右上角 Bottom panel 按钮可显示所有升降级解释（图 41-16）。

完成评价后，即可直接出现证据等级。在 No. of patients（患者数量）与 Effect（效果）两个单元格下可以录入纳入研究的病例数、相关效应值及可信区间，在 Importance（重要性）表格中选择结局指标重要性分级，即可完成信息的录入。录入信息之后可单击右上角的图标对表格类型进行修改（图 41-17）。

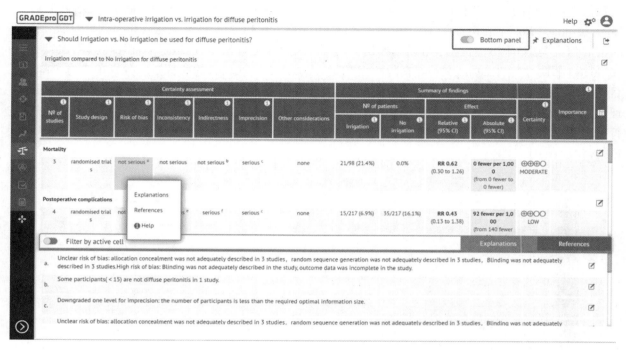

图 41-16　升降级解释

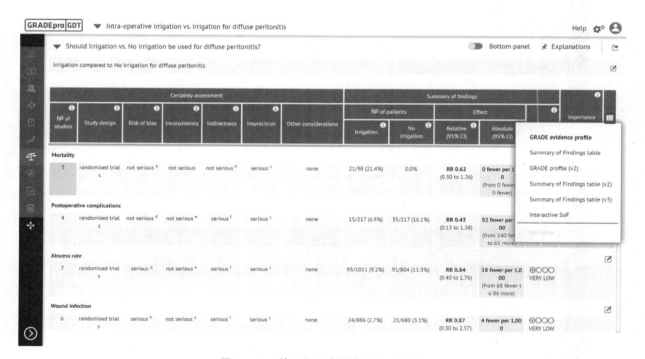

图 41-17　管理问题表格类型修改界面

## (二)诊断性系统评价

单击 Add diagnostic question(添加诊断问题),出现录入具体问题页面(图 41-18),根据提示内容对待评价诊断性试验、参考诊断性试验、诊断的疾病和适用的人群环境、诊断切点、表格名称、和该问题的作者等信息进行录入,录入完成后单击右侧保存。再次单击刚保存的条目,则直接进入证据分级界面(图 41-19)。首先选择灵敏度和特异度数据的来源,共分为 3 种来源,分别是 from single study(单项研究)、pooled across studies(合并的研究结果)和 range from studies(研究范围),录入灵敏度或特异度数值和可信区间，再单击 Prevalences（患病率）后的空格，录入诊断的疾病的患病率（验前概率）。在 No. of studies（No. of patients）（研究和患者数量）单元格下可以录入纳入研究数和病例数；单击 Study design（研究类型）下方空白栏，可以选择研究类型，之后即可直接出现 True positives（真阳性）、False negatives（假阴性）、True negatives（真阴性）和 False positives（假阳性）的病例数。分别单击每个降级栏目和 Other considerations（其他考虑）下方空白栏，即可进行 5 个降级因素和 3 个升级因素的证据质量评估，单击右键可录入升降级的解释；单击打开 Show references（显示参考文献）可以对升降级解释进行显示和查看，完成评价后，即可直接出现证据等级。录入信息之后可单击右上角的图标对表格类型进行修改（图 41-20）。

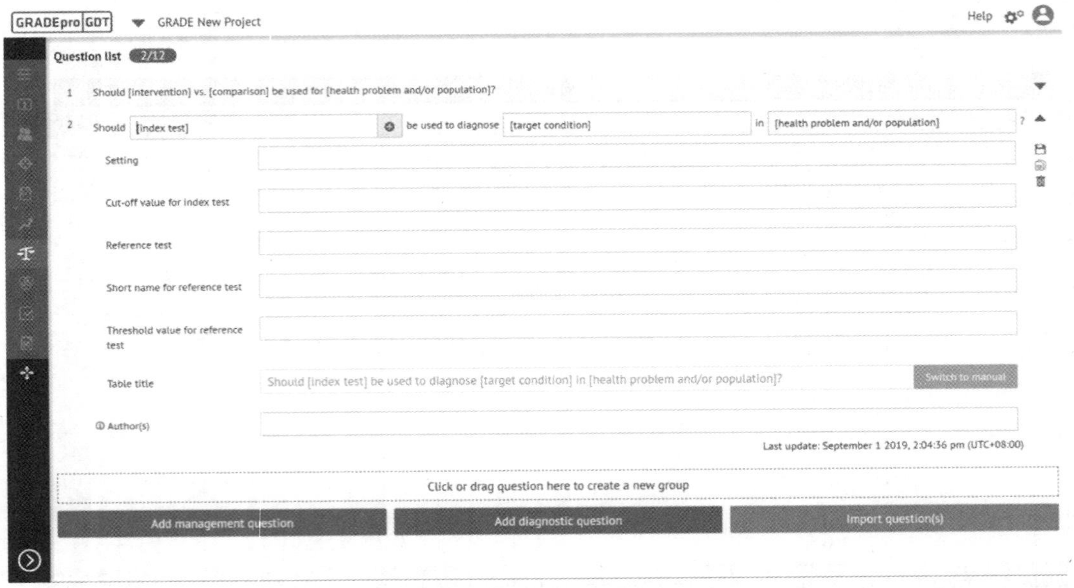

**图 41-18 诊断问题录入界面**

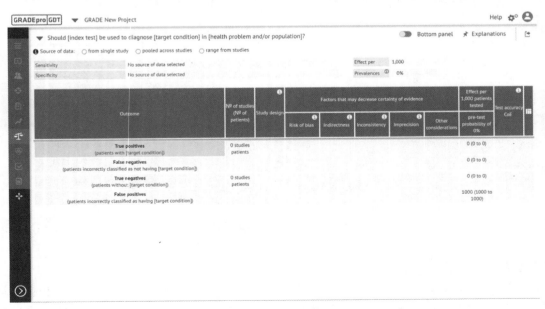

**图 41-19 诊断证据质量分级界面**

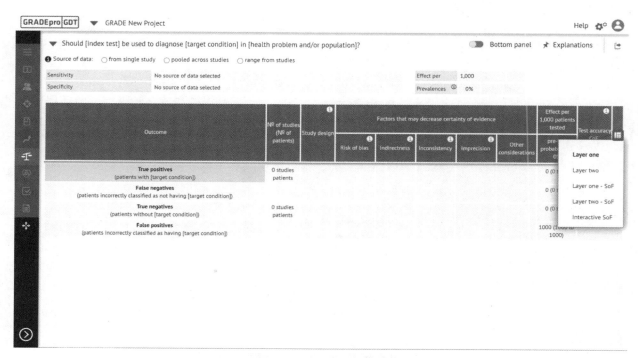

图 41-20　诊断问题表格类型修改界面

## 四、证据分级结果的导出

单击右上角箭头标志(图 41-21),即可导出表格。弹出界面中可以选择需要导出的结局指标,若同时完成了多个结局指标的分级,可以单击 Select all(全选)选择全部导出,也可以单击前方的小方格,只导出需要的结局指标(最多 7 项);导出的格式可选择 word 格式、pdf 格式或者网页格式;导出的表格可以选择为横向或纵向(图 41-22)。

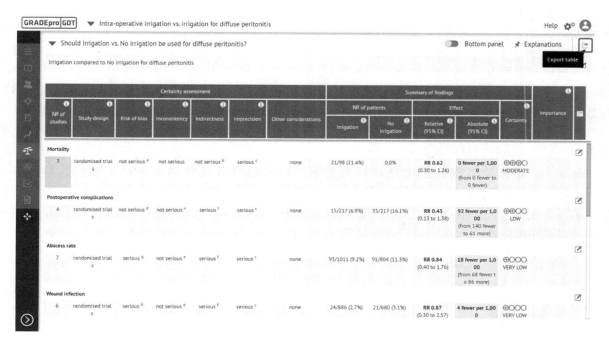

图 41-21　证据分级结果导出标志

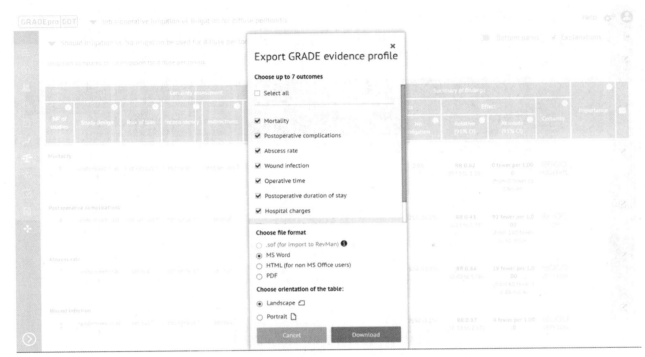

图 41-22　证据分级结果导出选择

GDT 在线工具可辅助进行指南推荐意见的证据决策表的形成，单击左侧 Comparisons（对照）分组下的 Recommendations（推荐意见），即可出现指南推荐意见形成相关信息录入页面（图 41-23），该界面共包含 5 个部分：Question（问题）、Assessment（评估）、Summary of Judgements（结果总结）、Type of Recommendation（推荐意见类型）和 Conclusions（结论）。Question 部分主要呈现指南 PICO 和背景等信息。Assessment 部分主要包含 Problem（问题）、Desirable Effects（预期效果）、Undesirable Effects（不良效果）、Certainty of evidence（证据可信度、Values（价值观）、Balance of effects（效果利弊平衡）、Resources required（所需资源）、Certainty of evidence of required resources（所需资源的证据可信度）、Cost effectiveness（成本效果）、Equity（公平性）、Acceptability（可接受性）等 12 条内容，必须对每一条做出详细的判断，单击 Detailed Judgements 可以查看具体的判断结果，其中包含专家组讨论、每一个具体问题的评价以及该标准的最终评价结果；Research Evidence 部分可以对系统收集的现有最佳研究证据进行总结以形成最终决策。单击研究证据下方空白处，可以填写证据总结，添加链接和参考文献，也可以单击 insert 插入 Summary of Findings 表或图像，更为细致地呈现证据现状；Additional Consideration 部分可以填写其他支持或证明决策的信息和注意事项，例如专家意见、项目经验、逻辑假设等。Summary of Judgements 部分会用蓝色模块呈现评价结果，让使用者对评价结果一目了然（图 41-24）。Conclusions 部分则需要最终对推荐意见的类型、内容、理由、注意事项等内容进行阐述。完成所有信息的填写录入后，单击右上角的导出按钮，即可导出 Evidence to Decision table（证据决策表），导出时同样可以对导出格式、表格方向进行选择（图 41-25）。

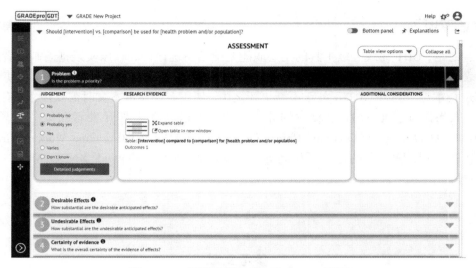

图 41-23　证据决策表的 Assessment 界面

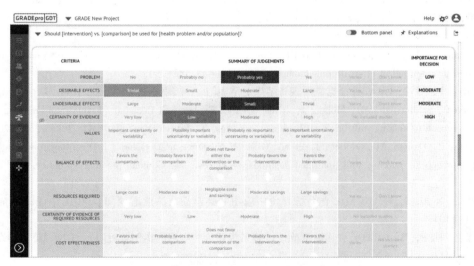

图 41-24　证据决策表的 Summary of judgements 界面

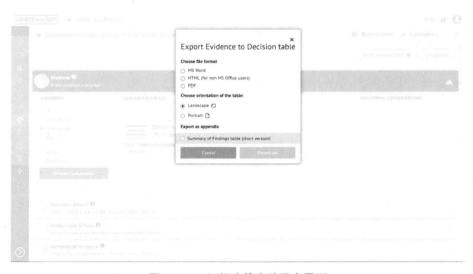

图 41-25　证据决策表的导出界面

## 五、注意事项

　　需要注意的是，GDT 在线分级工具的主要职能是辅助系统评价和临床实践指南制订者制作标准化的结果总结表、证据概要表和证据决策表，而具体 GRADE 升降级和决策原理，还需要使用者在使用 GDT 工具前进行掌握。另外 GDT 正处于不断更新之中，使用者在参考本文时需要注意，有些界面可能会发生变化，如果需要获取 GDT 更新后的界面帮助，可以联系工具开发者获取相关资料。此外，GRADE 中国中心联合工作组（Cochrane China Networkfor GRAD Eand Guideline Working Group）录制了 GDT 使用的在线课程，感兴趣的读者可访问 https: //v.youku.com/v_show/id_XNDQ0MDM5NjAzMg＝＝.html 观看学习。

（陈耀龙，杨楠）

## 参考文献

[1]曾宪涛，田国祥，牛玉明，等. GRADEprofiler 软件的使用简介[J]. 中国循证心血管医学杂志，2011，3(5)：390-392.

[2]陈昊，王艳，胡轩铭，等. GRADEpro GDT 在干预性系统评价证据质量分级中的应用[J]. 中国循证医学杂志，2015，15(5)：600-606.

[3]Guyatt G，Oxman AD，Akl EA，et al. GRADE guidelines：1. Introduction：GRADE evidence profiles and summary of findings tables[J]. Journal of clinical epidemiology，2011，64(4)：383-394.

[4]GRADE 指南：Ⅰ. 导论：GRADE 证据概要表和结果总结表[J]. 中国循证医学杂志，2011，11(4)：437-445.

[5]Alonso-Coello P，Schünemann HJ，Moberg J，et al. GRADE Evidence to Decision（EtD）frameworks：a systematic and transparent approach to making well informed healthcare choices. 1：Introduction[J]. BMJ，2016，353：i2016.

[6]Alonso-Coello P，Oxman AD，Moberg J，et al. GRADE Evidence to Decision（EtD）frameworks：a systematic and transparent approach to making well informed healthcare choices. 2：Clinical practice guidelines[J]. BMJ，2016，353：i2089.

[7]陈耀龙，姚亮，Norris S，等. GRADE 在系统评价中应用的必要性及注意事项[J]. 中国循证医学杂志，2013，13(12)：1401-1404.

[8]姚亮，陈耀龙，杜亮，等. GRADE 在诊断准确性试验系统评价中应用的实例解析[J]. 中国循证医学杂志，2014，14(11)：1407-1412.

# 第 42 章
# NoteExpress 软件

**要　点**

- NoteExpress 软件可以多屏幕、跨平台协同工作。
- NoteExpress 软件具有强大的文献管理功能，如灵活多样的分类方法，全文智能识别和题录自动补全等。
- NoteExpress 软件支持 Office Word 和 WPS 两大主流写作软件。

## 第一节　NoteExpress 软件简介

### 一、核心功能介绍

NoteExpress 是目前较常用的参考文献管理工具，是国内首款跨平台、多终端协作的文献管理软件，适用于 Windows、iOS、Android 以及浏览器插件。其核心功能为数据收集、管理和论文写作。

数据收集：用户可以通过多种方式保存题录和全文到 NotoExpress。智能识别全文文件中的标题、DOI 等关键信息，并自动更新补全题录元数据。

管理：灵活多样的分类方法，如传统的树形结构分类与灵活的标签标记分类。分类管理电子文献题录以及全文——海量数据、井然有序。

分析：对检索结果进行多种统计分析——有的放矢，事半功倍。

发现：综述阅读方式，帮您快速发现有价值的文献，与此同时，与文献相互关联的笔记功能可以让您随时记录思想火花。

写作：支持 Office Word 和 WPS 两大主流写作软件，在论文写作时可自动生成符合要求的参考文献索引，繁琐工作，一键完成。

### 二、下载及安装

NoteExpress 安装程序的官方下载地址：http: //www. inoteexpress.com。个人用户请下载个人版，集团用户请下载所在学校的集团版。具体操作如下：如图 42-1 所示，单击【免费下载】-选择【个人版】，或者选择【集团版】——在新的窗口中【输入您所在机构的全称】后查询，待浏览器弹出下载窗口后保存即可。

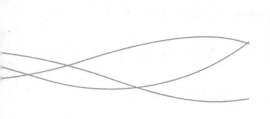

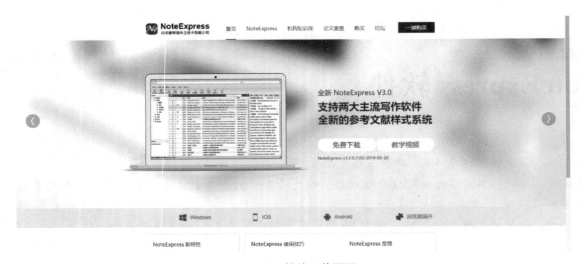

图 42-1　软件下载页面

下载成功后，双击安装程序，根据安装提示即可完成安装。如在安装过程中遇到防火墙软件或者杀毒软件提示，请选择允许程序的所有操作，最好能将 NoteExpress 加入信任列表。

### 三、NoteExpress 的操作界面

#### （一）操作界面介绍

如图 42-2 所示。

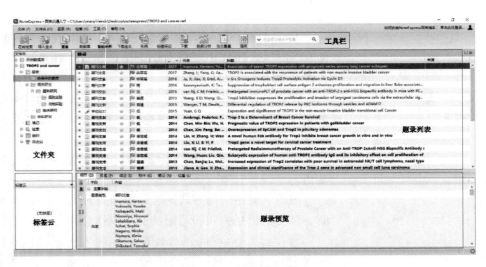

图 42-2　软件操作界面

工具栏：汇集了 NoteExpress 所有常用的功能按钮以及快速搜索框。

文件夹：展示当前打开数据库的目录结构，NoteExpress 支持建立多级文件夹结构，支持同时打开多个数据库。

题录列表：展示当前选中文件夹内存储的题录，题录是 NoteExpress 管理文献的基本单位，由文献的元数据信息、笔记和附件 3 个部分构成。

题录预览：快速查看和编辑当前选中题录的元数据信息、综述、笔记、附件、预览格式化引文样式和在数据库中的位置。

标签云：展示当前数据库中题录含有的所有标签，并可以通过标签组合进行快速筛选。

### （二）操作界面的设置

由于用户的电脑屏幕大小、比例以及个人习惯的不同，NoteExpress 提供了 3 种界面布局，如图 42-3 所示。其他功能如字体、字号、图标大小等设置，请用户通过【选项】按钮完成。

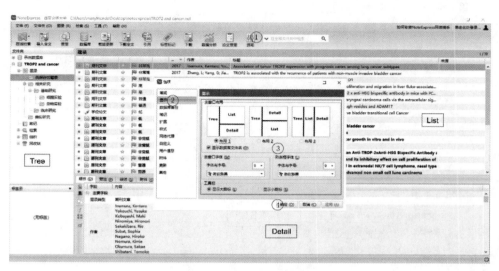

**图 42-3　软件设置界面**

# 第二节　个人数据库的管理

## 一、新建数据库

数据库是 NoteExpress 存储文献的基本单位，NoteExpress 安装完毕后首次启动时会打开自带的示例数据库，该数据库存放在"我的文档"目录下，供新用户练习使用。

注意：示例数据库中包含两个题录，其中一个类型为"手稿"，该题录的附件为一份 pdf 版 NoteExpress 使用操作指南，建议读者仔细阅读。

（1）首先单击工具栏上的【数据库】按钮，选择【新建数据库】，如图 42-4 所示。

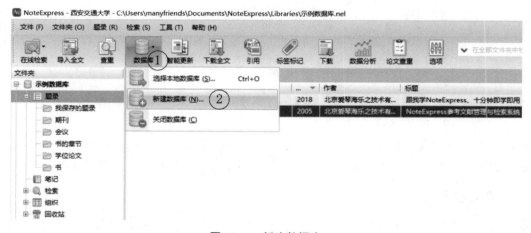

**图 42-4　新建数据库**

2. 指定"数据库文件"的存储位置，并录入文件名，如图 42-5 所示。数据库文件扩展名（Windows

系统默认隐藏扩展名)为 NoteExpressl。为避免系统崩溃或重装系统时,导致数据库文件丢失,建议不要把数据库文件存储在系统盘(即 C 盘)。

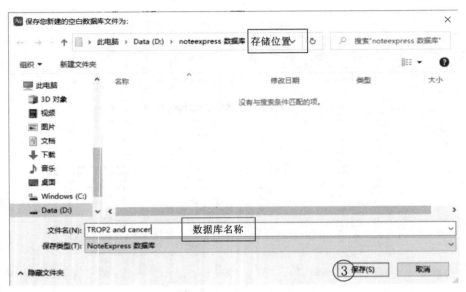

图 42-5　保存数据库

3. 选择"附件"的保存位置以及附件保存方式。注意:NoteExpress 默认在建立数据库的位置建立附件文件夹,即该窗口默认地址。若无特殊需求,不建议更改存放位置。

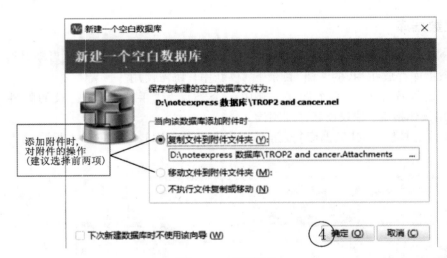

图 42-6　保存附件

注意:如果更换电脑,需要把"数据库文件"和"附件文件夹"一起拷贝,在另一台电脑用 NoteExpress 打开数据库文件,从 NoteExpress 工具栏单击【选项】-【附件】,重新指定附件文件夹。

## 二、建立分类目录

NoteExpress 的数据库含有 5 个默认文件夹,分别是:题录、笔记、检索、组织和回收站。建立个人数据库后,用户可以根据个人的研究建立分类目录以便于管理。

题录是 NoteExpress 管理文献的基本单位,我们可以在题录下创建多级文件夹,也可以在目标文件夹处单击鼠标右键对文件夹进行增、删、改、排序等操作。其他文件夹会随着我们对题录的操作,自动生成对应内容。例如删除一条题录，可以在回收站里找回或者清空，给题录添加笔记，会在笔记文件夹对应目录中生成笔记条目，如图 42-7 所示。

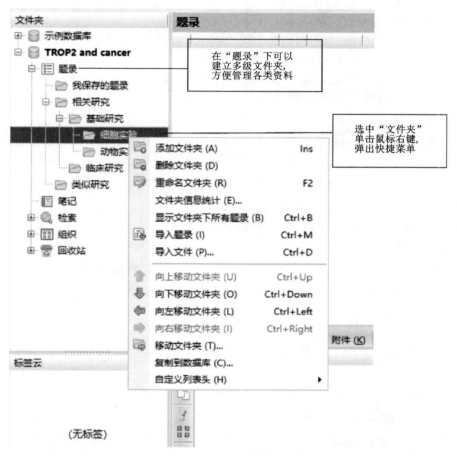

图 42-7　题录目录管理

## 三、题录导入

NoteExpress 是通过题录（文献、书籍等条目）对文献进行管理的，建立新的数据库后，用户可以利用以下方式导入题录。

### （一）本地文献导入

如果希望将收集到的各种类型的文档资料导入 NoteExpress，这里有两种导入方式供您选择。

（1）文件夹导入：如果全文文件都存储在电脑的一个根文件夹中，或在根文件夹中又通过子文件夹进行分类管理的，建议使用文件夹导入，如图 42-8、42-9 所示。

注意：导入文件夹时，NoteExpress 会将该文件夹及子文件夹内的所有文档（PDF、CAJ、Word 文档、图片、TXT 等）导入 NoteExpress，同时能自动根据文件夹目录的结构在数据库中建立对应的文件夹结构。

（2）拖拽导入：如果全文文件存储在电脑的不同位置，建议使用拖拽导入或分次导入，如图 42-10 所示。

完成全文导入操作后，NoteExpress 会从文档中提取标题或者 DOI 信息，利用网络智能更新、补全题录的元数据字段信息（需要联网，仅支持 PDF 和 CAJ 文件），有部分全文文件识别的信息会有错误，此时需要用户把正确的标题或 DOI 填入题录对应的字段，保存后，单击工具栏里的【智能更新】按钮，完成题录元数据字段信息的补全。

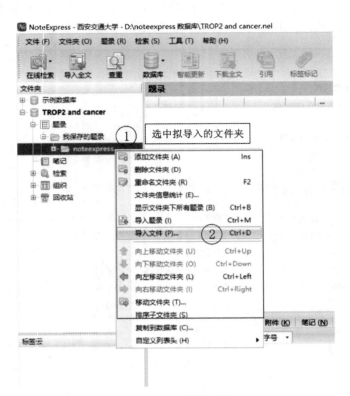

图 42-8　导入文件夹过程(一)

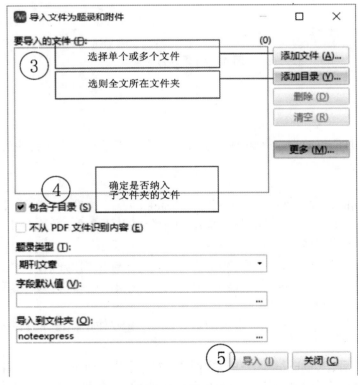

图 42-9　导入文件夹过程(二)

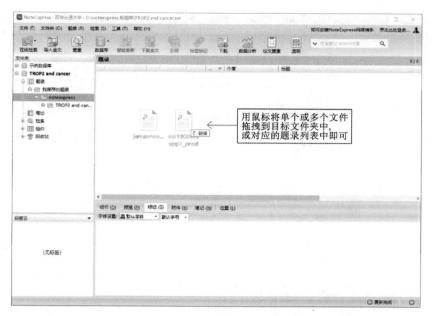

图 42-10　拖拽导入文件

### （二）格式化文件导入（即过滤器导入）

1. 术语解释　格式化文件即从数据库页面的检索结果导出固定格式，比如 PubMed 的 nibi 格式、Endnote 格式、RIS 格式等。NoteExpress 的"过滤器"多数是以格式化文件的名字或数据库名字命名的，只有选择了正确的过滤器，才能利用格式化文件将题录导入 NoteExpress。

2. 格式化文件导入步骤（以 PubMed 为例）

（1）勾选需要的参考文献，然后单击【sendto】按钮，在下拉页面中选中【citation manager】，最后单击【create files】，等待系统生成扩展名为 .nbib 的格式化文件，保存至本地，如图 42-11、42-12 所示。

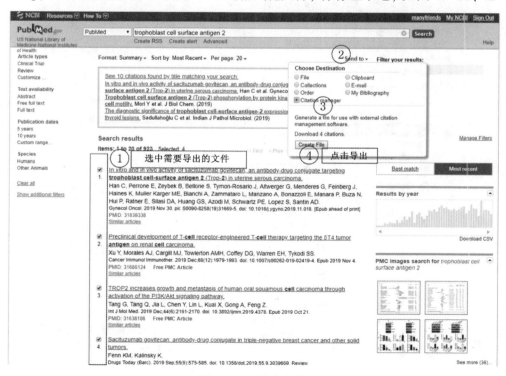

图 42-11　导出文件

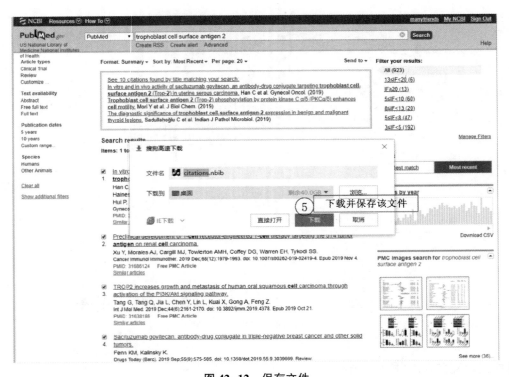

图 42-12　保存文件

（2）选中拟导入的数据库目录文件夹，单击鼠标右键弹出快捷菜单，选择【导入题录】。如图 42-13 所示。

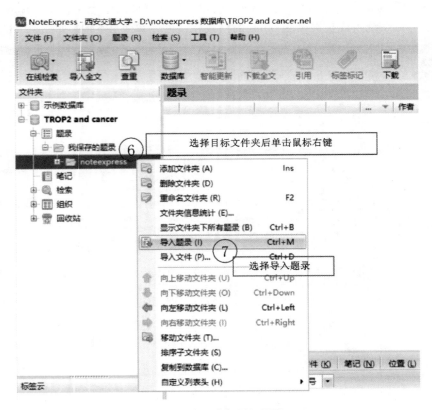

图 42-13　选择导入题录

（3）NoteExpress 弹出导入题录对话框、此时 NoteExpress 已经根据文件格式自动调整过滤器为 PubMed，确认【开始导入】后等待即可，如图 42-14、42-15 所示。

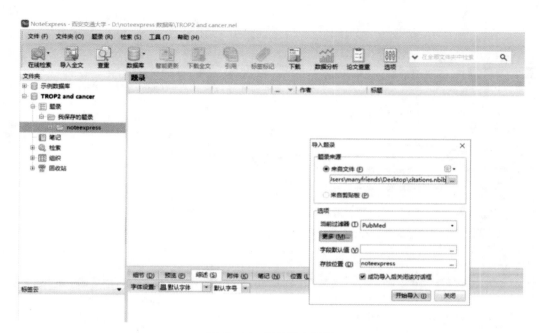

**图 42-14　开始导入题录**

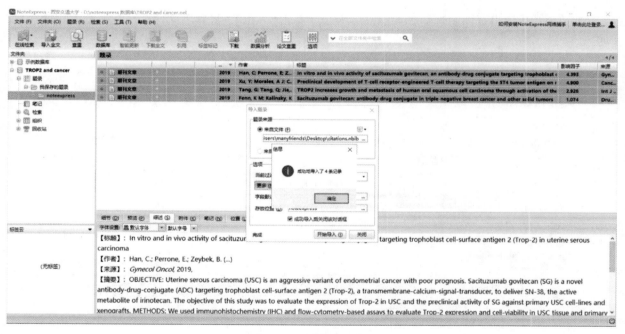

**图 42-15　完成导入题录**

注意：第一，一般外文数据库保存题录时，可以选择输出格式为 RIS 或 Endnote 格式，导入时过滤器选择相应的 RIS 或 Endnote Import。第二，一般能够与 Endnote、Refwork、reference manager 相兼容的格式为 RIS 格式，但是同样为 RIS 格式，不同的数据库提供的数据内容也不完全相同，比如 IEEE，此时选择过滤器的时候就应该选择 IEEE-（RIS）。

3. 格式化文件导入步骤(以 CNKI 为例)

(1)在 CNKI 检索结果页面勾选需要导出的文献, 然后单击左下角的【导出参考文献】, 如图 42-16 所示。

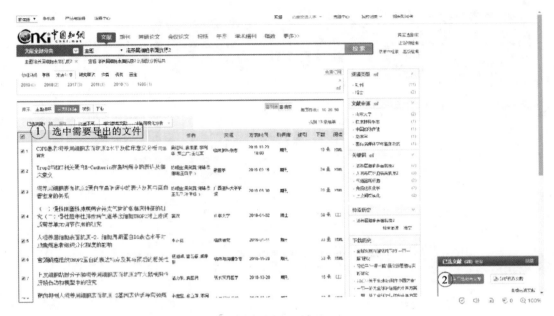

**图 42-16 选择导出文献**

(2)在 NCBI 导出页面中选择 NoteExpress 格式, 单击【导出】, 将导出文件存放在电脑上, 如图 42-7 所示。

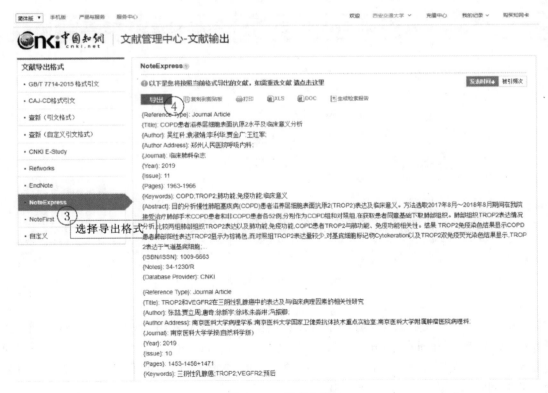

**图 42-17 导出文件**

（3）选中导出的格式化文件（扩展名为.net），右键选择【打开方式】，选择用 NoteExpress 打开。该步骤也可以通过【导入题录】功能实现，如图 42-18 所示。

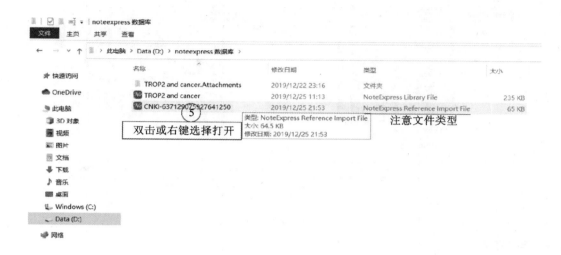

**图 42-18　快捷导出文件方式**

（4）选择过滤器，导入题录，如图 42-19、42-20 所示。

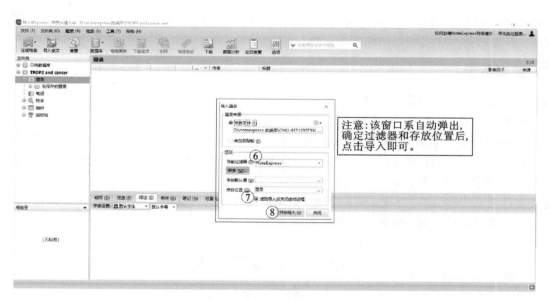

**图 42-19　开始导入题录**

注意：题录导入方法多种多样，用户可根据个人的使用习惯选择。

（三）NoteExpress 在线检索

NoteExpress 提供了在线检索功能，无须通过浏览器打开数据库网站，直接通过 NoteExpress 进行检索；多线程下载方式，下载速度快。其使用方法与常用数据库检索方式一致，单击工具栏【在线检索】按钮即可实现，此处不再详述。

（四）NoteExpress 网络捕手

NoteExpress 网络捕手是一款支持 Chrome 浏览器及 Chromium 内核浏览器的插件程序，可以将网页上的内容一键保存到 NoteExpress 当前数据库的任意指定目录，辅助用户高效收集资料。

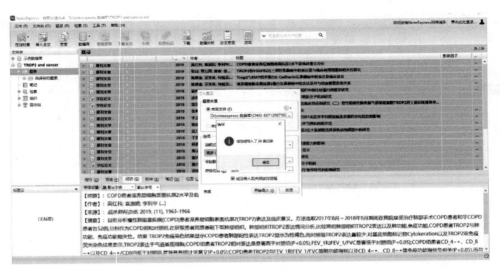

图 42-20 导入题录完成

### (五)手工录入

如果需要引用的资料缺少或者无法导出题录时,用户可以利用【新建题录】功能手工编辑新的题录。当现有的题录格式不正确时,用户可以通过双击该题录进入【编辑题录】页面,根据需要修改后保存即可。

### 四、打开多个数据库

NoteExpress 提供了同时打开多个数据库的功能,用户可以在软件左侧的数据库栏看到你打开的多个数据库,在不同数据库之间的切换非常方便!

### 五、数据备份

保持按时备份的良好习惯,可以有效减少错误操作或其他原因带来的数据丢失,请定期对你的数据库进行备份。

数据库备份操作:选择需要备份的数据库的主文件夹,然后单击【文件】→【备份数据库】,NoteExpress 弹出窗口,用户根据需要选择备份位置和文件名后,NoteExpress 将生成 ZIP 压缩文件;或者根据数据库创建位置,手动备份扩展名为 .nel 的文件。

附件文件夹备份:由于 NoteExpress 的附件是单独保存在附件文件夹中,因此在备份数据的时候,需要找到附件文件夹的位置,然后直接备份即可。

## 第三节 题录的管理

### 一、查找重复题录

将来自多个数据库的题录导入个人数据库后,不可避免地出现重复题录。重复题录不仅浪费磁盘空间,也会造成重复阅读、重复引用等一系列问题,因此,查询并删除重复题录可以提高文献管理效率。

(1)通过菜单【检索】→【查找重复题录】,或者单击工具栏中的【查重】按钮,启动查重功能,如图 42-21 所示。

(2)确定查重范围和查重标准。查重标准越严格,则查重精确性越高,但可能存在漏检的情况。一般情况下默认即可,必要时调整标准或手工筛检,如图 42-22 所示。

(3)重复结果显示及重复题录处理,如图 42-23 所示。

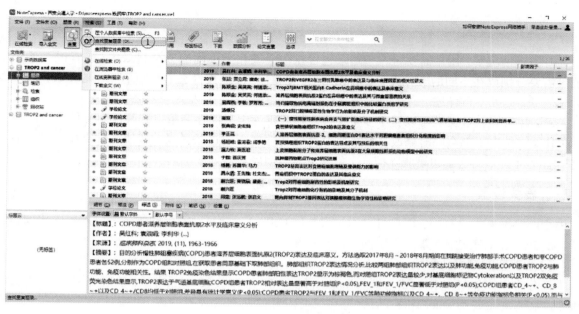

图 42-21　查重开始界面

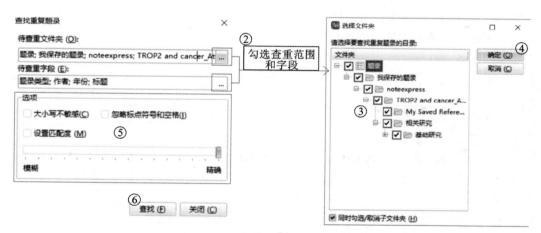

图 42-22　查复设置

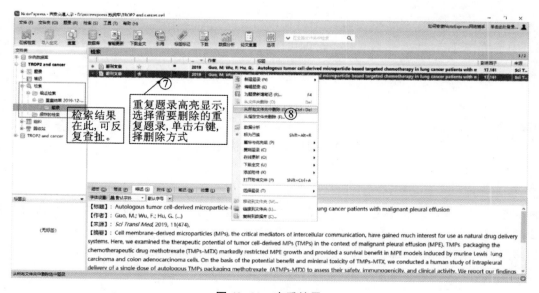

图 42-23　查重结果

## 二、虚拟文件夹

某些需求情况下，用户需要将一条题录包含在两个或几个不同的分类目录内（或者说一条跨学科的题录需要分别放在不同的文件夹），NoteExpress 提供了"虚拟文件夹"功能管理此类文献。该功能使用频率较低，此处不再详述。

注意：尽管同一条文献可以属于多个文件夹但数据库中只保存一条。修改任何文件夹中的该条题录，在其他文件夹下都会同时修改；删除其中一个文件夹下的这条题录，其他文件夹中仍然存在，只有将所有文件夹下的这条题录删除掉，这条题录才会彻底从数据库中消失。

## 三、表头设置

由于电脑屏幕大小有限，用户可以通过表头【自定义】功能显示需要的题录字段内容。比如将影响因子、收录范围等对文章有重要作用的字段显示在题录表头中。

### (一)添加或删除表头字段

本部分将以添加"影响因子"为例。NoteExpress 在 V3.0.4.6640 版本后添加了影响因子以及收录范围字段，题录在进入 NoteExpress 后会自动根据内置的期刊管理器的内容自动产生题录期刊的影响因子以及收录范围，用户可以将这两个字段列入表头。并且，NoteExpress 提供期刊近 5 年的影响因子趋势图，并在影响因子趋势图中显示该期刊收录范围。

添加表头字段和调节前后顺序的具体操作步骤如图 42-24、42-25 所示。

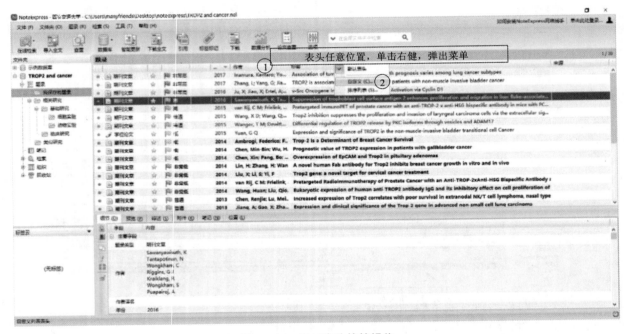

**图 42-24 增加表头快捷操作**

### (二)题录排序

(1)简单排序：在表头单击【字段名称】即可按照该字段升序排序，再次单击则按照降序排序。如图 42-26 所示。

(2)多重排序：NoteExpress 还可以按照几个字段综合排序，如图 42-27 所示。

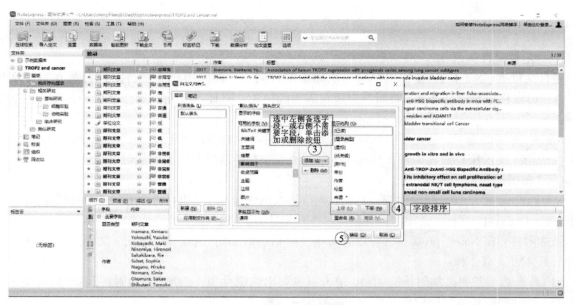

图 42-25　增加表头过程

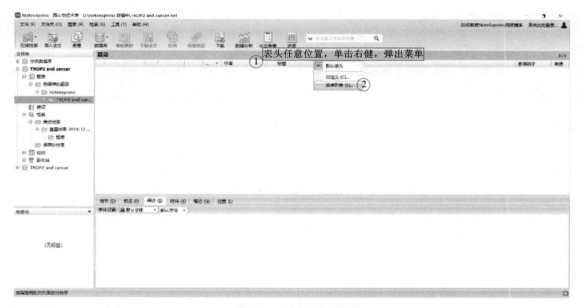

图 42-26　简单排序

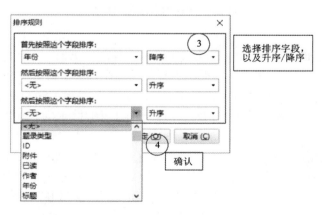

图 42-27　多重排序

## 四、附件管理

### (一)附件文件夹说明

附件文件夹：NoteExpress 在用户第一次添加附件时，会询问用户需要将附件存放在哪个文件夹中，用户可以根据自己的需要，将附件存放在需要的位置。具体操作请见第二节第一部分——新建数据库。

NoteExpress 的题录、笔记等信息存放在 NoteExpress 的数据库(扩展名为. NoteExpressl 的文件)中，而附件等全文文件则存放在附件文件夹中，以方便大家在不能打开数据库的时候也能查看全文。

### (二)单条题录添加附件

NoteExpress 提供强大的附件管理功能，支持任意的附件格式(也可添加多个附件!)，比如常见的 PDF、Word、Excel、视频，音频文档等，当然还有文件夹、URL 等。

添加附件：在 NoteExpress 中，可以为每条文献信息添加附件(全文、笔记、文件夹等)，方便快速查看。具体方式有 2 种：

(1)高亮选中需要添加附件的题录，单击右键弹出快捷菜单，选择【添加附件】，根据需要选择附件类型，然后根据提示选择附件并添加，如图 42-28 所示。

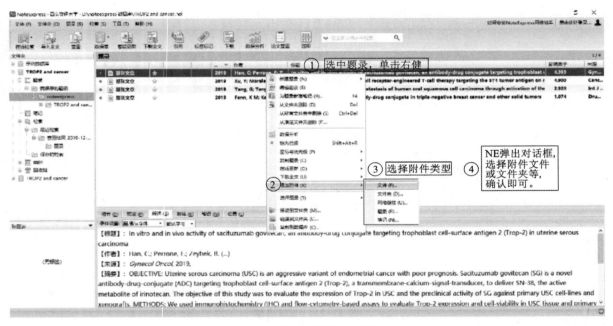

图 42-28　单条题录添加附件方式一

(2)高亮选中需要添加附件的题录，在题录预览区选择附件页面，于空白处单击右键，选择【添加附件】，根据需要选择附件类型，然后根据提示选择附件并添加，如图 42-29。

功能说明：①NoteExpress 提供添加附件功能，将题录与全文相关联起来进行管理。②NoteExpress 可以将各种类型的文件添加为附件，比如 PDF、Word、CAJ、图片、Excel 等类型的文件。③NoteExpress 支持一条题录添加多个附件。

注意：为一个题录新增文件型附件时，如果您设置了附件文件夹(通过菜单【工具】→【选项】指定附件文件集中存放的文件夹)，软件会自动为您将文件复制或移动到附件文件夹下的一个目录层次中，这个目录层次对应与该题录在数据库中的文件夹。例如，您当前打开的题录位于"题录/分类 1/分类 12"文件夹中，在您为它添加文件时，对应的目录层次就是"附件文件夹\分类 1\分类 12"。

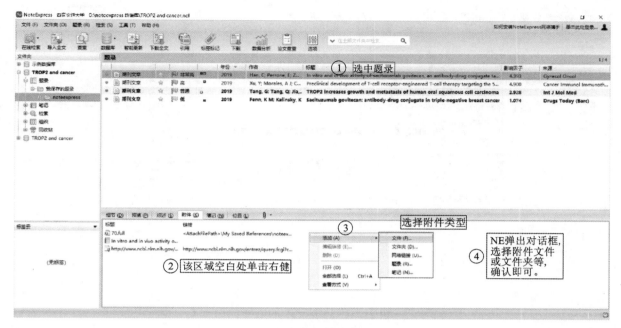

图 42-29　单条题录添加附件方式二

## (三)全文下载

NoteExpress 提供批量下载全文的功能,将全文快速下载到本地并与题录关联,下载完毕后即可打开阅读全文! 全文下载步骤如下:

选中需要下载全文的题录(按下 ctrl 键,鼠标单击选择多个条目),单击工具栏中的【全文下载】按钮,或者单击鼠标右键,选择全文下载,如图 42-30 所示;选择下载全文的数据库,如图 42-31;开始全文下载,如图 42-32。

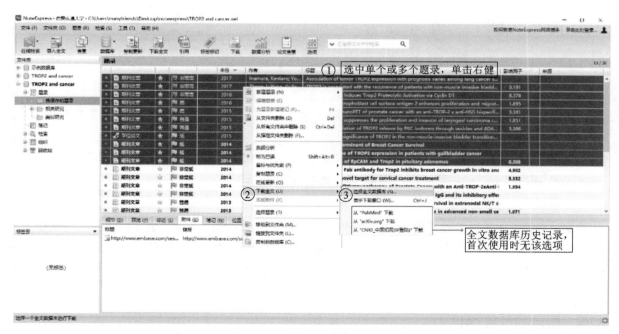

图 42-30　全文下载过程(一)

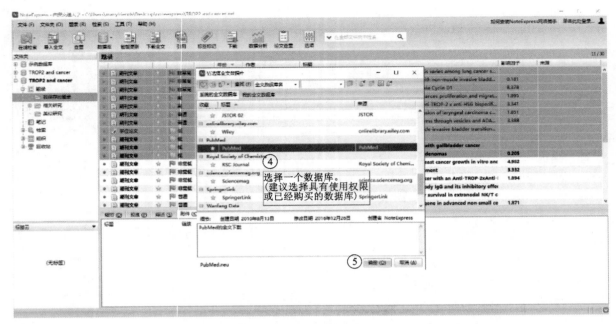

**图 42-31　全文下载过程(二)**

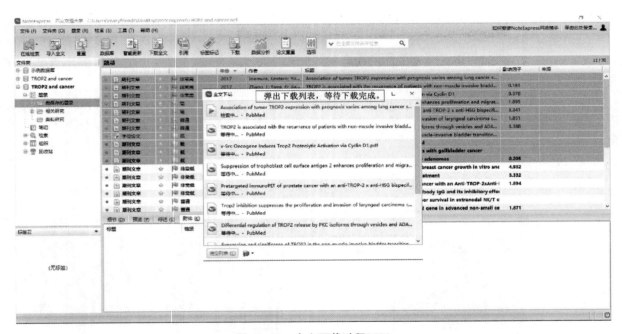

**图 42-32　全文下载过程(三)**

注意：①全文下载到本地并与题录自动链接，下载完毕后即可打开阅读全文；②由于全文下载的权限敏感，NoteExpress 在提供全文下载功能中下载好一篇全文后倒计时 1 分钟才会进入下一篇全文的下载；③由于数据库厂商的限制，同一个 IP 如果频繁请求下载全文，会被认为恶意下载或者会被封 IP，之后便不能下载全文。

## 五、题录的标签标记

标签标记：对于某一文献而言，可以对其重要性、关键词等设置特别的标签，用来突出该文献的重要性。NoteExpress 中提供多种标签标记的方式，完全可以根据用户喜好和需要进行调整，设置用户最需要的标识,使得管理题录更加高效和个性化!

　　软件默认情况下,表头自左向右的 5 个字段依次为"已读未读""题录类型""星标""优先级""附件",如图 42-33 所示。

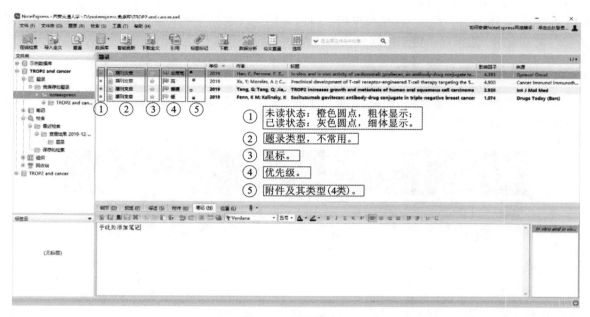

**图 42-33　标签标记**

　　(1)已读未读状态:题录进入 NoteExpress 后,会自动标记为未读状态(粗体并有橙色圆点)。一旦查阅过题录,就会标记为已读状态(细体并有灰色圆点记号)。当然也可以按照需求手动将题录标记为已读或者未读状态。

　　(2)题录类型:不同类型的题录,包含不同的信息。手动添加题录时较常用。

　　(3)星标:为某一篇文献加上一个星号的标识符。单击五角星可点亮星标,再次单击则取消。或者高亮选中题录,单击鼠标右键,选择【星标与优先级】→【设置星标】/【取消星标】。

　　(4)优先级:为文献加上优先级的小旗子标识符,使文献的重要性一目了然。可以通过鼠标右键设置优先级,也可以通过工具栏【标签标记】按钮实现。

　　注意:NoteExpress 在上一次设置了优先级后,如果继续通过单击"优先级列表"标记其他题录,NoteExpress 会默认使用该优先级。再次单击优先级小旗,则取消优先级设置。

　　(5)附件:用户可以在题录列表的"附件"中看到每个题录的附件情况,当该题录关联不同类型的附件时,"附件"列会自动显示不同颜色的小方块,各颜色小方块代表的意义为:左上角红色,关联文件附件;右上角紫色,关联笔记;左下角黄色,关联文件夹;右下角棕色,关联题录。

## 六、笔记

　　为了方便用户随时记录看文献时的想法和其他重要信息,NoteExpress 提供了便捷的笔记功能。该功能有以下优点:

　　(1)使用简单:用户可以在题录预览区中的"笔记"页面记录。

　　(2)富文本编辑:支持图片、表格、公式等。

　　(3)笔记可以检索:可以导出,支持备份。

# 第四节　利用 NoteExpress 写作

对于大多数使用 NoteExpress 的用户来说，使用 NoteExpress 管理文献的主要目的便是文章撰写。NoteExpress 支持 Microsoft office Word 和 WPS，可以方便高效地在写作中插入引文，并自动生成需要格式的参考文献索引，也可以一键切换到其他格式。

## 一、office 写作插件的功能介绍

图 42-34 为 NoteExpress 的写作插件，提供了写作过程中常用的功能按钮。为方便用户了解其功能，下面将逐一进行介绍。

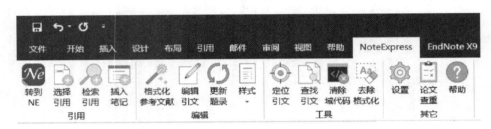

**图 42-34　NoteExpress 的 word 插件菜单**

（1）转到 NoteExpress：从当前文档切换到 NoteExpress 主界面。

（2）选择引用：在 NoteExpress 中选中需要引用的题录，单击写作插件的【选择引用】，在光标所在位置插入文中标引，如果样式需要，会自动调整编号。注意：该按钮的功能和 NoteExpress 工具栏的【引用】功能一样。

（3）检索引用：在写作工具中直接弹出搜索框，可以搜索 NoteExpress 中的题录，选择题录，并引用，在光标所在位置插入文中标引，如果样式需要，会自动调整编号。

（4）插入笔记：在 NoteExpress 中选中含有笔记的题录，可以将笔记以正文的形式插入到光标所在位置。

（5）格式化参考文献：根据选中的样式，格式化文中标引并在文末生成参考文献列表。该功能需要启动 NoteExpress 软件，常用于修改参考文献格式后执行。注意：该功能也常与"去除格式化"配合使用，详见下文。

（6）编辑引文：修改或删除光标所在位置的文中引用。

（7）更新题录：从 NoteExpress 数据库更新引用题录的最新元数据字段信息。

（8）样式：用户切换参考文献的输出规范，内置样式超过 4 000 种，并支持自定义样式。

（9）定位引文：从文中标引快速定位到文末列表。

（10）查找引文：在文中标引查找题录在文档中的其他引用位置。

（11）清除域代码：清除文档域中的信息，将文档转换为纯文本。注意：与 EndNote 不同的是，NoteExpress 会将原文档直接去格式化，不会生成新的文档。由于该功能不可逆，请在清除域代码之前，备份好原文档。

（12）去除格式化：隐藏引文的详细信息，替换为"｛#｝"，并移除参考文献列表。在正常情况下，对格式化的文档进行编辑调整时，需要 NoteExpress 辅助，可能引起软件卡顿或崩溃。去格式化后，文档内容类似于纯文本，方便其他人协作修改。该功能可逆，打开 NoteExpress 后手动单击【格式化】按钮即可恢复为格式化。

## 二、写作步骤

（1）将光标停留在需要插入文中引文处，如图 42-35 所示。

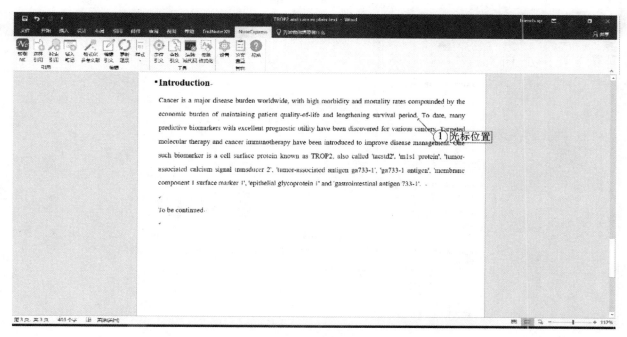

**图 42-35　选择引文**

（2）返回 NoteExpress 主程序：选择需要插入的题录，可以单选或按下 Ctrl 键后多选；然后单击工具栏【引用】按钮（注意：也可以单击 Word 界面的【选择引用】按钮）。等待软件跳转至 Word 界面，如图 42-36 所示。

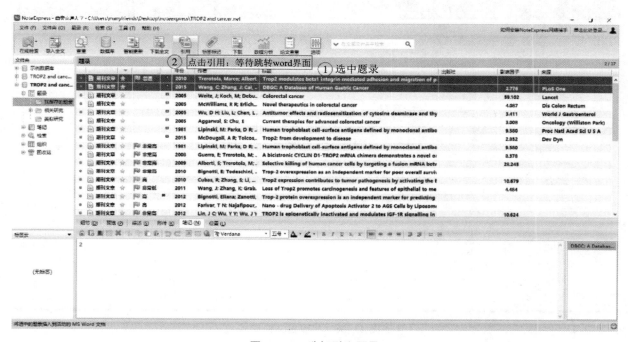

**图 42-36　选择引文题录**

（3）文献插入完成：自动生成文中引文以及文末参考文献索引，同时生成校对报告，如图 42-37 所示。

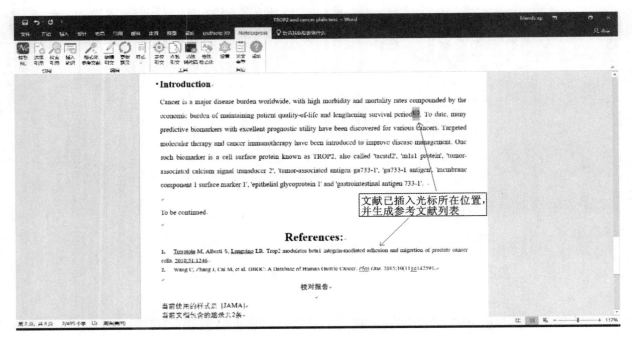

图 42-37　插入引文

（4）如果需要切换到其他格式，单击【格式化】按钮，选择所需要的样式，确认新的格式后，NoteExpress 自动生成所选样式的文中引文以及参考文献索引，如图 42-38 所示。

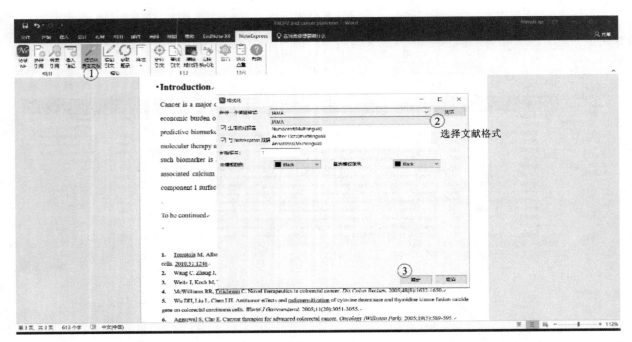

图 42-38　修改引文格式

## 三、去格式化与清除域代码

（1）去除格式化功能的操作步骤及其结果展示，如图 42-39 所示。
（2）清除域代码的操作步骤及其结果展示，如图 42-40 所示。

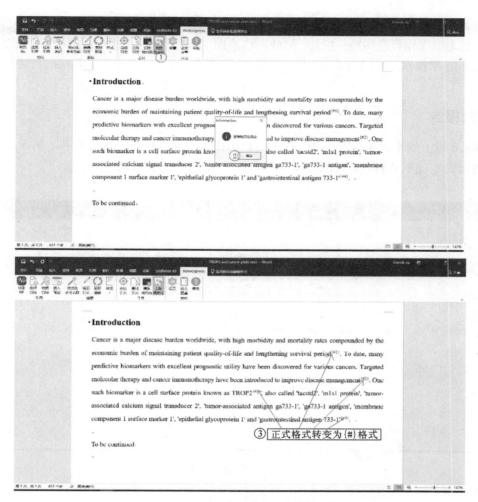

图 42-39　去除格式化功能操作过程

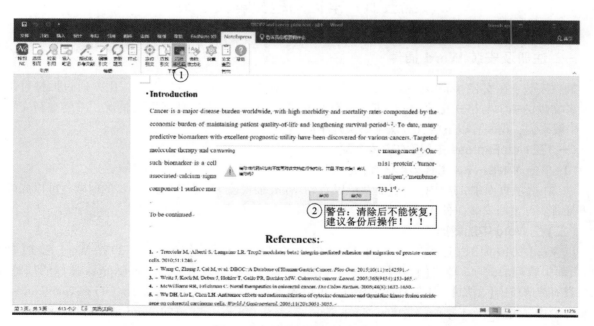

图 42-40　清除域代码操作过程

注意：在以上操作过程中，NoteExpress 会多次弹出对话框。根据笔者亲身实践，如果在未关闭对话框的条件下，将电脑操作界面切换至别处，然后再切换回 Word 界面时，该对话框很可能无法正常弹出，此时将影响您的正常操作。补救措施为，反复切换 Word 界面和电脑桌面，尝试几次后对话框将会正常显示。

### 四、校对报告

（1）NEV3.0 以上版本提供校对报告，提示用户引用参考文件信息，如图 42-41 所示。

（2）校对报告功能默认打开，可以按需求关闭。

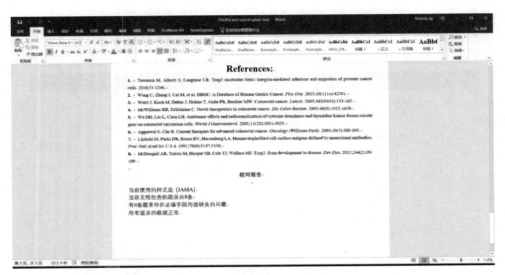

图 42-41　校对报告结果

## 第五节　常见问题及解决方案

### 一、注册及安装 Word 插件

插件安装：在安装 NoteExpress 时，NoteExpress 会自动在 Word 中加载插件，用户通过插件可以完成参考文献的插入与格式化等功能。但是，偶尔也会有 Word 插件出现问题的情况，需要重新安装插件，一般来说，我们有以下两种方法来解决这个问题。

#### （一）在 NoteExpress 主程序中加载插件

（1）单击 NoteExpress 工具菜单选择【选项】。

（2）在选项页面中，选中【扩展】，就可以看到 Word 插件安装的按钮了，必要的时候，可以先卸载一下插件，再重新安装。使用 WPS 的用户也可以使用这种方式修复。

#### （二）在 Word 中加载插件

以 Word 2010 为例，过程为：（1）在 Word 的文件菜单中，选择【选项】。（2）在 Word 选项【加载项】页面中管理加载项，单击【转到】。（3）在 COM 加载项中，可以查看到 NoteExpress 插件的加载项，如果没有，请单击【添加】；如果有这个插件，可以先删除，然后再单击【添加】。（4）在 NoteExpress 的安装目录中，找到 NoteExpress 的 Word 插件文件，需要注意的是：32 位的 Word 请选择 NEWordAddin. dll，64 位 Word 请选择 NEWordAddinWin64. dll。然后单击【确定】即可。

插件注册：如果用户的 Word 插件单击任何按钮无效，或者直接显示插件无效，这就需要手动注册一下 Word 插件了，方法如下：在 NoteExpress 的安装目录下，双击运行 NTAddinReg. exe 文件（Word 插件注册文件），单击确定即可。

## 二、EndNote 数据导入到 NoteExpress

（1）打开 EndNote 数据库，在 EndNote 菜单栏中选择 Edit→Output Styles→Open Style Manager；

（2）打开 style manager 后，滑动列表选择"EndNote Export"；

（3）单击选择需要导出到 NoteExpress 的文献（按 Ctrl 同时单击选择多条）；

（4）单击 File→Export（导出前请确认你的 Output Styles 选择的是 EndNote Export）；

（5）EndNote 弹出对话框，指定文件保存位置和文件名，单击保存；

（6）打开 NoteExpress，选择"文件→导入题录"（或使用快捷键 Ctrl + M）；

（7）在 NoteExpress 的导入对话框中，选择文件保存位置，过滤器选择"EndNote Import"，选择导入文件夹，单击开始导入。

## 三、Word 文档中含引文的内容如何正确复制粘贴到另一文档

使用 NoteExpress 的用户可能会有这样的经历：会在多个 Word 中编辑 Paper 的不同部分内容，然后再将这些 Word 中的内容复制粘贴到最终的 paper 文档中。如果这些 Word 中都已经插入了文中引文，复制粘贴的到其他 Word 中时是需要注意操作的。如，如果需要将 B 文档粘贴至 A 文档，正确操作步骤如下：

1. 只需复制 B 文档正文部分，不需要复制 NoteExpress 生成文末参考文献索引，将 B 文档内容粘贴到 A 文档。

2. 需在 A 文档以及 B 文档同时打开的情况下，在 A 文档中单击格式化按钮，才能将文中引文的内容正确的获取到被粘贴文档的域中。

否则，下一次格式化的时候就会提示如图 42-42 所示的提示。

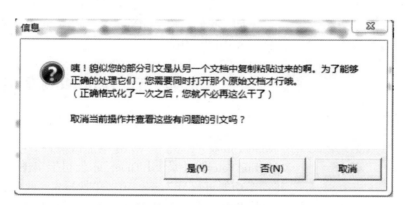

**图 42-42　格式化提示对话框**

如果出现这样的提示，请同时打开以前被复制的原始文档，重复第二个步骤即可，但还是推荐在复制粘贴的时候就及时单击格式化按钮。

本章简要介绍了 NoteExpress 使用方法及注意点，更多使用问题请参考 NoteExpress 知识库：http：//www. inoteexpress. com/wiki/index. php/% E9% A6% 96% E9% A1% B5 及其官方论坛 http: //www. inoteexpress.com/nesupport2/forum.php。

（代志军）

## 参考文献

[1]NoteExpress[EB/OL].（2020-01-03）. http：//www. inoteexpress. com/wiki/index. php/%E9%A6%96%E9%A1%B5.

# 第 43 章
# EndNote 软件

**要 点**

- 应用 EndNote 软件梳理研究领域内的重要文献，提高文献阅读效率，构建研究领域的知识框架。
- 利用 EndNote 软件，提高论文写作及论文修改中参考文献的编辑效率。
- 在构建某研究领域知识框架之后，梳理相关领域的研究者、研究团队、研究进展、偏好期刊，为后续论文的科学引用、审稿人推荐、投稿等提供参考。

没时间看文献、写论文，却又不得不看文献、写论文，是当今中国许多医生面临的现状。为了提高研究者的文献阅读效果、写作及论文修改效率，我们推荐使用文献管理软件 EndNote。尽管其自带文献检索功能，但我们推荐在多不同数据库里分别检索某研究领域的文献，并将检索结果导入 EndNote，再通过 EndNote 对所得文献进行管理，从而获得某研究领域的全部重要文献。将重要文献按着时间顺序排列，再以时间轴为线索，梳理、阅读研究领域的文章，构建研究领域的知识框架，进而达到熟悉某领域学术全貌的目的。此外，在编辑论文参考文献或修改参考文献的时候，可以使用软件自带的编辑功能，以大量节约作者的写作时间。下面，我们将以 EndNote X8 为例，简要介绍其在文献管理及论文写作中的应用。

## 第一节　EndNote 简介

### 一、概述

EndNote 软件是 ISI Thomson 公司推出的一款文献管理软件，其主要功能可以分为 4 大项：文献检索、收集文献题录，管理文献，帮助研究者编辑或修改参考文献。EndNote 除了单机版，还有网络版 EndNote Web。EndNote Web 相当于将个人图书馆建立在网络上，只要登录 EndNote Web 就可以使用其最新版的各项功能，相比单机版，不受电脑及地域的限制，但鉴于网络的不稳定性，其应用受限。EndNote 众多版本，本章以 EndNote X8 单机版为例进行介绍。

### 二、EndNote Library 建立

#### （一）EndNote 的启动

常规安装之后，EndNote 有 2 种常用打开方式：（1）双击桌面图标，启动应用程序，（2）单击 Word 菜单栏中的 EndNote X8→Go to EndNote 启动。

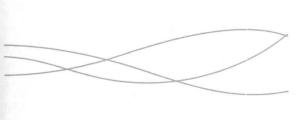

一般而言，Word 2010 在 EndNote X8 安装完成之后，会自动出现在菜单栏。若在 2010 菜单栏中未看到 EndNote X8 的标签，则可采用下述方式将其固定至工具栏：单击 Word 文档左上角的"文件"，在弹出的对话框左下方选择"选项"，进入"Word 选项"界面，选择左下角的"加载项"，进入到图 43-1 界面。

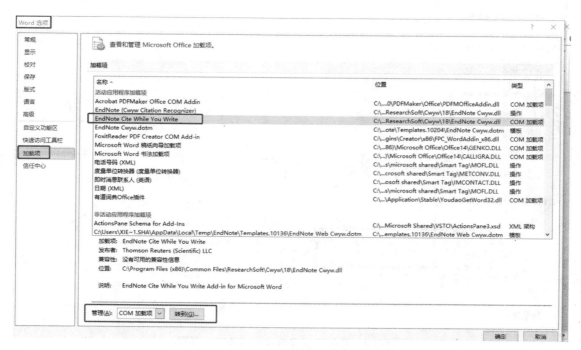

图 43-1　打开"Word 选项"中的"加载项"

在图 43-1 中，在右边选择"EndNote Cite While You Write"加载项，将下方选定为"COM 加载项"后，单击"转到"，弹出图 43-2 对话框，在"EndNote Cite While You Write"前打勾，单击"确定"，即可完成设置。

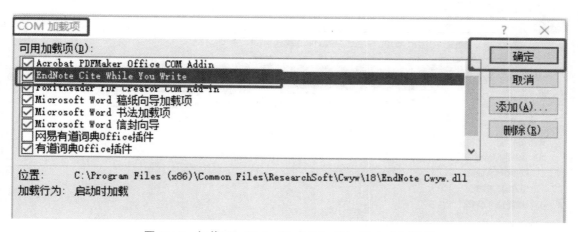

图 43-2　加载"EndNote Cite While You Write"加载项

## （二）建立个人图书馆

打开 EndNote X8 软件，单击左上角菜单栏 File→New，即可弹出图 43-3 的对话框，进入 New Reference Library 界面。如图 43-3，在文件名 My Reference Library 处可以重命名该图书馆（以方便以后查找），同时可以通过选择左侧硬盘分区更改该图书馆的存储位置→单击保存（牢记存储位置），完成个人图书馆的构建。

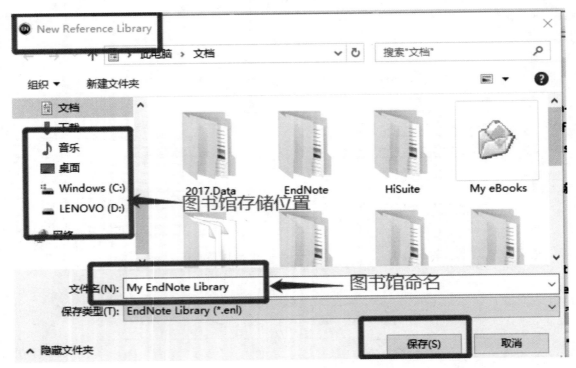

图 43-3  进入 New Reference Library 界面

为了便于演示，我们将新建个人图书馆存储于电脑的 D 盘 EndNoteX8 文件夹。这样，就可以在存储位置里看到两个图标（图 43-4），分别为".Data"和".enl"的文件夹，这两个文件夹必须放在同一位置、配套运行才是完整的 Library，即若想将其拷贝至其他位置，必须两个一起拷贝并放在一起。

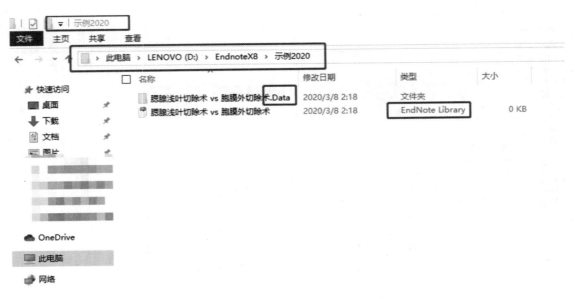

图 43-4  创建的个人图书馆存储位置和图书馆图标

新建完成的图书馆如图 43-5 所示，在最左上角显示了图书馆的名称。界面上部为菜单栏和工具栏；左侧为图书馆的文献分组栏；右侧中部为文献题录浏览区，下部为选定文献的编辑、预览、阅读笔记区。

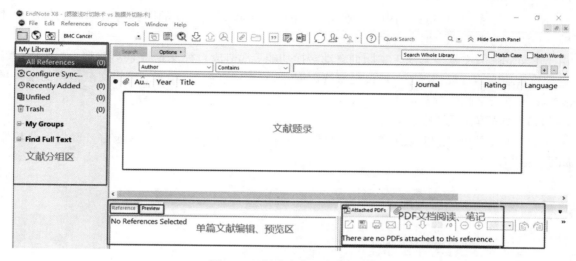

图 43-5　新建个人图书馆界面

在菜单栏中，通过菜单命令 Groups→Create Group Set/Create Group 可以在界面左侧创建组集/组，以更好地区分和管理文献（类比图书馆的每层楼/每个房间）。例如，通过 Create Group Set 创建组集，命名为腮腺 SP vs ECD，通过 Create Group 创建组，分别命名为 PubMed，WoS 等，见图 43-6。图 43-6 最右下角"Layout"选项，可以根据喜好调整软件页面布局。

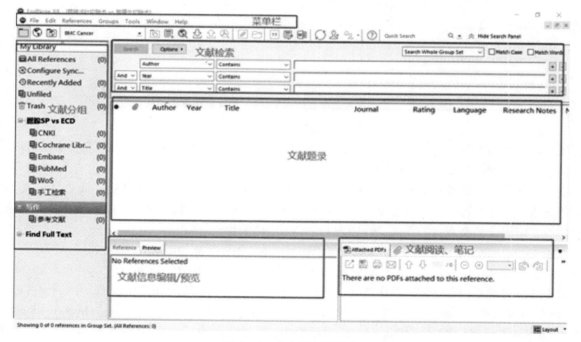

图 43-6　个人图书馆简介

# 第二节 数据管理

## (一)在线检索

EndNote 可以通过"Online Search"检索在线数据库，但前提是所在的网具有数据库的使用权才能够登陆；若使用的是免费数据库资源，就没有上述限制。

由于 EndNote 的文献检索缺乏主题词自动转换功能，常造成目标文献检索不够精准，故不推荐使用其自带检索功能。一般情况下，建议在所选数据库中行系统的文献检索，再将文献检索的结果导入到 EndNote 中进行文献管理和应用。

## (二)数据库检索结果导入

在 PubMed 数据库中，以"氯已定含漱液治疗儿童龋病"为主题进行文献检索。首先构建检索策略，如图 43-7 所示。

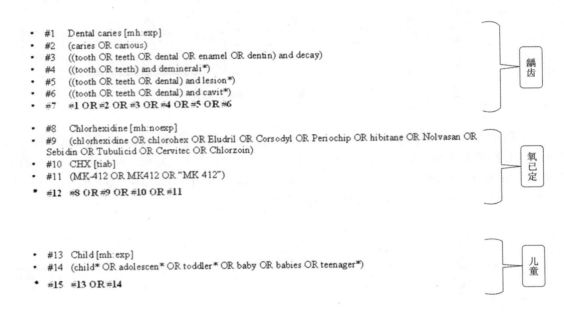

- #1  Dental caries [mh:exp]
- #2  (caries OR carious)
- #3  ((tooth OR teeth OR dental OR enamel OR dentin) and decay)
- #4  ((tooth OR teeth) and deminerali*)
- #5  ((tooth OR teeth OR dental) and lesion*)
- #6  ((tooth OR teeth OR dental) and cavit*)
- #7  #1 OR #2 OR #3 OR #4 OR #5 OR #6

龋齿

- #8  Chlorhexidine [mh:noexp]
- #9  (chlorhexidine OR chlorohex OR Eludril OR Corsodyl OR Periochip OR hibitane OR Nolvasan OR Sebidin OR Tubulicid OR Cervitec OR Chlorzoin)
- #10  CHX [tiab]
- #11  (MK-412 OR MK412 OR "MK 412")
- #12  #8 OR #9 OR #10 OR #11

氯已定

- #13  Child [mh:exp]
- #14  (child* OR adolescen* OR toddler* OR baby OR babies OR teenager*)
- #15  #13 OR #14

儿童

**图 43-7 "氯已定含漱液治疗儿童龋病"的文献检索策略构建**

按照检索策略，逐步进行文献检索，并将不同关键词"龋齿""氯已定""儿童"的检索结果采用"AND"合并，检索结果如图 43-8 所示。

按照上述检索策略检索文献后，发现相关文献跨度为 19 732 020，共计 424 篇。此数目较大，若研究者感觉难以完全阅读，可以通过改变检索范围(题目和摘要)、限制研究类型(随机对照试验、综述)或选择高影响因子的文章进行下载，再导入 EndNote 软件阅读。

在图 43-9 中部，依次选"Save→Selection(All results)→Format(RIS)→Create File"，弹出对话框，选择打开，即可保存检索结果，并自动导入 EndNote 软件，如图 43-10。

但需要注意的是，有时候下载文件无法直接导入软件，仅仅是下载了 RIS 文件。此时，可以通过 EndNote 软件界面的菜单命令将相应文件导入软件。在软件主界面，依次选"File→Import→File"，即可弹出"Import File 对话框"。在 Import File 对话框中，通过"Import File"后面的"Choose"选择要导入的文件(检索结果)；可以通过"Import Option"选择相应的过滤器，默认为"EndNote Import"；可以通过"Duplicates"选择"Import All"，也可以通过复选框对重复文献进行处理方式；通过"Text Translation"选择是否要进行相应的转化，默认为"No Translation"或选择"Unicode(UTF-8)"。然后单击"Import File 对话框"中的"Import"选项，即可完成导入。导入软件的结果同图 43-10。

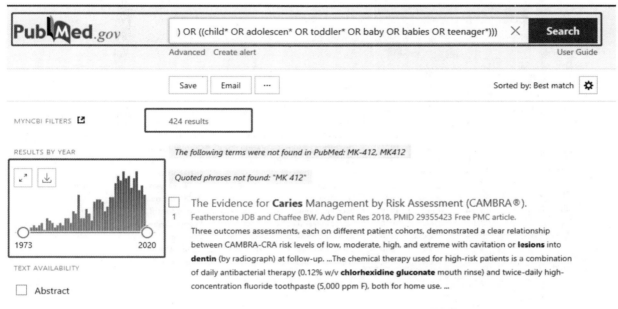

图 43-8　"氯己定含漱液治疗儿童龋病"在 PubMed 中的检索结果

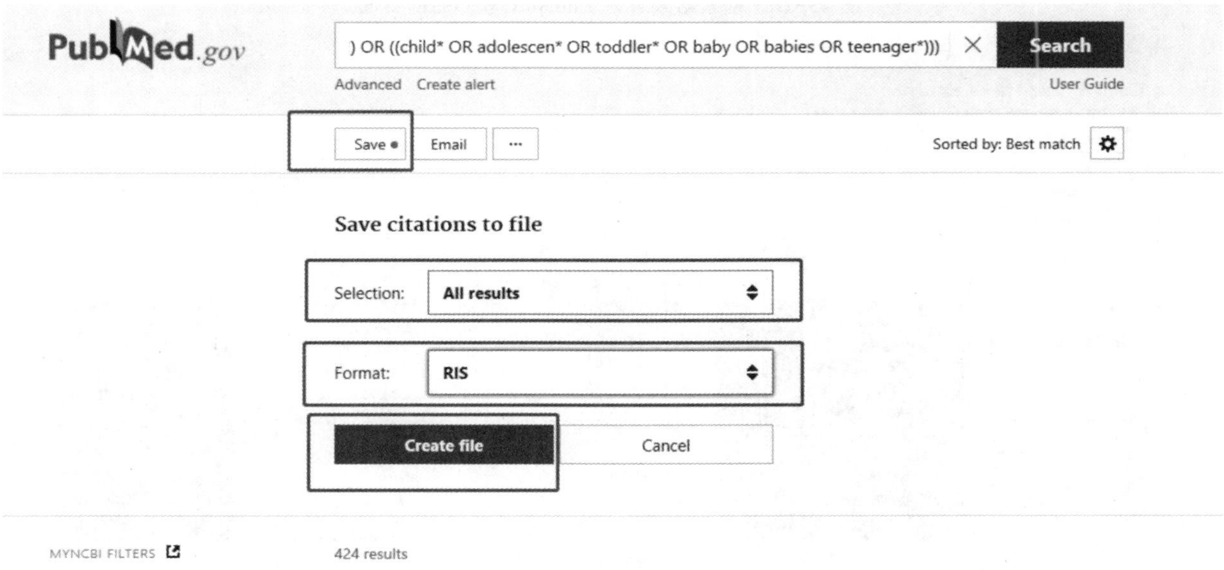

图 43-9　保存 PubMed 的检索结果

　　在图 43-10 中，可以将全部文献选择( Ctrl+A )，拖入左侧组集"腮腺 SP vs ECD"中的"PubMed"组中，也可以在文献题录区选择所有文献后，单击右键，通过"Add References To→腮腺 SP vs ECD→PubMed"添加到左侧 PubMed 分组中，过程见图 43-11。

### (三)查找重复文献

　　很显然，单独查询某一个数据库的时候不会出现文献重复现象。若多个数据库联合检索，就可能会出现同一篇文献被不同数据库检索到的情况，也因此会在软件中出现重复文献的现象。针对该情况，就需要利用 EndNote 的查重功能进行重复文献的查找。执行菜单命令，"References→Find Duplicates"，即可弹出查重对话框，研究者可以逐条进行信息比对，删除重复文献，保留其中信息最完整的一篇，如图 43-12。

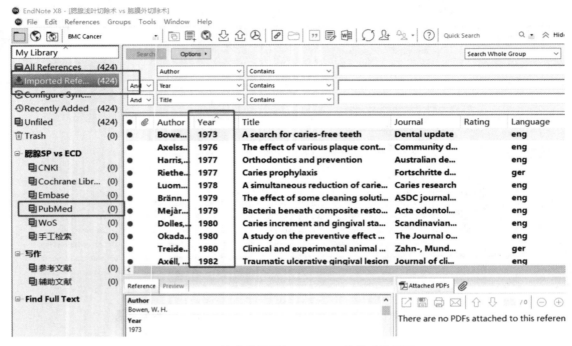

图 43-10　检索结果导入 EndNote 软件后的界面

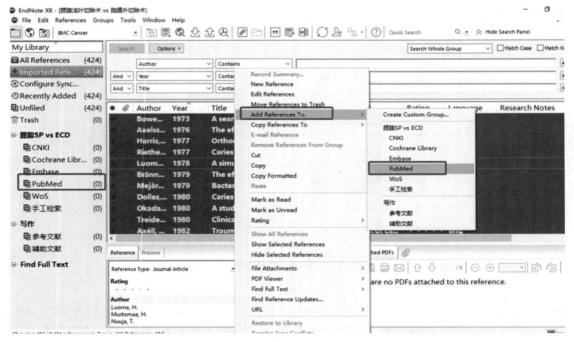

图 43-11　将导入文献添加到左侧分组栏中相应的群组/组

　　若重复文献较多,在执行菜单命令"References→Find Duplicates"后,如图 43-12,可选择对话框中的"Cancel",就会将重复文献完全选中,再单击鼠标右键,在弹出的对话框中选择"Move References to Trash",即可将系统默认的所有重复文献转移至回收站(Trash)内。对于回收站内的文献,可以选择后通过单击鼠标右键,在弹出的对话框中对文献进行处理,如通过"Restore to Library"将文献恢复至图书馆中。

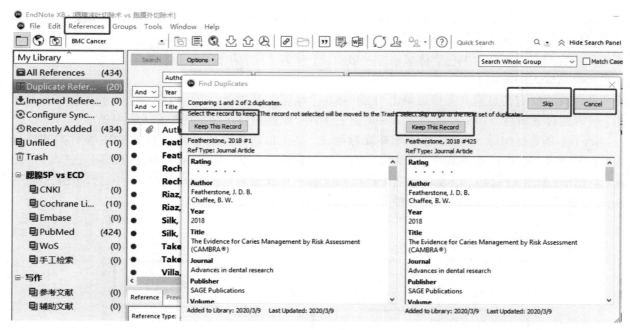

图 43-12　文献查重

### (四)自行编辑参考文献

EndNote 除了可以直接从数据库导入参考文献之外, 还可以通过手工自行编辑参考文献。在菜单栏中执行命令,"References→New Reference", 即可进入到手工编辑界面(图 43-13)。

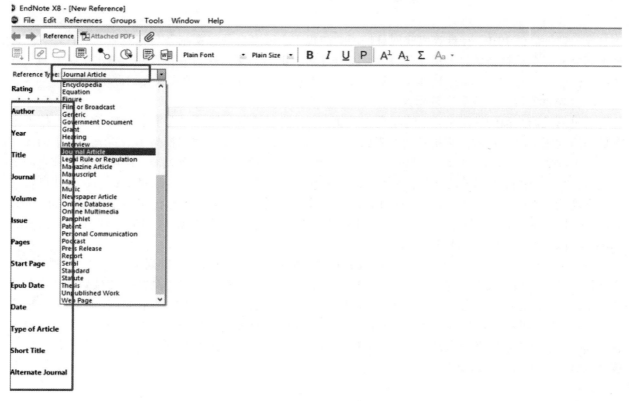

图 43-13　手工编辑界面

在手工输入文献信息时，需要注意的是，首次出现的作者、刊物名称、关键词这3项以红色字体显示，并自动列入字库当中，等再次输入相同的前几个字时，EndNote会将输入过的作为备选字；输入不同的内容则会以正常的黑色字体显示。一般而言，作者、发表年份、标题、期刊名、期、卷和页码等信息是必须输入的字段。

待该文章所有信息输入完毕后单击"File→Save"保存文献题录，也可以单击右上角的"×"直接关闭，或者通过菜单栏"File→Close Reference"进行关闭，则此条目将会出现于个人图书馆中。

除了上述数据库导入文献、手工编辑文献题录，还可以将现存的PDF文件或PDF文件夹直接导入文献管理软件，构建新的参考文献题录。执行菜单栏命令，File→Import→File或Folder。进入Import File对话框（如图43-14），Choose选项中选择相应的PDF文件→Import Option选项中选择PDF格式→Import，即可将相关PDF文件或者文件夹导入到EndNote中。

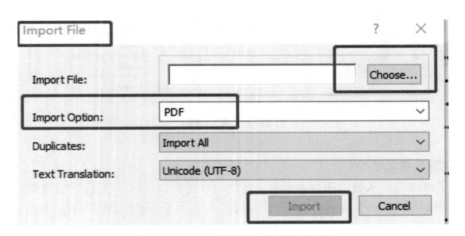

图 43-14　PDF 文件导入软件的对话框

导入软件后的PDF，在计算机联网且畅通的前提下，可以自动将文献条目信息补全（中文不行）。对于部分未能自动补全信息的英文文献，可以通过编辑正确的文献题目并保存后，单击鼠标右键，选择对话框中的"Find Reference Updates"命令来自动更新文献条目，以自动获取文献目录信息。

**（五）整理文献，下载全文并阅读**

通过系统而全面的文献检索、删除重复文献后，将获得某研究领域的几乎全部参考文献。接下来就是如何利用文献管理软件来提高研究者的阅读效果、构建某领域的知识框架了。首先，采用阅读文献Title的方式，排除与研究领域明显不相关的文章；其次，通过阅读文献摘要，梳理研究领域内的重要文献，进一步排除不相关的文献，保留本研究领域内的重要文献。再次，通过EndNote软件自带查找全文功能，查找文献全文。方法：通过Ctrl+A选中剩余的全部文献，单击右键，选择Find Full Text，如图43-15。为提高文献全文的获取率，建议在获取全文前，先选择图43-15中的Find Reference Updates，以更新文献链接为最新状态。

下载文献全文后，单击文献列表中的Year选项，按着从早到晚的顺序排列文章。以时间为轴线，梳理并归类本领域的文章，构建该研究领域的知识框架。如此，不仅可以提高文献阅读效率，避免杂乱无序，更可以让读者充分利用零散时间有计划有步骤地阅读文献。认知一个领域，就像盖一栋房子，没有图纸、没有规划的砖瓦是很难进行的。有了文献管理软件，收纳了某领域的所有文献，再按着时间顺序，每天临床间隙搬几块砖、上下班途中添几块瓦，长期按着计划坚持下去，很快就可以构筑某领域坚固而系统的知识大厦。

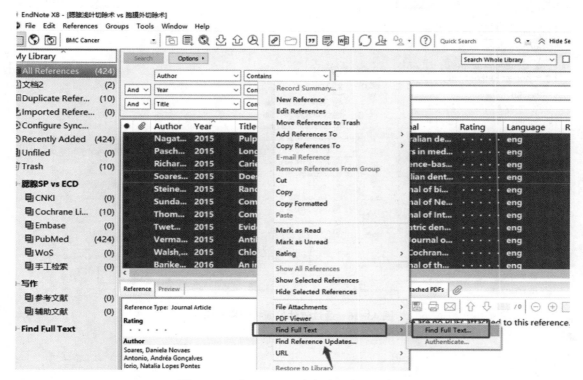

图 43-15　在 EndNote 中自动寻找文献全文

# 第三节　使用 EndNote 撰写论文

EndNote 在撰写论文时，有两个主要功能：一是使用 EndNote 模板进行写作；二是使用其"Cite While You Write"功能插入参考文献，并自动在文中及文末形成正确的参考文献列表。

## (一)使用模板

EndNote X8 为期刊设定了约 200 个模板，具体打开方式为：打开软件界面，通过"EndNote X8→Templates 选择目标期刊"，见图 43-16；如以"Cell"为目标期刊，则选择"Cell"，双击文档后打开或者选择"Cell"后单击"打开"，即可进入 Cell 期刊论文写作模板。

## (二)使用"Cite While You Write"功能

因模板写作较为简单，相比之下，使用频率较低，故此处重点介绍第 2 种方法，即使用其"Cite While You Write"功能。主要有 2 种方法，分别为：

第一，使用直接拖曳功能。在 Endnote X8 界面中选择所需要的文献后直接用鼠标拖曳到 Word 中相应的引用位置，则会在相应位置出现参考文献标识及文末出现参考文献列表。例如，计划将 EndNote X8 中的两篇文献，插入到 Word 中的 Introduction 部分的某句子后。首先在 EndNote X8 软件中选择需要插入的文献，见图 43-17A；再将两篇文献直接拖到 Word 的指定位置，结果见图 43-17B 和图 43-17C。

第二，在 Word 中使用 EndNote 插入功能，此为最常用方法。先在 Word 中用鼠标进行文献插入位置的定位；回到 EndNote 中，选定需要插入的文献，再返回 Word 界面，单击 Word 上方的"Endnote X8→Insert Citation→Insert Selected Citations"按钮(图 43-18)，即可插入，完成后情况类似图 43-17B 和图 43-17C。

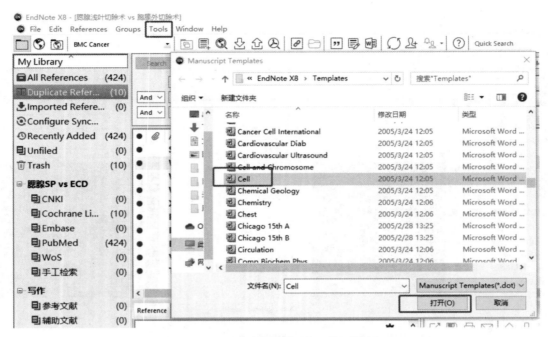

图 43-16　通过软件界面打开期刊模板

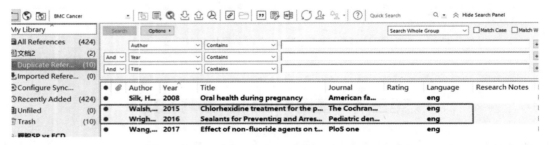

图 43-17A　在 EndNote 中的选择需要引用的两篇文献

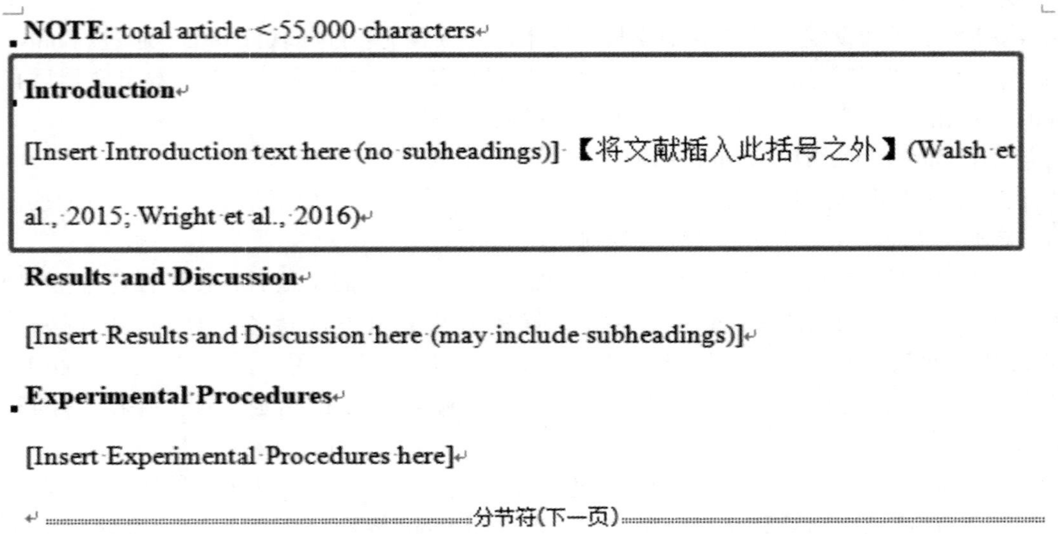

NOTE: total article < 55,000 characters

**Introduction**

[Insert Introduction text here (no subheadings)] 【将文献插入此括号之外】(Walsh et al., 2015; Wright et al., 2016)

**Results and Discussion**

[Insert Results and Discussion here (may include subheadings)]

**Experimental Procedures**

[Insert Experimental Procedures here]

分节符(下一页)

图 43-17B　Word 文档中自动生成参考文献标识

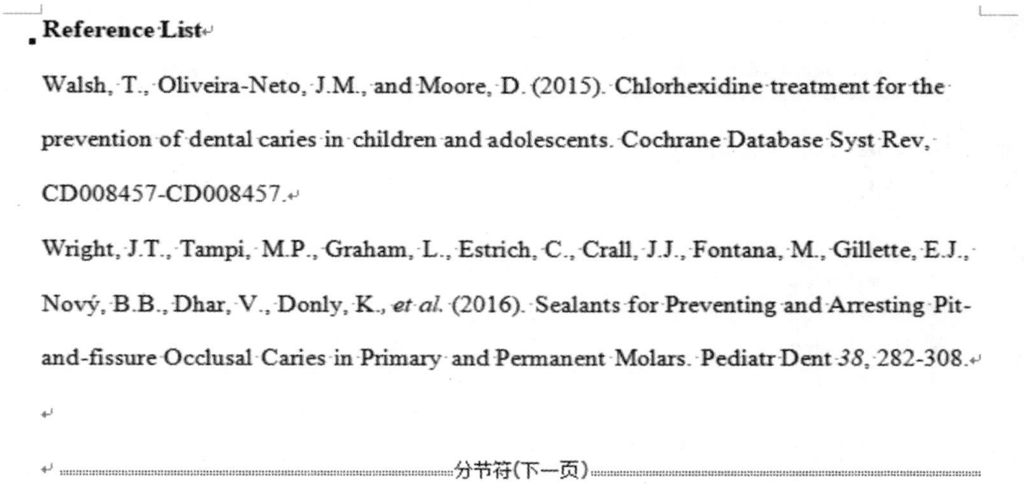

Reference List

Walsh, T., Oliveira-Neto, J.M., and Moore, D. (2015). Chlorhexidine treatment for the prevention of dental caries in children and adolescents. Cochrane Database Syst Rev, CD008457-CD008457.

Wright, J.T., Tampi, M.P., Graham, L., Estrich, C., Crall, J.J., Fontana, M., Gillette, E.J., Nový, B.B., Dhar, V., Donly, K., *et al.* (2016). Sealants for Preventing and Arresting Pit-and-fissure Occlusal Caries in Primary and Permanent Molars. Pediatr Dent *38*, 282-308.

————分节符(下一页)————

**图 43-17C　Word 文档末页自动生成参考文献列表**

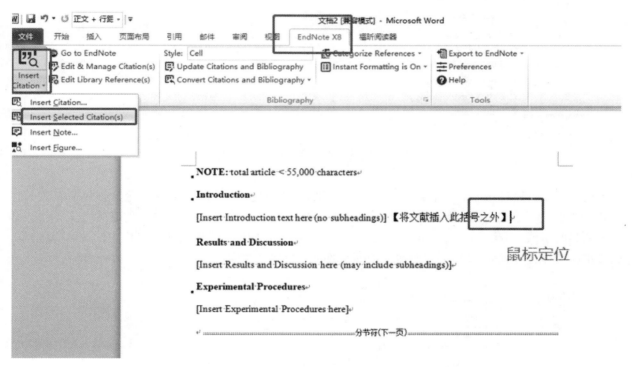

**图 43-18　在 Word 文档中插入 EndNote 的参考文献**

## (三)格式化引文

因不同期刊要求不同，EndNote 除了提供模板（Templates）外，还提供了一些期刊的格式（Styles）。若需要打开，则只需要找到自己 EndNote 的具体存储位置即可，如默认安装，则可以通过下列途径找到 C：\Program Files（x86）\EndNote X8\Styles。如图 43-19，则为 EndNote X8 自带的 5 575 个 Styles。

Styles 除了软件系统自带之外，很多期刊官方网站也提供了自己的 Style，如 PLoS 系列期刊的网站。此外，某些新期刊，软件未能及时更新对应的 Style，其期刊主页可能也没有提供对应的 Style。这种情况下，还可以根据目标期刊的稿约要求，自行编辑 Style，再另存后即可使用，具体操作细节此处不做介绍。

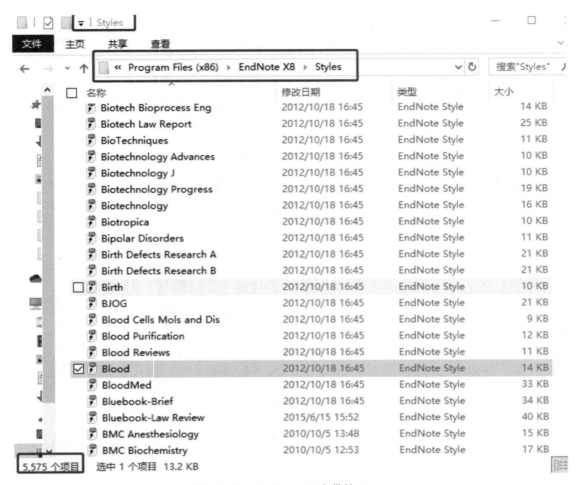

图 43-19　EndNote X8 自带的 Styles

　　论文写作投稿时，需要选择某种期刊，也可能临时考虑更换期刊，亦可能是论文被拒后转投其他期刊，这都需要更改文献的格式。针对这个情况，软件可以一键切换，避免手工更改参考文献格式和文献列表的繁琐。方法如下：单击 Word 文档中 EndNote X8 插件，选择插件菜单栏中的 Style 复选框，进行重新选择，如图 43-20，若复选框中有目标期刊，直接选择即可。

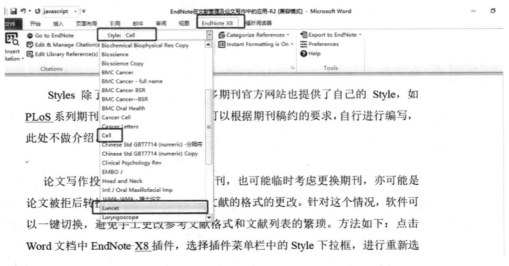

图 43-20　在 Word 中更换新的 Style

若下拉框中没有，则可以在 Style 复选框中选择"Selected Another Style"选项，进入对话框（图 43-21），在此对话框中选择目标期刊后单击"OK"，即可完成参考文献格式及列表的一键切换。

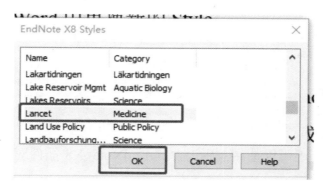

图 43-21　使用 Word 中的 EndNote X8 插件选择/更换 Style

完成之后，若需要针对某篇参考文献进行修改或再编辑，则可在完成后，单击 EndNote X8 插件中的"Update Citations and Bibliography"，实现最新版本的更替。若文中新插入参考文献存在格式没有自动切换，则需要单击 EndNote X8 插件中的"Instant Formatting is Off"转为"Instant Formatting is On"。

**（四）编辑引文**

除了能够快速地实现不同期刊格式的转换之外，在写作时 Endnote X8 还可以实现 Word 中文献的编辑、删减。

第一，增加文献。如欲在某一位置插入一条或多条参考文献，则先在 Endnote X8 中选定，然后回到 Word 中通过 Endnote X8 插件实现文献插入。插入之后，可见原来的序号自动更新，生成新的参考文献列表。

第二，删除文献。方法较多，比如可以将鼠标放在 Word 中引用文献"标注"之后，直接选中并删除即可，也可以将鼠标停留在引文文献"标注"后单击鼠标右键，选择"Edit Citation(s)→More…"，即可弹出相应对话框（图 43-22）。在图 43-22 中，选择需要删除的文献，通过 Edit Reference 中的 Remove Citation 即可完成删除，删除之后，参考文献列表会自动更新。

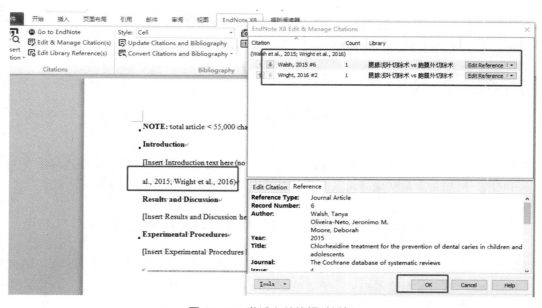

图 43-22　激活文献编辑对话框

除此之外，还可以使用 Word 中的 EndNote X8 插件对话框执行多种文献编辑功能。如图 43-23，可以通过 EndNote X8→Edit & Manage Citation(s)选项进入参考文献编辑、管理界面，如图 43-24。

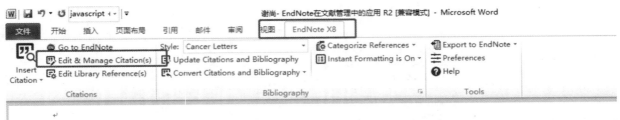

除此之外，还可以使用 Word 中的 EndNote X8 插件对话框进行多种文献编辑功能。

**图 43-23　在 Word 中使用文献编辑管理功能**

如图 43-24 所示，在文献编辑管理对话框中，可以对引用文献进行编辑、删除、增加等处理。

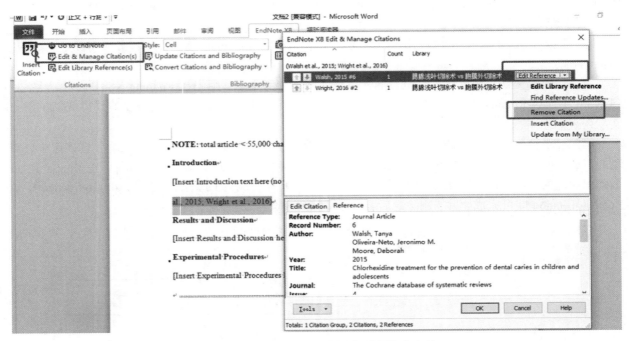

**图 43-24　使用文献编辑对话框编辑参考文献**

总之，由于 EndNote 软件自带的参考文献管理和编辑能力，熟练使用它，必将节约作者大量的参考文献编辑时间，特别是大幅度提高论文写作、返修中增加或删减参考文献时的编辑效率。

## 第四节　EndNote 文献管理和应用技巧

本节介绍一下笔者应用 EndNote 软件进行文献管理和应用的一些技巧和心得。将某一研究领域的文章进行全面检索、删重、剔除不相关、保留重要文献后，再以时间顺序构建该研究领域的知识框架的同时，我们应该进一步挖掘这一费时费力构建的电子数据库。为此，先观察一下 EndNote 软件中某研究领域的文章题录界面，包含作者、初版年、题目、发表期刊等信息，如图 43-25。

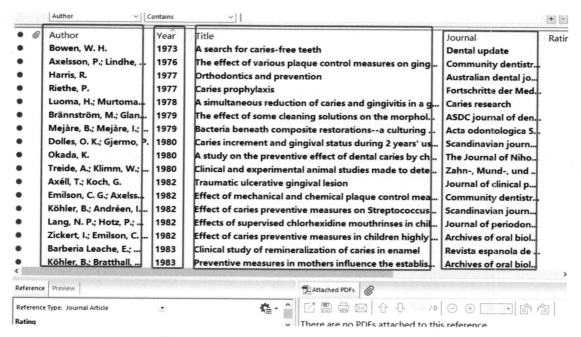

**图 43-25　EndNote 软件中某领域的文献题录界面**

首先，作者一栏。我们应该明确获悉该领域有哪些重要的科学家、团队、实验室，这个很重要！因为既然从事某个领域，就免不了与该领域的专家建立某种直接或间接的联系，不熟悉他们，将使自己闭门造车，不了解世界的最新进展；此外，文章写完后投稿，需要推荐审稿人，期刊杂志社需要将文章送给编委，编委需要找审稿人等，这一系列操作涉及的学术编委和审稿人等都极有可能在这一栏中间。有了这个意识后，论文写作的时候，就应该注意引用该领域的重要研究者文章、重要实验室文章、重要期刊的文章，来增加自己文章的可信度；投稿推荐审稿人、选编辑的时候，他们这些作者将是重要的候选人，也是合理的审稿、编辑候选人。因此，作者这一栏，我们不能只是单独认为他们仅仅是某些文章作者，却忽略了作者背后更深远的意义和价值。深度挖掘重要隐藏信息，不仅方便我们了解该领域的最新进展，也便于自己的成果顺利发表。

其次，发表年份一栏。这一栏的最早文献，往往是该领域的开篇之作，也是某领域的创新之作，更是创新思维学习的好蓝本，多研究作者的思维模式，有利于创新思维的训练；时间轴，可以作为熟悉该领域的逻辑链，展示该领域发展历程的同时，也有助于构建该领域的知识树，从最初的树根到树干，再到树枝、树叶，清晰反映出该领域的研究进展、学科分支情况，为发现问题、提出问题，解决问题提供坚实的背景知识。

接下来，发表的期刊列表。这一栏，反应出该领域的文章分布情况，哪些期刊喜欢该领域文章，哪些期刊从未涉及该领域；同时也可以看出所研究领域的层次高低。这部分，不仅为后续自己研究成果的层次提供了参考，更为后续论文投稿指明了方向，所谓知根知底，百战不殆。

通过文献检索和文献管理，构建了某一研究领域的文献库，就是该领域的百科全书，往往蕴含着更多资源可以挖掘和利用，如参考文献的科学引用、论文题目地道化、论文写作的模板化等。同时，通过系统的文献检索、科学的文献管理，全面的知识框架构建，不仅可以让您熟悉相关领域的研究者、研究团队、研究进展、偏好期刊，也可以为后续论文的投稿和发表等提供一定的帮助。

总之，EndNote 是目前文献管理功能最为强大的软件之一，也是目前国际上各 SCI 期刊最多推荐使用的文献管理软件。上述介绍的仅仅是最基本但重要的部分，使用这些功能，不仅可以大幅提高初学者的文献管理效率，也可以极大地节约读者的文献编辑及修改时间。尽管我们想更全面地介绍该软件及可能出现的问题对策，但限于篇幅，不能面面俱到，因此，建议有兴趣的读者，除了多实践之外，还可以通过软件自带的"Help"功能、网络平台学习相关内容来提高自己。

可以这样说，EndNote 文献管理是科研学习生涯的基础。学好它，必定会为您未来的生活带来意想不到的便捷。

（谢尚）

## 参考文献

[1]史宗道. 循证口腔医学[M]. 2 版. 北京：人民卫生出版社，2008.
[2]张天嵩，钟文昭，李博. 实用循证医学方法学[M]. 2 版. 长沙：中南大学出版社，2014.
[3]童国伦，程丽华，张楷烈. EndNote & Word 文献管理与论文写作[M]. 2 版. 北京：化学工业出版社，2014.

# 第 44 章
# Engauge Digitizer 软件

## 要　点

- 生存分析是处理生存数据重要的统计学方法，生存数据的 Meta 合并在预后研究的系统评价中应用广泛，有时可能需要从生存曲线中提取数据。
- Engauge Digitizer 软件是一款开源工具，可以有效地从图形图像中提取精确的数字数据。
- Engauge Digitizer 软件提取生存曲线数据的方法有连续取点法和间断取点法。

生存分析（survive analysis）即是将终点事件的出现与否和出现终点事件所经历的时间结合起来的一种统计分析方法，广泛应用于恶性肿瘤、慢性疾病，以及其他情况的随访研究中事件分析，如疾病的发生、复发、转移，伤口的愈合，某种症状的消失等。系统评价/Meta 分析中对生存资料的合并是一个棘手的问题，主要原因是无法有效获得原始数据。通常来说，多数的预后研究的文章会提供生存曲线，所谓生存曲线即是以生存时间为横轴，生存率为纵轴，将各个时间点对应的生存率连接在一起的曲线图。如果在无法获取原始数据但可获得生存曲线的情况下，可以利用图形数据提取软件从生存曲线中提取数据并进行合理的计算，最终获得可以用于 Meta 合并的中间数据。当前有众多图形数据提取软件，读者可根据自己的喜好选择。类似软件大同小异，其中 Engauge Digitizer 是比较常用的一款软件，本章将重点介绍该软件的使用方法。

### 一、软件下载与安装

Engauge Digitizer 是一款开源工具，可以有效地从图形图像中提取精确的数字数据，这一过程被认为是"逆图"。目前该软件已更新到 Engauge Digitizer 12.1，可适用于 Windows、Mac、linux 等不同操作系统，下载地址为：https：//github.com/markummitchell/engauge- digitizer/releases。

但在使用时，Engauge Digitizer 4.1 仍是最受欢迎的一个版本，它与 12.1 版操作界面几乎没有变化，本章仍基于 Engauge Digitizer 4.1 进行操作演示。提取生存曲线数据的方法有连续取点法和间断取点法，接下来分别介绍这两种方法。

### 二、连续取点法提取生存曲线数据

以下将以实例演示如何从生存曲线中提取 Meta 合并所需要的各时间段的生存率并通过计算获得 Meta 合并所需要的数据。

#### （一）生存曲线的获取

从原始文献中获取的图片要足够清晰，最好能达到 300dpi 以

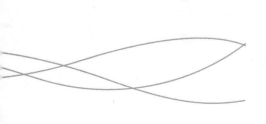

上，尽可能选择下载高质量的 PDF 文档。下面以 *Lancet Oncology* 上的一篇Ⅲ期随机对照试验为例，文章题目为 *Continuation of bevacizumab after fi rst progression in metastatic colorectal cancer*（*ML*18147）：*a randomized phase 3 trial*。PMID：23168366。大家可通过 lancet Oncology 主页下载该文，下载地址为 http：//www. thelancet. com/journals/lanonc/article/PIIS1470-2045（12）70477-1/fulltext。

获得 PDF 格式的全文以后，我们通过任意一种 PDF 阅读软件打开这篇文章，通过截图的方式获得该关于总生存率生存曲线图片。具体操作方法：尽可能放大图，使其在屏幕上完全显示，并且包含完整纵横坐标；打开 Windows 自带的截图工具（所有程序→附件→截图工具）或者使用其他屏幕截图软件（推荐使用 FSCapture 截图软件）；截取生存曲线图片；另存为 JPG 格式并重新命名，如图 44-1 所示。

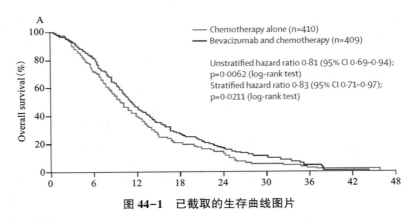

图 44-1　已截取的生存曲线图片

### （二）生存曲线的处理

由于 Engauge Digitizer 4.1 软件仅能识别灰度图，对于生存曲线为彩色线条的图片我们需要常规将其调整为黑白图片。如何把一张彩色图片去色为黑白图片？我们可以借助于很多图片处理软件，最常用的就是 Adobe Photoshop。我们把图 44-1 导入 Adobe Photoshop CS5 把彩色去色，并通过色阶功能使黑白对比明显，如图 44-2、44-3、44-4 所示。此外有些文献的生存曲线图片并非实线，而是虚线，这种情况我们也可以借助 Adobe Photoshop 在原来虚线的基础上描一条实线，此部分操作在此不详细描述，仅是 Adobe Photoshop 的基本技能。

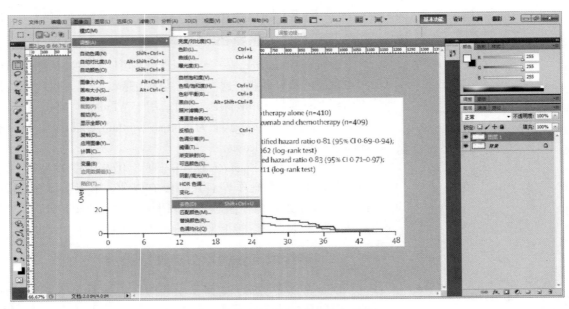

图 44-2　图片去色（转化为灰度图）

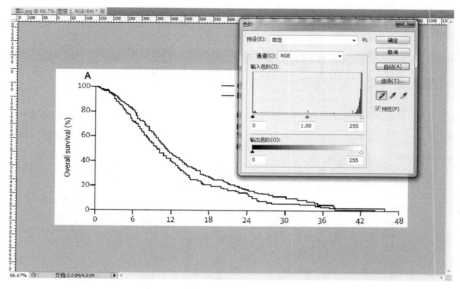

图 44-3　通过色阶功能处理图片

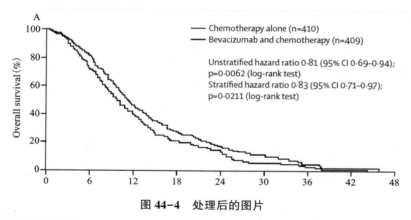

图 44-4　处理后的图片

## （三）生存曲线的数据提取

打开 Engauge Digitizer 4.1 软件，启动画面如图 44-5 所示。

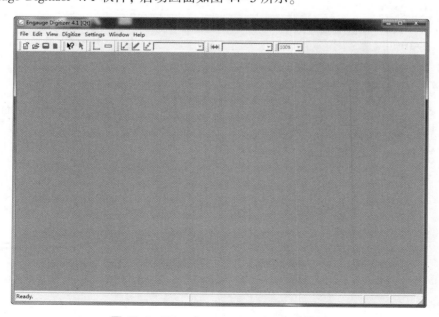

图 44-5　Engauge Digitizer 4.1 启动界面

（1）把图 44-4 导入 Engauge Digitizer 4.1 软件，如图 44-6 所示。

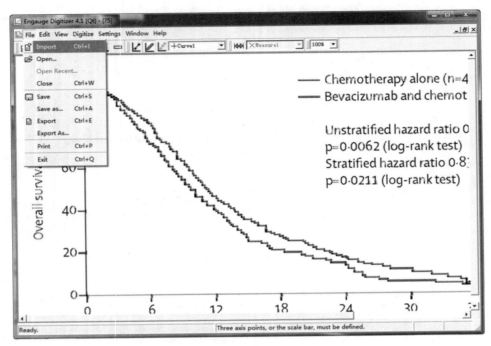

图 44-6　导入图片

（2）新建曲线并命名。因为本例坐标中有 2 条生存曲线，故我们需要新建 2 条待提取数据的曲线，一条曲线命名为"chemotherapy"，一条曲线命名为"bevaci"，如图 44-7 所示，依次单击"settings""curves""new"，新建一条曲线并可单击"properties"设置新建曲线的线型和颜色，有助于取点时区别不同的生存曲线。

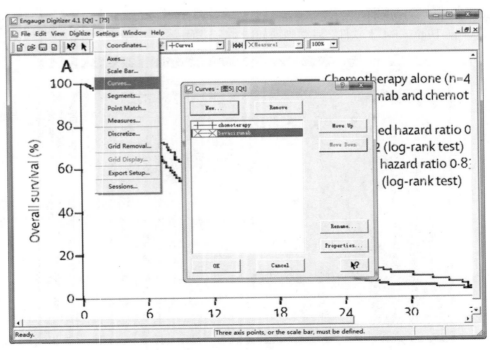

图 44-7　新建曲线

（3）确定原点及纵横坐标轴的刻度。一般首先确定原点，然后分别确定 $X$ 轴与 $Y$ 轴的刻度，此步骤其实是在原图的基础上重新构建一个二维坐标系，在这个重新构建的二维坐标系中的任何一个点都可以通过 $(x, y)$ 表示，如图 44-8 所示。

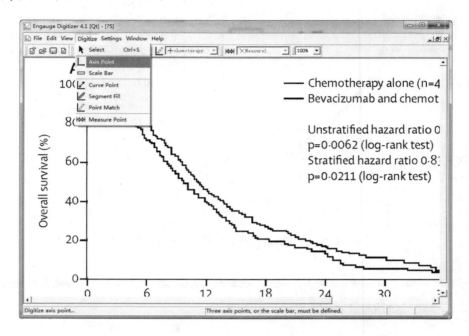

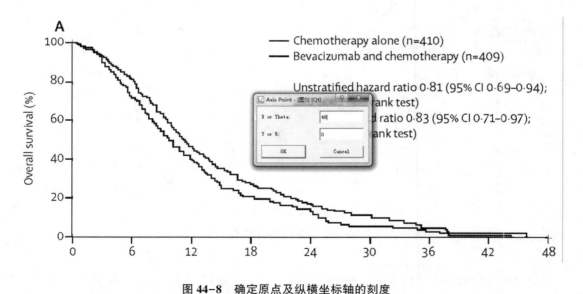

图 44-8　确定原点及纵横坐标轴的刻度

（4）分别对两条曲线进行连续取点。选择连续取点工具分别对"chemotherapy"及"bevaci"两条曲线进行连续取点，选择此工具之后把鼠标移动到生存曲线上相对应的位置可自动识别取点的区域，使用较方便。但需要注意的是同一个坐标轴中有 2 条曲线时要按照原图进行分辨，尤其是当 2 条曲线非常接近之时，不能把一条曲线上的点误认为是另外一条曲线的点，如图 44-9 所示。

**（四）生存曲线的数据整理**

（1）生存率数据导出和存储。假设导出生存率数据并存储在桌面，命名为"图 5.csv"。软件默认的导出数据的文件格式为".csv"，这是通用的数据存储格式，可通过 Excel 软件直接打开。较低版本的 Office 办公软件需要选择打开方式，如图 44-10 所示。

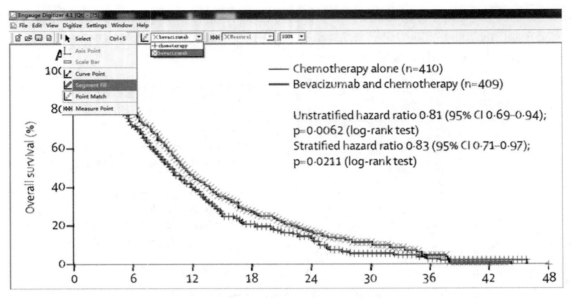

图 44-9　连续取点工具分别对 2 条曲线连续取点

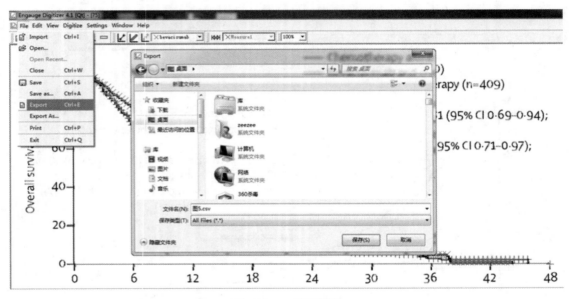

图 44-10　导出数据

（2）生存率数据的筛选。由于我们采用连续取点法提取数据，密集的取了很多个数据点，得到了很多组数据，实际操作中我们并不需要如此多的数据用于后续的计算，故需要对提取的数据进行初步的筛选。我们首先打开"图 5.csv"这个文件，然后把 X 这一列数据设置小数位数为 0 位，其余两列数据小数位数设置为 2 位，如图 44-11 所示。仅选取时间点为 0、3、6、9、12、15、18、21、24、27、30、33、36、39、42、45 个月时对应的生存率数据，删除不需要的数据。

这里需要注意一个问题，一般来说后一个时间点的生存率不可能大于前一个时间点，但我们在数据提取的时候由于误差的存在，可能出现后时间点生存率略大于前时间点，而且这种情况多出现于生存曲线是水平线时，所以我们需要对数据进行合理的整理。如果有后一个时间点生存率的数据大于前一个时间点的情况出现，我们需要把后一个时间点的数据用前一个时间点的生存率数据进行替代，前后时间点生存率相等是符合客观情况的。此外，还需注意，在随访开始时，一般 0 时间点的生存率为100%，即所有人在随访开始之时都是"存活"的。处理后的数据如图 44-12 所示。

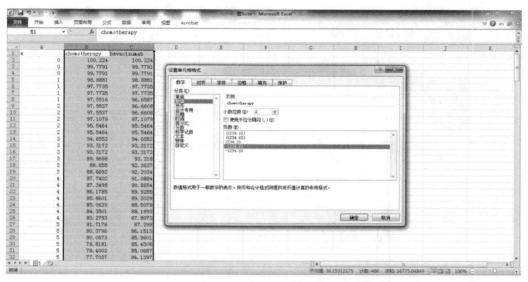

图 44-11  导出的数据及设置各列小数位数

| | A | B | C | D |
|---|---|---|---|---|
| 1 | x | chomotherapy | bevacizumab | |
| 2 | 0 | 100 | 100 | |
| 3 | 3 | 94.66 | 94.66 | |
| 4 | 6 | 76.14 | 83.38 | |
| 5 | 9 | 57.63 | 66.5 | |
| 6 | 12 | 41.91 | 47.6 | |
| 7 | 15 | 29.09 | 36.79 | |
| 8 | 18 | 21.06 | 28.21 | |
| 9 | 21 | 17.95 | 23.31 | |
| 10 | 24 | 14.62 | 17.97 | |
| 11 | 27 | 7.71 | 13.74 | |
| 12 | 30 | 5.72 | 11.52 | |
| 13 | 33 | 5.06 | 8.86 | |
| 14 | 36 | 3.07 | 4.85 | |
| 15 | 39 | 2.41 | 1.3 | |
| 16 | 42 | 2.41 | 1.3 | |
| 17 | 45 | 2.41 | 1.3 | |
| 18 | | | | |

图 44-12  最终用于生存率计算的数据

#### (五)生存曲线图形图像的数据计算

关于 lnHR（风险比的对数）和 SelnHR（风险比对数的标准误）的具体的计算方法及统计学原理可参考 Tierney 等的文献。但实际上我们并不需要根据这些原始数据去直接计算 Meta 合并需要的数据，Tierney 等的文献为我们提供了计算 lnHR 和 SelnHR 的 excel 宏程序文件，我们只需要按要求填入相应的数据及对应的信息即可，该程序文件下载地址为 http://www.biomedcentral.com/content/supplementary/1745-6215-8-16-S1.xls。这个 Excel 计算程序共计 7 个工作表，每个工作表都有特定的作用，本文主要就其中的与生存曲线数据提取相关的工作表作简单介绍，其他计算方法读者可参考 Tierney 等的文献进行实践。下面我们以图示的形式把操作步骤展现给大家。

（1）给各研究组命名。在工作表（1）中输入本例中研究组的名称，在"Research"一栏中输入"bevacizumab"，在"Control"一栏中输入"chemotherapy"，如图 44-13 所示。此步骤不是必需的。之所以命名是为了便于后续操作，不至于混淆，具体该如何命名要根据实际情况确定。

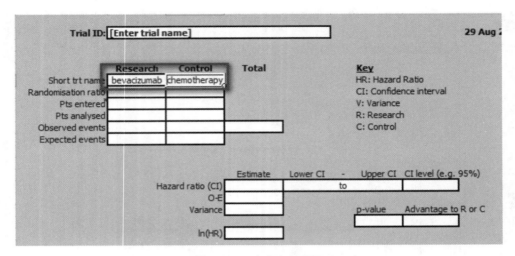

图 44-13 命名各处理组

（2）数据输入。在工作表（2a）中"follow-up"一栏中填入随访时间，一般输入随访时间的范围，本例中随访时间范围原文并没有直接提供，仅报告了随访时间的四分位数间距，我们通过合理的估算填入了 5~45.1 个月，此处为必填项，主要用于估计截尾数据。再依次输入随访时间点、各时间点各组的生存率及各组的样本例数。此处样本例数应该选择填入进入 ITT 分析的样本例数。在本步骤填写过程中，如果出现红色字体提示文字，那就表示填写或者计算过程有误，需要重新核对错误的原因，及时作出修正。整个填写过程如图 44-14 所示。

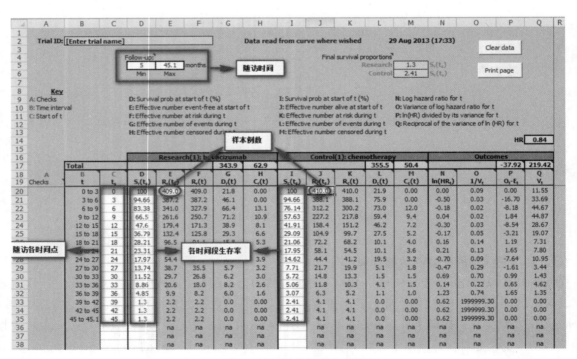

图 44-14 填入对应的信息及数据

（3）模拟生存曲线。工作表（2a）填写完毕后，在工作表（2b）中可直接显示按照提取的生存曲线数据重新模拟的生存曲线，我们可把此处模拟的生存曲线与原文中的生存曲线进行比较，判断是否有较大的差别，初步判读数据提取过程是否有错误。如果有很大的差异我们需要重新寻找原因。本例中模拟的生存曲线与原文中的生存曲线大致类似，表明数据提取及数据录入过程大致正确，如图 44-15 所示。

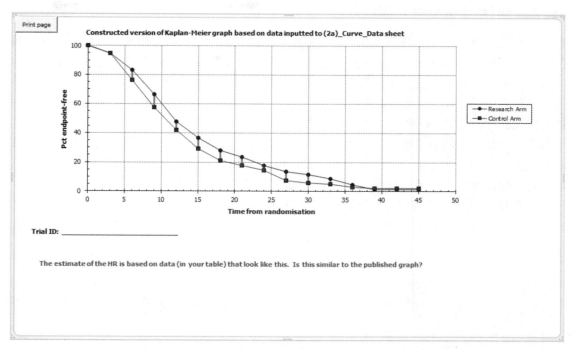

**图 44-15　模拟的生存曲线**

(4)结果展示。工作表(4)中展示了根据提取的生存数据估算的结果，包括了进行生存资料 Meta 合并的所需要的所有数据。如图 44-16 所示，本例中估算的 HR 及 95%可信区间为 0.84(0.74, 0.96)，原文中报道的 HR 及 95%可信区间为 0.81(0.69, 0.94)。估算的结果与原文计算的结果已经很接近。

Trial ID: [Enter trial name]

29 Aug 2013 (17:33)
Output based on data available

Calculation method (see key)

| | Method | 1 | 2a | 2b | 2c | 3 | 4 | 5 | 6 | 7 | 8 | 9 | 10 | 11 | |
|---|---|---|---|---|---|---|---|---|---|---|---|---|---|---|---|
| | Data? | No | No | No | No | No | No | No | No | No | No | No | Yes | No | |
| **Summary data** | | | | | | | | | | | | | | | **Summary data** |
| HR | na | na | na | na | na | na | na | na | na | na | na | na | 0.84 | na | HR |
| Lower 95% CI | na | na | na | na | na | na | na | na | na | na | na | na | 0.74 | na | Lower 95% CI |
| Upper 95% CI | na | na | na | na | na | na | na | na | na | na | na | na | 0.96 | na | Upper 95% CI |
| ln(HR) | na | na | na | na | na | na | na | na | na | na | na | na | -0.17 | na | |
| se(ln(HR)) | na | na | na | na | na | na | na | na | na | na | na | na | 0.07 | na | se(ln(HR)) |
| Variance | na | na | na | na | na | na | na | na | na | na | na | na | 219.42 | na | Variance |
| O-E | na | na | na | na | na | na | na | na | na | na | na | na | -37.92 | na | O-E |
| **Data Entered** | | | | | | | | | | | | | | | **Data Entered** |
| Lower CI (--%) | na | | | | | na | | | | | | | | | Lower CI (--%) |
| Upper CI (--%) | na | | | | | na | | | | | | | | | Upper CI (--%) |
| P value | na | | | | | | | | | na | na | na | | | P value |
| Advantage to R or C? | na | | | | | | | | | na | na | na | | | Advantage to R or C? |
| Obs events Research | na | na | | | | | na | | | na | | | | | Obs events Research |
| Obs events Control | na | na | | | | | na | | | na | | | | | Obs events Control |
| Expt events Research | na | na | | | | | | | | | | | | | Expt events Research |
| Expt events Control | na | na | | | | | | | | | | | | | Expt events Control |
| Total events | na | | | | | | na | na | na | na | na | na | | | Total events |
| Pts analysed Research | na | | | | | | | | na | | | na | | | Pts analysed Research |
| Pts analysed Control | na | | | | | | | | na | | | na | | | Pts analysed Control |

**Key to methods**

1 Report presents observed and expected events on research and control
2a Report presents HR and V
2b Report presents HR and O-E
2c Report presents O-E and V
3 Report presents HR and CIs
4 Report presents HR and events in each arm and randomisation ratio is 1:1
5 Report presents HR and total events and randomisation ratio is 1:1
6 Report presents HR, total events and the no.s analysed on each arm and randomisation ratio need not be 1:1
7 Report presents p-value and events on each arm and randomisation ratio is 1:1
8 Report presents p-value and total events and randomisation ratio is 1:1
9 Report presents p-value, total events & no.s analysed on each arm and randomisation ratio need not be 1:1
10 Data from curve read where wished and assuming constant censoring

**Key to table cells**

Data　Data fields inputted into (1)_Summary_Data sheet
Data　Data fields calculated from inputted data

| | Min | Max | Range |
|---|---|---|---|
| HR | 0.84 | 0.84 | 0.00 |
| V | 219.42 | 219.42 | 0.00 |
| O-E | -37.92 | -37.92 | 0.00 |

Print page

(2b)_Curve_Copy　(3a)_Curve_Data_with_n(risk)　(3b)_Curve_Copy　(4)_Output_Information　WorkSummary

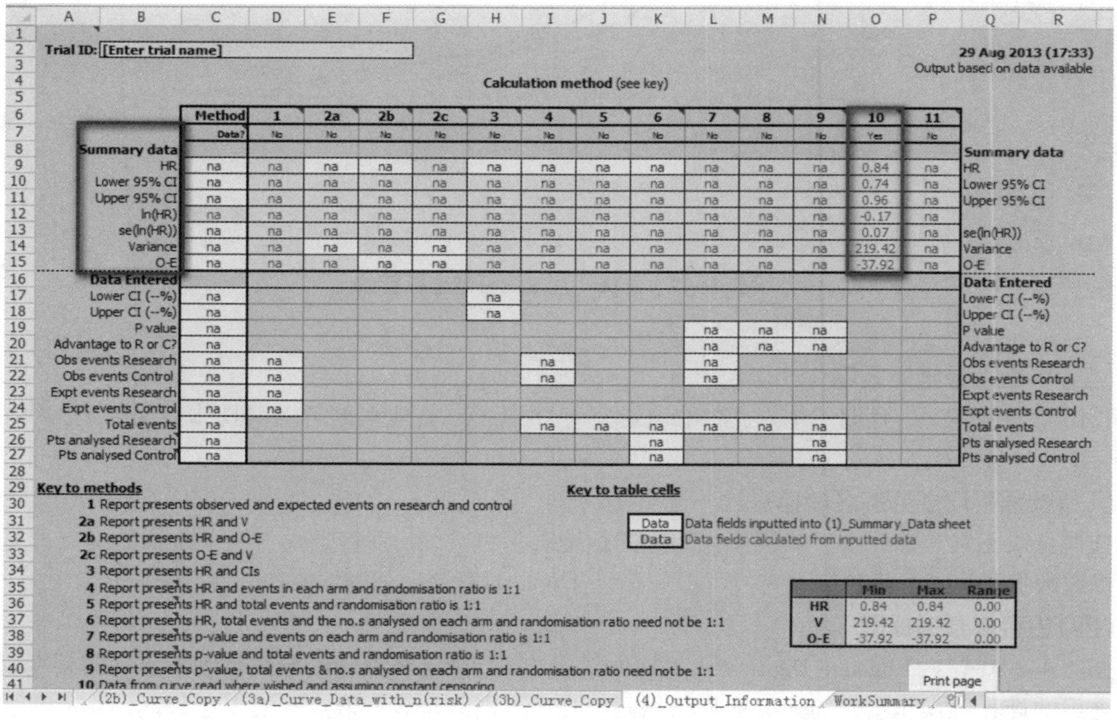

**图 44-16　计算结果展示**

### 三、间断取点法提取生存曲线数据

如果我们仅需要从生存曲线选取我们需要的点进行数据提取,并不希望像连续取点法那样连续提取数个点再进行后续的筛选和删除,在这种情况下,我们可以选择间断取点的方法进行数据提取。需要说明的是本例中间断取点法似乎并没有显示出明显的优越性,主要原因在于对于生存曲线数据的提取需要提取很多个点,有些图形的数据提取并不需要提取太多的点,或者仅需要几个点,比如对条形图数据的提取,这种情况下间断取点法更有优势。

下面我们继续以本例演示如何有目的地进行间断取点,并以图示的形式展示给大家。此处我们仅选取时间点为 0、3、6、9、12、15、18、21、24、27、30、33、36、39、42、45 个月时对应的生存率数据进行提取。此处操作我们还需要借助于 Adobe Photoshop 软件。

#### (一)划分图片确定生存曲线上目标时间点及对应的生存率

首先我们把图 44-4 导入 Adobe Photoshop 软件,并选择切片工具,通过拖拉参考线把整个坐标区域框定,如图 44-17 所示。

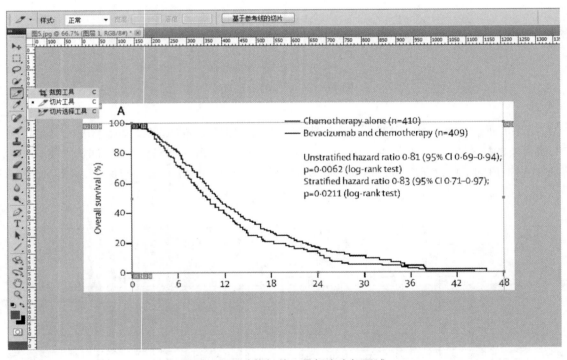

图 44-17　选择切片工具框定坐标区域

#### (二)平均划分坐标区域

我们需要每隔 3 个月取一个点,故平均划分为 16 等分,其他案例需根据具体情况而定,如图 44-18 所示。

#### (三)按照平均划分的区域描垂线

选择直线工具并按照上一步骤事先划分的标记画垂直竖线,垂直竖线与生存曲线的交点即是我们需要提取数据的点,至此我们就完成了已知横纵坐标的数据点,如图 44-19、44-20 所示。

#### (四)生存率数据提取

把图 44-20 导入 Engauge Digitizer 4.1 软件新建曲线,确定坐标轴的原点与纵横坐标的刻度以及取完点之后的计算等操作步骤与连续取点法相同。唯一不同点是我们取点时需要选择间断取点工具,如图 44-21 所示。

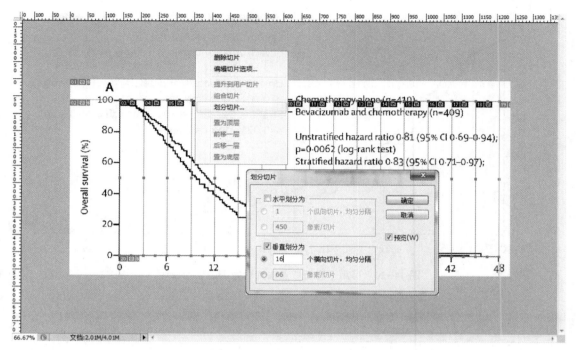

图 44-18　平均划分坐标区域

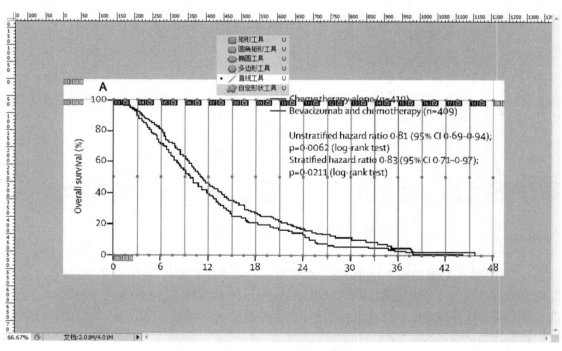

图 44-19　直线工具画垂直竖线

## 四、结语

目前从曲线或者图形中提取数据的软件很多, 曲线是一种二维图形, 该类型的数据提取是图形提取数据中相对较简单的一种, 各种二维图形数据提取软件的原理大致相同, 一般是按照原图重新确定原点及纵横坐标轴以重建一个新的二维坐标系, 然后通过重建的二维坐标系确定其中任意一点的坐标。

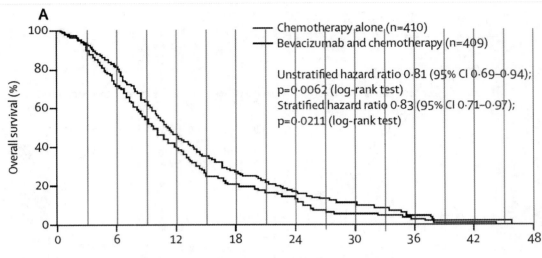

图 44-20　可用于间断取点法提取数据的生存曲线

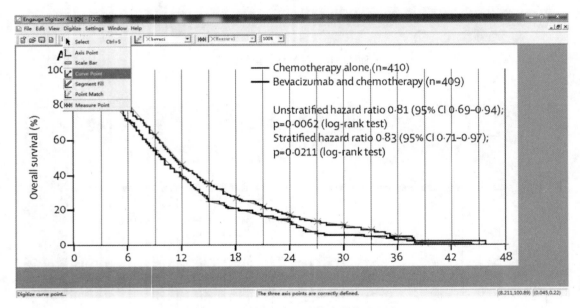

图 44-21　间断取点法在生存曲线上取点

　　事实上，生存曲线数据提取本身并不难，仅仅是一些熟练操作软件的小技巧。根据生存数据计算生存资料 Meta 合并所需的中间数据我们可根据 Tierney 等共享的 Excel 宏程序进行计算，这个过程也不难。但是以上软件操作过程是基于对生存分析基本概念的深刻理解之上的，所以建议读者能系统学习生存分析的基本理论及概念。

　　本文介绍的两种提取生存曲线数据的方法是笔者经过长时间摸索和反复实践总结而来，由于个人能力有限，难免存在一些不足甚至是错误之处，恳请各位读者斧正。另外，本文所涉及的数据提取软件 Engauge Digitizer 4.1 与生存数据转换的 Excel 宏程序的获取，读者可关注本书配套数据等辅助资料的下载地址进行下载或与编者联系。

（周支瑞，张天嵩）

# 参考文献

［1］孙振球，徐勇勇. 生存分析［M］//医学统计学. 北京：人民卫生出版社. 2010：299-325.

［2］周支瑞. 随访资料的生存分析--基于 Stata 软件的统计学实现［J］. 中国胸心血管外科临床杂志，2015，22(6)：511
-517.

［3］Guyot P，Ades A E，Ouwens M J，et al. Enhanced secondary analysis of survival data：reconstructing the data from published Kaplan-Meier survival curves［J］. BMC Med Res Methodol，2012，12：9.

［4］Tierney JF，Stewart LA，Ghersi D，et al. Practical methods for incorporating summary time-to-event data into meta-analysis［J］. Trials，2007，8：16.

［5］Williamson PR，Smith CT，Hutton JL，et al. Aggregate data meta-analysis with time-to-event outcomes［J］. Statist Med，2002，21(22)：3337-3351.

［6］周支瑞，张天嵩，李博，等. 生存曲线中 Meta 分析适宜数据的提取与转换［J］. 中国循证心血管医学杂志，2014，6(3)：243-247.

# 探索篇

"路漫漫其修远兮，吾将上下而求索"

——《离骚》

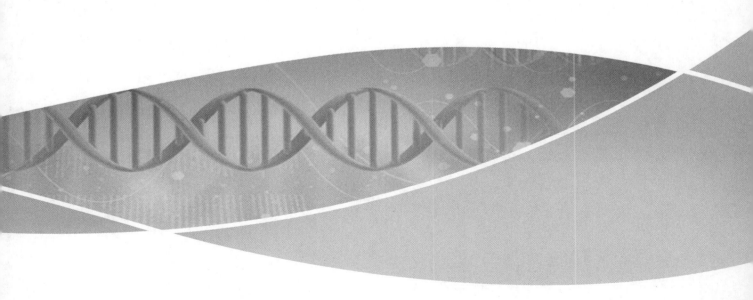

# 第 45 章
# Meta 流行病学研究探索

**要　点**

- Meta 流行病学研究是指采用统计学的方法来评估研究水平的某些特征对疗效的影响。
- 回归分析是 Meta 流行病学研究的重要方法。
- Meta 流行病学研究可以按 PRISMA 标准进行报告。

## 一、Meta 流行病学概述

"Meta 流行病学"一词最早由 Naylor 在 1997 年提出，随后 Sterne 等通过系统的研究，正式提出了 Meta 流行病学的定义：即采用统计学的方法来评估研究水平的某些特征对疗效的影响。一般来说，假如把传统的流行病学看作是对患者个体水平的危险因素的研究，那么 Meta 流行病学则是对一项原创性研究某些特征因素的研究。这些研究水平的因素包括样本量、发表的语言、研究资助类型等。如果是针对随机对照研究（RCTs）的特征进行分析，很多 Meta 流行病学研究会集中在研究质量上。评估 RCTs 质量的几个要素主要包括：盲法、随机数的产生、分配隐藏、失访等。另外，也可认为 Meta 流行病学是 Meta 分析加上流行病学研究。传统的 Meta 分析是指对多项研究的结果通过统计学的方法进行整合，从而得出一个更加确切的结论。而 Meta 流行病学中我们需要对各项研究的特征进行提取，最后进行整合，符合传统 Meta 分析的定义。

为什么需要进行 Meta 流行病学分析呢？那是因为在进行系统评价和 Meta 分析过程中研究者发现：各项研究之间会存在很大的异质性，而解释这些异质性就需要对各项原始研究的特征进行分析。比如有研究发现样本量较小的研究更倾向于报道阳性的较好的疗效，经过这样的实证性分析，我们就可以做出推测：如果一个小样本的研究得出阴性结论，其发表的可能性较小。这就是发表偏倚的可能成因。

目前文献中采用 Meta 流行病学方法来做的研究很多，笔者用"Meta epidemiological"作为关键词在 PubMed 上进行了粗略检索，结果发现：在 2000 年的时候文献数量为 300 篇左右，而 2018 年达到了 5 000 余篇。这个增长趋势也表明 Meta 流行病学在循证医学中扮演重要的角色，研究者对该领域的关注也是与日俱增。因此我们编写了 Meta 流行病学这一章节，期待能给相关领域的研究者提供一些参考。

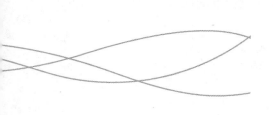

## 二、Meta 流行病学统计方法及 R 语言的实现

### (一)模拟数据

本章节采用模拟数据的方式介绍如何进行 Meta 流行病学分析，本文的 R 代码主要来自笔者已发表的一篇文献 *Meta-epidemiological study*：*a step-by-step approach by using R*，有针对性地做了一些修改和更新。首先按照如下代码建立一个研究数据集。该数据集包含 5 个 Meta 分析，每个 Meta 分析包含 5~8 项研究，所有 Meta 分析所纳入的原始研究中，每项特征至少存在于一项原始研究中。如研究发表的语言包含中文、英文、日文，那么每项 Meta 分析所包含的原始研究中，这 3 种语言任意一种至少出现在一项原始研究中。研究的观察终点用二分类变量来表示。

```
>set. seed(888)    #设定种子保证结果可重复
>event <-rep(0：1, 60)
>Freq <-abs(round(rnorm(120, 50, 20)))
>treat <-rep(rep(0：1, 30), each =2)
>study <-rep(1：30, each =4)
>char <-rep(rbinom(30, 1, 0.5), each =4)
>meta <-c(rep(1, 16), rep(2, 20), rep(3, 24), rep(4, 28), rep(5, 32))
>data <-data. frame(meta, study, char, treat, event, Freq)
>str(data)
    ## ' data. frame'：    120 obs. of   6 variables：
##   $meta : num   1 1 1 1 1 1 1 1 1 1 …
##   $study: int   1 1 1 1 2 2 2 2 3 3 …
##   $char : int   0 0 0 0 1 1 1 1 1 1 …
##   $treat: int   0 0 1 1 0 0 1 1 0 0 …
##   $event: int   0 1 0 1 0 1 0 1 0 1 …
##   $Freq : num   11 19 65 44 17 45 7 62 63 72 …
    >head(data)
    ##    meta study char treat event Freq
## 1     1     1     0     0     0   11
## 2     1     1     0     0     1   19
## 3     1     1     0     1     0   65
## 4     1     1     0     1     1   44
## 5     1     2     1     0     0   17
## 6     1     2     1     0     1   45
```

上述代码首先设定一个种子，保证数据结果可重复性。接着我们用 rep() 函数构建了一个取值为 0 或 1 的二分类变量 event 来表示感兴趣的事件(在实际研究中一般表示结局变量如死亡、患病与否等)是否发生，一共重复 60 次。Freq 代表每种事件出现的频次。数据集构建完成后可以用 head() 函数查看，该输出结果的第一行表示第一项 Meta 分析中的第一项研究，该研究不存在某特征(char=0)，该研究中对照组总共 11 + 19 = 30 人，其中事件发生数为 19，而干预组总共 65 + 44 = 109 人，其中事件发生数为 44 人。这样的一个表格的数据通常可以从发表的原始文献中进行提取。本章节为了展示方便，采用数据模拟方式产生数据，同时也方便读者练习理解。

### (二)Logistic 回归法

Meta 流行病研究探究研究水平的因素对效应大小的影响可以通过标准的回归模型进行。二分类 logistic 回归模型可以写成：

$$\text{logit}(\pi) = \beta_0 + \beta_1 I_t + \beta_2 I_{tc} + \sum_{i=2}^{m} \gamma_i I_{tm_i} + \sum_{j=2}^{s} \delta_j I_{s_j},$$

其中 $\pi$ 表示事件发生的可能性,这里做了 logit 变换; $\beta_0$ 为截距, $I_t$ 代表治疗组别(治疗组 $I_t=1$,对照组 $I_t=0$),其相应的 $\beta_1$ 为治疗效应大小。 $I_{tc}$ 为治疗和特征交互作用(对于特征存在的治疗组患者 $I_{tc}=1$,其余患者 $I_{tc}=0$), $I_{tm_i}$ 为治疗和 Meta 分析的交互项(第 $i$ 项 Meta 分析中的治疗组患者 $I_{tm_i}=1$,其余患者为 0),该交互项的存在意味着治疗效果在不同的 Meta 分析中可以不同。 $I_{s_j}$ 为研究的编号( $j$ 项研究中的患者 $I_{s_j}=1$,其余为 0)。从上式可以看出我们感兴趣的参数是 $\beta_2$,其大小估计了研究特征对效应的影响: $\mathrm{ROR}=e^{\beta_2}$。 ROR 全称为 Ratio of Odds Ratio,其中 Odds Ratio(OR)值可以反映疗效的大小(干预组和对照组 OR 值),那么含有某种特征的研究中报道的疗效( $\mathrm{OR}_{\mathrm{present}}$ )与不含某种特征的研究中的疗效( $\mathrm{OR}_{\mathrm{absent}}$ )的比值(ROR)则可以反映该特征的影响。其正式的数学表达式如下:当某种特征存在时( $I_c=1$ ),干预组事件发生可能性为

$$\pi_{treated}=\frac{e^{\beta_0+(\beta_1+\beta_2)I_t+\sum_{i=2}^{m}\gamma_i I_{tm_i}+\sum_{j=2}^{s}\delta_j I_{s_j}}}{1+e^{\beta_0+(\beta_1+\beta_2)I_t+\sum_{i=2}^{m}\gamma_i I_{tm_i}+\sum_{j=2}^{s}\delta_j I_{s_j}}},$$

干预组事件不发生的可能性为

$$1-\pi_{\mathrm{treated}}=\frac{1}{1+e^{\beta_0+(\beta_1+\beta_2)I_t+\sum_{i=2}^{m}\gamma_i I_{tm_i}+\sum_{j=2}^{s}\delta_j I_{s_j}}},$$

则治疗组的为

$$odds_{\mathrm{treated}}=\frac{\pi_{\mathrm{treated}}}{1-\pi_{\mathrm{treated}}}=e^{\beta_0+(\beta_1+\beta_2)I_t+\sum_{i=2}^{m}\gamma_i I_{tm_i}+\sum_{j=2}^{s}\delta_j I_{s_j}},$$

同理可得对照组为

$$odds_{\mathrm{ctrl}}=e^{\beta_0+\sum_{j=2}^{s}\delta_j I_{s_j}}。$$

干预手段的效应大小为 $\mathrm{OR}_{\mathrm{present}}=e^{\beta_1+\beta_2+\sum_{i=2}^{m}\gamma_i I_{m_i}}$ ;当该特征不存在时,其效应大小为 $\mathrm{OR}_{\mathrm{absent}}=e^{\beta_1+\sum_{i=2}^{m}\gamma_i I_{m_i}}$ ,因此 $\mathrm{ROR}=\dfrac{\mathrm{OR}_{\mathrm{present}}}{\mathrm{OR}_{\mathrm{absent}}}=e^{\beta_2}$。当 ROR > 1 时,某特征的存在使效应值 OR 高估,相反,某特征可使效应值低估。另外由该公式也可以看出:该模型需要估计 $m+s+1$ 个参数。这种方法假设特征对效应大小的影响在所有的 Meta 分析中是一致的(ROR 值不随 Meta 分析的变化而变化,如果假设 ROR 在 Meta 分析中不一致,则需要增加交互项 $I_{tcm_i}$ ),如果这个假设不能成立,则估算获得 ROR 的标准误会偏小。

上述公式也可进行扩展同时纳入多个研究特征,从而进行混杂因素的矫正。

$$\mathrm{logit}(\pi)=\sum_{k=1}^{p}\beta_k I_{tc_k}+\sum_{i=2}^{m}\gamma_i I_{tm_i}+\sum_{j=2}^{s}\delta_j I_{s_j},$$

假设总共有 $p$ 个特征,该公式中 $I_{tc_k}$ 代表了干预和特征 $k$ 的交互(治疗组 $I_t=1$ 中,特征 $I_{c_k}=1$ 的患者 $I_{tc_k}=1$,否则为 0),进行回归分析后每个特征都是独立的因素,每个特征效应大小用 $\beta_k$ 来表示。这样的算法一般可用于混杂因素的矫正去研究某特征对效应值的影响是否稳健。

上面的公式需要患者水平的数据,我们需要对 data 进行变换从而使每行代表一个患者。

```
>dataExpanded <-data[rep(rownames(data),
+data$Freq),1:(ncol(data)-1)]
>str(dataExpanded)
## 'data.frame':     5900 obs. of  5 variables:
## $meta :num   1 1 1 1 1 1 1 1 1 1 …
## $study:int   1 1 1 1 1 1 1 1 1 1 …
```

```
## $char : int    0 0 0 0 0 0 0 0 0 0 ⋯
## $treat : int    0 0 0 0 0 0 0 0 0 0 ⋯
## $event: int    0 0 0 0 0 0 0 0 0 0 ⋯
```

　　上面结果表明：dataExpanded 将原来的 data 展开了，每行代表一个患者，一共有 5 900 例患者，而该数据框包含了 5 个变量。接着我们将 meta 和 study 两个变量转化为哑变量。

```
>library(dummies)
## dummies-1.5.6 provided by Decision Patterns
>data. dummy <-dummy. data. frame(dataExpanded, names =c("meta", "study"))
>str(data. dummy)
## 'data. frame' :    5900 obs. of   38 variables:
## $meta1  : int   1 1 1 1 1 1 1 1 1 1 ⋯
## $meta2  : int   0 0 0 0 0 0 0 0 0 0 ⋯
## $meta3  : int   0 0 0 0 0 0 0 0 0 0 ⋯
## $meta4  : int   0 0 0 0 0 0 0 0 0 0 ⋯
## $meta5  : int   0 0 0 0 0 0 0 0 0 0 ⋯
## $study1  : int   1 1 1 1 1 1 1 1 1 1 ⋯
## $study2  : int   0 0 0 0 0 0 0 0 0 0 ⋯
## $study3  : int   0 0 0 0 0 0 0 0 0 0 ⋯
## $study4  : int   0 0 0 0 0 0 0 0 0 0 ⋯
## $study5  : int   0 0 0 0 0 0 0 0 0 0 ⋯
## $study6  : int   0 0 0 0 0 0 0 0 0 0 ⋯
## $study7  : int   0 0 0 0 0 0 0 0 0 0 ⋯
## $study8  : int   0 0 0 0 0 0 0 0 0 0 ⋯
## $study9  : int   0 0 0 0 0 0 0 0 0 0 ⋯
## $study10: int   0 0 0 0 0 0 0 0 0 0 ⋯
## $study11: int   0 0 0 0 0 0 0 0 0 0 ⋯
## $study12: int   0 0 0 0 0 0 0 0 0 0 ⋯
## $study13: int   0 0 0 0 0 0 0 0 0 0 ⋯
## $study14: int   0 0 0 0 0 0 0 0 0 0 ⋯
## $study15: int   0 0 0 0 0 0 0 0 0 0 ⋯
## $study16: int   0 0 0 0 0 0 0 0 0 0 ⋯
## $study17: int   0 0 0 0 0 0 0 0 0 0 ⋯
## $study18: int   0 0 0 0 0 0 0 0 0 0 ⋯
## $study19: int   0 0 0 0 0 0 0 0 0 0 ⋯
## $study20: int   0 0 0 0 0 0 0 0 0 0 ⋯
## $study21: int   0 0 0 0 0 0 0 0 0 0 ⋯
## $study22: int   0 0 0 0 0 0 0 0 0 0 ⋯
## $study23: int   0 0 0 0 0 0 0 0 0 0 ⋯
## $study24: int   0 0 0 0 0 0 0 0 0 0 ⋯
## $study25: int   0 0 0 0 0 0 0 0 0 0 ⋯
## $study26: int   0 0 0 0 0 0 0 0 0 0 ⋯
## $study27: int   0 0 0 0 0 0 0 0 0 0 ⋯
## $study28: int   0 0 0 0 0 0 0 0 0 0 ⋯
## $study29: int   0 0 0 0 0 0 0 0 0 0 ⋯
## $study30: int   0 0 0 0 0 0 0 0 0 0 ⋯
## $char  : int   0 0 0 0 0 0 0 0 0 0 ⋯
## $treat  : int   0 0 0 0 0 0 0 0 0 0 ⋯
## $event  : int   0 0 0 0 0 0 0 0 0 0 ⋯
```

```
##   - attr( * , "dummies" ) = List of 2
##   ..$meta : int   1 2 3 4 5
##   ..$study : int   6 7 8 9 10 11 12 13 14 15 …
```

上面的 library( ) 函数将 dummies 这个程辑包加载到了工作台,如果读者之前没有下载安装过这个包,还需要运行 install. packages("dummies") 命令。我们查看一下 data. dummy 的结构发现其行数保持 5 900 行不变,但列数增加了很多,这里每项研究都用 0 或 1 来标识,例如 study7 变量下如果取值是 1 则标识这些患者属于第 7 项研究。这种哑变量转化的方法又可以称之为独热编码( one-hot encoding)。此处为便于理解,笔者将哑变量转化的过程展示出来,实际上,在 R 语言中我们也可将以数值表示的分类变量用 as. factor( ) 函数进行因子化,后续的建模中就可以自动算出因子变量每个水平的 OR 值。

行文至此,我们已经完成了数据框的准备,接着我们就可以进行模型的拟合。

```
>model. logit <-glm( event ~ . +treat: char +
+treat: meta2 +treat: meta3 +treat: meta4 +
+treat: meta5 -char -study1 -meta1 -
+meta2 -meta3 -meta4 -meta5, data = data. dummy,
+family ="binomial" )
```

在 R 语言中,我们可以用 glm( ) 函数来拟合 logistic 回归模型,这里我们将 logistic 回归理解为广义线性模型( generalized linear model) 大家族中的一种,其中连接函数就是 logit 函数:$logit(\pi) = \log(\frac{\pi}{1-\pi})$。glm( ) 函数的第一个赋值就是一个公式,"~" 符号的左边为应变量,右边为预测因子。其中"."代表将 data. dummy 数据框中的除应变量外的所有因素都纳入作为自变量,随后可以用 + 或 - 添加或删除一些因子。模型拟合后我们可以查看结果。

```
>library( tableone)
## Warning: package 'tableone' was built under R version 3. 5. 2
>ShowRegTable( model. logit)
##                  exp( coef) [ confint] p
## ( Intercept)   1. 16 [0. 74, 1. 82]   0. 523
## study2         3. 64 [2. 03, 6. 68]   <0. 001
## study3         1. 03 [0. 64, 1. 63]   0. 916
## study4         0. 65 [0. 39, 1. 07]   0. 088
## study5         0. 88 [0. 51, 1. 54]   0. 660
## study6         0. 97 [0. 56, 1. 70]   0. 922
## study7         1. 21 [0. 69, 2. 11]   0. 502
## study8         0. 61 [0. 37, 1. 03]   0. 064
## study9         0. 67 [0. 39, 1. 16]   0. 158
## study10        1. 25 [0. 73, 2. 14]   0. 412
## study11        0. 68 [0. 38, 1. 19]   0. 175
## study12        1. 47 [0. 83, 2. 59]   0. 184
## study13        0. 74 [0. 43, 1. 27]   0. 277
## study14        0. 71 [0. 41, 1. 24]   0. 231
## study15        0. 79 [0. 47, 1. 32]   0. 363
## study16        0. 93 [0. 54, 1. 60]   0. 792
## study17        0. 60 [0. 35, 1. 02]   0. 059
## study18        0. 36 [0. 18, 0. 71]   0. 003
## study19        1. 59 [0. 91, 2. 76]   0. 102
## study20        1. 36 [0. 80, 2. 32]   0. 256
## study21        0. 47 [0. 25, 0. 89]   0. 020
## study22        1. 53 [0. 90, 2. 62]   0. 119
```

```
## study23      0.93 [0.56, 1.55]    0.790
## study24      0.51 [0.30, 0.87]    0.014
## study25      0.30 [0.16, 0.56]    <0.001
## study26      0.77 [0.44, 1.36]    0.373
## study27      1.45 [0.82, 2.58]    0.203
## study28      0.94 [0.56, 1.55]    0.798
## study29      0.51 [0.28, 0.93]    0.029
## study30      0.97 [0.55, 1.72]    0.927
## treat        0.65 [0.44, 0.96]    0.030
## char: treat  1.71 [1.32, 2.21]    <0.001
## meta2: treat 1.20 [0.80, 1.81]    0.375
## meta3: treat 0.93 [0.63, 1.38]    0.713
## meta4: treat 1.45 [0.94, 2.23]    0.094
## meta5: treat 1.83 [1.24, 2.72]    0.002
```

　　从上表可以看出，该模型一共拟合了 $m + s + 1 = 5 + 30 + 1 = 36$ 个参数，其中交互项 char: treat 的估计系数经过以 e 为底的指数函数转化后 ROR = 1.71，且 $P < 0.001$，表明该特征的存在能使研究高估治疗效果(OR 值偏高)。因为 ROR 在 Meta 分析内一致的假设有可能不对，而这种假设直接后果是低估 ROR 的标准误，因此可采用信息三明治(information sandwich)法去估计稳健性(robust)标准误。

```
>library(sandwich)
>sandwich_se <-diag(vcovHC(model.logit, type ="HC"))^0.5
>sandwich_se["char: treat"]
## char: treat
## 0.1315834
```

　　上面的代码首先加载 sandwich 程序包，接着我们用 vcovHC( ) 函数计算模型系数的方差-协方差矩阵。因为模型的系数非常多，所以这里不做展示。该矩阵的对角线上的值表示系数的方差，取平方根则可得到标准误。上面的结果表明 char: treat 这个项的标准误为 0.13。

```
># 传统方法计算标准误
>summary(model.logit)$coefficients["char: treat", "Std. Error"]
## [1]0.1325405
```

　　稳健性标准误(0.131 583 4)与之前传统方法计算的值(0.132 540 5)非常接近。因此可以认为 ROR 在各项 Meta 分析中是一致的。有了标准误后我们可进一步估算 95% 置信区间及假设检验的 $P$ 值。

```
># 95%置信区间下限
>coef(model.logit)["char: treat"]-1.96 * sandwich_se["char: treat"]
## char: treat
## 0.276612
># 95%置信区间上限
>coef(model.logit)["char: treat"]+1.96 * sandwich_se["char: treat"]
## char: treat
## 0.7924189
>Z <-coef(model.logit)["char: treat"]/sandwich_se["char: treat"]
>Pval <-pchisq(Z^2, 1, lower.tail =FALSE)
>Pval
## char: treat
## 4.861654e-05
```

### （三）Meta 分析法

在实际研究工作中纳入 Meta 流行病学研究的每项 Meta 分析一般探讨不同的主题，如我们之前发表的一篇 Meta 流行病学研究探讨了小样本效应在危重症医学中的作用，纳入的 27 项 Meta 分析探讨不同亚专科问题，包括激素的使用、镇静镇痛、撤机策略及降钙素原导向的抗生素治疗等。这些不同的主题很可能导致 Meta 分析之间的异质性，因此多数情况下我们会假设研究特征对效应大小的影响在不同主题的 Meta 分析中是不同的。此时我们可以在每项 Meta 分析内先求出 ROR 值，然后用 Meta 分析方法将数据进行合并。根据是否存在异质性，我们可以选择固定效应模型或者随机效应模型。这样的方法又可称之为"Meta-Meta 分析"。这种方法是在每项 Meta 分析下求 ROR，所以就要去掉之前的模型公式里的 Meta 分析项。

$$\text{Logit}(\pi) = \beta_0 + \beta_1 I_t + \beta_2 I_{tc} + \sum_{j=2}^{s} \delta_j I_{s_j}。$$

上面公式各项代表的意义与前面相同，只是这里的研究编号 $s_j$ 表示在某个 Meta 分析内每项研究的编号，假设每项 Meta 分析内的原始研究编号均从 1 开始，我们可用如下代码完成原始研究的重新编号：

```
>data1 <-dataExpanded[ dataExpanded$meta ==1, -1]
>data2 <-dataExpanded[ dataExpanded$meta ==2, -1]
>data2$study <-data2$study -length( unique( dataExpanded[ dataExpanded$meta ==1, "study"]))
>data3 <-dataExpanded[ dataExpanded$meta ==3, -1]
>data3$study <-data3$study -length( unique( dataExpanded[ dataExpanded$meta <=2, "study"]))
>data4 <-dataExpanded[ dataExpanded$meta ==4, -1]
>data4$study <-data4$study -length( unique( dataExpanded[ dataExpanded$meta <=3, "study"]))
>data5 <-dataExpanded[ dataExpanded$meta ==5, -1]
>data5$study <-data5$study -length( unique( dataExpanded[ dataExpanded$meta <=4, "study"]))
```

上述代码容易理解，但较为繁琐，我们也可以用更简洁的代码完成上述数据格式的重整。

```
>library( plyr)
>DataList <-dlply( dataExpanded, .( meta),
+function( xx) {
+xx$study <-xx$study -length( unique( dataExpanded[ dataExpanded$meta <=
+xx$meta[1]-1, "study"]))
+xx$study <-as.factor( xx$study)   #因子化
+xx$meta <-NULL#去掉 meta 这个变量
+return( xx)
+})
```

上述代码将拆分后的 5 套数据框存放在一个 DataList 这个 list 对象下面。这样的方法适用于含有任意多个 Meta 分析的情况。以下代码就基于 DataList 继续进行模型的拟合。

```
>Mods <-lapply( DataList, function( xx) {
+mod <-glm( event ~. +treat:char -char,
+data = xx, family ="binomial")
+})
># 查看任意一项 Meta 分析内的结果
>ShowRegTable( Mods[[2]])
```

| ## | exp(coef) | [confint] | p |
|---|---|---|---|
| ## (Intercept) | 0.96 | [0.70, 1.31] | 0.790 |
| ## study2 | 1.05 | [0.68, 1.60] | 0.838 |
| ## study3 | 1.27 | [0.84, 1.92] | 0.253 |
| ## study4 | 1.08 | [0.66, 1.76] | 0.751 |

```
## study5      0.75      [0.49, 1.14]    0.177
## treat       0.35      [0.20, 0.61]    <0.001
## char: treat 4.84      [2.59, 9.16]    <0.001
```

接下来我们可以将模型的结果提出，进行 Meta 分析数据合并。
```
>Results <-lapply(Mods, function(xx) {
+c(coef(xx)["char: treat"], summary(xx)$coefficients["char: treat",
+2])
+})
>DTlin <-t(as.data.frame(Results))
>colnames(DTlin) <-c("log(ROR)", "SE")
>rownames(DTlin) <-1: 5
>DTlin
##          log(ROR)          SE
## 1       1.1334081     0.4611690
## 2       1.5775890     0.3216732
## 3       0.6229919     0.3194935
## 4       1.5948729     0.3660628
## 5      -0.4993242     0.2102525
```

上面语句中我们用了 lapply() 函数对 list 对象进行操作，该函数优点是能将某个函数作用于 list 对象内的每个元素。在该例子中 list 对象 Mods 的子元素是拟合的回归模型，我们提取每个模型的 char: treat 项的系数和标准误，接着进行列数据框的变化操作，最终生成了一个包含有 log(ROR) 和 SE 两列的数据框，可用于后续操作。
```
>library(meta)
## Warning: package 'meta' was built under R version 3.5.2
## Loading 'meta' package (version 4.9-7).
## Type 'help(meta)' for a brief overview.
>meta <-metagen(DTlin[, 1], DTlin[, 2], studlab =paste("Meta", +1: 5, sep =""), sm ="log(ROR)")
>forest(meta)
```

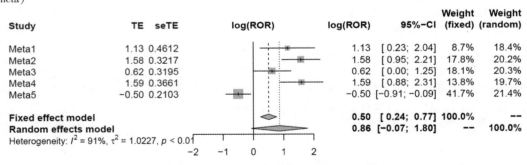

图 45-1　Meta 分析方法合并 log(ROR) 值

Meta 分析的森林图（图 45-1）结果表明：ROR 值在各项 Meta 分析中分布存在一定异质性，且异质性检验的 $P < 0.01$。图中显示了固定效应模型（0.50，95%CI：0.24-0.77）和随机效应模型（0.86，95%CI：-0.07-1.80）的合并值。

注意图中的结果为 log(ROR) 值，可通过 $ROR_{fixed} =e^{0.50} = 1.65$ 或 $ROR_{rand} =e^{0.86} = 2.36$ 转化成 ROR 值。由该结果可知，固定效应模型的置信区间较窄，因为固定效应模型假设 ROR 在各项 Meta 分析中没有差异，都是对同一个总体的估计。另外需要注意，metagen() 函数采用逆方差权重法（inverse variance weighing）合并数据，即

$$\mathrm{ES}_{\mathrm{pooled}} = \sum_{i=1}^{k} \frac{w_i \mathrm{ES}_i}{w_i},$$

其中 $w_i = \dfrac{1}{\mathrm{var}_i}$，其中 $\mathrm{ES}_i$ 代表每项研究的效应值，$w_i$ 代表每项研究的权重，而权重是方差 $\mathrm{var}_i$ 的倒数。需要用 log（ROR）及其标准误进行合并，必要时再转化成 ROR 值。ROR 的方差不是简单地把 log（ROR）的方差取以 e 为底的指数函数：$\mathrm{ROR} = \exp(\log(\mathrm{ROR}))$；但 $\mathrm{var}(\mathrm{ROR}) \neq \exp(\mathrm{Var}_{\log(\mathrm{ROR})})$。

　　上面的方法在每项 Meta 分析内建立 logistic 回归模型来估算 char：treat 项的系数，这假定了 Meta 分析内原始研究之间不存在异质性（between-trial-heterogeneity），即每项原始研究估算同一个效应值。当这个假设不成立时，我们可采用随机效应 Meta 回归模型进行分析。本书的其他章节曾经提到 Meta 回归主要研究原始研究水平的特征对效应值大小的影响，而这个特征可以是连续性变量（比如平均年龄、样本量、研究人群所在的地球纬度）。因此我们可以用 Meta 回归的方法获得 ROR 来比较不同特征研究之间的差异。

　　首先我们将数据框进行整理使得每行代表一项研究。

```
>library(reshape)
##
## Attaching package: 'reshape'
## The following objects are masked from 'package: plyr':
##
##      rename, round_any
>dtTrial <-cast(data, meta +study +char ~ +treat +event, value ="Freq")
>colnames(dtTrial)[4: 7]<-c("Cnonevent", "Cevent", "Tnonevent", "Tevent")
>dtTrial $Ntreat <-dtTrial $Tnonevent +dtTrial $Tevent
>dtTrial $Ncontrl <-dtTrial $Cnonevent +dtTrial $Cevent
>head(dtTrial)
```

| ## | meta | study | char | Cnonevent | Cevent | Tnonevent | Tevent | Ntreat | Ncontrl |
|---|---|---|---|---|---|---|---|---|---|
| ## 1 | 1 | 1 | 0 | 11 | 19 | 65 | 44 | 109 | 30 |
| ## 2 | 1 | 2 | 1 | 17 | 45 | 7 | 62 | 69 | 62 |
| ## 3 | 1 | 3 | 1 | 63 | 72 | 56 | 77 | 133 | 135 |
| ## 4 | 1 | 4 | 1 | 69 | 58 | 40 | 27 | 67 | 127 |
| ## 5 | 2 | 5 | 1 | 74 | 46 | 6 | 43 | 49 | 120 |
| ## 6 | 2 | 6 | 1 | 49 | 44 | 35 | 66 | 101 | 93 |

　　上面代码中用 cast（）函数将 data 转化成横表的格式，即每行代表一项研究，因此最后的数据框出现了对照组、干预组的例数。接着我们就可以在 Meta 分析水平进行 Meta 回归。在进行 Meta 回归之前先用 metabin（）函数针对二分类结局进行合并值的估计。

```
>dtTrialList <-split(dtTrial, dtTrial $meta)
>Metas <-lapply(dtTrialList, function(xx) {
+metabin(Tevent, Ntreat, Cevent, Ncontrl,
+data = xx, sm ="OR", byvar = xx $char)
+})
>forest(Metas[[5]])
>bubble(metareg(Metas[[5]], ~char))
```

　　上述的代码首先将 dtTrial 以 Meta 分析为单位拆分成 $n$ 个元素，并存放在 dtTrialList 这个 list 中，接着我们可以用 lapply（）函数在每个 Meta 分析内部做数据合并，同时设定亚组的分组变量为 char。完成 Meta 分析内的数据合并后，我们可以进一步对合并结果进行可视化，例如可以对第 5 项 Meta 分析结果展示森林图（图 45-2）和气泡图（图 45-3）。

| Study | Experimental Events | Total | Control Events | Total | Odds Ratio | OR | 95%-CI | Weight (fixed) | Weight (random) |
|---|---|---|---|---|---|---|---|---|---|
| **char = 0** | | | | | | | | | |
| 1 | 68 | 133 | 74 | 129 | | 0.78 | [0.48; 1.27] | 23.1% | 13.0% |
| 2 | 52 | 90 | 16 | 83 | | 5.73 | [2.88; 11.39] | 4.4% | 12.2% |
| 5 | 48 | 71 | 37 | 60 | | 1.30 | [0.63; 2.66] | 8.2% | 12.1% |
| 6 | 99 | 149 | 47 | 119 | | 3.03 | [1.84; 5.00] | 11.0% | 12.9% |
| Fixed effect model | | 443 | | 391 | | 1.87 | [1.42; 2.46] | 46.7% | -- |
| Random effects model | | | | | | 2.03 | [0.84; 4.89] | -- | 50.2% |
| Heterogeneity: $I^2 = 89\%$, $\tau^2 = 0.7144$, $p < 0.01$ | | | | | | | | | |
| **char = 1** | | | | | | | | | |
| 3 | 33 | 108 | 24 | 46 | | 0.40 | [0.20; 0.82] | 14.7% | 12.1% |
| 4 | 85 | 111 | 33 | 98 | | 6.44 | [3.51; 11.82] | 5.2% | 12.5% |
| 7 | 39 | 93 | 35 | 62 | | 0.56 | [0.29; 1.07] | 15.3% | 12.4% |
| 8 | 71 | 120 | 63 | 95 | | 0.74 | [0.42; 1.29] | 18.1% | 12.7% |
| Fixed effect model | | 432 | | 301 | | 1.15 | [0.86; 1.53] | 53.3% | -- |
| Random effects model | | | | | | 1.02 | [0.30; 3.52] | -- | 49.8% |
| Heterogeneity: $I^2 = 94\%$, $\tau^2 = 1.4869$, $p < 0.01$ | | | | | | | | | |
| **Fixed effect model** | | **875** | | **692** | | **1.48** | **[1.22; 1.81]** | **100.0%** | -- |
| **Random effects model** | | | | | | **1.44** | **[0.70; 2.96]** | -- | **100.0%** |
| Heterogeneity: $I^2 = 91\%$, $\tau^2 = 0.9740$, $p < 0.01$ | | | | | | | | | |
| Residual heterogeneity: $I^2 = 92\%$, $p < 0.01$ | | | | | | | | | |

图 45-2 亚组分析森林图

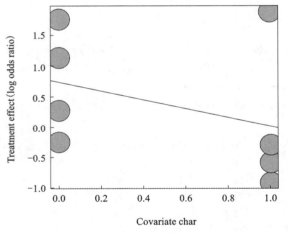

图 45-3 Meta 回归气泡图

```
>MetaRegs <-lapply( Metas, function( xx ) {
+metareg( xx )
+} )
>MetaRegCoef <-lapply( Metas, function( xx ) {
+c( metareg( xx )$b[ 2 ], metareg( xx )$se[ 2 ] )
+} )
>MetaRegCoef <-do. call( rbind, MetaRegCoef)
>colnames( MetaRegCoef) <-c( " Beta" , "SE" )
>MetaRegCoef

##          Beta            SE
## 1    1. 2269612    0. 7188293
## 2    1. 7007555    1. 4757099
## 3    0. 6133007    1. 0034691
## 4    1. 7354172    0. 8353027
## 5   -0. 6859661    0. 7650031
```

第45章 Meta 流行病学研究探索 / 979

　　上面的语句中我们用 lapply( )函数对每项 Meta 分析做 Meta 回归,并将回归的结果存放在 MetaRegs 这个 list 对象下面。另外我们还提取了所有 Meta 回归中的回归系数和标准误,这些结果存放在 MetaRegCoef 下面。后面的 do. call( )函数调用了 rbind( )函数将 list 对象 MetaRegCoef 转化成数据框形式。我们可以查看一下 MetaRegCoef 的具体内容。

>MetaPool <-metagen( MetaRegCoef[ , "Beta" ] , MetaRegCoef[ , "SE" ], studlab = paste( "Meta", 1: 5))
>forest( MetaPool)

　　有了 char 的回归系数和标准差后,我们就可以用 Meta 分析的方法用 metagen( )函数将数据进行合并,同时绘制森林图(图 45-4)。

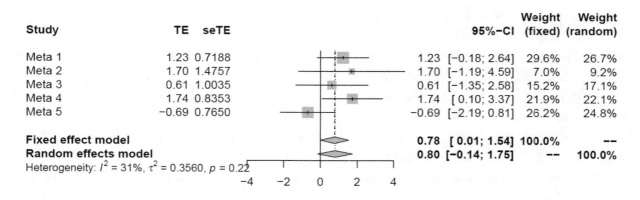

图 45-4　Meta 回归得出的 log( ROR)进行数据合并

### 三、Meta 流行病学报告规范

　　为了使各种临床研究报告规范化,学术界针对不同的研究类型相继提出了一系列的报告规范。例如,对于针对系统评价及 Meta 分析我们有 PRISMA( Preferred Reporting Items for Systematic Reviews and Meta-analyses)标准,对于个案报道有 CARE 标准,对于随机对照试验有 CONSORT 标准。这些标准以核查表的形式要求作者在论文写作过程当中严格按照一定的规范对研究结果进行报道。目前国际各种主流期刊均要求作者在投稿的时候将核查表以附件的形式和临床研究报告一起递交。这些报告规范的执行和实施使得研究报告更加规范、透明。同时也方便读者、审稿人和编辑对文章质量的把控。对于 Meta 流行病研究的报告,目前也有相应的报告规范。下面就该报告规范进行一系列的解读,同时结合一些案例进行分析,让读者在写文章的时候有规范可遵循。

### (一)标题和摘要

　　标题一般需要明确该文章是个 Meta 流行病学研究,并且一个好的标题应该包含研究特征、研究范围和主要研究结论。比如对于"Small studies may overestimate the effect sizes in critical care meta-analyses: a meta-epidemiological study"这样一个标题,读者一眼就能知道这是个 Meta 流行病学研究,研究的特征是样本量的大小,研究集中的范围是重症医学领域,而研究主要结论是小样本研究容易高估效应值。从中可以看出,一个好的标题应该用最少的字传达最丰富的信息。

　　摘要一般为结构式摘要,包含研究背景、研究假设及目标、研究方法、数据来源、结果、局限性以及结论。里面包含的内容基本上就是文章后面所要展开阐释的东西。从某种意义上来说,摘要是论文的窗口,透过这个窗口审稿人、编辑或读者就能一览全文概况,然后再决定是否需要(有兴趣)看看具体细节。如果一个摘要不吸引人,或者没有把主要内容传达出来,编辑也就懒得再往下看,这就是为什么很多论文被直接拒稿的原因。各部分内容因为下面还会谈及,在此就不一一展开。

### (二)背景简介

此部分内容起到搭建舞台背景的作用,内容主要包括研究背景,既往研究的不足、该研究能如何弥补这样的不足。如果是投稿综合性期刊,需要对专业知识进行简单的介绍,使得一些大同行也能顺利阅读你的论文。如下面一段文字:

The predominant share of the global burden of disease is concentrated in less developed countries. However, until recently relative few trials were being conducted in these nations. Evidence on the management of many diseases affecting less developed countries often had to be tentatively extrapolated from studies performed in more developed countries with a longer standing tradition of conducting clinical research. This situation is currently changing. As participation rates in clinical trials decrease and cost increases in Western countries, many organisations providing contracts for research are focusing on eastern Europe, Asia, and South America, where the cost of recruiting participants is low.

这篇文章探讨了一项研究在不同发展程度的国家(发达国家 vs 发展中国家)开展对效应值的影响。文章开篇首先提出发展中国家疾病负担很重,但其诊疗的主要依据却来自发达国家,但由于发展中国家患者入组较为便宜,来自发展中国家的研究不断增多。

Trials carried out in less developed countries may differ in important aspects from those done in countries with stronger traditions in clinical research. Firstly, publication dynamics and biases may differ. …

文章第 2 段开始分析研究来自不同发达程度的国家可能会导致结果的不同。但这些理论上的推测需要实证性数据的支持,文章接着就自然而然地过渡到了本文要做的研究:

We performed a large scale assessment of meta-analyses on topics with randomised evidence from more developed and less developed countries. We assessed how often randomised trials performed in these countries with different levels of development and different traditions in clinical research give different results, whether treatment effects are systematically larger in one setting than the other, and whether discordant effects are the result of bias or genuine differences.

背景的最后一段提出了本研究要做的内容:1)随机对照研究在不同发达程度地区开展的普遍程度;2)在不同地区开展的研究其效应值是否有系统性差异;3)这种差异是偏倚引起的还是确实存在的真实差异。一般来说在研究简介的最后还会加上一些研究假设,如下面的例子:

Given the preponderance of significant results among the trials that have deviated from the intention to treat approach, we hypothesise that such trials overestimate the treatment effect compared with those trials reporting standard intention to treat analysis independent from the occurrence of exclusions.

### (三)方法

#### 1.研究方案注册及发表

一般而言,一项系统评价需要进行数据分析前的注册,以避免拿到数据并分析后对结果选择性报道。一项 Meta 流行病学研究是否需要事先注册目前尚未形成统一的建议。笔者认为:虽然 Meta 流行病学研究所探讨的特征一般是固定的,但仍可以选择性报道某些效应值,从而导致偏倚发生,例如经过分析可能发现某特征针对死亡率的 ROR 值大于 1,而针对再入院率的 ROR 小于 1,这时如果事先没有注册研究方案,研究者很可能只报道符合自己事先假设的结果。因此,事先注册或发表研究方案能有效避免此类报道偏倚的发生。跟传统的系统评价一样,我们可以通过专门的网站( https://www.crd.york.ac.uk/PROSPERO/)进行注册,也可以将研究方案发表在一些杂志上如 *BMJ* Open, *Medicine* 以及 *Systematic Reviews* 等。

#### 2.纳入与排除标准

接下来是确定研究的入选标准。该部分需要限定研究主题、研究类型、研究特征,并且说明这样做的理由。

We analysed only systematic reviews of therapeutic or preventive interventions, with at least one meta-analysis with categorical data, each containing at least two randomised trials of which at least one had to report a deviation from the intention to treat approach. Reviews with meta-analyses that included only trials using a deviation were excluded. Diagnostic, prognostic, epidemiological, and cost-effectiveness studies; animal studies; and reviews with meta-analyses of cluster or crossover trials were excluded. We excluded non-English language reviews. Pairs of investigators independently assessed relevant reviews for eligibility.

上面这段话就设定了纳入标准，纳入研究的系统评价至少纳入两项随机对照试验，其中至少有一项报道了偏离意向性分析。排除标准包括诊断实验、预后研究、流行病项研究等等。这些纳入与排除标准的设定需要概念清晰，有较强的可执行性。

3. 数据库及检索策略

接下来是设定数据库及检索策略。其标准案例如下：

Medline and Embase databases were searched from inception to August 2012. There was no language restriction. The core search terms consisted of critical care, mortality and meta-analysis (detailed search strategy is shown in Additional file 1).

其中检索策略可能较为复杂，故可以用附件的形式加以详细说明。

4. 数据提取

此部分需要描述如何从原始文献中提取数据，比如制作标准表格、双人互相独立提取数据以保证其准确性、联系原文作者获取原始文献中没有报道的信息等。另外还要明确规定需要从原始文献中提取哪些变量，以及对变量做何种转换。比如提取研究是否在发展中国家开展这个特征，那么就需要界定发展中国家的定义，对包含发达国家和发展中国家参与的多中心研究该如何界定等实操性问题。

5. 统计学方法

此部分主要描述如何选择统计方法（logistic 回归法、Meta 分析法），以及这样选择的前提假设，比如是否存在 Meta 分析间的异质性、是否存在原始研究之间的异质性等。不同的假设可导致很不相同的结果，甚至相反的结论。另外，因为 Meta 流行病学研究一般报道 ROR 来衡量一种特征的影响大小及方向，而一般读者可能并不熟悉 ROR，故作者还需对 ROR 进行解释说明。比如下面的描述方式：

Results are expressed as the average ratio of odds ratios (ROR)—that is, the ROR between mITT trials and ITT trials, and the ROR between mITT trials and no ITT trials. An ROR less than 1 indicated a larger effect estimate in mITT trials compared with ITT trials or no ITT trials. The heterogeneity across meta-analyses was measured with $\tau^2$.

6. 保证结果稳定性采取其他一些分析方法

为保证结果的稳定性，文献中也可采用一定的方法，比如混杂因素矫正、亚组分析和敏感性分析等。例如下面一段文字就是对混杂因素矫正的描述：

To assess the robustness of our primary analysis, we performed additional adjusted analyses to take into account several potential confounding factors that can influence the estimate of the treatment effect. The confounders were identified from the medical literature for which a meta-epidemiological assessment was made: type of centre (single centre vs multicentre) in which the trials were conducted, sample size (quarters within each meta-analysis and small vs big sample size), presence of post-randomisation exclusions…

(四)结果

1. 研究纳入

研究纳入一般可用流程图的方式进行描述，注意需要交代文献被排除的理由。

Our initial search identified 371 citations. Of them, 329 were excluded by reviewing the title and abstract because they were duplicate meta-analyses, included non-randomized trials, did not report data on mortality, and other irrelevant articles. Full text of the remaining 42 citations was reviewed, of which 15 citations were excluded. In these excluded 15 citations, eight did not include large trials, study end point was not mortality in four meta-analyses, and three were duplicated meta-analyses. A total of 27 meta-analyses involving randomized controlled trials were finally included in our analysis (Figure 1).

2. 各项纳入研究的基本特征

这部分需要描述各个纳入研究的特征,包括描述性特征和量化的特征,同时可以根据感兴趣特征进行分组和组间比较,并报告相应统计量和推断的 $P$ 值。下面的例子就展示了 ITT 和 mITT 研究之间的比较。

Compared with no ITT trials, mITT trials were more likely to be multicentre studies (cluster weighted $X2$, $P<0.001$), report post-randomisation exclusions ($P=0.03$), report sample size calculation ($P<0.001$), and receive funding from private enterprises ($P<0.001$). Year of publication was more recent for mITT trials than for no ITT trials: 79 (67%) mITT trials were published between 2001 and 2009 compared with 34 (31%) no ITT trials (for trend, $P<0.001$). Studies classified as no ITT trials had a smaller sample size (median = 83) than those classified as mITT trials (252) and ITT trials (272). The table shows the characteristics of included trials.

3. 研究特征对效应值的影响

此部分一般报道 ROR 值及其 95% 置信区间。如果涉及较多的 Meta 分析也可用森林图方法展示结果。同时估算 Meta 分析间的异质性。以下就是标准的描述方法:

The 43 reviews provided 50 meta-analyses. Twelve trials contributed twice to the analyses; therefore, there were 322 comparisons in total. The treatment effect of mITT trials with respect to ITT trials was inflated by 17% (unadjusted ROR 0.83, 95% confidence interval 0.71 to 0.97; $P=0.01$; fig 2), with moderate variance between meta-analyses ($\tau2=0.13$). After adjusting the comparison for use of placebo, sample size, type of centre, items of risk of bias, post-randomisation exclusions, funding, and publication bias, the ROR was 0.80 (0.69 to 0.94; $P=0.005$; $\tau^2 = 0.08$). The comparison between mITT trials and no ITT trials provided an ROR of 1.00 (0.75 to 1.33; $P=0.99$; $\tau^2 = 0.57$; fig 2).

4. 其他各种补充分析

这部分内容包括亚组分析、混杂因素矫正及敏感性分析,其主要目的在于查看结论的稳健性。如下就是一个敏感性分析的写作案例:

With comparisons of fixed thresholds of sample size, treatment effect estimates were also significantly larger in smaller trials, regardless of the threshold level. The heterogeneity across meta-analyses was low for all analyses (fig 2). Results were consistent after adjustment on the following trial characteristics: domains of risk of bias, overall risk of bias, centre status, and time of publication since the first trial (web appendix 4).

上文描述了根据不同的定义方法去定义样本量大小,结果发现小样本研究的疗效始终高于大样本研究,这是个典型的敏感性分析,表明结果稳健。另外这里也对混杂因素进行了矫正,结果发现小样本对效应值的影响无显著变化。

## (五)讨论

1. 研究的总结

讨论部分的第一段先对本研究发现的证据进行陈述。

In this meta-epidemiological analysis, we compared the estimated treatment effect of 50 meta-analyses based on the description (reporting) of the intention to treat approach of 310 trials, comprising 322 comparisons. We found that in meta-analyses of trials that deviated from the intention to treat reporting, the treatment effect increased significantly. Our results remained consistent, after adjustment for risk of bias items, post-randomisation exclusions, and other potential sources of bias (such as sample size, type of centre, funding, and publication bias).

上面的文字主要有 3 个意思:1)本研究纳入的样本量;2)主要分析结果;3)矫正混杂因素后结果稳健。这些基本上囊括了本研究工作的主要结果。

2. 研究的局限性

这里主要讨论本研究的一些局限,通常这些局限性可以是某些特征定义存在不确定性,例如在意向性分析研究中，一项研究是否采用 ITT 通常根据文献的报道，而不是实际原始资料的查看，这里就可能存在报道偏差。还有是检索数据库的局限，比如有文章仅仅检索了 PubMed，这样就有可能遗漏一些文献。另外，某研究可能只分析了二分类变量的随机对照试验，这样的结论就未必适合连续变量作为结局的研究。有的文章在谈论局限性的同时也会谈到研究的优势，比如下面的例子就同时探讨了该研究的优势和缺陷所在。

Our results were based on a large meta-epidemiological study of 93 meta-analyses, representing various medical areas published in the leading journals of each medical speciality or in the Cochrane Database of Systematic Reviews. Cochrane reviews have generally been shown to be of higher methodological quality, are better reported, and have fewer conflicts of interest than do non-Cochrane reviews. To explore the influence of sample size on treatment effect, we used several complementary approaches, which all showed consistent results. However, because our results were based on meta-analyses of trials assessing binary outcomes, they cannot be extrapolated to trials assessing continuous outcomes because such trials usually differ in medical condition, risk of bias, sample size, and statistical analysis.

3. 研究结果的解读

这部分主要是对研究结果进行解读，其中就包括跟其他一些研究的比较，如某项研究是做危重症人群中小样本效应研究，其结果就可以跟其他人群相比较。另外该部分也可探讨目前研究结果的一些可能机制，比如小样本效应可能机制就是一些阴性结果的小样本研究很难发表，这是发表偏倚所导致的。最后可以讨论一下这样的研究结果对未来做系统评价或设计临床研究时的价值和指导意义。

4. 总结

该部分内容可以总结一下本文的发现，但重点要指出本文结论对于实际的指导意义，以及未来研究的展望。下面的这段文字就对研究内容进行了总结，并且对未来的研究提出了切实可行的方案。

For binary outcomes, CRTs [ cluster randomized trials ] and IRTs [ individually randomized trials ] produced the same intervention effect estimates, but intervention effect estimates were marginally more favourable ( i. e. either morebeneficial or less detrimental ) for IRTs with continuousoutcomes. However, this result was not observed for trials assessing a pharmacological intervention or with an objec-tive outcome. More work is needed, in particular to under-stand how the type of intervention, outcome, setting ortrial sample size affects the results.

可以发现：该规范的主要条目来自 PRISMA 标准，因此 PRISMA 标准适用于 Meta 流行病学研究。

（章仲恒）

## 参考文献

[1]Naylor CD. Meta-analysis and the meta-epidemiology of clinical research[J]. BMJ, 1997; 315: 617-619.

[2]Sterne JAC, Jüni P, Schulz KF, Altman DG, et al. Statistical methods for assessing the influence of study characteristics on treatment effects in 'meta-epidemiological' research[J]. Statistics in Medicine, 2002, 21: 1513-1524.

[3]Zhang Z, Xu X, Ni H. Small studies may overestimate the effect sizes in critical care meta-analyses: a meta-epidemiological study. Critical Care ( London, England ) 2013; 17: R2.

[4]Janiaud P, Cristea I A, Ioannidis JPA. Industry-funded versus non-profit-funded critical care research: a meta-epidemiological overview[J]. Intensive Care Medicine, 2018, 44: 1613-1627.

[5]Bae J M. Meta-epidemiology[J]. Epidemiology and Health, 2014, 36: e2014019.

[6]Zhang Z. Meta-epidemiological study: a step-by-step approach by using R[J]. Journal of Evidence-Based Medicine, 2016, 9: 91-97.

[7]Siersma V, Als-Nielsen B, Chen W. Multivariable modelling for meta-epidemiological assessment of the association between trial quality and treatment effects estimated in randomized clinical trials[J]. Statistics in Medicine, 2007, 26: 2745-58.

[8]King G, Roberts ME. How robust standard errors expose methodological problems they do not fix, and what to do about it

[J]. Political Analysis, 2015, 23: 159179.

[9] DerSimonian R, Laird N. Meta-analysis in clinical trials[J]. Controlled Clinical Trials, 1986, 7: 177–188.

[10] Murad MH, Wang Z. Guidelines for reporting meta-epidemiological methodology research[J]. Evid Based Med, 2017, 22 (4): 139–142.

[11] Panagiotou OA, Contopoulos - Ioannidis DG, Ioannidis JPA. Comparative effect sizes in randomised trials from less developed and more developed countries: meta-epidemiological assessment[J]. BMJ, 2013, 346: f707.

[12] Abraha I, Cherubini A, Cozzolino F, et al. Deviation from intention to treat analysis in randomised trials and treatment effect estimates: meta-epidemiological study[J]. BMJ, 2015, 350: h2445.

[13] Leyrat C, Caille A, Eldridge S, Kerry S, et al. Intervention effect estimates in cluster randomized versus individually randomized trials: a meta-epidemiological study[J]. International Journal of Epidemiology, 2019, 48: 609–619.

# 第 46 章
# 基因芯片 Meta 分析探索

**要　点**

● 基因芯片的 Meta 分析，从本质上来说是一种多芯片联合分析的方法。
● 基因芯片数据的 Meta 分析流程主要包括数据下载、芯片质量控制、数据预处理、探针 ID 注释、补缺失值、差异基因分析和功能富集分析等内容。
● MetaOmics 包是 R 软件用于基因芯片 Meta 分析的扩展包，其中 MetaQC 用于基因芯片数据 Meta 分析的质量控制，MetaDE 负责筛选差异基因，MetaPath 用于后续的功能富集分析。

随着基因芯片技术的快速发展及其在生物医学研究中的广泛应用，国内外学者已经利用该技术找到了大量与人类疾病相关的基因，并针对这些异常表达或修饰的基因给予及时有效的干预，最终达到控制并治愈疾病的目的。

基因芯片的 Meta 分析，从本质上来说是一种多芯片联合分析的方法，其目的在于通过增大样本量、消减批次差异，进而更加明确基因与疾病之间的联系。本章节将重点讨论基因芯片 Meta 分析的具体步骤、主要注意事项及 R 的使用方法。

## 一、基因芯片 Meta 分析的定义

基因芯片技术又称为微阵列技术，其原理是通过大量的已知序列的短链寡核苷酸探针对未知序列的核酸进行原位杂交，接着通过计算机软件采集并处理荧光信号强度，最终将荧光信号转化为基因相关的生物学信息。目前依赖基因芯片技术的研究存在取材对象来自不同种族、样本量小、分析方法不同、研究结果不一致等问题，我们希望利用 Meta 分析的思想，将具有相似研究设计的基因芯片进行联合分析，扩大样本量，增加检验效能，为基因与疾病之间的关系提供更为有力的证据。此类 Meta 分析即称为基因芯片的 Meta 分析。

## 二、基因芯片 Meta 分析的方法与步骤

基因芯片的 Meta 分析流程包括：1）确定研究目的，制订研究计划；2）检索数据库；3）制订纳入和排除标准；4）纳入研究的质量评估；5）数据分析和合并；6）结果输出。这里很多概念与前面章节的内容有重叠，在此就不再赘述。现就基因芯片 Meta 操作过程中的特殊之处着重进行讲解。

### （一）寻找合适的基因芯片数据集

首先是确立科学问题。一个好的科学问题不仅能够整体提升研究的高度，同时也能够帮助我们把握后续文献和数据检索的方向。其次，制订合适的纳入和排除标准，包括物种，疾病状态，

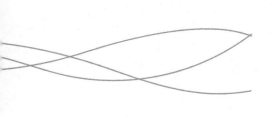

结局指标，组织类型，样本量，芯片密度等。一旦完成标准制订，应尽可能地查全目标选题有关的文献和数据集。检索的范围参照表 46-1。

**表 46-1　文献及芯片数据集检索数据库**

| 数据库 | 网址 |
| --- | --- |
| 文献数据库 | |
| Pubmed | https://www.ncbi.nlm.nih.gov/pubmed |
| Google Scholar | https://scholar.google.com/ |
| Web of Science | http://wos.mimas.ac.uk/ |
| SCOPUS | https://www.scopus.com/ |
| 芯片数据库 | |
| Array Express | https://www.ebi.ac.uk/arrayexpress/ |
| CIBEX | http://cibex.nig.ac.jp/ |
| Gene Expression Omnibus（GEO） | https://www.ncbi.nlm.nih.gov/geo/ |
| 其他 | |
| ONCOMINE | https://www.oncomine.org/ |
| Stanford Microarray Database（SMD） | https://smd.stanford.edu/ |

### （二）数据下载和选取

根据基因芯片处理的程度不同，大致可分为芯片的图像文件、原始数据、基因表达矩阵及已发表的基因列表。对于我们而言，只有芯片的原始数据和基因表达矩阵适用于芯片的 Meta 分析。通常我们获得的基因表达矩阵，一般是经过标准化后的数据，即行为基因或探针名字，列为样本名的基因或探针 ID 的表达量数据。另外，不同研究在处理不同芯片数据时可能采用不同的标准化方法，甚至同一种芯片也可能会有不同的处理方法。这就意味着当我们选用基因表达矩阵作为 Meta 分析的输入文件的时候，存在潜在的分析方法上不一致性的问题。其后果可能会对后续 Meta 分析的最终结果产生影响。考虑到这点，我们首先推荐使用原始芯片数据作为 Meta 分析的输入文件。因为原始数据本身是没有经过标准化后的，比如昂飞公司的 CEL 文件，我们可以采用统一的标准化方法对同类芯片进行处理。进而消除因分析方法不同而导致的结果的偏倚。

除了下载基因的表达量数据，样本信息同样需要整理下载，可根据每项研究的不同目的进行选择。

### （三）基因芯片数据分析

对于基因芯片数据的分析，本身是有一套较成熟的分析流程，即从数据下载到芯片质量控制，数据预处理，探针 ID 注释，补缺失值，差异基因分析和功能富集分析。

其中芯片质量控制的目的是为了降低个别基因芯片因为质量不过关而给分析结果带来的影响。目前查看芯片质量的方法有很多，包括灰度图、权重残差图、NUSE 图，RNA 降解图、PCA 分析、MA-plot 等等。而用于质量控制的工具也有很多，如 arrayanalysis 网站、affy 包、simpleaffy 包、affayQualityMetrics 包等等。需要注意的是，在未经标准化之前，若发现个别芯片质量不高，不要急于剔除。建议等标准化后再进行一次质量控制。比较两次质量控制结果再决定是否需要剔除该样本。

数据预处理指的是将探针的杂交信号转化为基因表达的数据。主要的步骤包括背景校正、标准化和汇总。背景校正主要用于消除非特异杂交和激光扫描过程中产生的噪音。目前比较流行的背景校正算法包括 RMA 和 MAS5.0 等。标准化主要用于检测及校正信号值总分布的系统差异以及为不同来源的芯片数据的比较奠定基础。目前比较常见的标准化方法包括 Cyclic loess、Quantile、Scaling、

Nonlinear 和 VSN 等。汇总指的是使用一定的统计学方法将之前得到的荧光强度值从探针水平汇总到探针组水平。另外，不同类型的芯片预处理的工具也不尽相同，例如昂飞公司的芯片需要用 affy 包进行处理，illumina 芯片需要使用 lumi 包，而 Agilent 公司的芯片可以使用 limma 包进行预处理。

　　探针 ID 注释就是将芯片的 ID 号通过注释文件将其转化为基因名字。在实际操作过程中，一般会采取以下 3 种策略：①通过基因芯片公司官网提供的注释文件；②利用已有的 R 包进行注释，如 hgu133plus2.db；③直接下载 GEO 网站提供的平台注释文件。当然也有少部分情况，我们可能需要将探针的核酸序列直接比对到参考基因组，进而才能注释到基因名。在探针 ID 注释过程中，经常会出现多个探针 ID 同时注释到同个基因名字的情况，可以通过对其表达量取平均值，最大值等方法进行处理。

　　缺失值在高通量实验过程中一直是个常见的问题。而生物信息学下游的分析很多时候依赖于完整的基因表达量数据。如果是简单地将缺失值删除，抑或直接用 0 替代，就会产生较大的偏倚。针对这一问题，国内外学者试图通过各种统计学模型将缺失值进行填补，其中包括 K-Nearest neighbours、Least squares regression、Local least squares、Singular value decomposition 等等。也有一部分学者提出，如果缺失值达到一定比例，现有的统计学方法将无法弥补缺失值带来的影响。所以他们建议事先设定一个阈值，当缺失值低于该阈值的时候，推荐使用以上的数据插补方法。

### （四）筛选差异基因及 Meta 分析策略的选择

　　根据结局变量（二分类、多分类、连续性变量或生存资料）和研究目的的不同，正确选择合适的筛选差异基因的统计学方法及 Meta 分析策略。在计算差异基因的过程中，如果只有 2 组样本（肿瘤 vs 正常），则可以选择普通的 $t$ 检验或者校正后的 $t$ 检验，也可以根据样本是否配对（癌 vs 癌旁），选择配对 t 检验或非配对 t 检验。另外在分析前需要明确是单边检验还是双边检验。双边检验有时候会导致差异基因在不同数据集中表达方向不一致的问题，而单边检验就可以克服这一问题。

　　对于 Meta 分析方法的选择，通常有 4 种常用的方案可供选择，即 Voting counting、Combining ranks、Combining $P$-values、Combining effect sizes。每种方案内部也有多种统计学方法可以选择。其中后 2 种方案均可通过 MetaOmics 流程得以实现。除了以上几种方法，也有文献将多个芯片数据直接读取合并，这就要求这些芯片的检测平台要尽可能地相似。当然，也有学者尝试将各个数据集的差异基因取交集，使得最后得到的基因更具保守性。

## 三、基因芯片 Meta 分析注意事项

### （一）技术重复

　　指对同一样本进行多次测量。对于存在技术重复的芯片数据集，不建议将重复测量的芯片全部纳入分析。可以从重复测量的芯片中随机选取一个，或者将其表达量取平均值。

### （二）批次效应

　　指在样本处理过程中产生的技术误差，例如样本测序时间不一致。为了减少误差，可通过一些统计学方法进行校正，常用的工具有 sva 包中的 Combat（）函数，limma 包中的 removeBatchEffect（）函数等。但在分析之前需要提前获得数据集中样本的批次信息。遗憾的是，这个信息很多时候无法从公共数据库中获得。

## 四、在软件中的具体实现

　　文献按 Meta 分析的常规步骤进行选题、文献和数据集检索、文献和数据集评价后，提取以下信息：①研究基本信息，如研究作者、发表年份；②基因芯片信息、如数据集编号、平台类型；③各组样本量；④纳入样本基本特征，如取材部位、年龄、预后等等。

　　以帕金森疾病相关数据为例，筛选与帕金森疾病发病机制相关的差异基因，病例组为帕金森患者，而对照组为非帕金森患者，共收集到 5 项符合标准的研究，如表 46-2。

表 46-2　纳入 Meta 分析的各项研究的主要信息

| Study | GEO accession | Platform ID | Sample type | Cases/controls |
| --- | --- | --- | --- | --- |
| | | | | Number |
| Zheng | GSE20186 | GPL96 | SN | 14/14 |
| Middleton | GSE20141 | GPL570 | SN | 10/8 |
| Jasmine | GSE20333 | GPL201 | SN | 6/6 |
| Mullen | GSE7621 | GPL570 | SN | 16/9 |
| Middleton | GSE20295 | GPL96 | SN | 11/18 |

SN 是 substantia nigras 的简写

### (一)准备工作

(1)安装分析所需要的 R 包。方法如下所示。

```
>if（!requireNamespace（"BiocManager"，quietly = TRUE））
    install. packages（"BiocManager"）
>BiocManager：：install（c（"GEOquery"，"limma"，"affyPLM"，"arrayQualityMetrics"））
```

(2)设置工作路径并加载所需要的 R 包。方法如下所示。

```
>setwd（"C：\\Users\\zch\\Desktop\\data\\GEO"）
>library（GEOquery）
>library（limma）
>library（affyPLM）
>library（arrayQualityMetrics）
```

(3)数据下载。通常有两种方式，第一种是从网页上直接下载，该方法操作简单，但当数据量较大时容易出现下载中断的情况；另外一种就是依赖于一些 R 包。比方说从 GEO 数据库中下载原始数据，我们可以使用 GEOquery 包中的 getGEOSuppFiles()函数，倘若需要下载矩阵数据，可以通过这个 R 包中的另外一个函数 getGEO()实现。另外，如果从 ArrayExpressx 包下载数据，可借助 ArrayExpress 包中的 getAE()函数进行操作。在本例中，我们需要下载 5 个不同的数据集，为了方便，我们构建了一个循环结构，从而一步实现数据的下载。

```
>id<-c（'GSE20186'，'GSE20141'，'GSE20333'，'GSE7621'，'GSE20295'）
>for（i in id[1：length（id）]）{getGEOSuppFiles（i）}
```

### (二)单个数据集分析

以 GSE20186 数据集为例子，讲解如何利用 affyPLM 包对 CEL 原始数据进行读取和预处理。

1.数据读取　数据读取过程如下。

```
>setwd（". \\GSE20186"）
>untar（"GSE20186_RAW. tar"）
>Data<-ReadAffy（）
```

2.数据预处理　数据读取成功后，就需要对数据进行预处理。这里我们选择 rma 的算法，该算法能够一步实现对数据的背景校正、标准化和汇总。

```
>eset. rma<-rma（Data）
>exprs<-exprs（eset. rma）
```

此时获得的数据为探针表达矩阵，即行为探针 ID，列为样本编号，剩余的是经过 RMA 预处理过后的表达量。为了使探针表达矩阵与后续的样本分组信息中的样本 ID 号保持一致，需要用函数 substr()对表达矩阵中的列名进行处理，截取前 9 位字符。

```
>colnames（exprs）<-substr（colnames（exprs），1，9）
```

在将样本分组信息读入 R 之前，首先需要将其整理成如图 46-1 所示的数据结构。第一列为样本的编号，第 2 列为分组信息。整理结束后将其另存为 txt 格式。随后即可用 read. table( ) 函数将其读入 R 中。

>inf0<-read. table( "inf0. txt"，sep = "\t"，header = T，row. names = 1)

| | A | B |
|---|---|---|
| 1 | ID | Group |
| 2 | GSM505996 | control |
| 3 | GSM505997 | control |
| 4 | GSM505998 | control |
| 5 | GSM505999 | control |
| 6 | GSM506000 | control |
| 7 | GSM506001 | control |
| 8 | GSM506003 | control |
| 9 | GSM506007 | control |
| 10 | GSM506008 | control |
| 11 | GSM506013 | control |
| 12 | GSM506014 | control |
| 13 | GSM506019 | control |
| 14 | GSM506020 | control |
| 15 | GSM506023 | control |
| 16 | GSM506002 | Parkinson |
| 17 | GSM506004 | Parkinson |
| 18 | GSM506005 | Parkinson |
| 19 | GSM506006 | Parkinson |
| 20 | GSM506009 | Parkinson |
| 21 | GSM506010 | Parkinson |
| 22 | GSM506011 | Parkinson |
| 23 | GSM506012 | Parkinson |
| 24 | GSM506015 | Parkinson |
| 25 | GSM506016 | Parkinson |
| 26 | GSM506017 | Parkinson |
| 27 | GSM506018 | Parkinson |
| 28 | GSM506021 | Parkinson |
| 29 | GSM506022 | Parkinson |

图 46-1　样本分组信息格式

为了使样本的编号在表达矩阵数据中列的位置与在样本分组信息中行的位置保持一致，可以通过以下代码来实现。

>exprs<-exprs[ ，match( rownames( inf0)，colnames( exprs) ) ]

3. 芯片质量控制　数据经初步处理后，接下来需要对数据进行质量评估。正如之前所介绍，目前对于芯片质量控制评估的方法有很多，我们需要从多个角度或者说综合得来评价芯片的质量。不建议单纯靠一种方法进行决策。其中 arrayQualityMetrics 包内部提供了多种对预处理过后的芯片质量进行评价的方法。在使用这个工具之前，首先得用 prepdata( ) 函数生成一个 list 的对象。

>Exp<-ExpressionSet( as. matrix( exprs)，AnnotatedDataFrame( inf0) )

>preparedData = prepdata( expressionset =Exp，intgroup = c( )，do. logtransform = F)

对象生成后，我们可以使用以下代码查看芯片的质量。需要注意的是，R 中内置了多种可视化的方法，这里仅展示其中一部分。以下代码分别绘制了芯片表达量的箱线图( A)、密度图( B)、MA 图( C)及热图( D)，如图 46-2 所示，可以发现，第 13 个样本( 即 GSM506020)可能存在质量问题，可以考虑将其剔除。

>aqm. boxplot( preparedData)

>aqm. density( preparedData)

>aqm. maplot( preparedData)

>aqm. heatmap( preparedData)

4. 探针 ID 转换　完成上述步骤后，我们可以开始对探针 ID 进行转换。这个数据集所用的平台是 GPL96，可以使用相对应的 R 包 hgu133a. db 进行注释。对于该类 R 包的安装依旧是通过 bioManager：：install( )来完成。R 包安装且加载完成后，通过 toTable( )函数就可以生成探针 ID 与基因名之间的注释列表。

>library( hgu133a. db)

>ids = toTable( hgu133aSYMBOL)

>exprs $probe_id<-rownames( exprs)

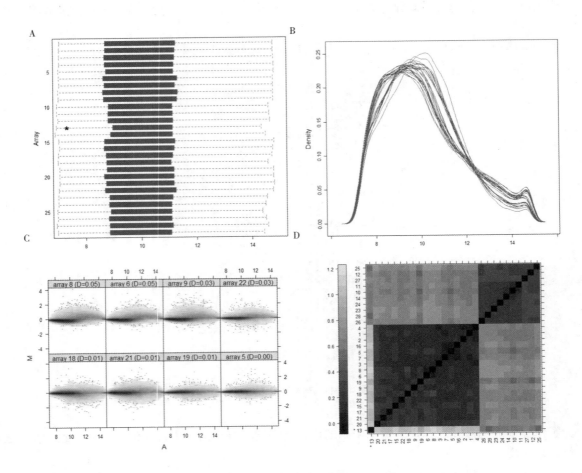

图 46-2 基因芯片质量评估

merge()函数可以将注释文件 ids 和探针表达矩阵 exprs 通过共有的一列 probe_id 进行合并, 进而将探针 ID 的表达矩阵成功转换为基因的表达矩阵。

```
>geneMatrix<-merge(ids, exprs, by=" probe_id" )
>geneMatrix<-geneMatrix[ , -1]
```

由于存在多个探针 ID 同时注释到一个基因的情况, 因此就需要对这些探针进行处理。在这个例子中, 我们将注释到同个基因的多个探针 ID 的表达量取了平均值。当然也可以根据这些探针 ID 的最大表达量来选取。这里所用到的函数是 aggregate(), 实际操作中要求我们设置 3 个参数, 分别是数据对象, 分组变量以及具体的操作。

```
>geneMatrix<-aggregate(geneMatrix[ , -1], by=geneMatrix[ "symbol" ], FUN = mean)
>rownames(geneMatrix)<-geneMatrix $symbol
>geneMatrix<-geneMatrix[ , -1]
```

5. 数据插补 正如上述所提及的, 如果缺失值的比例达到一定程度, 就很难通过统计学的模型将其准确预测和插补。我们预先设定行缺失值最大比例不超过 50%, 列缺失值最大比例设置为不超过 80%, 并用 KNN 的算法预测缺失值并将其补齐。

```
>library(impute)
>geneMatrix<-as. matrix(geneMatrix)
>geneMatrix<-impute. knn(geneMatrix, k=10, rowmax=0.5, colmax=0.8, maxp=3000, rng. seed=362436069)
>geneMatrix<-geneMatrix $data
>write. table(geneMatrix, "GSE20186. txt", sep = " \t")
```

## （三）Meta 分析

1. 表格整理　通过以上步骤，我们得到了其中一个数据集的基因表达矩阵。这个例子中的其他数据集同样可参照上述流程，在此不再赘述。由于 Meta 分析对其输入文件格式有一定要求，在得到基因表达矩阵后，需要对数据进行手动整理，格式可参照图 46-3。值得注意的是，在整理过程中，需要将第 1 列进行由小到大排序，将一些行名非基因名字的数据删除。

处理前

| | A | B | C | D | E | F | G | H | I | J |
|---|---|---|---|---|---|---|---|---|---|---|
| 1 | GSM5059( | GSM5059( | GSM5059( | GSM5059( | GSM5060( | GSM5060( | GSM5060( | GSM5060( | GSM5060( | GSM5060. |
| 2 | 1-Mar | 12.08333 | 12.12983 | 12.05223 | 12.26832 | 12.5611 | 12.24185 | 12.47503 | 11.80211 | 11.91901 |
| 3 | 1-Mar | 10.15542 | 10.29425 | 10.53849 | 10.44843 | 10.15532 | 10.7118 | 10.28075 | 10.84038 | 10.72517 |
| 4 | 2-Mar | 9.185485 | 9.122971 | 9.094472 | 8.935246 | 9.013074 | 8.983201 | 8.997125 | 8.99192 | 8.967822 |
| 5 | 2-Mar | 10.02322 | 10.67854 | 10.32216 | 10.44846 | 10.21516 | 10.43995 | 10.15847 | 10.75589 | 10.47769 |
| 6 | 3-Mar | 11.32582 | 11.49072 | 11.42189 | 10.83182 | 10.86935 | 11.26793 | 10.75011 | 11.64523 | 12.25086 |
| 7 | 5-Mar | 11.52773 | 11.51064 | 11.65325 | 11.59979 | 11.33343 | 11.75134 | 11.51883 | 11.54777 | 11.22424 |
| 8 | 6-Mar | 11.00131 | 11.10551 | 11.14687 | 11.02909 | 11.06127 | 11.34213 | 11.27083 | 11.16402 | 11.20668 |
| 9 | 7-Mar | 10.27307 | 10.29703 | 10.34039 | 10.41055 | 10.06433 | 10.49448 | 10.18077 | 10.64738 | 10.54063 |
| 10 | 8-Mar | 11.54778 | 11.84688 | 12.01302 | 11.45941 | 11.19118 | 12.0733 | 11.49818 | 11.86702 | 12.07693 |
| 11 | 1-Dec | 7.764456 | 7.733442 | 7.799908 | 7.72641 | 7.854998 | 7.657862 | 7.744507 | 7.656075 | 7.725392 |
| 12 | A1CF | 10.38536 | 10.55147 | 10.37898 | 10.52299 | 10.7891 | 10.10715 | 10.14155 | 9.975542 | 10.49427 |
| 13 | A2M | 13.1693 | 13.35257 | 12.86147 | 13.48223 | 13.41322 | 13.52597 | 13.66065 | 13.27225 | 13.66954 |
| 14 | A4GALT | 9.09202 | 9.121993 | 8.92992 | 9.059096 | 8.871759 | 8.958882 | 8.883243 | 8.830341 | 8.950753 |
| 15 | A4GNT | 9.171291 | 9.136627 | 9.17348 | 9.166605 | 9.191499 | 8.961348 | 9.186057 | 9.18803 | 9.206162 |

处理后

| | A | B | C | D | E | F | G | H | I | J |
|---|---|---|---|---|---|---|---|---|---|---|
| 1 | Group | control | control | control | control | control | control | control | control | control |
| 2 | label | 0 | 0 | 0 | 0 | 0 | 0 | 0 | 0 | 0 |
| 3 | A1CF | 10.38536 | 10.55147 | 10.37898 | 10.52299 | 10.7891 | 10.10715 | 10.14155 | 9.975542 | 10.49427 |
| 4 | A2M | 13.1693 | 13.35257 | 12.86147 | 13.48223 | 13.41322 | 13.52597 | 13.66065 | 13.27225 | 13.66954 |
| 5 | A4GALT | 9.09202 | 9.121993 | 8.92992 | 9.059096 | 8.871759 | 8.958882 | 8.883243 | 8.830341 | 8.950753 |
| 6 | A4GNT | 9.171291 | 9.136627 | 9.17348 | 9.166605 | 9.191499 | 8.961348 | 9.186057 | 9.18803 | 9.206162 |
| 7 | AAAS | 10.89098 | 10.73662 | 10.69002 | 10.80287 | 11.06362 | 10.72042 | 10.90975 | 10.59758 | 10.63962 |
| 8 | AACS | 10.69966 | 10.60678 | 10.48608 | 10.52111 | 10.69588 | 10.86123 | 10.81312 | 10.73314 | 10.61709 |
| 9 | AADAC | 8.758308 | 8.582177 | 8.687953 | 8.806407 | 8.788189 | 8.728184 | 8.73242 | 8.68644 | 8.693845 |
| 10 | AAGAB | 10.16951 | 10.28617 | 10.30821 | 10.02025 | 10.11558 | 10.24188 | 9.848851 | 10.25626 | 10.14524 |
| 11 | AAK1 | 10.88917 | 10.37277 | 10.40574 | 10.2593 | 10.70477 | 10.54652 | 10.76527 | 10.33597 | 10.17241 |
| 12 | AAMDC | 9.54201 | 9.59573 | 9.513223 | 9.655313 | 9.615807 | 9.730074 | 9.671067 | 9.633663 | 9.727049 |
| 13 | AAMP | 10.89058 | 10.83371 | 10.90844 | 10.77653 | 10.66563 | 10.751 | 10.86912 | 10.79751 | 10.81956 |
| 14 | AANAT | 8.073971 | 8.044004 | 8.053793 | 8.143461 | 8.144025 | 8.075491 | 8.112068 | 8.127645 | 8.072108 |
| 15 | AAR2 | 10.79435 | 11.06608 | 10.8768 | 10.88435 | 10.92881 | 11.09549 | 10.93827 | 11.00277 | 11.14725 |

**图 46-3　数据整理前后的基因表达矩阵**

目前用于基因芯片 Meta 分析的 R 包有很多，在这个例子中，我们根据美国匹兹堡大学研究人员开发的 MetaOmics 分析流程进行实例讲解。这个流程包含了三大基于 R 语言的程序包，其中 MetaQC 用于基因芯片数据 Meta 分析的质量控制，MetaDE 负责筛选差异基因，MetaPath 用于后续的功能富集分析。由于这 3 个 R 包暂时不支持从 CRAN 直接下载安装，需要自行下载到本地进行手动安装。

同样地，开始之前事先设置工作路径和加载所需要的 R 包。

2. 设置工作路径并加载 R 包　过程如下所示。

```
>setwd("C:\\Users\\zch\\Desktop\\data\\GEO\\meta")
>library(MetaDE)
>library(MetaQC)
>library(impute)
```

3. 数据读取　数据读取主要通过以下两条代码实现。在这个例子中，基因表达矩阵保存的格式为 txt，且均已完成探针 ID 的注释及 log2 转化，所以参数设置如下。

```
>study.names<-c('GSE20186','GSE20141','GSE20333','GSE7621','GSE20295')
>parkinson.raw<-MetaDE.Read(study.names, skip=rep(1, 5), via="txt", matched=T, log=F)
```

4. 数据合并　不同数据集依赖的检测平台不同，最终得到的基因数目及排序也各不相同。为了后续分析，首先需要将其数据进行合并，即通过 MetaDE.merge() 函数使各个数据集拥有相同的基因及一致的基因排序。

```
>parkinson.merged<-MetaDE.merge(parkinson.raw)
```

5. 数据过滤　部分基因的平均表达量在样本间分布比较低或者变异程度不高，考虑到这样的基因可能在生物学上意义并不大，可以通过 MetaDE.filter() 函数将这些基因过滤掉。在实际运行的时候，要求事先设定阈值，这里我们统一将其设置为 10%。注意，下述命令中前一个 0.1 是针对基因平均表达量的，而后一个 0.1 针对的是基因表达量的变异程度。

```
>parkinson.filtered<-MetaDE.filter(parkinson.merged, c(0.1, 0.1))
```

6. KNN 数据插补　由于我们已经对之前的数据进行了缺失值插补，所以下方的代码的意义更多是为了生成 Data. QC 这个变量。

```
>Data. QC<-list( )
>for( i in 1:5) {
colnames( parkinson. filtered[[i]][[1]])<-parkinson. filtered[[i]][[2]]
Data. QC[[i]]<-impute. knn( parkinson. filtered[[i]][[1]])$data
print( dim( Data. QC[[1]] ) ) }
>names( Data. QC)<-names( parkinson. filtered)
```

7. 质量控制　MetaOmics 分析流程内部本身有一套独特的芯片质量评估的方法，主要包含 6 个评价指标，分别是研究间共表达框架的内部同质性（即内部质量控制，IQC）、通路数据库相关共表达框架的外部一致性（即外部质量控制，EQC）、差异基因检测的准确性（AQCg）、通路检测的准确性（AQCp）、差异表达基因排序一致性（CQCg）、通路排序的一致性（CQCp）。通过以下代码即可完成质量控制。结果显示数据集 GSE7621 在各项质量控制指标上都表现欠佳，最后决定不将其纳入后续的Meta 分析。

```
>parkinsonQC<-MetaQC( Data. QC, "c2. all. v7. 0. symbols. gmt", filterGene s=T, verbose=TRUE)
>runQC( parkinsonQC, B=1e4, fileForCQCp="c2. all. v7. 0. symbols. gmt")
>plot( parkinsonQC)
```

数字化结果如下所示，基于 MetaQC 的基因质量评估图如图 46-4 所示。

| Study | | IQC | EQC | CQCg | CQCp | AQCg | AQCp | Rank |
|---|---|---|---|---|---|---|---|---|
| 1 | GSE20295 | 20 | 1.64 * | 33.51 | 55.99 | 27.25 | 73.32 | 1.67 |
| 2 | GSE20333 | 3.14 | 1 * | 11.87 | 78.91 | 2.76 | 76.88 | 2.42 |
| 3 | GSE20141 | 2.85 | 2.37 | 1.63 * | 40.61 | 0.08 * | 51.09 | 3.50 |
| 4 | GSE20186 | 1.36 * | 0.53 * | 22.53 | 38.63 | 13.39 | 47.02 | 3.67 |
| 5 | GSE7621 | 3.14 | 2.69 | 1.55 * | 17.11 | 1.92 * | 10.81 | 3.75 |

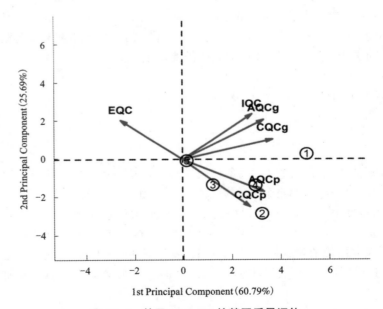

图 46-4　基于 MetaQC 的基因质量评估

8. 删除低质量样本　剔除不合格样本后，再次整合剩余 4 个数据集、包括数据的读取、合并和过滤。

```
>study. names<-c( "GSE20295", "GSE20333", "GSE20141", "GSE20186")
>data. QC. raw<-list( )
>for( i in 1: length( study. names) ) {
```

```
    data. QC. raw[[i]]<-parkinson. raw[[study. names[[i]]]]}
>names(data. QC. raw)<-study. names
>data. QC. merged<-MetaDE. merge(data. QC. raw)
>data. QC. filtered<-MetaDE. filter(data. QC. merged, c(0. 1, 0. 1))
```

9. 筛选差异基因　MetaDE 程序包提供了 3 类函数来支持基因芯片数据的 Meta 分析，包括 MetaDE. rawdata( )函数(基于原始数据的 Meta 分析)、MetaDE. pvalue( )函数(基于 P 值的 Meta 分析) 和 MetaDE. ES( )函数(基于效应量的 Meta 分析)。另外这 3 种函数内部又提供了多种算法。比方在使用 MetaDE. ES( )函数时，可以选择固定效应模型或者随机效应模型进行 Meta 分析。具体方法的选择请参考表 46-3。

表 46-3　筛选差异基因及 Meta 分析统计学方法

| 统计学方法 | 结局变量类型 | | | |
|---|---|---|---|---|
| | 二分类变量 | 多分类变量 | 连续变量 | 生存资料 |
| 差异基因统计检验 | 配对 $t$ 检验<br>非配对 $t$ 检验<br>校正后 $t$ 检验 | $F$ 检验 | 皮尔森相关统计<br>Spearman 秩和检验 | Log-rank<br>检验 |
| 基于 $P$ 值的 Meta 检验 | | | | |
| 费希尔精确检验(_OC) | √ | √ | √ | √ |
| Stuoffer 法(_OC) | √ | √ | √ | √ |
| 自适性权重法(_OC) | √ | √ | √ | √ |
| 最小 $P$ 值法(_OC) | √ | √ | √ | √ |
| 最大 $p$ 值法(_OC) | √ | √ | √ | √ |
| roP 法 | √ | √ | √ | √ |
| SR 法 | √ | √ | √ | √ |
| PR 法 | √ | √ | √ | √ |
| 最小多分类相关法 | | √ | | |
| 基于效应量的 Meta 分析 | | | | |
| 固定效应模型 | √ | × | × | × |
| 随机效应模型 | √ | × | × | × |
| 基于 Ranks 的 Meta 分析<br>randProd 法 | √ | × | × | × |

√表明该方法适用于对应的结局变量类型；X 表明该方法不适用于对应的结局变量类型；_OC 指的是可以进行单边检验。

(1)基于原始数据的 Meta 分析。在使用 MetaDE. rawdata( )函数进行运算的时候，尤其要注意选择合适的统计学方法，这过程涉及选择筛选差异基因的方法和 Meta 分析的方法。我们可以分别通过 ind. method 和 meta. method 对其进行设置。在这个例子中，我们选择校正后 $t$ 检验和 Fisher 法分别作为筛选差异基因和 Meta 分析的方法。差异基因计算结束后可利用 heatmap. sig. genes( )函数生成热图(图 46-5)，且可以根据 fdr. cut 设置校正后的 $P$ 值，挑选合适数量的基因。

```
>MetaDE. Res<-MetaDE. rawdata(data. QC. filtered, ind. method = rep("modt", 4), meta. method = "Fisher", nperm =
300, asymptotic = F)
>heatmap. sig. genes(MetaDE. Res, meta. method = "Fisher", fdr. cut = 0. 05,
color = "GR")
```

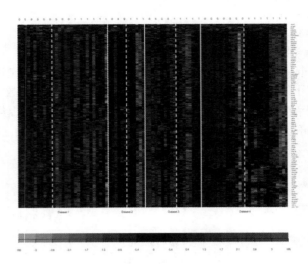

图 46-5　热图

同时也可以将结果以数据框的形式呈现。

>summary0<-data. frame( stat = MetaDE. Res $ meta. analysis $ stat, pval = MetaDE. Res $ meta. analysis $ pval, FDR = MetaDE. Res $meta. analysis $FDR)

>colnames( summary0)<-c(" stat", " pval", " FDR" )

>View( summary0)

（2）基于 P 值的 Meta 分析。该方法首先得通过 ind. analysis( )函数生成一系列的 P 值, 可以通过 head( ind. Res1 $p)进行查看。需要注意的是, 这里同样需要对筛选差异基因的方法进行设置。另外, 通过 tail 来确定检验的方向, 即单边检验还是双边检验。如果选用双边检验, 则有可能会遇到一个基因在不同数据集表达方向不一致的问题; 而使用单边检验可以避免这类问题。

>ind. Res1<-ind. analysis( data. QC. filtered, ind. method = rep(" modt", 4), nperm = 300, tail = " high", miss. tol = 0. 3)

>res1<-MetaDE. pvalue( ind. Res1, meta. method = " Fisher" )

通过下方的代码, 将结果整理成一个数据框。我们可以根据最终 Meta 合并以后的 P 值或者 FDR 值对差异基因进行筛选。

>summary1<-data. frame( ind. p = res1 $ind. p, stat = res1 $meta. analysis $stat,

pval = res1 $meta. analysis $pval, FDR = res1 $meta. analysis $FDR)

>View( summary1)

（3）基于效应量的 Meta 分析。与基于 P 值的 Meta 分析类似, 我们可以通过 ind. cal. ES( )函数计算出基因置换检验前后的标准化均差效应量( SMD)及其变异系数, 并可以就某个基因绘制森林图。需要注意的是, 如果我们得到的数据集样本量不是很大, 则通过原始计算得到的效应量及变异系数就相对不稳定。在这种情况下, 我们建议使用经置换检验后的 perm. ES( )函数和 perm. Var( )函数来绘制森林图。

>ind. Res2<-ind. cal. ES( data. QC. filtered, paired = rep( F, 4), nperm = 300, miss. tol = 0. 3)

MetaDE. ES( )函数可以将以上得到的结果进行 Meta 分析, 并且可以选择固定效应模型或随机效应模型作为 Meta 分析的统计方法。

>res2<-MetaDE. ES( ind. Res2, meta. method = " REM" )

同样地, 我们将结果整理成数据框, 再根据 P 值或者 FDR 值进行筛选基因。

>summary2<-data. frame( Qval = res2 $Qval, Qpval = res2 $Qpval, pval = res2 $pval, zval = res2 $zval, FDR = res2 $FDR, tau2 = res2 $tau2)

>View( summary2)

### (四)功能富集分析

在实际操作过程中，对于基因的功能分析通常有两种方案。其中一种方案要求我们输入差异表达的基因，但不需要基因的表达量，常用的方法是 GO 和 KEGG 功能注释。另一种方案则需要我们提供所有基因及其对应的表达量，常用的方法有 GSEA 和 GSVA。我们以上述结果为例，就如何利用 R 实现差异基因的 KEGG 分析做个简单的代码介绍。

首先加载所需的程序包。

```
>library(clusterProfiler)
>library(org.Hs.eg.db)
>library(ggplot2)
```

根据 FDR<0.05 从 summary0 结果中提取差异基因。

```
>dif_gene<-rownames(summary0[summary0$FDR<0.05,])
```

使用 bitr( )函数将基因名字转换为 Entrez ID，并用 enrichKEGG( )进行功能富集。由于我们分析的数据集来源于患者，因此在物种上选择"hsa"。

```
>gene.df<-bitr(dif_gene,fromType="SYMBOL",toType='ENTREZID',OrgDb=org.Hs.eg.db)
>kk<-enrichKEGG(gene=gene.df$ENTREZID,keyType="kegg",organism="hsa",pvalueCutoff=0.05,minGSSize=10,maxGSSize=500,qvalueCutoff=0.05)
```

通过可视化代码可获得 KEGG 通路分析结果，如图 46-7 所示。可以发现：富集最显著的通路就是"Parkinson disease"，这与我们选取的数据集完全相符，也间接说明了通过上述方法得到的差异基因是可靠的。

```
>barplot(kk,showCategory=10)
```

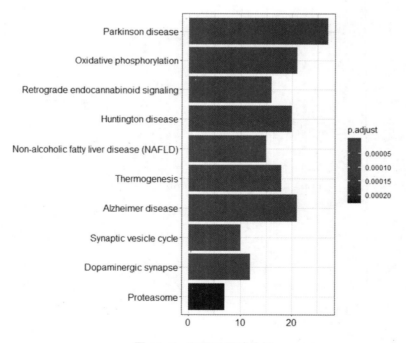

图 46-7　KEGG 通路分析

## 五、结语

基因芯片 Meta 分析打破了传统芯片分析过程中样本量小、检验效能低、检测平台各异等局限，为明确基因与疾病之间的关系提供了一种准确有效的方法。综合以上的分析，我们不难发现，基因芯片 Meta 分析的难点依旧在于对单个芯片数据集的分析。不同类型的芯片在处理上有时候会有很大的差别，这就要求我们必须熟悉且掌握这些方法。随着高通量技术的迅猛发展，学会这一技能也必定将助力我们的科研工作和医学研究。

（张驰豪，孙隆慈，罗蒙）

## 参考文献

［1］Choi JK, Yu U, Kim S, et al. Combining multiple microarray studies and modeling interstudy variation［J］. Bioinformatics, 2003, 19(Suppl 1): i84-i90.

［2］Aittokallio T. Dealing with missing values in large-scale studies: microarray data imputation and beyond［J］. Brief Bioinform. 2010, 11(2): 253-264.

［3］Rhodes DR, Yu J, Shanker K, et al. Large-scale meta-analysis of cancer microarray data identifies common transcriptional profiles of neoplastic transformation and progression［J］. Proc Natl Acad Sci U S A, 2004, 101(25): 9309-9314.

［4］Wang X, Kang DD, Shen K, et al. An R package suite for microarray meta-analysis in quality control, differentially expressed gene analysis and pathway enrichment detection［J］. Bioinformatics, 2012, 28(19): 2534-2536.

# 第 47 章
# 中医复方的系统综述方法探索

## 要　点

- 中医复方的系统综述是基于系统综述的方法对中药复方干预相应病证的文献综合方法。
- 中医复方临床干预的系统综述应成为中医、中西医结合临床决策的重要证据来源，并在未来具有极其广阔的发展空间。
- 只有正确认识和厘清中医复方干预的 PICOS 特点，才能更好地制作中药复方的系统综述。
- 中药复方汤剂的系统综述需要加强方法学探索。

## 一、概述

系统综述是一种有别于传统述评（narrative review）的全新的文献综合方法，它是针对某一具体的临床问题，系统而全面地收集全球所有已发表或未发表的相关临床研究文章，采用统一、科学的评价标准筛选出合格的研究，并基于各种偏倚控制进行严格的质量评价，用 Meta 分析等统计学方法进行定量合成，或用描述性方法进行定性综合分析，得出可靠的结论，并随着新的临床研究结果的出现及时进行更新。系统综述和 Meta 分析提供了统一评价一系列研究而不是孤立地评价单个研究的框架，从而实现在累积一系列研究的信息基础之上，以正确评价干预措施的获益和风险。在医学领域，系统综述和 Meta 分析是以目前最好的证据为核心，并且不断更新的系统，这就确保了医学治疗是基于当前可得到的最好经验。在面对临床医学一线迫切需要科学证据决策的今天，系统综述无疑更加符合伦理要求和罕见不良反应发生的汇聚合成评价。因此，在循证医学证据分级系统中，高质量的系统综述处于证据金字塔的顶端，也是临床指南制订的重要依据。

中医复方的系统综述是基于系统综述的方法对中药复方干预相应病证的文献综合方法。由于系统综述制作程序的透明、客观和可重复性，中医复方临床干预的系统综述理应成为中医、中西医结合临床决策的重要证据来源，并在未来具有极其广阔的发展空间。通过检索中国知网在线数据库有关中医药的系统综述（检索策略见附录），共得到了 874 篇有关中医药的系统综述，内容涉及各种病证的治疗（如图 47-1、47-2 所示），但只占整个医学类系统综述的 7‰（874/123 158）。从时间趋势上来看，中医复方的系统综述发表数量在逐年增加，并随着循证医学的出现、发展而发展（如图 47-1 所示），说明中医药研究者越来越重视该方法在中医复方中的应用

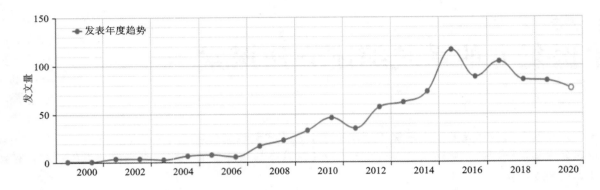

图 47-1　中医复方的系统综述发表数量随机年代变化趋势

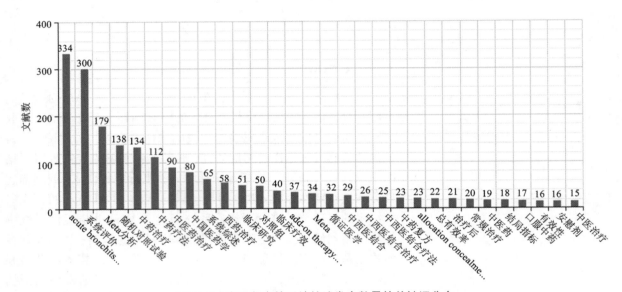

图 47-2　中医复方的系统综述发表数量的关键词分布

　　中医学属于传统医学范畴。WHO 如此定义传统医学：传统医学是在维护健康以及预防、诊断、改善或治疗身心疾病方面使用的各种以不同文化所特有的无论可解释与否的理论、信仰和经验为基础的知识、技能和实践的总和。在一些国家，"补充医学"或"替代医学"（complementary and alternative medicine，CAM）与"传统医学"交叉使用。它们指的是并非该国自身传统一部分，并且尚未被纳入主流卫生保健系统的一套广泛的卫生保健做法。中医学源中国，有三千多年的发展历史，是世界古代五大传统医学之一，也是唯一流传至今的并具有完整理论体系的传统医学。中医药在中国医疗体系中，具有与现代医学体系同等重要的地位。近来，我国制订了《中医药发展战略规划纲要（2016—2030 年）》，指出进一步加强中医药创新研究布局，要求打破行业和单位的界限，推进传统中医药与现代科技的融合，使中医药瑰宝绽放出更加夺目的光彩。2017 年 7 月 1 日，我国首部全面、系统体现中医药特点的综合性法律《中华人民共和国中医药法》正式颁布施行，首次以国家法律文件形式保障了中医药的发展。2019 年 5 月 25 日，在瑞士日内瓦召开的第 72 届世界卫生大会审议通过了《国际疾病分类第 11 次修订本》，首次将起源于中医药的传统医学纳入其中。世界卫生组织《总干事报告》指出，《国际疾病分类第 11 次修订本》包括一个题为"传统医学病证——模块 1"的补充章节，将起源于古代中国且当前在中国、日本、韩国等国家普遍使用的传统医学病证进行了分类。将有关传统医学的补充章节纳入《国际疾病分类》使人们首次能够统计传统医学服务和就医情况，评估其形式、频率、有效性、安全性等，并可与主流医学和研究进行对比。《国际疾病分类第 11 次修订本》的计划将于 2022 年 1 月 1 日起生效。传统医学被纳入国际疾病分类，将为传统医学进入医疗保险体系奠定了基础。中医复方是传统中医学预防和治疗病证的主要手段，在临床应用中，具有悠久的历史。1993 年由南京中医药大学负责编撰的《中医方剂大辞典》，收载了上自秦汉，下迄 1986 年底，1 800 余种中医药及有关文献中有方名的方剂 9 万余首。这些方剂为现代开展中药复方治疗相应病证的药效评价、临床试验、系统综述和循证实践提供了基础。

　　然而，由于中医复方治疗相应病证的特点和复杂性，强调辨证论治、个体化和动态干预，这为临床科学评价提出了更高的方法学要求。因之而累积的大量原始临床干预研究，具有一定的中医药特色，显然它的文献荟萃的复杂性要难于现代医学文献。如何既能发现确有疗效的中药复方干预相应病证治疗优势，又能科学地开展中药复方的系统综述，是当前中医复方治疗相应病证开展循证评价的科学问题。中药复方的系统综述目前占整个医学的系统综述的比例还比较低（如图 47-3、47-4 所示）。随着中医药国际化的加速和临床实践对科学证据的迫切需要，中医复方的系统综述具有极大发展空间。加强系统综述的方法学研究和中医药领域的吸收应用，将会进一步促进中药复方的循证评价研究。

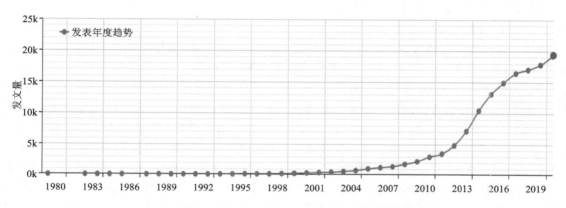

**图 47-3　医学类系统综述的发表数量随着年代变化的趋势**

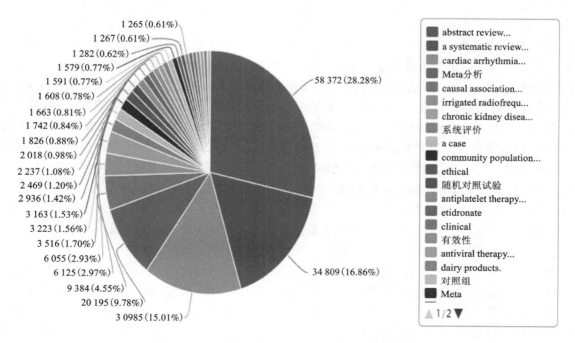

**图 47-4　医学类系统综述的发表数量的关键词分布**

## 二、中医复方系统综述 PICOS 的特点

合格的系统综述是高级别的证据，但如何制作体现中医复方干预特点和疗效优势的系统综述，是中医复方治疗相应病证的系统综述制作的关键。由于 PICOS 能够将复杂的临床问题转化为可解决的循证科学问题，它也是一篇系统综述的 5 大支柱，因此，正确认识和理清中医复方干预的 PICOS 特点，才能更好地制作中药复方的系统综述。下面从 PICOS 5 个方面论述中医复方系统综述的特点，考虑到中药复方干预是其重要的特点，下面我们首先介绍中药复方干预特点。

### （一）Intervention—— 中医复方干预

中医复方的系统综述的干预措施理所当然是中医复方。中医复方，也称中药复方，是传统中医药预防和治疗疾病的重要手段，它具有悠久的临床应用历史。金代成无己在《伤寒明理药方论》中云："制方之用，大、小、缓、急、奇、偶、复七方是也"，复方之"复"，既说明药味数量增多，也表明药物间的配伍关系更为复杂。现代中药复方系指两种或两种以上的中药，按照中医的四诊八纲、辨证论治的原则，针对病情有机组合而成的方剂，有别于单味药的使用情形。中医复方最能体现中医辨证论治和整体观的诊疗特色，也是临床中应用最多和最主要的用药方式。

中药复方不仅临床应用历史悠久，而且数量巨大，如《中医方剂大辞典》收载历代医书记载的方剂达 9 万余首，为现代复方研究提供了极大的便利。现代使用的中药复方可分为 4 种类型：（1）定型的传统方，主要以中成药的形式在使用，数量不是很多，如六味地黄丸、安宫牛黄丸等，中成药大多源于经典名方，剂型固定，应用历史悠久，并采取合理工艺制备成质量稳定、可控，经批准依法生产的成方中药复方制剂；（2）传统方的加减方，是由临床医生根据辨证的结果，在定型传统方的基础上进行加减化裁而成，大多数以汤剂的形式在使用，如国医大师周仲瑛教授治疗急性脑出血"瘀热证"的"凉血通瘀方"，即是在犀角地黄汤和桃核承气汤基础上的加减方；（3）自拟方和协定方，是临床医生依据个人临床经验创制，或具体医院或科室的协定方，这种类型有汤剂形式的，也有制成胶囊、口服液等现代剂型，如江苏省中医院的院内制剂"肺宁合剂"；（4）新型中药复方制剂，是现代开发生产的中药复方类新药，如清开灵、莲花清瘟胶囊等。从剂型上分类，既有传统的汤、丸、散、膏、酒、丹等，又有片剂、冲剂、注射液等现代新剂型。

中医复方干预的特点：（1）成分复杂，中药复方由多味中药组成，单味中药包含很多成分，由多种中药组成的复方，其成分就更为复杂，有效成分的解析涉及到中药化学、分析化学、中药药理学及现代生物学等多学科技术和方法；（2）中药复方质量可控性难度较大，中药是组成中医复方的最基本单位，质量控制涉及到每味中药材基源、资源、炮制、剂量的确定，其不同批次主要成分一致性，存在较多的不稳定性；（3）部分中药复方同名实异，由于中医药辨证论治的诊疗特点，同一方名，常常加减变化，增加了药效评价的复杂性；（4）传统剂型更难得到国际认可，在临床应用中，汤剂仍然是中医治疗的主导形式，然而，相对于中成药的研究，汤剂的研究复杂度更大，中药复方的研究成果在国际主流专业期刊中较难得到认可和发表；（5）中药复方的药效机制有别于西药单一化合物的作用，更多的是"一石多鸟"和"多石一鸟"的系统网络式药理机制，复方活性物质群通过多靶点、多途径微效整合放大发挥治疗作用；（6）大部分中药复方药效成分和作用靶点尚未完全明确。

中药复方多成分干预的独特原创特点，与现代医学单一成分治疗试验具有极大的差异，其药效评价的难度和方法学要求远远高于西药，这也为其系统综述的研制提出了新的挑战。

### （二）Patients/Population—— 研究对象

研究对象是指干预措施所作用的对象，即患者类型或人群特征（种族、年龄、性别、合并症等）。从中医理论和经验来看，中医复方的干预至少可为 4 个层次：（1）分"证"治疗，即所谓的辨证论治，这也是中医药重要的诊疗特色之一。1949 年后编写的首本《中医学概论》定义"证"为："证是综合分析了各种症状，对疾病处于一定阶段的病因、病位、病变性质以及邪正双方力量对比等各方面情况的病机概括"。中医诊断学家朱文锋教授认为：证是中医诊断的一个特有概念，是对疾病某阶段机体整体反应状态所做的病理概括，并将证和证候进行了区分，认为证和证候具有不同的内涵，证候是指证的外

候，指特定证所表现的、具有内在联系的症状、体征等全部证据，是辨证的依据，证的名称称为证名，是由病位、病性等证素所构成的诊断名称，基于"证"的诊疗尚存在"异病同证""同病异证"的情形；(2)辨病治疗，这里"病"是现代医学国际疾病分类的疾病名称，如肺痨(即肺结核)，分病治疗在古典中医不占主流，但传统中医中也有"病"的概念，实际上与现代疾病分类不同，大多以症状或病机作为疾病分类，如"咳嗽""太阳病"等；(3)辨症治疗，即针对某一症状进行治疗；(4)病证结合治疗，这是现代中西医结合诊疗主要形式。为了适应现代中医、中西医结合的发展需要，提高中医药临床应用的普适性、可推广性和针对性，病证结合分类方法已经被广泛采用。

中医复方的系统综述的研究对象的确定具有如下特点：(1)大多研究具有病证结合双重诊断标准，如脑出血急性期瘀热阻窍证等；(2)单纯疾病诊断标准，由于中西医的相互渗透，部分复方的适应证转化为辨病治疗；(3)病症结合的适应人群，某些中医复方只对某个疾病的主要症状具有治疗作用；(4)单纯通过"证"的分类，即所谓"异病同证"，此种情形尤其具有中医药特色，方证相应是传统中医诊疗的原则。

### (三)Control —— 对照

设立对照是现代临床效应评价的重要原则，其作用：(1)通过对照比较，甄别疾病发展过程未知结局是否与干预复方有关；(2)排除安慰剂效应；(3)控制临床药效评价中潜在的未知因素的影响；(4)避免霍桑效应(Hawthorne effect)对药效的影响。在中医复方临床研究中，对照的选择涉及到科学性、伦理性和可行性等多种因素。

中药复方对照具有如下特点：(1)加载试验，通常采用安慰剂对照，即对照组为常规西医治疗+中药复方安慰剂，试验组为常规西医治疗+中药复方干预；(2)西药对照，如中药复方治疗甲型流感的临床试验，对照组为西药奥司他韦治疗，试验组采用中药复方治疗；(3)同类中药复方作为对照。

### (四)Outcome —— 结局指标

结局指标是反映病证预后的指标。中医复方干预病证的结局指标常常在多个效应层次显示：(1)疾病层次的变化，包括死亡、痊愈、重要临床事件、生存质量等，通常为终点指标；(2)证候指标的变化，即症候群的消失或改善，通常可以采用患者报告的临床结局(patient reported outcome，PRO)；(3)单个症状层面的改善；(4)实验室化验指标的改善；(5)卫生经济学指标。PRO的改善在一定程度上亦能反映生存质量的提高，PRO或单个症状的改善往往并不意味着疾病恶化进展被中断或减缓。实验室生化指标的变化有时称为中间指标，能反应终点预后的实验室指标称之中间终点指标，该指标能早期预测疾病的预后。

中药复方系统综述的结局指标的特点：(1)重视PRO指标；(2)既重视客观指标，又重视主观指标的应用；(3)重视疾病改善的综合指标的应用；(4)重视卫生经济学评价。

### (五)Study/Setting —— 研究设计

Study表示研究设计类型，临床效应评价的设计类型有实验设计和观察性研究设计两大类，前者包括随机对照试验和非随机对照试验，随机对照试验又包括多种亚型；观察性研究包括队列研究和病例对照研究等。传统中医过去多采用个案报告和病例系列研究，目前随着中医药临床研究水平的提高，中药复方的随机对照研究也越来越多。

中医复方临床试验设计的特点：(1)中成药较易采用随机对照试验评价疗效和安全性；(2)复方汤剂较难实现盲法设计，尤其是汤剂有加减变化时，盲法无法实施；(3)当复方中中药组成或药量变化时，观察性研究更适合评价其效应，但其控制偏倚水平下降，影响结论的科学性。

通过以上分析，中医复方的系统综述与西药的系统综述的PICOS存在一定差异(如表47-1所示)，这是由中医药诊疗特色决定，其难度要高于西药的系统评价，这为中医复方的系统综述的研制提出了新的挑战。

表 47-1　中医复方和西药的系统综述制作中 PICOS 比较

| PICOS | 中医复方 | 西药 |
|---|---|---|
| P | 病证结合，或针对疾病治疗，无辨证"金标准" | 疾病或阶段(病期)，诊断常有"金标准" |
| I | 中医复方，成分复杂未知，靶点未完全明了 | 西药单体，成分靶点明确 |
| C | 常为加载试验，阳性对照多样 | 阳性药物或安慰剂 |
| O | 指标多样，重视 PRO 和证候效应，标准常不统一 | 疾病预后指标(终点指标和中间指标)，行业较认可 |
| S | 设计类型多样 | 随机对照试验较常见 |

### 三、中医复方系统综述研制存在的问题

中医复方干预的形式多样，有固定剂型的中成药，也有在临床应用中，以某一方剂为主的加减化裁的汤剂，实际上汤剂在临床应用中更为常见，也是中医临床病证干预的主流；中药复方成分复杂，作用机制常常未明确，因此，其系统综述有别于现代医学中单体化合物作为治疗药物的系统综述。前面已经就中医复方系统综述的 PICOS 特点作了介绍，这些特点决定其制作的复杂性，下面就其撰写中存在的问题作一介绍。

#### (一)原始研究的质量有待提高

巧妇难为无米之炊，原始研究的质量低下使中医复方的系统综述研制难以开展，甚至无原始文献可用。尽管我们看似累积了丰厚的中医药现代临床研究文献，实际上，这些文献因种种设计和质量控制的致命缺陷，不足以指导中医药循证实践。

#### (二)报告不充分

一篇原始临床效应评价研究的发表，只有按照国际公认的学术规范进行充分的报告，才能利于后期系统综述的撰写。尽管中医药临床评价者越来越重视临床流行病学方法在中药复方临床试验中的应用，但报告不充分的情况仍然未引起足够重视，如中药产地质量控制缺少说明(如中药材鉴定或基源)、未交代复方的煎煮方法、未报告详细的给药方案、随机化方法普遍缺少详细说明等。

#### (三)标准缺失或欠统一

一篇好的系统综述追求纳入原始研究的同质性，或尽可能具有相似性，这是众多同类研究合并荟萃的前提条件，也是证据强度的重要依据之一。中药复方系统综述中 PICOS 涉及的辨证标准、疗效评价标准、复方药物规范性等缺少统一性，这为合并研究结果的合理性带来了问题。标准缺失或统一性欠缺，与报告不充分一样都不利于国内外行业间交流。令人可喜的是，近年来有研究者制订了《中药复方临床随机对照试验报告规范》和一系列中医药复方质量、证候诊断、疗效评价行业或国家标准，使中药复方临床研究在相同的标准或平台上开展，为后期系统综述的研制和质量的提高提供了基础。

#### (四)偏倚风险评估存在问题

偏倚风险评估是影响系统综述证据真实性的关键内容，包括选择性偏倚(selection bias)、实施偏倚(performance bias)、测量偏倚(detection bias)、随访偏倚(attrition bias)、报告偏倚(reporting bias)和其他偏倚(other bias)。这些偏倚的控制是需要在临床研究中通过随机化、盲法、遵循报告规范等方法和技术来实现。中医复方现有的系统综述结果显示原始研究中偏倚控制并没有受到足够的重视，究其原因可能是对临床研究方法缺少理解和正确应用。笔者曾参与了多项中医复方系统综述的撰写，中医复方的评价急需要提高临床试验的质量，否则中医复方的系统综述将成为无源之水、无本之木，中医循证实践也无足够强度证据可循。

#### (五)研究间常存在较大的异质性

通过上面对中药复方 PICOS 的分析，我们不难发现：一方面，中药复方的干预涉及多个成分，有别于药效机制明确的单体，较难保证干预的稳定性；另一方面，复方汤剂干预常常还有药物加减变化，进一步加大了干预方法的自由度。加载试验是中药复方较常采用一种设计方法，但在常规西医治疗方

面常常也会出现定义模糊，有时就直接采用西医对症治疗，还有些研究缺少报道具体采取的措施。这些因素都有可能引入临床异质性。

### (六)临床适用性不明确

系统综述属于高级别的循证证据，是临床循证实践的重要资源，如果系统综述临床适用性不足，就失去其制作意义。中医复方系统综述有效证据的临床适用性涉及复方干预方法稳定和可操作，以及干预对象的界定。现有复方系统综述这些方面往往过于宽泛和不确定，从而在一定程度上缺乏可操作性，如复方干预方法具有较大的自由度、诊断标准只辨识疾病而缺少详细的辨证标准内容等，影响其疗效的发挥和应用的针对性。

## 四、中医复方系统综述研制的对策

通过以上分析，我们发现中医复方的系统综述除了遵循系统综述的一般原则外，还应该具有自身的特点，而这些特点决定了我们必须建立适用性更好的中药复方系统综述方法。在保证评价方法的严谨科学性前提下，还需兼顾中医复方临床诊治的自身规律，否则有可能难以再现中医复方本应客观存在的干预效应。

### (一)优先开展中成药的系统综述研制

中成药( traditional Chinese medicine patent prescription)是以中草药为原料，加工制成各种不同剂型的中药制品，包括丸、散、膏、丹、注射液等各种剂型。这是我国历代医药学家经过千百年医疗实践创造、总结的有效方剂的精华。中成药作为干预措施，其稳定性好，质量相对可控；但在适应证上通常要考虑病证结合，如果简化为辨病用药可能不符合中医诊疗特点，但也不排除部分中成药复方可以用于辨病治疗，这样就更为简化，可以直接采用现代医学通用的系统综述方法。

### (二)中药复方汤剂的系统综述要加强方法学探索

中药复方汤剂实为中医临床治病的主导形式，但相对于中成药而言，汤剂的研究难度似乎更大，在进行系统综述中，更多是缺乏统一标准，导致无法合并研究结果。因此，复方汤剂的系统综述急需要行业内建立一系列统一的标准，倡导研究者尽可能在统一 PICOS 的标准下开展复方汤剂的临床效应评价。比如，加强复方制剂工艺研究，确保汤剂质量批次间的一致性，做到干预措施的稳定可靠。中药复方汤剂具有多成分、多靶点、多途径的特点，既要尊重传统，又要基于汤剂的标准，引入现代科学技术，保证质量稳定均一。加强复方安慰剂的研究，由于中药复方，尤其是复方汤剂具有一定气味、颜色和药草味道，如何模拟相同的特性，值得制剂相关从业人员加强研究。

确有疗效的中医特色才有价值，彰显中医特色的目的是要尽可能体现中医复方本身固有的疗效，疗效是科学性评价的前提。既要体现中医药干预的特色，揭示中医药自身确实存在疗效，也要考虑到证据的严谨科学性，研究者需要在这两者之间找到一个平衡点。

### (三)提高中医复方临床研究质量

深刻认识中医复方临床评价的复杂性，从源头上提高中医复方临床研究的质量。高质量的临床原始研究，是系统综述的"原料"，因此，行业内提高中医复方临床试验水平任重道远。从 20 世纪 80 年代开始，中医界就开始采用随机对照临床试验评估中医药的临床效应，到现在已经累积数量可观的临床试验类文献，其方法科学性已有所改善，但仍需进一步提高。如此，才能提高中医药临床循证实践水平和话语权。

### (四)统计模型选择

系统综述中证据的定量合并，涉及固定效应和随机效应两个模型。异质性是否存在是选择不同模型的关键，其异质性来源，除了研究对象的特征差异引起药效反应不同导致的异质性外，中药复方本身不稳定(药材基源、加减变化和药量变化等)是导致异质的重要来源，因此，在选择统计合并模型时，要慎重考虑这些因素。当干预措施存在变异时，随机效应模型更适合被采用，此时评估的是效应平均，其合并结果要准确解读，以防临床循证实践的误用。

**（五）审慎结果解释，提高中医复方证据的适用性和可推广性**

适用性和可推广性既涉及干预手段的可重复性和操作性，又与研究对象的界定是否清晰明了有关。因此，中医复方的系统综述在报告结果时，要尽可能详细给出干预措施的细节和适应人群的特征，特别是中医证候特点。

## 五、中医复方系统综述的用途

临床疗效是任何医疗干预措施赖以存在的根本，而系统综述是确认临床疗效科学可靠的方法，因此开展中医复方的系统综述研究具有重要意义。中药复方的系统综述除了具有一般系统综述诸如增加把握度等作用外，还具有中医药领域独特的作用，如：

1. 为中医药临床循证实践提供高质量的证据支撑；
2. 审视以往中医复方临床研究存在的问题，提高临床研究水平；
3. 节省卫生资源；
4. 促进多成分复合干预措施的系统综述评价方法的研究和完善。

## 六、中医复方系统综述的案例评析

下面以 2019 年发表在 *Frontiers in Pharmacology* 杂志上一篇关于《中药复方治疗威尔逊氏病（又称肝豆状核变性）的系统综述和 Meta 分析》（doi：10. 3389/fphar. 2019. 00277，以下图表均引自此文献）为例，采用系统综述的 AMSTAR 评价工具，评析系统综述方法在中医复方效应评价的应用。

**（一）背景**

威尔逊病（WD）是一种罕见的常染色体隐性遗传性慢性铜中毒症。现代西医采用药物治疗和肝移植两种主要的治疗方法。欧洲肝病研究协会的《威尔逊氏病 EASL 临床实践指南》推荐使用 D-青霉胺、曲恩汀、锌、四硫代钼酸盐和二巯基己醇作为治疗药物，但是，在终身药物治疗的患者中观察到了许多不良反应，如肾毒性、皮肤毒性、骨髓毒性、严重的血小板减少症等；肝移植术对患有急性肝衰竭的 WD 患者是一种有效的治疗方法，但由于存在包括相对较低的移植效率和终身免疫抑制等风险，因此仅在特定情况下使用。当前，中草药被广泛用于 WD，随机对照临床试验也不断报告中医复方用于 WD 的有效性和安全性。因此，有必要对目前累积的临床试验文献进行系统综述，评估中医复方治疗 WD 的证据质量和等级，为复方治疗 WD 的循证实践提供证据基础。

**（二）PICOS**

本系统的 PICOS 界定如下：

P：研究对象符合 WD 行业诊断标准的患者，未区分年龄、性别、病程和严重程度。

【评析】本文中未提到中医辨证标准的应用，因此似乎可以看成辨病干预。

I：干预措施为采用任何剂型、给药剂量和给药方式的中医复方治疗。文中详细报道中医复方的用法和质量控制，以及常见中药的使用频率和基源信息，如表 47-2、47-3、47-4 所示。18 项研究中使用到 25 种中药，排名前 13 位的中药材是大黄、黄连、半枝莲、穿心莲、丹参、泽泻、莪术、郁金、姜黄、石菖蒲、鸡血藤、黄芩、金钱草，如表 47-4 所示。

**表 47-2　治疗威尔逊病的中药复方用法与质量控制**

| 参考文献 | 处方名称 | 草药处方成分 | 处方用法 | 剂型 | 质量控制 |
|---|---|---|---|---|---|
| 江 2016 | 肝豆灵 | 郁金，丹参，鸡血藤，石菖蒲，姜黄，莪术，黄连，大黄，半枝莲，穿心莲 | 5#，每天 3 次 | 片剂 | 中成药 WY：Z20050071 |
| 方 2015 | 肝豆灵 | 郁金，丹参，鸡血藤，石菖蒲，姜黄，莪术，黄连，大黄，半枝莲，穿心莲 | 5#，每天 3 次 | 片剂 | 中成药 WY：Z20050071 |
| 张 2014a | 肝豆灵 | 郁金，丹参，鸡血藤，石菖蒲，姜黄，莪术，黄连，大黄，半枝莲，穿心莲 | 5#，每天 3 次 | 片剂 | 中成药 WY：Z20050071 |
| 张 2014b | 肝豆汤 | 大黄，黄连，黄芩，穿心莲，半枝莲，萆薢，黄柏，泽泻，鱼腥草 | 200 mL 每天 1 次，口服 | 汤剂 | 未报告 |
| 胡 2014 | 肝豆汤 | 大黄，黄连，黄芩，穿心莲，半枝莲，萆薢，黄柏，泽泻，鱼腥草 | 1#，每天 2 次，口服 | 汤剂 | 未报告 |
| 韩 2014 | 肝豆灵 | 郁金，丹参，鸡血藤，石菖蒲，姜黄，莪术，黄连，大黄，半枝莲，穿心莲 | 每日 3~5 g（80 mg/kg），每天 3 次，口服 | 片剂 | 中成药 WY：Z20050071 |
| 徐 2012a | 肝豆汤 | 大黄，黄连，黄芩，穿心莲，半枝莲，萆薢，黄柏，泽泻，鱼腥草 | 1#，每天 2 次，口服 | 汤剂 | 未报告 |
| 徐 2012b | 肝豆灵 | 郁金，丹参，鸡血藤，石菖蒲，姜黄，莪术，黄连，大黄，半枝莲，穿心莲 | 未报道 | 片剂 | 中成药 WY：Z20050071 |
| 王 2010 | 肝豆灵 | 郁金，丹参，鸡血藤，石菖蒲，姜黄，莪术，黄连，大黄，半枝莲，穿心莲 | 5#，每天 3 次 | 片剂 | 中成药 WY：Z20050071 |
| 陈 2010 | 柴胡肝豆粉 | 柴胡，大黄，金钱草，茵陈，木香，青皮，泽泻，萆薢，鸡血藤，丹参 | 5 g，每天 3 次，口服 | 粉末 | 医院准备 |
| 陈 2008 | 疏肝利胆排毒汤 | 金钱草 30 g，柴胡 15 g，郁金 15 g，茵陈 15 g，泽泻 15 g，青皮 20 g，陈皮 20 g，萆薢 12 g，威灵仙 18 g，鸡血藤 9 g，川芎 9 g，大黄 9 g | 196 g，每天 1 次，口服 | 汤剂 | 未报告 |
| 张 2007 | 大黄肝豆汤 | 黄精 20 g，大黄 10 g，金钱草 20 g，石膏 9 g，郁金 9 g，当归 20 g，丹参 15 g，天门冬 15 g，茯苓 20 g，菊花 9 g，白芍 15 g，陈皮 9 g，苍术 9 g，石菖蒲 6 g | 250 mL，每天 2 次，口服 | 汤剂 | 未报告 |
| 薛 2007 | 肝豆汤 2 号 | 大黄，丹参，苦参，黄芪，泽泻 | 1#，每天 1 次，口服 | 汤剂 | 未报告 |
| 肖 2003 | 挛急糖浆 | 党参，柴胡，赤芍，白芍，三棱，莪术，郁金，牡蛎，枸杞 | 15~30 mL，每天 3 次，口服 | 糖浆 | 医院准备 |
| 崔 2001 | 肝豆汤 | 大黄 6~9 g，黄连 20 g，黄 cut 20 g，半枝 cut 20 g，穿心莲 20 g，薯 os 20 g | 250 mL，每天 2 次，口服 | 汤剂 | 未报告 |
| 洪 2000 | 肝豆片 | 大黄根 0.25 g，黄连 0.25 g，姜黄根 0.25 g，茜草科 0.625 g，扁豆 0.625 g，三七 0.042 g | <15 岁：6#，每天 3 次 口服；≥15 岁：8#，每天 3 次 口服 | 片剂 | 合肥中药厂 |
| 韩 1999 | 肝豆片 | 大黄根 0.25 g，黄连 0.25 g，姜黄根 0.25 g，茜草科 0.625 g，扁豆 0.625 g，三七 0.042 g | <15 岁：6#，每天 3 次 口服；≥15 岁：8#，每天 3 次 口服 | 片剂 | 合肥中药厂 |
| 任 1997 | 肝豆汤 | 大黄，黄连，黄芩，穿心莲，半枝莲，萆薢，黄柏，泽泻，鱼腥草 | 1#，每天 2 次，口服 | 汤剂 | 未报告 |

表 47-3　中药复方药材报告完整性和质量评估

| 研究代码 | 药材生物学信息 | 药物鉴定凭证 | 复方质量评估 |
|---|---|---|---|
| 张 2014a | P | + | 高 |
| 韩 2014 | P | + | 高 |
| 张 2014b | P | − | 中等 |
| 胡 2014 | P | − | 中等 |
| 徐 2012a | P | − | 中等 |
| 陈 2010 | P | − | 中等 |
| 陈 2008 | P | − | 中等 |
| 张 2007 | P | − | 中等 |
| 薛 2007 | P | − | 中等 |
| 肖 2003 | P | − | 中等 |
| 崔 2001 | P | − | 中等 |
| 洪 2000 | P | − | 中等 |
| 韩 1999 | P | − | 中等 |
| 任 1997 | P | − | 中等 |
| 江 2016 | I | + | 低 |
| 方 2015 | I | + | 低 |
| 徐 2012b | I | + | 低 |
| 王 2010 | I | + | 低 |

　　F 表示提供有关植物材料的完整信息；P 表示提供了有关植物材料的部分信息；I 表示提供的有关植物材料的信息不足。+表示有鉴定凭证的药材；−表示无鉴定凭证药材

表 47-4　中药复方常用药材的详细信息

| 中文名 | 药品名称 | 种 | 科 | 记录号 | 构成/[例(%)] |
|---|---|---|---|---|---|
| 大黄 | Radix et Rhizoma Rhei | Rheum officinale Baill. | Polygonaceae | − | 17(94) |
| 黄连 | Rhizoma Coptidis | Coptis chinensis Franch. | Ranunculaceae | − | 13(72) |
| 半枝莲 | Herba Scutellariae Barbatae | Scutellaria barbata D. Don | Lamiaceae | 188943 | 11(61) |
| 穿心莲 | Herba Andrographis | Andrographis paniculata(Burm. f.) Nees | Acanthaceae | − | 11(61) |
| 丹参 | Radix Salviae Miltiorrhizae | Salvia miltiorrhiza Bunge | Lamiaceae | 183206 | 9(50) |
| 泽泻 | Rhizoma Alismatis | Alisma orientale (Sam.) Juz. | Alismataceae | 294832 | 9(50) |
| 莪术 | Rhizoma Curcumae | Curcuma phaeocaulis Valeton | Zingiberaceae | 235270 | 9(50) |
| 郁金 | Radix Curcumae | Curcuma wenyujin Y. H. Chen & C. Ling | Zingiberaceae | 235308 | 9(50) |
| 姜黄 | Rhizoma Curcumae Longae | Curcuma longa L. | Zingiberaceae | 235249 | 8(44) |
| 石菖蒲 | Rhizoma Acori Tatarinowii | Acorus tatarinowii Schott | Acoraceae | 2337 | 7(39) |
| 鸡血藤 | Caulis Spatholobi | Spatholobus suberectus Dunn | Leguminosae | 32974 | 8(44) |
| 黄芩 | Radix Scutellariae | Scutellaria baicalensis Georgi | Lamiaceae | 188938 | 5(28) |
| 金钱草 | Herba Lysimachiae | Lysimachia christinae Hance | Primulaceae | − | 5(28) |

【评析】通过干预措施的分析，治疗 WD 的中医复方有多种组方和剂型，不同复方间有重叠的中药，用法也有一定差异，另外尚有质量控制的差异。这些因素决定了中医复方干预具有较大的异质性。

C：对照组为安慰剂或西医常规治疗（western conventional medication，WCM），排除了将中医复方治疗作为另一种复方治疗对照的研究。

O：（1）24 h 内尿中铜的排泄量、肝功能和肝纤维化指标；（2）临床缺陷评分：威尔逊病统一评分量表（Leinweber 等，2008）或威尔逊病新型全球评估量表（GAS）（Aggarwal 等，2009）；（3）影像学，如脑部 MRI 和功能神经影像学，次要结局指标，如总临床有效率、实验室指标和不良事件。

S：纳入研究设计类型为随机对照临床试验。

【评析】以上内容介绍了本文的 PICOS 部分，根据系统综述的 AMSTAR 评价原则，条目 1 要求在前期研究方案（protocol）中要有详细说明。条目 6 要求说明纳入研究的特征，包括年龄、样本量、干预、剂量、疗程、随访期限等。作者在论文中详细交代这些特征（见论文原文表 1），建议增加中医证候信息，这对结论适用性有重要影响，如肝豆汤在原始文献中用于湿热内蕴型肝豆状核变性患者的治疗。

### （三）文献检索、合格研究筛选和数据提取

本文采用标准的系统综述文献检索方法，确保满足条件的文献的查全和查准，在此不赘述。图 47-5 显示了合格文献的筛查流程，最终获得可供分析的文献 18 篇。

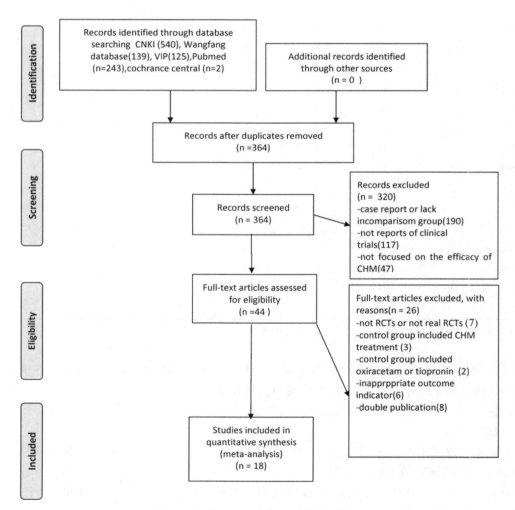

**图 47-5　中医复方治疗 WD 合格文献筛选流程**

【评析】根据系统综述的 AMSTAR 评价原则，其条目 2 要求，纳入研究的选择和数据的提取具有可重复性，因此要求多人盲法选择、意见分歧设立第三方仲裁和至少 2 名评价人员独立提取审核数据。条目 3 是关于是否采用了广泛全面的检索，AMSTAR 提出了最低要求：至少两种电子资源，有国内的研究者建议检索至少 4 个数据库(Medline、EMbase、CBM、Cochrane Library)，并提交一个代表性数据库的检索式。本文给出详细的检索式，数据库有 PubMed、Cochrane Central Register of Controlled Trials、Chinese National Knowledge Infrastructure、Chinese VIP information and WanFang database。关于中医复方临床评价类论文以中文发表的较多，因此建议增加国内中文数据库的种类和检索范围，同时注意灰色文献的问题和避免语言偏倚。

### (四)偏倚评估

采用 Cochrane 协作网提供的偏倚工具来评估偏倚：A，随机序列生成；B，分配隐藏；C，参与者或人员的盲法；D，结果评估的盲法；E，不完整的结果数据；F，选择性报告；G，其他潜在的影响。其结果如表 47-5 所示。

**表 47-5　18 项研究的偏倚评估表**

| 纳入研究 | A | B | C | D | E | F | G | Total |
|---|---|---|---|---|---|---|---|---|
| 江，2016 | ? | 0 | 0 | 0 | 1 | ? | 1 | 2 |
| Filippi，2014 | ? | 0 | 0 | 0 | 1 | ? | 1 | 2 |
| 张，2014a | ? | 0 | 0 | 0 | 1 | 1 | 1 | 3 |
| 张，2014b | ? | 0 | 0 | 0 | 1 | 1 | 1 | 3 |
| 胡，2014 | ? | 0 | 0 | 0 | 1 | 1 | 1 | 3 |
| 韩，2014 | 1 | 0 | 0 | 0 | 1 | 1 | 1 | 4 |
| 徐，2012a | 1 | 0 | 0 | 0 | 1 | ? | 1 | 3 |
| 徐，2012b | ? | 0 | 0 | 0 | 1 | ? | 1 | 2 |
| 王 2010 | ? | 0 | 0 | 0 | 1 | 1 | 1 | 3 |
| 陈/王，2010 | ? | 0 | 0 | 0 | 1 | ? | 1 | 2 |
| 陈/王，2008 | ? | 0 | 0 | 0 | 1 | ? | 1 | 2 |
| 张，2007 | ? | 0 | 0 | 0 | 1 | ? | 1 | 2 |
| 徐，2007 | ? | 0 | 0 | 0 | 1 | ? | 1 | 2 |
| 肖，2003 | ? | 0 | 0 | 0 | 1 | ? | 1 | 2 |
| 崔/赵，2001 | ? | 0 | 0 | 0 | 1 | ? | 1 | 2 |
| 洪，2000 | ? | 0 | 0 | 0 | 1 | 1 | 1 | 3 |
| 韩，1999 | ? | 0 | 0 | 0 | 1 | 1 | 1 | 3 |
| 任，1997 | ? | 0 | 0 | 0 | 1 | 1 | 1 | 3 |

1 表示偏倚风险低；0 表示偏倚风险高；? 表示不确定的偏倚风险

【评析】根据系统综述的 AMSTAR 评价原则，其条目 7 要求交代纳入文献的真实性评价，本文采用了 Cochrane 协作网提供的偏倚工具来评估偏倚，采用表格形式显示，表 47-5 中增加了合计，但《Cochrane 手册》并未建议，可以采用 Jadad 量表评分。

### (五)结果

(1)总临床有效率比较：纳入 8 项研究，包括 487 名患者。8 项研究的 Meta 分析结果显示：与对照组相比较增加总的临床有效率(图 47-6)。

(2)中医复方对增加 WD 患者尿铜 24 小时排泄量影响：相比于对照组复方具有显著作用。因 4 项研究的尿铜 24 小时排泄量的单位不同，所以未能进行合并分析，但复方对改善 WD 患者尿铜 24 h 排泄具有显著效果(图 47-7)。

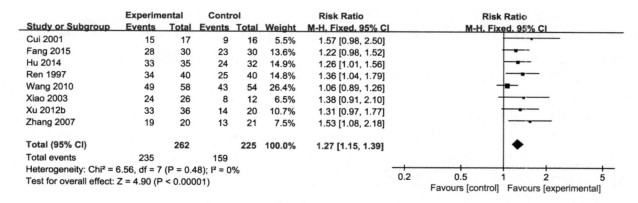

图 47-6　临床有效率的偏倚风险图

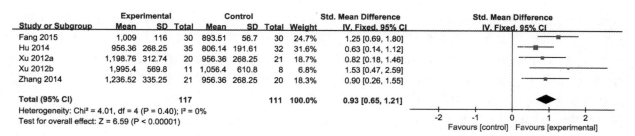

图 47-7　中医复方对尿铜 24 h 排泄量的偏倚风险图

（3）对肝功能和肝纤维化指标的影响：使用血清丙氨酸氨基转移酶（ALT）的值作为肝功能的指标。Meta 分析显示：与对照组相比，中医复方在降低 ALT 方面有显著优势（图 47-8）。

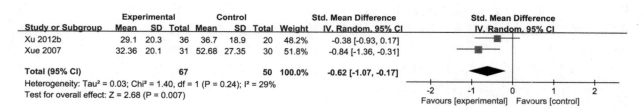

图 47-8　血清丙氨酸氨基转移酶的偏倚风险图

（4）中医复方单一疗法对增加 24 小时尿液中排泄的铜量差异有统计学意义（图 47-9）。

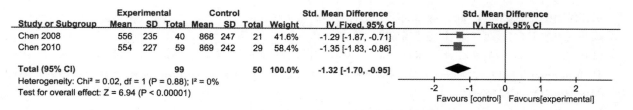

图 47-9　单一疗法对 24 小时尿铜排泄量的偏倚风险图

【评析】根据系统综述的 AMSTAR 评价原则，其条目 8 要求合并的方法要恰当，同质性是合并的前提，当存在异质性时，如进行合并，结果解释时要谨慎和恰如其分。PICOS 分析发现：中医复方的干预措施和作用对象通常具有较大的临床异质性，合并需要注意这个问题。结果部分还可引入 GRADE 工具，根据结局指标对证据进行分级。

（5）不良反应：8 项研究报告了不良反应。在 3 项研究中，中医复方治疗后的常规血液、常规尿液、常规粪便和骨质疏松症差异无统计学意义。5 项研究结果显示：与西医常规治疗相比，中医复方可以显著减少痤疮、胃肠道反应、关节痛和低血脂的不良事件。但是，所有这些研究均未提及威胁生命的不良反应。

### （六）讨论

纳入了 18 项随机对照试验，涉及 1 220 名 WD 患者。该研究的主要发现是中医复方辅助治疗可以增加 24 小时尿铜排泄，并改善肝功能和 WD 的总临床有效率。两项研究表明中医复方单一疗法并不优于 WCM。18 项研究中 8 项报告没有发生与中医复方相关的严重不良事件，这表明中医复方对于 WD 患者通常是安全的且耐受性良好。可能的机制与逆转 ATP7B 突变体，发挥抗氧化、抗发炎和抗纤维化作用有关。因此，本研究发现：尽管受限于方法学质量影响，中医复方在一定程度上可辅助治疗 WD，而单独采用中医复方治疗 WD 的益处仍缺乏证据。

本研究的局限性：（1）只有 2 个试验提供了有关如何产生随机分配的足够信息，而其他试验都没有报告分配隐匿。没有研究采用盲法程序，因此很难阻止有意或无意的偏倚结果的产生，并难以确保研究结论的可信度。（2）安慰剂的使用较难。（3）试验设计时没有计算需要的样本量。（4）WD 是一种慢性病，需要终身治疗。长期疗效和安全性是确定药物治疗的临床有效性的重要评估。但是，在本研究中，治疗时间为 28 至 90 天。由于治疗时间短且仅在一项研究中报道了脱落，因此无法确定中医复方对 WD 的长期安全性。根据 WD 的其他临床试验，建议进一步试验的治疗持续时间不得超过 60 天，但跟踪观察必须持续 1 年以上。（5）由于研究质量，中医复方干预、对照的方法和结局指标的差异，临床异质性将非常突出。由于中医复方的成分和剂量变化很大，因此很难通过合并分析来评估特定中医复方的功效。（6）所有试验均在中国进行，这可能会限制其推广性。为了在全世界范围推广结果，还需要中医复方治疗 WD 的其他国际多中心随机对照试验。

### （七）结论

尽管有显著的治疗结果，但由于方法学缺陷和中医复方干预的异质性，目前证据在一定程度上支持复方辅助疗法可用于 WD 患者，但不建议将中医复方作为单一疗法用于治疗 WD。中医复方治疗 WD 涉及的可能机制与逆转 ATP7B 突变体，发挥抗氧化、抗炎和抗肝纤维化作用有关。与此同时，值得进一步展开严格的随机对照试验评价中医复方在辅助治疗 WD 中的获益和风险。

【评析】该结论未说明中医复方应用的中医证候特点，这一点在部分原始研究中是其纳入标准。忽视这个细节，可能会影响结论的临床适用性。

（李国春）

## 参考文献

[1]李幼平.实用循证医学[M].北京：人民卫生出版社，2018.

[2]彭怀仁.中医方剂大词典[M].2 版.北京：人民卫生出版社，1993.

[3]周仲瑛.瘀热论[M].北京：人民卫生出版社，2007.

[4]Li H, Ji Y, Zhang S, Gao Z, et al. Kangai injection combined with platinum-based chemotherapy for the treatment of stage Ⅲ/Ⅳ non-small cell lung cancer: A Meta-analysis and systematic review of 35 randomized controlled trials[J]. J Cancer, 2019, 10(21): 5283-5298.

[5]Guo Q, Yang S, Yang D, et al. Differential mRNA expression combined with network pharmacology reveals network effects of Liangxue Tongyu Prescription for acute intracerebral hemorrhagic rats[J]. J Ethnopharmacol, 2019, 246: 112231.

[6]Li X, Huang X, Tang Y. Assessing the pharmacological and therapeutic efficacy of traditional Chinese medicine liangxue tongyu prescription for intracerebral hemorrhagic stroke in neurological disease models[J]. Front Pharmacol, 2018. 9: 1169.

[7]Wang J, Li G, Yu L, et al. Aidi injection plus platinum-based chemotherapy for stage ⅢB/Ⅳ non-small cell lung cancer: A meta-analysis of 42 RCTs following the PRISMA guidelines[J]. J Ethnopharmacol, 2018, 221: 137-150.

[8]Zhang HW, Zhang H, Grant SJ, et al. Single herbal medicine for diabetic retinopathy[J]. Cochrane Database Syst Rev,

2018，12：CD007939.

［9］Jiang C，Yang X，Dong J，et al. Systematic review and Meta-analysis of randomized controlled trials of liangxue tongyu formula on patients with acute intracerebral hemorrhage［J］. Front Pharmacol，2020，11：437. doi：10. 3389/fphar. 2020. 00437

［10］Xu MB，Rong PQ，Jin TY，et al. Chinese herbal medicine for Wilson's disease：A systematic review and meta-analysis ［J］. Front Pharmacol，2019，10：277.

［11］王鹏程，曹雨清，薛亚楠，等.犀角地黄汤辅助治疗脑出血随机对照试验的系统评价和 Meta 分析［J］.中医杂志，2019，60(11)：943-948.

［12］Flower A，Witt C，Liu J P，et al. Guidelines for randomised controlled trials investigating Chinese herbal medicine［J］. Ethnopharmacol，2012，140：550-554.

［13］Cheng CW，Wu TX，Shang HC，et al. Consort extension for Chinese herbal medicine formulas 2017：Recommendations，explanation，and elaboration［J］. Ann Internal Med，2017，167：112-121.

［14］Shea BJ，Grimshaw JM，Wells G A，et al. Development of AMSTAR：a measurement tool to assess the methodological quality of systematic reviews［J］. BMC Med Res Methodol，2007，7：10.

**附录：中国知网文献检索式**

1. 中医复方系统评价检索策略：文献总数：874 篇；检索条件：（（（（（（（（（ 关键词＝中英文扩展(复方，中英文对照)）或者（keyword＝中英文扩展(复方，中英文对照)））并且（（ 关键词＝中英文扩展(系统综述，中英文对照)）或者（ keyword＝中英文扩展(系统综述，中英文对照)）））或者（（（ 关键词＝中英文扩展(复方，中英文对照)）或者（ keyword＝中英文扩展(复方，中英文对照)））并且（（ 关键词＝中英文扩展(系统评价，中英文对照)）或者（ keyword＝中英文扩展(系统评价，中英文对照)））））或者（（（ 关键词＝中英文扩展(中药，中英文对照)）或者（ keyword＝中英文扩展(中药，中英文对照)））并且（（ 关键词＝中英文扩展(系统评价，中英文对照)）或者（ keyword＝中英文扩展(系统评价，中英文对照)））））或者（（（ 关键词＝中英文扩展(中医，中英文对照)）或者（ keyword＝中英文扩展(中医，中英文对照)））并且（（ 关键词＝中英文扩展(系统评价，中英文对照)）或者（ keyword＝中英文扩展(系统评价，中英文对照)））））或者（（（ 关键词＝中英文扩展(中医，中英文对照)）或者（ keyword＝中英文扩展(中医，中英文对照)））并且（（ 关键词＝中英文扩展(系统综述，中英文对照)）或者（ keyword＝中英文扩展(系统综述，中英文对照)））））或者（（（ 关键词＝中英文扩展(中药，中英文对照)）或者（ keyword＝中英文扩展(中药，中英文对照)））并且（（ 关键词＝中英文扩展(系统综述，中英文对照)）或者（ keyword＝中英文扩展(系统综述，中英文对照)）））））（精确匹配），专辑导航：全部；数据库：文献 跨库检索

2. 医学类系统综述检索策略：123158 篇；检索条件：（（（（ 关键词＝中英文扩展(系统综述，中英文对照)）或者（ keyword＝中英文扩展(系统综述，中英文对照)））或者（（ 关键词＝中英文扩展(系统评价，中英文对照)）或者（ keyword＝中英文扩展(系统评价，中英文对照)）））或者（（ 关键词＝中英文扩展(meta 分析，中英文对照)）或者（ keyword＝中英文扩展(meta 分析，中英文对照)））））（精确匹配），专辑导航：医药卫生科技；数据库：文献 跨库检索

第 48 章
# 结合患者价值观的参与行动诊疗模式探索

**要　点**

- 循证医学强调在临床实践中，任何临床的诊治决策都需要建立在当前最佳证据、医生专业经验和患者价值观相结合的基础上。
- 参与行动理念可以应用到临床医学和临床循证实践中。
- 医患共建是一种基于叙事医学原则的医患共同参与的临床循证实践，是医患互动性诊疗模式，体现医患平等、合作、伙伴关系、赋权、共同学习、能力建设和系统改变等原则。

循证医学强调在临床实践中，任何临床的诊治决策都需要建立在当前最佳证据（best clinical evidence）、医生专业经验（individual clinical expertise）和患者价值观（patient values & expectations）相结合的基础上。但在目前循证实践的现状中，证据及医生如何使用证据被关注最多，诊疗如何结合患者价值观，不同患者认知水平不同的问题是否需要考虑，患者价值观被纳入诊疗是否给自身健康带来收益等一系列问题仍有待探索。医学界不断强调患者及其经验、感受的重要性，但是医生仍然是诊疗过程中的绝对权威。在社会学研究中，参与行动研究（participatory action research，PAR）已经发展数年，是一种成熟的研究方式，这种研究方式有其独特的优势，而其在医学领域的应用以及对诊疗模式的作用还有待开发。

## 一、参与行动研究介绍

### (一)参与行动研究的历史背景与基本概念

参与行动研究来源于行动研究（action research）。提出了行动研究一词并构建了相关理念的 Lewin 是公认的行动研究最早的提倡者之一。这一理念最早始于教育领域的教学实践探索。1944 至 1950 年间，哥伦比亚大学师范学院的勒温及其同事和学生在一项研究中，帮助中小学教师在教学实践时采取"合作学习策略"：包括设计互动活动、采集资料、获取反馈资料、反思和改进教学等，这实际上就是行动研究方法实际应用的雏形。与此同时，哥伦比亚大学师范学院的科里和弗谢在整个学校以及学区开展了整体合作性行动研究，组织了多次全国范围内的行动研究会议。在他们的积极倡导下，行动研究的应用范围逐渐扩大。

1960 年代，英国中学分为文法中学与现代中学，小学毕业考试优胜者进入文法中学，失败者则进入现代中学。现代中学的学生极少升入大学，对人文学科的学习兴趣无几，由此英国学校委员会和"拉菲尔德基金会"联合发起了"人文课程研究"，针对当时英国现代中学人文学科的课程与教学出现的问题进行实际探索和课程改革，旨在培养学生的基本的独立思维能力。此次事件被视作是行动研究的复兴，在教育学的行动研究方面留下大量实践经验和理论文献。此后，行动研究方式开始被广大教师认可和使用，至今已经发展成为一种颇有影响力的研究运动，英国学者卡尔对此感叹"行动研究几乎成为一股强劲的狂风运动。地方行动研究网与大型的受资助的行动研究计划纷纷出笼，而且定期出版书籍介绍和解释行动研究，为教师提供怎样做行动研究的方法。"

随着行动研究深入发展，不同研究在研究目的、具体技术、实践主体等方面出现了许多新模式，研究者开始将研究对象纳入研究设计的过程中，研究对象的反馈被考虑进理论性分析中：社会性因素和研究对象的主观视角得到了更多的重视，参与式的因素也由此被实质性地纳入了行动研究的范畴，参与行动研究的概念随之提出：通过专业人员的外部辅助与指导，参与成员用自己的方式来对自身状况进行判断和批判性的评估，成员之间通过合作讨论等形式，最终形成解决方案或自发参与实现方案的研究方式。发展至此，参与行动研究的概念已经不只是教育学或者社会学领域的专有名词，而成为一种独立的研究模式——具有平等性、实践性、科学性的研究模式。

### （二）参与行动研究背后的哲学思辨与反思的力量

参与行动研究强调通过研究者与成员的共同合作解决实际问题，但是它与当时主流的实证主义研究方法相比难道仅仅是考虑到了"合作"吗？为什么参与行动研究在社会学领域中受到如此重视？

1970年，巴西教育学家保罗·弗莱雷的《被压迫者教育学》提出了参与者在参与过程中"反思意识"（也叫做批判性意识）的培养有助于获得解放与自由这一理论。他认为，人与动物的本质区别是"自我意识"的存在，人通过自我意识认识和改造世界，因此"意识化"是增强主观能动性重要的一环。弗莱雷将人的主体意识分为3个层次：神秘意识、幼稚意识、批判性意识。批判性意识是意识的最高一级，其特点是对问题的深刻理解、自信心、接受能力以及反对逃避责任，获得批判性意识的人才是真正意义上的"解放"的、"自由"的人。这一重要理论，使参与行动研究这一学术研究方法被赋予了更多现实意义，并演变为参与者可以从中获益的实践方式：研究对象通过参与，获得反思能力（批判性意识），并基于此开始行动、主动改变自身境况；因而这种研究方式尤其适用于那些与参与者自身密切联系的社会问题及科学问题的相关研究，例如教育学、社会学、心理学、医学等。

### （三）参与行动研究的一般程序与方法

勒温（Lewin）最初将行动研究的一般程序概括为计划、行动、观察、反思4步，但它不仅是一个线性过程，而是如此反复形成螺旋式动态循环，通过动态研究以及对行动效果的理性思考，产生新理论或对旧理论进行改进，进而指导具体实践。此后许多学者对于行动研究的步骤进行了完善和讨论，苏斯曼（Susman）提出行动研究应该由识别与诊断问题、设定研究目标、执行研究行动、专门化学习（specifying learning）以及整体评估等多个步骤循环构成；凯米斯（Kemmis）提出的"计划-行动-观察-反思-再计划……"步骤被称为经典的"凯米斯程序"，它在一定意义上概括了行动研究的一般特征，因而受到了普遍的认可。根据不同研究的特点，参与行动研究可有不同的具体形式，但其核心程序仍是研究者与研究对象共同参与完成：①明确需要被研究的主要问题；②设计研究方案；③采取实际行动，寻找解决方案；④实践后进行反思，根据具体情况调整方案；⑤收集资料，分析数据，理论升华。

参与行动研究的步骤并不神秘，它与一般科学研究基本上保持了一致的逻辑，即"发现问题-假说-设计-实施验证-理论升华"程序，其特点在于：①平等性。研究者与参与者属合作关系，双方对于研究主题的认识、实践、反馈和改进同等重要；②实践性。参与行动研究致力于解决实际问题，且是在实践中解决问题、不断改进，成果强调可操作性，同时由于参与行动研究实现了研究对象的在场，意味着在研究内容方面它将囊括更多有关具体实施过程、双方互动过程、反馈与改进等的实践性报告与数据；③科学性。研究经过缜密的科学设计、数据分析，整个方案不断改进、最终可以解决实际问题，甚至形成理论性成果。

### （四）参与行动研究基本原则

参与式行动研究包含了7项基本原则：平等、合作、伙伴关系、赋权、共同学习、能力建设和系统改变。

在参与行动研究中，平等原则是保证后续设计得以进行的首要前提，也是该种研究方法有别于传统研究设计的关键所在。平等不仅指研究者与参与者在研究中发挥作用的可能性是平等的，也包括在整个研究流程中，研究者与参与者都能保持平等与开放的心态，以相对自然的态度融入研究当中，并尽量减少错误的地位认知对研究走向与结局的潜在性影响。

合作原则是试验得以进行的必要条件。在参与行动研究模式中，研究的进行与结果的出现不再是由参与者或研究者一方单纯主导的。在双方的密切沟通与良好合作中，研究者的学术优势与参与者的经验价值均可以得到充分表达，这对使研究产生更有价值的结果起到重要的助益作用。

随着平等与合作原则的确立，伙伴关系的形成显得顺其自然，这意味着与传统研究方式相比，研究者与参与者之间建立了更加紧密的情感连接，双方享有共同的目的、共同的情感基调、共建的研究氛围与共享的研究利益，研究者与参与者不再因为各自身份导致的目标与价值差异而自说自话，在融洽的情感氛围中，研究的结果更能符合客观真实的实践环境。

赋权原则是平等、合作原则与伙伴关系的必然产物，实际已经内涵于上述原则中，之所以在此处再次加以强调，是由于参与行动研究在实践中与其他研究一样，必然涉及"研究主导权"的分配与执行，这时，赋权原则提醒研究双方，在平等与合作的前提下，研究者必须放弃一部分出于掌握特定知识的保守与"威权"，而将研究话语权尽可能下放于参与者当中；而参与者也应当承担自己在这一特殊研究模式中的重要作用，发挥自己对于研究无可替代的重要价值。

共同学习原则在参与行动研究模式选择之初即已确定：对该模式的选择往往意味着对研究所需要的知识和可能出现的结果，研究人员也并没有准确的把握，因此需要与参与者共同完成此项研究，在研究进行过程中，不仅参与者需要保持积极学习的心态，及时向研究者学习比较的基础知识与研究方法；研究者也应时刻保持敏感的学习态度，时刻关注研究中出现的新现象与新路径，并从参与者的行动中汲取新的知识与灵感。

能力建设和系统改变原则着眼于研究过程中对研究者和参与者双方以及研究本身可能造成的影响：对研究的参与者来说，参与行动研究过程有助于培养参与者的合作共赢、理性表达与批判性思维能力，而研究者则可能获取在本专业领域书本中前所未见的全新研究思路与方法学改进；系统改变强调系统二字，指参与行动研究自身方法，使其能根据具体情况进行灵活多变的系统性反馈与方法调整，通过研究者与参与者的密切交流、协调沟通和合作完善，使研究方案在遵循恰当规律和步骤的前提下得以自行完善。

## 二、参与行动诊疗模式

### (一)参与行动研究在医学领域的应用

由于个体间基因组成、个人经历和生活习惯的巨大差异，即使罹患同一种疾病，其原因和症状也可能不同(尤其是慢性疾病)，千差万别的患者在医院接受同一种治疗，其疗效绝不会像工厂流水线一样稳定而统一。从统计学的角度来讲，即便大样本研究获得的结论，也只是"概率"上的肯定。完全地特异性精准医疗，就目前的医疗科学技术和社会发展水平来讲暂时无法实现，但是通过提高患者健康意识，促使患者注重健康、科学护理和根据个体实际情况自发改变自身现状是可行的。国外有一些项目已经在社区开展了通过参与提高患者健康意识相关的尝试：珍妮·戴等一项基于老年住院患者护理模式的 PAR 研究显示：参与项目的老年人住院期间谵妄症状的发生率较低，且患者参与对护理实践的改进有所助益；贾切洛等在芝加哥南部糖尿病社区开展的参与行动研究最终提高了人们对糖尿病的认识，促使目标社区糖尿病病死率降低；多项研究说明在医学领域，参与行动研究被应用于疾病预防和患者教育方面取得了一定成果。

患者深度参与是循证诊疗结合患者价值观的一种切实可行的实践模式，参与行动研究的平等性、实践性等有别于实证主义研究方法的特性及其在实践过程中培养批判性思维的优势也使得它在某种程度上契合了医疗引导患者培养"健康意识"的理念，借鉴其方法融入诊疗模式将为患者带来健康获益。在医学领域如想借鉴参与行动研究的一些思想与方法，其核心精神乃是让患者参与进来，且不仅是作为"被研究对象"式参与，更应该是合作式的深度参与：我们将这种诊疗模式称作参与行动诊疗模式。

### （二）参与行动诊疗模式的步骤与优势

参与行动诊疗模式是指通过专业医疗人员的指导，患者对自身状况进行判断和评估，医患双方通过合作讨论等形式，最终形成诊疗方案并共同参与诊疗实践的模式。与传统诊疗模式相比，参与行动诊疗模式强调患者的"参与"，更加重视患者的认识与反馈，并突出医患间的"合作"关系，在诊疗目的上增加引导患者形成健康意识这一项内容。但是，患者参与并不表示诊疗科学性的降低，参与行动诊疗同样重视结合当前最佳临床证据与医生专业经验，诊疗方案与诊疗结果都接受循证方法的检验和评估。

参与行动诊疗模式的具体步骤可参考 Sackett 教授临床循证实践"五部曲"：（1）结合医者经验和患者体验，准确提出临床存在且需要解决的问题；（2）检索文献，寻找回答这些问题的最佳证据；实践探索，寻找改善这些问题的可行方法；（3）严格纳入文献，了解评价证据的真实性、可靠性、临床价值和适用性；根据实际情况，设计相关改善方案并实施；（4）患者深度参与和学习，结合实际应用证据，给出诊疗方案；（5）后效评价、反馈与改进。

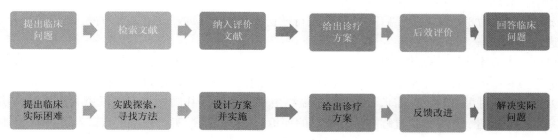

**图 48-1　参与行动诊疗模式流程（同步进行）**

参与行动诊疗模式的优势在于：（1）将诊疗结合"患者价值观（patient values&expectations）"这一理念落到实处，患者在深度参与的过程中加深对医学和疾病的理解，同时对自身诊疗方案给出意见和反馈；（2）参与行动诊疗模式立足于解决实际问题，对于一些尚未解决的医学难题、证据不足的临床问题，可以做到先提出改善方案并实施，后续反馈跟进甚至产生高质量证据的效果。（3）在专业人员的指导下，通过相关参与模式的设计、参与、反馈、改进等一系列内容，患者可以通过建立健康意识而获得一定程度的健康收益。（4）通过互相交流合作，增进医患之间的互动与了解，改善医患关系，体现医学人文价值色彩。

### （三）参与行动诊疗模式探索：医患共建

参与行动诊疗模式的临床具体落实方式还有待进一步探索，李博等提出的医患共建模式就是其中一种。医患共建是一种基于叙事医学原则的医患共同参与的循证病历系统，该病历系统要求医生和患者双方共同记录诊疗过程，诊疗中重视患者的观点并促进其深度参与，并在现实环境中评价医疗护理过程和治疗效果，最后基于此对医疗过程进行反思和改进。医生在医患共建这一互动性诊疗模式的研究过程，最终将诊疗、科学研究、评价、患者教育和医疗发展整合为反思性医疗实践；患者通过深度参与诊疗过程，深化对自身疾病的认识，提高健康意识，为医疗模式打开另一种研究视角。在医患共建模式中体现了平等、合作、伙伴关系、赋权、共同学习、能力建设和系统改变等原则。下面以辛玉等针对慢性胃炎患者的医患共建模式试验设计方案为例，简要介绍该医患共建模式的治疗方法：

治疗方法：研究将受试者分为试验组（中医常规治疗+医患共建组、西医常规治疗+医患共建组）和对照组（中医常规治疗组、西医常规治疗组）。建立4个医患共建团队，如微信群A、B、C、D群，相对应中医指南治疗合并医患共建疗法，中医指南治疗，西医指南治疗合并医患共建疗法，西医指南治疗，受试者按试验组和对照组入组相应的微信群。4个微信群均由专业研究人员进行管理和监督。

基础治疗方面：中医常规治疗参照慢性胃炎中医诊疗专家共识意见（2017），西医常规治疗参考中国慢性胃炎共识意见(2017 年,上海)。

医患共建治疗方法:A,C 群为试验组群,进行医患共建互动,研究管理人员负责患者治疗期间的中西医叙事医患共建模式治疗、复查提醒和记录随访情况,为组内人员营造和谐、友好、轻松的氛围。相关活动包括:(1)定期举行圆桌会议,让患者之间进行交流,"讲出自己的故事",患者之间对就医、治疗过程以及心理历程的分享,往往更能引起情感共鸣,通过相互之间的安慰、鼓励,可以部分缓解他们对疾病的恐惧,使其形成更好地疾病观、生死观;(2)为患者推荐、赠送与胃肠疾病相关的书籍如《胃靠养,肠靠清》,以及相关健康公众号,嘱患者阅读相关内容并书写读书笔记;(3)由专业人员带领大家做健脾养胃操,或在家中通过好大夫( http://www. haodf. com)网上科普视频进行巩固学习,如揉腹操、八段锦、太极拳等项目;(4)定期聘请中西医消化科专家进行科普讲座,每次 1~2 h,为患者讲述胃的解剖和生理、病理、饮食及调养,设置医患问答互动环节,调动大家积极性;(5)带领患者参加艺术展览、欣赏名画或者听音乐会,培养高雅情操,并聘请专业人员进行讲解,从内心宁静方面让患者获益。

常规治疗治疗方法:B,D 群为对照组群,管理人员定期通知组内人员复诊时间,告知服药方法,对组内问题有问必答,其他不做特殊管理。

随访:疗程为 3 个月。治疗后第 1,2 年进行随访,前 3 个月每月设定 1 次访视,之后每半年 1 次,随访进行 5 年。

可以看出方案中,医患共建组除常规治疗外,还设置了圆桌会议、针对性的健康知识普及、健康体操的学习和指导、科普讲座、艺术活动。该方案通过提高患者在诊疗过程中的参与度,增加医患互动学习项目,并对患者的特殊需求做出相应,最终由患者和医生共同参与完成医患共建平行病历,后续研究者持续跟进,进行医疗过程和治疗效果的评价,并据此进行实践方案的改进和临床疗效评估框架的开发。

医患共建模式中医患之间互动性主要体现在:(1)病历互动,患者与医生一同参与病历书写,及时对诊疗情况进行反馈与沟通;(2)实践互动,通过一系列活动和项目,医患之间直接交流与沟通,引导患者培养健康意识;(3)思维互动,医护人员与非专业人员对同一疾病、同一事件认识与看法的互动互促;4)理论与实践的互动,医学理论与患者个体患病状况、实际诊疗方案之间的互动。在实践中,这种模式相较传统单向性诊疗模式,一方面可以提高患者参与度,帮助培养健康意识;另一方面将患者的观念、视角与分析思路纳入到主动的研究架构之中,促使医生发现和解决许多科学尚未能给出答案的医疗问题,拓宽研究思路。但是,医患共建模式的发展同样面临挑战,如何根据患者不同疾病情况和不同认知水平去设计相应的参与方案,进一步培养患者健康意识;如何对最终效果、治疗过程、后续生活状态等事件进行评估等等一系列问题都有待进一步探索。

经典循证医学(evidence-based medicine)是一个循证实践的医学过程,强调医生对患者的诊断和治疗应根据:当前可得的最好临床证据(内部和外部证据);结合自己的临床技能和经验;尊重患者的选择和意愿。最终医生和患者形成诊治联盟,患者获得当前最好的治疗效果,强调以人为本,患者受益。证据是循证医疗卫生决策的关键基础,而结合患者价值观的诊疗模式是实现循证医学最终目的——患者受益——的必然途径,最终实现患者参与诊疗、医患共建和谐医疗环境、全民健康意识提高、医学进步的"健康中国"美好愿景。

(李博,闫雨蒙)

# 参考文献

[1]Engel GL. The need for a new medical model:a challenge for biomedicine[J]. Dimensi Behav, 1977, 196:3-21.

[2]Satya-Murti S. Evidence-based medicine:How to practice and teach EBM[J]. JAMA, 2000, 284(18):2382-2383.

[3]Charon R. Narrative medicine[J]. Ann Internal Med, 2001, 135(10):930.

[4]Sherman RE, Anderson SA, Dal Pan GJ, et al. Real-world evidence — What is it and what can it tell us? [J]. N Eng J

Med, 2016, 375(23): 2293-2297.

[5]Lewin K. Frontiers in group dynamicsII. Channels of group life: Social planning and action research[J]. Human Relat, 1947, 1(2): 143-153.

[6]Schmuck RA. Practical action research for change[EB/OL]. (1997-12-11). https://eric.ed.gov/? id: ED42690.

[7]Borg WR, Gall MD. Educational research: An introduction[J]. Bri J Educ Stud, 1964, 1(1): 1-12.

[8]刘良华. 行动研究的史与思[D]. 上海: 华东师范大学, 2001.

[9]Lawrence St. The humanities curriculum project: The rationale[J]. Theory Into Pract, 1971, 10(3): 154-162.

[10]Carr W. For education: Towards critical educational inquiry[M]. OUP: Buckingham, UK, 1995.

[11]Kemmis S. Educational research, methodology, and measurement: An international handbook [M]. Oxford, UK: Pergamon Press, 1988: 15-43.

[12]Baum F. Participatory action research[J]. J Epidemiol Commun Health, 2006, 60(10): 854-857.

[13]Freire P. Pedagogy of the oppressed[M]// Pedagogy of the oppressed. New York: Seabury Press, 1970.

[14]保罗·弗莱雷. 被压迫者教育学[M]. 上海: 华东师范大学出版社, 2014: 13-15.

[15]Lewin K. Action research and minority problems[J]. J Soc Issues, 2010, 2(4): 34-46.

[16]Susman GI, Evered RD. An assessment of the scientific merits of action research[J]. Administra Sci Quart, 1978, 23(4): 390-395.

[17]Kemmis S. Participatory action research and the public sphere[J]. Educat Action Res, 2006, 14(4): 459-476.

[18]Mctaggart R. Principles for participatory action research[J]. Adult Educat Quart, 1991, 41(3): 168-187.

[19]Gordon J. Medical humanities: To cure sometimes, to relieve often, to comfort always[J]. Med J Austr, 2005, 182(1): 5-8.

[20]李康, 贺佳. 医学统计学[M]. 北京: 人民卫生出版社, 2018.

[21]Day J, Higgins I, Koch T. The process of practice redesign in delirium care for hospitalised older people: A participatory action research study[J]. Int J Nurs Stud, 2008, 46(1): 13-22.

[22]Giachello AL, Arrom JO, Davis M, et al. Reducing diabetes health disparities through community-based participatory action research: the Chicago Southeast Diabetes Community Action Coalition. [J]. Public Health Reports, 2003, 118(4): 309-323.

[23]Li B, Gao HY, Gao R, et al. Joint development of evidence-based medical record by doctors and patients through integrated Chinese and Western medicine on digestive system diseases[J]. Chin J Integrat Med, 2016, 22(2): 83-87.

[24]辛玉, 杨昊昕, 张秀文, 等. 叙事医学理念下中西医患共建临床试验方案设计探讨[J/OL]. 中国中药杂志, 2020, 45(5): 1202-1208.

[25]李幼平, 王莉. 循证医学研究方法(附视频)[J]. 中华移植杂志(电子版), 2010, 4(3): 45-48.

# 第49章
# 整合循证医学与叙事医学真实世界方法学探索

## 要　点

- 将当前最佳研究证据、医务人员的临床经验和患者的意愿/价值取向三者相结合，是临床决策的三大要素，但在临床实践中，存在重证据、轻医者经验和患者意愿的弊病。
- 叙事医学实践，注重探讨文学与医学的关系，试图把文化的叙事能力引入到医学实践之中。
- 医患共建模式是叙事医学与循证医学结合的创新应用实例。
- 真实世界研究方法有望在中医药研究、医患共建诊疗模式疗效评价等领域获得较传统研究更为广阔的应用。

## 一、从循证医学到叙事医学

### (一)循证医学

作为新世纪医学最受瞩目的话题之一，循证医学正以其颇具颠覆性的理论构想与实践模式，引发着医疗领域包括个体诊疗思维和群体卫生决策在内的深刻变革。如同"蝴蝶效应"中引发德克萨斯风暴的亚马逊蝴蝶，在已演进上万年、与人类历史等长的古老医学丛林中，这只诞生于20世纪末叶的"循证之蝶"实属年轻，却已然焕发出夺人光彩，其中的原因，也蕴藏在孕育其成熟的既有医学发展史中。

1. 从流行病学到循证医学

20世纪中叶兴起的现代流行病学，在之后的几十年间得到迅速发展与应用，其取得的丰硕成果，成为推动循证医学形成的内在动力。从某种意义上讲，循证医学的核心意涵，即是利用现代流行病学所获得的研究结果进行医学实践。因此，为更清晰地了解循证医学发展脉络，我们需要对临床流行病学的发展历程进行大致回顾。

直到20世纪初抗生素问世之前，传染性疾病始终是影响人类寿命的首要因素，明确传染病发生与传播规律是进行有效预防的前提，也是流行病学产生的根本目的。英国麻醉医生约翰·斯诺(John Snow)于1854年对伦敦霍乱暴发的调查与有效干预，是现存记载较为详尽的古典流行病学调查范例，在其中已较好展现出流行病学与临床、基础医学相区别的显著特征：一是对人体外在环境(而非内部微观环境)的关注，二是对特征性人群(而非临床个体)的关注。然而，细菌的发现为传染病的病因学研究提供了新的思路，向人体内部微观世界的探索热情削弱了学界对流行病学的兴趣，使其进一步发展和多领域延伸陷于停滞。

发轫于17世纪的群组对照方法，可以大体彰显不同治疗措施的疗效差异，但组间混杂因素(如年龄、性别、基础疾病)的存

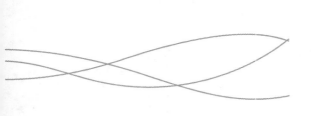

在，使研究无法对疗效差异是单纯由干预因素引起做出足够肯定的回答，严重影响了医学临床研究结果的真实与可推广性。直至 1948 年，《英国医学杂志》发表"链霉素治疗肺结核的随机对照试验"，第一次将随机分组法运用于医学临床研究中，为后来的相关研究奠定了方法学的参照和标准。这种至为简朴、毫不深奥的思想，一举解决了困扰群组对照研究数百年的混杂因素过多、组间基线不齐的问题，使混杂因素无选择性地在组间得到平衡。随机对照试验作为评估医学干预疗效的金标准，确保了群组研究结果逼近真实、相对可靠，开始在医学各科临床研究中广泛渗透，直接推进了临床流行病学的发展与成熟。20 世纪 70 年代末正式创建的现代流行病学，具有医学应用性研究的鲜明特征，它以人为基本研究单位，探究与医疗实践密切相关的问题，结果可直接回归医疗实践当中，使该学科成为临床研究的方法学基础。至此，以随机对照试验为引导，在整个临床领域，大量高质量研究相继出现。

然而，高质量的研究并不一定伴随高质量的应用。英国流行病学家 Archie Cochrane 观察到，医学研究结果仅在研究者内部流转，而与医疗实践严重脱节，已被证明的无效措施仍在广泛施用，有效措施却无人问津。Cochrane 撰文呼吁医学界建立相应机制，对现有随机对照试验结果进行系统总结与传播，使临床研究成果落实在医学实践当中，以提高医疗质量与效率。1989 年，在 Lain Chalmers 和 100 多位来自世界各地的妇产科医生的共同努力下，针对 1974 至 1989 年产科临床研究证据的总结性著作问世，这一长达 600 页的医学巨著再一次证实了 Cochrane 的观点：用于产科临床的 226 项措施中，仅 50% 有相关随机对照试验证据，而令人遗憾和震惊的是，其中 60% 已被证明无效。

经验性的临床举措并不可靠，需要以随机对照试验产生的科学证据重新审视；而新的医疗举措投入实践之前，也必须拥有高质量证据的坚实支撑，关注证据的意识逐渐为医学界所接受，成为循证医学诞生的思想准备。

20 世纪末叶，以加拿大 McMaster 大学为学术中心展开的理论构建和实践探索，极大地推动了循证医学的成熟。从 1981 年 David Sackett 等发表系列文章，提出严格评价（critical praisal）方法学，到 1990 年 *Journal of the American Medical Association*（*JAMA*）开辟"临床决策"专栏，对实现临床科学决策的模式与方法展开讨论，并第一次提及"evidence-based"一词，直至 1991 年，Gordon Guyatt 将这种"以严格评价后的文献知识指导临床决策"的全新模式以"evidence-based medicine"进行描述——伴随着学界持续广泛的学术探讨，关于这门新兴学科的理论框架与正式名称渐渐浮出水面。1992 年，以 McMaster 大学教授 David Sackett、Gordon Guyatt、Brain Haynes 为核心，循证医学工作组成立，并在 *JAMA* 杂志发表标志循证医学诞生的宣言文章《循证医学：医学实践教学新模式》。1993 年，Cochrane 协作网成立，其提倡在收集临床随机对照试验并予严格评价的基础上，展开系统综述与 Meta 分析，以荟萃呈现有价值的研究结果，为循证医学的繁荣提供支持。循证医学作为独立的医学分支体系，在全世界医疗实践与卫生决策中发挥越来越重要的作用。

**2. 循证医学的重新定义**

从循证医学诞生之日起，对其可能带来负面影响的忧虑便一直存在。批评者起初将焦点集中于以下问题：首先，在循证医学诞生之前，医学实践同样是依据证据而进行的——基础研究的结果转化和医生个人的临床经验，也具有相当的借鉴价值；在证据不存在或证据不足时，决策仍需进行，对基础研究结果和个人临床经验的依赖仍不可避免。循证医学对实证性研究的过度重视，是否会贬抑基础研究证据和临床经验中积累的隐性知识的价值？其次，实际就诊患者很少符合临床试验中研究的患者标准，临床研究的平均结果是否可以用来指导个体患者决策？再次，证据并非全能，在医学决策中单纯依赖证据，是否能解决所有的决策问题？

1996 年，时任牛津大学循证医学中心主任的 David Sackett 教授与牛津大学卫生科学研究院院长 Muir Gray 教授在《英国医学杂志》共同发文，并在其中对循证医学进行了重新定义，这一定义成为目前为止流传最广、影响最大的循证医学诠释：

"循证医学是有意识地、明确地、审慎地利用现有最好的证据制订关于个体患者的诊治方案。实施循证医学意味着医生需要综合参考研究证据、临床经验和患者意见进行实践。"这一定义阐明了循证医学对于证据和临床经验的态度：循证医学承认医学历来是基于证据进行的，但循证医学对不同证据的重视程度不同；过去医学实践积累的非系统经验总结，也是证据的一部分，但相对来讲质量较低、可靠性差；以随机对照试验为主导的临床实证研究产生的证据质量较高、可信度优，在两者同时具备时，应以后者作为临床决策的主要依据。以获取一般规律、平均趋势为目的的临床研究只能对群体进行观察，在将其所获得的一般性证据运用于个体时，必须审慎地考虑具体患者的特殊性，必要时以个人经验为参考，并综合研究证据、医疗条件和患者意见作出最优决策，除此之外别无良策；证据不直接等同于决策，在进行医疗决策时，证据只提供了关于治疗行动及其价值的预测，在资源有限的情况下，还必须考虑到现有资源（如经济水平、医疗条件）和人的价值取向。

循证医学诞生的意义，并非是使医学循证的思想从无到有，而是通过多方呼吁和学科建设，使这种早已存在，但出于自发、非系统、无组织的个别行为，变成有组织、有系统、有意识的主流医学实践模式。

## （二）叙事医学

如果我们相信部分心理学家的观点，将故事作为人类对事物获取深刻认知的必要方式，并尝试用叙事的笔触描绘叙事医学（narrative medicine）的诞生，那么，将 2001 年 Rita Charon 于 *JAMA* 发表重要论文 *Narrative medicine*：*a model for empathy*，*reflection*，*profession*，*and trust* 作为故事开端，就显出些许突兀与乏味——尽管医学界普遍以其作为叙事医学正式诞生的标志。而我们的故事将时间线拉的更远，目光也不再局限于医学领域——因为从某种程度上说，叙事医学本身即是"叙事思潮"多学科渗透的产物，了解这一兴起于 20 世纪中叶的思想变迁，将更有助于我们理解叙事医学的起源与实质。

### 1. 叙事思潮

人类从绵延万年的神话时代走出，步进科学时代，完成于自然科学萌发直至工业革命结束的百余年间。科学给人类带来的变革，绝不仅表现在物质生产工具和社会景观方面，从更深层的角度考量，它颠覆了人类因袭已久的世界观点和心理建构，上古神话、历史传说以及由此衍生的神秘崇拜、道德标尺、社会风俗、心理暗示和对物质世界的解释权，不得不让位于使科学得以产生的近代哲学观念：理性主义、经验主义与实证主义。它们重视区分主体与客体，对客体以分析局部、综合概括的方法加以观察，以归纳、演绎的思维方式努力探求事物内在联系与本质规律，并在研究过程中重视客观结果、重视理论实证，反对迷信与盲从。

以近代哲学理念为基础，科学高速发展，使人们接受了这样的假设：客观世界存在且不以人的价值为转移；客观世界的真理表现为确定的因果关系；绝对客观的观察是了解真理的必要方法；真理只能被少数独具才智的人借助复杂而高深的技术获得；这些真理能够为人类带来福祉。人们也愿意相信，通过科学技术的系统化发展，以及理性在社会和经济生活的作用，能够改造自然并使社会不断进步。这正是所谓现代性（modernity）的基本内涵。理性精神与科学发展孕育出的现代性，成为对工业革命后、现代社会精神内核的集中概括。正是在这样的背景下，医学开始将人体纳入客观世界当中，作为可以被理性所认识、分析与研究的客体对象，通过不断提升的技术手段进行器官、细胞直至分子级别的细化探索，寻找其内在生理、病理的深层规律。

20 世纪 60 年代，经过两次世界大战的伤痕与经济快速复苏的洗礼，西方社会逐渐形成新的社会形态，即所谓的"后工业社会""信息社会"：资本主义的内部改良、工业化的高度发达、社会分工的极度细化、电子信息的飞跃发展成为这一时代的特征。然而，人们逐渐意识到，理性的权威与科学的繁荣并未带来预想的幸福与宁静，不论是战争中高科技武器的运用造成更严重的人员伤亡，还是后工业社会对人性的扭曲和异化，都证明科学并非如其所宣传的那样，会为人类带来绝对中立的进步与福祉。在这一认识基础上，后现代思潮得以兴起，它在 60 年代中后期，矫枉过正地呈现出一种与现代主义精英意识彻底决裂且反文化、反智性的倾向；并于 70 年代末至 80 年代中期表现出其成熟化所应有的日趋综合和更具包容的特质。而我们所说的叙事思潮，正是后现代思潮的别称。

叙事思潮存在诸多别称，以学者研究背景、学术渊源和各自含义侧重不同，又可称为叙事化运动、后现代主义、语言学转向、后结构主义、诠释学、社会建构论、建构主义等等，但其基本精神是相通的：其矛头直指长期以来处于统治地位的科学主义，提出反理性、反权威和反教条的主张；反理性即是反对以抽象冰冷的学术视角，取代具有现实意义的生活与情感，反对以普遍、概括的元叙述（Meta-narrative），取代更为关注个体、事实与细节的微观叙事（micro/local narrative）；反权威与反教条，即是在方法论上反对实证主义霸权和对真理、规律的迷信。

之所以后现代思潮与叙事（narrative）有如此密切的联系，甚至被冠以"叙事思潮"的别名，正是因为其核心在于批判认为"科学认识是普遍的，因而可以在超越语境的条件下被实证"的观点。简单地说，科学家也是人，必然受到社会文化、意识形态的影响，而且不可能在研究中将其超越或消除，这种影响就是"语境"的部分体现。举例来讲，绝非所有证明其他民族"低劣"的德国科学家都是纳粹党员，但他们获得的结论无疑受到当时社会文化的诱导。实际上，"知识不是由逻辑或理性所确定的，而是由语言的迂回曲折所确定的。虽然我们可能相信我们自己是语言的驾驭者，但更合适的说法是语言驾驭着我们"，后现代主义的任务即是"解构"语言结构和社会-历史叙事，以便发现我们现存知识的实际基础是什么。由此，语境、语言、故事、叙事等词语成为后现代思想家讨论知识建构、自我建构等哲学话题的多频词或关键词。

叙事思潮作为风靡欧美的文化思潮，其影响力远远超出艺术与文学领域，而深达哲学、科学哲学、心理学、宗教、法学、教育学等学科范畴。"叙事"逐渐取代了"论证（argument）"和"解释（explanation）"，成为一种新的认识论方法，提倡通过认知、象征和感情的方式理解"故事"的意义。这一趋势为"叙事"进入医学领域提供了条件。当叙事思潮渗透至科学的主流阵地——现代医学时，叙事医学的诞生也就不再突兀和难以理解。当我们了解叙事医学的基本观点和核心思想时，甚至可以看出叙事思潮这一母体的些许踪迹。

2. 叙事与疾患

在引出叙事医学之前，我们首先要对"叙事"本身，及其对患者对的重要意义进行阐述。

所谓叙事，简单而言，就是讲故事，是按照时间的顺序组织发生的事件。Rita Charon 认为，叙事是"具有讲述者、聆听者、时间过程、情节和观点的故事"。罗兰·巴特有一段关于叙事的精彩表述："叙事是与人类历史本身共同产生的；任何地方都不存在、也从来不曾存在过没有叙事的民族；所有阶级、所有人类集团，都有自己的叙事作品，而且这些叙事作品经常为具有不同的乃至对立的文化素养的人所共同享受。所以，叙事作品不分高尚和低劣，它超越国度、超越历史、超越文化，犹如生命那样永远存在"。

这段表述充分展现出叙述对人类的重要意义，不论对于特定群体还是个体，叙事都是其自我定义、自我注解和自我表达的有力工具；叙事不是单纯的事件记录，客观发生的事件大多是孤立的，其联系并非直接呈现，而叙事通过主观的取舍与联结，赋予一系列客观事件以因果关系，并以充斥情感的语言将其陈述。因此，叙事成为我们解释生活体验的源泉，和在共情基础上充分理解个体独特性的方式：在好的叙事中，我们不但可以了解事件的发生，还可以汲取到隐藏在故事背后，讲述者的情感倾向、价值取向和精神面貌，这些因人类共通而具有强烈感染力的元素，使叙事得以超越历史文化和种族，同时也超越单独个体间的共情壁垒，使人们在真正感同身受的基础上，分享各自的悲欢喜乐。

当人罹患疾病时，他所面对的不仅是当下身体的真实苦楚，更是可能无法回复、正在渐行渐远的健康过去和加剧恶化、抑或缠绵不休的残酷未来。当时间推移，慢性疾病的诊疗经历愈加曲折，也给患者带来丰富的叙事素材。疾病如同一列将患者带离正常轨迹的单程列车，患者不得不在一定程度上推翻陈旧的自我叙事，并在新的生命境遇里构建叙事内容。这时，自我叙述的强烈需求成为患者的常态，这种叙事愿望不仅以寻求共情和安慰为目的，更重要的是，在不断的自我叙述中，患者完成了对当下处境的梳理、明确和接受，并在叙述性的疗愈中重新拾起面对疾病的勇气。重视、聆听与理解患者的叙事，就是在为患者的心灵开具治愈疾病的处方。

3. 叙事医学

"叙事"方法在医学领域的最早应用出现在精神疾病治疗方面，20 世纪 80 年代，"叙事疗法（narrative therapy）"作为心理治疗的新方法受到关注。在叙事心理治疗中，患者首先讲述自己的故事，再经由治疗者对故事内容进行细化、丰富、引导，并将故事编排重组，使原先阴郁、晦涩、充满消极解读与情感创痛的情节逐渐清晰明朗，具备了积极疗愈的能力。患者在原初故事中发现新视角、新态度，从而汲取心理重建的力量。叙事疗法在心理疗愈中取得的成效，使一些学者思考将其运用于生理疾病治疗的可能。1988 年，美国医学人类学家 Arthur Kleinman 在专著《疾痛的故事：苦难、治愈与人的境况》中，阐述了临床医患交流在疾痛叙事和解释模式中存在的问题。疾病治疗大多由患者、医生及患者家属共同参与，每一方都拥有各自的疾痛叙事和对疾病现状及治疗的独特解释模式，作为医生，必须关注患者的疾痛叙事，并通过有效沟通将多种解释模式达成一致，方能使患者真正接受与配合治疗。1991 年，Hunter 提出医学知识中存在叙事结构，并认为临床病例是医生进行叙事的主要实践工具。1998 年，Greenhalgh 和 Hurwitz 共同提出以叙述为基础的医学（narrative based medicine）概念，强调叙事在患者构建疾患经验和意义中的重要作用。直到 2001 年，Rita Charon 发起"叙事医学"运动，被视为该学科正式诞生的标志。

正如前文所说，患者特殊的生理状态激发出强烈的叙事意愿，当这种意愿被主诊医生充分理解和接受时，患者感受到的情绪抚慰与情感关注无疑会增加医患之间的信任与合作；同时，充分理解患者的叙事有助于医生了解患者身心状态，采取正确的治疗措施，并体现医疗实践的人文属性。

但在现实中，患者的叙事不仅借助语言，还包括肢体动作、书写内容等诸多形式；许多含义无法直接表达，只有通过叙事背后的"隐喻"呈现出来：在多数情况下，患者无法清晰阐明自己的感受，为医护人员的理解造成困难；另外，日益复杂的现代医学过分关注先进科技带来的检验结果和其所反映的机体生理状态，医生花费大量精力与数据交流，使诊疗过程愈发冷漠，患者真正期待的疗愈——见证自己的苦难，并与自己同在——却被医生所忽略。解决这一矛盾唯一的方法就是提高医护人员的"叙事能力（narrative competence）"——也即 Rita Charon 所定义的"吸纳、理解他人叙事，并对他人困境做出回应"的能力。这种能力有助于提高医护人员在医疗实践中对患者的共情能力、职业素养、人文精神和可依赖性，并增强医护人员的自我反思能力。拥有"叙事能力"的医护人员所实践的医学，也就是所谓的"叙事医学"。此外，Charon 倡导的叙事医学实践，注重探讨文学与医学的关系，并试图把文化的叙事能力引入到医学实践之中，例如细读（close reading）和反思性写作（reflective writing）。叙事医学的最根本价值，在于它为患者提供了叙事空间，让他们可以在就诊过程中打破自己与医学专家间的界限，消融医疗过程中最具威慑力的知识和话语的权威。

## 二、结合叙事医学与循证医学的方法学探索

### （一）循证医学之厄

在循证医学工作组成立，并提出临床医学与教学新模式的 20 余年间，依据人群随机对照试验和观察性研究的实证证据，结合医生临床经验、专业技能和患者需求进行医学实践的模式，逐渐取代了依据传统习惯、个人经验、权威观点和基础研究转化进行实践的陈旧模式。但是，在循证医学取得成功的同时，针对这一模式显露的弊端开始被学界所重视，甚至一度支持循证医学推广运动的学者，也认为循证医学正面临严峻的危机。2014 年，伦敦玛丽皇后大学初级保健和公共卫生中心主任 Trisha Greenhalgh 等在《英国医学杂志》发表题为《循证医学正面临危机吗?》的文章，认真探讨了当下暴露的主要问题和相应对策，这些问题包括：

1. 被利益集团利用，成为产品营销的新工具

出于循证医学对临床实证证据的重视，大型药品和医疗器械厂商纷纷投注资金，打造为自身产品量身定做的临床试验方案，对研究方向、选题、干预措施、监测方法和结局指标的确定施加影响；通过样本量巨大、统计检验效能过度的临床试验来确保微小的差异具有统计学意义；设置严格的纳入与排除标准以纳入对治疗最敏感的人群；使用替代结局并有选择的发表阳性结果……以上种种手段，使貌似无偏移的研究成果在顶级医学杂志上得以发表，赢得关于商品的高质量证据。而现有针对研究方法学质量和偏倚风险的评估工具，难以及时跟进和识别越发隐蔽与奇特的研究偏倚，这些因素让受循证医学认可的高质量证据，不再如以往那样纯粹和可信。

**2. 证据，尤其是临床指南的数量逐渐泛滥失控**

衡量循证医学成就的指标之一——证据数量，正在成为阻碍临床工作者应用循证医学的因素，过多的临床指南和复杂细致的内容，增加了医生的选择、学习和使用成本，使"明确、审慎地利用现有最好的证据"成为愈加难以实现的愿景。

**3. 对于干预措施效益的过度挖掘**

在效果显著的治疗措施被迅速转化为证据之后，对疗效接近饱和的治疗领域进行过度挖掘，努力证明其边际增益，极易造成对可能收益的过度估计和对潜在危害的轻忽；在检验效能过度的情况下，研究所证明的效果差异往往只有统计学意义，而不具有实际临床价值，对不良事件检测与报告的欠缺，又增加了治疗措施的使用风险，最终导致依据循证医学理念做出的决策处于主次颠倒的境地。

**4. 医疗实践过度注重规范**

尽管循证医学的定义强调患者价值取向和个人意愿在决策中的重要地位，但在实际应用过程中，由于医疗规范和决策系统的强势发展，加之对规范的遵守可能成为躲避医疗纠纷的有力盾牌，越来越多的医生选择刻板依从既有指南和医疗服务规范，使临床决策呈现出去个性化、去具体化与忽视患者偏好的倾向。当循证医学实践演化成政治正确的规范章程，对最优证据的追求就会悄然演变成对规范的服从，并最终导致医生能动性、患者地位的双重下降。

**5. 狭窄的纳入与排除标准使研究结果难以切合临床现实**

在临床实证研究中，为确保干预措施和疾病高度对应，排除无关疾病对研究结果的干扰，通常会严格设定纳入与排除标准，将合并症患者和年老患者排除在外。但是，人口老龄化使慢性退行性疾病患病率显著增加，仅患单一疾病且与临床指南高度符合的患者越发少见；针对单一疾病的循证管理，无形中增加了老年患者同时使用多种药物的风险。

**6. 医学论文的发表受到循证模式限制**

在以循证医学定量研究作为医学论文的主导范式之后，医学期刊对学术论文的采纳原则呈现出高度结构化、标准化的立场，未使用循证理念、不符合循证规范、甚至在"证据金字塔"中等次较低的学术成果（如个案报道、经验分享等），在发表上受到不同程度的阻碍。这一现象在无形中限制了新兴医学知识与理念的传播，尤其对于那些尚未成熟、不适合进行精确定量研究，并以数字、表格、统计分析呈现的内容，医学领域的创新受到抑制。

综上所述，在发展与实践循证医学的 20 余年间，一些问题的显露，使人们开始反思导致实践结果背离初衷的原因。从某种意义上讲，所有问题都可以归结于同一肇因，也即对于证据的过度重视。在循证医学创立之初，将当前最佳研究证据、医务人员的临床经验和患者的意愿/价值取向并列，作为形成临床决策的三大要素，但在实际应用中，由于对证据的生产的遵循逐渐成为衡量医务人员学术水平、职业行为规范程度和临床决策合法性的硬性指标，相比之下，医生经验与患者意愿这些无法具象化的主观因素，极易为人所遗忘。在经济利益与制度化管理的双重驱使下，过度生产、遵循与利用证据成为循证医学实践的常态，在唯证据主义的氛围下，医生与患者渐渐淡出医学实践的主体位置，成为证据主导下的附属品。正如 Trisha Greenhalgh 指出的那样："是时候停止让医生超负荷使用证据、停止派能说会道的行业销售人员用巧妙的营销策略来操纵医生们了。通过群体研究得出的结论，不应超越个体患者对自身疾病的观察与感受。患者的个人经历极为特别，是主观的和难以被标准化的。捕捉和适应患者个人经历的新过程，将大大有助于确保每位患者都能得到正确的治疗。"

**（二）叙事医学**

在上述背景下，为化解循证医学的危机，学者倡议发起一场回归"真正循证医学"的复兴运动。在描述真正循证医学的特征时，以下内容被着重强调：

- 将对患者的伦理关怀放在首位；
- 以医生和患者都可以理解的方式提供个性化的数据；
- 通过与患者实质性地交流与协商，达到医患共同决策；
- 服务应建立在密切而良好的医患关系和人文关怀之上；

可以看出，"真正循证医学"的一大要旨，即是把循证医学的目光焦点，从对证据的极度关注，转移到对患者、医患关系和医患共同决策的关注上来。循证医学证据虽然来自群体性的临床研究，但在应用过程中，面对的仍然是患者个体，因此也同样需要把对个体患者的治疗作为首要任务，不仅要依据当前患者特点，对现有证据做出个性化并易于理解的诠释，还要使医患双方共同参与到当下的医疗决策中，即使最后的决策并不符合当前最优证据所提示的一般性治疗方案。为达到上述要求，需要医生与患者的大量接触和密切交流，而叙事医学在这一方面无疑可以提供巨大帮助，将叙事医学与循证医学相结合，也成为了解决循证医学当前困境的极佳路径。

当我们站在更加宏观的角度审视这一问题时，不难看出，循证医学作为科学主义思维模式下的产物，其追求真理(证据)、重视客观实证、将群体结果归纳并演绎于个体等等特征，带有浓厚的理性色彩，因此也势必会带有科学主义固有的弊端：对宏观规律的重视造成对微观个体的轻忽，过分冷静克制的学术态度通常缺乏情感与悲悯的重量。从某种程度上讲，循证医学所呈现的危机，正可以概括为理性主义、权威主义与教条主义的危机，而这也正是叙事思潮旗帜鲜明加以反对的现象。由叙事思潮催生出的叙事医学，正是一次针对循证医学弊端的纠偏，是后现代主义运动在医学领域的局部呈现。

在黑格尔的辩证法中，事物的发展规律通常呈现出"正反合"三个阶段，如果我们借用这一理论来看待医学思潮的变迁，即可以说，循证医学作为开端与"正题"，其中已经潜藏着其对立面的种子，而叙事医学这一"反题"的形成，又必然会导致"正反"二者的统一，也即"合题"的出现。结合循证医学与叙事医学的方法学探索，不是对循证医学或叙事医学的简单否定，而是将两者中的积极因素在新的基础上加以统合，也是医学发展的必然趋势。

## 三、叙事医学与循证医学结合实例：医患共建

随着循证医学弊端和叙事医学优势的显现，将循证医学与叙事医学相结合的实践探索逐渐受到人们关注，并涌现出具有较好融合性与较高实用性的实践模式。其中，李博提出的医患共建模式，以医患共建平行病历为依托形式，在中西医结合治疗消化系统疾病的治疗中进行初步尝试，并取得了丰富的实践经验。我们希望通过对该实例的基本框架与内容进行梳理、介绍，能对结合叙事医学与循证医学的后续方法学探索提供有价值的借鉴和启发。

### (一)医患共建平行病历——医患共建诊疗模式核心

#### 1. 从传统病历到叙事医学平行病历

临床病历是医护人员医疗行为的客观记录，也是临床诊疗过程的具体呈现，其中包括了患者收治、完善相关检查、确定治疗方案、治疗后病情进展和疾病预后等等的丰富诊疗信息，也蕴含着医生进行相应处置的知识背景、技能储备、临床思维和价值判断。在医学发展过程中，临床病历的书写逐渐规范化、格式化，高质量病历的完成需要医生具备较高的职业素养和责任意识，导致临床病历的主导权几乎完全交予医生手中，患者似乎没有资格、也没有必要对自己的临床病历进行关注和干预——尽管患者才是这份病历的"主角"。而病历的陈述在追求准确、客观、简洁凝练的同时，也给人以刻板、僵化、生硬的印象，在其中难以感受到医患双方治疗过程中的沟通意愿和情感交流——这往往是临床诊疗中极为重要也最易忽视的部分。

Rita Charon 在构建叙事医学实践方式时，创造性地提出"平行病历"书写。平行病历又称"影子病历"，是指临床医生在构建医院规范化病历的同时，以故事性、叙事化的手法，对患者患病与诊疗经过进行文学性叙述，并在此过程中增进对于患者的共情和理解，平行病历的书写能力是医生叙事能力的重要体现和运用。平行病历的出现从某种程度上打破了现有病历书写模式的即成规范，在书写目的、呈现内容、语言风格和功能实现等方面实现创新和改进，在一定程度上弥补了传统病历中的人文价值和情感缺失。两者的主要区别如表 49-1 所示。

表 49-1　传统临床病历与叙事医学平行病历比较

| 创新方面 | 传统临床病历 | 叙事医学平行病历 |
|---|---|---|
| 书写目的 | 记录诊疗信息 | 加深医生对患者的理解 |
| 呈现内容 | 诊断、治疗的客观流程 | 医生获取的患者叙事 |
| 语言风格 | 客观、准确、简练 | 生动、形象，包含情感 |
| 功能实现 | 形成病历文书 | 实践叙事医学理念 |

Charon 的平行病历在实践中取得了相应效果，但也浮现出一些问题：1) 书写主体仍以医生为主，"以医生之笔书患者之苦"的第三人称视角是否能完全替代患者以第一人称直抒胸臆？2) 在诊务繁重的国家，仅仅书写常规病历已经占用医生大量时间与精力，平行病历的书写要求是否导致工作量加重，进而在医务人员中产生抵触，并挤占医生休息和更新医学知识的时间？3) 平行病历的"平行"特性，也从侧面说明其与常规病历存在一定距离，除单一的叙事医学功能外，很难发掘或评价其对临床医疗实践的附属价值，在客观临床数据和定量研究占据话语权的当下，仅从感性方面说明其作用，会在一定程度上阻碍其进一步推广。

2. 医患共建平行病历的形式与优势

正是基于这样的现实，李博等尝试创制医患共建平行病历书写模式，以进一步弥补平行病历在实践应用中的不足。

以消化内科常见疾病(如反流性食管炎、胃炎、胃癌前病变等)的治疗为试点，医患共建平行病历旨在创建一种允许医患双方合作完成病历的新型病历记录模式。在该模式中，患者的经验和观点得以完整采集与呈现，与此同时，对临床治疗效果的记录与评价也可以借助其完成。因此，将叙事医学理念与循证医学对证据和患者价值观的双重关注，融入临床病历书写当中，使科学诊疗的严谨与人文关怀的温度在同一份病历中调和地表达，成为医患共建平行病历的核心使命。

作为循证医学与叙事医学结合的产物，医患共建平行病历在生成与实行中，无疑带有双重特征：医患共建病历框架的搭建，需要以既有证据为前提。为此，研究者以"narrative medicine"和"doctor-patient co-construction"为英文检索词，检索了包括 PubMed、Embase 等在内的国外主流生物医学数据库和国内以中国生物医学文献数据库(CBM)、中国知网数据库(CNKI)等为代表的中文数据库，并以"叙事医学"和"医患共建"为检索词，以对既往相关研究方法进行回顾总结和改进。在此基础上，研究者咨询消化内科和循证医学领域的中、西医专家，帮助起草用于记录医患双方观察结果的试点病历格式；医患共建病历的书写由医患双方共同完成，以充分尊重患者价值观与感受；治疗结果评价主要涉及两个方面：一是消化内科常见疾病本身的疗效与安全性，二是包括医患共建病历模式相比传统诊疗模式的疗效差异；针对前者，主要使用 OLGA(operative link for gastritis assessment)和 OLGIM(operative link for gastric intestinal metaplasia assessment)胃癌风险分期评级、胃黏膜组织分级等常规临床指标；针对后者，通过德尔菲调查和共识会议法，获取消化内科临床专家意见并确定评价指标，包括患者生活情绪评分、患者报告结局(PRO)、医生评估症状积分、1~3 年后胃镜及病理评分等指标，其中，患者报告的结局实质上是患者对其疾病的反馈以及疾病对其日常生活的影响。通过以上指标的联合覆盖，达到疗效评价中客观和主观指标的融合，用定性与定量相结合的方式刻画基于客观测量数据的医患共建疗效评价体系，以期验证其在消化内科常见疾病治疗中的综合优势。

医患共建平行病历是医患共建诊疗模式中的核心部分，它以循证医学方法学为前提，努力构建一个医患双方平等参与、包含医患双方观点的循证病历系统，不仅能够让医护人员在医疗决策中保持对患者意愿与价值观的持续了解和重视，也可以带给患者更多与医生进行交流协作的契机，以改善患者的治疗体验，增强患者依从性，避免产生不必要的医患矛盾。

**(二)创新形式——医患共建诊疗模式拓展**

实然，病历书写因其在医疗活动中的特殊地位而受到重视，并被改造、应用于叙事医学和医患共建当中，作为实现其思想理念的重要途径。但病历毕竟只是对临床诊疗实践的文字记录与再次重现，而非医疗实践的主体活动，因此，如果想真正在当前长期固有的诊疗模式中增添新元素、新观念，仅寄希望于对病历书写的改变，无疑显得力不从心。在医患共建诊疗模式的构建中，除了对病历书写的形式和内容进行创新以外，还要在具体诊疗活动中增添新形式和新内容，以期直接对具体诊疗实践产生影响。

叙事医学的最终目的，是打破目前医疗模式长期形成的僵化程序，为刻板而机械的检查、问询、治疗流程增添人性的温度，这也正是医患共建诊疗模式的创立初衷。一个积极而畅通的医患交流平台，能够为医生表达关切、患者舒缓情绪与双方情感共融提供有力的支撑，这样的交流平台当然包括、但也不仅仅局限于医患共建平行病历的既有形式，而应发挥自主性，创造出更多符合医患关系特点，而又依照不同地区、不同病种甚至不同患者个性而裁定的方式方法。

在以医患共建模式进行消化内科常见疾病诊疗的研究设计中，不仅建立了周密的治疗、复查提醒和记录随访制度，确保基本的治疗与研究得以有序进行，还根据现有条件设计了一系列医患共建活动，为医患之间、患者之间营造出温暖、友好、轻松的氛围。相关活动包括：1)定期举行圆桌会议，让患者之间进行交流，"讲出自己的故事"，患者之间对就医、治疗过程以及心理历程的分享，往往更能引起情感共鸣，通过相互之间的安慰、鼓励，可以部分缓解对疾病的恐惧，以使他们形成更好的疾病观、生死观；2)为患者推荐、赠送与胃肠疾病相关的书籍、健康公众号，嘱患者阅读相关内容并书写读书笔记；3)由专业人员带领大家做健脾养胃操，或在家中通过研究人员精心录制的网上科普视频进行巩固学习，如揉腹操、八段锦、太极拳等项目；4)定期聘请中西医消化科专家进行科普讲座，每次1~2小时，为患者讲述胃的解剖和生理、病理、饮食及调养，设置医患问答互动环节，调动大家积极性；5)带领患者参加艺术展览、欣赏名画或者听音乐会，培养高雅情操，并聘请专业人员进行讲解，通过增进患者内心的平静而促进疾病康复。

以上所罗列的种种活动，将丰富多彩的形式纳入医患共建诊疗实践中，使患者在走出医院、走向日常生活的过程中，仍然感受到来自主诊医生的关怀与牵挂，使叙事医学在脱离医院的更广阔空间发生影响。需要强调的是，以上活动绝非医患共建诊疗模式的"固定项目"，当更多人开始了解并实践医患共建诊疗模式时，相信会有更加灵活、更富创造力，也更加具有情感浓度的医患共建活动诞生。

## 四、真实世界的研究

真实世界研究的出现是为了弥补传统临床实证研究在外部有效性等方面的不足，在中医药研究、医患共建诊疗模式疗效评价等领域，真实世界研究方法有望获得较传统研究更为广阔的应用。为了更好选取适宜的研究方式开展研究，我们需要对真实世界研究的基本内容有一定了解。

### (一)产生的背景

#### 1.随机对照试验的局限

自20世纪70年代以来，"国际临床流行病学网"的成立、临床流行病学的成熟与循证医学的诞生，使西方医学从"个案研究"的经验医学模式，过渡到以随机对照试验为核心方法获取临床证据、指导医疗决策的研究模式中来。然而，经过数十年的实践与探索，方法学家发现随机对照试验自身特点在为其带来高质量临床证据的同时，也造成一些弊端与困境：

• 受到试验设计、试验预算等客观条件的限制，随机对照试验随访时间一般较短，干预措施的远期效应难以发现；

• 病理模型排除了患者的个体差异，新药物在短期内进行有限的试验，不能全面评估由于患者个体差异而导致的毒不良反应；

• 样本量经统计学计算得出，数量一般较小，因而在试验设计与执行中的轻微失误都可能对试验结果造成较大影响；

• 严格的纳入与排除标准与伦理学限制，在带给入组对象良好同质性的同时，也限制了研究结果的代表性与外部真实性；

• 安慰剂的不恰当使用、对照措施选择不当、或让受试对象暴露于某种有害的致病或危险因素中，会违背医德；

● 相当多的证据表明：医疗企业资助的试验比公共资金资助的试验更可能产生正面的结果。90 年代后，正面结果的比例明显增多；

● 随机对照试验产生于西医新药研发过程中，并非普遍适用于所有疾病与所有类型的干预措施。例如，对发生率极低的罕见病，难以找到足够样本展开研究。在手术随机对照试验中，患者个体化的病理结果，医生手术技术的高低，在麻醉选择、术前用药、手术方法、仪器仪表及术后护理等细节方面的差异，都与随机对照试验所要求的干预措施统一化、标准化相违背。

● 随着时间的推移，随机对照试验显露出官方化的倾向，研究设计、患者护理、记录保存、伦理审查及统计分析等等需要高昂的研究经费与基础设施。日益攀升的研究成本，让诸多经费有限的研究者望而却步。

知名外科医生 René Favaloro 的意见十分中肯："随机对照试验已经获得如此高的科学地位，它被给予一种近乎宗教的圣洁，但如果完全依赖随机对照试验可能是危险的。"

2. 真实世界研究的形成与发展

随机对照试验的诸多限制呼唤着临床研究新方法的出现。真实世界研究起源于实用性随机对照试验，最初使用于药物流行病学研究领域。早在 1966 年，Williamson 等首次提出真实世界研究概念，但并未得到学术界的广泛关注。1993 年，Kaplan 等在雷米普利干预高血压患者的前瞻性研究论文中首次使用"real world study"一词，使科研工作者意识到通过"真实世界样本"反应真实世界总体、基于"真实世界数据"获得医学证据的重要性。关于真实世界研究的研究与报道逐渐增多。

近十年来，真实世界研究的关注热度与日剧增，由于其在国家医疗决策层面发挥的重要作用，国内外政府也纷纷予以政策支持。2007 年，美国国会将真实世界研究作为医疗卫生改革的主导方向，用于评价不同医疗卫生干预措施的成本与效果。2009 年，美国提出的比较效果研究属于真实世界研究范畴。2016 年 12 月，美国国会公布《21 世纪治愈法案》(21 st Century Cures Act)，意将利用"真实世界证据"取代传统临床证据，在业内引发广泛讨论。2017 年 8 月 31 日，美国食品药品监督管理局(Food and Drug Administration, FDA)发布《采用真实世界证据支持医疗器械的法规决策》草案的最新修订版，对真实世界证据用于医疗器械法规决策采取认可态度。

**(二)真实世界研究**

1. 真实世界研究的定义

真实世界研究是在临床真实环境与条件下，收集不同医疗手段、治疗方案所生成的医疗过程与结局数据，通过数据分析、挖掘而进行比较与选择的研究。其基本形式即获得具有真实世界代表性的广泛受试人群，并在此大样本基础上，于实际诊疗环境与诊疗过程中，不对干预措施进行预设或限定，而根据患者实际病情和主观意愿进行选择(包括诊断、治疗、预后)，综合收集与利用多种数据，通过长期追踪随访获得有意义的远期临床结局，用以评价干预措施的外部有效性与安全性。

2. 真实世界研究的设计类型

真实世界研究的基本设计通常包括试验性和观察性两类。

(1)试验性研究：在真实世界条件下开展试验性研究的常见方式是，对临床已使用的不同干预措施进行随机分组，在尽量贴近临床实际情况下对患者进行干预和随访，并针对患者、临床医生或医疗卫生决策者有重要价值的结局进行评价，这种方式常被称为实效性或实用性随机对照试验(pragmatic randomized controlled trial, pRCT)。在 pRCT 的设计中，尽管使用了随机手段，但患者在研究中所处的环境、干预实施和随访过程、数据和结局的收集方式在尽可能贴近真实条件下进行，与真实世界研究的核心实质较好地契合。因此，其仍然属于真实世界研究的范畴。当然，真实世界条件下的试验性研究并非仅有 pRCT；非随机的实效性试验、自适应设计等其他设计也是真实世界研究的可用选择。

(2)观察性研究：观察性研究设计是真实世界研究中广泛使用的设计类型之一。在真实条件下收集相关数据(如患者登记、医院电子病历数据、医保数据和流行病学调查等)，建立数据库，并针对具体研究问题，运用观察性设计，开展数据分析，是观察性真实世界研究的自然过程。真实世界研究中的观察性设计包括：横断面研究、队列研究（前瞻性、回顾性或双向设计）、病例–对照研究及其衍生设计（如巢式病例–对照、病例–队列研究）等常用的设计类型。此外，一些新的设计（如续断性时间序列）也被用于观察性真实世界研究。

3.真实世界研究的优势与局限

真实世界研究的优势包括：（1）研究对象纳入与排除标准宽松，使纳入对象的代表性与研究结果外部真实性更优。（2）研究容纳的巨大样本量，为罕见病与罕发事件的研究提供条件。（3）与数据收集、处理与分析技术紧密联系，通过数据技术的飞速发展实现自身功能多样化与高效化。（4）实验环境根植于日常医疗实践，人为干预少，易被研究对象接受，更易通过伦理审查，且试验费用相对较低，成本–效益更优。

综上，真实世界研究不仅可以减少传统研究的限制，而且还可以反映真实世界中治疗药物的临床疗效，为临床选择使用新药及新型设备提供客观的对比依据。

真实世界研究自身也存在一定局限，这些局限来自于数据本身和相关设计。如：（1）观察性真实世界研究由于没有采用随机方法，组间基线和预后差异有可能作为混杂因素而导致结果偏倚。（2）真实世界数据（real world data，RWD）中非研究性质的数据可能包含患者隐私，在未经过严格知情同意的情况下有可能造成隐私暴露。（3）一般不是以药品为中心，而是以患者为中心，无法从药企方面获得足够的投入。（4）需要大量的研究样本，甚至是多中心事件，收集数据难度高，工作量庞大。（5）数据异质性强，对统计方法的要求比传统研究更高。（6）属于回顾性分析或事后分析，研究证据等级受到挑战。

**（三）经典随机对照试验与真实世界研究的差别**

本质上讲，真实世界研究是将临床数据进行系统收集、整理并展开分析的研究，因此，与经典随机对照试验这样的临床数据源相比，两者既有共同点，又存在诸多差异，但两者并非对立关系，而可以相互补充。从两者的相同点上讲，真实世界研究和随机对照试验都需要科学合理的研究设计、研究方案以及统计计划。而真实世界研究与随机对照试验的差异，主要体现在以下方面：

（1）从研究的目的上讲，随机对照试验主要侧重于对干预措施效力（efficacy）有无及其强弱的探究，而真实世界研究更为多样化，对效果（effectiveness）的研究作为其中一个重要的组成部分；

（2）从研究的目标人群来讲，随机对照试验要求受试对象具有较高的同质性，以减少来自受试对象的混杂因素对试验结果的影响，因此会设定严格的纳入与排除标准，以尽可能收纳"理想世界人群"进入研究；真实世界研究则更侧重强调受试对象最大程度反映"真实世界人群"的客观条件与特征，对试验对象纳入与排除标准的设定也更加宽泛；

（3）关于研究样本量的确定，随机对照试验应根据统计学公式严格推算其样本量，以达到研究成本与研究效果的最优平衡，真实世界研究则可一方面根据现存真实数据的客观条件得出，亦或由统计学公式推算，故样本量大小的确定更为宽松；

（4）从研究时间上讲，随机对照试验基于其研究目的与成本限制，研究周期相对较短，在得到干预措施的结局指标之后，一般即可结束；而真实世界研究为反映客观真实的临床过程，其研究周期可长可短，终归是以能够获得试验对象的所有治疗经过与长期临床结局为目标；

（5）从研究的结果来讲，由于随机对照试验的试验对象遵守严格的纳入与排除标准，同质性较高，因此试验结果在受试对象内部的有效性（内部真实性）相应较强，而放之于受试对象以外的真实世界人群则可靠性（外部真实性）下降；而由于真实世界研究结果直接来源于真实世界人群，其外部可推性自然更强；

（6）从研究的设计上讲，随机对照试验与真实世界研究均需要科学合理的研究设计，但随机对照试验以随机、对照、盲法实施等为特点，属于前瞻性研究范畴；真实世界研究的设计则自由得多，即可做试验性研究，也可做观察性研究，在试验性研究中可选择性使用随机方法；其研究方向即可以是前瞻性研究，也可以是回顾性研究；

（7）从研究的实施场景上讲，随机对照试验立足于具有高度标准化、同质性的理想环境，并在试验过程中为尽可能构建这一理想环境而努力；而真实世界研究以真实世界为土壤，现实的医疗机构、社区、家庭均可以作为其良好的实施环境；

（8）从研究数据的特点来讲，由于随机对照试验在试验前即对试验的观察项目、观察指标进行明确规定，因此其数据具有标准化、精确化的特点，其收集过程也遵循严格的程序规范；而一部分真实世界研究的数据在研究开始之前已经存在，且可能因数据来源机构、数据收集人员的差异性，而具有数据多样性、异质性强的特点。

### （四）真实世界数据、真实世界研究和真实世界证据

不论是随机对照试验，还是病例对照研究、队列研究、横断面研究等等，各类医学临床研究的最终目的是获取证据，以给予医疗卫生决策坚实的基础支撑。但海量的临床数据并不等同于证据，从数据向证据的转化依托于医学临床研究及其科学方法。同理，我们可以将真实世界研究视为 RWD 与真实世界证据（real-world evidence，RWE）间的转化工具。

1. 真实世界数据的定义

关于真实世界数据的定义，由于不同组织或机构的视角各异，目前尚未统一，如美国 FDA 将其定义为从传统临床试验之外的来源收集的数据；ISPOR 工作组发布的《真实世界证据工作报告》认为 RWD 包括 III 期临床试验以外的所有数据；欧洲论坛"相对疗效"工作组则认为在真实世界环境下采集的医疗健康数据均属于 RWD，等等。但纵观这些定义，仍可以看出其中相同的内核：RWD 是指来自真实医疗环境能够反映实际诊疗过程和患者在真实条件下健康状况的研究数据。

2. 真实世界数据的特点

RWD 具有以下特点：（1）强调采集数据的环境真实、数据的产生；（2）收集过程与临床医疗实践保持良好统一性；（3）数据数量可大可小；（4）与传统临床试验对人群可能高度选择、干预和对照可能严格控制、随访与实际存在差异等各方面形成明确的对比。

3. 真实世界数据的来源

RWD 的来源十分广泛，主要包括观察性研究数据、干预性研究数据、非研究数据 3 大类型，其中，观察性研究数据包括基于特定研究目的进行的患者调查、患者注册登记研究（registry study）等；干预性研究数据包括基于真实医疗条件开展的如 pRCT 数据等；而非研究性质的数据可以是多种机构（如医院、医保部门、民政部门、公共卫生部门）监测与记录的各类与健康相关的数据，如医院电子病历（electronic medical record，EMR）、医保理赔数据库、公共卫生调查（如高血压患病率调查）、公共健康监测（如药品不良事件监测）、出生/死亡登记项目等等。

4. 真实世界医疗大数据

大数据作为一个重要概念已被引入到众多行业。医学领域的大数据（big data in medicine）涵盖范围广泛，尚缺乏统一和公认的大数据分类系统，根据数据收集内容的差异，可分为：

（1）常规医疗和健康数据，包括个人健康和医疗数据（如人口社会学特征、诊断、实验室检查、影像学检查、医嘱、手术、成本数据等），即我们通常所指的医疗大数据（health care big data），其典型实例有医院电子病历库（EMR）等。

（2）在部分或全部收集常规医疗数据的基础上，根据特定研究目的收集生物标本的检测数据（如基因组学、蛋白组学、代谢组学等）常被称为生物医学大数据。这两者在数据收集方式和研究目的方面常存在差异。相同的医疗大数据也可从不同收集方式获取。例如，糖尿病患者的血压可从医院的电子病历系统获得，也可从穿戴设备获取。

从本质上讲，医疗大数据满足真实世界数据的所有特征，属于真实世界数据。但真实世界数据涵盖的范畴显然比医疗大数据更广，其并不一定要求数据达到海量，也不一定强调数据的多样性等。医疗大数据是真实世界数据与医学大数据的一个交集。

5. 从真实世界数据、真实世界研究到真实世界证据

证据是循证医疗卫生决策的关键基础，RWD 已成为医疗卫生决策者、执业者、研究者和医药企业共同关注的对象。然而，数据不等于证据，海量数据也不等同于好的证据。数据可能无序、零散，所

以研究需要策划、设计和质量控制。与其他临床研究一样,真实世界研究必须围绕相关科学问题,基于 RWD,综合运用临床/药物流行病学、生物统计学、循证医学、药物经济学等多学科方法技术,整合多种数据资源而开展研究。真实世界研究是将数据转化成证据的关键手段和桥梁。

(李博,李泽宇)

# 参考文献

[1] Cochrane AL. Effectiveness and efficiency: random reflections on health services[J]. London: The Nufield Provincial Hospitals trust, 1972.

[2] 李晨, 张炬倩, 蔡羽嘉, 等. 以患者为本, 探索临床干预的真实疗效——记 Iain Chalmers 的成长奋斗历程[J]. 中国循证医学杂志, 2007(4): 89-93.

[3] Eddy DM. Practice policies: Where do they come from? [J]. JAMA, 1990, 263(9): 1265, 1269, 1272.

[4] Guyatt G, Cairns J, Churchill D, et al. Evidence-based medicine: A new approach to teaching the practice of Medicine[J]. JAMA, 1992, 268.

[5] Haynes RB, Sackett DL, Gray JMA, et al. Transferring evidence from research into practice: The role of clinical care research evidence in clinical decisions[J]. Acp Journal Club, 1996, 125(3): A14-16.

[6] 唐金陵. 循证医学: 医学实践的新模式[J]. 中华医学杂志, 2005, 85(4): 276-278.

[7] Charon R. Narrative medicine A model for empathy, reflection, profession, and trust[J]. JAMA, 2001, 286(15): 1897-1902.

[8] 吴静, 冯盼盼. 后现代性与现代性关系解读[J]. 井冈山大学学报(社会科学版), 2017, 38(2): 73-76.

[9] 施铁如. 后现代思潮与叙事心理学[J]. 南京师大学报(社会科学版), 2003(2): 89-94.

[10] 郭贵春. 后现代科学哲学[M]. 长沙: 湖南教育出版社, 1998.

[11] Crossley ML, Introducing narrative psychology self trauma, and the construction meaning[M]. Berkshire: Open University Press, 2000.

[12] 丽塔·卡伦. 叙事医学: 尊重疾病的故事[M]. 北京: 北京医科大学出版社, 2015.

[13] 张寅德. 叙述学研究[M]. 北京: 中国社会科学出版社, 1989.

[14] 李明, 孙文宁. 叙事心理治疗初探: 一种新的心理治疗观的构建[J]. 烟台职业学院学报, 2003, 9(2): 56-59.

[15] 阿瑟·克莱曼. 疾痛的故事: 苦难、治愈与人的境况[M]. 上海: 上海译文出版社, 2010: 43-50.

[16] Hunter M. Doctors' stories the narrative structure of medical knowledge [M]. Princeton: Princeton University Press, 1991: 83-85.

[17] Greenhalgh T, Hurwitz B. Narrative Based Medicine [M]. New York: John Wiley Sons, 1998: 1-3.

[18] Charon R. Narrative medicine: honoring the stories of illness [M]. New York: Oxford University Press, 2006: 288.

[19] Charon. The patient-physician relationship. Narrative medicine: a model for empathy reflection profession, and trust[]. JAM, 2001, 286(15): 1897-1902.

[20] Greenhalgh T, Howick J, Maskrey N. Evidence based medicine: a movement in crisis? [J]. BMJ, 2014, 348(jun13 4): 3725-3725.

[21] Li B, Gao HY, Gao R, et al. Joint development of evidence-based medical record by doctors and patients through integrated Chinese and Western medicine on digestive system diseases[J]. Chin J Integrat Med, 2016, 22(2): 83-87.

[22] 辛玉, 杨昊昕, 张秀文, 等. 叙事医学理念下中西医患共建临床试验方案设计探讨[J]. 中国中药杂志, 2020, 45(5): 1202-1208.

[23] 黄悦勤, 临床流行病学[M]. 北京: 人民卫生出版社, 2014: 55-59.

[24] Kaplan NM, Sproul LE, Mulcahy WS. Large prospective study of ramipril in patients with hypertension[J]. Clin Therap, 1993, 15(5): 810.

[25] 孙鑫, 谭婧, 唐立, 等. 重新认识真实世界研究[J]. 中国循证医学杂志, 2017(2): 8-12.

[26] 黄卓山, 罗艳婷, 刘金来. 真实世界研究的方法与实践[J]. 循证医学, 2014, 14(6): 364-368.

# 跋

先贤彭端淑尝云"天下事有难易乎？为之，则难者亦易矣；不为，则易者亦难矣。"诚哉，斯言也！思是书之肇作也，定纲领，募著者；及其中也，或扪虱而谈，或飞鸿传书；及其末也，央夜孤灯，删裁繁重。凡此种种，不可谓不难也！然历经年，终得书成而将付梓者，则难者亦易事也。何哉？无他，唯以一贯之而为耳。

是书之成，赖有三得：一得之于诸才俊者之生药妙笔，或述或作，皆灿然成篇；一得之于良师益友吴一龙、张勘、詹思延、商洪才诸教授，或顾而问之，或欣然做序，则是书更熠然而生辉；一得之于中南大学出版社诸领导之关心，以及彭敏宁、陈海波诸编审之殷殷校对，以防谬误流传。此数子者皆是书之功臣也。

循证医学之兴于外而传入吾邦者，亦不过卅载而矣，然医师果能适其理而为，择其法而用，则实为吾民之大幸也！是书一、二版曾有功于循证医学于吾邦广而流传者，三版如能续其功，固吾侪之所愿也！每思至此，幸甚至哉！述之附以书末，大方之家毋笑余之狗尾续貂也。

张天嵩

记于沪上时辛丑仲秋